HANDBUCH DER ALLGEMEINEN PATHOLOGIE

HERAUSGEGEBEN VON

F. BÜCHNER   E. LETTERER   F. ROULET

ELFTER BAND

UMWELT II

ZWEITER TEIL

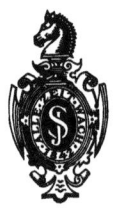

SPRINGER-VERLAG BERLIN HEIDELBERG GMBH

BELEBTE
UMWELTFAKTOREN

BEARBEITET VON

R.-E. BADER · O. KLAMERTH · E. G. NAUCK · G. PIEKARSKI
G. POETSCHKE · S. SCHEIDEGGER · H. VOGEL

REDIGIERT VON

F. ROULET

MIT 173 ABBILDUNGEN

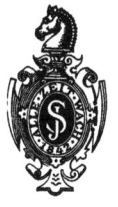

SPRINGER-VERLAG BERLIN HEIDELBERG GMBH

ISBN 978-3-642-85740-9   ISBN 978-3-642-85739-3 (eBook)
DOI 10.1007/978-3-642-85739-3

© by Springer-Verlag Berlin Heidelberg 1965

Ursprünglich erschienen bei Springer-Verlag, Berlin · Heidelberg 1965

Softcover reprint of the hardcover 1st edition 1965

Library of Congress Catalog Card Number 56-2297

Titel-Nr. 5660

Inhaltsverzeichnis.

---

* Abschnitt V, 1—5 gemeinsam mit Dozent Dr. DIETHER JACHERTS, Tübingen.

Symbiose und Parasitismus*.

Von

G. Piekarski, Bonn**.

A. Einleitung.

Der Mensch lebt und bewegt sich ständig in einem Raum, in dem er von „belebten Umweltfaktoren" umgeben ist. Diese lassen sich — wenn wir nur die eindeutigen Fälle berücksichtigen und dabei bewußt von anthropozentrischen Vorstellungen ausgehen — drei Gruppen zuordnen: Die eine setzt sich aus Lebewesen zusammen, die dem Menschen *helfen*, die andere aus solchen, die ihm *schaden*, und eine dritte, die sich ihm gegenüber *indifferent* verhält. Diese, ethischen Kategorien entlehnte Kennzeichnung kann durch ihren anthropozentrischen Charakter — naturwissenschaftlich betrachtet — nicht ganz befriedigen; denn bei einer biologischen Betrachtungsweise wird man das Zusammenleben des Menschen mit den Mikroorganismen seiner Umwelt — es sollen darunter hier nicht nur die Viren, Bakterien und Pilze, sondern auch Protozoen, Würmer und Arthropoden verstanden werden — in den Rahmen des großen Forschungsgebietes der Ökologie stellen müssen, das sich mit den besonderen Lebens- und Umweltverhältnissen der Organismen befaßt. Bei den sog. Symbionten und Parasiten besteht aber die Eigentümlichkeit ihrer Lebensbedingungen darin, daß sie in einer besonderen Beziehung zu anderen Lebewesen stehen, mit denen sie fakultativ oder obligatorisch zusammen leben. Dabei wird dann schnell die teleologische Frage nach Nutzen oder Schaden gestellt, und es besteht zweifellos die Tatsache, daß der Mensch zu seiner belebten Umwelt — jedenfalls subjektiv betrachtet — ein recht unterschiedliches Verhältnis haben kann. Ob und wieweit das einzelne Lebewesen seiner Umgebung für ihn schädlich oder nützlich wird, läßt sich allerdings dabei nicht immer eindeutig entscheiden. Hier soll nun versucht werden, eine Charakterisierung der beiden Organismen-Gruppen, die als *Symbionten* und *Parasiten* bezeichnet werden, zu geben.

Symbiose und *Parasitismus* kennzeichnen — nach der allgemeingültigen Definition — zwei Formen des Zusammenlebens *artverschiedener* Organismen.

Unter *Symbiose* soll im folgenden die Art des Zusammenlebens verstanden werden, bei der sich beide Partner (Gast — Wirt) *gegenseitig Hilfe* leisten, auf die sie *angewiesen* sind; *Parasitismus* jedoch liegt dann vor, wenn der *eine Partner* (Parasit) auf Kosten des anderen (Wirt) *ohne direkte Gegenleistung* lebt (s. auch S. 3).

Die Bezeichnung *Symbiose* (sym-biose = Miteinander-Leben) wurde von dem Botaniker De Bary im Jahre 1879 primär für das Zusammenleben zwischen Algen und Pilzen, wie wir es

---

* Bei der Diskussion des Problems: Symbiose und Parasitismus kann es sich hier nur um die Erörterung allgemeiner, grundsätzlicher Fragen handeln; deshalb verweise ich gleichzeitig auf mein „Lehrbuch der Parasitologie", Springer-Verlag, Heidelberg 1954, in dem Morphologie, Biologie und Epidemiologie der meisten der im folgenden berücksichtigten Parasitenarten speziell dargestellt worden sind. Außerdem sei ausdrücklich auf die folgenden speziellen Beiträge von R. E. Bader und D. Jacherts, E. G. Nauck und J. Vogel, G. Poetschke und O. Klammerth, S. Scheidegger sowie auf den Beitrag von R. Bieling (dieses Handbuch, Bd. VII/1) hingewiesen.

** Herrn Prof. Dr. med. H. Habs zum 60. Geburtstage gewidmet.

bei den Flechten finden, geprägt und als „Erscheinungen des Zusammenlebens ungleichnamiger Organismen" definiert. Die Anwendung des Begriffes beschränkte man zunächst auf
die pflanzliche Symbiose; erst später verstand man darunter auch das entsprechende „Zusammenleben zu gegenseitigem Nutzen" zwischen artverschiedenen Tieren oder zwischen
Pflanzen und Tieren.

DE BARY faßte den Begriff Symbiose primär sehr weit. „Parasitismus, Mutualismus *
sind eben jeweils bestimmte Spezialfälle jener allgemeinen Assoziationseinrichtung, für welche
der vorangestellte Ausdruck Symbiose als Kollektivbezeichnung dienen mag." DE BARY
fährt dann aber fort: „Will man unter diesen Hauptkategorien unterscheiden, so dürften sich
zwei herausstellen: Die *antagonistische* mit gegenseitiger Bekämpfung und die im weiteren
Sinne *mutualistische** mit gegenseitiger Förderung der Symbionten. Eine scharfe Abgrenzung
kann auch hier bei näherem Eingehen nicht beansprucht werden."

Grundsätzlich die gleiche Ansicht vertritt z. B. RIMPAU (1934), der unter Symbiose
zunächst nur das Zusammenleben verschiedener Arten versteht, aber dann doch zwischen
„ausgeglichenem" und „unausgeglichenem" Zusammenleben unterscheidet. Er betrachtet die
„Parasitologie als eine Untergruppe der umfassenderen Symbiosologie". RIMPAUS Bestreben
geht dahin, das Zusammenleben verschiedener Arten im Sinne einer Synthese zu deuten,
wobei er an die Vorstellungen A. MEYERS anknüpft, der in der Entwicklung alles Lebenden
eine Synthese erblickt. Mit dieser Überlegung wird bereits versucht, Symbiose und Parasitismus in den Rahmen einer allgemein-biologischen Betrachtung einzuordnen (vgl. dazu
S. 28).

SCHAEDE (1948) geht bei seinen Betrachtungen über die pflanzliche Symbiose von der
Definition DE BARYS aus und stellt fest, daß jeder Partner einer Symbiose im Grunde be-
trachtet für sich sorgt, um sich zu erhalten. Daraus ergibt sich als Grundlage der gegenseitigen
Beziehung hinsichtlich des Stoffwechsels gleichsam ein *wechselseitiger Parasitismus*. Von der
Betrachtung der pflanzlichen Symbiosen ausgehend vertritt er den Standpunkt, daß nicht
gegenseitiger Nutzen, sondern gegenseitiges Ausnützen, rücksichtslose Inanspruchnahme, also
Eigennutz, der beherrschende Grundsatz bei jeder Symbiose sei.

Harmonieren die Partner einer solchen „Symbiose" nicht miteinander, erleidet einer mehr
oder weniger bedeutenden Schaden, so spricht SCHAEDE von *Dyssymbiosen*. Hierher gehören
die Fälle, bei denen es zu parasitärer Krankheit kommt. Tritt kein Schaden auf, so besteht
ein toleranter Parasitismus. Nützen sich die Partner gegenseitig aus, so besteht der Allelo-
Parasitismus, ein Verhältnis, das auch als Mutualismus (d. h. gegenseitige Hilfe ohne gegenseitige Abhängigkeit) bezeichnet wird. Toleranter Parasitismus und Allelo-Parasitismus als
gutartige Symbiosen werden von SCHAEDE als Eusymbiosen zusammengefaßt.

Die Ansicht von SCHAEDE zeigt, daß auch eine ganz andere als die meist übliche Betrachtungsweise möglich ist. Sie bestätigt aber auch die grundsätzlichen Unterschiede, die
zwischen den verschiedenen Arten des „Zusammenlebens ungleichnamiger Organismen"
bestehen[1].

Mit *Parasit* (para-sit = Daneben-Essender) bezeichneten die Griechen ursprünglich den
Helfer beim griechischen Opfermahl. Der „Parasitos" verzehrte das geopferte Mahl nach der
Feier. Später waren die „Parasitai" die Angehörigen der Staatsbeamten, die im alten Athen
an besonderen Tischen, d. h. „nebenan", mitaßen[2]. Dann kennzeichnete der Name den Possen-
reißer, der gegen freie Kost die Gäste unterhielt. In der griechischen Komödie entwickelte
sich daraus eine charakteristische Figur mit dem verächtlichen Beigeschmack, der dem Begriff
auch heute noch anhaftet.

Der Unterschied zwischen Symbionten und Parasiten läßt sich in gewissen
Grenzen begrifflich eindeutig definieren; aber im Einzelfall gelingt es durchaus
nicht immer, eine sichere Entscheidung über die Art des Zusammenlebens, über
den Umfang des gegenseitigen Nutzens oder einseitigen Schadens zu treffen.

P. DEEGENER (1918) hatte allerdings in seinem Werk über „Die Formen der Vergesellschaftungen im Tierreich" den wenig fruchtbar gewordenen Versuch unternommen, die zahlreichen Nuancen im Zusammenleben zwischen artverschiedenen Partnern zu klassifizieren.
Seine Bemühungen machen aber deutlich, welche Schwierigkeiten einer solchen Analyse
dieser Lebensgemeinschaften entgegenstehen.

Das bedeutet, daß die Definitionen der *Begriffe Symbiose und Parasitismus
niemals alle dazugehörigen Einzelfälle vollkommen umfassen können*, sondern — wie
im biologischen Bereich so oft — in gewissem Grade künstliche Grenzen setzen.

---

* Vgl. dazu diese Seite unten.
[1] Vgl. dazu P. DEEGENER 1918.   [2] E. MARTINI 1959.

Es werden immer Grenzfälle auftreten, die sich nur schwer oder gar nicht einer der beiden Gruppen eindeutig zuordnen lassen.

Mancher dieser Grenzfälle gehört in den Bereich des *Commensalismus* („Mitessen am gleichen Tisch") und *Mutualismus* („gegenseitige" Hilfe, auf die die Partner *nicht* angewiesen sind); hierher gehören viele aus der Zoologie her wohlbekannte Beispiele, die früher vielfach irrtümlich als Symbiosen gekennzeichnet wurden, wie das Zusammenleben der Seeanemone mit dem Einsiedlerkrebs u. a. Wenn auch beide eng zusammenleben, so sind sie doch *nicht aufeinander angewiesen*, sondern können auch für sich allein existieren. Als *Commensalen* sind sicher manche Bakterien und manche Protozoen im Darm des Menschen anzusehen, so z. B. die Darmflagellaten des Dickdarms. *Saprophyten* leben dagegen in toten organischen Zerfallsprodukten, die u. a. auch im Darm vorkommen; sie können aber — im Gegensatz z. B. zu Darmflagellaten — ebenso im Freien existieren.

CAMERON (1956) steht auf dem Standpunkt, daß bei dem gegenwärtigen Stand unserer Kenntnisse eine wissenschaftliche Definition des Begriffes „Parasitismus" nicht möglich sei, und stellt einfach fest: „Ein Parasit ist ein Organismus, der einen Wirt hat" ("A parasit is an organism which has a host"). Dabei liegt auch das Bestreben zugrunde, von jeglichem anthropozentrischen oder ökonomischen Gesichtspunkt abzusehen und das biologische Phänomen des Zusammenlebens zweier artverschiedener Organismen an sich zu betrachten. Aber dieses durchaus verständliche Bemühen übersieht dabei die Tatsache, daß die Wirkung eines Mikroorganismus, der auf oder in einem Wirt lebt, für den Partner recht verschieden sein kann (vgl. unten, S. 9, 17 und 41 ff.).

Definition der Begriffe Symbiose und Parasitismus.

Wenn wir im folgenden Symbiose und Parsitismus einander gegenüberstellen, wollen wir vorwiegend an die *Endosymbiose* denken, wie sie von P. BUCHNER definiert wird. Er versteht darunter ein „gesetzmäßiges, ohne wesentliche Störungen ablaufendes Zusammenleben zweier verschieden gearteter Partner, bei denen der eine im Körper des anderen, zumeist wesentlich höher organisierten, Aufnahme findet und die wechselseitige Anpassung einen solchen Grad der Innigkeit erreicht hat, daß die Vermutung berechtigt ist, es könne sich dabei um eine dem Wirtsorganismus nützliche Einrichtung handeln[1]".

Symbiose liegt nicht schon dann vor, wenn sich z. B. „sehr verschiedenartige Teilnehmer einer Lebensgemeinschaft" zusammenfinden[2]. Oft wird der Begriff Symbiose auch zur Kennzeichnung des Zusammenlebens innerhalb des Ameisenstaates oder in der Familie verwendet; aber dann hat man ihn m. E. in einer zu subjektiven Weise ausgeweitet und nur im übertragenen Sinne angewandt.

Ähnliches gilt z. B. auch für den Versuch von RIPPEL-BALDES (1946), Symbiose und Domestikation in engere Beziehung zueinander zu setzen. Bei allem Interesse, das solche Betrachtungen verdienen, sollte bedacht werden, daß hier nur Analogien vorliegen können, auf welche die von uns gewählte präzise Definition des Begriffes Symbiose nicht anwendbar ist. In solchen Fällen sollte indifferent vom „Zusammenleben" gesprochen werden.

Unter *Parasiten* wollen wir im folgenden solche Lebewesen verstehen, die zeitweise oder ständig, ganz oder zum Teil auf Kosten eines anderen, in der Regel größeren Organismus, des sog. Wirtes, leben, von ihm Nahrung, u. U. auch Wohnung oder ähnlichen Nutzen gewinnen und ihn bei geringer Anzahl nicht töten, ihn aber meist zu bestimmten Zellreaktionen veranlassen; von ihrem Wirt dauernd getrennt, sterben sie im allgemeinen schnell ab[3]. Sie sind — im Gegensatz zu Saprophyten — nicht in der Lage, sich in der unbelebten, organischen oder anorganischen Natur zu erhalten und zu vermehren[4].

In dieser Definition klingt wieder die Relativität an, die der Charakterisierung eines Mikroorganismus als Parasit u. U. anhaftet. Volle Gültigkeit hat die obige

---

[1] P. BUCHNER 1953.   [2] F. O. HÖRING 1947, 1962.   [3] PIEKARSKI 1954.
[4] GRUMBACH 1958.

Kennzeichnung für die meisten tierischen Krankheitserreger* des Menschen, z. B. für die Erreger der Malaria, der Schlafkrankheit und der Kala-Azar, also für *Endoparasiten*, die ebenso wie *Endosymbionten* im Vordergrund der folgenden Betrachtungen stehen werden; die Charakteristica der beiden Partner dieser Lebensgemeinschaften treten dabei besonders deutlich in Erscheinung.

Ectoparasiten, z. B. blutsaugende Arthropoden, haben im allgemeinen keinen dauernden Kontakt zu ihrem Wirt; dennoch veranlassen sie ihren Wirt, d. h. hier den Blutspender, ebenso zu Reaktionen wie Endoparasiten. Die bei der Blutmahlzeit dem Wirt injizierten Sekrete haben 1. eine die Blutentnahme unterstützende Wirkung z. B. im Sinne der Schaffung einer Hyperämie und Verzögerung der Blutgerinnung, 2. antigenen Charakter und führen zu spezifischer Sensibilisierung der Blutspender. Im Rahmen dieser allgemeinen Ausführungen soll auf diese speziellen Probleme nicht eingegangen werden; es sei nur auf sie hingewiesen.

B. Gedanken zur Frage der Entstehung von symbiontischer und parasitärer Lebensweise.

Über die Entstehung einer Symbiose lassen sich ebensowenig allgemein gültige Aussagen machen wie über die Art der Entwicklung eines freilebenden Organismus zur parasitären Lebensweise. Beide Erscheinungen gehen in ihrem Ursprung wohl bis in frühe geologische Zeitalter zurück. Während wir aber manche Parasiten an ihren charakteristischen, uns von rezenten Arten wohlbekannten Organen (z. B. stechend-saugende Mundwerkzeuge der Arthropoden) und auf Grund ihrer Lebensweise (z. B. Aufenthalt von Würmern im Darmtrakt) noch fossil als solche erkennen können, besteht diese Möglichkeit bei Symbionten so gut wie nicht, weil ihre Bedeutung, wie wir noch sehen werden, vorwiegend in stoffwechselphysiologischer Richtung zu suchen ist. Dabei kommt es aber im allgemeinen nicht zu wesentlichen morphologischen Veränderungen; die Anwesenheit von Symbionten läßt sich nur vermuten, höchstens wahrscheinlich machen, jedoch paläozoologisch nicht sichtbar demonstrieren.

Die ersten Parasiten, die durch paläontologische Untersuchungen bekannt wurden, liegen bereits in frühpaläozoischen Schichten. Clarke[1] berichtete z. B. von Crinoiden aus dem Untersilur und Oberdevon Amerikas aus der Umgebung New Yorks, die mit Schnecken besetzt waren, die wahrscheinlich Commensalen oder Parasiten dieser Echinodermen waren. Man kennt parasitische Bohrschwämme aus dem Unterdevon, die vorwiegend Brachiopoden befielen. Der paläontologische Nachweis eines parasitischen Nematoden wurde von Heyden[2] geführt. Voigt (1938) fand einen fossilen Gordiiden, einen bei Insekten schmarotzenden Wurm, aus dem Mitteleozän und entdeckte (1952) erstmalig in Bernstein eingeschlossene Eier einer Phthirapterenart (Laus oder Pelzfresser) an Haaren, vermutlich einer Nagerart.

Ursprünglich lebten sicher beide Partner unabhängig voneinander; daher ist das Zusammenleben zwischen artverschiedenen Organismen immer sekundärer Natur und eine phylogenetisch relativ junge Beziehung. Das schließt nicht aus, daß — worauf P. Buchner hinweist — symbiontisches Zusammenleben z. B. bei den Blattiden, einer sehr ursprünglichen Insektenordnung, auch bereits im

---

* Anstelle des Wortes „*Krankheitserreger*" wird vielfach synonym der Begriff „*Infektionserreger*" verwendet. Wenn dieser Begriff für den „praktischen Gebrauch" auch bequem und leicht verständlich erscheinen mag, so vermittelt er — ganz abgesehen von der unglücklichen Wortbildung — eine falsche Vorstellung, weil er — implicite — Infektion und Erkrankung gleichsetzt. Gerade der Gegensatz sollte aber betont werden; nicht jede Infektion führt zur Erkrankung, und für den Kliniker besteht gerade die Notwendigkeit, zwischen (latenter) symptomloser Infektion und akuter symptomatischer Erkrankung zu unterscheiden; nicht jeder nachgewiesene Erreger steht auch mit dem gerade bestehenden Krankheitsbild notwendig in Beziehung. Eine Infektion wird nicht „erregt", sondern bei einer Infektion (als dynamischer Prozeß) muß es noch nach der Besiedlung zur Vermehrung des Erregers (engl. „infectious agent") kommen. Das Ergebnis des dynamischen Vorganges wird ebenfalls als Infektion bezeichnet (vgl. Definition S. 24 ff.).

[1] Clarke 1908.   [2] Heyden 1862.

unteren Carbon — also vor etwa 300 Millionen Jahren — bestand[1]. Wie dieses Zusammenleben zustande kam, wie sich z. B. Bakterien und Hefen an das endo-symbiontische Leben „angepaßt" haben, vermögen wir heute nicht zu sagen. Man sollte sich aber auf jeden Fall von einer allzu oberflächlichen Betrachtungs-weise, die mit dem in diesem Zusammenhang so oft verwendeten Begriff der „An-passung" an das Zusammenleben zum Ausdruck kommt, freimachen. Nur dann, wenn ein Organismus bereits die Fähigkeit besitzt, in einem neuartigen Milieu lebensfähig zu bleiben, d. h. wenn er bereits grundsätzlich an das neue Milieu — hier z. B. an das Leben in einem Wirt — „angepaßt" ist, vermag er am Leben zu bleiben. In diesem Sinne muß eine „Voranpassung" (Präadaptation) als Voraussetzung für den Übergang von der freilebenden zur symbiontischen oder parasitären Lebensweise vorliegen. Sie umfaßt die potentiellen Fähigkeiten eines Organismus, auch in einem ganz andersartigen als dem bisher gewohnten Milieu existieren zu können, obgleich diese Potenzen zunächst niemals in Anspruch genommen wurden. Bei dieser Betrachtung gelingt es dann, u. U. eine Erklärung für den Übergang von freilebender zu abhängiger Lebensweise zu geben[2]. Die nur experimentell erkannten Wirte, die unter natürlichen Verhältnissen gar nicht infiziert werden können, lehren, daß die Ansiedlung eines Parasiten in einer fremden Wirtsspecies nur möglich ist, wenn die Fähigkeit des Parasiten, sich im betreffenden Laboratoriumstier vermehren zu können, bereits vorhanden ist. Auch DOERR (1942) wies auf diese Zusammenhänge hin und betonte, daß der An-passungsbegriff in diesen Fällen völlig versagen müsse.

Anders steht es mit dem Begriff der „Anpassung" im Zusammenhang mit der individuellen Wandlungsfähigkeit beim Eintritt ungewöhnlicher Situationen. Hier trifft zu, was SELYE[3] mit dem Satz zum Ausdruck brachte: „Die Fähigkeit sich anzupassen charakterisiert das Leben wahrscheinlich am stärksten." Auf einen schädigenden Einfluß hin stellt sich als echte Abwehrreaktion, das „Adaptationssyndrom" ein, das die Summe einer Reihe unspezifischer Reaktionen umfaßt, unspezifische Abwehr und unspezifische Schädigung (vgl. dazu S. 32).

Symbiose kann sich wahrscheinlich sowohl aus dem Zusammenleben eines primär saprophytisch lebenden Mikroorganismus mit einem Wirt (z. B. in dessen Darmlumen), als auch als Folge einer zunächst parasitären Lebensweise ergeben. Allerdings darf daraus nicht geschlossen werden, daß die Symbiose nur End-stadium eines anfänglichen Parasitismus darstelle, und — wie E. MARTINI meint — als solche gelegentlich auch einmal irgendwelchen Nutzen bringen könne[4]. P. BUCHNER und A. KOCH wehren sich entschieden dagegen, die Endosymbiose nur als einen „gebändigten Parasitismus" anzusehen[5]. Diese Betrachtungsweise würde den tatsächlichen Verhältnissen auch insofern nicht gerecht, als wohl die Mehrzahl der Endosymbiosen zu einem so engen, *gegenseitigen* Abhängigkeits-verhältnis geführt hat, daß eine Trennung der Partner ohne den Untergang *beider* nicht mehr möglich ist. Hier begegnen wir einem *entscheidenden Gegensatz zwischen Symbiose und Parasitismus.* Bei diesem vermag zwar der Wirt nach Trennung der Partner ohne Schaden weiterzuleben, aber der typische Parasit geht dann im allgemeinen zugrunde, sofern er — wie die meisten Endoparasiten — obligatorisch auf den Wirt angewiesen ist.

Diese Betrachtungen bieten noch keine Erklärung für die Notwendigkeit des Zustandekommens einer Symbiose, aber es ist durchaus denkbar, daß sich auch aus einem primär parasitären Verhältnis zwischen Gast und Wirt eine echte Symbiose im oben definierten Sinne entwickelt haben könnte — nicht im Sinne eines gebändigten Parasitismus, bei dem nur ein *labiles Gleichgewicht* vorliegen würde (vgl. Prämunition, S. 34), sondern im Sinne einer gegenseitigen Hilfe bei

---

[1] BUCHNER 1953.   [2] BAER 1933, 1951, PIEKARSKI 1954, OSCHE 1955.
[3] SELYE 1946, 1953.   [4] MARTINI, E. 1943, 1959.   [5] P. BUCHNER 1953, A. KOCH 1957.

stabilem Gleichgewicht zwischen beiden Partnern, wobei der Wirt anscheinend in jeder Hinsicht „Herr der Situation" bleibt. Das schließt nicht aus, daß sich z. B. zu Symbionten gewordene Mikroorganismen nach dem Tode des Wirtes u. U. vorübergehend ungehemmt vermehren; aber sie gehen dann doch mit dem Wirt zugrunde[1]. Jedenfalls besitzen diese Mikroorganismen u. a. nicht die Fähigkeit zur Sporenbildung wie verwandte freilebende Arten.

Die Entwicklung zur abhängigen Lebensweise, wie wir sie uns bei Symbionten wie Parasiten vorzustellen haben, läßt sich nicht unmittelbar beobachten, aber aus den verschiedenen rezenten Formen des Zusammenlebens in gewissen Grenzen ableiten. Immer bedeutet eine solche Entwicklung auch fortschreitende Spezialisierung, die von freilebender, saprophytischer Lebensweise bei intracellulären Mikroorganismen zur extremen Abhängigkeit führt. Ein Beispiel dafür bieten die säurefesten Mykobakterien[2], unter denen die Arten *Mycobacterium phlei* und *M. stercoris* saprophytisch leben. Das pathogene *Mycobacterium tuberculosis* stellt eine Zwischenstufe zum Lepraerreger dar, der streng intracellulär lebt. Diese Reihe zeigt den Trend zur Spezialisierung der Ernährungsansprüche, vom leicht kultivierbaren saprophytischen Keim über die schwerer kultivierbaren pathogenen zu den „anspruchsvollen" Arten, die schließlich obligat intracellulär leben. Derartige Reihen geben vielleicht nicht immer die tatsächliche Entwicklung wieder, lassen aber erkennen, in welcher Weise sich der Übergang von freilebender zu obligat parasitärer Lebensform vollzogen haben kann. Ähnliche („orthogenetische") Reihen lassen sich aber in vielen Parasitengruppen aufzeigen[3].

Unter *Orthogenese* versteht Stammer eine durch die Eigengesetzlichkeit des Organismus gerichtete und damit autogenetische Evolution. Dieser Gedanke wird meist mit weltanschaulichen Motiven als nicht naturwissenschaftlich abgelehnt, weil von nicht erforschbaren Kräften gelenkt. Stammer wendet sich jedoch gegen diese Unterstellungen und hält diese Betrachtungsweise der Phylogenie für naturwissenschaftlich ebenso berechtigt, ja für biologischer als die Auffassung Darwins in seiner modernen Abwandlung des Neodarwinismus. Hier werden die Außenwelt und letztlich richtungsloser Zufall als die eine Weiterentwicklung bestimmenden Faktoren angesehen; der Organismus wird von der Umwelt geformt. Die Entdeckung der richtungslosen Mutationen schien diesen Gedanken eine wesentliche Stütze zu bieten. Stammer weist demgegenüber darauf hin, daß dem Organismus selbst Kräfte innewohnen, die von sich aus an dem Evolutionsvorgang richtend mitwirken. Er kam nicht zuletzt durch das Studium der Parasiten zu dieser Auffassung; orthogenetische Entwicklungsreihen lassen sich besonders deutlich z. B. bei vielen parasitischen Würmern aufzeigen. Bei diesen müßten sich infolge ihrer isolierten Lebensweise, die sie in hohem Maße den Einwirkungen der Umwelt und damit auch dem „Kampf ums Dasein" und der Auslese entzieht, richtungslose Mutationen besonders ungehemmt auswirken. Das Gegenteil aber ist der Fall: Sie zeigen gerade besonders deutlich bestimmte Entwicklungstendenzen, sog. trends, wie von zahlreichen Spezialisten einzelner Parasiten-Gruppen gezeigt wurde. Stammer zitiert dazu u. a. Szidat, den bekannten Trematoden-Forscher, der auf Grund eigener Untersuchungen zu dem Ergebnis kam[4]: „Wo immer man in den Familien eine ‚Fort- oder Höher-Entwicklung' innerhalb der jeweils in Fischen, Amphibien, Reptilien, Vögeln und verschiedenen Säugern auftretenden parallelen Entwicklungsreihen untersucht, spielt sich diese, der der Familie eigentümlichen Tendenz folgend, gerichtet ab, ohne daß man in dieser Entwicklungsrichtung von einem bestimmten Zweck oder von einem Nutzen für das Individuum sprechen kann." Stammer ist der Überzeugung, daß die gesamte Evolution der Tiere zu einem sehr hohen Anteil autogenetisch aus der Eigengesetzlichkeit der Organismen selbst heraus erfolgt. Damit soll der hohe Einfluß der Umwelt für die Evolution keineswegs geleugnet werden. Auch dieses zeigt sich deutlich bei Parasiten, bei denen durch gleichbleibende Umweltverhältnisse die Evolution verlangsamt wird, und eine Änderung der Umwelt und die Erschließung neuer Lebensräume sie außerordentlich beschleunigen kann.

Eine *phylogenetische Betrachtung zur Entwicklung des Parasit-Wirt-Verhältnisses*, der pathogenen Keime zum Menschen, stellte Höring (1941) an. Während die schädlichen Arten ihre Beziehung zum Menschen — entwicklungsgeschichtlich

---

[1] Selmair 1962.   [2] Trager 1955.   [3] Vgl. bei Stammer 1957, 1959.
[4] Szidat 1939.

betrachtet — erst vor relativ kurzer Zeit aufgenommen haben, leben die harmlosen Keime bereits seit langer Zeit mit ihm zusammen.

Auch das unterschiedliche Verhältnis der einzelnen Parasiten-Arten zum Menschen versuchte Höring — vom klinischen Standpunkt aus — unter phylogenetische Gesichtspunkte zu stellen. Er gelangte dabei zu einer Reihenfolge, bei der naturgemäß Übergänge von einer Stufe zur anderen anzunehmen sind.

An der Spitze dieser „Reihe" stehen die Keime, die lokal an einer Oberflächenbedeckung des menschlichen Körpers leben, ohne zu einem Befall des Blutes zu führen (z. B. Diphtherie-Bakterien in Rachen und Nase, Ruhramöben im Darmkanal).

Die zweite Stufe wird in der Besiedlung bestimmter Organe über den Blutweg gesehen (z. B. bei Gono-, Meningo- und Pneumokokken); es kommt dabei zum Eindringen der Erreger in die Blutbahn, aber dann zur Lokalisation in bestimmten Geweben der inneren Organe.

Die nächste Stufe dieser Entwicklung besteht nach Höring in einer ausgesprochenen Generalisationsperiode, wie sie beim Typhus abdominalis auftritt.

In der vierten Stufe kommt es zu einem Befall der Gewebe bzw. Zellen, zum ausgesprochenen Gewebsparasitismus ohne eine einseitige Organotrophie.

Das Ende dieser Entwicklung führt zu einer dauerhaften Lebensgemeinschaft zwischen Gast und Wirt, der — wie Höring meint — nur das Merkmal der Vererbung fehlt. Es entwickelt sich ein Zustand, wie wir ihn bei der Coli-Besiedlung des Darmes finden.

C. Charakterisierung der Endosymbiosen.

Im Gegensatz zum Endoparasiten lebt der *Endosymbiont* schon *primär in einem ausgeglichenen Verhältnis zu seinem Wirt.* Man spricht deshalb auch gern vom „Gast-Wirt-Verhältnis". Die typischen Beispiele für eine Symbiose im oben definierten Sinne findet man zwischen Mikroorganismen und höheren Tieren, insbesondere bei den Arthropoden. Sie sind von P. Buchner und seinen Schülern systematisch untersucht worden und zeigen die Problematik, die der Symbioseforschung innewohnt, in besonderer Klarheit[1]. Auf diese Arbeiten sei daher ausdrücklich hingewiesen. Hier können nur die Fragen angeschnitten werden, die auch für die allgemeine Pathologie von grundsätzlicher Bedeutung werden können.

1. Endosymbiose der Arthropoden.

Bei der Arthropoden-Endosymbiose halten sich die Gäste entweder in Körperhohlräumen, dann meist im Darmlumen auf, oder der Wirt stellt vielfach bestimmte Zellen (Mycetocyten) oder Zellkomplexe (Mycetome) bereit, die die Mikroorganismen schon während der Embryonalentwicklung oder kurz nach Verlassen der Eihülle aufnehmen („intracelluläre Symbionten"). Bei Arthropoden werden oft Teile des Darmgewebes oder der Malpighischen Gefäße besiedelt. Durch diese Lokalisationen tritt die naheliegende Vermutung auf, daß zwischen Symbionten und Stoffwechsel des Wirtes eine enge Beziehung bestehen könnte.

Bei den Endosymbiosen der Arthropoden ist das obligatorische Zusammenleben mit Bakterien oder Pilzen so eng geworden, daß die Mikroorganismen von Generation zu Generation gleichsam „vererbt" werden. Vielfach, z. B. bei den meisten ausschließlich Hornsubstanz verzehrenden, Pflanzensäfte saugenden oder Blut saugenden Arten (z. B. Läuse, Wanzen, Zecken) werden die Eier bereits im Mutterleib mit einigen Symbionten versehen, die sich vermehren und meist von den bereitgestellten Mycetocyten oder Mycetomen aufgenommen werden. Bei den viviparen Tsetsefliegen ist das Verhältnis zwischen Gast und Wirt so innig geworden, daß die Larve im Uterus der Mutter von einem Milchdrüsensekret ernährt wird, das zahlreiche symbiontische Mikroorganismen enthält. Bei einigen Pupiparen (Lausfliegen), die eine ähnliche Entwicklung aufweisen,

---

[1] Buchner 1953.

ist das Lumen der Milchdrüsen derart von Mikroorganismen erfüllt, daß der Eindruck entsteht, als würde der Embryo nur noch mit diesen ernährt.

Viele intracelluläre Symbionten sind zu ihren Wirten in ein so enges Verhältnis getreten, daß sie nicht nur nicht mehr voneinander getrennt werden können, vielmehr schon fast zu Zellorganellen, zu essentiellen Bestandteilen der Zelle geworden sind. Das könnte auch für die menschenpathogenen Rickettsien gelten, die, für Zecken apathogen, bei diesen von Generation zu Generation transovarial weitergegeben werden wie intracelluläre Symbionten (die aber bei diesen Arthropoden noch außerdem vorliegen). Die Unterschiede zwischen einem intracellulären Symbionten und einem sich selbst verdoppelnden Zellorganell werden immer geringer, je kleiner die Einzelelemente sind. Es wäre, so meint Luria, durchaus denkbar, daß heute als Zellorganellen imponierende Strukturen ursprünglich parasitäre oder symbiontische Mikroorganismen waren, die schließlich zum Wirt bzw. zur Wirtszelle ein untrennbares („symbiontisches") Verhältnis eingegangen sind. Luria glaubt, daraus die Möglichkeit einer Virusentstehung durch regressive parasitäre Entartung solcher Zellorganellen ableiten zu können. Vielleicht gelingt es einmal, dieser Spekulation auf experimentellem Wege nachzugehen[1].

Im typischen Fall der Endosymbiose im Sinne der obigen Definition wird in erster Linie immer an den Nutzen gedacht, der dem *Wirt* (z. B. durch Vitaminlieferungen) von seiten der symbiontischen Bakterien erwächst, weniger an die Leistungen des Wirtes im Interesse des Gastes, der auf das enge Zusammenleben mit dem Wirt auch angewiesen ist. Das geht daraus hervor, daß sich diese Mikroorganismen meistens nicht mehr auf künstlichen Nährböden vermehren, zu saprophytärer, freilebender Lebensweise also nicht mehr befähigt sind.

Die intracellulären Endosymbionten zeigen sogar vielfach eine — anscheinend durch diese Lebensweise herbeigeführte — Gestaltveränderung; hier treten wahrscheinlich manche Bakterien — wohl erstmalig unter natürlichen Verhältnissen beobachtet — in pleomorpher Gestalt auf; diese Formen wurden bisher nur bei bekannten pathogenen Bakterien als sog. Pettenkoferien oder "large bodies" auf künstlichen Nährböden gefunden.

Dennoch besteht ein wesentlicher Unterschied zwischen intracellulären Parasiten und Symbionten gerade darin, daß sich wenigstens einige intracelluläre Symbionten im Gegensatz zu solchen Parasiten auf zellfreien Medien kultivieren lassen[2]. So konnte z. B. Gumpert (1961) aus *Rhodnius prolixus* und vier *Triatoma*-Arten *Nocardia rhodnii*, *Corynebacterium pseudodiphtheriae* und je eine *Mykobakterium*- und *Pseudomonas*-Art isolieren. Von 62 Stämmen verschiedener primär freilebender Mikroorganismen, mit denen symbiontenfreie Tiere künstlich infiziert wurden, konnten weitere sieben *Nocardia*- und drei Mykobakterien-Arten ebenfalls als Symbionten dienen.

Bei diesen Mikroorganismen läßt sich — wollen wir unserer Definition folgen — nicht mehr von typischen Symbionten sprechen. Hier handelt es sich offensichtlich um bekannte freilebende, saprophytäre Mikroorganismen, die *auch* im engen Kontakt mit einem Makroorganismus leben können, aber — im Gegensatz zum Wirt — darauf *nicht* angewiesen sind (vgl. dazu S. 27 und 41, *Escherichia coli*).

a) Wirtsspezifität.

Die oben erwähnten Versuche mit den Symbionten von *Triatoma*- und *Rhodnius*-Arten erlauben für diesen speziellen Fall auch eine Aussage über die *Wirtsspezifität* von Symbionten. Offenbar ist deren Wirtsspektrum relativ breit; denn sie können anscheinend zwischen den hier erwähnten Raubwanzenarten ausgewechselt werden. Diese Erfahrung gilt aber nach den bisherigen Kenntnissen nicht allgemein für Endosymbionten. Im Gegenteil: Diese haben sich weit häufiger als streng wirtsspezifisch erwiesen als Parasiten. So zeigen sich z. B. die vitaminliefernden Mikroorganismen der Insekten vielfach als so stark

---

[1] Luria 1953.   [2] Trager 1960.

spezialisiert, daß fast jede Wirtsspecies ihre eigenen, artspezifischen Symbionten beherbergt.

Vielleicht handelt es sich bei der Raubwanzenbesiedlung mit Mikroorganismen um ein phylogenetisch besonders junges Verhältnis zwischen Gast und Wirt; denn auch von einer sehr „zielstrebigen" Übertragungsweise der im Darmlumen lebenden Mikroorganismen auf die Nachkommen, wie wir sie bei zahlreichen, phylogenetisch wohl alten Gast-Wirt-Beziehungen kennen, kann hier keine Rede sein; die Tiere infizieren sich regelmäßig infolge der Gewohnheit der Larven, den frischen, bakterien- und pilzhaltigen Kot der Artgenossen aufzusaugen; so erhalten sie die lebensnotwendigen Vitaminlieferanten.

In jedem Falle wird aber der Mikroorganismus vom Wirt gleichsam „bereitwillig aufgenommen". Während wir beim Parasit-Wirt-Verhältnis trotz bestehender „Empfänglichkeit" (vgl. S. 30) von einer abwehrenden, „negativen Haltung" des Wirtes dem Parasiten gegenüber sprechen dürfen, nimmt der Wirt als Partner einer Symbiose dem Symbionten gegenüber eine „positive Haltung" ein. So betrachtet stellt sich Wirtsspezifität als elektive Empfänglichkeit dar.

Hier erscheint der Begriff „Empfänglichkeit" fast besser am Platze als beim Parasit-Wirt-Verhältnis (s. u.). Der Regelfall ist, daß der Organismus sich eines Fremdkörpers — gleichgültig, ob belebt oder unbelebt — zu entledigen bestrebt ist. Gerade diese Reaktion, die ein *primäres biologisches Phänomen* darstellt, fehlt offenbar meist bei der Aufnahme des Symbionten. Im Gegenteil: Die Empfänglichkeit des Wirtes geht vielfach so weit, daß der Wirt Raum für seine Symbionten auch dann bereithält, wenn diese durch äußere Umstände ausbleiben; es handelt sich also nicht um eine Bildung ad hoc, keine Reaktion des Gewebes wie z. B. bei Gallbildungen, sondern um echte *symbiontische Organe*. Der zweite wesentliche Unterschied zwischen Endoparasiten und Endosymbionten besteht also darin, daß die Symbionten vom Wirt — physiologisch betrachtet — aktiv aufgenommen werden.

Wieweit trotz der bestehenden Bereitschaft in einzelnen Symbiosefällen noch eine „Auseinandersetzung" zwischen Wirt und Symbiont erfolgt, wieweit der Wirt dennoch eine gewisse „Abwehrstellung", wie sie bei dem Parasit-Wirt-Verhältnis vorliegt, einnimmt, läßt sich schwerlich genau belegen. Aber es ist sehr wahrscheinlich, daß die Regulation der Symbiontenvermehrung vom Wirt ausgeht, der z. B. eine ungehemmte Vermehrung der Symbionten verhindern muß. Welcher Mechanismus dieser Regulation zugrunde liegt, läßt sich zunächst nicht sagen; sie muß aber wohl angenommen werden. Jedenfalls bleiben „die Wirtstiere in jeder Hinsicht Herren der Situation" (BUCHNER).

b) Stoffwechselphysiologische Bedeutung der Symbionten.

Die Endosymbiosen der *Arthropoden* wurden wohl am besten experimentell untersucht[1]; sie sind auch für die Erforschung der Endosymbiose beim Menschen und bei Wirbeltieren wegweisend geworden (vgl. S. 13ff.).

Bei Insekten zeigte sich durch sorgfältige experimentelle Analyse, an der unter den Schülern BUCHNERS vor allem A. KOCH[2] mit seinen Mitarbeitern wesentlichen Anteil hat, daß die Symbionten lebenswichtige Vitamine dort liefern, wo diese durch besondere Ernährungsgewohnheiten des Wirtes fehlen. Vitaminarme Nahrung wird durch die an Wirkstoffen so reich ausgestatteten Symbionten komplettiert[3]. So ist z. B. den meisten blutsaugenden Arthropoden, den Pflanzensäfte-saugenden und den Holz-fressenden Insekten durch die Symbionten ein neuer, ihnen zuvor unerschlossener Lebensraum zugänglich gemacht worden. Einer Ernährungsspezialisation vieler Insekten (als Wirte der Mikroorganismen) geht eine ganz spezifische Leistung der Symbionten parallel.

BUCHNER 1953.   [2] KOCH 1955, 1956, 1957, 1959.   [3] KOCH 1956.

Aber die Symbionten greifen z. T. noch weit tiefer in den Stoffwechsel ihrer Wirte ein. Manche Arten vermögen die Stoffwechselprodukte ihrer Wirte mit Hilfe ihrer Fermentsysteme zu ganz einfachen Spaltprodukten abzubauen, die dann wieder durch Neusynthese in den Kreislauf zurückgebracht werden. Dementsprechend halten sich solche Symbionten bei den Arthropoden in den Exkretionsorganen ihrer Wirte auf. Andere können atmosphärischen Stickstoff assimilieren und daraus Aminosäuren synthetisieren, die im Baustoffwechsel benötigt werden.

Wie wesentlich sich die Symbionten auf den Wirt auswirken können, hat Buchner selbst an einer Blattlaus-Art nachweisen können[1]. Bei Vertretern der Gattung *Stictococcus* bestimmen nämlich die Symbionten sogar das Geschlecht des Wirtes! Eier, die symbiontenfrei bleiben, entwickeln männliche Tiere, bei Anwesenheit der Mikroorganismen entstehen Weibchen.

Die Symbionten greifen also in den ganzen Stoffwechsel ihres Wirtes ein, aber — im Gegensatz zum Parasiten — ergänzen und stützen sie ihn. Welche lebenswichtigen speziellen Produkte die Symbionten ihrem Wirt liefern, haben Versuche erwiesen, bei denen es entweder durch einen operativen Eingriff, durch Hitzeeinwirkung oder chemische Wirkung (Antibiotica, Sulfonamide) gelang, die Symbionten zu beseitigen. Die Eliminierung der Symbionten führte in den meisten Fällen zu schweren Entwicklungsstörungen.

Solche, dem Sinn der Symbiose nachgehenden Experimente konnten besonders leicht dort durchgeführt werden, wo die Symbionten an die Nachkommen nicht direkt von der Mutter auf die Eier übertragen, sondern nur außen so an die Eischale geheftet werden, daß die frisch geschlüpften Larven sie oral aufnehmen (z. B. bei den Käfern *Calandra granaria* L., *Coptosoma scutellatum* Geoffr. und den Raubwanzen der Gattung *Triatoma* und Verwandte).

Die Eier der Raubwanze *Rhodnius*, die vom Muttertier bei der Eiablage mit Symbionten beschmiert werden, lassen sich durch Waschen der Eioberfläche relativ leicht symbiontenfrei machen. Bei den ersten vier Larvenstadien zeigen sich zunächst noch keine wesentlichen Entwicklungsstörungen. Erst der Abschluß des fünften Stadiums (sog. Nymphenstadium) verzögert sich erheblich. Während normale Tiere etwa 20 Tage auf dem Nymphenstadium verharren und dabei nur eine Blutmahlzeit aufnehmen, bleiben die symbiontenfreien Nymphen über 1 Jahr auf dieser Entwicklungsstufe und nehmen dabei bis zu 6mal Blut auf. Kommt es schließlich doch noch zur Entwicklung geschlechtsreifer Tiere, so werden keine Ovarien ausgebildet. Jetzt erst wirkt sich wahrscheinlich der Mangel an Vitaminen der B-Gruppe katastrophal aus. Zusätze von symbiontenhaltigem Kot zur steril gehaltenen Wanzenzucht beseitigen aber in kurzer Zeit die Ausfallserscheinungen[2]. Ähnliche Beobachtungen sind bei *Triatoma infestans* gemacht worden[3].

Schwieriger wird die Beseitigung der Symbionten bei direkter (transovarialer) Übertragung auf die Embryonen, doch gelang sie bei zahlreichen Arten, und zwar entweder durch einen operativen Eingriff, durch Kälte oder Hitzeeinwirkung oder — wie schon erwähnt — durch Anwendung von bakterienwirksamen Arzneimitteln (z. B. Antibiotica, Sulfonamide).

Aschner und Ries vermochten z. B. bei der Kleiderlaus die sog. Magenscheibe, ihr Mycetom, durch eine elegante Operation zu entfernen und dadurch — je nach dem Zeitpunkt des Eingriffs im Laufe der Entwicklung — die Läuse quantitativ oder auch nur zum Teil und dementsprechend symbiontenarm oder symbiontenfrei zu machen[4]. Dadurch traten Entwicklungsstörungen verschiedenen Grades auf. Die symbiontenfreien Tiere vermochten z. B. kein Blut mehr aufzunehmen; trotz mancher Stech- und Saugversuche trat kein Blut in den Magen-Darm-Kanal ein und die Tiere gingen nach 1—2 Tagen zugrunde. Symbiontenfrei gemachte Weibchen legten kaum noch Eier, und die wenigen abgelegten schrumpften ein oder starben nach kurzer Embryonalentwicklung ab, Larven kamen nicht mehr zum Schlüpfen. Durch rechtzeitige rectale Gaben von Hefeextrakten konnten die Schädigungen weitgehend wieder behoben werden. Die wirksamen Komponenten bildeten vermutlich Vitamine der B-Gruppe, die für das Wachstum der Larven und für den Aufbau des Ovars unentbehrlich sind[5].

---

[1] Buchner 1954—1956.   [2] Wigglesworth 1944.   [3] Geigy, Halff und Kocher 1953.
[4] Aschner und Ries 1933.   [5] Puchta 1955.

Die intracellulären Symbionten von Schaben leben in besonderen Mycetocyten, die im Fettkörper diffus verteilt liegen, aber auch in Zellen in der Nähe der Eiröhren. Aus diesen Zellen gelangen sie zu den Oocyten und dringen teilweise in sie ein. Während der Embryonalentwicklung gelangen die Bakterien in die Gegend der Dotterzellen im Zentrum des Embryos. Wenn die jungen Schaben schlüpfen, liegen sie in Mycetocyten in bestimmten Bereichen der Fettkörper[1]. Durch Behandlung der Schaben mit Sulfathiazol und Penicillin oder durch die Einwirkung hoher Temperaturen (39° C) gelang es, symbiontenfreie Tiere zu gewinnen[1]. Diese Insekten verhielten sich wie zuvor; die Männchen zeigten normale Keimdrüsenentwicklung, aber den Weibchen fehlten die Ovarien. Ähnliche Resultate erzielten auch De Haller (1955) und Frank (1956). Schaben ohne Symbionten brauchten zweimal so lange Zeit zur Reifung wie normale Tiere. Sie waren kleiner und schwächer pigmentiert und zeigten noch andere Zeichen von Avitaminose.

Die Sterilisation der Schaben konnte aufgehoben werden, wenn sie ein Futter erhielten, das zu 25% Hefe enthielt. Sie wuchsen allerdings nur langsam heran und erreichten die Geschlechtsreife erst in der zwei- bis dreifachen Zeit wie normale Schaben.

Wie oben dargelegt, findet man diese Endosymbiosen vorwiegend bei den Arthropoden-Gruppen, die in bestimmter Weise zu Nahrungsspezialisten geworden sind und dadurch auf die Mikroorganismen als Vitaminquelle angewiesen erscheinen. Bemerkenswert ist nun die Tatsache, daß bei einzelnen Arten dieser Gruppen *keine Symbionten entdeckt* wurden, obgleich erkennbare Unterschiede in der Ernährungsweise nicht vorlagen. Es leben z. B. grundsätzlich alle Ixodiden (Zecken) in Symbiose mit Mikroorganismen[2]. So war es äußerst überraschend, als Mudrow (1932) bei *Ixodes ricinus* L. aus bestimmten geographischen Räumen ebenso wie Roesler (1934) keine Symbionten entdecken konnte. Ähnlich liegen die Verhältnisse bei einigen blutsaugenden Milben. Die mit Schlangen lebenden Arten *Liponyssus saurarum* und *Ophionyssus natricis* oder bei Mäusen auftretende Art *Ceratonyssus musculi* u. a. besitzen typische Endosymbionten, dagegen fehlen sie bei der nahe verwandten Hühnermilbenart *Dermanyssus gallinae*[3].

Auch nach der experimentellen Beseitigung der Mikroorganismen stellten sich bei einigen Insektenarten keine Ausfallserscheinungen ein (z. B. bei dem Käfer *Oryzaephilus surinamensis*)[4]. Doch diese und einige andere Einzelbeobachtungen können die an einer fast unermeßlichen Zahl von Arthropoden-Arten immer wieder bestätigten Beobachtungen nicht einschränken, nach denen symbiontischen Mikroorganismen für den Stoffwechsel ihrer Wirte eine *entscheidende Bedeutung* zukommt.

Tabelle 1 (nach Blewett und Fraenkel 1944).

A: Vitaminbedürfnis bei *Sitodrepa panicea*	B: Produzierte Vitamine der symbiontischen Hefe aus *Sitodrepa panicea*
Thiamin	Thiamin
Riboflavin	Riboflavin
Pyridoxin	Pyridoxin
Folsäure	Folsäure
Pantothensäure	Pantothensäure
β-Biotin	β-Biotin
Nicotinsäureamid	—

In einigen Fällen ist es inzwischen gelungen, die Leistung der Symbionten sehr genau zu analysieren und nachzuweisen, welche lebenswichtigen Stoffe sie für ihren Wirt produzieren. So lebt z. B. der Käfer *Sitodrepa (Stegobium) panicea* mit der Hefe *Torulopsis buchneri* Graebner in Symbiose. Diese Hefe läßt sich kultivieren und produziert dabei eine Reihe von Vitaminen, die fast genau mit den Lebensbedürfnissen dieses Käfers übereinstimmen (vgl. Tabelle 1)[5]. Koch (1954)

---

[1] Glaser 1946.   [2] Buchner 1922, 1926, Cowdry 1923, Mudrow 1932, Jaschke 1933.
[3] Piekarski 1936.   [4] Koch 1931, 1933, 1936.   [5] Blewett und Fraenkel 1944.

betont daher ganz mit Recht, daß kaum ein besserer Beweis für die Harmonie
zwischen Gast und Wirt erbracht werden könne als dieser Befund.

Bereits oben wurde auf die erfolgreichen Infektionsversuche bei künstlich
symbiontenfrei gemachten *Rhodnius*- und *Triatoma*-Arten mit zahlreichen Stämmen verschiedener Mikroorganismen hingewiesen. Dabei ergab sich außerdem,
daß die Ausfallserscheinungen bei den sterilen Larven durch künstliche Infektion
mit symbiontischen Bakterien *oder auch durch Injektion von Ca-Pantothenat-Lösun-
gen* (Vitamin B-Anteil) aufgehoben werden konnten. Da alle symbiontischen
Bakterien in vollsynthetischen Medien ohne Wuchsstoffe wachsen und die untersuchten Arten freie Pantothensäure in das Medium abgeben, darf es als sicher
gelten, daß die Symbionten den Insekten Pantothensäure zur Verfügung
stellen[1].

In diesem Zusammenhang sind Beobachtungen von Köhler (1961) bemerkenswert, der die Schildlaus *Orthezia insignis* durch intermittierende Hitzebehandlung
symbiontenfrei machen konnte. Dabei wurde erkennbar, daß — nun im umgekehrten Sinne — sich nach Beseitigung der Symbionten eine Erhöhung des
Gehaltes an freien Aminosäuren einstellte. Vermutlich steht diese Erscheinung
in unmittelbarem Zusammenhang mit der Ausschaltung der Symbionten,
die ihren Stickstoffbedarf wahrscheinlich aus Aminosäuren der Hämolymphe
decken.

Die Zahl der verschiedenen Beispiele für dieses harmonische Zusammenleben
zwischen Gast und Wirt unter den Arthropoden ließe sich beliebig vermehren, und
langsam gelingt es, immer tiefer in dieses Zusammenspiel von Gast und Wirt einzudringen. Dennoch sind noch viele Probleme ungelöst. So ist z. B. die Frage
nach dem Mechanismus, der die Gäste zurückhält, sich unbeschränkt im Wirt zu
vermehren, unbeantwortet geblieben. Die Symbionten bleiben offensichtlich
stoffwechsel-aktiv, lebens- und vermehrungsfähig und liegen doch immer nur in
beschränkter Zahl vor. Mehrere Symbionten nebeneinander in einem Wirt
könnten sich möglicherweise antibiotisch beeinflussen und so eine Regulierung
herbeiführen. Gleichzeitige Hemmung und Stimulation führen vielleicht zu dem,
was uns als Gleichgewicht erscheint. Erste Ansätze in dieser Richtung sind durch
Hellmuth[2] erbracht worden, der nachwies, daß grampositive Begleitorganismen
unter den Symbionten einer Fruchtfliege aus der Familie der Trypetiden eine
hemmende Wirkung auf die Hauptsymbionten ausüben und so deren Vermehrung
in Schach halten (vgl. dazu auch S. 13 oben und 17 Mitte).

Um noch einige Gesichtspunkte aufzuzeigen, sei vermerkt, daß z. B. die Vermehrungsrate der Symbionten zu verschiedenen Zeiten der Entwicklung des
Wirtes unterschiedlich sein kann, der je nach dem Bedürfnis „gleichsam die Zügel
bald straffer anzieht, bald lockerer läßt". Aber diese „Herrschaft" des Wirtes
hat doch gewisse Grenzen. Die Symbionten lassen auch eine Eigengesetzlichkeit
erkennen. Bei den Läusen, denen man nur einen Teil der Symbionten operativ
nimmt, tritt z. B. keine den Verlust ausgleichende Vermehrung der Symbionten
ein. Vielmehr treten beim Wirt je nach der Menge der vorhandenen Mikroorganismen Schädigungen in allen Abstufungen auf.

Die Vermehrungsrate der intracellulären Symbionten ist im Wirt immer geringer als auf künstlichen Nährböden, soweit sie dort zur Vermehrung gelangen.
Da die Zahl dieser außerhalb des Wirtes züchtbaren Arten relativ gering ist,
fehlen uns allerdings größere Erfahrungen zu diesem Problem.

Vielleicht vermag der Wirt durch Herabsetzung seines Stoffwechsels die
Symbiontenentwicklung zu hemmen. Wo z. B. Embryonen eine Winterruhe

---

[1] Gumpert 1961.   [2] Hellmuth 1956.

durchmachen, bleiben auch die Symbionten unverändert. Andererseits kann eine Störung im Wirtsorganismus zu unkontrollierter Vermehrung der Symbionten führen. Bei Blattiden gehen gelegentlich einzelne Ovocyten im Ovar zugrunde. In diesen Fällen vermehren sich die dort vorliegenden symbiontischen Bakterien hemmungslos. Das gleiche Ereignis tritt bei einer Termitenart (*Mastotermes*) ein.

Nach den Beobachtungen von BROOKS[1] kann es bei Schaben auch zu einer Schädigung des Wirtes kommen, wenn die symbiontischen Mikroorganismen zu ihrem Wirt in eine Nahrungskonkurrenz bzw. in eine Konkurrenz hinsichtlich vitaler Faktoren geraten. Bei einer Diät, der bestimmte Metallionen (Mangan, Zink, Calcium) fehlten, entwickelten sich die Schaben schlecht und büßten dabei zum Teil auch ihre Symbionten ein. Je nach dem Verhältnis der Metallionen zueinander wechselte der Symbiontenbestand. Der dadurch auftretende Schaden bei den Schaben (Entwicklungsstörungen u. a.) konnte durch Verfütterung von Hefe nicht ausgeglichen werden. Man muß also mit der Möglichkeit rechnen, daß bei einer Störung des Gleichgewichtes die Mikroorganismen, die normalerweise eine günstige Wirkung auf den Wirt ausüben, durch Entzug lebenswichtiger Ernährungs- bzw. Wachstums-Faktoren letal wirken und damit den Charakter von Parasiten annehmen.

Grundsätzlich gleiche Verhältnisse wie bei den strengen Endosymbiosen liegen bei den Insekten vor, die nicht ausschließlich sterile Nahrung zu sich nehmen, wie z. B. die Mücken. Sie leben als Larven im Wasser und ernähren sich von der Kleinlebewelt (Bakterien, Protozoen). Auch sie lassen sich nicht steril aufziehen; ohne ihre Bakterienflora im Darmlumen sind sie lebensunfähig. In keimfreiem Medium können sie sich nicht entwickeln. Zusätze von Hefeextrakten und ähnlichen vitaminhaltigen Präparaten zur Nahrung ersetzen auch hier die Mikroorganismen[2].

2. Endosymbiosen des Menschen.

a) Stoffwechselphysiologische Probleme.

Diese letzten Beispiele leiten zu der Frage über, ob die z. B. im Darm lebenden Mikroorganismen für den Menschen und die Wirbeltiere die gleiche Bedeutung haben wie die Endosymbionten für die Arthropoden. Über dieses Problem ist zur Zeit eine ausgedehnte Kontroverse im Gange. Bisher läßt sich noch keineswegs wissenschaftlich belegen, daß die apathogenen Darmbakterien und -pilze als Symbionten im Dienste des Stoffwechsels, als Vitaminquelle, gedeutet werden müssen. HAENEL[3], der im Rahmen einer eingehenden Diskussion über das sog. Dysbakterieproblem[4] auch zu dieser Frage Stellung nahm, meinte dazu, daß wir über die Vitaminversorgung aus dem Darm bisher nichts sicheres wissen. Es existierten zwar Hinweise, daß die von Bakterien synthetisierten Vitamine im Darm verwertet werden könnten, doch seien diese Befunde noch keineswegs gesichert. Colikeime, die B-Vitamine in einem vitaminfreien Nährboden bilden können, verzichten auf diese Synthese, wenn der Nährboden diese Vitamine bereits enthält. SEELIGER und FREERKSEN kommen ebenfalls zu einer ablehnenden Haltung hinsichtlich der verwertbaren Vitaminsynthese durch Colibakterien[5]. Es unterliege keinem Zweifel, daß diese Bakterien diverse Vitamine zu bilden vermögen, insbesondere solche des B-Komplexes und Vitamin K. SEELIGER weist aber gleichzeitig darauf hin, daß gerade die Colibakterien sowie viele andere

---

[1] BROOKS 1957.   [2] ASCHNER 1930, MUDROW-REICHENOW 1951.   [3] HAENEL 1957.
[4] NISSLE 1916, 1957.   [5] SEELIGER 1957, FREERKSEN 1957.

Darmkeime nicht nur Vitamin*produzenten*, sondern zur Erzielung eines optimalen Wachstums noch viel stärkere Vitamin*verbraucher* seien. Im Hinblick darauf, daß relativ geringe Mengen von Colibakterien im menschlichen Stuhl vorliegen und überraschend geringe Mengen von Vitaminen in vitro gebildet werden, ,,muß man sich fragen, ob die im Stuhl nachweisbaren Vitaminmengen überhaupt in nennenswertem Ausmaß von Colibakterien synthetisiert werden, oder ob hieran nicht andere, quantitativ bedeutsamere Keimarten einen wesentlichen Anteil haben". Dabei ist noch völlig offen, in welchem Ausmaß diese von Bakterien synthetisierten Vitamine dem menschlichen Organismus überhaupt zugute kommen.

Diesen Ansichten von FREERKSEN, HAENEL, SEELIGER und anderen Autoren [1, 2], die deren Standpunkt teilen, stehen die Auffassungen derjenigen Forscher gegenüber, die eine Dysbakterie als Folge einer Störung der Bakterienflora durch endogene oder exogene Einflüsse als erwiesen ansehen [3]. Es geht dabei im wesentlichen um die beiden Fragen: 1. Ist die Darmflora des Menschen zur Erhaltung seiner Gesundheit notwendig und welche Aufgaben hat sie zu erfüllen? 2. Muß die Darmflora eine bestimmte optimale Zusammensetzung (,,Eubakterie") aufweisen oder kann eine Störung des dabei bestehenden mikrobiologischen Gleichgewichts zu einer ,,Dysbakterie" führen, wobei von manchen Forschern darin ein Symptom einer Schädigung des Organismus, von anderen die Krankheitsursache selbst erblickt wird?

Es kann hier auf dieses Problem nicht näher eingegangen werden [4], doch sei darauf hingewiesen, daß sich hier weitgehend mikrobiologische Ergebnisse und klinische Erfahrungen einander gegenüberstehen; es bewegen sich die gegensätzlichen Standpunkte auf zwei ganz verschiedenen Ebenen, wobei der Mikrobiologe den Vorteil hat, einen naturwissenschaftlichen Befund erheben zu können, während der Kliniker leicht in die Schwierigkeit gerät, Ursache und Wirkung nicht voneinander trennen zu können. Daraus resultiert vermutlich ein Teil der gegensätzlichen Anschauungen.

Es liegt begreiflicherweise durchaus nahe anzunehmen, daß die Darmflora des Menschen eine ähnliche Aufgabe zu erfüllen habe wie die Endosymbionten der Arthropoden; denn die Vitamine des B-Komplexes gehören auch bei Mensch und Wirbeltieren zu den Wachstumsfaktoren. Hefewirkstoffe z. B. spielen dabei eine wichtige substituierende Rolle, wenn Wachstumsstörungen beseitigt werden sollen. Dennoch bleibt die Frage bestehen, ob wir diese Vitaminquelle gleichsam in uns tragen oder ob wir die notwendigen Vitamine mit einer normalen, ausgeglichenen Mischkost zu uns nehmen. Die bekannten Avitaminosen entstehen nämlich durch eine einseitige Kost und damit — physiologisch betrachtet — durch eine Mangelkost; es findet durch die Darmflora kein Ausgleich statt [5]. Der Umfang der angeblichen Zerstörung der Darmflora durch Arzneimittel (Sulfonamide, Antibiotica) wird sicher erheblich übertrieben, worauf FREERKSEN und SEELIGER deutlich hingewiesen haben [6].

Anhang: *Keimfreie Aufzucht von Wirbeltieren.*

Die beim Menschen bisher kaum lösbaren Probleme haben durch die Forschungsmethoden von REYNIERS und seinen Mitarbeitern im Laufe der letzten

[1] HAENEL 1957.   [2] SEELIGER 1957, FREERKSEN 1957.
[3] FISCHER 1957, BAUMGÄRTEL 1954, 1957.
[4] NISSLE 1957, SEELIGER 1957, STEPP 1958, HERRMANN 1957, FREERKSEN 1957, HAENEL 1957, GUTHOF 1957, FISCHER 1957.
[5] FREERKSEN 1957.   [6] FREERKSEN 1957, SEELIGER 1957.

10 Jahre eine experimentelle Grundlage dadurch erhalten, daß die Möglichkeit geschaffen wurde, *Wirbeltiere keimfrei* aufzuziehen.*

Das Problem des „keimfreien Lebens" beschäftigt die Naturforscher bereits seit vielen Jahrzehnten. Schon PASTEUR (1885) stellte sich die Frage, ob wohl das Zusammenleben von Tieren mit Mikroorganismen als eine allgemein biologische Regel und als Symbiose anzusehen sei, ob z. B. die Darmflora des Menschen für seine Lebensfähigkeit unabdingbar sei oder nicht. Er sah dabei in den Hühnern ein prädestiniertes Forschungsobjekt, weil es ohne Schwierigkeiten gelänge, Küken steril aus dem Ei zu erhalten. Zahlreiche experimentelle Untersuchungen lagen zu dieser Frage bereits vor[1], doch konnte zunächst keine Klärung gewonnen werden.

Die frühesten Versuche führten zu dem Ergebnis, daß bakterienfrei gehaltene Tiere bei Ernährung mit steriler Nahrung und bei steriler Haltung zwar einige Zeit überleben, schließlich aber doch, anscheinend gerade infolge des Bakterienmangels[2], zugrunde gehen.

Die Berechtigung zu dieser Deutung der Versuchsergebnisse an Hühnern und Kleinsäugern wurde zunächst bestätigt durch die oben erwähnten, bedeutungsvollen Beobachtungen im Bereich der Arthropoden; sie hatten gezeigt, daß die auf spezielle Nahrung eingestellten Arten, insbesondere die ausschließlich Blut und Pflanzensäfte saugenden oder hornsubstanzverzehrenden Arten, also im allgemeinen sterile oder primär nicht aufschließbare Nahrung aufnehmenden Insekten, Mikroorganismen beherbergen, die für die Wirte lebensnotwendig sind (s. o. S. 9ff.). Aber auch manche anderen Insekten ließen sich nicht absolut steril aufziehen (vgl. S. 13).

Ähnliche Verhältnisse liegen wohl bei der Pansenflora und -fauna der Wiederkäuer vor. R. MÜLLER und v. ERICHSEN (1952) haben z. B. nachgewiesen, daß diese Mikroorganismen als Symbionten an der Reduktion und dem Einbau von Sulfat-Schwefel in die essentiellen Thioaminsäuren wesentlich beteiligt sind. Auf dem Umwege über die Mikroorganismen des Pansens sind die Sulfate für diese Wirtstiere verwertbar. Über die mikrobielle Synthese wird ein harnfähiger Stoff in körpereigene Verbindungen rückverwandelt.

Die allgemeine Feststellung, daß die Sulfate im tierischen Organismus nicht verwertbar sind, ist also hinsichtlich der Wiederkäuer insofern einzuschränken, als sich hier die autotrophen Symbionten in den Vormägen in die Chemosynthese lebenswichtiger Verbindungen einschalten.

Wenn also auf der einen Seite experimentell belegt werden konnte, daß die Mikroorganismen in zahlreichen Tieren bestimmte lebensnotwendige Stoffe liefern, so zeigten doch andere Beobachtungen, daß es auch möglich ist, die Symbionten zu beseitigen, ohne daß dadurch irgendwelche Ausfallserscheinungen auftreten (z. B. beim Reiskäfer *Oryzaephilus surinamensis*). (Dennoch werden bei diesen Arten die nun symbiontenlosen Mycetome ausgebildet.) So schien es jedenfalls

---

* Keimfrei ("germfree") heißt nur: Unter aseptischen Bedingungen gehalten, also frei von allen pathogenen und apathogenen Mikroorganismen, eingeschlossen die von tierischen Parasiten, dagegen nicht sicher frei von Viren und intracellulären Rickettsien (vgl. dazu die Ausführungen auf S. 38ff.).

Da jedoch unter „keimfrei" vielfach nur „frei von pathogenen Keimen" verstanden wurde, haben die oben genannten amerikanischen Forscher den Begriff der *Gnotobiose*, d. h. soviel wie „Leben mit bekannten Keimen" (gnoto-biota) geprägt.

Anstelle von „keimfrei" werden manchmal auch die Begriffe „axen" (a-xenos = ohne Gast), „monoxen", d. h. mit *einem* definierten Keim besiedelt usw., benutzt. Dabei besteht aber die Gefahr eines Mißverständnisses, weil „monoxen" auch im Sinne von „einwirtig" verwendet wird, d. s. Parasiten, die zu ihrer Entwicklung nur einen einzigen Wirt (der allerdings von verschiedenen Arten gestellt werden kann) benötigen, wie z. B. *Ascaris*.

[1] Vgl. Literatur bei GLIMSTEDT 1936.
[2] NUTTALL und THIERFELDER 1895, 1896, 1897, SCHOTTELIUS 1899, 1902, 1908, COHENDY 1912.

möglich, *die ernährungsphysiologisch anscheinend lebensnotwendige Beziehung zwischen Symbiont und Wirt unter bestimmten Bedingungen in Frage zu stellen.*

Von diesen Erfahrungen aus betrachtet, war es dann nicht mehr so überraschend, als die *bakterienfreie Aufzucht verschiedener Wirbeltiere* doch gelang. Bei den hierfür besonders geeigneten Hühnern, die in der Regel schon keimfreie Eier ablegen, gelang es REYNIERS et al. (1949), die Tiere bis 300 Tage steril aufzuziehen und sogar befruchtete Eier zu gewinnen, aus denen entwicklungsfähige Küken schlüpften[1]. Bei Mäusen, Ratten, Meerschweinchen u. a. wurden die Jungtiere durch Schnittentbindung steril gewonnen und weiterhin unter keimfreien Bedingungen gehalten.

Neben den Hühnern blieb das Meerschweinchen das am meisten zur keimfreien Aufzucht benutzte Laboratoriumstier; beide wurden bereits bei den ersten derartigen Versuchen von NUTTALL und THIERFELDER verwendet[2]. Diesen Autoren gelang es, Meerschweinchen unter sterilen Bedingungen 10 Tage lang am Leben zu erhalten. Damit war gezeigt, daß die bakterienfreie Aufzucht von Meerschweinchen grundsätzlich wohl möglich sein mußte. COHENDY und WOLLMAN[3] konnten Meerschweinchen bereits 29 Tage, GLIMSTEDT[4] 2 Monate und MIYAKAWA[5] sogar 150 Tage keimfrei am Leben erhalten. Aber erst bei REYNIERS und seinen Mitarbeitern lebten keimfrei aufgezogene Meerschweinchen praktisch ebenso lange wie normale Meerschweinchen — jedenfalls mehr als 1 Jahr (406 Tage)[6]. Allerdings war dazu eine sorgfältig ausgewählte Diät erforderlich[7]. Eine zweite Generation konnte jedoch infolge der ausbleibenden Follikelreifung bei den Weibchen nicht erzielt werden.

Die keimfreien Tiere werden als munter und aktiv geschildert. Haut und Pelz erscheinen äußerst sauber und von normalem Aussehen, Zähne wohl entwickelt, Magen und Darmkanal (mit Ausnahme des Blinddarms) normal gestaltet, Mesenterial-Lymphknoten, insbesondere die Peyerschen Plaques kleiner als bei normal gehaltenen Tieren. Fast alle anderen Organe zeigen keine wesentlichen Besonderheiten. Der Blinddarm ist jedoch stark erweitert, eine Beobachtung, die auch bei keimfreien Ratten und Mäusen zu machen war. Die Ovarien erscheinen anämisch und zeigen keine Zeichen von Ovulation. Ein Corpus luteum war nicht zu finden. Eier verschiedenen Reifegrades lagen vor, jedoch auch atretische Follikel. Es wurde vermutet, daß die verzögerte Entwicklung der Ovarien für das Ausbleiben der Nachkommenschaft verantwortlich war. Die Ursache dieser Entwicklungsstörung war nicht festzustellen.

Es zeigte sich also, daß die Aufzucht von Hühnern, Ratten und Meerschweinchen — sie gelang inzwischen auch bei Affen, Ziegen, Hunden, Katzen, Kaninchen, Hamstern, Mäusen, Truthühnern[8] — *ohne Anwesenheit lebender Keime möglich* ist. Während bei Meerschweinchen noch eine Entwicklungshemmung bei den weiblichen Gonaden auftrat, blieb bei Ratten und Hühnern auch diese aus. *Die entscheidende Frage, ob das Zusammenleben von Wirbeltieren mit lebenden Mikroorganismen als eine Symbiose im Sinne unserer Definition gedeutet werden muß, darf daher anscheinend verneint werden;* offenbar liefert die Darmflora keine lebenswichtigen Stoffe, die nicht auch mit der konventionellen Nahrung aufgenommen werden können. Diesen Nachweis hatte für die Hühner schon BALZAM unter weit primitiveren Fütterungsverhältnissen geführt, als es die sehr ausgeklügelten Diätrezepte der amerikanischen Forscher vermochten[9]. Er kam zu dem Resultat, daß 1. die Darmflora der Küken keinen wesentlichen Einfluß auf die Verdauung des Futters ausübe und 2. das *Fehlen der Darmflora keine Wirkung auf den Vitaminbedarf der keimfreien Tiere* habe. Damit war zumindest sehr wahrscheinlich gemacht, daß die Darmbakterien — sie standen dabei immer im Vordergrund der Diskussion — nicht als Symbionten angesehen werden könnten, die — im Sinne

---

[1] REYNIERS et al. 1949   [2] NUTTALL und THIERFELDER 1895—1897.
[3] COHENDY und WOLLMAN 1914.   [4] GLIMSTEDT 1932, 1936.   [5] MIYAKAWA 1955.
[6] REYNIERS 1955.   [7] PHILLIPS et. al. 1955.   [8] REYNIERS 1957.   [9] BALZAM 1937.

von Vitaminspendern (z. B. Vitamin B$_1$-Komplex, Pantothensäure, Vitamin K und Biotin) — unbedingt notwendig sind. REYNIERS, TREXLER et al. stellten u. a. dazu fest, daß zusätzliche Verabreichung von Vitaminen an keimfreie Hühner deren Wachstum nicht wesentlich begünstige[1]. Man finde bei solchen Tieren ebenso große Vitaminmengen im Blinddarminhalt wie bei normalen Tieren. Daraus darf geschlossen werden, daß die in den unteren Darmbereichen angetroffenen Vitamine nicht notwendigerweise bakteriellen Ursprungs sein müssen.

Eine absolute Verallgemeinerung und Übertragung dieser Versuchsergebnisse auf den Menschen und alle Wirbeltiere mag vorerst sicher verfrüht sein, doch dürfte jedenfalls das Bestehen einer Endosymbiose (zwischen Darmflora und Wirbeltier) im Sinne der Arthropodensymbiose recht unwahrscheinlich geworden sein. Es darf jedoch nicht übersehen werden, daß ein Vergleich zwischen keimfrei aufgezogenen Tieren und Tieren mit normaler Darmbesiedlung deshalb gewisse Schwierigkeiten mit sich bringt, weil das Verhalten dieser beiden Tiergruppen doch einige Unterschiede aufweist (s. S. 16 und 39). Hier liegen noch Probleme vor, die eine zuverlässige Aussage bei einem Vergleich zwischen diesen beiden Tiergruppen erschweren. Allerdings dürften die grundsätzlichen physiologischen Funktionen des Darmkanals bei keimfreien Tieren offenbar nicht wesentlich verschieden von denen der konventionellen, normalen Tiere sein.

Im Zusammenhang mit der Darmflora ist noch die Frage nach der möglichen gegenseitigen Beeinflussung nebeneinanderlebender Mikroorganismen erörtert worden. Wir begegneten schon dieser Frage, als das Problem der Regulation der Endosymbionten bei den Arthropoden auftrat. KOCH hatte darauf hingewiesen, daß die verschiedenen Symbiontenarten, die bei einem Wirt angetroffen werden, möglicherweise im Sinne einer Regulierung der Keimvermehrung durch antibiotische Wirkung gedeutet werden dürften. Vielleicht vermag eine sog. normale Darmflora ebenfalls in diesem Sinne — wahrscheinlich durch Antibiose — die Artzusammensetzung der Darmbesiedelung zu regulieren und vielleicht auch pathogene Keime unwirksam zu machen. So wurde z. B. vermutet, daß die im Dickdarm dominierende und konstante Bifidusflora bei der Kontrolle der fakultativ pathogenen Keime, wie z. B. *Escherichia coli*, bestimmte proteolytische Keime, Enterokokken und Staphylokokken, wesentlich mitwirke und in diesem Sinne in echter Symbiose mit dem erwachsenen Menschen zusammenlebt[2] (vgl. dazu S. 27 und 41).

b) Immunbiologische Bedeutung der Symbionten.

Sollte sich auch durch die weiteren Forschungen an keimfrei aufgezogenen Tieren erweisen, daß die Bakterien des Darmkanals tatsächlich keine wesentliche stoffwechsel-physiologische Bedeutung für die Wirbeltierwirte besitzen, so haben die bisherigen Untersuchungen über das Gast-Wirt-Verhältnis an keimfreien Tieren aber deutlich gemacht, daß die den Darm bewohnenden Mikroorganismen mindestens eine sehr wesentliche *immunbiologische Aufgabe für ihren Wirt* erfüllen. Sie wirken offenbar an der Schaffung einer gewissen Grundimmunität (vgl. S. 36) mit, die sich im Laufe der ersten Lebensperiode durch ihren Kontakt mit dem Wirt entwickelt. Nach der Geburt kommt der primär sterile kindliche Organismus unvermeidlich mit den ihm *zufällig* begegnenden, vorwiegend apathogenen Mikroorganismen in Kontakt und muß sich mit diesen „belebten Umweltfaktoren" seines Lebensbereiches auseinandersetzen. Der Kinderarzt kennt die von den jungen Müttern vielfach überbewerteten kleinen Infekte, die der kindliche Organismus erlebt und im allgemeinen mit kurzen fieberhaften Reaktionen überwindet. Dabei erwirbt das Kind selbst den Schutz,

---

[1] REYNIERS, TREXLER et al. 1950.   [2] HAENEL, MÜLLER-BEUTHOW und SCHEUNERT 1956.

den es für die ersten Lebensmonate passiv von der Mutter mitbekommt. Die erworbenen „Erfahrungen" unterscheiden dann dieses Kind vom Neugeborenen.

Wenn also der Versuch unternommen wird, Tiere frei von allen Keimen aufzuziehen, dann wird damit nur der Zustand dauernd erhalten, der bei der Geburt bestand[1]. In der zufälligen Besiedlung des Darmes mit verschiedenen Keimen liegt ein wesentlicher Unterschied zu den echten Endo-Symbiosen vor, bei denen *bestimmte* Mikroorganismen mit Sicherheit von den Eltern auf die Nachkommen weitergegeben werden.

Wie bereits oben dargelegt wurde, weisen keimfrei aufgezogene Tiere gegenüber normalen Individuen der gleichen Art keine auffallenden Unterschiede auf; Wachstumsrate, Erythrocytenzahl und Hämoglobinwerte sind normal, manchmal sogar bei den keimfreien Tieren etwas höher. Die Differenzen erreichen jedenfalls keine statistische Signifikanz. Es konnten Ratten über mehrere Generationen nach der Schnittentbindung von einem normalen Tier keimfrei gehalten werden. Diese Tiere lebten wenigstens ebensolange wie die normalen Tiere. Aber das gesamte sog. Abwehrsystem, der lymphocytäre, phagocytierende Zellapparat der keimfreien Tiere erscheint gegenüber normalen Tieren weniger ausgebildet. Natürliche Antikörper existieren nicht und die zirkulierenden Phagocyten haben nicht die Möglichkeit, z. B. Bakterien aufzunehmen, wie in vitro-Versuche ergaben. Das lymphatische System solcher Tiere ist noch nicht aktiviert bzw. sensibilisiert. Diese Feststellungen machen deutlich, welche große Bedeutung der Bakterienflora im Hinblick auf Ausbildung und Training des lymphocytären Systems offenbar zukommt.

Auf Grund dieser Beobachtungen darf angenommen werden, daß die normale Flora in den offenen Körperhöhlen des Wirtes (z. B. Darm, Vagina, Mund- und Rachenraum) erst die Voraussetzungen schafft, die es ihm ermöglichen, einer späteren Besiedlung mit Parasiten erfolgreich zu begegnen. Damit kommt aber schon den apathogenen Mikroorganismen im Wirt eine für ihn geradezu lebenswichtige Bedeutung zu, die der von Symbionten im Sinne der Definition außerordentlich nahekommt. Hier dürfte eine bisher noch nicht genügend beachtete Wirkung der Darmflora auf den Wirt vorliegen.

D. Charakterisierung des Parasiten (insbesondere des Endoparasiten).

Der typische Parasit unterscheidet sich vom Symbionten durch seinen *grundsätzlich aggressiven Charakter.* „Aggressiv" soll hier heißen, daß der Parasit — gemäß der Definition — auf Kosten des Wirtes, meist von dessen Substanz — u. U. sogar intracellulär — lebt, ihn schädigt und in einigen Fällen aktiv percutan eindringt. Wohl jeder Parasit veranlaßt seinen Wirt zu Reaktionen, die einen zusätzlichen Energieaufwand — im weitesten Sinne verstanden — erfordern.

Die Forschungen der letzten Jahre haben deutlich werden lassen, daß sich der Eiweiß-Stoffwechsel der Tiere bei Anwesenheit von Endoparasiten *immer* verändert. Selbst geringer, latenter bzw. subklinischer Parasitenbefall stört das normale Stoffwechselgleichgewicht des Wirtes meßbar, ein Umstand, der bei der Bestimmung des sog. normalen Stoffwechsels mehr berücksichtigt werden sollte, weil unbemerkter Parasitenbefall zu falschen Deutungen führen kann.

Es ist bekanntlich eine schwierige Aufgabe, das sog. normale Blutbild von Laboratoriumstieren exakt zu bestimmen, weil latente interkurrente Infektionen das Blutbild meist beeinflußt haben können. Die Zahlen für die verschiedenen Zelltypen des weißen Blutbildes schwanken oft so erheblich von einem Tier zum anderen, daß es sich empfiehlt, für experimentelle Untersuchungen diese Tatsache zu berücksichtigen, die z. T. auf unerkannten Parasitenbefall zurückgeht.

---

[1] Reyniers 1956.

1. Pathogenität und Virulenz.

Erreicht der durch den Parasiten ausgelöste, zusätzliche Kräfteaufwand ein solches Ausmaß, daß der Wirtsorganismus nicht mehr den normalen Stoffwechsel bestreiten kann, so wird er krank (vgl. auch S. 28). Dabei wird — im Sinne von HÖRING — „eine gewisse Grenze im Anpassungsvermögen" des Wirtes überschritten. Parasiten nennen wir daher auch *pathogen**.

Die Eigenschaft „pathogen" bezieht sich immer auf eine Parasiten*species* im Hinblick auf eine bestimmte Wirtsart. So ist z. B. *Staphylococcus aureus* eine für bestimmte Wirte pathogene Bakterien*art*, jedoch führt deshalb nicht jeder *Stamm* dieser Art im an sich empfänglichen Wirt zur Erkrankung; nur *virulente* Stämme können im allgemeinen tatsächlich „krank machen". Eine pathogene Art besitzt nur die *grundsätzliche Disposition zur Virulenz* und die relative Häufigkeit, mit der virulente Stämme bei einer Art auftreten, bestimmen den Grad der Pathogenität eines Erregers, seiner relativen Fähigkeit, zur Erkrankung zu führen (vgl. das Schema S. 44). In diesem Sinne kann man z. B. von einem *avirulenten* Stamm der *pathogenen* Bakterienart *Staphylococcus aureus* sprechen.

Der Begriff *Virulenz* (etwa = Giftigkeit) bezog sich vor Entdeckung der Mikroorganismen als Krankheitserreger auf die Schwere einer Krankheit. Danach wechselte der Inhalt des Begriffes mehrfach so erheblich, daß er auch heute noch nicht einheitlich gedeutet wird. So plädiert z. B. CAMERON in seiner Schrift „Parasiten und Parasitismus" dafür, Virulenz als Ausdruck der Wirkung anzusehen, die sich aus dem Parasit-Wirt-Verhältnis ergibt, womit er wieder dem ursprünglichen Sinn des Wortes nahekommt[1]. Der Begriff *Virulenz* ist auch von SCHAEDE im Zusammenhang mit dem Problem der Symbiose definiert worden[2]. Er versteht darunter „die schädigende Wirkung, welcher Art sie auch sein mag". Ist Virulenz vorhanden, so wird je nach ihrem Grad eine Schädigung des Befallenen in verschiedenem Ausmaß die unausbleibliche Folge sein, besonders wenn die Abwehr schwach ist oder ganz fehlt; es liegt eine „Krankheit" vor. Bei SCHAEDE wird Virulenz wieder als Ausdruck des Parasit-Wirt-Verhältnisses gesehen[3].

Die Virulenz z. B. eines Bakteriums ergibt sich[4] 1. aus dem Grad seiner Fähigkeit, der sog. Abwehrkraft des Wirtes (s. S. 28) standzuhalten (d. h. Invasionsvermögen nach GRUMBACH)[5] und 2. aus der Art und Menge der gebildeten Stoffwechselprodukte, die — soweit sie für den Wirt schädlich sind — auch als Toxine bezeichnet werden[6]. Nach PRICE können als weitere, die Virulenz eines pathogenen Keimes mitbestimmende Faktoren hinzukommen[7]: der Aufenthaltsort des Parasiten, der Ort seiner Vermehrung und seine Teilungsrate.

Es ist nicht möglich, die so zahlreichen Äußerungen zur Charakterisierung des Virulenzbegriffes zusammenzutragen (vgl. BADER und JACHERTS S. 232 des vorliegenden Bandes). Grundsätzlich weichen die Ansichten darüber heute nicht mehr wesentlich voneinander ab. Es könnte aber versucht werden, wie auch MILES empfiehlt, zu einer Übereinkunft zu gelangen[8]. Ebenso wie die physikalischen Maße letztlich auf Übereinkommen basieren und schließlich Anerkennung gefunden haben, so sollte auch im Bereich der Parasitologie der ernste Versuch unternommen werden, zu übereinstimmenden Definitionen zu kommen. Gewisse Ansätze dazu sind bereits vorhanden[5].

---

* Pathogen und apathogen sollen hier — soweit das überhaupt möglich ist — absolute Eigenschaften des Mikroorganismus kennzeichnen. In diesem Sinne sind z. B. die Bodenbakterien *Bacillus mycoides* oder *Bacillus cereus* sowie Bakterien und Pilze einer typischen Endosymbiose als apathogen anzusehen. Aber es ist zu beachten, daß diese Eigenschaft nur in Beziehung zu einem bestimmten Partner, nämlich dem Wirt, besteht (s. u. S. 24 und 27).

[1] CAMERON 1956. [2] SCHAEDE 1948. [3] E. MARTINI 1959. [4] REINER MÜLLER 1950.
[5] GRUMBACH 1958. [6] DUBOS 1949. [7] PRICE 1953. [8] MILES 1955.

Bei einem Parasiten im oben festgelegten Sinne handelt es sich also immer um eine pathogene Species, die sich in der Regel aus zahlreichen Stämmen unterschiedlicher Virulenz zusammensetzt (vgl. Schema S. 44). Als Ausdruck der Virulenz gelten, wie oben dargelegt wurde, auch Art und Menge gebildeter Toxine, d. h. in erster Linie von Exotoxinen, wie z. B. bei Sarcosporidien ("Sarcotoxin"), Toxoplasmen ("Toxotoxin"), bei *Clostridium botulinum, C. tetani, Corynebacterium diphtheriae*. Bei der letzten Art liegen drei wohlbekannte Typen (*gravis, intermedius* und *mitis*) unterschiedlicher Virulenz vor, wobei von GRUMBACH — wenngleich nicht unbestritten[1] (vgl. BADER und JACHERTS, S. 253) — das Toxin als der einzige Virulenzfaktor der Diphtheriebakterien angesehen wird.

Nicht alle Arten dieser Gruppe von typischen Exotoxinbildnern kann man als Parasiten ansprechen; es bildet zwar z. B. *Clostridium botulinum* ein stark wirksames Nervengift, doch treten die Schäden bei dem vergifteten Organismus nicht notwendigerweise als Folge einer Infektion auf. Dieser Erreger könnte als "pathogener Saprophyt" angesprochen werden, der allerdings fakultativ auch als Commensale im Darm leben kann.

Toxinbildung liegt aber keineswegs bei allen virulenten Parasiten vor und kann — worauf JACHERTS eindringlich hinweist[2] — sicherlich nicht schlechthin als Ursache einer Infektionskrankheit angesehen werden. Zwar haben Endotoxine und verschiedene von den Bakterien produzierte Enzyme eine toxinähnliche Wirkung. Doch vertritt JACHERTS die Ansicht, „daß mit wenigen Ausnahmen eine Infektionskrankheit nicht als Folge einer Vergiftung des Makroorganismus durch einen bestimmten Mikroorganismus aufgefaßt werden darf, sondern als ein dynamisches Geschehen, ein Zusammenwirken von Aktionen und Reaktionen, an denen beide Partner gleichermaßen beteiligt sind. Dabei kann die Umwelt im weitesten Sinne in das Geschehen eingreifen."

An Hand eines bemerkenswerten Infektionsmodells, bei dem JACHERTS *Staphylococcus aureus* als Vertreter des Parasiten und die Chorioallantoismembran bebrüteter Hühnereier als Vertreter des Wirtes verwendet, gelangt er zu folgenden Erkenntnissen: Nach der Infektion mit *Staphylococcus aureus* tritt bei der Chorioallantoismembran eine Atmungs- und Stoffwechselsteigerung auf, die nicht durch Toxine, sondern durch verstärkte Eiweißsynthese hervorgerufen wird. Die Ursache dieser Erscheinung darf wohl in der Einwirkung der Staphylokokken gesehen werden. Mit der Dauer der Infektion nimmt der Gehalt an RNS enorm zu, wodurch sich das Verhältnis von RNS zu DNS extrem ändert. Dieses Mißverhältnis, das mit der gesteigerten Proteinsynthese in Beziehung steht, führt offenbar den Zelltod herbei. Mit der Atmungssteigerung der Eihaut tritt aber auch eine Abnahme der vermehrungsfähigen Staphylokokken ein. Diese werden gramnegativ, nehmen an Größe zu und zeigen auch mikroskopisch erkennbare Absterbeerscheinungen. Diese Zeichen einer Störung der Osmoseregulation und der geordneten Stoffaufnahme gehen anscheinend auf eine Anreicherung der Eihaut mit niedermolekularen stickstoffhaltigen Substanzen zurück. Beim Maximum der Atemsteigerung der Eihaut nimmt die Zahl der Staphylokokken wieder zu. Sie sind dann in der Lage, mit Hilfe der enzymatischen Adaptation die durch die Einwirkung der Haut entstandenen Schäden auszugleichen und zu überleben.

JACHERTS deutet diese Resultate im Sinne einer wechselseitigen Dynamik wie folgt[2]: „Nachdem die Staphylokokken mit der Eihautzelle zusammengetroffen sind, beginnen sie sich an das Eiweiß der Eihautzelle enzymatisch zu adaptieren und dieses abzubauen. Zu diesem Zeitpunkt sind sie noch in der Lage, niedermolekulare Substanzen der Eihautzelle aufzunehmen und als Bau- und Betriebsstoffe für eigene Zwecke zu verwerten. Nach wenigen Minuten schon werden jedoch diese beiden Vorgänge, besonders aber der letztere, gehemmt, weil die cytoplasmatische Membran der Staphylokokken . . . geschädigt wird. Als Folge

---

[1] GRUMBACH 1958.   [2] JACHERTS 1960.

dieser Schädigung werden die Staphylokokken gramnegativ. Außerdem verliert ihre cytoplasmatische Membran die Fähigkeit, niedermolekulare Substanzen aus dem Milieu ins Zellinnere durchzuschleusen und eine geordnete Osmoseregulation aufrechtzuhalten. Die meisten Staphylokokken werden auf diese Weise irreversibel geschädigt. Die Anzahl vermehrungsfähiger Staphylokokken im Modellsystem nimmt ab. Die restlichen Staphylokokken sind in der Lage, sich an die veränderten Verhältnisse enzymatisch zu adaptieren. Sie reparieren die an der cytoplasmatischen Membran aufgetretenen Schäden . . . und werden nun wieder grampositiv und ihre Größe normalisiert sich. Offenbar besitzen sie von diesem Zeitpunkt an eine voll funktionstüchtige cytoplasmatische Membran. Nunmehr sind sie in der Lage, . . . Eiweiß der Eihautzelle zu spalten und aus den entstehenden niedermolekularen stickstoffhaltigen Substanzen wieder als Baustoffe für ihren eigenen Zellstoffwechsel zu verwenden. Dadurch wird der Eiweißverlust der Eihautzelle pro Zeiteinheit immer größer. Sie versucht, durch beschleunigte Synthese dieses Defizit auszugleichen. Diese Anstrengung macht einen gesteigerten Energiegewinn notwendig, der die Atmungssteigerung der infizierten Eihaut bedingt und sich mit entsprechenden optisch-enzymatischen Testen nachweisen läßt. Daneben läuft in der Eihautzelle, vermutlich als enzymatische Adaptation, die Synthese eines neuen keimabtötenden Faktors KF_2 an. Damit unternimmt die Eihautzelle den Versuch, sich erneut und auf anderen Wegen der Staphylokokken zu entledigen. Die Staphylokokken adaptieren sich daraufhin an diesen Faktor KF_2 und werden auch gegen diesen Abwehrmechanismus der Eihautzellen resistent. Weiterhin steigt ihre Zahl an. Die Belastung des Eiweißstoffwechsels der Eihautzelle nimmt dadurch stetig zu. Auf diese Weise wird die Eihautzelle bis an die Grenze ihrer physiologischen Leistungsmöglichkeit und letztlich über diese hinaus getrieben. Sie ist nun nicht mehr in der Lage, ihren geordneten Zellstoffwechsel aufrechtzuerhalten, weil seine Steuerung entgleist. Die Eihautzelle stirbt ab. Das Modellsystem ist damit zusammengebrochen. Im mit hochmolekularen Substanzen angereicherten Milieu befinden sich nur noch stürmisch wachsende Staphylokokken und abgestorbene Eihautzellen."

Diese hier ausführlich wiedergegebenen Ansichten und Ergebnisse von JACHERTS, zu denen er auf Grund seiner experimentellen Studien gelangte, erscheinen geeignet, von der oft etwas vorschnell herangezogenen Toxin-These zur Erklärung der Pathogenese eines Infektionsgeschehens abzuführen, die zur Definition des Virulenzbegriffs zu häufig herangezogen wird[1].

Wollte man den Versuch unternehmen, das von JACHERTS entwickelte Bild vom „Zusammenwirken von Aktionen und Reaktionen" zur Kennzeichnung des Virulenzphänomens heranzuziehen, so würde man allerdings beim derzeitigen Stand der Forschung kapitulieren müssen. Es wird jedoch deutlich, in welchem Maße das Infektionsgeschehen das Ergebnis des Zusammenwirkens (oder auch Gegeneinanderwirkens) von Parasit und Wirt darstellt. DUBOS meinte deshalb, Virulenz wäre letztlich ein *ökologischer Begriff*, der die Fähigkeit des Mikroorganismus kennzeichne, sich unter sehr spezifischen Bedingungen zu vermehren und zu leben[2] (vgl. dazu S. 43). Dabei dürften sich aber auch bestimmte, artspezifische Eigenschaften des Parasiten auswirken, die sich nur schwer definieren lassen. Sie liegen vermutlich auf dem Gebiet der Enzymproduktion.

Besonderen Aufschluß über Virulenzfaktoren bzw. über die Natur der Virulenz versprechen Untersuchungen, bei denen der Einfluß eines Wirtes mit allen seinen Reaktionsmöglichkeiten auf die Entwicklung des Erregers, so auch auf Antikörperbildung und -wirkung, weitgehend ausgeschaltet werden kann. Diese Möglichkeit haben KAUFMAN et al. mit einer in vitro-Kultur von *Toxoplasma gondii* genutzt[3]. Sie untersuchten das Verhalten von Stämmen verschiedenen Virulenzgrades, die an Mäusen und Meerschweinchen geprüft worden waren, in der Gewebekultur, um das Verhältnis der ererbten Resistenz der kultivierten Wirtszelle zu den sog. „intrinsic properties" der Erreger in Beziehung zu setzen. So konnten sie den Einfluß von Antikörpern ausschalten[3].

Die oben genannten Autoren verimpften drei verschiedene Stämme, einen hochvirulenten, einen annähernd avirulenten und einen intermediären Stamm, zunächst auf Hühner-Eihaut-

---

[1] JACHERTS 1960.   [2] DUBOS 1955.
[3] KAUFMAN, REMINGTON und JACOBS 1958, KAUFMAN, MELTON, REMINGTON und JACOBS 1959, KAUFMAN, REMINGTON, MELTON und JACOBS 1959.

Kulturen und übertrugen die so angereicherten Stämme auf Zellkulturen von Affennierengewebe. (Einzelheiten der Methodik vgl. KAUFMAN et al. 1958, 1959.) In Parallele zu den Beobachtungen im Tierversuch führte der hochvirulente Stamm, der eine Maus innerhalb weniger Tage tötete, sehr schnell eine Lyse in der Gewebekultur herbei, während der avirulente Stamm, der Mäuse nicht wesentlich schädigte, nur ganz geringe Zellveränderungen und der intermediäre Typ eine mäßige Lyse hervorriefen.

Ein weiterer Virulenzunterschied zeigte sich in der Invasionsfähigkeit des Parasitenstammes. Bei gleicher Parasiteneinsaat traten zwischen den drei Stämmen deutliche Unterschiede zutage. Der Anteil der Toxoplasma-befallenen Zellen stand 3 Std nach der Beimpfung etwa im Verhältnis 5:2,5:1. Offensichtlich parallel zu dieser unterschiedlichen Befallstärke verlief die Vermehrungsrate. Während die durchschnittliche Toxoplasmenzahl pro Zelle bei dem hochvirulenten Stamm in einer etwa 25 Std alten Kultur bei 11,83 Parasiten lag, zählten die Autoren bei den avirulenten Parasiten nur 3,86 Toxoplasmen pro Zelle; der intermediäre Stamm wies etwa 9 Parasiten auf. Zur Zeit der Zytolyse durch den Parasitenbefall war die Zahl der Parasiten je Zelle beim virulenten und avirulenten Stamm annähernd gleich hoch, d. h. der vorzeitige Zerfall der Gewebekulturzelle und die Freisetzung der Parasiten hat keine Beziehungen zum Virulenzgrad des Stammes. Die Virulenz der pathogenen Mikroorganismen stellt also ein hoch komplexes Phänomen dar, das im letzten nur in seiner Beziehung zum Wirt zu verstehen ist.

Diese Resultate zeigen, daß das unterschiedliche Verhalten der drei untersuchten *Toxoplasma*-Stämme in der Gewebekultur hinsichtlich ihrer Befallsstärke und ihrer Vermehrungsrate mit dem jeweiligen Virulenzgrad im Tierversuch parallel läuft und — da offenbar vom Wirtsgewebe unabhängig — auf eine Eigentümlichkeit der Parasiten selbst zurückzuführen ist. Wieweit diese Beobachtungen verallgemeinert werden dürfen, müssen weitere entsprechende Untersuchungen ergeben.

Das von GRUMBACH gegen die Beziehung der Teilungsrate zur Virulenz ins Feld geführte Beispiel von BERNHEIMER, nach dem *Clostridium septicum* in Fleischwasserbouillon ein wirksames Toxin bildet, dagegen bei gleich gutem Vermehrungsvermögen in synthetischen Nährböden nicht, läßt sich m. E. auch in anderem Sinne deuten. Vielleicht benötigt der Keim zur Bildung des Toxins einen Nahrungsanteil, der im synthetischen Medium fehlt und daher die Synthese des Toxins unterbindet, die im natürlichen Milieu gelingt.

Aus den Beobachtungen von KAUFMAN u. Mitarb. ergeben sich einige Anhaltspunkte zur Erklärung des unterschiedlichen Verhaltens von Toxoplasmen im Tierversuch bzw. im Menschen. Bei chronischen Infektionen liegen wahrscheinlich relativ langsam wachsende *Toxoplasma*-Stämme vor, wobei ein Gleichgewicht zum Wirtsgewebe erzielt wird. Vielleicht erklärt sich auf diese Weise die Natur der Virulenzsteigerung durch wiederholte Tierpassagen und beim Übergang von einer Wirtsspecies zu einer anderen (z. B. Mensch — Maus). Ihr könnte eine zunehmende Gewöhnung im Sinne einer Modifikation an das neue „Milieu" zugrunde liegen, wodurch sich u. a. die Vermehrungsrate ändert. Mit der unterschiedlichen Virulenz gehen keine quantitativ erfaßbaren Unterschiede in den antigenen, enzymatischen oder ähnlichen Eigenschaften, die die Stammesunterschiede u. U. erklären würden, einher.

Ein Beispiel für *Virulenzunterschiede* bei parasitischen *Metazoen*, sei von Hsü und Hsü erwähnt[1]. Sie studierten vier verschiedene Stämme von *Schistosoma japonicum*, aus China, Formosa, Japan und von den Philippinen, in Mäusen.

Bei einem Vergleich der Überlebenszeit der Mäuse, die jeweils mit 100 Cercarien infiziert wurden, ergaben sich deutliche Unterschiede; die japanischen und philippinischen *Schistosoma*-Stämme erwiesen sich als stärker virulent als die chinesischen und formosanischen Stämme. Während z. B. die mit dem japanischen Stamm infizierten Mäuse insgesamt etwa 38 Tage, und nur noch 4 Tage nach dem Auftreten der ersten Eier überlebten, blieben die Mäuse mit dem *Bilharzia*-Stamm aus Formosa etwa 50 Tage bzw. 8 Tage nach den Auftreten der ersten Eier am Leben.

Einzelheiten über den Charakter der Virulenzunterschiede zwischen den verschiedenen Stämmen ließen sich hier nicht erkennen; es blieb bei einer Registrie-

---

[1] Hsü und Hsü 1960.

rung des Ergebnisses aus dem Verhältnis des Parasiten zum Wirt, das allein in der unterschiedlichen Überlebenszeit des Wirtes zum Ausdruck kam.

Gewisse Parallelen zu den Beobachtungsergebnissen bei Toxoplasmen weisen Pneumokokken und *Mycobacterium tuberculosis* auf. Virulente und avirulente Stämme unterscheiden sich durch das Schicksal, das die Keime in den Phagocyten erleiden. Den avirulenten, kapsellosen Pneumokokken fehlt offenbar der Schutz, der es den virulenten kapseltragenden Stämmen ermöglicht, den Phagocyten zu widerstehen. Ebenso werden zwar virulente und avirulente Tuberkelbakterien von mononucleären Phagocyten aufgenommen, aber während sich die virulenten Mykobakterien in den Phagocyten fortschreitend vermehren, gehen die avirulenten nach anfänglicher langsamer Vermehrung zugrunde. Virulente und avirulente Mykobakterien unterscheiden sich auch durch die Art ihres Wachstums auf festen und flüssigen Nährböden. Es bestehen gewisse Beziehungen zwischen Virulenz und dem Auftreten einer Komponente in der Bakterienzelle, die u. a. auch morphologische Charakteristika der wachsenden Zellen bestimmt und als Virulenzindicator* angesehen werden kann (vgl. Cordfaktor; Kapselbildung u. ä.). Ebenso bestehen Anhaltspunkte für die Berechtigung zu der Annahme, daß Unterschiede im Stoffwechsel auch mit Virulenzverschiedenheiten einhergehen[1].

Bekannt ist die Erscheinung, daß ein für den Menschen hochpathogener Stamm durch Tierpassagen avirulent werden kann, wie z. B. der Milzbrand. Ein virulenter *Anthrax*-Stamm, der beim klinischen Bild des sog. inneren Milzbrandes beim Menschen, ebenso bei Rindern und Schafen, so gut wie immer zum Tode führt, wird nach Verimpfung auf Hühner avirulent. Ebenso erfahren die Milzbrandkeime durch Züchtung bei einer Temperatur von 42—43° C eine Virulenzminderung, so daß sie nur noch für Mäuse, aber nicht mehr für die widerstandsfähigeren Meerschweinchen und Kaninchen virulent sind.

Änderungen im Virulenzgrad eines Stammes können auf einer genetischen Grundlage, durch eine Mutation, zustande kommen. Die Änderung vermag dann z. B. in einer Verstärkung der schädlichen Wirkung durch erhöhte Produktion von Toxinen bestehen. Sie läßt sich aber ebensogut in einem Verlust der Fähigkeit des Parasiten zur Stimulation der normalen „Abwehrreaktion" des Wirtes erblicken.

Die Änderung der Virulenz eines Parasitenstammes kann aber auch durch verschiedene andere, im einzelnen nicht konkret erfaßbare Umstände herbeigeführt, u. U. sogar vorgetäuscht werden. Durch die Untersuchungen von HACKENTHAL u. Mitarb. wurde erneut auf die Notwendigkeit hingewiesen, sog. Reinkulturen nicht immer auch als einheitlich anzusehen[2]. Mischstämme können im Hinblick auf ihre Virulenz gegenüber bestimmten Wirten u. U. ein völlig anderes Verhalten aufweisen als die isolierten Komponenten.

HACKENTHAL und BIERKOWSKI beobachteten z. B. beim Milzbrand, daß nur ein sog. Originalstamm virulent und die Einzelkomponenten avirulent waren[2]. Die gleichen Erscheinungen berichten KLUDAS und BIERKOWSKI von einem Streptokokkenstamm. Nur der sog. Originalstamm tötete eine Maus (nach 13 Std), während sich die einzelnen Komponenten des Stammes im Mäuseversuch als avirulent erwiesen. Die Autoren vermuten, daß die Virulenz eines Mischstammes von dem jeweiligen Mischungsverhältnis der Einzelkomponenten eines Stammes abhängt, wobei die Frage bleibt, ob sich nur der virulente Stamm im Wirt gegenüber dem avirulenten durchsetzt oder ob zwei oder mehr avirulente Stämme im Sinne einer gegenseitigen Potenzierung zum Erscheinungsbild eines virulenten Stammes führen.

---

* Virulenz*indicator* erscheint mir besser angebracht als der Begriff Virulenz*faktor*; diese bilden die Grundlage der Virulenzauswirkungen (vgl. dazu BURROWS Ausführungen über „Die Grundlagen der Virulenz von *Pasteurella pestis* für Mäuse").

[1] DUBOS 1955.   [2] HACKENTHAL und Mitarbeiter 1950—1957.
[3] KLUDAS und BIERKOWSKI 1956.

Wenn der Grad der Virulenz eines Parasiten für eine bestimmte Wirtsspecies auch grundsätzlich festgelegt werden kann, so hat eine solche Aussage doch nur *statistischen Wert*, d. h. man kann z. B. angeben, daß ein Pneumokokken-Stamm für Mäuse avirulent, schwach virulent, oder stark virulent ist. Diese Aussage gilt unter sog. normalen Lebensbedingungen. Ändert sich aber die *Disposition* des Individuums durch vorübergehende Verminderung der Widerstandsfähigkeit, oder — anders ausgedrückt — durch Erhöhung der Anfälligkeit, so kann der avirulente Keim virulent *scheinen* (!). Er vermehrt sich dann gleichsam wie auf einem passiven Nährboden. Ein sehr eindrucksvolles Beispiel dazu haben RICH und McKEE geliefert, als sie die Fähigkeit zur Phagocytose beim Kaninchen durch Behandlung mit Benzol so schädigten, daß sich z. B. die für Kaninchen avirulente R-Variante eines Pneumokokken-Stammes hemmungslos vermehrte und zu schweren lokalen Schädigungen, zur Septicämie und sogar zum Tode führte. Der Pneumokokkenstamm veränderte sich dabei nicht, denn die aus den verwendeten Tieren isolierten Pneumokokken erwiesen sich in normalen Kaninchen nach wie vor als avirulent. So vermag ein avirulenter Stamm bei Steigerung der Anfälligkeit des Wirtes zu einer Erkrankung führen.

Das Gegenstück dazu liefern solche Wirte, deren individuelle Resistenzfähigkeit durch Immunisierung (s. S. 36ff.) so gesteigert wurde, daß selbst große Dosen virulenter Bakterien, die jedes normale Tier mit Sicherheit töten würden, für das immunisierte harmlos bleiben. Es wäre ganz entsprechend nicht richtig, in diesen Fällen von avirulenten Parasiten zu sprechen.

Virulenzveränderungen ergeben sich auch in Abhängigkeit vom Inoculationsweg bei ein und derselben Wirtsspecies. Avirulente Toxoplasmen, intraperitoneal auf Mäuse verimpft, werden bei mehreren Passagen vielfach hoch virulent; intracerebrale Mäusepassagen dagegen ändern den ursprünglichen Virulenzgrad ebensowenig wie Eihautpassagen.

Im Zusammenhang mit dem Begriff Virulenz wird das Wort „Infektiosität" („infectivity") verwendet. Infektiosität wird dabei zwar zunächst auch auf den Parasiten bezogen, aber nicht mehr allein auf diesen; eingeschlossen wird dabei das Verhältnis zwischen Parasit und Wirt und stellt schon das Ergebnis aus dem Grad der Virulenz des Erregers und der Disposition des Wirtes dar. (Damit entspricht der Begriff Infektiosität etwa dem ursprünglichen Sinn des Begriffes Virulenz; s. oben.) Die Infektiosität gibt den Grad der Haftfähigkeit an, der Fähigkeit des Keimes zur Überwindung der natürlichen „Barrieren" *und* zur Vermehrung im Wirt; das Ergebnis ist die *Infektion*, d. h. nach DOERR Ansiedlung, Wachstum *und* Vermehrung niedrigstehender Organismen in einem höheren Organismus. Für die meisten endoparasitisch lebenden Würmer kann das Charakteristikum der „Vermehrung nach der Infektion" jedoch keine Gültigkeit haben.

Es vermag sich z. B. ein einziges *Trypanosoma* der Art *T. gambiense*, das in eine Maus gelangt, hemmungslos zu vermehren. Die hohe Teilungsrate des Parasiten in Verbindung mit der hohen Empfänglichkeit der Maus führt dann dazu, daß die Maus schon innerhalb weniger Tage an der Infektion zugrunde geht. Hier liegt bei starker Virulenz für die Maus eine hohe Infektiosität vor. Das Gegenstück dazu liefern die Antilopen, die als Träger von *T. gambiense* im allgemeinen nicht erkranken, sondern nur symptomlose Trypanosomenträger werden und (prämuniert) bleiben. Bei einer hohen Infektiosität ist die Virulenz der Trypanosomen für die Antilopen gering. Die Stoffwechselprodukte der Trypanosomen schaden den Antilopen offenbar nicht; die Abwehrfähigkeit der Antilopen ist gut; sie halten die Trypanosomen unter ihrer Kontrolle. In diesem Zustand entsteht dann vielfach — ähnlich wie bei einer Symbiose — ein Gleichgewicht zwischen den Partnern. Diese müssen aber dennoch als Antagonisten gesehen werden; es besteht nur ein *labiles Gleichgewicht* (vgl. S. 44).

Neben dem Begriff der „Infektion" wird vielfach der Begriff „Invasion" verwendet und dann beschränkt auf die tierischen Parasiten, die sich im Wirt bis zur Geschlechtsreife weiter entwickeln, sich jedoch in ihm *nicht vermehren* (z. B. die meisten Wurmparasiten). Dementsprechend wird — besonders korrekt im ausländischen Schrifttum — in zunehmendem Maße zwischen Infektionskrankheiten und Invasionskrankheiten unterschieden. DOERR hat bei seiner Ablehnung des Begriffes Invasion (neben Infektion) diesem Umstand nicht Rechnung getragen; er sah darin nur eine Trennung der Makroparasiten (z. B. Helminthen) von den Mikroparasiten (z. B. Bakterien, Viren), die in der Tat die oben skizzierte Unterscheidung nicht rechtfertigen würde[1].

Für den *experimentellen* Infektionsvorgang sollte der Begriff der „Inoculation" Platz greifen, um von der *natürlichen* „Infektion" zu unterscheiden.

Wenn wir die Betrachtungen um die Begriffe pathogen, Pathogenität und Virulenz zusammenfassen wollen, ergeben sich folgende Gesichtspunkte: Eine Species gilt als pathogen, wenn sie sich in einem bestimmten Wirt zu entwickeln und diesen zu schädigen vermag; diese *potentielle* Eigenschaft ist *artspezifisch*. Virulenz drückt jedoch den *speziellen, individuellen* oder stammspezifischen (effektiven) Grad seiner möglichen störenden Auswirkungen auf den Wirt aus. Dieses Begriffspaar birgt Eigenschaften des Parasiten, die nur z. T. für sich, z. T. nur im Hinblick auf einen bestimmten Wirt existieren, gleichsam nur vom Wirt her erkennbar sind. Sie lassen sich daher auch nur z. T. objektiv erfassen (z. B. Teilungsrate), z. T. nur an ihren Auswirkungen (z. B. Invasionsvermögen, Toxinbildung, Fermentwirkung) erkennen (vgl. Schema S. 44).

Damit wird deutlich, was schon DUBOS formulierte, wenn er Virulenz in erster Linie als einen ökologischen Begriff ansieht, der das Ergebnis des jeweiligen, immer wechselhaften Verhältnisses zwischen Parasit und Wirt (vgl. S. 41 ff.) charakterisiert.

Der Begriff der Pathogenität, der ebenfalls auf den Erreger projiziert wird, entspricht jedoch dem Resultat aus den beiden Faktoren Virulenzgrad des Erregers und Disposition des Wirtes.

Dieses Wechselspiel ist es schließlich, das zu dem führt, was der Kliniker als Krankheitsbild registriert. Man muß daher HÖRING[2] (1943) zustimmen, wenn er so eindringlich darauf hinweist, daß die manifest gewordene Infektionskrankheit nicht allein vom Parasiten, sondern weitgehend von der „Empfindlichkeitsveränderung" des Wirts-Organismus bestimmt wird, die durch den Erreger herbeigeführt wurde.

2. Wirtsspezifität.

Wie schon oben ausgeführt wurde, gibt es wohl keinen Parasiten, der als absolut pathogen angesehen werden darf, d. h. der in jeder möglichen Wirtstierart haften und sich vermehren kann. Aber eine Reihe von Erregern ist im Hinblick auf den Wirt nicht sehr wählerisch (sog. *wirtsunspezifische Parasiten*). Ihr „Wirtsspektrum" ist sehr breit; sie vermögen in zahlreichen Wirten zu leben und zur Vermehrung zu gelangen z. B. viele Trypanosomen-Arten, Toxoplasmen, Trichinen. Sie stellen das eine Extrem dar. Das andere bilden die Erreger, die sich nur in

---

[1] DOERR 1942.   [2] HÖRING 1943.

einem einzigen Wirt, oder doch nur in ganz wenigen, bestimmten Arten vermehren können, wie z. B. viele Coccidien und Bandwurm-Arten oder der Madenwurm *Enterobius vermicularis*. Diese sog. *wirtsspezifischen Parasiten* haben ein sehr enges Wirtsspektrum — sofern dieser Ausdruck überhaupt noch angebracht ist.

Die Parasiten des Menschen mit hoher Wirtsspezifität entwickeln sich demzufolge entweder nur in ihm oder bleiben doch auf so wenige Wirtsarten beschränkt, daß man praktisch mit keinem Reservewirt als potentiellem Erregerreservoir zu rechnen braucht. Der Spulwurm des Menschen wird in keinem Tier geschlechtsreif, dagegen kann sich z. B. die Trichine in zahlreichen Säugetieren voll entwickeln. Die Frage der Wirtsspezifität bedarf deshalb bei epidemiologischen Betrachtungen von Parasitosen des Menschen immer einer eingehenden Prüfung; die Parasitenreservoire („Reservewirte") müssen, etwa bei Bekämpfungsmaßnahmen, berücksichtigt werden (z. B. bei Gelbfieber, Trypanosomiasis, Toxoplasmose, Leishmaniasis, japan. Bilharziose). Bei Betrachtung der Wirtsspezifität muß auch zwischen dem natürlichen und dem experimentellen Wirtsspektrum unterschieden werden. In den meisten Fällen ist die Gruppe von Tieren, die sich experimentell infizieren lassen, weit größer als die der natürlichen Wirte (vgl. dazu auch S. 5, Präadaptation).

Diejenigen Parasitosen, bei welchen sowohl der Mensch als auch Tiere als Hauptwirte in Betracht kommen, bezeichnen wir als *Anthropozoonosen*, wobei die Krankheiten, bei denen der tierische Wirt im Vordergrund steht, auch als Zooanthroponosen charakterisiert werden. Damit wird noch nichts über die Empfänglichkeit oder Häufigkeit des Parasiten bei Mensch und Tier ausgesagt. Der Mensch kann z. B. allem Anschein nach dem *Echinococcus granulosus* in gleichem Maße als Zwischenwirt dienen wie das Schaf oder das Rind. Jedoch die Möglichkeit, die Eier des Hundebandwurms oral aufzunehmen — eine wesentliche Voraussetzung, um den *Echinococcus* zu erwerben — ist in der Regel z. B. in Deutschland für den Menschen weit geringer als etwa für Schafe, und unter den hygienischen Verhältnissen Zentral-Europas wiederum geringer als etwa in Südamerika. Oder: Trichinenlarven entwickeln sich dann, wenn ein Mensch sie zum ersten Mal erwirbt, anscheinend uneingeschränkt und werden geschlechtsreif. Doch ist die Wahrscheinlichkeit für einen Menschen, Trichinen zu erwerben, bei systematischer, vielfach sogar gesetzlich geregelter Fleischbeschau (wie in Deutschland) außerordentlich gering geworden.

Anders liegen die Verhältnisse bei solchen Parasiten, die sich im tierischen Wirt in der Regel gut entwickeln, aber beim Menschen nur ein bestimmtes Jugendstadium erreichen und dann absterben. Der Schweinespulwurm *Ascaris lumbricoides suis* z. B. entwickelt sich im Menschen nur soweit, daß er die Lungenpassage durchmacht, aber er vermag sich nicht im Dünndarm anzusiedeln und wird auf jungem Stadium ausgestoßen. Andere Parasiten kommen nur unter bestimmten, aber nicht immer ganz überschaubaren Bedingungen ausnahmsweise im Menschen zur Geschlechtsreife).

3. Obligatorische und fakultative Parasiten.

Viele *Parasiten des Menschen* leben *obligatorisch parasitär*, d. h. vom Wirt getrennt, gehen sie — wenn man von ihren Dauerstadien, von Sporen, Cysten und manchen Eiern absieht — innerhalb kurzer Zeit zugrunde. Das gilt vor allem für die meisten tierischen Parasiten, so z. B. für fast alle endoparasitisch lebenden Protozoen (z. B. Trypanosomen, Leishmanien, Toxoplasmen) und Würmer des Menschen (z. B. Trichinen, Bandwürmer, Leberegel). Dagegen kann man das gleiche nicht von allen pathogenen Bakterien aussagen. Sie leben z. T. in Abwässern (z. B. viele pathogene Darmbakterien) und sind zu ihrer Vermehrung

— im Gegensatz zu den Viren — nicht auf einen Wirt angewiesen (*fakultativ parasitär*). Hierher gehören z. B. auch die primär saprophytisch lebenden, aber als Parasiten Myiasis erzeugenden Fliegenlarven. Auch der Zwergfadenwurm, *Strongyloides stercoralis*, kann außerhalb des Wirtes wenigstens vorübergehend — theoretisch sogar unbeschränkt — als getrennt-geschlechtliche, frei lebende Generation vom Wirt unabhängig existieren. Die meisten *Ectoparasiten*, also die außen am Wirt zeitweilig oder ständig lebenden Parasiten, sind meist ebenfalls so sehr auf den Wirt angewiesen, daß sie ohne ihn im allgemeinen nicht leben können. Eine Ausnahme, also ein fakultativer Ektoparasit, liegt in der Mücke *Culex pipiens autogenicus* (= *C. molestus*) vor, die bald nach dem Schlupf aus der Puppenhülle, ohne Blut aufgenommen zu haben, zur Eiablage befähigt ist, ganz im Gegensatz zu den meisten blutsaugenden Mückenarten, die vor der ersten Eiablage wenigstens einmal Blut aufgenommen haben müssen.

Wie sehr sich das Verhalten eines Mikroorganismus, sein Verhältnis zu seiner Umgebung, zu wandeln vermag, sei am Beispiel des Bacteriums *Escherichia coli* demonstriert. Es kann saprophytisch freilebend existieren, aber wohl auch als Symbiont und sogar als Parasit leben. In den Abwässern findet man *Escherichia coli* als freilebenden Saprophyt, der sich dort unter günstigen Bedingungen ungehemmt vermehrt. Im Darm eines gesunden Menschen oder mancher Tiere findet der Keim ebenfalls günstige Lebensbedingungen und liefert dem Wirt nach Ansicht zahlreicher Forscher — gleichsam als Gegenleistung und damit im Sinne eines symbiontischen Zusammenlebens — Vitamine, wenn sich das Bacterium an der „richtigen Stelle" im Dickdarm aufhält. Das Bacterium kann aber auch in Organe gelangen, in denen sich der Keim störend auswirkt (z. B. in der Harnblase). Dort vermag er dem Wirt u. U. lebensgefährlich zu schaden. *Escherichia coli* wird also in einem Organ, das nicht auf den Keim „eingestellt" ist, fakultativ pathogen. *E. coli* gehört daher zu den fakultativen Parasiten.

Eine besondere Stellung unter den Parasiten nehmen die *Viren* ein, die dadurch charakterisiert sind, daß sie zwar Nucleinsäuren und Proteine enthalten, aber sich *nur in Gegenwart von lebenden Zellen vermehren*, genauer gesagt: Nur in lebenden Zellen vermehrt werden; denn das Virus besitzt kein eigenes Enzymsystem, sondern die Wirtszellenzyme synthetisieren unter der Kontrolle der Virus-Nucleinsäuren das Virusprotein. Dagegen führen z. B. Protozoen, die intracellulär leben (z. B. Malariaparasiten) die Eiweißsynthese mit Hilfe eines parasiteneigenen Enzymsystems durch. Dieser wesentliche Unterschied macht es verständlich, daß solche parasitischen Protozoen — wenigstens theoretisch — nicht unbedingt auf intracelluläre Lebensweise angewiesen sind[1], während die Viren außerstande sind, sich ohne lebende Wirtszellen zu vermehren. Nach den Untersuchungen von MOULDER nehmen die Rickettsien stoffwechselphysiologisch eine intermediäre Stellung zwischen Viren und intracellulär lebenden Protozoen ein[2].

Erwähnt sei in diesem Zusammenhang, daß bei der systematischen Suche nach *Poliomyelitis-Virus* im Darm eine große Zahl von anscheinend apathogenen Viren im Darminhalt gefunden wurden, über deren Bedeutung noch nichts bekannt ist. Da die Viren nur intracellulär leben können, tritt die Frage auf, wo sie sich vermehren, welche Zellen von ihnen befallen werden und welche Aufgabe ihnen zukommt[3].

4. Das Verhalten des Wirtes dem Parasiten gegenüber.

LUDWIG ASCHOFF hat in einer Betrachtung über „Pathologie und Biologie" den Unterschied zwischen gesund und krank in folgender Weise charakterisiert:

---

[1] Vgl. z. B. TRAGER 1955.　　[2] MOULDER 1955.　　[3] VIVELL 1955.

„Solange ein Organismus seine biologische Existenzfähigkeit unter dem natürlichen Wechsel der äußeren Lebensbedingungen sichert, bezeichnen wir ihn als gesund. Ist jedoch seine Existenz- oder Fortpflanzungsfähigkeit in irgendeiner Weise gefährdet, so bezeichnen wir den Organismus als krank[1]."

Zu einer Gefährdung der „Existenz- oder Fortpflanzungsfähigkeit" eines Organismus können Parasiten als „belebte Umweltfaktoren", z. T. sogar in erheblichem Maße, führen; denn bei einer Infektion von vermehrungsfähigen pathogenen Keimen oder bei der Invasion einer größeren Zahl von tierischen Parasiten kommt es zu einer Reaktion des Wirtes, die einen zusätzlichen Energieaufwand erfordert. Wenn also in den folgenden Ausführungen eingehender auf das Problem der Parasit-Wirt-Beziehung eingegangen werden soll, muß dennoch bedacht werden, daß schon die Charakterisierung der Parasiten nicht unabhängig vom Wirt möglich sein konnte, sondern immer unter dieser Wechselwirkung stand.

Es wurde bereits darauf hingewiesen, daß diese wechselseitige Beziehung aus verschiedener Sicht betrachtet werden kann. Extreme Standpunkte nehmen einerseits z. B. E. Martini, andererseits z. B. F. O. Höring ein[2].

Martini sieht in der Beziehung zwischen Parasit und Wirt in *betont anthropozentrischer Sicht* eine ausgesprochene „Kampfsituation", womit er einer rein kausalen Denkweise huldigt. Sie kommt besonders deutlich in seinem letzten Werk „Seuchen im Menschen" (1959) zum Ausdruck, in dem er u. a. ein Kapitel „Waffen im Kampf" überschreibt. Darin weist er z. B. auf die Ausscheidung von Fermenten von seiten des Parasiten und die Ausbildung von Antifermenten von seiten des Wirtes hin und spricht von einem „Giftkrieg", zu dem er bemerkt, daß ihn „die Natur schon lange vor dem Menschen" erfunden hätte.

Höring, gleichsam sein Antagonist, betrachtet das als Parasitismus bezeichnete Zusammenleben grundsätzlich im Sinne einer „Symbiose" und in *betont biologischer Sicht*; konsequent kommt er dabei zum Begriff des „pathogenen Symbionten"[3]. Höring prägte dann (1957) für Dauerzustände symbiontischer *und* parasitärer Art den Oberbegriff der Endobiose*. Mit Meyer-Abich[4] sieht Höring Symbiose als den „charakteristischsten Lebensprozeß" überhaupt an. Für ihn ist das als Parasitismus bezeichnete Zusammenleben zweier Organismen nur Spezialfall eines allgegenwärtigen Lebensprinzips. Er lehnt daher die klassische Charakterisierung der Beziehung zwischen Erreger und Wirt als „Parasitismus" als anthropozentrische und daher willkürliche, unbiologische Wertung ab. Auch Hawking bemüht sich u. a. um diese biologische Betrachtungsweise, spricht aber grundsätzlich immer von Parasiten[5]. Es erscheint aber doch sehr unzweckmäßig, Saprophyten oder Commensalen — mit Hawking (1955) — als vollkommene Parasiten anzusehen. Für ihn ist der „perfect parasite" derjenige Mikroorganismus, der sich so gut an seinen Wirt angepaßt hat, daß er diesem nicht mehr schadet und der Wirt keine Notiz von ihm nimmt. Dabei stellt er z. B. den Darmbewohner des Menschen *Entamoeba coli* mit dem Blutbewohner der Ratte *Trypanosoma lewisi* auf eine Stufe und kennzeichnet sie als „nicht-pathogene Parasiten". Nach unserer Auffassung ließe sich eine solche Betrachtungsweise nur noch bei einer phylogenetischen Darlegung rechtfertigen, sofern man von der Annahme ausgeht, daß diese Mikroorganismen ursprünglich Parasiten waren, die erst zu Saprophyten oder Commensalen wurden. Wie an anderer Stelle ausgeführt, ist aber auch eine ganz andere Ableitung denkbar.

---

* Der Begriff „Endobiose" ist bereits durch die, allerdings unhaltbaren, Vorstellungen Enderleins vom „Endobionten" im Blute des Menschen vorbelastet und sollte auch aus diesem Grunde vermieden werden.

[1] Aschoff 1936.   [2] E. Martini 1960, Höring 1947, 1957.   [3] Höring 1947.
[4] Meyer-Abich 1934, 1935, 1942.   [5] Hawking 1955.

DUBOS hat ebenfalls u. a. darauf hingewiesen, daß heute noch viel zu sehr die Infektionskrankheit als ein Konflikt zwischen dem Eindringling und dem Abwehrmechanismus des Wirtes angesehen wird, daß das Denken in Begriffen wie „Resistenz" und „Empfänglichkeit" vorherrsche[1]. Er meint, wir seien zu sehr daran gewöhnt worden, in diesen Begriffen zu denken. Ihnen hafteten aber Attribute des Parasiten oder des Wirtes oder häufiger noch von beiden an; damit gelange man automatisch zum Problem der Wirtsspezifität, „dem so beliebten Gegenstand ständiger Spekulationen". Parasit und Wirt könnten aber auch als eine Einheit angesehen werden, denen dann keinerlei Gegensätzlichkeit zukomme.

Auch DOERR lehnte die militante Auslegung der Infektion ab — „ein Gleichnis, das sich ohnehin nicht konsequent durchführen läßt"[2]. Die von MARTINI gewählte, dem kausalen Denken entgegenkommende Darstellungsweise besitzt zweifellos den Vorteil, didaktisch geschickt und für Schüler der Medizin und Biologie leicht verständlich zu sein, weil sie dem angreifenden Parasiten bzw. Krankheitserreger den in Abwehr stehenden Menschen als Wirt gegenüberstellt[3]. Diese Betrachtungsweise ist verständlich aus der Situation des Menschen, der sich als ein von Parasiten umgebener Makroorganismus in die „Abwehr" gedrängt fühlt. HÖRING gebührt zweifellos das unbestreitbare Verdienst, zur zweckfreien, biologisch-ökologischen Betrachtungsweise hingeführt zu haben, auch wenn er dabei notwendig in eine gewisse Einseitigkeit geraten mußte[4].

So legt HÖRING z. B. den latenten tuberkulösen Herd, in dem Mykobakterien intracellulär liegen, im Sinne einer „langdauernden Endobiose" aus und stellt die intracelluläre Lage dieser Erreger mit den Mycetocyten der Endosymbiosen von Arthopoden auf eine Stufe[5]. Diese „Mycetocyten" — so meint HÖRING — „spielen für das Wohlbefinden des Gesamtorganismus beim Vertebraten keine geringere Rolle als bei Insekten". Eine solche subjektive Ausweitung des Begriffes „Mycetocyt" entspricht aber nicht mehr der allgemeinen Definition und führt eher zu Verwirrung als zur Klärung. P. BUCHNER selbst meinte dazu, daß Mycetocyten oder Mycetome wohl der Organisation der Chordaten widerstreben, glaubt dagegen in der Besiedlung des Darmlumens „bei Wirbeltier und Mensch mit lebensnotwendigen Mikroorganismen ein eindeutiges Gegenstück zu den bei Wirbellosen an den Darm geknüpften Endosymbiosen" zu sehen[6].

Es ist sicher richtig, daß der Krankheitserreger grundsätzlich nur den ihm adäquaten Lebensraum aufsuchen will, nicht mit der „Absicht" anzugreifen, sondern um zu leben, zu überleben. Wird jedoch die Existenz- oder Fortpflanzungsfähigkeit des Wirtes dadurch in irgendeiner Weise gefährdet, dann darf dieses Ergebnis nicht als erklärtes Ziel des Parasiten angesehen werden, sondern als ein „unbeabsichtigtes" Resultat, das letztlich u. U. sogar — ganz unbiologisch — seinen eigenen Untergang herbeiführt.

Diese Art der Betrachtung des Parasit-Wirt-Verhältnisses wird heute in zunehmendem Maße angestrebt. So hat auch GRUMBACH zu dieser biologischen Betrachtungsweise aufgerufen, wenn er schreibt: „Die ‚Pathologie entmenschlichen' heißt, sie von solchen zweckgerichteten Vorstellungen befreien und an ihre Stelle eine Auffassung setzen, die vor allem mit dem Reichtum der Natur rechnet." „... enthalten wir uns jeder tendenziöser Interpretationen, denn der Irrtumsmöglichkeiten sind immer noch genug[7]." Dieses Bestreben wird jedoch nicht ausschließen, daß bei der Besprechung der verschiedenen Phänomene zur Veranschaulichung des Zusammenwirkens von Parasit und Wirt auf die kausale Darstellung zurückgegriffen wird. Sie drängt sich bei den pathogenen Mikroorganismen auf, die auf einen lebenden Wirt absolut angewiesen sind und daher grundsätzlich aggressiven Charakter tragen. Hier sei auf den schon oben erwähnten Hakenwurm *Ancylostoma duodenale* und seine Verwandten hingewiesen, die als erwachsene Würmer typische Endoparasiten sind und von Schleimhaut und Blut des Wirtes leben, ihm also wertvolle körpereigene Substanz entziehen und ihn immer schädigen. Gewiß auch hier darf dem Wurm keine „Absicht" unterstellt werden, kein

---

[1] DUBOS 1954.   [2] DOERR 1942.   [3] MARTINI 1959.   [4] HÖRING 1947.
[5] HÖRING 1957.   [6] BUCHNER 1957.   [7] GRUMBACH 1958.

Angriff; er sucht nur den ihm adäquaten Lebensraum auf. Aber der Wirt, in den z. B. die *Schistosoma*-Cercarie eindringt, kann sich von seinem Standpunkt aus gesehen primär schwerlich als Teil einer biologischen Ganzheit betrachten — und er ist es doch geworden: Denn ohne den geeigneten Wirt ist der Wurm dem Untergang preisgegeben. Der Wirt kann aber durch den Wurmbefall noch etwas gewinnen, was ihm die eigene Existenz im Bereich dieser „belebten Umweltfaktoren" erleichtert oder sogar erst ermöglicht (vgl. dazu S. 17).

Zur Erleichterung der Diskussion und eindeutigen Verständigung wie aus sachlicher Begründung sollte nach wie vor zwischen einem für beide Partner nützlichen (Symbiose) und einem einseitig nützlichen bzw. schädlichen Zusammenleben (Parasitismus) unterschieden werden. Es bleibt dabei selbstverständlich im letzten immer Übereinkunft, ob der Begriff „Symbiose" für alle Typen des Zusammenlebens artverschiedener Organismen verwendet wird, oder ob dieses Wort im Sinne der hier von mir vorgeschlagenen Definitionen eingeschränkt wird. Für die wissenschaftliche Diskussion vermag ich jedenfalls in einer Verallgemeinerung des Symbiosebegriffes keinen Gewinn zu sehen, weil sie zu Mißverständnissen führen muß. Dagegen schließe ich mich grundsätzlich der von HÖRING, GRUMBACH, HAWKING, DUBOS u. a. empfohlenen Tendenz einer biologischen Betrachtungsweise des Gast-Wirt-Verhältnisses an, weil sie dem Wesen der Erscheinung näherkommt (vgl. auch S. 28)[1].

a) Empfänglichkeit — Unempfänglichkeit — Resistenz.

Das Ziel des *Endoparasiten* (wie des *Endosymbionten*) ist immer die Manifestation im Wirt, gleichgültig, welcher Weg dazu führt; entscheidend bleibt die *Empfänglichkeit* des Wirtes als Voraussetzung für das Haften des Parasiten (vgl. Schema S. 44). Auch HÖRING sieht in der Empfänglichkeit des Wirtes das Zentralproblem des Infektionsgeschehens. „Die Reaktionsfähigkeit auf mikrobische Symbiosen ist demnach grundlegende Voraussetzung für Gleichgewichtsstörungen mit Krankheitscharakter oder, um in der ebenfalls kausal ausgerichteten Terminologie der Infektionslehre zu bleiben, die Empfänglichkeit[2]."

Empfänglichkeit („susceptibility") ist nach READ der *physiologische Zustand des Wirtes*, bei dem der Parasit mit allen seinen Lebensnotwendigkeiten versorgt wird[3]; *Unempfänglichkeit* ist der Zustand, bei dem diese Lebensnotwendigkeiten nicht hinreichend vorhanden sind; beide Zustände schließen eine aktive Wirtsreaktion auf den Parasitenbefall aus.

Unempfänglichkeit, d. i. Resistenz s. st. („natural resistance") darf also nicht mit Abwehr gleichgesetzt werden; „Empfänglichkeit" und „Abwehr" sind daher auch nicht als „spiegelbildliche Aspekte des gleichen Vorganges anzusehen", wie HOFF annahm[4]. In dem Begriff „Abwehr" liegt zwar eine teleologische Deutung eines dynamischen Prozesses bzw. dessen Ergebnisses; diesem liegt aber eine aktive Reaktion des Wirtes zugrunde, die wiederum auf eine allgemein-biologische Eigenschaft aller Organismen zurückgeht und dadurch zunächst keinerlei spezifischen Charakter trägt. Diese Reaktion braucht deshalb auch nicht immer eine günstige Wirkung für den Wirt zu haben (z. B. allergische bzw. hyperergische Reaktion, anaphylaktische Reaktion, anaphylaktischer Schock).

Empfänglichkeit führt bei einem Parasitenbefall entweder zu latenter Infektion, zur Erkrankung, zu Immunität oder Prämunition („acquired resistance"). Die Empfänglichkeit des Wirtes kann sich im Laufe seines Lebens infolge wechselnder Disposition durch innere, äußere oder auch durch psychische Faktoren, durch sog. stress, ändern, durch bestimmte Umstände begünstigt, durch andere ein-

---

[1] HÖRING 1947, 1960, GRUMBACH 1958, HAWKING 1955, DUBOS 1955.
[2] HÖRING 1947.   [3] READ 1958.   [4] HOFF 1957.

geschränkt werden (pathologische Disposition nach HAMPERL 1960). Empfänglichkeit charakterisiert die potentielle Fähigkeit des Wirtes zur „Aufnahme" eines Parasiten; Anfälligkeit oder Disposition kennzeichnet die effektive Manifestation des Parasiten im Wirt (vgl. Schema, S. 44).

FRICK und ACKERT beobachteten z. B., daß Hühner mit zunehmendem Alter eine wachsende Menge einer Substanz produzieren, die im Duodenalschleim vorkommt und zu einer Altersresistenz der Hühner gegenüber dem parasitischen Nematoden *Ascaridia galli* führt[1]. Sie verhindert sowohl das Haften und die Weiterentwicklung der Würmer im Wirt sowie Wachstum der Würmer in vitro. Diese als hitzestabil und löslich in 0,8% Kochsalzlösung charakterisierte Substanz, die nicht als Antikörper gedeutet wird, entscheidet offenbar über den Grad der Empfänglichkeit bzw. Unempfänglichkeit des Wirtes für diesen Parasiten in den verschiedenen Altersstufen. EISENBRANDT und ACKERT wiesen ferner nach, daß auch der Darmschleim von Hunden und Schweinen in vitro eine letale Wirkung auf *Ascaridia* ausübt[2]. Sie sahen darin einen Ausdruck für die auf junge Hühner beschränkte hohe „Wirtsspezifität" dieses Nematoden.

MICHAJLOW studierte das Schicksal der Larve („Coracidium") des Fischbandwurmes *Diphyllobothrium latum* in Krebsen (Copepoden), die bei der Entwicklung dieses Bandwurmes als erste Zwischenwirte fungieren[3]. Er zeigte, daß die Zusammensetzung des Verdauungssaftes bei der einzelnen Copepodenart darüber entscheide, welche Species als Zwischenwirt dienen könne. Nur diejenige Art, deren Verdauungssäfte die Larve nicht schädigen, kommen als Zwischenwirte in Betracht. Hier entscheidet also ein relativ einfacher chemischer Faktor darüber, ob der Parasit sich im Wirt festsetzen kann oder nicht, ob der Wirt für den Parasiten empfänglich ist.

In diesem Zusammenhang sei hingewiesen auf die aufschlußreichen Untersuchungen von LARSH, READ und VOGE, READ, ROTHMAN u. a.[3] über die sehr differenzierten Bedingungen, unter denen sich die verschiedenen Arten der Bandwurm-Gattung *Hymenolepis* in ihren Wirten entwickeln. Dabei wirken zum Teil fünf und mehr Faktoren mit, die vorliegen müssen — zum Teil in einer ganz bestimmten Reihenfolge — damit sich die Bandwürmer im Wirt festsetzen können.

Ein ähnliches Beispiel bieten die beiden Arten des Hundebandwurmes *Echinococcus granulosus* und *E. multilocularis*. Sie unterscheiden sich u. a. darin wesentlich, daß sich die Larve von *E. granulosus* zwar in Schafen, Schweinen und anderen großen Säugern, jedoch nicht in Nagern, zu den bekannten Hydatidencysten entwickelt, während die Larven von *E. multilocularis* auch in Nagetieren heranwachsen. Dabei besteht aber keine grundsätzliche Unfähigkeit der Larven von *E. granulosus*, im Nagergewebe heranzuwachsen, wie Versuche von SCHILLER und READ zeigten[4]; denn lebende Hydatidencysten dieser Art, intraperitoneal auf Nager verimpft, führten zur Entwicklung normaler Cysten vom Typus *Echinococcus granulosus*. Hier liegt die sog. Spezialisierung auf die großen Säuger an einer Unfähigkeit der jungen Larven (Oncosphaera), sich im Gewebe der Wirte anzusiedeln.

Ein weiterer Faktor, der die Empfänglichkeit eines Wirtes für einen Parasiten bestimmen kann, ist die *chemotaktische Reaktion des Parasiten*. Diese wirkt sich besonders deutlich bei freilebenden Parasitenstadien aus, die aktiv in einen Wirt eindringen.

So reagieren z. B. die Miracidien von *Schistosoma japonicum* chemotaktisch spezifisch auf bestimmte Schneckenarten und ihren Schleim. Das Miracidium von *Fasciola hepatica* ist dagegen[5] chemotaktisch weitgehend unspezifisch. — Erklärt dieses verschiedene Verhalten vielleicht die Tatsache, daß *F. hepatica* fast wie ein Kosmopolit erscheint, während das Verbreitungsgebiet von *Sch. japonicum* auf bestimmte asiatische Gebiete beschränkt ist? — fragt READ[6].

Die an die Species gebundene Empfänglichkeit des Wirtes läßt sich — wie die erwähnten Grundlagen der Empfänglichkeit erkennen lassen — im Gegensatz zu der an das Individuum gebundenen Disposition kaum beeinflussen. Nur wenige experimentelle Beispiele liegen bisher dafür vor; müssen doch dazu die Lebensbedingungen der Wirte entscheidend geändert werden. So sind z. B. Kröten für Trichinen nicht empfänglich, resistent. MATOFF (1944) gelang es dennoch, Trichinen in diesen Tieren bis zur Geschlechtsreife zu bringen, wenn er sie

---

[1] FRICK und ACKERT 1948.   [2] EISENBRANDT und ACKERT 1941.
[3] MICHAJLOW 1951, LARSH 1957, READ und VOGE 1954, READ 1955, ROTHMAN 1958.
[4] SCHILLER und READ 1958.   [5] NEUHAUS 1953.   [6] READ 1958.

ständig bei 37⁰ C hielt, also unter Bedingungen, die Kröten von Natur aus meiden. GRUMBACH und TESARZ (1945) beschrieben ähnliche Verhältnisse beim Milzbrand-infizierten Frosch; während sich bei 25⁰ C gehaltene Tiere unempfänglich zeigten, erwiesen sie sich bei 37⁰ C als empfänglich.

b) Einfluß äußerer Faktoren; Stress-Wirkung.

Die Umstände, die die Ansiedlung eines Parasiten — d. h. die Disposition des Wirtes — begünstigen oder verhindern, sind mindestens z. T. durch *äußere Faktoren* beeinflußbar. Dabei können bestimmte Anteile in der Ernährung eine entscheidende Rolle spielen. Es ist wohlbekannt, daß sich die Zusammensetzung der Bakterienflora des Menschen je nach dem Anteil von Eiweiß und Kohlen-hydraten in der Nahrung erheblich ändert. Unterernährung oder Mangelkost, Vitamin-Mangel und ähnliches beeinflussen die Manifestationsrate vieler Parasiten.

Nach McKEE und GEIMAN führt z. B. ein Mangel an Ascorbinsäure (Vitamin C) zu einer Reduktion der Zahl von *Plasmodium knowlesi* im Blut des Affen[1], ein Mangel an Vitamin B-Komplex unterbindet die Vermehrung von *Trypanosoma equiperdum* und *Plasmodium lophurae*[2]. Die Aufnahme geringer Mengen von p-Aminobenzoesäure durch den Wirt unter-drückt die Entwicklung von *P. knowlesi* und *P. berghei*[3].

Schon ein Wechsel in der Art der Ernährung, z. B. Umstellung von Stall-fütterung auf Weideland oder umgekehrt, führt u. U. zu einer Änderung des Parasitenbefalls, unabhängig von den verschiedenen Möglichkeiten zur Infektion. Dabei kann sich ein Wechsel auf die einzelnen Parasitenarten u. U. gegensätzlich auswirken[4].

Offenbar benötigen also die Parasiten zu ihrem Wachstum essentielle Nah-rungsanteile nicht weniger als der Wirt. VAN DER WAAIJ hegte die Erwartung, daß eine Lysin-Mangeldiät den chronischen Verlauf einer avirulenten *Toxoplasma*-Infektion bei Mäusen durch Störung der Antikörperbildung (γ-Globuline) zu-gunsten des Parasiten beeinflussen könnte[5]. Ein Mangel an Lysin, einer essen-tiellen Aminosäure, könnte zu einer Erhöhung der Anfälligkeit und Förderung der Parasiten-Entwicklung führen. Das Versuchsergebnis bestätigte diese Ver-mutung *nicht*; es entstand vielmehr der deutliche Eindruck, daß die Zahl der *Toxoplasma*-Cysten im Gehirn durch diese Mangeldiät eher vermindert würde. Verf. vermutet, daß die Toxoplasmen selbst Lysin zur Vermehrung benötigen und daher dann ebenso daran Mangel leiden wie der Wirt.

Derartige Versuche mit intracellulären Parasiten können für die Zukunft besonders aufschlußreich werden, weil sie uns Einblick in die speziellen Nahrungs-bedürfnisse der Parasiten gewähren. Die Vermehrung auf künstlichem Nährboden ist bei diesen Parasiten trotz aller Bemühungen bisher meist nicht gelungen. Daraus darf geschlossen werden, daß sie bisher unbekannte, vielleicht relativ labile Anteile der Wirtszelle benötigen. Ebenso wie manche Organismen (Bakterien so gut wie Ratten) als Indicatoren bei der Aufdeckung von Vitaminen und anderen Wachs-tumsfaktoren dienten, so vermögen vielleicht auch die intracellulären Parasiten als Indicatoren zur Aufdeckung zusätzlicher Substanzen von großer physiolo-gischer Bedeutung zu dienen, die die meisten Zellen für sich selbst herstellen können, die aber die intracellulären Parasiten vorgeformt vom Wirt übernehmen müssen[6].

READ weist dann noch auf „*sociopsychological stresses*" hin, die zur er-höhten Freisetzung von Nebennierenrinden-Hormonen (ACTH) und dadurch zu einer Änderung der Empfänglichkeit des Wirtes führen können[7]. Eine Injektion

---

[1] McKEE und GEIMAN 1946.   [2] SEELER und OTT 1944.
[3] GEIMAN und McKEE 1948, MAEGRAITH et al. 1952, HAWKING 1954 u. a.
[4] WHITLOCK, J. H. 1949.   [5] VAN DER WAAIJ 1960.   [6] TRAGER 1960.   [7] READ 1957.

von Cortison vermindert bekanntlich die entzündliche Reaktion des Wirtsgewebes auf fremdes Protein oder auf Parasitenbefall. Ein „stress" führt aber u. a. zur verstärkten Ausschüttung von Corticosteroiden und damit zur Verminderung der Resistenzfähigkeit des Wirtes[1]. Diese Zusammenhänge machen verständlich, daß auch psychische Belastungen (z. B. Mangel des optimalen Lebensraumes in Gefangenschaft) zu einer Verminderung der Widerstandskraft führen können.

Von NOBLE sind dazu erste systematische Untersuchungen mit Parasiten angestellt worden[2]. An einem Modellversuch, wobei das Ziesel *Citellus armatus* als Wirt und die in seinem Blinddarm lebenden Trichomonaden als Parasiten dienten, studierte er den Parasitenbefall bei verschiedenen „Stress"-Situationen. Bei den ersten Ergebnissen, die an 226 Tieren (davon 72 Kontrolltiere) gewonnen wurden, ließ der Autor Hitze, Licht, schädigende Reize wie Geräusch, Dunkelheit, Überfüllung, Hunger, Beunruhigung, extreme räumliche Einengungen neben der üblichen Käfighaltung ohne zusätzliche Stimulationen einwirken. Die Zahl der Darm-Trichomonaden diente als Indicator. Bei den durch „stress" beanspruchten Tieren stellte sich im Durchschnitt eine Erhöhung der Parasitenzahl um 48% und gleichzeitig eine Verringerung der Zahl der weißen Blutzellen ein; diese nahm im gleichen Maße ab wie die Trichomonaden zunahmen. Das Gewicht der Nebenniere war erwartungsgemäß bei den Versuchstieren geringer als bei den Kontrolltieren (28,5 mg gegenüber 22,5 mg = 21% weniger). Die Versuche gingen jeweils über 1 Monat.

Bemerkenswert erscheint uns dabei, daß bereits das Fangen und Einkäfigen der Tiere unter sog. optimalen Bedingungen eine hinreichend wirksame Stress-Situation schuf, die sich in der erhöhten Parasitenzahl widerspiegelte. Außerdem traten die mitgeteilten Veränderungen nicht bei allen von jeweils 10 geprüften Tieren ein; sie wurden danach nicht im gleichen Maße innerlich oder äußerlich durch den Stressor beansprucht. Die Zahl der Variablen, die sich hier auswirken, ist unbekannt, viele entziehen sich einer exakten Messung. Daher erscheint es noch verfrüht, statistische Angaben zu machen.

Hier wird also versucht, experimentell genauer zu untersuchen, was schon von RICHTER bei vergleichenden Untersuchungen an domestizierten norwegischen Ratten und an frisch gefangenen, wildlebenden Tieren beobachtet wurde[3]. Die domestizierten Tiere wiesen bereits kleinere Nebennieren auf und wurden durch zusätzliche Stressor-Wirkungen weit stärker beeinträchtigt als die freilebenden Tiere.

Hier eröffnet sich ein Forschungsgebiet[1], auf das vorerst nur hingewiesen werden konnte, das uns aber vermutlich in Zukunft noch wertvolle Aufschlüsse über die Beziehungen zwischen Parasit und Wirt vermitteln wird.

c) Latente Infektion — Stumme Infektion — Prämunition.

Gelingt es dem Parasiten, im Wirt zu haften, sich weiter zu entwickeln bzw. zu vermehren, so vermag der Wirt vielfach den eventuellen Schaden auszugleichen, ohne daß es zur Erkrankung kommt („subklinische Erkrankung"); der Parasit bleibt zunächst *latent*, d. h. verborgen. Ob es bei einer latenten Infektion bleibt oder zur Erkrankung kommt, kann u. a. auch von der Disposition des Wirtes abhängen, die durch äußere und innere Faktoren beeinflußbar ist. Der Parasit wird *patent*, d. h. offenkundig, wenn Teile seiner Population z. B. im Blut (bei Blutprotozoen, Filarien) oder Geschlechtsprodukte (Eier oder Larven bei Würmern) in Sputum, Faeces oder Urin erscheinen. Die Entwicklungsdauer des Parasiten vom Eintritt in den Wirt bis zum Auftreten der ersten Eier oder

---

[1] SELYE 1953.   [2] NOBLE 1961.   [3] RICHTER 1952.

Larven wird daher als *Präpatentperiode* bezeichnet. Sie steht also in enger *Beziehung zur Entwicklung des Parasiten* im Wirt.

Neben die „latente Infektion" wird von einigen Autoren die „stumme Infektion" gestellt[1].

Der Begriff der *„stummen Infektion"*, von H. REITER (1925) geprägt, wird von ihm als „ein einmaliger Infekt mit unterschwelliger („stummer") Reaktion" gekennzeichnet, als ein Infektionsvorgang, ohne klinische Symptome hervorzurufen. Nach einer Vermehrungsphase verschwinden die lebenden Erreger und hinterlassen meist einen gewissen Immunitätsgrad. Unter *latenter Infektion* versteht REITER einen Infektions*zustand*, bei dem ein chronischer Gleichgewichtszustand zwischen Mikro- und Makroorganismus besteht und die lebenden Keime nicht aus dem Makroorganismus schwinden (z. B. Tuberkulose, Syphilis). Grundsätzlich den gleichen Standpunkt nimmt auch BIELING ein. Er versteht unter „stummer Infektion" einen Zustand, bei dem es zu einem Abbruch der Infektion durch die normalen Abwehrmaßnahmen des Wirtes kommt, „ehe noch alarmierende Symptome und starke Beschwerden und Störungen des Allgemeinbefindens bei dem Infizierten das Gefühl einer Krankheit hervorgerufen haben. Die Infektion bleibt dann stumm und wird völlig überwunden." „Es besteht aber auch die Möglichkeit, daß die Keime, obwohl sie ins Gewebe gedrungen sind, *dort zuerst liegen bleiben, ohne ihrerseits weitere Veränderungen hervorzurufen,* ohne aber auch vom Körper entfernt und vernichtet zu werden. Eine solche *latent* bleibende Infektion kann dann durch einen äußeren Anstoß plötzlich aktiviert werden, zum Ausbruch kommen und dann jenen typischen Ablauf mit ihren für sie kennzeichnenden Symptomen und Veränderungen nehmen." GRUMBACH dagegen deutet diese Begriffe gerade im umgekehrten Sinne[2]. „Die latente Infektion dürfte sich von der stummen Infektion dadurch unterscheiden, daß *sie bereits mit gewissen Läsionen einhergeht, also zumindest pathologisch-anatomisch nicht absolut stumm* ist, sondern diesbezüglich, wenn auch oft nur über Narben, als Infektionskrankheit imponiert."

Diese gegensätzlichen Deutungen der Begriffe lassen erkennen, wie schwierig es ist, im Hinblick auf die Infektion eine konkrete, objektivierbare Charakteristik für die beiden Begriffe „latent" und „stumm" zu geben. Deshalb dürfte es zweckmäßig sein, sie synonym im Sinne einer bestehenden *symptomlosen Infektion* zu verwenden, die durch endogene oder exogene Aktivierung zum Ausbruch einer Erkrankung führen kann. Auch die Bezeichnung „latente Erkrankung" für diesen Zustand erscheint nicht gerechtfertigt und sollte vermieden werden, da die manifest gewordene Erkrankung in der Regel von Symptomen begleitet wird, also nicht mehr „latent" ist. DOERR definiert dementsprechend auch „Infektion ohne Infektionskrankheit" als „stumme" oder „latente" Infektion[3]. Immunbiologisch ließe sich unterscheiden zwischen einer Infektion, die ohne Antikörperbildung („stumm") bleibt und einer solchen, die durch serologische oder allergische Reaktionen erkennbar wird, doch träten dabei ebenfalls die obigen Schwierigkeiten auf. Meines Erachtens steht die Deutung der symptomlosen Infektion in Beziehung zum jeweiligen Standpunkt des Betrachters: Dem Parasitologen erscheint sie verborgen, d. h. latent, für den Kliniker stumm, d. h. ohne Symptome.

Prämunition. Eine latente Infektion geht erfahrungsgemäß meist mit einer Antikörperbildung einher. Die Beobachtung bei verschiedenen Krankheitserregern hat sogar die Vermutung aufkommen lassen, daß Immunität — wenigstens bei tierischen Parasiten — immer mit einer latenten Infektion einhergeht,

---

[1] REITER 1925, 1959, BIELING 1948, GRUMBACH 1958.   [2] GRUMBACH 1958.
[3] DOERR 1942.

bei der der Erreger entweder ohne Erkrankung oder nach überstandener Krankheit im Wirt verbleibt („infektionsgebundene Immunität" nach DOERR 1942). Es kommt dabei zu dem schon gekennzeichneten Gleichgewichtszustand zwischen Parasit und Wirt, der im wesentlichen durch die Widerstandskraft des Wirtes unterhalten wird. Diese besteht in der Beherrschung des Parasiten durch humorale und celluläre Reaktionen, die der Vermehrung des Erregers Schranken setzen. Dieser Gleichgewichtszustand wird auch als „Infektionsimmunität" oder nach E. SERGENT (1924) als „Prämunition" bezeichnet. Es soll damit zum Ausdruck kommen, daß ein Immunitätszustand unter *notwendiger* Anwesenheit des Erregers vorliegt, der mit der Beseitigung des betreffenden Parasiten schwindet. Es besteht also beim Vorliegen einer Prämunition keine Immunität im üblichen Sinne, wie sie z. B. auch durch eine Vaccination mit abgetöteten Erregern erzeugt wird („immunitas magna sterilisans"), sondern sie wird nur vorgetäuscht, wie REINER MÜLLER (1950) es nennt. DOERR sieht in der Prämunition den Ausdruck einer Immunitätsschwäche des Wirtes. Sollte jedoch — wie bereits oben angedeutet — eine dauerhafte Immunität ohne Anwesenheit des Erregers (oder Antigens ?) überhaupt nicht möglich sein, dann würde sich der Unterschied zwischen Immunität und Prämunition weitgehend verringern. Die langanhaltenden Immunitätszustände, die bei Rickettsiosen bekannt sind, haben sich als über 30 und mehr Jahre bestehende latente Infektionen erwiesen. Prämunition darf also als ein spezifischer Immunitätszustand angesehen werden. (Vgl. dazu über Promunität [2].)

Zu Mißverständnissen kann es führen, wenn BIELING (1956) „auch jene für die Infektionsabwehr wesentliche vegetative Gesamtumschaltung, wie sie HOFF schon 1930 als unspezifischen Abwehrvorgang beschrieben hat" in die Vorgänge der Prämunität einbezieht. BIELING will dabei zwischen Prämunität und Prämunition unterscheiden und versucht damit den Mechanismus aufzuzeigen, der dem Phänomen der Prämunition zugrunde liegt, wenn er „alle Abwehrrekationen, die auf Grund der ererbten und konstitutionell bedingten Fähigkeiten des Infizierten schon in der ersten Phase der Infektion ausgelöst werden", als Prämunität bezeichnet. Gewiß sind die grundlegenden Potenzen des Wirtes zur „Abwehr", seine Fähigkeiten zur Resistenz, ererbt, denn hier liegen grundlegende biologische Reaktionen vor, doch die eigentliche Prämunition ist spezifischer Art und an die Existenz eines bestimmten Erregers gebunden und damit ein erworbener Zustand; sie stellt eine sog. Infektionsimmunität dar, wobei die antagonistisch wirkenden Kräfte des Wirtes und des Parasiten im einzelnen nicht definierbar sind. Wenn unspezifische „Anteile" mitwirken, dann höchstens im Sinne der Grundimmunität von RAETTIG [1] (vgl. dazu S. 36ff.).

Einige Fälle typischer „Infektionsimmunität" liegen z. B. bei der Tuberkulose und bei der Malaria vor. In hyperendemischen Malariagebieten wird heute dieser Zustand mancherorts geradezu angestrebt, wo früher das Ziel in der Sanierung der Bevölkerung durch medikamentöse Therapie gesehen wurde. Eine sanierte Bevölkerung würde durch eine Neuinfektion gefährdeter sein, als im prämunierten Zustand. Bei einer Störung des labilen Gleichgewichtszustandes, z. B. durch Schwächung des Wirtes, besteht allerdings für diesen immer die Gefahr, zu erkranken. Bei einer Prämunität ist der Wirt in der Regel auch dann vor Erkrankung geschützt, wenn eine Superinfektion erfolgt. Darin liegt der gewisse Vorteil für den Wirt, der dem Parasiten dafür Wohnung und Nahrung bietet.

Der Zeitraum vom Befall des Wirtes mit einem Parasiten bis zum Auftreten der ersten klinischen Erscheinungen wird als „*Inkubationszeit*" einer Infektionskrankheit bezeichnet. Während also die Präpatentperiode mit der Entwicklung des Parasiten in Verbindung steht, hängt die Inkubationszeit von der *Reaktionslage des Wirtes* auf den Parasitenbefall, von seiner Disposition, ab.

Präpatentperiode und Inkubationszeit müssen also keineswegs zusammenfallen. Aus dem oben Gesagten geht schon hervor, daß die Präpatentperiode im allgemeinen relativ konstant bleibt, während die Inkubationszeit u. a. schon von

---

[1] RAETTIG 1952.   [2] BRANDIS 1954.

der Zahl der im Wirt zur Entwicklung kommenden Parasiten abhängig sein kann
(s. u. Pathogenität, S. 19 ff.). Beim Madenwurm des Menschen fallen die beiden
Zeiträume praktisch zusammen; erst mit dem Abschluß der Präpatentperiode
treten die weiblichen Würmer an der Afteröffnung aus, um ihre Eier abzulegen.
Bei diesem Ereignis stellen sich dann meist auch die charakteristischen klinischen
Symptome, insbesondere das typische Afterjucken, ein. Andere Beschwerden,
die ohne Zweifel bei stärkerem Befall oder besonderer Empfindlichkeit des
Patienten schon früher auftreten können[1], sind nicht so charakteristisch, daß sie
die Bestimmung einer Inkubationszeit zulassen.

Die quantitativen Beziehungen zwischen Parasit und Wirt lassen sich gerade
bei den Wurmkrankheiten sehr eindruckvoll demonstrieren; denn — von der
individuellen Widerstandsfähigkeit abgesehen — steht hier das Auftreten klinischer Erscheinungen in enger Beziehung zur Stärke des Wurmbefalls. So führte
z. B. eine Untersuchung der Rockefeller Foundation über den Hakenwurmbefall
zu dem Ergebnis, daß je 12 Hakenwürmer den Hämoglobingehalt um 1% zu
mindern vermögen. 50 Würmer kann ein gut ernährter Erwachsener noch ohne
klinische Folgen beherbergen. RODENWALDT und BADER geben an, daß 100 Würmer zu leichten Krankheitszeichen führen; ab 1000 Individuen wird aber die
entstehende sekundäre Blutungsanämie lebensgefährlich. Jeder einzelne Wurm
zehrt an der Substanz des Wirtes und nimmt täglich zwischen 0,1 und 1,4 ml
Blut auf! An dem grundsätzlich aggressiven Charakter dieses Parasiten kann also
kein Zweifel bestehen. Solange der Wirt diesen Substanzverlust aus seinem Ener-
gieüberschuß vollkommen ersetzen kann, herrscht ein Gleichgewicht zwischen
Parasit und Wirt, das aber niemals mit dem Zustand, wie er bei einer Symbiose
im definierten Sinne herrscht, gleichgesetzt werden darf[2].

d) Resistenz — Grundimmunität.

„Unempfänglichkeit" des Wirtes für einen bestimmten Parasiten ist ein
Spezialfall der *Resistenz**, die angeboren ist („natural resistance"). Ihr stehen
gegenüber die nachgeburtlich erworbenen Faktoren, die unter dem Begriff der
Immunität zusammengefaßt werden („acquired resistance"). Ein wesentlicher
Unterschied liegt darin, daß die Immunität mit ihrer humoralen wie cellulären
Reaktion einen streng spezifischen Charakter hat; sie wird jeweils durch unmittelbaren Kontakt mit einem bestimmten Parasiten hervorgerufen und hat *individuellen* Charakter; Resistenz dagegen ist ein *Art*charakteristikum des Wirtes;
die sie bedingenden Faktoren — deren gibt es vermutlich viele — sind jedoch so
gut wie unbekannt (vgl. Schema S. 44).

Diese Differenzierung, die u. a. auch von DOERR betont wird, muß vielleicht
eine gewisse Einschränkung erfahren[3]. RAETTIG machte im Zusammenhang mit
systematischen Studien über Typhusimmunität und Schutzimpfung im Lande
Mecklenburg in den Jahren 1945/46 die Beobachtung, daß die Jahrgänge der
militärdienstpflichtigen Männer entsprechend den Erfahrungen nach dem ersten
Weltkrieg auch nach dem zweiten Weltkriege eine wesentlich niedrigere Typhus-
morbidität aufwiesen als die Frauen[4]. Als Ursache für diese Erscheinung wurde

---

* Der Begriff *Resistenz* wird hier immer nur im Hinblick auf eine Gast-Wirt-Beziehung
verwendet. Er hat aber unglücklicherweise mehrfache Bedeutung bekommen: 1. im Sinne
der Arzneimittel-Festigkeit bei Krankheitserregern („Sulfonamid-Festigkeit"), 2. im Sinne
der Giftfestigkeit bei Insekten („DDT-Festigkeit"). Während sich im ersten Falle noch ein
Zusammenspiel von Gast und Wirt auswirken kann, wirken die Insekticide allein auf die von
den Giften getroffenen Insekten im Sinne einer Gewöhnung (Modifikation) oder einer Auslese
(Mutation).

[1] Vgl. z. B. bei WIGAND und MATTES 1958, GOETERS 1952/53.
[2] RODENWALDT und BADER 1951.   [3] DOERR 1942.   [4] RAETTIG 1952.

eine erhöhte *unspezifische Grundimmunität* angenommen, „die von den im Krieg gewesenen, geimpften Männern durch eine unspezifische Dreckimmunisierung im Kriegseinsatz erworben wurde, und die den vom Militärdienst zurückgestellten, nichtgeimpften Männern durch chronische Infekte (Tuberkulose, Asthma, Polyarthritis u. ä.), um derentwillen die Zurückstellung erfolgte, verliehen wurde". Dafür spricht nach RAETTIG die Beobachtung, daß chronisch Kranke, insbesondere Tuberkulöse, wohl infolge des ständigen Trainings ihres Abwehrapparates eine relative Immunität gegenüber Typhus, Influenza und anderen Infektionskrankheiten besitzen (vgl. dazu oben S. 16). „Nach dem zweiten Weltkriege waren die militärpflichtigen Männer auch gegen andere Krankheiten wie Paratyphus, Diphtherie und Fleckfieber relativ immun, obwohl eine allgemeine, spezifische Durchseuchung im Kriege bei diesen Krankheiten ausgeschlossen ist." Die Frauen erwarben in den Jahren 1945/46 infolge der mangelhaften Umwelthygiene dieser Zeit und der dadurch verstärkten „Dreckimmunisierung" ebenfalls eine erhöhte Grundimmunität, so daß sich im Gegensatz zum ersten Weltkriege die Typhusmorbiditäts-Unterschiede zwischen Männer und Frauen sehr schnell ausglichen. Mit einer Veränderung der Grundimmunität infolge verringerter, unspezifischer Durchseuchungsmöglichkeiten in der Jugend ließe sich auch zwanglos die bekannte, bisher ungeklärte Morbiditätsverschiebung zu älteren Jahrgängen hin, die bei verschiedenen Kinderkrankheiten, aber auch beim Typhus, während der vergangenen Jahrzehnte beobachtet wurde, erklären.

Diese Deutung der auffallend geringeren Erkrankungshäufigkeit bei einer Infektionskrankheit erscheint durchaus vertretbar, weil anzunehmen ist, daß eine vorausgegangene Infektionskrankheit eine allgemeine Sensibilisierung des humoralen und cellulären „Abwehrsystems" herbeigeführt hat, die bei einer erneuten Infektion mit einem zweiten Keim sogleich aktiv wird und dadurch dem Wirt zugute kommt. Diese Annahme findet gerade bei einer biologischen Betrachtungsweise eine Stütze; denn in der gemeinhin als „Abwehr" bezeichneten Reaktion des Wirtes liegt — worauf schon wiederholt hingewiesen wurde — primär keine speziell gegen Parasiten gerichtete Haltung vor, sondern ein *allgemeines biologisches Phänomen*, das z. B. unter dem Begriff „Fremdkörper-Reaktion" wohlbekannt ist[1]. Sie ist sowohl im cellulären als auch im humoralen Bereich zu beobachten — man denke dabei z. B. an die Phagocytose und an die allergischen Serumreaktionen. In beiden Fällen liegen keine Krankheitserreger, keine Parasiten vor, um den „Wirt" zu solcher Reaktion zu veranlassen. Auch das primäre Eindringen des Parasiten in den Wirt ruft in der Regel eine solche „Fremdkörper-Reaktion" hervor, die sich dann nach der Art eines aktiven Widerstandes auswirkt und vom Parasiten überwunden werden muß. Erreicht der Parasit dieses Ziel, so wird der Wirt u. U. lebensgefährlich geschädigt. Fehlt dem Wirt die Abwehrfähigkeit, so geht er u. U. sogar schon beim geringsten Parasitenbefall zugrunde.

Auf die immunologische Seite des Parasit-Wirt-Verhältnisses, das von BIELING (1956) eingehend dargestellt wurde, soll hier nicht näher eingegangen werden. Es sei aber darauf hingewiesen, daß im allgemeinen unter Immunität die erworbene, spezifische Unempfänglichkeit eines Wirtes für einen bestimmten Parasiten verstanden wird. Wir haben aber schon festgestellt, daß bei einer Infektion offenbar auch eine Grundimmunität entsteht, die in gewissen Grenzen unspezifischen Charakter hat. Der Träger dieses Anteils ist nicht eindeutig erfaßbar, während der spezifische Faktor sowohl humoraler (Antikörper!) wie cellulärer Natur (Allergie!) ist.

Das Studium der Immunitätsphänomene, jahrzehntelang gleichsam ein Reservat der Bakteriologie, verspricht durch die Einbeziehung der tierischen

---

[1] PIEKARSKI 1956.

Parasiten in dieses Forschungsgebiet außerordentlich aufschlußreich zu werden[1]. Durch die geringe Größe der Bakterien konnten nur die auch makroskopisch erkennbaren Erscheinungen der Antigen-Antikörper-Bindung, wie z. B. das Auftreten eines Präcipitats oder einer Agglutination festgestellt werden. Gleiche Reaktionen treten bei den tierischen Parasiten auf, erlauben aber eine weit bessere morphologische Analyse als z. B. Bakterien. So bilden sich bei einem erneuten Befall mit parasitischen Fliegenlarven, z. B. mit *Cordylobia anthropophaga*[2], oder mit Würmern, z. B. *Nippostrongylus muris*[3], derartige Niederschläge in unmittelbarer Nachbarschaft der Parasiten, an der Körperoberfläche sowie im Darm; sie führen auf diese Weise direkt zu einer Störung des Wachstums, zu Verzögerung der Entwicklung, Unterbindung der Vermehrung und Wanderung im Wirt. Die Anti-Enzyme neutralisieren die Aktivität derjenigen Enzyme, durch die die Parasiten die Proteine des Wirtes abbauen und assimilieren. Die Wirkung einer Immunität bei Wurminvasionen und Myiasis erzeugenden Fliegenlarven geht also auf eine Reaktion der Antikörper mit den Stoffwechselprodukten, mit Exkreten oder Sekreten der Parasiten zurück. Ähnliche Phänomene hat Taliaferro (1932) bei *Trypanosoma lewisi* beobachtet. Hierher gehören auch die von Vogel und Minning beobachteten Hüllen, die z. B. bei Carcarien von *Schistosoma* auftreten, wenn sie in ein spezifisches Immunserum gebracht werden (Cercarien-Hüllen-Reaktion [CHR] nach Vogel und Minning 1949). Ebenso bemerkenswert ist die im Cytoplasma auftretende cytolytische Wirkung bei der Antikörperbindung durch *Toxoplasma gondii*, die vermutlich auf eine Ribonuclease zurückgeht[4].

e) Versuche an keimfreien Tieren.

Die Fähigkeit zur „Abwehr"-Reaktion — diese Formulierung darf beibehalten werden, wenn wir uns darüber im klaren sind, daß hier primär kein eigentlich antiparasitärer Abwehrmechanismus vorliegt — besteht beim Wirt zwar schon vor dem Parasitenbefall, aber der Abwehrapparat wird im immunbiologischen Bereich, zu dem neben dem humoralen auch der celluläre Anteil gehört, erst im unmittelbaren Kontakt mit dem Parasiten aktiviert. Dafür haben die Untersuchungen von Reyniers u. Mitarb. an keimfrei aufgezogenen Laboratoriumstieren eindrucksvolle Beiträge geliefert (s. auch oben S. 14). Es existieren im Serum solcher Tiere keine angeborenen Antikörper z. B. gegen Darm-Bakterien — dabei wollen wir von den diaplacentar von der Mutter übernommenen Antikörpern absehen. Den im Blut zirkulierenden Phagocyten fehlt zunächst fast jegliche Fähigkeit, z. B. Bakterien aufzunehmen, wie vergleichende in vitro-Teste ergaben, doch sind solche Tiere dazu befähigt, Antikörper zu bilden[5].

Steril aufgezogene Hühner wurden laufend serologisch mit fünf verschiedenen Antigenen auf Antikörper untersucht. Erstaunlicherweise wiesen ältere Hühner (über 225 Tage alt) häufig einen leichten Antikörper-Titer gegenüber zwei Antigenen (*Staphylococcus albus* und *Lactobacillus L 301*) auf, obgleich trotz aller Bemühungen keine lebenden Keime in den Tieren nachweisbar waren. Man fand jedoch mikroskopisch tote Bakterien sowohl im Darminhalt als auch in der sterilisierten Nahrung. Es wurde daher vermutet, daß die keimfreien Tiere durch die ständige enterale Zufuhr kleiner Antigenmengen gleichsam wiederholten oralen Vaccinationen ausgesetzt wurden, die sich erst nach längerer Exposition serologisch erkennen ließen. Diese Annahme stellte sich dann durch die erfolgreiche Isolierung von Staphylokokken und aeroben sporenbildenden Bakterien mit einigen Lactobacillen aus dem Hühnerfutter *vor* der Sterilisierung als zutreffend heraus. (Normale Kontrolltiere wiesen bereits in der Jugend Agglutinine gegen viele Keime auf, die sich im Magen-Darm-Kanal aufhalten.)

---

[1] Vgl. Taliaferro 1941, Thorson 1953, 1956.   [2] Blacklock, Gordon und Fine 1930.
[3] Chandler und Mitarbeiter 1932—1935, Schwartz et al. 1931, Sarles und Taliaferro 1936.
[4] Kulasiri und Dasgupta 1959.   [5] Gordon 1955.

„Keimfrei" bedeutet also nur frei von lebenden Keimen, jedoch nicht unbedingt frei von artfremden antigenwirksamen Eiweißkörpern und von polymeren Antigenen in der Diät.

Es erhob sich nun die Frage, wie sich eine isolierte Bakterieninfektion auf die keimfrei aufgezogenen Tiere auswirken würde. Es zeigte sich, daß steril aufgezogene Meerschweinchen bei einer Erstinfektion mit dem sonst harmlosen Bacterium *Escherichia coli* auffallend anfällig sind und an der Coli-Infektion zugrunde gehen. Die nicht sensibilisierten (nicht „trainierten") Leukocyten des Wirtes nehmen keine Bakterien auf, so daß sich diese ungehemmt vermehren können. Hier trat bereits die schon angedeutete biologische Bedeutung der Mikrobenbesiedlung im Interesse des Wirtes zutage. Diese Versuche machen deutlich, daß die Darmflora primär gar nicht so harmlos ist, wie sie uns erscheint, daß sie aber im Hinblick auf ihre anregende Wirkung auf den gesamten sog. Abwehrapparat eine für den Wirt geradezu *arterhaltende Bedeutung im Sinne der von* RAETTIG *betonten Grundimmunität* haben dürfte. Damit würde sowohl biologisch als auch kausal dem Parasiten — im weitesten Sinne — bei einer ganzheitlichen Betrachtung des Parasit-Wirt-Verhältnisses neben dem Wirt eine gleichberechtigte Stellung eingeräumt werden müssen; denn der Wirt ist im praktischen Dasein ohne die belebten Umweltfaktoren nicht denkbar und muß sich mit ihnen auseinandersetzen. Um sich dabei durchzusetzen, bedarf er der Sensibilisierung durch die Parasiten, die ihn im Laufe seines Lebens in zunehmendem Maße zur rechtzeitigen Abwehr fähig machen.

Die routinemäßige Aufzucht von keimfreien Tieren hatte die Möglichkeit geschaffen, verschiedene weitere Probleme der Parasit-Wirt-Beziehung zu klären. Schon zu Beginn der bakteriologischen Forschung wurde z. B. die Frage diskutiert, ob die Mikroorganismen der Mundhöhle, insbesondere die des Zahnbelages für Zahnschäden verantwortlich gemacht werden müssen; unter diesen nahm die Zahn-Caries eine besondere Stellung ein[1].

Nach Ansicht von BUNTING u. a. sollten Lactobacillen (*L. acidophilus*) dabei beteiligt sein[2]. Diese von vielen Forschern vertretene Auffassung blieb jedoch nicht unwidersprochen, weil es sich erwies, daß mit einer cariesfördernden Diät die Krankheit bei Tieren willkürlich zu erzeugen war[3]. Hier bot sich in den keimfrei aufgezogenen Tieren eine Möglichkeit, dieses Problem zu lösen. Unter der Leitung von ORLAND und REYNIERS[4] wurde in einer umfassenden Gemeinschaftsarbeit von neun Wissenschaftlern dieses Problem untersucht, um zu prüfen, welche der beiden Thesen richtig sei, ob Mikroorganismen für die Entstehung dieser Zahnerkrankung verantwortlich sind, wie es schon LEBER und ROTENSTEIN angenommen hatten, oder nicht[5]. 22 unter keimfreien Bedingungen aufgewachsene Ratten (*Rattus norwegicus albinus*) blieben trotz Haltung bei einer cariesfördernden Diät über viele Wochen hin frei von einer mikroskopisch erkennbaren Zahn-Caries. Von 39 Kontrollratten, die unter normalen Bedingungen lebten und die gleiche Diät erhielten, wurden 38 krank. Diese Versuche zeigten wohl eindeutig die Mitwirkung von Mikroorganismen bei der Entstehung der Zahn-Caries oder, „um es genau zu sagen, wenigstens die Mitwirkung bakterieller Enzyme in submikroskopischem Bereich" („at least requisite bacterial enzymes on a submicroscopical level").

Das Gegenstück zu diesen Arbeiten bieten die Untersuchungen von LEVENSON et al., welche die Hypothese überprüften, nach der die bei Ratten durch eine Cholinmangeldiät experimentell erzeugte Lebercirrhose auf eine Bakterieninfektion zurückgehen soll. An keimfrei aufgezogenen Ratten ergab sich, daß solche Tiere ebenso eine Lebercirrhose bekamen wie normale Kontrollratten. Darüber hinaus entwickelte sich die Cirrhose bei den keimfreien Tieren sogar schneller als bei den normalen Ratten. Verfütterung eines Antibioticums („Neomycin") hatte keinen Einfluß auf die Ausbildung der Erkrankung. Die Annahme, daß gewisse Antibiotica der Entwicklung einer Lebercirrhose entgegenwirken, ließ sich also experimentell nicht stützen.

---

[1] HARRISON 1940, ORLAND 1946 u. a.   [2] BUNTING 1928 u. a.   [3] SHAW 1950.
[4] Vgl. ORLAND et al. 1954.   [5] LEBER und ROTENSTEIN 1873.

Unter solchen sterilen Aufzuchtbedingungen konnten PHILLIPS et al.[1] auch der Frage nachgehen, ob *Entamoeba histolytica* — wie CRAIG (1944) es meinte — ein obligater Zellparasit ist, der immer Läsionen an der Darmwand erzeugt, oder nicht. Nur durch Ausschaltung der Bakterien konnte experimentell geklärt werden, daß die Ansicht von REICHENOW[2] und WESTPHAL[2] zu Recht besteht, nach der sich eine Amöbenruhr aus einer latenten *Entamoeba histolytica*-Infektion nur nach einer zusätzlichen Schädigung des Darmes durch andere Faktoren (z. B. auch durch eine Bakterien-Infektion) entwickeln kann.

Werden normale Meerschweinchen intracaecal mit *E. histolytica* infiziert, so kommt es bei den meisten Tieren zu einer akuten ulcerativen Amöbiasis. Dagegen vermehren sich die Amöben bei keimfrei gehaltenen Meerschweinchen *nicht*, sondern gehen innerhalb von etwa 5 Tagen zugrunde. Das Darmgewebe wird nicht angegriffen. Werden dagegen Bakterien der Arten *Escherichia coli* oder *Aerobacter aerogenes* mit den Amöben verimpft, so entstehen durch die Amöben typische Darmwandläsionen, z. T. mit schweren ausgedehnten Ulcerationen der Blinddarmwand. Das gleiche Resultat war bei gleichzeitiger Infektion mit *Bacillus subtilis* zu erreichen. Obgleich sich erweisen läßt, daß *E. histolytica* fraglos das ätiologische Agens darstellt, hängt seine pathogenetische Wirkung von der aktiven Mitwirkung anderer Organismen ab, die den Wirt für die Amöbeninfektion pathologisch disponieren. Welcher durch die Bakterien eingeführte Faktor zur Entstehung der schweren Darmwandveränderungen durch *Entamoeba histolytica* führt, konnte durch die bisherigen Untersuchungen noch nicht geklärt werden. Es zeigte sich aber soviel, daß die Anwesenheit *lebender* Bakterien nicht erforderlich ist, denn auch der Zusatz eines Filtrates aus dem Darminhalt normaler Meerschweinchen genügte, um die Amöbenulcera zu erzeugen (vgl. Tabelle 2).

Tabelle 2. *Wirkung von Entamoeba histolytica allein, gemeinsam mit bestimmten Bakterien und mit bakteriellen oder chemischen Präparaten auf keimfreie und normale Meerschweinchen (nach* PHILLIPS *und* WOLFE *1959).*

Meerschweinchen	Intracaecaler Zusatz	Resultate
keimfrei + *E. histolytica*		keine Veränderungen
normal + *E. histolytica*		ausgedehnte Ulcerationen
keimfrei + *E. histolytica*	+ *B. subtilis*	ausgedehnte Ulcerationen
keimfrei + *E. histolytica*	+ *A. aerogenes*	mäßige Ulcerationen
keimfrei + *E. histolytica*	+ *E. coli*	mäßige Ulcerationen
keimfrei ohne *E. histolytica*	+ *E. coli*	keine Veränderungen
keimfrei + *E. histolytica*	+ autoklavierter Blinddarm-inhalt	Amöbenabsceß an der Stelle der Inoculation
keimfrei + *E. histolytica*	+ autoklaviertes Filtrat des Blinddarminhaltes	Amöbenabsceß an der Stelle der Inoculation
keimfrei + *E. histolytica*	+ autoklaviertes Filtrat des Blinddarminhalts	keine Veränderungen
keimfrei + *E. histolytica*	+ chemische, reduzierende Körper	Amöbenabsceß an der Stelle der Inoculation

f) Mehrfachinfektionen.

Die von RAETTIG gefolgerte unspezifische Grundimmunität berührt auch das bedeutungsvolle Problem der Mehrfach-Infektionen, dem wir auch schon bei der Amöbenruhr begegneten. DOERR unterscheidet zwischen Misch- und Sekundärinfektionen. Bei der *Mischinfektion* sind zwei oder mehr Arten von Parasiten *gleichzeitig* in einem Wirt vorhanden (sog. Simultankombination), bei der *Sekundärinfektion folgt* der Primärinfektion eine zweite Parasitenart (sog. Sukzessivkombination)[3]. Es erhebt sich dabei die Frage, ob a) die vorausgegangene Infektion im Sinne RAETTIGs einen Immunitätszustand herbeiführt, der einer zweiten

---

[1] PHILLIPS 1957, REICHENOW 1937, WESTPHAL 1937, 1941, PHILLIPS und WOLFE 1955, 1957, 1958.

[2] REICHENOW 1931, 1937, WESTPHAL 1937, 1941, 1950.

[3] HENGEL und MESSMER 1955.

Infektion entgegenwirkt, ob b) eine Schwächung des Organismus durch die Erstinfektion die Empfänglichkeit des Wirtes für den zweiten Erreger erhöht oder ob c) sich an den Erregern Interferenzerscheinungen auswirken („Infektionsinterferenz"). Dabei muß zwischen klinischem Krankheitsverlauf und der u. U. konkurrierenden Entwicklung oder Vermehrung der beiden Parasitenarten unterschieden werden.

Nach den verschiedenen Erfahrungen lassen sich allgemein gültige Regeln auch für den Krankheitsverlauf offenbar nicht aufstellen. Neben einem Nacheinander beider, typisch verlaufender Krankheiten kann es auch zu einem ganz neuen Symptomenkomplex kommen, der sich klinisch keinem der beiden Erreger zuordnen läßt[1]. Es kann der erste Infekt durch den zweiten ungünstig („synergistisch") beeinflußt werden, aber ebenso lassen sich Beispiele für eine antagonistische, also heilende Wirkung, erbringen[2].

Ein bemerkenswertes Beispiel für antagonistische Wirkungen zwischen verschiedenen Bakterienarten im Wirtsorganismus lieferten Versuche an keimfrei aufgezogenen Meerschweinchen. Normale Tiere erweisen sich bekanntlich gegenüber einer experimentellen Infektion mit Shigellen als sehr widerstandsfähig, keimfreie Tiere dagegen als ungewöhnlich empfindlich und sterben schnell an akuter Bakterienruhr. Werden dagegen keimfreie Meerschweinchen zunächst mit einer Reinkultur von *Escherichia coli* infiziert, dann wirkt sich eine Shigella-Infektion nicht mehr ungünstig aus; die Meerschweinchen erscheinen wieder außerordentlich widerstandsfähig. Wird dagegen *Lactobacillus casei* — auch ein normaler Bewohner des Meerschweinchendarms — anstelle von *Escherichia coli* verwendet und folgt danach die Shigella-Infektion, so kommt es doch zu einem tödlichen Infektionsverlauf. Die Ursache für diese unterschiedliche Wirkung der Bakterienflora (ob direkt oder indirekt) ist noch ungeklärt. Möglicherweise liegt hier eine spezifische antibiotische Wirkung vor.

Die Auswirkungen solcher Mehrfachinfektionen müssen sehr kritisch ausgewertet werden; denn der Mechanismus der dabei auftretenden Reaktionen kann auch auf ganz anderen als den erwähnten immunologischen Grundlagen beruhen (vgl. z.B. VIVELL 1951). Es kann hier nur auf dieses Problem hingewiesen werden, das inzwischen von verschiedenen Seiten aufgegriffen und auch experimentell zu klären versucht wurde. Es hat insbesondere von klinischer Seite besondere Aufmerksamkeit gefunden und ist von STICKL im Hinblick auf die kombinierte Wirkung von Virus- und Bakterieninfektionen eingehend abgehandelt worden[3].

STICKL u. Mitarb. (1960) bemühten sich um die experimentelle Klärung der gegenseitigen Beeinflussung bakterieller Infektionen gegenüber Virusinfektionen, insbesondere am Beispiel der Grippe. Charakter und Verlauf der Virusgrippe ändern sich bekanntlich durch Hinzutreten einer bakteriellen Infektion. Es kommt zu einem Synergismus und zur Potenzierung ihrer pathogenen Eigenschaften. STICKL u. Mitarb. stellen sich den Mechanismus in folgender Weise vor: Nach Abbau der Virusreceptorsubstanzen der Zelle durch Virusneuraminidase wird die Zelle gegenüber Bakteriengiften der verschiedensten Herkunft derart anfällig, daß bis dahin kaum schädlich wirkende Bakteriensubstanzen zu starker Wirksamkeit gelangen. Die Auswirkungen dieser synergistischen Wirkung treten auch in einer Beeinflussung der cellulären Abwehr gegen eindringende Bakterien zutage. Diese durch das Virus bedingte Phagocytosehemmung gegenüber Bakterien wird auf eine direkte toxische Wirkung des Virus zurückgeführt.

5. Das Verhalten des Parasiten dem Wirt gegenüber.

Bisher wurde das Verhältnis zwischen Wirt und Parasit vorwiegend vom Wirt aus betrachtet, der auf einen eingedrungenen Erreger unspezifisch oder spezifisch reagieren kann. Aber der Parasit muß auch die Möglichkeit haben, sich im Wirt anzusiedeln, damit es überhaupt zu einer Infektion kommt; er muß z. B. die Schranken, die ihm das geschlossene Epithel bietet, überwinden können. Der Mechanismus der ihm dazu zur Verfügung stehenden Möglichkeiten ist allerdings bisher recht mangelhaft untersucht.

---

[1] Vgl. dazu bei HÖRING 1960. [2] DOERR 1942. [3] STICKL 1960.

Bei Protozoen liegen die Verhältnisse zum großen Teil ähnlich wie bei Viren und Bakterien, die immer entweder durch Schmutz- und Schmier-Infektion, durch Tröpfchen-Infektion per os oder durch blutsaugende Wirte oder Zwischenwirte passiv in den Wirt gelangen. Die parasitischen Würmer dagegen, insbesondere z. B. *Schistosoma*-Cercarien, *Strongyloides*- und *Ancylostoma*-Larven, dringen aktiv in den Wirt ein und müssen entweder durch die intakte Körperoberfläche (wie z. B. Cercarien), die intakte Darmschleimhaut (wie z. B. *Ascaris*-Larven) oder über präformierte Öffnungen (z. B. Mikrofilarien durch Insektenstich) in den Wirt gelangen und weiterwandern. Dazu produzieren die eindringenden Stadien proteolytische und kollagenase-ähnliche Fermente, die z. T. neben mechanisch wirkenden Bohrapparaten das Wirtsgewebe lösen. Ihre Wirkung erstreckt sich dabei vor allem auf die acellulären Gewebeanteile und die Zwischenzellsubstanz.

Die bindegewebigen Barrieren der Hornhaut und Basalmembranen, über die der Parasit eindringen muß, bestehen aus polysaccharidhaltigen Proteinen („Glykoproteide"), vorwiegend Mucopolysaccharide vom Typus der Hyaluronsäure. Mit Hilfe spezifischer Färbemethoden konnte das Verhalten dieser acellulären Gewebeteile unter verschiedenen inneren und äußeren Bedingungen studiert werden. Ihre Stärke und Dichte wechselt mit dem Alter und ist bei erwachsenen Wirtstieren dünn, aber sehr dicht und hoch polymerisiert. Eine Änderung dieses Zustandes tritt z. B. durch Kollagenase und andere Fermente ein, die von percutan eindringenden Wurmlarven ausgeschieden werden. Lewert und Lee wiesen nach, daß z. B. beim Eindringen von *Schistosoma*-Cercarien Basalmembranen und Grundsubstanz wie depolymerisiert erscheinen; die Basalmembran löst sich auf, schwindet, und die Grundsubstanz färbt sich nur noch blaß an[1]. Ähnliche Veränderungen der Glykoproteide entstehen in der Umgebung der Eier von Schistosomen, die durch das Gewebe hindurchdringen können. Die gleichen Erscheinungen treten auf, wenn die 6-Haken-Larve (Oncosphaera) des Bandwurmes die Darmschleimhaut durchbohren will. Ein Sekret der Oncosphaeren führt zur Lyse der Intercellularsubstanz, wobei auch einige, jedoch immer nur wenige Zellen des Epithels in unmittelbarer Nachbarschaft der Larve aus ihrem Verband gelöst werden. Ferner produzieren die Drüsen der Würmer eine Lipase. Stets findet man diese Enzyme nur bei den Stadien, die aktiv die Haut oder Schleimhaut des Wirtes durchbohren müssen, um in den Wirt oder auf dem Wanderungsweg durch den Wirt voranzukommen.

Unter Berücksichtigung dieser Erkenntnisse erscheint es kaum noch möglich, den aggressiven Charakter vieler Parasiten zu übersehen und die kausale Betrachtungsweise gänzlich abzulehnen (vgl. S. 28). Das Verhältnis des Parasiten zum Wirt stellt gewiß ein biologisch-ökologisches Phänomen dar, aber durch die Tatsache, daß der Endoparasit sich lytischer Fermente bedient, um in die Organe des Wirtes einzudringen, wird der Wirt ohne Zweifel gezielt geschädigt, sein Gewebe mehr oder weniger angegriffen. So gesehen wird es verständlich, wenn Bail[2] dem Parasiten „Aggressine" zuschreibt, die ihm die Möglichkeit bieten sollen, sich im Wirt anzusiedeln. Da wir aber heute über den Mechanismus, mit dem die Parasiten in den Wirt gelangen, in zunehmendem Maße orientiert werden, sind solche diffusen Kennzeichnungen unbekannter Wirkstoffe überflüssig geworden.

Je nach dem Alter des Wirtes, seinem Ernährungszustand und den hormonalen Einflüssen ändern sich Aufbau und Zustand der acellulären Glykoproteide in der Zwischenzellsubstanz und in der subepithelialen Basalmembran. Damit verändert sich auch die Resistenz gegenüber den enzymatischen Wirkungen der

[1] Lewert und Lee 1954.   [2] Bail 1904.

Parasiten. Hier liegen die Grundlagen für den Wechsel in der Empfänglichkeit oder Resistenz eines Wirtes gegenüber einer Invasion; hier liegt vermutlich eine wesentliche Ursache für die zunehmende Resistenz bei steigendem Lebensalter des Wirtes oder für die zunehmende oder abnehmende Resistenz von Wirtstieren unter normalen oder durch Hormone beeinflußten Lebensbedingungen. Aus diesem Grunde dringen manche Wurmlarven nicht nur langsamer ein, sondern bleiben häufig bereits an der Basalmembran liegen[1].

Lewert berichtet über Versuche mit hypophysektomierten jungen Ratten, die eine hochpolymerisierte Basalmembran in der Haut entwickeln und sich dann in dieser Hinsicht wie alte Tiere verhalten[2]. Dem entspricht dann auch die erfolglose percutane Parasiteninvasion. Der Begriff der sog. *Altersimmunität* bedeutet also noch nicht eine im Laufe des Lebens erworbene humorale Immunität, sondern oft eine mit zunehmendem Lebensalter eingetretene physiologische Resistenz ohne Anwesenheit spezifischer Antikörper; er sollte daher weitgehend vermieden werden bzw. auf die Fälle erwiesener Immunitätszustände beschränkt bleiben.

In dieser Forschungsrichtung bahnen sich die ersten sicheren Kenntnisse erst an; sie versprechen aber besonders aufschlußreiche Aspekte für das Parasit-Wirt-Verhältnis. So wissen wir noch nichts über den normalen physiologischen Wechsel im Aufbau der Glykoprotein-Barriere des Wirtes. Skorbut z. B. führt bei Tieren zu einer deutlichen Verarmung an Glykoproteinen. Solche Wirte werden auch tatsächlich gegenüber Helminthen und pathogenen Amöben empfänglicher. Vermindert ist auch die Resistenz tragender Wirtstiere gegenüber Wurmbefall[3]. Vielleicht stehen diese Beobachtungen ebenfalls mit der größeren Plastizität und geringeren Resistenz der Glykoproteine des Wirtes in Beziehung, die während dieses hormonalen Zustandes bestehen[4]. Für diese Hypothese sprechen die zahlreichen Untersuchungen über den teils positiven, teils negativen Einfluß von gonadotropen Hormonen auf den Parasitenbefall. *Mäßige* Dosen von Testosteron, Oestradiol oder Diäthyl-Stilboestrol männlichen oder weiblichen Küken gegeben, führen zu einer Erhöhung der Resistenz gegenüber einer *Ascaridia*-Infektion; auch hier kann die Ursache in einer früheren Reifung der bindegewebigen Barriere, der Basalmembran, bestehen, die sich unter dem Einfluß der Hormongaben einstellt. Sadun andererseits hat den gegenteiligen Effekt bei *großen* Hormongaben festgestellt[5]. Ob die Deutung dieser Beziehungen richtig ist, mag noch dahingestellt sein; denn die hormonale Wirkung führt nicht allein zu einer lokalen Reaktion, sondern zu tiefen physiologischen Veränderungen, die auch die Schleimproduktion, die Schleimzusammensetzung u. a. verändern und damit die gleiche Wirkung auf den Parasitenbefall ausüben können.

Erwähnt sei noch das Ferment Hyaluronidase, das bei verschiedenen pathogenen Bakterien (Pneumokokken, Streptokokken, Gasbrandbacillen) gefunden wurde und bei Infektionen z. T. eine wesentliche Rolle spielt. Dieses Ferment löst beim Eindringen in die Gewebe die Mucopolysaccharide durch hydrolytische Spaltung und erleichtert dadurch das Eindringen der Bakterien (sog. *Spreading factor* nach Duran-Reynals 1928). Es wurde vermutet, daß die Hyaluronidase bei den tierischen Parasiten ebenfalls eine wesentliche Rolle spielt. In der Tat konnte sie bei einigen Würmern gefunden werden, z. B. bei *Ancylostoma duodenale*[6], bei Cercarien von *Schistosoma mansoni*[7]. Allerdings sind diese Befunde nicht unwidersprochen geblieben[8]. Neben der Hyaluronidase wird bei der percutanen Einwanderung von Nematodenlarven auch eine Lipase als wirksames

[1] Gersh und Catchpole 1949, Perl und Catchpole 1950, Gersh 1952.
[2] Lewert 1958. [3] Wickramasuriya 1937, Whitlock 1937, Stoll 1940.
[4] Lewert 1958. [5] Sadun 1948, 1951. [6] Bruni und Passalacqua 1954.
[7] Kuntz 1953, Lewert und Lee 1954, Lewert 1958. [8] Gordon und Griffiths 1951.

Ferment angesprochen, doch konnte bisher eine befriedigende Antwort auf die Frage nach ihrer Bedeutung nicht gegeben werden[1].

In diesem Zusammenhang ergibt sich auch die Frage nach den *Schutzmaß-nahmen der Darmparasiten*, die sich gegen das saure Milieu des Magens, aber auch gegen das alkalische Milieu des Dünndarms schützen müssen. Vermutlich spielen auch hier Fermente eine Rolle, die in der Lage sind, die Verdauungsenzyme des Darmes zu zerstören. Man hat solche Antienzyme bei Ascariden und einigen Bandwürmern, aber auch bei kleineren Nematoden gefunden. Die bisher gefundenen Antienzyme erwiesen sich meist entweder als antitryptisch oder als antitryptisch und antipeptisch, sie wirken jedoch nur bei lebenden und völlig intakten Parasiten. Schon geringe Verletzungen der Cuticula schützen nicht mehr vor der Wirkung der Verdauungsfermente des Wirtes. v. Brand[2], dem wir eine wertvolle Zusammenstellung der heute bekannten Tatsachen zu diesem Problem verdanken, vermutet, daß der Undurchlässigkeit der lebenden Zellmembran die größte Schutzfunktion zukommt; denn nur so ist verständlich, daß sich z. B. Protozoen dem Ansturm der aggressiven Wirtsfermente wirksam entgegenstellen können.

Diese kurzen Ausführungen sollten darauf hinweisen, daß das Parasit-Wirt-Verhältnis noch eine andere Seite hat als die, die sich aus der Sicht des Wirtes ergibt. Allerdings liegen hier so viele ungelöste Probleme vor, daß unsere Kenntnisse noch außerordentlich gering sind.

Mit dem folgenden Schema wird der Versuch unternommen, die Beziehungen zwischen dem Gast und seinem Wirt für den Fall des *Symbionten* einerseits und für den Fall des *Parasiten* andererseits zusammenfassend übersichtlich darzustellen:

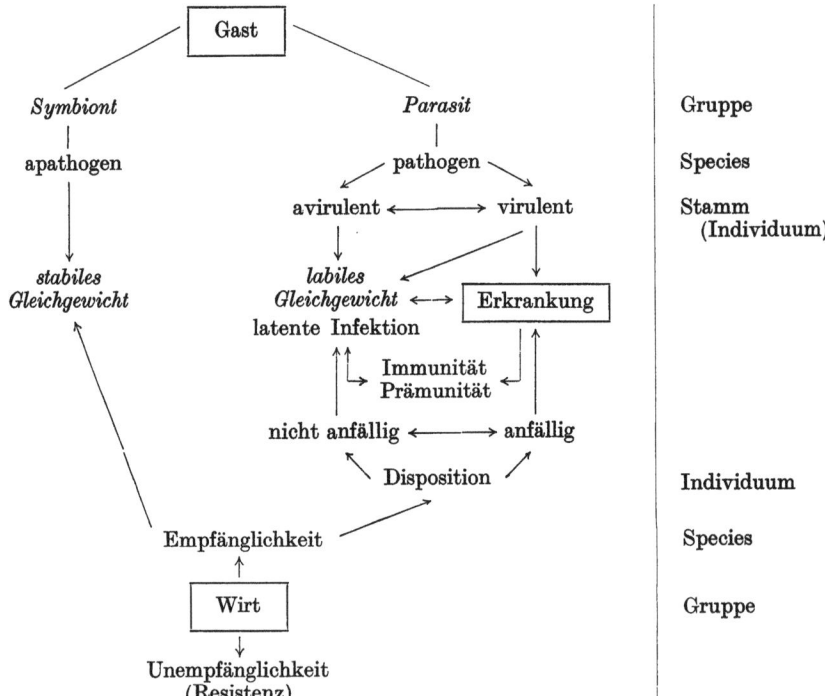

Versuch einer schematischen Darstellung möglicher Beziehungen zwischen Gast und Wirt bei Symbiose und Parasitismus.

[1] Vgl. bei Thorson 1942, Lewert und Mandlowitz zitiert nach Lewert 1958.
[2] v. Brand 1952.

Der Gast als *Symbiont* ist stets apathogen und lebt in einem *stabilen Gleichgewicht* mit dem immer empfänglichen Wirt.

Der Gast als *Parasit* ist für seinen potentiell empfänglichen Wirt grundsätzlich pathogen. Es kann sich aber sowohl der Virulenzgrad des Gastes als auch die Empfänglichkeit des Wirtes je nach seiner Disposition nach beiden Richtungen ändern.

Trifft z. B. ein *anfälliger Wirt* mit einem virulenten Parasiten zusammen, so wird es im allgemeinen nach der Besiedelung durch den Erreger auch zur Erkrankung kommen. Trifft dagegen ein avirulenter Stamm auf einen nicht anfälligen* Wirt, so kommt es nach der Ansiedelung nur zu einer latenten, wohl immer stummen Infektion und einem *labilen Gleichgewichtszustand* ("Prämunität"). Dieser wird durch zwei Faktoren gefährdet: 1. durch die Möglichkeit zur Änderung der Virulenz des Parasiten, 2. durch die Möglichkeit zur Änderung der Disposition des Wirtes. Dadurch kann aus dem labilen Gleichgewichtszustand der latenten Infektion eine Erkrankung des Wirtes werden. Nach überstandener Krankheit kann es auch zu einem Gleichgewichtszustand zwischen Parasit und Wirt kommen, der aber ebenfalls labilen Charakter trägt; es stellt sich eine Immunität bzw. Prämunität ein. Allgemeiner formuliert: Je größer die Widerstandsfähigkeit des Wirtes ist, desto geringer die Pathogenität des Parasiten, d. i. das Resultat aus den beiden Faktoren Virulenzgrad und Disposition. Miles (1955) hat diese Beziehung in der pseudomathematischen Formel:

zusammengefaßt.
$$\text{Pathogenität} \propto \frac{1}{\text{Widerstandskraft}}$$

E. Schlußbetrachtung.

Die vorstehenden Ausführungen hatten das Ziel, einerseits das Gemeinsame zu suchen, das den Begriffen *Symbiose* und *Parasitismus* innewohnt, andererseits die Charakteristika herauszustellen, die diesen beiden Formen des Zusammenlebens zwischen artverschiedenen Organismen anhaften. Dabei wurde betont, daß sich die wesentlichen Unterschiede zwischen dem Symbionten und dem Parasiten nur an extremen Beispielen deutlich machen lassen.

Symbiose ist — kausal betrachtet — ein für beide Partner nützliches Verhältnis, auf das sie angewiesen sind; *Parasitismus* stellt eine für den Parasiten einseitig nützliche und eine für den Wirt einseitig schädliche Art des Zusammenlebens dar. Bemüht man sich jedoch um eine naturwissenschaftliche Betrachtungsweise, so gehören diese Formen des Zusammenlebens in das große Forschungsgebiet der Ökologie, d. h. Symbionten und Parasiten finden im Zusammenleben mit ihren Partnern den ihnen *adäquaten Lebensraum*.

Die Partner einer Symbiose sind vielfach zu einer Einheit geworden, wobei — wenigstens im typischen Fall der Endosymbiose — der Gast gleichsam zu einem essentiellen, stoffwechselphysiologisch wichtigen Organteil wurde, ohne den der Wirt nicht zu leben vermag. Andererseits ist auch der Gast zu einer vom Wirt unabhängigen Lebensweise meist nicht mehr fähig. Die Partner einer Symbiose leben in einem *stabilen* Gleichgewicht zusammen (vgl. Schema S. 44), doch dürfte auch hier eine, wenn auch immer im Sinne des Wirtes verlaufende, Auseinandersetzung stattfinden; der Wirt beherrscht den Symbionten und reguliert in gewisser Weise die Vermehrung des Gastes.

---

* Grumbach schlug das Begriffspaar "resistent" und "anfällig" vor. Ich möchte aber empfehlen, dem Begriff "anfällig" als Pendant "nicht anfällig" gegenüberzustellen. "*Resistenz*" sollte auf die angeborene, speciesbezogene Unempfänglichkeit (sog. "natural resistance") gegenüber der "acquired resistance", d. h. *Immunität*) beschränkt bleiben.

Symbionten in diesem Sinne sind *beim Menschen* bisher nicht nachgewiesen worden. Der Darmflora, die vielfach als wesentlicher Vitaminlieferant für den Menschen angesprochen wird, kann diese Bedeutung allem Anschein nach nicht zukommen, wenn man die erfolgreiche Aufzucht keimfrei gehaltener Versuchstiere (z. B. von Hühnern, Ratten, Mäusen, Meerschweinchen) dieser Beurteilung zugrunde legt. Die Möglichkeit, daß eine Änderung in der Zusammensetzung der sog. „normalen" Darmflora („Dysbakterie") zu Störungen des Organismus, z. B. infolge eines Vitaminmangels, führen könne, wird von mehreren erfahrenen Mikrobiologen bestritten, dagegen vorwiegend von klinischer Seite als ein wesentliches Symptom einer Krankheit, teilweise sogar als eigene Krankheitsursache angesehen. Eine endgültige Entscheidung zugunsten der einen oder anderen Auffassung wird erst in Zukunft möglich sein.

Die wesentlichere Bedeutung der Darmbakterien gemeinsam mit der Flora der übrigen Körperhöhlungen (z. B. Vagina, Rachenraum, Mund) für den Menschen liegt aber allem Anschein nach auf *immunbiologischem Gebiet* durch Schaffung einer unspezifischen sog. Grundimmunität im Sinne von Raettig. Durch Sensibilisierung des Organismus wird eine Bereitschaft zu relativ schneller Mobilisierung der an sich nicht spezifischen Zellreaktionen (z. B. Phagocytose des RES) im Sinne einer Fremdkörperreaktion geschaffen, die sich dann *auch* gegen hinzukommende Parasiten auswirkt. Diesem Mechanismus liegt aber eine primär vorhandene, allgemein *biologische Reaktionsfähigkeit* zugrunde, die durch die Grundimmunität gefördert wird, jedoch keine spezifische Abwehr im üblichen Sinne. So betrachtet könnte die Darmflora doch als Partner einer Art von Endosymbiose angesehen werden, der zwar keine ernährungsphysiologische, dennoch eine eminent wichtige, lebens- und arterhaltende, immunbiologische Aufgabe zukäme.

Das *Parasit*-Wirt-Verhältnis läßt sich von zwei verschiedenen Standpunkten aus betrachten: 1. aus der Sicht des Parasiten, 2. aus der Sicht des Wirtes.

ad 1. Der typische Parasit benötigt seinen Wirt, um existieren zu können, jedoch ohne das erklärte Ziel, den Wirt zu schädigen oder gar zu töten; er sucht allein den ihm adäquaten Lebensraum auf. So gesehen verliert das Parasit-Wirt-Verhältnis zunächst seinen aggressiv erscheinenden Charakter, der ihm im allgemeinen unterstellt wird.

ad 2. Vom Wirt aus betrachtet behält der Parasit seinen aggressiven Charakter, denn er dringt z. B. aktiv über die intakte Körperoberfläche des Wirtes in diesen ein und setzt in ihm seinen Entwicklungsweg fort. Der immer als Fremdkörper wirkende Parasit veranlaßt dann den Wirt zu den biologischen Reaktionen, die als Abwehr imponieren. Je nach dem Verhältnis des Parasiten zum Wirt, je nach dem „Kräfteverhältnis" der Partner zueinander, kann es zu verschiedenen Zuständen kommen (vgl. Schema, S. 44). Nach einer ersten Auseinandersetzung zwischen Parasit und Wirt geht entweder der Parasit unter (z. B. bei einer „immunitas magna sterilisans") oder der Wirt zugrunde (Krankheit und Tod) oder es ergibt sich ein Gleichgewicht zwischen Parasit und Wirt. Ein hoch virulenter Keim, der auf einen empfänglichen und anfälligen Wirt gelangt, vermag sich zu vermehren oder weiter zu entwickeln; es wird zur Erkrankung des Wirtes kommen. Eine Änderung der Virulenz des Parasiten oder der Disposition des Wirtes durch Einwirkung innerer oder äußerer Faktoren kann zu einer Verschiebung des Parasit-Wirt-Verhältnisses bis zu dem schon erwähnten Gleichgewichtszustand, wie er z. B. bei einer Prämunition (vgl. S. 34) vorliegt, führen. Das Ergebnis ist einem symbiontischen Zustand ähnlich, unterscheidet sich aber von der typischen Symbiose durch seinen *labilen* Charakter. Dieses Gleichgewicht kann aber durch beide Partner infolge einer Änderung in ihrem physiologischen Verhalten zugunsten eines Partners gestört werden. Hier liegt ein wesentlicher Unterschied zwischen Symbiose und Parasitismus. Der Synergismus der Symbiose stellt sich als ein *stabiles Gleichgewicht zwischen Gast und Wirt* dar; das antagonistische Wesen des Parasiten führt höchstens zu einem *labilen Gleichgewicht.*

Literatur.

ASCHNER, M.: Experimentelle Untersuchungen über die Symbiose der Kleiderlaus. Naturwissenschaften 20, 501 (1932). — ASCHNER, M., u. E. RIES: Das Verhalten der Kleiderlaus beim Ausschalten der Symbionten. Z. Morph. Ökol. Tiere 26, 529 (1933). — ASCHOFF, L.: Pathologie und Biologie. Klin. Wschr. 2, 1465—1469 (1936).

BADER, R. E., u. D. JACHERTS: Bakterien und Spirochäten als Krankheitserreger. In Handbuch der allgemeinen Pathologie, Bd. XI/2. 1962. — BAER, J.-G.: Les helminthes parasites des vertébrés. Relations phylogénétiques entre leur evolution et celle de leurs hôtes. Ann. Sci. Franche-Comté 15 pp. (1948). ~ Ecology of animal parasites. Urbana University of Illinois Press 1958. — BAIL, O.: Untersuchungen über natürliche und künstliche Milzbrandimmunität. Zbl. Bakt., I. Abt. Orig. 36, 266 (1904). — BALZAM, N.: Élevage aseptique des animaux. I. Appareillage et méthode. II. Élevage aseptique des poules maintenues aux régimes complets et déficients. Ann. Physiol. Physiochim. biol. 13, 370—385 (1937). — BARY, A. DE: Die Erscheinung der Symbiose. Vortrag 8 (30). Straßburg: Trübner 1879. — BAUMGÄRTEL, T.: Klinische Darmbakteriologie. Stuttgart: Georg Thieme 1954. — BIELING, R.: Die biologische Infektionsabwehr des menschlichen Körpers, 2. Aufl. Wien: Franz Deuticke 1948. ~ Resistenz und Immunität. In: Handbuch der allgemeinen Pathologie, Entzündung und Immunität, Bd. VII/1, S. 601—673. Berlin-Göttingen-Heidelberg: Springer 1956. — BLACKLOCK, D. B., et R. M. GORDON: The experimental production of immunity against metazoan parasites and an investigation of its nature. Ann. trop. Med. Parasit. 21, 181—224 (1927). — BLACKLOCK, D. B., R. M. GORDON, and J. FINE: Metazoan immunity: A report on recent investigations. Ann. trop. Med. Hyg. 24, 5—67 (1930). — BLEWETT, M., and G. FRAENKEL: Intracellular symbiosis and vitamin requirements of two insects, *Lasioderma serricorne* and *Sitodrepa panicea*. Proc. roy. Soc. B 132, 212—222 (1944). — BRAND, TH. V.: Chemical physiology of endoparasitic animals. New York: Academic Press Inc. 1952. ~ Recent trends in parasite physiology. Exp. Parasit. N.Y. 6, 233—244 (1957). — BRANDIS, H.: Über die Promunität (Depressionsimmunität). Ergebn. Hyg. Bakt. 28, 141 (1954). — BRECHER, G., and V. B. WIGGLESWORTH: The transmission of *Actinomyces rhodnii* ERIKSON in *Rhodnius prolixus* STAL and its influence on the growth of the host. Parasitology 35, 220—224 (1944). — BROOKS, M. A.: Investigation of possible antagonism between host and symbiote. Anat. Rec. 128, 527 (1957). — BRUNI, A., e A. PASSALACQUA: Sulla presenza di una mesomucinase (jaluronidasi) in *Ancylostoma duodenale*. Boll. Soc. ital. Biol. sper. 30, 789—791 (1954). — BUCHNER, P.: Hämophagie und Symbiose. Naturwissenschaften H. 33, 703 (1922). ~ Tierisches Leuchten und Symbiose. Berlin: Springer 1926. ~ Studien an intrazellularen Symbionten. 6: Zur Akarinen-Symbiose. Z. Morph. Ökol. Tiere 6, 625—644 (1926). ~ Symbiose und Anpassung. Nova Acta Leopoldina, Halle, N.F. Nr 52 (1940). ~ Endosymbiose der Tiere mit pflanzlichen Mikroorganismen. Basel: Birkhäuser 1953. ~ Diskussionsbemerkung. Verh. Dtsch. Ges. Inn. Med., 63. Kongr. Wiesbaden 1957, S. 127. — BUNTING, R. W.: Studies on the relation of *Bacillus acidophilus* to dental caries (Abst.). J. dent. Res. 8, 222 (1928). — BURROWS, T. W.: The basis of virulence for mice of *Pasteurella pestis*. 5. Symp. Soc. Gen. Microbiol. London: Cambridge University Press 1955.

CAMERON, TH. W. M.: Parasitentum, Evolution und Phylogenie. Endeavour 11, 193 (1952). ~ Parasites and parasitism. London: Methuen & Co. Ltd. 1956. — CHANDLER, A. C.: Susceptibility and resistance to helminth infections. J. Parasit. 18, 135—152 (1932). ~ Introduction to human parasitology. New York: John Wiley & Sons 1936. ~ Studies on the nature of immunity to intestinal helminths. III. Renewal of growth and egg production in *Nippostrongylus* after transfer from immune to non-immune rats. Amer. J. Hyg. 23, 46—54 (1936). — CLARKE, J. K.: On the bacterial factor in the etiology of dental caries. Brit. J. exp. Path. 5, 141 (1924). — CLARKE, J. M.: The beginning of dependent life. N.Y. St. Mus. Rep. 61, 146—169 (1908). — COHENDY, M.: Expériences sur la vie sans microbes. C.R. Acad. Sci. (Paris) 154, 533—536 (1912). — COHENDY, M., et E. WOLLMAN: Expériences sur la vie sans microbes. Élevage aseptique de cobayes. C.R. Acad. Sci. (Paris) 158, 1283—1284 (1914). — COLE, W. H.: Some physical aspects and consequences of parasitism. New Brunswick and New Jersey: Rutgers Univ. Press 1955. — COWDRY, E. V.: The distribution of Rickettsia in the tissues of insects and arachnids. J. exp. Med. 37, 431—456 (1923). — CRAIG, C. F.: The etiology, diagnosis and treatment of amebiasis. Baltimore: Williams & Wilkins Company 1944. — CRAIG, C. F., and E. C. FAUST: Clinical parasitology. Philadelphia: Lea & Febiger 1951.

DEEGENER, P.: Die Formen der Vergesellschaftungen im Tierreich. Leipzig 1918. Berlin: Vereinigung wissenschaftlicher Verleger. — DOERR, R.: Die Lehre von den Infektionskrankheiten in allgemeiner Darstellung. In Lehrbuch der inneren Medizin, 5. Aufl., S. 68—169. Berlin: Springer 1942. ~ Die Immunitätsforschung. Ergebnisse und Probleme in Einzeldarstellungen. Wien: Springer 1947—1950. — DUBOS, R. J.: The bacterial cell. Cambridge (Mass.): Harvard University Press 1947. ~ Biochemical determinants of microbial diseases. Cambridge (Mass.): Harvard University Press 1954. ~ Properties and structures of tubercle bacilli concerned in their pathogenicity. 5. Symp. Soc. Gen. Microbiol. London: Cambridge Univ. Press 1955. — DURAN-REYNALS, F.: Exaltation de l'activité du virus vaccinal par les extraits de certains organes. C.R. Soc. Biol. (Paris) 99, 6 (1928). ~ Studies on a certain spreading factor existing in bacteria and its significance for bacterial invasiveness. J. exp. Med. 58, 161 (1933). ~ A spreading factor in certain snake venoms and its relation to their mode of action. J. exp. Med. 69, 69 (1939). — DURAN-REYNALS, F., and M. L.: Inactivation of vaccine virus by preparations of hyaluronic acid with or without hyaluronidase. Experiments on cell cultures. Science 115, 40 (1952).

EISENBRANDT, L. L., and J. E. ACKERT: Effects of duodenal mucus of dogs and swine upon the viability of Ascaridia lineata in vitro. J. Parasit. 27 (Suppl.), 36 (1941).

FISCHER, M.: Kritische Betrachtungen zum Dysbakterieproblem. Zbl. Bakt., I. Abt. Orig. 170, 333—338 (1957). — FRANK, W.: Einwirkung verschiedener Antibiotica auf die Symbionten der Küchenschabe Blatta orientalis L. und die dadurch bedingten Veränderungen am Wirtstier. Verh. Dtsch. Zoolog. Ges. Tübingen 1954, S. 381—388. ~ Entfernung der intrazellulären Symbionten der Küchenschabe (Periplaneta orientalis L.) durch Einwirkung verschiedener Antibiotica, unter besonderer Berücksichtigung der Veränderungen am Wirtstier und an den Bakterien. Z. Morph. Ökol. Tiere 44, 329—366 (1956). — FREERKSEN, E.: Die praktische Bedeutung der Darmflora für den Menschen. Verh. Dtsch. Ges. Inn. Med. 63. Kongr. 1957, S. 108. — FRICK, L. P., and J. E. ACKERT: Further studies on duodenal mucus as a factor in age resistance of chickens to parasitism. J. Parasit. 34, 192—206 (1948).

GÄUMANN, E.: Pflanzliche Infektionslehre. Basel: Birkhäuser 1951. — GARNHAM, P. C. C.: The comparative pathogenicity of protozoa in their vertebrate and invertebrate hosts. 5. Symp. Soc. Gen. Microbiol. London: Cambridge Univ. Press 1955. — GEIGY, R., L. A. HALFF u. V. KOCHER: Untersuchungen über die physiologischen Beziehungen zwischen einem Überträger der Chagas-Krankheit Triatoma infestans und dessen Darmsymbionten. Schweiz. med. Wschr. 1953, 928. — GEIMAN, Q. M., and R. W. MCKEE: Malarial parasites and their mode of life. Sci. Monthly 67, 217 (1948). — GERSH, I.: Glycoproteins in the thyroid gland of rats. J. Endocr. 6, 282—287 (1950). ~ Ground substance and the plasticity of connective tissues. The Harvey Lectures, The Harvey Society of New York, pp. 211—241. Springfield, Ill.: Ch. C. Thomas 1952. — GERSH, I., and H. R. CATCHPOLE: The organization of ground substance and basement membrane and its significance in tissue injury, disease and growth. Amer. J. Anat. 85, 457—522 (1949). — GLASER, R. W.: The intracellular bacteria of the cockroach in relation to symbiosis. J. Parasit. 32, 483—489 (1946). — GLIMSTEDT, G.: Das Leben ohne Bakterien. Verh. anat. Ges. Anat. Anz. 75, 79—89 (1932). ~ Bakterienfreie Meerschweinchen. Acta path. microbiol. scand. Suppl. 30, 1—295 (1936). — GOETERS, W.: Untersuchungen an Oxyuren. Z. Hyg. Infekt.-Kr. 133, 463—480 (1952). — GORDON, H. A.: Germfree research: A basic study in host-contaminant relationship. III. Morphologic characterization of germfree life. Bull. N.Y. Acad. Med. 31, 239—242 (1955). — GORDON, R. M., and R. B. GRIFFITHS: Observations on the means by which the cercariae of Schistosoma mansoni penetrate mammalian skin, together with an account of certain morphological changes observed in the newly penetrated larvae. Ann. trop. Med. Parasit. 45, 227—243 (1951). — GRUMBACH, A.: Die Gast-Wirt-Beziehung und ihre Merkmale. In: Lehrbuch der Infektionskrankheiten, herausgeg. von A. GRUMBACH u. W. KIKUTH. Stuttgart: Georg Thieme 1958. — GRUMBACH, A., u. Z. TESARZ: Die Ursache der Resistenzdurchbrechung am Milzbrand-infizierten Warmwasserfrosch. Schweiz. Z. Path. 8, 511 (1945). — GUMPERT, J.: Die Funktion der symbiontischen Bakterien in den Triatominen. Zbl. Bakt., I. Abt. Orig. 184, 315—318 (1962). — GUSTAFSSON, B.: Germ-free rearing of rats. A preliminary report. Acta anat. (Basel) 2, 376—391 (1947). ~ Germ-free rearing of rats: general technique. Acta path. microbiol. scand. Suppl. 73, 1—130 (1948). — GUTHOF, O.: Streptokokken und Dysbakterie-Problem. Zbl. Bakt., I. Abt. Orig. 170, 327—333 (1957).

HACKENTHAL, H., u. E. BIERKOWSKI: Streptococcenstudien. I. Zbl. Bakt., I. Abt. Orig. 156, 465—483 (1950). ~ Streptococcenstudien. II. Zbl. Bakt., I. Abt. Orig. 156, 556—581 (1950). ~ Streptococcenstudien. III. Zbl. Bakt., I. Abt. Orig. 157, 419—439 (1951). ~ Streptococcenstudien. IV. Die gegenseitige Beeinflussung im Mischinfekt. Zbl. Bakt. I. Abt. Orig. 158, 499—513 (1952). ~ Streptococcenstudien. VII. Der Mischinfekt im flüssigen Nährboden. III. Zbl. Bakt., I. Abt. Orig. 159, 508—521 (1952). ~ Kulturelle und serologische Analyse hämolysierender Streptokokkenstämme. Zbl. Bakt., I. Abt. Orig. 162, 83—90 (1955). — HAENEL, H.: Experimentelle Untersuchungen über die Zusammensetzung der

Darmflora. Zbl. Bakt., I. Abt. Orig. **170**, 323—326 (1957). — HAENEL, H., W. MÜLLER-BEUTHOW u. A. SCHEUNERT: Zum Bild der normalen Dickdarmflora. Klin. Wschr. **34**, 1137—1139 (1956). — HALLER, G. DE: La symbiose bactérienne intracellulaire chez la Blatte, *B. germanica.* Arch. Sci. Genève **8**, 229 (1955). — HAMPERL, H.: Lehrbuch der allgemeinen Pathologie und der pathologischen Anatomie. Heidelberg: Springer 1960. — HARRISON, R. W.: Bacteriological studies on experimental dental caries in the rat. II. Changes in tooth surface flora associated with development and inhibition of dental caries. J. infect. Dis. **67**, 97 (1940). ~ III. Flora of advanced carious lesions. J. infect. Dis. **67**, 106 (1940). — HAWKING, F.: Milk, p-amino-benzoate, and malaria of rats and monkeys. Brit. med. J. **1954 I**, 425—429. ~ The pathogenicity of protozoal and other parasites: General considerations. 5. Symp. Soc. Gen. Microbiol. London: Cambridge Univ. Press 1955. — HELLMUTH, H.: Untersuchungen zur Bakterien-Symbiose der Trypetiden (Diptera). Z. Morph. Ökol. Tiere **44**, 483—517 (1956). — HENGEL, R., u. E. MESSMER: Klinische Untersuchungen über Krankheitsverläufe beim Zusammentreffen mehrerer Infektionen. Z. Hyg. Infekt.-Kr. **141**, 439—456 (1955). — HERRMANN, W.: Die anaeroben Darmbakterien im Rahmen der Dysbakterie-Frage. Zbl. Bakt., I. Abt. Orig. **170**, 316—323 (1957). — HEYDEN, C. v.: Gliedertiere aus der Braunkohle des Niederrheins, der Wetterau und der Rhön. Paläontographica **10** (1862). — HEYNINGEN, W. E. VAN: The role of toxins in pathology. 5. Symp. Soc. Gen. Microbiol. London: Cambridge Univ. Press 1955. — HOARE, C. A.: The enigma of host-parasite relations in amebiasis. Rice Inst. Pamphlet **45**, 23—35 (1958). — HOARE, C. A., and R. A. NEAL: Host-parasite relations and pathogenesis in infections with *Entamoeba histolytica.* 5. Symp. Soc. Gen. Microbiol. London: Cambridge Univ. Press 1955. — HÖRING, F. O.: Die bakterielle Infektion im Lichte biologischer Betrachtung. Münch. med. Wschr. **1935**, 213—217. ~ Klinische Infektionslehre. Berlin: Springer 1938. ~ Die Phylogenese der Infektion. Grundlagen der entwicklungsgeschichtlichen Betrachtung der Infektionskrankheiten. Klin. Wschr. **1941**, 161—165. ~ Über die Gefahr des ätiologischen Denkens in der Klinik der Infektionskrankheiten. Münch. med. Wschr. **1943**, 499—503. ~ Verlaufsändernde Einflüsse bei den Malariakrankheiten. Dtsch. med. Wschr. **72**, 615—617 (1947). ~ Parasitismus oder Symbiose? In: Forschung und Humanität, Schriftenreihe, herausgeg. von H. SCHÜLLER. Ulm/Donau: J. Ebner 1947. ~ Zoologische Symbiose-forschung und medizinische Infektionslehre. Verh. Dtsch. Ges. Inn. Med., 63. Kongr. 1957, S. 94. ~ Der grippale Infekt, das Zwischenglied vom manifester und latenter Virusinfektion. Ärztl. Mitt. **45**, 1740 (1960). — HOFF, F.: Unspezifische Therapie und natürliche Abwehr-vorgänge. Berlin: Springer 1930. — HOWIE, J. W., and A. J. O'HEA: Mechanisms of microbial pathogenicity. 5. Symp. Soc. for Gen. Microbiol. London: Cambridge Univ. Press 1955. — HSÜ, S. Y. LI, and H. F. HSÜ: On the virulence of the geographic strains of *Schistosoma japonicum.* Amer. J. trop. Med. Hyg. **9**, 195—198 (1960).

JACHERTS, D.: Beobachtungen über die gegenseitige Beeinflussung von Zellen eines Makroorganismus und pathogenen Mikroorganismen an einem Infektionsmodell. Z. Hyg. Infekt.-Kr. **147**, 169—200 (1960). — JASCHKE, W.: Beiträge zur Kenntnis der symbiontischen Einrichtungen bei Hirudineen und Ixodiden. Z. Parasitenk. **5**, 514—541 (1933). — JÍROVEC, O.: Parasitologie für Ärzte. Jena: VEB Gustav Fischer 1960.

KAGAN, I. G.: Contributions to the immunology and serology of schistosomiasis. Rice Inst. Pamphlet **45**, 151—183 (1958). — KATZ, F. F., and G. M. CARRERA: The reaction of *Schistosoma mansoni* egg shells to the periodic acid-Schiff staining procedure. J. Parasit. **43**, 24 (1957). — KAUFMAN, H. E., M. L. MELTON, J. S. REMINGTON and L. JACOBS: Strain differences of *Toxoplasma gondii.* J. Parasit. **45**, 189—190 (1959). — KAUFMAN, H. E., J. S. REMINGTON and L. JACOBS: Toxoplasmosis: The nature of virulence. Amer. J. Ophthal. **46**, 255—260 (1958). — KAUFMAN, H. E., J. S. REMINGTON, M. L. MELTON and L. JACOBS: Relative resistance of slow-growing strains of *Toxoplasma gondii* to pyrimethamine (Daraprim). A.M.A. Arch. Ophthal. **62**, 611—615 (1959). — KLUDAS, M., u. E. BIERKOWSKI: Kulturelles Verhalten und Virulenzprüfung eines Streptococcenstammes. Zbl. Bakt., I. Abt. Orig. **165**, 233—241 (1956). — KOCH, A.: Die Symbiose von *Oryzaephilus surinamensis* L. Z. Morph. Ökol. Tiere **23**, 389 (1931). ~ Über das Verhalten symbiontenfreier Sitodrepalarven. Biol. Zbl. **53**, 199 (1933). ~ Über künstlich symbiontenfrei gemachte Insekten. Verh. Dtsch. Zool. Ges. Köln 1933, S. 143. ~ Symbiosestudien. 1. Die Symbiose des Splintkäfers *Lyctus linearis* GOEZE. Z. Morph. Ökol. Tiere **32**, 92—136 (1937). ~ Symbiosestudien. 2. Experimentelle Untersuchungen an *Oryzaephilus surinamensis* L. Z. Morph. Ökol. Tiere **32**, 137—180 (1937). ~ The experimental elimination of symbionts and its consequences. Exp. Parasit. **5**, 481—518 (1956). ~ Die experimentelle Analyse der Bedeutung der Symbionten. Schweiz. Z. allg. Path. **19**, 665 (1956). ~ Die physiologische Bedeutung der Symbionten für den Wirtsorganismus. Verh. Dtsch. Ges. Inn. Med. Wiesbaden 1957, 63. Kongr., S. 55—64. ~ Warum Symbiose? Scientia **53**, 1—7 (1959). — KOCH, A., K. OFFHAUS, I. SCHWARZ u. J. BANDIER: Symbioseforschung und Medizin. Naturwissenschaften **38**, 339—345 (1951). — KÖHLER: Über den Aminosäuregehalt symbiontenführender und symbiontenfreier Schildläuse. Vortrag, gehalten bei der 28. Tagg Dtsch. Ges. Hyg. u. Mikrobiol. Düsseldorf 1961. — KOZAR, Z.:

Mechanizmy inwazji i wedrówki pasozytow w organizmie zywiciela. Wiad. Parazyt. **7**, 541 (1961). — KULASIRI, C., and B. DASGUPTA: A cytochemical investigation of the Sabin-Feldman phenomenon in *Toxoplasma gondii* and an explanation of its mechanism on this basis. Parasitology **49**, 586—593 (1959). — KUNTZ, R. E.: Demonstration of the „spreading factor" in the cercariae of *Schistosoma mansoni*. Exp. Parasit. **2**, 397—402 (1953).

LAPAGE, G.: Parasitic animals. Cambridge: Cambridge University Press 1951. — LARSH, J. E.: The relationship in mice of intestinal emptying time and natural resistance to *Hymenolepis*. J. Parasit. **33**, 79—84 (1947). — LEBER, T., u. J. B. ROTENSTEIN: Untersuchungen über die Caries der Zähne, ed. I. Berlin: Hirschwald 1867. — LEVENSON, S. M., N. BROWN and R. E. HOROWITZ: Dietary cirrhosis of the liver in the germfree rat. 5th Int. Congr. Nutrition, Washington, D.C., 1960, p. 14. — LEWERT, R. M.: Invasiveness of helminth larvae. Rice Inst. Pamphlet **45**, 97—113 (1958). — LEWERT, R. M., and C. L. LEE: Studies on the passage of helminth larvae through host tissues: I. Histochemical studies on extracellular changes caused by penetrating larvae. II. Enzymatic activity of larvae in vitro and in vivo. J. infect. Dis. **95**, 18—51 (1954). ~ Studies on the passage of helminth larvae through host tissues. III. The effects of *Taenia taeniaeformis* on the rat liver as shown by histochemical techniques. J. infect. Dis. **97**, 177—186 (1955). ~ Quantitative studies of the collagenase-like enzymes of cercariae of *Schistosoma mansoni* and *Strongyloides ratti*. J. infect. Dis. **99**, 1—14 (1956). — LEWERT, R. M., u. S. MANDLOWITZ: Zit. nach LEWERT 1958. — LURIA, S. E.: General virology. New York: Wiley 1953.

MAEGRAITH, B. G.: The pathogenicity of plasmodia and entamoebae. 5. Symp. Soc. Gen. Microbiol. London: Cambridge Univ. Press 1955. — MAEGRAITH, B. G., T. DEEGAN and E. S. JONES: Suppression of malaria (*P. berghei*) by milk. Brit. med. J. **1952** II, 1382—1384, 1405. — MARTINI, E.: Wege der Seuchen, 2. Aufl. Stuttgart: Ferdinand Enke 1943. ~ Lehrbuch der medizinischen Entomologie, 4. Aufl. Jena: Gustav Fischer 1952. ~ Seuchen im Menschen. Stuttgart: Ferdinand Enke 1959. — MATOFF, K.: Über die Möglichkeit der Entwicklung von *Trichinella spiralis* bei Kaltblütern. Z. Parasitenk. **13**, 156—176 (1944). — McKEE, R. W., and Q. M. GEIMAN: Studies on malarial parasites. V. Effects of ascorbic acid on malaria in monkeys. Proc. Soc. exp. Biol. (N.Y.) **63**, 313—315 (1946). — MEYER, A.: Ideen und Ideale der biologischen Erkenntnis. Bios. **1** (1934). — MEYER-ABICH, A.: Umwelt und Innenwelt organischer Systeme nebst Bemerkungen über ihre Simplifikation zu physischen Systemen. Sudhoffs Arch. Gesch. Med. **27**, 328 (1934). ~ Das Organische und seine Ideologien. Sudhoffs Arch. Gesch. Med. **27**, 3 (1935). ~ Naturwissenschaftliche Synthese. Physis, H. 1. Stuttgart 1942. — MICHAJLOW, W.: Stadialnosc rozwoju niektorych tasiemcow (Cestoda). (Uderzajca analogia biologiczna.) Ann. Univ. M. Curie-Sklowdowska **6**, 77—147 (1951). — MILES, A. A.: The meaning of pathogenicity. 5. Symp. Soc. Gen. Microbiol. London: Cambridge Univ. Press 1955. — MIYAKAWA, M.: Germfre rearinge of experimental animals. Japan J. med. Progr. **42**, 553 (1955). — MOULDER, J. W.: The protein metabolism of intracellular parasites. In: Some physiological aspects and consequences of parasitism, herausgeg. von W. H. COLE. New Brunswick, New Jersey: Rutgers Univ. Press 1955. — MUDROW, L.: Über die intrazellulären Symbionten der Zecken. Z. Parasitenk. **5**, 138—183 (1932). — MUDROW-REICHENOW, L.: Die keimfreie Aufzucht der Gelbfiebermücke *Aedes aegypti*. Zool. Anz. **146**, 167—177 (1951). — MÜLLER, R.: Medizinische Mikrobiologie; Parasiten, Bakterien, Immunität, 4. Aufl. Berlin u. München: Urban & Schwarzenberg 1950. — MÜLLER, R., u. L. v. ERICHSEN: Der Schwefel im Stoffwechsel des Wiederkäuers. 1. Mitt. Bilanzversuche mit $Mg^{35}SO_4$ beim Hammel. Z. Tierzüchtung u. Züchtungsbiol. **60**, 20—295 (1952). — MÜLLER, R., u. G. KRAMPITZ: Untersuchungen in vitro zur Frage der Stickstoff- und Schwefelumsetzungen im Pansen. Z. Tierzüchtung u. Züchtungsbiol. **65**, 187—198 (1955).

NEUHAUS, W.: Über den chemischen Sinn der Miracidien von *Fasciola hepatica*. Z. Parasitenk. **15**, 476—490 (1953). — NISSLE, A.: Die Dysbakterie als Grundlage eines natürlichen Heilprinzips. Zbl. Bakt., I. Abt. Orig. **170**, 286—287 (1957). — NISSLE, R.: Über die Grundlagen einer neuen ursächlichen Bekämpfung der pathologischen Darmflora. Dtsch. med. Wschr. **42**, 1181—1184 (1916). — NOBLE, G. A.: Stress and parasitism. I. A preliminary investigation of the effects of stress on ground squirrels and their parasites. Exp. Parasit. **11**, 63—67 (1961). — NUTTALL, G. H. F., u. H. THIERFELDER: Thierisches Leben ohne Bakterien im Verdauungskanal. Hoppe-Seylers Z. physiol. Chem. **21**, 109—121 (1895). ~ Thierisches Leben ohne Bakterien im Verdauungskanal. II. Hoppe-Seylers Z. physiol. Chem. **22**, 62—73 (1896). ~ Thierisches Leben ohne Bakterien im Verdauungskanal. III. Hoppe-Seylers Z. physiol. Chem. **23**, 231—235 (1897).

OLIVER-GONZALES, J., and E. KOPPISCH: Immunological and pathological phenomena related to substances from tissues of *Ascaris lumbricoides*. Rice Inst. Pamphlet **45**, 141—150 (1958). — ORLAND, F. J.: The oral bacterial flora as related to dental caries in the Syrian hamster. J. dent. Res. **25**, 455 (1946). — ORLAND, F. J., J. R. BLAYNEY, R. W. HARRISON, J. A. REYNIERS, PH. C. TREXLER, R. F. ERVIN, H. A. GORDON and M. WAGNER: Experimental caries in germfree rats inoculated with enterococci. J. Amer. dent. Ass. **50**, 259—272 (1955). — ORLAND, F. J., J. R. BLAYNEY, R. W. HARRISON, J. A. REYNIERS, P. C. TREXLER, M. WAGNER, H. A. GORDON and T. D. LUCKEY: Use of the germfree animal technic in the study of experimental dental caries. I. Basic observations on rats reared free of all microorganisms. J. dent. Res. **33**, 147—174 (1954). — OSCHE, G.: Die Präadaptation freilebender Nematoden an den Parasitismus. Verh. Dtsch. Zool. Ges. Erlangen 1955, 19. Suppl.-Bd., S. 391—397. — OTTO, G. F.: Some reflections on the ecology of parasitism. J. Parasit. **44**, 1—27 (1958).

PAPPENHEIMER, A. M.: The pathogenesis of diphtheria. 5. Symp. Soc. Gen. Microbiol. London: Cambridge Univ. Press 1955. — PASTEUR, L.: Observations relatives à la note ... de M. Duclaux. C. R. Acad. Sci. (Paris) **100**, 68 (1885). — PAWLOWSKI, E.: Theory of the parasitocoenosis and the part of pathogenic germs. Wiad. Parazyt. **3**, 191—198 (1957). — PERL, E., and H. R. CATCHPOLE: Changes induced in the connective tissue of the pubic symphysis of guinea pig with estrogen and relaxin. Arch. Path. (Chicago) **50**, 233—239 (1950). — PFLUGFELDER, G.: Zooparasiten. Jena: Gustav Fischer 1950. — PHILLIPS, B. P.: The pathogenic mechanism in amebiasis. Amer. J. Proctol. **8**, 445—450 (1957). — PHILLIPS, B. P., and P. A. WOLFE: The use of germfree guinea pigs in studies on the microbial interrelationships in amoebiasis. Ann. N.Y. Acad. Sci. **78**, 308—313 (1959). — PHILLIPS, B. P., P. A. WOLFE and J. L. BARTGIS: Studies on the ameba-bacteria relationship in amebiasis. II. Some concepts on the etiology of the disease. Amer. J. trop. Med. Hyg. **7**, 392—399 (1958). — PHILLIPS, B. P., P. A. WOLFE and H. A. GORDON: Studies on rearing the guinea pig germfree. Ann. N.Y. Acad. Sci. **78**, 183—207 (1959). — PHILLIPS, B. P., P. A. WOLFE, CH. W. REES, H. A. GORDON, W. H. WRIGHT and J. A. REYNIERS: Studies on the ameba-bacteria relationship in amebiasis. Amer. J. trop. Med. Hyg. **4**, 675—692 (1955). — PIEKARSKI, G.: Beiträge zur intracellulären Symbiose, Entwicklungsgeschichte und Anatomie blutsaugender Gamasiden. Z. Parasitenk. **7**, 615—634 (1935). ~ Lehrbuch der Parasitologie, unter besonderer Berücksichtigung der Parasiten des Menschen. Berlin-Göttingen-Heidelberg: Springer 1954. ~ Über das Parasit-Wirt-Verhältnis. Verh. Dtsch. Zool. Ges., Erlangen 1955, 19. Suppl.-Bd., S. 349—362. ~ Symbiose und Parasitismus. Verh. Dtsch. Ges. Inn. Med., 63. Kongr. 1957, S. 86—93. — PRICE, W. H.: Quantitative analysis of the factors involved in the variation in virulence of Rickettsiae. Science **118**, 49 (1953). — PUCHTA, O.: Experimentelle Untersuchungen über die Bedeutung der Symbiose der Kleiderlaus (*Pediculus vestimenti* BURM.). Z. Parasitenk. **17**, 1—40 (1955).

RAETTIG, H.-J.: Typhusimmunität und Schutzimpfung. Eine immunbiologische Studie während der Typhus-Pandemie 1945/46 im Lande Mecklenburg. Jena: Gustav Fischer 1952. — READ, C. P.: Intestinal physiology and the host-parasite relationship. In: Some physiological aspects and consequences of parasitism. (Ed. W. H. COLE), pp. 27—43. New Brunswick and New Jersey: Rutgers Univ. Press 1955. ~ Status of behavioral and physiological „resistance". Rice Inst. Pamphlet **45**, 36—54 (1958). ~ The role of carbohydrates in the biology of Cestodes. VIII. Some conclusions and hypotheses. Exp. Parasit. **8**, 365—382 (1959). — READ, C. P., and M. VOGE: The size attained by *Hymenolepis diminuta* in different host species. J. Parasit. **40**, 88—89 (1954). — REICHENOW, E.: Die Entwicklung des Parasitismus und die Anpassung an die parasitische Lebensweise bei Protozoen. Med. Welt **1934**, Nr 41, 1435—1439. ~ Die Biologie der *Entamoeba histolytica* als Grundlage für die Pathogenese. Arch. Schiffs- u. Tropenhyg. **41**, 257—262 (1937). ~ Lehrbuch der Protozoenkunde, 6. Aufl., S. 705—711. Jena: Gustav Fischer 1949—1953. — REITER, H.: Infektionskinetik und stumme Infektion. Münch. med. Wschr. **101**, 917—921 (1959). — REYNIERS, J. A.: Germfree life methodology (gnotobiotics) and experimental nutrition. III. Int. Congr. Biochemistry, Brussels, 1955. New York: Academic Press Inc. 1956. ~ The production and use of germfree animals in experimental biology and medicine. Amer. J. vet. Res. **18**, 678—687 (1957). — REYNIERS, J. A., and PH. C. TREXLER: Germfree research: A basic study in host-contaminant relationship. I. General and theoretical aspects of the problem. Bull. N.Y. Acad. Med. **31**, 231—235 (1955). — REYNIERS, J. A., P. C. TREXLER, R. F. ERVIN, M. WAGNER, T. D. LUCKEY and H. A. GORDON: Rearing germ-free chickens. ~ Some observations on germ-free bantam chickens. — The need for a unified terminology in germ-free life studies. Lobund Reports, Nr 2 (1949). Indiana: University of Notre Dame. — REYNIERS, J. A., P. C. TREXLER, R. F. ERVIN, M. WAGNER, T. D. LUDKEY, H. A. GORDON, R. A. BROWN, G. J. MANNERING and C. J. CAMPBELL: Germfree chicken nutrition. I. Gross development and vitamin utilization studies employing white leghorn chickens. J. Nutr. **41**, 31—49 (1950). — RIES, E.: Endosymbiose und Parasitismus. Z. Parasitenk. **6**, 339—349 (1933). — RIMPAU, W.: Grundsätzliches zur pflanzlichen Endosymbiose beim Menschen. Münch. med. Wschr. **81**, 1877 (1934). — RIPPEL-BALDES, A.: Parasitismus — Symbiose — Domestikation. Naturwissenschaften **33**, 305—311 (1946). — RODENWALDT, E., u. R.-E. BADER: Lehrbuch der Hygiene. Berlin-Göttingen-Heidelberg: Springer 1952. — ROESLER, R.: Histologische, physiologische und serologische Untersuchungen über die Verdauung der Zeckengattung *Ixodes* LATR. Z. Morph. Ökol. Tiere **28**, 297—317 (1934). — ROTHMAN, A. H.: Role of bile salts in the biology of tapeworms.

I. Effects on the metabolism of *Hymenolepis diminuta* and *Oochoristica symmetrica*. Exp. Parasit. **7**, 328—337 (1958).

Sadun, E. H.: Relation of the gonadal hormones to the natural resistance of chickens and to the growth of the nematode *Ascaridia galli*. J. Parasit. **34**, Suppl., 18, Nr 28 (1948). ~ The effect of dietary ascorbic acid deficiency on the susceptibility of guinea pigs to infection with *Endamoeba histolytica*. J. Parasit. **36**, Suppl., 21, Nr 29 (1950). ~ Gonadal hormones in experimental *Ascaridia galli* infection in chickens. Exp. Parasit. **1**, 70—82 (1951). — Sarles, M. P., and W. H. Taliaferro: The local points of defense and the passive transfer of acquired immunity to *Nippostrongylus muris* in rats. J. infect. Dis. **59**, 207—220 (1936). — Schaede, R.: Die pflanzlichen Symbiosen, 2. Aufl. Jena: Gustav Fischer 1948. — Schiller, E. L., u. C. P. Read: Experimental studies on *Echinococcus granulosus*. (In press.) — Schneider, T. A.: Nutrition and resistance - susceptibility to infection. Amer. J. trop. Med. **31**, 174—182 (1951). — Schottelius, M.: Die Bedeutung der Darmbakterien für die Ernährung. I—IV. Arch. Hyg. (Berl.) **34**, 210—243 (1899). ~ II.: **42**, 48—70 (1902). ~ III.: **67**, 177—208 (1908). ~ IV.: **79**, 289—300 (1913). — Schwartz, B. J., E. Alicata, and J. T. Lucker: J. Wash. Acad. Sci. **21**, 259 (1931). — Seeler, A. O., and W. H. Ott: Effect of riboflavin deficiency on the course of *Plasmodium* infection in chicks. J. infect. Dis. **75**, 175 (1944). — Seeliger, H. P. R.: Das Dysbakterieproblem vom Standpunkt des Mikrobiologen. Zbl. Bakt., I. Abt. Orig. **170**, 288—316 (1957). — Selmair, E.: Beiträge zur Wirkung wachstumsfördernder Stoffe auf die Entwicklung der Blattiden (*Blattella germanica* L.). Z. Parasitenk. **21** (1962). — Selye, H.: The general adaptation syndroma and the diseases of adaptation. J. clin. Endocr. **6**, 117—230 (1946). ~ First annual report on stress. Montreal: Acta Inc. 1951. ~ Einführung in die Lehre vom Adaptationssyndrom. Stuttgart: Georg Thieme 1953. — Sergent, E.: Latent infection and premunition. Some definitions of microbiology and immunology. In: Immunity to Protozoa. Oxford: Blackwell 1963. — Sergent, E., L. Parrot et A. Donatien: Une question de terminologie: Immuniser et prémunir. Bull. Soc. Path. exot. **17**, 37 (1924). — Shaw, J. H.: The modern concept of the etiology of dental caries, the acidogenic theory. Int. dent. J. **1**, 48 (1950). — Silverman, P. H., and R. B. Maneely: Studies on the biology of some tapeworms of the genus *Taenia*. III. The role of the secreting gland of the hexacanth embryo in the penetration of the intestinal mucosa of the intermediate host, and some of its histochemical reactions. Ann. trop. Med. Parasit. **49**, 26—330 (1955). — Stammer, H. J.: Gedanken zu den parasitophyletischen Regeln und zur Evolution der Parasiten. Zool. Anz. **159**, 255—267 (1957). ~ „Trends" in der Phylogenie der Tiere; Ektogenese und Autogenese. Zool. Anz. **162**, 187—208 (1959). — Stepp, W.: Zur Frage der Darmbakterien als Symbionten. Verh. Dtsch. Ges. Inn. Med., 63. Kongr. 1957, S. 64. — Stickl, H.: Art und Zustandekommen kombinierter Wirkungen von Virus- und Bakterien-Infektionen unter besonderer Berücksichtigung der Grippe. Ergebn. inn. Med. Kinderheilk. **15**, 214—272 (1960). — Stoll, N. R.: Worm-host systems as labile mechanisms: A view of the nematoderuminant problem. J. Amer. vet. med. Ass. **96**, 305—308 (1940). — Szidat, L.: Beiträge zum Aufbau eines natürlichen Systems der Trematoden. I. Z. Parasitenk. **11**, 239—283 (1939). ~ Geschichte, Anwendungen und einige Folgerungen aus den parasitogenetischen Regeln. Z. Parasitenk. **17**, 237—268 (1956).

Taliaferro, W. H.: The synthesis and activities of antibodies. Rice Inst. Pamphlet **45**, 114—140 (1958). — Thorson, R. E.: Studies on the mechanism of immunity in the rat to the nematode, *Nippostrongylus muris*. Amer. J. Hyg. **58**, 1—15 (1953). ~ Proteolytic activity in extracts of the esophagus of adults of *Ancylostoma caninum* and the effect of immune serum on the activity. J. Parasit. **42**, 21—25 (1956). — Trager, W.: Studies on the cultivation of malaria parasite. In: Some physiological aspects and consequences of parasitism, herausgeg. v. W. H. Cole. New Brunswick, New Jersey: Rutgers Univ.-Press 1955.

Vivell, O.: Über Interferenzerscheinungen bei Infektionskrankheiten. Ergebn. inn. Med. Kinderheilk., N.F. **2**, 680—712 (1951). ~ Die „Orphan"-Viren. Dtsch. med. Wschr. **80**, 647—648 (1955). — Vogel, H., u. W. Minning: Weitere Beobachtungen über die Cercarienhüllenreaktion, eine Seroprezipitation mit lebenden Bilharziacercarien. Z. Tropenmed. Parasit. **1**, 378—386 (1949). ~ Hüllenbildung bei Bilharzia-Cercarien im Serum Bilharzia-infizierter Tiere und Menschen. Zbl. Bakt., I. Abt. Orig. **153**, 91—105 (1949). ~ Über die erworbene Resistenz von *Macacus rhesus* gegenüber *Schistosoma japonicum*. Z. Tropenmed. Parasit. **4**, 418—505 (1953). — Voigt, E.: Ein fossiler Saitenwurm (*Gordius tenuifibrosus* n. sp.) aus der eozänen Braunkohle des Geiseltales. Nova Acta Leopoldina, N.F. **5**, 351—360 (1938). ~ Ein Haareinschluß mit Phthirapteren-Eiern im Bernstein. Mitt. geolog. Staatsinst. Hamburg H. **21**, 59—74 (1952). ~ Ein parasitischer Nematode in fossiler Coleopteren-Muskulatur aus der eozänen Braunkohle des Geiseltales bei Halle (Saale). Paläont. Z. **31**, 35—39 (1957).

Waaij, D. van der: The effect of a lysine-deficient diet on the course of a chronic toxoplasma infection. Trop. geogr. Med. **2**, 180—182 (1960). — Wagner, M.: Germfree research: A basic study in host-contaminant relationship. II. Serologic observations in germfree animals. Bull. N.Y. Acad. Med. **31**, 236—239 (1955). — Westphal, A.: Betrachtungen und experimentelle Untersuchungen zur Virulenz der *Entamoeba histolytica* beim Menschen. Arch. Schiffs- u. Tropenhyg. **41**, 262—280 (1937). ~ Experimentelle Amöbenruhr beim Kaninchen. Dtsch. tropenmed. Z. **45**, H. 21 (1941). ~ Die Amöbenruhr. In: Die ansteckenden Krankheiten von M. GUNDEL, 4. Aufl., S. 603—612. Stuttgart: Georg Thieme 1950. — WESTPHAL, A., u. F. MARSCHALL: Amöbenruhr bei Katzen auf bakterieller Grundlage. Virchows Arch. path. Anat. **308**, 22—44 (1941). — WHITLOCK, J. H.: The relationship of nutrition to the development of the trichostrongyloidosis. Cornell Vet. **39**, 146—182 (1949). — WHITLOCK, S. C.: An apparent case of sexual difference in resistance to parasitic infection. J. Parasit. **23**, 426 (1937). — WICKRAMASURIYA, G. A. W.: Malaria and ancylostomiasis in the pregnant woman. London: Humphrey Wilford 1937. — WIGAND, R., u. O. MATTES: Helminthen und Helminthiasen des Menschen. Jena: Gustav Fischer 1958. — WIGGLESWORTH, V. B.: Symbiotic bacteria in a bloodsucking insect *Rhodnius prolixus*. Stål (Hemiptera, Triatomidae). Parasitology **28**, 284—294 (1936). — WOLFE, P. A., and H. A. GORDON: Studies on rearing the guinea pig germfree. Ann. N.Y. Acad. Sci. **78**, 183—207 (1959). — WRIGHT, G. P.: Botulinum and tetanus toxins. 5. Symp. Soc. Gen. Microbiol. London: Cambridge Univ. Press 1955.

Protozoen als Krankheitserreger.

Von

Ernst Georg Nauck, Hamburg.

Mit 25 Abbildungen.

Einleitung.

Protozoen oder tierische Einzeller sind als Parasiten beim Menschen und bei Wirbeltieren weit verbreitet. Als Endoparasiten siedeln sie sich im Verdauungskanal, im Gewebe verschiedener Organe, im Blut und in anderen Körperflüssigkeiten an und wirken durch ihre Lebenstätigkeit in unterschiedlicher Weise auf ihre Wirte ein. Die große Mehrzahl der parasitischen Protozoen ist nicht pathogen. Diese Protozoen leben als Commensalen auf Kosten des Wirtes und von dessen Körpersubstanz, ohne ihm Schaden zuzufügen oder sein Gedeihen zu beeinträchtigen. Nur ein kleiner Teil der Protozoen, die Mensch und Tier befallen, ist obligat oder fakultativ pathogen, schädigt den Wirt und verursacht Krankheiten, die einerseits vom Verhalten der Parasiten, andererseits von der Reaktionsweise des Wirtsorganismus bestimmt werden. Die Betrachtung pathogenetischer Zusammenhänge vom Standpunkt der allgemeinen Pathologie muß deshalb von den Wechselbeziehungen zwischen Parasit und Wirt ausgehen. Die biologischen Grundlagen der parasitären Entwicklung, der morphologische Aufbau und die biochemische Struktur, Nahrungsbedarf und Stoffwechsel, Entwicklung und Fortpflanzung der Parasiten müssen in ihrer Abhängigkeit vom Wirtsorganismus erfaßt und unter dem Gesichtswinkel der Auseinandersetzung und gegenseitigen Anpassung, der Aggression und Abwehr in den Beziehungen zwischen Parasit und Wirt betrachtet werden. Es ist deshalb notwendig, die Darstellung nicht ausschließlich auf menschenpathogene Protozoen zu beschränken, sondern auch auf parasitische Protozoen der Tiere auszudehnen, soweit sie für die menschliche Pathologie von Belang sind oder als Objekte experimenteller Forschung dienen. Dies ist um so notwendiger, als die meisten pathogenen Protozoen ein breites Infektionsspektrum haben und viele Protozoenarten nicht nur unmittelbar von Mensch zu Mensch übertragen werden, sondern vom Tier auf den Menschen gelangen. Ebenso unvermeidlich ist es, die apathogenen Protozoen in die Betrachtung einzuschließen oder sie zum Vergleich heranzuziehen. Die Darstellung bedarf andererseits einer Begrenzung in bezug auf die Behandlung spezieller parasitologischer Fragen, die in das Gebiet der Protozoenkunde gehören.

I. Klassifikation der Protozoen des Menschen.

Die systematische Aufgliederung in Klassen, Familien und Gattungen gründet sich bei dem Stamm der Protozoen auf physiologische Merkmale, Art der Fortbewegung und Vermehrungsweise. Die menschenpathogenen Protozoen gehören zu den durch ihre Bewegung gekennzeichneten drei Klassen der Flagellaten *Mastigophora* (Geißeltierchen), *Rhizopoda* (Amöben, Wurzelfüßler) und *Ciliata* oder *Ciliophora* (Wimpertierchen). Die Klasse der *Sporozoa* schließt heterogene Arten ein, die sehr verschiedene Verwandtschaftsbeziehungen haben. Ihr gemeinsames Merkmal ist das ausschließlich parasitische Dasein und die Vermehrung durch „zahlreiche Sprößlinge" und „Sporenbildung" in bestimmten Phasen ihrer Entwicklung. Zu den sporen- bzw. sporozoitenbildenden Protozoen im engeren Sinne gehören die menschenpathogenen Arten der Ordnungen *Coccidia* mit der Unterordnung *Haemosporidia*.

Tabelle 1. *Protozoen des Menschen.*
Stamm: Protozoa
Unterstamm: Plasmodroma

Art	Gattung	Familie	Ordnung	Klasse
T. gambiense T. rhodesiense T. cruzi T. rangeli	Trypanosoma	Trypanosomidae	Protomonadina	Mastigophora (Flagellata)
L. donovani L. tropica L. brasiliensis	Leishmania			
E. hominis	Enteromonas	Cercomonadidae		
R. intestinalis	Retortomonas	Retortomonadidae		
Ch. mesnili	Chilomastix			
L. intestinalis	Lamblia	Distomatidae		
T. hominis T. tenax T. vaginalis	Trichomonas	Trichomonadidae	Polymastigina	
T. fecalis	Tritrichomonas			
P. ardin delteili	Pentatrichomonas			
E. gingivalis E. coli E. histolytica E. hartmanni	Entamoeba	Amoebidae	Amoebina	Rhizopoda (Sarcodina)
J. bütschlii	Jodamoeba			
E. nana	Endolimax			
D. fragilis	Dientamoeba			

Stamm: Protozoa
Unterstamm: Plasmodroma

Art	Gattung	Familie	Unterordnung	Ordnung	Unterklasse	Klasse
P. vivax P. ovale P. malariae P. falciparum	Plasmodium	Plasmodiidae	Haemosporidia	Coccidia	Telo- sporidia	Sporozoa
I. belli I. hominis	Isospora	Eimeridae	Eimeridea			
	Sarcocystis				Sarco- sporidia	
T. gondii	Toxoplasma					Incerta sedis

Unterstamm: Ciliophora

| B. coli | Balantidium | Balantididae | Heterotricha | Spirotricha | | Eucili-
ata |

Die systematische Stellung der *Sarcosporidia*, die von manchen Parasitologen zu den *Sporozoa* gerechnet werden, ist nicht eindeutig geklärt, und es wurde sogar die Vermutung geäußert, daß es sich bei den Sarcosporidien nicht um Protozoen, sondern um Pilzelemente handele. Solange eine Entscheidung aussteht, werden die Sarcosporidien zunächst noch als Protozoen angesehen werden müssen. Noch nicht endgültig entschieden ist auch die systematische Einordnung der Gattung *Toxoplasma*. *Toxoplasma gondii* wird von der Mehrzahl der Autoren zu den *Protozoa* unbekannter systematischer Stellung gezählt, gehört aber sicherlich nicht zu der Klasse der *Sporozoa*. Während Biocca (1949) verwandtschaftliche Beziehungen zu den Sarcosporidien annahm, vertrat Westphal (1954) die Ansicht, daß die Toxoplasmen zu den Flagellaten gehörten und in die Familie der *Trypanosomidae* einzuordnen seien.

Auf Einzelheiten der Taxonomie und der zoologischen Systematik kann im Rahmen dieses Kapitels nicht eingegangen werden. Eine Übersicht der parasitischen Protozoen des Menschen und ihrer systematischen Zuordnung findet sich in einer Tabelle, die in den Grundzügen der von Reichenow angegebenen Klassifizierung folgt.

II. Allgemeine Morphologie und Biologie der Protozoen.

1. Begriff der Einzelligkeit.

Als einzellige tierische Lebewesen unterscheiden sich die Protozoen grundsätzlich von den aus vielen Zellen bestehenden Metazoen. Es sind Organismen, die morphologisch durch das Vorhandensein eines Zelleibes *(Cytoplasma)* und mindestens eines Zellkernes *(Karyoplasma)* gekennzeichnet sind. Der aus Protoplasma bestehende Körper der Protozoen ist Träger aller Lebensfunktionen, die bei höheren Lebewesen auf differenzierte Gewebe und Organe verteilt sind: Reizbeantwortung, Bewegung, Stoffwechsel, Wachstum, Fortpflanzung. In seiner strukturellen Besonderheit und in der Vielseitigkeit seiner Funktionen als selbständiger Organismus erreicht das einzellige Lebewesen eine Kompliziertheit, die es von einseitig differenzierten Metazoenzellen unterscheidet.

Die komplexe Struktur und die andersartige Organisation der Protozoen haben Dobell (1911) zu der Auffassung veranlaßt, daß der Zellbegriff auf Protozoen nicht anwendbar sei. Er glaubte, daß diese ebenso wie höhere Tiere einen Gesamtorganismus darstellen und als „nichtcellulär" definiert werden müßten, weil ihre Organisation der Gesamtheit aller Zellen entspräche, die den Körper eines vielzelligen Lebewesens aufbauen. Auch andere Biologen haben die Auffassung geteilt, daß die Einzelligkeit bei Protozoen nicht als universell bezeichnet werden könne, und daß die Protozoen als nichtzellige Organismen den vielzelligen Organismen gegenüberstünden. Kofoid (1929) vertrat den Standpunkt, daß es unicelluläre und multicelluläre Protozoen gäbe, und daß die Vielzelligkeit einzelner Protozoenarten einem „syncytialen" Gewebe gleichkäme. Auch andere amerikanische Autoren schließen sich dieser Meinung an, wenn sie erklären, daß eine Trennung von Protozoen und Metazoen in Grenzfällen schwierig sei und von rein taxonomischen Gesichtspunkten beeinflußt würde.

Gegenüber den von Dobell und seinen Anhängern vertretenen Ansichten ist mit Recht hervorgehoben worden, daß die Auffassung der Protozoen als einzellige Organismen durchaus begründet ist[1]. Die Beschränkung des Zellbegriffes auf Elemente der vielzelligen Organismen ist willkürlich und schafft künstliche Gegensätze. Auch Metazoenzellen können sich losgelöst aus ihrem Verband, wie selbständige Organismen verhalten, und umgekehrt stimmen strukturelle Merkmale und Art der Fortpflanzung bei der großen Mehrzahl der Protozoen mit denen bei Metazoenzellen überein, so daß die Protozoen als „echte Zellen" erscheinen und nach der am besten begründeten Begriffsbestimmung als einzellige tierische Organismen gelten können, wobei dem Begriff der Zelleinheit die Einheit der äußeren Begrenzung zugrunde gelegt wird. Eine scharfe begriffliche Trennung von

---

[1] Doflein-Reichenow 1953.

Bakterien, mit denen die Protozoen in ihrer Einzelligkeit übereinstimmen, ist nicht möglich, wenn es sich auch bei Bakterien im allgemeinen um kleinere und einfacher organisierte Lebewesen handelt[1].

2. Entwicklung und Fortpflanzung.

Die Mehrzahl der Protozoen pflanzt sich durch ungeschlechtliche Vermehrung fort, d. h. durch einfache Teilung, die der Vermehrung von Zellelementen bei Metazoen vergleichbar ist. Dabei zerfallen herangewachsene Organismen nach vorausgegangener Kernteilung in gleich große Individuen (Zweiteilung), oder es kommt durch wiederholte Zweiteilung der Kerne zu multiplen Kernteilungen mit anschließendem Zerfall des Gesamtkörpers (Vielfachteilung). Bei Flagellaten kommt es stets zu einer Längsteilung, die Ciliophoren vermehren sich normalerweise durch Querteilung. Die Vielfachteilung ist als Schizogonie besonders kennzeichnend für die Entwicklung der Telosporidien. Die Sporozoen machen außer ihrer ungeschlechtlichen Vermehrung eine sexuelle Entwicklungsphase durch, die als Gametogonie oder Sporogonie bezeichnet wird und meistens mit einem Generationswechsel, d. h. einer Aufeinanderfolge von ungeschlechtlicher und geschlechtlicher Entwicklung, verbunden ist.

Während Befruchtungsvorgänge bei parasitischen Amöben und Flagellaten anscheinend fehlen oder nicht erwiesen sind, treten sie bei Sporozoen regelmäßig, bei Infusorien nur gelegentlich auf. Dabei kann es sich um eine vorübergehende Vereinigung oder Konjugation zweier Individuen mit Kernaustausch handeln, wie sie bei Infusorien zu beobachten ist, oder um eine Kopulation, bei der die als Gameten (männlich oder weiblich) differenzierten Gesamtindividuen miteinander verschmelzen.

3. Morphologie.

Größe, Gestalt und Körper zeigen bei Protozoen erhebliche Unterschiede und sind z. T. das Ergebnis von Anpassungsvorgängen an die Umgebung. Sofern keine feste Körperhülle vorhanden ist oder die äußere Form durch Druck von außen oder durch eine Kontraktion des Cytoplasmas verändert wird, besteht bei vielen Protozoen die Neigung, eine kugelförmige Gestalt anzunehmen. Amöben besitzen keine Zellmembran, ihre Form ist unbeständig und ändert sich unter der für sie typischen Bewegung durch Ausstrecken von Protoplasma-Fortsätzen. Bei Flagellaten und Ciliaten ist der Körper von einer elastischen Membran umhüllt und praktisch konstant. Komplizierte Fibrillengerüste können die Hülle durch fädige Einlagerungen stützen und die Körpergestalt festigen, oder es finden sich Stützelemente in Form eines aus gebündelten Fibrillen bestehenden Achsenstabes, der sich bei Trichomonaden durch das Körperinnere erstreckt.

Die zu den Protozoen gehörenden Organismen zeichnen sich durch einen großen Formenreichtum aus und ändern in verschiedenen Phasen der Entwicklung ihre äußere Gestalt. Verbreitet ist eine auch bei parasitischen Protozoen vorkommende Ausscheidung von festen Hüllen an der Oberfläche. Der als *Cystenbildung* bezeichnete Vorgang gestattet den Parasiten, ungünstige Lebensbedingungen zu überdauern. Darmprotozoen, die im Cystenstadium ausgeschieden werden, können äußeren Einflüssen widerstehen, bis sie auf neue Wirte gelangen und im Darm unter dem Einfluß von Verdauungssäften wieder aus der Hülle ausschlüpfen und ihre vegetative Form annehmen (Amöben, Balantidien, Lamblien). Eine große Zahl pathogener Protozoen wird nur durch Insekten auf den Menschen übertragen und macht im Menschen oder im Insekt oder in beiden Wirten einen

---

[1] GRELL 1956.

mit Gestaltwandel und Formenwechsel verbundenen Entwicklungscyclus durch (Plasmodien, Trypanosomen).

Der *Zellkörper* besteht bei Protozoen aus einem einheitlichen Grundplasma, das im Leben farblos, homogen oder granuliert erscheint und Nahrungsbestandteile oder Stoffwechselprodukte enthalten kann (Eiweißschollen, Fetttropfen, Stärkekörner, Pigment). Außerdem sind die Protozoen mit bestimmten Differenzierungen ausgestattet, die darauf beruhen, daß die Protozoenzellen nicht Teile eines Organismus, sondern Einzelwesen sind. Die größere morphologische Ausgestaltung findet ihren Ausdruck im Vorhandensein besonderer Organellen, die bestimmte Funktionen der Fortbewegung, Nahrungsaufnahme, Verdauung und Reizleitung erfüllen. Träger der Lebensvorgänge sind Eiweißkörper: aus Aminosäuren zusammengesetzte Proteine oder in Verbindung mit andersartigen Gruppen auftretende Proteide. Neben dem Eiweißkörper kommen im Grundplasma auch Kohlenhydrate, Fette und Lipoide vor. Ein wesentlicher mengenmäßig überwiegender Bestandteil ist das Wasser, in dem verschiedenartige Salze gelöst sind. Physikalisch handelt es sich im wesentlichen um hochmolekulare Stoffe, die dem Grundplasma die Eigenschaften eines Kolloidgemisches geben. Verschiedene kolloidale Zustände entsprechen allen möglichen Stufen einer dünnflüssigen bis gallertigen Konsistenz, durch die sich auch das gelartige Ektoplasma vom solartigen Endoplasma unterscheidet.

Das wesentliche Merkmal der Protozoenzelle ist das Vorhandensein mindestens eines *Zellkernes*. An dem Aufbau des Kernes sind als Strukturelemente Chromosomen, Nucleolarsubstanz, Kerngrundsubstanz und Kernmembran beteiligt. Chromosomen und Nucleolarsubstanz lassen sich mit basischen Farbstoffen darstellen. Sie enthalten Nucleinsäure, die sich mit bestimmten Eiweißkörpern zu Nucleoproteiden verbindet, hochmolekularen Polymerisaten der sog. Mononucleotide. Sie werden deshalb als Polynucleotide bezeichnet. Jedes Mononucleotid ist eine Verbindung von Phosphorsäure, einer Pentose und einer organischen Base verschiedener Herkunft (Purin- und Pyrimidinkörper). Es wird deshalb angenommen, daß es viele verschiedene Nucleinsäuren gibt, die sich zwei Grundtypen zuordnen lassen: der Desoxyribonucleinsäure(DNS) und der Ribonucleinsäure (RNS). Chromosomen enthalten beide Nucleinsäuretypen, wobei die DNS fast ausschließlich in den Chromosomen vorkommt. Die Nucleolarsubstanz enthält Ribonucleinsäure, die außerdem auch im Cytoplasma vorkommt[1]. Die Feulgensche Nuclealreaktion gestattet eine spezifische cytochemische Darstellung der DNS. Wegen weiterer Einzelheiten der Kernstruktur und der Kernteilung, auf die im Rahmen dieser Darstellung nicht eingegangen werden kann, muß auf neuere Spezialwerke verwiesen werden[2].

4. Bewegung.

Die Protozoen haben die Fähigkeit zur *Eigenbewegung*, die auf sehr verschiedene Weise zustande kommt. Die einfachste Form der Fortbewegung ist die einer Fließbewegung durch die Bildung von *Pseudopodien*, die ausgestreckt und wieder eingezogen werden. Die Ausbildung von Protoplasma-Fortsätzen, die vor allem bei Amöben *(Rhizopoda)* beobachtet wird, läßt eine Ortsveränderung zustande kommen und dient zugleich der Nahrungsaufnahme. Flagellaten besitzen Bewegungsorganellen in Form von frei schwingenden *Geißeln*, die schlagende oder rotierende Bewegungen ausführen. Sie nehmen ihren Ursprung an einem Basal-

---

[1] BAKER 1961.
[2] GRELL 1956.

korn, in dessen Nähe sich bei den *Trypanosomidae* ein als Blepharoplast bezeichnetes kernähnliches Gebilde befindet. Der Blepharoplast enthält Desoxyribonucleinsäure. Trotzdem entspricht er nicht einem Zellkern, weil er keine Chromosomen enthält und für die Zelle entbehrlich ist. Auch blepharoplastlose Trypanosomen sind lebensfähig. Die Geißel wird bei den Trypanosomen von einer protoplasmatischen undulierenden Membran begleitet, an der sie einen Randfaden bildet. Die *Ciliophora* sind an ihrer Oberfläche mit mehr oder weniger zahlreichen kurzen *Wimpern* besetzt, deren Bewegung in besonderer Weise koordiniert ist und sich in Wellen fortsetzt. Dadurch kommt es zu einer für die Ciliaten charakteristischen Vorwärtsbewegung. Die Cilien entspringen an Basalkörnern, einer Art Bildungszentren, die im Ektoplasma unmittelbar unter der Oberflächenmembran liegen, und sind in besonderer, für die einzelnen Arten charakteristischer Weise angeordnet. Das Netzwerk von Fibrillen gehört möglicherweise zu einem komplexen neuromotorischen Apparat.

Die *Sporozoa* sind nicht durch eine bestimmte Bewegungsweise gekennzeichnet. Bei gewissen Entwicklungsstadien der *Coccidia* und *Haemosporidia* wird eine gleitende Bewegung beobachtet, die ohne die Hilfe sichtbarer Bewegungsorganellen und ohne Formveränderung des Körpers zustande kommt. Die Fortbewegung steht möglicherweise in Zusammenhang mit der Ausscheidung schleimartiger Substanzen, die durch einen Quellungsdruck den Körper vorwärtsschieben. Elektronenoptische Untersuchungen haben bei einigen Formen (Sporozoiten der Plasmodien, Toxoplasmen) fibrilläre Strukturen erkennen lassen, die vielleicht bei dem Zustandekommen einer Eigenbewegung mitwirken.

Allen Lebenserscheinungen liegen Reaktionen auf bestimmte *Reize* zugrunde. Auch bei den Protozoen kommt es zu der Beantwortung bestimmter Reize, die auf einer Irritabilität ihres Protoplasmas beruhen. Zu den Reaktionen, die durch bestimmte Reize ausgelöst werden, gehören Bewegungen, Ausweichen vor schädigenden Faktoren der Umwelt, Nahrungsaufnahme, Weiterentwicklung bei Wirtswechsel, Cystenbildung u. a. Bei den Bewegungsreaktionen kommt es zu Ortsveränderungen in der Richtung nach der Reizquelle oder von dieser fort, wobei diese Reize chemischer, mechanischer, thermischer oder elektrischer Art sein können. Durch solche Bewegungsreaktionen oder Taxien gelangen die Protozoen jeweils an die Orte der für sie günstigsten Lebensbedingungen, oder sie schützen sich vor schädigenden Einflüssen. Bei parasitischen Protozoen sind es im wesentlichen chemotaktische Einflüsse, die für die Pathogenese wichtige Vorgänge auslösen, wie Wanderung durch den Körper ihres Wirtes, Auswahl bestimmter Organe für ihre Ansiedelung und Affinität gegenüber bestimmten Zellen bei intracellulärer Entwicklung.

III. Physiologie der parasitischen Protozoen.

Die Kenntnis der chemischen Konstitution, der Natur der Nahrungsstoffe und der Stoffwechselvorgänge ist bei den Protozoen noch in vieler Hinsicht fragmentarisch. Die erste zusammenfassende Darstellung über den Stoffwechsel der Protozoen wurde 1935 von v. BRAND publiziert, und seit dieser Zeit hat es nicht an Versuchen gefehlt, die biochemischen Eigenschaften und die Physiologie der Protozoen eingehend zu erforschen. Trotz technischer Schwierigkeiten liegen zahlreiche Beobachtungen über Energiequellen und Stoffwechselvorgänge vor, die durch eine Zusammenarbeit von Protozoologen und Biochemikern gemacht wurden und gewisse Grundlagen für das Verständnis pathogenetischer Vorgänge geschaffen haben.

1. Nahrungsaufnahme, Aufbau der Körpersubstanz und Reservestoffe.

Der Aufbau der Körpersubstanz erfolgt bei Protozoen durch *Aufnahme von Nahrungsstoffen*, deren Abbau oder Umwandlung die notwendige Energie für die Leistungen des Zellkörpers liefern. Die Protozoen nehmen als Nahrung geformte Bestandteile und gelöste Stoffe auf.

Die *Aufnahme fester Nahrung* hängt von Lebensweise und Oberflächenbeschaffenheit der einzelnen Protozoen ab. Formen mit weicher Oberfläche und amöboider Bewegung können die in ihrer Nähe befindlichen Nahrungspartikel umfließen und in ihr Endoplasma aufnehmen. Als geformte Nahrung dienen den Darmprotozoen Bakterien, Hefepilze, Zelltrümmer oder rote Blutkörperchen. Die Aufnahme von Erythrocyten ist kennzeichnend für die in die Darmwand eindringende Form der *Entamoeba histolytica*. Formen, deren Oberfläche von einer kräftigen Hülle gebildet wird, vermögen die Nahrung nur an einer bestimmten, zu einer Mundöffnung differenzierten Stelle aufzunehmen. Bei *Balantidium coli* befindet sich die Mundöffnung am Grunde einer trichterförmigen Vertiefung, in die die Nahrung durch die Wimperbewegung hineingetrieben wird. Stärkekörner, Erythrocyten, Gewebsbestandteile und Fetttröpfchen werden durch die Mundöffnung aufgenommen und in Vacuolen verdaut. Die Nahrungsreste werden durch das Cytopygium ausgeschieden.

Die *Aufnahme gelöster organischer Substanzen* durch die gesamte Körperoberfläche ist bei parasitischen Protozoen besonders verbreitet. Die parasitischen Protozoen leben in ihren Wirtstieren im Gewebe, in den Körperflüssigkeiten oder im Darminhalt und können die ihnen an dem betreffenden Ort gebotenen Nährstoffe unmittelbar aufnehmen. Unter den Darmflagellaten sind es die Lamblien, die keine Mundbildung aufweisen, und bei denen eine Aufnahme geformter Nahrung nicht beobachtet wird. Die Ruhramöbe *E. histolytica* kann, wie bereits erwähnt, rote Blutkörperchen enthalten, ernährt sich aber vorwiegend, wenn nicht ausschließlich, von gelösten Stoffen. Von diesen Protozoen werden bestimmte Fermente ausgeschieden, die das umgebende Gewebe zerstören und die für ihre Ernährung notwendigen Substanzen in einen aufnahmefähigen Zustand überführen. Auch *Lamblia intestinalis* ernährt sich nur durch Aufnahme flüssiger Substanzen aus dem Darminhalt und erhält vielleicht auch Nahrungsstoffe aus den Epithelzellen durch den Saugnapf, mit dem sie dem Gewebe anhaftet. Trichomonaden nehmen geformte Nahrung auf, leben aber zum Teil von gelösten Substanzen, bei *Trichomonas vaginalis* besteht die Nahrung insbesondere aus dem von der Vaginalschleimhaut abgesonderten Glykogen.

Das *Blut* ist eine reichhaltige Quelle für Nahrungsstoffe (Blutflagellaten, Hämosporidien). Die Nahrungsaufnahme und die Stoffwechselvorgänge in ihren verschiedenartigen Abwandlungen hängen davon ab, ob es sich um obligate intracelluläre Parasiten oder um extracelluläre Organismen handelt. Als Energie- und Nahrungsquelle dienen den Malariaparasiten während ihrer erythrocytären Entwicklung die Substanz der roten Blutkörperchen und das Blutplasma. Das für ihre Wachstums- und Teilungsvorgänge benötigte Material wird direkt aus Bestandteilen der Erythrocyten gewonnen, oder es gelangen akzessorische wachstumsfördernde Substanzen durch die Zellmembran in das rote Blutkörperchen. Die Verwendung des Hämoglobins als Nahrungs- und Sauerstoffquelle bei der Plasmodienentwicklung ist zum Gegenstand eingehender Untersuchungen geworden (s. S. 63 und 66). Bei diesem Prozeß werden große Mengen von Hämoglobin von den in den Erythrocyten heranwachsenden Parasiten umgesetzt, wobei der Umfang der Hämoglobinverwertung je nach Plasmodienart und den einzelnen Phasen der Entwicklung verschieden ist. Die exoerythrocytären Stadien decken ihren Nahrungsbedarf aus anderen Quellen. Ihr Stoffwechsel ist nicht näher bekannt, sie unterscheiden sich aber grundsätzlich von den erythrocytären Formen dadurch, daß sie kein Pigment anhäufen, d. h. kein Hämatin bilden, das als charakteristisches Endprodukt der Hämoglobinverwertung entsteht[1].

Weit verbreitet ist bei Protozoen die Fähigkeit, *Stärke* zu lösen. Bei *E. histolytica*, ebenso bei Lamblien zeigt der Ausfall der Jodreaktion an, daß Stärke als wesentlicher Nahrungsbestandteil aufgenommen und in Glykogen umgewandelt wird. Die aufgenommenen organischen Substanzen werden im Betriebsstoffwechsel der Protozoen unmittelbar verwendet, oder sie werden im Protoplasma angesammelt, um bei besonderer Beanspruchung oder bei Nahrungsmangel verbraucht zu werden. Solche Reservestoffe werden besonders reichlich vor der Bildung von Dauercysten in Form von Stärkekörnern, Glykogen oder glykogenähnlichen Substanzen gespeichert, die sich nach Jodbehandlung (Lugolsche Lösung) braun oder braunviolett färben. Protozoen, die ganz oder fast ganz anaerob sind, besonders auch parasitische Amöben, speichern diese Reservestoffe reichlich in ihren Cysten an. Auffällig ist die große Glykogenvacuole bei *Jodamoeba bütschlii*, deren Gattungsname von der kräftigen Jodreaktion dieser Vacuolen herrührt. Die Menge des Reservestoffes nimmt mit der Dauer des Aufenthaltes im abgesetzten Kot allmählich ab. Die *Trypanosomidae* scheinen kein Glykogen zu speichern[2], ebenso ist es unwahrscheinlich, daß das Glykogen bei Leishmanien eine Rolle spielt.

Eiweißartige Stickstoffverbindungen finden im Betriebsstoffwechsel nur ausnahmsweise bei Mangel an Kohlenhydraten und Fett Verwendung, sie werden hauptsächlich im Aufbaustoffwechsel verbraucht. Das Auftreten von Reservestoffen in Form von Eiweißgranula ist deshalb nicht regelmäßig zu erwarten oder nur in Verbindung mit dem *Volutin*. Dieses findet sich im Protoplasma gefärbter Protozoen in kleinen Körnern, die sich durch eine starke Affinität zu basischen Farbstoffen auszeichnen. Sie färben sich „metachromatisch" und finden sich bei Protozoen aller Klassen mit Ausnahme der Infusorien. MEYER (s. REICHENOW), der diesem Reservestoff den Namen „Volutin" gab, kam auf Grund mikrochemischer Reaktionen zu dem Ergebnis, daß es sich um eine Nucleinsäureverbindung handelte. REICHENOW (1929) schloß sich dieser Auffassung an und konnte feststellen, daß das Volutin in phosphorfreiem Medium schnell verbraucht und nicht wieder neu gebildet wird. In phosphorreichen Medien wird Volutin in großen Mengen gespeichert, um bei Erschöpfung des Mediums wieder abgebaut zu werden. Wahrscheinlich ist das Volutin nicht eine Nucleinsäureverbindung, sondern freie Nucleinsäure. Mit der Nucleinsäurenatur stimmt der Befund überein, daß das Volutin ein besonderer Reservestoff für die Kernsubstanz ist. Es wird reichlich gebildet, ehe es zu starker Kernvermehrung kommt, und wird während der Kernteilung allmählich verbraucht, besonders bei multipler Vermehrung und zahlreichen aufeinanderfolgenden Teilungen. Das Volutin scheint die Antikörperbildung zu steigern und besitzt vielleicht immunologische Bedeutung. Granula werden auch nach Chemotherapie beobachtet und werden durch Einfluß von Antikörpern gebildet, oder sie sind Aggregate aus anderen Zellstrukturen (z. B. Mitochondrien), die durch chemotherapeutische Einflüsse verändert werden. Art und Verteilung von cytoplasmatischen Einschlüssen bei *T. rhodesiense* stehen in Beziehung zu epidemiologischen Besonderheiten. Die geographischen Unterschiede im Vorkommen dieser Einschlüsse entsprechen dem Auftreten vorwiegend akuter oder chronischer Formen (Stämme aus Bechuanaland — große dichte Einschlüsse, am Victoria-See — kleine Einschlüsse[3]).

---

[1] Literatur bei v. BRAND 1952.   [2] KRIJGSMAN 1936, LILLIE 1947.   [3] ORMEROD 1960, 1961.

Fett findet sich als Reservestoff bei Protozoen aller Klassen ziemlich allgemein verbreitet. Fetttröpfchen werden morphologisch bei vielen parasitischen Protozoen gefunden (in Coccidien, weniger häufig in parasitischen Amöben und Flagellaten, regelmäßig in parasitischen Ciliaten). Über die Ausnutzung von Fett als Nahrungsmittel lauten die Angaben widerspruchsvoll, da die einzelnen Fettarten offenbar recht unterschiedlich verwertet werden. Das Auftreten von Fett als Reservestoff scheint nicht von aufgenommenen Fettsubstanzen abzuhängen, es wird vorwiegend aus Kohlenhydraten, besonders aus Stärke, gebildet.

Es hat sich herausgestellt, daß auch die einzelligen tierischen Organismen besondere *Wuchsstoffe oder Vitamine* brauchen. Diese in kleinsten Mengen wirksamen Stoffe ermöglichen eine Verwertung der Nahrung zum Aufbau von Eiweißmolekülen und fördern das Wachstum. Parasitische Protozoen, welche die nötigen Wuchsstoffe nicht mehr selbst hervorbringen, benötigen — wie Untersuchungen von A. LWOFF (1938) an Kulturen erwiesen haben — die Zugabe von Aneurin (Vitamin B_1), Ascorbinsäure (Vitamin C) und Cholesterin. Im Gehalt an Vitamin C bestehen bei parasitischen Protozoen große Unterschiede. Das Auftreten von Vitamin C-Körnern ist bei Trypanosomen beschrieben worden, und es ist wahrscheinlich, daß dieses Vitamin vom Wirt absorbiert wird. Die Zahl der Vitaminkörnchen in den Parasiten nahm zu, wenn der Ascorbinsäure-Spiegel im Blut nach Injektion einer Vitaminlösung erhöht war. Die Zuverlässigkeit der Nachweismethode ist allerdings angezweifelt worden[1].

Bei der Umsetzung der als Nahrung aufgenommenen Stoffe entstehen *Neben- und Endprodukte*, die als Einschlüsse im Protoplasma abgelagert oder ausgeschieden werden. Geformte Nahrungselemente werden in sog. „Nahrungsvacuolen" eingeschlossen und verdaut. Die verwertbaren Stoffe diffundieren in das umgebende Protoplasma, während unverdauliche Reste zurückbleiben oder abgestoßen werden, indem die Vacuolen an die Oberfläche treten und ihren Inhalt entleeren. Bei Protozoen von bestimmter Dauergestalt geschieht dies durch eine Afterstelle. Bei Amöben kann die Ausscheidung an einer beliebigen Stelle der Körperoberfläche erfolgen.

Zu den Stoffwechselprodukten gehören außer unbrauchbaren Nahrungsresten auch solche, die als Exkrete oder Sekrete im Leben des Organismus eine Rolle spielen und durch Diffusion, Sekretion oder durch besondere Zellorganellen an die Oberfläche und in das umgebende Medium gelangen. Die zu den *Sekreten* gehörenden Ausscheidungsprodukte können mannigfacher Art sein und verschiedenen Zwecken dienen: Schleimsubstanzen, die zum Fang der Beute dienen oder eine Anheftung bei Bewegungsvorgängen ermöglichen; Substanzen, deren Ausscheidung als Material für eine Hüllenbildung oder zur Festigung der Cystenwand dienen; bei parasitischen Protozoen sind es proteolytische Enzyme, Hämolysine, Cytolysine, toxische und antigene Substanzen, die als Sekrete ausgeschieden werden und von pathogenetischer Bedeutung sind. Zu den *Exkreten* gehören bei vielen Protozoen Körnchen oder Kristalle, die verschiedene Farbe aufweisen und als Pigmente bezeichnet werden. Das braune Pigment der Malariaparasiten besteht aus Hämatin als Umwandlungsprodukt des Hämoglobins der roten Blutkörperchen. Die Ausscheidung erfolgt bei der Vermehrung, wenn die erwachsene Form in Merozoiten zerfällt und ein „Restkörper" zurückbleibt, ein Protoplasmaanteil, in dem neben anderen nicht mehr verwertbaren Substanzen zusammengeballtes Pigment enthalten ist. Elektronenoptische Untersuchungen an Malariaparasiten [Haemamoeba (= Plasmodium) gallinaceum] ergaben, daß kontraktile Elemente und Organellen vorhanden sind, die sekretorische Funk-

---

[1] v. BRAND 1952, ALLEN et al. 1960.

tionen haben. Sie produzieren ein proteolytisches Enzym, das die Sporozoiten befähigt, in Wirtszellen einzudringen[1].

2. Atmung.

Die Protozoen sind in sehr verschiedenem Maße von dem *Sauerstoffgehalt der Umgebung* abhängig. Sie besitzen keine Respirationsorgane, sie atmen direkt, indem sie den für die Oxydationsvorgänge notwendigen Sauerstoff aufnehmen und Kohlendioxyd abgeben, oder indirekt, indem sie den Sauerstoff ausnutzen, der durch Einwirkung von Fermenten aus komplexen Substanzen frei wird.

Man unterscheidet bei den Protozoen zwischen *Oxybionten* und *Anoxybionten*. Vollkommen anoxybiontisch sind die Parasiten im Darmlumen warmblütiger Wirbeltiere. Die Lokalisation der Amöbeninfektion im Dickdarm berechtigt zu der Annahme, daß auch hier — übereinstimmend mit dem Verhalten in vitro — die Anaerobiose für die Ansiedlung und für das Wachstum der Amöben im Darmlumen besonders wichtig ist, und daß auch im Darm enge Beziehungen zwischen Amöben und Bakterienflora bestehen. Bei den oxybiontischen Formen wird der Sauerstoff durch die Zelloberfläche aus dem umgebenden Medium aufgenommen und ebenso das Kohlendioxyd an der Oberfläche des Körpers ausgeschieden. Gefördert wird der Gaswechsel durch Bewegungsorganellen, Geißeln oder Wimpern, die dafür sorgen, daß der Organismus mit frischem Medium in Berührung kommt. Blutparasiten können den Sauerstoff dem Medium in elementarer Form entnehmen, oder sie decken ihren Sauerstoffbedarf — wenn es sich um Parasiten der roten Blutkörperchen handelt — aus dem Oxyhämoglobin der Wirtszelle. Eine Errechnung des Sauerstoffverbrauchs bei dem Vogelparasiten *Plasmodium cathemerium* ergab eine erhebliche Steigerung der Kernvermehrung[2] als Ausdruck einer Erhöhung der Betriebsenergie durch Oxydationsvorgänge. Zu gleichem Ergebnis führten Untersuchungen an *Plasmodium knowlesi*[3]. Zell- und Gewebsparasiten werden wohl in derselben Weise aus den umgebenden Teilen ihres Wirtes versorgt.

Bei *Sauerstoffmangel* muß der Zellkörper die Betriebsenergie durch „intramolekulare" Atmung gewinnen, d. h. durch Spaltung hochmolekularer Stoffe. So kann die Energiegewinnung bei parasitischen, in sauerstoffarmem Milieu lebenden Formen aus gespeicherten Reservestoffen wie Glykogen erfolgen. Diese anoxydative Energiegewinnung spielt bei den an die niedrige Sauerstoffspannung angepaßten Organismen eine mehr oder weniger große Rolle.

Die Intensität der Sauerstoffaufnahme ist von der Sauerstoffspannung ziemlich unabhängig und wird von der Temperatur und dem Ernährungszustand der Zellindividuen beeinflußt. Vielfach vertragen selbst an ein sehr geringes Sauerstoffangebot angepaßte Organismen einen vollständigen Entzug von Sauerstoff nicht. Andererseits wirkt ein Überangebot an Sauerstoff giftig. Mit *P. berghei* infizierte Mäuse wurden komprimierter Luft und verdünnter Atmosphäre ausgesetzt (entsprechend dem Schwimmen unter Wasser oder dem Fliegen des Menschen). Es zeigte sich bei chronischer Infektion kein Einfluß. Bei akuter Infektion traten zufällige Änderungen auf; jedenfalls war bei niedrigem Druck kein Parasitenanstieg oder eine Änderung der Sterblichkeitsrate zu beobachten[4].

Bei Ciliaten konnte aus dem Vorhandensein einer Cyanempfindlichkeit auf das Fehlen eines — den Metazoen eigenen — *Atmungsfermentes* geschlossen werden. Eigenartige Unterschiede ergaben sich nach Untersuchungen von v. BRAND (1951) im Atmungsmechanismus in der Flagellatenfamilie der *Trypanosomidae*.

[1] GARNHAM et al. 1960.   [2] VELICK 1942.   [3] MAIER und COGGESHALL 1941.
[4] ALDIGHIERI et al. 1960.

Leptomonas- und *Leishmania*-Arten erwiesen sich als stark cyanempfindlich, ebenso die Trypanosomenarten *T. lewisi, T. cruzi* und *T. congolense,* und zwar sowohl Blut- wie Kulturformen[1]. Dagegen wurden Atmung und Beweglichkeit bei pathogenen Trypanosomen vom *brucei*-Typ *(T. equiperdum, T. brucei, T. rhodesiense)* nicht beeinträchtigt, sondern gesteigert[2]. Eine gewisse Cyanempfindlichkeit ergab sich für Kulturformen des zu der gleichen Gruppe gehörenden *T. gambiense*[3]. Es bestehen demnach Unterschiede im Atmungsmechanismus bei Entwicklungsstadien in Wirbeltieren und solchen in der Kultur, die den Entwicklungsstadien im Überträger entsprechen. Die Cyanunempfindlichkeit der Blutformen gewisser Trypanosomen kann als Fermentverlust durch Aufenthalt in einem günstigen Nährmedium gedeutet werden. Die Arten *Leptomonas* und *Leishmania* sowie *T. cruzi* haben offenbar die Fähigkeit verloren, eisenhaltiges Atmungsferment zu synthetisieren, und gedeihen deshalb nur auf bluthaltigen Nährböden.

3. Kohlenhydratstoffwechsel.

Viele Entoparasiten haben einen ausgesprochenen Kohlenhydratstoffwechsel. Formen, die im Darm unter anaeroben Bedingungen leben und keine Vorrichtungen zur Gewinnung von Sauerstoff aus der Umgebung haben, verwerten in erster Linie Kohlenhydrate als Energiequelle. In sauerstoffreicher Umgebung lebende Formen, z. B. Trypanosomen, können theoretisch die für die Erhaltung der Lebensvorgänge notwendigen Energien aus der Oxydation von Fett und Eiweiß beziehen. Trotzdem herrscht gerade bei den *Trypanosomidae* der Kohlenhydratstoffwechsel vor, so daß diese Protozoen als „Zuckerorganismen" bezeichnet worden sind.

Die Mehrzahl der Parasiten findet ihre Kohlenhydratquelle an ihrem normalen Entwicklungsort (Darminhalt, Blut, Liquor oder andere Körperflüssigkeiten und Sekrete), dabei ist Glucose die Zuckerart, die den Blut- und Gewebsparasiten am leichtesten zugänglich ist und von den meisten Parasiten verwendet wird. v. BRAND (1933) konnte nachweisen, daß bei *Trypanosoma brucei,* dem *T. gambiense* im Zuckerverbrauch gleichkommt, Glucose, Mannose, Maltose, Fructose und Galaktose im Verhältnis 100:86:50:21:9 verwertet werden, während Rohrzucker, Arabinose, Xylose und Lactose nicht verwertbar sind. Der Glucoseverbrauch von 1000 Millionen Individuen (Frischsubstanz etwa 60 mg) wurde von ihm auf 7,3—8,3 mg in der Stunde bei 37⁰ C errechnet. Bei *T. gambiense* betrug der Verbrauch sogar 15 mg[4]. Der Zuckerverbrauch schwankt bei den einzelnen Parasitenarten in erheblichen Grenzen, außerdem bestehen Unterschiede im Zuckerbedarf in den verschiedenen Entwicklungsstadien. Bei den afrikanischen pathogenen Trypanosomen erreicht der Glucoseverbrauch besonders hohe Werte[5], sie sind auf exogene Kohlenhydratquellen angewiesen und gehen bei Fehlen von Zucker schnell zugrunde[6]. In der Kultur brauchen die afrikanischen pathogenen Trypanosomen keinen Glucosezusatz[7], obwohl sie befähigt sind, vorhandenen Zucker zu verwerten. Die geringe im Nährmedium enthaltene Zuckermenge genügt in dieser Entwicklungsphase. *T. cruzi* wächst dagegen wesentlich besser, wenn dem Nährboden Glucose zugesetzt wird, während die Blutformen keinen nennenswerten Zuckerverbrauch zeigen. Kulturformen von *T. cruzi* verbrauchen demnach mehr Glucose als die Blutformen, bei *T. gambiense*

---

[1] CHRISTOPHERS und FULTON 1938.   [2] REINER, SMYTHE und PEDLOW 1936, MOULDER 1948.
[3] LWOFF 1933, 1951, v. BRAND und JOHNSON 1947, MOULDER 1947, 1948, KRIJGSMAN 1936.
[4] YORKE, ADAMS und MURGATROYD 1929.
[5] REGENDANZ und TROPP 1927, YORKE, ADAMS und MURGATROYD 1929, GEIGER, KLIGLER und COMAROFF 1930, REGENDANZ 1929, 1930, CHEN und GEILING 1946, v. BRAND 1933, 1938, v. BRAND und TOBIE 1948.
[6] v. BRAND 1933.   [7] REICHENOW 1937.

und *T. congolense* ist das Umgekehrte der Fall. Trehalose scheint bei frisch isolierten Stämmen von *T. rhodesiense* in der Kultur ebenso wie bei Tsetsefliegen eine Rolle bei dem Auftreten einer Infektiosität zu spielen. Trehalose wird nicht als solche verwendet, sondern durch ein Enzym zu Glucose hydrolysiert. Diese kann von den Trypanosomen verwendet werden. Das Enzym ist im Kaninchenserum, ebenso im Menschen-, Hunde- und Katzenblut enthalten (BOWMAN et al. 1960).

Alle bisher untersuchten Parasiten oxydieren den Zucker nicht vollständig zu Kohlendioxyd und Wasser. Dies ist unter anaeroben Verhältnissen eine Folge des Sauerstoffmangels. Das gilt aber auch für die aeroben Fermentierer, darunter für Trypanosomen, denen die für eine Vollendung der Oxydation notwendigen Enzyme offenbar fehlen[1]. Die unter aeroben und anaeroben Bedingungen erfolgende Vergärung ist insofern unwirtschaftlich, als ein Teil der im Kohlenhydratmolekül enthaltenen Energie ungenützt bleibt. Für den Parasiten ist die unvollkommene Oxydation ohne Bedeutung, weil er in seiner Umgebung einen Überfluß an Nahrungsstoffen findet. Für den Wirt kann die unvollkommene Ausnutzung der Nahrung nachteilig sein, wenn durch den Parasitenstoffwechsel toxische Endprodukte gebildet werden. Andererseits kann der Wirt unter Umständen Endprodukte des Parasitenstoffwechsels im eigenen Stoffwechsel verwerten wie die von afrikanischen pathogenen Trypanosomen produzierte Brenztraubensäure. Neben Kohlendioxyd entsteht bei der aeroben wie bei der anaeroben Fermentation u. a. Milchsäure, die aber von den Blutformen der Trypanosomen nicht gebildet wird[2]. Der Zuckerabbau geht bei den einzelnen Arten verschieden weit voran und bleibt auf verschiedenen Stufen der Glykolysekette stehen. Neuere Studien haben gezeigt, daß Phosphorylierungsvorgänge im Kohlenhydratstoffwechsel beteiligt sind, während ihr Vorkommen durch frühere Untersucher angezweifelt wurde[3].

Das Glykogen ist das bei allen Parasiten am weitesten verbreitete Polysaccharid. *Entamoeba histolytica* aus stärkehaltigem Kulturmedium enthält besonders reichlich Glykogen, und es besteht ein Parallelismus zwischen Stärkegehalt des Mediums, Grad der Stärkeaufnahme und Glykogenablagerung. Die als Nahrung dienenden Stärkekörner werden bei Amöben durch ein amylolytisches Enzym hydrolysiert und abgebaut[4]. Die endogenen Kohlenhydrate, besonders das Glykogen, dienen als Energiequelle, wenn auch die Energieerzeugung wahrscheinlich nicht der einzige Zweck der Glykogenspeicherung ist.

Das dem Glykogen nahe verwandte Paraglykogen wurde nur bei Protozoen gefunden. Ob die Unterscheidung zwischen Glykogen und Paraglykogen aufrechterhalten werden kann, ist aber fraglich, da die im mikroskopischen Präparat nachweisbaren Unterschiede in der Wasserlöslichkeit kein ausreichendes Kriterium darstellen[5].

4. Eiweiß- und Fettstoffwechsel.

Für die Synthese körpereigener Eiweißstoffe benötigen die Protozoen Stickstoff, der aus verschiedenen Quellen stammen kann. Parasitische Protozoen verwenden natürlich fremde Proteine für den Aufbau ihrer eigenen Eiweißkörper. Soweit es sich um höhere Abbauprodukte handelt, ist ein weiterer Abbau durch *proteolytische Fermente* erforderlich, um zu Verbindungen zu gelangen, die für den Aufbau der körpereigenen Eiweißstoffe brauchbar sind. Aus der Erfahrung, daß die Verdauung der Nahrungskörper bei alkalischer Reaktion vor sich geht, ist

---

[1] REINER, SMYTHE und PEDLOW 1936, MARSHALL 1948.   [2] v. BRAND 1951.
[3] REINER, SMYTHE und PEDLOW 1936, CHRISTOPHERS und FULTON 1938.
[4] HOPKINS und WARNER 1946.   [5] v. BRAND 1952.

auf die Wirksamkeit tryptischer Fermente zu schließen. *Entamoeba histolytica* löst die Zellen des von ihr befallenen Gewebes durch Ausscheidung eines proteolytischen Fermentes auf[1] und verwandelt sie in leicht resorbierbare Substanzen. Die Verdauung wird in diesem Fall bereits extracellulär eingeleitet und läßt sich in ihrem Ablauf auch aus dem Bild der histopathologischen Veränderungen ableiten. Die biologische Bedeutung des eiweißspaltenden Enzyms bei *E. histolytica* ist nicht einwandfrei geklärt. Es ist fraglich, ob es mit dem Enzym identisch ist, welches das die Stärkekörner umgebende Gluten verdaut[2], und ob es als echtes Verdauungsferment, das Nahrungsmaterial für eine Absorption vorbereitet, zu der Gruppe der proteolytischen Enzyme gehört.

Ob afrikanische pathogene Trypanosomen Energie aus Proteinabbau gewinnen, ist fraglich, und auch über die Verwendung von Fetten ist wenig bekannt. Bei Blutformen von *Trypanosoma evansi* und *T. brucei* sind Verdauungsenzyme (Lipasen), die bei frei lebenden Organismen gefunden wurden, nicht nachzuweisen. Diese Tatsache beruht wohl auf der Anpassung an das parasitische Dasein, da den Flagellaten im Blut des Wirtes alle notwendigen Nahrungsstoffe in leicht erreichbarer Form geboten sind. Ob Blutformen von *T. cruzi*, bei denen ein Zuckerstoffwechsel offenbar fehlt, einen stärkeren Eiweißstoffwechsel besitzen, ist noch ungeklärt. Kulturformen dieser Species verwenden bei Fehlen von Zucker in gleicher Weise, wie dies bei *Leishmania tropica* der Fall ist, Proteine[3]. Wenn auch tierische Organismen auf Kohlenhydrate oder Fett verzichten oder diese Substanzen bei der Energieerzeugung ausgetauscht werden können, so müssen sie doch ein Minimum von stickstoffhaltigem Material aufnehmen. Dieses dient nicht nur als Energiequelle, sondern ist zum Protoplasmaaufbau während des Wachstums ebenso unentbehrlich wie für einen Ersatz von älterem Protoplasma in den erwachsenen Organismen oder für die Erhaltung der Enzymkomplexe in den Zellen.

Zu einer Proteinsynthese in größerem Maßstab kommt es bei der Infektion kleiner Nager mit *pathogenen Trypanosomen*. Es kann deshalb nicht daran gezweifelt werden, daß die Trypanosomen während ihrer schnellen Vermehrung über einen gutentwickelten synthetischen Proteinstoffwechsel verfügen[4]. Wenn es auch feststeht, daß alle Parasiten — Protozoen und Metazoen — organische Stickstoffverbindungen für ihre synthetischen Prozesse brauchen, so bereitet es doch große Schwierigkeiten festzustellen, welches die einfachsten Verbindungen sind, die zum Aufbau ihres Protoplasmas dienen. Diese Schwierigkeiten beruhen vor allem darin, daß Parasiten nur selten auf chemisch wohldefinierten Medien gezüchtet werden können und deshalb keine sicheren Schlußfolgerungen möglich sind.

Ein Beispiel für ausgesprochene Protoplasmasynthese liefern die *Malariaparasiten*. Plasmodien sind befähigt, Kohlenhydrate abzubauen, Hämoglobin zu spalten, eine Vielzahl von Proteinen zu synthetisieren und große Mengen von Lipoiden zu bilden. Diese Prozesse sind eng miteinander verknüpft und von großer Bedeutung für das schnelle Wachstum und die Vermehrung der Parasiten. Die Hälfte der durch Zerstörung der Erythrocyten freiwerdenden Aminosäuren wird bei *Plasmodium knowlesi* für die Synthese des Parasitenkörpers gebraucht. Besonders wesentlich für das Wachstum dieser Parasiten ist Methionin, wichtig sind aber auch andere Aminosäuren[5]. Schnell wachsende Parasiten müssen zweifel-

---

[1] CRAIG 1927, JARUMILINTA und MAEGRAITH 1961.
[2] ANDERSON und HANSEN 1947, NAKAMURA und EDWARDS jr. 1959, 1961.
[3] v. BRAND et al. 1946, 1949, SALLE und SCHMIDT 1928, SALLE 1931.
[4] MORACZEWSKI und KELSEY 1948.
[5] MCKEE, GEIMAN und COBBEY 1947, MCKEE und GEIMAN 1948, COOK et al. 1961.

los große Mengen von Nucleinsäuren synthetisieren. BALL et al. (1945, 1948) errechneten, daß 5mal 10^{12} parasitenhaltige Erythrocyten ($=481$ g) 5,456 g mehr Nucleinsäuren enthalten als normale rote Blutkörperchen. Sie schließen aus in vitro-Studien, daß die Parasiten eigene Nucleinsäuren aus einfachen Verbindungen synthetisieren. Ausschlaggebend ist die Fähigkeit der Plasmodien, Erythrocyten und Plasmabestandteile für ihren Stoffwechsel zu verwerten. Im Gegensatz zu anderen Blutprotozoen verfügen die Malariaparasiten über einen vielseitigen Stoffwechsel.

Enzymatische Prozesse, die den Malariaparasiten auszeichnen, fehlen bei Trypanosomen, obwohl diese nicht unmittelbar von Wirtszellen abhängig sind. So sind Trypanosomen nicht in der Lage, Proteine zu hydrolysieren, ihr endogener oxydativer Stoffwechsel ist unbedeutend. Leishmanien verwenden dagegen sowohl Kohlenhydrate als Proteine. Auch Leishmanien benötigen für ihr Wachstum die Gegenwart von Blut, doch ist ihr tatsächlicher Bedarf an Eiweiß und Aminosäuren noch nicht näher bekannt. Bei Fehlen von Glucose steigern sich sogar die proteolytischen Fähigkeiten dieser Organismen, andererseits führt eine Zugabe von Zucker zu Kulturen von *Leishmania tropica* und *Leishmania donovani* zu einer Einsparung von Eiweiß als Ausdruck für die Bevorzugung der Kohlenhydrate.

Die gleichen Erscheinungen wurden an Kulturen von *T. cruzi* beobachtet, wenn der im Nährboden enthaltene Zucker aufgebraucht war oder das Medium von vornherein keinen Zucker enthielt[1].

5. Wachstumsbedingungen auf künstlichen Nährböden.

In ausgedehnten Untersuchungen haben sich viele Autoren mit der Frage des Nahrungsbedarfs parasitischer Protozoen in der Kultur befaßt. Durch die Züchtung auf künstlichen Nährböden konnten bei verschiedenen Protozoenarten in gewissem Umfange Informationen über Wachstumsbedürfnisse und Stoffwechselvorgänge gewonnen werden. Die zum Teil noch recht lückenhafte Kenntnis des physiologischen und biochemischen Verhaltens der Parasiten im befallenen Organismus wurde durch die Ergebnisse der Kulturversuche und Untersuchungen an *in vitro* überlebenden Parasiten in wesentlichen Punkten ergänzt und erweitert.

Menschenpathogene *Blutflagellaten* lassen sich verhältnismäßig leicht auf künstlichen Nährböden züchten und bieten besonders günstige Voraussetzungen für Stoffwechseluntersuchungen. Für die Züchtung der afrikanischen pathogenen Trypanosomen der *brucei*- und *congolense*-Gruppe wurden — ebenso wie für die der leichter züchtbaren *lewisi*-Gruppe — in verschiedener Weise modifizierte bluthaltige Medien verwendet[2]. Für eine Dauerzüchtung der Schlafkrankheitserreger haben sich Modifikationen eines einfachen, aus Citratblut und Kochsalz bzw. Ringerlösung bestehenden Nährbodens bewährt, aber auch halbstarre und feste bzw. diphasische Medien ergaben gute Resultate. In allen diesen Nährböden entwickeln die Parasiten nur Stadien, die den im Darm der Überträger vorkommenden Stadien entsprechen, dagegen gelingt es nicht, die im Blut auftretenden Formen in der Kultur zu gewinnen. Die Kulturformen vermehren sich zwar unbegrenzt, doch kommt es nicht zu einer Entwicklung der infektiösen metacyclischen Form, die sich unter natürlichen Bedingungen im Überträger ausbildet. Es ist infolgedessen auch nicht möglich, Versuchstiere mit Kulturmaterial zu

---

[1] v. BRAND et al. 1949, TOBIE, v. BRAND und MEHLMAN 1950, BAERNSTEIN 1953.
[2] NOVY und MCNEAL 1904, v. RAZGHA 1929, REICHENOW 1932, 1934, 1937, BRUTSAERT und HENRARD 1938, WEINMAN 1944, 1946, TOBIE, v. BRAND und MEHLMAN 1950.

infizieren[1]. Damit bleibt die Reproduktion des gesamten Entwicklungscyclus in der Kultur noch ein ungelöstes Problem.

Trypanosoma cruzi und Leishmanien lassen sich in Kulturen leichter zur Vermehrung bringen als Trypanosomen der *brucei*- und *congolense*-Gruppen. Leishmanien wachsen auf dem gebräuchlichen NNN- (Novy-McNeal-Nicolle) -Kaninchenblutagar unter Erhaltung ihrer Infektiosität und entwickeln sich im Kondenswasser von Schrägagarröhrchen oder auf Blutagarplatten zu begeißelten *Leptomonas*-Formen[1]. In Gewebekulturen scheinen auch die intracellulären geißellosen Stadien neben den begeißelten Formen zur Entwicklung zu kommen[2]. *T. cruzi* ist auf Blutagar, Blutbouillon und anderen für Trypanosomen geeigneten Nährböden leicht zu züchten. Nach 1—2 Wochen lassen sich die Formen auf Versuchstiere übertragen und unter Beibehaltung ihrer Infektiosität wieder in Kulturen weiterzüchten. Es kann durch die Züchtungsversuche als erwiesen gelten, daß die zu den Blutflagellaten gehörenden Organismen Blut, Hämoglobin oder Teile davon benötigen. Für die Kultur von *T. gambiense* und *T. rhodesiense* kann sowohl menschliches als tierisches Blut verwendet werden. Interessant ist aber die Tatsache, daß nicht jedes Menschenblut in gleicher Weise für Kulturzwecke geeignet ist, weil durch das Blut einzelner Personen aus unbekannten Gründen das Trypanosomenwachstum gehemmt wird[3]. Weitere interessante Beobachtungen beziehen sich auf die Feststellung, daß Parasiten, die in Tierpassagen fortgezüchtet werden, ohne Glossinen zu passieren, nach einiger Zeit auch die Fähigkeit, in der Kultur zu wachsen, einbüßen. Dabei besteht ein Parallelismus zwischen negativen Kulturergebnissen und Unfähigkeit der Trypanosomen, sich in Glossinen zu entwickeln[4]. Einzelne ältere Stämme konnten trotzdem gezüchtet werden, wenn Blut von bestimmten Spendern für die Kultur verwendet wurde[5]. Eine Interpretation dieser für die Kenntnis der Erregerphysiologie und für die Deutung gewisser pathogenetischer Zusammenhänge wichtigen Beobachtungen steht allerdings noch aus. Ein Stamm von *L. infantum* (ADLER), der vor 27 Jahren isoliert worden war, konnte noch auf Hamster übertragen werden (Nachweis von Leishmanien in der Milz und positives Kulturergebnis). Andere Stämme (1932 Malta, 1926 Israel) waren dagegen für Hamster nicht mehr infektiös[6].

Die Analyse der für *T. cruzi* und für Leishmanien erforderlichen Wachstumsfaktoren hat etwas größere Fortschritte gemacht als bei den afrikanischen pathogenen Trypanosomen, von denen nicht viel mehr bekannt ist, als daß Blut ein unentbehrlicher Bestandteil des Nährbodens ist. Die Wachstumserfordernisse sind auch für *T. cruzi* und für Leishmanien im wesentlichen die gleichen. Leishmanien benötigen Hämin und Ascorbinsäure[7] mit der Einschränkung, daß es *Leishmania*-Stämme gibt, die nur wenig oder gar keine Ascorbinsäure brauchen. Gebraucht werden ferner im Serum enthaltene, nicht näher definierte wachstumfördernde Substanzen, darunter auch Vitamin B_1. Diese Substanzen diffundieren leicht, wie sich aus der Züchtung in Cellophansäckchen ergab, die in mit Locke-Lösung überschichtete Blutagarröhrchen getaucht wurden. Diese Tatsache konnte als Beweis dafür angesehen werden, daß diese Organismen keine höheren Blutproteine benötigen. Ob eine weitere Analyse der Wachstumsbedingungen in der Kultur zu erzielen sein wird, hängt — wie v. BRAND (1952) betont — von der Entwicklung synthetischer Nährböden ab.

Zahlreiche Versuche sind unternommen worden, *Plasmodien* in vitro zur Entwicklung zu bringen, um Wachstumsbedingungen und Stoffwechselvorgänge in der Kultur studieren zu können.

Im defibrinierten, mit Traubenzucker versetzten Blut kommt es, wie BASS und JONES schon 1912 zeigen konnten, zu einer schizogonischen Vermehrung der Malariaparasiten, aber nur in einigen wenigen Generationen. Auch komplizierte Methoden führten zunächst nicht zu wesentlich besseren Erfolgen. Eine Dauerzüchtung der erythrocytären Stadien in roten Blutkörperchen gelang weder bei Plasmodien des Menschen noch bei Vogel- und Affenparasiten. Die relativ besten Resultate ergab eine Züchtung von *P. knowlesi*, die über 7 Generationen ohne

---

[1] NÖLLER 1917, MAYER und RAY 1928, RAY 1932, ARCHETTI 1938.
[2] GAVRILOW und LAURENCIN 1938, BOCK et al. 1959, NEVA et al. 1961, PESSAT 1961.
[3] PONSELLE 1924, REICHENOW 1937, VAN HOOF 1947, TOBIE, v. BRAND und MEHLMAN 1950.
[4] REICHENOW 1937, 1939.   [5] LWOFF und CECCALDI 1939.   [6] ADLER 1961.
[7] M. LWOFF 1933, 1940, 1951.

Einbuße der Infektiosität fortgeführt werden konnte[1]. Die Technik der Züchtung in Schüttel- und Durchströmungskulturen beruht darauf, die Erythrocyten in normalem Zustand zu erhalten, den Parasiten die notwendigen Nahrungsstoffe zuzuführen und sich anhäufende Endprodukte zu beseitigen.

Während von älteren Autoren[2] immer wieder versucht wurde, die Parasiten in den roten Blutkörperchen zu züchten, bemühte man sich in neuerer Zeit darum, die Plasmodien von den Erythrocyten zu trennen und extracelluläre Kulturen zu gewinnen. Es wurde der Versuch gemacht, die Blutzellen mit spezifischen Hämolysinen oder Saponinen aufzulösen, und es wurden komplizierte Nährböden entwickelt, die es erlauben, die Parasiten eine Zeitlang am Leben zu erhalten. Aus den an Vogelparasiten *(P. lophurae, P. circumflexum, P. gallinaceum)* gewonnenen Resultaten ließen sich gewisse Rückschlüsse auf die Bedürfnisse der vom Stoffwechsel der roten Blutkörperchen unabhängig gemachten Parasiten ziehen. Es ergab sich, daß Extrakte aus roten Blutkörperchen und Glutathion zu den wesentlichen Bestandteilen des Nährbodens gehörten neben Glucose oder Glykogen, Leber- oder Hefeextrakten sowie Pantothensäure.

Eine erfolgreiche Züchtung von *P. knowlesi* gelang BALL (1946) in einem komplexen Medium von Salzen und organischen Substanzen einschließlich Glucose, Aminosäuren und Vitaminen. Als wesentlich für das Wachstum wurde Paraaminobenzoesäure erkannt.

Erythrocytäre Stadien von *P. cathemerium* und *P. gallinaceum* wurden mit wechselndem Erfolg in Gewebekulturen gehalten, bis es HAWKING (1944, 1945) gelang, die Kulturmethoden zu verbessern und die Gewebsformen von *P. gallinaceum* in explantierten Organstücken von infizierten Küken zu züchten und längere Zeit am Leben zu erhalten.

Trotz aller Bemühungen sind die Möglichkeiten, zu Plasmodienkulturen zu gelangen und diese in großem Umfang zu Stoffwechseluntersuchungen heranzuziehen, beschränkt, wenn auch wertvolle Grundlagen gewonnen werden konnten.

Die Kenntnis der Stoffwechselvorgänge bei *Amöben* ist — wie immer wieder hervorgehoben wird — deshalb unvollkommen, weil diese Protozoen in enger Gemeinschaft mit Bakterien leben und sich auch auf künstlichen Nährböden nur in Gegenwart lebender, sich vermehrender Bakterien in Passagen fortzüchten lassen. Damit wird die Bedeutung der Kultur als Methode zum Studium der Wachstums- und Entwicklungsbedingungen eingeschränkt, solange es nicht möglich ist, *Entamoeba histolytica* frei von anderen Mikroorganismen zu gewinnen und zu untersuchen. Seit den Züchtungsversuchen von BOECK und DRBOHLAV (1925) und von DOBELL (1928) hat sich die Methodik der Amöbenzüchtung ständig entwickelt und technisch vervollkommnet. Die Entwicklung der *E. histolytica* konnte unter künstlichen Bedingungen mit allen Übergängen der Vermehrung, Cystenbildung und Excystierung verfolgt werden und zeigte, daß diese Organismen in der Kultur ebenso wie im Lumen des Darmes leben.

Versuche, bakterienfreien Eiter aus Leberabscessen vom Menschen oder aus künstlich induzierten Abscessen bei Katzen als Ausgangsmaterial zu benutzen, führten trotz gewisser Erfolge nicht zu dem Ziel einer Dauerzüchtung[3]. REES (1939) gelang die Isolierung von Cysten und ihre Trennung von Bakterien mit Hilfe des Mikromanipulators. Von sterilen, durch Zentrifugieren und Waschen gewonnenen Cysten ausgehend, konnte die Entwicklung der Amöben in der Kultur unter Zusatz einer bestimmten Bakterienart studiert werden. Es stellte sich dabei heraus, daß die fördernde Wirkung bei den einzelnen geprüften Bakterienarten

---

[1] BALL et al. 1945, 1948.　　[2] TRAGER 1941, 1943, 1947, 1957.
[3] CLEVELAND und SANDERS 1930, CHINN et al. 1942, ANDERSON und HANSEN 1947, JACOBS 1950.

und -stämmen sehr unterschiedlich war, und daß keineswegs alle Bakterien in gleichem Maße für die Amöbenzüchtung geeignet sind[1]. Damit war ein gewisser Fortschritt erzielt. In Kulturen mit einer Bakterienmischflora sind die Bedingungen zu komplex, so daß eine Unterscheidung zwischen Einflüssen des Mediums und der Bakterien auf das Amöbenwachstum nicht möglich ist. Aber auch bei den „unibakteriellen" Kulturen kann trotz der etwas günstigeren Bedingungen die Bakterienwirkung nicht ausgeschlossen werden, so daß es nicht einmal gelingt, selbst relativ einfache Vorgänge wie Gasbildung und Zuckerverbrauch zu analysieren[2].

Von zahlreichen Autoren sind Versuche unternommen worden, mit Hilfe bactericider Mittel eine geeignete Technik für die bakterienfreie Züchtung von *E. histolytica* zu entwickeln. So wurde bereits von Cleveland und Sanders (1930) die Beseitigung der Bakterien durch Quecksilberchlorid (1:1000) versucht. Diese Versuche wurden in späteren Jahren in größerem Umfang[3] und mit Hilfe von antibiotischen Mitteln (Penicillin, Streptomycin) unter gleichzeitiger Entwicklung von mehr oder weniger komplizierten synthetischen Nährböden fortgesetzt. Die Untersuchungen wurden mit dem Ziel unternommen, einfache Methoden der bakterienfreien Züchtung zu finden und bakterienfreie Substrate auf ihre wachstumsfördernden Eigenschaften gegenüber Amöben zu untersuchen. Zu bemerkenswerten Erfolgen führte die Verwendung eines anaeroben, gramnegativen Streptobacillen-Stammes (NRS), der 24 Std in amöbenfreiem Milieu gezüchtet und durch Zusatz von antibiotischen Mitteln an einem weiteren Wachstum gehindert wurde. In der überstehenden Nährflüssigkeit oder in Filtraten enthaltene, wachstumsfördernde Substanzen ermöglichen unter geeigneten Züchtungsbedingungen eine üppige Entwicklung der Amöben in bakterienfreier Kultur. Abgetötete Bakterien oder Bakterienextrakte lassen sich dagegen nicht an Stelle lebender Bakterien verwenden. Es ist deshalb vermutet worden, daß die Amöben nicht fähig sind, Atmungsfermente oder wesentliche Cofaktoren zu synthetisieren.

Von Interesse ist die Tatsache, daß in Kulturen von *Entamoeba histolytica* Bakterien durch *Trypanosoma cruzi* ersetzt werden können[4]. Demnach werden die von den Begleitern gelieferten, offenbar unbeständigen, wachstumsfördernden Substanzen von einer Vielzahl von Organismen erzeugt und scheinen weit verbreitet zu sein. Die Frage, warum *E. histolytica* gegenüber allen Versuchen einer Reinzüchtung Widerstand leistet, oder auf welche Weise für die Ausschaltung der begleitenden Organismen Ersatz geschaffen werden kann, ist noch unbefriedigend gelöst. Bei Versuchen, die Züchtung von *E. histolytica* zu verbessern, wurden den Kulturen bei verschiedener Temperatur außer *T. cruzi* auch andere Haemoflagellaten zugesetzt (*T. lewisi, L. donovani, L. enriettii, Endotrypanum schaudinni*). Bei diesen Untersuchungen konnte gezeigt werden, daß Amoeben mit allen erwähnten Haemoflagellaten gezüchtet werden können, allerdings nicht mit übereinstimmendem Resultat[5].

Trotz der Erschwerung experimenteller Untersuchung an Kulturen von *E. histolytica* und einer genaueren Bestimmung der spezifischen Wachstumsfaktoren in Nährböden verschiedenartiger Zusammensetzung haben sich Aufschlüsse über die Art der für das Amöbenwachstum erforderlichen Nährstoffe gewinnen lassen. Nachgewiesen ist, daß sich ihre Nahrung aus Kohlenhydraten, Eiweiß, Aminosäuren, Mineralien, Vitaminen und Cholesterin zusammensetzt[6]. Es wird allgemein anerkannt, daß Stärke das Wachstum der Amöben fördert.

---

[1] Ball et al. 1945, 1948.   [2] v. Brand 1952, Snyder und Meleney 1941.
[3] Shaffer und Frye 1948, Shaffer et al. 1953, Shaffer 1953, Frye 1951, 1955.
[4] Phillips 1950, Phillips und Rees 1950, Diamond 1961.
[5] Pan 1960.   [6] M. Lwoff 1951, Chang 1948.

Die Tatsache, daß *E. histolytica* in Cellophansäckchen, in geeignetem Nährboden versenkt, gezüchtet werden kann, zeigt, daß Stickstoffverbindungen
von niedrigem Molekulargewicht für den Amöben-Bakterien-Komplex ausreichen[1]. Diese Ansicht findet eine Stütze in der Beobachtung, daß in mono-
phasischen Kulturen Aminosäuren als Stickstoffquelle benutzt werden können[2].
In diphasischen Nährböden muß zu dem Überschichtungsmedium Vitamin B_1
zugesetzt werden[3]. Ein für das Wachstum besonders wichtiger, einwandfrei
nachgewiesener Faktor ist Cholesterin[4]. Ob diese in den Nährmedien enthaltenen
Substanzen einen direkten fördernden Einfluß auf das Amöbenwachstum haben
oder in Mischkulturen über die Begleitbakterien wirken, ist nicht zu entscheiden.

E. histolytica ist ein anaerober oder fakultativ anaerober Parasit, der nur bei
geringer Sauerstoffspannung gedeiht (Redoxpotential 350—450 m V, p_H 6,8).
In Mischkulturen liefern die sich aktiv vermehrenden Begleitbakterien nicht
nur wesentliche Nahrungsbestandteile und für die Entwicklung der Amöben
unentbehrliche Enzym-Systeme, sondern sie schaffen auch die notwendigen anaeroben Verhältnisse. In Kulturen, in denen das Wachstum dieser Mikroorganismen durch antibiotische Mittel unterdrückt wird[5], müssen reduzierende Agentien
an ihre Stelle treten.

In neueren Untersuchungen konnte gezeigt werden, daß *E. histolytica* auch
ohne Gegenwart von Bakterien in Kulturen am Leben erhalten und fortgezüchtet werden kann, wenn das Nährmedium neben anderen Ingredienzen
sterilen, praktisch zellfreien Hühner-Embryonal-Gewebssaft enthält[6]. Das Vorhandensein einiger weniger Zellen kann dabei nicht mit Sicherheit ausgeschlossen
werden. Bemerkenswert ist die Tatsache, daß reichlicher Zusatz von Gewebs-
saft die Vermehrung der Amöben nicht wesentlich steigert. Die aktive Komponente ist thermolabil, sie wird aber durch wiederholtes Einfrieren und Auftauen,
das die enthaltenen Zellen zerstört, nicht angegriffen und kann durch starkes
Zentrifugieren ausgeschaltet werden, ist also von corpusculärer Beschaffenheit.
Wachstum und Vermehrung von *Bacteroides symbiosus* konnten durch Co^{60}-
Bestrahlung vollkommen unterdrückt werden. Dabei wurde die Fähigkeit dieser
Zellen, die Vermehrung von *E. histolytica* zu fördern, nicht aufgehoben. In diesen
Kulturen konnte *E. histolytica* mit inaktivierten Bakterien und ohne Vorhanden-
sein von lebenden Organismen in vielen Passagen erhalten werden[7].

Die Vermehrung von *Entamoeba histolytica* in Gewebsexplantaten (Hühner-
Embryonalgewebe + zellfreiem Hühnerembryonalextrakt) wurde bereits in
früheren Untersuchungen erzielt[8]. Bei Verimpfung auf befruchtete Hühnereier
(Chorioallantois, Dottersack) können die Amöben einige Zeit überleben, es
kommt aber nicht zu einer Vermehrung[9].

Die Excystierung wird in der Kultur von Faktoren beeinflußt, die sich von
den das Wachstum und die Entwicklung der *E. histolytica* fördernden Faktoren
unterscheiden. In geeigneten Medien kann die Excystierung auch ohne Gegenwart von Bakterien induziert werden[10]. Wesentlich sind aber auch in diesem
Fall anaerobe Bedingungen, die durch reduzierende Substanzen erzeugt werden.
Die besten Resultate waren in einem komplexen flüssigen Nährboden zu erzielen,
der außer anderen Bestandteilen Vitamin B_1 und C, Purine, Pyrimidine, Cholesterin
und anorganische Salze enthielt, doch ist nicht bekannt, welche dieser Bestandteile von besonderer Bedeutung für den Vorgang der Excystierung sind[11].

[1] REES et al. 1944.   [2] ANDERSON und HANSEN 1947.   [3] REES et al. 1944.
[4] SNYDER und MELENEY 1943, REES et al. 1944.   [5] SHAFFER und FRYE 1948.
[6] BAERNSTEIN, REES und BARTGIS 1956.   [7] REEVES et al. 1960.   [8] SHAFFER et al. 1953.
[9] EVERITT et al. 1953.   [10] REES et al. 1950.
[11] v. BRAND 1952, RICCIARDI und GOZZI 1958.

Eine Züchtung von *Balantidium coli* gelingt in Nährmedien, die für *E. histolytica* geeignet sind, und zwar auch ohne Gegenwart von Bakterien. In der Kultur zeigt *Balantidium coli* bei der Nahrungsaufnahme eine ausgesprochene Auswahlfähigkeit und nimmt vor allem Stärke auf. Untersuchungen über den respiratorischen Stoffwechsel wurden von SCHUMAKER (1931), DANIEL (1931) und von AGOSIN u. v. BRAND (1953) ausgeführt. DANIEL bestimmte den respiratorischen Quotienten auf 0,84, nach AGOSIN und v. BRAND betrug er 1,0. Diese Autoren verwendeten beim Studium des Atmungsstoffwechsels Kulturen von *Balantidium coli* mit einer bakteriellen Mischinfektion. Nach Trennung von Balantidien und Bakterien durch wiederholtes Zentrifugieren wurde das Bakterienwachstum durch Streptomycin niedergehalten und die Atmung im Warburg-Apparat gemessen. Dabei stellte sich heraus, daß die Balantidien beträchtliche Mengen von Sauerstoff verbrauchen, obwohl sie normalerweise in sauerstoffarmer Umgebung leben. Unter anaeroben Bedingungen wurden relativ große Sauerstoffmengen abgegeben als Beweis dafür, daß nicht nur eine Umwandlung von Kohlenhydraten in Milchsäure stattfindet, sondern auch noch andere Säuren produziert werden. Beim Studium des Gaswechsels unter anaeroben und aeroben Verhältnissen zeigten sich Unterschiede in der Empfindlichkeit gegenüber bestimmten Inhibitoren. Eine deutliche Beziehung ergab sich zwischen Inhibition der Atmung und Verminderung der Beweglichkeit.

Trichomonaden sind verhältnismäßig leicht zu kultivieren, da sie weniger anspruchsvoll sind als Amöben. Die Wachstumsbedingungen lassen sich in bakterienfreien Kulturen studieren. An Kohlenhydraten werden Glucose, Maltose, Dextrose und lösliche Stärke verwertet. Wesentlich ist ein Zusatz von inaktiviertem Serum, das einen hitzebeständigen wachstumsfördernden Faktor enthält. Als Wachstumsfaktor gilt besonders Pantothensäure. Cholesterin und Ascorbinsäure scheinen dagegen nicht erforderlich zu sein und können durch andere Stoffe ersetzt werden. Trichomonaden leben praktisch anaerob und vermehren sich auch in der Kultur optimal unter anaeroben Bedingungen. Sie vermögen aber als „fakultative Anaerobier" auch unter aeroben Bedingungen zu existieren. Verhältnismäßig leicht ist es, *Trichomonas hominis* zu züchten, ebenso *Trichomonas tenax, Retortomonas intestinalis* und *Chilomastix mesnili*, während *Trichomonas vaginalis* bei der Züchtung größere Schwierigkeiten bereitet. Bakterienfreie Kulturen lassen sich durch Zugabe von Penicillin gewinnen, unter der Voraussetzung, daß die Trichomonaden penicillinresistent sind und penicillinresistente Begleitbakterien fehlen[1]. Außer auf künstlichen Nährböden gelingt die Züchtung auch in Gewebekulturen und im befruchteten Hühnerei. In Gewebekulturen werden die Zellen durch cytolytisch wirkende Substanzen angegriffen, während die Trichomonaden noch einige Zeit überleben können. Im befruchteten Hühnerei kommt es bei *Trichomonas vaginalis* zu einem Wachstum in der Allantois- oder Amnionflüssigkeit.

Die künstliche Züchtung von *Toxoplasma gondii* ist bisher nur in der Gewebekultur gelungen[2].

IV. Parasitische Protozoen in ihrer Beziehung zum Wirt.

1. Vorkommen, Verbreitung und Übertragungsweise.

Die meisten parasitischen Protozoen werden in bestimmten Stadien ihrer Entwicklung von einem Wirt auf den anderen übertragen. Parasiten, deren Übertragung auf indirektem Wege meist durch *blutsaugende Insekten* erfolgt, machen

---

[1] REES et al. 1945, JOHNSON et al. 1945.   [2] MÜHLPFORDT 1952, SCHUHOVA 1957.

dabei im Überträger eine besondere Entwicklung durch (Trypanosomen, Leishmanien, Plasmodien). Ihre Verbreitung ist an das Vorhandensein von spezifischen Überträgern gebunden und abhängig von klimatischen Faktoren (Temperatur, Feuchtigkeit), die eine Vermehrung im übertragenden Insekt ermöglichen.
Die zu dieser Gruppe gehörenden menschenpathogenen Protozoen sind deshalb
in tropischen und subtropischen Gebieten verbreitet, in denen diese Voraussetzungen erfüllt sind.

Andere Protozoenarten werden vom Wirt mit dem *Kot* ausgeschieden (Amöben, Coccidien, Darmflagellaten) und sind im allgemeinen befähigt, Dauerformen
(Cysten) zu bilden, die den Umwelteinflüssen außerhalb des Wirtsorganismus
widerstehen und sich erst weiterentwickeln, wenn sie auf einen neuen empfänglichen Wirt gelangen und sich im Magen-Darmkanal ansiedeln können. Eine
Ausnahme machen die beim Menschen vorkommenden Trichomonaden, bei
denen keine Dauerstadien bekannt sind. Sie werden als widerstandsfähige vegetative Formen direkt auf neue Wirte übertragen und können sogar den Insektendarm passieren oder sich in diesem vermehren, ohne einen Entwicklungscyclus
durchzumachen.

Im folgenden sollen Übertragungsweise und Entwicklung der verschiedenen
Protozoen im Zusammenhang mit Formen- und Generationswechsel und in
Beziehung zu ihren Wirten und Überträgern in kurzer, zusammenfassender Weise
dargestellt werden.

a) Blut- und Gewebsflagellaten.

Die in der Familie der *Trypanosomidae* zusammengefaßten Blutflagellaten
kommen in einer sehr großen Zahl verschiedener, meist apathogener Arten bei allen
Wirbeltierklassen vor. Als Ausgangsform dieser Parasiten sind Flagellaten anzusehen, die bei Insekten als Darmbewohner weit verbreitet sind und die zu der
Gattung *Leptomonas* gehören. Die Leptomonaden können von blutsaugenden
Insekten auf verschiedene Wirte übertragen und durch Anpassung zu wirts-
wechselnden Parasiten werden. Sie erscheinen dann nicht mehr in ihrer beweglichen Flagellatenform, sie entwickeln sich zu rundlichen, unbegeißelten Formen,
die sich intracellulär vermehren und zu der Gattung *Leishmania* gehören. Neben
Leptomonas kommt in Insekten noch ein zweiter Flagellatentyp vor, der der
Gattung *Crithidia* entspricht. Diese Form macht als Blutparasit eine Umwandlung in Trypanosomen durch, um sich in den Überträgern wieder in Crithidia-
Formen zu verwandeln. Nur das *Trypanosoma cruzi* nimmt eine Sonderstellung
ein, weil dieser Blutflagellat auch in Körperzellen eindringt und sich in einer
den Leishmanien entsprechenden unbegeißelten Form intracellulär vermehrt.

Die zu dieser Krankheitsgruppe gehörenden Infektionen sind in ihrer geographischen Verbreitung an die natürlichen Überträger gebunden. Die durch
Leishmanien verursachten Krankheiten (Kala-Azar, Orientbeule, südamerikanische Hautleishmaniasis) werden durch verschiedene Arten der Psychodidengat-
tung *Phlebotomus* übertragen und finden sich weit verbreitet in den Ländern um
das Mittelmeer und in Afrika, im Orient und südlichen Asien bis nach China, in
Süd- und Mittelamerika. Die amerikanische Trypanosomiasis oder Chagas-
Krankheit, deren Überträger Raubwanzen der Familie *Triatomidae* sind, findet
sich in den meisten Ländern Süd- und Mittelamerikas, das Auftreten der afrikanischen Trypanosomiasis oder menschlichen Schlafkrankheit, die durch Stech-
fliegen der Gattung *Glossina* (Tsetsefliege) übertragen wird, beschränkt sich auf
das tropische Afrika.

Trypanosomen. *T. gambiense* und *T. rhodesiense* stimmen morphologisch mit *T. brucei*,
dem Erreger der Nagana der Haustiere, überein. Sie sind dem *T. brucei* nahe verwandt oder

sogar als modifizierte *brucei*-Stämme oder -Rassen anzusehen, denen es unter besonderen Voraussetzungen gelungen ist, sich im menschlichen Körper anzusiedeln und zu vermehren. Das als Erreger der Nagana bekannte *T. brucei* unterscheidet sich aber von ihnen dadurch, daß es nicht auf den Menschen übertragen werden kann. Experimentell ist die Anpassung von *T. brucei* an den Menschen, der eine natürliche Resistenz gegen diese Trypanosomenart besitzt, nicht erwiesen, während eine Anpassung an neue Wirte bei anderen Trypanosomenarten verschiedentlich beobachtet werden konnte. In Mäusen und Ratten verursacht *T. brucei* bei schrankenloser Vermehrung eine in wenigen Tagen tödlich verlaufende Infektion. Bei anderen Laboratoriumstieren sowie bei großen Haustieren wird die Parasitenvermehrung eingeschränkt, so daß diese Tiere erst in Monaten der Infektion erliegen. Antilopen entwickeln bei einer Infektion mit *T. brucei* nur einen spärlichen Parasitenbefall. Igel (*Erinaceus europeus*) erwiesen sich für *T. gambiense* nach Inokulation auf verschiedenen Wegen als empfänglich. Die akute Infektion verlief in 5—12 Tagen tödlich[1].

Die menschenpathogenen Trypanosomen sind nicht nur an den Menschen angepaßt, sie können sich in verschiedenen Wirbeltieren entwickeln, darunter auch in solchen, für die sie nichtpathogen sind. Diese Tatsache hat epidemiologische Bedeutung, da die Erreger dieser Krankheitsgruppe sich in der Natur bei verschiedenen Tieren vorfinden. Für die Verbreitung von *T. gambiense* scheinen Tiere unter natürlichen Bedingungen keine wesentliche Rolle zu spielen, vielleicht mit Ausnahme von Hunden, bei denen natürliche Infektionen nachgewiesen sind.

Experimentell können zahlreiche Säugetiere mit *T. gambiense* infiziert werden. Hund und Katze erkranken schwer und erliegen der Infektion, ebenso Affen (mit Ausnahme der Paviane). Bei Meerschweinchen und Kaninchen, auch bei Mäusen und Ratten, entwickelt sich die Infektion langsam und verläuft chronisch. Huftiere (Rinder, Schafe, Ziegen, Antilopen) erwerben schwache Infektionen und zeigen keine Krankheitserscheinungen. Sie bilden deshalb auch in der Natur keine günstige Infektionsquelle für saugende Glossinen. Ein gutes *T. gambiense*-Reservoir sind nach experimentellen Untersuchungen Schweine, die durch Fliegenstich infiziert werden können und eine chronische symptomlose Infektion erwerben[2]. Die entstehenden Blutformen können wieder in Glossinen zur Entwicklung kommen. Eine Infektion mit *T. rhodesiense* gelingt bei den meisten Tieren, auch bei Ratten und Mäusen, wesentlich leichter als mit *T. gambiense*. Die erhöhte Virulenz kommt bei diesem Erregertyp auch im Tierversuch durch schnelle Entwicklung der Infektion, Parasitenreichtum, ausgesprochene Pathogenität und tödlichen Verlauf zum Ausdruck. *T. rhodesiense* ist für Antilopen apathogen, aber durch Tsetsefliegen übertragbar[3]. Auch Rinder, die nur leicht erkranken, können als Infektionsquelle von Bedeutung sein[4].

Bei der natürlichen Übertragung durch Insekten machen Trypanosomen und Leishmanien eine *Entwicklung* durch, die je nach dem Überträger verschieden ist. Im Darmkanal der Insekten entstehen Crithidia-Formen, die sich nach längerer Vermehrungsdauer bei einem Teil der Flagellaten in „metacyclische" Trypanosomenformen zurückverwandeln, mit dem Kot ausgeschieden werden und für Wirbeltiere infektiös sind (*T. cruzi*). Bei den afrikanischen pathogenen Trypanosomen vermehren sich die Flagellaten im Insekt zunächst in der Trypanosomenform. Erst später treten *Crithidia*-Formen auf, die sich dann wieder in metacyclische Trypanosomenformen umwandeln. Die Entwicklung beginnt im Mitteldarm, setzt sich durch den extraperitrophen Raum darmaufwärts fort und führt schließlich zu einer Besiedelung des Rüssels und der Speicheldrüse mit infektiösen Flagellatenformen. Die den metacyclischen Formen vorausgehenden Stadien können sich nicht im Blut der Wirbeltiere entwickeln und auch nicht experimentell auf Tiere übertragen werden. Erst durch das Auftreten der metacyclischen Form wird der Überträger infektiös.

Experimentell können die meisten Trypanosomenarten direkt durch Überimpfung von parasitenhaltigem Blut übertragen und in Passagen fortgeführt werden. Aber auch in der Natur kann eine direkte mechanische Übertragung von Trypanosomen zustande kommen, wenn ein blutsaugendes Insekt den Saugakt unterbricht und nach kurzer Zeit an einem anderen empfänglichen Individuum saugt. Beim Stich gelangt infektiöses Blut in die Saugwunde

[1] Lapierre et al. 1960.   [2] Van Hoof, Henrard und Peel 1937, 1940.
[3] Duke 1936.   [4] Wilde und French 1945.

(Übertragung von *Trypanosoma evansi* und *Trypanosoma equinum* durch Bremsen der Gattung *Tabanidae*). Eine direkte Übertragung ohne Vermittlung eines Blutsaugers ist nur bei dem Erreger der Beschälseuche der Pferde möglich *(T. equiperdum)*.

Eine *morphologische Unterscheidung* der verschiedenen Trypanosomenarten bereitet erhebliche Schwierigkeiten. Gewisse Merkmale — Größe, Form und Lage des Blepharoplasten, Besonderheiten im *biologischen Verhalten* und in der Entwicklung — lassen Typen oder Gruppen unterscheiden, in denen einzelne Trypanosomenarten zusammengefaßt werden können: *brucei-*, *congolense-*, *vivax-*, *evansi-*, *lewisi*-Gruppe. *T. cruzi* nimmt unter den Blutflagellaten auch in dieser Beziehung eine Sonderstellung ein und besitzt morphologische Kennzeichen, die eine Unterscheidung von anderen Trypanosomen ermöglichen.

Auf Einzelheiten der Morphologie und Systematik kann nicht näher eingegangen werden, es sei deshalb auf die Klassifizierung der Säugetiertrypanosomen nach HOARE u. COUTELEN (1933) und auf andere Spezialwerke verwiesen.

Trypanosoma cruzi. *T. cruzi* ist in seiner Entwicklung und Morphologie von anderen Trypanosomen verschieden. Die im Blut auftretenden Parasiten sind klein, haben ein zugespitztes Hinterende und sind mit einem auffallend großen Blepharoplasten ausgestattet. Im Gegensatz zu anderen Trypanosomen kommt es bei *T. cruzi* im Blut nicht zu einer Teilung, die Vermehrung erfolgt in Muskelfasern und in Endothelzellen. Während der intracellulären Vermehrung nehmen die Parasiten Leishmania-Form an und werden nach Übertritt ins Blut wieder zu typischen Trypanosomen. Im Überträger vermehren sie sich in der Crithidia-Form, die zur Trypanosomenform zurückkehrt und mit dem Kot ausgeschieden wird. Wesentlich für die Erhaltung des Erregerreservoirs ist die Tatsache, daß die Wanzen sich an ihren Artgenossen infizieren können. Die Passage durch das Säugetierblut ist für die Entwicklung dieser Flagellaten nicht erforderlich[1].

T. cruzi kann experimentell auf zahlreiche Tiere übertragen werden. Fast alle Säugetiere sind empfänglich, besonders in jugendlichem Alter, selbst Paviane, die für die afrikanische Trypanosomenart unempfänglich sind, lassen sich infizieren. Bei Ratten und Mäusen, Meerschweinchen, Hunden ist der Infektionsverlauf sehr verschieden und nicht nur vom Alter der Tiere, sondern vom Virulenzgrad und den pathogenen Eigenschaften der verwendeten Stämme abhängig[2]. Hunde und Katzen infizieren sich mit *T. cruzi* wahrscheinlich durch Zerbeißen infizierter Raubwanzen. Natürliche Infektionen mit dem Erreger der Chagas-Krankheit finden sich bei verschiedenen anderen Tieren, darunter in Gürteltieren, Fledermäusen, Affen, auch in Ratten und Mäuseratten, besonders in Beutelratten.

Über die quantitativen Verhältnisse bei der Übertragung von *T. cruzi* durch Triatomen ist nicht viel bekannt. Für experimentelle Untersuchungen ist es notwendig, Laboratoriumsstämme zu stabilisieren, um damit das Verhältnis zwischen Wirt und Parasit genauer definieren zu können. Nach wiederholten Passagen und bei Verimpfung von wenigen Parasiten kommt es zu einer geringeren Parasitämie und einer Herabsetzung der Mortalität. Die Pathogenität bleibt aber unverändert, wenn eine konstante Zahl von Trypanosomen verimpft wird. Laboratoriumsstämme können auf diese Weise genauer charakterisiert werden[3].

Bei Triatomiden kommen noch zwei andere Trypanosomenarten vor, die fast ausschließlich an den Insektendarm angepaßt sind und nur selten beim Menschen gefunden werden *(T. rangeli, T. ariarii, T. conorhini)*, ohne pathogene Eigenschaften zu zeigen[4].

---

[1] BRUMPT 1914.
[2] REGENDANZ 1930, REICHENOW 1934, CULBERTSON und KESSLER 1942, MAYER und DA ROCHA LIMA 1914, VILLELA und TORRES 1926, VILLELA und VILLELA 1932.
[3] PHILIPS 1960.
[4] BONNE und MOOY 1937, DIAS und TORREALBA 1943, PIFANO und MAYER 1949, HERBIG-SANDREUTER 1955, REICHENOW 1957, GROOT et al. 1951.

Leishmanien. Die Leishmanien *(L. donovani, L. tropica, L. brasiliensis)* werden im Menschen und einigen Wirbeltieren nur in ihrer typischen intracellulären Form gefunden und vermehren sich durch fortgesetzte Zweiteilung in den von ihnen befallenen Zellen. Im Überträger erfolgt die Umwandlung in Leptomonas-Formen, die vom Mitteldarm zum Magen und Pharynx aufsteigen und beim Saugakt auf neue Wirte übertragen werden.

Für *Leishmania donovani* sind zahlreiche Säugetiere empfänglich, es gelingt, Affen, Hunde, Katzen, viele kleine Nagetiere durch intraperitoneale Injektion zu infizieren. Besonders starke Infektionen werden beim Hamster erzielt, und zwar beim chinesischen Hamster *(Cricetulus griseus)* ebenso wie bei dem europäischen Hamster *(Cricetus frumentarius)* und dem Goldhamster *(Cricetus auratus)* [1]. Auch die Baumwollratte ist als Versuchstier besonders geeignet, weil sie der Infektion trotz langdauernden Befalles nicht erliegt [2]. Mit *L. tropica* können Hunde und Mäuse durch Intracutanimpfungen infiziert werden, ebenso gelingt die Übertragung von *L. brasiliensis* auf Goldhamster und Meerschweinchen. Kala-Azar tritt bei Hunden mit ausgeprägten Hautveränderungen auf, die den Phlebotomen gute Infektionsmöglichkeiten bieten. Auch Hautleishmaniasis mit Geschwüren an Nase und Ohren ist bei Hunden in Orientbeulen-Gebieten nicht selten. Die Parasiten scheinen auch bei verschiedenen kleinen Nagetieren vorzukommen und eine Infektionsquelle für Phlebotomen abzugeben.

b) Flagellaten der Körperhöhlen.

Die beim Menschen in Körperhöhlen (Darm, Mundhöhle, Vagina) vorkommenden Flagellaten gehören verschiedenen Gattungen an: *Trichomonas*-Arten (Mund, Dickdarm, Vagina), *Chilomastix* (Dickdarm), *Retortomonas* (Dickdarm), *Enteromonas* (Dickdarm), *Lamblia* (Dünndarm).

Geographische Ausbreitung und Häufigkeit der Infektion variieren bei den menschlichen Flagellaten in beträchtlichen Grenzen. *Retortomonas intestinalis* und *Enteromonas hominis* werden bei Reihenuntersuchungen nur selten im Stuhl gefunden. Ein gehäuftes Auftreten dieser Parasiten in einer Irrenanstalt in Chicago (2,6%) erklärt sich aus einer erhöhten Disposition der mit verschiedenen Darmkrankheiten behafteten Insassen und dem unhygienischen Verhalten der Geisteskranken. Häufiger ist unter normalen Verhältnissen der Befall mit *Chilomastix mesnili,* der auf 1—10% (Durchschnitt 3%) geschätzt wird. *Lamblia intestinalis (Giardia lamblia)* wird besonders in warmen Ländern und bei Kindern in einem höheren Prozentsatz gefunden als bei Erwachsenen (in Deutschland nach Piekarski bei Kindern 15 bis 25%, bei Erwachsenen 5—10%, in USA nach Belding bei Kindern 17,6%, bei Erwachsenen 5,5%). Die Kontagiosität kann sich bei Kindern und Jugendlichen epidemieartig steigern (1954—1955 in Portland/Oregon). Das Vorkommen von Darmtrichomonaden wird bei ähnlicher Altersverteilung und Begünstigung durch warmes Klima auf 1—20% geschätzt. Schwankend ist das Auftreten von *Trichomonas tenax* [Infektionshäufigkeit bei direkter Untersuchung nach Jirovec et al. (1942) 20%, bei kulturellem Nachweis 53%]. Die Infektionshäufigkeit mit *Trichomonas vaginalis* erreicht nach übereinstimmenden Berichten aus verschiedenen Ländern mit 30—40% aller Frauen die höchsten Zahlen, aber auch Männer sind sicherlich in einem hohen Prozentsatz infiziert.

Die Übertragung erfolgt bei Darmflagellaten direkt von Mensch zu Mensch, ein tierisches Reservoir ist nicht bekannt. Cysten oder vegetative Stadien werden von infizierten Personen in mehr oder weniger großen Mengen ausgeschieden und gelangen durch Kontakt mit verunreinigter Nahrung oder durch Gebrauchsgegenstände in den Mund.

Die bei Amöben- und Lamblieninfektion in großen Mengen ausgeschiedenen Cystenstadien sind bei Trichomonaden nicht zu beobachten. In flüssigen Stühlen, bei Diarrhoe oder nach Verabfolgung von Abführmitteln finden sich oft zahlreiche vegetative Formen, die relativ widerstandsfähig sind und im Kot längere Zeit am Leben bleiben können. Die mechanische Übertragung durch Fliegen scheint auch bei diesen Parasiten eine ähnliche Rolle zu spielen wie bei *Entamoeba histolytica,* da die Parasiten den Fliegendarm ungeschädigt passieren [3].

---

[1] Mayer 1926, Brumpt und Galliard 1935.
[2] Fulton und Joyner 1948, Fulton et al. 1950, 1951.
[3] Wenyon und O'Connor 1917, Sieyro 1942.

Auch bei *Trichomonas tenax* sind Cystenstadien unbekannt. Ihr Vorkommen hängt vom Zustand der Mundhöhle ab, ist bei Kindern selten und wird bei zunehmendem Alter häufiger. Die Infektion wird auf direktem Wege von Mund zu Mund oder durch verunreinigtes Eß- und Trinkgeschirr vermittelt. Bei gesundem Gebiß bleiben die Flagellaten spärlich, während sie bei Caries, Paradentose und Zahnfleischentzündungen sehr viel häufiger angetroffen werden.

Trichomonas vaginalis vermag ebensowenig wie andere Trichomonaden Cysten zu bilden. Die vegetativen Formen sind außerhalb des Körpers weniger widerstandsfähig und werden durch Eintrocknung, Sonneneinwirkung, Badewasser usw. schnell zerstört. Sie werden meist durch Geschlechtsverkehr übertragen. Die Ansiedlung in der Vagina hängt von der Zusammensetzung des Scheidensekretes und der bakteriellen Begleitflora ab.

c) Amöben.

Alle beim Menschen vorkommenden Amöbenarten — *E. histolytica, E. hartmanni, E. coli, Endolimax nana, Jodamoeba bütschlii* und *Dientamoeba fragilis* — sind Bewohner des Dickdarmes. Eine weitere Protozoenart, *E. gingivalis*, wird beim Menschen im Munde, besonders im Zahnbelag, gefunden.

Als pathogene Art gilt *E. histolytica*, die im Darmlumen als Commensale lebt, aber unter bestimmten Bedingungen in das Gewebe der Darmwand eindringt und Schäden verursacht.

Nach der besonders von deutschen Autoren[1] vertretenen Ansicht macht die *E. histolytica* eine Entwicklung durch, in deren Verlauf aus der apathogenen *Minutaform* unter dem Einfluß aktivierender äußerer Faktoren (bakterielle Infektionen, Funktionsstörungen des Darmes, Ernährungsweise des Wirtes) die pathogene *Magnaform* entstehen kann. Bei der kleineren Minuta handelt es sich um eine vegetative Form, die bei gesunden Histolytica-Trägern in großen Mengen ausgeschieden wird. Die große, als Magna bezeichnete, mit pathogenen Eigenschaften ausgestattete vegetative Form gehört nach dieser Auffassung nicht notwendig zum Entwicklungsgang und fehlt bei symptomlosen Infektionen. Sie entsteht durch eine Umwandlung der Minutaform, wenn sie in die Darmwand eindringt und zum Gewebsparasiten wird. Normalerweise verhindert die natürliche Resistenz der Darmwand die Gewebsinvasion. Erst wenn der normale Widerstand herabgesetzt ist, bleibt die Amöbeninfektion nicht wie bei der Mehrzahl der Histolytica-Träger auf das Lumen beschränkt. Unter Umwandlung in die große Gewebsform vermag sich die *E. histolytica* in der Darmwand auszubreiten und im Gewebe zu vermehren. Amerikanische Forscher[2] teilen dagegen die Ansicht, daß es sich bei *E. histolytica* um einen obligaten oder zumindest potentiellen Gewebsparasiten handelt. Sie lehnen das Vorhandensein apathogener Formen oder Rassen der *E. histolytica* ab und glauben nicht, daß dieser Parasit ausschließlich und unbegrenzt im Darmlumen leben kann. Diese Hypothese stützt sich auf tierexperimentelle Beobachtungen, die dafür sprechen, daß *E. histolytica* bei Übertragung auf geeignete Versuchstiere stets pathogene Eigenschaften besitzt, und daß selbst bei symptomlosen Infektionen (Affen) ein Gewebsparasitismus nachgewiesen werden kann. In gleichem Sinne sieht man einen Beweis für die Richtigkeit dieser Annahme darin, daß bei Sektionen von Histolytica-Trägern, die bei Lebzeiten keine Symptome einer Colitis zeigten, kleine oberflächliche Schleimhautläsionen gefunden wurden.

FAUST (1941) stellte unter 200 Sektionen an Personen, die eines gewaltsamen Todes gestorben waren und innerhalb 3 Std nach dem Tode seziert wurden, 13 Histolytica-Träger fest.

[1] REICHENOW 1926, 1931, 1937, WESTPHAL 1938.
[2] FAUST 1940, 1954, FAUST und RUSSELL in: Craig u. Faust Clinical Parasitology 1957.

In sieben Fällen waren Gewebsschädigungen vorhanden (punktförmige Verletzungen, kleine kraterförmige Läsionen oder ausgedehntere oberflächliche Erosionen). In fünf von diesen wurden Amöben in den Schleimhautläsionen nachgewiesen. Demnach können die Veränderungen so geringfügig sein, daß keine klinischen Symptome oder nur leichte Darmstörungen auftreten. Es sollte deshalb nicht zwischen vollkommen gesunden Histolytica-Trägern mit reiner Darmlumeninfektion und Amoebiasis-Kranken unterschieden werden, weil auch bei symptomloser Infektion Gewebsschäden nachweisbar seien. Von REICHENOW (1953) wird demgegenüber geltend gemacht, daß es sich in den von FAUST mitgeteilten Fällen dreimal um kleine, der harmlosen *E. hartmanni* entsprechende Formen gehandelt habe, und auch *E. histolytica* bei schon bestehenden Gewebsdefekten von der Oberfläche aus zwischen die Zellen geraten könnte.

HOARE (1958) geht von der Annahme aus, daß die Invasionsneigung eines Amöbenstammes nicht geändert werden kann, und entwickelt eine als „Neodualismus" bezeichnete Theorie, nach der bei *E. histolytica* zwei verschiedene Typen oder Rassen unterschieden werden müssen: Ein avirulenter Typ und ein virulenter Typ. Diese beiden Typen sind morphologisch gleich, sie unterscheiden sich aber biologisch durch ihre Fähigkeit, entweder als Commensalen im Darmlumen zu leben oder die Darmwand anzugreifen und klinische Erscheinungen einer Amoebiasis hervorzurufen. Die invasive Rasse der *E. histolytica* beschränkt sich in ihrer Ausbreitung auf die warmen Zonen, während die apathogene Rasse kosmopolitisch verbreitet ist und — abgesehen von eingeschleppten Fällen — die einzige im gemäßigten Klima vorkommende Art ist. Ätiologisch wäre nach dieser Theorie nur die „virulente" oder „invasive" Rasse der *Entamoeba histolytica* als Erreger der Amöbiasis anzusprechen, die von avirulenten Rassen nur tierexperimentell unterschieden werden könnte.

Ob *E. hartmanni* eine selbständige Art ist oder eine besonders kleine Rasse von *E. histolytica*, steht noch nicht fest. Die Abtrennung dieser Form gründet sich darauf, daß nicht selten Infektionen gefunden werden, bei denen ausschließlich diese kleine Form vorhanden ist. Da bei solchen Personen niemals Ruhrerkrankungen beobachtet werden, gilt diese kleine Amöbe als harmlos und wird den anderen nichtpathogenen Arten zugerechnet[1]. Nach Ansicht mancher Autoren ist *E. hartmanni* morphologisch und biologisch ausreichend charakterisiert und als besondere Species oder Subspecies zu betrachten.

Mit Ausnahme von *E. histolytica* bleiben alle beim Menschen im Darm vorkommenden Amöben auf das Lumen beschränkt. Eine gewisse pathogene Wirkung ist von einigen Autoren auch diesen im Lumen oder an der Oberfläche der Schleimhaut lebenden Protozoen zugeschrieben worden in der Annahme, daß eine Abscheidung giftiger Stoffwechselprodukte unter Umständen Darmstörungen verursachen oder zu allgemeinen toxämischen Erscheinungen führen könnte.

Von amerikanischen Autoren[2] ist besonders *Dientamoeba fragilis* als Krankheitserreger angesprochen worden. Es wurde vermutet, daß die Ansiedlung dieser Protozoen im Dickdarm gelegentlich geringfügige, oberflächliche Schleimhautentzündungen mit uncharakteristischen gastrointestinalen Störungen auslösen könnte[3]. Über den Befund von *D. fragilis* in vier chirurgisch entfernten Appendices als mögliche Ursache einer Reizung und chronischen Entzündung wurde von BURROWS et al. (1954) berichtet. Klinische Symptome einer chronischen Amoebiasis glaubte man in einzelnen Fällen auf eine Infektion mit der allgemein für harmlos gehaltenen *Jodamoeba bütschlii* zurückführen zu können. In einem von DERRICK (1948) beobachteten Fall soll nach Eindringen von Trophozoiten der *Jodamoeba bütschlii* in die Darmwand eine generalisierte Infektion mit Herden in Lunge und Gehirn bei positivem Parasitenbefund entwickelt haben. Bei *E. coli* und *Endolimax nana*, die sich von Bakterien, Hefen und anderen dem Wirt zugeführten Stoffen ernähren, ohne irgendwelche pathogenen Eigenschaften zu besitzen, handelt es sich nach übereinstimmender Ansicht um apathogene Commensalen.

Bei der Häufigkeit von Darmprotozoen kann der Befund der einen oder anderen Art nicht als Beweis für einen ursächlichen Zusammenhang zwischen der Protozoeninfektion und Erscheinungen unklarer Ätiologie angesehen werden.

---

[1] HOARE 1952, 1957, 1958, RIDLEY und SCHOFIELD 1957, BURROWS 1957.
[2] WENRICH 1944, BURROWS et al. 1954.   [3] HAKANSSON 1936, KNOLL und HOWELL 1945.

Dieser Zusammenhang kann auch nicht dadurch als erwiesen gelten, daß die Beseitigung der Protozoeninfektion durch entsprechende Behandlung gleichzeitig ein Verschwinden oder eine Besserung der Symptome mit sich bringt[1]. Die genaue Kenntnis der im Lumen des menschlichen Darmes schmarotzenden Formen ist vor allem für eine parasitologische Differentialdiagnose gegenüber der pathogenen *E. histolytica* wichtig.

Auch bei *E. gingivalis* ist der Beweis ihrer Pathogenität nicht einwandfrei erbracht. Diese beim Menschen häufige, der *E. histolytica* morphologisch ähnliche Amöbenart findet sich bei direkter Untersuchung[2] oder nach Beimpfung geeigneter Nährböden[3] in einem hohen Prozentsatz aller untersuchten Personen (ähnliche Amöbenarten werden auch bei Hunden, Katzen, Pferden und Affen gefunden). Besonders reichlich vorhanden sind die Mundamöben im Zahnbelag oder im Zahnfleisch bei Alveolarpyorrhoe. Selbst wenn sie die entzündlichen Veränderungen und Ulcerationen nicht primär verursachen, dringen sie doch in die Tiefe der Läsionen ein, finden dort, wo sich Bakterien ansiedeln, einen guten Boden, oder sie verschleppen Bakterien und können damit schädlich wirken. Auch in den Krypten infizierter Tonsillen wird *E. gingivalis* vorgefunden. Die Nahrung der Amöbe, bei der weder im Munde noch in der Kultur eine Cystenbildung beobachtet wird, besteht aus degenerierten Leukocyten und Bakterien. Die gelegentlich beobachtete Einverleibung von Erythrocyten kann nicht als Beweis für das Vorhandensein pathogener Eigenschaften angesehen werden.

d) Balantidien.

Balantidium coli ist ein häufiger Darmparasit des Schweines, findet sich aber auch bei verschiedenen Affenarten[4], wilden Ratten[5] und anderen Tieren. Bei seinem natürlichen Wirt, vor allem beim Schwein, das die Ansteckungsquelle für den Menschen bildet, verläuft die Infektion harmlos. Auch beim Menschen ist sie im allgemeinen gutartig, führt aber gelegentlich auch zu schweren ruhrartigen Erkrankungen von akutem oder chronisch rezidivierendem Charakter. Die Infektion befällt in erster Linie Personen, die in der Landwirtschaft oder auf dem Schlachthof mit Schweinen zu tun haben. Die starke Verbreitung dieses Parasiten bei Schweinen steht aber in einem auffälligen Gegensatz zu dem seltenen Vorkommen beim Menschen, der normalerweise kein geeigneter Wirt oder nur ein „Gelegenheitswirt" ist[6]. Dieser Widerspruch führte zu der Vermutung, daß es sich bei der Balantidieninfektion des Schweines nicht um die menschenpathogene Art, *Balantidium coli*, handele, sondern eine andere Species, *Balantidium suis*, vorläge, die sich nicht an den Menschen anpassen könne. Ein Beweis für diese Annahme hat sich nicht erbringen lassen[7].

Die Verbreitung von *Balantidium coli* ist kosmopolitisch und im Gegensatz zu *Entamoeba histolytica* von klimatischen Einflüssen unabhängig. Auch in den Tropen wird *Balantidium coli* bei Reihenuntersuchungen nicht häufiger angetroffen als in gemäßigten Zonen (etwa 0,07% aller untersuchten Stühle). Aus einzelnen Ländern (Venezuela, Brasilien, Porto Rico, Aserbeidschan) liegen Beobachtungen über eine gewisse Häufung der Balantidieninfektionen beim Menschen vor. Diese Feststellungen und das epidemieartige Auftreten von Balantidiose in Irrenanstalten in USA sprechen dafür, daß ungünstige sanitäre Verhältnisse und unhygienisches Verhalten die Infektionshäufigkeit fördern, weil die Ansteckung direkt durch menschliche Exkremente erfolgt[8].

---

[1] REICHENOW 1931.   [2] JIVOREC et al. 1943.   [3] WESTPHAL 1941.
[4] BRUMPT 1909, CHRISTELLER 1922, COCKBURN 1948.   [5] AWAKIAN 1937.
[6] BEHRENROTH 1913, LIU 1941, SHUN-SHIN 1947, McCAREY 1952, YOUNG 1939, AWAKIAN 1937, BLAY 1958, DE CARNERI 1959, LARIVIÈRE et al. 1960.
[7] WALKER 1913, PRITZE 1929.
[8] YOUNG 1939, ELLIOT und HOTSON 1953, DE ALSEN JUNQUEIRA 1950.

Experimentelle Untersuchungen haben gezeigt, daß Affen, Katzen, Meerschweinchen und Kaninchen mit vom Menschen stammenden Balantidien infiziert werden können, wenn auch die Übertragung keineswegs immer gelingt oder nur zu einer vorübergehenden symptomlosen Infektion führt. Die künstliche Infektion des Menschen mit Parasiten aus dem Schwein gelingt dagegen — selbst bei Einverleibung einer großen Zahl von Cysten — nicht[1]. Die Erklärung dafür liegt möglicherweise darin, daß die an das Schwein angepaßten Stämme sich meist nicht an die Bakterienflora des menschlichen Darmes adaptieren[2]. Nach erfolgreicher Ansiedlung im menschlichen Darm wird eine direkte Übertragung durch Kontakt von Mensch zu Mensch erleichtert, und es können dadurch Voraussetzungen für eine epidemische Ausbreitung geschaffen werden.

e) Plasmodien.

Die zur Klasse der *Sporozoa*, Ordnung *Haemosporidia*, Genus *Plasmodium* gehörenden Protozoen sind parasitische Organismen, die bei Menschen, Affen, Vögeln, Reptilien und Nagern gefunden werden. Für eine pathogenetische Betrachtung der Malariainfektion des Menschen ist die Kenntnis parasitologischer und biochemischer Zusammenhänge notwendig, die sich nicht nur auf die menschenpathogenen Arten *Plasmodium falciparum*, *P. malariae*, *P. vivax* und *P. ovale* beziehen können.

Die grundlegenden Erkenntnisse der Malariaforschung wurden vor allem durch Untersuchungen an Vogelmalaria (*P. cathemerium*, *P. elongatum*, *P. gallinaceum*, *P. lophurae* und *P. praecox*) und Affenmalaria (*P. cynomolgi*, *P. knowlesi*) gewonnen, in neuerer Zeit auch an einem bei Nagern gefundenen Parasiten *P. berghei*. Der Nachweis endothelialer Entwicklungsformen der Malariaparasiten bei Vögeln (*P. gallinaceum*, *P. relictum*, *P. lophurae*, *P. cathemerium*) und bei Affen (*P. cynomolgi*) bereitete den Weg zur Entdeckung entsprechender Gewebsformen der Malariaparasiten beim Menschen und schuf die Voraussetzungen für die endgültige Aufklärung des Infektionsverlaufes der Malaria und des Lebenscyclus des Malariaerregers.

Alle Plasmodienarten machen eine ungeschlechtliche Entwicklung in Wirbeltieren durch, bei denen sie sich in Gewebszellen und in den roten Blutkörperchen vermehren. Für ihre weitere Entwicklung müssen sie einen Wirtswechsel vornehmen, der zugleich mit einem Generationswechsel einhergeht. Die ungeschlechtliche Teilung oder Schizogonie wird durch einen geschlechtlichen Entwicklungscyclus in Insekten abgelöst.

Die Übertragung der Plasmodieninfektion erfolgt durch Stechmücken der Gattungen *Anopheles* oder *Culex*, indem die infektiösen Entwicklungsformen (Sporozoiten) während des Saugaktes mit dem Speichel in die Haut eingeführt werden. Die Sporozoiten können sich nicht gleich im Blut ansiedeln, sie verschwinden sogar nach intravenöser Übertragung aus der Zirkulation. Sie gelangen aber von der Einstichstelle auf dem Blutwege in die inneren Organe und werden von Zellen aufgenommen, in denen sie sich vermehren. Bei der Vogelmalaria spielt sich die folgende exoerythrocytäre Entwicklung in Zellen des Reticuloendothels ab, während sich die Entwicklung der Malariaparasiten des Menschen (*P. vivax*, *P. falciparum*, *P. ovale*) in der Leber, und zwar im Leberparenchym, vollzieht. Präerythrocytäre Stadien sind neuerdings auch bei *P. malariae* nachgewiesen worden, nachdem frühere Untersuchungen unter ungünstigeren Verhältnissen negativ verlaufen waren. Von einem mit *P. malariae* infizierten Kind gelang die Übertragung der Parasiten auf *Anopheles gambiae* und die Weiterimpfung von Sporozoitenformen auf Schimpansen, bei denen Schizonten in Leberschnitten gefunden wurden. Wie es zu einem Befall der Leberzellen kommt, ist bei den Plasmodien des Menschen nicht bekannt. Vielleicht wachsen sie zunächst in den Uferzellen der Lebercapillaren heran und gelangen erst in der nächsten Generation in die Leberzellen. Während der folgenden intracellulären Entwicklungsphase ist das Blut parasitenfrei. Erst nach einer Periode der „Latenz", deren Dauer nicht von der Parasitenmenge, sondern von der Plasmodienart abhängt, erscheinen Parasiten im Blut. Die aus dem exoerythrocytären Cyclus stammenden Schizonten können schon nach wenigen Generationen rote Blutkörperchen

---

[1] Young 1950.   [2] Svensson 1955, Bray 1959.

befallen und damit zu der erythrocytären Phase der Parasitenvermehrung überleiten. Sie wachsen in den roten Blutkörperchen zu Teilungsformen heran, die bei der schizogonischen Vermehrung freiwerdenden Merozoiten gelangen in den Blutstrom, werden zum Teil vernichtet und phagocytiert oder von anderen Erythrocyten aufgenommen, in denen sie ihre Entwicklung fortsetzen. Die erythrocytären Formen wachsen von kleinen Ringformen zu Trophozoiten heran, die sich nach bestimmter, bei den Plasmodien des Menschen unterschiedlicher Zeit durch Schizogonie teilen und durch bestimmte morphologische Merkmale gekennzeichnet sind. Unter den neugebildeten Merozoiten differenzieren sich die als Gametocyten bezeichneten Sexualformen, die als weibliche und männliche Gameten den Magen empfänglicher Stechmücken erreichen müssen, um sich nach erfolgter Befruchtung zu Ookinete und Oocysten weiterzuentwickeln. Die Reifung der Oocysten an der Magenwand und die Bildung von Sporozoiten, die den Mückenorganismus in großen Mengen vom Abdomen her durchwandern und die Speicheldrüsen erreichen, führt schließlich wieder zu der Übertragung auf empfängliche neue Wirte.

Der Mensch ist im allgemeinen nur für eine Infektion mit den an den Menschen spezifisch angepaßten Plasmodienarten empfänglich. Ebensowenig lassen sich menschliche Malariaparasiten, abgesehen von wenigen Ausnahmen, auf Tiere übertragen. Nur bei afrikanischen Menschenaffen sind Plasmodien gefunden worden, die sich von den Malariaparasiten des Menschen morphologisch nicht unterscheiden ließen, und bei denen Übertragungsversuche auf den Menschen und Rückübertragungsversuche auf Menschenaffen gelungen sind[1]. In einzelnen Fällen scheint es möglich gewesen zu sein, die menschlichen Plasmodien auf Schimpansen zu übertragen, doch spielen diese wohl kaum eine Rolle als Parasitenträger der menschlichen Malaria.

Von den zahlreichen, für niedere Affen pathogenen Plasmodien mit verschiedener Wirtsanpassung ist nur das bei indischen Makaken vorkommende P. knowlesi auf den Menschen übertragbar. Dieses Plasmodium besitzt aber für den Menschen nur geringe Pathogenität, die Infektion ist von kurzer Dauer und verursacht geringfügige Krankheitserscheinungen. Unter natürlichen Bedingungen kommt eine Infektion beim Menschen mit P. knowlesi offenbar nicht vor. Experimentelle Übertragungsversuche auf den Menschen hatten neuerdings mit P. cynomolgi bastianelli Erfolg. Es konnten dabei auch Infektionsketten Mensch-Mücke-Mensch nachgewiesen werden. Auffällig ist die Feststellung, daß sich Neger gegenüber der Infektion refraktär verhielten.

f) Coccidien.

Coccidien sind Gewebsparasiten, die derselben Sporozoenordnung angehören wie die Hämosporidien. Die Infektion erfolgt durch perorale Aufnahme von Sporen, die sich in den mit dem Kot ausgeschiedenen Oocysten entwickeln. Als Gewebsparasiten siedeln sie sich im Epithel des Dünndarms an und machen in ähnlicher Weise wie die Malariaparsiten einen geschlechtlichen und ungeschlechtlichen Entwicklungscyclus durch, ohne dabei auf einen Wirtswechsel angewiesen zu sein. Im Gegensatz zu schweren Krankheiten, die nach Coccidienbefall bei Tieren auftreten können (Lebercoccidiose beim Kaninchen durch Eimeria-Arten) ist die Coccidiose des Menschen von geringer Bedeutung. Der Entwicklungscyclus der beim Menschen vorkommenden Arten Isospora belli und Isospora hominis ist nicht näher bekannt. Die Kenntnisse gründen sich bei dieser Parasitengruppe auf Infektionen mit tierpathogenen Isospora-Arten bei Hund und Katze. Im Vergleich zu den Infektionen mit anderen Darmprotozoen ist die Coccidieninfektion beim Menschen sehr selten, obwohl die an den Menschen angepaßten Isospora-Arten weltweit verbreitet sind, besonders in tropischen und subtropischen Gebieten (FAUST et al. 1961). Die Seltenheit der menschlichen Coccidiose könnte dafür sprechen, daß der Mensch nur ein Gelegenheitswirt und die Ansteckungsquelle in tierischen Reservoiren zu suchen ist. Versuche, die beim Menschen vorkommenden Isospora-Arten auf verschiedene Haus- und Laboratoriumstiere zu übertragen, schlugen aber fehl. Nach allen experimentellen Erfahrungen sind

---

[1] BRAY 1957, 1960, RODHAIN 1943, 1948, 1949, 1956, COATNEY et al. 1961, BEYE et al. 1961.

die Coccidienarten im allgemeinen wirtsspezifisch. Es muß deshalb angenommen werden, daß die Übertragung direkt von Mensch zu Mensch erfolgt, da andere für diese Arten empfängliche Wirte nicht bekannt sind. Vielleicht kommt der Coccidienbefall beim Menschen häufiger vor, die Infektion wird aber nur selten festgestellt, weil die Krankheitserscheinungen sehr gering sind.

Die Coccidien sind Gewebsparasiten, die sich im Dünndarm ansiedeln und eine intracelluläre Entwicklung im Darmepithel durchmachen. Aus oral aufgenommenen Oocysten und Sporen werden nach Einwirkung von Verdauungsfermenten (Pankreassekret) Sporozoiten frei, die in den Epithelien zu Schizonten heranwachsen. Die reifen Schizonten zerfallen in eine Anzahl Merozoiten, die aus den zerstörten Epithelzellen heraustreten, neue Zellen befallen und in diesen ihre ungeschlechtliche Entwicklung durch wiederholte Schizogonie fortsetzen. Während dieses asexuellen Cyclus entstehen gleichzeitig geschlechtlich differenzierte Gametocyten. Der männliche Gametocyt zerfällt in eine Anzahl Mikrogameten, welche die weiblichen Makrogameten befruchten können. Nach der Befruchtung entsteht aus den Cygoten eine Oocyste, in der sich nach Teilungs- und Umwandlungsvorgängen Sporen und schließlich in diesen eingeschlossene Sporozoiten bilden. Die Sporogonie erfolgt meist im Freien unter Sauerstoffzutritt nach Ausscheidung von Oocysten mit dem Stuhl. Zu einer Übertragung kommt es, wenn Oocysten oder Sporen von einem neuen empfänglichen Wirt oral aufgenommen werden und die Infektion durch Befall des Dünndarmepithels mit Sporozoiten von neuem beginnt[1].

g) Sarcosporidien.

Die Gattung *Sarcocystis* wird bei Säugetieren, Vögeln und Reptilien gefunden, am häufigsten bei Schafen, Rindern und Pferden. Die beim Menschen nachgewiesene Art *Sarcocystis lindemanni* ist wahrscheinlich mit den bei Tieren vorkommenden Species identisch und morphologisch von diesen nicht zu unterscheiden. Die Parasiten finden sich vorwiegend in der quergestreiften Muskulatur und entwickeln sich durch starke Vermehrung zu zylindrischen, länglichen Körpern mit zugespitzten Enden (Mieschersche Schläuche), in denen Unmengen von runden oder halbmondförmigen Sporen enthalten sind. Die Ansiedlung der Sarcosporidien in der Muskulatur führt beim Menschen nicht zu Krankheitserscheinungen, während bei Tieren ernste Schäden auftreten können[2].

Über die Entwicklung der Parasiten und die Übertragungsweise der Infektion ist nur wenig bekannt. Man nahm an, daß die Sarcosporidien mit infiziertem Fleisch aufgenommen werden. Die im Darm freiwerdenden Sporen können in das Darmepithel eindringen, sich in diesem durch Zweiteilung vermehren und schließlich auf dem Lymph- oder Blutwege in die Muskulatur gelangen. Die Übertragung durch Verfütterung von sporenhaltigem Material konnte tierexperimentell erwiesen werden. Ob es aber auch beim Menschen zu einer Ausscheidung von widerstandsfähigen, infektiösen Stadien mit dem Stuhl oder mit dem Urin und zu einer peroralen Infektion durch verunreinigte Speisen und Getränke kommt, ist nicht erwiesen.

h) Toxoplasmen.

Toxoplasma gondii ist ein Gewebsparasit, der sich vorwiegend in Zellen des reticuloendothelialen Systems, gelegentlich auch in anderen Zellelementen vorfindet und sich durch einen ausgesprochenen Mangel an Wirtsspezifität auszeichnet. Die ovalen oder gestreckten Toxoplasmen vermehren sich durch Zweiteilung in der Längsachse. In den Zellen bilden sich nach lebhafter Vermehrung Erregerkolonien in Form von „Pseudocysten". Der direkte Erregernachweis ist beim Menschen schwierig, die morphologische Darstellung der Toxoplasmen

---

[1] Reichenow 1925, 1952, Kessel 1934, Herrlich und Liebmann 1944, Liebow et al. 1948, 1944, Barksdale und Routh 1948, Chesterman 1950, Balmaceda et al. 1953, Routh et al. 1955, Laarman et al. 1961.
[2] Babudieri 1932.

gelingt am besten im Peritonealexsudat infizierter Mäuse während des akuten Stadiums.

Toxoplasmen sind bei Tier und Mensch in der ganzen Welt verbreitet, ihr Vorkommen ist weder an klimatische Vorbedingungen noch an die Übertragung durch Arthropoden gebunden. Die unter natürlichen Bedingungen im Kot und Urin ausgeschiedenen Parasiten werden wahrscheinlich peroral aufgenommen. Sie können auch durch infiziertes Fleisch übertragen werden. Besonders wichtig ist die Möglichkeit einer pränatalen oder diaplacentaren Übertragung von der Mutter auf das Kind, so daß eine erworbene und eine kongenitale Toxoplasmose unterschieden werden kann. Der in hohem Prozentsatz positive Ausfall serologischer Reaktionen spricht für die Häufigkeit inapparenter oder latenter Infektionen[1]. Untersuchungen richteten sich auf den Nachweis einer Toxoplasmainfektion im Uterus und in anderen Geweben. Dabei wurde die Frage erörtert, ob vom Uterus chronisch infizierter Frauen eine Übertragung auf den Foetus möglich ist. Es besteht andererseits die Möglichkeit, daß gleichzeitig Antikörper übertragen werden, die eine Infektion einschränken könnten.

2. Ansiedlung der Parasiten im Wirtsorganismus.

Bei der Übertragung pathogener Protozoen werden unter natürlichen Bedingungen infektiöse Stadien oral aufgenommen (Amöben, Darmflagellaten, Coccidien, Toxoplasmen), oder sie gelangen durch spezifische, als Überträger dienende blutsaugende Insekten während des Saugaktes in die Haut (Plasmodien, Blutflagellaten). Die Fähigkeit, sich im Wirt anzusiedeln, sich zu vermehren, neue Entwicklungsstadien zu bilden, Gewebeschäden und Krankheitserscheinungen zu verursachen, wird durch biologische und pathogenetische Eigenschaften der Parasiten bestimmt. Der Verlauf der Infektion ist aber zugleich ein Ausdruck für die Empfänglichkeit des Wirtes, seiner Reaktionen und Abwehrmittel.

a) Perorale Aufnahme und Ansiedlung im Verdauungskanal.

Die Ansiedlung von Darmprotozoen im Magen-Darmkanal hängt nicht nur von Art und Menge der aufgenommenen Parasiten ab, sondern auch von den am Ort ihrer Ansiedlung vorhandenen Entwicklungsbedingungen.

Die Infektion kommt bei einer Reihe von Darmprotozoen durch Aufnahme von Cysten zustande. Bei den sich im Dickdarm ansiedelnden Amöben werden die vegetativen Formen erst in der für das Ausschlüpfen günstigen Umgebung im unteren Abschnitt des Dünndarms aus den Cysten entleert und gelangen von hier aus in das Colon. Ebenso gelangen die aus den Cysten freiwerdenden vegetativen Formen von *Balantidium coli* mit dem Darminhalt aus dem Dünndarm in das Colon und siedeln sich dort im Lumen oder auf der Schleimhautoberfläche an.

Auch in neuerer Zeit wurde die Frage untersucht, ob Cysten resistente Stadien sind, die nur unter ungünstigen Bedingungen gebildet werden, ob sie im Gewebe auftreten, ob irgendwelche Beziehungen zu Sexualphänomenen vorhanden sind und ob durch Cysten pathologische Veränderungen ausgelöst werden können. Es besteht nach Untersuchungen von LAMY (1960) kein Zweifel darüber, daß es sich bei den Cysten um Ruhestadien handelt, die dem Schutz und der Vermehrung der Parasiten dienen. Die Cystenbildung ist von verschiedenen Faktoren abhängig (Umgebung, Bakterienflora usw.), aber nicht unbedingte Folge „ungünstiger Verhältnisse". Die Frage, ob Cysten im Gewebe vorhanden sind, kann verneint werden. Ebensowenig gibt es eine Regeneration im Sinne sexueller Phänomene mit Austausch von Kernsubstanz. Die Cysten sind nicht befähigt, in situ einen neuen Entwicklungscyclus zu beginnen, sie müssen vielmehr zunächst ausgeschieden und oral wieder aufgenommen werden. Ihr Vorhandensein im Darmlumen ist kein Anzeichen für eine etwaige Verschlimmerung des Prozesses[2].

---

[1] BAMATTER 1952, REMINGTON et al. 1958, RIFAAT und NAGATY 1959.
[2] CALLAHAN et al. 1947, JACOBS et al. 1960, LAMY 1960.

Das Schicksal der ausgeschlüpften vegetativen Formen hängt von verschiedenen für das Haften der Infektion entscheidenden Faktoren ab. Störungen im Ausschlüpfmechanismus, anomale Zusammensetzung oder ungeeignete Konzentration der Verdauungssäfte, erhöhte Säureproduktion im Magen oder ungenügende Alkalinität in den unteren Dünndarmabschnitten können dabei eine wesentliche Rolle spielen. Vielleicht ist auch eine Hypermotilität des Darmes für eine Ansiedlung der Parasiten ungünstig und setzt die Aussichten für das Haften der Infektion herab. Nach BEAVER et al. (1956) verursachte bei freiwilligen Versuchspersonen erst die Aufnahme von 2000 Cysten eine Infektion mit *Entamoeba histolytica*, während RENDTORFF (1954) fand, daß bei *E. coli* schon 1—20 Cysten ausreichen, um eine Infektion zu erzeugen. *Balantidium coli* ist sehr empfindlich gegenüber Säuren und wird normalerweise durch die Magensäure schnell zerstört. Ein Mangel an freier Salzsäure im Magen erleichtert die Passage und erklärt das häufigere Auftreten einer Balantidien-Ruhr bei älteren Personen, die zu einer Achlorhydrie neigen. Chronische Infektionen mit anderen Parasiten, Unterernährung, Alkoholismus erhöhen die Disposition.

b) Percutanes Eindringen nach Übertragung durch Insekten und Ausbreitungswege.

Die während des Saugaktes aus den Überträgern in die Haut gelangenden Flagellatenformen bleiben zunächst auf den primären Infektionsherd beschränkt. Die durch den Stich von Glossinen eingeimpften Trypanosomen (*T. gambiense* und *T. rhodesiense*) erreichen nicht gleich den Blutstrom, sie vermehren sich an der Einstichstelle, an der in wenigen Tagen ein umschriebener Entzündungsherd entsteht (Trypanosomenschanker). Ähnlich wie bei der Schlafkrankheit kommt es auch bei der Chagas-Krankheit nach einer Übertragung von *T. cruzi* durch Triatomen zu einer Primärläsion mit entzündlicher Hautschwellung, die als „Chagom" bezeichnet wird. Nach Einreiben von infektiösem Wanzenkot in die Bindehaut entsteht als Zeichen der primären Infektion ein einseitiges Lidödem mit Conjunctivitis. Bei der visceralen oder cutanen Leishmaniasis sind es die aus Mageninhalt oder Pharynx durch den Stechrüssel der Phlebotomen in die Stichwunde gelangenden *Leptomonas*-Formen, die sich in der Haut ansiedeln und eine primäre Hautläsion verursachen können. Die entzündliche Reaktion am Infektionsort beruht offenbar auf dem Freiwerden entzündungserregender Substanzen, die nach Vermehrung und Zerfall der Parasiten in das umgebende Gewebe gelangen. In diesem primären Stadium besteht eine Neigung zu einer spontanen Rückbildung der Primärläsion bei gleichzeitiger Ausbreitung und Generalisierung der Infektion. Nur bei der Infektion mit *Leishmania tropica* bleibt die Vermehrung der Parasiten nach Umwandlung aus der *Leptomonas*- in die *Leishmania*-Form auf die nähere Umgebung des primären Herdes beschränkt. *Leishmania donovani* gelangt dagegen in den Blutstrom und die Lymphbahnen, verbreitet sich in allen Körperorganen und wird von Zellen des reticuloendothelialen Systems aufgenommen, in denen sich die weitere Entwicklung vollzieht. Auch bei der Infektion mit *T. cruzi* greift die Entzündung vom primären Herd auf die Lymphbahnen über und führt zu einer Schwellung der regionalen Lymphknoten oder zu einem entzündlichen Ödem. Zugleich mit einer Ausbreitung der Infektion auf dem Lymph- und Blutwege entwickelt sich in der ersten Woche eine allgemeine Lymphadenitis, oder es treten generalisierte Ödeme und andere Hauterscheinungen (Exanthem, Urticaria) auf, die als allergische Phänomene gedeutet werden. *T. gambiense* und *T. rhodesiense* sind nach etwa 2—3 Wochen im Blut zu finden und breiten sich zugleich im Lymphsystem aus, indem sie zu dem Frühsymptom einer Polyadenitis und zu Hauterscheinungen führen.

Bei der Malariainfektion kommt es weder durch die Einimpfung von Sporo-
zoiten in die Haut noch durch die Ansiedlung und Vermehrung der aus den Sporo-
zoiten entstehenden exoerythrocytären Gewebsformen zu Reaktionen. Die
Dauer der exoerythrocytären Entwicklung ist maßgebend für das Auftreten von
Krankheitserscheinungen, die erst nach einem Blutbefall durch die erythrocytären
Stadien zu erwarten sind. Die der exoerythrocytären Phase entsprechende
Inkubation ist von Plasmodienart und Eigenschaften des Erregerstammes abhängig. Bei *Malaria tertiana* kann es neben einer kurzen Inkubation von wenigen
Tagen (7—14 Tage) lange Perioden einer Latenz oder Präpatenz geben (7 bis
10 Monate), die besonders bei den in gemäßigten Zonen auftretenden Tertiana-
Infektionen beobachtet wird. Dabei handelt es sich möglicherweise um Spätrezidive nach einem abortiv verlaufenen ersten Blutbefall. Bei *Malaria tropica*
beträgt die Inkubation 7—11 Tage, bei *Malaria quartana* schwankt sie zwischen
3—6 Wochen. Experimentell können die Plasmodien des Menschen durch künstlich
an Malariakranken infizierte Anophelen oder direkt durch die Einspritzung von
parasitenhaltigem Blut übertragen werden. Bei einer durch Blutübertragung hervorgerufenen Malariainfektion setzen die Schizonten ihre Entwicklung ohne
Unterbrechung fort und erscheinen im Blut der infizierten Personen. Dabei ist die
Inkubation im wesentlichen von Parasitenzahl und Übertragungsweise (intravenöse oder subcutane Injektion) abhängig.

Die Entwicklungsdauer vom Zeitpunkt der Infektion bis zu ihrer Generalisierung oder
Manifestierung ist bei den anderen durch Insekten übertragenen Protozoenkrankheiten bei
natürlicher Übertragung meist nicht sicher anzugeben. Bei der Infektion mit den afrikanischen
Trypanosomen vergehen 2—3 Wochen, bis die Trypanosomen im Blut erscheinen. Bei der
Chagas-Krankheit ist die Inkubation bei natürlicher Infektion schwer zu ermitteln. Bei
Versuchstieren vergehen nach künstlicher Infektion 10—20 Tage bis zum Auftreten der
Trypanosomen im Blut. Außerordentlich wechselnd ist die Inkubation bei der Kala-Azar,
die meist schleichend beginnt. Es liegt aber nahe, bei längerer Inkubationsdauer, die sich auf
viele Monate ausdehnen kann, das Vorliegen einer echten Latenz anzunehmen. Auch bei der
Hautleishmaniasis ist die Inkubation keineswegs konstant, sie schwankt zwischen Wochen
und Monaten in Abhängigkeit von der Infektionsdichte, der Immunitätslage des Wirtes und
der Eigenart des Parasitenstammes.

3. Parasitenvermehrung und Ernährung des Wirtes.

Daß *Unterernährung* oder *Fehlernährung* des Wirtes von Einfluß auf parasitäre
Infektionen sind, ist seit langem bekannt. Die Ursachen für eine Abhängigkeit
der Infektion von der Ernährungsweise des Wirtes und der Mechanismus der Einwirkung auf die Wachstums- und Vermehrungsbedingungen der Parasiten sind
aber nicht eindeutig geklärt. Vor allem läßt sich die Frage nicht ohne weiteres
beantworten, ob es sich um direkte Einwirkungen auf die Parasiten handelt oder
ob die Wirkung indirekt durch eine Milieuänderung zustande kommt. Wahrscheinlich wirken verschiedenartige Faktoren mit, die mit dem Sitz der Parasiten, mechanischen und toxischen Einflüssen, Einwirkungen auf den Gesamtstoffwechsel des Wirtsorganismus und Eingriffen in die nervösen Regulationen
zusammenhängen.

Eine feststehende Tatsache ist, daß eine *kohlenhydratreiche Ernährung* die
Entwicklung von Darmprotozoen fördert, während eine überwiegende Eiweiß-
diät ungünstige Verhältnisse schafft und ihre Vermehrung hemmt[1]. Beobachtungen am Menschen und im Tierversuch haben diese Tatsache bei Infektionen
mit Amöben und Darmflagellaten an einem umfangreichen Material bestätigt.
Viele Darmprotozoen, vor allem Parasiten, die ein vorwiegend anaerobes Dasein

---

[1] HEGNER et al. 1932, RATCLIFFE 1930, KESSEL und HUANG 1926, ALEXANDER und MELENEY
1935, HEGNER und ESKRIDGE 1937, WESTPHAL 1941.

führen, haben einen ausgesprochenen Kohlenhydratstoffwechsel. Es ist deshalb wahrscheinlich, daß sie direkt von den Kohlenhydraten profitieren, die der Wirt aufnimmt und die sie als Nahrung verwenden, zumal wenn diese Kohlenhydrate die Parasiten in einer für sie brauchbaren Form erreichen. Dies ist nicht der Fall, wenn es sich um leicht resorbierbare Kohlenhydrate handelt, die nicht in den Dickdarm gelangen. Die Entwicklung der Parasiten wird vielmehr durch schwer verdauliche Kohlenhydrate gefördert, deren Resorption nicht so schnell vor sich geht.

WESTPHAL (1939) konnte in Selbstversuchen nachweisen, daß es bei *Chilomastix mesnili* und *Enteromonas hominis* unter abnormen Darmverhältnissen zu einer Massenentwicklung dieser Flagellaten kommt. Durch eine Diät aus gekochten Linsen und Stärkepaketen, die in Cellophanhüllen in den Darm gelangten, konnte ein Zustand geschaffen werden, der einer Gärungsdyspepsie entspricht und die Vermehrung der Flagellaten fördert, während bei normaler Kost wieder eine Abnahme erfolgt. Aber auch bei normaler Ernährung kann die Entwicklung der Flagellaten durch eine mangelhafte Resorption von Kohlenhydraten gefördert werden. Die Vermehrung der Flagellaten zeigt in solchen Fällen eine Funktionsstörung des Darmes an, ist aber nicht Ursache dieser Störung, sondern ihre Folge. Die Häufigkeit der Lamblieninfektion bei Kindern wird gleichfalls auf die meist kohlenhydratreiche Kost zurückgeführt. SCHUMAKER (1930) gelang es, Ratten experimentell mit *Balantidium coli* zu infizieren, wenn diese mit Kohlenhydraten ernährt wurden. Durch eine Umstellung der Diät auf einen Gehalt von 93,5% Kohlenhydrate wurde die Vermehrung von *Balantidium coli* erheblich gefördert und der Prozentsatz der infizierten Ratten erhöht. Proteinreiche Nahrung verminderte das Wachstum von *Balantidium coli* im Dickdarm. Selbst Kaninchen, die normalerweise nicht empfänglich sind, können mit *Balantidium coli* infiziert werden, wenn sie statt Grünfutter ausschließlich trockenes Brot, Körnerfutter und Wasser erhalten. Ebenso gelingt die intracöcale Infektion mit *Balantidium coli* bei Meerschweinchen bei Ernährung mit Korn, Brot und Mehl verhältnismäßig leicht[1].

Die Ernährung kann auch durch eine Änderung der *physikalisch-chemischen Umweltbedingungen* von entscheidendem Einfluß auf die Entwicklung der Parasiten sein. Eine Änderung der Ernährung hat zugleich eine Änderung der Wasserstoffionenkonzentration im Darminhalt und eine Änderung der Bakterienflora zur Folge. Es wurde darauf hingewiesen, daß eine Diät mit großen Lactosemengen die p_H-Werte und das Redoxpotential im Darminhalt, die Entleerung des Darmes, die Vitaminsynthese durch Darmbakterien und wahrscheinlich noch viele andere Faktoren beeinflußt[2]. Vitaminmangel und Fehlen des antianämischen Faktors scheinen von erheblichem Einfluß auf die Entstehung einer Amöbenruhr zu sein[3]. Es ist durchaus wahrscheinlich, daß die Resistenz gegenüber der Infektion durch physikalisch-chemische Änderungen des Milieus infolge einer besonderen Ernährungsform herabgesetzt werden kann. In gleichem Sinne spricht die Tatsache, daß es möglich ist, Kaninchen oder Meerschweinchen mit *Entamoeba histolytica* zu infizieren, obwohl diese Tiere normalerweise refraktär sind[4]. Die Infektion gelingt, wenn man die Tiere unter Vermeidung von Grünzeug mit Trockenfutter ernährt und damit die fermentativen Prozesse im Darm so abwandelt, daß das Coecum der Herbivoren physiologisch dem Dickdarm des normalen Wirtes ähnlich wird. Nach neueren Untersuchungen ist auch bei der experimentellen Infektion von Ratten mit *Entamoeba histolytica* der Typ der verfütterten Kohlenhydrate von ausschlaggebender Bedeutung. Lactose und Galactose in relativ großen Mengen scheinen die Infektion besonders zu begünstigen. Die Entwicklung der Infektion mit *Trichomonas hominis* konnte bei Ratten durch Verfütterung von Leber, Leberpulver oder Leberextrakten gefördert werden[5], wobei es sich wahrscheinlich gleichfalls um eine indirekte Einwirkung durch eine Milieuänderung im Coecum der Ratte handelt.

---

[1] WESTPHAL 1939, 1957.   [2] REES 1955.
[3] FAUST und KAGY 1934, FAUST und SWARTZWELDER 1935, 1936.
[4] WESTPHAL 1941, TOBIE 1949, CARRERA und FAUST 1949.
[5] RATCLIFFE 1930, HEGNER und ESKRIDGE 1937.

Veränderungen in der Ernährung des Wirtes können sich auch auf die *Entwicklung von Blutparasiten* auswirken und dabei gewisse Aufschlüsse über ihren Nahrungsbedarf geben. Bei mit Plasmodien infizierten Versuchstieren besteht die Möglichkeit, bestimmte Faktoren in der Nahrung zu finden, die von Einfluß auf den Stoffwechsel der Parasiten sind und ihr Wachstum fördern oder hemmen. Diese Beobachtungen stellen eine wichtige Ergänzung der bei der Züchtung von Malariaparasiten in vitro gewonnenen Erkenntnisse dar und gaben Anlaß zu eingehenden Untersuchungen.

Von ausschlaggebender Bedeutung für Wachstum und Vermehrung der Plasmodien ist nach Untersuchungen an mit *Plasmodium knowlesi* infizierten Affen das *Methionin* und die *Paraaminobenzoesäure*[1]. Bei Affen, denen das Futter für 24—48 Std entzogen wurde, zeigte sich ein Rückgang des Parasitenbefalles, während die Verabfolgung von Methionin oder von Paraaminobenzoesäure auch bei Fortsetzung der Hungerdiät die Beschränkung der Parasitenvermehrung aufhob und zu tödlicher Infektion unter starker Zunahme der Parasiten führte. Die Zufuhr von Glucose oder von Ascorbinsäure hatte bei diesen Tieren keinen Effekt. Die Ursache für den dringenden Bedarf an Methionin und Paraaminobenzoesäure ist nicht ganz geklärt. Es ist aber wohl anzunehmen, daß der relativ geringe Gehalt an Methionin in den roten Blutkörperchen nicht ausreicht und die Parasiten zwingt, ihren Bedarf aus der Umgebung, d. h. aus dem Plasma oder Gewebe, zu decken.

Die von MAEGRAITH u. Mitarb. (1952) festgestellte hemmende Wirkung einer *Milchdiät* auf die Vermehrung des *Plasmodium berghei* bei Ratten wurde durch zahlreiche Nachuntersuchungen bestätigt, und es wurde vermutet, daß auch dieser Hemmungseffekt auf einem Mangel an Paraaminobenzoesäure beruhe. Von anderen Autoren wurde diese Wirkung nicht regelmäßig beobachtet, die Hemmung war unvollständig oder blieb aus[2]. Die widersprechenden Resultate wurden auf Schwankungen in der Zusammensetzung der Milch in ihrem Gehalt an Paraaminobenzoesäure und Folsäure zurückgeführt[3]. Besonders deutlich zeigte sich die Hemmung der Plasmodienentwicklung bei Jungtieren, die an Muttertieren mit Paraminobenzoesäure-Mangeldiät saugten, während der Zusatz von Paraaminobenzoesäure oder Parahydrobenzoesäure zur Milchdiät die Entwicklungshemmung aufhob[4]. Nach Ansicht einiger Autoren beruht die Hemmung der Plasmodienentwicklung bei Milch oder Hungerdiät nicht allein auf dem Fehlen spezifischer Substanzen wie Paraaminobenzoesäure oder Methionin, sondern auf dem Mangel an Zufuhr aller für die Parasitenvermehrung wesentlichen Nahrungsbestandteile[5]. Wahrscheinlich spielt auch die Bakterienflora des Darmes eine Rolle bei dem Zustandekommen des Hemmungseffektes. Fortschritte in der Erforschung der dabei ausschlaggebenden biochemischen Vorgänge wären, wie immer betont wird, nur zu erwarten, wenn es gelänge, die Methoden der Plasmodienzüchtung in vitro zu vervollkommnen.

Ähnliche Beobachtungen wie bei *P. berghei* wurden auch bei Vogelmalaria (*P. lophurae*) und Affenmalaria (*P. cynomolgi*, *P. knowlesi*) gemacht[6], während Infektionen mit *Trypanosoma evansi* bei Ratten weder durch Nahrungsmangel noch durch Milchdiät beeinflußt wurden[7]. Versuche, die Parasitämie oder den klinischen Verlauf bei menschlicher Malaria (*P. falciparum*, *P. malariae*) zu beeinflussen, verliefen negativ. Es ist möglich, daß sich die einzelnen Plasmodien-Species bezüglich ihrer Nahrungsbedürfnisse verschieden verhalten und daß der bei Milchdiät auftretende Mangel an Nahrungsbestandteilen sich bei dem Malariaparasiten des Menschen nicht auswirkt[8]. Andererseits besteht die Möglichkeit, daß der menschliche Organismus in der Lage ist, die für die Entwicklung der Parasiten unentbehrlichen Bestandteile der Nahrung aus seinem Stoffwechsel zu liefern. Über den Einfluß eines Mangels

---

[1] McKee und Geiman 1948, Geiman und McKee 1948.   [2] Hawking und Terry 1957.

[3] Corradetti et al. 1955, Durand und Mathis 1955, Fabiani und Orfila 1954, 1956, Galliard et al. 1954, Raffaele und Carrescia 1954, Ramakrishnan et al. 1953, Rodhain 1953, Refaat und Bray 1953.

[4] Thompson et al. 1953, Hawking und Terry 1957.   [5] Fulton und Spooner 1955.

[6] Seeler und Ott 1944, 1945, Singh et al. 1953, Bray und Garnham 1953.

[7] Sen et al. 1955.   [8] Miller 1954, Colbourne und Sowah 1956.

an Faktor 3, Vitamin E und Cystin im Verlauf einer *P. berghei*-Infektion der Maus wurde von COATNEY und GREENBERG berichtet (1961).

Ein weiterer wichtiger Nahrungsfaktor bei der in vivo-Vermehrung der Plasmodien ist die *Ascorbinsäure*. Mangel an Ascorbinsäure führt bei mit *P. knowlesi* infizierten Tieren zu einem Parasitenrückgang. Die Zufuhr von Ascorbinsäure fördert die erythrocytäre Entwicklung der Parasiten[1], in Kulturen hat das Fehlen von Ascorbinsäure keinen Einfluß auf die Parasitenvermehrung. Es muß deshalb angenommen werden, daß die Wirkung indirekt über den Wirtsorganismus zustande kommt und vielleicht mit dem Glykogen-Stoffwechsel zusammenhängt. Bei mit *P. gallinaceum* infizierten Vögeln steigt der Blutzucker nach Insulingaben und fördert die Parasitenentwicklung, beim Absinken des Blutzuckers verschlechtern sich die Entwicklungsbedingungen. Ein ähnlicher Einfluß auf die Empfänglichkeit des Wirtes und der Parasitenentwicklung besteht bei Infektionen von Hühnern und Enten mit *P. lophurae* und *P. cathemerium* im Hinblick auf Biotinzufuhr im Zucker. Da die Parasiten offenbar einen hohen Biotinbedarf haben, wird ihre Entwicklung gehemmt, wenn der Biotinspiegel im Blutplasma absinkt[2]. Riboflavinmangel führt bei Infektionen mit *P. lophurae* zu einem Absinken der Parasitämie, während die Zufuhr von Riboflavin die Parasitenentwicklung fördert[3]. Analoge Einflüsse ergeben sich bei Pantothensäuremangel[4]. Zweifellos sind auch andere dem Wirt mit der Nahrung zugeführte Vitamine wie Folsäure und Nicotinsäure für die Entwicklung der Malariaparasiten in vivo von Bedeutung.

4. Fakultative und obligate Pathogenität.

Für das Auftreten einer Erkrankung als Folge einer Infektion mit *Entamoeba histolytica* sind *Virulenz* und *pathogene Eigenschaften* des Erregers ebenso bedeutungsvoll wie die *Empfänglichkeit des Wirtes*. Die Auffassungen über pathogenetische Zusammenhänge sind aber auch heute noch keineswegs einheitlich.

Infektiosität, Pathogenität und Virulenz sind bei *Entamoeba histolytica* nicht gleichzusetzen. Die Infektion des Darmlumens braucht nicht unbedingt von einer Invasion des Gewebes gefolgt zu sein, die Amöben können sich im Lumen oder an der Oberfläche der Schleimhaut vermehren, ohne in die Darmwand einzudringen. Von ausschlaggebender Bedeutung ist bei künstlicher wie bei natürlicher Infektion das Verhalten des Wirtes und der Grad der bei diesem normalerweise vorhandenen Widerstandskraft gegenüber der Darminfektion. Erst wenn die Resistenz der Darmwand durch besondere Faktoren herabgesetzt wird, können sich die Parasiten im Gewebe ansiedeln und ausbreiten. „Virulenz" und „pathogener Index" des Amöbenstammes müssen sich mit einer Verminderung der natürlichen Resistenz des Wirtes verbinden, um eine Invasion des Gewebes zu ermöglichen und ausgesprochene klinische und pathologisch-anatomische Manifestationen einer Amoebiasis herbeizuführen. Der pathologische Effekt schwankt je nach Abwehrkraft oder Erkrankungsbereitschaft des Wirtes und dem Zusammenwirken verschiedener den Widerstand herabsetzender Faktoren: Allgemeinzustand, vorausgegangene Erkrankungen, Ernährung, Bakterienflora des Darmes und andere spezifische oder nichtspezifische Einflüsse, die eine Invasion der Amöben und ihre Einwirkung auf das Gewebe steigern oder einschränken und den weiteren Ablauf der Infektion bestimmen.

Die geographische Verbreitung der Amöbenruhr und ihre Häufigkeit in tropischen Gebieten gegenüber den gemäßigten Zonen haben immer wieder ver-

---

[1] McKEE und GEIMAN 1946.   [2] TRAGER 1943, 1957.   [3] SEELER und OTT 1945.
[4] BRACKETT et al. 1946.

muten lassen, daß *klimatische Einwirkungen* von Bedeutung sind[1]. Mit *Entamoeba histolytica* infizierte Personen erkranken im gemäßigten Klima nur selten an einer Amöbenruhr, aber auch in den Tropen lehrt die Erfahrung, daß keineswegs alle Histolytica-Träger, sondern nur eine Minderzahl der Infizierten manifeste Krankheitserscheinungen entwickelt. Diese Unterschiede ließen vermuten, daß in den Tropen virulente Stämme vorherrschen, während der symptomlose Verlauf sich aus dem Vorhandensein avirulenter Stämme in den gemäßigten Zonen erklären ließe (s. S. 78). Zur Unterstützung dieser Auffassung wird auch geltend gemacht, daß sich die Virulenz eines Stammes im Sinne einer Anpassung an einen Gewebsparasitismus steigern könne und eine Virulenzsteigerung in schnellen Passagen sogar zu der Auslösung von Epidemien führt. Auch experimentell ließ sich durch wiederholte Tierpassagen eine Virulenzsteigerung der *Entamoeba histolytica* nachweisen. Umgekehrt wurde angenommen, daß ein langer Aufenthalt im Darmlumen die Invasionskraft der Amöben herabsetzt[2].

Experimentelle Untersuchungen an Katzen, Meerschweinchen, Kaninchen, Ratten, Hunden, Affen, die durch Verfütterung von Cysten oder durch intrarectale bzw. intracöcale Einführung vegetativer Formen infiziert wurden, haben in neuerer Zeit wesentlich zum Studium der Pathogenität der *Entamoeba histolytica* beigetragen und gezeigt, daß sich die einzelnen Stämme in ihrer Virulenz unterscheiden. Frühere Untersuchungen, die an Katzen ausgeführt wurden, hatten zum Teil widersprechende Ergebnisse, weil diese Tiere für *Entamoeba histolytica* besonders empfänglich sind[3]. Bei Verwendung von Nagern für den Tierversuch ließ sich diese Frage unter günstigeren Bedingungen studieren. Dabei hat es sich gezeigt, daß Stämme von symptomlosen menschlichen Infektionen auch nach Übertragung auf Ratten keine Läsionen hervorriefen und solche von klinisch manifesten Fällen die Darmwand befielen und Geschwüre erzeugten. Die Invasionskraft der Stämme erwies sich in diesen Versuchen als stabil und wurde durch äußere Faktoren (Bakterienflora, Diät, Tierpassagen) nicht beeinflußt. Ähnliche Resultate ergaben sich bei vergleichender Untersuchung an Stämmen von symptomlosen und von klinisch manifesten Amoebiasis-Fällen[4]. Dieses Verhalten menschlicher Amöbenstämme in geeigneten Versuchstieren legt die Vermutung nahe, daß sich die verschiedenen Stämme von *Entamoeba histolytica* in ihren pathogenen Eigenschaften unterscheiden. Es ist möglich, daß auch beim Menschen die dem Erreger innewohnende Pathogenität („intrinsic pathogenicity") eine beträchtliche Rolle spielt und die Erreger in verschiedenem Maße dazu befähigt, in die Mucosa einzudringen, wobei Stämme mit niedrigem pathogenem Index nur geringe Invasionskraft haben und dazu neigen, an der Schleimhautoberfläche zu bleiben oder nur oberflächliche Erosionen zu verursachen. Andererseits steht fest, daß Stämme von Ruhrkranken in einem neuen Wirt eine symptomlose Infektion verursachen können und umgekehrt ein von gesunden Histolytica-Trägern herrührender Stamm eine Ruhrerkrankung hervorruft, wobei offenbar die Empfänglichkeit oder Widerstandskraft des Wirtes den Ausschlag gibt.

Die auffallenden Unterschiede in der geographischen Verbreitung der Amöbenruhr lassen die Möglichkeit zu, daß sich klimatische Einflüsse auswirken, die in den Tropen die normale Widerstandskraft des Wirtsorganismus herabsetzen. Als wesentliche, in den Tropen häufige Noxe gilt die entzündliche Reizung der Darmschleimhaut durch *bakterielle Infektionen*, welche die natürliche Resistenz der Darmwand herabsetzen und geeignete Eintrittspforten für die Amöben schaffen[5]. Die Bakterienflora des Darmes ist für das Gedeihen der Amöben von Bedeutung, weil die Bakterien die Entwicklung der Amöben in besonderer Weise fördern und als Nahrungsquelle dienen. Die normale Bakterienflora des Darmes ermöglicht das Haften der Infektion und die Entwicklung und Vermehrung der Amöben im Darmlumen. Das Vorhandensein von virulenten *pathogenen Bakterien*

---

[1] REICHENOW 1931, 1937.
[2] FAUST 1931, 1932, FAUST und SWARTZWELDER 1935, MELENEY und FRYE 1937, 1939, NEAL 1957.
[3] KESSEL 1928, MELENEY und FRYE 1933, 1935, 1937 u. a.
[4] BEAVER et al. 1956, HUNNINEN und BOONE 1957.
[5] WESTPHAL 1937, 1938, 1943, 1948, DESCHIENS 1938, PHILLIPS et al. 1955, NEAL 1956, ANDRÉ 1956.

schafft wichtige Voraussetzungen für die Gewebsinvasion und für die Entstehung krankhafter Prozesse. Wenn auch von manchen Autoren angenommen wird, daß *Entamoeba histolytica* eine aktivere Rolle spielt und ohne Beihilfe in das Gewebe einzudringen vermag[1], ist an der Bedeutung bakterieller Infektionen als Schrittmacher für die Amöbeninfektion der Darmwand nicht zu zweifeln. Eine Schädigung der Darmschleimhaut durch Bakterientoxine steigert den Gewebsbefall. Fortschreiten und Übergreifen des krankhaften Prozesses auf tiefere Darmschichten wird durch das Zusammenwirken von Amöben und pathogenen Bakterien erleichtert. Bei der Invasion und der Ausbreitung der Amöbeninfektion verbindet sich die durch chemisch wirksame Substanzen erzeugte Gewebsschädigung mit einer die Entwicklung beschleunigenden Anaerobiose. Wie von Chang (1948) hervorgehoben wurde, ist der Grad der Invasion in wesentlichem Maße von den im befallenen Gebiet herrschenden anaeroben Bedingungen und von den Einwirkungen der Bakterienflora abhängig. Die Anaerobiose und die Voraussetzungen, unter denen sie im Darm auftritt, sind nach dieser Auffassung ebenso bedeutungsvoll wie die pathogenen Eigenschaften der Amöben und ihrer Begleitbakterien.

Als begünstigende Faktoren bei der Herabsetzung der normalerweise vorhandenen Resistenz der Darmwand gegen die Amöbeninvasion gelten — besonders in den Tropen — neben bakteriellen Infektionen auch andere funktionelle Störungen oder das Bestehen entzündlicher und erosiver Prozesse im Darm, Diätfehler und reizende Nahrungsstoffe sowie die Zusammensetzung der Nahrung (s. S. 85).

Auch bei *Balantidium coli* ist trotz der Häufigkeit symptomloser Infektionen bei Mensch und Tier an der obligaten pathogenen Natur dieses Parasiten nicht zu zweifeln. Von manchen Autoren wird angenommen, daß diese Ciliaten nur eine begrenzte Zeit am Leben bleiben können, wenn sie nicht in das Gewebe eindringen. Der Mechanismus des Eindringens in die Schleimhaut ist nicht restlos geklärt. Die lebhafte Bewegung der Wimpern erleichtert das Haften an der Oberfläche und das mechanische Eindringen in die Schleimhaut, das vielleicht gleichzeitig durch cytolytische Substanzen gefördert wird. Die Einwanderung der Balantidien in die Darmwand setzt aber wie bei der Amöbenruhr noch andere begünstigende Momente im Sinne einer allgemeinen oder lokalen Schädigung und Resistenzminderung voraus. Das Vorhandensein einer natürlichen Resistenz beim Menschen scheint durch den Mißerfolg von Übertragungen auf freiwillige Versuchspersonen hinreichend erwiesen[2].

Die Bedeutung bakterieller Begleitinfektionen für Zustandekommen und Verlauf der Balantidieninfektion wurde bereits von Strong (1904) angenommen, ist aber von anderen Autoren angezweifelt worden. Ausschlaggebend für die Ausdehnung der krankhaften Prozesse ist aber, wie von Koppisch und Wilking (1947) besonders betont wird, die Herabsetzung der Widerstandskraft durch schlechten Allgemeinzustand, Nahrungsmangel, dyspeptische Vorgänge oder Begleiterkrankungen, die eine Schädigung der Darmwand bewirken und als Wegbereiter der Balantidien-Infektion dienen, vor allem Infektionen mit anderen Darmparasiten (*Ascaris, Ankylostoma, Strongyloides, Taenia, Entamoeba histolytica*).

Über den Einfluß der Infektion mit *Darmflagellaten* auf den Gesundheitszustand des Menschen und über die pathogene Natur der im Darm, in der Mundhöhle und am Genitale vorkommenden Flagellaten gehen die Meinungen auseinander. Daß eine primäre Schädigung von ihnen ausgeht, ist bei der Verbreitung und Häufigkeit dieser Parasiten von vornherein unwahrscheinlich. Ebenso wie

---

[1] Meleney et al. 1939, Phillips und Bartgis 1954, Neal 1955, 1956, 1957.
[2] Masing 1929.

bei den zahlreichen Flagellaten, die als normale Darmbewohner bei Tieren vorkommen, besteht auch beim Menschen ein Zustand gegenseitiger Anpassung, der dazu berechtigt, die Mehrzahl dieser Protozoen als unschädliche Commensalen anzusehen. Das Problem der Pathogenität liegt aber in der entscheidenden Frage, ob diese Parasiten den Verlauf gleichzeitig bestehender Darmstörungen ungünstig beeinflussen und ob sie — zumindest einige Arten — unter bestimmten Voraussetzungen pathogene Eigenschaften haben können.

Zweifellos finden sich die im Dickdarm lebenden Flagellaten bei Darmkranken häufiger und in größeren Mengen als bei Gesunden. Dies bezieht sich auch auf die Arten *Enteromonas hominis, Retortomonas intestinalis, Chilomastix mesnili*, die nicht als pathogen gelten. Auch *Trichomonas hominis* ist ein harmloser Commensale, wird aber besonders häufig in diarrhoischen Stühlen gefunden und kann sich vom Dickdarm auch auf den unteren Abschnitt des Dünndarmes ausbreiten. Wie an experimentell infizierten Katzen gezeigt werden konnte, wird eine bakterielle Darmerkrankung durch eine besonders reichliche Infektion mit *Trichomonas hominis* möglicherweise aggraviert.

Bei *Lamblia intestinalis* legt die Lokalisation auf der Schleimhaut des Dünndarmes den Gedanken nahe, daß bei massenhafter Entwicklung der Flagellaten Funktionsstörungen der Schleimhaut verursacht werden, wenn die Parasiten auch nicht in das Gewebe einzudringen vermögen. Die Lamblieninfektion erstreckt sich vom Pylorus aus über das ganze Duodenum. Die Flagellaten sitzen mit dem Saugnapf am Epithel angeheftet in den Krypten der Schleimhaut. Nur eine kleine Minderzahl bewegt sich frei umher. Auch bei anderen Darmflagellaten findet eine Einwanderung der Parasiten ins Gewebe nicht statt oder nur, wenn bei schon bestehenden Darmerkrankungen Läsionen der Schleimhaut vorhanden sind. Der Befund von Flagellaten im Epithel oder im subepithelialen Gewebe bei fehlender Gewebsreaktion ist mit Vorsicht zu deuten, weil es sich dabei auch um ein postmortales Eindringen der beweglichen Parasiten handeln kann.

Vielfach wird die Ansicht vertreten, daß ein ursächlicher Zusammenhang zwischen einer Lamblieninfektion und chronischen Darmstörungen bestünde. Nach dieser Auffassung führt die Ansiedlung der Flagellaten auf der Schleimhaut zu Resorptionsstörungen und zu chronischen Reizzuständen. Röntgenologische und autoptische Befunde werden zur Unterstützung in gleichem Sinne sprechender klinischer Beobachtungen herangezogen. Als Argumente für das Vorliegen einer Pathogenität werden geschwürige Prozesse bei massenhafter Infektion, Störungen in der Resorption von Fett und Vitamin A, Diarrhoe und Steatorrhoe sowie kachektische Zustände angeführt. Als Stütze dieser Auffassung dient auch die Erfahrung, daß mit einer Beseitigung der Lamblieninfektion die klinischen Erscheinungen zurückgehen.

Andere Autoren halten *Lamblia intestinalis* für völlig harmlos, da statistisch erwiesen ist, daß Diarrhoe bei Personen mit Lamblieninfektion nicht häufiger ist als bei nichtinfizierten Personen. Lamblien werden auch ohne eine Spur von Darmreizung gefunden, und selbst bei gesunden Kindern ist der Lamblienbefall ein häufiges Ereignis. Eine Pathogenität wäre nur insofern zuzugeben, als bei kohlenhydratreicher Nahrung und bei dyspeptischen Zuständen infolge mangelhafter Kohlenhydratspaltung und -resorption eine exzessive Lamblienvermehrung dazu beitragen könnte, aus anderen Ursachen gleichzeitig bestehenden Darmerkrankungen einen chronischen Charakter zu verleihen. In solchem Zusammenhang könnte der *Lamblia intestinalis* eine sekundäre pathogenetische Wirkung nicht abgesprochen werden, während die primäre Pathogenität in der Mehrzahl der Fälle fraglich bleibt oder sich auf einen verschwindend kleinen Anteil beschränkt. Von verschiedenen anderen Autoren werden dagegen viele uncharakteristische Krankheitsbilder bei positivem Lamblienbefund auf die Einwirkung dieser Parasiten bezogen, und zwar nicht nur intestinale Erkrankungen und sprue-

artige Symptome (Steatorrhoe), sondern akute Hepatitis und chronische Leberschäden, Cholangitis und Cholecystitis, asthenische Allgemeinsymptome und
Anämie als Folge in den Kreislauf gelangender Stoffwechselprodukte oder toxischer Substanzen, Neurasthenie, Polyneuritis und psychische Störungen.

Für eine ursächliche Rolle der Lamblien als Erreger von Gallenleiden, die vielfach angenommen wurde, ist der Beweis nicht erbracht. Bei Duodenalsondierung nach Provokation
des Galleflusses mit Magnesiumsulfat können unter Umständen Lamblien in großen Mengen
nachgewiesen werden. Dieser Befund ist aber nicht beweisend, er erklärt sich vielmehr aus
der Tatsache, daß die Flagellaten durch die Reizwirkung der hypertonischen Salzlösung vom
Darmepithel abgelöst werden und deshalb in Massen im Duodenalsaft erscheinen[1]. In der
Gallenblase selbst kommt es nicht zu einer Ansiedlung von Flagellaten, nur in seltenen
Fällen zu einer zufälligen Einwanderung, wobei die Parasiten nicht an der Gallenblasenwand,
sondern frei im Sediment gefunden werden[2]. Bei experimenteller Infektion konnten sich bei
Mäusen Lamblien im Duodenum und Dünndarm ansiedeln und einzeln oder in Gruppen in
der Darmwand nachgewiesen werden. Es fanden sich im Dünndarm Verdickungen sowie
hyperämische, katarrhalische, ulcerative und atrophische Veränderungen, in einzelnen Fällen
auch Leberabscesse oder fettige Dystrophie, Glomerulonephritis und Hämosiderinablagerung
in der Milz[3].

Auch bei *Trichomonas vaginalis* handelt es sich um den Epithelzellen der
Schleimhaut fest anhaftende Flagellaten, die in freiem Zustand geringe Beweglich-
keit zeigen. Da die Trichomonaden nicht nur in der Vagina, sondern auch im
Harntrakt der Frau und des Mannes vorkommen, ist vorgeschlagen worden, den
Terminus *Trichomonas urogenitalis* (PASTEUR-VALERY-RADOT) einzuführen[4].
Ihre pathogenen Eigenschaften sind umstritten, da sie auch im Sekret der gesunden Vagina gefunden werden, besonders häufig bei Schwangeren (nach JIRO-
VEC et al. 1942 in 42,7%). Bei Fluor und Kolpitis können Trichomonaden in
großen Mengen auftreten. Sie werden deshalb im allgemeinen als Krankheitserreger aufgefaßt und als Ursache einer bestimmten, durch eine schaumige gelbliche Absonderung gekennzeichneten Scheidenentzündung angesehen. Übertragungsversuche mit flagellatenhaltigem Sekret hatten Erfolg, führten aber nicht
immer zu Reizerscheinungen. Andererseits gelang es auch, mit bakterienfreien
Kulturen von *Trichomonas vaginalis* Vaginalerkrankungen zu erzeugen. Von entscheidender Bedeutung für das Angehen der Infektion und für das Auftreten von
krankhaften Erscheinungen ist auch bei *Trichomonas vaginalis* das Zusammenwirken von Trichomonaden mit gewissen Bakterien[5]. Zwischen Flagellaten und
Wirtsorganismus kann ein Gleichgewicht bestehen. Wenn die Glykogenvorräte
des Scheidenepithels durch die Trichomonaden verbraucht sind, verschlechtern
sich die Lebensbedingungen für die Doederleinschen Bazillen, und die physiologische Abwehrkraft des Scheidenepithels wird geschwächt. Infolge der Resistenzminderung und der Störung des normalen Gleichgewichts können sich die Trichomonaden unter Virulenzsteigerung vermehren und Entzündungserscheinungen
auslösen. In solchen Fällen konnten Trichomonaden in der Vaginalschleimhaut
im Bereich zelliger Exsudate, in Hämorrhagien, im Granulationsgewebe und
in Nekrosen nachgewiesen werden. In Übereinstimmung mit der Feststellung,
daß die Schädigung der normalen Vaginalflora und die damit verbundene
Verminderung des Säuregrades in der Vagina eine wesentliche Rolle spielt, steht
die Tatsache, daß *Trichomonas vaginalis* am besten bei einem mäßigen Oestrogenmangel gedeiht. Sowohl bei normaler Oestrogenwirkung als auch bei völligem
Fehlen der Oestrogenwirkung wird eine Trichomonasis selten beobachtet[3].

Von der Vagina breitet sich die Infektion nur ausnahmsweise und unter
abnormen Bedingungen auf Cervix und Uterus aus, eine Ansiedlung der Para-

---

[1] HOLLANDER 1923, BOECK 1927, REICHENOW 1931, BOCK 1946/47.
[2] WESTPHAL und GEORGI 1923.   [3] DEKKHAN-KHODZHAEVA 1960.
[4] DÖRING 1958.   [5] WAGNER 1947, JIROVEC und PETER 1950.

siten in der Harnblase ist dagegen nicht erwiesen. Bei Männern, die symptomlose Parasitenträger sind oder an einer Urethritis leiden, wird die Harnröhrenschleimhaut und die Prostata befallen. Die Trichomonas-Urethritis gilt nach neueren Untersuchungen als die häufigste nichtgonorrhoische Urethritis. Die Häufigkeit des Befalls scheint beim Mann praktisch genau so hoch zu sein wie bei der Frau. Einen Übertritt von *Trichomonas vaginalis* in den Blutkreislauf glauben einige Autoren auf Grund positiver Blutkulturen festgestellt zu haben. Dabei hat es sich offenbar um technische Fehler gehandelt, da diese Beobachtung bei Nachuntersuchungen an zahlreichen Fällen niemals bestätigt werden konnte[1].

Trichomonas tenax ist *Trichomonas vaginalis* so ähnlich, daß diese beiden Arten für identisch gehalten wurden. In wiederholten Selbstversuchen konnte WESTPHAL (1936) nachweisen, daß Kulturen von *Trichomonas vaginalis* nicht auf die Mundhöhle des Menschen übertragen werden können. *Trichomonas tenax* vermehrt sich unter ähnlichen Bedingungen wie *Entamoeba gingivalis*, wenn durch entzündliche Veränderungen ein für ihre Entwicklung günstiges Milieu geschaffen wird, ohne daß sie dabei eine pathogene Rolle spielt.

Die gleiche aus dem Munde stammende Trichomonadenart wurde gelegentlich in *großen Mengen* bei Lungengangrän gefunden, ebenso in Pleuraexsudaten und bei mit Anacidität einhergehenden schweren Erkrankungen des Magens (Magencarcinom). Es liegt auch in diesen Fällen kein Grund vor anzunehmen, daß die Trichomonaden den Krankheitsverlauf ungünstig beeinflußten, es handelt sich lediglich um eine sekundäre Ansiedlung und Vermehrung der aus dem Munde stammenden Flagellaten auf dem Boden bestehender Erkrankungen.

V. Pathogenese und Pathologie der Protozoenkrankheiten.

Parasitische Protozoen leben von der Körpersubstanz des Wirtes. Der Stoffverbrauch durch die Ernährung der Parasiten ist aber unbedeutend, so daß der Wirtsorganismus im allgemeinen in der Lage ist, den Verlust ohne wesentliche Einbuße auszugleichen. Die pathogene Wirkung beruht nicht auf dem Verbrauch von Körper- oder Nahrungsstoffen, die dem Wirt entzogen werden, sie tritt erst in Erscheinung, wenn das Gedeihen des Wirtes im Zusammenhang mit der Ansiedlung und Vermehrung der Parasiten im Wirtsorganismus beeinträchtigt wird. Lokale und allgemeine Schäden an Zellen, Geweben, Organen oder Organsystemen entstehen durch Ausscheidung von Stoffwechselprodukten oder durch beim Zerfall der Parasiten freiwerdende Substanzen, durch Zerstörung von Zellen, in denen sich die Parasiten vermehren, oder durch mechanische Einwirkung. Die durch die Lebenstätigkeit der Parasiten bewirkten Schäden lösen Reaktionen aus, die sich als Störungen des Wirtsstoffwechsels und verschiedenartige Veränderungen an Organen und Geweben äußern.

1. Mechanismen der pathogenen Einwirkung.

a) Mechanische Einwirkungen.

Eine mechanische Wirkung ist bei parasitischen Protozoen nur dort zu erwarten, wo es zu einer starken Vermehrung der Parasiten im Gewebe kommt und die Zellen durch intracelluläre Vermehrung der Parasiten zerstört werden. Diese ist aber nicht vergleichbar mit der gewebsschädigenden Wirkung durch metazoische Entoparasiten, Würmer oder Wurmlarven, die durch Wanderung und Ansiedlung im Gewebe unmittelbar mechanisch einwirken. Die bei intracellulärer

---

[1] SCHULTZ und WESTPHAL 1939, JIROVEC et al. 1950.

Entwicklung parasitischer Protozoen auftretende Zerstörung von Blut- und Gewebezellen beruht nicht auf einer mechanischen Wirkung, sie ist die Folge biologischer und biochemischer Prozesse. Defektbildungen und Gewebsverluste
haben nur insofern eine mechanische Bedeutung, als dadurch Eintrittspforten
für andere Mikroorganismen geschaffen werden. Auf einer mechanischen Behinderung des Blutumlaufes im Bereich des Capillarkreislaufs beruhen z. T. die bei
Malaria auftretenden Zirkulationsstörungen. Durch eine Verklumpung der
parasitenhaltigen roten Blutkörperchen kann es zu einer Verlangsamung des
Blutstromes und einer vollständigen Stase kommen, die allerdings noch von
anderen hinzutretenden Faktoren beeinflußt wird (s. S. 104).

b) Biochemische Einwirkungen durch Sekrete, Exkrete und Zerfallsprodukte.

Von wesentlich größerer Bedeutung sind Einwirkungen durch wirtsfremde,
von den Parasiten herrührende Stoffe. Über das Vorhandensein wohldefinierter
Endo- oder Exotoxine bei Protozoen liegen keine ausreichenden Informationen
vor. Wenn es bisher nicht gelungen ist, überzeugende Beweise dafür zu erbringen,
daß parasitische Protozoen giftige Substanzen absondern oder in ihrem Zellkörper enthalten, so lassen sich doch indirekt Anhaltspunkte für toxische Einwirkungen im Verlauf protozoischer Infektionen gewinnen.

Die Annahme, daß afrikanische pathogene Trypanosomen Toxine produzieren, wurde
durch Beobachtungen an Versuchstieren gestützt, bei denen nach Injektion von getrockneten
und wieder aufgeschwemmten Trypanosomen toxische Phänomene auftraten[1]. Andere Autoren hatten dagegen negative Resultate[2]. Diese Unterschiede erklären sich wohl zum Teil
aus der Beobachtung, daß die toxische Wirkung bei den durch Hitzeeinwirkung abgetöteten
Trypanosomen erst eine Stunde nach ihrem Tode nachweisbar wird und nach 18stündiger
Aufbewahrung verlorengeht[3]. Das toxische Prinzip ist demnach nur während eines bestimmten
Stadiums der Trypanosomenzerstörung zu gewinnen, es verwandelt sich bei weiterem Fortschreiten des chemischen Abbaues wieder in ein ungiftiges Produkt. Bei *Trypanosoma cruzi*
waren experimentelle Untersuchungen auf den Nachweis von Endotoxinen gerichtet, weil
behauptet wurde, daß Extrakte aus diesen Flagellaten cancerolytisch wirkten[4]. Die beobachtete Rückbildung von Tumoren bei Tieren nach Injektion von Extrakten aus Blut und Kulturformen der Parasiten konnte durch weitere Untersuchungen nicht bestätigt werden[5].

Die Untersuchungen von Köberle (s. S. 123) lassen vermuten, daß bei der
Auflösung der Leishmaniaformen von *Trypanosoma cruzi* im Gewebe Substanzen
frei werden, die Ganglienzellen elektiv zu schädigen und aufzulösen vermögen[6].
Die Annahme, daß es sich um neurotoxisch wirkende Produkte handelt, also um
ein „Neurotoxin" oder um enzymatisch wirkende Stoffe, findet darin eine gewisse
Stütze, daß die intracerebrale Injektion von Aufschwemmungen des Erregers bei
Hunden schwere Zerstörungen an der Großhirnrinde erzeugt. Die „neurolytische"
Wirkung geht nach Erhitzen der Suspension auf 100°C verloren. Ein biochemisch
gesicherter Nachweis von Endotoxinen steht aber auch für *T. cruzi* noch aus.

Als indirekter Beweis für das Vorhandensein von Endotoxinen gilt das Auftreten von Temperatursteigerungen im Verlauf der Trypanosomiasis[7]. Die Temperatur ist im Frühstadium der menschlichen Schlafkrankheit meist normal, solange
zahlreiche Parasiten im Blut gefunden werden. Sie steigt erst an, sobald die
Trypanosomen infolge einer Antikörperwirkung oder durch trypanozide Heilmittel zerstört werden und in Massen zugrunde gehen. Die im Tierversuch bei

---

[1] Laveran 1913, Laveran und Roudsky 1913, zit. nach v. Brand 1952.
[2] Kligler et al. 1929, Andrews et al. 1930.
[3] Schilling und Rondoni 1913, Schilling et al. 1938.
[4] Roskin und Romanowa 1938, Klyueva und Roskin 1946.
[5] Engel 1944, Hauschka et al. 1947, Cohen et al. 1947, Spain et al. 1948, zit. nach v. Brand
1952.
[6] Köberle 1956, 1957, 1958, 1959.   [7] Reichenow 1921.

Trypanosomeninfektionen auftretenden schweren Stoffwechselstörungen wären, wie v. BRAND (1952) hervorhebt, eher im Sinne des Vorhandenseins von Exotoxinen zu deuten (Hypoglykämie, Störungen der Glykogensynthese).

Eine Klärung dieser Frage wäre zu erwarten, wenn es gelingen würde, pathogene Trypanosomen in geeigneten Kulturmedien in der Blutform zu züchten statt in den für den Überträger charakteristischen nichtinfektiösen Entwicklungsstadien.

Das Zusammentreffen der Fieberanfälle mit der Schizogonie weist auch bei der *Malaria* darauf hin, daß Substanzen in das Blut gelangen, die eine pyrogene Wirkung haben und zugleich auf den Gefäßtonus einwirken. Bei der im Verlauf der Malaria auftretenden Hämolyse und bei den Degenerationsvorgängen an Gefäßendothelien und am Gewebe parenchymatöser Organe muß an die Wirkung eines toxischen Agens gedacht werden, das während der Teilungsvorgänge in das Blut gelangt. Ein spezifisches, für das Auftreten dieser verschiedenartigen Phänomene verantwortliches Malariatoxin, das aus der Körpersubstanz der Plasmodien frei wird oder als Stoffwechselprodukt erscheint, läßt sich nicht nachweisen[1]. Auch das Malariapigment ist weder für die Auslösung der Fieberanfälle noch für die Gewebsveränderungen verantwortlich und besitzt keine toxischen Eigenschaften[2]. Ob die bei Malaria auftretenden toxischen Erscheinungen auf dem Freiwerden von Stoffwechselprodukten der Parasiten oder auf einer Autointoxikation durch Substanzen aus zerstörten Wirtszellen beruhen, läßt sich nicht entscheiden.

Genauer erforscht ist das bei *Sarcosporidien* gefundene, durch Antikörperproduktion als echtes Toxin gekennzeichnete „Sarcocystin", das von PFEIFFER (1891) entdeckt und von anderen Autoren eingehend untersucht worden ist (Lit. bei v. BRAND 1953). Die chemische Struktur dieses Toxins ist nicht näher bekannt. Es ist hitzelabil, dialysierbar und gibt gewisse Eiweißreaktionen. Kaninchen werden durch intravenöse Injektion in kurzer Zeit getötet, während Ratten und Meerschweinchen widerstandsfähiger sind.

Ein wirksames Toxin ist auch bei *Toxoplasmen* beschrieben worden[3]. Die toxische Substanz findet sich im Peritonealexsudat infizierter Mäuse und tötet diese bei intravenöser Injektion. Das auffallend hitzebeständige Toxin, bei dem es sich vielleicht um ein Protein handelt oder das eine für seine Giftwirkung wesentliche Proteinfraktion enthält, wird durch Trypsinwirkung zerstört.

Es wird im allgemeinen angenommen, daß der Mechanismus der Gewebsinvasion bei *Entamoeba histolytica* nicht nur auf einem aktiven Eindringen der Parasiten mit Hilfe ihrer Pseudopodien beruht. Das histologische Bild der Frühläsionen spricht dafür, daß in der Initialphase und bei der Ausbreitung der Infektion eine „histolytisch" wirkende Substanz von den Amöben abgesondert wird. Während einige Autoren der Meinung waren, es könnte sich dabei um eine Toxinwirkung handeln[4], fanden andere Untersucher keine Anhaltspunkte für die Absonderung toxischer Substanzen und vertraten die Ansicht, daß es sich um eine *enzymatische Wirkung* handeln müsse. Gegen eine Toxinwirkung spricht nicht nur die Besonderheit der Gewebsveränderungen, sondern auch die Tatsache, daß durch das Einspritzen von Extrakten aus Amöbenkulturen bei Versuchstieren keine Intoxikationserscheinungen ausgelöst werden können[5]. Eine cytolytische Substanz wurde bereits von CRAIG (1927) bei Amöben entdeckt. In späteren Untersuchungen wurde festgestellt, daß diese befähigt ist, Protein zu hydrolysieren.

---

[1] MAEGRAITH 1948.   [2] MORRISON und ANDERSON 1942.   [3] WEINMAN und KLATSCHKO 1950.
[4] REES 1929, MELENEY 1934, FRYE und SHAFFER 1948.   [5] WESTPHAL 1938.

In *Balantidienextrakten* wurde kein proteolytisches, dagegen ein stark wirksames diastatisches Enzym nachgewiesen[1]. Ob dabei eine Ausscheidung von Enzymen, etwa durch die Mundöffnung, anzunehmen ist oder gewebsschädigende lytische Substanzen beim Zerfall der Balantidien frei werden, ist nicht geklärt. Es muß außerdem bezweifelt werden, ob die angewandte Methodik ausreicht, um die Wirkung von Bakterienenzymen auszuschließen[2].

In neueren Arbeiten wird die Fähigkeit der Amöben, in das Gewebe einzudringen, mit der Produktion bestimmter, bei Bakterien nachgewiesener Substanzen („spreading factors") in Zusammenhang gebracht. Eine derartige Substanz ist die *Hyaluronidase*, die Enzymeigenschaften besitzt. Sie depolymerisiert Hyaluronsäure aus Mucopolysacchariden, die bei Wirbeltieren als Grundsubstanz des Bindegewebes vorkommen. Die Erzeugung dieses Enzyms müßte die Parasiten dazu befähigen, die Grundsubstanz zwischen den Zellen aufzulösen und im Gewebe vorzudringen. Im Gegensatz zu Bradin (1951, 1953) gelang es de Lamater et al. (1954), bei *Entamoeba histolytica* weder unter aeroben noch unter anaeroben Bedingungen eine intra- oder extracelluläre Produktion von Hyaluronidase nachzuweisen. Ebensowenig ließ sich eine Entscheidung darüber treffen, ob die Produktion von Hyaluronidase durch Begleitbakterien gehemmt wird oder durch Hyaluronsäurezusatz reduziert werden kann. Nach Untersuchungen von Tempelis u. Lysenko (1957) soll Hyaluronidase von *Balantidium coli* gebildet werden.

Wenn auch die Kenntnis der enzymatischen Einwirkungen bei der Gewebsinvasion noch lückenhaft bleibt, ist die Annahme berechtigt, daß proteolytische Enzyme bei *Entamoeba histolytica* wirksam sind und Eindringen und Ausbreitung der Parasiten im Gewebe durch histolytischen Abbau gefördert werden. Das Vordringen der Amöben wird zugleich mechanisch durch die Eigenbewegung der Amöben unterstützt.

2. Pathologische Veränderungen und Reaktionen.

a) Störungen im Wirtsstoffwechsel.

α) *Anorganische Substanzen.*

Eine Zunahme des *Kaliumgehaltes* im Blutplasma wird während des akuten fieberhaften Stadiums bei allen Formen der Malaria beobachtet. Der hohe Kaliumspiegel ist — ebenso wie bei anderen hämolytischen Anämien — eine Folge des Erythrocytenzerfalles[3]. Ob das in größeren Mengen in das Blutplasma gelangende Kalium nur aus dem Abbau der roten Blutkörperchen herrührt, ist aber fraglich, weil bei einer allgemeinen Zellschädigung Kalium auch aus Gewebezellen frei wird. Der Gipfel des Kaliumanstieges im Blut fällt mit dem Beginn des Fieberanfalles und mit dem Maximum der Schizogonie zusammen. Inwieweit auch toxische Einflüsse oder anaphylaxieartige Reaktionen eine Rolle spielen, ist nicht geklärt. Eine gewisse Wahrscheinlichkeit spricht dafür, daß Zusammenhänge mit der Nebennierenfunktion bestehen und eine durch Anoxie bedingte Insuffizienz der Nebenniere bei der Erhöhung der Kaliumwerte im Blut mitwirkt.

Ein Übermaß an Kalium im Blut wirkt toxisch und kann zu schweren Stoffwechselstörungen führen. Die hohe Kaliumkonzentration wurde deshalb im Endstadium einer Malaria ebenso wie bei Trypanosomeninfektionen für den tödlichen Ausgang verantwortlich gemacht. Ein Anstieg des Kaliumgehaltes im Blut wurde

---

[1] Glaessner 1908, zit. nach v. Brand 1953.   [2] v. Brand 1952.
[3] Pinelli 1929, Velick und Scudder 1940, Zwemer, Sims und Coggeshall 1940, Flosi 1944, Scheff und Thatcher 1947, 1949.

bei Ratten im Endstadium von Infektionen mit *Trypanosoma equiperdum*[1] und *Trypanosoma brucei* beobachtet, während entsprechende Veränderungen bei Infektionen mit dem apathogenen *Trypanosoma lewisi* fehlten. Da der Kaliumgehalt erst kurz vor dem Tode ansteigt, ist es fraglich, ob die Zunahme des Kaliums als Todesursache gelten kann und nicht erst terminal als Folge von Organschädigungen auftritt. Der bei Malaria erreichte Kaliumspiegel liegt, wie sich nachweisen ließ, weit unter der tödlich wirkenden Grenze.

Die *Calciumwerte* sind bei Malaria und Schwarzwasserfieber nicht verändert oder nur mäßig erhöht. Ebensowenig finden sich Veränderungen der Calciumwerte bei *Leishmania*-Infektionen.

β) *Kohlenhydratstoffwechsel.*

Die im Kohlenhydratstoffwechsel auftretenden Störungen bei experimentellen Infektionen mit pathogenen Trypanosomen sind zum Gegenstand eingehender Untersuchungen geworden und haben zahlreiche Kontroversen ausgelöst. Der bei vielen Trypanosomen nachgewiesene, außerordentlich hohe Glucoseverbrauch hat zu der Ansicht geführt, daß ein Zusammenhang zwischen Kohlenhydratstoffwechsel und tödlichem Ausgang der Infektion bestünde[2]. Es wurde die Auffassung vertreten, daß die pathogene Wirkung im wesentlichen auf einer Erschöpfung der Zucker- und Glykogen-Reserven des Wirtsorganismus beruhe, die durch den hohen Zuckerbedarf der Parasiten aufgebraucht würden[3]. Damit käme es zu schweren Funktionsstörungen der Leber und zu den Erscheinungen einer glykopriven Intoxikation.

Es trifft zu, daß es im Endstadium experimenteller Infektionen mit afrikanischen Trypanosomen zu einer erheblichen Senkung des Blutzuckers und zu Störungen im Glykogenstoffwechsel oder im Mechanismus der Glykogensynthese kommt. Diese Erscheinungen reichen aber nicht aus, um die Pathogenese der Stoffwechselstörung zu erklären. Verfütterung von Zucker an trypanosomeninfizierte Tiere kann das Leben des Wirtes verlängern, aber den tödlichen Ausgang nicht verhindern, sondern nur hinauszögern, ohne das Auftreten einer typischen terminalen Hypoglykämie zu verhüten[4]. Die Kohlenhydratreserven werden nicht soweit erschöpft, daß nicht noch vorhandene Restbestände mobilisiert werden könnten. Nach Adrenalingaben steigt der Blutzucker wieder an und kann sogar zu normalen Werten zurückkehren[5]. In ähnlicher Weise kommt es selbst bei Versuchstieren, die ohne Nahrung bleiben, zu einem Blutzuckeranstieg, wenn die Parasiten durch trypanocide Heilmittel eliminiert werden[6].

Typische Symptome eines gestörten Kohlenhydratstoffwechsels mit Herabsetzung der Glykogen-Reserven und terminaler Hypoglykämie treten nicht nur bei Ratten auf, bei denen die Infektion zu einem hohen Parasitenbefall führt (2—3 Billionen/ml). Auch beim Kaninchen, bei Rind, Schaf und anderen Tieren, bei denen die Parasitenzahl dauernd gering bleibt, treten gleichartige Erscheinungen auf[7]. Bei menschlichen Trypanosomen-Infektionen, bei denen die Parasiten gleichfalls relativ spärlich sind, werden ausgesprochene Störungen des Kohlenhydratstoffwechsels nicht beobachtet, die Blutzuckerwerte bleiben im

---

[1] ZWEMER und CULBERTSON 1939.   [2] SCHERN 1925, 1926, 1927, 1928,
[3] v. FENYVESSY 1926, SCHEFF 1928, 1932, SCHERN und ARTAGAVEYTIA-ALLENDE 1936, HOPPE und CHAPMAN 1947.
[4] CORDIER 1927, ANGOLOTTI und CARDA 1929, BRUYNOGHE, DUBOIS und BOUCKAERT 1927, HOPPE und CHAPMAN 1947.
[5] REGENDANZ und TROPP 1927, REGENDANZ 1929, KRIJGSMAN 1933.   [6] SCHEFF 1932.
[7] v. BRAND und REGENDANZ 1931.

allgemeinen unverändert. Die am Menschen ausgeführten Untersuchungen beziehen sich allerdings nicht auf das Endstadium der Krankheit[1].

Es muß, wie v. Brand (1952) betont, zugegeben werden, daß der für die Störungen des Kohlenhydratstoffwechsels verantwortliche Mechanismus nicht ausreichend geklärt ist. Der Zuckerverbrauch durch die geringe Zahl von Parasiten beim Kaninchen oder Rind kann jedenfalls nicht so groß sein, daß der Wirtsorganismus durch den Entzug des Zuckers aus dem Blut in der Kohlenhydratverwertung gestört wird. Es ist deshalb auch an die Beteiligung toxischer Einwirkungen gedacht worden, wenn auch Toxine, die dafür verantwortlich sein könnten, nicht in überzeugender Weise nachgewiesen wurden[2]. Vielleicht handelt es sich um noch unbekannte Endprodukte des Stoffwechsels, die — in Übereinstimmung mit Beobachtungen an bakteriellen Endotoxinen — für die Beeinträchtigung der Glykogen-Synthese verantwortlich sind.

Daß der *Milchsäurespiegel* im Blut im Verlauf einer Trypanosomeninfektion ansteigt, ist wiederholt bestätigt und als weiteres Zeichen einer Stoffwechselstörung angesehen worden[3]. Die von Geiger, Kligler u. Comaroff (1930) geäußerte Ansicht, daß die von Trypanosomen produzierte Milchsäure zu einer Asphyxie des Wirtes führt, ist aber unzutreffend, weil die Parasiten keine nennenswerte Menge dieser Säure bilden und die errechnete Konzentration nicht hoch genug ist, um dadurch den vom Wirt erlittenen Schaden zu erklären.

Auch bei *Malaria* treten, ähnlich wie bei Trypanosomeninfektionen, Störungen im Kohlenhydratstoffwechsel auf. Das Verhalten des Blutzuckers ist aber je nach Zeitpunkt der Untersuchung und Schwere der Infektion verschieden, so daß die Ergebnisse der Untersuchungen nicht einheitlich sind. Im allgemeinen wird ein merklicher Anstieg der Blutzuckerkurve während des Fieberanstieges beobachtet, der in engem Zusammenhang mit der Leberfunktion und dem Glykogengehalt der Leber steht[4]. Der Zuckergehalt im Blut ist abhängig von der Menge des in der Leber gespeicherten Glykogens und dem Glykogenabbau. Im Frühstadium der Infektion kommt es zu einem Blutzuckeranstieg, wenn genügend Glykogen verfügbar ist. Bei gesteigertem Verbrauch im Verlauf schwerer und langdauernder Infektionen tritt dagegen eine Hypoglykämie auf. Der Zusammenhang zwischen Blutzucker und Glykogengehalt der Leber läßt sich auch im Tierexperiment an mit *Plasmodium knowlesi* infizierten Affen im Endstadium der Infektion nachweisen[5]. In ähnlicher Weise kommt es auch bei trypanosomeninfizierten Tieren terminal zu einer Hypoglykämie, wenn die Glykogenreserven aufgebraucht sind.

Die Glykogenverarmung kann durch Störungen der Glykogensynthese oder Glykogenspeicherung in der Leber bedingt sein, oder sie beruht auf einem erhöhten Glykogenabbau infolge einer Steigerung des Stoffwechsels im Fieberstadium. Möglicherweise handelt es sich um eine primäre Schädigung der Leberzellen infolge Anoxie oder um eine Steigerung der Adrenalinproduktion[6], die für den Blutzuckeranstieg verantwortlich ist. Weitere vergleichende Untersuchungen werden zu klären haben, in welcher Weise diese Faktoren wirksam sind und ob die Veränderungen im Kohlenhydratstoffwechsel bei parasitischer Infektion auf einen gemeinsamen Ursprung zurückgeführt werden können.

---

[1] Walravens 1931, Wormall 1932.
[2] Regendanz und Tropp 1927, Zotta und Radacovici 1929, Locatelli 1930, Krijgsman 1933, 1936, v. Brand 1938, French 1938, zit. nach v. Brand 1952.
[3] Kligler und Geiger 1928, Scheff 1928, Dominici 1930, Linton 1930, v. Brand, Regendanz und Weise 1932.
[4] Sinton und Kehar 1931.
[5] Fulton 1939, Christophers und Fulton 1939, Marvin und Rigdon 1945.
[6] Maegraith 1948.

γ) Proteinstoffwechsel.

Die bei Protozoenkrankheiten auftretenden charakteristischen Veränderungen im Eiweißstoffwechsel betreffen die Blutproteine. Der Gesamtgehalt an Bluteiweiß ist nicht wesentlich verändert, die Dysproteinämie bezieht sich auf die einzelnen Eiweißfraktionen. Bei Trypanosomeninfektionen, ebenso bei Malaria, ist die Albuminfraktion reduziert, während die Globulinfraktion normal bleibt oder mehr oder weniger deutlich ansteigt. Selbst wenn es zu einem Absinken der Globuline unter den Normalwert kommt, ist dieses Absinken relativ geringer als bei der Albuminfraktion[1].

Besonders stark vermehrt sind die Euglobuline bei Kala-Azar. Die Vermehrung der Globuline bildet die Grundlage für diagnostische Serumreaktionen (Globulin-Präcipitations-Test nach BRAHMACHARI 1917; Formol-Gel-Test nach NAPIER 1921; Antimontest nach CHOPRA, DAS GUPTA u. BASU 1927), die aber nicht spezifisch sind und daher nur bedingten Wert haben. Der Formaldehydtest kann auch bei Schlafkrankheit in vielen Fällen positiv ausfallen. Bei Chagas-Krankheit und cutaner Leishmaniasis finden sich dagegen keine erhöhten Globulinwerte. Ähnliche Veränderungen wie im Eiweißgehalt des Blutplasmas treten im Spätstadium der menschlichen Schlafkrankheit auch im Liquor auf und beruhen gleichfalls vor allem auf einer Zunahme der Globulinfraktion.

COLLOMB u. SALLES (1958) erwähnen das Vorkommen von Plasma-Proteinen, die in der Kälte ausfallen und sich in der Wärme auflösen. Durch Elektrophorese und Ultrazentrifugation konnten sie als Globuline identifiziert werden. Die als „Kryoglobuline" bezeichneten Proteine können auch bei anderen Affektionen, darunter bei Kala-Azar, auftreten und sind nach dieser Hypothese für bestimmte klinische Erscheinungen verantwortlich. Es wird angenommen, daß die Präcipitat- oder Gel-Bildung vielleicht unter reaktiver Beteiligung der Gefäßwände zu Stromverlangsamung, Ischämie, Thrombenbildung oder Blutungen führen und als Erklärung für gewisse bei der menschlichen Trypanosomiasis auftretende Symptome dienen könne (Myalgien, Akroparaesthesien, Neuritis, Retinalblutungen und andere mit ischämischen Vorgängen zusammenhängende Schäden). Die Auffassung, daß es sich bei der γ-Globulin-Zufuhr um eine spezifische Antikörperbildung handelt, wird von GALL (1956) nicht anerkannt, da die Krankheit trotz dieser Veränderungen nicht zu einer Selbstheilung neigt. Das Ergebnis elektrophoretischer Untersuchungen und die Resultate der Serumlabilitätsproben (Thymoltest) sprechen nach Ansicht dieses Autors für das Vorliegen eines Leberschadens. Trotz der tiefgreifenden Beeinflussung des reticuloendothelialen Systems und des Abwehrmechanismus zeigt sich keine spezifische Resistenzbildung gegenüber der Trypanosomeninfektion.

Im Verlauf einer Malariainfektion erfahren Konzentration und Zusammensetzung des Plasmaproteins ebenfalls quantitative Veränderungen. Im akuten Stadium sinkt der Eiweißgehalt des Plasmas ab, um nach Abklingen des Anfalles zu normalen Werten zurückzukehren. Das Absinken der Proteine betrifft vor allem die Albuminfraktion, während die Globuline einen schon während der Inkubation einsetzenden Anstieg zeigen. Die Verschiebung im Verhältnis von Albumin zu Globulin steht in direkter Beziehung zu der Plasmodienvermehrung im Blut und ist von Schwere der Infektion und Ausmaß des Parasitenbefalles der roten Blutkörperchen abhängig, wie sich an umfangreichen Untersuchungen an der Malaria des Menschen und bei Affenmalaria (P. knowlesi) nachweisen ließ[2]. Elektrophoretische Untersuchungen ergaben, daß sich die Zunahme des Globulins vor allem auf die γ-Globuline bezieht[3]. Es handelt sich dabei ebensowenig wie bei anderen Infektionen um eine im Verlauf der Malaria auftretende spezifische Erscheinung. Damit wird der praktische diagnostische Wert serologischer

---

[1] LLOYD und PAUL 1929, MOST und LAVIETES 1947, ADA und FULTON 1948, WOODRUFF 1957.
[2] PETERSEN 1926, RADOSAVLJEVIĆ und RISTIĆ 1926, GHOSH und SINTON 1935, CHOPRA et al. 1935, KEHAR 1936, BOYD und PROSKE 1941, KOPP und SOLOMON 1941, 1943, TAYLOR et al. 1949.
[3] DOLE und EMERSON 1945, GUTTMAN et al. 1945.

Reaktionen (Henrysche Reaktion), die auf einer quantitativen Bestimmung der Euglobuline beruhen, in Frage gestellt, wenn auch von manchen Autoren angenommen wird, daß das Verhalten der Euglobuline mit Immunisierungsvorgängen zusammenhängt und bei der Malaria eine Beurteilung der Abwehrlage des von der Infektion befallenen Organismus gestattet[1] (s. S. 139).

Als Studienobjekt für Untersuchungen über die bei Malaria auftretenden dysproteinämischen Veränderungen diente besonders die *Impfmalaria (P. vivax)*, bei der schwere, aber rasch vorübergehende Serumproteinverschiebungen auftreten mit starkem Abfall des Gesamtbluteiweißes und einer Abnahme der Albumine bei deutlichem inversem Anstieg der γ-Globuline. Das Verhalten der α- und β-Globuline ist dagegen nicht einheitlich[2]. Untersuchungen in Tropenländern werden unter Umständen dadurch beeinträchtigt, daß Malariakranke gleichzeitig an anderen Protozoen- und Wurmkrankheiten, an Eiweißmangel oder Avitaminosen leiden, die zu erheblichen Proteinveränderungen im Blut führen.

Der pathologische Ausfall der Serumlabilitätsproben ist nach Untersuchungen von FUHRMANN u. HARTEN (1951) bei Ersterkrankungen häufig, weniger häufig bei mittelschweren Rezidiven, während er bei wiederholten Malariarückfällen normale Werte annimmt. Die Frage, ob das Verhalten der γ-Globuline bei Malaria als Regulationsmechanismus anzusehen ist und auf einer vermehrten Antikörperbildung beruht oder auf Leberfunktionsstörungen zurückzuführen sei, ist nicht genügend geklärt und wird verschieden beurteilt. Als mutmaßliche Quelle für die Globulinsynthese dient neben dem aus zerfallenen Erythrocyten freiwerdenden Hämoglobin das reticuloendotheliale System, das durch die Malariainfektion einen ganz besonders starken Reiz erfährt. Produktion und Synthese des Plasmaproteins, des Fibrinogens und Prothrombins sind aber auch an die Funktion der Leber gebunden. Die auftretenden Veränderungen im Blutplasma könnten deshalb als Ausdruck für etwaige Funktionsstörungen der Leber gelten[3]. Andererseits herrscht die Ansicht vor, daß es bei unkomplizierter *Malaria tertiana* nicht zu Leberschäden kommt, die das Auftreten der sich schnell zurückbildenden Dysproteinämie erklären würden[2]. Bei 37 Kranken mit erworbener Malaria wurden von WHITE u. DOERNER (1954) bei Nadelbiopsien keine histologischen Veränderungen festgestellt, obwohl die Leberfunktionsproben im Sinne einer akuten Hepatitis ausfielen.

Untersuchungen über die *Blutsenkungsgeschwindigkeit* liegen bei Malaria des Menschen und bei Affenmalaria vor und zeigen, daß im akuten Stadium eine Beschleunigung auftritt, die nach Abklingen des Anfalls zurückgeht[4]. Die Beschleunigung der Senkung beruht, wie angenommen wird, auf einer Veränderung der Blutzellen, ihrer elektrischen Ladung oder ihrer Oberflächenbeschaffenheit[5]. Zweifellos sind aber auch die Änderungen in der physikalisch-chemischen Zusammensetzung des Plasmaproteins, möglicherweise auch der Ionenkonzentration von Bedeutung. Im Gegensatz zur Affenmalaria (*P. knowlesi*), bei der die Senkung von dem Grad der Parasitämie und Anämie abhängt, ist der Zusammenhang bei der menschlichen Malaria nicht so eindeutig. Nach DÄHNE (1944) sind die Senkungswerte bei anämischen Kranken stärker erhöht als bei nichtanämischen und kehren mit Besserung der Anämie und Abklingen der akuten Erscheinungen zur Norm zurück, und zwar bei *Malaria tertiana*-schneller als bei *Malaria tropica*-Infektionen. Von GALL (1956) wurde darauf hingewiesen, daß die bei Schlafkrankheit als konstantes Symptom auftretende Beschleunigung der Blutsenkung auf Plasmaveränderungen beruht und nicht auf einer Änderung in der Beschaffenheit der Erythrocyten, die in normalem Plasma normale Senkungswerte zeigen. Die bei Trypanosomiasis häufige Agglutinationsneigung der roten Blutkörperchen ist nicht auf Kälteagglutinine, sondern auf die beträchtliche Zunahme der Globulinfraktion bei gleichzeitiger Abnahme der Albumine zurückzuführen.

---

[1] WERNER 1936, LIPPELT 1938, HORMANN 1946/47, 1948, 1949, ZIPF 1948.
[2] SCHNEIDER 1958.   [3] MAEGRAITH 1948, WAHI und TANDON 1955.
[4] RADOSAVLJEVIĆ und RISTIĆ 1926, LANDEIRO 1934, KEHAR und HARBHAGWAN 1937, HARMSEN u. HAUER 1943, HAUER 1943, WOOD 1945.
[5] STEPHENS 1937.

δ) *Fettstoffwechsel.*

Abweichungen im Fettstoffwechsel kommen bei *Trypanosomeninfektionen* vor. Der Gehalt des Blutes an Cholesterin ist bei Infektionen mit *T. lewisi* normal, ebenso bei mit *T. equiperdum* infizierten Ratten. Dagegen wurden bei mit *T. equiperdum* infizierten Ratten ebenso wie bei Surra der Pferde die Lecithinwerte erhöht gefunden[1]. Bei Meerschweinchen, die mit *T. equiperdum* infiziert waren, fand sich bei normalen Cholesterin- und Phospholipid-Werten eine erhebliche Zunahme von Neutralfett[2]. Auch bei mit Leishmanien infizierten Hamstern wurde eine Zunahme von Cholesterin-Phospholipiden und Fettsäuren festgestellt[3].

Der Gehalt des Blutes an Cholesterin geht während eines *Malariaanfalles* zurück, um im fieberfreien Stadium wieder zur Norm zurückzukehren. Ebenso läßt sich feststellen, daß die Phosphatide während des Anfalles in ihrer Konzentration abnehmen. Wie sich aus den Untersuchungsergebnissen bei Menschen- und Affenmalaria ergibt, schwanken die Werte in gewissen Grenzen[4], und es wird angenommen, daß auch die im Fettstoffwechsel auftretenden Störungen im Verlauf der Malariainfektionen auf einer sich auf anoxämischer Grundlage entwickelden Dysfunktion der Leber beruhen[5].

b) Veränderungen der Blutzellen.

Anämische Zustände gehören zu den wichtigsten Symptomen der durch Blutparasiten verursachten Infektionen. Die ursächlichen Zusammenhänge zwischen dem Auftreten einer Anämie und der Protozoenvermehrung im Blut sind je nach Parasitenart verschieden und nicht in jeder Hinsicht geklärt.

Bei der *Malaria* leiten sich die pathogenetischen Vorgänge aus den Beziehungen der Parasiten zu den roten Blutkörperchen und den sich daraus ergebenden Reaktionen des Wirtsorganismus ab. Die Malariaparasiten zerstören die von ihnen befallenen Erythrocyten, in denen sie ihre Entwicklung bis zum Freiwerden neuer Schizonten durchmachen. Die durch den Hämoglobinverbrauch der heranwachsenden Parasiten geschädigten Blutzellen lösen sich auf, oder sie verfallen der Phagocytose. Darüber hinaus werden aber auch parasitenfreie Erythrocyten zerstört oder phagocytiert.

Als Folge des Erythrocytenverlustes können die anämischen Erscheinungen in wenigen Tagen einen hohen Grad erreichen, der je nach Plasmodienart und Parasitenmenge, Schwere und Dauer des Malariaanfalls, Reaktionsbereitschaft des hämatopoetischen Systems variiert. Im akuten Stadium entspricht der Abfall der Hämoglobinkonzentration dem Erythrocytenverlust. Bei länger dauernder Infektion mit wiederholten Rückfällen wird das Bild der Anämie durch Knochenmarksveränderungen modifiziert. Die Knochenmarksreaktion ist nicht nur Folge des fortgesetzten Verlustes an roten Blutkörperchen, sie hängt zugleich mit einer Behinderung des Blutumlaufes im Capillarnetz und mit einer Anoxie des Knochenmarks zusammen. Die Abnahme der sauerstoffbindenden Eigenschaften des Blutes nach gesteigertem Erythrocytenzerfall wirkt als Reiz auf die Hämatopoese, Art und Umfang der erythroblastischen Reaktion finden ihren Ausdruck in den Veränderungen des Blutbildes[6]. In akuten Stadien ist das Aussehen der roten

---

[1] RANDALL 1934.
[2] SCHEFF 1932, SCHEFF und HORNER 1932, SCHEFF und CSILLAG 1936.
[3] ADA und FULTON 1948.
[4] ROSS 1932, FAIRLEY und BROMFIELD 1933, GREIG, HENDRY und VAN ROOYEN 1934, KRISHNAN, GHOSH und BOSE 1936, KEHAR 1937, KOPP und SOLOMON 1943.
[5] MAEGRAITH 1948.
[6] DENECKE und MALAMOS 1935, BIANCHI 1940, THONNARD-NEUMANN 1944.

Blutkörperchen kaum verändert, erst später kommt es zu Polychromasie, Anisocytose, Makrocytose oder zu dem Auftreten von Normo- oder Megaloblasten[1].

Von besonderem Interesse sind Beziehungen zwischen *Parasitenvermehrung*
und *Reticulocytenbildung*. Trotz der gesteigerten erythroblastischen Aktivität
des Knochenmarks treten während des akuten Stadiums Reticulocyten nicht in
großen Mengen auf, es besteht vielmehr ein umgekehrtes Verhältnis zwischen
Parasitenmenge und Reticulocytenwerten. Solange die Parasitenvermehrung
anhält, bleibt die Reticulocytenzahl gering, nicht weil es an ihrer Neubildung im
Knochenmark fehlt, sondern infolge einer Hemmung der Reticulocytenaus-
schwemmung. Erst nach Abklingen oder nach therapeutischer Beeinflussung der
Blutinfektion und nach Aufhebung dieser Schranke im Knochenmark werden
Reticulocyten in größeren Mengen ins Blut abgegeben, und es kommt zu den Erscheinungen einer Reticulocytenkrise. Auch die Frage nach der Parasitenentwicklung in Reticulocyten hat in zahlreichen Arbeiten Beachtung gefunden. Dabei
ergab sich, daß *P. vivax* jugendliche Erythrocyten bevorzugt, während bei
P. malariae eine Vorliebe für reife Erythrocyten besteht. Infolgedessen steigt die
Infektionsrate bei diesen Plasmodienarten im Vergleich zu *P. falciparum* relativ
langsam an[2].

Die im Verlauf der Malariainfektion auftretenden *hämolytischen Vorgänge*, die
sich auf infizierte und nichtinfizierte Erythrocyten beziehen und sich bei Schwarzwasserfieber zu einem plötzlich einsetzenden schwersten Blutzerfall steigern,
sind in ihrem Entstehungsmechanismus unzureichend geklärt.

Ein spezifisch wirksames *Hämolysin* ist weder bei einfacher Malaria noch bei Schwarzwasserfieber nachgewiesen, und es fehlt der Beweis für das Vorkommen besonderer hämolysierender Plasmodienstämme. Das Vorhandensein hämolytisch wirkender, aus den Parasiten
oder aus Produkten ihres Stoffwechsels frei werdender Toxine ist nicht erwiesen, und auch die
Annahme, daß das Malariapigment an der Hämolyse beteiligt sei, entbehrt jeder Grundlage.
Der Einfluß anderer im Blutplasma wirksamer Faktoren wie Cholesterinspiegel, Alkalireserve, Verschiebung der pH-Werte ist zweifelhaft, weil keine wesentlichen Abweichungen
von der Norm gefunden werden. Ungeklärt ist auch die Rolle der Lysolecithine und anderer
aus dem Gewebe stammender lytischer Substanzen und Inhibitoren in ihrer Beziehung zu der
bei Malaria auftretenden Hämolyse[3].

Versuche, das Phänomen der Hämolyse auf eine erhöhte *Hämolysebereitschaft der Erythrocyten* zurückzuführen, haben nicht zu befriedigenden Ergebnissen geführt. Die osmotische
Resistenz der Erythrocyten bleibt unverändert, oder es zeigen sich nur unwesentliche Abweichungen. Ebensowenig läßt sich feststellen, ob eine Änderung in der Beschaffenheit der
Erythrocytenoberfläche die Hämolysebereitschaft steigert, so z. B. die Permeabilität der
Erythrocytenmembran, elektrische Ladung, Agglutinierbarkeit, Ausscheidung von Präcipitaten.

Es wurde auch vermutet, daß die Malariaparasiten eine *Rh-ähnliche Substanz* enthielten,
die Rh-negative Personen sensibilisiert und bei Rückfällen eine auf Isoimmunisierung beruhende hämolytische Reaktion auslöst[4].

Wenn auch das wirksame Prinzip nicht genau definiert werden kann, scheint
es sich bei dem im Verlauf von Malariainfektionen und beim Schwarzwasserfieber
auftretenden Phänomen der Hämolyse um einen gleichartigen oder verwandten
Mechanismus zu handeln. Dabei ist die Wirksamkeit sowohl am Plasma als an den
Erythrocyten feststellbar. Normale, auf einen Schwarzwasserfieberkranken
übertragene Erythrocyten werden ebenso schnell zerstört wie eigene Erythrocyten, und umgekehrt zeigen Erythrocyten von Schwarzwasserfieberkranken
eine erhöhte Hämolysebereitschaft und gehen auf ein normales Individuum übertragen, zugrunde[5].

---

[1] Fairley und Bromfield 1933.

[2] Jacobsthal 1936, Hegner 1938, Hegner und Eskridge 1938, Kitchen 1938, van den
Berghe und Kavacs 1939, Kinkel 1949, Chwatt 1948, Malamos 1937, Dähne 1944,
Thonnard-Neumann 1944, Gramiccia 1945.

[3] Garin 1930, Vint 1941, Foy und Kondi 1943.   [4] Butts 1945.   [5] Foy und Kondi 1943.

Eine gewisse Wahrscheinlichkeit spricht nach neueren Auffassungen dafür, daß der Hämolysevorgang auf einer *Immunitätsreaktion* beruht. Nach dieser Hypothese entsteht durch die Einwirkung der Malariaparasiten auf die Erythrocyten ein Autoantigen, das eine Antikörperbildung auslöst[1]. Die unter Beteiligung des reticuloendothelialen Systems gebildeten Antikörper oder Hämolysine, die möglicherweise in einer gewissen Beziehung zum Lysolecithin stehen, können in Gegenwart von Komplement hämolytisch wirken. Sie gelangen aber unter normalen Verhältnissen nur in geringen Mengen ins Blut und werden durch Hemmungsfaktoren beseitigt, bevor es zu einer Hämolyse kommt. Werden sie in der Milz gespeichert, kann es infolge Zirkulationsstörungen zu einer Anhäufung von Antikörpern kommen. Das plötzliche Auftreten einer Hämolyse beruht auf einer unter besonderen Umständen erfolgten Ausschwemmung des „Milzfaktors", der für den Blutzerfall verantwortlich ist. Ein Beweis für die Richtigkeit dieser Vorstellungen ist nicht erbracht, als Arbeitshypothese bieten sie gewisse Hinweise, die zu einem Verständnis des Hämolysevorganges beitragen und neue Möglichkeiten für experimentelle Untersuchungen eröffnen.

Über den Mechanismus der Erythrocytenzerstörung bei Infektionen mit anderen Blutparasiten ist wenig bekannt. Ein Zerfall von roten Blutkörperchen, der dem bei der Plasmodienentwicklung vergleichbar wäre, tritt bei Infektionen mit pathogenen *Trypanosomen* nicht auf, jedoch entwickelt sich bei der menschlichen Schlafkrankheit fast immer eine wenn auch nicht hochgradige sekundäre Anämie. Die osmotische Resistenz der roten Blutkörperchen kann herabgesetzt sein, vielleicht spielt auch die auftretende Acidose und der Kaliumanstieg im Blut eine gewisse Rolle bei dem Auftreten anämischer Erscheinungen[2]. Charakteristisch für den Verlauf der *Kala-Azar* ist die Entwicklung einer schweren hypochromen Anämie mit Anisocytose und Polychromasie, die auf einer Erschöpfung der Erythropoese im Knochenmark beruht und hohe Grade erreicht. Ausgesprochene sekundäre Anämien sind bei *Amöbenruhr* selten und treten nur bei schweren, mit Darmblutungen einhergehenden Prozessen auf.

Im *weißen Blutbild* wird eine für Malaria und andere Protozoenkrankheiten typische Leukopenie mit relativer Monocytose gefunden. Bei Malaria zeigt sich während des Fieberanfalles eine vorübergehende mäßige Leukocytose mit Vermehrung der Stabkernigen und Linksverschiebung, die sich aber auf der Höhe des Fiebers zurückbildet und in eine Leukopenie übergeht[3]. Die frühzeitig einsetzende Monocytose wird als Zeichen einer Reizung des reticuloendothelialen Systems aufgefaßt; sie kann bei Malaria hohe Werte erreichen, tritt aber nicht regelmäßig auf[4]. Eine Eosinophilie gehört nicht zu dem Bild einer Malaria-Infektion. Bei Kala-Azar zeigt das weiße Blutbild stets eine deutliche oder hochgradige Leukopenie. Dabei sinken die Leukocytenwerte noch wesentlich stärker ab, als den verminderten Erythrocytenwerten entsprechen würde. Im Differentialblutbild findet sich ähnlich wie bei Malaria eine relative Monocytose und Lymphocytose, während die Eosinophilen vermindert sind oder fehlen.

c) Kreislaufstörungen und Anoxämie.

Allgemeine und lokale Kreislaufstörungen sind von wesentlicher Bedeutung für die Pathogenese der *Malaria*. Der zu Beginn des Malariaanfalls im Froststadium auftretenden peripheren Gefäßverengerung und Blutdrucksteigerung folgt im Hitzestadium eine Entspannung im Gefäßsystem mit einer Senkung des Blutdrucks. Die allgemeinen Kreislaufstörungen können sich auch lokal durch Gewebsveränderungen in verschiedenen Organen manifestieren, wenn diese auch im

---

[1] GEAR 1946.   [2] IKEJIANI 1946.
[3] RUBITSCHUNG 1925, FAIRLEY und BROMFIELD 1933, SCHILLING 1934, MALAMOS 1934, FAIRLEY 1934, KEHAR 1936.
[4] FAIRLEY und BROMFIELD 1933.

wesentlichen mit örtlichen Gefäßschäden zusammenhängen. *Allgemeine Kreislauf-störungen* schwerster Art treten bei der sog. „algiden Form" der Malaria auf und können sich zu einem Kreislaufkollaps mit tödlichem Gefäßschock steigern[1]. Es wurde angenommen, daß dieses Syndrom mit einer akuten Nebennieren-insuffizienz zusammenhängen könnte[2]. Bei den *lokalen Auswirkungen* der Kreis-laufstörungen verbinden sich bei den schweren Malariaformen mechanische und toxische Einwirkungen mit Stoffwechselveränderungen, die nach eingehenden Untersuchungen von MAEGRAITH und seiner Schule vor allem auf einem Sauer-stoffmangel beruhen. Die durch den Erythrocytenverlust verursachte Anoxämie wirkt sich auf die Sauerstoffversorgung des Gewebes aus und gilt als wesentliche Ursache für das Zustandekommen der Organschäden. Der Grad der Anoxämie steigert sich bei zunehmendem Parasitenbefall der roten Blutkörperchen durch den Verbrauch des im Oxyhämoglobin enthaltenen Sauerstoffs und durch Um-wandlung des Hämoglobins in Malariapigment. Die mangelhafte Sauerstoff-zufuhr durch die an Zahl verringerten und in ihrer Leistungsfähigkeit beein-trächtigten Erythrocyten führt in Verbindung mit Zirkulationsstörungen und degenerativen Schäden am Gefäßendothel zu einer Anoxie des Gewebes, die sich vielleicht noch durch histotoxische Einwirkungen, Autoantigenbildung und Immunitätsreaktionen steigert. Die Anoxämie allein reicht wohl für das Zustande-kommen dieser Gewebsschäden nicht aus. Ausschlaggebend ist die Kombination der generalisierten Anoxämie mit den am Gefäßapparat auftretenden Reaktionen. Die anfänglich reversiblen Reaktionen führen zu nekrotischen und entzündlichen Veränderungen und verursachen mehr oder weniger ausgedehnte Organschäden. Möglicherweise handelt es sich auch um generelle Störungen im Mechanismus der Sauerstoffaufnahme oder um das Unvermögen des Gewebes, den angebotenen Sauerstoff zu verwenden, im Zusammenhang mit noch unbekannten, durch die Malariainfektion bewirkten Veränderungen am Cytochromsystem und an den Atmungsfermenten der Zellen.

Während früher bei Betrachtung der pathologischen Vorgänge bei Malaria Veränderungen des reticuloendothelialen Systems besonders in der Milz und der Leber im Vordergrunde standen, wurde in neuerer Zeit das Augenmerk in ver-stärktem Maße auf *parenchymatöse Veränderungen* gelenkt, die im Endstadium tödlicher *Malaria tropica*-Infektionen oder bei den diesen ähnlichen Infektionen mit *P. knowlesi* bei Rhesus-Affen regelmäßig beobachtet werden. Parenchymschäden an der Leber, die sich aus klinischen Symptomen und dem Ausfall der Leber-funktionsprüfungen erkennen lassen, sind im Beginn geringfügig, sie nehmen aber bei weiterem Fortschreiten der Infektion an Intensität zu. Dabei braucht es noch keine strukturellen Veränderungen im Lebergewebe zu geben. In tödlich verlaufenden Fällen ist das histologische Bild durch Stauung, Pigmentanhäufung in den Kupfferschen Sternzellen, Atrophie und Nekrose der Leberzellen gekenn-zeichnet. Besonders häufig wird eine zentrale Läppchennekrose gefunden, die sich auf die intermediäre Zone ausdehnt, bei gleichzeitig auftretenden Erschei-nungen einer fettigen Degeneration (Abb. 1). Als ätiologisches Moment für diese degenerativen Prozesse wurde von MAEGRAITH (1948) die Anoxie in Verbindung mit einer venösen Stauung und toxischen Einwirkungen in Betracht gezogen.

Von RAY (1958) konnte nachgewiesen werden, daß bei Infektionen mit *P. knowlesi* eine Transfusion von normalen Erythrocyten die Entwicklung der nekrotischen Veränderungen verhütete, während die Verfettung nicht beeinflußt wurde. Die Übertragung von normalem Plasma auf die mit *P. knowlesi* infizierten Tiere verhinderte weder die Nekrose noch die fettige Degeneration. Diese Beobachtungen scheinen dafür zu sprechen, daß die zentrale Läppchennekrose tatsächlich mit der Anoxämie zusammenhängt, weil sie durch Transfusion

---

[1] KEAN und TAYLOR 1946.   [2] PAISSEAU und LEMAIRE 1916.

normaler Erythrocyten verhindert wird. Für die Verfettung sind aber offenbar andere „toxisch" wirkende Faktoren maßgebend. Ob es sich dabei um wirtsfremde, aus den Malariaparasiten herrührende Substanzen oder um toxinähnliche Stoffwechselprodukte handelt, muß dahingestellt bleiben. Die Verabfolgung von massiven Dosen abgetöteter Parasiten rief nach RAY u. SHARMA (1958) keine nennenswerte Veränderung am Parenchym der Leber hervor und konnte nicht den Beweis dafür erbringen, daß aus dem Parasitenkörper stammende Substanzen für die Ausbildung der Nekrosen verantwortlich sind. Die fettige Degeneration wird dagegen durch bestimmte, im Plasma auftretende Substanzen verursacht, deren Wirkung durch Cholin-Zusatz neutralisiert werden kann.

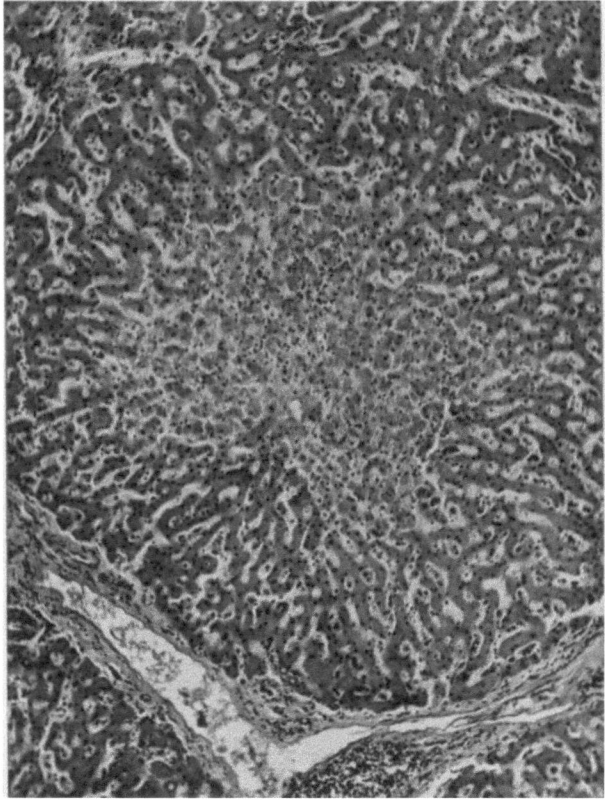

Abb. 1. Malaria tropica. Zentrale Läppchennekrose der Leber.

In gleicher Weise wie in der Leber sind auch die am *Nierengewebe* auftretenden Veränderungen gedeutet worden. Bei der mit örtlichen Zirkulationsstörungen einhergehenden Anoxie wirkt sich der Sauerstoffmangel sowohl am Gefäßendothel als am Epithel der Harnkanälchen aus. Durch Ischämie und Verlangsamung des Blutstromes in den Glomeruli verringert sich die Urinsekretion, und es kann eine komplette Anurie auftreten. Als zusätzliche Faktoren können auch in der Niere toxische Substanzen oder Stoffwechselprodukte mitwirken.

Bei den lokalen Kreislaufstörungen wird der *Rückstauung im venösen Abfluß* infolge eines „sphincterartigen" Mechanismus besondere Bedeutung beigemessen, der die Auswirkung der Anoxie in der Leber ebenso wie in der Milz und im Knochenmark steigert[1]. Entscheidend ist aber die Behinderung des Blutumlaufes im

---

[1] MAEGRAITH 1948, ANDREWS 1948, MEAGRAITH 1959, BEARN 1961.

Capillarbereich infolge der Anhäufung parasitenhaltiger Erythrocyten, Pigment und desquamierter Endothelien in Verbindung mit Schädigungen der Gefäßwand (Abb. 2, 3 und 4).

Die für Malaria charakteristische *Milzvergrößerung* beruht auf einer Kombination von zirkulatorischen und cellulären Veränderungen. Im akuten Stadium der Krankheit stehen Stauungserscheinungen im Vordergrund, während der celluläre Faktor im weiteren Verlauf an Bedeutung gewinnt. Die Blutfüllung ist nicht die Folge allgemeiner kardiovasculärer Störungen, sie ist schon im Beginn der

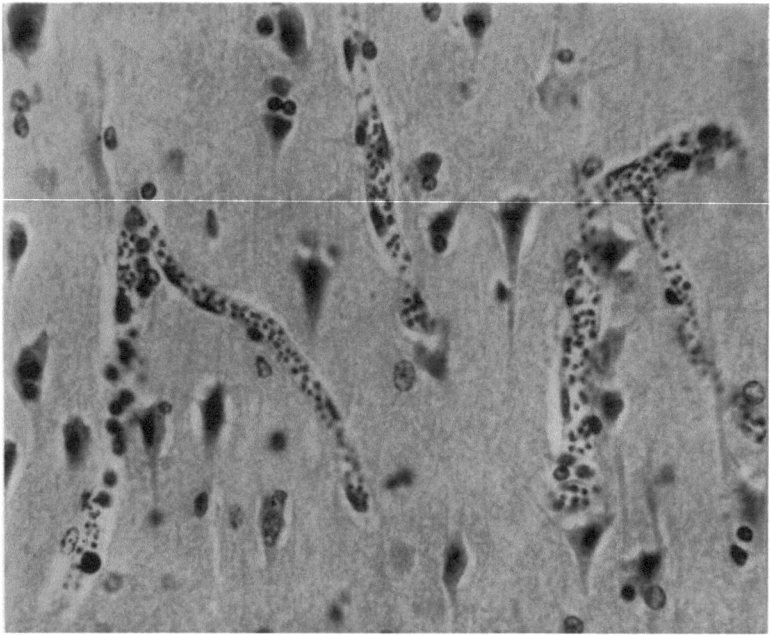

Abb. 2. Malaria tropica. Anhäufung parasitenhaltiger Erythrocyten in Capillaren der Großhirnrinde.

Erkrankung auffällig und hängt offenbar mit den Kreislaufverhältnissen im Organ selbst zusammen. Die Blutfüllung der venösen Sinus ist wahrscheinlich eine Folge der indirekten Behinderung des Abflusses des Blutes aus der Pulpa in Verbindung mit einer Schwellung und Proliferation der endothelialen Zellen und einer Überfüllung der kleinen Gefäße mit parasitenhaltigen Erythrocyten, freien Parasiten, Phagocyten und Pigment.

Die Bedeutung der Anoxie ergibt sich bei gleicher Betrachtungsweise auch für die an anderen Organen auftretenden Veränderungen, besonders bei *Myokardschäden* und in der *Nebennierenrinde*. Die Verlangsamung des Blutumlaufes, die zu einer kompletten Stase führen kann, wirkt sich ganz besonders in Gefäßgebieten aus, die wie im Herzmuskel oder im Hirn einen verhältnismäßig geringen kollateralen Kreislauf besitzen.

Die bei anderen protozoischen Blutinfektionen, vor allem bei der Trypanosomiasis, auftretenden allgemeinen oder örtlichen Kreislaufstörungen sind mit der Malaria nicht vergleichbar und für die Pathogenese von untergeordneter Bedeutung, auch wenn die pathologischen Veränderungen in erster Linie das Gefäßsystem betreffen.

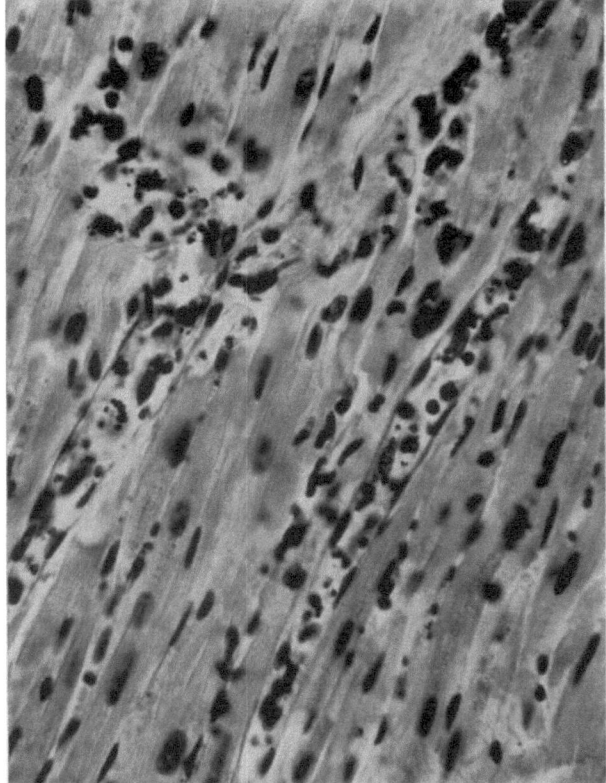

Abb. 3. Malaria tropica. Anhäufung parasitenhaltiger Erythrocyten, pigmenthaltiger Makrophagen und desquamierter Endothelien in Capillaren der Herzmuskulatur.

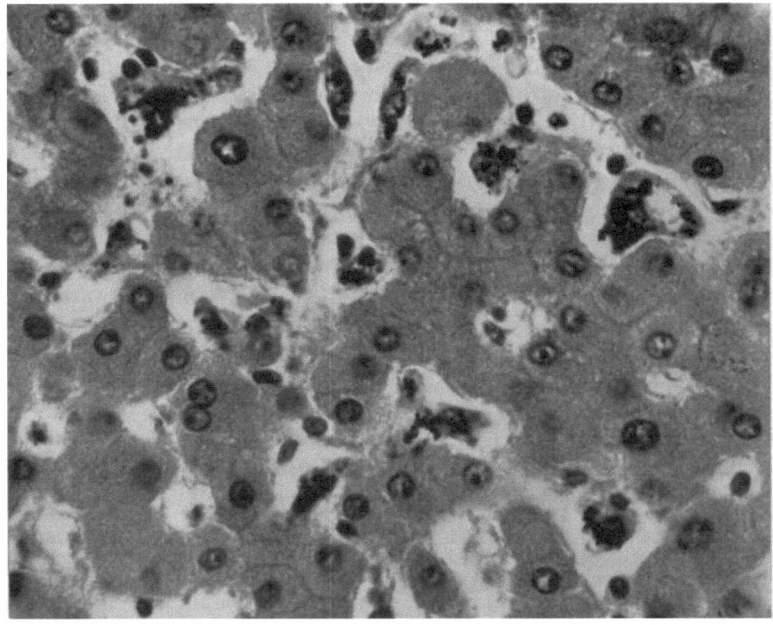

Abb. 4. Malaria tropica. Einengung der Lebersinusoide durch parasiten- und pigmentbeladene Kupffersche Sternzellen.

d) An das Gefäßsystem gebundene örtliche Gewebsveränderungen.

Die *Trypanosomiasis* ist eine Erkrankung des gesamten Organismus, die sich bei der menschlichen Schlafkrankheit in ganz besonderer Weise im Zentralnervensystem auswirkt und zu schweren Gewebsveränderungen führt. Die alle Organe betreffenden entzündlichen Reaktionen sind an das *Gefäßsystem* gebunden und wurden zuerst von MOTT (1905, 1910) eingehend beschrieben. Eine ausführliche Darstellung der histologischen Befunde im Zentralnervensystem findet sich bei einer ganzen Reihe von Autoren[1].

Ganz im Vordergrund stehen entzündliche Reaktionen in den die Gefäße umgebenden Lymphräumen, die sich als perivasculäre Infiltrate manifestieren und das Wesentliche der auftretenden Läsionen darstellen. Die Annahme ist berechtigt und durch tierexperimentelle Beobachtungen gestützt, daß die Trypanosomen in die Lymphbahnen der Adventitia gelangen und daß bei ihrem Zerfall toxisch wirkende Substanzen frei werden, die für die Auslösung der entzündlichen Reaktionen verantwortlich sind[2]. Beim Menschen sind allerdings die Trypanosomen im Gegensatz zu experimentellen Infektionen empfänglicher Tiere nur selten nachweisbar, weil sie durch den Abwehrmechanismus geschädigt und in der Leiche schnell zerstört werden[3].

Die Veränderungen an den inneren Organen sind variabel, sie zeigen aber in ihrer Gesamtheit an, daß es sich immer wieder um das Auftreten perivasculärer Infiltrate handelt. Im Beginn ist allerdings der ganze hämatopoetische Apparat beteiligt. Die parenchymatösen Gewebsanteile sind nicht unmittelbar betroffen, oder sie werden indirekt infolge der vasculären Schäden in Mitleidenschaft gezogen. In späten Stadien können sich in verschiedenen Organen fibröse Umwandlungen und interstitielle Sklerosen anschließen. In den Lymphknoten und in der Milz finden sich neben follikulären Hyperplasien eine Vermehrung der Sinuszellen und eine Infiltration mit Plasmazellen und Lymphocyten an den Gefäßen, zunehmende Verdickung der Kapseln und des Reticulums mit Übergang in atrophische Fibrose. Das Knochenmark ist im Beginn der hyperplastischen Vorgänge beteiligt, Leberveränderungen fehlen, in den Nieren können sich im Bereich der Rindengefäße perivasculäre Reaktionen, herdförmige oder diffuse lympho-plasmacelluläre Infiltrate finden. Am Myokard wurden von verschiedenen Untersuchern subendokardiale Zellanhäufungen gefunden, gelegentlich auch entzündliches Ödem oder eine interstitielle Reaktion am Bindegewebe mit diffusen Infiltraten zwischen den Muskelfasern unter Beteiligung von Histiocyten, Lymphocyten, Plasmazellen und polymorphkernigen Leukocyten mit Übergängen zu degenerativer Umwandlung und Schrumpfung. Es ist möglich, daß bei Trypanosomen-Infektionen die Nebennieren affiziert werden, weil adrenocorticotrophe Hormone offenbar die bei Infektionen mit *T. equiperdum* auftretende terminale Hypoglykämie nicht verändern. Untersuchungen an Ratten, die mit *T. evansi* infiziert waren, ergaben eine Gewichtszunahme der Nebennieren bei Hyperplasie der Rinde, Zerstörung von Lipoiden und Ascorbinsäure mit auffälliger Hypoglykämie[4].

Im *Gehirn* ist bei der Ausbildung der Läsionen keine deutliche Prädilektion für bestimmte Abschnitte zu erkennen. An der Leptomeninx sind die Veränderungen nicht so ausgeprägt wie in der Gehirnsubstanz, wenn sich auch hier der Grundtyp der mesodermalen Reaktion zeigt und durch das Überwiegen von Plasmazellen charakterisiert ist. In der Hirnsubstanz können die perivasculären

---

[1] THOMAS und BREINL 1905, SPIELMEYER 1908, MARTIN und DARRE 1909, BERTRAND, BABLET und SICÉ 1935, CALWELL 1937, VAN BOGAERT und DUBOIS 1956, VAN BOGAERT 1956.
[2] REICHENOW 1921.   [3] STEVENSON 1922.
[4] THOMAS und BREINL 1905, LAVIER und LEROUX 1939, HAWKING und GREENFIELD 1941, CHATTERJI et al. 1962.

Infiltrate über die adventitiellen Räume hinausreichen. In der Nachbarschaft kommt es zu einer Proliferation des Reticulums und der Neuroglia. Die Gefäßwände selbst sind nicht verändert, abgesehen von gelegentlich auftretenden endothelialen Reaktionen und Hämorrhagien[1]. Degenerative Veränderungen sind nicht vorhanden, es fehlt eine echte Neuronophagie, und regressive Erscheinungen an den Ganglienzellen oder sekundäre Degeneration gehören nicht zu den konstanten Befunden (Abb. 5 und 6).

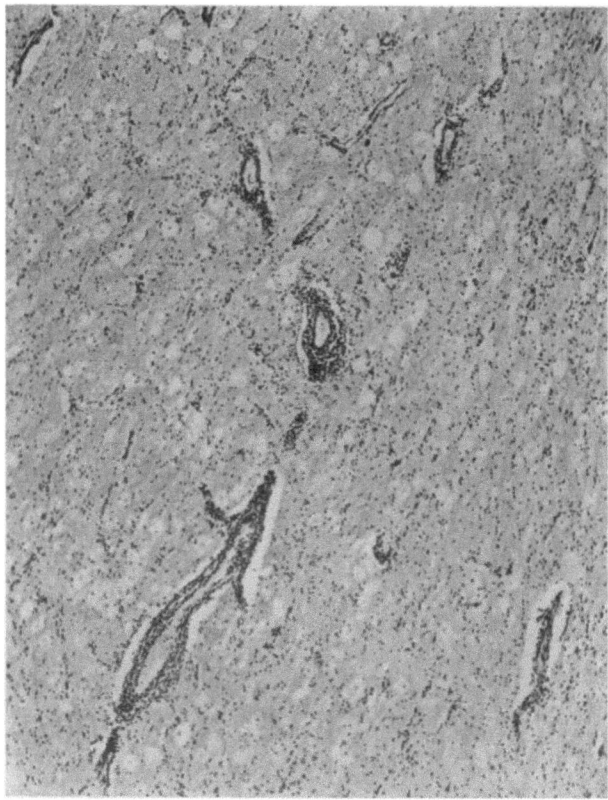

Abb. 5. Schlafkrankheit. Perivasculäre Infiltrate im Markweiß des Großhirns.

Zu den Manifestationen der afrikanischen Trypanosomiasis des Menschen gehören auch *periphere neuritische Erscheinungen*, die schon in älterer Zeit beschrieben worden sind und wegen ihres symmetrischen Auftretens als Polyneuritiden definiert wurden. Die an den unteren Extremitäten auftretenden Neuritiden entsprechen nach klinisch-anatomischen Studien einer „interstitiellen", durch Trypanosomen hervorgerufenen Neuritis. Die entzündlichen Erscheinungen stimmen mit den im Zentralnervensystem auftretenden Veränderungen überein, und es ist anzunehmen, daß den in den Wurzeln, Ganglien und peripheren Nerven vorkommenden Läsionen die gleichen pathogenetischen Zusammenhänge zugrunde liegen[2]. Die relative Seltenheit dieser peripheren Symptome bei Trypanosomiasis ließ vermuten, daß es sich vielleicht nur um Begleitsymptome handelte, hervorgerufen durch zusätzlichen Vitaminmangel oder die Entwicklung kachektischer Zustände.

Die virulente, akut verlaufende *rhodesiense*-Infektion bietet insofern ein anderes Bild, als die Veränderungen am Zentralnervensystem geringer sind oder

---

[1] THOMAS und BREINL 1905, LAVIER und LEROUX 1939, HAWKING und GREENFIELD 1941.
[2] VAN BOGAERT 1956.

sogar fehlen können, während gerade die akute Myokarditis ein hervorstechender Befund ist und mit dem bei experimentellen Infektionen bei Affen erhobenen Be-funde übereinstimmt.

Im vielseitigen Bild schwerer *Malariaerkrankungen* zeigt sich die Beteiligung des Gefäßsystems gleichfalls besonders deutlich am *Zentralnervensystem*, wenn auch die allgemeinen Gefäßschäden dazu Veranlassung gaben, die Malaria als eine „Gefäßerkrankung mit ubiquitärer Lokalisation der Krankheitsherde" auf-zufassen[1]. In den Gehirncapillaren kommt es zu einer starken Anhäufung von Parasiten. Degenerative Veränderungen am Endothel greifen auf die ganze

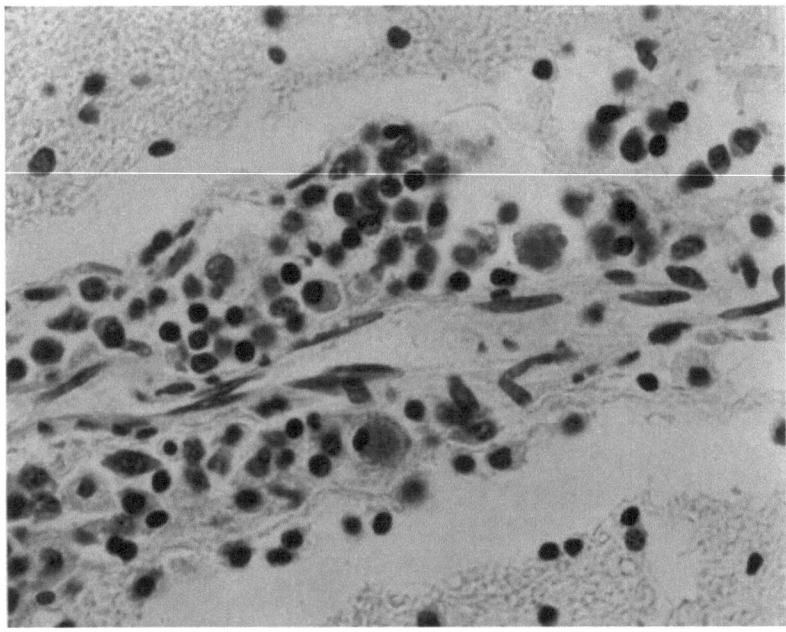

Abb. 6. Schlafkrankheit. Perivasculäre Infiltration aus Lymphocyten, Plasmazellen, Gliazellen und Histiocyten im Markweiß des Großhirns. Einzelne sog. Morulazellen mit hyalin-kugeliger Umwandlung des Cytoplasmas.

Gefäßwand über. Störungen der Endothelfunktion und Abstoßung geschädigter Endothelzellen, Aufhebung der Zirkulation, Thromben- und Infarktbildungen kombinieren sich mit perivasculären Ringblutungen und entzündlichen Reak-tionen, die das Bild einer „Malaria-Encephalitis" entstehen lassen. Das primäre Moment scheint dabei die Behinderung der Zirkulation mit den sich anschließenden anoxischen Vorgängen zu sein.

Die als Dürcksche Granulome bezeichneten pericapillar angeordneten Zellknötchen sind gefäßbedingte Reaktionsherde, die als spezifische Ausdrucksform des nervösen Gewebes auf die von den Malariaparasiten ausgehende Reizwirkung aufgefaßt worden sind[2] (Abb. 7). Um eine kleine zentrale Nekrose mit Quellung und hyaliner Thrombenbildung, in der die Gefäß-wand aufgeht, entsteht ein mehr oder weniger breiter Demarkationswall aus gewucherten Gliazellen. Als Hauptsitz der Granulome, die in sehr unterschiedlicher Zahl neben gleich-zeitig vorhandenen Hämorrhagien auftreten, können die subcorticalen Markgebiete bezeichnet werden, doch finden sie sich auch an anderen Stellen unregelmäßig verstreut. Als beweisend für Malaria können sie nicht gelten, weil sie auch bei anderen Encephalitisformen gefunden werden. Verschiedenartige, bei Malaria auftretende Nervenzellveränderungen sind gleichfalls

[1] SEYFARTH 1926.
[2] DÜRCK 1917, 1925, 1927, ARIETI 1946.

als Folge von Kreislaufstörungen anzusehen, ebenso wird die bei Malaria häufigere Neuronophagie den ischämischen Ganglienzellennekrosen gleichgesetzt. Auffallend ist die Tatsache,
daß die Vollstopfung von Gefäßen mit parasitenhaltigen verklumpten Blutkörperchen sehr
erheblich sein kann, ohne daß nachweisbare Granulombildung auftritt und umgekehrt der
Parasitenbefund bei vollentwickelter Encephalitis gering ist.

Die Verstopfung der Blutcapillaren kann bei schwerer Malaria auch in anderen
Organen in Verbindung mit Anoxie und Gefäßwandschädigung zu Läsionen von
wechselndem Ausmaß führen. Bei der „kardialen" Form der Tropica, die einen
erheblichen Teil der Todesfälle stellt, zeigen sich myokarditische Veränderungen
der Herzmuskulatur mit Zellinfiltraten und interstitiellem Ödem[1]. Gleichartige,

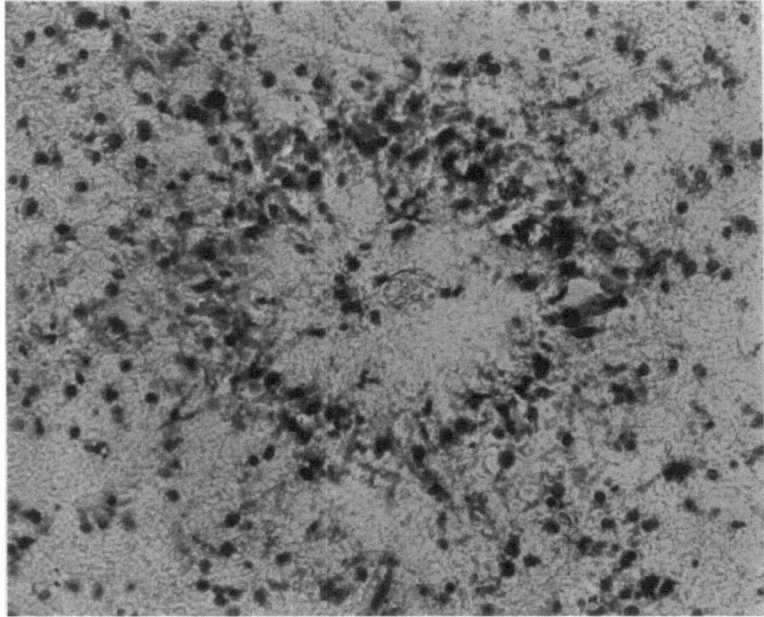

Abb. 7. Malaria tropica. Dürcksches Granulom im Markweiß des Großhirns. Rosettenförmige Proliferation von
Gliazellen um eine thrombosierte Capillare.

von den Gefäßen ausgehende degenerative Veränderungen mit Übergang zu Nekrose und Entzündung können in verschiedener Ausdehnung im Magen-Darm-
kanal, im Pankreas oder in den Nebennieren hervortreten und das klinische Bild
beherrschen. In der Placenta mit ihrem langsamen Blutstrom können sich reichlich Parasiten vorfinden und bei Vorhandensein lokaler Läsionen in den fetalen
Kreislauf übergehen, wobei es nach einer transplacentaren Infektion zu einer
kongenitalen Malaria kommen kann[2].

Auch bei der *Toxoplasmose* beginnt der pathologische Prozeß wahrscheinlich
mit einer Invasion der Gefäßendothelien. Wucherungsvorgänge mit Verschluß
der Capillaren und nachfolgender Nekrose, Phlebitis, Periphlebitis, Thrombenbildungen scheinen bei dem Zustandekommen der pathologischen Veränderungen
eine primäre Rolle zu spielen[3]. Außer durch Toxoplasmen bedingten Veränderungen an den Venen kann es auch zu endarteritischen Prozessen kommen, die
für die Entstehung von Nekrosen verantwortlich sein sollen[4].

[1] Mohr 1939, Tünnerhoff 1949.   [2] Thomson 1935, Garnham 1938.
[3] Werthemann 1948.   [4] Weisse und Krücke 1953.

e) Reticuloendotheliales System und Phagocytose.

Besonders wichtig sind die Beziehungen zwischen Protozoen-Infektionen und dem reticuloendothelialen System in Zusammenhang mit den dieses Zellsystem auszeichnenden Eigenschaften der Phagocytose.

Bei der *Malaria* ist die *Phagocytose* im Frühstadium auf die Zellen der Milz, der Leber und des Knochenmarks beschränkt. Sie ist in der Milz am stärksten ausgeprägt (Abb. 8). Wahrscheinlich hängt dies mit einer Verlangsamung des Blutstromes in den Sinus zusammen, wobei die parasitenhaltigen roten Blutkörperchen der Makrophagenwirkung in besonderem Maße ausgesetzt sind.

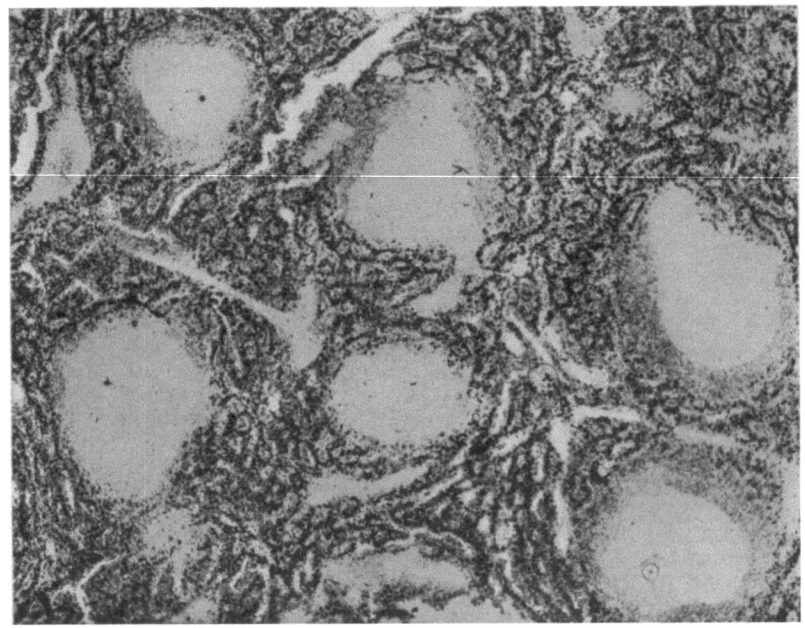

Abb. 8. Malaria tropica. Massive Pigmentanreicherung in der roten Pulpa der Milz (ungefärbter Schnitt).

Das Makrophagen-System eliminiert blutfremde corpusculäre Elemente wie Malariapigment, Erythrocytendetritus und abbaufähige Zellen. Die Phagocytose nimmt im Verlauf der Zeit zu und bleibt auch nach Abklingen der Infektion in spezifischer Weise erhalten. Bei Reinfektionen mit homologen Stämmen tritt eine selektive Phagocytose in Erscheinung, die von Taliaferro u. Mitarb. als Ausdruck einer erworbenen Immunität angesehen wird. Gleichzeitig mit den vermehrten Phagocyten erscheinen spezifische Immunkörper im Blut, darunter Opsonine, die eine Phagocytose unterstützen (s. S. 139). Im Gegensatz zu der von Taliaferro u. Mitarb. vertretenen Auffassung wird die Parasitenphagocytose auf Grund vergleichender Knochenmarksbefunde bei menschlicher Malaria als Teil der unspezifischen Aufnahmefähigkeit des Makrophagensystems gedeutet (Knüttgen 1949/50, 1961). Gegenüber der Annahme einer cellulären Basis der Malariaimmunität und eines spezifischen antiparasitären Phagocytosetätigkeit der Makrophagen weisen neuere Ergebnisse auf die Bedeutung humoraler Faktoren (γ-Globuline) für die Malariaimmunität hin (S. 139).

Da das Malariapigment in unlöslicher Form in das Blut gelangt (Haematin), spielt es bei dem Auftreten von Gewebsreaktionen keine wesentliche Rolle. Es wird in inaktiver Form in den Zellen des RES abgelagert, ohne einen pathologischen Effekt zu erzeugen außer einer mit der Phagocytose verbundenen Hyperplasie dieser Zellen und einer mechanischen Blockierung der reticuloendothelialen Zellen. Damit kann es wohl zu einer allgemeinen Minderung der Resistenz führen. Die Ablagerung von Pigment in den Capillaren (Gehirn, Herz, Nieren) kann dagegen degenerative Schäden und nekrotische Veränderungen hervorrufen[1].

Hyperplastische Erscheinungen an der Milz treten frühzeitig auf und betreffen sowohl die Lymphocyten in den Follikeln als die Makrophagen. Als Stimulans der Hyperplasie wirken die Parasiten durch ihre Produkte oder die veränderten

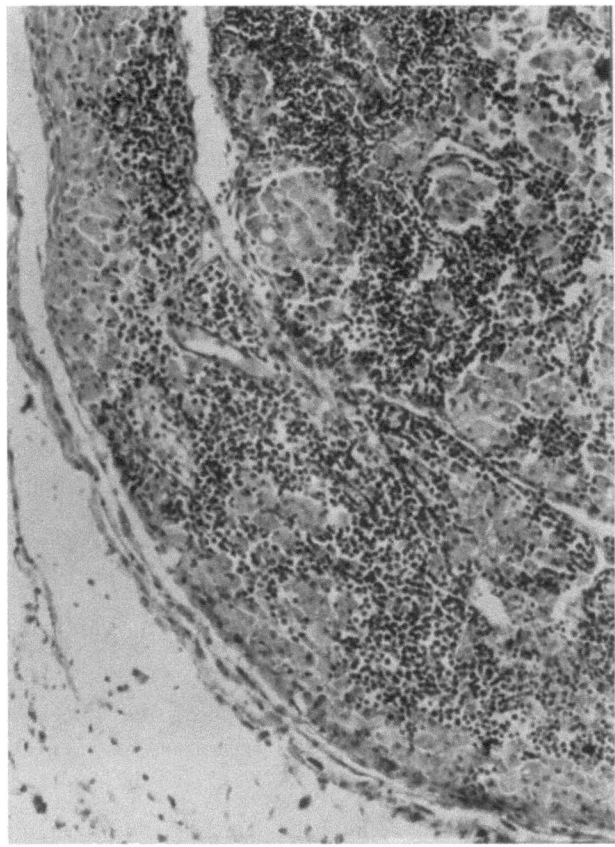

Abb. 9. Viscerale Leishmaniasis (Kala-Azar). Proliferation und Hypertrophie von Endothelien in Rand- und Intermediärsinus eines Lymphknotens.

Zirkulationsverhältnisse. Die Bedeutung der Milz bei der Reaktion des Organismus auf die Parasiteninvasion geht schon aus der gesteigerten Phagocytose hervor. Zugleich besitzt sie wichtige Abwehrfunktionen, und ihre Entfernung führt, wie besonders bei Affenmalaria (*P. knowlesi*) nachzuweisen ist, zu schwerer Infektion mit hoher Parasitämie.

Wesentlich anders liegen die Verhältnisse bei der *Kala-Azar*, bei der es zu einer *intracellulären Parasitenentwicklung* in den Zellen des reticuloendothelialen Systems kommt.

Bei der visceralen Form der *Leishmaniasis* werden die in das Blut gelangten Leishmanien nach ihrer Umwandlung aus Flagellatenformen von phagocytierenden Zellen aufgenommen, sie werden dabei nicht zerstört, sondern finden im Proto-

---

[1] AL-DABAGH 1960.

plasma dieser Zellen geeignete Entwicklungsmöglichkeiten. Sie vermehren sich in diesen für ihr Wachstum besonders geeigneten Zellen, zunächst ohne sie wesentlich zu schädigen. Die Zellen bleiben verhältnismäßig lange Zeit erhalten, ohne regressive Veränderungen zu zeigen, und lassen sogar Teilungsvorgänge erkennen. Die intracelluläre Parasitenentwicklung geht mit einem proliferativen Reiz einher und führt zu einer hyperplastischen Zunahme gerade der Zellelemente, die dem Krankheitserreger als Ansiedlungs- und Nahrungsquelle dienen (Abb. 9 und 10). Erst nach fortgesetzter Teilung und Vermehrung der Parasiten im Protoplasma werden die Zellen zerstört. Nach ihrem Zerfall gelangen die Leishmanien in gleichartige neue Gewebselemente, in denen sie ihre Entwicklung fortsetzen. Die

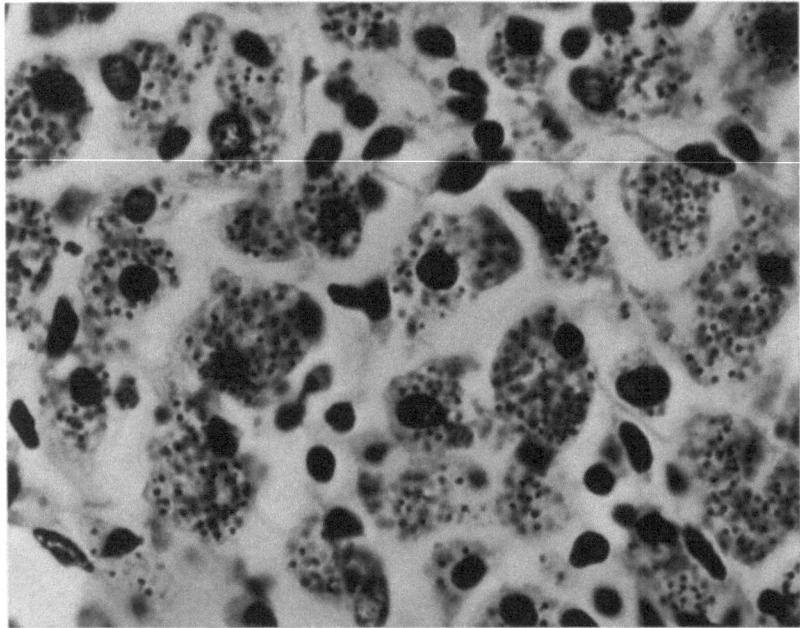

Abb. 10. Viscerale Leishmaniasis (Kala-Azar). Phagocytose und Vermehrung der Parasiten in Zellen der roten Milzpulpa.

proliferierende Vermehrung der Zellen geht dem Parasitenwachstum voraus, das Gewebe wird von großen Mengen zunächst noch parasitenfreier Phagocyten durchsetzt. Erst später werden diese Zellen befallen, sie nehmen an der Parasitenvermehrung teil und tragen durch ihre Wanderungen oder Verschleppung auf dem Blutwege zu einer Ausbreitung der Infektion bei.

In diesem sekundären Stadium der generalisierten Infektion wird bei Kala-Azar die Milz besonders stark von Massen parasitenhaltiger Makrophagen durchsetzt, die Pulpa wird durch Wucherungsvorgänge umgebaut, während das lymphatische Gewebe schwindet. In späteren Stadien beteiligen sich das Reticulum und das kollagene Bindegewebe an dem fortschreitenden Umbau des Milzgewebes in ähnlicher Weise wie bei der Malariamilz. In der Leber enthalten die gewucherten und stark vergrößerten Kupfferschen Sternzellen massenhaft Parasiten, es bestehen gleichzeitig Anzeichen einer Stauung im Capillarkreislauf, fettige Degeneration und Atrophie des Leberparenchyms ohne Ansiedlung von Parasiten in den Leberzellen (Abb. 11; vgl. S. 104). Das Knochenmark zeigt fortschreitende Veränderungen im Sinne einer Verarmung an Zellelementen der myeloischen

Reihe und eine Wucherung reticuloendothelialer Zellen, die als parasitenhaltige Makrophagen das Bild beherrschen, wenn auch der Gehalt an Leishmanien im Knochenmark geringer ist als in der Milz. Klinisch finden diese Knochenmarksveränderungen ihren Ausdruck in einer hochgradigen Leukopenie bei relativer Lympho- und Monocytose und einer hypochromen makrocytären Anämie mit Thrombopenie und Herabsetzung der Blutgerinnungsfähigkeit. Auch in anderen

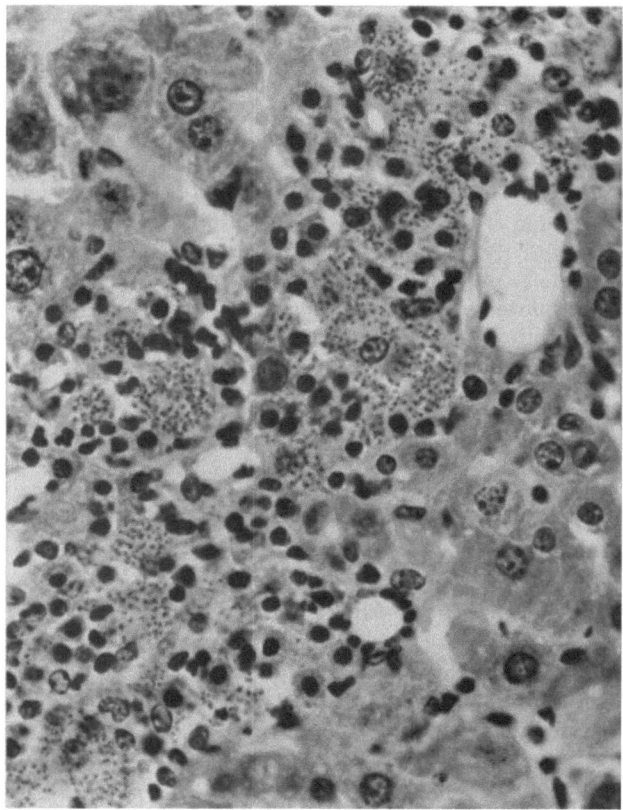

Abb. 11. Viscerale Leishmaniasis (Kala-Azar). Knötchenförmige Proliferation und Hypertrophie parasitenhaltiger Kupfferscher Sternzellen in der Leber.

Organen (Lymphknoten, Darm, Haut usw.) kehrt der Parasitenbefall der Makrophagen und Gefäßendothelien in wechselndem Ausmaß und mit unterschiedlicher Gewebsreaktion wieder.

Die histologischen Veränderungen der *Milz* sind außer durch die starke Reticulumwucherung und die Schwellung der Sinusendothelien durch mehr oder weniger beträchtliche *Plasmazellinfiltrate* gekennzeichnet, wie an ausgedehnten Untersuchungen an menschlicher und experimenteller Kala-Azar nachgewiesen werden konnte[1]. Einzelne Autoren sahen sich sogar veranlaßt von einem für Kala-Azar charakteristischen „plasmacellulären Milztumor" zu sprechen[2]. Umfangreiche plasmacelluläre Infiltrate können in den hyperplastischen Lymphknoten vorhanden sein, und selbst am Herzen, in den Nieren, im Sternalmark sind plasmacelluläre Elemente in größerer Zahl gefunden worden. In der Milz

---

[1] MELENEY 1925, HU 1933.   [2] SELBERG 1948, CHADLI et al. 1961.

kann es außerdem neben dem Auftreten von Russel-Körpern zu einer verbreiteten Ablagerung hyaliner Tropfen kommen, die sich in reichlichen Mengen in den Endothelien finden. Nur die von Leishmanien ausgefüllten Makrophagen bleiben frei von solchen Eiweißniederschlägen, deren Auftreten mit ähnlichen Bildungen bei multiplen Myelomen verglichen worden sind[1]. Das Auftreten von Rundzelleninfiltraten mit starker Beteiligung von Plasmazellen bei gleichzeitiger Verminderung der Parasitenmenge kann als Ausdruck einer cellulären Abwehr gedeutet werden. Es bestehen offenbar gewisse Zusammenhänge zwischen Plasmocytose, Eiweißablagerungen und Serumeiweißveränderungen, wenn auch die Rolle des plasmacellulären Systems bei der für Kala-Azar besonders charakteristischen Globulinvermehrung und bei der Antikörperbildung bei der gesamten Gruppe der Trypanosomeninfektionen noch keineswegs restlos geklärt ist (vgl. auch S. 137).

Elektrophoretische Untersuchungen des Serums bei verschiedenen für Leishmanien empfänglichen Tieren ergaben eine auffällige Übereinstimmung. Unabhängig von der Zahl der für die Inokulation verwendeten Parasiten zeigten diese Tiere Hypoalbuminurie und Hyper-γ-Globulinämie. Die Werte für α- und β-Globuline und die Gesamteiweißkonzentration sind variabel. Bei Meerschweinchen und Kaninchen, die für L. donovani weniger empfänglich sind, ändern sich die Serumkomponenten nur in geringem Maße[2].

Als tertiäres Stadium in der Entwicklung klinischer Erscheinungsformen werden die auch bei visceraler Leishmaniasis auftretenden cutanen und mucocutanen Manifestationen aufgefaßt, die als *Hautleishmanoid* bezeichnet worden sind, sich mehrere Jahre nach dem Überstehen einer Kala-Azar als Spätfolge zeigen und lange Zeit bestehenbleiben können. Nicht alle Stadien der Krankheit werden bei einem Kranken beobachtet, und die Ausprägung des einen oder anderen Stadiums scheint von den Eigenschaften des betreffenden Parasitenstammes abzuhängen.

3. Gewebsparasitismus, Zellaffinität und lokale Reaktionen.

Bei der *Orientbeule* kommt es durch den proliferativen Reiz zu der Ausbildung eines *Granulationsgewebes* mit einer Hyperplasie endothelialer und histiocytärer Zellen, die auch hier der Parasiteninvasion vorausgehen und in denen sich die Leishmanien vermehren (Abb. 12 und 13). In den Randpartien und tieferen Schichten der Läsion herrschen Lymphocyten und Plasmazellen vor, offenbar als Abwehr gegen eine weitere Ausdehnung des Wucherungsprozesses und des Parasitenbefalles, während die zentralen Partien infolge mangelhafter Blutversorgung durch Gefäßschäden oder sekundäre Infektionen erweichen und an der Oberfläche geschwürig zerfallen[3].

Der wesentliche Unterschied gegenüber der durch *Leishmania tropica* verursachten Orientbeule besteht bei der durch *Leishmania brasiliensis* hervorgerufenen *südamerikanischen Haut- und Schleimhautleishmaniasis* darin, daß der Gewebszerfall und die Geschwürsbildung sich im Corium und in der Submucosa ausdehnt, während die Orientbeule zu lokaler Beschränkung und Selbstheilung neigt. So kann es zu tiefgreifenden Ulcerationen mit ausgedehnten diffusen Zellinfiltraten kommen mit einer Neigung zu beträchtlicher Gewebszerstörung und geringer Heilungstendenz. Es können sich aber auch chronisch entzündliche Prozesse entwickeln mit papillomatöser Wucherung der Epidermis und tuberkuloiden Reaktionen bei manchmal auffallend geringem oder negativem Parasitenbefund, so daß auch bei diesen Läsionen an das Vorliegen allergischer oder hyperergischer Reaktionen gedacht werden muß.

---

[1] SELBERG 1948, CHADLI et al. 1961.   [2] ANDRADE 1959.
[3] ADLER und ASHBEL 1940, ADLER 1947.

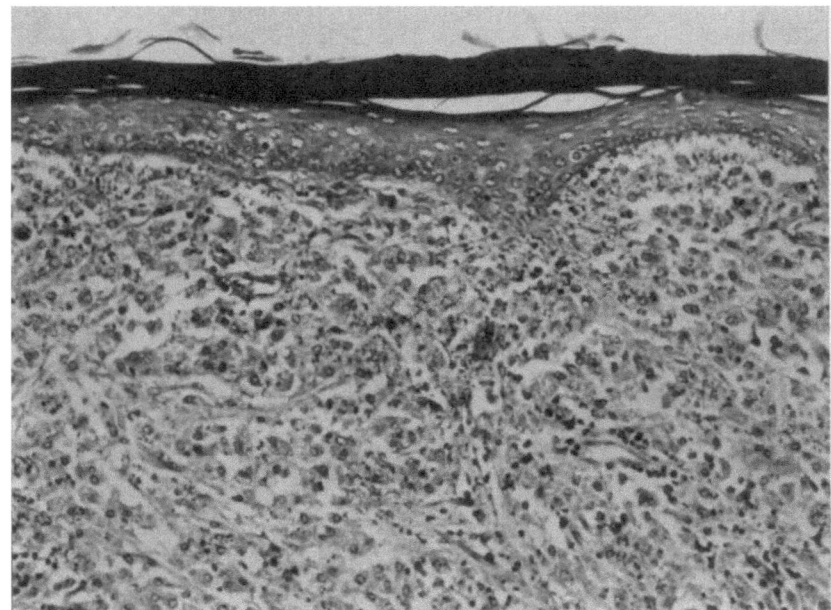

Abb. 12. Cutane Leishmaniasis (Orientbeule). Diffuse Proliferation histiocytärer Elemente in der Cutis. Atrophie sowie Hyper- und Parakeratose der Epidermis.

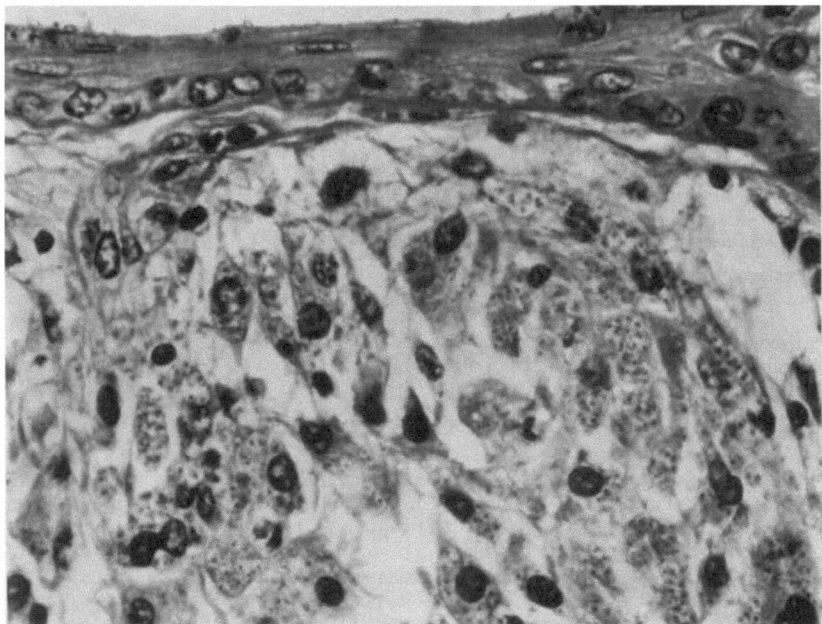

Abb. 13. Cutane Leishmaniasis (Orientbeule). Parasitenhaltige Histiocyten in der Cutis.

Im ersten Stadium kommt es bei der Haut-Leishmaniasis zu einer Zellproliferation in den oberflächlichen Schichten der Dermis mit Auftreten von Histiocyten, Plasmazellen, Eosinophilen bei spärlichem Parasitenbefund. Erst im zweiten Stadium ist die Zellproliferation ausgedehnt, und es treten zahlreiche parasitenhaltige Makrophagen auf. In den tieferen Schichten können Langhanssche Riesenzellen beobachtet werden. Die Zellproliferation schreitet mit Zunahme von Lymphocyten und Plasmazellen fort, und es kommt in diesem Stadium zu einer Fibrose mit spärlichem Parasitenbefund.

Eine Mischform von visceraler Leishmaniasis mit Haut- und Schleimhautläsionen wurde schon früher von KIRK aus dem Sudan beschrieben (1942). Bei diesem seltenen Ereignis erhebt sich die Frage nach den Beziehungen der verschiedenen Leishmania-Formen. Es konnte angenommen werden, daß es bei den Leishmanien Varianten mit einer Affinität zu verschiedenen Geweben gibt. Mischformen scheinen keinen ausreichenden Beweis für eine „unitaristische Theorie" zu bieten.

Hautleishmaniasis in Mexiko ist häufig, unterscheidet sich aber von der südamerikanischen Form, weil keine Neigung besteht, sich in Schleimhäuten auszubreiten. Sie entspricht deshalb der auch in Südamerika auftretenden Form der Orientbeule. Histologisch handelt es sich um ein histiocytäres Granulom mit zahlreichen parasitenhaltigen Makrophagen. Bei älteren Läsionen zeigten die Granulome keinen spezifischen Charakter, häufig haben sie ein tuberkuloides Aussehen mit spärlichem Leishmanienbefund.

Außer der klassischen südamerikanischen Form der Hautleishmaniasis (Espundia) mit destruktiven naso-buco-pharyngealen Läsionen treten auch solche mit vorwiegend cutanen Läsionen auf (Uta in Peru, Ulcera de los Chicleros in Mittelamerika, leproide oder diffuse Formen in Venezuela).

Tabelle 2. *Klassifikation nach* PESSOA.

Klinischer Typ	Ätiologie	Epidemiologie	
		Geographische Verbreitung	Reservoire
I. Mit Invasion der Nasenschleimhaut			
1. Bösartige Form (Espundia): ausgedehnte Hautläsionen, in über 80% metastatische Invasion der oro-naso-pharyngealen Schleimhaut	L. braziliensis (= L. tropica braziliensis BIAGI 1953)	Heiße und feuchte Waldgebiete in Südamerika	Hunde (selten) Paca (Cuniculus paca)
2. Gutartige Form (Pianbois, Forest Yaws usw.): benigne Hautläsionen; nur in 5% metastatische Invasion der Nasenschleimhaut; Pharynx und Larynx niemals befallen	L. braziliensis guayanensis (= L. tropica guayanensis FLOCH 1954)	Äquatoriale Waldgebiete in Guayana, Panama, Costa Rica	Wilde Ratten (Proechinus, Hyplomys)
II. Ohne Invasion der Nasenschleimhaut			
3. Gutartige Formen a) Chiclero-Geschwür mit Ekthyma-Läsionen am äußeren Ohr	L. braziliensis mexicana (= L. tropica mexicana BIAGI 1953)	Waldgebiete in Mexico, Honduras, Guatemala	wildlebende Säugetiere (ungekannt verdächtigt)
b) Uta mit trockenen, papulösen, selten ekthymatösen Geschwüren	L. braziliensis peruviana (= L. peruviana VELEZ 1913)	Trockengebiete in den westlichen Anden (Höhe 1200—3000m) in Peru, Bolivien, Ecuador	Hunde
4. Bösartige Form: ausgedehnte Hautläsionen, tuberkuloider Typ (Leishmaniasis lepromatosa s. diffusa)	L. braziliensis pifanoi, MEDINA und ROMERO 1959	Äquatoriale Waldgebiete in Venezuela und Amazonas	unbekannt

Bei der diffusen Leishmaniasis sind zahlreiche Parasiten vorhanden, die leicht auf Mäuse und Hamster zu übertragen sind. Histologisch zeigt sich das Bild einer Akanthose mit zahlreichen Lymphocyten, vacuolisierten Histiocyten, Plasmazellen, Riesenzellen. Die Montenegro-Reaktion ist in diesen Fällen negativ. Es wird die Vermutung ausgesprochen, daß für diese Erscheinungsform der Hautleishmaniasis andere Species oder Varianten von Leishmanien verantwortlich sind.

Hautleishmaniasis von lepromatösem Aussehen wird in Äthiopien beobachtet und ist mit dem Hautleishmanoid zu vergleichen. In diesen Fällen war aber das Vorhandensein einer Kala-Azar auch bei anderen Familienangehörigen oder in der Umgebung der Kranken nicht nachgewiesen. Es besteht eine Ähnlichkeit mit L. brasiliensis, die aber in Afrika unbekannt ist[1].

Kennzeichnend für den Verlauf der *Chagas-Krankheit* ist die Tatsache, daß der Erreger als Blut- und Gewebsparasit auftritt. Der akute Verlauf kann bei Kindern, die in besonderem Maße für die Infektion empfänglich sind, im Frühstadium zu schweren tödlichen Kreislaufstörungen führen. Es kann aber auch zu spontaner Heilung kommen, oder die Infektion tritt in ein subakutes Stadium. Die auf dem Blutwege in die Organe gelangten Flagellaten nehmen Leishmania-Form an und siedeln sich als Gewebsparasiten in der Muskulatur an, sie können auch Zellen des reticuloendothelialen Systems befallen, oder sie finden sich in den Histiocyten der Haut, in Adventitia- und Fettzellen und in Gliazellen.

Für den weiteren Verlauf, der außerordentlich vielgestaltig sein kann, sind pathogene Eigenschaften des Erregers ebenso maßgebend wie die Empfänglichkeit des befallenen Organismus und seine Abwehrlage. Menge und Anhäufung der Leishmania-Formen im Gewebe sind sehr wechselnd, und es hat sich in Tierexperimenten gezeigt, daß die einzelnen Stämme von *Trypanosoma cruzi* eine unterschiedliche Zellaffinität besitzen. Es gibt Stämme, die sich vorzugsweise in der Muskulatur entwickeln, andere, die das Reticuloendothel bevorzugen, und solche, die das Zentralnervensystem befallen.

Die Ansiedlung und Vermehrung der *Leishmania*-Form in den Zellen, ihr Heranwachsen zu Kolonien verursachen noch keine Gewebsschäden. Erst beim Zerfall der Kolonien und nach Zerstörung der Parasiten treten Veränderungen auf, es bilden sich Entzündungsherde, in denen sich keine Parasiten vorfinden. Zellschädigung und entzündliche Reaktion sind die Folge eines abnormen Vermehrungsablaufes, bei dem die Parasiten absterben und toxische Substanzen frei werden.

Der grundlegende Unterschied gegenüber dem Infektionsvorgang bei Kala-Azar besteht darin, daß es sich bei der Chagas-Krankheit nicht um eine Systemerkrankung des Reticuloendothels handelt, sondern um *lokalisierte entzündliche Veränderungen* im Anschluß an die Ansiedlung der Parasiten und durch diese ausgelösten Gewebszerfall. Diese Erscheinungen zeigen sich bereits an der Invasionsstelle und finden sich in allen Organen, in denen sich die Parasiten ansiedeln. Von den Ansiedlungsherden ausgehend kommt es immer wieder zu einer Reinfektion des Blutes. Die Blutinfektion ist aber bedeutungslos gegenüber dem Gewebezerfall, zumal sich die Erreger nicht im Blut vermehren können, sondern nur in der Gewebsform. Bei periodischem Wechsel zwischen Blut- und Gewebsinfektion kann die Erkrankung im chronischen Stadium fortschreiten und zu neuen Infektions- und Entzündungsherden führen. Im weiteren Verlauf ändert sich schließlich der Reaktionstyp im Sinne allergischer Entzündungsvorgänge,

---

[1] BALZER et al. 1960, PIFANO 1960, MARTÍNEZ BÁEZ und ALEMÁN 1960, CHADLI und PHILLIPPE 1961, GVOZDENOVIC et al. 1961.

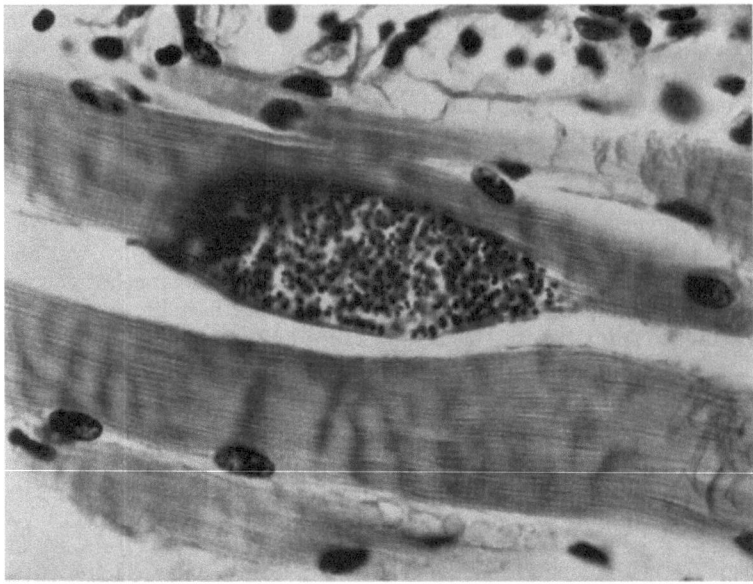

Abb. 14. Chagas-Krankheit. Parasitenkolonie (Leishmania-Formen von Trypanosoma cruzi) in einer Herzmuskelfaser.

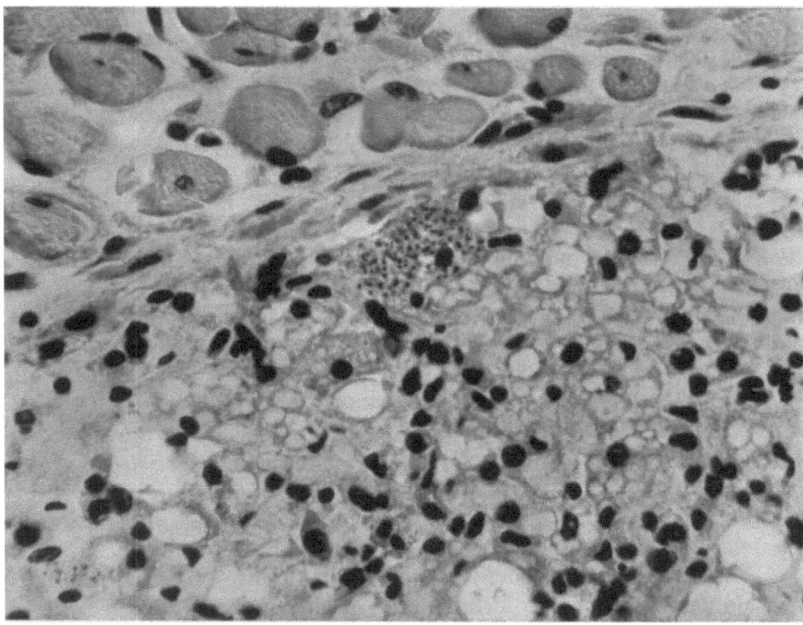

Abb. 15. Chagas-Krankheit. Parasitenkolonie (Leishmania-Formen von Trypanosoma cruzi) in einer Fettzelle.

die sich von den früheren infiltrativen Formen durch stärkere Proliferation und Neigung zu fibröser Umwandlung bei spärlichem oder negativem Parasitenbefund unterscheiden (Abb. 15 und 16).

Vermehrungsstadien des Erregers können auch im *Zentralnervensystem* gefunden werden, gewöhnlich in Mikrogliazellen. Ebenso wie in anderen Organen werden auch im Gehirn Veränderungen gefunden, die mit einer Ansiedlung der

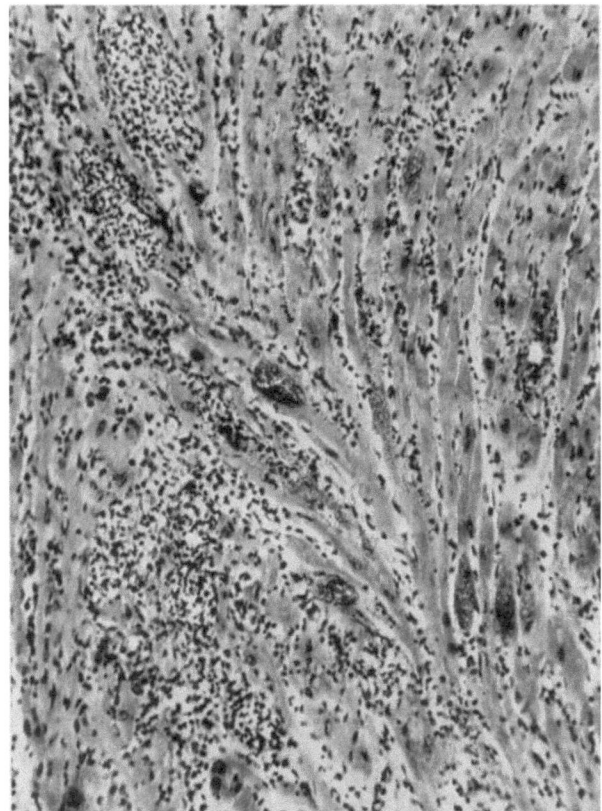

Abb. 16. Chagas-Krankheit. Akute diffuse Myokarditis bei starkem Parasitenbefall des Myokards

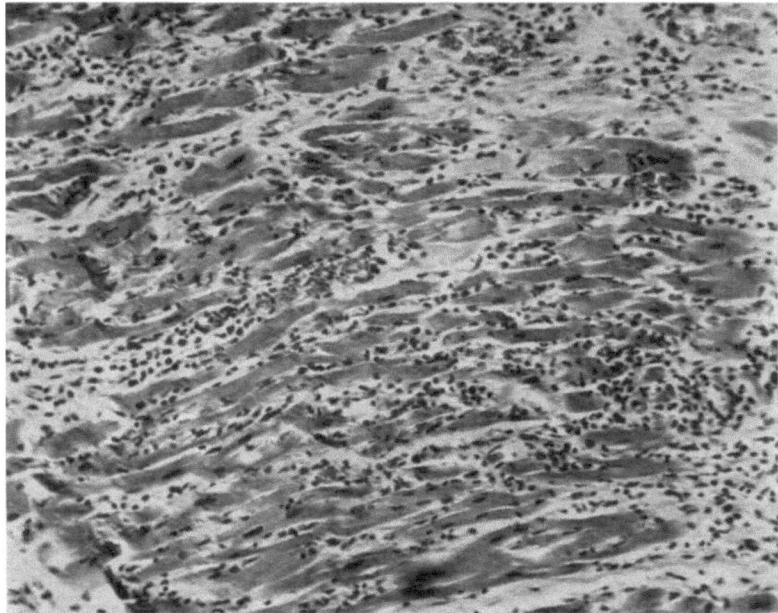

Abb. 17. Chagas-Krankheit. Subakute diffuse Myokarditis bei spärlichem Parasitenbefall des Myokards.

Gewebsformen des *T. cruzi* in der Gehirnsubstanz in Zusammenhang gebracht werden — Blutungen, Ödem, Gliazellwucherung, Knötchen mit oder ohne Beziehung zum Gefäßsystem —, und die an Dürcksche Malariagranulome erinnern können. In den Entzündungsherden können noch Parasiten enthalten sein, häufiger werden sie vermißt.

Besonders wichtig sind im Verlauf der Chagas-Krankheit die als Spätfolgen beobachteten *Myokardschäden* mit herdförmiger und diffuser Entzündung,

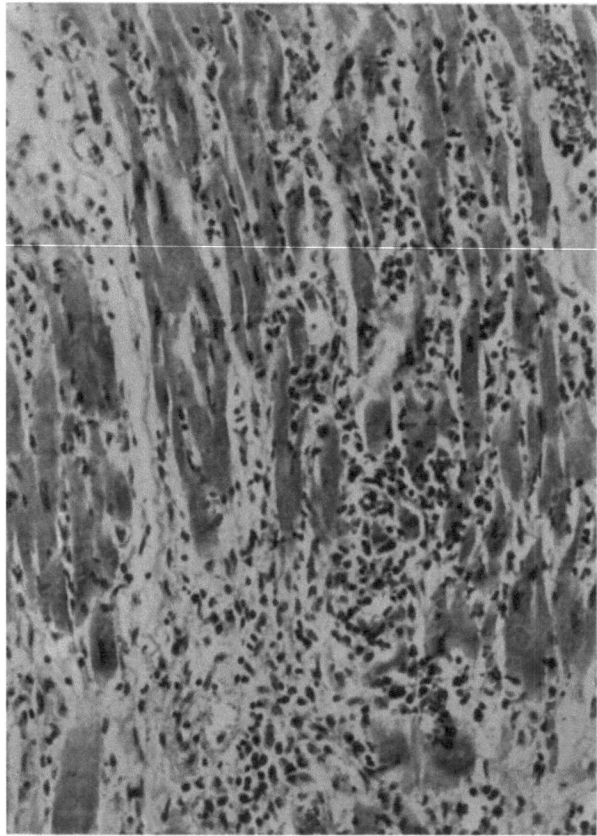

Abb. 18. Chagas-Krankheit. Chronische und vorwiegend proliferative Myokarditis bei fehlendem Parasitenbefall des Myokards.

Degeneration und Zerstörung der Herzmuskelfasern, Fibrose und Narbenbildung, bei der Parasiten meist nicht mehr nachzuweisen sind und auch in anderen Organen fehlen (Abb. 17 und 18). Die Beurteilung eines Zusammenhanges zwischen Gewebsveränderungen und Infektion mit *T. cruzi* ist dadurch erschwert. Es muß angenommen werden, daß in solchen Fällen der Krankheitsprozeß durch die parasitäre Infektion eingeleitet wird und dann, durch andere Einflüsse gefördert, auch ohne Vorhandensein der Parasiten fortschreitet. Bei den in lateinamerikanischen Ländern beobachteten Fällen von sog. ,,idiopathischer'' oder ,,tropischer'' Myokarditis dürfte es sich zum größten Teil auch um Fälle von Chagas-Krankheit handeln[1].

---

[1] MAZZA et al. 1939, JAFFÉ 1943, BERNING 1954, 1957, BRASS 1954, 1955, ANDRADE und ANDRADE 1955.

Nach KÖBERLE ist nicht nur zwischen einer akuten und chronischen Phase der Infektion mit *T. cruzi* zu unterscheiden, sondern zwischen der „Chagas-Krankheit", die akut oder chronisch verlaufen kann, und einem „Chagas-Leiden", das gewissermaßen als eine „zweite Krankheit" aufzufassen ist und als Folge einer überstandenen Infektion angesehen werden muß[1].

In der Umgebung der rupturierten Pseudocysten werden nicht nur entzündliche Reaktionen angetroffen, sondern auch Läsionen degenerativer Art. Nach der von KÖBERLE vertretenen Auffassung sind diese häufig übersehenen oder unterschätzten Veränderungen auf die Einwirkung von Stoffen zurückzuführen, die bei der Desintegration der Leishmaniaformen frei werden und in elektiver Weise Ganglienzellen schädigen und zerstören. Bei der „Cardiopathia chagasica" handelt es sich demnach um ein „neurogenes" Herzleiden infolge einer partiellen oder totalen „Denervierung". Nach den Untersuchungen von KÖBERLE (5 Normal und 30 Chagas-Fälle wurden in ausgedehnten Schnittserien untersucht) läßt sich die Schädigung des vegetativen Nervensystems besonders im Bereich der Vorhofshinterwand nachweisen; sie betrifft aber auch andere Regionen des Herzmuskels. Die Ursache der häufig beobachteten Hypertrophie der Herzmuskulatur ist nicht die Folge einer Mehrarbeit (Arbeitshypertrophie), sondern beruht vornehmlich auf einer Dehnung des Herzmuskels. Infolge dieser Dehnung ist die Herztätigkeit den Kreislaufverhältnissen nicht mehr angepaßt. Bei starker Belastung tritt bei dem von KÖBERLE als „Cardiopathia parasympathicopriva" aufgefaßten Leiden eine „Überdehnung", besonders im Bereich des rechten Vorhofs und der rechten Herzkammer, auf. Die Zerstörung der parasympathischen Ganglienzellen macht eine Anpassung durch Erhöhung des Schlagvolumens unmöglich, die Mehrleistung wird infolgedessen durch eine erhöhte Frequenz der Herztätigkeit ausgeglichen. Außerdem treten in dem funktionell geschädigten Herzen infolge relativer Coronarinsuffizienz hypoxämische Läsionen auf, mitunter in Form ausgedehnter anämischer Herzmuskelnekrosen. Eine Diskrepanz besteht dabei insofern, als die Hypertrophie so gut wie immer am rechten Herzen stärker ausgeprägt ist, während sich die ischämischen Veränderungen überwiegend im linken Ventrikel vorfinden. Diese Beobachtung erklärt sich z. T. aus einer besseren Durchblutung des rechten Ventrikels. Makroskopisch finden sich, diesen Befunden entsprechend, besonders in der linken Herzkammer ausgedehnte Fibroseherde im Myokard, gelegentlich auch Aneurysmen an der linken Herzspitze. Nicht selten kommt es auch zu einer fibrösen Umwandlung in verschiedenen Abschnitten des Reizleitungssystems, besonders des Sinusknotens, wobei klinisch nicht die in anderen Fällen als Folge der parasympathischen Denervierung typische Tachykardie, sondern ein Absinken der Frequenz bei gleichzeitig auftretender Hypotonie festgestellt wird.

Als weitere Manifestation der Chagas-Krankheit gilt eine als „*Mal de engasgo*" bezeichnete Erkrankung, die auf einer Ausweitung der Speiseröhre (Megaoesophagus) beruht, und die in ähnlicher Form auch andere muskuläre Hohlräume des Magen-Darmkanals befallen kann (Megagaster, Megacolon usw.). Bei einer hämatogenen Ausbreitung der Infektion kann es auch zu einer Ansiedlung der Erreger in der glatten Muskulatur und zu einer Anhäufung von Parasiten kommen, die in gleicher Weise wie in der quergestreiften Muskulatur und im Myokard interstitielle Entzündungen auslösen. Durch Zerstörung der nervösen Elemente wird die Motilität gehemmt, und es entwickelt sich als Folge der Plexusschädigung eine Hypertrophie der Muskulatur und eine Dilatation der betroffenen Hohlorgane. Die eigentümlichen Symptome sind „unter dem Gesichtswinkel einer Erkrankung der neurovegetativen Peripherie zu betrachten"[2] und zeigen die Vielfalt der im Verlauf einer Infektion mit *T. cruzi* möglichen Gewebsschäden. Bei Versuchstieren wurde schon früher *T. cruzi* in der glatten Muskulatur nach

[1] KÖBERLE 1956, 1957, 1958, 1959, GOMES DE ALCANTARA 1959, SCHWARTZBURD und KÖBERLE 1959, GOULD 1960,
[2] AMORIM und CORREA NETTO 1932, ALMEIDA PRADO 1945, KÖBERLE und NADOR 1956.

gewiesen. Die Vermutung, daß ein Zusammenhang zwischen Megaoesophagus bzw. Mega-colon und Chagas-Krankheit besteht, ist in neuerer Zeit von brasilianischen Autoren wiederholt geäußert worden und fand durch serologische Untersuchungen (KBR), Nachweis von Herz-veränderungen bei Megaoesophaguskranken und histologische Befunde eine Bestätigung. Ein Parasitennachweis in den Muskelzellen ist allerdings trotz eingehender Untersuchungen nicht gelungen.

Histopathologische Untersuchungen anderer Autoren bestätigten das Vorhandensein destruktiver Prozesse im Bereich des Plexus mit subakuter und chronisch-interstitieller Ent-zündung sowie mit neuromatösen Bildungen. Im Bereich des Plexus oder unter der Serosa war eine nekrotisierende Arteriitis mit teilweiser oder vollständiger Zerstörung der Arteriolen vorhanden. Perivasculäre Prozesse mit einem Überwiegen von Histiocyten, Lymphocyten und spärlichen Eosinophilen konnten allergischer Natur sein und insofern fortschreiten, als verschiedene Abschnitte des Oesophagus und des Magens nacheinander ergriffen wurden und Manifestationen eines generellen Prozesses im Verdauungstrakt darstellten.

Nur in Brasilien ist Megaoesophagus endemisch, und zwar in allen Staaten. Bei Männern treten die Erscheinungen viel häufiger auf und stimmen mit einer positiven Machado-Guereira-Reaktion überein. In manchen anderen Gebieten fehlt Megaoesophagus, obwohl die Chagaskrankheit endemisch ist. Unter Berücksichtigung aller Tatsachen kann man den Schluß ziehen, daß *T. cruzi* ätiologisch für Megaoesophagus verantwortlich ist, zumal die Mehrzahl der Patienten gleichzeitig spezifische Herzaffektionen zeigen. Ungeklärt bleibt die Tatsache, warum diese Erscheinungen nur in bestimmten Gebieten auftreten und worauf die pathogene Wirkung von *T. cruzi* beruht.

Bei Mäusen werden im Verdauungstrakt nach Infektion mit *T. cruzi* pathologische Ver-änderungen nachgewiesen. In 20% konnte makroskopisch eine Erweiterung des Darmes festgestellt werden, es fand sich aber kein typisches Megacolon. Im Frühstadium der Infek-tion findet sich im Peritoneum fettige Degeneration und Nekrose, wahrscheinlich im Zu-sammenhang mit einer Pankreatitis. In allen Fällen konnte eine herdförmige Myositis nach-gewiesen werden, die sich auch auf die glatte Muskulatur des Darmes erstreckte. Die bei Mäusen festgestellten Läsionen gleichen denen im Oesophagus (Megaoesophagus) und Colon (Megacolon) bei Patienten mit Chagas-Krankheit. Bei der experimentellen Infektion ließ sich eine nekrotisierende Arteriitis feststellen.

Nach Auffassung von R. JAFFÉ u. Mitarb. (1961) beruhen die Veränderungen auf einer Zerstörung der Wirtszellen durch die Parasiten. Zellen und Parasiten, aus denen toxische Substanzen freigesetzt werden, verursachen die Bildung von Granulomen. Allergische Reaktionen als Antwort auf die Invasion mit Leishmania-Formen sind aber nicht festzustellen. Als wesentlich gilt nach dieser Auffassung die Wirkung cellulärer Substanzen, die „auto-allergische" Reaktionen verursachen. Diese Reaktionen manifestieren sich besonders im Herz-muskel als diffuse Läsionen und erzeugen das klinische Bild einer chronischen Myokarditis Das Fortschreiten der Erkrankung beruht auf kontinuierlichen nekrotischen Prozessen in den Herzmuskelzellen.

Nach den Untersuchungen von KÖBERLE[1] an Serienschnitten, die quantitativ ausgewertet wurden, scheint trotzdem der ätiologische Zusammenhang mit Chagas-Krankheit gesichert zu sein. Dem am Herzen erhobenen Befund ent-sprechend handelt es sich auch in den Hohlorganen um eine partielle oder voll-ständige Denervierung mit Verlust einer koordinierten Peristaltik („Dysperistal-sis" und „Aperistalsis"). Die als „Enteromegalien" bezeichneten Leiden ent-sprechen dem Endstadium einer funktionellen Störung und Überbeanspruchung, die sich als eine mit Hypertrophie verbundene Überdehnung der Wandungen manifestiert und nicht nur am Verdauungstrakt, sondern auch an Gallenblase und Gallenwegen, Harnblase, Trachea und Bronchien auftreten soll[2].

Bei der *Toxoplasmose* bestehen insofern Parallelen zu der Chagas-Krankheit, als die Verlaufsformen und klinischen Bilder sehr mannigfaltig sind. Auch *Toxoplasma gondii* hat ein weites Infektionsspektrum und eine auffallend viel-seitige Affinität zu verschiedenen Organen und Geweben. Es gibt bei der Toxo-plasmose wie bei der Chagas-Krankheit Abwandlungen und Übergänge zwischen akuten Stadien und chronischen Formen in Abhängigkeit von pathogenen Eigen-schaften des Erregers und der Abwehrlage des befallenen Organismus (akute

---

[1] KÖBERLE 1957, 1958, 1959, 1960.
[2] ROMAÑA u. ROMAÑA 1960, DE BRITO u. VASCONCELOS 1959, PRATA 1960, OKUMURA et al. 1960.

generalisierte Formen, exanthematisches Fieber, akute und chronische Meningo-encephalitis, fieberhafte und afebrile Lymphadenitis).

Während des akuten Stadiums können sich die Toxoplasmen in sehr verschiedenen Geweben *intracellulär* vermehren, die befallenen Zellen zerstören und entzündliche Reaktionen auslösen. Die chronische Infektion wird durch Pseudocysten unterhalten, die sich ausbilden, ohne Läsionen zu verursachen. Erst nach ihrer Desintegration folgt eine Gewebsreaktion und zugleich eine Disseminierung der Infektion auf dem Blut- und Lymphwege.

Das pathologisch-anatomische Bild ist je nach dem betroffenen Gewebe und der Art der Reaktion, an der vorzugsweise mononucleäre Zellen beteiligt sind, verschieden und abhängig von Erregervirulenz, Parasitenmenge, Dauer der Infektion, Immunisierungsvorgängen. Auffallend ist, daß dabei sehr verschiedene Gewebe befallen werden und die Reaktionen nicht etwa für Toxoplasmose typisch sind, sondern einen „gewebsspezifischen", mit anderen chronischen oder latenten Infektionen vergleichbaren Charakter tragen[1]. In autoptisch gesicherten Fällen wurden bei erworbener Toxoplasmose Parasiten im Herzen, in den Lungen, in Milz, Lymphknoten, Leber, Nieren, vereinzelt in der Haut, in der Skeletmuskulatur, in den Nebennieren in Pankreas, Hypophyse und Magen-Darmkanal nachgewiesen. Für einzelne akute Fälle ist der Beweis erbracht, daß die Toxoplasmose fast in jedem Organ Entzündungen oder Nekrosen erzeugen kann. In anderen Fällen führt die Parasitämie nur zu dem Befall eines bestimmten Organs wie des Zentralnervensystems[2]. Monosymptomatische Organtoxoplasmosen, etwa eine isolierte Myositis oder Myokarditis, atypische Pneumonie oder Enteritis, sind nicht mit Sicherheit erwiesen, weil es überaus schwierig ist, einzelne Toxoplasmen oder Pseudocysten in histologischen Schnitten zu finden; und selbst wenn sie als Obduktionsbefund festgestellt werden, ist es kaum möglich, den Parasitennachweis in kausalem Sinne als beweiskräftig anzusehen.

Das bevorzugte Befallensein von *Gehirn* und *Augen* ist bei der *pränatalen Infektion* auffällig. Die bei connataler Toxoplasmose auftretenden Veränderungen entsprechen einer Encephalomyelitis mit Verkalkungen, Hirnschrumpfung und Hydrocephalus. Als Folge entzündlicher Prozesse am Auge finden sich chorioretinitische Degenerationsherde oder, wenn auch seltener, Veränderungen an Uvea, Glaskörper und Linse. Es wird vor allem auf Grund von Untersuchungen bei connataler Toxoplasmose angenommen, daß die encephalitischen Granulome als direkte Folge der Parasitenentwicklung und der Einwirkung toxischer Substanzen (Toxoplasma-Toxine) anzusehen seien, während nach anderen Anschauungen Veränderungen am Gefäßapparat die Grundlage für die Entstehung von Nekrosen und Entzündungsherden bilden (s. S. 111-113).

Sarcosporidieninfektionen, die im Tierreich ziemlich häufig vorkommen, sind beim Menschen nur äußerst selten festzustellen. Die beobachteten Fälle wurden meist erst bei der histologischen Untersuchung entdeckt, so daß systematische Untersuchungen fehlen und die Ansicht vertreten wird, daß die Sarcosporidiose des Menschen ohne pathologische Bedeutung ist. Die bei Tieren nachweisbaren toxischen Allgemeinerscheinungen und lokalen Veränderungen in der Muskulatur oder im Herzmuskel sind beim Menschen nicht bekannt oder sie entgehen der Beobachtung. Aber auch beim Menschen können gelegentlich Sarcosporidieninfektionen mit positiven Erregerbefunden im Herzmuskel oder in der Skeletmuskulatur nachgewiesen werden[3]. Die Pathogenität der Sarcosporidien beruht offenbar nicht auf einer Zerstörung der Muskelfasern durch die Parasitenvermehrung, sondern auf der Absonderung oder dem Freiwerden toxischer Nebenprodukte (Sarcocystin).

Von verschiedenen Autoren ist die Ähnlichkeit mit *Toxoplasma gondii* in bezug auf Morphologie, Cystenbildung, Affinität zum Muskelgewebe und Toxinbildung hervorgehoben worden[4]. In einzelnen Fällen wurden Toxoplasma-Infektionen zunächst für eine Sarcosporidiose des Myokards gehalten[5]. Das Ergebnis serologischer Untersuchungen spricht für gewisse verwandtschaftliche Beziehungen zwischen Sarcosporidien und Toxoplasmen[6]. Es

[1] SIEGERT 1954.   [2] WAHLE 1958.   [3] KÖBERLE 1958.
[4] GILMORE, KEAN und POSEY 1942, KEAN und GROCOTT 1945, BIOCCA 1949, MANWELL und DROBECK 1953.
[5] PINKERTON und WEINMAN 1940.
[6] MÜHLPFORDT 1951, AWAD und LAINSON 1954, AWAD 1954.

wird von einzelnen Autoren vermutet, daß die Seltenheit der Infektion nur scheinbar ist, weil es an diagnostischen Möglichkeiten fehlt. KÖBERLE (1958) konnte an einer Sarcosporidiose, die er in Brasilien als Nebenbefund bei einer im diabetischen Koma verstorbenen 40jährigen Patientin entdeckte, viele Tausende wohlerhaltener Parasitencysten im Herzmuskel nachweisen und nur einen myokarditischen Herd um abgestorbene Parasiten finden. Er weist darauf hin, daß bei gleichzeitigem Absterben zahlreicher Cysten sich, ähnlich wie bei Tieren, eine schwere Myokarditis entwickeln könnte. Bei ätiologisch ungeklärten Fällen von Myokarditis (Riesenzell- oder Fiedlersche Myokarditis) sollte auch an einen Sarcosporidien-Befall gedacht und die ätiologische Diagnose durch eine möglichst gründliche Serienschnittuntersuchung gestellt werden. Bei vielen parasitären Erkrankungen läßt sich der Nachweis führen, daß sich in den Reaktionsherden keine Parasiten vorfinden und umgekehrt in der Umgebung intakter Parasiten entzündliche Veränderungen fehlen. In Übereinstimmung mit der Chagas-Krankheit entwickeln sich die Sarcosporidien in der Muskelzelle zu Pseudocysten, sie können die Cysten sprengen und andere Muskelzellen befallen, oder sie sterben ab und führen zu entzündlicher Reaktion. Ungeklärt bleibt die Frage, ob die aus einem Infektionsschub stammenden Parasiten zu gleicher Zeit auswandern, um neue Zellen zu befallen, oder gleichzeitig absterben und dann den Anlaß zu stärkeren Reaktionen geben, wobei sich ausgedehnte myokarditische Veränderungen als Ausdruck des gesteigerten Parasitenbefalls finden, während sich die Parasiten selbst nur in spärlicher Zahl oder gar nicht mehr nachweisen lassen.

4. Pathologie der Darminfektion mit pathogenen Protozoen.

Bei der Gewebsinvasion durchwandern die pathogenen Amöben das Oberflächen- oder Kryptenepithel der Schleimhaut und breiten sich von einer engen Eintrittspforte in den subepithelialen Schichten weiter aus. Die Auflösung des Gewebes und die gesteigerte Zufuhr von Nahrung in Form gelöster Substanzen läßt die Amöben reifen und sich schnell vermehren. Die Gewebsreaktion ist bei diesem fermentativen Auflösungsvorgang, an dem keine Toxine mitwirken, zunächst auffallend gering und steigert sich erst bei zunehmender Zerstörung des Gewebes oder bei zusätzlicher Infektion mit pathogenen Bakterien. Die Amöben bleiben in den oberflächlichen Schichten, ohne in die Tiefe vorzudringen, oder sie breiten sich nach Durchbrechung der *Muscularis mucosae* in den tieferen Schichten der Darmwand nach allen Seiten aus, indem sie sich zwischen den Gewebszellen fortbewegen und Kolonien oder Nester bilden (Abb. 19 und 20). Sie nehmen gelöste Substanzen, Zellfragmente und rote Blutkörperchen auf, gelangen, aus der Submucosa in die Tiefe vorstoßend, bis in die Muscularis oder an die Serosa und schaffen in den zerstörten Gewebsteilen, die sie hinter sich zurücklassen, einen geeigneten Boden für eine sekundäre Ansiedlung von Bakterien[1].

Durch nekrotisierende, auf das Epithel übergreifende Vorgänge erweitert sich die Eintrittspforte zu einem kraterförmigen *Geschwür*, das durch seine rundliche Form, die unterminierten Ränder und den in die Tiefe reichenden nekrotischen Geschwürsgrund sein typisches Aussehen erhält. Die Geschwürsbildung ist in typischer Weise auf den Dickdarm beschränkt unter Bevorzugung des Coecums und des Rectums sowie der Flexuren, als Folge einer stärkeren funktionellen Beanspruchung oder mechanischen Schädigung dieser Darmabschnitte. Die Durchwanderung der Darmwand kann zu Perforationen mit anschließender Peritonitis Anlaß geben. Gelegentlich entwickeln sich im Anschluß an Ulcerationen *granulomatöse Massen* (Amöbome), die vorwiegend am Coecum lokalisiert und histologisch durch ein Granulationsgewebe mit zentraler Einschmelzung gekennzeichnet sind[2]. Bei tiefgreifenden Geschwüren kommt es nach Abheilung zu mehr oder weniger ausgedehnter Narbenbildung mit starker Bindegewebs-

---

[1] BIELING 1935.

[2] CARAYON et al. 1956, RODRIGUES DA SILVA und TORRES 1957, LAMONT und POOLER 1958, BEHEYT et al. 1961, ALKAN et al. 1961, DOXIADES et al. 1961.

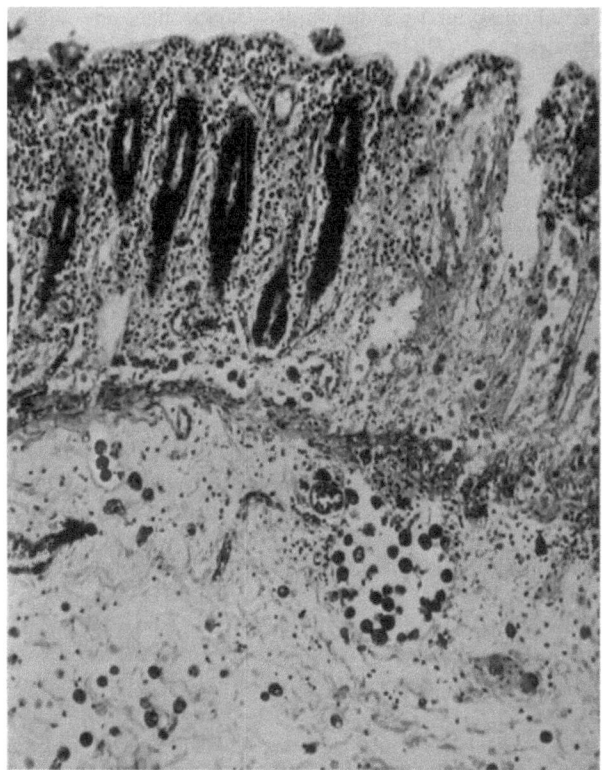

Abb. 19. Amöben-Dysenterie. Lytische Nekrose der Mucosa, Amöbenbesiedlung der Submucosa, z. T. mit Invasion von Blut- und Lymphgefäßen.

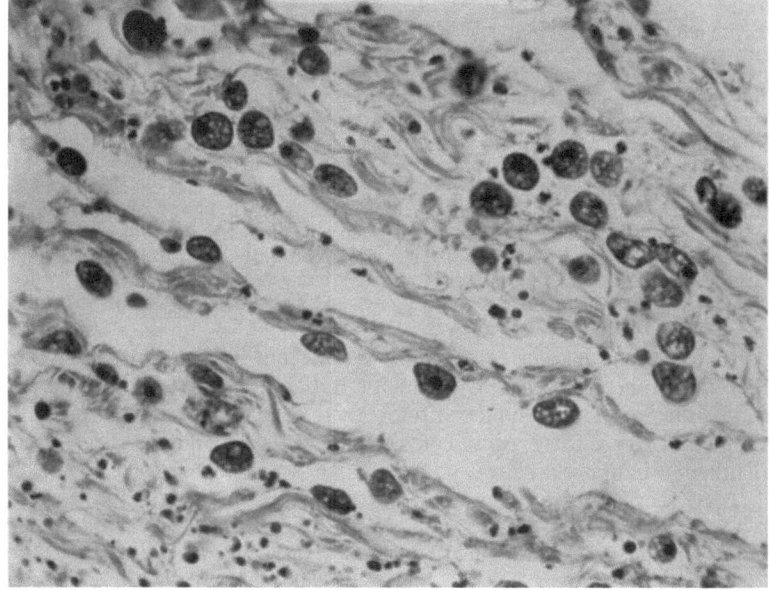

Abb. 20. Amöben-Dysenterie. Kolonien von Entamoeba histolytica in der Submucosa. Auffallend geringe entzündliche Reaktion des befallenen Gewebes.

proliferation, Verengung oder Verziehung des Darmrohres oder zu Verwachsungen mit den Nachbarorganen. Oberflächliche Substanzverluste hinterlassen kaum erkennbare Narben.

Histologisch finden sich alle Übergänge von katarrhalischer Entzündung und oberflächlichen Schleimhauterosionen bis zu vollentwickelten, in die Tiefe fortschreitenden Nekrosen. Im Frühstadium beschränkt sich die entzündliche Reaktion auf eine Anhäufung lymphocytärer Zellen und histiocytärer Elemente; polymorphkernige Leukocyten erscheinen erst bei dem Hinzutreten bakterieller Infektionen in größeren Mengen. Charakteristisch ist das Fehlen von Amöben im nekrotischen Gewebe, während sie in dem noch nicht zerstörten Gewebe in der Umgebung des Geschwüres in großer Zahl anzutreffen sind.

Von den primären Erkrankungsherden in der Darmwand kann *Entamoeba histolytica* mit dem Lymph- und Blutstrom verschleppt werden. Die Amöben erreichen nach Zerstörung der Gefäßwand die Venen in der Mucosa, der Submucosa oder der tieferen Darmschichten und gelangen von dort in den portalen Kreislauf. Viele der mit dem Pfortaderblut in die Leber gelangenden Amöben gehen in den intrahepatischen Räumen verloren. Wenn sie sich aber, in kleine Thromben eingebettet, in den Gefäßverzweigungen halten und das umgebende Gewebe durch lytische Nekrose angreifen, finden sie ihren Weg durch die Gefäßwände in das periportale Gewebe und in die Leberläppchen. Es entstehen dann neue Ansiedlungsherde, zunächst ohne nennenswerte Reaktionen, dann aber mit allmählich zunehmender Gewebszerstörung und zelliger Infiltration. Es tritt das Bild einer Amöbenhepatitis auf, oder es bilden sich von einem oder von mehreren Herden ausgehende Leberabscesse, die sich überwiegend im rechten Leberlappen finden, beträchtliche Größe erreichen, sich fibrös abkapseln oder in die Nachbarschaft durchbrechen (Lunge und Pleurahöhle, Dickdarm, Abdomen, Bauchdecken).

Anatomisch ist der linke Leberlappen halb so groß wie der rechte und nur die Hälfte des linken Leberlappens steht in Kontakt mit dem Zwerchfell. Im rechten Leberlappen entwickeln sich Abscesse im oberen Teil und greifen auf das Zwerchfell über. Im linken dünneren Leberlappen neigen Abscesse — dem geringeren Widerstand entsprechend — dazu, sich in der Richtung nach unten zu entwickeln. Dabei wird häufiger Ikterus und Perikardbeteiligung beobachtet.

Die Bezeichnung „Amoeben-Hepatitis" ist ungeeignet, weil durch Leberbiopsien nur eine zellige Infiltration gefunden wird. Richtiger wäre es, von einer akuten, nicht suppurativen „Amoebiasis-Hepatitis" zu sprechen. Es muß zwischen Amoeben-Hepatitis und Amoeben-Absceß unterschieden werden. Die Natur der Amoeben-Hepatitis ist insofern ungeklärt, als einige Autoren die Hepatitis als Vorstadium einer Absceßbildung betrachten und andere glauben, daß sie mit einer Amoebiasis des Darmes zusammenhängt, aber nicht auf einer Infestation der Leber mit Parasiten beruht. Die Amoeben-Hepatitis ist ein klinischer Begriff und kann das Frühstadium eines Leberabscesses sein, wenn sich colliquative Nekrosen einstellen. Zu unterscheiden ist dieser Prozeß von einer nicht-spezifischen Hepatitis in Verbindung mit einer intestinalen Infektion. Es gibt klinisch ein vorläufiges Stadium der Absceßentwicklung, das mit einer akuten Amoeben-Hepatitis einhergeht. Bei bioptischen Untersuchungen wird häufig ein geringfügiger Befund erhoben, der einer bakteriell verursachten Hepatitis entspricht oder mit Ernährungsschäden bei gleichzeitiger Parasiteninfektion verbunden sein kann.

Es wird die Meinung vertreten, daß es eine chronische Amoeben-Hepatitis ohne Absceßbildung gibt. Die Leber zeigt dabei entzündliche Infiltration und periportale Fibrose. Tierversuche unterstützen nach diesen Untersuchungen die Auffassung, daß die diffuse Amoeben-Hepatitis als besondere klinisch-pathologische Einheit aufzufassen sei.

Auf hämatogenem Wege kann es in seltenen Fällen zu Amöbenabscessen im Gehirn kommen, meist im Anschluß an Leber- und Lungenabscesse. Zu den seltenen Komplikationen gehört das Übergreifen der Amöbeninfektion auf die Haut des Perineums oder des Abdomens nach Durchbruch eines Abscesses. Auch eine Amöbenmyokarditis kann sich im Anschluß an einen dem Herzbeutel benachbarten Leber- oder Lungenabszeß bilden. Sekundäre Infektionen der Urogenitalorgane, der Niere, der Urethra und Harnblase und der Milz sind beschrieben worden (Lit. s. FISCHER u. REICHENOW 1952). Bei den im Schrifttum vorhandenen Angaben über diese ungewöhnlichen Lokalisationen muß allerdings daran gedacht werden, daß der Amöbenbefund im Gewebe oder in den Harnwegen unter Umständen auf Mißdeutungen oder Verwechslungen von Amöben mit Zellelementen beruhen kann.

Die *Wirkungsweise* ist bei *extraintestinaler Lokalisation* die gleiche wie bei einem Amöbenbefall des Darmes. Die Amöben breiten sich in der Peripherie eines Ansiedlungsherdes nach allen Seiten aus und lassen bei ihrem Vordringen zerstörtes Gewebe zurück. Man findet die Amöben deshalb auch nicht im nekrotischen Gewebe der Absceßhöhle, sondern hauptsächlich in der Grenzzone zwischen zerstörtem und gesundem Gewebe (Abb. 21). Das Auftreten einer

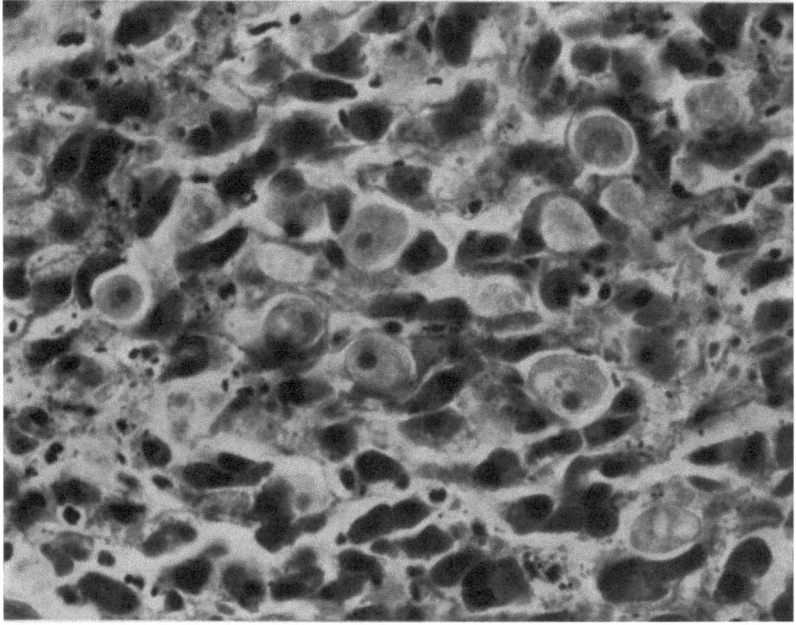

Abb. 21. Amöben-Dysenterie. Amöben in der Randzone eines Leberabscesses. Atrophie, Dissoziation und Nekrose der Leberzellen in der Invasionszone.

Amöben-Hepatitis wird von einzelnen Autoren als allergische Reaktion gedeutet, die auch ohne Ansiedlung von Amöben im Lebergewebe durch Absorption von Allergenen aus dem Darm entstehen könne.

Die Tatsache, daß es nur bei einem relativ geringen Prozentsatz von Histolytica-Trägern oder Ruhrkranken zu einer Beteiligung der Leber oder anderer Organe kommt, zeigt an, daß es auch in diesen Fällen einer örtlichen Disposition oder vorausgegangener allgemeiner oder lokaler Schädigungen bedarf. Obwohl der ausgebildete Leberabsceß in der Regel bakteriell steril ist, können doch bakterielle Infektionen als Ausgangspunkt seiner Entstehung eine Rolle spielen. Bei der experimentellen Erzeugung von Amöbenabscessen in der Katzenleber wird eine bakterielle Infektion als notwendige Voraussetzung angesehen (CLEVELAND u. SANDERS 1930). Auch in der Leber scheinen Begleitbakterien die Ansiedlung der Amöben zu erleichtern, indem sie vielleicht anaerobe Verhältnisse schaffen oder andere Voraussetzungen erfüllen, die für das Wachstum und die Vermehrung der Amöben notwendig sind[1]. Daß in der Folge in den Abscessen keine Bakterien gefunden werden, erklärt sich daraus, daß — wenn erst die

---

[1] CHANG 1948.

entsprechenden Bedingungen geschaffen sind — sich die cytolytische Aktivität
der Amöben auch ohne Bakterien durchsetzen kann und ihr Wachstum erhalten
bleibt. Auch in anderen Organen bestehen nach dieser Auffassung enge Beziehungen zwischen Anaerobiose, Amöben und Bakterien, die als Erklärung für
die Besonderheit der Lokalisation und Entwicklung extraintestinaler Herde dienen
könnten.

Das pathologisch-anatomische Bild der *Balantidienruhr* stimmt in allen wesentlichen Punkten mit der Amöbendysenterie überein. Die Lokalisation der Veränderungen beschränkt sich auf den Dickdarm, vom Coecum bis zum Rectum, mit
einer Bevorzugung der recto-sigmoidalen Segmente. In Frühläsionen, die kleinen

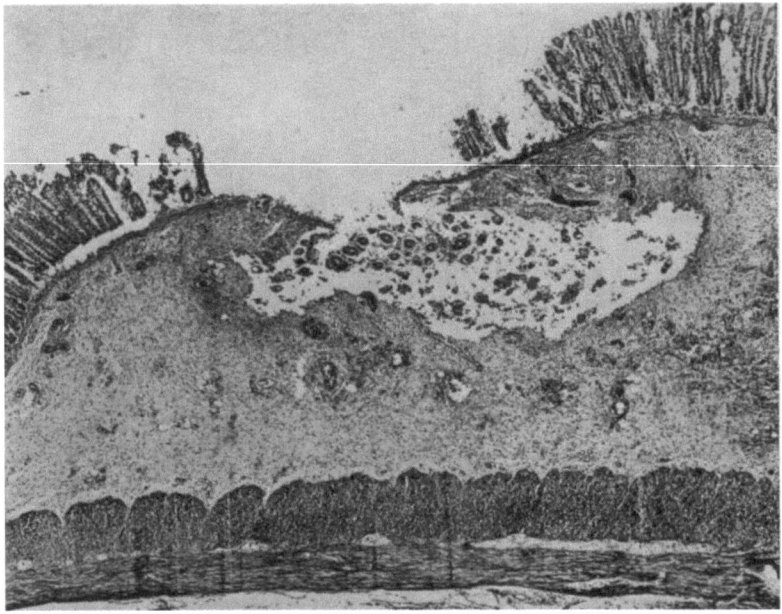

Abb. 22. Balantidien-Dysenterie. Typisches Balantidien-Ulcus der Dickdarmmucosa und -submucosa.

Geschwüren von wenigen Millimetern Durchmesser entsprechen, löst das Eindringen der Balantidien zunächst geringfügige Reaktionen im umgebenden Gewebe aus. Sie scheinen durch das intakte Epithel, besonders in den Krypten,
einzudringen und an den Kontaktstellen Zellveränderungen — Schrumpfung und
oxyphile Umwandlung des Protoplasma, Pyknose der Kerne — auszulösen.
Solange die Parasiten sich nach Durchwanderung der Basalmembran und der
Muscularis mucosae in der Submucosa ausbreiten, fehlen ausgesprochene Gewebs-
zerstörungen, und die Zellinfiltrate beschränken sich auf eine Anhäufung von
Rundzellen, gelegentlich auch von Eosinophilen, während polymorphkernige
Leukocyten im Gegensatz zu bakteriellen Infektionen fehlen (Abb. 22). Auch im
Tierversuch wird *Balantidium coli* in histologischen Schnitten der Darmwand ohne
Vorhandensein nennenswerter Geschwürsbildung und Zellinfiltration gefunden.
In weiter fortgeschrittenen Stadien werden die Parasiten einzeln oder in Nestern
in allen Schichten der Darmwand angetroffen, sie dringen auch in Blut- und
Lymphgefäße ein und können in die mesenterialen Lymphknoten verschleppt
werden. Es kommt in den submucösen Schichten zu Hämorrhagien und Nekrosen,
und wenn die darüberliegende Schleimhaut von der Blutzufuhr abgeschnitten
wird, folgt der Nekrotisierung eine Geschwürsbildung.

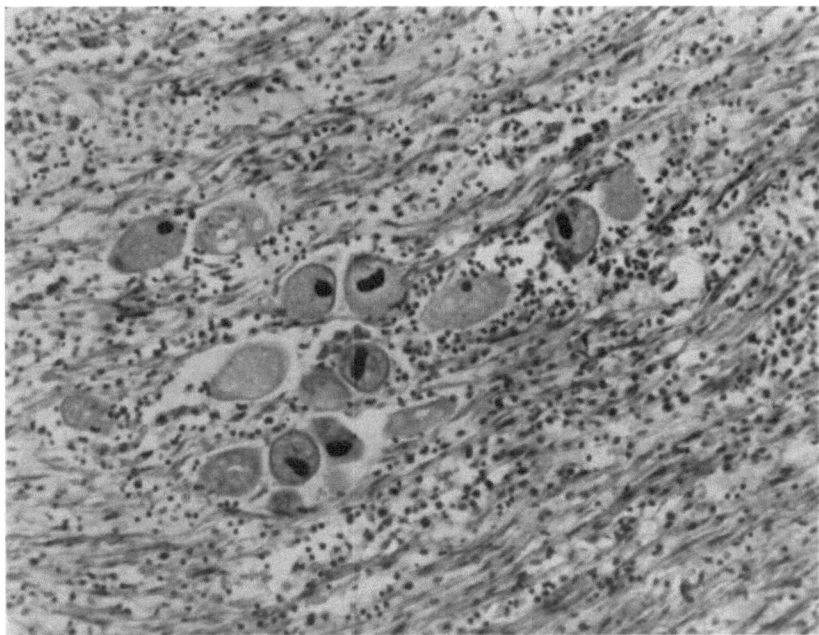

Abb. 23. Balantidien-Dysenterie. Balantidien-Kolonie in der Randzone des Ulcus. Dichte gemischtzellige Infiltration des befallenen Gewebes als Kennzeichen der Sekundärinfektion.

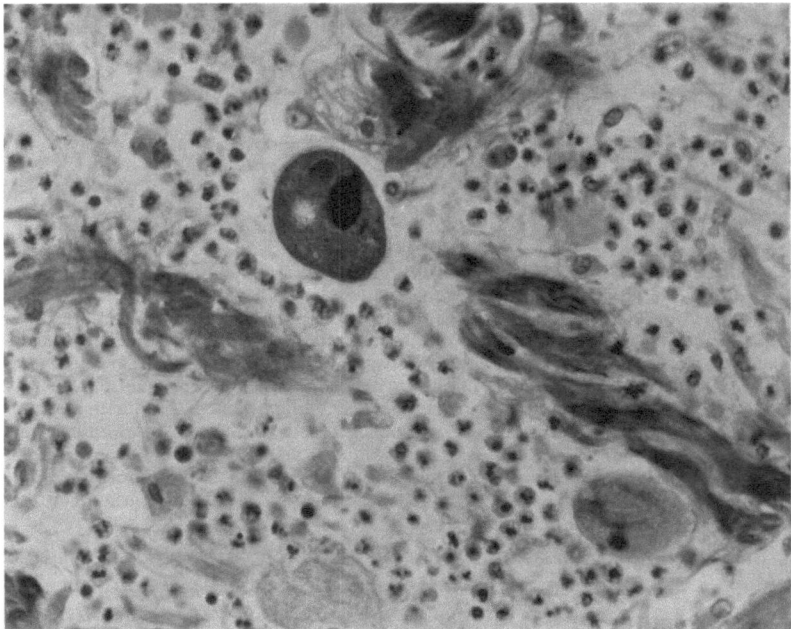

Abb. 24. Balantidien-Dysenterie. Balantidien im leukocytären Exsudat, z. T. in Zerfall begriffen.

Der Gewebszerfall scheint nicht durch cytolytische Substanzen bedingt zu sein oder von den lebenden Balantidien auszugehen. BOWMAN (1911), später JAFFÉ (1919) stellten fest, daß lebende Parasiten eine toxische Substanz produzieren, aber in so geringem Maße, daß nur unbedeutende entzündliche Reaktionen auftreten können. Erst wenn zahlreiche Balantidien vorhanden sind und diese nach ihrem Absterben zerfallen, werden stärkere Entzündungserscheinungen ausgelöst, die durch sekundäre bakterielle Infektionen gesteigert werden (Abb. 23 und 24). Es bilden sich dann nekrotische Herde, in deren weiterem Umkreis sich die Balantidien in völlig gesundem Gewebe finden. Die Begleitinfektionen mit pathogenen Bakterien können zu ausgedehnten Geschwüren und zu gangränösen Prozessen führen, die unter Umständen in das Peritoneum durchbrechen (Abb. 25).

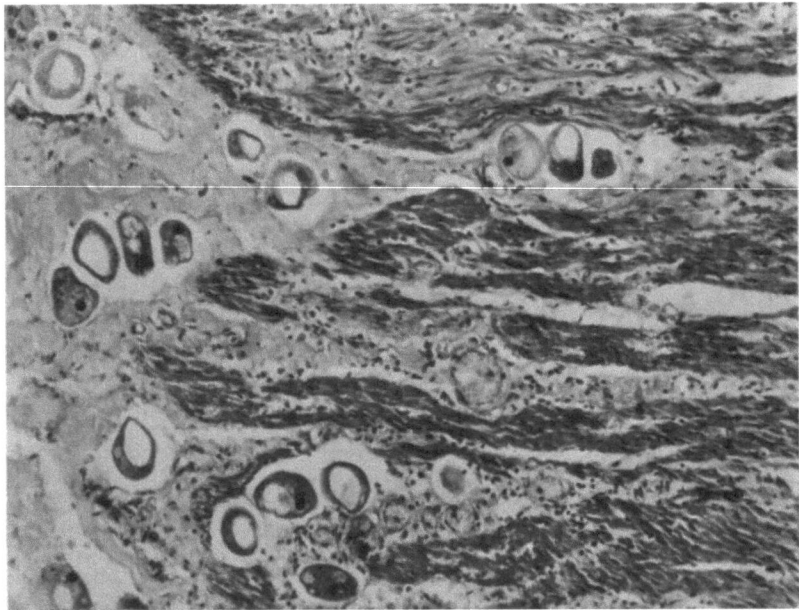

Abb. 25. Balantidien-Dysenterie. Invasion der Muscularis propria coli in der Peripherie des Ulcus.

Extraintestinale Ansiedlungen und Herdbildungen gehören bei der Balantidienruhr zu den Seltenheiten, abgesehen von gelegentlich vorkommendem Übergreifen der Infektion auf die Harnwege oder einer durch sekundäre Einwanderung entstandenen Vaginitis[1].

Balantidium coli wird gelegentlich im Zusammenhang mit einer Balantidiencolitis im *Wurmfortsatz* gefunden. Dabei können Gewebsveränderungen vollständig fehlen, oder es findet sich lediglich eine erhöhte Schleimbildung und eine Vacuolisierung der Epithelzellen als Folge einer Reizung durch die mit der Oberfläche der Schleimhaut in Berührung kommenden Parasiten. In seltenen Fällen können ausgedehntere Ulcerationen vorhanden sein mit positivem Balantidienbefund an den Geschwürsrändern oder in den angrenzenden Teilen der Mucosa und Submucosa. Das histologische Bild läßt in solchen Fällen vermuten, daß es sich dabei nicht etwa um eine eitrige Appendicitis mit nachträglichem Balantidienbefall handelt, sondern um eine primäre Balantidieninfektion[2].

Bei der *Darm-Coccidiose* finden sich die Parasiten intracellulär in nestartigen Anhäufungen, die als verstreute kleine Flecken oder Knötchen auf der Schleimhaut erscheinen. Toxische Wirkungen gehen von den Parasiten offenbar nicht aus. Die intracelluläre Vermehrungsweise durch Schizogonie, bei der benachbarte Zellen befallen werden, kann Schleimhautdefekte entstehen lassen, durch die unter Umständen andere Mikroorganismen oder toxische Substanzen eindringen. Etwa auftretende Funktionsstörungen des Darmes sind von der Stärke der Infektion

---

[1] Isaza Mejia 1955.   [2] de Souza Campos 1924.

abhängig, d. h. von der Menge der aufgenommenen Oocysten und Sporen und als Folge der Epithelzerstörung anzusehen. Die Vermehrungsfähigkeit der Coccidien ist aber begrenzt. Die Infektion beim Menschen ist meist nur geringfügig und neigt zur Selbstheilung.

5. Natürliche Resistenz und erworbene Immunität.

Die Kenntnis der Abwehrreaktionen und Immunisierungsvorgänge bei Infektionen mit parasitischen Protozoen gründet sich auf klinische Befunde, epidemiologische Beobachtungen und experimentelle Untersuchungen. Dabei muß zwischen einer auf angeborenen Eigenschaften des Wirtes beruhenden *natürlichen Resistenz* und einer im Verlauf oder durch das Überstehen einer Infektion *erworbenen Immunität* unterschieden werden, die durch das Auftreten spezifischer humoraler Antikörper und cellulärer Reaktionen bedingt ist.

Bei Bestehen einer *natürlichen Resistenz* liegt das Übergewicht in der Auseinandersetzung zwischen Parasit und befallenem Organismus auf seiten des Wirtes. Infolge besonderer, im einzelnen noch unbekannter Qualitäten des Wirtsorganismus kommt eine Infektion bei Vorliegen einer natürlichen Resistenz gegenüber Parasiten, die für andere Wirte pathogen sein können, gar nicht zustande. Fehlen dem Wirt entsprechende Abwehrmittel, so kann sich der Parasit im Wirtsorganismus ansiedeln und zum Krankheitserreger werden. Im Verlauf der Entwicklung können sich die Abwehrkräfte des Wirtes steigern, oder es kann zu einer Änderung der pathogenen Eigenschaften der Parasiten kommen. Aus dem Verhalten der Parasiten im Organismus lassen sich Rückschlüsse auf das bei Protozoenkrankheiten besonders wichtige Problem der *Anpassung* durch den Wirt und Parasit ziehen, die auf der Ausbildung eines Gleichgewichtes zwischen schädigender Wirkung der Parasiten und der Gegenreaktion des befallenen Wirtsorganismus beruht. Im weiteren Verlauf derartiger Anpassungsvorgänge kann sich eine Abschwächung der Pathogenität herausbilden. Pathogene Protozoen, die erst verhältnismäßig kurze Zeit in einer bestimmten Wirtsart parasitieren, zeigen keine Anpassungserscheinungen, sie rufen eine schwere akute Infektion hervor, die tödlich endet. Die angepaßten Parasiten verursachen eine chronische Infektion, der der Wirt nicht zum Opfer fällt, und die es dem Parasiten ermöglicht, länger am Leben zu bleiben. Wirtsspezifität und Infektionsspektrum werden in wesentlichem Maße durch diese Anpassungsvorgänge bestimmt.

Die spezifische aktiv oder passiv *erworbene Immunität* entwickelt sich während des Ablaufes einer Infektion. Sie kann von verschiedener Dauer sein und eine erneute Infektion mit dem gleichen Parasiten verhindern. Aus dem Parasitenkörper stammende Substanzen oder von diesem abgesonderte Stoffe wirken als Antigene und lösen spezifische antagonistische Wirkungen aus. In diesen wesentlichen Zügen unterscheidet sich der Mechanismus der Abwehr bei Protozoeninfektionen nicht grundsätzlich von denen mit Bakterien, Spirochäten, Rickettsien oder Viren. Trotzdem weichen die Vorstellungen über Immunisierungsvorgänge bei Protozoen-Infektionen in mancher Hinsicht von den bei vielen anderen Infektionen gewonnenen Erfahrungen ab.

Von ausschlaggebender Bedeutung ist bei vielen Infektionen mit parasitischen Protozoen eine durch spezifische Antigene bewirkte *Sensibilisierung* des Organismus, die zu einer erhöhten Reaktionsbereitschaft des reticuloendothelialen Systems mit Antikörperbildung und gesteigerter Phagocytose führt, und an der Reticulumzellen in Milz, Lymphknoten und Knochenmark, Kupffersche Sternzellen in der Leber, Endothelien der Milz und Lymphsinus, Uferzellen der Lymph- und Blutbahnen und histiocytäre Zellen der Haut beteiligt sind. Die im Blut auftretenden

Antikörper, wahrscheinlich in besonderer Weise modifizierte Globuline, haben ihren Ursprung in Reaktionen des reticuloendothelialen Systems und an den Produktionsstätten der „lymphoiden" und Plasmazellen[1]. Bei gegen *Plasmodium berghei* immunisierten Ratten wurde durch Elektrophorese nachgewiesen, daß die schützenden Antikörper an β- und γ-Globuline gebunden sind und im Albumin und der α-Globulinfraktion fehlen.

Ausmaß und Dauer der auf Antikörperbildung und Sensibilisierung des „Makrophagensystems" beruhenden Abwehrreaktionen und Grad der resultierenden Immunität sind bei den einzelnen Protozoen-Infektionen außerordentlich verschieden. Möglichkeiten und Mittel, die parasitischen Protozoen unschädlich zu machen oder Reinfektionen zu verhindern, richten sich vor allem nach Sitz und Vermehrungsort der Parasiten und sind bei Infektionen mit Darmprotozoen, Blutflagellaten, Malaria-Plasmodien oder Leishmanien in ganz verschiedener Weise ausgeprägt. Die für die einzelnen Arten charakteristischen Immunisierungsvorgänge lassen sich am besten an Hand einiger Beispiele erläutern und in ihrem Wesen kennzeichnen.

Amöben. Die wechselnde Empfänglichkeit des Menschen für eine Amöbeninfektion ist immer wieder als Beweis für das Vorhandensein einer natürlichen angeborenen Resistenz bei bestimmten Personen angesehen worden[2]. Ebenso wurde das Fehlen klinischer Symptome nach Zustandekommen einer Infektion als Ausdruck für eine Resistenz des Wirtsorganismus angesehen[3]. Andererseits fehlen beim Menschen sichere Anhaltspunkte für das Auftreten einer erworbenen Immunität gegen Amoebiasis, weil sich Amöbeninfektionen über lange Zeit hinziehen können, ohne eine Neigung zur Selbstheilung zu zeigen. Außerdem können Personen nach Überstehen und Ausheilung einer Amöbeninfektion reinfiziert werden und erneut an einer Amoebiasis erkranken[4]. Experimentell konnte dagegen erwiesen werden, daß sowohl beim Menschen als auch im Tierversuch ein gewisser Grad von Resistenz oder Immunität erzeugt werden kann. Es wird für möglich gehalten, daß die eingeborene Bevölkerung in endemischen Gebieten einen gewissen Grad von natürlicher und — wie von manchen Autoren angenommen wurde — sogar rassisch bedingter Resistenz besitzt. Die individuellen Unterschiede in der Empfänglichkeit beruhen aber, wie bereits dargelegt wurde (s. S. 88), auf dem Zusammenwirken einer ganzen Reihe anderer Faktoren (Darmflora, Ernährung, pathogene Eigenschaften des Erregers usw.). Ob es bei Amoebiasis eine Prämunition im Sinne eines Schutzes vor Reinfektionen mit homologen Stämmen gibt, solange die Amöbeninfektion in latenter Form weiterbesteht, ist fraglich.

Nach Hoare (1958) geben serologische Reaktionen einen indirekten Hinweis auf eine immunologische Abwehr. Die Antikörperbildung wird aber erst ausgelöst, wenn die Parasiten in das Gewebe eindringen. Solange die Infektion auf das Darmlumen beschränkt ist und symptomlos verläuft, bleibt eine Antikörperbildung aus. Aber selbst bei einer Gewebsinvasion spricht das Fehlen ausgedehnter entzündlicher Reaktionen dafür, daß der Abwehrmechanismus nicht cellulär bedingt ist, sondern von humoralen Faktoren abhängt. Die Amöbenantigene sind offenbar zu schwach, um eine nennenswerte Antikörperbildung zu stimulieren. Deshalb ist bei Infektionen mit Amöben, wie bei vielen anderen Protozoen, die nur eine geringe Pathogenität besitzen, nur mit einem vorübergehenden Auftreten von Immunitätserscheinungen zu rechnen[5]. Die bei serologischen Reak-

---

[1] Taliaferro 1929, 1936, 1937, 1941, 1949, 1955, Culbertson 1941, Causse-Vailis et al. 1961.
[2] Walker und Sellards 1913, Dobell und Low 1922, Craig 1944, Frye 1955.
[3] Craig 1944.   [4] Craig 1944, Anderson et al. 1953, Frye 1955.
[5] Hussey und Brown 1950, Meleney 1957.

tionen, besonders bei der Komplementbindungsreaktion, beobachteten widersprechenden Resultate und Abweichungen erklären sich wahrscheinlich zum Teil aus der Verschiedenheit des technischen Verfahrens bei der Antigenherstellung, oder sie hängen von den jeweiligen antigenen Eigenschaften der verwendeten Stämme ab[1]. Die antigene Labilität ist vielleicht dem Überwiegen von zu den Lipoiden gehörenden Haptenen zuzuschreiben, die nicht die Fähigkeit haben, eine langdauernde Immunität zu erzeugen, im Gegensatz zu den viel wirksameren, eine kräftige Antikörperbildung bewirkenden Kohlenhydrathaptenen[2]. Bemerkenswert ist in diesem Zusammenhang, daß im Cytoplasma von *Entamoeba histolytica* tatsächlich Lipoide nachweisbar sind.

Trypanosomen. Bei der Trypanosomiasis tritt eine wirksame Abwehr, vor allem im Blut, durch die Bildung *spezifischer Antikörper* auf. Die trypanolytisch wirkenden Antikörper sind streng spezifisch und die Ursache für den chronischen Infektionsverlauf der Trypanosomen-Infektion mit charakteristischen periodischen Vermehrungsschwankungen des Erregers. Das spezifische Trypanolysin vernichtet nicht alle im Blut vorhandenen Trypanosomen. Die widerstandsfähigen Individuen vermehren sich von neuem, indem sich eine gegen die vorhandenen Antikörper resistente Modifikation herausbildet, bis wieder eine neue, gegen diesen „Rezidivstamm" gerichtete Reaktion einsetzt. Die Vermehrungsperioden wiederholen sich in einer von der Virulenz des Parasitenstammes und der Antikörperbildung abhängigen Folge. Die Infektion bei Schlafkrankheit kann sich über Jahre hinziehen, indem vom Erreger immer wieder neue Modifikationen hervorgebracht werden, auf die der Wirtsorganismus mit der Erzeugung spezifischer Antikörper reagiert. Bei der *Trypanosoma gambiense*-Infektion verschwinden die Flagellaten zeitweise ganz aus dem Blut, sie werden immer spärlicher und sind nach längerer Dauer der Infektion kaum noch nachzuweisen. Bei der *Trypanosoma rhodesiense*-Infektion nehmen die Parasiten nur vorübergehend ab, und der Krankheitsprozeß wird in seiner Entwicklung gegenüber der *Trypanosoma gambiense*-Infektion beschleunigt.

Die Flagellaten können sich außer im Blut und in der Lymphe in den serösen Flüssigkeiten der Körperhöhlen ansiedeln und schließlich die Cerebrospinalflüssigkeit erreichen. Dem Parasitenbefall des Liquors geht eine Vermehrung des Proteingehaltes voraus, wobei der Liquor mit normalem Gehalt an Proteinen offenbar ein ungeeignetes Medium für die Parasitenentwicklung darstellt. Die im Blut auffällige Periodizität der Trypanosomenvermehrung fehlt im Liquor, weil die spezifischen Antikörper nur im Blut wirksam sind. Aber auch im Liquor kommt es nicht zu einer schrankenlosen Vermehrung, weil die Trypanosomen durch celluläre Reaktionen, vor allem durch das gehäufte Auftreten von Lymphocyten, in ihrer Entwicklung gehemmt werden. Auch bei der Ansiedlung und Vermehrung der Parasiten im Liquor ergeben sich Unterschiede zwischen der Infektion mit *Trypanosoma gambiense*, die erst im Verlauf von Monaten auf das Zentralnervensystem übergreift, und der das Zentralnervensystem frühzeitig erreichenden Infektion mit *Trypanosoma rhodesiense*.

Nichtpathogene Trypanosomen, z. B. *Trypanosoma lewisi* der Ratte, verhalten sich insofern anders, als es zunächst zu einer sehr lebhaften Vermehrung der Flagellaten im Blut kommt, die dann plötzlich aufhört. Es treten keine Teilungsformen mehr auf, die Parasiten werden geringer an Zahl, und nach einigen Wochen und Monaten verschwinden sie vollständig aus dem Blut. Der Rückgang der Infektion beruht aber nicht nur auf der Einwirkung von Trypanolysinen, sondern auf der Entstehung eines als *Ablastin* bezeichneten Reaktionsproduktes im Blut der Ratte, das eine Vermehrung der Trypanosomen verhindert, ohne sie unmittelbar zu schädigen. γ-Globuline sind im Liquor mit *T. gambiense* infizierter Patienten erhöht. Von besonderem Interesse ist der Anstieg von β-2-Globulin im Vergleich zu der β-1-Fraktion, zumal diese Relation bei den meisten neurologischen Erkrankungen fehlt. Auch der Anstieg von α-Globulin ist nachweisbar, aber weniger konstant als die Zunahme an β-2-Makroglobulin. Seren enthalten auch Kryoglobuline, die bei $+4^0$ C ausfallen. Sie konnten isoliert werden und bestanden aus β-2-Makroglobulin und enthielten komplementbindendes Antigen. Der Anstieg von β-2-Makroglobulin ist diagnostisch verwertbar[3].

[1] HEINZ et al. 1956, BOZICEVICH 1951.   [2] KLIGLER et al. 1936, 1940.
[3] JANSSENS et al. 1961, MATTERN et al. 1961.

Neben der im Blut nachweisbaren Antikörperbildung spielt auch bei den Trypanosomeninfektionen die Phagocytose eine wesentliche Rolle, sie ist aber bei dieser Krankheitsgruppe von sekundärer Bedeutung, weil die Blutflagellaten erst dann von phagocytierenden Zellen aufgenommen werden, wenn sie bereits geschädigt sind. An den cellulären Abwehrreaktionen wirken im wesentlichen Maße lymphocytäre und mononucleäre Zellen mit, die sich, wie bei den anderen Protozoeninfektionen, in vermehrter Zahl im Blut befinden. Die Lymphocyten sind es auch, an denen die Trypanosomen haften bleiben und die die Parasiten wahrscheinlich durch Absonderung von bestimmten Substanzen, ohne sie zu phagocytieren, abtöten. Auch in der Cerebrospinalflüssigkeit wird die Vermehrung der eingedrungenen Trypanosomen offenbar durch die Lymphocyten eingeschränkt, da, wie bereits erwähnt, Antikörper im Liquor fehlen. Damit wird aber nicht das Auftreten toxischer, von den Parasiten herrührender Substanzen verhindert, die nach Zerfall abgetöteter Trypanosomen in den Liquor gelangen und das Zentralnervensystem schädigen.

Das Auftreten einer relativen Immunität, die gleichfalls als stammspezifisch angesehen wird, ist auch bei Infektionen mit *Trypanosoma cruzi* zu beobachten, das sich von den anderen Trypanosomen durch seine Vermehrung in der Gewebsform unterscheidet. Über die Entwicklung einer aktiven Immunität beim Menschen im Zusammenhang mit einer Antikörperbildung lassen sich keine bestimmten Aussagen machen. Tiere, die eine Infektion mit *Trypanosoma cruzi* überstehen, erweisen sich als resistent, wobei möglicherweise das Persistieren der Parasiten in latenter Form von Bedeutung ist[1].

Es wird von manchen Autoren angenommen, daß auch bei Infektionen mit *Trypanosoma cruzi* das reticuloendotheliale System eine wichtige Rolle für den Abwehrmechanismus spielt, die aus der Milzvergrößerung und aus der auftretenden Blutmonocytose geschlossen werden könnte. TALIAFERRO u. Mitarb. (1955) beschäftigten sich sehr eingehend mit den Gewebsreaktionen, die bei normalen und bei gegen einen „reticulotropen" Stamm von *Trypanosoma csuzi* immunisierten Mäusen auftreten. Diese äußern sich bei normalem Verlauf in einer Verarmung an lymphoiden Zellen bei gleichzeitiger Proliferation reticulärer Zellelemente. Bei nichtimmunisierten Tieren stand die Zerstörung der Parasiten im Vordergrunde, während es bei den immunisierten Tieren zu einer auffälligen Vermehrung lymphoider, myeloischer und makrophagenartiger Zellen kam. In allen Geweben verstreut fanden sich entzündliche Veränderungen, die bei nichtimmunen Tieren in ihrer Ausdehnung bis zum tödlichen Ende zunahmen, bei immunen Tieren dagegen allergischer Natur waren. Diese Beobachtung bestätigt nach Ansicht der Autoren[2] die Tatsache, daß es sich bei den „reticulotropen" Stämmen um eine Invasion des Makrophagensystems handelt, im Gegensatz zu dem vorzugsweisen Befall von Herz- und Skeletmuskulatur bei „myotropen" Stämmen. Die entzündlichen Reaktionen führen unter starker Beteiligung der Makrophagen und in Verbindung mit der einsetzenden Phagocytose zu einer Zerstörung der Parasiten. Zugleich bilden sie die Grundlage für die Entwicklung der erworbenen stammspezifischen Immunität. Zum Abwehrmechanismus gehört der Übergang von gewöhnlichen zu allergischen Entzündungsprozessen und die „physiologische" Umwandlung der Makrophagen, die sich aus für die Parasitenvermehrung geeigneten Wirtszellen zu phagocytierenden und die Parasiten zerstörenden Zellen entwickeln. Es wird vermutet, daß diese Umwandlung mit der Bildung von Immunkörpern durch die Makrophagen zusammenhängt, und daß auf diese Weise Makrophagen entstehen, die befähigt sind, die Parasiten durch Phagocytose zu zerstören. Gleichzeitig setzen erhebliche Veränderungen im lymphatischen Apparat ein mit einer deutlichen Zunahme von Plasmazellen, die wahrscheinlich an der Antikörperproduktion beteiligt sind (s. S. 138).

Ob den *komplementbindenden Antikörpern*, deren Nachweis mit Hilfe verschiedener aus Trypanosomen gewonnener Antigene möglich ist, eine immunbiologische Bedeutung im Sinne einer erworbenen Immunität zugeschrieben werden kann, ist sehr fraglich, auch wenn sie diagnostischen Wert besitzen, wie z. B. die zur Diagnose der Chagas-Krankheit verwendete und sich bewährende „Machado-Reaktion" mit Hilfe von Antigenen, die aus infizierten Tieren oder aus Kulturen

---

[1] COLLIER 1931.   [2] TALIAFERRO und PIZZI 1955, PIZZI und RUBIO 1955.

gewonnen wurden[1]. Das gleiche gilt für die Präcipitin-Reaktion und für den Agglutinationstest, die mit Kulturextrakten bzw. mit formalinisierten Kulturformen der Erreger ausgeführt werden[1]. Eine positive Reaktion ergab sich auch bei Verwendung von Antigenen, die aus Tuberkelbakterien gewonnen waren[2].

Die gelegentlich im Blut auftretende *Agglomeration* von Trypanosomen ist nicht auf eine Antikörperwirkung zurückzuführen. Sie beruht auf einer Ausscheidung von Tektin, einer zu den Glykoproteiden gehörenden Schleimsubstanz am Hinterende der Flagellaten, die zu Verklebungen führt. Die in Rosetten angeordneten agglomerierten Trypanosomen werden dabei nicht geschädigt, sie bleiben beweglich und lebensfähig. Die in vivo auftretende Agglomeration führt auch nicht, wie von manchen Autoren angenommen wurde, zu einer Behinderung des Blutumlaufes in den Capillaren und zu den Erscheinungen einer Asphyxie[3]. Bei dem *Adhäsions- oder Rickenbergphänomen*, das auch bei Spirochäten und Bakterien auftritt, handelt es sich um das Anhaften von Erythrocyten, Leukocyten, Blutplättchen und anderer im Blut vorhandener Partikel an den Trypanosomen. Die auch diagnostisch verwertbare Erythrocyten-Adhäsion kommt unter dem Einfluß spezifischer Immunkörper zustande, wenn Trypanosomen mit einem Immunserum, Erythrocyten und Komplement zusammengebracht werden. Die Adhäsion bleibt dagegen in Gegenwart von Normalseren aus[4].

Leishmanien. Das Immunitätsproblem bei Leishmania-Infektionen ist dadurch kompliziert, daß sich diese Organismen ausschließlich intracellulär entwickeln und das als Ursprungsort der Immunitätsreaktionen geltende reticuloendotheliale System befallen. Es wäre deshalb zu vermuten, daß Ansiedlung und Vermehrung des Erregers in diesem Zellsystem eine Blockierung der Zellfunktion und eine Hemmung der Abwehrreaktion bewirken müßten.

Tatsächlich ist die Antikörperproduktion bei Leishmania-Infektionen, wahrscheinlich infolge der Schädigung der als Bildungsstätte der Immunkörper dienenden Gewebe, verhältnismäßig gering. In gewissem Umfange treten leishmaniacide Antikörper auf, deren Wirkung man durch Zugabe von Patientenserum zu Leishmaniakulturen prüfen kann und die als spezifisch gelten. Ebenso werden komplementbindende Antikörper in ausreichender Menge gebildet, so daß sie serologisch nachweisbar sind. Ob diese bei dem Auftreten einer Resistenz gegenüber Reinfektionen eine Rolle spielen, bleibt fraglich.

Man nimmt an, daß Personen, die eine Kala-Azar oder eine Orientbeule überstanden haben, gegen Neuinfektionen geschützt sind. Diese Ansicht findet ihre Bestätigung durch tierexperimentelle Untersuchungen. Mäuse erwerben nur eine geringgradige oder gar keine Immunität nach Überstehen einer Infektion mit *Leishmania donovani*, während sich Affen gegenüber Reinfektionen als resistent erweisen. Im Tierversuch, z. B. an Hunden, läßt sich auch eine gewisse Kreuzimmunität zwischen den Erregern der Kala-Azar und der Orientbeule nachweisen. Ob der gegenüber Reinfektionen auftretende Schutz mit der serologisch nachweisbaren Immunkörperbildung zusammenhängt, bleibt allerdings auch bei den Leishmanieninfektionen ungeklärt, ebenso ist die Frage offen, ob Immunisierungsvorgänge bei Tier und Mensch durch das Persistieren latenter Infektionen unterhalten werden. Die Bedeutung einer Antikörpereinwirkung ist selbst bei der nach Infektionen mit *Leishmania tropica* zurückbleibenden Resistenz gegenüber Reinfektionen zweifelhaft. Die Erfahrung lehrt, daß eine künstliche Infektion beim Menschen (etwa an bedeckten Hautpartien, um entstellende Narben am Gesicht zu verhüten) zu einer aktiven Immunisierung führt. Auch bei der südamerikanischen Haut- und Schleimhautleishmaniase (*Leishmania brasiliensis*) kann es zu einer langdauernden stammspezifischen Immunität kommen, die eine Reinfektion mit homologen Stämmen ausschließt. Bei vergleichenden Untersuchungen mit Komplementbindungsreaktion, Elektrophorese, Formol-Gel-Test, γ-Globulin-Gehalt in Verbindung mit Milzvergrößerung fehlte eine Übereinstimmung. Es wird deshalb die Auffassung vertreten, daß die Immunitätslage bei Kala-Azar von einer Hyper-γ-Globulinämie unabhängig sei und nicht von zirkulierenden Antikörpern beeinflußt werde. Aus Leishmanien gewonnene Antigene könnten darüber bessere Vorstellungen liefern.

[1] GUERREIRO und MACHADO 1913, MINNING 1935, KELSER 1936, ROMAÑA und DIAS 1942, MUNIZ und DE FREITAS 1944, 1946, ROMAÑA und GIL 1946.
[2] MUNIZ und DE FREITAS 1945, MUNIZ 1947, HAUSCHKA et al. 1950, BRENER et al. 1958.
[3] ANDREWS, JOHNSON und DORMAL 1930.
[4] LEUPOLD 1928, DUKE und WALLACE 1930, BROWN und BROOM 1939.

Es ist anzunehmen, daß sich auch bei Leishmania-Infektionen im Abwehrmechanismus das Erscheinen spezifischer Immunkörper im Blut und im Gewebe
mit cellulären Reaktionen verbindet. Die im Blut feststellbare Monocytose gilt
als Ausdruck für eine Reaktion im Sinne proliferativer Vorgänge, die im Zusammenhang mit gesteigerter Antikörperbildung als prognostisch günstiges
Zeichen für ein Zusammenwirken von humoraler und cellulärer Abwehr zu be-
werten sind[1]. Aus histologischen und serologischen Befunden bei Kala-Azar-
Fällen ließen sich Anhaltspunkte dafür gewinnen, daß *Plasmazellen* eine wesentliche Rolle im Abwehrmechanismus spielen. Negative Seroreaktionen (Labilitäts-
proben), das Fehlen hyperplastischer Vorgänge im reticuloendothelialen System
und das Ausbleiben plasmacellulärer Reaktionen sprechen für ein Darniederliegen
der Abwehrkräfte und machen es verständlich, daß in solchen Fällen der tödliche
Ausgang der Infektion selbst bei intensiver Behandlung nicht abzuändern ist[2].
Massive Plasmazellenvermehrung bei typischer Hyperplasie im reticuloendothelialen System und charakteristische Serum-Eiweiß-Veränderung entsprechen
dagegen dem normalen Ablauf der Kalar-Azar, die in Übereinstimmung mit
anderen mit abwegiger Plasma-Eiweiß-Zusammensetzung einhergehenden Krankheitsbildern der Gruppe der ,,Paraproteinosen'' zugeordnet werden kann[3]. Diese
Beobachtungen gaben Anlaß zu der Vermutung, daß die durch Seroreaktionen
erfaßbaren grobdispersen Serumproteine in einem direkten Zusammenhang mit
der Plasmazellvermehrung stehen, die ein charakteristisches Merkmal der
Trypanosomeninfektion darstellt. Der experimentelle Beweis dafür konnte bei
Untersuchungen an mit *Trypanosoma cruzi* und *Trypanosoma gambiense* infizierten
Tieren allerdings nicht erbracht werden[4].

Plasmodien. Die Malaria gehört zu den Infektionen, die zu einer erworbenen
Immunität führen und zu einer Selbstbegrenzung neigen. Ähnlich wie bei anderen
Protozoeninfektionen gibt es aber auch bei der Malaria keine vollständige Immunität, die vor Neuinfektionen schützt. Der Begriff der ,,Malaria-Immunität'' umfaßt alle Prozesse, die ,,eine Infektion, Reinfektion oder Superinfektion verhüten,
eine Zerstörung der Plasmodien bewirken, ihre Vermehrung hemmen und die
Auswirkungen der Infektion im befallenen Organismus verändern''[5]. Verlauf
und Typus der Infektion, bei der es nach dem ersten Anfall zu Rezidiven kommt,
hängt von dem biologischen Verhalten der Plasmodien ab und ist zugleich der
Ausdruck für Ausmaß und Wirksamkeit der Immunisierungsvorgänge[6].

Eine erworbene Immunität versetzt den Wirt in die Lage, einer Reinfektion mit dem
gleichen Plasmodienstamm zu widerstehen. Dieser refraktäre Zustand gegenüber Neuinfektionen kann auf einer Persistenz der Parasiten im Wirt in Form latenter Infektionen
beruhen. Superinfektionen bleiben ohne Wirkung, und erst nach Ausheilung der Infektion
oder nach Beseitigung der Parasiten durch medikamentöse Maßnahmen wird der Organismus
für eine Reinfektion empfänglich. Die erworbene Immunität hält nach dieser Vorstellung, für
die von SERGENT[7] der Begriff der ,,*Prämunition*'' geprägt wurde, nur so lange an, als noch eine
Infektion besteht, und ist streng stammspezifisch. Sie richtet sich gegen homologe Stämme,
während eine Infektion mit anderen Plasmodienarten oder mit heterologen Stämmen der
gleichen Species nicht verhütet wird. Es hat sich aber herausgestellt, daß der Begriff der
Prämunition in diesem ursprünglichen Sinne nicht aufrechterhalten werden kann. Eine
erworbene stammspezifische Immunität kann, wie Beobachtungen bei der Malaria des
Menschen und tierexperimentelle Untersuchungen bei Affen- und Vogelmalaria erwiesen haben,
auch nach Erlöschen einer latenten Infektion mehr oder weniger lange Zeit anhalten[8]. Anderer-

---

[1] NAPIER, KRISHNAN und LAL 1933.   [2] CHEMNITZ und KIRSCH 1948.
[3] VARWIG 1949, RODRIGUES DA SILVA 1957, DA CUNHA et al. 1959.
[4] WESTPHAL und KIRSCH 1950, KIRSCH und WESTPHAL 1950/51.   [5] COVELL et al. 1953.
[6] Zusammenfassungen: TALIAFERRO 1929,   CULBERTSON 1941, 1951,   BOZICEVICH 1951,
NAUCK 1953, BOYD 1942, 1949, BOYD und KITCHEN 1936, 1945, 1948, CORRADETTI et al. 1959.
[7] SERGENT 1935, 1950, 1954, SERGENT und SERGENT 1956.
[8] NAUCK und MALAMOS 1935, BOYD et al. 1936, 1939, CIUCA et al. 1937, 1938, 1943, 1955,
MAIER und COGGESHALL 1944.

seits konnte nachgewiesen werden, daß bei noch bestehender Infektion Superinfektionen mit der gleichen Plasmodienart sogar mit homologen Stämmen möglich sind[1].

Bezieht sich der Immunitätszustand auf eine Malariainfektion, die anhält, ohne klinische Erscheinungen zu verursachen, so spricht man von ,,Toleranz". Die zunehmende Unempfindlichkeit gegenüber der Parasitenwirkung und eine Abnahme der Reaktionserscheinungen verbindet sich im Verlauf der Malariainfektion mit einer Steigerung der Fähigkeit des Organismus, die Parasiten durch humorale und celluläre Abwehrreaktionen in ihrer Entwicklung zu hemmen und sie zu zerstören. Bei Vorliegen einer relativen natürlichen Resistenz gegenüber der betreffenden Plasmodienart entwickelt sich eine um so schneller eintretende und um so wirksamere erworbene Immunität.

Die im Verlauf der Malaria auftretenden Immunitätsreaktionen sind das Ergebnis einer durch die Parasiten oder ihre Produkte ausgeübten *antigenen Wirkung*. Der Abwehrmechanismus ist aber gegen die *Blutinfektion*, also gegen die erythrocytären Formen, gerichtet[2], während Sporozoiten und Gewebsstadien unbeeinflußt bleiben und sich wahrscheinlich ungehemmt entwickeln. Offenbar besitzen die Sporozoiten kein wirksames oder ein andersartiges Antigen, oder ihre relativ kleine Zahl und ihre kurze Lebensdauer reichen nicht aus, um Immunisierungsvorgänge auszulösen. Ebensowenig scheinen die während der Latenz allein vorhandenen exoerythrocytären Formen während ihrer intracellulären Entwicklung nennenswerte antigene Eigenschaften zu besitzen. Die sich entwickelnde spezifische Abwehr ist vielmehr von Ausmaß und Dauer der Blutinfektion und von der Reaktionsbereitschaft des Organismus abhängig. Während der Latenz kommt es weder zu einer Auslösung noch zu einer Zunahme der Abwehrreaktion. Erst nach wiederholten Rückfällen oder bei periodischen Reinfektionen, also durch ein längeres Bestehenbleiben der Blutinfektion und durch ständige Absorption antigener Substanzen, treten Erscheinungen einer *Toleranz* auf, die schließlich in eine kräftigere, allerdings auch von individuellen Faktoren beeinflußte *Immunität* übergeht[3].

Die Reaktion auf die Invasion der Malariaerreger ist zunächst nicht spezifischer Art und beruht auf einer sich im weiteren Ablauf in spezifischer Weise steigernden *Zerstörung* und *Phagocytose* der Erreger. Die dabei nachweisbare Antikörperbildung wird als cellulär bedingt angesehen und mit den Funktionen des reticuloendothelialen Systems in Zusammenhang gebracht.

Die Antikörperwirkung ist nicht vollständig geklärt. Es wurde vermutet, daß sie derjenigen von Opsoninen vergleichbar ist und die sensibilisierten Parasiten einer Phagocytose zugänglich macht[4]. Möglicherweise kommt es außerdem zu einer antitoxischen oder direkt parasiticiden Wirkung[5]. Der Antikörpernachweis ist offenbar dadurch erschwert, daß diese Antikörper labil und flüchtig sind. Die Erzeugung einer passiven Immunität oder die Beeinflussung der Parasitenvermehrung durch Übertragung im Serum enthaltener Abwehrstoffe ist unsicher, weil ihre Produktion Schwankungen unterliegt und sich die Antikörper offenbar meist in niedriger Konzentration vorfinden. Auffallend ist, daß γ-Globuline von Erwachsenen gegen *P. falciparum* und *P. malariae* wirksam sind, die Gametocyten aber nicht beeinflussen. Bei einem Vergleich zwischen Afrikanern und Europäern ergab sich, daß die Albuminsynthese übereinstimmt, das γ-Globulin bei Afrikanern dagegen siebenmal höhere Werte ergab als bei Europäern. Ein Malariaschutz durch Suppressivtherapie senkt die γ-Globulin-Synthese auch bei erwachsenen Afrikanern, doch spielen vielleicht noch andere Faktoren eine Rolle. Es wurde nachgewiesen, daß Westafrikaner selbst nach jahrelangem Aufenthalt in England einen zweimal höheren γ-Globulin-Gehalt hatten als gesunde Europäer. Anscheinend sind dabei Umgebungsfaktoren in früher Kindheit und genetisch bedingte Unterschiede im γ-Globulin-Stoffwechsel von Bedeutung (COHEN et al. 1961).

Zuverlässige serologische Reaktionen zum Nachweis einer spezifischen Antikörperbildung standen bisher nicht zur Verfügung. Alle Versuche, verwertbare Komplementbindungs- oder Präcipitin-Reaktionen zu entwickeln, blieben unbefriedigend. Nach neueren Untersuchungen gestattet die Fluorescenz-Immunkörper-Methode den Nachweis von spezifischen Immunkörpern bei Plasmodium-Infektionen. Bei Untersuchungen an freiwilligen Versuchspersonen

---

[1] BOYD und KITCHEN 1936, SHUTE 1946, COOPER et al. 1947, v. HALLER 1949.
[2] NEUMANN 1933, BOYD und KITCHEN 1936.   [3] BICKERTON BLACKBURN 1948.
[4] THOMSON 1933.   [5] NEUMANN 1933, ASHFORD 1936.

(*Pl. vivax*) traten sie etwa 3 Wochen nach der Infektion auf und persistierten bis zu 120 Tagen. Nach bisher vorliegenden Ergebnissen scheint die Methode der Fluorescenz-Antikörper-Bestimmung die Möglichkeit zu bieten, die im Verlauf einer Malariainfektion auftretenden spezifischen Antikörper genauer zu erfassen. Die mit dieser Technik gewonnenen Resultate stimmen mit dem feststellbaren Anstieg der γ-Globuline überein und lassen vermuten, daß diese Methode für weitere Untersuchungen über Immunität bei Malaria von erheblichem Nutzen sein wird[1].

Zu den artspezifischen *serologisch nachweisbaren Immunkörpern* gehören parasiticide oder antitoxische Antikörper, Präcipitine, Agglutinine und komplementbindende Substanzen, deren Rolle im Abwehrmechanismus nicht näher definiert werden kann und deren Nachweis auch diagnostisch von untergeordneter Bedeutung ist. Die Verklumpung oder Zusammenballung parasitenhaltiger roter Blutkörperchen wurde mit der Ausscheidung fibrinartiger Stoffe in Zusammenhang gebracht, die als Präcipitate auf der Oberfläche der Erythrocyten angelagert werden und den Zellen eine gewisse Klebrigkeit verleihen[2]. Bei Infektionen mit *Plasmodium knowlesi* konnte das Auftreten spezifischer Agglutinine nachgewiesen werden, die eine Agglomeration parasitenhaltiger Erythrocyten bewirken. Immunbiologisch interessant ist die Tatsache, daß die Komplementbindungsreaktion nicht stammspezifisch ist. Sie wird als Gruppenreaktion angesehen und stimmt nicht mit der gegenüber homologen Stämmen erworbenen Immunität überein[3].

Die *histologischen Grundlagen* der cellulären Abwehrreaktionen sind von TALIAFERRO und seinen Mitarbeitern bei Vogel- und Affenmalaria eingehend studiert und klargestellt worden. Die Funktionssteigerung des reticuloendothelialen Systems äußert sich in einer zunehmenden Aktivierung der Makrophagen, vor allem in der Milz und in anderen an diesen Reaktionen beteiligten Organen. Zugleich weist die im Blut auftretende Monocytose auf die cellulären Reaktionen hin. Die Abhängigkeit der Immunisierungsvorgänge von der Aktivität der Makrophagen hat sich besonders bei experimentellen Untersuchungen an Affenmalaria (*Plasmodium knowlesi*) bestätigen lassen. Vor allem zeigte sich, daß eine Milzexstirpation bei bestehender Malaria die erworbene Immunität herabsetzt, zu einer Minderung der Antikörperbildung führt und die Parasitämie steigert. Der Milzverlust wird durch eine diffuse Hyperplasie des Makrophagensystems in anderen Organen — Knochenmark, Lymphknoten, Leber — kompensiert. Von ausschlaggebender Bedeutung ist die Tatsache, daß vorausgegangene Infektionen das reticuloendotheliale System in spezifischer Weise verändern, so daß bei einer Neuinfektion mit homologen Stämmen sofort wieder eine Aktivierung der Zellelemente eintritt, die durch Antikörperbildung und Phagocytose eine entscheidende Rolle im Abwehrmechanismus spielen.

Besonders schwere Malariainfektionen werden in hyperendemischen Zonen bei Kindern beobachtet, solange das reticuloendotheliale System in seiner Funktion noch unterentwickelt ist. Nach wiederholten Infektionen und mit zunehmendem Alter werden die klinischen Symptome gemildert, und es entsteht dann eine kräftige erworbene Resistenz sowohl gegenüber den schädigenden Wirkungen als gegenüber dem Vorhandensein der Parasiten. Diese verlangsamte Reaktion ist die Folge einer schwachen antigenen Wirkung der Parasiten und eines unterschiedlichen serologischen Verhaltens der einzelnen beim Menschen vorkommenden Plasmodieninfektionen. Die erworbene Immunität geht mit einem Anstieg der γ-Globulin-Synthese und einer Hyper-γ-Globulinämie einher. Das als Reaktion auf die Malariainfektion synthetisierte γ-Globulin entspricht zum größten Teil nicht den Antikörperschutzstoffen.

Toxoplasmen. Die Infektion mit Toxoplasmen führt zu der Bildung serologisch nachweisbarer Antikörper, deren immunbiologische Bedeutung im Abwehrmechanismus schwer zu beurteilen ist. Der Antikörpernachweis mit Hilfe

---

[1] TOBIE u. COATNEY 1962; KUVIN et al. 1962.   [2] KNISELY et al. 1941, 1943.
[3] COGGESHALL und EATON 1938, EATON und COGGESHALL 1939, LIPPINCOTT et al. 1945, MAYER und HEIDELBERGER 1946.

verschiedener serologischer Verfahren hat aber praktisch-diagnostische Bedeutung erlangt, vor allem der Sero-Farbtest nach SABIN-FELDMAN (dye-test) und die Komplementbindungsreaktion[1]. Auch das Auftreten neutralisierender Antikörper bei experimentell infizierten Tieren und im Patientenserum ist erwiesen (rabbit-skin-test)[2], ist aber diagnostisch nicht verwertbar. Das Ergebnis dieser Reaktionen ist nicht einheitlich, und der Reaktionsausfall stimmt bei den einzelnen Verfahren nicht immer überein, da die Antikörperbildung offenbar Schwankungen unterliegt.

Die von SABIN u. Mitarb. entwickelte Sero-Farbreaktion beruht auf einer Beeinflussung der Färbbarkeit lebender Toxoplasmen durch die Einwirkung von Antikörpern. Die sich mit alkalischer Methylenblaulösung blau färbenden Toxoplasmen bleiben nach Einwirkung dieser Antikörper ungefärbt. Für die Komplementbindungsreaktion wird ein aus gereinigten Toxoplasmen gewonnenes Antigen verwendet. Zur Antigengewinnung dienen Toxoplasmen aus dem Peritonealexsudat infizierter Mäuse. In diagnostischer Hinsicht kommt diesen Reaktionen nur eine indirekte Beweiskraft zu, weil ein hoher Prozentsatz völlig gesunder Personen positiv reagiert. Der positive Ausfall besagt lediglich, daß eine Infektion stattgefunden hat, und läßt keine Schlußfolgerungen über die Immunitätslage zu. Das Vorliegen einer Toxoplasmose wird erst durch einen ausgesprochenen Titeranstieg bei klinisch verdächtigen Symptomen wahrscheinlich oder durch den direkten Parasitennachweis gesichert.

Einzelheiten über Grundlagen, Methodik und diagnostische Bedeutung dieser Reaktionen, über die ein umfangreiches Schrifttum entstanden ist, können im Rahmen dieses Abschnittes nicht berücksichtigt werden. Es sei deshalb auf andere Darstellungen verwiesen.

Die Vorstellung, es handle sich bei Infektionen mit parasitischen Protozoen um besondere von anderen Infektionen abweichende Mechanismen der Abwehr, entbehrt einer gesicherten biologischen Grundlage. Ebensowenig ist die Annahme berechtigt, daß sich Resistenz- und Immunitätserscheinungen bei Infektionen mit den einzelnen Protozoengruppen oder -arten grundsätzlich unterscheiden. Quantitative Abweichungen im Ablauf der Immunitätsreaktionen dürfen — wie besonders von CULBERTSON (1951) hervorgehoben wurde — nicht zu der Ansicht führen, daß es sich dabei um Vorgänge handelt, die sich nach ihrer Natur oder in ihrem Wesen grundsätzlich von solchen bei andersartigen Infektionen unterscheiden. Die in neuerer Zeit gewonnenen Erkenntnisse sprechen vielmehr dafür, daß die Unterschiede nur scheinbar sind und daß der Wirtsorganismus nur über wenige Abwehrmechanismen verfügt, die in verschiedenen Abwandlungen oder Abstufungen in Erscheinung treten.

Literatur

ADA, G., and J. D. FULTON: Electrophoretic studies on the serum of golden hamsters infected with Leishmania donovani. Brit. J. exp. Path. 29, 524 (1948). — ADLER, S.: Cellular reactions in leishmaniasis. Acta med. orient. (Tel-Aviv) 6, 151 (1947). ~ Infectivity of a strain of Leishmania infantum after prolonged culture. Bull. Res. Coun. Israel. 9 E, 166 (1961). — ADLER, S., and R. ASHBEL: A note on the metabolism of tissues infected with Leishmania donovani, L. infantum and L. tropica. Ann. trop. Med. Parasit. 34, 207 (1940). — AGOSIN, M., and T. v. BRAND: Studies on the respiratory metabolism of Balantidium coli. J. infect. Dis. 93, 101 (1953). — AL-DABAGH, M. A.: Mechanism of death and tissue injury in malaria. J. Fac. Med. Baghdad 2, 23 (1960). ~ Mechanism of death and tissue injury in malaria. VII. Malaria anaemia. J. Fac. Med. Baghdad 2, 141 (1960). ~ Mechanism of death and tissue injury in malaria. IX. Adrenal insufficiency. J. Fac. Med. Baghdad 3, 68 (1961). — ALDIGHIERI, J., R. ALDIGHIERI et C. RAMPAL: Les effects brusques de la compression et de la dépression peuvent-ils influer sur l'évolution des infections á Plasmodium berghei chez la souris blanche. Bull. Soc. Path. Exot. 53, 279 (1960). — ALEXANDER, F. D., and H. E. MELENEY: A study of diets in two rural communities in

[1] SABIN und FELDMAN 1948, WARREN und RUSS 1948, WARREN und SABIN 1942, WESTPHAL 1950, 1951, JACOBS und COOK 1954. PIEKARSKI et al. 1961.
[2] SABIN und OLITZKY 1937, SABIN 1942, SABIN und RUCHMAN 1942, RUCHMAN 1948.

Tennessee in which amebiasis was prevalent. Amer. J. Hyg. **22**, 704 (1935). — ALKAN, W. J.,
B. KALMI and M. KALDERON: The syndrome of amebic abscess of the left lobe of the liver.
Ann. intern. Med. **55**, 800 (1961). — ALLEN, D., G. M. EDINGTON and H. SCHNIEDEN: Iron
in experimental malaria: relation to the histological picture. Ann. trop. Med. Parasit. **54**,
272 (1960). — ALLISON, A. C., and D. F. CLYDE: Malaria in African children with deficient
erythrocyte glucose-6-phosphate dehydrogenase. Brit. med. J. I **13**, 1346 (1961). — ALMEIDA
PRADO, A. DE: Mal de engasgo ou doença de Chagas ? (Bloqueio auriculoventricular completo.)
S. Paulo méd. **1**, 95 (1945). — ALSEN JUNQUEIRA, M. DE: Balantidiose. Hospital (Rio de J.)
18, 811 (1940). — AMORIM, M., e A. CORREA NETTO: Histopathologia e pathogenese do mega-
esophago e megarecto. Ann. Fac. Med. S. Paulo **8**, 101 (1932). — ANDERSON, H., and
E. L. HANSEN: Cultivation of Entamoeba histolytica. Liber Jubilaris J. RODHAIN, Goemaere,
Bruxelles 1947, p. 47. — ANDERSON, H., H. HAMILTON, W. BOSTICK, L. WARREN and H.
JOHNSTONE: Amebiasis: Pathology, diagnosis and chemotherapy, p. 301—327. Springfield:
Ch. C. Thomas 1953. — ANDERSON, W. A. D., and D. B. MORRISON: Role of parasite pigment
(ferrihemic acid) in the production of lesions in malaria. Arch. Path. Lab. Med. **33**, 677
(1942).—ANDRADE, Z. A.: Aspectos morfológicoas da disproteinemia do Kala-azar. Rev. Ass.
méd. bras. **5**, 413 (1959). — ANDRADE, Z. A., y S. G. ANDRADE: A patogenia da miocardite
crónica chagásica. Arch. brasil. Med. **45**, 279 (1955). — ANDRÉ, M. F.: Amebiase chirurgicale et
allergie. Du rôle de la flore microbienne associée dans les formes extrèmes de la maladie. (A propos des constatations récentes faites au Sud-Vietnam.) Bull. Soc. Path. exot. **49**, 508 (1956). —
ANDREWS, J., C. M. JOHNSON and V. J. DORMAL: Lethal factors in experimental infections
of Trypanosoma equiperdum in rats. Amer. J. Hyg. **12**, 381 (1930). — ANDREWS, W. H. H.:
The liver lesions in malaria. Trans. roy. Soc. trop. Med. Hyg. **41**, 699 (1948). — ANGOLOTTI,
E., y P. CARDA: La glucemia en la tripanosomiasis experimental del cobaya. Med. Paises
cálidos **2**, 431 (1929). —ARCHETTI, I.: Ein einfacher Nährboden für Leishmanien. Arch.
Schiffs- u. Tropenhyg. **42**, 547 (1938). — ARIETI, S.: Histopathologic changes in cerebral
malaria and their relation to psychotic sequels. Arch. Neurol. Psychiat. (Chicago) **56**, 79
(1946). — ARNAKI, M., S. S. SOYSAL u. Z. STARY: Über Veränderungen im Kohlenhydratgehalt der Serumproteine bei Kala-Azar. Klin. Wschr. **35**, Nr 8, 420 (1957). — ASAMI, K.:
Physiological studies on Trichomonas vaginalis. Keiô J. Med. **5**, 169 (1956). — ASH, J. E.,
and S. SPITZ: Pathology of tropical diseases. Philadelphia: W. B. Saunders Company 1945. —
ASHFORD, M.: The nature of immunity to malaria in its relationship to anti-malaria therapy.
Amer. J. trop. Med. **16**, 665 (1936). — AWAD, F. I.: The diagnosis of toxoplasmosis. Lack
of specifity of Sabin-Feldman dye test. Lancet 1954II, 1055. — AWAD, F. I., and R. LAINSON:
A note on the serology of sarcosporidiosis and toxoplasmosis. J. clin. Path. **7**, 152 (1954). —
AWAKIAN, A. A.: Studies on the intestinal protozoa of rats. II. Rats as carriers of Balantidium.
Trans. roy Soc. trop. Med. Hyg. **31**, 93 (1937).
    BABIN, F., and A. D. DULANEY: Complement fixation on malaria and syphilis. Amer. J.
Hyg. **42**, 167 (1945). — BABUDIERI, B.: I sarcosporidi e le sarcosporidiosi (studio monografico).
Arch. Protistenk. **76**, 421 (1932). — BAERNSTEIN, H. D.: The enzyme systems of the culture
form of Trypanosoma cruzi. Ann. N.Y. Acad. Sci. **56**, 982 (1953). — BAERNSTEIN, H. D.,
C. W. REES and I. L. BARTGIS: The reproduction of Entamoeba histolytica with cell-free
supernates of chick embryo mince. Amer. J. trop. Med. **5**, 373 (1956). — BAKER, J. R.: The
distribution of nucleic acids in trypanosoma evansi. Trans. roy. Soc. trop. Med. Hyg. **55**, 518
(1961). — BALL, E. G.: Chemical and nutritional observations on malarial parasites grown in
vitro. Fed. Proc. **5**, 397 (1946).— BALL, E. G., C. B.ANFINSEN, Q. M. GEIMAN, R. W. MCKEE and
R. A. ORMSBEE: In vitro growth and multiplication of the malaria parasite, Plasmodium knowlesi. Science **101**, 542 (1945). — BALL, E. G., R. W. MCKEE, C. B. ANFINSEN, W. O. CRUZ and
Q. M. GEIMAN: Studies on malarial parasites. IX: Chemical and metabolic changes during
growth and multiplication in vivo and in vitro. J. biol. Chem. **175**, 547 (1948). — BALMA-
CEDA, O. M., M. J. MARTINI, U. M. CONCHA, G. A. JASPA, V. J. SAAREDA y M. E. MICHELL:
Isosporosis humana. Bol. Inform. Parasit. Chilenas 8, 4 (1953). — BALZER, R. J., P. DESTOM-
BES, K. F. SCHALLER and C. SÉRIÉ: Leishmaniose cutanée pseudolépromateuse en Ethiopie.
Bull. Soc. Path. exot. **53**, 293 (1960). — BAMATTER, F.: Toxoplasmosis; mit besonderer
Berücksichtigung der Embryopathia toxoplasmotica. Ergebn. inn. Med. Kinderheilk. **3**, 652
(1952). — BARKSDALE, W. L., and C. F. ROUTH: Isospora hominis infections among American
personnel in southwest pacific. Amer. J. trop. Med. **28**, 639 (1948). — BARRENSHEEN, H. K.,
u. K. GLAESSNER: Zur Klinik und Pathogenese des Schwarzwasserfiebers. Wien. Arch.
inn. Med. **5**, 409 (1923). — BARRET, H. P., and N. VARBROUGH: A method for cultivation
of Balantidium coli. Amer. J. trop. Med. **1**, 161 (1921). — BASH-LEWINSON, D., and N. GROSSO-
WICZ: Transaminases of Trypanosoma cruzi. Bull. Res. Council Israel E **6**, 91 (1957). —
BASS, C. C., and F. M. JONES: The cultivation of malarial plasmodia (Plasmodium vivax and
Plasmodium falciparum) in vitro. J. exp. Med. **16**, 567 (1912). — BEARN, J. G.: Spontaneous
rupture of the malaria spleen. A case report and some anatomical and pathological considerations. Trans. roy. Soc. trop. Med. Hyg. **55**, 242 (1961). — BEAVER, P. C., R. C. JUNG,

H. J. Sherman, T. R. Read and T. A. Robinson: Experimental Entamoeba histolytica infection in man. Amer. J. trop. Med. Hyg. **5**, 1000 (1956). — Becker, C. E., and Q. M. Geiman: Utilization of glucose by two strains of Entamoeba histolytica. Exp. Parasit. **4**, 493 (1955). — Beheyt, P., P. Charles et S. Roberto: Le diagnostic biologique de l'amibiase hépatique aigüe. Ann. Soc. belge Méd. trop. **41**, 93 (1961). — Behrenroth, E.: Das Balantidium coli und seine pathogene Bedeutung. Arch. Verdau-Kr. **19**, 42 (1913). — Belding, D. L.: Textbook of clinical parasitology. New York: Appleton-Century-Crofts-Inc. 1952. — Bell, F. R., and E. R. Jones: Carbohydrate metabolism in bovine trypanosomiasis. Ann. trop. Med. Parasit. **40**, 199 (1946). — Berghe, L. van den, et A. L. Kavacs: Réceptivité des érythrocytes et des reticulocytes aux schizontes jeunes de Plasmodium falciparum. Ann. Soc. belge Méd. trop. **19**, 87 (1939). — Berning, H.: Zur Klinik und Pathogenese der tropischen Myocarditis. Verh. Dtsch. Ges. Inn. Med., 60. Kongr. 1954, S. 593. ~ Die Myokarditis in den Tropen (Venezuela) als Erkrankung der Landbevölkerung. Dtsch. med. Wschr. **82**, 1186 (1957). — Bertrand, J., J. Bablet et A. Sicé: Lésions histologiques des centres nerveux dans la trypanosomiase africaine. Ann. Inst. Pasteur **54**, 91 (1935). — Beye, H. K., M. E. Getz, G. R. Coatney, H. A. Elder and D. E. Eyles: Simian malaria in man. Amer. J. trop. Med. Hyg. **10**, 311 (1961). — Bianchi, C.: Contributo allo studio delle sindromi anaemiche postmalariche. Riv. Malar. **19**, 234, 318, 372 (1940). — Bickerton Blackburn, C. R.: Observations on the development of resistance to vivax malaria. Trans. roy. Soc. trop. Hyg. **42**, 117 (1948). — Bieling, R.: Experimentelle Untersuchungen über Amöbenruhr. II. Die experimentell erzeugten Veränderungen und die Pathogenese der Amoebiasis. Beih. Arch. Schiffs- u. Tropenhyg. **39**, Nr 2 (1935). — Biocca, E.: Osservazioni sulla posizione sistematica del toxoplasma. Riv. Parassit. **10**, 73 (1949). — Black, R. H.: The consumption of haemoglobin by malaria parasites. Ann. trop. Med. Parasit. **41**, 215 (1947). — Blay, E. R.: Balantidiasis. Med. J. Aust. **2**, 128 (1958). — Blumenthal, H. T., F. N. Dutra, H. Paschal and L. R. Kuhn: The significance of Endamoeba histolytica in stools of individuals with acute diarrhea of moderate severity. Amer. J. trop. Med. **27**, 711 (1947). — Bock, H. E.: Lebervergrößerung bei oder infolge Lambliosis und Amoebiasis. Klin. Wschr. **24/25**, 331 (1946/47). — Bock, M., W. Kollert u. R. Gönnert: Die Züchtung von Trypanosoma cruzi in Gewebekulturen. Z. Tropenmed. Parasit. **10**, 248 (1959). — Bock, Marianne, u. L. Mudrow-Reichenow: Experimentelle Untersuchungen über Entamoeba histolytica. Z. Tropenmed. Parasit. **6**, 344 (1955). — Böe, J.: Experimentelle Entamoeba histolytica-Infektionen bei Ratten. Z. Bakt., I. Abt. Orig. **143**, 393 (1938/39). — Boeck, W. C.: Giardiasis in man. Its prevalence and relation to diarrhea and to gallbladder disease. Arch. intern. Med. **39**, 134 (1927). — Boeck, W. C., and J. Drbohlav: The cultivation of Endamoeba histolytica. Amer. J. Hyg. **5**, 371 (1925). — Bogaert, L. van: Présence de lésions myéliniques dans la trypanosomiase expérimentale. C. R. Soc. Biol. (Paris) **121**, 1387 (1936). ~ De quelques aspects neurologiques de la trypanosomiase africaine. Ann. Soc. belge Méd. trop. **36**, 645 (1956). — Bogaert, L. van, et A. Dewulf: Etude sur le mode d'extension et l'histopathologie des trypanosomiases expérimentales. J. belge Neurol. Psychiat. **38**, 559 (1938). — Bogaert, L. van, et A. Dubois: Sur l'encéphalite expérimentale à Trypanosoma gambiense chez le hamster de Syrie (microcetus auratus). Rev. belge Path. **25**, 257 (1956). — Bond, V. P., W. Bostick, E. L. Hansen and H. H. Anderson: Pathologic study of natural amoebic infection in macaques. Amer. J. trop. Med. **26**, 625 (1946). — Bonne, C., u. W. Mooy: Über Trypanosoma conorhini, eine Trypanosomenart der Hausratte auf Java, und ihre Übertragung. Festschrift Bernhard Nocht, S. 46, Glückstadt 1937. — Bouisset, L., H. Harani et J. Ruffié: Parasitose expérimentale à Trypanosoma equiperdum Doflein. Ann. Parasit. hum. comp. **31**, 331 (1956). — Bowman, F. B.: Two cases of Balantidium coli infection, with autopsy. Philipp. J. Sci., Sec. B, **4**, 417 (1909). ~ The pathogenesis of the Balantidium coli. J. Amer. med. Ass. **57**, 1814 (1911). — Bowman, I. B. R., T. v. Brand and Eleanor J. Tobie: The cultivation and metabolism of trypanosomes in the presence of trehalose with observations on trehalase in blood serum. Exp. Parasit. **10**, 274 (1960). — Boyd, J.: Some observations on human amoebiasis. J. trop. Med. Hyg. **64**, 1 (1961). — Boyd, M. F.: Criteria of immunity and susceptibility in naturally induced vivax malaria infections. Amer. J. trop. Med. **22**, 217 (1942). ~ A review of studies on immunity to vivax malaria. J. nat. Malar. Soc. **6**, 12 (1947). ~ Malariology. Philadelphia and London: W. B. Saunders Company 1949. — Boyd, M. F., and S. F. Kitchen: Is the acquired homologous immunity to P. vivax equally effective against sporozoites and trophozoites? Amer. J. trop. Med. **16**, 317 (1936). ~ On the efficiency of the homologous properties of acquired immunity to Plasmodium vivax. Amer. J. trop. Med. **16**, 447 (1936). ~ On the heterologous value of acquired immunity to P. falciparum. J. nat. Malar. Soc. **4**, 301 (1945). ~ An attempt at active immunization with Plasmodium vivax killed in vivo. Amer. J. trop. Med. **26**, 749 (1946). ~ On the homogenecity or heterogenecity of P. vivax infections acquired in highly endemic regions. Amer. J. trop. Med. **28**, 29 (1948). — Boyd, M. F., and C. B. Matthews: Further observations on the duration of immunity to the homologous strain of P. vivax. Amer. J. trop. Med. **19**, 63 (1939). —

BOYD, M. F., and H. O. PROSKE: Observations on the blood proteins during malaria infections. Amer. J. trop. Med. **21**, 245 (1941). — BOYD, M. F., W. K. STRATMAN-THOMAS and S. F. KITCHEN: On the duration of acquired homologous immunity to Plasmodium vivax. Amer. J. trop. Med. **16**, 311 (1936). — BOZICEVICH, J.: Immunological diagnosis of parasitic diseases. Symp. New York Acad. Med. March 15 and 16, 1949: Parasitic infections in man, p. 37. New York: Columbia University Press 1951. — BRACKETT, S., E. WALETZKY and M. BAKER: The relation between pantothenic acid and Plasmodium gallinaceum infections in the chicken and the antimalarial activity of analogues of pantothenic acid. J. Parasit. **32**, 453 (1946). — BRADIN, J. L.: Hyaluronidase production by Entamoeba histolytica. J. Parasit. **37**, 10 (1951). ~ Studies on the production of hyaluronidase by Entamoeba histolytica. Exp. Parasit. **2**, 230 (1953). — BRAND, T. v.: Studien über den Kohlenhydratstoffwechsel parasitischer Protozoen. II. Der Zuckerstoffwechsel der Trypanosomen. Z. vergl. Physiol. **19**, 587 (1933). ~ Das Leben ohne Sauerstoff bei wirbellosen Tieren. Ergebn. Biol. **10**, 37 (1934). — Der Stoffwechsel der Protozoen. Ergebn. Biol. **12**, 161 (1935). ~ The metabolism of pathogenic trypanosomes and the carbohydrate metabolism of their hosts. Quart. Rev. Biol. **13**, 41 (1938). ~ The physiology of blood flagellates. Parasitic infections in man. Symposium, New York Academy of Med., March 15—16, 1949, p. 90, New York 1951. ~ Metabolism of Trypanosomidae and Bodonidae. Biochemistry and physiology of Protozoa, edit. LWOFF, vol. 1, p. 177. New York: Academic. Press 1951. ~ The gaseous exchanges of trypanosome-infected rats. Exp. Parasit. **1**, 60 (1951). ~ Chemical physiology of endoparasitic animals. New York: Acad. Press Inc. Publ. 1952. ~ El estudio de la fisiología parasitaria y su importancia médica. Rev. méd. Chile **81**, No 7, 413 (1953). ~ Neuere Untersuchungen aus dem Gebiet der Parasitenphysiologie. Z. Tropenmed. Parasit. **10**, 123 (1959). ~ Neuere Untersuchungen aus dem Gebiet der pathologischen Physiologie parasitischer Infektionen. Z. Tropenmed. Parasit. **10**, 135 (1959). — BRAND, T. v., and E. M. JOHNSON: A comparative study of the effect of cyanide on the respiration of some trypanosomidae. J. cell. comp. Physiol. **29**, 33 (1947). — BRAND, T. v., E. M. JOHNSON and C. W. PEES: Observations on the respiration of Trypanosoma cruzi in culture. J. gen. Physiol. **30**, 163 (1946). — BRAND, T. v., and T. J. MERCADO: Quantitative and histochemical studies on glycogenesis in the liver of rats infected with Plasmodium berghei. Exp. Parasit. **5**, 34 (1956). ~ Quantitative and histochemical studies on liver lipids of rats infected with Plasmodium berghei. Amer. J. Hyg. **67**, 311 (1958). — BRAND, T. v., u. P. REGENDANZ: Über Störungen des Kohlenhydratstoffwechsels bei der Trypanosomiasis des Kaninchens. Biochem. Z. **242**, 451 (1931). — BRAND, T. v., P. REGENDANZ u. W. WEISE: Der Milchsäuregehalt und die Alkalireserve des Blutes bei experimentellen Trypanosomen-Infektionen. Z. Bakt., I. Abt. Orig. **125**, 461 (1932). — BRAND, T. v., and E. J. TOBIE: Further observations on the influence of cyanide on some trypanosomes. J. cell. comp. Physiol. **31**, 49 (1948). ~ Influence of SH-inhibitors on the oxygen consumption of the blood stream form of some trypanosomes. J. Parasit. **34**, Suppl., 19 (1948). — BRAND, T. v., E. J. TOBIE, R. E. KISSLING and G. ADAMS: Physiological and pathological observations on four strains of Trypanosoma cruzi. J. infect. Dis. **85**, 5 (1949). — BRAND, T. v., E. J. TOBIE and B. MEHLMAN: The failure of cortisone and ACTH to influence gluconeogenesis during trypanosomiasis of the fasting rat. Amer. J. Hyg. **54**, 76 (1951). — BRASIL, A.: Forma cardiaca crónica da doença de Chagas. Hospital (Rio de J.) **29**, 199 (1946). ~ Estudo do sistema nervoso autonomo do coração na cardiopatia chagasica crónica. Rev. Ass. Méd. Minas Gerais **2**, 67 (1951). ~ Etiopatogenia da aperistalsis do esofago. Rev. bras. Med. **8**, 577 (1956). — BRASS, K.: La miocarditis idiopática en el material autópsico de Valencia. Arch. venez. Pat. trop. **2**, 167 (1954). ~ Statistische Untersuchungen über die idiopathische Myokarditis im Raum Valencia (Venezuela). Frankfurt. Z. Path. **66**, 77 (1955). — BRAY, R. S.: Studies on malaria in chimpanzees. Amer. J. trop. Med. Hyg. **6**, 514, 638 (1957). **9**, 455 (1960). ~ Studies on the exo-erythrocytic cycle in the genus plasmodium. London School of Hyg. and Trop. Med., Memoirs No 12, 192 S. 1957. ~ Pre-erythrocytic stages of human malaria parasites. Brit. med. J. **1959**II, 679. ~ Observations on the cytology and morphology of the mammalian malaria parasites. I. Process of apparent plasmotomy in the preerythrocytic phase of Laverania falciparum. Riv. Parassit. **21**, 267 (1960). — BRAY, R. S., and P. C. C. GARNHAM: Effect of milk diet on P. cynomolgi infections in monkeys. Brit. med. J. **1953**I, 1200. — BRENER, Z., J. PELLEGRINO y S. M. BATISTA: A reação de fixação do complemento com antigeno de bacillo da tuberculose no calazar humano. Rev. bras. Malar. **10**, 195 (1958). — BRICEÑO IRAGORRY, L.: Nota sobre coccidiosis humana. Gac. méd. Caracas **60**, 43 (1952). — BRITO, T. DE, y E. VASCONCELOS: Necrotizing arteritis in megaesophagus. Histopathology of ninety-one biopsies taken from the cardia. Rev. Inst. Med. trop. S. Paulo **1**, 195 (1959). — BROOKE, M. M.: Effect of dietary changes upon avian malaria. Amer. J. Hyg. **41**, 81 (1945). — BROWN, H. C., and J. C. BROOM: Studies in trypanosomiasis. II. Observations on the red cell adhesion test. Trans. roy. Soc. trop. Med. Hyg. **32**, 209 (1938/39). — BRUETSCH, W. L.: The histopathology of therapeutic (tertian) malaria. Amer. J. Psychiat. **12**, 19 (1932). — BRUMPT, E.: Demonstration du rôle pathogène du Balantidium coli. C. R. Soc. Biol. (Paris)

67, 103 (1909). ~ Schizotrypanum cruzi à différentes phases de son cycle évolutif. Bull. Soc. Path. exot. 5, 261 (1912). ~ Importance du cannibalisme et de la coprophagie chez les réduvidés hématophages (Rhodnius, Triatoma) pour la conservation des Trypanosomes pathogènes en dehors de l'hote vertébré. Bull. Soc. Path. exot. 7, 702 (1914). ~ Faits expérimentaux et cliniques concernant le mode de transmission de la maladie de Chagas ou trypanosomose américaine. C. R. Soc. Biol. (Paris) 130, 1197 (1939). ~ Précis de parasitologie, 6. edit., 2 vols. Paris: Masson & Cie. 1949. — BRUMPT, E., et H. GALLIARD: Grande sensibilité du spermophile d'Europe (Citillus citillus) au virus du kala-azar chinois. C. R. Soc. Biol. (Paris) 118, 21 (1935). — BRUTSAERT, P., et C. HENRARD: L'hémoculture comme moyen auxiliaire de diagnostic de la maladie du sommeil. C. R. Soc. Biol. (Paris) 127, 1469 (1938). — BRUYNOGHE, R., A. DUBOIS et J. P. BOUCKAERT: Le sucre du sang au cours des trypanosomiases expérimentales. Bull. Acad. roy. Med. Belg., Ser. V 7, 142 (1927). — BUCCO, G., y G. CHIEFFI: Sulle varietá morfologiche di Entamoeba histolytica. III. Diametro e potere patogeno. Riv. Parassit. 16, 65 (1955). — BUONOMINI, G., R. DE BLASI y M. L. RICCIARDI: Studi sulla biologia di E. histolytica. I. Osservazioni e riliesi sulla colitivazione die stipiti autoctoni. Riv. Parassit. 15, 285 (1954). — BUONOMINI, G., e E. MIGNANI: Azione patogena sperimentale di E. histolytica. Relieve preliminari sulla inoculazione in ratti e topi albini di trofozoiti o loro estratti. Aspetti anatomo-patologici. G. Mal. infett. 11, 961 (1959). — BURROWS, R. B.: Entamoeba hartmanni. Amer. J. Hyg. 65, 172 (1957). — BURROWS, R. B., and W. G. JAHNES: The effect of aureomycin on balantidiasis. Amer. J. trop. Med. Hyg. 1, 626 (1952). — BURROWS, R. B., M. A. SWERDLOW, J. K. FROST and C. K. LEEPER: Pathology of Dientamoeba fragilis infections of the appendix. Amer. J. trop. Med. Hyg. 3, 1033 (1954).— BUTTS, D. C. A.: The Rh factor in blackwater fever. A preliminary note. Amer. J. trop. Med. 25, 417 (1945).

CALLAHAN, W. P., W. O. RUSSELL and M. G. SMITH: Human toxoplasmosis, clinicopathologic study with presentation of 5 cases and review of literature. Medicine (Baltimore) 25, 343 (1946). — CALWELL, H. G.: The pathology of the brain in rhodesian trypanosomiasis. Trans. roy. Soc. trop. Med. 30, 611 (1937). — CAMERON, THOMAS W. M.: Parasites and parasitism. London: Methuen & Co. 1956, New York: John Wiley & Son 1956. — CANNON, P. R.: Some pathologic aspects of human malaria. Symposium on human malaria 214. Amer. Ass. Adv. Sci. Washington 1941. — CANNON, P. R., and W. H. TALIAFERRO: Acquired immunity in avian malaria. III. Cellular reactions in infection and superinfection. J. prevent. Med. 5, 37 (1931).- CANOVAS, M. A., y A. R. DARRIBA: Un caso de parasitismo humano por coccidia (Isospora belli) en España. Med. Paises cálidos 8, 475 (1935). — CARAYON, A., A. HERVÉ, F. GAILLARD et F. COYNE: Les occlusions intestinales aigües par amoebome. Méd. trop. (Marseilles) 16, 663 (1956). — CARRERA, G. M.: Acid phosphatase activity in the intestinal wall in experimental amebic colitis. Proc. exp. Biol. Soc. (N. Y.) 73, 682 (1950). — CARRERA, G. M., and E. C. FAUST: Susceptibility of the guinea pig to endamoeba histolytica of human origin. Amer. J. trop. Med. 29, 647 (1949). — CARTWRIGHT, G. E., H. L. CHUNG and A. CHANG: Studies on the pancytopenia of kala-azar. Blood 3, 249 (1948). — CARVALHO, A.: Alterações cardiacas da doença de Chagas. S. Paulo méd. 18, 120 (1945). — CARVALHAL, S., M. CAMPOS FILHO, O. PORTUGAL, O. RAMOS, N. PALADINO, D. UVO, A. YOUNES y M. GEBARRA: Alterações do complexo QRS nas derivações precordiais e seu substrato anatómico em patientes portadores de miocardite chagásica crónica. Rev. paul. Med. 45, 161 (1954). — CAUSEY, O. R.: The effect of splenectomy on the course of malaria infection in canaries. Amer. J. Hyg., Sect. C 30, 93 (1939). — CAUSSE-VAILIS, C., J. ORFILA et M. G. FABIANI: Fractionnement électro-phorétique des protéines et pouvoir protecteur du sérum du rat blanc immunisé contre plasmodium berghei. Ann. Inst. Pasteur 100, 232 (1961). — CÉSPEDES, R.: Amibiasis. Estudio de 3220 autopsias. Acta méd. costarr. 1, 185 (1958). — CÉSPEDES, R., y A. AGUILAR: Miocarditis chagásica aguda mortal. Rev. Biol. trop. (S. José) 3, 31 (1955).— CHADLI, A., et E. PHILIPPE: La Leishmaniose viscérale et le sytéme réticulo-histiocytaire. Arch. Inst. Pasteur Tunis 38, 9 (1961). ~ Étude histopathologique de la leishmaniose cutanée à Leishmania tropica. Arch. Inst. Pasteur Tunis 38, 91 (1961). — CHAGAS, C.: Nova tripanosomiase humana. Estudos sobre a morfologia e o ciclo evolutivo do Schizotrypanum cruzi n. gen., n. sp., agente etiológico de nova entidade morbida do homem. Mem. Inst. Osw. Cruz 1, 159 (1909). ~ Processos patogênicos da trypanosomiase americana. Mem. Inst. Osw. Cruz 8, 5 (1916). ~ A forma cardiaca da trypanosomiase americana. Arch. bras. Med. 18, 46 (1928). — CHAGAS, C., y E. VILELA: Forma cardiaca da trypanosomiase americana. Mem. Inst. Osw. Cruz 14, 5 (1922). — CHAGAS, C., E. VILELLA u. H. DA ROCHA LIMA: Amerikanische Trypanosomenkrankheit. In MENSES Handbuch der Tropenkrankheiten, Bd. 5. 1929. — CHAGAS, E.: Forma cardiaca da trypanosomiase americana. Hospital (Rio de J.) 3, 215 (1931). ~ Novos estudos sobre a forma cardiaca da trypanosomiase americana. Mem. Inst. Osw. Cruz 26, 329 (1932). — CHAKRAVARTY, A.: Intestinal amoeboma; report of 3 cases with chloroquine therapy. J. Indian Med. Ass. 23,

70 (1953). — Chandler, A. C.: Interrelation between nutrition and infectious disease in the tropics. Amer. J. trop. Med. Hyg. **6**, 195 (1957). — Chang, S. L.: Studies on Entamoeba histolytica. V. On the decrease in infectivity and pathogenicity for kittens of E. histolytica during prolonged in vitro cultivation and restoration of these characters following encystment and direct animal passage. J. infect. Dis. **76**, 126 (1945). ~ Studies on hemoflagellates. IV. Observations concerning some biochemical activities in culture, and respiration of three species of leishmanias and T. cruzi. J. infect. Dis. **82**, 109 (1948). ~ Experimental physiology of amoebiasis. Proc. 4th Int. Congr. Trop. Med. and Mal. **2**, 1065 (1948). — Chatterjee, H. N.: Postmortem femoral bone marrow studies of kala-azar. Trans. roy. Soc. trop. Med. **39**, 315 (1946). — Chatterjee, K. D.: Parasitology (protozoology and hemlinthology) in relation to clinical medicine, 3rd. Ed. Calcutta 26. Kaligath, India: Amrita Banerjee Road 1960. — Chatterji, A., and P. C. Sen Gupta: Adrenals in Trypanosoma evansi infection in white rats. Nature (Lond.) **193**, 78 (1962). — Chaudhuri, R. N., and T. K. Saha: Liver biopsy study in intestinal amoebiasis. Calcutta med. J. **53**, 39 (1955). — Cheissin, E.: Vom Einfluß anaerober Bedingungen auf verschiedene Sporulationsstadien der Oocysten von Eimeria magna und Eimeria stiedae. Arch. Protistenk. **85**, 426 (1935). — Chemnitz, H., u. E. Kirsch: Beitrag zur Serologie und Pathologie der Kala-Azar. Z. ges. inn. Med. **3**, 336 (1948). — Chen, G., and E. M. K. Geiling: Glycolysis in Trypanosoma equiperdum. Proc. Soc. exp. Biol. (N.Y.) **63**, 486 (1946). — Chesterman, C. C.: Human intestinal coccidiosis. Brit. med. J. **1950** II, 298. — Chinn, B. D., L. Jacobs, L. V. Reardon and C. W. Rees: The influence of the bacterial flora on the cultivation of Endamoeba histolytica. Amer. J. trop. Med. **22**, 137 (1942). — Chopra, R. N., S. N. Mukherjee and B. Sen: Studies on the protein fractions of blood sera. III. Malaria sera during and after the rigor stage. Ind. J. med. Res. **22**, 571 (1935). — Christeller, E.: Über die Balantidienruhr bei den Schimpansen des Berliner Zoologischen Gartens. Virchows Arch. path. Anat. **238**, 396 (1922). — Christofferson, D. R.: Zur pathologischen Anatomie der Amöbendysenterie. Virchows Arch. path. Anat. **223**, 350 (1917). — Christophers, S. R., and J. D. Fulton: Observations on the respiratory metabolism of malaria parasites and trypanosomes. Ann. trop. Med. Parasit. **32**, 43 (1938). ~ Experiments with isolated malaria parasites (Plasmodium knowlesi) free from red cells. Ann. trop. Med. Parasit. **33**, 161 (1939). — Chung, H. L.: Über Zellteilungen bei Leishmania donovani enthaltenden Klasmatocyten und ihre Bedeutung bei der Ausbreitung der Infektion im R.E.S. Arch. Schiffs- u. Tropenhyg. **39**, 474 (1935). — Chung, H. L., and C. W. Wang: The immunity to infection with Leishmania canis of hamsters recently cured of Leishmania donovani infection. Chin. med. J. **56**, 519 (1939). — Chwatt, L. J.: Infection of reticulocytes by Plasmodium falciparum and Plasmodium malariae in hyperendemic indigenous malaria. Ann. trop. Med. Parasit. **42**, 101 (1948). — Ciuca, M.: Virulence du Pl. knowlesi chez l'homme. Considérations sur l'immunité de groupe dans le genre plasmodium. III. Int. Mal. Kongr. Amsterdam 1938, Bd. II, p. 312. — Ciuca, M., G. Badenski, P. Jonescu et E. Teriteanu: Contribution à l'étude du mécanisme de l'immunité acquise dans l'infection intentionellement provoquée par le P. knowlesi chez l'homme. C. R. Soc. Biol. (Paris) **129**, 1234 (1938). — Ciuca, M., L. Ballif et M. Chelarescu-Vieru: Immunité dans le paludisme expérimental. Arch. roum. Path. exp. Microbiol. **3**, 209 (1930). ~ Immunity in malaria. Trans. roy. Soc. trop. Med. Hyg. **27**, 619 (1934). ~ Contrôle de l'immunité paludéenne acquise à la suite d'inoculation répétée de sang virulent. Bull. Soc. Path. exot. **27**, 330 (1934). ~ Contribution à l'étude de l'immunité dans l'infection paludéenne experimentale. Arch. roum. Path. exp. Microbiol. **13**, 45 (1943). — Ciuca, M., L. Ballif, M. Chelarescu, M. Lavrinenko et E. Zotta: Contribution à l'étude de l'action pathogène de Pl. knowlesi pour l'homme (considérations sur l'immunité naturelle et l'immunité acquise contre cette espèce de parasite). Bull. Soc. Path. exot. **30**, 305 (1937). — Ciuca, M., M. Chelarescu, A. Sofletea, P. Constantinescu, E. Teriteanu, G. Balanovschi et M. Ilies: Contribution expérimentale à l'étude de l'immunité dans le paludisme. Bukarest 1955. — Clark, H. C.: The distribution and complications of amebic lesions found in 186 post-mortem examinations. Amer. J. trop. Med. **5**, 157 (1925). — Cleveland, L. R., and E. P. Sanders: The production of bacteria-free amebic abscesses in the liver of cats and observations on the amoebae in various media with and without bacteria. Science **72**, 149 (1930). ~ The virulence of a pure line in several strains of Entamoeba histolytica for the liver of cats and the relation of bacteria, cultivation and liver passage to virulence. Amer. J. Hyg. **12**, 569 (1930). — Coatney, G. R., H. A. Elder, P. G. Contacos, M. E. Getz, R. Greenland, R. N. Rossan and L. H. Schmidt: Transmission of the M strain of plasmodium cynomolgi to man. Amer. trop. Med. Hyg. **10**, 673 (1961). — Coatney, G. R., and J. Greenberg: Effect of a diet deficient in factor 3, Vitamin E and cystine on the course of Plasmodium berghei infections in mice. J. Parasit. **47**, 601 (1961). — Cockburn, T. A.: Balantidium infection associated with diarrhoea in primates. Trans. roy. Soc. trop. Med. Hyg. **42**, 291 (1948). — Coggeshall, L. T.: Splenomegaly in experimental monkey malaria. Amer. J. trop. Med. **17**, 605 (1937). ~ Plasmodium lophurae, a new species of malaria parasite pathogenic for domestic fowl. Amer. J. Hyg. **27**, 615 (1938). ~

The occurence of malaria antibodies in human serum following induced infection with Pl. knowlesi. J. exp. Med. 72, 21 (1940). ~ Humoral immunity in malaria. Symposium on human malaria, 250. Amer. Ass. Adv. Sci. Washington 1941. ~ Immunity in malaria. Medicine (Baltimore) 22, 87 (1943). — COGGESHALL, L. T., and M. D. EATON: The complement fixation reaction in monkey malaria. J. exp. Med. 67, 871 (1938). ~ The quantitative relationship between immune serum and infective dose of parasites as demonstrated by the protection test in monkey malaria. J. exp. Med. 68, 29 (1938). — COGGESHALL, L. T., and H. W. KUMM: Demonstration of passive immunity in experimental monkey malaria. J. exp. Med. 66, 177 (1937). ~ Effect of repeated superinfection upon the potency of immune serum of monkeys harboring chronic infection of Plasmodium knowlesi. J. exp. Med. 68, 17 (1938). — COHEN, A. L., H. BORSOOK and J. W. DUBNOFF: Effect of a Sporosarcina ureae preparation on tumor cells in vitro. Proc. Soc. exp. Biol. (N.Y.) 66, 440 (1947). — COHEN, S., I. A. McGREGOR and S. CARRINGTON: Gamma-Globulin and acquired immunity to human malaria. Nature (Lond.) 192, 733 (1961). — COLBOURNE, M. J., and E. M. SOWAH: Does milk protect infants against malaria? Trans. roy. Soc. trop. Med. Hyg. 50, 82 (1956). — COLE, W. H.: Some physiological aspects and consequences of parasitism. New Brunswick: Rutgers Univ. Press, New Jersey 1955. — COLEMAN, R. M., and T. v. BRAND: Blood pyruvate levels of rats during hemoprotozoan infections. J. Parasit. 43, 263 (1957). — COLLIER, H. O. J., J. D. FULTON and J. R. M. INNES: The oedema of mice infected with trypanosoma cruzi, and the accompanying pathological lesions. Ann. trop. Med. Parasit. 36, 137 (1942). — COLLIER, W. A.: Über Immunität bei der Chagas-Krankheit der weißen Maus. Z. Hyg. Infekt.-Kr. 112, 88 (1931). — COLLOMB, H., et P. SALLES: Du rôle possible des facteurs humoraux (cryoglobulines) dans la pathogénie de certaines manifestations nerveuses de la trypanosomiase humaine africaine des atteintes périphériques en particulier. Bull. Soc. path. exot. 51, 177 (1958). — CONVIT, J., O. REYES and F. KERDEL: Disseminated anergic American leishmaniasis. Report of three cases clinically resembling lepromatous leprosy. Arch. Derm. Syph. (Chicago) 76, 213 (1957). — COOK, LINDA, P. T. GRANT and W. O. KERMAK: Proteolytic enzymes of the erythrocytic forms of rodent and simian species of malarial plasmodia. Exp. Parasit. 11, 372 (1961). — COOPER, W. C., G. R. COATNEY and D. S. RUHE: Studies in human malaria. V. Homologous strain superinfection during latency in subjects with sporozoite-induced vivax malaria (St. Elizabeth Strain). Amer. J. Hyg. 46, 141 (1947). — COOPER, G. R., C. R. REIN and J. W. BEARD: Electrophoretic analysis of Kala Azar human serum. Proc. Soc. exp. Biol. (N.Y.) 61, 179 (1946). — CORDIER, G.: Étude de la glycémie et action du sérum glucosé et de l'insuline dans quelques cas de trypanosomiase expérimentale. C.R. Soc. Biol. (Paris) 96, 971 (1927). — CORNET, L.: Les stades anatomiques de l'abcès du foie. Importance clinique et thérapeutique. Méd. trop. 18, 869 (1958). — CORRADETTI, A.: Studies on comparative pathology and immunology in Plasmodium infections of mammals and birds. Trans. roy. Soc. trop. Med. Hyg. 49, 311 (1955). ~ Relapses and immunological course in plasmodium infections. Parassitologia 1, 91 (1959). — CORRADETTI, A., L. TENTORI e F. VEROLINI: Osservazioni sull'infezione da Plasmodium berghei in ratti tenuti a dieta lattea. R. Ist. sup. Sanità C. 18, 256 (1955). — CORRADETTI, A., e F. VEROLINI: Dimostrazione che l'immunità acquisita del ratto albino al Plasmodium berghei è una imunità assoluta. Riv. Parassit. 18, 65 (1957). — CORREIA NETO, A.: Patogenia, diagnostico e tratamiento do megaesofago. Comp. Edit. Nac. S. Paulo 1935. — CORT, E. C.: Infection with Balantidium coli. J. Amer. med. Ass. 90, 1430 (1928). — COURT, J. M., u. CHARLOTTE M. ANDERSON: The pathogenesis of giardia lamblia in children. Med. J. Aust. 2, 436 (1959). — COUTINHO, J. O.: Contribução para o estudo da Leishmania enrietti MUNIZ e Medina 1948. — Inoculações experimentais. Folia clin. biol. (S. Paulo) 23, 91 (1955). — COVELL, G., P. F. RUSSEL and N. H. SWELLENGREBEL: Malaria terminology. WHO Monogr. Ser. N. 13, Genf 1953. — CRAIG, C. F.: Observations upon the hemolytic, cytolytic and complement-binding properties of extracts of Endamoeba histolytica. Amer. J. trop. Med. 7, 225 (1927), ~ The technique and results of a complement fixation test for the diagnosis of infections with Endamoeba histolytica. Amer. J. trop. Med. 9, 277 (1929).~ The pathology of amebiasis in carriors. Amer. J. trop. Med. 12, 285 (1932). ~ The etiology, diagnosis, and treatment of amoebiasis. Baltimore: Williams & Wilkins 1944. — CROMWELL, B. C.: The acute form of American trypanosomiasis: notes on its pathology, with autopsy report and observations on trypanosomiasis cruzi in animals. Amer. J. trop. Med. 3, 425 (1923). — CULBERTSON, J. T.: The trypanocidal action of human serum. Arch. Path. 20, 767 (1935). ~ Immunity against animal parasites. New York: Columbia University Press 1941. ~ Immunological mechanisms in parasitic infections. Symp. New York Acad. Med. March 15—16, 1949. Parasitic infections in man, p. 19. New York: Columbia University Press 1951. — CULBERTSON, J. T., and W. R. KESSLER: Age resistance of mice to Trypanosoma cruzi. J. Parasit. 28, 155 (1942). — CULBERTSON, J. T., and R. M. WOTTON: Studies on age resistance against trypanosome infections. VI. Production of ablastin in rats of different age groups after infection with Trypanosoma lewisi. Amer. J. Hyg., Sect. C 30, 101 (1939). — DA CUNHA, A. M., y J. MUNIZ: Consideraciones sobre „Entamoeba hartmani". Prensa med.

argent. 15, 1454 (1929). — DA CUNHA, R. VIERIA, A. G. S. XAVIER and J. E. DE ALENCAR: Disproteinemia no calazar e suas relaçoes com a reção de ficação do complemento. Rev. bras. Malar. 11, 45 (1959). — CUTAIT, D.: Symposium sobre megacolon. Rev. paul. Med. 39, 559 (1951). — CUTAIT, D. E., O. SIMONSON y A. MANZIONE: Megacolon. Rev. Cir. S. Paulo 1, 4 (1954).

DÄHNE, G.: Zur Frage des Verhaltens der Reticulocyten bei der durch Malaria bedingten Anämie. Dtsch. tropenmed. Z. 48, 49 (1944). — DANIEL, G. E.: The respiratory quotient of Balantidium coli. Amer. J. Hyg. 14, 411—420 (1931). — DARMAN, M.: Multiplication du Tr. cruzi dans le sang périphérique de la souris par passages successifs. Recherche de la prémunition vis-à-vis des souches homologues et hétérologues. Ann. Parasit. hum. comp. 18, 166 (1941). — DAVIS, D. J.: An improved antigen for complement fixation in American trypanosomiasis. Publ. Hlth Rep. (Wash.) 58, 775 (1943). — DECARNERI, I.: Nueve osservazione su Balantidium coli. I. Diffusione tra i suini a Milano coltivazione, sensibilità ai farmaci in vitro. Riv. Parass. 20, 9 (1959). — DECOURT, L. V., J. L. PEDREIRA DE FREITAS y M. ROMERO NETO: Alterações cardiacas na molestia de Chagas. Rev. Hosp. Clin. Fac. Med. S. Paulo 1, 32 (1946). — DEEGAN, T., and B. G. MAEGRAITH: Studies on the nature of malarial pigment (haemozoin). I. The pigment of the simian species Plasmodium knowlesi and P. cynomolgy. II. The pigment of the human species Plasmodium falciparum and P. malariae. Ann. trop. Med. Parasit. 50, 194, 212 (1956). — DEKKHAN-KHODZHAEVA, N. A.: On the ability of giardia to penetrate the tissues. Med. Parazit. (Mosk.) 29, 226 (1960) (Russisch). — DELAMATER, J. N., J. B. MICHELSON, F. A. HALLMAN and H. BLUMENTHAL: An investigation into hyaluronidase as a factor in the mechanism of tissue invasion by Endamoeba histolytica. Amer. J. trop. Med. Hyg. 3, 1 (1954). — DELANOE, G.: Un cas probable de péricardite purulente amibienne. Bull. Soc. Path. exot. 53, 787 (1960). — DENECKE, K., u. B. MALAMOS: Über das makrozytäre Blutbild bei der Malaria. Arch. Schiffs- u. Tropenhyg. 39, 51 (1935). — DENISON, N.: Immunological studies on experimental Trypanosoma cruzi infections. I. Lysins in blood of infected rats. Proc. Soc. exp. Biol. (N.Y.) 52, 26 (1943). — DERRICK, E. H.: A fatal case of generalized amoebiasis due to a protozoon resembling, if not identical with Jodamoeba bütschlii. Trans. roy. Soc. trop. Med. Hyg. 42, 191 (1948). — DESCHIENS, R.: Les entamibes de la bouche (E. gingivalis) peuvent-elles étre hématophages? Bull. Soc. Path. exot. 23, 177 (1930). ~ Considérations sur l'action pathogène d'une souche d'amibes dysentérique. Bull. Soc. Path. exot. 30, 562 (1937). ~ Le rôle de la flore bactérienne, associée à l'amibe dysentérique, dans l'amibiase. Ann. Inst. Pasteur 61, 5 (1938). ~ La biologie de l'amibe dysentérique dans ses relations avec l'amibiase. Gaz. méd. Fr. 57, 829 (1950a). ~ La nutrition de l'amibe dysentérique. Biol. Méd. (Paris) 39, 57 (1950). — DEVINE, J., and J. D. FULTON: Observations on the nature of the malarial pigment present in infections of monkeys (Macacus rhesus) with Plasmodium knowlesi. Ann. trop. Med. Parasit. 35, 15 (1941). — DEZA CENGET, D., et R. ROJAS: La biopsia de musculo deltoide en la enfermedad de Chagas. — Rev. Fac. Méd. Tucumán. 2, 27 (1959). — DIAMOND, L. S.: Axenic cultivation of Entamoeba histolytica. Science 134, 336 (1961). — DIAS, E.: Peristance de l'infection par le Schizotrypanum cruzi chez l'homme. C. R. Soc. Biol. (Paris) 117, 506 (1934). ~ Estudos sobre o Schizotrypanum cruzi. Mem. Inst. Osw. Cruz 28, 1 (1934). ~ Doença de Chagas: um problema americano. Hospital (Rio de J.) 55, 57 (1959). — DIAS, E., F. S. LARANJA y G. NOBREGA: Doença de Chagas. Mem. Inst. Osw. Cruz 43, 495 (1945). — DIAS, E., y J. F. TORREALBA: Verificação de flagelados semelhantes ao Trypanosoma rangeli Tejera, em Rhodnius prolixus alimentados em caso de doença de Chagas na Venezuela. Mem. Inst. Osw. Cruz 39, 265 (1943). — DIEZEL, P. B., u. F. SEITELBERGER: Erwachsenen-Toxoplasmose mit produktiv-granulomatöser Enzephalitis vom Charakter einer reaktiven Retikulose. Verh. dtsch. Ges. Path. 37, 270 (1953). — DOBELL, C.: The principles of protistology. Arch. Protistenk. 23, 269 (1911). ~ The amoebae living in man. London: John Bale Sons & Danielson 1919. ~ Researches on the intestinal protozoa of monkeys and man. I. General introduction. 2. Description of the whole life-history of Entamoeba histolytica in cultures. Parasitology 20, 357 (1928). ~ Researches on the intestinal protozoa of monkeys and man. VI. Experiments with the trichomonads of man and the macaques. Parasitology 26, 531 (1934). — DOBELL, C., and G. C. LOW: Amoebiasis. In Byam and Archibald, Practice of medicine in the tropics. London 1922. — DOBELL, C., and R. A. NEAL: Researches on the intestinal protozoa of monkeys and man. XII. Bacterial factors influencing the life-history of Entamoeba histolytica in cultures. Parasitology 42, 16 (1952). — DÖRING, G. K.: Trichomonasis urogenitalis. Medizinische 1958, Nr 35, 1310. — DOFLEIN-REICHENOW, E.: Lehrbuch der Protozoenkunde, 6. Aufl. Jena: Gustav Fischer 1953. — DOLE, V. P., and K. EMERSON: Electrophoretic changes in plasma protein patterns of patients with relapsing malaria. J. clin. Invest. 24, 644 (1945). — DOMINICI, A.: Relazione fra concentrazione ionica e potere tripanocida del sangue normale e del sangue di cavia tripanosomizzata. Boll. Ist. sieroter. milan. 9, 438 (1930). — DONOSO, I. A., C. E. AMENABAR, G. A. ZACARIAS y G. ROJAS: Consideraciones anatomoclínicas sobre las causas de muerte de la amebiasis. Rev. méd. Chile 80, 413 (1952). — DOPTER, C.: Sur quelques points relatifs à l'action pathogène de l'amibe dysentérique. Ann. Inst. Pasteur 19, 417 (1905). ~ Anatomie pathologique de la dysentérie amibienne. Arch. Méd. exp. 19, 505 (1907). — DOXIADES, T., and N. CANDREVIOTIS: Establishment of amoebic hepatitis as a distinct clinico-pathological entity. Nature (Lond.) 192, 988 (1961). — DOXIADES, T., N. CANDREVIOTIS, M. TILIAKOS and I. PLYMEROPEULOS: Chronic diffuse non-suppurative amoebic hepatitis. Brit. med. J. 1961 I, 460. — DUBOIS, A.: Mort par hypoglycémie dans les trypanosomiases aigües. C.R. Soc Biol. (Paris) 99, 656 (1928). — DUBOIS, A., et J. P. BOUCKAERT: L'hypoglycémie au cours des trypanosomiases expérimentales à Trypanosoma brucei. C.R. Soc. Biol. (Paris) 96, 431 (1927). — DÜRCK, H.: Über die bei Malaria perniciosa comatosa auftretenden Veränderungen des Zentralnervensystems. Arch. Schiffs- u. Tropenhag. 21, 117 (1917). ~ Pathologische Anatomie der Malaria. Handbuch der ärztlichen Erfahrungen im Weltkriege 1914/18, B. 8, S. 177. 1921. ~ Über die mit herdförmigen Gliaproduktionen einhergehenden Erkrankungen des Zentralnervensystems. Arch. Schiffs- u. Tropenhyg. 29, Beih. 1, 43 (1925). ~ Über entzündliche Veränderungen der weichen Hirnhäute und am Hirnventrikelependym bei perniziöser Malaria tropica. Abh. Auslandsk. Hamb. Univ. (Festschr. Nocht) 26, 79 (1927). — DUKE, H.L.: Studies of the effect on T. gambiense and T. rhodesiense of prolonged maintenance in mammals other than man with special reference to the power of these trypanosomes to infect man. Parasitology 28, 381 (1936). — DUKE, H.L., and J.M.WALLACE: „Red-Cell Adhesion" in trypanosomiasis of man and animals. Parasitology 22, 414 (1930). — DURAND, P., et M. MATHIS: Evolution normale de l'infection à Plasmodium berghei chez la souris soumise au régime lacté. Arch. Inst. Pasteur a Tunis 32, 313 (1955). — DUSSERT, E., J. FAIGUENBAUM y A. NEGHME: La reacción de Machado en Chile. Rev. chil. Hig. 2, 197 (1939).

EATON, M. D.: The agglutination of P. knowlesi by immune serum. J. exp. Med. 67, 857 (1938). ~ The soluble malarial antigen in the sternum of monkeys infected with Pl. knowlesi. J. exp. Med. 69, 517 (1938). — EATON, M. D., and L. T. COGGESHALL: Complement fixation in human malaria with an antigen prepared from the monkey parasite Plasmodium knowlesi. J. exp. Med. 69, 379 (1939). ~ Production in monkeys of complementfixing antibodies without active immunity by injection of killed P. knowlesi. J. exp. Med. 70, 141 (1939). — EISATH, G. A.: A detailed description of the neuroglia changes in the brain and spinal cord of eight cases of sleeping sickness. Rep. of Sleep. Sickness Commission of roy. Soc. 7, 26 (1911). — ELKELES, G.: Enfermedad de Chagas. Sem. méd. (B. Aires) 29, 1 (1943). ~ Über die Chagaskrankheit und Trypanosoma cruzi sowie anderen amerikanischen Trypanosomen-Infektionen. Z. Tropenmed. Parasit. 10, 268 (1959). — ELLIOT, G. B., and R. HOTSON: Balantidial dysentery. Canad. med. Ass. J. 69, 317 (1953). — ELSDON-DEW, R.: The pathogenicity of Entamoeba histolytica. S. Afr. med. J. 27, 504 (1953). — ELSDON-DEW, R., and L. FREEDMAN: Coccidiosis in man: experiences in Natal. Trans. roy. trop. Med. Hyg. 47, 209 (1953). ~ Isospora natalensis (sp. nov.) in man. J. trop. Med. Hyg. 56, 149 (1953). — ENGEL, R.: Tumorwachstum und Chagaskrankheit. Klin. Wschr. 23, 127 (1944). — ENGMANN, M. F., and H. E. MELENEY: Amebiasis cutis (Endamoeba histolytica). Arch. Derm. Syph. (Chicago) 24, 1 (1931). — ENTNER, N., and H. H. ANDERSON: Lactic and succinic acid formation by Endamoeba histolytica in vitro. Exp. Parasit. 3, 234 (1954). — EVERITT, M. G., E. H. SADUN and G. M. CARRERA: Cultivation of Endamoeba histolytica in the chick embryo. Exp. Parasit. 2, 141 (1953).

FABIANI, G., et J. ORFILA: Le paludisme expérimental du souriceau. Influence de l'allaitement maternel. Bull. Soc. path. exot. 49, 705 (1956). ~ Action du régime lacté sur le paludisme expérimental de la souris blanche. C. R. Soc. Biol. (Paris) 148, 1239 (1954). ~ Étude physiologique des surrénales dans le paludisme expérimental de la souris blanche. C. R. Soc. Biol. (Paris) 149, 674 (1955). — FAIRLEY, N. H.: Studies on blood regeneration in tropical disease. Trans. roy. Soc. trop. Med. Hyg. 27, 545 (1933/34). ~ Sidelights on malaria in man obtained by subinoculation experiments. Trans. roy. Soc. trop. Med. Hyg. 40, 621 (1947). — FAIRLEY, N. H., and R. J. BROMFIELD: Laboratory studies in malaria and blackwater fever. I. Malaria. II. Blackwater fever. Haemoglobinaemia. III. A new blood pigment in blackwater fever and other biochemical observations. Trans. roy. Soc. trop. Med. Hyg. 27, 289 (1933/34); 28, 141, 307 (1934/35). — FAUST, E. C.: A study of canine amebic colitis. Porto Rico J. publ. Health and trop. Med. 6, 391 (1931). ~ Experimental amebiasis in dogs. Amer. J. trop. Med. 12, 37 (1932). ~ The carrier races of Endamoeba histolytica in a New Orleans children's institution. J. Parasit. 26, Suppl. 21 (1940). ~ Amoebiasis in the New Orleans population as revealed by autopsy examination of accident cases. Amer. J. trop. Med. 21, 35 (1941). ~ Some modern conceptions of amebiasis. Science 99, 45 (1944). ~ Amebiasis. Springfield, Ill.: Ch. C. Thomas 1954. — FAUST, E. C., L. E. GIRALDO, GLADYS CACIDO and R. BONFANTE: Human Isosporosis in the Western Hemisphere. Amer. J. trop. Med. Hyg. 10, 343 (1961). — FAUST, E. C., and E. S. KAGY: Studies on the pathology of amebic enteritis in dogs. Amer. J. trop. Med. 14,

221 (1934). ~ Studies on the effect of feeding ventriculin, liver extract and raw liver to dogs experimentally infected with Endamoeba histolytica. Amer. J. trop. Med. **14**, 235 (1934). — FAUST, E. C., P. F. RUSSELL and D. R. LINCICOME: Craig and Faust's clinical parasitology, 6. edit. Philadelphia: Lea and Febiger 1957. — FAUST, E. C., L. C. SCOTT and J. C. SWARTZWELDER: Influence of certain foodstuffs on lesions of E. histolytica infection. Proc. Soc. exp. Biol. (N.Y.) **32**, 540 (1935). — FAUST, E. C., and J. C. SWARTZWELDER: Effect of continuous passage of Endomoeba histolytica through experimental dogs. Proc. Soc. exp. Biol. (N.Y.) **32**, 954 (1935). ~ Use of liver extract intramuscularly in the course of acute amebiasis in dogs. Proc. Soc. exp. Biol. (N.Y.) **33**, 514 (1936). — FÉLIX, H., J. DELBRU et D. RAVENELLE: Les possibilités de complications vasculaires au cours de l'amibiase hépatique. Bull. Soc. Path. exot. **54**, 1007 (1961). — FENYVESSY, B. v.: Über die Bedeutung des Stoffwechsels der Parasiten für das Wirtstier bei der Trypanosomeninfektion. Biochem. Z. **173**, 289 (1926). — FENYVESSY, B. v., u. L. REINER: Untersuchungen über den respiratorischen Stoffwechsel der Trypanosomen. Z. Hyg. Infekt.-Kr. **102**, 109 (1924). ~ Atmung und Glykolyse der Trypanosomen. II. Biochem. Z. **202**, 75 (1928). — FEO, L. G.: The incidence and significance of trichomonas vaginalis infestation in the male. Amer. J. trop. Med. **24**, 195 (1944). — FERRARA, ANTONIO: L'amoeboma. Morfologia, patogenesi e patologia di confine. Bologna: Capelli 1960. — FERREBEE, J. W., J. G. GIBSON and W. C. PEACOCK: Studies on malarial parasites. IV. Some observations regarding the age of the erythrocyte invaded by Plasmodium vivax. J. infect. Dis. **78**, 180 (1946). — FISCHER, L., u. E. REICHENOW: Protozoenkrankheiten. In Handbuch der inneren Medizin, 4. Aufl., Bd. I/2, S. 421. Berlin-Göttingen-Heidelberg: Springer 1952. ~ Amoebiasis. In Handbuch der inneren Medizin, 4. Aufl., Bd. I/2, S. 616. Berlin-Göttingen-Heidelberg: Springer 1952. — FLECK, D. G.: Serological tests for toxoplasmosis. Nature (Lond.) **190**, 1018 (1961). — FLOSI, A. Z.: Contribução para o estudo da insuficiencia supra-renal palúdica. Editora S. A. Renosança. S. Paulo 1944. — FONER, A.: An attempt to infect animals with Isospora belli. Trans. roy. Soc. trop. Med. **33**, 357 (1939/40). — FOY, H., and A. KONDI: Lyso-lecithin fragility in blackwater fever and haemolytic jaundice. Trans. roy. Soc. trop. Med. Hyg. **37**, 1 (1943/44). — FRANCHINI, G.: Über einen Coccidiosefall beim Menschen, verursacht durch Isospora hominis Rivolta. Hamburg. Univ. Abh. Geb. Auslandsk. **26** (Reihe D, 2), 115 (1927). — FREEDMAN, L., S. E. MADDISON and R. ELSDON-DEW: Monoxenic cultures of Entamoeba histolytica derived from human liver abscesses. S.Afr. J. med. Sci. **23**, 9 (1958).— FREITAS, J. L. P.: Sarcosporidiose humana. Rev. clin. S. Paulo **20**, 1 (1946). — FREITAS jr., S. V.: Megacolo e megaesôfago no Brasil Central. Res. clin.-cient. **19**, 411 (1950). — FRENCH, M. H.: Studies in animal trypanosomiasis. II. Disturbances produced in the plasma proteins of T. congolense and T. brucei. J. comp. Path. **51**, 36 (1938). ~ IV. The effect of T. congolense and T. brucei on some inorganic blood constituents. J. comp. Path. **51**, 119 (1938). ~ V. Some disturbances of the host's carbohydrate metabolism induced by T. congolense and T. brucei. J. comp. Path. **51**, 269 (1938). —FRENKEL, J. K.: Pathogenesis, diagnosis and treatment of human toxoplasmosis. J. Amer. med. Ass. **140**, 369 (1949). ~ Host, strain and treatment variation as factors in the pathogenesis of toxoplasmosis. Amer. J. trop. Med. Hyg. **2**, 390 (1953). — FRENKEL, J. K., and S. FRIEDLÄNDER: Toxoplasmosis: Pathology of neonatal disease, pathogenesis, diagnosis and treatment. Publ. Hlth Bull. (Wash.) **141**, 105 (1952). — FRITZ, A.: Zur Erkennung und Behandlung des tropischen Leberabszesses. 56 Fälle, behandelt in den Jahren 1953—1960. Z. Tropenmed. Parasit. **11**, 423 (1960). — FRYE, W. W.: Studies on growth and metabolism of Endamoeba histolytica. Parasitic infections in man. Symposium, New York Acad. Med., p. 76. New York: Columbia University Press 1951. ~ Nutrition and intestinal parasitism. Ann. N.Y. Acad. Sci. **63**, 175 (1955). — FRYE, W. W., and H. E. MELENEY: The pathogenicity of a strain of small race Endamoeba histolytica. Amer. J. Hyg. **27**, 580 (1938). ~ Studies of Endamoeba histolytica and other intestinal protozoa in Tennessee. VI. The influence of the bacterial flora in cultures of E. histolytica on the pathogenicity of the amoebae. Amer. J. Hyg. **18**, 543 (1933). — FRYE, W. W., and J. G. SHAFFER: Experimental pathology of amebiasis. Proc. 4th Congr. Trop. Med. Mal. **2**, 1075 (1948). — FUHRMANN, G., u. R. HARTEN: Der Serum-Eiweißspiegel und die Serum-Labilitätsreaktionen bei der Malaria tertiana. Z. Tropenmed. Parasit. **2**, 457 (1951). — FULLER, H. S., and Q. M. GEIMAN: South American cutaneous leishmaniasis in experimental animals. J. Parasit. **28**, 429 (1942). — FULTON, J. D.: Experiments on the utilization of sugars by malaria parasites (Plasmodium knowlesi). Ann. trop. Med. Parasit. **33**, 217 (1939). — FULTON, J. D., and S. R. CHRISTOPHERS: The inhibitive effect of drugs upon oxygen uptake by trypanosomes (Trypanosoma rhodesiense) and malaria parasites (Plasmodium knowlesi). Ann. trop. Med. Parasit. **32**, 77 (1938). — FULTON, J. D., and L. P. JOYNER: Infection by Leishmania donovani in the cotton rat. J. gen. Microbiol. **2**, 103 (1948). — FULTON, J. D., L. P. JOYNER and R. L. CHANDLER: Studies on protozoa. II. The golden hamster (Cricetus auratus) and cotton rat (Sigmodon hispidus) as experimental hosts for Leishmania donovani. Trans. roy. Soc. trop. Med. Hyg. **44**, 105 (1950/51). — FULTON,

J. D., and E. M. Lourie: The immunity of mice cured of trypanosoma infections. Ann. trop. Med. Parasit. **40**, 1 (1946). — Fulton, J. D., and B. G. Maegraith: Physiological pathology of malaria. In: Manual of malariology. Philadelphia: W. B. Saunders Company 1948. — Fulton, J. D., and J. S. F. Niven: Studies on protozoa. III. Visceral leishmaniasis in the cotton rat (Sigmodon hispidus). Trans. roy. Soc. trop. Med. Hyg. **44**, 717 (1950/51). — Fulton, J. D., and D. F. Spooner: The biochemistry and nutrition of Plasmodium berghei. Indian. J. Malar. **9**, 161 (1955). ~ The in vitro respiratory metabolism of erythrocytic forms of Plasmodium berghei. Exp. Parasit. **5**, 59 (1956). ~ Metabolic studies on toxoplasma gondii. Exp. Parasit. **9**, 293 (1960). — Fulton, J. D., and T. S. Stevens: The glucose metabolism in vitro of Trypanosoma rhodesiense. Biochem. J. **39**, 317 (1945).

Gall, D.: Blood protein changes in sleeping sicknes. J. West Afr. Sci. Ass. **2**, 152 (1956). Gall, D., M. P. Hutchinson and W. Yates: The erythrocyte sedimentation rate in sleeping sickness. Ann. trop. Med. Parasit. **51**, 136 (1957). — Gallais, P., et M. Badier: Recherches sur l'encéphalite de la trypanosomiase humaine africaine. Corrélations cliniques, anatomiques, électroencéphalographiques, biologiques. Méd. colon. **12**, 633 (1952). — Galliard, H.: Remarques sur la culture de Trypanosoma cruzi Chagas. Ann. Parasit. **7**, 367 (1929). — Galliard, H., L. C. Brumpt et R. Martinez: Infections expérimentales à Trypanosoma cruzi Chagas chez l'homme à propos de la biothérapie du cancer. Bull. Soc. path. exot. **43**, 204 (1950). — Galliard, H., J. Lapierre et J. Murard: Evolution de l'infection à Plasmodium berghei chez les rats nouveau-nés. Bull. Soc. Path. exot. **47**, 885 (1954). — Garin, C.: Recherches sur le sang des paludéens. Rev. prat. Mal. Pays chauds. **10**, 55 (1930). — Garnham, P. C. C.: The placenta in malaria. Trans. roy. Soc. trop. Med. Hyg. **32**, 13 (1938/39). — Garnham, P. C. C., R. G. Bird and J. R. Baker: Electron microscope studies of motile stages of malaria parasites. I. The fine structure of the sprozoites of haemamoeba (= Plasmodium) gallinacea. Trans. roy. Soc. trop. Med. Hyg. **54**, 274 (1960). — Garnham, P. C. C., R. G. Bird, J. R. Baker and R. S. Bray: Electron microscope studies of motile stages of malaria parasites. II. The fine structure of the sporozoite of laverania (= Plasmodium) falcipara. Trans. roy. Soc. trop. Med. Hyg. **55**, 98 (1961). — Garnham, P. C. C., R. Lainson et A. E. Gunders: Some observations on malaria parasites in a chimpanzee, with particular reference to the persistence of Plasmodium reichenowi and Plasmodium vivax. Ann. Soc. belge Méd. trop. **36**, 811 (1956). — Gavrilow, W., et S. Laurencin: Application d'une méthode de culture de tissus à l'étude des protozoaires. Ann. Soc. belge Méd. trop. **18**, 41 (1938). — Gear, J.: Autoantigens and autoantibodies in the pathogenesis of disease, with special reference to blackwater fever. Trans. roy. Soc. trop. Med. Hyg. **39**, 301 (1946). — Geiger, A., J. Kligler and R. Comaroff: The glycolytic power of trypanosomes (Trypanosoma evansi) in vitro. Ann. trop. Med. Parasit. **24**, 319 (1930). — Geigy, R., u. A. Herbig: Erreger und Überträger tropischer Krankheiten. Basel: Verlag für Recht u. Gesellschaft A.G. 1955. — Geiman, Q. M.: The cultivation of malarial parasites. Symposium New York Acad. Med. March 15—16, 1949: Parasitic infections in man, p. 130. New York: Columbia University Press 1951. ~ Cultivation and metabolism of malarial parasites. Proc. VIth intern. Congr. Trop. Med. a. Malaria 1, 618 (1948). — Geiman, Q. M., C. B. Anfinsen, R. W. McKee, R. A. Ormsbee and E. G. Ball: Studies on malarial parasites. VII. Methods and techniques for cultivation. J. exp. Med. **84**, 583 (1946). — Geiman, Q. M., and R. W. McKee: Malarial parasites and their mode of life. Sci. Monthly **67**, 217 (1948). — Ghosh, H., N. N. Ghosh and J. C. Ray: A preliminary note on the complement-fixation reaction in kala-azar with specific antigen as an aid to diagnosis. Ann. Biochem. **5**, 153 (1945). — Ghosh, B. N., and M. C. Nath: The chemical composition of malaria pigment (haemozoin). Rec. Malar. Surv. India **21**, 321 (1934). — Ghosh, B. N., and J. A. Sinton: Quantitative changes in the proteins of the blood sera of monkeys infected with malarial plasmodia. Rec. Malar. Surv. India **5**, 173 (1935). — Giglioli, G.: Malarial nephritis. Epidemiological and clinical notes on malaria, blackwater fever, albuminuria and nephritis in the interior of British Guiana, based on seven years continual observation. London: J. & A. Churchill 1930. — Gilmore, H. R., B. H. Kean and F. M. Posey: A case of sarcosporidiosis with parasites found in heart. Amer. J. trop. Med. **22**, 121 (1942). — Gomes de Alcantara, F.: Experimentelle Chagas-Cardiopathie. (Quantitative Untersuchungen des interkardialen Nervensystems). Z. Tropenmed. Parasit. **10**, 296 (1959). — Goodwin, L. G.: The chemotherapy of experimental leishmaniasis. I. The spleen as an index of infection in the Syrian hamster. Trans. roy. Soc. trop. Med. Hyg. **38**, 151 (1944/45). — Gould, S. E.: Geographical pathology: Myocarditis in Venezuela. Amer. J. Path. **36**, 533 (1960). — Gradwohl, R. B. H., L. Benitez Soto and O. Felsenfeld: Clinical tropical medicine. St. Louis: C. V. Mosby Comp. 1951. — Graf, H.: Über den Primäraffekt und die Inkubationszeit der Schlafkrankheit. Arch. Schiffs- u. Tropenhyg. **41**, 213 (1937). — Gramiccia, G.: Osservazioni sul comportamento delle anemia postmalariche dazo ripetuti attachi malarici in prigionieri italiani in Germania. R. C. Ist. sup. Sanità **8**, 303 (1945). — Grant, P. T., and J. D. Fulton: The catabolism of glucose by strains of Trypanosoma rhodesiense. Biochem.

J. **66**, 242 (1957). — GRAY, A. R.: Precipitating antibody in trypanosmiasis of cattle and other animals. Nature (Lond.) **186**, 1058 (1960). — GREIG, E. W. D., E. B. HENDRY and C. E. VAN ROOYEN: The chemistry of malarial serum, with reference to the factors concerned in the melano-precipitation test. J. trop. Med. Hyg. **37**, 289 (1934). — GRELL, K. C.: Proto-zoologie. Berlin-Göttingen-Heidelberg: Springer 1956. — GREVAL, S. D. S., P. C. SEN GUPTA and L. E. NAPIER: Serological reactions in kala-azar: Complement-fixation etc. Indian J. med. Res. **27**, 181 (1939/40). — GROOT, H., S. RENJIFO and C. URIBE: Trypanosoma ariarii, n.sp. from man, found in Colombia. Amer. J. trop. Med. **31**, 673 (1951). — GRÜNEIS, P., u. E. PILGERSTORFER: Über das Zustandekommen anämischer Zustände bei der Lamblien-infektion des Menschen. Wien. klin. Wschr. **52**, 991 (1939). — GRUN, J., and L. A. STAUBER: A comparative study of experimental leishmaniasis in the mouse, mongolian gerbil, hamster, white rat, cotton rat, and chinchilla. J. Parasit. **43**, Suppl., 16 (1957). — GUERREIRO, C., y A. MACHADO: Da reacção de Bordet e Gengou na moléstia de Carlos Chagas como elemento diagnóstico. Brasil-méd. **27**, 225 (1913). — GUTTMAN, S. A., H. P. POTTER, F. M. HAUGER, D. B. MOORE, P. S. PIERSON and B. H. MOORE: Significance of cephalin-cholesterol floccula-tion test in malarial fever. J. clin. Invest. **24**, 296 (1945). — GVOZDENOVIC, M., E. NIKULIN, N. ZEC, D. KOSORIC and Z. MILADINOVIC: Kalar-Azar (Leishmaniasis visceralis) with muco cutaneous lesions. Acta med. iugosl. **15**, 363 (1961).

HAIBA, M. H.: Further study on the susceptibility of murines to human girardiasis. Z. Parasitenk. **17**, 339 (1956). — HAKANSSON, E. G.: Dientamoeba fragilis, a cause of illness. Amer. J. trop. Med. **16**, 175 (1936). — HALL, B., and H. L. CARRUTHERS: Observations on the value of the complement-fixation test in the diagnosis and management of amoebiasis. Med. J. Aust. **1**, 32 (1957). — HALL, R. P.: Protozoology. New York: Animal Science Series Pren-tice-Hall 1953. — HALLER, E. v.: Superinfektion mit dem homologen Stamm bei der Malaria tertiana. Beitrag für das Verständnis der Malaria-Immunität. Z. Tropenmed. Parasit. **1**, 328 (1949). — HALLMAN, F. A., J. B. MICHAELSON, H. BLUMENTHAL and J. N. DELAMATER: Studies on the carbohydrate metabolism of Endamoeba histolytica. I. The utilization of glucose. Amer. J. Hyg. **59**, 128 (1954). — HAM, T. H., and W. B. CASTLE: Relation of increased hypotonic fragility and of erythrostasis to mechanism of hemolysis in certain anemias. Trans. Ass. Amer. Phycns **55**, 127 (1940). — HARA, K., S. OKA, T. SAWADA and M. FUSE: Cyto-chemical observation on Entamoeba histolytica. Gunma J. med. Sci. **3**, 249 (1954). — HARINASUTA, C., and T. HARINASUTA: Studies on the growth in vitro of strains of Entamoeba histolytica. Ann. J. trop. Med. Parasit. **49**, 331 (1955). — HARINASUTA, C., and B. G. MAEGRAITH: The demonstration of proteolytic enzyme activity of Entamoeba histo-lytica by the use of photographic gelatin film. Ann.trop.Med.Parasit. **52**, 508 (1958). — HARMSEN, H., u. A. HAUER: Serumreaktionen bei Malaria tertiana. Dtsch. med. Wschr. **69**, 147 (1943). — HAUER, A.: Blutveränderungen bei Malaria und ihre diagnostische Bedeutung. Med.Welt **17**, 604 (1943). — HAUPT, W.: Untersuchungen über die Pathogenität der Tricho-monas vaginalis. Münch.med.Wschr. **71**, 204 (1924). — HAUSCHKA, TH.: Persistence of strain-specific behavior in two strains of Trypanosoma cruzi after prolonged transfer through inbred mice. J. Parasit. **35**, 593 (1949). — HAUSCHKA, T. S., M. B. GOODWIN, J. PALMQUIST and E. BROWN: Immunological relationship between seven strains of Trypanosoma cruzi and its application in the diagnosis of Chagas disease. Amer. J. trop. Med. **30**, 1 (1950). — HAUSCHKA, T. S., L. H. SAXE and M. BLAIR: Trypanosoma cruzi in the treatment of mouse tumors. J. nat. Cancer Inst. **7**, 189 (1947). — HAWKING, F.: Culture of Trypanosoma gambiense in blood from normal and infected persons. Ann. trop. Med. Parasit. **34**, 31 (1940). ~ Tissue culture of malaria parasites (Plasmodium gallinaceum). Lancet **1944I**, 693. ~ Growth of protozoa in tissue culture. Plasmodium gallinaecum, exoerythrocytic forms. Trans. roy. Soc. trop. Med. **39**, 245 (1945). ~ Growth of protozoa in tissue culture. V. Leishmania donovani. Trans. roy. Soc. trop. Med. Hyg. **41**, 545 (1948). — HAWKING, F., and J. G. GREENFIELD: Two autopsies on rhodesiense sleeping sickness: visceral lesions and significance of changes in cerebrospinal fluid. Trans. roy. Soc. trop. Med. **35**, 155 (1941/42). — HAWKING, F., u. R. J. TERRY: Plasmodium berghei, milk diet and P-hydroxybenzoate. Z. Tropenmed. Parasit. **8**, 151 (1957). — HEGNER, R. W.: Animal infections with trophozoites of intestinal protozoa and their bearing on the function of cysts. Amer. J. Hyg. **6**, 593 (1926). ~ Ex-cystation and infection in the rat with Giardia lamblia from man. Amer. J. Hyg. **7**, 433 (1927). ~ Experimental studies on the viability and transmission of Trichomonas hominis. Amer. J. Hyg. **8**, 16 (1928). ~ Absence of tissue invasion in monkey carriers of Endamoeba histolytica. Amer. J. trop. Med. **15**, 41 (1935). ~ Relative frequency of ring-stage plasmodia in reticulocytes and mature erythrocytes in man and monkey. Amer. J. Hyg. **27**, 690 (1938). — HEGNER, R. W., and L. ESKRIDGE: Influence of carbohydrates on intestinal protozoa in vitro and in vivo. Amer. J. Hyg. **21**, 121 (1935). ~ Susceptibility and resistence of rats to infections with trichomonad flagellates from rat and man. Amer. J. Hyg. **22**, 307 (1935). ~ Absence of pathogenicity in cats infected with Trichomonas felis from cats and T. hominis from man. Amer. J. Hyg. **22**, 322 (1935). ~ Persistence in rats of human intestinal trichomonad flagellates. Amer. J. Hyg. **26**, 124 (1937). ~ Influence of liver diets on trichomonad infections in rats. Amer. J. Hyg. **26**, 127 (1937). ~ Elimination of amoeba from rats with a high protein diet. J. Parasit. **23**, 105 (1937). ~ Susceptibility of young red cells to the merozoites of avian plasmodia. Amer. J. Hyg. **27**, 471 (1938). — HEGNER, R. W., C. M. JOHNSON and R. M. STABLER: Host-parasite relations in experimental amoebiasis in monkeys in Panama. Amer. J. Hyg. **15**, 394 (1932). — HEINZ, H. J., W. BRAUNS and G. M. MACNAB: A new antigen for the amoebic complement fixation test. Interim report. S. Afr. J. med. Sci. **21**, 9 (1956). — HEINZ, H. J., G. M. MACNAB and F. FREEMAN: The role of the bone marrow in antibody production in amoebiasis. S. Afr. med. Sci. **23**, 13 (1958). — HELLBRÜGGE, T., E. DAHME u. F. K. HELLBRÜGGE: Tierexperimentelle Beobachtungen zur diaplazentaren Infektion der Toxoplasmen. Z. Tropenmed. Parasit. **4**, 312 (1953). — HERBIG-SANDREUTER, A.: Experimentelle Untersuchungen über den Cyclus von Trypanosoma rangeli Tejera 1920 im Warmblüter und in Rhodnius prolixus. Acta trop. (Basel) **12**, 261 (1955). — HERRER, A.: Distribución geográfica de la enfermedad de Chagas y de sus vectores en el Perú. Bol. Ofic. sanit. panamer. **49**, 572 (1960). — HERRLICH, A., u. H. LIEBMANN: Zur Kenntnis der menschlichen Coccidien. Z. f. Hyg. Infekt.-Kr. **125**, 331 (1944). ~ Die menschliche Coccidiose. Z. Hyg. Infekt.-Kr. **126**, 220 (1944). — HEWITT, J. A.: Sarcosporidiasis in human cardiac muscle. J. Path. Bact. **36**, 133 (1933). — HIYEDA, K.: Pathological-anatomical studies on experimental amoebiasis in kittens. Amer. J. Hyg. **12**, 401 (1930). — HOARE, C. A.: Sections of the intestine of a kitten presumably infected with E. histolytica by rectal injection of cysts alone. Trans. roy. Soc. trop. Med. Hyg. **19**, 277 (1925/26). ~ Handbook of medical protozoology. London 1949. ~ The commensal phase of Entamoeba histolytica. Exp. Parasit. **1**, 411 (1952). ~ Symposium on the laboratory aspects of amoebiasis. I. Introduction. Trans. roy. Soc. trop. Med. Hyg. **51**, 303 (1957). ~ The enigma of host-parasite relations in amebiasis. Rice Inst. Pamphlet **45**, No 1, 23 (1958). — HOARE, C. A., and F. COUTELEN: Essai de classification des trypanosomes des mammifères et de l'homme basé sur leurs caractères morphologiques et biologiques. Ann. Parasit. hum. comp. **11**, 196 (1933). — HOARE, C. A., and R. A. NEAL: Host-parasite relations and pathogenesis in infections with Entamoeba histolytica. In: Mechanisms of Microbial Pathogenicity, 5th Symposium of Soc. Gen. Microbiol., London, 1955, p. 230. — HOEPPLI, R., u. P. REGENDANZ: Beiträge zur Pathogenese und Histopathologie der Trypanosomeninfektion der Tiere. Arch. Schiffs- u. Tropenhyg. **34**, 67 (1930). — HOGAN, M. J.: Ocular toxoplasmosis. New York: Columbia University Press 1951. — HOLLANDER, E.: Giardia intestinalis infection. Arch. intern. Med. **32**, 522 (1923). — HOLZ, J.: Über Toxoplasma gondii und seine Affinität zu den Geweben des Wirtes. Acta trop. (Basel) **11**, 354 (1954). — HOOF, L. VAN: Observations on trypanosomiasis in the Belgian Congo. Trans. roy. Soc. trop. Med. Hyg. **40**, 728 (1947). — HOOF, L. VAN, C. HENRARD and E. PEEL: Recherches sur le comportement du Trypanosoma gambiense chez le porc. Ann. Soc. belge Méd. trop. **20**, 203 (1940). ~ Rôle du porc comme réservoir de Trypanosoma gambiense. C. R. Soc. Biol. (Paris) **126**, 1245 (1937). — HOPKINS, D. L., and K. L. WARNER: Functional cytology of Entamoeba histolytica. J. Parasit. **32**, 175 (1946). — HOPPE, J. O., and C. W. CHAPMAN: Role of glucose in acute parasitemic death of the rat infected with Trypanosoma equiperdum. J. Parasit. **33**, 509 (1947). — HORMANN, H.: Beitrag zum Immunitätsgeschehen bei Malaria. Ärztl. Wschr. **12**, 769 (1946/47). ~ Serologische Reaktionen und Immunität bei Malaria. Schriftenr. Seuchenbekämpfung **5** (1948). ~ Eine Methode zum serologischen Nachweis der Malaria. Z. Immun.-Forsch. **106**, 135 (1949). — HOU, TSUNG-CH'ANG, WEI-CHI TS'AO, HUEI-LAN CHUNG, CHÜ-YING WU and YUN-T'AO LIU: Human and canine leishmaniasis in Sian: with special reference to significance of Kala-Azar complement fixation test. Chin. med. J. **80**, 340 (1960). — HU, C. H.: Histopathology of kala-azar in experimental infected hamsters. Chin. med. J. **47**, 1112 (1933). — HUMPHREY, A. A.: Isospora hominis infection in man. J. Amer. med. Ass. **130**, 143 (1946). — HUNNINEN, A. B., and H. A. BOONE: Studies on the pathogenicity of various strains of Entamoeba histolytica in the rabbit. Amer. J. trop. Med. Hyg. **6**, 32 (1957). — HUSSEY, K. L., and H. W. BROWN: The complement fixation test for hepatic amebiasis. Amer. J. trop. Med. **30**, 147 (1950).

IKEJIANI, O.: Studies in trypanosomiasis. I. The plasma proteins and sedimentation rate of erythrocytes of rats infected with pathogenic trypanosomes. J. Parasit. **32**, 369 (1946). ~ II. The serum potassium levels of rats during infection with Trypanosoma lewisi, Trypanosoma brucei, and Trypanosoma equiperdum. J. Parasit. **32**, 374 (1946). ~ III. The Plasma, whole blood and erythrocyte potassium of rats during the course of infection with Trypanosoma brucei and Trypanosoma equiperdum. J. Parasit. **32**, 379 (1946). — INOKI, S., K. NAKANISHI and T. NAKABAYASHI: Study of Leishmania donovani with special reference to the Kinetoplast, Mitochondria, and Golgi Zone by electron microscope employing the thin section technique. Biken's J. **1**, 194 (1958). — IRIARTE, D.: Caso crónico de enfermedad de Chagas. Estudios histopatológicos. Trabajos científicos. Editorial Elite, Caracas, 1937. —

ISAZA MEJIA, G.: Balantidiosis vaginal. Antioquia méd. **5**, 488 (1955). — ISLAM, N., K. S. ALAM and M. A. QUADERI: Hepatic amoebiasis. J. trop. Med. Hyg. **63**, 131 (1960). JACOBS, L.: Oxidation-reduction potentials in the cultivation of Endamoeba histolytica. Amer. J. trop. Med. **30**, 803 (1950). ~ The biology of toxoplasma. Amer. J. trop. Med. Hyg. **2**, 365 (1953). — JACOBS, L., and M. K. COOK: Variations in the dye test for toxoplasmosis. Amer. J. trop. Med. Hyg. **3**, 860 (1954). — JACOBS, L., and F. E. JONES: The parasitemia in experimental toxoplasmosis. J. Inf. Dis. **87**, 78 (1950). — JACOBS, L., J. S. REMINGTON and MARJORIE L. MELTON: The resistance of the encysted form of Toxoplasma gondii. J. Parasit. **46**, 11 (1960). ~ A survey of meat samples from swine, cattle, and sheep for the presence of encysted toxoplasma. J. Parasit. **46**, 23 (1960). — JACOBSTHAL, E.: Die Infektion der Reticulocyten durch Malariaplasmodien. Klin. Wschr. **15**, 942 (1936). — JAFFÉ, R.: Zur Pathologie der Balantidien-Colitis. Zbl. allg. Path. path. Anat. **30**, 145—152 (1919). ~ Consideraciones sobre la patogenia de la miocarditis. Rev. San. y Soc. **8**, 85 (1943). — JAFFÉ, R., A. DOMINGUEZ, C. KOZMA u. B. GAVALLÉR: Bemerkungen zur Pathogenese der Chagaskrankheit. Z. Tropenmed. Parasit. **12**, 137 (1961). — JANSSENS, P. G., P. CHARLES, M. VAN SANDE, D. KARCHER et A. LOWENTHAL: Sur la composition du liquide céphalorachidien de sujets atteints de trypanosomiase africaine. C.R. Soc. Biol. (Paris) **152**, 359 (1958). — JANSSENS, P. G., D. KARCHER, M. VAN SANDE, A. LOWENTHAL et G. GHYSELS: Étude enzymo-électrophorétique du L.C.R. de patients atteints de trypanosomiase africaine T. gambiense. Bull. Soc. Path. exot. **54**, 332 (1961). — JARUMILINTA, R., and B. G. MAEGRAITH: Intestinal amoebiasis associated with amoebic liver abscess produced by intracaecal inoculation of Entamoeba histolytica in hamsters. Ann. trop. Med. Parasit. **55**, 383 (1961). ~ The patterns of some proteolytic enzymes of Entamoeba histolytica and acanthamoeba sp. I. The action of E. histolytica and acanthamoeba on protein substrates. II. The action of E. histolytica and acanthamoeba sp. on various synthetic substrates. Ann. trop. Med. Parasit. **55**, 505, 518 (1961). — JIRA, J., and V. BOZDECH: Die Bedeutung der Komplementbindungsreaktion für die Laboratoriumsdiagnostik der Toxoplasmose. Zbl. Bakt., I. Abt. Orig. **179**, 262 (1960). — JIROVEC, O., F. BARTOS, Z. MÉZL u. V. NOVÁK: Zur Kenntnis der Mundprotozoen beim Menschen. Arch. Protistenk. **96**, 31 (1943). — JIROVEC, O., V. BREINDL, K. KUČERA u. V. ŠEBEK: Zur Kenntnis der Trichomonas vaginalis. Z. Bakt., I. Abt. Orig. **148**, 338 (1942). — JIROVEC, O., u. R. PETER: Über die Resistenz der Trichomonaden gegen einige Umweltfaktoren. Schweiz. Z. Path. **11**, 146 (1948). ~ Trichomonas vaginalis. Gynaecologia (Basel) **129**, 145 (1950). ~ Zum Problem der Trichomoniasis vaginalis. Z. mikrobiol. Hyg. u. Sozialhyg. (Jena) **1**, 285 (1955). — JOHNSON, G., M. TRUSSELL and F. JAHN: Isolation of Trichomonas vaginalis with penicillin. Science **102**, 126 (1945). — JONGH, R. T. DE, and J. J. LAARMAN: Two cases of balantidium infection in Liberia. Trop. geogr. Med. **13**, 203 (1961).

KASLIWAL, R. M., and M. S. MATHUR: Adrenal cortical hypofunction in some cases of chronic amoebiasis. J. Indian med. Ass. **31**, 477 (1958). — KASLIWAL, R. M., and R. K. SOGANI: Serum cholinesterase and alkaline phosphatase levels and serum protein fractions in Entamoeba histolytica infections. J. Indian med. Ass. **33**, 81 (1959). — KEAN, B. H.: Amebic hepatitis. Absence of diffuse lesions at autopsy and biopsies. Arch. intern. Med. **96**, 667 (1955). ~ Urethral trichominiasis in the female. A possible common denominator in recurrent Trichomonas vaginalis vaginitis and recurrent bacterial cystitis. Amer. J. Obstet. Gynec. **70**, 397 (1955). — KEAN, B. H., and R. G. GROCOTT: Sarcosporidiosis or toxoplasmosis in man and guinea-pig. Amer. J. Path. **21**, 467 (1945). — KEAN, B. H., and C. E. TAYLOR: Medical shock in the pathogenesis of algid malaria. Amer. J. trop. Med. **26**, 209 (1946). — KEAN, B. H., and J. T. WELD: Transmission of Trichomonas vaginalis in the eye of animals. Proc. Soc. exp. Biol. (N.Y.) **89**, 218 (1955). — KEELER, R., H. SCHNIEDEN, H. M. GILLES and G. M. EDINGTON: Kidney function in experimental malaria. Ann. trop. Med. Parasit. **54**, 267 (1960). — KEHAR, N. D.: Some physico-chemical factors and their relationship to protein fractions, blood cells and parasite counts, in the blood sera of monkeys infected with Plasmodium knowlesi. Rec. Malar. Surv. India **6**, 499 (1936). ~ Cholesterol and lecithin in malaria. Rec. Malar. Surv. India **7**, 117 (1937). — KEHAR, N. D., and S. A. S. HARBHAGWAN: Sedimentation rate of erythrocytes in human and monkey malaria. Rec. Malar. Surv. India **7**, 131 (1937). — KEISER, G.: Cytologische Veränderungen bei der Lymphknotentoxoplasmose. Schweiz. med. Wschr. **91**, 1198 (1961). — KELSER, R. H.: A complement-fixation test for Chagas' disease employing an artificial culture antigen. Amer. J. trop. Med. **16**, 405 (1936). — KERNOHAN, J. W., T. B. MAGATH and G. T. SCHLOSS: Granuloma of brain probably due to Endolimax williamsi (Iodamoeba bütschlii). Arch. Path. **70**, 576 (1960). — KESSEL, J. F.: Amebiasis in kittens infected with amoebae from acute and „carrier" human cases and with the tetranucleate amoebae of the monkey and of the pig. Amer. J. Hyg. **8**, 311 (1928). ~ Notes on two coccidia reported from man. J. Parasit. **20**, 144 (1934). — KESSEL, J. F., and J. A. GAFFORD: Observations on the pathology of Trichomonas vaginalis and on vaginal implants with Trichomonas vaginalis and Trichomonas intestinalis. Amer. J. Obstet. Gynec. **39**, 1005 (1940). — KESSEL, J. F., and

K. K. Huang: The effect of an exclusive milk diet on intestinal amoebae. Proc. Soc. exp. Biol. (N.Y.) **23**, 388 (1926). — Khan, N. U.: Cerebral malaria. J. Army med. Cps (Poona) **84**, 6, 263 (1945). — Kikuth, W.: Immunbiologische und chemotherapeutische Studien an verschiedenen Stämmen von Vogelmalaria. Z. Bakt., I. Abt. Orig. **121**, 401 (1931). — Kinkel, H.: Über Parasitierung von Reticulocyten durch Malariaplasmodien. Ärztl. Forsch. **3**, 142 (1949). — Kirby, W.: Flagellate and host relationships of trichomonad flagellates. J. Parasit. **33**, 214 (1947). — Kirchhoff, Hinz, u. Heinz Kräubing (Herausg.): Toxoplasmose. Göttinger Symposium 18.—19. November 1960. Stuttgart: Georg Thieme 1962. — Kirk, R.: Studies in leishmaniasis of the Anglo-Egyptian Sudan. VI. The evolution of Leishmania infections in man. Trans. roy. Soc. trop. Med. Hyg. **38**, 61 (1944/45). — Kirk, R., and M. H. Sati: Studies in leishmaniasis in the Anglo-Egyptian Sudan. II. The skin and lymph glands in kala-azar. Trans. roy. Soc. trop. Med. Hyg. **33**, 501 (1940/41). — Kirsch, E., u. A. Westphal: Plasmazellen in ihrer Beziehung zu pathologischen Serumeiweißveränderungen bei experimentellen Trypanosomeninfektionen. Z. Tropenmed. Parasit. **2**, 497 (1950/51). — Kirschbaum, J. D.: Intestinal coccidiosis. Amer. J. clin. Path. **18**, 58 (1943). — Kitchen, S. F.: The infection of reticulocytes by Plasmodium vivax. Amer. J. trop. Med. **18**, 347 (1938). ~ The infection of mature and immature erythrocytes by Plasmodium falciparum and Plasmodium malariae. Amer. J. trop. Med. **19**, 47 (1939). — Kligler, I. J.: The cultural and serological relationship of Leishmania. Trans. roy. Soc. trop. Med. Hyg. **19**, 330 (1925/26). — Kligler, I. J., and A. Geiger: Lactic acid content of blood of trypanosome infected rats. Proc. Soc. exp. Biol. (N.Y.) **26**, 229 (1928). — Kligler, I. J., A. Geiger and R. Comaroff: Susceptibility and resistance to trypanosome infections. VII. Cause of injury and death in trypanosome infected rats. Ann. trop. Med. Parasit. **23**, 325 (1929). ~ Effect of the nature and composition of the substrate on development and viability of trypanosomes. Ann. trop. Med. Parasit. **24**, 329 (1930). — Kligler, I. J., and L. Olitzki: The antigenic composition of Trypanosoma evansi. Ann. trop. Med. Parasit. **30**, 287 (1936). — Kligler, I. J., L. Olitzki and H. Kligler: The antigenic composition and immunizing properties of trypanosomes. J. Immunol. **38**, 317 (1940). — Klyueva, N. G., and G. Roskin: Cancerolytic substance of Schizotrypanum cruzi. Amer. Rev. Soviet. Med. **4**, 127 (1946). — Knisely, M. H.: Intravascular agglutinations in avian malaria. Correspondence. J. Amer. med. Ass. **121**, 885 (1943). — Knisely, M. H., W. K. Stratman-Thomas and T. S. Eliot: Observations on circulating blood in the small vessels of internal organs in living Macacus rhesus infected with malarial parasites. Anat. Rec. **79**, Suppl., 90 (1941). — Knoll, E. W., and K. M. Howell: Studies on Dientamoeba fragilis, its incidence and possible pathogenicity. Amer. J. clin. Path. **15**, 178 (1945). — Knowles, R., and B. M. Das Gupta: Laboratory studies in Surra. I. On the rôle of thyroid gland in susceptibility and resistance to a protozoal infection. Indian J. med. Res. **15**, 997 (1927/28). ~ Some observations on Balantidium coli and Entamoeba histolytica of macaques. Indian med. Gaz. **69**, 390 (1934). — Knüttgen, H.: Knochenmarksbefunde bei Malaria tertiana. Z. Tropenmed. Parasit. **1**, 178 (1949/50). — Knüttgen, H. J.: Das Verhalten der Makrophagen und die Phagozytose von Parasiten im Knochenmark bei Malaria tropica. Z. Tropenmed. Parasit. **12**, 161 (1961). — Köberle, F.: Pathologische Befunde an den muskulären Hohlorganen bei der experimentellen Chagaskrankheit. Zbl. allg. Path. path. Anat. **95**, 321 (1956). — Patogenese dos megas. Rev. goiana Med. **2**, 110 (1956). ~ Die Chagaskrankheit eine Erkrankung der neurovegetativen Peripherie. Wien. klin. Wschr. **68**, 333 (1956). ~ Über das Neurotoxin des Trypanosoma cruzi. Zbl. allg. Path. path. Anat. **95**, 468 (1956). ~ Über Enteromegalie. Zbl. allg. Path. path. Anat. **96**, 244 (1957). ~ Die chronische Chagaskardiopathie. Virchows Arch. path. Anat. **330**, 267 (1957). ~ Megaesophagus. Gastroenterology **34**, 460 (1958). ~ Patogenia da molestia de Chagas. Rev. goiana Med. **3**, 155 (1957). ~ 50 Jahre Chagaskrankheit. Münch. med. Wschr. **99**, 1193 (1957). ~ Cardiopathia chagásica. Hospital (Rio de J.) **53**, 9 (1958). ~ Über Sarkosporidiose beim Menschen. Z. Tropenmed. Parasit. **9**, 1 (1958). ~ Die Chagaskrankheit — ihre Pathogenese und ihre Bedeutung als Volksseuche (Beitrag zur 50-Jahr-Feier der Entdeckung der Krankheit durch Carlos Chagas). Z. Tropenmed. Parasit. **10**, 236 (1959). ~ Chagas-Bronchoektasie. (Quantitative Untersuchungen am vegetativen Nervensystem des Respirationstraktes — Vorläufige Mitteilung.) Z. Tropenmed. Parasit. **10**, 304 (1959). ~ Hiperplasia muscular no megaesófago chagásico. Rev. Goiana Med. **6**, 147 (1960). — Köberle, F., u. E. Nador: Mal de engasgo. Z. Tropenmed. Parasit. **7**, 259 (1956). — Köberle, F., u. P. D. Penha: Chagas-Mega-Oesophagus. Z. Tropenmed. Parasit. **10**, 291 (1959). — Körting, H. J.: Toxoplasmose-Komplementbindungsreaktion mit ultraschallbehandelten Antigenen. Zbl. Bakt., I. Abt. Orig. **179**, 278 (1960). — Kofoid, C. A.: The protozoa of the human mouth. J. Parasit. **15**, 151 (1929). — Kofoid, C. A., and O. Swezy: On the morphology and behavior of Pentatrichomonas ardin delteili (Derrieu and Raynaud). Univ. Calif. Publ. Zool. **20**, 373 (1923). — Kolodny, M.: Studies on age resistance against Trypanosome cruzi infections. VII. Amer. J. Hyg., Sect. C **31**, 1 (1940). — Kopp, J., and H. C. Solomon: The relationship of hypoalbuminemia to the edema of malaria. Amer. J.

med. Sci. **202**, 861 (1941). ∼ Liver function in therapeutic malaria. Amer. J. med. Sci. **205**, 90 (1943). — KOPPISCH, E., and V. N. WILKING: Balantidial dysentery. Report of four cases with postmortem study. Puerto Rico J. Publ. Hlth **23**, 185 (1947). — KRIJGSMAN, B. J.: Biologische Untersuchungen über das System Wirtstier-Parasit. Z. Parasitenk. **6**, 1 (1933). ∼ Vergleichend-physiologische Untersuchungen über den Stoffwechsel von Trypanosoma evansi im Zusammenhang mit der Anpassung an das Wirtstier. Z. vergl. Physiol. **23**, 663 (1936). — KRISHNAN, K. V., B. M. GHOSH and P. N. BOSE: Cholesterol changes in monkey malaria and haemoglobinuria. Rec. Malar. Surv. India **6**, 1 (1936). — KRISHNAN, K. V., R. O. A. SMITH and C. LAL: Contributions to protozoal immunity. I. The effect of splenectomy on the course of malarial infection in monkeys. Indian J. med. Res. **21**, 343 (1933/34). ∼ II. Immunity to malaria in monkeys and the effect of splenectomy on it. Indian J. med. Res. **21**, 639 (1933/34). — KUDO, R. R.: Protozoology, 3. edit., p. 86. Springfield, Ill.: Ch. C. Thomas 1946. — KUENEN, W. A., u. N. H. SWELLENGREBEL: Korte beschrijving van enkele minder bekende protozoen uit den menschelijken darm. Geneesk. T. Ned.-Ind. **57**, 496 (1917). — KUN, E., J. L. BRADIN and J. M. DECHARY: Effect of metabolic inhibitors on production of CO_2 and H_2S by Endamoeba histolytica. Proc. Soc. exp. Biol. (N.Y.) **89**, 604 (1955). — KUNERT, H., u. H. WERNER: Über den Durchtritt von Plasmodium berghei durch die experimentell geschädigte Zottenhaut (Chorionektoderm), ein Beitrag zur congenitalen Malaria. Z. Tropenmed. Parasit. **8**, 168 (1957). — KUPFERBERG, A. B., G. JOHNSON and H. SPRINCE: Nutritional requirements of Trichomonas vaginalis. Proc. Soc. exp. Biol. (N.Y.) **67**, 304 (1948). — KUVIN, S. F., J. E. TOBIE, CH. B. EVANS, G. R. COATNEY and P. G. CONTACOS: Antibody production in human malaria as determined by the fluorescent antibody technique. Science **135**, 1130 (1962).

LAARMAN, J. J., u. J. V. VAN DER SLIK-VAN DER VEEN: Coccidiose bij de mens in Nederland. Ned. T. Geneesk. **105**, 1731 (1961). — LACK, A. R.: The occurrence of intravascular agglutination in avian malaria. Science **96**, 520 (1942). — LACORTE, J. G.: The complement-fixation test in Chagas' disease. Mem. Inst. Osw. Cruz **20**, 211 (1927). ∼ A reação do Machado na molestia de Chagas. Acta med. chir. bras. **1**, 264 (1938). — LAMBERT, S. W.: Sarcosporidial infection of the myocardium in man. Amer. J. Path. **3**, 663 (1927). — LAMONT, N. McÉ., and N. R. POOLER: Hepatic amoebiasis. A study of 250 cases. Quart. J. Med. **27**, 389 (1958). — LAMY, L.: Le problème de la culture pure des amibes parasites. C.R. Soc. Biol. (Paris) **142**, 633 (1948). ∼ Commentaires sur les kystes et l'enkystement des amibes dysentériques. Bull. Soc. Path. exot. **53**, 250 (1960). — LANDEIRO, F.: Die Blutsenkungsreaktion bei Malaria. Arch. Schiffs- u. Tropenhyg. **38**, 38 (1934). — LAPIERRE, J., et J. J. ROUSSET: Caractéres biologiques d'un souche virulente de Trypanosoma gambiense. Immunisation par vaccin tues. Bull. Soc. Path. exot. **54**, 336 (1961). ∼ Étude de l'immunité dans les infections à Trypanosoma gambiense chez la souris blanche. Variations antigéniques au cours des crises trypanolytiques. Bull. Soc. Path. exot. **54**, 332 (1961). — LAPIERRE, J., J. J. ROUSSET et H. PICOT: Réceptivité du hérisson (Erinaceus europaeus) au Trypanosoma gambiense. Ann. Parasit. hum. comp. **35**, 188 (1960). — LARANJA, F. S., É. DIAS y G. NOBREGA: Estudo electrocardiografico de 81 casos de megaesofago. Comm. I. Congr. Interamer. de Med. Rev. bras. Med. **5**, 1 (1948). — LARCHER, M., y C. ROMAÑA: La puerta de entrada cutánea en los casos humanos de enfermedad de Chagas. An. Inst. Med. region. (Tucumán) **1**, 165 (1945). — LARIVIÈRE, M., P. HOCQUET, J. LAPIERRE et P. CAMERLYNCK: Presence de Balantidium coli chez les porcs d'un village de Sérrè: découverte d'un cas humain. Bull. Soc. méd. Afr. noire Langue franç. **5**, 176 (1960). — LARSH, J. E.: The effect of a blacktongue-producing diet on experimental amebiasis in dogs. Amer. J. trop. Med. Hyg. **1**, 970 (1952). — LAUNOY, L., et H. LAGODSKY: Modifications du taux du fer sanguin, dans l'infection expérimentale à trypanosoma annamense, chez le lapin. C. R. Soc. Biol. (Paris) **122**, 633 (1936). ∼ Les protides et l'urée dans le sérum sanguin de lapins expérimentalement infectés par trypanosoma annamense. C. R. Soc. Biol. (Paris) **122**, 1055 (1936). ∼ Modifications du taux du fer sanguin de l'azote protidique et non protidique et du cholesterol, dans l'infection experimentale à trypanosoma annamense du lapin. Bull. Soc. Path. exot. **30**, 57 (1937). — LAVERAN, A.: Trypanotoxines. Essais d'immunisation contre les trypanosomes. Bull. Soc. Path. exot. **6**, 693 (1913). — LAVERAN, A., et D. ROUDSKY: Essais d'immunisation contre les trypanosomes pathogènes. Trypanotoxines. Bull. Soc. Path. exot. **6**, 176 (1936). — LAVIER, G., et R. LEROUX: Lésions cardiaques dans la maladie du sommeil. Bull. Soc. Path. exot. **32**, 927 (1939). — LEON, L. A., y F. GUERRERO: Coccidiosis hepática (Consideraciones anatomopatológicas y clínicas. Medicina (Méx) **39**, 45 (1959). — LEUPOLD, F.: Untersuchungen über Rezidivstämme bei Trypanosomen mit Hilfe des Rieckenberg-Phänomen. Z. Hyg. Infekt.-Kr. **109**, 144 (1928). — LEVINSON, L. B., u. N. S. SKADOWSKAJA: Histopathologie der Hautleishmaniase. Med. Parazit. Parazit. Dis. (Mosk.) **15**, 73 (1946). — LIEBMANN, H.: Untersuchungen über die Beziehungen tierischer Darmparasiten zur Bakterienflora. Berl. tierärztl. Wschr. **1950**, 220. — LIEBOW, A. A., N. T. MILLIKEN and C. A. HANNUM: Isospora infections in man. Amer. J. trop. Med. **28**,

261 (1948). — LIEM, S. D., and P. H. v. THIEL: The complement-fixation test for Chagas disease employing a dried culture antigen. Acta leidensia 15/16, 259 (1940/41). — LIESKE H., and B. R. KIM: Erfahrungen über Diagnostik und Therapie von 25 Leberabszessen in Süd-Korea. Z. Tropenmed. Parasit. 11, 410 (1960). — LILLIE, R. D.: Reactions of various parasitic organisms in tissues to the Bauer, Feulgen, Gram, and Gram-Weigert methods. J. Lab. clin. Med. 32, 76 (1947). — LINTON, R. W.: The blood chemistry of an acute trypanosome infection. J. exp. Med. 52, 103 (1930). — LIPPELT, H.: Serologische Diagnostik der Malaria. Arch. Schiffs- u. Tropenhyg. 42, 522 (1938). — LIPPINCOTT, S. W., L. D. ELLERBROOK, W. B. HESSELBROCK, H. H. GORDON, L. GOTTLIEB and A. MARBLE: Liver function tests in chronic relapsing vivax malaria. J. clin. Invest. 24, 616 (1945). — LIPPINCOTT, S. W., H. H. GORDON, W. B. HESSELBROCK and A. MARBLE: Complement-fixation in human malaria using an antigen prepared from the chicken parasite Plasmodium gallinaceum. J. clin. Invest. 24, 362 (1945). — LIU, H. L.: Balantidium infection in man, report of a case from Chefoo. Chin. med. J. 59, 476 (1941). — LLOYD, R. B., and S. N. PAUL: Serum protein changes in malaria and typhoid fever with suggestions as to their possible bearing on immunity. Indian J. med. Res. 17, 583 (1929/30). ∼ Serum changes in kala-azar. Indian J. med. Res. 16, 203 (1928/29). — LOCATELLI, P.: Sur le métabolisme du glucose dans la trypanosomiase. C. R. Soc. Biol. (Paris) 105, 449 (1930). — LOGAN, A. H.: Balantidium coli and pernicious anemia: report of four cases. Amer. J. med. Sci. 162, 668 (1921). — LOPEZ, J. E., y G. A. MAEKELT: La miocarditis crónica chagásica en adultos. Descripción clínica de casos puros de miocarditis crónica chagásica sin asociación con otras enfermedades. Arch. venez. Med. trop. 3, 107 (1960). — LOW, G. C., and F. W. MOTT: The examination of the tissues of the case of sleeping sickness in a European. Brit. med. J. 1904 I, 1000. — LUBITZ, J. M.: Pathology of kala-azar. Amer. J. trop. Med. 28, 275 (1948). — LUMBRERAS, H.: Über ein neues flüssiges Medium zur Kultur von Balantidien, Entamoeben und Trichomonaden. Z. Tropenmed. Parasit. 10, 351 (1959). — LWOFF, A.: Die Bedeutung des Blutfarbstoffes für die parasitischen Flagellaten. Z. Bakt., I. Abt. Orig. 130, 498 (1934). ∼ Introduction to biochemistry of protozoa. Biochemistry and physiology of protozoa, edit. A. LWOFF, vol. 1, p. 1. New York: Academic Press 1951. — LWOFF, M.: The nutrition of parasitic flagellates (Trypanosomidae, trichomonadinae). Biochemistry and physiology of protozoa, edit. A. LWOFF, vol. 1, p. 129. New York: Academic Press 1951. ∼ Nutrition of parasitic amebae. Biochemistry and physiology of protozoa, edit. A. LWOFF, vol. 1, p. 235. New York: Academic Press 1951. ∼ Recherches sur la nutrition des trypanosomides. Ann. Inst. Pasteur 51, 55 (1953). ∼ L'aneurine, facteur de croissance pour les strigomonas (Flagellés trypanosomides). C. R. Soc. Biol. (Paris) 128, 241 (1938). ∼ Recherches sur le pouvoir de synthèse des flagellés trypanosomides. Monogr. Inst. Pasteur 9 (1940). — LWOFF, M., et J. CECCALDI: Culture in vitro d'une souche du Trypanosoma gambiense d'isolement ancien. Bull. Soc. Path. exot. 32, 721 (1939). — LYNCH, K. M.: Invasion of the wall of the intestine by Trichomonas hominis. Amer. J. trop. Med. 12, 247 (1932).

MACDOUGALL, LORNA G.: Amoebiasis and its complications in African infants. E. Afr. med. J. 37, 279 (1960). — MACDOUGALL, M. S.: The effects of changes in the sugar content of the blood on bird malaria. Amer. J. Hyg. 7, 635 (1927). — MACIEL, P.: Megaesofago e molestia de Chagas. Arch. Hosp. S. Casa S. Paulo 1, 209 (1955). — MACKIE, F. P.: Pathology of Rhodesian sleeping sickness. Trans. roy. Soc. trop. Med. 27, 339 (1934). — MACKIE, T. T., G. W. HUNTER and C. B. WORTH: A manual of tropical medicine. Philadelphia and London: W. B. Saunders Company 1954. — MACKINNON, J. E., and P. ABBOTT: A Sudanese case of sarcosporidiosis. Ann. trop. Med. Parasit. 49, 308 (1955). — MAEGRAITH, B. G.: Some pathological processes in malaria as exemplified in the development of hepatic lesions in acute infections. Riv. Parassit. 20, 317 (1959). — Blackwater fever anuria. Trans. roy. Soc. trop. Med. Hyg. 38, 1 (1944/45). ∼ Pathological processes in malaria. Trans. roy. Soc. trop. Med. Hyg. 41, 687 (1947/48). ∼ Pathological processes in malaria and blackwater fever. Oxford: Blackwell 1948. ∼ Some physiological and pathological problems of malaria. Ann. Soc. belge Méd. trop. 36, 623 (1956). — MAEGRAITH, B. G., T. DEEGAN and E. S. JONES: Suppression of malaria (P. berghei) by milk. Brit. med. J. 1952 II, 1382. — MAEGRAITH, B. G., and C. HARINASUTA: Experimental amoebic infection of the liver in guinea pigs. I. Infection via the mesenteric vein and via the portal vein. II. Abscess formation in animals with persistent intestinal lesions. Ann. trop. Med. Parasit. 48, 421, 434 (1954). — MAEGRAITH, B. G., W. E. KERSHAW and D. DAGNALL: Techniques in tropical pathology. Edinburgh 1: Oliver u. London: Boyd Ltd. Tweeddale Court 1961. — MAEGRAITH, B. G., N. H. MARTIN and G. M. FINDLAY: The mechanisms of red blood cell destruction. Brit. J. exp. Path. 24, 58 (1943). — MAEKELT, G. A.: Komplementbindungsreaktion der Chagaskrankheit. Z. Tropenmed. Parasit. 11, 152 (1960). — MAGATH, T. B.: The coccidia of man. Amer. J. trop. Med. 15, 91 (1935). — MAIER, J., and L. T. COGGESHALL: Respiration of malaria plasmodia. J. infect. Dis. 69, 87 (1941). ∼ The duration of immunity to P. knowlesi malaria in rhesus monkey. J. exp. Med. 79, 401

(1944). — MAIORCA, G., e L. MAGAUDA-BORZI: Reperti istopatologici da inoculazione de criolisati purificati di E. histolytica. Riv. Parassit. **22**, 81 (1961). — MALAMOS, B.: Das Blutbild bei Affenmalaria. Arch. Schiffs- u. Tropenhyg. **38**, 374 (1934). ~ Malaria und Reticulocyten. Klin. Wschr. **16**, 885 (1937). ~ Immunitätsfragen bei experimenteller Malaria (Affenmalaria). Arch. Schiffs- u. Tropenhyg. **41**, 162 (1937). ~ Über eine Beobachtung von Erythrocyten-Agglomeration in Ausstrichpräparaten bei Affenmalaria (Plasmodium knowlesi). Riv. Malar. **16**, 91 (1937). — MALAMOS, B., u. E. G. NAUCK: Die Malariaplasmodien der Affen. Zbl. Bakt., I. Abt. Ref. **117**, 241 (1935). — MANSON-BAHR, P.: Manson's Tropical diseases, 15. edit. London: Cassel & Comp. 1957. — MANSON-BAHR, P. E. C.: The leishmanin test and immunity in Kala Azar. E. Afr. med. J. **38**, 165 (1961). — MANWELL, R. D., and H. P. DROBECK: The behavior of toxoplasma, with notes on its taxonomic status. J. Parasit. **39**, 577 (1953). — MARCHOUX, E.: Note sur la dysenterie des-pays chauds. C.R. Soc. Biol. (Paris) **51**, 870 (1889). — MARGULIS, M. S.: Zur Frage der pathologisch-anatomischen Veränderungen im Gehirn bei bösartiger Malaria. Neurol. Zbl. **33**, 1019 (1914). — MARKELL, E.K.: Infection with Isospora hominis. J. Parasit. **36**, 500 (1950). — MARSCHALL, F.: Die Nierenveränderungen beim Schwarzwasserfieber. Beitr. path. Anat. **103**, 61 (1939). — MARSHALL, P.B.: The glucose metabolism of Trypanosoma evansi and the action of trypanocides. Brit. J. Pharmacol. **3**, 8 (1948). — MARTIN, D. L.: The lesions in experimental amoebic dysentery. Arch. Path. (Chicago) **10**, 349, 531 (1930). — MARTIN, L., et H. DARRE: Formes cérébrales de la maladie du sommeil. Bull. Soc. méd. Hôp. Paris **1909**, 599. — MARTÍNEZ BÁEZ, M., et P. ALEMÁN: Histopatología de la leishmaniasis cutánea en Mexico. Rev. Inst. Salubr. Enferm. trop. (Méx.) **20**, 153 (1960). — MARVIN, H. N., and R. H. RIGDON: Terminal hypoglycemia in ducks with malaria. Amer. J. Hyg. **42**, 174 (1945). — MASING, E.: Über die Bedeutung des Magens für die Infektion mit Balantidium coli. Klin. Wschr. 8, 2380 (1929). — MASSA, M.: La glicemia nella malaria. Pathologica **19**, 535 (1927). — MATSUBAYASHI, H., and T. NOZAWA: Experimental infection of Isospora hominis in man. Amer. J. trop. Med. **28**, 633 (1948). — MATTERN, P.: β_2-macroglobulinorachie importante chez des malades atteints de trypanosomiase africaine. Ann. Inst. Pasteur **102**, 64 (1962). — MATTERN, P., R. MAAEYEFF, R. MICHEL et P. PERETTI: Étude immunochimique de la β_2-macroglobuline des sérums de malades atteints de trypanosomiase africaine à T. gambiense. Ann. Inst. Pasteur **101**, 328 (1961). — MAYER, M.: Empfänglichkeit des europäischen Hamsters (Cricetus frumentarius) für Kala-Azar. Arch. Schiffs- u. Tropenhyg. **30**, 347 (1926). — MAYER, M., u. J. C. RAY: Züchtung und Differentialdiagnose verschiedener Leishmanien (Kala-Azar, Orientbeule und brasilianische Leishmaniose) auf festen Nährböden. Arch. Schiffs- u. Tropenhyg. **32**, 277 (1928). — MAYER, M., u. H. DA ROCHA LIMA: Zur Entwicklung von Schizotrypanum cruzi in Säugetieren. Arch. Schiffs- u. Tropenhyg. **16**, Beih. 4, 90 (1912). ~ Zum Verhalten von Schizotrypanum cruzi in Warmblütern und Arthropoden. Arch. Schiffs- u. Tropenhyg. 18, Beih. 5, 101 (1914). — MAYER, M., u. H. WERNER: Kultur des Kala-Azar-Erregers (Leishmania donovani) aus dem peripherischen Blut des Menschen. Dtsch. med. Wschr. **1914**, 67. — MAYER, M. M., and M. HEIDELBERGER: Studies in human malaria. V. Complement-fixation reactions. J. Immunol. **54**, 89 1946). — MAZZA, S.: Nuestra experiencia sobre la enfermedad de Chagas en a República Argentina. Festschr. Bernhard Nocht, Glückstadt 1937, S. 305. ~ Formas crónicas de la enfermedad de Chagas. Actas y trabajos del VI. Congr. Nac. Med. **3**, 99 (1939) (Rosario). — MAZZA, S., G. BASSO y R. BASSO: Casos agudos de enfermedad de Chagas en Mendoza. VI. Congr. Nac. Med. **3**, 143 (1939). ~ Naturaleza histopatológica de reacciones alérgicas cutáneas provocadas en chagásicos con lisados de cultivos de S. cruzi. M.E.P.R.A. **64**, 3 (1943). — MAZZA, S., y R. S. FREIRE: Manifestacions cutáneas de inoculación, metastáticas y hematógenas en enfermedad de Chagas. Chagomas de inoculación, chagomas metasáticos y chagomas hematógenos. M.E.P.R.A. **46**, 3 (1940). — MAZZA, S., y M. E. JÖRG: Consideraciones sobre la patogenia de la enfermedad de Chagas. Nov. Reun. Soc. Arg. Patol. Reg. **1936**, 221. ~ Nódulos gliósicos en cerebro de perro con esquizotripanosomiasis experimental. Nov. Reun. Soc. Arg. Patol. Reg. **1936**, 284. — MAZZA, S., S. MIYARA y M. E. JÖRG: Exámenes histológicos de biopsias de conjunctivas en primer período de enfermedad de Chagas. M.E.P.R.A. **68**, 3 (1944). ~ Investigaciones sobre enfermedad de Chagas. Naturaleza de la reacción conjuntival en primer período de la enfermedad de Chagas. Misión de Estudios de Patol. Region. Argent. Publ. **69** (1945). — MAZZA, S., C. ROMAÑA y B. PARMA: Caso agudo de enfermedad de Chagas con lesión cutánea de inoculación. Misión de Estudios de Patol. Region. Argent. Publ. **28**, 29 (1936). — McCAREY, A. G.: Balantidiasis in South Persia. Brit. med. J. **1952 I**, 629. — McKEE, R. W.: Biochemistry and metabolism of malarial parasites. Symp. New York Acad. Med., March 15 and 16, 1949. Parasitic infections in man, p. 114. New York: Columbia University Press 1951. — McKEE, R. W., and Q. M. GEIMAN: Studies on malarial parasites. V. Effects of ascorbic acid on malaria (Plasmodium knowlesi) in monkeys. Proc. Soc. exp. Biol. (N.Y.) **63**, 313 (1946). ~ Methionine in the growth of the malarial parasite, Plasmodium knowlesi. Fed. Proc. **7**, 712 (1948). — McKEE, R. W.,

Q. M. Geiman and T. S. Cobbey: Amino acids in the nutrition and metabolism of malarial parasites. Fed. Proc. **6**, 276 (1947). — McKee, R. W., R. A. Ormsbee, C. B. Anfinsen, Q. M. Geiman and E. G. Ball: Studies on malarial parasites. VI. The chemistry and metabolism of normal and parasitized (P. knowlesi) monkey blood. J. exp. Med. **84**, 569 (1946). — Meira, J. A., y M. O. A. Correa: Isosporose humana. Considerações sobre 28 casos. Rev. Inst. A. Lutz (s. Paulo) **10**, 117 (1950). — Meleney, H. E.: The histopathology of kala-azar in the hamster, monkey and man. Amer. J. Path. **1**, 147 (1925). ∼ The pathology of amebiasis. J. Amer. med. Ass. **103**, 1213 (1934). ∼ The physiological pathology of malaria. Symposium on human malaria, 223. Amer. Ass. Adv. Sci., Washington 1941. ∼ The relationship of clinical amoebiasis to various strains and growth requirements of Endamoeba histolytica. Puerto Rico J. publ. Hlth **20**, 59 (1944). ∼ Some unsolved problems in amebiasis. Amer. J. trop. Med. Hyg. **6**, 487 (1957). — Meleney, H. E., and W. W. Frye: Infection of kittens with Endamoeba histolytica by direct injection of cultures into the ileum. Proc. Soc. exp. Biol. (N.Y.) **30**, 277 (1932). ∼ Studies of Endamoeba histolytica and other intestinal protozoa in Tennessee: V. A comparison of five strains of E. histolytica with reference to their pathogenicity for kittens. Amer. J. Hyg. **17**, 637 (1933). ∼ Studies of Endamoeba histolytica and other intestinal protozoa in Tennessee. VII. The histopathology of intestinal amoebiasis in the kitten and in man. Amer. J. Hyg. **20**, 84 (1934). ∼ Studies of Endamoeba histolytica and other intestinal protozoa in Tennessee: IX. Further observations on the pathogenicity of certain strains of E. histolytica for kittens. Amer. J. Hyg. **21**, 422 (1935). ∼ The pathogenicity of Endamoeba histolytica. Trans. roy. Soc. trop. Med. Hyg. **29**, 369 (1936). ∼ The effect of direct animal passage on the pathogenicity of Endamoeba histolytica for kittens. Amer. J. Hyg. **25**, 313 (1937). ∼ The pathogenicity of four strains of Endamoeba histolytica from Chicago. Amer. J. dig. Dis. **4**, 37 (1937). — Meleney, H. E., W. W. Frye and W. S. Leathers: The effect of prolonged cultivation on the pathogenicity of various strains of Endamoeba histolytica for kittens. Amer. J. Hyg., sect. C **29**, 61 (1939). — Meleney, H. E., W. W. Frye, W. S. Leathers and T. L. Snyder: The sterilization of cysts of Endamoeba histolytica with preliminary observations on subsequent excystation. Proc. 3. Int. Congr. Microbiol., Sept., 1939, p. 410, 1940. — Meleney, H. E., and L. K. Zuckerman: Note on a strain of small race Endamoeba histolytica which became large in culture. Amer. J. Hyg. **47**, 187 (1948). — Menon, T. B.: The visceral lesions in simian malaria with special reference to the splenic reaction. Trans. roy. Soc. trop. Med. Hyg. **32**, 481 (1938/39). ∼ The splenic reaction in kala-azar. Trans. roy. Soc. trop. Med. Hyg. **33**, 75 (1939/40). — Mercado, T. I., and T. v. Brand: The influence of some steroids on glycogenesis in the liver of rats infected with Plasmodium berghei. Amer. J. Hyg. **66**, 20 (1957). — Mercado, Teresa I., and T. v. Brand: Histochemical studies of liver glycogen and lipid in some parasitic infections. J. Infect. Dis. **106**, 95 (1960). — Meyer, H., and M. de O. Musacchio: Electron microscope study of the exoerythrocytic form of plasmadium gallinaceum in thin sections of infected tissue cultures. J. Protozool. **7**, 222 (1960). — Meyer, H., M. de Oliveira Musacchio and I. de Andrade Mendonca: Electron microscopic study of Trypanosoma cruzi in thin sections of infected tissue cultures and of blood-agar forms. Parasitology **48**, 1 (1958). — Meyer, H., y C. Romaña: Estudo do ciclo evolutivo do Schizotrypanum cruzi em cultura de tecidos de embrião de galinha. Mem. Inst. Osw. Cruz **37**, 19 (1942) — Miller, M. J.: Milk diet and human malaria. Amer. J. trop. Med. Hyg. **3**, 825 (1954). — Minning, W.: Zur Spezifität der Komplementbindungsreaktion bei der amerikanischen Trypanosomiasis (Chagaskrankheit). Arch. Schiffs- u. Tropenhyg. **39**, 315 (1935). — Mohr, H.: Über die Pathogenität bei Trichomonas vaginalis. Z. Geburtsh. Gynäk. **115**, 115 (1937). — Mohr, W.: Die Herz- und Gefäß-störungen bei den verschiedenen Malariaformen unter besonderer Berücksichtigung elektrokardiographisch faßbarer Befunde. Ergebn. inn. Med. Kinderheilk. **58**, 73 (1939). ∼ Herz-Gefäßstörungen bei Malaria. Arch. Schiffs- u. Tropenhyg. **44**, 521 (1940). ∼ Toxoplasmose. In Handbuch der inneren Medizin, 4. Aufl., Bd. I/2, S. 730. Berlin-Göttingen-Heidelberg: Springer 1952. — Mohr, W., u. J. A. Kühner: Untersuchungen über den Vitamin C-Stoffwechsel und das Verhalten der Retikulocyten bei Vitamin C-Gabe bei Malaria. Med. Welt **13**, 111 (1939). — Mohr, W., H. Wahle u. A. Stammler: Experimentelle Toxoplasmainfektion beim Rhesusaffen. Z. Tropenmed. Parasit. **6**, 386 (1955). — Monotoreano, F., J. Rabenko y H. C. Abrahim: La cardiopatía chagásica. Rev. Asoc. méd. argent. **74**, 434 (1960). — Montenegro, J.: Cutaneous reaction in leishmaniasis. Arch. Derm. Syph. (Chicago) **13**, 187 (1926). — Moraczewski, S. A., and F. E. Kelsey: Distribution and rate of metabolism of phosphorus compounds in Trypanosoma equiperdum. J. infect. Dis. **82**, 45 (1948). — Morenas, L.: La giardiose des voies biliaires. Ann. Parasit. hum. comp. **8**, 201 (1930). ∼ Recherches morphologiques et biologiques sur le Trichomonas vaginalis. Bull. Soc. Path. exot. **35**, 105 (1942). — Moretti, G. F., et P. Catros: Le potentiel d'oxydo-réduction dans les cultures d'Entamoeba dysenteriae. C. R. Soc. Biol. (Paris) **144**, 1500 (1950). — Morishita, K.: An experimental study on the life history and biology of Trypanosoma conorhini (Donovan), occurring in the alimentary tract of Triatoma rubrofasciata (de Gur) in Formosa. Jap. J. Zool. **6**, 459 (1935). —

Morrison, D. B., and W. A. D. Anderson: On the role of parasite pigment in the malaria paroxysm. Publ. Hlth Rep. (Wash.) 57, 161 (1942). — Morrison, D. B., and H. A. Jeskey: The pigment, lipids and proteins of the malaria parasite (P. knowlesi). Fed. Proc. 6, 279 (1947). — Most, H., and P. H. Lavietes: Kala azar in American military personnel, report of 30 cases. Medicine (Baltimore) 26, 221 (1947). — Mott, F. W.: Observations on the brains of men and animals infected with various forms of trypanosomes. Proc. roy. Soc. B 76, 235 (1905). ~ Histological observations of sleeping sickness. Rep. Sleep. Sickn. Comm. Roy. Soc. 7 (1907). ~ The comparative neuropathology of trypanosome and spirochaete infections. Proc. roy. Soc. Med., Path. Sect. 1 (1910). — Moulder, J. W.: Effect of age of infection upon the oxidative metabolism of Trypanosoma lewisi. Science 106, 168 (1947). ~ The oxidative metabolism of Trypanosoma lewisi in a phosphate-saline medium. J. infect. Dis. 83, 33 (1948). ~ Changes in the glucose metabolism of Trypanosoma lewise during the course of infection in the rat. J. infect. Dis. 83, 42 (1948). — Moulder, J. W., and E. A. Evans: The biochemistry of the malaria parasite. VI. Studies on the nitrogen metabolism of the malaria parasite. J. biol. Chem. 164, 145 (1946). — Mudrow-Reichenow, L.: Unser heutiges Wissen von der Plasmodienentwicklung im Wirtstier. Z. Tropenmed. Parasit. 1, 113 (1949). ~ Der moderne Stand der biologischen und chemotherapeutischen Malariaforschung. Ergebn. Hyg. Bakt. 27, 420 (1952). — Mudrow-Reichenow, L., u. E. Reichenow: Die Entwicklung von Plasmodium cathemerium im Endothel und im Blut des Kanarienvogels. Zool. Jb., Abt. Anatomie 70, 1 (1949). — Mühlpfordt, H.: Das Verhalten sarcosporidien-infizierter Tiere im Sero-Farbtest auf Toxoplasmose nach Sabin-Feldman. Z. Tropenmed. Parasit. 3, 205 (1951). ~ Das Verhalten von Toxoplasma gondii (Stamm B k) in der Gewebskultur. Z. Tropenmed. Parasit. 4, 53 (1952). ~ Mischinfektionen mit markierten Trypanosomenarten. Z. Trop. Parasit. 11, 265 (1960). — Mühlpfordt, H., u. M. Bayer: Elektronenmikroskopische Untersuchungen an Protozoen (Trypanosoma gambiense). Z. Tropenmed. Parasit. 12, 334 (1961). — Muniz, J.: Do valor da reação de precipitina no diagnóstico das formas agudas e sub-agudas da „doença de Chagas". Mem. Inst. Osw. Cruz 45, 537 (1947). ~ Do valor da reação de precipitina no diagnóstico das formas agudas e sub-agudas da „doença de Chagas". Brasil-méd. 61, 261 (1947). — Muniz, J., e A. P. Azevedo: Novo conceito da patogenia da doença de Chagas (Trypanosomiasis americana), Inflamação alérgica granulomatóide (A) e miocardite hiperérgica (8), produzidas em „rhesus" (macaca mulata), inoculados com formas mortas de cultivo do „Schizotripanum cruzi". Hospital (Rio de J.) 32, 165 (1947). — Muniz, J., y G. de Freitas: Contribuição para o diagnóstico da doença de Chagas pelas reaçoes de imunidade. Rev. bras. Biol. 4, 421 (1944). ~ Contribuição para o diagnóstico do doença de Chagas pelas reaçoes de imunidade. Mem. Inst. Osw. Cruz 41, 303 (1945). ~ Estudos sobre a imunidade humoral na doença de Chagas. Brasil-méd. 60, 337 (1946).

Nagesha, C. N., and M. K. Kutty: Balantidial dysentery in Mangalore. Indian J. med. Sci. 13, 841 (1959). — Nakamura, M.: Effect of antimetabolites on the growth of Entamoeba histolytica. IV. Folic acid analogues. Exp. Cell Res. 25, 648 (1961). — Nakamura, M., and E. E. Baker: Effect of antimetabolites on growth of Endamoeba histolytica. II. Pantetheine and coenzyme A antagonist. Proc. Soc. exp. Biol. (N.Y.) 92, 723 (1956). — Nakamura, M., and P. R. Edwards jr.: Enzymes of Entamoeba histolytica. I. Gelatinase. Proc. Soc. exp. Biol. (N.Y.) 100, 403 (1959). ~ Casease in Entamoeba histolytica. Nature 183, 397 (1959). — Nakamura, M., and S. Jonsson: The effect of antimetabolites on the growth of Endamoeba histolytica. I. Purine and pyrimidine analogs. Arch. Biochem. 66, 183 (1957). Napier, L. E.: A new serological test of kala-azar. Indian med. Gaz. 62, 362 (1927). — Napier, L. E., and J. M. Hendersen: The erythrocyte sedimentation rate in kala-azar. Indian J. med. Res. 19, 691 (1931/32). — Napier, L. E., K. V. Krishnan and C. Lal: Cytological studies on the blood and tissues in kala-azar and associated conditions. V. The large mononuclear cells in the peripheral and in the spleen blood in kala-azar. Indian med. Gaz. 68, 75 (1933). — Natali, C.: Histologische Untersuchungen über Nebennierenveränderungen bei einem Fall von Malaria tropica und vergleichende Untersuchungen an Nebennieren experimentell infizierter Affen (Plasmodium knowlesi). Arch. Schiffs- u. Tropenhyg. 38, 243 (1934). — Nau-Nihal Singh and P. C. Basu: Adrenal insufficience of the host in P. knowlesi malaria. Indian J. Malar. 15, 53 (1961). — Nauck, E. G.: Untersuchungen über Affenmalaria. Verh. Dtsch. Path. Ges., 27. Tagg Rostock 22.—25. Mai 1934, S. 242. ~ Immunitätsprobleme bei Malaria. Z. Tropenmed. Parasit. 4, 285 (1953). ~ Lehrbuch der Tropenkrankheiten. 2. Aufl. Stuttgart: Georg Thieme 1962. — Nauck, E. G., u. B. Malamos: Über Immunität bei Affenmalaria. Z. Immun.-Forsch. 84, 337 (1935). ~ Chemotherapie und Immunität bei Affenmalaria und ihre Beziehungen zum RES. Verh. Dtsch. Ges. Inn. Med., 47. Kongr. Wiesbaden 1935, S. 354. — Nauss, R. W., and J. Rappaport: Studies on amebiasis. I. Pathogenesis of mucosal penetration. Amer. J. trop. Med. 20, 107 (1940). — Neal, R. A.: Some observations on the variation of virulence and response to chemotherapy of strains of Entamoeba histolytica in rats. Trans. roy. Soc. trop. Med. Hyg. 44, 439 (1950/51). ~ The influence of encystation upon the virulence of Entamoeba histolytica in rats. Trans. roy. Soc. trop. Med. Hyg. 48, 533 (1954). ~ Strain variation in Entamoeba histolytica. Proteolytic enzymes in Entamoeba histolytica. (Correspondence.) Nature (Lond.) 178, 599 (1956). ~ III. The influence of the bacterial flora on virulence to rats. Parasitology 46, 183 (1956). ~ Symposium on the laboratory aspects of amoebiasis. III. Virulence in Entamoeba histolytica. Trans. roy. Soc. trop. Med. Hyg. 51, 313 (1957). ~ Enzymic proteolysis by Entamoeba histolytica; biochemical characteristics and relationship with invasiveness. Parasitology 50, 531 (1960). — NEAL, R. A., and P. VINCENT: Strain variation in Entamoeba histolytica. I. Correlation of invasiveness in rats with clinical history and treatment of the experimental infections. Parasitology 45, 152 (1955). ~ II. The effect of serial liver passage on the virulence. Parasitology 46, 173 (1956). — NEGHME, A., M. MIRANDA, M. AGOSÍN e R. SANZ: Contribución a la quimioterapia del Balantidium coli. II. Estudio clínico. Bol. Inform. Parasit. (Chile) 6, 7 (1951). — NELSON, E. C.: Cultivation and cross-infection experiments with Balantidia from pig, chimpanzee, guinea pig and macacus rhesus. Amer. J. Hyg. 22, 26 (1935). — NEUJEAN, G.: Contribution à l'étude des liquides rachidiens et céphaliques dans la maladie du sommeil. Ann. Soc. belge Méd. trop. 30, 1125 (1950). — NEUMANN, H.: Über den Antikörper und die Immunität bei der menschlichen Malaria. Arch. Schiffs- u. Tropenhyg. 37, 427 (1933). — NEVA, F. A., MARY F. MALONE and BARBARA R. MYERS: Factors influencing the intracellular growth of Trypanosoma cruzi in vitro. Amer. J. trop. Med. Hyg. 10, 140 (1961). — NIÑO, F. L.: Tumores inflamatorios amibianos del intestino grueso. Bol. Inst. Clin. quir. (B. Aires) 18, 153 (1942). — NÖLLER, W.: Blut- und Insektenflagellatenzüchtung auf Platten. Arch. Schiffs- u. Tropenhyg. 21, 53 (1917). — NOETZEL, H.: Tödlich verlaufende Toxoplasmose bei einem Erwachsenen. Beitr. path. Anat. 111, 419 (1951). — NOETZEL, H., P. ELEJALDE u. E. DIAS: Über die Gehirnveränderungen bei der Chagaskrankheit. Z. Tropenmed. Parasit. 9, 27 (1958). — NORMAN, L., and M. M. BROOKE: The use of penicillin and streptomycin in the routine cultivation of amebae from fecal specimens. Amer. J. trop. Med. Hyg. 4, 472 (1955). — NOVY, F. G., and W. J. MCNEAL: On the cultivation of Trypanosoma brucei. J. infect. Dis. 1, 1 (1904). — NUSSENZWEIG, V.: Contribuicâo para o estudo da reação de fixação do complemento na leishmaniose visceral, com antígeno extraído de bacilos de tuberculose. Rio de Janeiro: Serviço Nacional de Educação Sanitaria, Brasil (1958).

OKUMURA, M., T. DE BRITO, L. H. P. DA SILVA, A. C. DA SILVA u. A. C. NETTO: The pathology of experimental Chagas' disease in mice. I. Digestive tract changes, with a reference to necrotizing arterititis. Rev. Inst. Med. trop. S. Paulo 2, 17 (1960). — ORMEROD, W. E.: Cell inclusions and the epidemiology of rhodesian sleeping sickness. Trans. roy. Soc. trop. Med. Hyg. 54, 299 (1960). ~ The study of volutin granules in trypanosomes. Trans. roy. Soc. trop. Med. Hyg. 55, 313 (1961). — OSBURN, H.: Amoebiasis cutis. Cent. Afr. J. Med. 6, 384 (1960).

PAISSEAU, G., et H. LEMAIRE: De l'insuffisance surrenale dans le paludisme. Presse méd. 24, 547 (1916). — PAN, CHIA-TUNG: Studies on the monoxenic cultivation of Entameoba histolytica with hemoflagellates. J. infect. Dis. 106, 284 (1960). — PAPKE, W.: Die Bedeutung der Lamblien für Erkrankungen des Duodenums, der Gallenwege und der Gallenblase. Dtsch. med. Wschr. 66, 629 (1940). — PARROT, L.: Sur „l'immunité" dans les paludismes. Arch. Inst. Pasteur d'Algérie 33, 223 (1955). — PAULA e SILVA, G. S. DE: Manifestações de molestia de Chagas no aparêlho digestivo. Rev. goiana Med. 4, 149 (1958). — PAYAN, H., J. SAUTET et J. R. ALDIGHIERI: Contribution à l'étude anatomo-pathologique de l'infection à plasmodium berghei, chez les souris blanches soumises à divers régimes. Ann. Parasit. hum. comp. 35, 209 (1960). — PAZZI, DEMURTAS M.: Studio sulle variazioni dell'acido lattico sanguigno nei malarici cronici. Riv. Malar. 13, 66 (1934). — PENTIMALLI, F.: Flagellati del genere „Tricomonas" nel sangue circolante dell'uomo. Ann. Igiene 33, 309 (1923). — PERA, J. S.: Cardiopatia chagasica e Mega. Rev. bras. Med. 10, 7 (1953). — PERUZZI, M.: Pathologico-anatomical and serological observations on the trypanosomiases. Final Rep. League of Nations. Intern. Comm. on human trypanosomiasis, 1928, S. 245, 277. — PESSAT, O. A. N.: Milieu diphasique pour la culture de Trypanosoma cruzi. Bull. Soc. Path. exot. 54, 16 (1961). — PESSÔA, S. B.: Classificação das leishmanioses e das espécies do gênero Leishmania. Arch. Hig. (S. Paulo) 26, 41 (1961). — PETERSEN, W. F.: Blood sugar during the crisis of malarial fever. Proc. exp. Biol. (N.Y.) 23, 753 (1926). — PHILIPS, N. R.: Experimental studies on the quantitative transmission of Trypanosoma cruzi: Considerations regarding the standardization of materials. Ann. trop. Med. Parasit. 54, 60 (1960). — PHILLIPS, B. P.: Cultivation of Endamoeba histolytica with Trypanosoma cruzi. Science 111, 8 (1950). — PHILLIPS, B. P., and I. L. BARTGIS: Effects of growth in vitro with selected microbial associates and of encystation and excystation, on the virulence of Endamoeba histolytica for guinea-pigs. Amer. J. trop. Med. Hyg. 3, 621 (1954). — PHILLIPS, B. P., and C. W. REES: The growth of Endamoeba histolytica with live and heat-treated Trypanosoma cruzi. Amer. J. trop. Med. 30, 185 (1950). — PHILLIPS, B. P., P. A. WOLFE and

I. L. BARTGIS: Studies on the ameba-bacteria relationship in amebiasis. II. Some concepts on the etiology of the disease. Amer. J. trop. Med. Hyg. 7, 392 (1958). — PHILLIPS, B. P., P. A. WOLFE, C. W. REES, H. A. GORDON, W. H. WRIGHT and J. A. REYNIERS: Studies on the ameba-bacteria relationship in amebiasis. Comparative results of the intracecal inoculation of germfree, monocontaminated, and conventional guinea pigs with Entamoeba histolytica. Amer. J. trop. Med. Hyg. 4, 675 (1955). — PIEKARSKI, G., M. SAATHOFF u. E. SCHÄFER: Die Komplementbindungsreaktion im Plattentest in ihrer Anwendung zum Nachweis von Toxoplasma-Antikörpern. Zbl. Bakt., I. Abt. Orig. 181, 407 (1961). — PIFANO, C. F.: Nouvelle trypanosomiase humaine de la région néotropicale produite par le Trypanosoma rangeli Tejera 1920. Bull. Soc. Path. exot. 41, 671 (1948). ~ El diagnóstico parasitológico de la enfermedad de Chagas en fase crónica. Arch. venez. Pat. trop. 2, 121 (1954). ~ Algunos aspectos de la patología comparada geográfica de la leishmaniasis tegumentaria en el trópico americano. Bull. Soc. Path. exot. 53, 510 (1960). ~ La enfermedad de Chagas y sus problemas. Arch. venez. Med. trop. 3, 101 (1960). ~ Evaluación de los procedimientos de laboratorio empleados en el diagnóstico de la enfermedad de Chagas. Bol. Ofic. sanit. panamer. 49, 563 (1960). ~ Algunos aspectos de la patología comparada geográfica de la leishmaniasis tegumentaria en el trópico americano. Gac. méd. Caracas 68, 89 (1960). — PIFANO, C. F., y M. MAYER: Hallazgo de formas evolutivas del Trypanosoma rangeli en el jugo de la trompa de Rhodnius prolixus de Venezuela. Arch. venez. Path. trop. 1, 153 (1949). — PINELLI, L.: La potassiemia nella malaria. Riv. Malar. 8, 310 (1929). — PINKERTON, H., and D. WEINMAN: Toxoplasma infection in man. Arch. Path. (Chicago) 30, 374 (1940). — PINTO, H. B., y A. D. BRITO: Contribución al estudio etiológico de la miocarditis crónica en Venezuela. Arch. venez. Pat. trop. 1, 94 (1949). — PIRLO, F.: A proposito della cosidetta „nefrite malarica". Contributo anatomico clinico. Arch. ital. Sci. med. trop. 37, 293 (1956). — PIZZI, T.: La imunología de la enfermedad de Chagas. Santiago/Chile, Centro de Publicaciones Biológicas. 1957. — PIZZI, T.: Identificación de Entamoeba histolytica en cortes histológicos. Bol. chil. Parasit. 15, 6 (1960). — PIZZI, T., y M. RUBIO: Aspectos celulares de la inmunidad en la enfermedad de Chagas. Bol. Chileno Parasit. 10, 4 (1955). — PIZZI, T., J. VALLS y R. FLORENZANO: Estudio preliminar sobre la cardiopatía chagásica en la zona central de Chile. Rev. méd. Chile 76, 315 (1948). POINDEXTER, H. A.: Observations on the defense mechanism in Trypanosoma equiperdum and Trypanosoma lewisi infections in guinea pigs and rats. Amer. J. trop. Med. 13, 555 (1933). — PONSELLE, M. A.: Culture des trypanosomes pathogènes. C. R. Acad. Sci. (Paris) 178, 1219 (1924). — POPOTAS, CH.: Bedeutung der Sternalpunktion für die Diagnose der Kala-Azar. Arch. Schiffs- u. Tropenhyg. 44, 79 (1940). — PORTER, R. J.: Amebiasis. Ann. Rev. Microbiol. 7, 273 (1953). — PORTO, C.: Gastropatía chagásica crónica. Rev. goiana Med. 1, 43 (1955). — POWELL, S. J., and P. B. NEAME: A case of amoebic brain abscess (Memoranda). Brit. med. J. Act. 15, 1136 (1960). — POWELL, S. J., A. J. WILMOT and R. ELSDONDEW: Hepatic amoebiasis. Trans. roy. Soc. trop. Med. Hyg. 53, 190 (1959). — PRATA, A.: Relaçâo etiológica entre doença de Chagas e megaesófago. Rev. bras. Med. 17, 300 (1960). — PRITZE, F.: Beiträge zur Kenntnis des Balantidium coli. Z. Parasitenk. 1, 345 (1929).

RADOSAVLJEVIĆ, A.: Versuche zum Nachweis von Antikörpern bei Malaria. Arch. Schiffsu. Tropenhyg. 34, 629 (1930). — RADOSAVLJEVIĆ, A., u. L. RISTIĆ: Ergebnisse der Senkungsreaktion und der Bluteiweißbestimmung bei Malaria. Z. ges. exp. Med. 51, 48 (1926). — RAFFAELE, G., e P. M. CARRESCIA: Sull'azione della dieta lattea nella infezioni da „Plasmodium berghei" dei topi e sua influenza sull'immunità. Riv. Malar. 33, 47 (1954). — RAMA RAO, R., and M. SIRSI: Avian malaria and B complex vitamins. 1. Thiamine. J. Indian Inst. Sci. 38, 108 (1956). — RAMAKRISHNAN, S. P., S. PRAKASH, A. K. KRISHNASWAMI and C. SINGH: Studies on Plasmodium berghei n. sp. Vincke and Lips 1948. Effect of milk diet on the course of blood-induced infection in albino rats. Ind. J. Malar. 7, 61 (1953). — RAMOS, J., y F. J. A. LAUS: Miocardite crónica na tripanosomiase americana. Hospital (Rio de J.) 29, 231 (1946). — RAMOS, J., e J. ORIA: Clinica e histopatologia do coraçâo em portadores de megaesofago e megacolon. Arch. Cirurg. clin. exp. 4, 363 (1940). — RANDALL, R.: Studies in Surra. I. The blood chemistry in equine trypanosomiasis (Trypanosoma evansi). Philipp. J. Sci. 53, 97 (1934). — RATCLIFFE, H. L.: The effects of changes in the diet and intestinal conditions of rats upon infections with Trichomonas hominis and Pentatrichomonas ardin delteili. Amer. J. Hyg. 11, 159 (1930). ~ Intestinal lesions associated with amebic and balantidial infection in man and lower animals. Amer. J. Hyg. 19, 68 (1934). — RAY, A. P.: Experimental studies on liver injury in malaria. I. Pathogenesis. Indian J. med. Res. 46, 359 (1958). — RAY, A. P., and G. K. SHARMA: Experimental studies on liver injury. II. Pathogenesis. Indian J. med. Res. 46, 367 (1958). — RAY, H. N., and SEN GUPTA: A cytochemical study of Entamoeba histolytica. J. Indian med. Ass. 23, 529 (1954). — RAY, J. CH.: Cultivation of various Leishmania parasites on solid medium. Indian J. med. Res. 20, 355 (1932/33). — RAZGHA, A. v.: Über die Züchtung der menschenpathogenen Trypanosomen. Z. Parasit. 2, 55 (1930). — REARDON, L. V., and I. L BARTGIS: The cultivation of the small race of Endamoeba histolytica with a single species of bacteria. J. Parasit. 35, 218 (1949). —

Rees, C. W.: The infectivity and pathogenicity of a starch-fed strain of Endamoeba histolytica. J. Parasit. 15, 131 (1929). ~ Problems in amoebiasis. Springfield: Ch. C. Thomas; Oxford: Blackwell Sci. Publ. 1955. — Rees, C. W., H. D. Baernstein, L. V. Reardon and L. Phillips: Some interactions in vitro of E. histolytica and single species of microbial symbionts. Amer. J. trop. Med. Hyg. 2, 1002 (1954). — Rees, C. W., J. Bozicevich, L. V. Reardon and F. S. Daft: The influence of cholesterol and certain vitamins on the growth of Endamoeba histolytica with a single species of bacteria. Amer. J. trop. Med. 24, 189 (1944). — Rees, C. W., J. Bozicevich, L. V. Reardon and F. Jones: A preliminary note on the complement fixation test for amoebiasis with antigens prepared from Endamoeba histolytica grown with a single species of bacteria. Amer. J. trop. Med. 22, 581 (1942). — Rees, C. W., Iris D. Key and J. G. Shaffer: Some quantitative data on the growth of Entamoeba histolytica from singel-cell isolations in microcultures. Amer. J. trop. Med. Hyg. 9, 162 (1960). — Rees, C. W., L. V. Reardon and I. L. Bartgis: The excystation of Entamoeba histolytica without bacteria in microcultures. Parasitology 40, 338 (1950). — Rees, C. W., L. V. Reardon, E. M. Johnson and M. F. Mayfield: The influence on whole egg inoculum on the growth of Endamoeba histolytica-organisms in enriched egg-white medium and in whole-egg-dialysate medium. J. Parasit. 31, Suppl., 7 (1945). — Reeves, R. E., Dorothy I. Schweinfurth and W. W. Frye: The cultivation of Entamoeba histolytica with radiation-inactivated bacterial cells. Amer. J. Hyg. 72, 211 (1960). — Reeves, R. E., H. E. Meleney and W. W. Frye: Bacteria free cultures of Entamoeba histolytica with chick embryo tissue juice. Z. trop. Med. Parasit. 8, 213 (1957). — Refaat, M. A., and R. S. Bray: Milk and protozoal infections. Brit. med. J. 1953 II, 1047. — Regendanz, P.: Über die Übertragung der Entamoeba histolytica, Entamoeba coli und Dientamoeba fragilis auf Ratten. Zbl. Bakt., I. Abt. Orig. 111, 412 (1929). ~ Der Blutzucker bei Trypanosomeninfektionen. Arch. Schiffs- u. Tropenhyg. 33, 242 (1929). ~ Der Zuckerverbrauch der Trypanosomen (nach Versuchen in vitro bei 37° C) und seine Bedeutung für die Pathologie der Trypanosomeninfektionen. Zbl. Bakt., I. Abt. Orig. 118, 175 (1930). ~ Der Verlauf der Infektion mit Schizotrypanum cruzi (Chagas) bei jungen Ratten und über die Unempfänglichkeit erwachsener Ratten für Schizotrypanum. Zbl. Bakt., I. Abt. Orig. 116, 256 (1930). ~ Zur glykopriven Intoxikation bei der Trypanosomiasis. Erwiderung auf die vorstehenden Ausführungen des Prof. Schern. Zbl. Bakt., I. Abt. Orig. 119, 303 (1931). ~ Die experimentelle Erzeugung von Schlafkrankheit beim natürlich immunen Pavian durch Infektion des Liquor cerebrospinalis. Arch. Schiffs- u. Tropenhyg. 36, 408 (1932). — Regendanz, P., u. C. Tropp: Das Verhalten des Blutzuckers und des Leberglykogens bei mit Trypanosomen infizierten Ratten. Arch. Schiffs- u. Tropenhyg. 31, 376 (1927). — Reichenow, E.: Untersuchungen über das Verhalten von Trypanosoma gambiense im menschlichen Körper. Z. Hyg. Infekt.-Kr. 94, 266 (1921). ~ Die Aufnahme roter Blutkörperchen durch Trichomonas. Arch. Schiffs- u. Tropenhyg. 29, 519 (1925). ~ Über das Vorkommen von zwei Coccidienarten der Gattung Isospora beim Menschen. Arch. Schiffs- u. Tropenhyg. 29, 172 (1925). ~ Zur Frage des Sitzes von Entamoeba histolytica im Darm. Arb. Reichsgesundh.-Amt 57, 136 (1926). ~ Die pathogenetische Bedeutung der Darmprotozoen des Menschen. Zbl. Bakt., I. Ant. Orig. 122, 195 (1931). ~ Das Verhalten von Trypanosoma gambiense in der Kultur. Z. Parasit. 4, 784 (1932). ~ Die Züchtung der pathogenen Trypanosomen. Arch. Schiffs- u. Tropenhyg. 38, 292 (1934). ~ Beiträge zur Kenntnis der Chagaskrankheit. Arch. Schiffs- u. Tropenhyg. 38, 459, 499 (1934). ~ Dauerkultur pathogener Trypanosomen. C. R. intern. Zool. 3, 1955 (1937). ~ Die bisherigen Erfahrungen mit der Dauerzüchtung afrikanischer pathogener Trypanosomen. Festschr. Nocht, Hamburg, 1937, S. 487. ~ Die Biologie der Entamoeba histolytica als Grundlage für die Pathogenese. Arch. Schiffs- u. Tropenhyg. 41, 257 (1937). ~ Über die Entwicklungsfähigkeit der Kulturformen von T. gambiense und T. congolense in Glossinen. Arch. Schiffs- u. Tropenhyg. 43, 197 (1939). ~ Lambliase. In Handbuch der inneren Medizin, 4. Aufl. Bd. I/2, S. 666. Berlin-Göttingen-Heidelberg: Springer 1952. ~ Grundriß der Protozoologie, 3. Aufl. Leipzig: Johann Ambrosius Barth 1952. ~ Coccidiose. In Handbuch der inneren Medizin, 4. Aufl., Bd. I/2, S. 670. Berlin-Göttingen-Heidelberg: Springer 1952. ~ Balantidiose. In Handbuch der inneren Medizin, 4. Aufl., Bd. I/2, S. 674. Berlin-Göttingen-Heidelberg: Springer 1952. ~ Über Trypanosoma rangeli und die Entwicklung des Blutparasitismus der Säugetiertrypanosomen. Z. Tropenmed. Parasit. 8, 219 (1957). — Reichenow, E., u. L. Mudrow: Der Entwicklungsgang von Plasmodium praecox im Vogelkörper. Dtsch. tropenmed. Z. 47, 289 (1943). — Reiner, L., C. V. Smythe and J. T. Pedlow: On the glucose metabolism of trypanosomes (Trypanosoma equiperdum and Trypanosoma lewisi). J. Biol. Chem. 113, 75 (1936). — Remington, J. S., L. Jacobs, Marjorie L. Melton and H. E. Kaufmann: Chronic toxoplasma infection in a human uterus. J. Parasitology 44, 587 (1958). — Rendtorff, R. C.: The experimental transmission of human intestinal protozoon parasites. I. Endamoeba coli cysts given in capsules. Amer. J. Hyg. 59, 196 (1954). ~ The experimental transmission of human intestinal protozoon parasites. II. Giardia lamblia cysts given in capsules. Amer. J. Hyg. 59, 209 (1954). — Rendtorff, R. C., and C. J. Holt: The experimental transmission of human intestinal protozoon parasites. V. Multiple infections produced with three species of amebae. Amer. J. Hyg. 61, 321 (1955). — REZENDE, J.M.: Megaesofago por doença de Chagas. Rev. goiana Med. 2, 297 (1956). — RICCIARDI, M. L., e E. GOZZI: Studi sulla biologia di E. histolytica. III. Utilità del metodo de Chang per l'incistamento in vitro di E. histolytica. Riv. Parassit. 19, 169 (1958). — RIDLEY, D. S., and F. D. SCHOFIELD: The comparative pathogenicity of small race Entamoeba histolytica and other intestinal parasites. Trans. roy. Soc. trop. Med. Hyg. 51, 514 (1957). — RIFAAT, M. A., and H. F. NAGATY: Toxoplasmosis in Egypt — a toxoplasmin-skin-testing survey among a group of cairo population. J. Egypt. publ. Hlth Ass. 34, 121 (1959). — RIGDON, R. H., and W. K. STRATMAN-THOMAS: A study of the pathological lesions in P. knowlesi infection in M. rhesus monkeys. Amer. J. trop. Med. 22, 329 (1942). — ROCH, M., et R. LASSERC: Lambliase et stéatorrhée. Bull. Soc. méd. Hôp. Paris 69, 288 (1953). — ROCHA LIMA, H. DA: Pathologische Anatomie. In: Chagas, Villela und da Rocha Lima, Amerikanische Trypanosomenkrankheit. MENSES Handbuch der Tropenkrankheiten, 3. Aufl., Bd. 5, Teil 1, S. 708. 1929. — RODENWALDT, E.: Flagellaten als Parasiten menschlicher Körperhöhlen. In v. PROWAZEK-NÖLLERS Handbuch der pathogenen Protozoen, Bd. 3, S. 1041. 1931. — RODHAIN, J.: Les plasmodiums des anthropoides de l'Afrique centrale et leurs relations avec les plasmodiums humains. Ann. Soc. belge Méd. trop. 20, 489 (1940). ~ Susceptibility of the chimpanzee to P. malariae of human origin. Amer. J. trop. Med. 28, 629 (1948). ~ L'action de la diète lactée sur les infections à Plasmodium berghei, Plasmodium vinckei et Babesia rodhaini chez les souris. Ann. Soc. belge Méd. trop. 33, 245 (1953). ~ Les formes préérythrocytaires du Plasmodium vivax chez le chimpanzé. Ann. Soc. belge Méd. trop. 36, 99 (1956). — RODHAIN, J., et A. BODEN: Le liquide céphalorachidien dans le trypanosomiase humaine. Névraxe 10, 61 (1909). — RODHAIN, J., et R. DELLEART: L'infection à plasmodium malariae du chimpanzé chez l'homme. Ann. Soc. belge Méd. trop. 23, 19 (1943). — RODRIGUES DA SILVA, J., y D. DE PAOLA: Alteraçôes histoquímicas do sistema retículo-endotelial hepático no calazar. Med. Cirurg. Farm. 254, 211 (1957). ~ Hepatic lesions in American Kala-Azar: a needle-biopsy study. Ann. trop. Med. Parasit. 55, 249 (1961). — RODRIGUES DA SILVA, J., y E. TORRES: Abcesso amebiano deo fígado. Estudo de revixão e apresentação de um caso. Rev. bras. Gastroent. 9, 215 (1957). — ROGOVA, L. I.: Pathogenicity of strains of dysentery amoeba recovered from healthy carriers. [Russisch.] Med Parazit. i Parazit. Dis. (Mosk.) 25, 330 (1956). — ROMAÑA, C.: Acerca de un síntoma inicial de valor para el diagnóstico de forma aguda de la enfermedad de Chagas. Univ. B. Aires. Mis. Estud. Pat. Reg. Arg. 22, 16 (1935). ~ Miocarditis crónica esquizotripanósica (hallazgo de Schizotripanum cruzi en el corazón). An. Inst. Med. region. (Tucumán) 2, 1 (1947). ~ Acerca del ciclo evolutivo del Trypanosoma (Schizotrypanum) cruzi Chagas 1909, en sus fases tisular y hemática. An. Inst. Med. region (Tucumán) 4, 155 (1955). — ROMAÑA, C., y F. COSSIO: Formas crónicas cardíacas de la enfermedad de Chagas. An. Inst. Med. region. (Tucumán) 1, 1 (1944). — ROMAÑA, C., y E. DIAS: Reação de fixação do complemento na Doença de Chagas, com antígeno alcoólico de cultura do „Schizotrypanum cruzi". Mem. Inst. Osw. Cruz 37, 1 (1942). — ROMAÑA, C., y J. GIL: Reacción de fijación de complemento con antígeno de cultura de S. cruzi en 500 sueros humanos. An. Inst. Med. region. (Tucumán) 1, 297 (1946). — ROMAÑA, C., y M. S. ROMAÑA: Valor comparativo de la reacción de fijación de complemento y del xenodiagnóstico en un grupo de chagásicos crónicos. An. Inst. Med. region. (Resistencia, Argentina) 4, 245 (1957). — ROMAÑA, C. F., u. M. S. ROMAÑA: Investigaciones sobre megaesófago en Cafyate (Salta). An. Inst. Med. region. (Resistencia, Argentina) 5, 35 (1960). — ROSKIN, G. J., et K. G. ROMANOWA: Etude de l'action thérapeutique des endotoxines des protozoaires sur le cancer expérimental. Bull. Biol. Méd. exp. URSS. 6, 118 (1938). — Ross, G. R.: Researches on blackwater fever in Southern Rhodesia. Mem. London School Hyg. trop. Med. 6, 1 (1932). — ROSSAN, R. N.: Serum proteins of animals infected with Leishmania donovani with special reference to electrophoretic patterns. Exp. Parasit. 9, 302 (1960). — ROSSIN, P. H., u. M. DRESSLER: Zur Frage der Lambliasis. Schweiz. med. Wschr. 1943, 209. — ROUTH, C. F., J. E. MCCROAN and C. G. HAWES: Three cases of human infection with isospora in Georgia. Amer. J. trop. Med. Hyg. 4, 1 (1955). — ROW, R.: A simplified technique for culturing malarial parasites aerobically. Indian med. Gaz. 63, 628 (1928). — RUBITSCHUNG, O.: Die Wiederholung des Kurventyps der Leukocyten für akute Infektionen bei jedem Anfall von Malaria tertiana. Arch. Schiffs- u. Tropenhyg. 29, 217 (1925). — RUCHMAN, I.: Occurrence of toxoplasma neutralizing antibodies in various disease conditions. J. Lab. clin. Med. 33, 87 (1948). — RUGE, H.: Leberfunktion bei frischer Malaria. Arch. Schiffs- u. Tropenhyg. 39, 14 (1935). — RUSSELL, P. F., L. S. WEST and R. D. MANWELL: Practical malariology. Philadelphia: W. B. Saunders Company 1946. — RYLEY, J. F.: Studies on the metabolism of the protozoa. VII. Comparative carbohydrate metabolism of eleven species of trypanosome. Biochem. J. 62, 215 (1956).

SABIN, A. B.: Toxoplasma neutralizing antibody in human beings and morbid conditions associated with it. Proc. Soc. exp. Biol. (N.Y.) 51, 6 (1942). ~ Toxoplasmosis: Current status and unsolved problems; (introductory remarks). Amer. J. trop. Med. Hyg. **2**, 360 (1953). — SABIN, A. B., and H. A. FELDMAN: Dyes as microchemical indicators of a new immunity phenomenon affecting a protozoon parasite. Science **108**, 660 (1948). — SABIN, A. B., and P. OLITSKY: Toxoplasma and obligate intracellular parasitism. Science **85**, 336 (1937). — SABIN, A. B., and I. RUCHMAN: Characteristics of the toxoplasma neutralizing antibody. Proc. Soc. exp. Biol. (N.Y.) **51**, 1 (1942). — SAITO, M.: Cultivation of Entamoeba histolytica without actively growing bacteria. I. Cultivation in the preconditioned medium added with antibiotics. Kitasato Arch. exp. Med. **25**, 245 (1953). ~ Experimental studies on the essential effect of bacterial flora upon the cultivation of Entamoeba histolytica. Kitasato Arch. exp. Med. **25**, 263 (1953). — SALAH ELDIN, M.: The nature of pulmonary lesions in malaria. Arch. Schiffs- u. Tropenhyg. **36**, 260 (1932). — SALLE, A. J.: The metabolism of protozoa. III. The metabolism of Leishmania donovani. J. infect. Dis. **49**, 481 (1931). — SALLE, A. J., and C. L. A. SCHMIDT: The metabolism of Leishmania tropica. J. infect. Dis. **43**, 378 (1928). — SANDE, M. v.: Influence du paludisme sur les protéines sériques étudiées par micro-electrophorèse sur papier. Ann. Soc. belge Méd. trop. **36**, 335 (1956). — SASSUCHIN, D. N.: Toxoplasmose. [Russisch.] Moskwa: Medgos 1956. — SAWADA, T., and K. HARA: Studies on the production of amebic liver abscess. II. Experimental production of liver abscess in rabbits and dogs. Gunma J. med. Sci. **3**, 181 (1954). — SAWADA, T., T. OSHIMA and I. SUZUKI: Oxydation-reduction potentials in relation to the cultivation of Entamoeba histolytica and to the establishment of amoebic infection. Gunma J. med. Sci. **2**, 127 (1953). — SAWADA, T., I. SUZUKI and T. OKA: Bacterial cell components as a substitute for serum in the culture medium for Entamoeba histolytica. Gunma J. Med. Sci. **2**, 137 (1953). — SCHACHSUWARLY, M.: Das Verhalten des Serumbilirubins bei Malaria. Arch. Schiffs- u. Tropenhyg. **31**, 399 (1927). — SCHEFF, G.: Über den intermediären Stoffwechsel der mit Trypanosomen infizierten Ratten. Biochem. Z. **200**, 309 (1928). ~ Über den intermediären Stoffwechsel der mit Trypanosomen infizierten Meerschweinchen. Biochem. Z. **248**, 168 (1932). — SCHEFF, G., u. Z. CSILLAG: Über die Beziehungen einiger jodbindender Substanzen (wie Glutathion, Ascorbinsäure) zum Kohlehydrathaushalt in der Trypanosomeninfektion. Ein Beitrag zur intermediären Stoffwechselregulation. Naunyn-Schmiedeberg's Arch. exp. Path. Pharmak. **183**, 467 (1936). — SCHEFF, G., u. E. HORNER: Das Verhalten der Leberlipoide bei experimentellen Infektionen. Biochem. Z. **248**, 181 (1932). — SCHEFF, G., and J. S. THATCHER: Potassium in relation to death in rats infected with Trypanosoma equiperdum. J. Parasit. **33**, Suppl., 8 (1947). ~ The role of potassium as a cause of death in experimental trypanosomiasis. J. Parasit. **35**, 35 (1949). — SCHENONE, H., e G. NIEDMANN: Nuevos aportes al estudio de la cardiopatía chagásica crónica en Chile. Bol. Chileno Parasit. **12**, 2 (1957). — SCHENSNOVICH, V. B.: Pathogenicity of strains of Entamoeba histolytica recovered from healthy carriers. [Russisch.] Med. Parazit. i Parazit. Dis. (Mosk.) **24**, 317 (1955). — SCHERN, K.: Über Trypanosomen I—VI. Zbl. Bakt., I. Abt. Orig. **96**, 356, 440 (1925). ~ Über die auf Grund des Zuckerphänomens der Trypanosomen geklärte Pathogenese der Trypanosomiasen (Schlafkrankheit des Menschen, Dourine, Mal de Caderas, Nagana usw.). Berl. tierärztl. Wschr. **42**, 665 (1926). ~ Zur Pathogenese der Trypanosomiasen. Dtsch. med. Wschr. **53**, 106 (1927). ~ Über die Störung des Zuckerstoffwechsels bei Trypanosomiasen und Spirochaetosen. Biochem. Z. **193**, 264 (1928). ~ Zur Trypanosomenarbeit von Regendanz und Tropp. Zbl. Bakt., I. Abt. Orig. **111**, 139 (1929). ~ Zur glykopriven Intoxikation bei der Trypanosomiasis. Erwiderung an REGENDANZ. Zbl. Bakt., I. Abt. Orig. **119**, 297 (1931). — SCHERN, K., u. R. ARTAGAVEYTIA-ALLENDE: Zur glykopriven Therapie und Prophylaxe mit sowohl toxisch als auch atoxisch wirkenden Substanzen bei der experimentellen Trypanosomen- und Treponemen-Infektion. Z. Immun-Forsch. **89**, 21 (1936). — SCHERN, K., u. E. BOZZOLO: Über die glykoprive Intoxikation und ihre histologischen Strukturveränderungen bei der Trypanosomiasis. Miessner Festschr., Hannover 1930, S. 175. — SCHERN, K., u. H. CITRON: Über Laevulosurie sowie neuartige Serum- und Leberstoffe bei Trypanosomiasis. Dtsch. med. Wschr. **39**, 1356 (1913). — SCHILLING, C.: Antikörper und Anfangsfieber bei Malaria. Zbl. Bakt., I. Abt. Orig. **131**, 25 (1934). ~ Malaria. Allergie, besonders Immunität, bei Malaria und anderen Plasmodiosen. Ergebn. Hyg. Bakt. **23**, 294 (1940). ~ Nachweis von Antikörpern im Blute Malariakranker. Z. Immun.-Forsch. **104**, 212 (1943). — SCHILLING, C., u. P. RONDONI: Über Trypanosomentoxine und -immunität. Z. Immun.-Forsch. **18**, 651 (1913). — SCHILLING, C., H. SCHRECK, H. NEUMANN u. H. KUNERT: Versuche zur Schutzimpfung gegen Tsetsekrankheit. III. Z. Immun.-Forsch. **87**, 47 (1938). — SCHILLING, V.: Malaria. In Handbuch der Tropenkrankheiten, 3. Aufl. Leipzig: Johann Ambrosius Barth 1924. — SCHILLING-TORGAU, V.: Malariaparasiten in polychromatischen und kernhaltigen Erythrocyten. Arch. Schiffs- u. Tropenhyg. **16**, 1 (1912). — SCHNEIDER, R.: Die Serumproteinveränderungen bei der Malaria tertiana. Z. Tropenmed. Parasit. **9**, 234 (1958). — SCHNITZER, R. J., D. R. KELLY and B. LEIWANT: Experimental studies on trichomoniasis. I. Pathogenicity of trichomonad species for mice. J. Parasit. **36**, 343 (1950). — SCHRETZENMAYER, A.: Das Sternalpunktat in der Tropenmedizin. Arch. Schiffs- u. Tropenhyg. **42**, 149 (1938). — SCHÜTT, R.: Heutiger

Stand unserer Kenntnisse über viscerale Leishmaniasen. Ergebn. Hyg. Bakt. 23, 64 (1940). — SCHUHOVA, V.: Langfristige Kulturen des Toxoplasma gondii in He-La-Zellen. Zbl. Bakt. I. Abt. Orig. 168, 631 (1957). — SCHULTZ, W., u. A. WESTPHAL: Über das Trichomonas-Problem und das Vorkommen der Trichomonaden im menschlichen Blut. Arch. Gynäk. 168, 539 (1939). — SCHUMAKER, E.: The cultivation of balantidium coli. Amer. J. Hyg. 13, 281—295 (1931). ~ Relation of balantidium coli infection to the diet and intestinal flora of the domestic pig. Amer. J. Hyg. 13, 576—584 (1931). — SCHWARTZBURD, H., u. F. KÖBERLE: Chagas-Myelopathie. Z. Tropenmed. Parasit. 10, 309 (1959). — SCRAGG, JOAN: Amoebic liver abscess in African children. Arch. Dis. Childh. 35, 171 (1960). — SEARLE, D. S., and L. REINER: Effect of carbon dioxide on glucose metabolism of trypanosomes. Proc. Soc. exp. Biol. (N.Y.) 43, 80 (1940). ~ The role of carbon dioxide in glucose metabolism of Trypanosoma lewisi. J. biol. Chem. 141, 563 (1941). — SEELER, A. O., and W. H. OTT: Effect of riboflavine deficiency on the course of Plasmodium lophurae infection in chicks. J. infect. Dis. 75, 175 (1944). ~ Studies on nutrition and avian malaria. IV. Protein deficiency. J. infect. Dis. 77, 181 (1945). — SELBERG, W.: Über Kala-Azar bei einem heimgekehrten deutschen Kriegsgefangenen. Ärztl. Wschr. 1948, 731. ~ Zur Morphologie der Eiweißstoffwechselstörung bei Kala-Azar. Verh. der Dtsch. Ges. für Path. 32. Tagg. 1948 — SEN, A., S. N. GHOSH and J. C. RAY: Antigenic structure of Entamoeba histolytica. Nature (Lond.) 192, 283 (1961). — SEN, A., and S. MUCKERJEE: Observation on antigenic differentiation of Leishmania parasites of Kala-Azar and Post Kala-Azar dermal Leishmaniasis. Ann. Biochem. 21, 105 (1961). — SÉNÉCAL, J., M. LAIVIÈRE, P. COUTURIER et J. PANIS: Paludisme et nephropathie. Bull. Soc. méd. Afr. noire Langue franç. 4, 406 (1959). — SEN GUPTA, P. C.: Complement-fixation test with Witebsky, Klingenstein, Kuhn (WKK) or similar antigens; a modified technique. Indian med. Gaz. 80, 396 (1945). ~ Pathogenicity of Leishmania donovani in man. Rev. Inst. Med. trop. S. Paulo 4, 130 (1962). — SEN GUPTA, P. C., N. K. CHAKRAVARTY, H. N. RAY and B. DAS GUPTA: The liver in Kala-Azar. Ann. trop. Med. Parasit. 50, 252 (1956). — SEN GUPTA, P. C., and A. CHATTERJI: Histopathology of the spleen in drug resistant Kala-Azar. J. Indian med. Ass. 34, 81 (1960). ~ Lymphadenopathy in a case of Indian Kala-Azar. J. Indian med. Ass. 36, 21 (1961). — SEN, H. G., B. N. DUTTA and H. N. RAY: Effect of starvation on the course of experimentally induced Trypanosoma evansi infection in rats. Indian J. vet. Sci. 25, 143 (1955). ~ Milk diet in Trypanosoma evansi infection in rats. Indian J. vet. Sci. 25, 117 (1955). — SENEKJIE, H. A.: Immunologic studies in experimental Trypanosoma cruzi infections. II. Slide agglutination and intradermal test. Proc. Soc. exp. Biol. (N.Y.) 52, 56 (1943). — SERGENT, ED.: La prémunition dans le paludisme. Riv. Malar. Suppl. 14, 5 (1935). ~ Immunité ou prémunition dans les maladies à hématozoaires (paludismes, piroplasmoses). Arch. Inst. Pasteur Algér. 14, 413 (1936). ~ Définition de l'immunité et de la prémunition. Ann. Inst. Pasteur 79, 786 (1950). ~ Définition de l'immunité et de la prémunition. Arch. Inst. Pasteur Algér. 28, 429 (1954). ~ L'étude immunologique expérimentale du paludisme à Plasmodium berghei. Arch. Inst. Pasteur Algér. 32, 277 (1954). ~ La prémunition antipaludique et les accès de prémunis. Arch. Inst. Pasteur Algér. 33, 307 (1955). — SERGENT, ED., et A. PONCET: Etude expérimentale du paludisme des rongeurs à Plasmodium berghei. I. Incubation. Accè aigu. Arch. Inst. Pasteur Algér. 33, 71 (1955). ~ Etude expérimentale du paludisme des rongeurs à Plasmodium berghei. II. Stade d'infection latente métacritique. Arch. Inst. Pasteur Algér. 33, 195 (1955). ~ Etude expérimentale du paludisme des rongeurs à Plasmodium berghei. III. Résistance innée. Arch. Inst. Pasteur Algér. 33, 287 (1955). ~ Etude expérimentale du paludisme des rongeurs à Plasmodium berghei. IV. Résistance acquise. Arch. Inst. Pasteur Algér. 34, 1 (1956). ~ Etude expérimentale du paludisme des rongeurs à Plasmodium berghei. V. Morphologie du parasite. Arch. Inst. Pasteur Algér. 34, 139 (1956). ~ Etude expérimentale du paludisme des rongeurs à Plasmodium berghei. VI. Cycle évolutif schizogonique de la plasmodie. Arch. Inst. Pasteur Algér. 34, 287 (1956). — SERGENT, ED., and ET. SERGENT: History of the concept of „Relative immunity" or „Premunition" correlated to latent infection. Indian J. Malar. 10, 53 (1956). — SEYFARTH, C.: Die Malaria. In Handbuch der speziellen pathologischen Anatomie und Histologie, Bd. 1, S. 178. 1926. — SHAFFER, J. G.: Factors affecting the propagation of Endamoeba histolytica in vitro in the S-F medium and in tissue bearing substrate. Ann. N.Y. Acad. Sci. 56, 1033 (1953). — SHAFFER, J. G., and T. BALSAM: Ability of Endamoeba histolytica to phagocytose red blood cells. Proc. Soc. exp. Biol. (N.Y.) 85, 21 (1954). — SHAFFER, J. G., and W. W. FRYE: Studies on the growth requirements of Endamoeba histolytica. I. Maintenance of a strain of E. histolytica through one hundred transplants in the absence of an actively multiplying bacterial flora. Amer. J. Hyg. 47, 214 (1948). — SHAFFER, J. G., and V. IRALU: The effect of erytrocytes on the propagation of Entamoeba histolytica in culture. I. Demonstration of Toxicity of washed erythrocytes to a strain of E. histolytica. II. The Effect of blood cell derivatives. Amer. J. trop. Med. Hyg. 10, 10 (1961). — SHAFFER, J. G., R. W. SCHULER and IRIS D. KEY: Studies on the growth requirements of Entamoeba histolytica. The ingestion of altered bacterial structures by E. histolytica in the Shaffer-Frye-

Medium. Amer. J. trop. Med. Hyg. **7**, 302 (1958). — SHAFFER, J. G., H. S. SIENKIEWICZ and J. E. WASHINGTON: The propagation of E. histolytica in tissue bearing culture without accompanying bacteria or other microorganisms. Amer. J. Hyg. **57**, 366 (1953). — SHERMAN, I. W., and R. W. HULL: The pigment (hemozin) and proteins of the avian malaria parasite plasmodium lophurae. J. Protozool. **7**, 409 (1960). ~ Observations on the host hemoglobin during plasmodium lophurae infections in chicks. J. Parasitology **46**, 765 (1960). — SHORTT, H. E., and P. C. C. GARNHAM: The pre-erythrocytic development of Plasmodium cynomolgi and Plasmodium vivax. Trans. roy. Soc. trop. Med. **41**, 785 (1947/48). — SHORTT, H. E., S. R. PANDIT, K. P. MENON and C. S. SWAMINATH: The absence of effective immunity after cure of protozoal infections. Indian J. med. Res. **25**, 763 (1938). — SHUN-SHIN, M.: Balantidial dysentery in Rodriguez and its treatment with mercury biniodide. Brit. med. J. **1947 II**, 417. — SHUTE, P. G.: Latency and longterm relapses in benign tertian malaria. Trans. roy. Soc. trop. Med. Hyg. **40**, 189 (1946). — SICÉ, A., R. BOISEAU, J. PROVOST et L. DENIEL: Le quotient albumineux du sérum chez quelques trypanosomes. Bull. Soc. Path. exot. **24**, 181 (1931). — SICÉ, A., et P. BONNET: Contribution à l'étude des variations de l'équilibre protéique du sérum sanguin au cours de la trypanosomiase humaine. Marseille-méd. **73**, 707 (1936). — SIDDIQUI, W. A.: Demonstration of antigen-antibody reaction with a monobacterial culture of Entamoeba histolytica in Agar-Gel and on cellulose acetate membrane. J. Parasitology **47**, 371 (1961). — SIEGERT, P.: Augenerkrankungen bei Toxoplasmose. Ärzt. Praxis **6**, H. 1 (1954). — SIEYRO, L.: Die Hausfliege (Musca domestica) als Überträger von Entamoeba histolytica und anderen Darmprotozoen. Dtsch. tropenmed. Z. **46**, 361 (1942). — SIIM, J.: The histological picture in lymph nodes in an acquired toxoplasmosis. Schweiz. Z. Path. **16**, 506 (1953). — SIIM, J. C., and N. I. NISSEN: Toxoplasmosis adquisita lymphonodosa in a 62-Year-Old-Woman. Isolation of toxoplasma gondii from lymph node and muscle biopsy. Acta path. microbiol. scand. **43**, 298 (1958). — SILVA, J. J.: Método de cultivo del Trypanosoma (Schizotrypanum) cruzi para la preparación de antígenos. An. Inst. Med. region. (Tucumán) **1**, 71 (1954). — SILVER, R. T., L. PEREIRA, L. KORNGOLD and R. L. ENGLE jr.: Studies of Serum protein abnormalities in Kala-Azar. Proc. Soc. exp. Biol. (N.Y.) **106**, 365 (1961). — SINGH, J., C. P. NAIR, S. P. RAMAKRISHNAN and A. P. RAY: Studies on nuri strain of P. knowlesi. I. Effect of milk diet on blood induced infection. Indian J. Malar. **7**, 253 (1953). — SINTON, J. A.: A summary of our present knowledge of the mechanism of immunity in malaria. J. Malar. Inst. India **2**, 71 (1939). — SINTON, J. A., and N. D. KEHAR: Changes in the amount of blood sugar in malaria. Rec. Malar. Surv. India **2**, 287 (1931). — SMET, R. M. DE: Variations du rapport protéines totales/globulines du sérum lors de l'infection par Plasmodium berghei. Bull. Soc. Path. exot. **48**, 385 (1955). — SMITH, T.: The production of sarcosporidiosis in the mouse by feeding infected muscular tissue. J. exp. Med. **6**, 1 (1901). — SNYDER, T. L., and H. E. MELENEY: The excystation of Endamoeba histolytica in bacteriologically sterile media. Amer. J. trop. Med. **21**, 63 (1941). ~ Anaerobiosis and cholestrol as growth requirements of Endamoeba histolytica. J. Parasit. **28**, Suppl., 11 (1942). — SOUZA CAMPOS, E. DE: Sur un cas de balantidiose suivie d'autopsie: colite, appendicite et lésions des ganglions lymphatiques. C.R. Soc. Biol. (Paris) **90**, 1341 (1924). — SPAIN, D. M., N. MOLOMUT and L. J. WARSHAW: Preparations of lysates from cultures of T. cruzi and their effects on normal and tumorbearing mice. Proc. Soc. exp. Biol. (N.Y.) **69**, 134 (1948). — SPECK, J. F., and E. A. EVANS: The biochemistry of the malaria parasite. II. Glycolysis in cell-free preparations of the malaria parasite. J. biol. Chem. **159**, 71 (1945). — SPECK, J. F., J. W. MOULDER and E. A. EVANS: The biochemistry of the malaria parasite. V. Mechanism of pyruvate oxidation in the malaria parasite. J. biol. Chem. **164**, 119 (1946). — SPECTOR, B. K.: The pathological changes produced in the intestines of kittens by Endamoeba histolytica, with and without certain added bacteria. Amer. J. Hyg. **22**, 366 (1935). ~ Significance of the small variety Endamoeba histolytica. Amer. J. publ. Hlth **26**, 813 (1936). — SPICKNALL, C. G., and E. C. PEIRCE: Amebic granuloma. New Engl. J. Med. **250**, 1055 (1954). — SPIELMEYER, W.: Schlafkrankheit und progressive Paralyse. Münch. med. Wschr. **54**, 1065 (1907). ~ Die Trypanosomenkrankheiten und ihre Beziehungen zu den syphilogenen Nervenkrankheiten. Jena: Gustav Fischer 1908. — SPITZ, S.: The pathology of acute falciparum malaria. Milit. Surg. **99**, 555 (1946). — SRICHAIKUL, T.: A study of pigmentation and other changes in the liver in malaria. Amer. J. trop. Med. Hyg. **8**, 110 (1959). — STABLER, R. M. and L. G. FEO: Inoculation of the oral trichomonad (T. tenax) into the human vagina. Amer. J. trop. Med. **22**, 639 (1942). — STABLER, R. M., L. G. FEO and A. E. RAKOFF: Implantation of intestinal trichomonads (T. hominis) into the human vagina. Amer. J. Hyg., Sect. C **34**, 114 (1941). — STANSFELD, A. G.: The histological diagnosis of toxoplasmatic lymphadenitis. J. clin. Path. **14**, 565 (1961). — STAUBER, L. A.: Leishmaniasis in the hamster. In W. H. COLE, Some physiological aspects and consequences of parasitism. New Brunswick, N.J.: Rutgers University Press 1955. ~ Host resistance to the Karthoum strain of Leishmania donovani. Rice Inst. Pamphl. **45**, 80 (1958). — STEENIS, P. B. VAN: Giardiasis. Docum. Med. geogr. trop. (Amst.) **5**, 371 (1953). — STEPHENS, J. W. W.: Blackwater fever. A historical survey and summary of observations made over a century. Liverpool: University Press; London: Hodder & Stoughton 1937. — STEVENSON, A. C.: Demonstration of sections showing Trypanosoma gambiense in the brain substance of a case of sleeping sickness. Trans. roy. Soc. trop. Med. Hyg. 16, 135 (1922) ~ Note on the pathological changes in the brain of a case of sleeping sickness. Trans. roy. Soc. trop. Med. Hyg. 16, 384 (1922). — STRATMAN-THOMAS, W. K., and A. D. DULANEY: Immunologic studies in malaria with special reference to the diagnosis of malaria. Amer. J. trop. Med. 20, 717 (1940). — STRONG, R. P.: Clinical and pathological significance of Balantidum coli. Rep. Bur. Gov. Lab. Manila 26, 1 (1904). — SVENSSON, R. M.: A survey of human intestinal protozoa in Sweden and Finland. Parasitology 20, 237—249 (1928). — SWARTZWELDER, J. C.: Experimental studies on Endamoeba histolytica in the dog. Amer. J. Hyg., Sect. C 29, 89 (1937). — SWARTZWELDER, J. C., and W. H. AVANT: Immunity to amebic infection in dogs. Amer. J. trop. Med. Hyg. 1, 567 (1952). — SWELLENGREBEL, N. H.: Parasitology, a chapter of ecology. Docum. Med. geogr. trop. (Amst.) 8, 274 (1956). — SWELLENGREBEL, N. H., and M. M. STERMAN: Animal parasites in man. Princeton-NewYork-Toronto-London: D. van Nostrand Co. Ltd. 1961. — SWERDLOW, M. A., and R. B. BURROWS: Dientamoeba fragilis, an intestinal pathogen. J. Amer. med. Ass. 158, 176 (1955). — SZYMANSKI, L., and Z. TEVA: Amoeba of the Colon. Harefuah (In Hebrew) 60 (1961).

TALIAFERRO, L. G.: Infection and resistance in bird malaria, with special reference to periodicity and rate of reproduction of the parasite. Amer. J. Hyg. 5, 742 (1925). — TALIAFERRO, W. H.: Immunology of parasitic diseases. New York 1929. ~ Trypanocidal and reproduction-inhibiting antibodies to Trypanosoma lewisi in rats and rabbits. Amer. J. Hyg. 16, 32 (1932). ~ Ablastic and trypanocidal antibodies against Trypanosoma duttoni. J. Immunol. 35, 303 (1938). ~ The cellular basis for immunity in malaria. Symposium on human malaria, p. 239. Amer. Ass. Adv. Sci., Washington 1941. ~ The cellular results for immunity in malaria. Amer. Ass. Adv. Sci., Publ. No 15, p. 29 (1941). ~ Immunity in malaria. Amer. J. clin. Path. 14, 593 (1944). ~ Immunity to the malarial infections. In: M. F. BOYD, Malariology. Philadelphia and London: W. B. Saunders Company 1949. ~ The cellular basis of immunity. Ann. Rev Microbiol. 3, 159 (1949). ~ Functions of the spleen in immunity. Amer. J. trop. Med. Hyg. 5, 391 (1956). — TALIAFERRO, W. H., and P. R. CANNON: The cellular reactions during primary infections and superinfections of Plasmodium brasilianum in Panamanian monkeys. J. infect. Dis. 59, 72 (1936). — TALIAFERRO, W. H., and H. W. MULLIGAN: The histopathology of malaria with special reference to the function and origin of the macrophages in defence. Indian med. Res. Mem. 29, 1 (1937). — TALIAFERRO, W. H., and T. PIZZI: Connective tissue reactions in normal and immunized mice to a reticulotropic strain of Trypanosoma cruzi. J. infect. Dis. 96, 199 (1955). — TALIAFERRO, W. H., and L. G. TALIAFERRO: Acquired immunity in avian malaria. I. Immunity to superinfection. J. prevent. Med. (Baltimore) 3, 197 (1929). ~ Superinfection and protective experiments with Plasmodium brasilianum in monkeys. Amer. J. Hyg. 20, 60 (1934). ~ Reactions of the connective tissue in chickens to Plasmodium gallinaceum and Plasmodium lophurae. 1. Histopathology during initial infections and superinfections. J. infect. Dis. 97, 99 (1955). — TALICE, R. C., R. S. COSTA, B. RIAL y J. J. OSIMANI: Enfermedad de Chagas (Tripanosomiasis americana). Monogr. del Inst. Hig. de Montevideo. A. Monteverde & Cía, Palacio del Libre, 1940. — TALICE, R. V., P. FERREIRA-BERRUTTI y R. S. COSTA: Forma aguda mortal de la enfermedad de Chagas con puerta de entrada cutánea en una niña. Estudio clínico y anatomo-patológico. An. Fac. Med. Montevideo 25, 12 (1941). — TAYLOR, D. J., J. GREENBERG, B. HIGHMAN and G. R. COATNEY: Experimental infection of guinea pigs with Endamoeba histolytica. Amer. J. Trop. Med. 30, 817 (1950). — TAYLOR, D. J., J. GREENBERG and E. S. JOSEPHSON: The effect of two different diets on experimental amebiasis in the guinea pig and the rat. Amer. J. trop. Med. Hyg. 1, 559 (1952). — TAYLOR, H. L., O. MICKELSEN and A. KEYS: Effects of induced malaria, acute starvation and semistarvation on electrophoretic diagram of serum proteins of normal young men. J. clin. Invest. 28, 273 (1949). — TEMPELIS, C. H., and M. G. LYSENKO: The production of hyaluronidase by Balantidium coli. Exp. Parasit. 6, 31 (1957). — TERRY, L. L., and J. BOZICEVICH: Importance of complement fixation test in amebic hepatitis and liver abscess. Sth. med. J. (Bgham, Ala.) 41, 691 (1948). — TERZIAN, L. A.: The effect of splenectomy on avian malarial infections. J. infect. Dis. 79, 215 (1946). — THALHAMMER, O.: Der Stand der Toxoplasmoseforschung in Wien. Wien. klin. Wschr. 63, 565 (1951). ~ Die erworbene Toxoplasmose. Wien. Z. inn. Med. 36, 1 (1955). ~ Die Toxoplasmose bei Mensch und Tier. Wien: Wilhelm Maudrich 1957. — THIEL, P. H. v.: The taxonomic status of Toxoplasma gondii. Antonie v. Leeuwenhoek 22, 248 (1956). — THOMAS, H. W., and A. BREINL: Report on trypanosomes, trypanosomiasis and sleeping sickness being an experimental investigation into their pathology and treatment. Liverpool School Trop. Med. Mem., p. 16, 1905. — THOMPSON, P. E., D. MCCARTHY and J. W. REINERTSON: Observations on the virulence of Endamoeba histolytica during prolonged subcultivation. Amer. J. Hyg. 59,

249 (1954). — THOMPSON, P. E., A. M. MOORE, J. W. REINERTSON and A. BAYLES: Antimalarial activity of β resorcyclic acid and analogs and reversal by p-hydroxybenzoic acid. Antibiot. and Chemother. **3**, 399 (1953). — THOMSON, J. G.: Immunity in malaria. Trans. Roy. Soc. trop. Med. Hyg. **26**, 483 (1932/33). ~ Malaria in Nyasaland. Proc. roy. Soc. Med. **28**, 391 (1935). — THOMSON, J. G., and S. W. McLELLAN: The cultivation of one generation of malarial parasites (Plasmodium falciparum) in vitro by Bass's method. Ann. trop. Med. Parasit. **6**, 449 (1912). — THOMSON, J. G., and D. THOMSON: The cultivation of one generation of benign tertian malarial parasites (Plasmodium vivax) in vitro by Bass's method. Ann. trop. Med. Parasit. **7**, 153 (1913). — THOMSON, M. D.: Experimental amoebiasis in rabbits. Univ. Calif. Publ. Zool. **29**, No 2 (1926). — THONNARD-NEUMANN, E.: Die Splenomegalie im Bilde der chronischen Malaria. Dtsch. tropenmed. Z. **47**, 1 (1943). ~ Zur Pathogenese der Malaria-Anämie. Dtsch. tropenmed. Z. **48**, 129 (1944). — THONNARD-NEUMANN, E., u. W. STAHLMANN: Die Infektion jugendlicher Erythrocyten durch das Plasmodium vivax. Klin. Wschr. **26**, 423 (1948). — TOBIE, E. J., T. v. BRAND and B. MEHLMAN: Cultural and physiological observations on Trypanosoma rhodesiense and Trypanosoma gambiense. J. Parasit. **36**, 48 (1950). — TOBIE, E. J., and C. W. REES: The cultivation of Trypanosoma cruzi in dialysate medium. J. Parasit. **34**, 162 (1948). — TOBIE, J. E.: Pathogenicity of carrier strains of Endamoeba histolytica in the experimental dog. Proc. Soc. exp. Biol. (N.Y.) **45**, 691 (1940). ~ Experimental infection of the rabbit with Endamoeba histolytica. Amer. J. trop. Med. **29**, 859 (1949). — TOBIE, J. E., and G. R. COATNEY: Fluorescent antibody staining of human malaria parasites. Exp. Parasit. **11**, 128 (1962). — TORRES, C. M.: Estudo do miocardio na molestia de Chagas (fórma aguda). Alterações da fibra muscular cardiaca. Mem. Inst. Osw. Cruz **9**, 114 (1917). ~ Endocardite pariétale dans la maladie de Chagas (Trypanosomiase américaine). C. R. Soc. Biol. (Paris) **99**, 886 (1928). ~ Patogenia de la miocarditis crónica de la enfermedad de Chagas. V. Reun. Soc. Arg. Path. Reg. Norte, p. 902, 1930. ~ Sobre a anatomia patológica da doença de Chagas. Mem. Inst. Osw. Cruz **36**, 391 (1941). ~ Alterações dos capilares do coração na infecção experimental pelo Schizotrypanum cruzi. Ann. Acad. brasil. Sci. **14**, 1 (1942). ~ Miocitólise e fibrose do miocárdio na doença de Chagas. Mem. Inst. Osw. Cruz **58**, 161 (1960). — TRAGER, W.: Studies on conditions affecting the survival in vitro of a malarial parasite (Plasmodium lophurae). J. exp. Med. **74**, 441 (1941). ~ Further studies on the survival and development in vitro of a malaria parasite. J. exp. Med. **77**, 411 (1943). ~ The influence of biotin upon susceptibility to malaria. J. exp. Med. **77**, 557 (1943). ~ The development of the malarial parasite, Plasmodium lophurae in red blood cell suspension in vitro. J. Parasit. **32**, Suppl., 13 (1946). ~ The relation to the course of avian malaria of biotin and a fat-soluble material having the biological activities of biotin. J. exp. Med. **85**, 663 (1947). ~ The nutrition of an intracellular parasite (avian malaria). Acta trop. (Basel) **14**, 289 (1957). ~ Folinic Acid and Non-Dialyzable materials in the nutrition of malaria parasites. J. exp. Med. **108**, 753 (1958). — TRUSSELL, R. E.: Trichomonas vaginalis and trichomoniasis. Springfield, Ill.: Ch. C. Thomen 1947. — TRUSSELL, R. E., and G. JOHNSON: Physiology of pure culture of Trichomonas vaginalis. III. Fermentation of carbohydrates and related compounds. Proc. Soc. exp. Biol. (N.Y.) **47**, 176 (1941). — TUBANGUI, M. A., and L. M. YUTUC: The resistance and the bloodsugar of animals infected with Trypanosoma evansi. Philip. J. Sci. **45**, 93 (1931). — TÜNNERHOFF, F.: Beobachtungen über Herzmuskelerkrankungen bei Malaria tropica und tertiana. Dtsch. Arch. klin. Med. **194**, 307 (1949).

UHLENHUTH, P., u. K. E. SCHOENHERR: Untersuchungen über die Übertragungsmöglichkeiten verschiedener Trichomonadenarten auf kleine Versuchstiere. Z. Immun.-Forsch. **112**, 48 (1955). — ULRICH, W.: Begriff und Einteilung der Protozoen. Moderne Biologie. Festschr. z. 60. Geburtst. von HANS NACHTSHEIM. Berlin: F. W. Peter 1950.

VACHON, A., J. COUDERT, M. LEHMAN, A. HUSSEINI et P. VINCENT: Stéatose hépatique d'origine paludéenne. Régression sous l'influence du traitement du paludisme. Arch. Mal. Appar. dig. **44**, 241 (1955). — VARWIG, H.: Über Eiweißstoffwechselstörungen bei Kala-Azar und Untersuchungen an einem eigenen Fall. Z. Tropenmed. Parasit. **1**, 205 (1949/50). — VAUCEL, M.: Les acquisitions de la médecine tropicale dans ces cinquante dernières années. Ann. Soc. belge Méd. trop. **36**, 655 (1956). — VEGHELYI, P.: A propos de la lambliase et de stéatorrhée. Bull. Soc. méd. Hôp. Paris No. 26/27, 896 (1953). ~ Giardiasis. Amer. J. Dis. Child. **59**, 793 (1940). — VELICK, S. F.: The respiratory metabolism of the malaria parasite, P. cathemerium during the developmental cycle. Amer. J. Hyg. **35**, 152 (1942). — VELICK, S. F., and J. SCUDDER: Plasma potassium level in avian malaria. Amer. J., Hyg. Sect. C **31**, 92 (1940). — VERHEYE, H.: Contribution à l'etude des infections à Trichomonas vaginalis en rapport avec le pH vaginal chez la congolaise. Ann. Soc. belg. Méd. trop. **36**, 499 (1956). — VIANNA, G.: Contribução para o estudo da anatomia patologica da molestia de Carlos Chagas. Mem. Inst. Osw. Cruz **3**, 276 (1911). — VILLARI, A., e V. DIJILIO: Le reazioni immun-biologiche nella diagnostica di laboratorio dell' amebiasi. Acta med. ital. Mal. infekt. **10**, 119 (1955). — VILLELA, E., y C. M. TORRES: Estudo histopatológico do systema nervoso central em paralysia experimental pelo Schizotrypanum cruzi. Mem. Inst. Osw. Cruz **19**, 175 (1926).—

VILLELA, E., y E. VILLELA: Elementos do sistema nervoso central parasitados pelo Trypanosoma Cruzi. Mem. Inst. Osw. Cruz **26**, 77 (1932). — VINCENT, PATRICIA, and R. A. NEAL: Duration of invasiveness of Entamoeba histolytica maintained in vitro. Parasitology **50**, 449 (1961). — VINCKE, I. H., et M. LIPS: Un nouveau plasmodium d'un rongeur sauvage du Congo, Plasmodium berghei n. sp. Ann. Soc. belge Méd. trop. **28**, 97 (1948). — VINGIANI, A.: Sugli aspetti epiteliomatosi della Leishmaniosi cutanea. Acta med. ital. Mal infeckt **14**, 101 (1959). — VINT, F. W.: Some recent researches on the spleen and their possible relationship to blackwater fever. E. Afr. med. J. **18**, 162 (1941). — VISCARRONDO, E., A. DOMINGUEZ y G. SANCHEZ ROMERO: La amibiasis hepática en el niño. Arch. venez. Pueric. **22**, 131 (1959). — VRIES, S. D. DE: Glandulaire toxoplasmose. Ned. T. Geneesk. **105**, 816 (1961).

WAAIJ, D. VAN DER: Formation, growth and multiplication of toxoplasma gondii. Cysts in mouse brains. Trop. geogr. Med. **11**, 345 (1959). — WAGENER, E. H., and M. D. THOMPSON: Experimental amoebiasis in cats from acute and chronic human cases. Univ. Calif. Publ. Zool. **26**, 267 (1924). — WAGNER, G.: Erfahrungen über die Infektion geschlechtskranker Frauen mit Trichomonas vaginalis. Z. Haut- u. Geschl.-Kr. **3**, 133 (1947). — WAHI, P. N., and H. D. TANDON: Malarial hepatitis. J. Indian med. Ass. **25**, 507 (1955). — WAHLE, H.: Die erworbene Toxoplasmose. Fortschr. Neurol. Psychiat. **26**, 6 (1958). — WALKER, E. L.: Experimental balantidiasis. Philipp. J. Sci., Sec. B **8**, 333 (1913). — WALKER, E. L., and A. W. SELLARDS: Experimental entamoebic dysentery. Philipp. J. Sci., Sec B **8**, 253 (1913). — WALRAVENS: Influence de la trypanosomiase humaine sur la glycémie. Ann. Soc. belge Méd. trop. **11**, 213 (1931). — WARASI, W.: Das Malariapigment und seine chemische Natur. Arch. Schiffs- u. Tropenhyg. **31**, 428 (1927). — WARREN, J., and S. B. RUSS: Cultivation of toxoplasma in embryonated egg. An antigen derived from chorioallantoic membrane. Proc. Soc. exp. Biol. (N.Y.) **67**, 85 (1948). — WARREN, J., and A. B. SABIN: The complement fixation reaction in toxoplasmic infection. Proc. Soc. exp. Biol. (N.Y.) **51**, 11 (1942). — WEBSTER, B. H.: Pleuropulmonary amebiasis. A. Review with an analysis of the cases. Amer. Rev. resp. Dis. **81**, 683 (1960). — WEINMAN, D.: Cultivation of Trypanosoma gambiense in vitro in cell-free medium. Proc. Soc. exp. Biol. (N.Y.) **55**, 82 (1944). ~ Cultivation of African sleeping sickness trypanosomes on improved, simple, cell-free medium. Proc. Soc. exp. Biol. (N.Y.) **63**, 456 (1946). — WEINMAN, D., and H. KLATSCHKO: Description of toxin in toxoplasmosis. Yale J. Biol. **22**, 323 (1950). — WEISS, MARGARET L., and R. D. MANWELL: In vitro cultivation of plasmodium elongatum in duck tissues. J. Protozool. **7**, 342 (1960). — WEISSE, K., u. W. KRÜCKE: Die Toxoplasma-Enzephalitis. Z. Kinderheilk. **72**, 597 (1953). — WENDEL, W. B.: Respiratory and carbohydrate metabolism of malaria parasites (Plasmodium knowlesi). J. biol. Chem. **148**, 21 (1943). — WENRICH, D. H.: Studies on Dientamoeba fragilis. II. Report of unusual morphology in one case with suggestions as to pathogenicity. J. Parasit. **23**, 183 (1937). ~ Studies on Dientamoeba fragilis. IV. Further observations with an outline of present-day knowledge of this species. J. Parasit. **30**, 322 (1944). ~ The species Trichomonas in man. J. Parasit. **33**, 177 (1947). — WENYON, C. M.: Experimental amoebic dysentery and liver abscess in cats. J. London School trop. Med. **2**, 27 (1912). — WENYON, C. M., and F. W. O'CONNOR: Human intestinal protozoa in the Near East. Wellcome Bur. sci. Res. London 1917. — WERNER, H.: Über die serologische Vervollkommnung der Malariadiagnose. Seroflokkulation. Dtsch. med. Wschr. **62**, 347 (1936). — WERNER, H., u. H. KUNERT: Über die Ursache von congenitalen Protozoen-Infektionen. Z. Tropenmed. Parasit. **9**, 17 (1958). — WERNER, H., u. P. SEIDLITZ: Experimenteller Beitrag zur connatalen Toxoplasmose. 1. Mitteilung: Über den Befall der weiblichen Genitalorgane von Maus und Goldhamster durch Toxoplasma gondii nach intravenöser, intraperitonealer und intrauteriner Injektion. 2. Mitteilung: Über den Verlauf der Toxoplasma-Infektion in Uterus, Tube und Ovar von Maus und Goldhamster nach intrauteriner Injektion. 3. Mitteilung: Über die Infektion des Trophoblasten bei der Maus durch Toxoplasma gondii. Zbl. Bakt., I. Abt. Orig. **178**, 250 (1960); **178**, 393 (1960); **180**, 118 (1960). — WERTHEMANN, A.: Zur pathologischen Anatomie der Toxoplasmose. Schweiz. Z. Path. **11**, 283 (1948). — WESTPHAL, A.: Zur Morphologie, Biologie und Infektionsfähigkeit der viergeißeligen Trichomonas-Arten des Menschen. Zbl. Bakt., I. Abt. Orig. **137**, 363 (1936). ~ Betrachtungen und experimentelle Untersuchungen zur Virulenz der Entamoeba histolytica beim Menschen. Arch. Schiffs- u. Tropenhyg. **41**, 262 (1937). ~ Die Pathogenese der Amöbenruhr bei Mensch und Tier. I. Das Wesen der pathogenetischen Wirkung der Ruhramöbe. II. Die Pathogenese der Amöbenruhr beim Menschen. Arch. Schiffs- u. Tropenhyg. **42**, 343, 441 (1938). ~ Protozoen der offenen Körperhöhlen des Menschen in experimentellen Abszessen. Zbl. Bakt., I. Abt. Orig. **144**, 416 (1939). ~ Experimentelle Balantidiuminfektionen beim Kaninchen, zugleich einige Betrachtungen über das Wirtsproblem beim Darmlumenparasitismus. Z. Parasitenk. **11**, 68 (1940). ~ Beziehungen zwischen Infektionsstärke und „Krankheitsbild" bei Infektionen mit Chilomastix mesnili und anderen Dickdarmflagellaten. Z. Hyg. Infekt.-Kr. **122**, 146 (1939). ~ Experimentelle Amöbenruhr beim Kaninchen. Dtsch. tropenmed. Z. **45**, 653

(1941). ~ Amöbenruhr auf Grund bazillärer Ruhrschädigungen. Tropenhyg. Schriftenr. 10, 16 (1943). ~ Zur Epidemiologie und Pathogenese der Amöbenruhr in Nordafrika 1941/42. Z. Hyg. Infekt.-Kr. 128, 73 (1948). ~ Eine neue Toxoplasmose-Komplementbindungsreaktion. Z. Tropenmed. Parasit. 3, 191 (1951). ~ Zur Systematik von Toxoplasma gondii: Die Toxoplasmen als Trypanosomidae. Z. Tropenmed. Parasit. 5, 145 (1954). ~ Experimentelle Infektionen des Meerschweinchens mit Balantidium coli. Z. Tropenmed. Parasit. 8, 288 (1957).— WESTPHAL, A., u. E. KIRSCH: Die Takata-Reaktion und andere Labilitätsreaktionen des Serums bei Hunden und Ratten in ihrer Beziehung zum Leberbefund. Z. ges. inn. Med. 5, 314 (1950). — WESTPHAL, K., u. GEORGI: Über die Beziehungen der Lamblia intestinalis zu Erkrankungen der Gallenwege und Leber. Münch. med. Wschr. 1923, 1080. — WEYER, F., u. F. ZUMPT: Grundriß der medizinischen Entomologie, 3. Aufl. Leipzig: Johann Ambrosius Barth 1952. — WEZLER, K.: Über Lamblia intestinalis und ihre Bedeutung für die menschliche Pathologie. Arch. Verdau-.Kr. 40, 18 (1927). — WHITE, L. G., and A. A. DOERNER: Functional and needle biopsy study of the liver in malaria. J. Amer. med. Ass. 155, 637 (1954). — WILDE, J. K. H., and M. H. FRENCH: An experimental study of Trypanosoma rhodesiense infection in zebu cattle. J. comp. Path. 55, 206 (1945). — WILDFÜHR, G.: Tierexperimentelle Immunitätsversuche mit Toxoplasma gondii. Z. Immun.-Forsch. 113, 435 (1957). — WILLETT, K. C.: The problem of Trypanosoma rhodesiense, its history and distribution, and its relationships to T. gambiense und T. brucei. E. Afr. med. J. 33, 473 (1956). — WINSSER, J.: Die Toxoplasmose. Ergebn. Hyg. Bakt. 27, 1 (1952). — WIRTSCHAFTER, S., P. SALTMAN and T. L. JAHN: The metabolism of Trichomonas vaginalis: The oxidative pathway. J. Protozool. 3, 86 (1956). — WOLF, A., and D. COWEN: Granulomatous encephalomyelitis due to a protozoon (Toxoplasma or encephalitozoon). Bull. neurol. Inst. N.Y. 7, 266 (1938). — WOLF, A., D. COWEN and B. H. PAIGE: Toxoplasmic encephalomyelitis. III. A new case of granulomatous enzephalomyelitis due to a protozoon. Amer. J. Path. 15, 657 (1939). — WOOD, P.: The erythrocyte sedimentation rate in infective hepatitis and in malaria. Brit. med. J. 1945 I, 9. — WOODRUFF, A. W.: Some protein changes induced by Plasmodium berghei infection in rats and Plasmodium knowlesi infection in monkeys. Trans. roy. Soc. trop. Med. Hyg. 51, 419 (1957). — WORMALL, A.: Carbohydrate metabolism in human trypanosomiasis. Biochem. J. 26, 1777 (1932). — WRIGHT, W. H.: Medical parasitology in a changing world. What of the future? J. Parasit. 37, 1 (1951). — WU, Y.: Zur Pathogenitäts- und Infektionsfrage der Trichomonas vaginalis. Z. Bakt., I. Abt. Orig. 141, 411 (1938).

YAKIMOFF, W. L., et F. A. KOLPAKOFF: Les colites de l'homme dues aux protozoaires. Bull. Soc. Path. exot. 14, 548 (1921). — YEAGER, R. G., and O. N. MILLER: Effect of malnutrition and susceptibility of rats to Trypanosoma cruzi. I. Thiamine deficiency. Exp. Parasit. 9, 215 (1960). — YORKE, W., A. R. D. ADAMS and F. MURGATROYD: Studies in chemotherapy. I. A method for maintaining pathogenic trypanosomes alive in vitro at 37° C for 24 hours. Ann. trop. Med. Parasit. 23, 601 (1929). — YOUNG, M. D.: Balantidiosis. J. Amer. med. Ass. 113, 580 (1939). ~ Attempts to transmit human Balantium coli. Amer. J. trop. Med. 30, 71 (1950). — YOUNG, R.: Trichomoniasis in the male. Rocky Mtn. med. J. 46, 928 (1949). — YOUNG, V. M., and O. FELSENFELD: The incidence of Embadomonas intestinalis in food handlers and diarrheic patients of mental hospitals. J. Parasit. 30, 34 (1944).

ZIPF, H. F.: Über das Wesen und den klinischen Wert der Malaria-Serum-Reaktion von Henry (Modifikation nach Trensz). Z. Hyh. Infekt.-Kr. 128, 255 (1948). ~ Zur klinischen Brauchbarkeit der Melanin-Serumreaktion von Henry bei der Malaria (Modifikation nach Trensz). Klin. Wschr. 26, 274 (1948). — ZOTTA, G., et E. RADACOVICI: Contribution à l'étude du metabolism du glucose sanguin dans la trypanosomiase expérimentale. Arch. roum. Path. exp. Microbiol. 2, 55 (1929). — ZSCHUCKE, J.: Beitrag zur Kenntnis der Schlafkrankheit in den westafrikanischen Küstengebieten. Z. Hyg. Infekt.-Kr. 114, 464 (1932). ~ Einige Stoffwechseluntersuchungen bei Schlafkrankheit. Z. Immun.-Forsch. 107, 90 (1950). — ZWEMER, R. L., and J. T. CULBERTSON: The serum potassium level in Trypanosoma equiperdum infection in rats: the rôle of potassium in death from this infection. Amer. J. Hyg., Sect. C 29, 7 (1939). — ZWEMER, R. L., E. A. H. SIMS and L. T. COGGESHALL: The plasma potassium level during malaria infection in monkeys and man. Amer. J. trop. Med. 20, 687 (1940).

Bakterien als Krankheitserreger*.

Von

Richard-Ernst Bader**, Tübingen.

I. Einleitung.

Von einer nach dem Plan dieses Handbuchs sehr kurz zu fassenden Übersicht über die Morphologie und Physiologie pathogener Bakterien und über ihre Rolle für das Krankheitsgeschehen könnte erwartet werden, daß sie sich auf die Besprechung der Krankheitserreger beschränke und den Schwerpunkt der Darstellung auf diejenigen Eigenschaften dieser Mikroorganismen lege, die für die Wechselbeziehungen zwischen Bakterien und Wirt im weitesten Sinne von Bedeutung sind. Einer solchen Zielsetzung stellen sich jedoch einige Schwierigkeiten entgegen.

Eine dieser Schwierigkeiten ist in der geringen Kenntnis derjenigen Faktoren begründet, die für die Pathogenität eines Mikroorganismus verantwortlich sind. Die Forschung steht hier erst an einem bescheidenen Beginn. Dies ist nicht erstaunlich, wenn bedacht wird, daß auf allen Gebieten der Biologie die Beziehungen zwischen den Lebewesen komplexer Natur sind, und daß nur in seltenen Fällen ein einzelner Faktor die Art dieser Beziehungen bestimmt. Dies gilt zweifellos auch für die Wechselwirkungen zwischen pathogenen Mikroorganismen und ihren Wirten. Nur einige wenige Bakterienarten liefern hochtoxische Produkte mit bekanntem Chemismus, die allein, ohne die zugehörigen Bakterien, die entsprechende Krankheit verursachen, und deren Angriffsort im Wirt geklärt ist. Zu ihnen gehören die Botulismusbacillen und die Tetanusbacillen. Bei anderen pathogenen Bakterien lassen sich zwar bestimmte Stoffwechselprodukte oder zelleigene Substanzen isolieren, die für örtliche oder allgemeine Reaktionen verantwortlich gemacht werden. Die typische Krankheit läßt sich mit ihnen jedoch nicht erzeugen. Sie ist ausschließlich die Folge der Anwesenheit lebender Bakterien im Wirt. Bei einer dritten Gruppe schließlich sind auch solche Substanzen unbekannt. Über den Pathogenitätsmechanismus dieser Bakterien bestehen nur Vermutungen. Es scheint für die meisten Pathogenen zu gelten, daß außerordentlich komplexe Stoffwechselfunktionen des Mikroorganismus mit ebenso komplexen Stoffwechselfunktionen des Makroorganismus in dynamische Wechselbeziehungen treten.

Ein weiterer Grund, der es verbietet, apathogene Bakterien in dieser Darstellung unberücksichtigt zu lassen, ist der Umstand, daß sich pathogene Mikroorganismen von ihren apathogenen Verwandten oft nur so geringfügig unterscheiden, daß dies morphologisch oder funktionell kaum in Erscheinung tritt oder nur mit subtilen Methoden zu erkennen ist. Auch ist es nicht immer möglich, eine bestimmte Species den pathogenen oder apathogenen Mikroorganismen fest zuzuordnen, da die krankmachende Wirkung nicht allein vom Bacterium, sondern auch von den besonderen Bedingungen des Standortes abhängen kann. Die Übergänge sind deshalb fließend. In diesem Zusammenhang ist die Überlegung

---

* Herrn Prof. Dr. Horst Habs zum 60. Geburtstag gewidmet.
** Abschnitt V 1—5 gemeinsam mit Diether Jacherts-Tübingen.

nützlich, daß die Sonderstellung der pathogenen Bakterien sich nur auf die anthropozentrische Frage nach dem Schaden für den Wirt gründet. Eine phylogenetische Zusammengehörigkeit der pathogenen Arten gibt es nicht. Jede pathogene Species gehört vielmehr einem Formenkreis an, in dem meist sehr viel mehr apathogene Arten zu finden sind.

Einige Beispiele sollen dies erläutern. Die Typhus-, Paratyphus- und Enteritis-Erreger zeigen sehr nahe Verwandtschaft mit den Angehörigen der Coli-Gruppe im weitesten Sinne. Die Diphtheriebakterien sind pathogene Vertreter aus der großen Gruppe der Corynebakterien, deren bekannteste apathogene Vertreter die Pseudodiphtheriebakterien sind. Neben dem Choleravibrio finden sich zahlreiche apathogene Wasservibrionen, die zum Teil nur schwierig vom Choleravibrio zu unterscheiden sind. Sehr reich ist der Formenkreis der Staphylokokken und Streptokokken, unter denen nur wenige pathogene Arten bei Mensch und Tier zu finden sind. Auch unter der großen Zahl von apathogenen anaeroben Sporenbildnern finden sich nur einige pathogene Arten, wie der Tetanusbacillus, der Botulismusbacillus und die Angehörigen der Gasbrandgruppe.

Einer Beschränkung des Themas stellt sich ferner die selbstverständliche Erkenntnis entgegen, daß ohne die Erarbeitung naturwissenschaftlicher Grundlagen medizinische Bakteriologie nicht betrieben und das Problem der Wechselbeziehungen zwischen Mikroorganismus und Makroorganismus nicht angegangen werden kann. Schließlich ist anzuführen, daß das Arbeiten mit pathogenen Mikroben mit einem gewissen Risiko behaftet ist und deshalb ihre apathogenen Verwandten schon immer willkommene Modelle für morphologische und funktionelle Untersuchungen sind.

Aus diesen Gründen ergibt sich die Folgerung, daß eine Beschränkung dieser Darstellung auf pathogene Species nicht tunlich ist, daß sie sich vielmehr im notwendigen Umfang auch mit der Morphologie und Biologie apathogener Arten befassen muß. Daß allerdings in der Verallgemeinerung der bei diesen erzielten Resultate und ihrer Übertragung auf die Verhältnisse bei den pathogenen Bakterien gewisse Gefahren liegen, sei schon hier vermerkt; an anderer Stelle wird näher darauf eingegangen werden.

Die gebotene Kürze der Darstellung des Themas, das selbst geeignet ist, ein Handbuch zu füllen, bringt es andererseits mit sich, daß Teilgebiete, die manchem wichtig erscheinen mögen, nur gestreift werden konnten. Das Bemühen, die moderne Literatur, insbesondere zusammenfassende Publikationen reichlich zu zitieren, aus denen die gewünschten Aufschlüsse erhalten werden können, möge diese Unterlassung einigermaßen ausgleichen.

II. Begriffsbestimmung.

Unter der Bezeichnung *Bakterien* wird eine große Zahl von niedrigen Lebewesen mikroskopischer Größenordnung zusammengefaßt, die als Schizomyceten (Schizomycetes von Naegeli 1857) heute meist dem Pflanzenreich zugerechnet werden[1]. Die verschiedenen Arten unterscheiden sich morphologisch und funktionell; gemeinsam ist ihnen in der Regel das Prinzip ihres anatomischen Aufbaus, das Fehlen eines typischen Zellkerns und das Fehlen von Chlorophyll.

Van Leeuwenhoek, einer der ersten, der Bakterien mikroskopierte und beschrieb (1675), rechnete sie zur Tierwelt. Linné (1763) sah in ihnen Vertreter des Chaos infusorium. Gotschlich (1929) sieht in den Bakterien Lebewesen der untersten Stufe der phylogenetischen Entwicklung, die noch nicht in Pflanze oder

[1] Bergey 1957.

Tier differenzierbar sind. Müller (1950) schließt sich mit der Forderung der Aufstellung eines Bakterienreiches, neben dem Pflanzen- und dem Tierreich, dieser Ansicht an. Er begründet dies mit dem Fehlen eines Chromosomenkerns und der karyokinetischen Geschlechtlichkeit.

Bakterien werden im allgemeinen als einzellige Lebewesen beschrieben[1]. Es bedarf daher einer Erläuterung, warum die Einzelligkeit, die in vielen Lehrbüchern Bestandteil der Bakteriendefinition ist, nicht in der obigen Begriffsbestimmung erscheint. Schon frühzeitig war darauf hingewiesen worden, daß Milzbrandbacillen, die bei üblicher mikroskopischer Betrachtung einzellig erscheinen, nach Färbung mit geeigneten Farbstoffen offenbar aus mehreren Zellen bestehen. Eingehende Untersuchungen über diesen Gegenstand finden sich bei Gutstein (1925), der durch Tanninbeizung und anschließende Färbung mit einer basischen Anilinfarbe bei einigen Bakterienarten Querwände sichtbar machen konnte, die auf das Vorliegen von Zellverbänden hinwiesen. Wenn Gotschlich (1929) in seinem ausgezeichneten Artikel über die allgemeine Morphologie und Biologie der pathogenen Mikroorganismen im Handbuch der pathogenen Mikroorganismen dennoch schreibt: „Das gemeinsame Merkmal aller Mikroorganismen ist ihre einzellige Natur, d. h. jede einzelne Zelle vermag, aus dem Zusammenhang gelöst, aus sich allein heraus die Gesamtheit des Formenkreises und der Lebensäußerungen der betreffenden Species zu reproduzieren; und wo Zellverbände bestehen, sind in der Regel, insbesondere bei den niedersten Lebensformen, den Bakterien, auch innerhalb solcher Zellverbände die Einzelzellen untereinander gleichartig ...", so zeigt dies deutlich, daß ihm das Vorkommen von Zellverbänden bei gewissen Bakterien durchaus bekannt war, daß er aber die Definition der Einzelligkeit der Bakterien nicht so sehr auf ein morphologisches Merkmal als vielmehr auf die biologische Selbständigkeit der einzelnen Bakterienzelle bezog. Wenn heute in Lehrbüchern vor allem auf Grund von cytologischen Forschungen englischer Autoren[2] die Mehrzelligkeit mancher Bakterien als eine Besonderheit hingestellt wird, so ist darauf hinzuweisen, daß seit der Niederschrift des zitierten Handbuchartikels die tiefere Einsicht in die Natur der Dinge sich kaum geändert hat. Irgendwelche Zweifel, daß jede einzelne Bakterienzelle physiologisch und im Hinblick auf ihre Vermehrungsfähigkeit eine letzte Einheit darstelle, sind auch in der neueren Literatur nicht aufgetaucht.

Das Vorkommen von Zellverbänden wird vor allem für grampositive Bakterien (z. B. Bacillus anthracis, Corynebacterium diphtheriae, Staphylococcus) und säurefeste Bakterien (Mycobacterium tuberculosis) und schließlich für die R-Formen (s. S. 238, 243) gramnegativer Bakterienarten angenommen, nicht hingegen für die S-Formen vieler gramnegativer Stäbchenbakterien, z. B. der Familie Enterobacteriaceae, die, zumindest in der Ruhephase, aus einer einzigen Zelle bestehen.

Wenn man, gestützt auf cytologische Untersuchungen, von der Mehrzelligkeit vieler Species ausgeht, so ist es notwendig, die Bezeichnung „Zellteilung" zu präzisieren. Im üblichen Sprachgebrauch der Bakteriologen bedeutet sie die Entstehung von zwei selbständigen Tochterindividuen aus einem Individuum. Korrekterweise darf dieser Ausdruck jedoch nur für die eigentliche Zellteilung (division), jedoch nicht für das Entstehen selbständiger Tochterindividuen (fission) gebraucht werden. Für diesen Vorgang sollte im Gegensatz zur „Zellteilung" die Bezeichnung „Bakterienteilung" verwendet werden.

Innerhalb der Gesamtheit der Bakterien ist die Zahl der Arten, deren gemeinsames Merkmal die *Pathogenität* für Mensch, Tier oder Pflanze ist, sehr klein. Sie gehören den verschiedensten Familien an (s. S. 178). Ihre gemeinsame Besprechung erhält nur aus der Frage des Arztes nach Nutzen und Schaden dieser Mikroorganismen ihre Berechtigung. Sie gehören fast ausschließlich zu den-

---

[1] Bergey 1957.   [2] Bisset 1955.

jenigen Species, die auf oder in ihren Wirten leben. Nur einige wenige sind freilebende Arten.

Der Versuch, die Bakterien auf Grund ihrer natürlichen Standorte einzuteilen,
ergibt mehrere Möglichkeiten.

Müller (1950) teilt die Bakterien ein in Saprobakterien (Faul- und Gär-
bakterien), Commensalen (Gastbakterien), Symbionten (Mietbakterien) und
Parasiten (Krankheitsbakterien). Zu den Saprobakterien gehören die zahllosen
Arten, die auf Grund ihres heterotrophen Stoffwechsels für den Abbau der
organischen Substanz verantwortlich sind. Zu ihnen zählen die hygienisch wichtigen Species, die Fäulnis und Verwesung und damit die Mineralisierung schädlicher und lästiger Stoffe z. B. in Abwässern und Oberflächengewässern bewirken.
Dieser Gruppe gehören Aerobier und Anaerobier an. Sie entfalten ihre Wirksamkeit durch die Absonderung von Enzymen. Zu den Commensalen zählen die auf
oder im Menschen lebenden Species, die sich von aufgenommenen Nahrungsstoffen oder von seinen Absonderungen ernähren, ohne ihn zu schädigen. Von
den zahlreichen Arten sind Staphylokokken und Streptokokken, Sarcinen,
Pseudodiphtheriebakterien und Neisserien in den oberen Luftwegen, Enterobacteriaceen im Darm und Mycobakterien auf den Genitalorganen zu nennen.
Über ihre Bedeutung für den Menschen ist kaum etwas bekannt. Zu den Symbionten gehören solche Bakterien, die Nutznießer ihres Wirtes, aber gleichzeitig
auch ihrem Wirt nützlich sind. Zu erwähnen sind Colibakterien, die in den Vit-
aminhaushalt des Menschen eingeschaltet, oder Milchsäurebakterien (Döderlein-
sche Stäbchen), die für den bakteriologischen Reinheitsgrad der Vagina verantwortlich sind. Die Parasiten schließlich sind die typischen Krankheitserreger.
Legt man diese Einteilung zugrunde, so ergibt sich, daß nicht nur die Gruppe der
Parasiten Krankheitserreger stellt, sondern auch die Gruppe der Saprobakterien
und der Symbionten. Aus der ersten sind die Erreger des Tetanus, des Gasbrandes und des Schweinerotlaufs, aus der zweiten Colibakterien zu nennen.

Bezeichnet man dagegen wie Grumbach (1958) die auf oder in einem Wirt
lebenden Arten ohne Rücksicht auf ihre Pathogenität als Parasiten, die in der
freien Natur lebenden Arten als Saprophyten, so folgt hieraus, daß es pathogene
und apathogene Parasiten (Commensalen) sowie pathogene und apathogene
Saprophyten gibt.

III. Systematik und Nomenklatur.

Aus jeder wissenschaftlichen Betätigung erwächst die Notwendigkeit, die
Objekte in ein System einzuordnen und zu benennen. Dies gilt auch für die
Bakterien, stößt aber gerade bei ihnen auf beträchtliche Schwierigkeiten, da ihre
Morphologie wegen der Formenarmut kein ausreichendes Einteilungsprinzip sein
kann. Abweichend von den botanischen Gepflogenheiten stützt sich deshalb die
Taxonomie nur zu einem geringen Teil auf morphologische Besonderheiten der
einzelnen Zellen, dagegen überwiegend auf zahlreiche heterogene Merkmale, unter
denen die Morphologie der Kolonien, die Art der Zellteilung und damit der Lagerung der Zellen im Verband, ihr Verhalten gegenüber Farbstoffen, ihre serologischen Eigenschaften als Ausdruck der chemischen Feinstruktur, ihr Verhalten
gegenüber verschiedenen Wirten, besonders aber ihre Stoffwechselleistungen im
weitesten Sinne zu nennen sind. Hierbei ergibt sich als weitere Schwierigkeit,
daß viele dieser Lebensäußerungen als Folge einer relativ breiten Variabilität
Veränderungen erfahren können. Schließlich sind die Erkenntnisse insbesondere
auf den Gebieten der Morphologie und Physiologie heute noch so wenig gesichert,
daß sie nicht die Grundlage für eine auf phylogenetischer Verwandtschaft basie-

rende Systematik abgeben können. Diese Schwierigkeiten werden sich, wenn überhaupt je, in absehbarer Zeit kaum überwinden lassen. Zahlreiche Gründe sind hierfür verantwortlich.

Die *morphologische Forschung* wird trotz moderner Methoden durch die Kleinheit der Objekte behindert. Obwohl über den Bau der Bakterienzelle überaus zahlreiche Beiträge vorliegen und in neuerer Zeit die Entwicklung der Elektronenmikroskopie und der Biochemie, besonders der Histochemie und der Immunochemie, die Kenntnisse auf diesem Gebiet weiter gefördert hat, zeigen zusammenfassende Darstellungen der letzten Jahre[1] doch deutlich, daß das Wissen über die einzelnen Strukturelemente dieser interessanten Organismen und über ihre morphologische und physiologische Bedeutung noch unvollkommen ist.

Die *stoffwechselphysiologische Forschung* hat sich damit abzufinden, daß Bakterien in ihrer natürlichen Umwelt unter physiologischen Bedingungen kaum beobachtet werden können. In Kulturen dagegen sind sie über viele Generationen einem Milieu ausgesetzt, das kaum Ähnlichkeit mit den Bedingungen des natürlichen Standortes aufweist. Wenn es auch als glücklicher Umstand zu werten ist, daß Bakterien, im Gegensatz zu Protozoen, gegenüber physikalischen und chemischen Einflüssen wenig empfindlich sind und ihre Eigenschaften auch unter veränderten Umweltbedingungen in gewissen Grenzen mit bemerkenswerter Konstanz beibehalten, so muß dennoch berücksichtigt werden, daß die Resultate stoffwechselphysiologischer, aber auch morphologischer in vitro-Untersuchungen nur mit Einschränkungen Rückschlüsse auf das Verhalten an den natürlichen Standorten erlauben. Dies gilt insbesondere für die Fülle enzymatischer Adaptationen, die bei pathogenen Arten als Folge der wechselseitigen Beziehungen zwischen Mikro- und Makroorganismus auftreten können. Hinzu kommt, daß in vitro nie ein einzelnes Bacterium untersucht werden kann, sondern immer eine Vielzahl. Daß sich die einzelnen Individuen einer Kultur kaum je in der gleichen Stoffwechselphase befinden, fällt weiterhin ins Gewicht. Die Synchronisation ist zwar für einen begrenzten Zeitabschnitt möglich[2], aus mancherlei Gründen aber nur bestimmten Versuchsanordnungen vorbehalten. Eine Kultur ist außerdem im besten Falle ein Klon, aber keine Reinkultur im strengen Sinne. Dies erklärt sich daraus, daß bei der raschen Generationsfolge zahlreiche Mutanten auftreten, die allerdings nur dann erkannt werden, wenn das Nährsubstrat einen entsprechenden Selektionswert besitzt. Die Mutationsrate liegt zwischen $1:10^5$ und $1:10^{10}$ [3]. Die Bedeutung dieser Zahlen ergibt sich beim Vergleich mit der Zahl der Bakterien in den Kulturen. Eine Oberflächenkolonie kann 10^8 bis 10^9, 1 ml einer Nährbouillon 10^9 Individuen enthalten. Daneben setzt das Fehlen von verbindlichen Standardmethoden, die allein Vergleiche ermöglichen, und die Gewohnheit oder auch der Zwang, mit Nährböden undefinierter Zusammensetzung zu arbeiten, dem Vergleich verschiedener Ergebnisse oft beträchtliche Schwierigkeiten entgegen.

Schließlich ist von besonderer Tragweite, daß wegen der ungeschlechtlichen Vermehrung der Bakterien der *Kreuzungsversuch* als Kriterium der Artabgrenzung entfällt, wenn auch die heute noch im Beginn der Forschung stehende Transduktion[4] in Zukunft die Möglichkeit bieten mag, den Speciesbegriff auch in der Bakteriologie zu präzisieren.

Auf natürlicher phylogenetischer Verwandtschaft basierende *Systeme* existieren deshalb nicht, nur auf Teilgebieten sind Ansätze hierzu vorhanden. Alle Systeme sind Bestimmungstabellen, die überwiegend nach praktischen Gesichtspunkten

---

[1] DUBOS 1949, BISSET 1955, RIPPEL-BALDES 1955, SPOONER und STOCKER 1956, WINKLER 1956.
[2] JACHERTS 1960.   [3] KAPLAN 1950; s. auch LEINER 1958.   [4] ZINDER und LEDERBERG 1952.

aufgebaut sind. Dabei wird, worauf GRUMBACH (1958) hinwies, oft übersehen, daß die für die praktische Bakteriendiagnostik herangezogenen Merkmale mit den phylogenetisch bedeutsamen nicht identisch sein müssen. Daß sich je nach Bewertung der einzelnen Kriterien zahlreiche Möglichkeiten einer Systematisierung ergeben, zeigen die vielen, heute meist historischen Systeme[1]. Sie sind, wie auch die früher in Deutschland fast ausschließlich gebrauchte Systematik nach LEHMANN und NEUMANN (1926), heute fast allgemein durch die Systematik nach BERGEY[2] abgelöst. Obwohl der Speciesbegriff in der Bakteriologie umstritten ist und der Kritik manche Angriffsmöglichkeiten bietet, und obwohl die daraus erwachsenden Schwierigkeiten jedem Mikrobiologen bekannt sind, bildet die Aufstellung von Species dennoch die Arbeitsgrundlage dieser Systematik, die sich auf internationale Vereinbarungen stützt. Näheres findet sich bei BLOCH (1950). Für die Systematisierung der Anaerobier wird vielfach eine Systematik nach PRÉVOT (1940) herangezogen.

Die *Nomenklatur* der Bakterien ist binär. Dies bedeutet, daß der wissenschaftliche Name einer Bakterienspecies sich aus dem Gattungsnamen und dem spezifischen Epitheton zusammensetzt. Benennungen mit drei oder mehr Namen sind regelwidrig[3]. Die oft zahlreichen Synonyme und Trivialnamen sollten in wissenschaftlichen Publikationen vermieden werden. Gegen ihre Verwendung im Sprachgebrauch bestehen nur dann keine ernsten Bedenken, wenn Mißverständnisse ausgeschlossen sind. Eine Einführung in die Taxonomie findet sich bei BUCHANAN in Bergey's Manual 1957.

Mehrere Bakterienspecies bilden eine Gattung (Genus), mehrere Gattungen eine Familie, mehrere Familien eine Ordnung und mehrere Ordnungen eine Klasse. Die Ordnungen lassen sich außerdem in Subordnungen, die Familien in Tribus, die Gattungen in Subgattungen und die Species in weitere Einheiten aufgliedern, die meist als Typen, aber auch als Subspecies, Varietäten oder Formen bezeichnet werden.

Nach Bergey's Manual 1957 werden die heute bekannten Bakterienarten in der Klasse II Schizomycetes von Naegeli 1857 der Division I Protophyta Sachs 1874, emend. Krassilnikov 1949 mit insgesamt 10 Ordnungen zusammengefaßt. Für die medizinische Mikrobiologie sind die Ordnungen I Pseudomonadales Orla-Jensen 1921, IV Eubacteriales Buchanan 1917, V Actinomycetales Buchanan 1917 und IX Spirochaetales Buchanan 1918 wichtig.

In Klasse I Schizophyceae Cohn 1879 sind die blaugrünen Algen zusammengefaßt (s. bei KIRCHNER 1900, SMITH 1950, 1955), in Klasse III Microtatobiotes Philip 1956 die Ordnung I Rickettsiales Buchanan et Buchanan 1938 mit den medizinisch wichtigen Familien Rickettsiaceae Pinkerton 1936, Chlamydiaceae Rake fam. nov. und Bartonellaceae Gieszcykiewicz 1939 und ferner die Ordnung II Virales Breed, Murray et Hitchens 1944, in der u. a. die pathogenen Viren systematisiert sind.

Die Ordnung I Pseudomonadales gliedert sich in 2 Subordnungen, von denen jedoch nur die Subordnung II Pseudomonadineae Breed, Murray et Smith 1957 medizinisch von Interesse ist, weil in 2 ihrer 7 Familien Bakterien eingeordnet sind, die sich beim Menschen als Parasiten oder Commensalen finden, nämlich in den Familien Pseudomonadaceae Winslow et al. 1917 und Spirillaceae Migula 1894.

---

[1] COHN 1872/1875, ZOPF 1885, FLÜGGE 1886/1896, MIGULA 1894, LEHMANN und NEUMANN 1896, MIGULA 1897/1900, ORLA-JENSEN 1909, RAHN 1916, CASTELLANI und CHALMERS 1920, WINSLOW und Mitarbeiter 1920 u. a. Siehe auch den geschichtlichen Überblick in Bergeys' Manual 1957.

[2] Bergey's Manual of Determinative Bacteriology, 1957.

[3] Einzelheiten siehe bei BERGEY 1957.

Die Ordnung IV Eubacteriales umfaßt 13 Familien. Auf 9 von ihnen verteilen sich Bakterien von medizinischem Interesse. Es sind dies die Familien Achromobacteraceae Breed 1945, Enterobacteriaceae Rahn 1937, Brucellaceae nom. nov., Bacterioidaceae Breed, Murray et Smith fam. nov., Micrococcaceae Pribram 1929, Neisseriaceae Prévot 1933, Lactobacillaceae Winslow et al. 1917, Corynebacteriaceae Lehmann et Neumann 1907, Bacillaceae Fischer 1895.

Die Ordnung V Actinomycetales umfaßt außer zwei Familien mit Krankheitserregern (Mycobacteriaceae Chester 1901, Actinomycetaceae Buchanan 1918) die Familie Streptomycetaceae Waksman et Henrici 1943. Manche ihrer Vertreter sind als Produzenten von Antibiotica und Vitaminen wichtig.

In Ordnung IX Spirochaetales findet sich unter zwei Familien die Familie Treponemataceae Robinson 1948 mit Krankheitserregern. Die Zuordnung der in dieser Familie zusammengefaßten Spirochäten zu den Bakterien (Schizomycetes) ist neueren Datums. Die Spirochäten beanspruchen jedoch auf Grund ihrer morphologischen und physiologischen Eigenarten eine gewisse Sonderstellung

IV. Allgemeine Morphologie.

1. Einleitung.

Insbesondere wegen der Kleinheit der Bakterien sind der Darstellung ihrer Struktur und dem Experiment Grenzen gesetzt. Die Größe mancher Strukturelemente, z. B. der Zellwand oder der Geißeln, liegt sogar unterhalb des Auflösungsvermögens des Lichtmikroskops. Viele Bestandteile lassen sich nur am toten Objekt, nach Fixierung und Färbung, eventuell nach chemischer Behandlung sichtbar machen. Aber auch der gesicherte Nachweis bestimmter Strukturen mit den Methoden der Hellfeld-, Dunkelfeld-, Phasenkontrast- oder Elektronenmikroskopie stellt den Untersucher vor die Schwierigkeit der Deutung, zumal die Bakterien einen von den Zellen höherer Pflanzen verschiedenen Aufbau besitzen. Analogieschlüsse sind deshalb nicht ohne weiteres möglich, und der Spekulation ist weiter Raum gegeben. Andererseits wird offenbar nicht selten eine nahe Verwandtschaft morphologisch ähnlicher Bakterienarten vorausgesetzt. Dies führt zur Verallgemeinerung von Befunden, die an einer einzigen Bakterienspecies, vielleicht nur an einem einzigen Stamm dieser Species erhoben wurden. Es ist deshalb wichtig, darauf hinzuweisen, daß die Klasse Schizomycetes von Nägeli 1857 sehr verschiedenartige Mikroorganismen umfaßt, die sich in ihrer Größe und ihrer Morphologie, aber auch in ihren Stoffwechselleistungen stark unterscheiden. Untersuchungsergebnisse dürfen deshalb nur mit Vorbehalten verallgemeinert werden. Die Ermittlung des Analogiebereiches[1] ist eine wichtige Voraussetzung.

2. Form, Größe, Oberfläche, Volumen, Gewicht.

Eine ausführliche Darstellung der physikalischen Beschaffenheit der Bakterien findet sich bei GOTSCHLICH (1929), auf die bezüglich der Einzelheiten verwiesen wird, neuere Darstellungen bei DUBOS (1949), WERKMAN und WILSON (1950), BISSET (1955) und WINKLER (1956).

Schon in den primitiven Zeichnungen LEEUWENHOEKs finden sich die drei *Grundformen* der Bakterien, die auch heute noch erstes Einteilungsprinzip sind, die Kugel, das Stäbchen und die Spirale. Obwohl sie im allgemeinen einfach zu unterscheiden sind, kann doch in Grenzfällen die Zuordnung eines Bakterienstammes zweifelhaft sein, insbesondere wenn Kugelbakterien wegen der Streckung

---

[1] KISSKALT 1942.

einer Achse sich der Stäbchenform nähern, oder wenn sehr kurze Stäbchenbakterien Kugelformen vortäuschen. Ebenso können kurze Spiralformen, die nur aus einem Teil einer einzigen Windung bestehen, sich der Stäbchenform nähern. Meist erlaubt jedoch die Beobachtung weiterer Kulturpassagen eines Stammes, unter Umständen nach Wechsel des Nährmediums, eine Entscheidung. Die Konstanz dieser typischen Grundformen gehört zu den fundamentalen Gesetzen der Bakteriologie. Die Variabilität morphologischer, aber auch stoffwechselphysiologischer und serologischer Merkmale steht nur in scheinbarem Widerspruch zu der von ROBERT KOCH besonders betonten Spezifität der Bakterien. GOTSCHLICH (1929) kommt zu dem Ergebnis, daß sich Variabilität und Spezifität durchaus vereinbaren lassen, und daß „die konstante Variationsbreite der Lebensäußerungen eben selbst mit zum Charakteristikum der betreffenden Bakterienarten gehört".

Bei gewissen Kokken auftretende Abweichungen von der Kugelgestalt sind von taxonomischem Wert. Während die Normalform (Staphylococcus) durch die Isodiametrie gekennzeichnet ist, führt stärkeres Wachstum in der Teilungsrichtung oder, häufiger, senkrecht zur Teilungsrichtung zu ellipsoiden Formen (Streptococcus) oder Lanzettformen (Diplococcus). Kugelbakterien können auch einseitig abgeplattet sein (Neisseria). Die Beziehungen zwischen Wachstumsrichtung und Teilungsebene bedingen die taxonomisch wichtige Lagerung der Kokken (Staphylococcus, Streptococcus, Neisseria, Gaffkya, Sarcina). Bei Stäbchenbakterien, die sich stets quer zur Wachstumsrichtung teilen, wird das Verhältnis der Länge zum Durchmesser (plumpe, schlanke Stäbchen) taxonomisch bewertet, ebenso die Form der Enden, die scharf abgesetzt, abgerundet, spitz oder aufgetrieben sein können. Bei Spirillen und Spirochäten ist die Anzahl der Windungen und ihre Form von Bedeutung.

Unter außergewöhnlichen Bedingungen, z. B. nach Veränderung der Temperatur und des p_H, nach Erhöhung des Kochsalzgehaltes oder nach Zusatz von Lithiumchlorid, Galaktose oder Harnstoff[1], vor allem nach Einwirkung von Antibiotica[2] und schließlich auch in alten, nährstoffarmen und stoffwechselproduktreichen Kulturen, zum Teil ohne ersichtlichen Grund zeigen manche Bakterienarten Formabweichungen, die meist, nicht sehr zutreffend, als *Involutions-* oder *Degenerationsformen* bezeichnet werden. KLIENEBERGER (1930) hat die Bezeichnung *Reizformen* vorgeschlagen, da sie auf mannigfache äußere Reize hin entstehen. Auch atmen solche Bakterien verstärkt. Sie lassen jedoch die geordnete Teilung vermissen.

GOTSCHLICH (1929) möchte die Bezeichnung Degenerations- oder Involutionsform nur auf solche Bakterien angewendet wissen, die „nicht mehr zu Wachstum und Vermehrung befähigt sind oder doch unzweifelhaft die Merkmale einer verminderten Wachstumsenergie und verringerten Widerstandsfähigkeit an sich tragen".

Reizformen sind meist lange, fädige Gebilde, deren Durchmesser stark variieren kann. Kolbige oder kugelige Auftreibungen und auch Verzweigungen sind nicht selten. Oft wird es sich dabei um Scheinfäden handeln, die aus mehreren Zellen bestehen. Meist gelingt es nach Zurückführung der Umweltbedingungen auf die physiologischen Erfordernisse der Bakterien, die als Normalform angesehenen morphologischen Eigenschaften wieder herzustellen. Für gewisse Species, z. B. Pestbakterien, sind Involutionsformen geradezu charakteristisch. Über Theorien, die in solchen Formen Stadien von Entwicklungscyclen oder den Ausdruck eines Befalls mit Bakterienparasiten sehen, siehe bei KLIENEBERGER 1930.

---

[1] WILSON 1907.
[2] v. PRITTWITZ und GAFFRON 1953, PULVERTAFT 1953, BRINGMANN 1954, HÖPKEN und BARTMANN 1955.

Die Reizformen scheinen in einem gewissen, im einzelnen jedoch noch unklaren Zusammenhang mit den L-Formen zu stehen, die als besondere Entwicklungsphasen gewisser Bakterien gedeutet werden (s. S. 204).

Die durchschnittliche *Größe* der meisten pathogenen Bakterien beträgt in unfixiertem Zustand einige Mikromillimeter, der Durchmesser der Kugelbakterien etwa $0,8\,\mu$ (Staphylococcus aureus) bis $4\,\mu$ (Sarcina ventriculi), die Länge der pathogenen Stäbchenbakterien und Spirillen zwischen etwa $0,15\,\mu$ (Dialister pneumosintes) und $10\,\mu$ (Bacillus anthracis), die der Spirochäten bis $40\,\mu$. Größere Species finden sich unter apathogenen Bakterien, insbesondere unter Spirillen (Spirillum jenense, Spirillum rubrum) bis $100\,\mu$[1]. Die Dicke der Stäbchenbakterien und Spirillen liegt zwischen etwa 0,1 und $1,5\,\mu$. Fixierte Bakterien sind je nach Methode entsprechend kleiner.

Innerhalb gewisser Grenzen variiert die Bakteriengröße bei verschiedenen Stämmen der gleichen Species, aber auch bei verschiedenen Kulturen des gleichen Stammes in Abhängigkeit von den äußeren Bedingungen und schließlich bei den einzelnen Zellen einer Kultur in Abhängigkeit von der Wachstumsphase. Die Größe der Bakterien in einer Kultur ist innerhalb gewisser Grenzen direkt abhängig von der Menge der Nährstoffe und umgekehrt abhängig von der Intensität der Vermehrung[2]. Gelingt es, nur Bakterien gleichen Alters zu messen, so erhält man eine typische Binominalkurve[3]. Unter den gleichen Bedingungen weist eine zweigipflige Kurve auf das Vorliegen von zwei Varianten hin. In zeitlich ungeordneten Kulturen überwiegen die längeren Formen[4]. Die Größenbestimmung der Bakterien gehört zu den Aufgaben der Kollektivmaßlehre[5].

In Kulturen ist die „*innere Oberfläche*", d. h. die Summe aller Bakterienoberflächen, sehr groß, ebenso die „*spezifische Oberfläche*", d. h. der Quotient aus der Summe aller Bakterienoberflächen und dem Volumen der Kultur. Nach v. ANGERER (1919) beträgt die innere Oberfläche von $1\ cm^3$ Staphylokokkenmasse bei Annahme eines Kokkendurchmessers von $0,8\,\mu$ $7,5 \cdot 10^4\ cm^2$. Dies entspricht einem Quadrat von 2,7 m Seitenlänge. Für Bac. anthracis berechnet sie sich auf fast das Doppelte. Wegen der Kleinheit der einzelnen Zelle überraschen diese Zahlen. Sie sind für die Beurteilung der Wirkungsmöglichkeiten von pathogenen Bakterien im Wirtsorganismus und der sich daraus ergebenden Wechselbeziehungen von größter Bedeutung.

Das *Gewicht* eines Bacteriums beträgt durchschnittlich 10^{-12} g bei einem Wassergehalt von 70—85%[6]. Das *spezifische Gewicht* ist im allgemeinen etwas größer als 1, bei Bakterien aus der Kahmhaut von Bouillonkulturen kleiner (0,887 bis 0,965)[7]. Über Sedimentierungsvorgänge s. bei v. ANGERER (1919), BAUMGÄRTEL (1924), MUNTNER (1926).

Über Größe, Oberfläche, Volumen, Gewicht und spezifisches Gewicht einiger Bakterienarten gibt Tabelle 1 Auskunft[8].

Tabelle 1.

	Vibrio comma	S. typhi	Coccus
Länge in μ . . .	2	2,1	1
Breite in μ . . .	0,4	0,7	1
Oberfläche in cm^2			$3,14\ \cdot 10^{-12}$
Volumen in cm^3 .	$2,5 \cdot 10^{-13}$	$7,7 \cdot 10^{-13}$	$0,523 \cdot 10^{-12}$
Gewicht in g . .	$3,5 \cdot 10^{-13}$	$8,6 \cdot 10^{-13}$	$1,25\ \cdot 10^{-12}$
Spez. Gewicht . .	1,30	1,14	

---

[1] RIPPEL-BALDES 1955.   [2] HENRICI 1925.
[3] BARUCH 1918.   [4] TROTZKY 1913.
[5] TROTZKY 1913, BARUCH 1918, HENRICI 1925, Methodik bei GOTSCHLICH 1926, KNAYSI 1945.
[6] OGINSKY und UMBREIT 1959.   [7] STIGELL 1908.
[8] v. ANGERER 1919, BAUMGÄRTEL 1924.

3. Zellaufbau.

a) Einleitung.

Die typische Bakterienzelle besteht aus dem Cytoplasma, das neben den Kernäquivalenten kleinere und größere Granula und Vacuolen enthält und von der cytoplasmatischen Membran begrenzt wird, aus der Zellwand und aus der ihr aufgelagerten Kapsel. Das Cytoplasma bildet zusammen mit der cytoplasmatischen Membran den Protoplasten. Bewegliche Bakterien besitzen außerdem Geißeln, sporenbildende Bakterien Sporen[1].

b) Cytoplasma und cytoplasmatische Membran.

Der größte Teil der Bakterienzelle besteht aus dem *Cytoplasma*. Über seine Organisation ist nur wenig bekannt, doch scheint es, daß der Versuch der Deutung elektronenoptischer Bilder ultradünner Schnitte und vor allem immunochemische[2] und histochemische Methoden, wie sie auf anderen Gebieten der Zellforschung mit wachsendem Erfolg herangezogen werden[3], der cytologischen Forschung auch in der Bakteriologie neue starke Impulse verleihen[4].

Lichtoptische Beobachtungen an jungen Kulturen zeigen im ungefärbten und gefärbten Präparat im allgemeinen ein ziemlich homogenes Bild ohne besondere Strukturen. In älteren Kulturen bewirkt die wechselnd dichte Anordnung des Cytoplasmas, der Vacuolen und Einschlüsse nicht selten eine verschieden intensive Anfärbung. Ein Kern ist mit den üblichen Färbemethoden nicht darstellbar.

Die *kleinen Granula*, die bei Staphylococcus, Streptococcus, Paracolobactrum, Aerobacter, Azetobacter, Spirillum, Mycobacterium, Chromobacterium und anderen Mikroorganismen gefunden wurden, sind ziemlich stabil[5] und können durch Ultrazentrifugieren gewonnen werden[6]. Sie enthalten Ribonucleinsäure[7], Cytochrome und zahlreiche Enzyme[8] und werden als Träger vitaler Funktionen angesehen.

Die *Vacuolen* erscheinen im mikroskopischen Bild als stärker lichtbrechende Zonen. Ihre Bedeutung ist unklar. Teils werden sie als Stoffwechselprodukte gedeutet, teils als druckregulierende Strukturen[9].

Die *Einschlüsse* bestehen aus Volutingranula, ferner aus Polysacchariden, Lipoiden und schließlich aus anorganischem Material, Calciumcarbonat, Schwefel u. a.

Die *Volutingranula* (Babes-Ernstsche, metachromatische Körperchen) können bis zu $0,6\,\mu$ groß sein. Im ungefärbten Präparat fallen sie durch stärkere Lichtbrechung auf. Im Dunkelfeld und im Phasenkontrastbild sind sie in einfacher Weise sichtbar zu machen[10]. Elektronenoptisch sind sie darstellbar. Sie färben sich metachromatisch.

In der bakteriologischen Diagnostik sind der Nachweis des Volutins und seine Anordnung in der Bakterienzelle für die Diagnose der Diphtheriebakterien (Corynebacterium diphtheriae) und für ihre Abgrenzung von den Pseudodiphthe-

---

[1] Zusammenfassende Darstellungen des Aufbaus und der einzelnen Strukturelemente finden sich bei MEYER 1912, GOTSCHLICH 1929, DUBOS 1949, BISSET 1955, WINKLER 1956, GRUMBACH und KIKUTH 1958.
[2] TOMCSIK 1956.   [3] GÖSSNER 1958.
[4] Kritisch gesichtet finden sich die neueren Erkenntnisse über Aufbau und Eigenschaften des Cytoplasmas bei KNAYSI 1946, WEIBULL 1956, ROBINOW 1956, DE LAMATER 1956, ELLIOT 1956, BRADFIELD 1956, HANNAY 1956, McQUILLEN 1956, die ältere Literatur bei GOTSCHLICH 1929.
[5] ZETTNOW 1897.   [6] BRADFIELD 1956.   [7] SCHACHMANN, PARDEE und STANIER 1952.
[8] TISSIÈRES 1952, 1954, TISSIÈRES und SLATER 1955, STANIER, GUNSALUS und GUNSALUS 1953, BILLEN und VOLKIN 1954, REPASKE 1954.
[9] GRUMBACH 1958.   [10] KÖNIG und WINKLER 1948.

riebakterien (Corynebacterium pseudodiphtheriticum, Corynebacterium xerose)
von gewissem Wert. Meist wird hierfür die Färbung nach NEISSER (1897) oder
ihre Modifikation nach GINS (1913) herangezogen, bei denen sich das an den
Bakterienpolen deponierte Volutin (Polkörner, Polkörperchen) mit essigsaurem
Methylenblau dunkelblau, der Bakterienleib mit dem basischen Chrysoidin braun
färben[1]. Die Polkörperchenfärbung darf nicht verwechselt werden mit der Pol-
färbung der Pasteurellen. Sie beruht auf einer stärkeren Anfärbung des an die
Bakterienpole retrahierten Plasmas nach Alkoholfixation[2].

Die Volutingranula, die wahrscheinlich zum überwiegenden Teil aus Ribonucleinsäure und Protein bestehen, besitzen einen hohen Gehalt an Metaphos-
phaten[3] und wahrscheinlich anderen Phosphatverbindungen. Sie sind vermutlich
Zentren wichtiger Fermentsysteme. Für diese Deutung spricht die Ablagerung
von Oxydations- und Reduktionsindikatoren, z. B. von Formazan, an den Stellen
der Volutinablagerungen[4].

Die Kohlenhydrateinschlüsse färben sich mit Jod meist braun und sind dann
dem Glykogen verwandt, oder seltener blau und werden deshalb als der Stärke
nahestehend angesehen[5].

Lipoide finden sich in wechselnder Menge. Einen hohen Prozentsatz der
Trockensubstanz bilden sie bei Mycobakterien, die in dieser Hinsicht besonders
eingehend untersucht wurden.

Die Menge der Gesamtlipoide, die sich aus der alkohollöslichen, acetonunlös-
lichen Phosphatidfraktion mit Wachs A, aus der alkohol-äther- und acetonunlös-
lichen Fettfraktion, aus der chloroformlöslichen Wachsfraktion mit den Wachsen
B, C, D und schließlich aus den gebundenen Lipoiden zusammensetzen, beträgt
bei Mycobacterium tuberculosis, auf das gesamte Bacterium bezogen, 15—40%[6].

Die Begrenzung des Cytoplasmas durch eine *cytoplasmatische Membran* wurde
schon lange vermutet, ihr Nachweis glückte jedoch erst in neuerer Zeit. Mit
Lysozym[7] verdauten TOMCSIK u. GUEX-HOLZER (1952) die Zellwand von Bac.
megaterium, wobei nach HALLAUER (1929) dieses Ferment eine Depolymerisation
der polysaccharidhaltigen Zellwand bewirkt. Es gelingt auf diese Weise, das
Cytoplasma einschließlich seiner Membran, den Protoplasten, zu isolieren. Von
der starren Zellwand befreit, nimmt er Kugelform an und hält sich in physiolo-
gischer Kochsalzlösung einige Minuten bis Stunden. Schließlich platzt er und gibt
den flüssigen Inhalt frei. Die zurückbleibende leere Hülle ist die cytoplasmatische
Membran. Nach einigen Stunden wird sie deformiert und schließlich aufgelöst[8].
Auch färberisch ist sie nachweisbar[9]. Ihre Wandstärke beträgt nach Schätzungen
bei gramnegativen Bakterien 10 mμ[10], bei B. cereus 0,21—0,35 mμ[11] und nach
Untersuchungen an Hefen etwa 5 mμ[12]. Damit wird die frühere Vermutung[11]
erhärtet, daß es sich bei der Begrenzung des Cytoplasmas um eine echte Membran
handelt und nicht um eine kolloidale Verdichtung des Cytoplasmas. Ähnliche
Resultate erzielte STÄHELIN (1953, 1954) in Ringerlösung. Er isolierte die
Protoplasten eines Milzbrandbacillenstammes und bestätigte gleichzeitig die
grundlegenden Untersuchungen über die Plasmoptyse, d. h. die Ejektion des
Protoplasten, von FISCHER (1900, 1906) u.a. Autoren an verschiedenen Bakterien-

---

[1] Über diese und andere Färbemethoden siehe den ausführlichen Beitrag von FICKER 1929.
[2] Über die Durchführung dieser Färbung siehe bei FICKER 1929.
[3] REICHENOW 1910, LINDEGREN 1947, WINKLER und KÖNIG 1948, WIAME 1949, SMITH,
WILKINSON und DUGUID 1954.
[4] Über die Lokalisation der Enzyme in der Bakterienzelle siehe bei ALEXANDER 1956.
[5] GRUMBACH 1958.   [6] Einzelheiten siehe bei KNAPP 1959.
[7] FLEMING 1922, ALDERTON, WARD und FEVOLD 1945.
[8] TOMCSIK und GUEX-HOLZER 1952.   [9] ROBINOW und MURRAY 1953.
[10] MITCHELL 1949.   [11] KNAYSI 1946.   [12] FRICKE und CURTIS 1934.

species. Die Beziehungen der Plasmoptyse zur Bildung der L-Formen[1] bedürfen noch weiterer Klärung.

Unter Plasmolyse wird das Zurückweichen des Protoplasten von der Zellwand unter gleichzeitiger Kontraktion und Verdichtung zu einem oder mehreren starken lichtbrechenden Körpern verstanden[2].

Der Gewichtsanteil des *Protoplasten* an der Gesamtzelle von Bac. megaterium beträgt 55—62%[3], von Staphylokokken 80%[4].

In Saccharoselösung lassen sich die Protoplasten von Bac. megaterium mehrere Tage konservieren[5]. Dies ermöglicht eingehende morphologische und stoffwechselphysiologische Untersuchungen. So konnte durch elektronenoptische Untersuchungen nachgewiesen werden, daß die nackten Protoplasten begeißelt sind. Diese Beobachtung, die für Bac. subtilis bestätigt wurde, darf als wichtiger Hinweis für die Ursprungsstelle dieser Bewegungsorgane angesehen werden. Weiterhin gelang es, in freien Protoplasten Sporenbildung zu beobachten[6] und ihre Teilung wahrscheinlich zu machen[7]. Bakteriophagen sollen in zellwandfreien Protoplasten eine ähnliche Entwicklung durchmachen, wie in intakten Zellen. Die Protoplasten atmen im Warburg-Apparat, in der Membran werden Cytochrome vermutet[8].

Schließlich ist von besonderem Interesse, daß Desinfektionsmittel und oberflächenaktive Substanzen den Protoplasten beeinflussen. Eine Gruppe von Desinfektionsmitteln (Phenol, Kaliumpermanganat, Jod-Jodkali, Zephirol, Desogen, Bradosol) verhindert die sphärische Transformation des Protoplasten bei nachfolgender Lysozymbehandlung, während eine andere Gruppe (Sublimat, Merthiolat, Merphen) dies nicht tut. Auf serologischem Weg konnte nachgewiesen werden, daß die charakteristischen Protoplastenantigene von Bac. megaterium aus thermolabilen Eiweißkörpern bestehen, im Gegensatz zur Zellwand, die durch ein thermostabiles Mucopolysaccharid charakterisiert ist[9].

Die cytoplasmatische Membran wird als besonders oberflächenaktiv angesehen[10]. Ihr Chemismus wird für das färberische Verhalten von Bakterien, z. B. bei der Gram- und Ziehl-Neelsen-Färbung, verantwortlich gemacht. Sie färbt sich intensiver als die Zellwand und das Protoplasma und hält Farbstoffe bei der Entfärbung am längsten fest[11].

HENRY und STACEY fanden 1946, daß mit Gallensalzen ein wichtiger Teil des Komplexes extrahiert werden kann, der für den positiven Ausfall der Gramfärbung verantwortlich ist. Es handelt sich um Polysaccharide und das Magnesiumsalz der Ribonucleinsäure. Weiter gelang es ihnen, unter geeigneten Versuchsbedingungen die durch Extraktion gramnegativ gewordenen Bakterien durch das Hinzufügen dieser Stoffe wieder grampositiv reagieren zu lassen. Für die Bindung der Gramfarbe an die cytoplasmatische Membran ist das Zusammenwirken der Polysaccharide und des Ribonucleats mit einem Trägerprotein verantwortlich. In zellfreien Extrakten konnte der gesamte für die positive Gramfärbung verantwortliche Komplex, ein Magnesiumribonucleoprotein, nachgewiesen werden. Aus der Unmöglichkeit, mit Hilfe des extrahierten Magnesiumribonucleats ursprünglich gramnegative Keime grampositiv zu machen, kann auf das Fehlen des entsprechenden Trägerproteins bei dieser Bakteriengruppe geschlossen werden. Für

---

[1] DIENES und WEINBERGER 1951, KLIENEBERGER-NOBEL 1951, TULASNE 1951, 1953.
[2] GOTSCHLICH 1929.   [3] WEIBULL 1956.
[4] COOPER, ROWLEY und DAWSON 1949, MITCHELL und MOYLE 1951.
[5] WEIBULL 1953.   [6] SALTON 1955.   [7] McQUILLEN 1955.
[8] TOMCSIK 1955. Über Bakteriencytochrome siehe bei SMITH 1954.
[9] TOMCSIK und GUEX-HOLZER 1954, TOMCSIK und BAUMANN-GRACE 1956.
[10] KNAYSI 1929, 1938, 1946.
[11] KNAYSI 1930. Über die Technik und Modifikationen dieser Färbung siehe bei FICKER 1929.

die Säurefestigkeit der Mycobakterien gilt ähnliches. Hier sind es Mycolsäuren, die für die Bindung des Carbolfuchsins und die Unmöglichkeit der Entfärbung mit Salzsäurealkohol verantwortlich sind[1], jedoch sicherlich im Zusammenwirken mit anderen Faktoren[2].

Angaben über die Permeabilität, die Enzymologie und den Stoffwechsel der Protoplasten finden sich bei WEIBULL (1956) und McQUILLEN (1956).

Über den Nachweis von Mitochondrien siehe bei GIESBRECHT (1960).

c) Kernäquivalente.

Das Zellkernproblem hat in den vergangenen Jahrzehnten in der medizinischen Bakteriologie eine untergeordnete Rolle gespielt. Dies dürfte damit zusammenhängen, daß eine unmittelbare medizinische Bedeutung des Zellkerns, im Gegensatz zu anderen Strukturelementen, nicht gesehen wurde. Weiterhin fiel ins Gewicht, daß die naturwissenschaftliche Forschung auf diesem Gebiet nur langsam gedieh, was mit der Kleinheit der Objekte, mit zum Teil ungeeigneten Methoden und mit den der Spekulation weiten Raum gebenden Deutungsmöglichkeiten zusammenhing. Auch heute ist die Kernforschung noch weit davon entfernt, auf breiter Basis gesicherte und allseits anerkannte Resultate aufweisen zu können, doch scheint es, daß der Anstoß zur Intensivierung der Arbeiten, der aus der Forschungsrichtung der Bakteriengenetik kam, sehr befruchtend gewirkt hat. Er hat die Bedeutung des Zellkerns auch für die medizinische Arbeitsrichtung der Mikrobiologie deutlicher gemacht[3].

Mit basischen Anilinfarbstoffen und der üblichen Färbetechnik läßt sich, im Gegensatz zu Zellen höherer Organismen, ein *Zellkern* nicht nachweisen, da sich die gesamte Bakterienzelle ziemlich gleichmäßig anfärbt. Teils wurde aus diesen Befunden auf eine diffuse Verteilung des Kerns innerhalb der Zelle geschlossen, teils wurden irrtümlich Zelleinschlüsse wie Volutin für Kerne gehalten, an deren Vorhandensein aus funktionellen Gründen kaum Zweifel bestanden. Erst die Anwendung der Nuclealreaktion nach FEULGEN (1924) zeigte, daß Kernsubstanz innerhalb des Cytoplasmas in bestimmten Strukturen nachgewiesen werden kann. Sie gestattet nach Alkoholextraktion und Hydrolyse in n/1 HCl, die die Ribonucleinsäure färberisch ausschaltet und die Desoxyribose in Aldehyd überführt, die Darstellung der Desoxyribonucleinsäure mit fuchsinschwefeliger Säure. Ein positiver Ausfall dieser Reaktion ist praktisch nur für die Desoxyribonucleinsäure bekannt[4]. Sie wird deshalb als spezifisch angesehen[5].

Nach HCl-Giemsa-Färbung werden im Prinzip gleiche Ergebnisse erzielt[6].

Eine Bestätigung der Resultate, die mit diesen zwei, ihrem Prinzip nach verschiedenen Darstellungsmethoden erzielt werden, liefert eine Giemsa-Färbung, bei der die HCl-Behandlung durch Fermenteinwirkung ersetzt wird. Nach vorausgegangener Verdauung der Desoxyribonucleinsäure bzw. der Ribonucleinsäure mit den entsprechenden Nucleasen an Stelle der Salzsäurebehandlung ergeben sich ähnliche Bilder wie mit der Feulgenschen Reaktion und der HCl-Giemsa-Färbung[7].

---

[1] LESUK und ANDERSEN 1940.
[2] WELLS, DE WITT und LONG 1923, LESUK und ANDERSEN 1940, FETHKE und ANDERSEN 1948, BASSERMANN 1953.
[3] Ältere Literatur über das Zellkernproblem findet sich bei MEYER 1912, GOTSCHLICH 1929, PIETSCHMANN 1931, neuere zusammenfassende Ergebnisse bei DELAPORTE 1939, 1940, PIEKARSKI 1949, DE LAMATER 1954, ROBINOW 1949, 1956, WINKLER 1956.
[4] FEULGEN 1939.   [5] Über eine Ausnahme siehe bei WOLMAN 1954.
[6] PIEKARSKI 1937, ROBINOW 1949.
[7] BOIVIN, TULASNE, VENDRELY und MINCK 1947. Über die Darstellung der Kernäquivalente mit Romanowski-Giemsa-Lösung ohne Hydrolyse oder fermentative Verdauung siehe bei TRONNIER 1953, PIÉCHAUD 1954, BOIVIN, TULASNE, VENDRELY und MINCK 1948.

Elektronenoptisch lassen sich mit dem von KNAYSI und BAKER (1947) angegebenen Verfahren der Bakterienzüchtung in stickstofffreiem Nährmedium, das zu einer Verringerung des Ribonucleinsäuregehaltes der Zelle führt, Strukturen darstellen, die von diesen Untersuchern als Kerne gedeutet werden[1].

In elektronenoptischen Schnittpräparaten ist eine Kernmembran nicht nachweisbar.

Im Phasenkontrastmikroskop lassen sich die Kernäquivalente selbst nicht darstellen. Es wird vermutet, daß sie in den am besten durchstrahlten Partien der Zelle liegen.

Alle diese Darstellungsmethoden widerlegen frühere Auffassungen von der diffusen Verteilung der Kernsubstanz in der Bakterienzelle und sichern die Auffassung, daß die Desoxyribonucleinsäure bei sporenbildenden Bakterien (Bac. megaterium, Bac. mesentericus, Bac. mycoides u. a.) und nichtsporenbildenden Bakterien (Salmonella, Escherichia) in Form von distinkten Körpern in regelmäßiger Zahl und Anordnung nachweisbar ist, und daß die Ribonucleinsäure sich im Plasma verteilt findet. Diese zuerst von PIEKARSKI (1937) und STILLE (1937) erhobenen Befunde sind von zahlreichen Autoren bestätigt worden[2].

Über die *Form der Kernäquivalente* ist noch keine völlige Übereinstimmung erzielt. PIEKARSKI (1949) beschreibt sie in Feulgenpräparaten als runde, etwa $0{,}2$—$0{,}3\,\mu$ große Körper, ROBINOW (1949) nach HCl-Giemsa-Färbung als stäbchen- oder hantelförmige Körper. BISSET (1948, 1949) glaubt, gestützt auf die HCl-Giemsa-Methode, zwei morphologisch verschiedene Kerntypen, sphärische und stäbchenförmige, unterscheiden zu können. Die stäbchenförmigen sollen aus Chromosomen bestehen, die bei der Teilung paarig auf die Tochterzellen aufgeteilt werden. Die differierenden Beobachtungen verschiedener Autoren lassen sich jedoch mit dem Alter der Kulturen und mit der Präparationstechnik erklären[3]. Über Besonderheiten bei Tuberkelbakterien und apathogenen, großen Bakterien aus dem Darm von Pflanzenfressern siehe bei PIEKARSKI (1949).

Meist finden sich in einer Zelle zwei feulgenpositive Körper, bei Bakterien der Gattungen Salmonella und Escherichia daneben auch Zellen mit einem feulgenpositiven Körper[4]. Vor der Teilung der Zelle teilt sich auch das Chromatin und wird dann an die Tochterzellen weitergegeben. Bei der Sporenbildung wird einer der Körper von der Spore aufgenommen, der zweite verbleibt in dem der Autolyse anheimfallenden Rest der vegetativen Zelle.

Wegen mangelnder Einblicke in die Feinstruktur der Zelle ist die Auffassung noch geteilt, ob die Chromatinkörper[5] als Kerne[6], funktionelle Kernäquivalente[7], Nucleoide[8], Chromosomen[9] oder Gene[10] aufzufassen sind. Dies ist letzten Endes eine Frage der Definition des Zellkerns, um die sich GIESBRECHT und PIEKARSKI (1958) bemüht haben.

Auch über die *Art der Kernteilung* herrscht noch weitgehend Unklarheit. Mit ihr befaßte sich DE LAMATER (1952). Er glaubt Mitosen beobachtet zu haben. Diese Befunde sind jedoch nicht unwidersprochen geblieben[11]. Zur Frage des Chromosomennachweises siehe bei GIESBRECHT und PIEKARSKI (1958). In diesem

---

[1] Über weitere elektronenoptische Darstellungsmöglichkeiten siehe bei MUDD, SMITH, HILLIER und BENTNER 1950, PETERS und WIGAND 1953, BRADFIELD 1954.
[2] NEUMANN 1941, STAPP 1942, MALMGREN und HEDEN 1947, ROBINOW 1947, BOIVIN und Mitarbeiter 1947, 1948.
[3] WINKLER 1956. Siehe hierzu auch DELAPORTE 1950.
[4] Über die Deutung dieser Befunde siehe bei PIEKARSKI 1949.
[5] ROBINOW 1956.   [6] DE LAMATER 1954, 1956.   [7] PIEKARSKI 1950.
[8] PIEKARSKI 1937, BISSET 1950.   [9] ROBINOW 1944, GUHA, DASGUPTA und DE 1954.
[10] PELS-LEUSDEN und FREYMARK 1956.
[11] BISSET 1953, ROBINOW und HANNAY 1953, WINKLER 1956.

Zusammenhang ist die Unwirksamkeit des Mitosegiftes Colchicin auf Bakterien bemerkenswert. Während für andere Zellen Mengen von 0,01—0,04 γ/ml toxisch sind, werden Bakterien durch 10000 γ nicht beeinflußt. Dies wird teils so gedeutet, daß Bakterien keinen Zellkern besitzen, der zur Chromosomenbildung befähigt wäre[1], teils wird argumentiert, daß Colchicin als anerkanntes Spindelfasergift auf den achromatischen Teilungsapparat einwirke, der den Bakterien fehle.

d) Zellwand.

Umgeben ist der Protoplast von der *Zellwand*, derjenigen Bakterienhülle, die die Form der Zelle bestimmt[2]. Ihre Dicke ist je nach Bakterienart verschieden, bei grampositiven Bakterien 15—30 mμ, bei gramnegativen 10—15 mμ[3].

Für Staphylococcus aureus wird die Dicke mit 15—20 mμ[4], für Escherichia coli und Salmonella pullorum mit 10—15 mμ[5], für Mycobacterium tuberculosis mit 23 mμ[6] angegeben.

Die Zellwand, die erstmalig wohl von VINCENZI (1887) bei Bacillus subtilis dargestellt wurde, hat zu den üblichen Farbstoffen eine nur geringe Affinität[7]. Insbesondere färbt sie sich nicht mit Methylenblau, dagegen mit Safranin oder Methylviolett[8], besonders gut mit Alcianblau[9]. Gut läßt sich jedoch nach GUT-STEIN (1925) die Zellwand grampositiver Bakterien durch Tanninbeizung und anschließende Färbung mit einer basischen Anilinfarbe sichtbar machen und gegenüber dem Cytoplasma in einer Kontrastfarbe darstellen. Mit dieser Methode werden in zahlreichen Arten von Kokken und Stäbchenbakterien Querwände sichtbar, deren Bildung der Teilung vorangeht. BISSET (1955) vertritt den Standpunkt, daß ihr Nachweis dazu berechtige, solche Bakterienarten nicht als Einzeller, sondern als Mikroorganismen in Zellverbänden anzusprechen.

Sehr instruktiv läßt sich die Zellwand durch elektronenoptische Aufnahmen sichtbar machen. Nach Zertrümmerung der Zellen, z. B. durch Verreiben mit feinstem Glaspulver oder Sand, durch Ultraschalleinwirkung oder durch wiederholtes Einfrieren und Auftauen, tritt Cytoplasma aus, und die Zellwand bleibt als Hülle mit eingelagerten und aufgelagerten Resten anderer Bakterienbestandteile zurück. An Schnittpräparaten von Bakterien läßt sich elektronenoptisch ihre Dicke bestimmen. Elektronenoptisch nachweisbare Strukturen der Zellwand fanden sich bei Spirillum[10], Rhodospirillum rubrum[11] und Achromobacter herveyi[12].

Die Zellwand verleiht der Bakterienzelle ihre typische Form. Wie schon ausgeführt wurde (s. S. 182), nehmen die durch Lysozymeinwirkung von der Zellwand befreiten Protoplasten von Bacillus megaterium Kugelform an[13]. Die Zellwand ist weiter verantwortlich für die Elastizität und die Widerstandsfähigkeit der Zelle. Über den Grad dieser Eigenschaften vermittelt das Mikromanipulieren ein recht gutes Bild[14]. Es zeigt sich, daß die Zellmembran dem Angriff der feinen Glasinstrumente einen kräftigen Widerstand entgegensetzt. Gramnegative Bakterien sind jedoch hinfälliger als grampositive. Ihre Zellmembran ist auch transparenter. Mit Hilfe der Dunkelfeldtechnik können Entmischungs-

---

[1] BONETTI und ILLÉNYI 1951, LETTRÉ 1947.
  Ausführliche Literatur über diesen Bestandteil der Bakterienzelle findet sich bei DUBOS.
[2] 1949, BURGER 1950, BISSET 1955, SALTON 1956, TOMCSIK 1956.
[3] CHAPMAN und HILLIER 1953.   [4] DAWSON 1949.
[5] SALTON und HORNE 1951, BIRCH-ANDERSEN, MAALOE und SJÖSTRAND 1953.
[6] KNAYSI, HILLIER und FABRICANT 1950.   [7] DUBOS 1949.   [8] KNAYSI 1930.
[9] TOMCSIK und BAUMANN-GRACE 1955.   [10] HOUWINK 1953.
[11] SALTON und WILLIAMS 1954.   [12] JOHNSON, ZWORYKIN und WARREN 1943.
[13] TOMCSIK und GUEX-HOLZER 1952, WEIBULL 1953.   [14] WAMOSCHER 1930.

vorgänge im Cytoplasma und Einschlußstoffe besser beobachtet werden, als bei grampositiven Bakterien. Ihre Beschaffenheit wird weiterhin für die Plasmolysierbarkeit mancher Bakterien verantwortlich gemacht, die ebenfalls bei gramnegativen Arten im allgemeinen ausgeprägter ist als bei grampositiven. In diesem Zusammenhang ist zu erwähnen, daß der intracelluläre osmotische Druck von Staphylococcus aureus auf 15—20 Atmosphären geschätzt wird[1].

Der Anteil der Zellwand am Trockengewicht beträgt in der Regel bei grampositiven Bakterien 20—30%, bei gramnegativen weniger als 20%[2].

Er wird für Staphylococcus aureus mit etwa 20%[3], für Micrococcus lysodeikticus mit bis 30%[4], für Corynebacterium diphtheriae sogar mit 45%[5] angegeben. Für Pseudomonas aeruginosa liegt ein sehr hoher Wert, 76—78%[6] vor.

Wie Angaben über den *chemischen Aufbau* der Zellwand zeigen, verhalten sich die untersuchten Bakterienarten recht verschieden. Die Zellwände grampositiver Bakterien enthalten Mucopolysaccharide oder andere Mucokomplexe, die gramnegativer Lipoglykoproteide.

Die Zellwand von Escherichia coli enthält Lipoproteine[7], die von Staphylococcus aureus einen Glycero-Phosphoprotein-Komplex[8], die von Streptococcus faecalis Mucopolysaccharide[9] und die von Corynebacterium diphtheriae Proteine und Kohlenhydratkomponenten[10]. Diese Substanzen sind eingelagert in ein Proteingerüst, das chemischen Eingriffen gegenüber außerordentlich widerstandsfähig ist und sich in der Regel nur in konzentrierter Schwefelsäure oder konzentrierter Natronlauge löst.

Für die Zellwand grampositiver Bakterien ist eine relativ geringe Zahl von Aminosäuren, das Fehlen von aromatischen und schwefelhaltigen Aminosäuren, von Prolin, Histidin und Arginin und ihr geringer Lipoidgehalt (1—4%) charakteristisch. Glucosamin, Galaktosamin und Muraminsäure sind nur bei grampositiven Bakterien nachweisbar. Die Zellwand gramnegativer Bakterien weist mehr Aminosäuren auf, darunter aromatische und schwefelhaltige, sowie Arginin und Prolin. Ihr Lipoidgehalt ist relativ groß, er beträgt rund 11—22% des Trockengewichts der Zellwand[11].

Bakterienpigmente sind nur selten in der Zellwand nachweisbar (Rhodospirillum rubrum), meist finden sie sich im Cytoplasma bzw. in der cytoplasmatischen Membran[11].

Über die Beziehungen zwischen Zellwand und Bakteriophagen liegen mehrere Publikationen vor[12].

e) Kapseln, Schleim.

Der Zellwand aufgelagert finden sich bei vielen, vielleicht bei den meisten Bakterienarten *schleimige* oder *gallertige Substanzen*, die gelegentlich in solcher Mächtigkeit vorkommen, daß ihre Masse die der eigentlichen Bakterienzelle weit übertrifft, die aber auch in so geringer Menge vorhanden sein können, daß sie sich dem morphologischen Nachweis entziehen. Es ist als sicher anzunehmen, daß es sich dabei um eine sehr heterogene Erscheinung handelt, was ihre Entstehung, ihre Morphologie, ihre Funktion und ihren Chemismus betrifft. Dies erklärt die Zurückhaltung vieler Autoren, diese äußerste, der Zellwand aufgelagerte Schicht, die in der Literatur meist als Kapsel, aber auch als Schleim,

[1] MITCHELL und MOYLE 1955.   SALTON 1956, TOMCSIK 1958.
[3] COOPER, ROWLEY und DAWSON 1949, MITCHELL und MOYLE 1951.
[4] SALTON 1956.   [5] HOLDSWORTH 1952.   [6] FERNELL und KING 1953.
[7] WEIDEL 1951.   [8] MITCHELL und MOYLE 1951.   [9] SALTON 1952.
[10] HOLDSWORTH 1952.   [11] SALTON 1956.
[12] HOTCHIN, DAWSON und ELFORD 1952, WEIDEL 1951, WEIDEL und KELLENBERGER 1955, WEIDEL, KOCH und BOBOSCH 1954.

Schleimhülle, Außenhülle, Gallerthülle, Gummihülle, Ektoplasma und ähnlich bezeichnet wird, einheitlich mit dem Terminus Kapsel zu belegen, obwohl sich diese Bezeichnung nicht nur in der medizinischen Mikrobiologie immer mehr durchsetzt. Eine weitere, begriffliche Schwierigkeit ergibt sich, worauf TOMCSIK (1956) hinwies, aus der Definition der Grenzflächen. So ist es weder möglich, einwandfrei die Begrenzung der Zellwand nach außen und damit die innere Grenze dieser schleimigen Schicht, noch ihre äußere Begrenzung zu definieren[1].

MEYER (1912) wendet sich scharf gegen den Terminus Kapsel, bezeichnet ihn als unwissenschaftlich und schlägt an seiner Stelle Schleimschicht vor. Einen ähnlichen Standpunkt vertritt RIPPEL-BALDES (1955).

TOENNIESSEN (1912) unterscheidet beim Friedländerschen Pneumoniebacillus Endoplasma, Ektoplasma (Zellmembran) und Schleimhülle. In einer späteren Publikation (1920) stellt er fest, daß das, was mit den üblichen Darstellungsmethoden als Kapsel erscheine, aus dem Ektoplasma und der Außenhülle bestehe, daß jedoch nur diese als Kapsel zu bezeichnen sei. Er hält sie für ein Sekretionsprodukt der Zellwand, das nach außen durch keine Membran begrenzt werde.

GOTSCHLICH (1929) unterscheidet echte Kapseln und Pseudokapseln und definiert Kapseln als „schleimige Hüllen, die im gefärbten Präparat den intensiv gefärbten Bakterienleib in Gestalt eines hellen Hofes umgeben, zuweilen auch einer schwachen Färbung oder einer Doppelfärbung zugänglich erscheinen". Wie TOENNIESSEN (1920) unterscheidet er zwei Schichten. „Die innere Schicht stellt die eigentliche lebenswichtige, dem Ektoplasma angehörige Kapsel dar, während die äußere Schicht als Sekretionsprodukt aufzufassen ist und nach außen diffus ausgebildet ist, jedenfalls keine äußere scharfe Abgrenzung durch eine . . . „Kapselmembran" erkennen läßt." Die Abgrenzung nach innen „ist ganz scharf ausgeprägt".

ETINGER-TULCZYNSKA (1933) unterscheidet Kapsel und Schleimhülle. Sie faßt die Kapsel als Teil der Bakterienzelle, die Schleimhülle als Exkretionsprodukt auf und unterscheidet Bakterien ohne Kapsel und ohne Schleimhülle (z. B. Typhus- und Diphtheriebakterien), solche mit Kapsel (die meisten Pneumokokken), solche mit Schleimhülle (manche Streptokokken) und solche mit Kapsel und Schleimhülle (Pneumokokken Typ III und Friedländer-Bakterien). Sie räumt jedoch ein, daß die Unterscheidung zwischen Kapsel und Schleimhülle schwierig sei.

MÜLLER (1946) bezeichnet gallertige Hüllen, die nach außen abgegrenzt sind, als Kapseln, die nicht abgegrenzt sind und ineinanderfließen, als Zooglöa, ihre Träger als Kapsel- bzw. als Schleimbakterien.

DUBOS (1949) definiert die Kapseln als hochmolekulare schleimähnliche Substanzen, die in die Umgebung diffundieren.

DUGUID (1951) sieht die von vielen Bakterien gebildeten gelatinösen oder gummiartigen Substanzen als extracellulär an. Er unterscheidet das fest an der Zelle haftende Material, das er als Kapsel, Schleimschicht oder Schleimhülle (slime layer, slimy envelope) bezeichnet, und das als loser Schleim sich von der Zelle trennende Material, das er als freien Schleim, Gummi oder Zooglöa bezeichnet. Kapsel- und Schleimbildung soll gleichzeitig vorkommen können. Für die praktische Unterscheidung von Kapsel und Schleim schlägt er vor, die Bezeichnung Kapsel für jede der Zellwand aufliegende äußere Schicht zu gebrauchen, die

---

Über Fragen der exakten Definition und ihre Problematik siehe bei TOMCSIK 1956. Eine Übersicht über neuere Literatur findet sich bei TOMCSIK 1956, ältere Literatur siehe bei EISENBERG 1909, GOTSCHLICH 1929.

mikroskopisch nachweisbar ist und bei der Suspension der Zelle in Wasser an ihr haften bleibt.

Tomcsik (1956) bestreitet die extracelluläre Natur der Kapsel für die von ihm beschriebene Species, schließt sich im übrigen jedoch der Definition Duguids an, allerdings mit der Einschränkung, daß eine Unterscheidung einer eigentlichen Kapsel und einer Schleimhülle bisher erfolglos gewesen sei.

Grumbach (1958) trennt Kapsel und Schleim begrifflich streng. Die Kapsel mit ihrem Antigen- oder Haptencharakter ist für ihn Ausdruck eines Species- oder Typenmerkmals, während er den Schleim als Reaktionsprodukt auf Umweltreize deutet, der bei allen Mikroorganismen aus der gleichen, nicht antigenen Hyaluronsäure bestehen soll[1].

Ziemliche Übereinstimmung herrscht darüber, daß die chemischen Stoffe, die die Kapseln oder den Schleim bilden, in so geringer Menge vorhanden sein können, daß ihr mikroskopischer Nachweis zweifelhaft oder unmöglich wird. Auch in diesen Fällen wird gelegentlich von Kapseln gesprochen, was dann eine gewisse Berechtigung hat, wenn die gleichen chemischen Stoffe, die die mikroskopisch sichtbaren Kapseln bilden, chemisch oder serologisch nachgewiesen werden. Dies gilt z. B. für Angehörige der Gattungen Streptococcus, Salmonella, Escherichia und Pasteurella.

Wie aus der erwähnten Literatur hervorgeht, gibt es keine allgemein anerkannte Definition der Schleimhülle und der Kapsel, auch besteht keine Einigkeit darüber, ob Bakterienstämme, die in den Kulturen muköses Wachstum zeigen, als Kapselbildner oder als Schleimbildner aufzufassen sind. Wenn dennoch in den folgenden Abschnitten, einer weit verbreiteten Übung folgend, für die der Zellwand aufgelagerten Substanzen der Ausdruck Kapsel gebraucht wird, so soll damit kein Präjudiz getroffen werden.

Die Fähigkeit zur *Bildung von Kapseln* ist genetisch bedingt, der Grad ihrer phänotypischen Ausprägung ist jedoch weitgehend von Umweltbedingungen abhängig. Manche Bakterien bilden nur im befallenen Wirtsorganismus reichlich Kapselsubstanz, nicht dagegen in Kulturen (Bacillus anthracis). Andere verlieren diese Fähigkeit erst nach mehreren Passagen auf künstlichen Nährböden (Diplococcus pneumoniae Typ III). Wieder andere bilden auch in Kulturen regelmäßig Kapseln (Klebsiella). Die Kapselbildung kann durch die Anwesenheit von bestimmten Stoffen in den Nährmedien, z. B. von Kohlenhydraten[2] insbesondere von Dextrose, gefördert werden. Sie kann so weit gehen, daß z. B. in Zuckerraffinerien schleimbildende Bakterien Betriebsstörungen verursachen. Auch die Bebrütungstemperatur kann, z. B. bei Salmonella schottmuelleri oder Pasteurella pestis, die Quantität der Kapselbildung beeinflussen.

Die mikroskopische *Darstellung* der Kapseln bzw. des der Zellwand aufgelagerten Schleims ist im ungefärbten Präparat, auch im Phasenkontrastmikroskop, nicht möglich. Elektronenoptische Bilder sind nicht befriedigend. Sie gelingt am einfachsten als Negativpräparat mit Tusche oder Kollargol. Am bekanntesten sind das Verfahren nach Burri (1909) und das Feuchtverfahren nach Preisz (1911), das die morphologischen Verhältnisse besonders exakt wiedergibt.

Für basische Farbstoffe haben die Kapselsubstanzen eine nur geringe Affinität, doch sind zahlreiche Spezialfärbungen angegeben, die eine Tinktion, meist nach vorangegangener Beizung gestatten. Ohne Beizung ist die Färbung mit Alcianblau möglich[3]. Allen Färbemethoden ist jedoch gemeinsam, daß sie wegen der Empfindlichkeit der Kapseln infolge ihres hohen Wassergehaltes leicht zu Fehl-

---

[1] Kendall, Heidelberger und Dawson 1937.
[2] Kendall, Heidelberger und Dawson 1937.
[3] Novelli 1953, McKinney 1953, Tomcsik und Grace 1955.

deutungen, besonders hinsichtlich der Größe, führen. Eine Übersicht über die
Methoden zur Färbung des „Schleims" findet sich bei MEYER (1912), zur Färbung
der „Kapseln" bei FICKER (1929), eine kritische Überprüfung einiger wichtiger
Methoden bei DUGUID (1951), der als bestes Verfahren die feuchte Tuschemethode
nach PREISZ (1911), gefolgt von der Tuschemethode nach BUTT, BONYNGE u.
JOYCE (1936) und der Eosin-Serum-Methode von HOWIE u. KIRKPATRICK (1934)
ansieht.

Über die Zielsetzung der Sichtbarmachung hinaus haben Kapselreaktionen
mit Immunseren zur spezifischen Identifizierung bestimmter Kapselsubstanzen
Bedeutung erlangt. Bei der Neufeldschen Quellungsreaktion erscheinen die
Kapseln der Pneumokokken nach Zugabe von typenspezifischem Pneumokokken-
serum gequollen. Die Methode ist für die Schnelldiagnose von Diplococcus pneumoniae und für ihre gleichzeitige Typisierung geeignet[1].

Kapselreaktionen mit Proteinen auf unspezifischer Basis beschrieben LÖF-
STRÖM (1944) und TOMCSIK u. GUEX-HOLZER (1953).

Ein eleganter Nachweis gelang TOMCSIK u. Mitarbeitern[2] auf serologischem
Weg, mit der spezifischen Kapselreaktion. Mit ihr konnten sie die überraschende
Tatsache demonstrieren, daß die Kapseln von Bacillus megaterium nicht aus
homogenem Schleim, sondern aus einem Gerüst von Polysacchariden mit größeren
Mengen eingelagerter Glutamylpolypeptide bestehen. Als Reagentien werden
spezifische Antikörper verwendet, nach deren Zugabe diese Struktur der Kapsel
im Phasenkontrastmikroskop deutlich sichtbar wird. Dieses Ergebnis wird mit
einer Änderung der Lichtbrechung, wahrscheinlich infolge der Präzipitation der
Antikörper, erklärt[3]. Die Methode hat weiter den Vorteil, daß die Untersuchungen
sowohl an lebenden als auch an physikalisch oder enzymatisch vorbehandelten
Bakterien durchgeführt werden können.

Die *chemische Zusammensetzung* der Kapselsubstanz ist bei einzelnen Bakterienarten verschieden. Häufig, z. B. bei Diplococcus pneumoniae, finden sich hochmolekulare Polysaccharide oder N-haltige Mucopolysaccharide, bei Pasteurella
pestis ein Protein-Polysaccharid-Komplex, bei manchen Streptokokken Hyaluronsäure, bei Bacillus anthracis und anderen Sporenbildnern ein Polypeptid der
d-Glutaminsäure[4] in Verbindung mit Polysacchariden[5].

In diesem Zusammenhang darf erwähnt werden, daß das Vorhandensein einer
„Wachshülle" bei Mycobakterien im Sinne einer Kapsel nicht zutrifft[6], sondern
daß die Lipoide dieser Bakterien in der Zellwand und im Cytoplasma zu finden
sind[7].

Medizinische Bedeutung haben die Kapseln in immunbiologischer, diagnostischer und pathogenetischer Hinsicht.

Die immunbiologische Bedeutung besteht darin, daß viele dieser Kapselsubstanzen für eine wirksame aktive und passive Immunisierung unerläßlich sind.

Diagnostische Bedeutung haben die Kapselsubstanzen für zahlreiche Bakterienarten. Sie erlauben, z. B. Pneumokokken, Colibakterien und Kapselbak-
terien in Typen einzuteilen, die pathogenetisch und epidemiologisch wichtig sind.

Nach dem chemischen Aufbau und dem Polymerisationsgrad der Kapsel-
polysaccharide werden bei Diplococcus pneumoniae gegen 80 verschiedene Typen
unterschieden. Bekannt ist die pathogenetische Sonderstellung der Typen I bis III
beim Menschen und des Typs 19 beim Meerschweinchen. Von großem theoreti-

[1] NEUFELD 1902, ETINGER-TULCZYNSKA 1933, NEUFELD und ETINGER-TULCZYNSKA 1933.
[2] Eine Kritik der Bezeichnung Quellungsreaktion findet sich bei TOMCSIK 1956.
    TOMCSIK und BODON 1934, BODON und TOMCSIK 1934.   [3] TOMCSIK 1955.
[4] BOVARNICK 1942, IVÁNOVICS und BRUCKNER 1937.   [5] TOMCSIK 1956.
[6] DUBOS 1944.   [7] KNAYSI 1929, LEMBKE und RUSKA 1940, WELLS und LONG 1932.

schen Interesse sind die Kapseln von Diplococcus pneumoniae als erstes Modell einer Typentransformation. GRIFFITH (1928) gelang es, Pneumokokken des Typs II durch Züchtung in einer Aufschwemmung von abgetöteten Pneumokokken des Typs III in solche des Typs III umzuwandeln. Durch die Arbeiten von AVERY, MacLEOD u. McCARTY (1944) ist erwiesen, daß diese Typenumwandlung durch eine Desoxyribonucleinsäure gesteuert wird, die noch in der Verdünnung von 6×10^{-8} wirksam ist.

Erst die Entdeckung der serologischen Bedeutung der Kapselsubstanzen der Colibakterien ermöglichte eine serologische Einteilung dieser Gruppe. Nach dem Vorhandensein von verschiedenen Körper-(O-)Antigenen werden heute über 100 verschiedene Gruppen unterschieden. Eine weitere Aufgliederung in Typen erfolgt durch Kapsel-(K-)Antigene, die nach dem Grad der Thermostabilität ihrer antigenen, agglutinablen und bindenden Eigenschaften in L-, A- und B-Antigene eingeteilt werden. Sie haben die Eigenschaft, das eigentliche O-Antigen inagglutinabel zu machen. Ein Colityp ist also durch die Kombination von O- und K-Antigenen, gegebenenfalls auch von H-Antigenen definiert. Die Einbeziehung der K-Antigene in die Diagnostik hat es ermöglicht, die früher unübersehbare Gruppe der Colibakterien zu systematisieren, und vor allem bestimmte serologisch definierte Colibakterien als Erreger der infektiösen Colienteritis der Säuglinge festzustellen. Es sind dies die Typen O 55 B5, O 111 B4, O 26 B6, O 86 B7 u. a.

Ähnlich wie in der Coligruppe finden sich in der Klebsiella-Gruppe sechs O-Antigene und über 60 K-Antigene, durch deren Kombination die einzelnen Typen charakterisiert sind. Rhinoskierombakterien sind 2:3-Typen, Ozaenabakterien 2:4-, 2:5- oder 2:6-Typen, wobei die erste Ziffer das O-Antigen, die zweite das K-Antigen bezeichnet. Da jedoch die serologische Bestimmung der O-Antigene Schwierigkeiten bereitet, genügt für praktische Belange die Identifizierung der K-Antigene. Entsprechende Stämme werden dann als 3-, 4-, 5- oder 6-Typen bezeichnet[1].

Über die Zusammenhänge zwischen Kapsel und Virulenz s. S. 241.

Als *M-(Mucosus-)Formen* werden schleimig wachsende Varianten von Bakterienstämmen bezeichnet. Sie werden nicht selten bei pathogenen Species angetroffen. Serologisch sind solche Varianten durch das Auftreten eines neuen Antigens, des M-Antigens, gekennzeichnet.

Ein Sonderfall ist die *Schleimwallbildung* von Salmonella schottmuelleri, die jedoch nur dann auftritt, wenn nach 24stündiger Bebrütung der Kulturen bei 37° C eine weitere Bebrütung bei 22° C angeschlossen wird. Sie ist dadurch gekennzeichnet, daß in einer Kolonie nicht alle Zellen Schleim bilden, sondern nur diejenigen, die am Rande der Kolonie liegen. Es findet sich deshalb um die Kolonie eine oft mächtige Schleimabsonderung, die die Form eines Walls annimmt. Sie ist so charakteristisch, daß sie als wichtiges differential-diagnostisches Merkmal gilt.

f) Geißeln, Fimbrien.

Viele Bakterienarten, vor allem Spirillen und Stäbchenbakterien, sehr selten auch Kokken[2] besitzen *Geißeln*. Diese zuerst von COHN (1872) und KOCH (1877) an Spirillen gesehenen Bewegungsorgane verleihen den Bakterien die Möglichkeit der Ortsveränderung, die schon LEEUWENHOEK bekannt war[3].

---

[1] Über die Rolle dieser Bakteriengruppe im Krankheitsgeschehen siehe bei BADER 1958.
[2] SCHIEBLICH 1932, KOBLMÜLLER 1935, POWNALL 1935, LEVENSON 1938, ØDEGAARD und GARDBORG 1953, GRAUDAL und BIRCH-ANDERSEN 1958.
[3] Die ältere Literatur über diese interessanten Strukturelemente findet sich bei MEYER 1912, GOTSCHLICH 1929, neuere bei VAN ITERSON 1953, RIPPEL-BALDES 1955, STOCKER 1956, WINKLER 1956.

Die *Zahl* der Geißeln kann 1—30 und mehr Exemplare, ihre Länge ein mehrfaches der Bakteriengröße, bis zu 30 μ, betragen. Ihre *Dicke* ist gleichförmig und wird mit 12 mμ bis 50 mμ[1] angegeben. Sie enden stumpf. Die Geißeln bilden beim lebenden Bacterium dreidimensionale Schwingungskörper, die im fixierten Präparat als Sinuskurven erscheinen[2]. Ihre Wellenlänge ist, mit gewissen Einschränkungen, für eine bestimmte Bakterienspecies konstant[3].

Über die Art der *Begeißelung* geben elektronenoptische Aufnahmen wichtige Aufschlüsse. Sie bestätigen die Richtigkeit der klassischen Auffassung, die nach der Zahl und den Insertionsstellen am Bakterienkörper die monotriche (eine Geißel am Bakterienende, sehr selten an einer Längsseite), die lophotriche (ein Geißelbüschel am Bakterienende), die amphitriche (je eine Geißel an den Bakterienenden) und die peritriche Begeißelung (zahlreiche Geißeln auf dem Bakterienkörper verteilt) unterscheidet. Geißellose Bakterien werden als atrich bezeichnet. Diese morphologischen Besonderheiten haben taxonomische Bedeutung. Eine differenziertere Einteilung findet sich bei LEIFSON, CARHART u. FULTON (1955). Als Geißelzöpfe werden abgerissene, verfilzte Geißeln bezeichnet[4], besonders stark entwickelte Exemplare als Riesengeißeln[5] oder Hauptgeißeln[6].

Das Vorhandensein einer peritrichen Begeißelung wird von PIETSCHMANN (1942) bestritten. Sie vertritt die Ansicht, daß es nur berechtigt sei, von subpolarer Begeißelung zu sprechen. Der Eindruck der peritrichen Begeißelung entstehe dadurch, daß die subpolare Begeißelung einzelner, aneinander haftender Zellen die peritriche Begeißelung vortäusche. Die Multizellularität vieler Bakterienarten (s. S. 174) bildet eine gewisse Stütze dieser Anschauung. Eine Verallgemeinerung scheint jedoch nicht zulässig, da z. B. die Angehörigen der Familie Enterobacteriaceae, die als typisch peritrich begeißelt angesehen werden[7], als unicellulär gelten.

Die *Ansatzstelle* der Geißeln liegt im Protoplasten. Dies läßt sich überzeugend durch den fermentativen Abbau der Zellwand dartun. Nach Lysozymeinwirkung[8] oder nach Änderung des osmotischen Drucks[9] haften die Geißeln an den nackten Protoplasten. Verdickungen bis zu 400 Å an ihrer Ursprungsstelle werden als Basalgranula gedeutet[10], eine Auffassung, die jedoch nicht unwidersprochen geblieben ist[11]. Elektronenoptische Aufnahmen zeigen den schon früher vermuteten[12] Durchtritt der Geißeln durch die Zellwand[13]. Subtile Präparationsmethoden machen bei nachfolgender elektronenoptischer Beobachtung deutlich, daß die Geißeln mancher Species sich aus einzelnen *Fibrillen* zusammensetzen[14] oder daß sie sich unter der Einwirkung von destilliertem Wasser und Kälte in eine zentrale Geißel[15] und eine diese umgebende Hülle aufspalten[16]. Ob allerdings eine Verallgemeinerung dieser Befunde zulässig ist, muß noch dahingestellt bleiben. Außerdem wurde mit Hilfe von Röntgenbeugungsdiagrammen gefunden,

---

[1] PIEKARSKI und RUSKA 1939, STOCKER 1956.
[2] BUDER 1915, zit. bei RIPPEL-BALDES 1955, METZNER 1920, WEIBULL 1950, STOCKER 1956.
[3] LEIFSON 1951, LEIFSON und HUGH 1953, PIJPER und ABRAHAM 1954, LEIFSON, CARHART und FULTON 1955.
[4] Literatur siehe bei GOTSCHLICH 1929.   [5] MALVOZ 1902, ROCCHI 1911.
[6] PLAUT 1907.   [7] BERGEY 1957.
[8] TOMCSIK und GUEX-HOLZER 1952, WEIBULL 1953.   [9] STÄHELIN 1953, 1954.
[10] BÜTSCHLI 1902, FUHRMANN 1910, 1926, YAMAMOTO 1910, siehe ferner bei STOCKER 1956, BRADFIELD 1956.
[11] ZETTNOW 1918.   [12] TRENKMANN 1890, ELLIS 1903, FUHRMANN 1910, MEYER 1912.
[13] VAN ITERSON 1947.
[14] PIEKARSKI und RUSKA 1939, WEIBULL 1951, MALLET, KOFFLER und RINKER 1951, STARR und WILLIAMS 1952, GRACE 1954, LABAW und MOSLEY 1954, 1955, WEIBULL 1951, ASTBURY, BEIGHTON und WEIBULL 1955.
[15] BÜTSCHLI 1890, 1903.   [16] DE ROBERTIS und FRANCHI 1951, VAN ITERSON 1953.

daß der makromolekulare Aufbau der Bakteriengeißeln dem anderer kontraktiler Proteinfasern ähnlich ist[1].

Die Spirochäten (Treponemataceae) nehmen hinsichtlich der Begeißelung und der Beweglichkeit eine Sonderstellung ein. Nach den Untersuchungen von BABUDIERI (1958) ist der bei Leptospiren elektronenoptisch sichtbare kontraktile zentrale Axenfaden, um den sich das Cytoplasma spiralig windet, für die Bewegung verantwortlich. Geißeln konnte er nicht nachweisen. Bei Treponemen und Borrelien sind nach dem gleichen Autor geißelähnliche Gebilde vorhanden, die jedoch als Fortsetzung der fibrillären Crista anzusprechen und den Geißeln der Bakterien nicht gleichzusetzen sind. Er hält die Crista für das Bewegungsorgan dieser Mikroorganismen.

Der *Mechanismus der Bakterienbewegung* ist noch nicht widerspruchslos aufgeklärt[2]. Die Bewegung der einzelnen Geißeln wird offenbar durch ungleiche Kontraktion ihrer Fibrillen bewirkt[3]. Nach BUDER[4] und METZNER (1920) bilden die Geißeln einen dreidimensionalen Schwingungskörper, wobei die einzelnen Geißeln 37—40, der Bakterienkörper etwa 13 Umdrehungen in der Sekunde ausführen. Über die Auffassung von PIJPER (1949) siehe S. 194. Die *Geschwindigkeit* der Fortbewegung beträgt bei Spirillen bis zu 100 μ, bei Vibrionen bis 200 μ pro Sekunde[5].

Die echte Lokomotion ist gelegentlich nur schwer von der *Brownschen Molekularbewegung* zu unterscheiden, die durch die Übertragung kinetischer Energie des Suspensionsmittels auf die Bakterienzelle verursacht wird und Partikel unter 4 μ Durchmesser betrifft. Untersuchungen über ihre Gesetzmäßigkeit liegen von EINSTEIN (1908, 1915, 1916) vor. Die Bewegung, für die bei Aerobiern die Anwesenheit freien Sauerstoffs Voraussetzung ist, kann durch *Reize der Umwelt*, z. B. durch chemisch wirksame Substanzen, durch Sauerstoff oder durch Licht im positiven oder negativen Sinn beeinflußt werden. Positiv chemotaktisch wirken z. B. Kaliumsalze und Pepton, negativ starke Säuren und Alkalien sowie konzentrierte Salzlösungen[6].

Bekannt ist die Aerotaxis von Vibrio cholerae, Pseudomonas aeruginosa und Bacillus subtilis. Diese Species finden sich in flüssigen Nährböden bevorzugt an der sauerstoffreichen Flüssigkeitsoberfläche und bilden hier eine Kahmhaut. Phototaxis findet sich bei Purpurbakterien[7]. Ob die Ansiedlung von pathogenen Bakterien in gewissen Organen dem Phänomen der Chemotaxis zuzurechnen ist, ist noch unbekannt.

Als Angriffsort des Reizes wurde die Geißelbasis festgestellt, als Reaktionszeit weniger als eine Zehntelsekunde[8]. Über die Energiequelle für die Geißelbewegung[9] und über die Arbeitsleistung[10] siehe bei STOCKER (1956).

Die Anlage der Geißeln ist genetisch bedingt. Ihre phänotypische Ausbildung aber und damit die Stärke der Beweglichkeit der Bakterienzelle ist von Umweltbedingungen, insbesondere von der Nährbodenbeschaffenheit und von der Temperatur, abhängig. In flüssigen Nährböden ist die Ausbildung der Geißeln besser als auf festen Medien. Verringerung des Agargehalts fördert die Geißelbildung. In halbflüssigen Nährböden (Agargehalt 0,1—0,5%) ist die Begeißelung und damit die Beweglichkeit besonders stark. Das in halbfesten Nährböden (Agargehalt 0,8%) makroskopisch zu beobachtende Schwärmen ist das schärfste Kriterium

---

[1] ASTBURY und WEIBULL 1949, WEIBULL 1951.   [2] STOCKER 1956, RIPPEL-BALDES 1955.
[3] ASTBURY 1951, WEIBULL 1951, ASTBURY, BEIGHTON und WEIBULL 1955, ältere Literatur siehe bei MEYER 1912.
[4] zit. b. RIPPEL-BALDES 1955.
[5] SANARELLI 1919, GOTSCHLICH 1929, OGIUTI 1936, RIPPEL-BALDES 1955.
[6] GOTSCHLICH 1929.   [7] BUDER 1915, CLAYTON 1953.   [8] RIPPEL-BALDES 1955.
[9] HERBERT 1951, MOROWITZ 1954.   [10] ANGERER 1919.

für das Vorhandensein von Geißeln. Bakterien, die bei 37⁰ C unbeweglich sind, können bei anderen Bruttemperaturen, z. B. 22⁰ C, beweglich sein. Auf besonderen Nährböden (z. B. mit Carbolsäurezusatz) kann die Geißelbildung ausbleiben[1]. Dies läßt den Schluß zu, daß die Geißeln nicht lebensnotwendig sind. Mutationen am Geißelapparat werden beobachtet, Transduktionen[2] und Rekombinationen[3] sind experimentell möglich.

Die *Darstellung* der Geißeln ist verhältnismäßig schwierig. Im ungefärbten Präparat sind sie nur ausnahmsweise bei sehr großen Bakterien (Spirillen[4]) zu sehen. Bei pathogenen Arten liegt ihre Dicke unterhalb des Auflösungsvermögens des Lichtmikroskops. Auch mit den üblichen Färbemethoden sind sie nicht sichtbar zu machen, da sie sich kaum anfärben lassen. Erst nach vorangegangener Beizung ist ihre Darstellung mit Hilfe adjektiver Färbemethoden, bei denen der Farbstoff an die Oberfläche der Geißel angelagert wird und diese dadurch verdickt, möglich[5]. Ein sehr brauchbares Verfahren ist von ZETTNOW (1897, 1909, 1918) entwickelt worden, das auf der Versilberungsmethode VAN ERMENGHEMS (1894)[6] aufbaut. Das Silber geht mit den Geißeln offenbar eine Verbindung ein, deren Farbe (grauschwarz) sich von der des Bakterienkörpers (orange bis dunkelbraun) unterscheidet und schon frühzeitig Schlüsse auf die Verschiedenheit des chemischen Aufbaus dieser Strukturelemente zuließ. Alle Verfahren erfordern jedoch Übung und Erfahrung sowie Kritik in der Beurteilung der erhaltenen Präparate. Genaue Vorschriften über die zu verwendenden Kulturen, über die Anfertigung der Präparate und ihre Fixierung und über die Darstellung der Geißeln durch Farbstoffe und Metallsalze finden sich bei FICKER (1929).

Die Beobachtung im Dunkelfeldmikroskop[7] und im Phasenkontrastmikroskop erlaubt unter besonderen Bedingungen die Sichtbarmachung der Geißeln. Sie führt zu wertvollen Einblicken in ihre Funktion.

Die Dunkelfeldbeobachtung wirft neue Probleme auf, insbesondere die Frage, ob die klassische Anschauung, die in den Geißeln Bewegungsorgane sieht, zu Recht bestehe. Dies bestreitet insbesondere PIJPER[8]. Er geht von der Vorstellung aus, daß sich die Bakterienzelle durch ihre Flexibilität bewege und den Geißeln als Schleimfortsätzen der Bakterienzelle keine aktive Funktion für die Beweglichkeit zukomme. Diese Theorie läßt sich zwar bis zu einem gewissen Grade mikrophotographisch stützen, doch drängen sich zahlreiche Einwände auf. Aus der Fülle der von WILSON u. MILES (1955) vorgebrachten Gegenargumente[9] sei nur erwähnt, daß die Feinstruktur der Geißeln ihre Kontraktilität geradezu fordert, und daß die Geißeln aus Proteinen bestehen, während die äußere Grenzschicht der Bakterien aus Polysacchariden aufgebaut ist. Obwohl zahlreiche interessante Beiträge zu dieser Frage erschienen sind[10], ist die Diskussion über dieses Problem noch nicht abgeschlossen. Insbesondere widersprechen sich Mikroaufnahmen, die mit der Dunkelfeldtechnik von lebenden Bakterien, und die mit der elektronenoptischen Technik von toten Bakterien gemacht werden. Während bei toten Bakterien die Geißeln als einzelne, fädige Elemente zu sehen sind,

---

[1] BRAUN und SCHÄFFER 1919, BRAUN und NODACKE 1924.
[2] ZINDER und LEDERBERG 1952, STOCKER, ZINDER und LEDERBERG 1953, LEDERBERG und EDWARDS 1953, STOCKER 1956.
[3] FURNESS und ROWLEY 1955.   [4] COHN 1872, KOCH 1877.
[5] LOEFFLER 1890, PEPPLER 1901.   [6] HINTERBERGER 1900, 1904, 1907, 1918, 1921.
[7] NEUMANN 1925, 1928, PIETSCHMANN 1939, 1942, PIJPER 1949.
[8] PIJPER 1946, 1947, 1948, 1949, 1951.
[9] BOLTJES 1948, HOUWINK und VAN ITERSON 1950, KOFFLER und MALLET 1952, BISSET 1953, VAN ITERSON 1953.
[10] KAUFFMANN 1948, PIJPER 1951, 1955, KOFFLER und MALLET 1952, KVITTINGEN 1955, STOCKER 1956.

scheinen sie sich beim lebenden, sich bewegenden Bacterium zu einem einheitlichen schwanzähnlichen Gebilde zusammenzulegen.

Die besten Bilder von Bakteriengeißeln liefert das Elektronenmikroskop. Ihre
Zahl, Länge und Dicke sowie ihre Insertionsstellen lassen sich einwandfrei darstellen. Dagegen sind Aufschlüsse über ihre Funktion naturgemäß nicht zu erwarten, da es sich um eine Untersuchung am toten Objekt handelt, ein Nachteil,
den dieses Verfahren mit der Geißelfärbung teilt.

In der medizinisch-diagnostischen Bakteriologie wird, soweit dies zulässig ist, auf die
schwierige Geißeldarstellung verzichtet. Die Beweglichkeit als solche wird mikroskopisch
im hängenden Tropfen oder makroskopisch in halbstarren Nährböden (z. B. SIM-Agar)[1]
geprüft. Für besondere Zwecke werden die Schwärmplatte[2] oder die U-Rohrmethode[3]
herangezogen, die in eleganter Weise zusätzlich die Bestimmung der Wanderungsgeschwindigkeit im Agar-Gel und die elektive Züchtung der beweglichsten Individuen gestattet. Sie
ist auch für genetische Untersuchungen und für die Phasentrennung diphasischer Bakterien
von Bedeutung (s. S. 203).

Nach Trennung der Bakteriengeißeln von den Bakterienleibern durch Ultrazentrifugieren ist ihre *chemische Analyse* möglich[4]. Präparationen der Geißel-
substanz von Proteus und Bacillus subtilis enthielten mindestens 98% Protein,
keinen Phosphor. Spuren von Kohlenhydraten und Fett sind wahrscheinlich als
Verunreinigungen anzusprechen[5]. Für das Protein wurde die Bezeichnung
Flagellin vorgeschlagen[6]. Sein Aufbau kann, wie serologische Untersuchungen
zeigen, auch bei nah verwandten Bakterien sehr verschieden sein. Es enthält
mindestens 14 Aminosäuren. Histidin, Tryptophan, Hydroxyprolin und Cystin-
Cystein konnten nicht nachgewiesen werden[7].

Geißeln sind thermolabil. Erhitzen auf 65—100° C zerstört sie. In der serologischen Terminologie werden Geißelantigene als H-Antigene, Körperantigene
als O-Antigene bezeichnet. Begeißelte Bakterien werden dementsprechend als
H-Formen (eigentlich O-H-Formen), unbegeißelte als O-Formen gekennzeichnet
(s. S. 203).

Im Hinblick auf die Virulenz scheint den Fortbewegungsorganen der Bakterien
keine Bedeutung zuzukommen. Vor allem ist es kaum vorstellbar, daß die Geißeln
der Bakterienzelle ein leichteres Eindringen in das Gewebe ermöglichen sollen.
Für diese Auffassung spricht auch die Beobachtung, daß z. B. Typhus- oder Para-
typhus-Bakterien, die aus dem Blut gezüchtet wurden, oft zunächst nur sehr
schwache Beweglichkeit aufweisen und diese erst nach weiteren Passagen in
vollem Umfang erlangen.

Außer den Geißeln werden bei manchen Bakterienarten weitere Anhangs-
gebilde beobachtet, die als Pseudogeißeln oder *Fimbrien* bezeichnet werden. Sie
unterscheiden sich von den Geißeln durch ihre Kürze, durch ihre geringere Dicke
und durch ihre offensichtliche Starrheit. Sie wurden bei beweglichen und un-
beweglichen Bakterien nachgewiesen und sind offenbar keine Bewegungsorgane[8].
Ihr Nachweis ist nur elektronenoptisch möglich. Über ihre Bedeutung können nur
Vermutungen angestellt werden. Vielleicht handelt es sich um Receptoren besonderer Art, da Stämme von Escherichia coli mit Fimbrien das Phänomen der
Hämagglutination zeigen, während Stämme ohne Fimbrien hierzu nicht imstande
sind[9].

Die Fimbrien lassen sich durch Schütteln und anschließendes Ultrazentrifugieren von den Bakterienleibern und den Geißeln trennen.

---

[1] Difco-Manual 1953.   [2] GARD 1938.   [3] VAHLNE 1945.
[4] STOCKER 1956.   [5] WEIBULL 1949, 1951.   [6] ASTBURY, BEIGHTON und WEIBULL 1955.
[7] ASTBURY und Mitarbeiter 1955.
[8] HOUWINK und VAN ITERSON 1950, SMITH 1954, BRINTON, BUZZELL und LAUFFER 1954.
[9] DUGUID, SMITH, DEMPSTER und EDMUNDS 1955, DUGUID und GILLIES 1957.

g) Sporen.

Sporen, deren erste Beobachtung auf COHN und KOCH zurückgeht, sind Dauer-formen der Bakterien, die ihre Keimfähigkeit über Jahrzehnte bewahren können und die im Vergleich zu den vegetativen Formen eine ungewöhnliche Resistenz gegenüber schädigenden Einflüssen besitzen. Die Fähigkeit zur Sporenbildung ist fast ausschließlich auf verhältnismäßig wenige aerobe und anaerobe Species von Stäbchenbakterien beschränkt, die in den Gattungen Bacillus und Clostridium der Familie Bacillaceae zusammengefaßt sind. Nur wenige von ihnen sind Krank-heitserreger. Bei anderen Bakterienformen ist Sporenbildung außerordentlich selten. Vereinzelte Beobachtungen liegen für Sarcina ureae[1] und für Vibrio desulfuricans[2] vor[3].

Eine vegetative Bakterienzelle bildet in der Regel nur eine einzige Spore, die sphärisch, ellipsoid oder zylindrisch sein kann. Ihre Größe beträgt um 1μ. Die Sporenhülle besteht aus einer oder zwei Schichten[4] (Exine, Intine), die von einer schleimigen Schicht umgeben sind[5]. Die Hülle umschließt das Plasma mit feul-genpositivem und ribonucleasenegativem Chromatin[6].

Die *Lokalisation* der Sporen ist bei den einzelnen Species ziemlich konstant. Sie kann sich in der Mitte, im letzten Drittel oder am Ende der Bakterienzelle finden und wird entsprechend als mittelständig (zentral), drittelständig (sub-terminal) oder endständig (terminal) bezeichnet. Der Durchmesser der Spore kann kleiner oder größer sein als der des Bacteriums. In diesem Falle sind Bak-terien mit äquatorialen und subterminalen Sporen aufgetrieben. Die Lokalisation der Spore, ihre Form und ihre Größe haben taxonomische Bedeutung.

Sporen treten vorwiegend in alternden Kulturen auf. Ihre hohe Widerstands-fähigkeit gegen Hitze und Kälte, Austrocknen, Chemikalien und Strahlenenergie[7] läßt sie der Arterhaltung dienen. Über andersartige Interpretationen, die in den Sporen Produkte einer Autogamie[8], eines Entwicklungscyclus[9] oder Geschlechts-produkte[10] sehen, oder gar Formen, die der Verbreitung der Species durch die Luft dienen[11], siehe bei LAMANNA (1952) und TOPLEY u. WILSON (1955).

Die *Bildung der Spore* läßt sich mikroskopisch verfolgen. Am Ort ihrer späteren Lagerung in der vegetativen Zelle verdichtet sich das Plasma, in das einer der beiden feulgenpositiven Körper eintritt, und umgibt sich mit der Sporen-hülle. Daß es sich hierbei nicht nur um einen physikalischen Vorgang, etwa im Sinne einer Kondensation handelt, zeigt u. a. das Auftreten essentieller Sporen-antigene[12]. Über den Vorgang der Versporung im einzelnen und über das Verhalten des Bakterienkerns, der nach der Versporung exzentrisch der Sporenmembran anliegt, siehe bei KNAYSI (1946, 1952), PIEKARSKI (1949), DUBOS (1949) und ROBINOW (1953). Über Mutationen bei Sporen siehe bei BURKHOLDER u. GILES (1947), MEFFERD u. WYSS (1951). Nach Beendigung der Sporenbildung fällt der zunächst noch anfärbbare Rest der vegetativen Zelle schließlich der Autolyse anheim und gibt die Spore frei[13].

Nicht alle Species und auch nicht alle Stämme einer Species sind gleich gute Sporenbildner. Manche versporen rasch, ohne besondere Ansprüche an das

---

[1] GIBSON 1935.   [2] STARKEY 1938.
[3] Ältere Literatur über Bakteriensporen findet sich bei GOTSCHLICH 1929, COOK 1932, Über-sichten neuerer Arbeiten bei KNAYSI 1948, DUBOS 1949, RIPPEL-BALDES 1955, Referate über ihre Biologie bei LAMANNA 1952, ihre Cytologie bei KNAYSI 1952, über die Versporung und Keimung bei WYNNE 1952, über ihre Widerstandsfähigkeit bei CURRAN 1952, über ihr Verhalten gegenüber chemischen Desinfektionsmitteln bei LEVINE 1952.
[4] ROBINOW 1953.   [5] DUBOS 1949.
[6] STILLE 1937, PIEKARSKI 1940, ROBINOW 1942, 1949, BISSET 1950.
[7] CURRAN 1952.   [8] HUNTER und DE LAMATER 1951.   [9] ENDERLEIN 1925.
[10] DARANYI 1930.   [11] BISSET 1950.   [12] LAMANNA 1952.
[13] Über Einzelheiten siehe bei STILLE 1937, PIEKARSKI 1949, ROBINOW 1949.

Milieu zu stellen, bei anderen sind offenbar besondere Umweltbedingungen notwendig[1]. Nicht selten gelingt es, aus einer sporenbildenden Species, besonders aus alten Laboratoriumkulturen, asporogene Mutanten zu züchten. Untersucht man die Umstände, die im einzelnen der Sporenbildung förderlich oder abträglich sind, so kommt man zu der Feststellung, daß der Sporenbildung durch äußere Bedingungen, wie Temperatur, Sauerstoffspannung, p_H, oft engere Grenzen gezogen sind als der Vermehrung der vegetativen Form der gleichen Species. Zunächst scheint dies ungewöhnlich, da man erwarten zu können glaubt, daß die Sporulation gerade bei extremen, der vegetativen Vermehrung nicht mehr zuträglichen Bedingungen eintreten würde. Ein solcher Vergleich der Arterhaltung durch vegetative Vermehrung mit der Arterhaltung durch Sporenbildung in teleologischen Gedankengängen ist jedoch nicht angängig. Richtig ist vielmehr, daß die Sporenbildung neben der vegetativen Vermehrung eine der Möglichkeiten zur Arterhaltung ist, von denen jede ihre eigenen Gesetzmäßigkeiten und Ansprüche an die Umwelt hat. Man könnte sogar so weit gehen, in den beiden Möglichkeiten zur Arterhaltung eine optimale Anpassung der Species an die wechselnden Bedingungen eines natürlichen Standortes, im Falle der Sporenbildner des Bodens, zu sehen. Im übrigen dürften auch, wie dies für höhere Pflanzen eine Selbstverständlichkeit und für die anaeroben pathogenen Sporenbildner, z. B. für Clostridium tetani, hinreichend bekannt ist, die einzelnen Species ihre bestimmten, ihnen in allen Bedingungen zuträglichen Standorte haben.

Die *Keimfähigkeit* der Sporen bleibt außerordentlich lange erhalten. Beobachtungen über Zeiträume von 17, 50, 92 und 114 Jahren liegen vor[2].

Unter günstigen Bedingungen entstehen aus den Sporen wieder vegetative, vermehrungsfähige Bakterien[3]. Die Sporen keimen meist terminal oder äquatorial aus, meist durch Ruptur ihrer Membran, die dann abgeworfen wird, seltener durch eine Vergrößerung der Spore ohne Ruptur. Die Auskeimung kann durch Erhitzen beschleunigt werden[4]. Über Einzelheiten der Auskeimungsvorgänge und ihrer Bedingungen siehe bei LAMANNA (1940), KNAYSI (1948), WYNNE (1952).

Die mikroskopische *Darstellung* der Sporen ist nicht schwierig. Im ungefärbten, feuchten mikroskopischen Präparat, besonders gut in Chloralhydratlösung[6] sind sie durch starke Lichtbrechung deutlich zu erkennen. Ihre Färbung gelingt in frühen Stadien der Sporenbildung mit den üblichen Färbemethoden. Bei älteren Sporen muß der Färbung eine Behandlung mit Schwefelsäure oder Kalilauge oder eine Beizung[5] vorangehen. Häufig angewandt wird die Doppelfärbung nach MÖLLER (1891), bei der sich die Sporen rot, die vegetativen Formen blau färben. Ähnliche Bilder gibt die Färbung nach ZIEHL-NEELSEN, jedoch ist vorsichtig zu entfärben. Über eine Fluorescenzfärbung siehe bei HALLMANN (1955)[6].

Das färberische Verhalten der Sporen läßt vermuten, daß die sie umgebende Hülle wenig durchlässig ist. Wie weit außerdem Besonderheiten der Zusammensetzung des Plasmas für die schlechte Färbbarkeit verantwortlich sind, ist noch wenig geklärt. Daß das Sporenplasma andere Eigenschaften besitzt als das der vegetativen Zellen, ergibt sich aus der Hitzeresistenz der Sporen, die außergewöhnlich hohe Grade erreichen kann und den Sporenbildnern eine Sonderstellung unter allen Lebewesen verleiht.

Die wohl größte *Widerstandskraft* gegenüber Hitze weisen Sporen auf, die sich in gedüngter Kulturerde vorfinden. Läßt man auf Sporenerde strömenden

---

[1] KNAYSI 1945, WYNNE 1952.
[2] WILSON und SHIPP 1938, GRAHAM-SMITH 1941, NOVEL und PONGRATZ 1952.
[3] KNAYSI 1948.   [4] v. GAVEL 1951.   [5] HEIM 1922.
[6] Andere Färbevorschriften nach ABBAT, BITTER, DORNER, FRÄNKEL, KLEIN, LAGERBERG-MUZARELLI, THESING, WALDMANN, WIRTZ-CONKLIN u. a. siehe bei HEIM 1922, GOTSCHLICH 1926, GRADWOHL 1948, HALLMANN 1950, vor allem bei FICKER 1929.

Dampf einwirken, so zeigt sich, daß darin enthaltene Sporen eine Erhitzung auf 100° C während 30 Std und mehr überleben können. Erst wenn im Autoklaven die Dampftemperatur auf 120° C (1 atü) ansteigt, werden sie in etwa 7 min und bei 135° C (2 atü) fast augenblicklich abgetötet. Zum Vergleich sei angeführt, daß alle vegetativen Bakterienformen und auch alle Viren im strömenden Dampf (100° C) oder im siedenden Wasser fast augenblicklich absterben. Soll zur Abtötung der Sporen heiße Luft verwendet werden, so ist die Einwirkung einer Temperatur zwischen 180 und 200° C während etwa 30 min notwendig. Sporenerde in einer Menge von 1—2 g in Filterpapierbriefchen verpackt, wird als Testobjekt für die Sterilisationswirkung von Autoklaven und Heißluftsterilisatoren verwendet. Anders liegen die Verhältnisse allerdings, wenn nicht native Sporenerde, sondern aus ihr gezüchtete Kultursporen einer thermischen Resistenzprüfung unterzogen werden. Für ihre Abtötung genügen niedrigere Temperaturgrade und auch kürzere Einwirkungszeiten. Dies gilt vor allem auch für die Sporen der pathogenen Anaerobier. Die Dampfresistenz, d. h. die Zeit, während der die Spore im strömenden Dampf gerade noch am Leben bleibt, beträgt z. B. für Clostridium tetani 60—180 min, für Clostridium perfringens 8—90 min. Dabei ist zu berücksichtigen, daß einzelne Stämme und auch die Sporen eines einzelnen Stammes sich recht verschieden verhalten können und daß ceteris paribus sehr junge Kultursporen die geringste Resistenz aufweisen. Diese nimmt im allgemeinen mit dem „Reifen" der Sporen, das Monate beanspruchen kann, zu. Eine ausführliche Darstellung der Resistenzverhältnisse verschiedener Bakterien und Bakterienformen sowie der Bedingungen der thermischen Sterilisation und ihrer praktischen Durchführung findet sich bei KONRICH (1938).

Die abtötende Wirkung von Licht auf manche vegetative Bakterienarten, z. B. Mycobacterium tuberculosis, ist bekannt. Ungleich stärker, auch auf Sporen, wirkt UV-Strahlung im Bereich von 2540 Å. Zur sicheren Abtötung von Sporen mit Röntgenstrahlen sind 2 Millionen r, für vegetative Formen 500 000—700 000 r nötig[1]. Über die Methodik der Desinfektion und Sterilisation siehe bei ROEMER (1958).

Untersuchungen über den *Chemismus* der Sporen haben bis heute das Rätsel ihrer Resistenz im allgemeinen und ihrer Thermoresistenz im besonderen nicht lösen können. Sie wird in einem geringeren Wassergehalt, in einem erhöhten Calciumgehalt, besonders aber in dem Vorhandensein eines allerdings hypothetischen Schutzkolloids vermutet. Für ein solches spricht auch die Beobachtung, daß Phagen in Sporen von Bacillus megaterium ebenso thermoresistent sind, wie die Wirtsspore[2], und daß Katalase in Sporen eine höhere Hitzeresistenz aufweist, als in vegetativen Zellen[3]. Die Annahme eines geringeren Wassergehalts der Sporen im Vergleich zu den vegetativen Formen soll nach anderen Untersuchungen nicht zutreffen. Doch soll das Wasser in der Spore zum überwiegenden Teil in gebundender Form vorliegen[4]. Diese Feststellungen werden allerdings von RIPPEL-BALDES (1955) in Zweifel gezogen. Er glaubt, daß die Sporen kaum in „naturtrockenem" Zustand zu gewinnen seien und daß die Bestimmungsmethode des gebundenen Wassers nicht einwandfrei sei[5]. Wenn die Sporen vor dem Auskeimen durch Quellung, d. h. durch Wasseraufnahme, eine achtfache Volumenzunahme erfahren, so müsse ihr Wassergehalt, argumentiert er weiter, wie der der Samen höherer Pflanzen, um 10% liegen. Der Aschegehalt ist gleich dem der vegetativen Zelle, der Stickstoffgehalt etwas höher. Nach Untersuchungen von POWELL (1953) ist ein erhöhter Calciumgehalt und zwar als Salz der Dipicholin-

---

[1] CURRAN 1952.   [2] GRUMBACH 1958.   [3] LAWRENCE und HALVORSON 1954.
[4] HENRY und FRIEDMAN 1937, FRIEDMAN und HENRY 1938.
[5] WEISMANN 1938.

säure charakteristisch. Der Lipoidgehalt ist höher als der der vegetativen Zelle. Über die vergleichende chromatographische Analyse der Aminosäuren von Sporen und vegetativen Zellen siehe bei DAVIS u. WILLIAMS (1952). Methionin und Tyrosin sind in den Sporen von Bacterium globigii nachweisbar, dagegen nicht in den vegetativen Formen.

Die ältere Vorstellung, daß Sporen keinen Stoffwechsel zeigen, scheint korrekturbedürftig zu sein, nachdem Sporen von Bacillus subtilis Cytochrom C enthalten und nachdem nachgewiesen wurde, daß Sporen, wenn auch nur gering, atmen. Sie enthalten Enzyme, darunter Katalase und Gelatinase[1].

Auf serologischem Weg läßt sich zeigen, daß Sporen ein besonderes Antigen besitzen, das in den vegetativen Zellen nicht vorhanden ist[2]. Ob diese Befunde praktische Bedeutung haben, etwa im Hinblick auf die Prophylaxe, ist fraglich. Über das Vorkommen von O- und H-Antigenen der vegetativen Formen in Sporen siehe bei DOAK u. LAMANNA (1948) und SCHLOSSBERGER (1951).

Die medizinische Bedeutung der Sporen ist hoch einzuschätzen. Auf sie gründen sich epidemiologische Besonderheiten der Krankheiten, die durch Sporenbildner verursacht werden (Tetanus, Gasbrand, Botulismus, Milzbrand), ferner die aufwendigen Maßnahmen der Autoklaven- und Heißluftsterilisation und die Schwierigkeit der chemischen Desinfektion.

h) Pigmente, Farbstoffe, Leuchtstoffe.

Zahlreiche Bakterienarten bilden auf geeigneten Nährmedien *Pigmente* oder *Farbstoffe*, die den Kulturen ein charakteristisches Aussehen verleihen und taxonomische Bedeutung haben. Gelbe und rote Farbstoffe überwiegen, daneben finden sich grüne, blaue, braune und schwarze. Manche fluoreszieren. Eine zusammenfassende Darstellung dieser Stoffwechselleistungen findet sich bei RIPPEL-BALDES (1955).

Farbstoffbildner werden häufig in Oberflächenwasser und in der Erde angetroffen (Sarcina, Pseudomonas, Serratia, Chromobacterium, Nocardia, Streptomyces u. a.). Manche sind gelegentlich verantwortlich für Verfärbungen von Nahrungsmitteln. Zu den bekanntesten apathogenen Farbstoffbildnern gehört Serratia marcescens, der „Erreger der blutenden Hostien"[3]. Auch unter Krankheitserregern und unter differentialdiagnostisch wichtigen Mikroorganismen sind Farbstoffbildner häufig vertreten (Staphylococcus, Corynebacterium, Pseudomonas, Mycobacterium u. a.).

Rotfärbungen in stehenden Gewässern werden meist durch Protozoen (Euglena, Daphnia) oder durch Algen (Oscillatoria, Trichodesmium) verursacht, ebenso das Phänomen des Blutregens (Haematococcus) oder des roten Schnees (Sphaerella).

Die Farbstoffe können in den Zellen eingelagert bleiben (Carotinoide, Bakteriochlorophyll, Bakterioerythrin, Rhodoviolacein) oder als Exkrete die Zelle verlassen. Sind sie wasserlöslich, so diffundieren sie in den Nährboden (Fluorescein) und verleihen ihm eine charakteristische Färbung. Neben den wasserlöslichen sind chloroform- oder alkohollösliche Farbstoffe häufig (Pyocyanin, Prodigiosin). Manche haben Indikatorcharakter (Prodigiosin). Viele Farbstoffbildner produzieren mehrere, teils ähnliche, teils verschiedenartige Farbstoffe. Ihre Bildung ist meist an den Zutritt von freiem Sauerstoff gebunden, der die von der Zelle produzierten Leukoverbindungen oxydiert. Unter Anaerobiern ist die Farbstoffbildung selten (Clostridium perfringens). Für die Intensität der Farbstoffbildung ist die Nährbodenzusammensetzung von ausschlaggebender Bedeutung, ins-

---

[1] TARR 1933, KEILIN und HARTREE 1947.
[2] DOAK und LAMANNA 1948, SCHLOSSBERGER 1951.
[3] MÜLLER 1946.

besondere die Anwesenheit von Metallsalzen und Spurenelementen (Eisen, Magnesium, Zink, Kupfer, Schwefel). Untersuchungen über verschiedene Umwelteinflüsse auf die Bildung der Carotinoide von Staphylococcus aureus wurden von STEUER (1956, 1957) angestellt. Er sah unter anderem einen Einfluß der Lichtqualität.

Chemisch handelt es sich meist um Phenacinderivate (Pyocyanin, Chlororaphin), Pyrrolverbindungen (Prodigiosin, Violacein, Bakteriochlorophyll), Carotinoide (Zeaxanthin), Melanine oder huminartige Verbindungen.

Über die biologische Bedeutung der Farbstoffe siehe bei RIPPEL-BALDES (1955). Manche in den Zellen verbleibenden Pigmente sind für die Photosynthese wichtig, manche stehen den Atmungsfermenten nahe, manche werden als Strahlenschutz gegenüber kurzwelligem Licht gedeutet[1].

Bakterien, die *Leuchtstoffe* produzieren, finden sich häufig im Meerwasser. Eine Übersicht über diese Bakteriengruppe und ihre Stoffwechselleistungen findet sich bei RIPPEL-BALDES (1955), eine ausführliche Darstellung der Biolumineszenz unter besonderer Berücksichtigung der Bakterien und des diesem Phänomen zugrunde liegenden Chemismus bei JOHNSON (1951), McELROY u. STREHLER (1954), eine eingehende kritische Übersicht der bei Cephalopoden, Tunicaten und marinen Fischen (Teleostier) in bestimmten Leuchtorganen lebenden Luminescenten bei BUCHNER (1953). Unter den menschenpathogenen Arten finden sich keine Leuchtbakterien, doch wurde ein luminescierendes insektenpathogenes Bacterium (Bacterium haemophosphoreum) beschrieben[2].

Die hauptsächlichsten Vertreter der Leuchtbakterien gehören den Gattungen Pseudomonas und Photobacterium der Familie Pseudomonadaceae und der Gattung Vibrio der Familie Spirillaceae an. Ihre Leuchtfarbe ist bläulich-grünlich (Wellenlänge etwa 490 mμ) und in ihrer Intensität von den Nährstoffen abhängig. Das Licht ist photographisch nachweisbar. Analog den meisten Farbstoffbildnern entsteht der Leuchtstoff durch Oxydation einer nicht leuchtenden Vorstufe, des Luciferins, durch das Enzym Luciferase in Anwesenheit von freiem Sauerstoff. Bakterienluciferin ist wahrscheinlich mit reduziertem Riboflavinphosphat identisch[3].

Das Phänomen des Meerleuchtens wird meist durch Flagellaten (Noctiluca miliaris) verursacht. Über das Leuchten von Insekten siehe bei BUCHNER 1953.

i) Chemische Zusammensetzung.

Ältere Literatur über den Chemismus der Bakterienzelle ist bei MEYER (1912) und bei GOTSCHLICH (1929) gesichtet, über neuere Ergebnisse siehe bei PORTER (1946), DUBOS (1949), WERKMAN u. WILSON (1951), BURROWS (1954), OGINSKY u. UMBREIT (1959). Literaturhinweise finden sich ferner bei der Besprechung der einzelnen Bestandteile der Bakterienzelle.

Bakterien enthalten wie alle Zellen freies und gebundenes Wasser[4], vegetative Formen insgesamt etwa 85%[5], mit Schwankungen zwischen etwa 73,7% (Echerichia coli) und 98,3% (Acetobacter aceti)[6]. Es dient als Lösungs- und Transportmittel. Bakteriensporen haben einen geringeren Gesamtwassergehalt, etwa 10%[7]. Neben kleineren Anteilen an freiem Wasser ist das gebundene bei ihnen wahrscheinlich in anderer Form vorhanden. Ihre außergewöhnliche Hitzeresistenz läßt sich am ehesten durch eine besondere Hydratation hochmolekularer Zellsubstanzen erklären (s. S. 198). Auch die Beobachtung, daß sich die meisten Bakterien lyophilisieren lassen und nach Gefriertrocknung nahezu unbegrenzt ohne Stoffwechsel bei Zimmertemperatur aufbewahrt und selbst nach vielen Jahren

[1] STEUER 1957.   [2] PFEIFFER und STAMMER 1930.
[3] SPRUIT 1946, McELROY und STREHLER 1954.   [4] GORTNER 1932.
[5] RIPPEL-BALDES 1955.   [6] ANDERSON 1948.   [7] RIPPEL-BALDES 1959.

durch Zugabe von destilliertem Wasser wieder zur Vermehrung gebracht werden können, weist darauf hin, daß gewisse qualitative Unterschiede im Einbau des gebundenen Wassers und in der physiologischen Bedeutung des freien Wassers der Bakterien gegenüber anderen Zellen bestehen.

Die Gefriertrocknung wird seit mehreren Jahren mit gutem Erfolg für die Konservierung von Bakterien angewendet. Besonders wenn Wert darauf gelegt wird, Mikroorganismen über längere Zeiträume mit Sicherheit ohne Veränderung ihres Genbestandes aufzubewahren, hat sie sich bestens bewährt. Literatur über die Gefriertrocknung findet sich bei NEUMANN (1952).

Die Veraschung zeigt, daß Mineralien bei den einzelnen Species in verschiedener Menge vorhanden sind. Innerhalb einer bestimmten Species hängt ihre Menge auch von dem Nährstoffgehalt des Milieus ab. RIPPEL-BALDES (1955) gibt 8,9% bis 13,5%, ANDERSON (1948) eine weitere Streuung von 2—30% an. Sie können in organischer und anorganischer Bindung vorliegen. Mineralien in organischer Bindung sind im wesentlichen Phosphor, Magnesium, Eisen, Schwefel und Spurenelemente. Mineralien in anorganischer Bindung sind Kalium, Natrium, Calcium und Chlor.

Phosphor ist reichlich vorhanden als Bestandteil von Nucleinsäuren, Phosphorlipoiden, im Adenosinphosphatsystem und in anderen energiereichen Phosphaten, ferner als Puffersubstanz. Der Gehalt in der Asche beträgt 10—74%. Die hohen Werte wurden bei Mycobakterien gefunden. Reichlich ist auch Kalium vorhanden, über seine Aufgabe in der Zelle ist jedoch wenig bekannt. Ähnliches gilt für Natrium.

Magnesium ist Bestandteil eines Komplexes (Magnesiumribonucleoprotein), der für die positive Gramfärbung verantwortlich gemacht wird (s. S. 183). Ferner findet es sich im Bakterienchlorophyll, wo es eine dem Eisen im Häm entsprechende Bedeutung hat. Schließlich ist Magnesium ein Aktivator für Enzyme.

Eisen ist ein Baustein der Cytochrome. Bei Diphtheriebakterien ist es in bestimmten Mengen für die Synthese des Toxins unerläßlich (s. S. 252).

Schwefel ist am Eiweißaufbau beteiligt. Ferner findet er sich in Vitaminen.

Eisen, Kupfer, Zink, Magnesium sind für die Synthese von Farbstoffen notwendig, Kobalt für das Vitamin B_{12}.

Proteine finden sich in wechselnder Menge in allen Zellbestandteilen. Die Geißeln sind ausschließlich aus ihnen aufgebaut. Sie dienen wie bei pflanzlichen und tierischen Zellen als Baustoffe und Fermente. Auffallend ist der hohe Gehalt von 50—80% an Nucleoproteiden[1]. Dies steht in Einklang mit dem geringen Gehalt an Gerüstsubstanzen und mit der Plastizität des Bakterienstoffwechsels.

Der Gehalt an freien Aminosäuren weist qualitativ keine Besonderheiten auf. Quantitativ kann er als Folge unterschiedlicher Umweltbedingungen großen Schwankungen unterworfen sein[2].

Der Nucleinsäuregehalt hängt vom Milieu, aber auch vom Alter der Kulturen ab. Werte zwischen etwa 10 und 28% des Trockengewichts werden angegeben[3].

Der Kohlenhydratgehalt dürfte zwischen 10 und 30% des Trockengewichts liegen. Glucose als Ausgangssubstanz für den Energiestoffwechsel und deren Polymere Glykogen, Stärke und Dextran werden gefunden. Pentosen sind vor allem als Desoxypentose der Desoxyribonucleinsäure vorhanden. Zahlreiche Polysaccharide sind an Proteine oder Lipoide gebunden. Wenn sie Haptencharakter haben, sind sie als determinante Gruppen für die serologische Spezifität der Proteine bedeutungsvoll (s. S. 202). Zum Beispiel beruht die serologische Vielfältigkeit der O-Antigene von Salmonellen teils auf verschiedenen Polysaccharid-

---

[1] BELOZERSKY 1947.   [2] STOKES und GUNNESS 1946.   [3] WERKMAN und WILSON 1951.

anteilen, teils auf Zuckern von Hexose-, Heptose- oder Pentosecharakter. Verschiedene Polysaccharide in den Kapseln von Diplococcus pneumoniae erlauben die Aufstellung von zahlreichen Typen.

Glucoproteide, Mucoproteide und Gluco-Lipo-Proteid-Komplexe sind an der S-R-Dissoziation beteiligt (s. S. 204, 243).

Die Schwierigkeiten der Präparation und Analyse bringen es mit sich, daß Angaben über die Lipoidanteile der verschiedenen Species sehr schwanken. Vor allem sind bis heute offenbar keine Extraktionsverfahren bekannt, mit denen es gelingt, die einer präparativen Darstellung sehr unzugänglichen Lipoide quantitativ aus den Bakterien zu gewinnen. Ihr Anteil an der Trockensubstanz wird mit 5—40% angegeben. Die höchsten Werte gelten für Mycobakterien. Außerdem bereitet es Schwierigkeiten, auf Grund der Extraktionsverfahren exakte Angaben darüber zu machen, ob ein bestimmtes Lipoid frei oder an Polysaccharide und Phosphatide gebunden vorliegt. Einzelheiten über die Anteile von freien Fettsäuren, Neutralfetten, Wachsen und Phospholipoiden siehe bei WERKMAN und WILSON (1951), nähere Angaben über die Verhältnisse bei Mycobacterium tuberculosis bei KNAPP (1959).

k) Antigenaufbau.

Feinere Unterschiede im stofflichen Aufbau verschiedener Bakterienspecies, als sie chemische Reaktionen deutlich machen, lassen sich durch *serologische Methoden* aufzeigen. Sie dienen als Agglutination, Präzipitation, Komplementbindung und Neutralisation in weitestem Umfang taxonomischen Zwecken, aber auch der Grundlagenforschung im Hinblick auf die stoffliche Zusammensetzung der Bakterien. Besonders über die Serologie von Angehörigen der Familie Enterobacteriaceae liegt eine sehr umfangreiche Literatur vor[1]. Die hier gewonnenen Erkenntnisse, die ihren Niederschlag im Kauffmann-White-Schema fanden, sind auch hinsichtlich der Methodik bahnbrechend gewesen und haben entsprechende Arbeiten bei Angehörigen anderer Bakteriengruppen in entscheidender Weise beeinflußt[2].

Die serologischen Arbeiten gehen davon aus, daß fast alle chemischen Bausteine der Bakterien und einige Stoffwechselprodukte *Antigene* sind, d. h. Substanzen, die in einem Makroorganismus nach parenteraler Einverleibung die Bildung von entsprechenden spezifischen Antikörpern, z. B. Agglutininen, Präzipitinen, Lysinen und komplementbindenden Antikörpern, anregen. Die Eiweißanteile der Bakterien sind Vollantigene. Polysaccharide sind Haptene, die als determinante Gruppen für die Spezifität der serologischen Reaktionen verantwortlich sind. Lipoide haben keine antigene Eigenschaft. Über eine Theorie der Antikörperbildung siehe bei PAULING (1948).

Die serologischen Bausteine der in der Glattform vorliegenden Bakterien sind die O-, K- und H-Antigene. Sie repräsentieren ohne Rücksicht auf den Chemismus bestimmte Zellbestandteile und unterscheiden sich durch verschiedene Grade der Thermostabilität.

Da jedes Bakterienantigen drei *serologische Grundeigenschaften* besitzt — Antigenität, Agglutinabilität, Bindungsfähigkeit —, sind deshalb Antigene nur dann ausreichend definiert, wenn die Thermostabilität dieser drei Eigenschaften bekannt ist. Die serologische Bestimmung der verschiedenen Antigene wird als qualitative Receptorenanalyse bezeichnet. Sie stützt sich auf den Castellanischen Absättigungsversuch und die Verwendung von Einfaktorenseren. Über ihre Technik siehe bei BADER (1949).

---

[1] BADER 1949, KAUFFMANN 1951.
[2] Zusammenfassende Darstellungen finden sich bei DOERR 1947, 1948, 1949, SCHMIDT 1955.

Die *O-Antigene* sind thermostabile Bestandteile des Somas. Ihre Antigenität, Agglutinabilität und Bindungsfähigkeit werden durch $2^1/_2$stündiges Erhitzen auf 120^0 C nicht zerstört. Chemisch sind sie Protein-Polysaccharid-Lipoid-Komplexe, die mit den Endotoxinen identisch sind. Die O-Antigen-Komplexe verschiedener Species lassen sich serologisch in Partialantigene aufteilen.

Neben den O-Antigenen finden sich im Bakteriensoma Antigene, die auf der Zelloberfläche lokalisiert sind. Es sind dies die *K-Antigene*, zu denen das Vi-Antigen[1] und das M-Antigen[2] bestimmter Salmonellen, die L-, A- und B-Antigene von Colibakterien[3], das 1 F-Antigen von Paracolobactrum-Bakterien[4], das α-Antigen[5] gehören. Sie unterscheiden sich durch verschiedene Grade ihrer Thermolabilität, außerdem haben einige von ihnen die diagnostisch wichtige Eigenschaft, die Agglutinabilität des zugehörigen O-Antigens zu verhindern. Thermolabile somatische Antigene sind außerdem bei Angehörigen der Gattung Shigella[4], ferner bei Diphtheriebakterien[6] beschrieben.

Die Geißel-Antigene werden als *H-Antigene* bezeichnet. Sie sind Proteine und thermolabil. Durch Erhitzen auf 100^0 C während $2^1/_2$ Std werden ihre antigenen, agglutinablen und agglutininbindenden Eigenschaften zerstört. Die Geißelantigene der verschiedenen Species und Typen sind ebenso wie die O-Antigene serologisch nicht einheitlich, sondern lassen sich in oft zahlreiche Partialantigene aufgliedern.

Die Antigene der Rauhformen werden als *R-Antigene*, die von Übergangsformen als *T-Antigene*[7] bezeichnet.

Der Antigenbestand einer Bakterienspecies muß nicht konstant sein. Er kann quantitative und qualitative Veränderungen zeigen, die in gesetzmäßiger Weise sowohl O-, K- und H-Antigene betreffen. Die Variationsbreite ist konstant und gehört mit zur Charakterisierung der betreffenden Art.

Bestimmte O- und K-Antigene oder -Partialantigene können einer quantitativen Variabilität unterworfen sein, die als *Formenwechsel* bezeichnet wird und bei Bakterien aus der Gattung Salmonella eingehend untersucht worden ist. Er ist dadurch gekennzeichnet, daß junge Kolonien das entsprechende Antigen in quantitativ verschiedener Menge enthalten und in den jeweiligen Subkulturen die überwiegende Zahl der Kolonien das Merkmal der Ausgangskolonie zeigt. Einem solchen Formenwechsel unterliegen z. B. das O-Antigen 1, die O-Partialantigene 6_1 und 12_2 und das K-Antigen Vi[8].

Prüft man mit einem geeigneten agglutinierenden Serum zahlreiche Kolonien eines Bakterienstammes, der ein dem Formenwechsel unterworfenes Antigen enthält, so läßt sich unschwer feststellen, daß sie eine quantitativ differente Agglutinationsprobe ergeben. Dies bedeutet, daß das entsprechende Antigen in den Kolonien in verschiedener Menge vorhanden ist. Prüft man auf die gleiche Weise die Nachkommen einer Kolonie, die das entsprechende Antigen in großer Menge enthält, so stellt sich heraus, daß die überwiegende Zahl dieses Antigen in großer Menge, eine kleinere Zahl in geringer Menge enthält. Die Prüfung der Nachkommen einer Kolonie mit schwach entwickeltem Partialantigen ergibt umgekehrte Verhältnisse.

Die Geißelantigene können monophasisch sein. Dies bedeutet, daß die Geißelantigene einer bestimmten Species in jeder Kolonie gleichermaßen vertreten sind. Sie können aber auch diphasisch sein und einer interessanten qualitativen Variabilitätserscheinung, dem spezifisch-unspezifischen *Phasenwechsel*[9], unter-

[1] Felix und Pitt 1934.   [2] Kauffmann 1935.
[3] Kauffmann 1943, Knipschild 1945, 1946.   [4] Bader und Kleinmaier 1951.
[5] Stamp und Stone 1944.   [6] Lautrop 1955.   [7] Kauffmann 1955.
[8] Kauffmann 1935, 1940, 1941, Edwards 1945.   [9] Andrewes 1922.

liegen, dessen Beachtung für die serologische Diagnose der Angehörigen der Gattung Salmonella unerläßlich ist. Er ist dadurch gekennzeichnet, daß junge Bakterienkolonien einer diphasischen Species jeweils einen von zwei qualitativ verschiedenen H-Antigenkomplexen aufweisen und in den jeweiligen Subkulturen die überwiegende Zahl der Kolonien das Merkmal der Ausgangskolonie zeigt.

Prüft man Einzelkolonien mit geeigneten agglutinierenden Seren, so zeigt sich, daß ein Teil der Kolonien einen H-Antigenkomplex besitzt, der für diese Bakterienart „spezifisch" ist, während der übrige Teil der Kolonien einen „unspezifischen" Antigenkomplex besitzt, d. h. einen Antigenkomplex, der auch bei anderen, nah verwandten Arten oder Typen vorkommt. Prüft man die Subkultur einer spezifischen Kolonie, so finden sich unter der großen Zahl der entstehenden Kolonien meist überwiegend spezifische Kolonien und nur wenige unspezifische Kolonien. Entsprechendes erhält man bei der Überimpfung einer unspezifischen Kolonie. Neuerlich werden für die spezifische Phase und die unspezifische Phase die Bezeichnungen Phase 1 und Phase 2 gebraucht.

Ähnliche Phänomene sind der α-β-Phasenwechsel[1] und der Phasenwechsel nach EDWARDS u. BRUNER (1938).

Mit bestimmter Technik, nämlich durch Zusatz des homologen H-Serums zu einer Kultur, läßt sich unter Umständen die Bildung einer *künstlichen Phase* erzielen[2].

Zu den serologischen Variabilitätserscheinungen zählen auch der S-R-Wechsel, der Übergang der Glattform in die Rauhform (s. S. 243), ferner der H-O-Wechsel, die Bildung unbegeißelter Varianten aus begeißelten Stämmen, und schließlich der S-M-Wechsel, die Bildung von Mucosusformen aus Glattformen.

l) L-Formen.

Gewisse aberrante Bakterienformen werden nach dem Londoner Lister-Institut als *L-Formen* bezeichnet. Sie scheinen gewisse Beziehungen zu den *Reizformen* mancher Species zu haben (s. S. 179)[3]. Die Beziehungen der L-Formen zu den sog. filtrierbaren Bakterienformen sind bei KLIENEBERGER-NOBEL (1951) dargestellt. Ihre Abtrennung von den Erregern der Pleuropneumonie wird meist verfochten, teils abgelehnt[4].

Insbesondere die Untersuchungen von KLIENEBERGER-NOBEL (1949) und DIENES (1951) zeigen, daß in Kulturen von Angehörigen der Gattungen Streptobacillus, Escherichia, Proteus, Salmonella und Shigella, Bacillus und Clostridium, Haemophilus, Flavobacterium u. a. Elemente zu beobachten sind, die sich durch außergewöhnliche *Vielgestaltigkeit* auszeichnen. Im mikroskopischen Präparat finden sich Formelemente von verschiedener Größe und Gestalt, von Körnchen an der Grenze der lichtmikroskopischen Sichtbarkeit (Elementarkörperchen 0,3—0,5 μ), von denen die kleinsten im Filtrationsversuch mit 175—250 mμ bestimmt wurden, bis zu großen blasigen Zellen von mehreren Mikromillimetern Durchmesser und unregelmäßiger Form. Über ihre Struktur ist so gut wie nichts bekannt. Die Bildung der L-Formen wird durch Penicillin[5] und andere Umweltfaktoren, die als Reize wirken (Temperatur, Phagen, Aminosäuren), gefördert[6]. Ihr

---

[1] KAUFFMANN und MITSUI 1930.   [2] KAUFFMANN 1936.

[3] Eine kritische Sichtung der heutigen Kenntnisse über dieses Gebiet findet sich bei DIENES und WEINBERGER 1951, KLIENEBERGER-NOBEL 1951, WINKLER 1956.

[4] KÖHLER 1960. Literatur über diese Mikroorganismen (PPLO-Gruppe, Pleuropneumonia like organisms) findet sich bei POETSCHKE 1954, KÖHLER 1960, Untersuchungen über ihre Morphologie bei LIEBERMEISTER 1953.

[5] PIERCE 1942, DIENES und WEINBERGER 1951, HÖPKEN und BARTMANN 1955.

[6] DIENES und ZAMECKNIK 1952.

Entstehen wird so geschildert, daß die vegetative Form unter Einbuße der Färbbarkeit in eine Reihe kleiner Granula zerfällt. Zwei oder mehr von diesen scheinen sich zu vereinigen, um dann rasch zu größeren Formen heranzuwachsen, die wieder in kleine Formen zerfallen. Die L-Formen können über längere Zeit stabil bleiben, sich aber auch wieder in die Bakterienform verwandeln. Unsere Kenntnisse über die Gesetzmäßigkeit dieser Vorgänge sind noch sehr mangelhaft. Auf Agarnährböden bilden die L-Formen sehr kleine Kolonien, deren Entwicklung verzögert ist. Ihre Züchtung erfordert eine besondere Technik.

Die L-Formen sind gegenüber mechanischen Einflüssen sehr hinfällig und scheinen, im Gegensatz zu den eigentlichen Bakterien, keine rigide Zellwand zu besitzen. Über ihren Aufbau ist kaum etwas bekannt, doch läßt sich mit der Feulgenschen Nuclealreaktion Chromatin nachweisen.

Die übliche *Präparationstechnik* ist wegen der Empfindlichkeit der L-Formen gegenüber mechanischen Einflüssen ungeeignet. Bevorzugt wird eine Giemsa-Färbung, deren Technik auf KUHN und STERNBERG (1931) zurückgeht. Auch die Lebendbeobachtung im Phasenkontrastmikroskop ist möglich[1]. Ausführlich dargestellt findet sich die Methodik bei DIENES u. WEINBERGER (1951).

L-Formen enthalten in der *Trockensubstanz* einen hohen Hundertsatz an Lipoiden und ungewöhnlich viel Desoxyribonucleinsäure[2]. In Einschlüssen von großen L-Formen findet sich Cholesterin[3]. Der Stoffwechsel der L-Formen ist ähnlich dem der Ausgangsform, jedoch verlangsamt. Nach serologischen Untersuchungen besitzen sie die gleichen Antigene wie die Stammform[4], jedoch fehlen die Geißelantigene[5].

Über die *Pathogenität* der L-Formen und ihre Rolle im Krankheitsgeschehen ist wenig bekannt. Aufmerksamkeit erfordert die Feststellung, daß die L-Formen penicillinempfindlicher Stämme gegen dieses Antibioticum resistent sein können[6].

V. Allgemeine Physiologie[7].

1. Einleitung.

Ihre stärksten Impulse erhielt die Bakteriologie durch die Erkenntnis, daß Mikroorganismen Erreger von Infektionskrankheiten des Menschen, der Tiere und der Pflanzen sind. Im Rahmen der medizinischen Mikrobiologie ist deshalb die Bakterienphysiologie ein Forschungsgebiet der Humanmedizin, mit der Zielsetzung der Prophylaxe und Therapie der Infektionskrankheiten.

Es darf jedoch nicht vergessen werden, daß die pathogenen Bakterienspecies nur einen verschwindend kleinen, wenn auch nicht unbedeutenden Teil der bekannten Arten bilden. Nicht nur der Laie, auch der Arzt wird sich kaum je der Tatsache bewußt, daß in der Umwelt des Menschen nicht nur Tiere und Pflanzen leben, sondern in unvergleichbar größerer Zahl Bakterien, deren Gesamtgewicht ein Vielfaches des aller übrigen Organismen beträgt[8]. Sie finden sich vor allem in der Erde, ferner im Wasser und zu einem sehr kleinen Teil auch in der Luft. Sie sind, biologisch gesehen, für das Leben auf dieser Erde ungleich wichtiger als die pathogenen Arten. Dies hängt damit zusammen, daß Bakterien an vielen Stellen in das Stoffwechselgeschehen unserer Umwelt eingeschaltet sind. Sie verknüpfen als heterotrophe Abbaubakterien und autotrophe Aufbaubakterien mit ihren bio-

---

[1] HÖPKEN und BARTMANN 1955.   [2] VENDRELY und TULASNE 1953.
[3] PARTRIDGE und KLIENEBERGER 1941.   [4] DIENES und WEINBERGER 1951.
[5] TULASNE 1953.   [6] PIERCE 1942, DIENES 1947, 1948.
[7] Abschnitt V 1—5 gemeinsam mit DIETHER JACHERTS, Tübingen.
[8] KLUYVER und VAN NIEL 1956.

chemischen Leistungen die beiden großen Systeme Tierreich und Pflanzenreich, deren Lebensfunktionen auf die Dauer nur dadurch erhalten werden können, daß Bakterien in stoffwechselphysiologischen Schlüsselpositionen organische Substanz abbauen und wichtige Ausgangssubstanzen für andere Lebewesen liefern.

Wie hoch die biochemische Leistung von Bakterien sein kann, geht aus einigen von ANDERSON (1948) mitgeteilten Daten hervor. 1 g von Micrococcus ureae kann pro Stunde 180—1200 g Harnstoff spalten, 1 g eines Milchzucker vergärenden Stammes in der gleichen Zeit 180—15000 g Lactose. Auf das Gewicht berechnet, würde der Mensch bei gleicher Aktivität stündlich mehrere Tonnen verbrauchen. Dies wird verständlich, wenn bedacht wird, daß das Verhältnis von Oberfläche zu Gewicht 200000mal größer ist als beim Menschen und die Aufnahme der Nährstoffe durch die gesamte Bakterienoberfläche erfolgen kann. Daß die „innere Oberfläche" von 1 cm³ Staphylokokkenmasse einem Quadrat von 2,7 m Seitenlänge entspricht, wurde an anderer Stelle erwähnt (s. S. 180).

Die Verwesung von Tieren und Pflanzen würde stagnieren, wenn nicht heterotrophe Bakterien ihren Abbau besorgen würden. Ohne die gleichen Bakterienspecies wäre eine Selbstreinigung der Oberflächengewässer oder gar eine Mineralisierung organischer Substanzen in Abwässern nicht denkbar. Durch ihre Fähigkeit, organische Stoffe zu mineralisieren, werden Bakterien unmittelbar zu Vermittlern der Nahrung für Pflanzen und mittelbar zu Vermittlern der Nahrung für Tiere.

Die stoffwechselphysiologische Bedeutung der Bakterien für das gesamte Leben auf der Erde wird weiterhin daraus ersichtlich, daß sie 95% der atmosphärischen Kohlensäure produzieren, die für alle Pflanzen und alle photosynthetisch ihre Energie gewinnenden Mikroorganismen die natürliche Kohlenstoffquelle ist, während die tierischen Lebewesen nur 5% liefern[1]. Würden die Bakterien ihre Kohlensäureproduktion einstellen, so würde innerhalb weniger Jahre kein Leben in der heutigen Form auf unserer Erde mehr möglich sein.

Alle diese Leistungen sind nur möglich, weil die verschiedenen Arten des Bakterienreiches über eine erstaunliche Vielzahl an Stoffwechselmöglichkeiten und darüber hinaus über weitgehende Anpassungsmöglichkeiten verfügen. Sie können Milieuverhältnisse mit dem Leben vereinbaren, die tierischen und höheren pflanzlichen Lebewesen nicht zugänglich sind. Dabei ist nicht nur an die Vielfalt der möglichen Nahrungsstoffe gedacht, sondern auch an die Fähigkeit, diese innerhalb der sehr weiten Temperaturspanne von etwa 0⁰ C und 75⁰ C und bei sehr unterschiedlicher Wasserstoffionenkonzentration sich verfügbar zu machen, oder an die erstaunliche Unempfindlichkeit der Bakteriensporen gegenüber allen Umwelteinflüssen. Auch die weitgehende Unabhängigkeit vom Standort (Wasser, Boden, Luft, Tier, Pflanze) ist bemerkenswert. Hinzu kommt ihre große Vermehrungsgeschwindigkeit. Ferner ist von Bedeutung, daß Bakterien sich die verschiedenen Milieuverhältnisse nicht durch endotherme Prozesse zugänglich machen, sondern die einzelnen Komponenten ihrer Umwelt fermentativ derartig verbinden, daß exotherme Reaktionsabläufe entstehen, die ihnen einen Energiegewinn ermöglichen. Schließlich gibt es unter den Bakterien eine unerschöpfliche Zahl von Spezialisten. Manche Arten können Paraffin als einzige Kohlenstoffquelle verwerten, andere decken ihren Kohlenstoffbedarf aus Phenol, wieder andere aus Kohlenmonoxyd. Es sind Bakterien bekannt, die Antibiotica in ihrem Stoffwechsel verwenden, zum Teil sogar als Wirkstoffe benötigen, und schließlich sogar Species, die synthetisierte, nicht in der Natur vorkommende Herbizide als Quelle für Baustoffe oder Betriebsstoffe verwenden können.

---

[1] KLUYVER und VAN NIEL 1956.

Daneben hat die Menschheit verstanden, sich stoffwechselphysiologische Besonderheiten von Mikroorganismen bewußt oder unbewußt nutzbar zu machen. Gedacht ist an das uralte Wissen um die Vergärung bestimmter Kohlenhydrate zur Erzeugung von alkoholischen Getränken, ferner an die Bereitung haltbarer Milchprodukte (Sauermilch, Quark, Butter, Käse) oder an die Konservierung pflanzlicher Nahrung (Sauerkraut, Silage).

Heute bedient sich die Biochemie mancher Mikroorganismen für die Synthese oder auch Reinigung bestimmter Produkte, sie bestimmt mit ihnen Vitamine und Aminosäuren auf verhältnismäßig einfache Weise und endlich, um wieder ein medizinisch besonders bedeutsames Gebiet zu erwähnen, sie produziert Antibiotica nicht nur mit Hilfe von Pilzen, sondern auch von bestimmten Bakterien.

Die leichte Züchtbarkeit der Bakterien in künstlichen Nährmedien macht sie schließlich zu besonders geeigneten Untersuchungsobjekten für das Studium der Zellphysiologie. Die Möglichkeit, ihren Stoffwechsel durch gezielte und meßbare Veränderungen im Milieu willkürlich beeinflussen zu können, die Fähigkeit der Bakterien zu enzymatischen Adaptationen, die Möglichkeit der Synchronisation und die künstliche Erzeugung von Mutanten haben Verfahren des biologischen Studiums und Ergebnisse ermöglicht, die noch vor wenigen Jahrzehnten unbekannt waren und weit über die im Rahmen der bakteriologischen Diagnostik erarbeiteten Kenntnisse hinausgehen.

Von der umfangreichen Literatur über den Bakterienstoffwechsel können nur einige zusammenfassende Darstellungen erwähnt werden. Ein Überblick über die älteren Anschauungen findet sich bei GOTSCHLICH (1929). Neuere Ergebnisse sind bei ANDERSON (1948), MÜLLER (1950), WERKMAN u. WILSON (1951), RIPPEL-BALDES (1955), GRUMBACH u. KIKUTH (1958), OGINSKY u. UMBREIT (1959), LANG (in diesem Handbuch, Bd. IV/2) berücksichtigt.

2. Essentielle Nährstoffe und Metaboliten.

Als Nahrungsstoffe für Bakterien dienen organische, aber auch anorganische Kohlenstoff- und Stickstoffverbindungen, sowie Salze, Phosphate und Sulfate, zu denen sich noch Spurenelemente und Biokatalysatoren gesellen. Sollen sie von Bakterien für den Substanz- oder Energiegewinn verwendet werden, so müssen sie entweder durch die cytoplasmatische Membran diffundieren oder in einem aktiven fermentativen Vorgang durch diese geschleust werden. Sind diese beiden Wege nicht beschreitbar, so bleibt noch die Möglichkeit, die in der Umgebung der Zellen vorhandenen Substanzen durch extracelluläre Fermente zu spalten und einen oder mehrere Bausteine dadurch membrangängig zu machen[1]. Diejenigen anorganischen und organischen Verbindungen, die unersetzbar durch andere für den Stoffwechsel notwendig sind, werden als *essentielle Nährstoffe* bezeichnet. Unter den organischen sind Aminosäuren und bestimmte Kohlenhydrate zu nennen, unter den anorganischen z. B. bestimmte Anionen und Kationen.

Für Escherichia coli sind Sulfationen essentieller Nährstoff zum Aufbau der schwefelhaltigen Aminosäuren. Wird als einzige Schwefelquelle Cystein angeboten, so wird zunächst die S-S-Brücke oxydativ gesprengt, Schwefeldioxyd abgespalten und zu Sulfat oxydiert, welches dann in den normalen Ablauf der Bildung von schwefelhaltigen Aminosäuren eingeht. Der nach der Desulfurierung übriggebliebene Aminosäurerest wird als organische Kohlenstoffquelle verwendet. Dieses Beispiel zeigt, daß Bakterien unter Umständen komplizierte fermentative Leistungen in ihrer Umgebung vollbringen, um sich essentielle Nährstoffe zugänglich zu machen.

---

[1] OGINSKY und UMBREIT 1959.

Sind die Nahrungsstoffe auf einem der genannten Wege in die Zelle gelangt, so werden sie mit Hilfe intracellulärer Fermente für den Aufbau des Mikroorganismus und für den Energiegewinn nutzbar gemacht. Essentielle *Metaboliten* sind organische Verbindungen, die im Rahmen dieses intracellulären Stoffwechsels entstehen und für den geordneten Ablauf eines bestimmten Stoffwechselvorgangs unerläßlich sind. Ein solcher lebenswichtiger Stoffwechselfaktor ist z. B. die Paraaminobenzoesäure. Wird sie durch ein Sulfonamid verdrängt, so ist eine geordnete Folsäuresynthese und eine Vermehrung der Bakterien nicht mehr möglich.

3. Substanzgewinn.

a) Einleitung.

Wie bei anderen Lebewesen kann auch bei Bakterien zwischen Baustoffwechsel und Betriebsstoffwechsel unterschieden werden. Der Baustoffwechsel dient dem Substanzgewinn. Er bewirkt den Aufbau der mannigfaltigen organischen Verbindungen, die die lebende Zelle bilden, aus einfacher gebauten Nahrungsstoffen, das Wachstum der Zelle und schließlich die Zellteilung und damit die Vermehrung. Der Betriebsstoffwechsel dient dem Energiegewinn. Beide sind zwar begrifflich zu trennen, doch bestehen vielfältige Beziehungen und Verknüpfungen zwischen diesen beiden Arten des Stoffumsatzes, für die es jeweils mehrere Möglichkeiten gibt.

b) Kohlenstoff und Stickstoff, Autotrophie und Heterotrophie.

Im Rahmen des *Baustoffwechsels* werden Kohlenstoff und Stickstoff, Mineralstoffe und Biokatalysatoren in die Zelle eingebaut. Dieser Vorgang wird als Assimilierung bezeichnet.

Kohlenstoff und *Stickstoff* können von Bakterien in Form von anorganischen oder von organischen Verbindungen assimiliert werden. Hierauf basiert eines der wichtigsten biologischen Einteilungsprinzipien, die Unterscheidung der *autotrophen Bakterien* und der *heterotrophen Bakterien*.

LEES (1955) bezeichnet als autotroph diejenigen Bakterien, die keine organischen Verbindungen als primäre Energiequellen verwenden, als heterotroph diejenigen, die organische Verbindungen, meist Glucose oder andere C-Verbindungen oder deren Abbauprodukte, als Energiequellen benützen.

ANDERSON (1948) definiert die Autotrophen als Bakterien, sie sich von einfachsten anorganischen Kohlenstoff- und Stickstoffverbindungen ernähren.

MÜLLER (1950) unterscheidet „autotrophe Bakterien, die ihren Leib mit einfachen, mineralischen C-, H-, O-, N-, S-, P- und anderen Verbindungen aufbauen und bis zur Teilung vergrößern, und heterotrophe Bakterien, die zu ihrem Aufbau vorwiegend Moleküle anderer Lebewesen verwerten".

RIPPEL-BALDES (1955) nennt Autotrophie „die Verarbeitung mineralischen Kohlenstoffs in Form der Kohlensäure mit Hilfe irgendeiner Energiequelle, Heterotrophie die Verarbeitung organischer Kohlenstoffverbindungen zum Aufbau des eigenen Körpers".

Wie aus diesen wenigen Beispielen hervorgeht, besteht über die Definition der autotrophen Bakterien keine allgemein anerkannte Übereinkunft. Sie kann eng gefaßt werden und sich darauf beziehen, daß der gesamte Nahrungsbedarf aus anorganischen Verbindungen gedeckt wird (strikt Autotrophe), sie kann aber auch weiter gefaßt werden und sich auf ein bestimmtes Element, auf Kohlenstoff, Stickstoff, Schwefel oder Eisen, beziehen. Zum Beispiel sind alle Angehörigen der Gattung Salmonella in bezug auf Kohlenstoff heterotroph, viele in bezug auf Stickstoff autotroph, andere heterotroph. Auf diesen Stoffwechseleigentümlichkeiten baut sich das Einteilungsprinzip der „Ammonreihe" auf, das Rückschlüsse auf den Grad der Standortgebundenheit und auf das Invasionsvermögen der einzelnen Species und Typen dieser Gattung erlaubt (s. S. 239).

Es ist nicht möglich, alle Bakterienspecies der Gruppe der Autotrophen oder der Gruppe der Heterotrophen zuzuordnen, da die markanten Extreme durch die verschiedensten Übergänge verbunden sind. Fakultativ Autotrophe sind diejenigen Species, die die Möglichkeit beider Stoffwechselformen besitzen. Die Fähigkeit, autotroph zu leben, dürfte jedoch verbreiteter sein als die Notwendigkeit, dies zu tun[1]. Grundlegende Arbeiten über autotrophe Bakterien finden sich bei VAN NIEL (1931, 1949), WERKMAN u. WILSON (1951), FRY u. PEEL (1954) und LEES (1955), ihre Systematik in Bergey's Manual (1957).

Auf Grund ihres Stoffwechsels ist die Bezeichnung Aufbaubakterien für die Autotrophen und Abbaubakterien für die Heterotrophen treffend[2]. Als solche sind sie in den Stoffumsatz in der Natur eingeschaltet (s. S. 175, 205). Im allgemeinen wird angenommen, daß die autotrophen Bakterien die phylogenetisch jüngeren seien[2], auf deren Tätigkeit die heterotrophen Bakterien erst ihre Stoffwechselfunktionen entfalten konnten. Müßig ist die Frage, welche Art des Stoffwechsels als komplizierter angesehen werden könne, der autotrophe, weil mit seiner Hilfe einfache Bausteine zur lebenden Zelle synthetisiert werden, oder der heterotrophe, weil mit seiner Hilfe das Protoplasma von Pflanzen und Tieren in seine Bausteine zerlegt wird. Die Vertreter beider Gruppen sind Spielarten der Natur, deren Qualifizierung nach anthropozentrischen Gesichtspunkten nicht tunlich ist.

Die für die Reduktion des Kohlendioxyds notwendige Energie können autotrophe Bakterien durch Licht (Photosynthese) oder durch chemische Umsetzung (Chemosynthese) gewinnen. *Photosynthese* ist nur möglich bei einer kleinen Gruppe von Bakterien, die chlorophyllähnliche, grüne Pigmente besitzen[3]. Zu ihnen gehören Purpurbakterien (Familie der Thiorhodaceae und Athiorodaceae), die im Wasser angetroffen werden, und die mit den Bakterien verwandten Blaugrünalgen (Schizophyceae s. S. 177) mit a-Chlorophyll. Soweit sie anders gefärbt erscheinen, wie die Purpurbakterien, ist dies durch zusätzliche Pigmente (Carotinoide) bedingt, die jedoch keinen Anteil an der Photosynthese zu haben scheinen[4].

Chlorophyllose autotrophe Bakterien sind für die Gewinnung der Energie auf die Chemosynthese angewiesen. Sie gewinnen die zur Reduzierung von Kohlendioxyd notwendige Energie aus der Oxydation anorganischer Verbindungen (Schwefel-, Eisen- und Kohlenstoffverbindungen, Nitrite, Nitrate). Unter ihnen finden sich zwar keine pathogenen Species, aber immerhin Arten, die hygienisch von Bedeutung sind. Es sind dies zahlreiche Species von Schwefelbakterien, die elementaren Schwefel oder anorganische Schwefelverbindungen oxydieren und sich häufig im Abwasser finden (z. B. Thiobacillus aus der Familie Thiobacteriaceae, Beggiatoa, Thiospirillopsis, Thioploca und Thiothrix aus der Familie Beggiatoaceae). Manche von ihnen sind Leitformen für bestimmte Saprobiensysteme[5]. Eisenbakterien, die Ferroverbindungen zu Ferrihydroxyd oxydieren, sind technisch und hygienisch wichtig, da sie Eiseninkrustationen in Leitungsröhren verursachen. Zu ihnen gehören Species der Gattungen Gallionella aus der Familie Caulobacteriaceae, Leptothrix aus der Familie Chlamydobacteriaceae und Crenothrix aus der Familie Crenotrichaceae. Mehrere Species können anorganische Kohlenstoffverbindungen oxydieren. Eine Art, die Kohlenoxyd zu verwerten vermag, ist Carboxydomonas oligocarbophila. Sie lebt im Abwasser und oxydiert CO zu CO_2. Methanbakterien (Methanomonas) bilden Methan CH_4

---

[1] WOODS und LASCELLES 1954.   [2] MÜLLER 1950.   [3] FISCHER und STRELL 1947.
[4] OGINSKY und UMBREIT 1959; s. auch BLINKS 1954.   [5] KOLKWITZ 1935.

aus CO. Knallgasbakterien (Hydrogenomonas) verwerten elementaren Wasserstoff als Energiequelle. Damit verwerten sie CO_2 als einzige Kohlenstoffquelle.

Ein biologisch wichtiges Phänomen ist die *Stickstoffautotrophie*[1]. Freien Stickstoff assimilieren im Boden lebende Stickstoffbakterien (Azotobacter der Familie Azotobacteriaceae, Azotomonas der Familie Pseudomonadaceae) und symbiontische Stickstoffbakterien in den Wurzelknöllchen der Leguminosen (Rhizobium der Familie Rhizobiaceae). Anorganische Stickstoffverbindungen verwenden die Nitritbakterien und die Nitratbakterien. Die Nitritbakterien oxydieren Ammoniak NH_3 zu Nitrit N_2O_3. Zu ihnen gehören Arten der Gattungen Nitrosomonas, Nitrosococcus, Nitrosospira, Nitrosocystis und Nitrosogloea der Familie Nitrobacteraceae. Nitratbakterien, zu denen die Gattungen Nitrobacter und Nitrocystis der Familie Nitrobacteraceae gehören, oxydieren Nitrit zu Nitrat N_2O_5.

Die *heterotrophen Bakterien* gewinnen den für den Aufbau ihrer Zellsubstanz notwendigen Kohlenstoff und Stickstoff durch die Spaltung organischer Verbindungen. Ihr Aufbaustoffwechsel ist eng mit dem Betriebsstoffwechsel verknüpft. Die sich dabei abspielenden fermentativen Reaktionen sind dargestellt bei Werkman u. Wilson (1951), Oginsky u. Umbreit (1959) u. v. a.

In diesem Zusammenhang muß erwähnt werden, daß auch heterotrophe Bakterien Kohlendioxyd nicht nur assimilieren können, sondern unbedingt benötigen[2]. Eine erhöhte CO_2-Spannung, zumindest in der Erstkultur, benötigt Brucella abortus (s. S. 222).

c) Mineralstoffe.

An Mineralstoffen benötigen Bakterien Phosphor, Schwefel, Magnesium, Kalium, Calcium, Eisen, Mangan, Zink, Kupfer, Kobalt, Molybdän und Vanadium in unterschiedlicher Menge. Phosphor und Kalium bilden den größten Teil der Trockensubstanz. Andere werden nur als Spurenelemente aufgenommen. Über ihren Anteil an der Zellsubstanz siehe S. 201. Sie dienen teils als Bausteine der Zellen, insbesondere auch von Biokatalysatoren und von Farbstoffen, teils regulieren sie als Ionen die Osmose und die Quellung der Kolloide.

d) Biokatalysatoren.

Bakterien benötigen wie tierische Lebewesen organische Wirkstoffe, die im Stoffwechsel meist gleiche Funktionen haben wie die Vitamine im Stoffwechsel der Makroorganismen. Teils handelt es sich um die aus der Humanphysiologie bekannten Vitamine, teils um andere Stoffe. Manche können von Bakterien selbst gebildet werden, andere müssen ihnen mit den Nahrungsstoffen zugeführt werden. Auf dieser Grundlage unterscheidet Rippel-Baldes (1955) auxoheterotrophe und auxoautotrophe Bakterien. Die Wirkstoffe dienen zum Teil dem Aufbau von Enzymen, wo sie als Coenzyme für die Spezifität der chemischen Umsetzungen verantwortlich sind[3].

Die Vitamine A, C und D werden von Bakterien nicht benötigt. Unerläßlich sind dagegen für viele Species Vitamine der B-Gruppe, z. B. Aneurin, Lactoflavin und Nicotinsäure, Pyridoxin, Pyridoxal und Pyridoxamin (B_6-Gruppe), Pantothensäure und Biotin, ferner die im Rahmen der Sulfonamidwirkung interessante Paraaminobenzoesäure, Folsäure und der Citrovorumfaktor aus der Folsäurereihe.

---

[1] Müller 1950.   [2] Einzelheiten siehe bei Werkman und Wilson 1951.
[3] Zusammenfassende Darstellungen über Bakterienwirkstoffe finden sich bei Peterson und Peterson 1945, Knight 1945, Porter 1946, Snell 1951, über die der Hefen bei Rudolph 1946; weitere Literatur bei Rippel-Baldes 1955.

Beispiele für Wuchsstoffe, deren Abwesenheit im Nährboden die aerobe Züchtung von Haemophilus influenzae nicht erlaubt, sind die Faktoren X und V des Blutes. X ist ein Bestandteil des eisenhaltigen Blutpigmentes und ermöglicht den Bakterien die Bildung von Cytochrom, Peroxydasen und Katalasen, da sie die hierfür notwendigen Vorstufen nicht synthetisieren können. Der Faktor V soll Coenzym I (Diphosphopyridinnucleotid) sein.

Manche der genannten Wirkstoffe sind zwar für Wachstum und Vermehrung nicht unerläßlich, sie haben jedoch einen stimulierenden Effekt. Verschiedene Stämme der gleichen Species können sich in ihrem qualitativen und quantitativen Wuchsstoffbedarf unterscheiden.

Fehlen notwendige Wirkstoffe im Milieu, so sind geordnetes Wachstum und Vermehrung der Bakterien nicht möglich. Sie können einige Zeit im Ruhestoffwechsel verharren und so die Zeitspanne des Vitaminmangels überbrücken. Bei sehr reichhaltigem Angebot an Nährstoffen und deshalb schnell ablaufendem Stoffwechselgeschehen kann ein plötzlich auftretender Mangel auch nur eines Wirkstoffes den Tod der Bakterien zur Folge haben, weil der Stoffwechsel in den vom Wirkstoff unabhängigen Bahnen weiterläuft, während die wirkstoffabhängigen Stufen gestoppt werden und dadurch der Gesamtstoffwechsel mit der Folge der letalen Entgleisung in Unordnung gerät. Dieser Vorgang ist mit dem Thyminmangeltod einer thyminbedürftigen Mutante von Escherichia coli vergleichbar, die in Abwesenheit von Thymin bestimmte Nucleinsäuren nicht bilden kann. Die Folge ist eine Entgleisung der Stoffwechselsteuerung.

Die qualitative und quantitative Bestimmung von Wuchsstoffen mit Hilfe von Bakterien hat sich zu einem interessanten und nutzbringenden Arbeitsgebiet entwickelt, das sich durch eine verhältnismäßig einfache Technik auszeichnet. Für diese Zwecke sind Teststämme verfügbar, die genetisch weitgehend stabil sind und gut reproduzierbare Meßergebnisse erlauben.

Möglich sind z. B. Bestimmungen von Riboflavin mit Lactobacillus casei e 7469 ATCC, von Niacin, Pantothensäure und Biotin mit Lactobacillus arabinosus 17—5 ATCC 8014, von Thiamin mit Lactobacillus fermentum 36 ATCC 9833, von Vitamin B_{12} mit Lactobacillus leishmannii ATCC 7830, von Folsäure mit Streptococcus lactis R 8043 ATCC, von Pyridoxin mit Neurospora sitophila 299 ATCC 9276, von Cholin mit Neurospora crassa 34486 ATCC. Auch Aminosäuren lassen sich auf ähnliche Weise bestimmen.

Viele Bakterien produzieren Vitamine, Escherichia coli z. B. Biotin, Pantothensäure und Paraaminobenzoesäure. Technisch wichtig sind manche Bakterienspecies, weil sie durch Schaffung besonderer Umweltbedingungen zu besonders starker Wirkstoffproduktion angeregt und damit zu deren Darstellung herangezogen werden können. Streptomyces griseus produziert z. B. Vitamin B_{12}[1].

4. Energiegewinn.

a) Einleitung.

Nahezu alle in lebenden Zellen ablaufenden chemischen Prozesse sind Gleichgewichtsreaktionen, die dem Massenwirkungsgesetz gehorchen. Ihre Reaktionsgeschwindigkeit wird im lebenden Protoplasma durch die Enzyme katalysiert. Unter diesen Bedingungen laufen sie mit zum Teil sehr großen Reaktionsgeschwindigkeiten ab. Die Richtung des Ablaufes einer jeden Reaktion ist durch die im Protoplasma der Zellen herrschenden Reaktionsbedingungen bestimmt. Er kann durch Veränderung dieser Bedingungen in die eine oder andere Richtung gedrängt werden. Diese Möglichkeit wird in hohem Maße von Bakterien verwirklicht, um chemische Reaktionen von einem höheren zu einem niedrigeren Energieniveau ablaufen zu lassen und so chemisch verwertbare Energie zu erhalten. Energie-

---

[1] RICKES, BRINK, KONIUSZY, WOOD und FOLKERS 1948.

liefernde Prozesse in Bakterien können also grundsätzlich oxydativen oder reduktiven Charakter haben.

Als Substrate für energieliefernde fermentative Prozesse kommt für Bakterien eine Vielzahl organischer und anorganischer Verbindungen in Betracht. Meist hat die energieliefernde Reaktion oxydativen, nur selten reduktiven Charakter. In beiden Fällen jedoch handelt es sich letztlich darum, auf welche Weise der Wasserstoff vom Stoffwechselsubstrat abtransportiert oder zu diesem hintransportiert wird. Die verschiedenen Möglichkeiten des Wasserstofftransports und die Bindung des Wasserstoffes der im Stoffwechsel zu energieliefernden Prozessen abgebauten Substrate kann als systematisches Prinzip verwendet werden, nach dem eine Einteilung verschiedener Arten des Energiegewinns möglich ist. Dabei muß zwischen aerobem und anaerobem Energiegewinn unterschieden werden.

Bakterienarten, die auf die Gegenwart freien Sauerstoffs angewiesen sind, werden als Aerobier, solche, die auf gebundenen Sauerstoff angewiesen sind, als Anaerobier bezeichnet. Eine dritte Gruppe, die fakultativen Anaerobier, sind in der Lage, sowohl unter Verwendung freien als auch gebundenen Sauerstoffs energieliefernde Reaktionen zu verwirklichen. Arten, die ihren Energiebedarf teilweise durch Photosynthese oder durch Chemosynthese decken, finden sich in den drei genannten Gruppen[1].

b) Aerober Energiegewinn.

Bei den Aerobiern läuft der Energiegewinn ähnlich ab wie in tierischen Zellen. Sie können Energie je nach den Bedürfnissen wahlweise oder gleichzeitig durch direkte Oxydation, über den direkten Cytochromweg und über den indirekten Cytochromweg gewinnen[2].

Unter *direkter Oxydation* versteht man die Bindung des Substratwasserstoffs unmittelbar an den atmosphärischen Sauerstoff mit Hilfe von Fermenten, z. B. l- und d-Aminosäure-Oxydase, die direkt mit atmosphärischem Sauerstoff reagieren können. Sie enthalten meist Riboflavin, seltener Kupfer oder Eisen. Im einzelnen ist nicht bekannt, wie die durch Oxydation gewonnene Energie für die Zelle nutzbar gemacht wird. Bei der direkten Oxydation bilden sich Wasserstoffperoxyd und andere Peroxyde. Da diese toxisch sind, finden sich in Bakterien, die eine direkte Oxydation vollziehen können, stets Katalase und andere Peroxydasen, die die Peroxyde unmittelbar nach ihrem Entstehen entgiften[3].

Unter dem *direkten Cytochromweg* versteht man die Bindung des Substratwasserstoffs an das Cytochromsystem mit Hilfe von Dehydrogenasen, z. B. Succinodehydrogenase. Das Cytochromsystem gibt den Wasserstoff ab an den atmosphärischen Sauerstoff. Als Endprodukt entsteht Wasser.

Bakterien besitzen ein Cytochromsystem, das mit dem tierischer Zellen nicht identisch scheint[4]. Es werden die Cytochrome a, b und c unterschieden[5], von denen die einzelnen Bakterienspecies entweder alle, zwei oder nur ein einziges Cytochrom enthalten[6]. Über die Beziehungen des Diphtherietoxins zum Cytochromsystem s. S.253.

Beim *indirekten Cytochromweg*, dem häufigsten Falle, sind zwischen die Dehydrogenasen und das Cytochromsystem Codehydrasen (TPN und DPN) und Flavinenzyme eingeschaltet. Auch hier entsteht als Endprodukt Wasser.

[1] Literatur über den Energiegewinn der Bakterien findet sich bei PORTER 1948, RIPPEL-BALDES 1955, GUNSALUS, HORECKER und WOOD 1955, OGINSKY und UMBREIT 1959. Über die systematische Zuordnung der einzelnen Species siehe bei BERGEY 1957.
[2] OGINSKY und UMBREIT 1959.
[3] Über die Technik der Katalase- und Peroxydasereaktion siehe bei HALLMANN 1955.
[4] OGINSKY und UMBREIT 1959. [5] KEILIN 1929. [6] FREI, RIEDMÜLLER und ALMESY 1934.

c) Anaerober Energiegewinn.

Anaeroben Bakterienspecies fehlt das Cytochromsystem. Es muß deshalb die Frage gestellt werden, wie der Wasserstoff vom Substrat abtransportiert wird, und welche Substanzen in Vertretung des freien atmosphärischen Sauerstoffs als Acceptoren für Wasserstoff auftreten.

Den Schlüssel zum Verständnis des intracellulären Wasserstofftransportes lieferten die Arbeiten von STICKLAND, NISMAN u. a.[1]. Sie konnten intermediär auftretende Wasserstoffacceptoren nachweisen und zeigen, daß zwischen je zwei Aminosäuren wechselseitig Wasserstoff ausgetauscht werden kann, wobei jeweils die eine als Wasserstoffacceptor reduziert und die andere als Wasserstoffdonator oxydiert wird. Dieser als Stickland-Reaktion[2] bezeichnete Wasserstofftransport wird insbesondere bei strikt anaeroben Bakterien gefunden und erlaubt einen Abtransport des Substratwasserstoffs im Laufe biologischer Oxydationen. Seine Eliminierung wird sowohl bei strikt anaerob und besonders auch bei fakultativ anaeroben Bakterien durch ein Hydrogenasesystem bewirkt, welches formal die Knallgasreaktion katalysiert. Hierbei tritt an die Stelle von Sauerstoff ein zu oxydierendes Substrat, meist Ameisensäure oder Brenztraubensäure. Die Untersuchungen von GEST (1954) weisen darauf hin, daß das Hydrogenasesystem aus zumindest zwei Enzymen zusammengesetzt sei, aus einer Ameisensäurehydrogenlyase und der eigentlichen Hydrogenase. Die Hydrogenlyase ist jedoch nicht in allen Fällen für Ameisensäure spezifisch. Sie soll unter Umständen auch Brenztraubensäure oder deren einfache Intermediärprodukte hydrogenasegängig machen. Von anderer Seite[3] wurde allerdings diese komplexe Natur des Hydrogenasesystems in Zweifel gezogen. Quantitativ und qualitativ unterschiedliche Verkettungen des Hydrogenasesystems mit den Enzymen der Stickland-Reaktion und den bekannten Substratdehydrogenasen erlauben je nach Bedarf den Abtransport von Wasserstoff von den zu oxydierenden Metaboliten zu jeweils anderen Wasserstoffacceptoren oder auch die Bildung von molekularem Wasserstoff.

Die Wege des Wasserstofftransportes sind von Species zu Species verschieden und können bei einer bestimmten Species je nach Bedürfnis abgewandelt und in unterschiedlichem Ausmaß für die jeweiligen Stoffwechselerfordernisse beschritten werden. Dies gilt besonders für fakultativ anaerobe Bakterien, deren Enzyme für den Wasserstoffabtransport unter anaeroben Bedingungen adaptiv sind[4]. Wenn auch noch nicht alle Möglichkeiten der biologischen Oxydation unter Ausschluß von Sauerstoff bekannt sein dürften, ist es doch möglich, auf Grund dieser Erkenntnisse ein zusammenhängendes Bild des anaeroben Energiegewinns zu entwerfen und ihn messend zu verfolgen.

Bis heute ist ungeklärt, auf welche Weise der atmosphärische Sauerstoff für die strikten Anaerobier toxisch wirkt. Seine Toxicität geht so weit, daß z. B. Clostridium perfringens, auf der Oberfläche von Nährböden dem atmosphärischen Sauerstoff ausgesetzt, in wenigen Minuten absterben kann. Das Fehlen eines Cytochromsystems, von Katalase und anderen aus Atmungsketten bekannten Enzymen läßt zwar die Bildung von Wasserstoffperoxyd vermuten, jedoch wurden dieses und andere Peroxyde bei den strikten Anaerobiern nicht sicher nachgewiesen[5].

Es ist anzunehmen, daß die strikten Anaerobier an ihren natürlichen Standorten in der Regel nicht die niedrigen Sauerstoff-Partialdrucke vorfinden, die man zu ihrer Züchtung im Laboratorium benötigt. Daß sie dennoch sich ver-

---

[1] Literatur bei NISMAN 1954, GEST 1954, McBEE, LAMANNA und WEEKS 1955, sowie GUNSALUS, HORECKER und WOOD 1955.
[2] STICKLAND 1934, 1935, WOODS 1936.
[3] NISMAN 1954.   [4] GEST 1954.   [5] LAMANNA 1954.

mehren können, wird dadurch erklärt, daß p_H-Werte von 6,5 und weniger und
Redoxpotentiale von 85 mV und weniger im Milieu für das Wachstum dieser
Bakterien von Bedeutung seien[1]. Da diese Milieubedingungen allein jedoch keine
Züchtung der strikten Anaerobier in künstlichen Nährböden erlauben, steht die
Klärung der Zusammenhänge noch aus[2].

d) Photosynthese.

Eine kleine Gruppe von Bakterien hat die Möglichkeit, sich mit Hilfe von
chlorophyllähnlichen Pigmenten und des Sonnenlichts die notwendige Energie
zu verschaffen, die zum Aufbau der organischen Materie aus CO_2 notwendig ist
(s. S. 209). Dieser Vorgang führt über mehrere Stufen zunächst zu einem Kohlenhydrat, meistens Glucose, welches teilweise abgebaut wird, um Energie für den
Aufbau der gesamten übrigen Zellsubstanz zu liefern. Der Kohlenhydratstoffwechsel dieser Bakterien macht also in seinem Abschnitt von Kohlendioxyd bis
Glucose die mit Hilfe von Pigmenten aufgenommene und umgewandelte Sonnen-
strahlungsenergie biologisch verfügbar. In seinem Abschnitt von Glucose bis
Kohlendioxyd, also in der rückläufigen Reaktion, dient der Kohlenhydratstoffwechsel einerseits als Energieumschlagplatz, von dem aus die vorhandene Energie
in intermediäre Energiedepots, wie z. B. ATP-System, verteilt wird, um dort
gewissermaßen auf Abruf bereitzustehen, und auf der anderen Seite werden im
Laufe des Abbaus von Glucose zu Kohlendioxyd an verschiedenen Stellen die für
die einzelnen Zellbestandteile, wie Eiweiß, Fette, Polysaccharide, Nucleinsäuren
u. a., notwendigen Ausgangsmaterialien geliefert. Die Natur erweist sich an dieser
Stelle als universeller Meister der Synthese.

e) Chemosynthese.

Unter Chemosynthese versteht man den Energiegewinn autotropher Bakterien.
Den meisten dieser Bakterien fehlen chlorophyllähnliche Pigmente. Es ergibt sich
deshalb die Notwendigkeit, die zur Hydrierung von Kohlendioxyd notwendige
Energiemenge aus der Oxydation und Reduktion anorganischer Verbindungen zu
beziehen (s. S. 209).

5. Enzymatische Adaptation.

Jede Bakterienspecies besitzt eine bestimmte Garnitur von Enzymen, die
ständig, auch in Abwesenheit des entsprechenden Substrats, vorhanden sind. Sie
werden als konstitutive bezeichnet. Zusätzlich kann unter dem Einfluß des
Substrats im Nährboden eine fermentative Leistung in Erscheinung treten,
die vorher nicht nachweisbar war. Dieser Vorgang, die Anpassung von Bakterien
an ein Substrat ohne Veränderung des Erbgutes, wird als *enzymatische Adaptation*
bezeichnet. Sie muß von denjenigen Variabilitätsvorgängen unterschieden
werden, die Folge einer Änderung des Erbgutes sind, aber unter besonderen selektiven Milieubedingungen Anpassungen vortäuschen können. Über die sog. semi-
adaptiven Enzyme siehe bei Leiner (1958). Eine kritische Darstellung dieses
Gebietes und ausführliche Literatur finden sich bei Gale u. Davies (1953),
ferner bei Leiner (1958), die älteren Anschauungen und zahlreiche Beispiele über
die Variabilität von Bakterien bei Gotschlich (1929) und Eisenberg (1914).

Die heute experimentell mögliche Unterscheidung zwischen nichterblicher
Adaptation und Mutation bestätigt die ältere Deutung der Variabilitätsphänomene
von Gotschlich (1929), der zwar die Unterscheidung in Variationen unter

---

[1] Smith 1949, Oakley 1954, Fildes 1927, 1929, Knight und Fildes 1930.
[2] McBee, Lamanna und Weeks 1955.

äußeren Einwirkungen und Variationen durch innere Ursachen postulierte, aber mangels geeigneter Methoden nicht sichern konnte. Allerdings ist es auch heute noch nicht möglich, alle Variabilitätserscheinungen zu deuten und dem Gebiet der Mutation oder dem Gebiet der Adaptation zuzurechnen, wie auch über die Bewertung mancher experimenteller Resultate noch keine Einigkeit zustande gekommen ist. Dazu trägt bei, daß das gleichzeitige Vorkommen von Mutationen und Adaptationen die Beurteilung erschweren kann. Ebenso ist die Entscheidung nicht einfach, ob eine vorhandene Aktivität der Gruppe der konstitutiven oder adaptiven Fermente zugerechnet werden muß. Es fehlt auch nicht an Stimmen, die sich gegen eine Einteilung in verschiedene adaptive Fermentsysteme aussprechen[1].

Unter dem Einfluß des Substrats tritt die enzymatische Adaptation im Gegensatz zur Mutation bei allen Individuen einer Kultur auf[2]. Die Latenzperiode, die verstreicht vom Auftreten des Substrats im Milieu bis zum Nachweis des Ferments, wird in der Regel mit 2—60 min angegeben[3], gelegentlich wesentlich länger, bis zu mehreren Tagen[4]. Die Diskussion über die Deutung solcher Beobachtungen, die in der anglo-amerikanischen Literatur als „long term adaptation" bezeichnet werden, ist noch nicht abgeschlossen. Bemerkenswert ist die Beobachtung, daß eine Bakterienkultur sich auch an ein neues Substrat adaptieren kann, ohne daß sie sich vermehrt. Solche Untersuchungen sind an Escherichia coli durchgeführt worden[5].

Es wird angenommen, daß die adaptiv in Erscheinung tretenden Enzyme nicht aktiviert, sondern synthetisiert werden, ob aus Peptiden oder Aminosäuren, dürfte noch ungeklärt sein[6].

Wird das Substrat aus dem Nährboden entfernt, so verschwindet die Aktivität wieder. Dies kann in dem Maße erfolgen, wie die Bakterien sich vermehren und das Enzym auf die Nachkommen aufgeteilt wird[7], sie kann aber auch kürzere oder längere Zeit in Anspruch nehmen[8].

Das Phänomen der enzymatischen Adaptation läßt die Frage aufwerfen, ob die offenbar rasche und vielfältige Reaktionsmöglichkeit von Bakterien auf Reize der Umwelt nicht geeignet sei, das Gesetz der Konstanz der Arten zu erschüttern. Dies ist jedoch nicht der Fall, da die Reaktionsbreite der Mikroorganismen, also auch die Möglichkeit der enzymatischen Adaptation, genetisch bedingt ist. Darüber hinausgehende Änderungen enzymatischer Fähigkeiten sind nur durch Mutation möglich. Es darf noch angefügt werden, daß die übliche Prüfung fermentativer Leistungen im Rahmen der Bakteriendiagnostik in der Regel konstitutive und adaptive Enzyme umfaßt und keine Unterscheidung gestattet.

6. Leben in der Kultur.

a) Einleitung.

Die Möglichkeit, Bakterien auf festen oder in flüssigen Nährböden zu züchten, erlaubt in weitem Umfang das Studium ihrer Stoffwechselleistungen. Mit Hilfe synthetischer Substrate ist es nicht schwierig, ihre Ansprüche an die Zusammen-

---

[1] Cohn und Monod 1953.
[2] Monod und Audureau 1946, Monod, Pappenheimer und Cohen-Bazire 1952.
[3] Bellamy und Gunsalus 1945.
[4] Winge und Roberts 1948, Hinshelwood und Jackson 1950, Palleroni und Lindegren 1953.
[5] Kaplan, Rosenblum und Bryson 1953.
[6] Monod und Audureau 1946, Cohn und Torriani 1951, 1952, Monod, Pappenheimer und Cohen-Bazire 1952, Halvorson und Spiegelman 1952, 1953.
[7] Hogness, Cohn und Monod 1955.   [8] Spiegelman und Reiner 1948.

setzung der Nährböden im Hinblick auf Kohlenhydrate, organische Stickstoffverbindungen, Salze und Vitamine festzustellen. Darüber hinaus kann mit den
üblichen nichtsynthetischen Nährböden geprüft werden, welche den Grundnährböden zugesetzten Stoffe enzymatisch gespalten werden, um sie dem Aufbau-
und Energiestoffwechsel verfügbar zu machen. Ebenso gelingt es, zahlreiche
typische Stoffwechselprodukte mit meist einfachen Indicatoren nachzuweisen.
Die fast unübersehbaren Möglichkeiten enzymatischer Leistungen und die Bildung
bestimmter Stoffwechselprodukte bilden die Grundlagen, auf denen sich, neben
der in den Hintergrund tretenden Morphologie, die Unterscheidung der zahlreichen
Arten und die Systematik aufbauen.

Das Bestreben, von den Erfordernissen der Diagnose ausgehend, den verschiedenen Species jeweils die für die Vermehrung und die Erkennung bestimmter
Stoffwechselleistungen optimalen Nährmedien anzubieten, bringt es im Verein
mit der erstaunlichen Anpassungsfähigkeit der Bakterien jedoch zweifellos mit
sich, daß die Nährbodenverhältnisse insofern unphysiologisch werden, als sie sich
von den Bedingungen an den natürlichen Standorten, auf oder im Menschen oder
in seiner Umwelt, qualitativ und quantitativ so stark unterscheiden, daß sie zwar
die potentiellen Leistungen der Bakterien zu erkennen erlauben, aber kaum Rückschlüsse gestatten, welche Nahrungsstoffe Bakterien in ihren natürlichen Standorten verwerten, und wie sich dort der Stoffwechsel abspielt. Dies ist auch der
Grund, daß der in vitro beobachtete Stoffwechsel kaum als Schlüssel für die Erklärung von Virulenzphänomenen dienen kann. Es wird deshalb mehr als bisher
notwendig sein, für das Studium der Wechselwirkungen zwischen Mikroorganismen und Makroorganismen den Bakterienstoffwechsel in vivo, an Modellsystemen
zu verfolgen[1], um damit Versuchsbedingungen zu schaffen, die den natürlichen
Bedingungen im Rahmen der Gast-Wirt-Beziehungen möglichst nahe kommen.

b) Nährböden.

Ein großer Teil der apathogenen und fast alle menschenpathogenen Bakterien
lassen sich auf verhältnismäßig einfach herzustellenden *Nährböden* züchten. Dies
gilt vor allem für Aerobier. Mehr technischen Aufwand erfordern die Anaerobier,
für die besondere Züchtungsmethoden unter Ausschluß des Luftsauerstoffs entwickelt wurden. Schwierig und nur unter besonderen Bedingungen züchtbar sind
pathogene Spirochäten wie Treponema pallidum und Treponema pertenue. Nicht
züchtbar ist bis jetzt Mycobacterium leprae[2].

Jede Züchtung hat das Ziel, *Reinkulturen* zu erhalten. Diese sind unerläßlich
für das Studium morphologischer und physiologischer Eigenschaften, insbesondere
derjenigen, die für die Artbestimmung, die Diagnose, notwendig sind, für die
Prüfung serologischer Eigenschaften, für die Anstellung von Tierversuchen, für
Resistenzbestimmung gegenüber Antibiotika und für genetische Untersuchungen.

Die Bezeichnung Reinkultur wird in der Bakteriologie meist etwas großzügig
gebraucht. Im allgemeinen Sprachgebrauch wird darunter eine Kultur verstanden, in der nur Angehörige eines bestimmten Stammes vorhanden sind, die
im besten Falle von einer einzigen Zelle abstammen (Einzell-Kultur). Bei der
großen Zahl von Individuen in einer Kultur und bei der Häufigkeit von Mutationen ist es einleuchtend, daß in einer solchen „Reinkultur" meist zahlreiche
erbungleiche Individuen vereinigt sind.

---

[1] JACHERTS 1960.

[2] Ausführliche Darstellungen der Züchtungsmethoden finden sich bei GOTSCHLICH 1929, MÜL-
LER 1950, BUCHANAN 1951, SALLE 1954, HALLMANN 1955, HABS 1956 sowie im Manual of
Microbiological Methods der Society of American Bacteriologists (herausgeg. v. CONN 1957),
Angaben über Bakteriennährböden bei GRADWOHL 1948, HALLMANN 1953, HABS 1956.

Die meisten pathogenen Bakterien stellen keine besonderen *Ansprüche* an die Zusammensetzung des Nährbodens. Sie begnügen sich mit einer wäßrigen Lösung aus Pepton, Fleischextrakt, Kochsalz und Puffersalzen. Andere bevorzugen oder benötigen weitere Zusätze, ohne die sie schlecht oder nicht gedeihen. Manche Bakterienstämme lassen sich nur schwer anzüchten, aber, wenn dies gelungen ist, ohne besondere Schwierigkeiten in Passagen weiterführen. Andere lassen sich leicht auf Nährböden übertragen, dagegen macht ihre Fortzüchtung Schwierigkeiten. Die Passagen „reißen ab".

Anspruchslose Bakterien sind die pathogenen Angehörigen der Familien Pseudomonadaceae, Enterobacteriaceae, Micrococcaceae und Bacillaceae. Anspruchsvoller sind Angehörige der Familien Neisseriaceae, Corynebacteriaceae und Treponemataceae, deren erfolgreiche Züchtung Zusätze von nativem menschlichem oder tierischem Eiweiß zu den Nährböden erforderlich macht, oder Angehörige der Familie Parvobacteriaceae, die besondere Handelspeptone als Stickstoffquellen verlangen[1], oder schließlich Angehörige der Gattung Haemophilus, die sich ohne bestimmte Wuchsstoffe, Hämoglobin (Faktor X) und Phosphopyridinnucleotid (Faktor V), die in den üblichen Medien nicht vorhanden sind, in der Erstkultur nicht züchten lassen.

Trotz der meist geringen Ansprüche der pathogenen Bakterien sind für die verschiedensten Zwecke zahlreiche Nährböden entwickelt worden, die sich jedoch auf zwei Grundtypen zurückführen lassen, auf die nichtsynthetischen auf der Grundlage von Pepton und Fleischwasser oder Fleischextrakt und auf die synthetischen Nährböden, deren Zusammensetzung chemisch eindeutig definiert ist.

Unter den *nichtsynthetischen Nährböden* ist Nährbouillon das gebräuchlichste Medium, das auch als Grundsubstanz für eine große Zahl weiterer nichtsynthetischer Nährböden dient. Sie besteht neben Wasser aus Pepton, Fleischextrakt, Kochsalz und Puffersubstanzen. Das Wasser dient als Lösungsmittel für die Kolloide in der Zelle und als Transportmittel für gelöste Nahrungsbestandteile und Stoffwechselprodukte. Das „Pepton" ist eine je nach Handelssorte verschiedene, durch enzymatische Verdauung von Proteinen (Casein, Fleisch) entstandene Mischung von Aminosäuren, Peptiden und Peptonen, die als Stickstoffquellen dienen. Im Fleischextrakt finden die Bakterien stickstoffhaltige Verbindungen, z. B. Kreatin, Xanthin, Hypoxanthin, Harnsäure, Adenylsäure, Carnitin, Glutamin, Glykokoll, β-Alanin, Harnstoff, ferner stickstofffreie Verbindungen, z. B. Glykogen, Hexosephosphat, Milchsäure, Succinsäure, Inosit, Fette und Salze, ferner bestimmte Wuchsstoffe, z. B. des B-Komplexes, Thiamin, Riboflavin, Pantothensäure, Nicotinsäure, Pyridoxin, Folsäure, Paraaminobenzoesäure und Biotin[2]. Fleischextrakt kann für manche Zwecke durch Hefeextrakt ersetzt werden, in dem sich Vitamine des B-Komplexes reichlich finden. Der Zusatz von Natriumchlorid dient der Erzielung der Isotonie. An anorganischen Stoffen werden Na, K, Mg, S, Fe, P, ferner Spurenelemente benötigt[3].

Für die meisten Zwecke der medizinischen Bakteriologie, insbesondere für die Züchtung von Reinkulturen und für die Beurteilung der diagnostisch wichtigen Koloniemorphologie, ist es notwendig, Bakterien auf der Oberfläche von *festen Nährböden* zu züchten. Diese werden meist durch Zugabe von 1—2,5% Agar-Agar zu den entsprechenden flüssigen Nährböden hergestellt. Für besondere Zwecke wird als Gelierungsmittel Gelatine verwendet.

---

[1] Hook und Fabian 1943, Wundt 1957.
[2] Stokes, Gunness und Foster 1944, Salle 1954.
[3] Einzelheiten und Literatur bei Rippel-Baldes 1955.

Agar-Agar ist eine gelierende Substanz, die aus mehreren Species (Gelidium, Gracilaria, Eucheuma) von Rotalgen (Rhodophyceae) hauptsächlich an den Küsten Ostasiens und Südkaliforniens gewonnen wird[1].

Allen nichtsynthetischen Nährböden haftet der Nachteil an, daß ihre Zusammensetzung nicht definiert ist und von Zubereitung zu Zubereitung wechselt. Für besondere Zwecke werden deshalb *synthetische Nährböden* verwendet. Sie enthalten ausschließlich chemisch definierte Substanzen und sind für viele Stoffwechseluntersuchungen unentbehrlich[2]. Für die Züchtung und die Diagnostik pathogener Bakterien werden sie jedoch kaum gebraucht. Eine Ausnahme bilden Tuberkelbakterien, die auch auf synthetischen oder halbsynthetischen Nährböden gezüchtet werden[3].

Auf festen und in flüssigen Nährböden werden die *fermentativen Leistungen* der Bakterien untersucht, von denen ein großer Teil zu ihrer Klassifizierung herangezogen wird. Den Grundnährböden werden bestimmte Stoffe zugesetzt und entweder geprüft, ob diese enzymatisch gespalten werden können, ohne daß auf die entstehenden Produkte Rücksicht genommen wird, oder es wird der Nachweis von bestimmten Stoffwechselprodukten geführt. Die hierfür angewendeten Verfahren sind im Hinblick auf die Notwendigkeit, pathogene Species rasch bestimmen zu müssen, sehr vereinfacht und auf die Belange der medizinischen Bakteriologie zugeschnitten. Die Nährböden sind meist so zusammengesetzt, daß sie die entsprechenden Stoffwechselleistungen mit Hilfe von Farbindicatoren oder optisch in Erscheinung tretenden Reaktionen erkennen lassen. Sie werden als Indicatornährböden bezeichnet.

Für die Zwecke der Klassifizierung handelt es sich häufig um den enzymatischen Abbau von Kohlenhydraten. Besonders die Pentosen Arabinose, Xylose und Rhamnose, die Hexosen Glucose, Lävulose, Mannose und Galaktose, die Disaccharide Lactose, Saccharose, Maltose und Trehalose, die Polysaccharide Stärke, Inulin und Dextrin, die Alkohole Glycerin, Adonit, Mannit, Dulcit, Inosit und Sorbit, und die Glykoside Salicin und Äsculin sind in diesem Zusammenhang zu nennen. Ihre Spaltung wird fast immer qualitativ durch Farbindicatoren sichtbar gemacht, die die Änderung der Wasserstoffionenkonzentration anzeigen, nur in seltenen Fällen quantitativ. Im Rahmen der Voges-Proskauerschen Reaktion wird Acetylmethylcarbinol als Zwischenprodukt des Dextroseabbaus nachgewiesen. Auch die Fähigkeit, organische Säuren und deren Salze abzubauen, ist für bestimmte Bakteriengruppen (Enterobacteriaceae) ein wichtiges diagnostisches Merkmal.

Kleiner ist die Zahl der Prüfungen auf die Fähigkeit von Bakterienspecies, Eiweiß oder dessen Spaltprodukte abzubauen. Häufig geführt wird der Nachweis von aus Tryptophan gebildetem Indol, von aus schwefelhaltigen Aminosäuren oder anorganischen Verbindungen gebildetem Schwefelwasserstoff, oder von Ammoniak, Nitriten und Nitraten. Auch die Prüfung auf das Vorhandensein von Gelatinase ist ein wichtiges systematisches Kriterium. Schließlich sind die Reduktion von Farbstoffen und der Nachweis von Katalase, Oxydase und Peroxydase zu nennen.

Die Spaltung von Fetten wird in der Bakteriendiagnostik kaum als Kriterium herangezogen.

Bemerkenswert ist in diesem Zusammenhang, daß Bakterien auch fermentative Leistungen gegenüber Substanzen aufweisen können, mit denen sie an ihren natürlichen Standorten nicht in Berührung kommen.

---

[1] Über Einzelheiten der Gewinnung und Zusammensetzung siehe bei MÜLLER 1950.
[2] Literatur bei SALLE 1954.   [3] Siehe bei KNAPP 1959.

Eine Sonderstellung unter den Kulturmedien nehmen *Selektivnährböden* ein, die fest oder flüssig sein können. Bei ihnen handelt es sich darum, durch besondere chemische Zusätze das Wachstum unerwünschter Bakterien zu hemmen, erwünschter zu fördern. Sie dienen der Züchtung bestimmter Bakterienspecies oder Bakteriengruppen aus Bakteriengemischen. Oft ist das Selektivprinzip mit dem Indicatorprinzip kombiniert. Bekannt sind in diesem Zusammenhang Nährböden, die die bevorzugte Züchtung der Diphtheriebakterien aus der Rachenflora (Nährböden nach CLAUBERG), der pathogenen Darmkeime aus der Stuhlflora (Nährböden nach ENDO, LEIFSON, WILSON-BLAIR) oder der Streptokokken aus Milch, Wasser oder Stuhl (Azid-Dextrose-Bouillon nach ROTHE[1]) gestatten.

Polytrope Nährböden erlauben die gleichzeitige Prüfung mehrerer Stoffwechselleistungen. Sie werden hauptsächlich für die Diagnose der Enterobacteriaceen eingesetzt, aber auch für die Erkennung anderer Bakteriengruppen. Zum Beispiel gestattet im Rahmen der Salmonelladiagnose der Kligler-Nährboden in der Modifikation nach BADER und HOTZ (1951) (Eisen-Harnstoff-Agar) gleichzeitig die Erkennung der Dextrose-, Lactose- und Harnstoffspaltung, der Schwefelwasserstoffbildung und der Gasproduktion, der SIM-Nährboden die Prüfung der Beweglichkeit und der H_2S-Bildung und ein Nährboden nach JACHERTS (1956) die Klassifizierung der Corynebakterien auf Grund der Dextrose- und Saccharosespaltung.

In *flüssigen Nährböden* wachsen Bakterien meist unter Bildung einer diffusen Trübung. Manche, insbesondere strikte Aerobier bilden eine Kahmhaut, andere, insbesondere R-Formen, einen Bodensatz. Oft finden sich Kombinationen dieser Wuchsformen. Inhomogenes Wachstum läßt sich weitgehend verhindern, wenn den Nährböden Zusätze beigegeben werden, die die Oberflächenspannung herabsetzen. Praktische Bedeutung hat dies z. B. für die Zählung von Bakterien, da sie nur bei homogenem Wachstum einwandfrei gelingt. Über die Züchtung von Tuberkelbakterien in Nährböden mit Tween 80 siehe bei KNAPP (1959). Angaben über Messungen der Oberflächenspannung siehe bei SALLE (1954).

Auf der Oberfläche *fester Nährböden* vermehren sich Bakterien unter Bildung von *Kolonien*, deren Größe, Form, Oberflächenstruktur, Farbe, Trübung, Konsistenz und Geruch für die verschiedenen Species charakteristisch sind und deshalb in vielen Fällen eine Diagnose ermöglichen. Häufig wird auch die Art des Wachstums in festen Nährböden, z. B. in Gelatine, geprüft. Zahlreiche Abbildungen verschiedenster Wuchsformen enthält der Atlas von LEHMANN und NEUMANN (1926).

c) Wasser.

Bakterien benötigen für ihren Stoffwechsel und für ihre Vermehrung Wasser. Es dient als Lösungsmittel für die Kolloide in der Zelle und als Transportmittel für gelöste Nahrungsbestandteile und Stoffwechselprodukte. Am besten entwickeln sich deshalb Bakterien in flüssigen Nährböden, die in der Regel auch Voraussetzung für ihre Beweglichkeit sind, oder auf festen Nährböden mit hohem Wassergehalt. Nur wenige Arten, z. B. aus den Gattungen Bacillus, Clostridium und Proteus, sind in der Lage, sich auf der Oberfläche fester Nährböden fortzubewegen. Auch diese bestehen jedoch zu etwa 95% aus Wasser.

Austrocknen beeinflußt die Lebensfähigkeit der vegetativen Bakterien in verschiedenem Ausmaß. Unter den pathogenen Arten finden sich manche (Neisseria gonorrhoeae, Neisseria meningitidis), die gegen Austrocknen außerordentlich empfindlich sind. Andere haben eine Lebensdauer von Tagen, Wochen

---

[1] Difco Manual 1953.

oder Monaten[1]. Im Gegensatz zu den vegetativen Formen sind Bakteriensporen gegen Austrocknen außerordentlich widerstandsfähig.

d) Wasserstoffionenkonzentration.

Jede Bakterienspecies vermehrt sich nur in einem für sie charakteristischen Bereich der Wasserstoffionenkonzentration, der für Pathogene zwischen etwa 4,0 und 9,0 liegt. Er kann weit, aber auch sehr eng sein. In einem weiten Bereich entwickelt sich z. B. Escherichia coli, in einem sehr engen Actinomyces bovis. Eine bestimmte Wasserstoffionenkonzentration läßt sich als Optimum ermitteln. Es liegt für die meisten pathogenen Bakterien um p_H 7,4. Ausnahmen sind z. B. Vibrio comma, für den ein p_H von 8,0 bis 9,0 empfohlen wird, und Mycobacterium tuberculosis, dessen Optimum zwischen p_H 6,0 und 6,5 liegt. Am wenigsten säureempfindlich dürfte unter den Apathogenen Thiobacillus thiooxydans sein, der noch in 5%iger Schwefelsäure gedeiht[2]. Die exakten Daten für die einzelnen pathogenen Species sind den Lehrbüchern der Bakteriologie zu entnehmen.

Die anfängliche Reaktion des Nährbodens verändert sich im Laufe des Bakterienwachstums rasch nach der sauren oder alkalischen Seite. Manche Bakterien vermögen aus Kohlenhydraten so viel Säure im Nährboden zu erzeugen, daß sie absterben[3].

e) Temperatur.

Der *Temperaturbereich*, in dem sich Bakterien entwickeln können, ist sehr weit. Die Grenzen liegen zwischen etwa 0^0 C und 75^0 C. Für jede Species läßt sich ein Minimum, ein Maximum und ein Optimum der Temperatur ermitteln. Diese Werte können auf bestimmte Stoffwechselleistungen, aber auch auf die Vermehrung bezogen werden. Meist bezeichnen sie diejenigen Temperaturen, bei denen die Vermehrung aufhört bzw. die üppigste Vermehrung zu bobachten ist.

Nach den Temperaturansprüchen unterscheidet Müller (1950) folgende Gruppen:

Psychro-Bakterien vermehren sich noch unter 5^0 C. Ihr Optimum liegt jedoch wesentlich höher. Zu ihnen gehören zahllose apathogene Arten, die für den Stoffumsatz in der freien Natur verantwortlich sind und noch bei niedrigen Temperaturen die Mineralisation organischer Substanzen, z. B. in Abwässern und Oberflächengewässern, in Gang halten. Unter den pathogenen Species sind es z. B. Angehörige der Gattungen Salmonella, Escherichia, Pseudomonas und Pasteurella, die sich noch bei diesen niedrigen Temperaturen vermehren können. Dies ist unter anderem für die Aufbewahrung von Lebensmitteln von Bedeutung.

Mesothermo-Bakterien haben ihr Temperaturoptimum zwischen 5 und 35^0 C. Vertreter dieser Gruppe finden sich in zahllosen Arten in der Außenwelt, im Boden und im Wasser. Ihre Rolle ist ähnlich der der Psychrobakterien. In der Wasserbakteriologie sind sie wichtige Indicatoren für Verunreinigungen.

Hämothermo-Bakterien haben ihr Temperaturoptimum bei 37^0 C. Zu ihnen gehören fast alle pathogenen Arten, aber auch solche, die sich als Commensalen an die Temperatur des menschlichen oder tierischen Organismus angepaßt haben. Der Nachweis bestimmter Stoffwechselleistungen bei 45^0 C läßt bei Escherichia coli auf die Herkunft von einem Warmblüter schließen.

---

[1] Angaben darüber finden sich in allen größeren Lehrbüchern der Bakteriologie, ferner bei Heim 1922.

[2] Foster 1951.

[3] Ausführliche Darstellungen dieses Gebietes finden sich bei Gotschlich 1929 und bei Werkman und Wilson 1951.

Hyperthermo-Bakterien vermehren sich noch bei 45—75⁰ C. Bakterien dieser Gruppe finden sich im Humus, im Dung und in heißen Quellen. Manche unter ihnen sollen für die Selbstentzündung des Heues verantwortlich sein. Sie finden sich ferner häufig in hitzebehandelten Konserven, aber auch in Milch, wo sie sich während der Pasteurisierung vermehren können. Eine ausführliche Darstellung dieser Gruppe findet sich bei GAUGHRAN (1947).

BURROWS (1954) teilt die Bakterien ein in Psychrophile mit einem Temperaturoptimum von 15—20⁰ C, in Thermophile mit einem Optimum von 55—65⁰ C und in Mesophile, deren Optimum zwischen diesen Extremen liegt. Ähnliche Einteilungen geben BUCHANAN (1951) und SALLE (1954).

Die Temperaturoptima für die Vermehrung und die maximalen Stoffwechselleistungen *pathogener Bakterien* liegen in Anpassung an die Körpertemperatur des Menschen bei 37⁰ C. Nur wenige Vertreter dieser Gruppe entwickeln sich bei niedrigeren Temperaturen optimal, z. B. Pasteurella pestis bei 25—30⁰ C. Je stärker die Anpassung an den Wirt, um so enger ist der Temperaturbereich, der noch eine Entwicklung erlaubt. Neisseria meningitidis und Neisseria gonorrhoeae entwickeln sich schon bei Zimmertemperatur (22⁰ C) nicht mehr. Die wenig an den Menschen angepaßten Enteritiserreger der Gattung Salmonella können sich dagegen noch bei Kühlschranktemperatur vermehren.

Meist ist der Gipfel der *Temperaturabhängigkeitskurve* nach dem Maximum verschoben. Dies bedeutet, daß höhere als optimale Temperaturen die vegetativen Bakterien meist rasch zum Einstellen ihrer Vermehrung und ihres Stoffwechsels bringen, Temperaturerniedrigungen sich dagegen weniger rasch auswirken. Sie führen entweder langsam zum Absterben der Bakterien oder unter geeigneten Bedingungen nur zum Stillstand des Stoffwechsels. Über die Absterbebedingungen siehe bei WEISER u. OSTERUD (1945) und WEISER u. HARGISS (1946). Beide Erscheinungen, das rasche Absterben bei Überschreiten des Temperaturmaximums und der Stoffwechselstillstand bei Unterschreiten des Minimums, sind medizinisch bedeutungsvoll. Eine geeignete Erhöhung der Temperatur kann sich als Pasteurisierung, Desinfektion oder Sterilisation auswirken, eine Erniedrigung bei geeigneter Technik einen konservierenden Effekt haben, wie er z. B. bei der Kältetrocknung (Lyophilisation) der Bakterien erzielt wird[1].

Das Überleben von Bakterien bis zu Temperaturen von — 271⁰ C ist beobachtet worden[2]. Über die extreme Hitzeresistenz der Sporen siehe S. 197.

f) Sauerstoff, Kohlendioxyd.

Im Hinblick auf den Bakterienstoffwechsel muß zwischen obligaten Aerobiern, fakultativen Anaerobiern und obligaten Anaerobiern unterschieden werden. Für die Züchtung genügt jedoch die Unterscheidung zwischen ,,Aerobiern", die die obligaten Aerobier und die fakultativen Anaerobier umfassen, und ,,Anaerobiern", die mit den obligaten Anaerobiern identisch sind.

Obligate Aerobier entwickeln sich nur bei Zutritt des Luftsauerstoffs, obligate Anaerobier bei Anwesenheit von Spuren oder bei Abwesenheit von freiem Sauerstoff, fakultative Anaerobier sind unter beiden Bedingungen züchtbar. Bakterien, die eine bestimmte geringe Sauerstoffspannung benötigen, werden auch als mikroaerophil bezeichnet. Über die Theorien zur Erklärung der Anaerobiose siehe bei McLEOD u. GORDON (1923), AVERY u. MORGAN (1924) und BROH-KAHN u. MIRSKY (1938).

Die überwiegende Zahl der *pathogenen Bakterienarten* gehört zu den fakultativen Anaerobiern. Zu ihnen gehören z. B. Arten der Gattungen Salmonella,

---

[1] NEUMANN 1952.   [2] MÜLLER 1950.

Escherichia, Proteus, Staphylococcus, Streptococcus und Neisseria. Nur wenige
humanmedizinisch interessierende Bakterien, z. B. aus den Gattungen Vibrio und
Bacillus, sind obligate Aerobier, ebenfalls wenige gehören zu der Gruppe der
obligaten Anaerobier. Es sind dies Sporenbildner aus der Gattung Clostridium
und einige wenige sporenlose Stäbchenbakterien, z. B. aus der Gattung Fusobacterium.

Die *Kultur der obligaten Aerobier* und der fakultativen Anaerobier bereitet im
Hinblick auf den Sauerstoffbedarf keine Schwierigkeiten. Sie lassen sich, sofern
die sonst notwendigen Voraussetzungn erfüllt sind, in flüssigen und auf festen
Nährböden züchten. Für die *Züchtung der obligaten Anaerobier* dagegen muß der
Luftsauerstoff durch geeignete Maßnahmen aus dem Bakterienmilieu entfernt
und ferngehalten werden. Dies ist in flüssigen und auf festen Nährböden durch
biologische, chemische und physikalische Verfahren möglich. HALLMANN (1955)
unterscheidet grundsätzlich folgende Techniken: Züchtung unter Beschränkung
des Luftzutritts, im Vakuum, unter Zusatz reduzierender Substanzen oder in
indifferenter Gasatmosphäre, Entfernung des Sauerstoffs durch stark sauerstoff-
zehrende Bakterien oder durch absorbierende Chemikalien und schließlich
kombinierte Verfahren[1].

Einige pathogene Species stellen besondere Ansprüche an die *CO_2-Spannung*.
So ist die Züchtung von Brucella abortus aus dem menschlichen oder tierischen
Organismus nur in einer Atmosphäre mit bestimmtem CO_2-Gehalt möglich[2]. Daß
Meningokokken und Gonokokken unter erhöhter CO_2-Spannung besser wachsen,
wird mit der Notwendigkeit von CO_2 für die Bildung bestimmter Metaboliten[3],
aber auch mit der im geschlossenen CO_2-Gefäß sich bildenden Feuchtigkeit in
Verbindung gebracht[4].

g) Licht.

Abgesehen von gewissen apathogenen Arten, die chlorophyllähnliche Stoffe
enthalten (Purpurbakterien, Schwefelbakterien), benötigen Bakterien, darunter
die pathogenen Species, kein Licht zu ihrem Wachstum. Es tötet sogar die meisten
Bakterienarten je nach Intensität in kürzerer oder längerer Zeit ab. Ein Einfluß
der Lichtqualität auf die Pigmentbildung von Staphylokokken, die er als Strahlenschutz deutet, wurde von STEUER (1957) beschrieben.

Ultraviolette Strahlen sind für Bakterien besonders schädlich. Am wirk-
samsten sind Wellenlängen um 2650 Å[5]. Sie verzögern ihr Wachstum, bewirken
Mutationen und töten sie ab. Virulenzverluste von Mycobact. tuberculosis ohne
Abtötung wurden von SMITHBURN u. LAVIN (1939) beschrieben. Sporen sind
widerstandsfähiger als vegetative Formen[6]. Literatur über die Einwirkung von
Licht auf Mikroorganismen siehe bei RIPPEL-BALDES (1955).

h) Druck.

Die Züchtung von Anaerobiern im Vakuum wirft die Frage auf, ob Bakterien
durch Unterdruck geschädigt werden. Erfahrungsgemäß ist dies nicht der Fall.
Erstaunlich ist auch, welche Drucke Bakterien ertragen, ohne abzusterben. Es
wird berichtet, daß die meisten Bakterien 3000—4000 at überleben, die meisten
sporenlosen jedoch nicht 6000 at. Die Sporen von Bac. subtilis überleben einen
Druck von 20000 at während 45 min[7].

---

[1] Einzelheiten der Methodik siehe bei HALLMANN 1955.
[2] Siehe bei WUNDT 1957.   [3] LWOFF und MONOD 1947.   [4] FERGUSON 1945.
[5] SALLE 1954.   [6] HERCIK 1937, SHARP 1939.   [7] MÜLLER 1950.

i) Wachstum, Zellteilung, Vermehrung.

Der in geeigneter Umgebung aus dem Stoffwechsel resultierende Substanzgewinn der Bakterienzelle (s. S. 208) bewirkt ihr Wachstum, d. h. die Vergrößerung der einzelnen Zelle. Ist eine bestimmte Größe erreicht, so setzt die Zellteilung ein, die wegen der Mehrzelligkeit mancher Species, insbesondere grampositiver Arten und Rauhformen, nicht mit der Vermehrung, d. h. mit der Vergrößerung der Anzahl von Individuen gleichzusetzen ist. Eine ausführliche Darstellung dieser Vorgänge findet sich bei Gotschlich (1929), wo auch die ältere Literatur zu finden ist, ferner bei Buchanan (1951).

Die Bakterienzelle teilt sich quer zu ihrer Längsrichtung. Dieser Vorgang wird häufig als „einfach" bezeichnet. So unproblematisch er zunächst scheinen mag, ist er doch bei näherer Analyse recht kompliziert. Der Protoplast, die Zellwand und die Kapsel sind an ihm beteiligt. Die Art der Verteilung des genetischen Apparates auf die neu entstehenden Zellen ist noch unklar.

Der Beginn der Zellteilung wird durch die Bildung eines von der Zellmembran ausgehenden basophilen Septums eingeleitet. Aus ihm entsteht die neue Zellwand. Dieser Vorgang kann sich mehrfach wiederholen, ohne daß sich die einzelnen Zellen trennen. Es entstehen kleine Zellverbände, die jedoch nach den üblichen Färbungen nicht als solche in Erscheinung treten. Dies trifft besonders für die grampositiven Arten und für Rauhformen zu[1], deren Tendenz zur Bildung längerer, fädiger Elemente bekannt ist. Kommt es schließlich zur Trennung, so erfolgt diese durch Längsspaltung des Septums. Hauptsächlich bei gramnegativen Bakterien und solchen, die in der S-Form vorliegen, kommt es im Anschluß an die Septumbildung an ihrer Stelle zu einer Einschnürung und schließlich zur Trennung der Zellen.

Die meisten pathogenen Bakterien wachsen, teilen und vermehren sich rasch. Die Zeit zwischen zwei Teilungsvorgängen, die Generationsdauer, ist neben Ernährungsfaktoren stark von der Temperatur abhängig. Unter optimalen Bedingungen beträgt sie bei rasch sich vermehrenden Keimen 20—30 min. Für Escherichia coli wird sie bei 10° C mit 14 Std 20 min, bei 20° C mit 90 min, bei 30° C mit 29 min, bei 40° C mit 17,5 min und bei 47,5° C mit 77 min angegeben[2]. Unter der Annahme einer Generationsdauer von 30 min entstehen aus 1 Zelle in 24 Std theoretisch 2^{48} Zellen, allgemein 2^n Zellen. Bei einer Ausgangszahl von a ist ihre Zahl b am Ende der n. Generationszeit $b = a \cdot 2^n$. Da die Zahl der Generationen n gleich der Zeit t dividiert durch die Generationsdauer g ist, so beträgt die Zahl der nach der Zeit t in einer Kultur vorhandenen Bakterien $b = a \cdot 2^{\frac{t}{g}}$. Es ergibt sich, daß $\log b = \log a + \frac{\log 2}{g} t$ ist. Diese Gleichung entspricht im halblogarithmischen Koordinatensystem einer Geraden, die die Phase der logarithmischen Vermehrung kennzeichnet. Die Generationsdauer läßt sich durch die Beobachtungszeit, dividiert durch die Zahl der Generationen $\frac{t}{n}$ bestimmen, wobei $n = \frac{\log b - \log a}{\log 2}$ ist.

Bei einer Bakteriengröße von $1 \mu^3$ und der Annahme von 10% Trockensubstanz sind in 2^{48} Zellen 30 g Trockensubstanz enthalten. Dies würde optimale Umwelt- und Ernährungsbedingungen voraussetzen. Unter üblichen Züchtungsbedingungen entwickeln sich in 1 ml Nährflüssigkeit kaum mehr als 1000 Millionen Keime.

Wird die Vermehrung von Bakterien in einem geeigneten Medium während mehrerer Tage verfolgt, so ergibt sich eine charakteristische Kurve. Es läßt sich

---

[1] Bisset 1955. [2] Salle 1954.

eine Wachstumsphase ohne Zellteilung und Vermehrung (lag phase), eine Phase der positiven Wachstumsbeschleunigung, eine Phase der logarithmischen Vermehrung, eine Phase der negativen Wachstumsbeschleunigung, eine Phase der Ruhe, eine Phase des beschleunigten Absterbens und schließlich eine Phase des logarithmischen Absterbens unterscheiden[1]. In günstigen Nährmedien ist die logarithmische Vermehrungsphase schnellwachsender Bakterien nach spätestens einem Tag beendet. Dies hängt unter anderem mit der Erschöpfung des Nährbodens und mit dem Auftreten von Stoffwechselprodukten zusammen.

Die auf der Oberfläche fester Nährböden sich entwickelnden Bakterienkolonien zeigen meist in den ersten 1—2 Tagen stärkstes Wachstum, um dann an Größe kaum mehr zuzunehmen und schließlich einzutrocknen. Auch hier sind die erwähnten Faktoren für den Wachtumsstillstand verantwortlich.

Nur wenige menschenpathogene Bakterien vermehren sich sehr viel langsamer. Zu ihnen gehört Mycobacterium tuberculosis, das sich etwa alle 18 Std teilt[2]. Seine Vermehrung in flüssigen oder auf festen Nährböden tritt kaum vor Ablauf einer Woche in Erscheinung, und ihre logarithmische Vermehrungsphase findet erst nach Wochen ihren Abschluß. Zu den langsam wachsenden Bakterien gehören ferner Brucella abortus, besonders in der Erstkultur, und Angehörige der Gattung Actinomyces.

Die Vermehrung eines Bacteriums ist ein sicheres Kennzeichen des Lebens. Bakterien, die sich nicht vermehren, brauchen jedoch nicht abgestorben zu sein. Es ist möglich, daß ihr Stoffwechsel ruht. Häufig werden solche Beobachtungen an Bakterien gemacht, die mit Antibiotica oder mit Desinfektionsmitteln in einer Konzentration in Berührung kamen, die nicht bactericid, sondern bakteriostatisch wirkt. Die Neutralisation dieser Stoffe durch geeignete Mittel, oft auch allein die Züchtung über längere Zeit unter optimalen Bedingungen lassen den Stoffwechsel wieder in Gang kommen. In der Praxis ist es jedoch oft schwierig, eine Entscheidung über das Vorliegen einer Bactericidie oder einer Bakteriostase zu treffen.

Zur Technik der Keimzahlbestimmung siehe bei GOTSCHLICH (1926). Grundsätzlich sind zwei Methoden möglich. Die Zählung der Keime im Mikroskop erfaßt lebende und tote Keime, Zählmethoden auf der Grundlage der Züchtung nur lebende Keime.

VI. Gast-Wirt-Beziehungen.

a) Einleitung.

In der Regel setzt Pathogenität eine *Gast-Wirt-Beziehung* zwischen Bakterien und Makroorganismen voraus, d. h. die Fähigkeit bestimmter Bakterien, sich in einem oder mehreren Makroorganismen anzusiedeln, zu wachsen und sich zu vermehren.

Daß eine solche Beziehung nicht unabdingbar die Voraussetzung für eine durch Bakterien verursachte Krankheit sein muß, zeigt der Botulismus. Er ist das typische Beispiel einer Intoxikation durch ein Bakterienprodukt, das außerhalb des Makroorganismus gebildet wird. Die Anwesenheit der Botulismuskeime im Wirt ist nicht erforderlich. Sie sind toxigene Saprophyten. Parallelen zum Ergotismus sind unverkennbar. Dieser wird nicht bei den Infektionskrankheiten abgehandelt, obwohl wie beim Botulismus die Ursache der Intoxikation die von einem Pilz (Claviceps purpurea) im Nahrungsmittel (Roggen) gebildeten Gifte (Alkaloide) sind. DOERR (1949) geht so weit, in bezug auf Clostridium tetani, Clostridium perfringens und andere Gasbranderreger wegen der Besonderheiten

---

[1] BUCHANAN 1951.   [2] MITCHISON 1953.

ihrer Ansiedlung im Menschen von einem „maskierten, in den Lebensraum eines höheren Organismus verlegten Saprophytismus" zu sprechen.

Die Zahl der möglichen Wirte repräsentiert das *natürliche Infektiositätsspektrum* eines Mikroorganismus. Es ist für alle Partner erblich fixiert und das Ergebnis eines phylogenetischen Anpassungsvorgangs eines niederen an höhere Organismen. Über seine Entstehung ist so gut wie nichts bekannt. Man wird sich mit der Verallgemeinerung der Feststellung BUCHNERs (1953) im Hinblick auf die Endosymbiose der Tiere mit pflanzlichen Mikroorganismen bescheiden müssen, daß das Gast-Wirt-Verhältnis zwischen Bakterien und Mensch „einen eminent historischen Charakter trägt".

Das phylogenetische Alter der Bakterien ist unbekannt. Daß sie verhältnismäßig einfach gebaute Lebewesen sind, besagt darüber kaum etwas. Erwähnenswert ist in diesem Zusammenhang, daß die Entstehung von Erdöl mit Bakterien in Zusammenhang gebracht wird. Eine ausführliche Begründung dieser Hypothese und Literatur finden sich bei BEERSTECHER (1954).

Auch das stammesgeschichtliche Alter der heute bekannten pathogenen Arten ist in Dunkel gehüllt. Wahrscheinlich sind die Infektionskrankheiten so alt wie das Menschengeschlecht. Wirbeltuberkulose ist für die jüngere Steinzeit, Hüftgelenkstuberkulose bei einer ägyptischen Kindermumie für die Zeit um 2700 v. d. Zeitrechnung[1] und Pottsche Krankheit bei einer Mumie aus der Zeit der 21. Dynastie (um 1000 v. d. Zeitrechnung) nachgewiesen[2].

Die Fähigkeit zur Ansiedlung, zum Wachstum und zur Vermehrung in einem Wirt wird von DOERR (1949) als *Infektion* bezeichnet.

GRUMBACH (1958) unterscheidet Besiedelung, Infektion und Infektionskrankheit. Die Besiedelung führt zu keiner erkennbaren klinischen Reaktion. Auch lassen sich keine Antikörper nachweisen. Dieses Kriterium unterscheidet sie von der Infektion, die den Organismus zu serologischen Reaktionen veranlaßt. Die Infektionskrankheit tritt klinisch, histologisch und serologisch in Erscheinung. Besiedelung ist durch pathogene und apathogene Species möglich, Infektion und Infektionskrankheit nur durch pathogene.

Im allgemeinen Sprachgebrauch und auch in der wissenschaftlichen Literatur[3] wird vielfach schon dann von Infektion gesprochen, wenn Krankheitserreger mit dem Makroorganismus in Berührung kommen oder in ihn Eingang finden, ohne daß es zur Ansiedelung kommt, z. B. wenn bei Arbeiten im Laboratorium Bakterien auf die Haut oder in den Mund gelangen. Gebraucht man die Terminologie im Sinne DOERRs (1949) oder GRUMBACHs (1958), so fehlt für diesen Vorgang ein Ausdruck, es sei denn, daß man „Kontamination" verwenden will. Auch allgemein gebrauchte Bezeichnungen aus der epidemiologischen Terminologie, z. B. Kontaktinfektion, Tröpfcheninfektion, sind bei Zugrundelegen eines strengen Maßstabes nicht korrekt.

Die Infektion im Sinne DOERRs kann sich je nach Nutzen, Indifferenz oder Schaden für die Partner mit fließenden Übergängen als *Symbiose, Kommensalismus* oder *Parasitismus* äußern. Als Resultate einer Infektion sind dies jedoch sekundäre Phänomene. „Über der besonderen Auswirkung auf den Wirt steht im biologischen Denken stets das gemeinsame Kriterium des Lebens in einem fremden Organismus"[4]. Klinisch sind die Übergänge zwischen Infektion und Infektionskrankheit fließend. Grenzen sind nicht zuletzt durch die Intensität der Diagnostik gezogen. Im Hinblick auf die Infektion bestreitet DOERR im wesentlichen die Möglichkeit einer individuellen Resistenz bei einer anfälligen Species, billigt aber der Reaktion des Makroorganismus auf die Infektion eine größere Variations-

---

[1] MÜLLER 1950.   [2] SMITH und RUFFER 1910; s. auch bei SUDHOFF 1910.
[3] GOTTSTEIN 1929.   [4] DOERR 1949.

möglichkeit zu. Er bezieht, mit anderen Worten, die Resistenz auf die Krankheit, nicht aber auf die Infektion.

Impft man Versuchstiere mit pathogenen Bakterien, dann zeigt sich, daß manche Species erkranken, ohne daß solche Erkrankungen je unter natürlichen Bedingungen beobachtet werden. Das natürliche Infektiositätsspektrum kann deshalb um das *experimentelle Infektiositätsspektrum* erweitert werden. Da dieses kaum als phylogenetischer Anpassungsvorgang erklärt werden kann, schließt DOERR auf ,,reale und zwar außerhalb der Anpassung liegende Ursachen". Sie sind ebenso unbekannt wie die des natürlichen Infektiositätsspektrums.

Der Ablehnung der trophischen Theorie, des Zurückführens der Empfänglichkeit auf die notwendigen Ernährungsbedingungen des Parasiten, kann nur beigepflichtet werden. Für die Theorie spricht die Beobachtung, daß zwei mögliche Wirte oft eng verwandt sind oder nur ein einziger Wirt bekannt ist, ferner die Erfahrung, daß in manchen Fällen die Gewebsempfänglichkeit augenfälliger ist als die Speciesempfänglichkeit, dagegen jedoch, daß in vielen Fällen gegensätzliche Beobachtungen vorliegen und vor allem, daß auch hochangepaßte Species auf künstlichen Nährböden ohne besondere Zusätze züchtbar sind.

Wenn auch die Frage kaum beantwortet werden kann, auf welche Stoffwechselfunktionen bei Gast und Wirt es zurückzuführen ist, daß bestimmte Bakterienspecies im Biotop Mensch zu leben vermögen und andere nicht, sind doch die näheren Umstände der Ansiedlung und der Ausscheidung sowie der Übertragung auf Angehörige der gleichen oder einer anderen Wirtsspecies oder auf bestimmte Organe einer Analyse zugänglich[1].

b) Eintrittspforten.

Bakterien können von außen direkt durch die Haut oder die Schleimhäute in den Organismus gelangen oder aber sich zunächst Zutritt zu präformierten Körperhöhlen verschaffen, sich hier ansiedeln oder weiter in das Gewebe eindringen. Dabei handelt es sich überwiegend um passive Vorgänge, Verschleppungen mit der Luft, mit der Nahrung oder durch Kontakt. Die Eigenbeweglichkeit der Bakterien dürfte eine sehr untergeordnete Rolle spielen.

Die verschiedenen Eintrittspforten sind qualitativ und quantitativ nicht gleichwertig. Für die einzelnen Arten ist eine gewisse Spezifität der Eintrittspforte unverkennbar, auch verfügt der menschliche Organismus über verschiedenartige Möglichkeiten, sich gegen das Eindringen von Mikroorganismen zu schützen.

Die *unverletzte Haut* ist für fast alle Krankheitserreger ein unüberwindliches Hindernis. Nur wenige, unter ihnen Brucellen, Treponemen, Leptospiren und Borrelien, vermögen sie zu durchdringen. Allerdings muß einschränkend die Frage gestellt werden, ob es berechtigt ist, von unverletzter Haut zu sprechen, da kleinste Läsionen schon durch ihre normale Beanspruchung entstehen. Die Undurchlässigkeit des Epithels, die saure Reaktion des Schweißes, in dem, wie in anderen Körperflüssigkeiten, Inhibine nachgewiesen werden können[2], und im Hauttalg vorhandene bactericide Fettsäuren[3] werden für die Schutzkraft dieses Organs verantwortlich gemacht. Andererseits zeigt die Unmöglichkeit, die Haut zu sterilisieren, daß Keime in die Schweiß- und Talgdrüsen und in die Haarbälge einwandern und dort existieren können. Auch die Milchkanäle der Brustdrüsen sind während der Lactation besiedelt. Wird die Haut durch scheuernde Kleidungsstücke, durch das Tragen von Lasten oder auch durch chemische Reize stärker

---

[1] Sie finden sich ausführlich dargestellt bei GOTSCHLICH 1929, DOERR 1949, HABS 1950, SCHMIDT 1950, RODENWALDT und BADER 1951, GRUMBACH 1958.
[2] DOLD 1948; Literatur s. auch KNORR 1941, 1943.
[3] MIESCHER, LINCKE und RINDERKNECHT 1953.

beansprucht, so läßt ihre Widerstandskraft nach. Es können Bakterien eindringen, die dies sonst kaum vermögen. Die Furunkulose an bestimmten Prädilektionsstellen (Nacken, Handgelenken, Gesäß) oder bei Arbeitern im Bergbau und der Milzbrandkarbunkel bei Angehörigen bestimmter Berufsgruppen lassen sich als Beispiele anführen. Besonders deutlich wird dies bei experimentellen Infektionen, die z. B. mit Pestbakterien nach Einreiben in die Haut leicht zu erzielen sind. Das Eindringen von Krankheitserregern durch die Haut wird durch Stoffwechselstörungen (Diabetes) offenbar begünstigt.

Im Gegensatz zur Haut sind die *Schleimhäute* typische Eintrittspforten für viele Krankheitserreger, jedoch verfügen auch sie über Möglichkeiten, die Ansiedelung oder das Eindringen von Bakterien zu verhindern. Ihr anatomischer Bau und bactericide Eigenschaften ihrer Sekrete werden dafür verantwortlich gemacht.

Besondere Prädilektionsstellen für das Eindringen von Bakterien sind wegen ihrer anatomischen Verhältnisse und wegen ihrer Exposition die Mundhöhle und der Rachenraum, die eine ständige Besiedelung mit verschiedenartigen apathogenen Keimen aufweisen (Species der Gattungen Staphylococcus, Streptococcus, Neisseria, Corynebacterium, Actinomyces, Fusobacterium, Bacillus und Borrelia). Dies kann auch der Speichel nicht verhindern, dem besondere bakterienfeindliche Eigenschaften und Bestandteile zugeschrieben werden, von denen seine Wasserstoffionenkonzentration, Inhibine und Mutine, Rhodanverbindungen, Natriumcarbonat, Fermente, darunter das Lysozym, Antagonismen und schließlich sein Zellgehalt zu erwähnen sind. Eine sichere Wirkung auf apathogene und pathogene Keime dürfte in vivo jedoch kaum nachweisbar sein. Eine kritische Stellungnahme zu diesem Thema findet sich bei BERGER (1955). Von den Pathogenen dringen diejenigen von hier aus in das Gewebe ein, die Krankheiten der Mundhöhle und des Rachenraumes verursachen, z. B. Corynebacterium diphtheriae, Fusobacterium fusiforme, Borrelia vincentii und Treponema pallidum. Die Schleimhaut der Nase ist unter anderen die Eintrittspforte für Klebsiella rhinoscleromatis und für Mycobacterium leprae. Außerdem gilt als sicher, daß durch die Schleimhäute des oberen Verdauungs- und Respirationstraktes, insbesondere durch die Tonsillen, zahlreiche Species eindringen, die Erkrankungen entfernter Organe verursachen, z. B. Neisseria meningitidis, Mycobacterium tuberculosis, Salmonella typhi, Actinomyces isrealii und Pasteurella pestis. Erkrankungen der Zähne werden für „Fokalinfektionen" verantwortlich gemacht. Schließlich ist der Mund Eintrittspforte für zahlreiche Erreger, die, verschluckt, erst im Darm ihre Wirkung entfalten, sofern sie nicht im Magen absterben, oder, eingeatmet, zu Erkrankungen der Lungen Anlaß geben, wenn sie nicht durch Flimmerepithel wieder nach außen befördert werden oder der Phagocytose anheimfallen. Beispiele für die erste Möglichkeit sind Bakterien aus den Gattungen Salmonella und Shigella, Vibrio cholerae und Mycobacterium tuberculosis, für die zweite Möglichkeit Diplococcus pneumoniae, Klebsiella pneumoniae, Mycobacterium tuberculosis, Arten der Gattungen Staphylococcus, Streptococcus, Actinomyces und Nocardia.

Verschluckte vegetative Bakterien vernichtet zum weit überwiegenden Teil der Magensaft. Dies geht aus der bakteriologischen Untersuchung der oberen Dünndarmabschnitte hervor, die nicht oder nur spärlich besiedelt sind. Personen mit herabgesetzter oder fehlender Säureproduktion werden für gefährdeter angesehen. Andererseits zeigt aber die Erfahrung, daß auch die Normacidie keinen sicheren Schutz gegen Darminfektionen verleiht. Sporen werden vom Magensaft nicht abgetötet.

Passieren pathogene Bakterien den Magen, so können sie vom Darm aus Erkrankungen verursachen (Angehörige der Gattungen Salmonella, Shigella und

Vibrio) oder vom Darm aus in den Organismus eindringen, wie dies von Salmonella typhi, Mycobacterium tuberculosis und Pasteurella pseudotuberculosis angenommen wird. Die mesenterialen Lymphdrüsen mancher Haustiere sind geradezu Fundgruben für die verschiedensten Salmonellatypen.

Wie Laboratoriumsinfektionen mit besonderer Deutlichkeit zeigen, kann auch die Schleimhaut der Conjunctiven Eintrittspforte für verschiedene Krankheitserreger sein, z. B. für Diplococcus pneumoniae, Pasteurella pseudotuberculosis[1]. Sie werden wohl meist mit den Fingern eingerieben.

Weitere typische Eintrittspforten sind die männlichen und weiblichen Urogenitalorgane. Neben Infektionen mit Neisseria gonorrhoeae und Treponema pallidum finden sich hier als Besiedlungsflora Angehörige der Gattungen Staphylococcus, Streptococcus, Escherichia, Paracolobactrum, Proteus, Klebsiella und Mycobacterium. Nicht selten werden diese Mikroorganismen beim Katheterisieren in höhere Abschnitte verschleppt, können offenbar aber auch selbständig einwandern. Die Folgen können ascendierende Cystitiden und Pyelonephritiden sein.

Als Schutz ist bei der Frau die antibakterielle Wirkung des Scheidensekrets zu erwähnen, für die Milchsäurebakterien verantwortlich gemacht werden. Über eine Kritik dieser Auffassung siehe bei GRUMBACH (1958).

Alle bisher besprochenen Eintrittspforten betreffen die intakte oder jedenfalls nicht sichtbar verletzte Haut oder Schleimhaut. Es bleiben noch die Eintrittspforten zu erwähnen, die durch ein *Trauma* zustande kommen. Ob es sich um schwere großflächige oder tiefe Verletzungen, um Brandwunden, um oberflächliche Hautverletzungen oder um kaum beachtete Kratzeffekte handelt, in jedem Fall ist die Ansiedlung oder das Eindringen von Krankheitserregern möglich. Angehörige der Gattungen Staphylococcus, Streptococcus, Pseudomonas, Paracolobactrum sind häufige Erreger von Wundinfektionen. Borrelia recurrentis dringt durch Kratzeffekte ein. In Verletzungen bestimmter Beschaffenheit (Nekrosen, Ischämie, Sekundärinfektion, Fremdkörper) können neben Aerobiern auch anaerobe Bakterien aus der Gattung Clostridium (Cl. tetani, Cl. perfringens und andere Gasbranderreger) ihre Wirksamkeit entfalten, die dies bei Fehlen dieser Bedingungen nicht tun.

Als Verletzung ist auch der Stich oder Biß von Gliederfüßlern zu werten. Die Fälle, wo diese eine typische Überträgerfunktion für Bakterien ausüben, sind allerdings sehr selten. Sie beschränken sich auf die Übertragung von Pasteurella pestis durch den Floh und von Borrelien durch Läuse und Zecken. Hier bestehen echte Gast-Wirt-Beziehungen der Bakterien nicht nur zum Menschen, sondern auch zu den übertragenden Gliederfüßlern. Bei anderen Mikroorganismen, Viren und Protozoen, findet sich dies ungleich häufiger. Zufällige Übertragungen zahlreicher Bakterienarten durch verschiedene Blutsauger sind dagegen keine Seltenheit.

Über die *quantitativen Beziehungen* zwischen Kontakt, Besiedelung, Infektion und Infektionskrankheit ist kaum etwas bekannt. Dem Kontakt mit Krankheitserregern braucht keine Besiedelung zu folgen. Wahrscheinlich sterben die meisten Keime in kurzer Zeit ab, werden ausgeschieden oder passieren den Darm. Aber auch wenn pathogene Bakterien sich ansiedeln und vermehren, ist eine Erkrankung wahrscheinlich ein seltenes Ereignis. Viel häufiger wird sich ein Gleichgewicht zwischen Mikroorganismus und Makroorganismus entwickeln, bei dem serologische Reaktionen entweder fehlen oder nachgewiesen werden können. Es wird geschätzt, daß von Personen, die Typhusbakterien aufnehmen, etwa ein

---

[1] KNAPP 1959.

Drittel keine erkennbaren serologischen oder klinischen Reaktionen zeigt, ein Drittel Antikörper bildet und ein Drittel erkrankt.

Für die Entstehung der Infektionskrankheit aus der Infektion ist ein Phänomen von Wichtigkeit, das als *Infektbahnung* bezeichnet wird[1]. Es besteht darin, daß Mikroorganismen, die sich im Gleichgewicht mit ihrem Wirtsorganismus befinden, durch ein unspezifisches Ereignis „aktiviert" werden können. Meist wird es sich dabei um einen schädigenden Einfluß auf den Makroorganismus handeln. Besonders gut untersucht ist die Infektbahnung bei dem durch Salmonella cholerae suis var. Kunzendorf verursachten Paratyphus C. Es konnte gezeigt werden, daß diese auf bestimmte geographische Areale beschränkte Krankheit durch andere Salmonellosen, Hepatitis epidemica, Ruhr, vor allem aber Malaria[2], aber auch durch die Injektion von Pyrifer oder Vaccinen ausgelöst werden kann[3]. Weitere Infektbahnungen betreffen das Virus der Maul- und Klauenseuche und Salmonella typhimurium[4], das Virus der Schweinepest und Salmonella cholerae suis. Einen ähnlichen Synergismus nimmt WESTPHAL (1938) für Ruhramöben und Ruhrbakterien an. In der gegenseitigen Hilfe von Parasiten und der Schaffung einer Disposition durch bestimmte Mikroorganismen sieht MARTINI (1943) „vielleicht geradezu das Gebiet der Zukunft in der Krankheitslehre".

Die *Dauer der Infektion*[5] kann sehr verschieden sein. Sie variiert zwischen Tagen und Jahrzehnten. Werden dabei Keime ausgeschieden, so kann dieser Umstand von epidemiologischer Bedeutung sein. Ist die Ausscheidung kurzdauernd, so werden die betreffenden Personen als Keimträger bezeichnet, erstreckt sie sich über Jahre und Jahrzehnte, spricht man von Dauerausscheidern. Die Dauer der Ausscheidung ist für manche Arten ein charakteristisches Merkmal. Corynebacterium diphtheriae wird kaum länger als Monate, Salmonella typhi und Salmonella schottmuelleri werden meistens lebenslänglich ausgeschieden.

c) Austrittspforten.

Da fast alle Krankheitserreger nicht freilebend sind, sondern sich durch Übertragung innerhalb einer oder mehrerer Species erhalten, müssen sie die Möglichkeit haben, den befallenen Organismus zu verlassen. Dies ist in der Regel ohne Hilfe von außen möglich, gelegentlich aber ausschließlich mit Hilfe von Gliederfüßlern.

Der *Ort der Ausscheidung* pathogener Bakterien wird häufig durch ihren Sitz im Wirt bestimmt. GOTSCHLICH (1929) unterscheidet zwei grundsätzliche Möglichkeiten, nämlich die Ausscheidung direkt vom Erkrankungsherd aus oder indirekt durch Vermittlung des Blutweges, mit den Sekreten und Exkreten.

Für zahlreiche Bakterien sind die *Haut* und die *Schleimhäute* wichtige Austrittspforten, vor allem für solche Species, die Erkrankungen dieser Organe verursachen. Im Nasen-Rachen-Raum sind dies z. B. Angehörige der Gattungen Staphylococcus, Streptococcus und Corynebacterium diphtheriae. Aus tieferen Partien des Respirationstraktes gelangen Mycobacterium tuberculosis, Diplococcus pneumoniae und viele andere in die Außenwelt. Husten, Niesen, Sprechen, Küssen unterstützen diese Vorgänge. Die Schleimhäute der Genitalien sind Austrittspforten für Neisseria gonorrhoeae, Treponema pallidum und viele apathogene Arten. Haut und Schleimhäute können aber auch zu Austrittspforten werden, wenn primär entfernte Krankheitsherde nach außen durchbrechen. Der tuberkulöse Senkungsabsceß, die Lymphdrüsentuberkulose und die Fistel einer Aktino-

---

[1] BADER 1944. [2] HABS und BADER 1943, BADER 1944, 1952.
[3] THEDERING 1948. [4] WITTE 1938, KÖBE und HEINIG 1939, WOLF 1939.
[5] Im Sinne DOERRS 1949.

mykose sind Beispiele. Die Bakterien können vom primären Krankheitsherd aus aber auch zunächst in Hohlräume des Körpers eindringen, die mit der Außenwelt in Verbindung stehen (Lunge, Darm, Harnblase) und erst sekundär durch die Körperöffnungen in die Außenwelt gelangen.

Die zweite Möglichkeit, die mittelbare Ausscheidung von Bakterien über die Niere oder die Leber ist epidemiologisch nicht weniger wichtig als die erste, weil sie häufig unbemerkt vollzogen wird und die Ausscheider deshalb als Infektionsquellen besonders gefährlich werden können. Die Keime werden von ihrem Sitz zur Austrittspforte auf dem Blutweg transportiert. Dies setzt voraus, daß die Erreger aus dem Prozeß ins Blut gelangen, was auch bei Fehlen von „septischen" Krankheitserscheinungen nicht selten der Fall ist, und daß die Niere für Keime durchlässig ist. Verschiedene Untersuchungen machen deutlich, daß dies für die völlig intakte Niere kaum zutrifft, daß aber offenbar schon geringe Schädigungen genügen, um die Keime im Urin erscheinen zu lassen[1]. Häufig mit dem Urin ausgeschieden werden die Erreger typhös-paratyphöser Krankheiten. Von Salmonella typhi wird angenommen, daß die Leber Ausscheidungsorgan von im Knochenmark und in der Milz angesiedelten Keimen[2] ist. Andererseits können Nieren und Gallenblase auch sekundäre Ansiedelungsorte sein.

Bei Bakterien selten, aber durch die biologischen Zusammenhänge besonders interessant, sind die Fälle, wo keine natürliche Austrittspforte vorhanden ist. Die Erreger sind deshalb auf die Hilfe von außen, auf die „Entbindung" durch *blutsaugende Gliederfüßler* angewiesen. Angehörige der Gattung Borrelia werden ausschließlich auf diese Art in Freiheit gesetzt, Pasteurella pestis zum Teil. Für Viren und Protozoen lassen sich sehr viel mehr Beispiele anführen. Auch gewisse Helminthen (Filarien) können ausschließlich auf diesem Weg den Wirt verlassen.

d) Infektketten.

Das Schicksal der Krankheitserreger in der Außenwelt wird durch die Art der Austrittspforte und die Umstände der Ausscheidung, durch die Bedingungen, die sie außerhalb der Wirte antreffen, durch ihr Verhalten gegenüber Umwelteinflüssen und schließlich durch die Chance bestimmt, ob und zu welchem Zeitpunkt die Übertragung auf einen neuen Wirt zustande kommt. Diese Faktoren sind meist eng miteinander verknüpft. Immer aber werden von den oft unvorstellbar großen Mengen von ausgeschiedenen Bakterien nur wenige auf neue Wirte gelangen, sie erhalten die Art, die anderen gehen zugrunde.

Die Art der Verknüpfung der einzelnen Wirte durch das Contagium wird als *Infektkette*[3] bezeichnet. Für die verschiedenen Möglichkeiten der Infektkettenbildung schlug HABS (1950) in Weiterentwicklung der von DOERR (1949) gewählten Einteilung in homogene und heterogene Infektketten folgende Einteilung vor: Die homogene Infektkette kennzeichnet die Übertragung eines Erregers ausschließlich unter Wirbeltieren, wobei zwei Möglichkeiten unterschieden werden. Die homogen-homonome Infektkette beschränkt sich auf eine einzige Wirtsspecies (Salmonella paratyphi: Mensch), bei der homogen-heteronomen Infektkette ist die Zahl der möglichen Wirte, das Infektiositätsspektrum, größer (Salmonella enteritidis: Haustiere, Mensch). Die heterogene Infektkette kennzeichnet die Übertragung von Wirbeltier zu Wirbeltier durch Gliederfüßler. Ebenso wie die homogene Infektkette kann sie homonom sein, wenn nur eine einzige Wirtsspecies befallen wird (Borrelia recurrentis: Mensch), heteronom, wenn das Infektiositätsspektrum breiter ist (Pasteurella pestis: Nager, Mensch).

---

[1] Literatur s. bei GOTSCHLICH 1929.   [2] BOECKER 1950.   [3] DOERR 1949.

In dieses Schema der Infektketten lassen sich einige Krankheitserreger nicht einbeziehen, deren Erregerreservoir weder der menschliche noch der tierische Organismus, sondern der Boden ist. Es sind dies Clostridium botulinum, Clostridium tetani, Clostridium perfringens und andere Gasbranderreger, in einem gewissen Umfang auch Erysipelothrix insidiosa. Eine Infektkettenbildung kommt deshalb nicht zustande, weil die Erreger nicht von Mensch zu Mensch übertragen werden. Damit ist eine Vermehrung der Krankheitsfälle aus dem eigenen Bestand nicht möglich.

Die Kenntnis der Infektketten vermittelt zwar ein anschauliches Bild über die epidemiologischen Verknüpfungen, sie gestattet jedoch keine Aussage über die näheren Umstände der Übertragung der Bakterien, über die Wege, die sie im Rahmen der skizzierten grundsätzlichen Möglichkeit vom Erregerreservoir bis zum neuen Wirt einschlagen.

Im Rahmen der *homogenen Infektketten* können die intrauterine und die extrauterine Übertragung unterschieden werden.

Die *intrauterine (placentare) Übertragung* kommt durch direkten Übergang des Krankheitserregers von der Mutter auf den Fetus über den Placentarkreislauf zustande. Ein bekanntes Beispiel ist die Syphilis. Die Übertragung anderer Bakterien ist selten. Epidemiologisch ist sie auch deshalb bedeutungslos, weil im Zeitraum eines Jahres von einer infektiösen Person im allgemeinen nur ein Individium infiziert werden kann.

Die *extrauterine Übertragung* ist der Regelfall. Sie läßt mehrere Möglichkeiten offen.

Der *direkte Kontakt* setzt eine unmittelbare Berührung des „Spenders" und des „Empfängers"[1] voraus, ist aber nicht an bestimmte Austritts- und Eintrittspforten gebunden. Es können dies die Haut, die Schleimhäute, natürliche Körperöffnungen sowie Wunden sein. Infektionen durch direkten Kontakt sind in geradezu idealer Weise bei den Geschlechtskrankheiten verwirklicht, wo die Erreger ohne Umweg von der Austrittspforte auf die Eintrittspforte deponiert werden. Mehr Varianten der Übertragung erlauben die Fälle, wo die Erreger durch sonstige nahe Berührung, etwa durch die Hände auf einen anderen Wirt übertragen werden. Salmonellen, Shigellen und Corynebacterium diphtheriae können auf diesem Weg ihren Wirt wechseln.

Eine Variante des Kontakts ist der *indirekte Kontakt*. Er ist dadurch gekennzeichnet, daß die Erreger zunächst anderweitig deponiert werden und erst von hier aus auf ein weiteres Individuum gelangen. Der Vermittler kann unbelebt sein. Handtücher, Türgriffe, Eßgeschirre müssen in diesem Zusammenhang erwähnt werden. Er kann aber auch ein Lebewesen sein. Fliegen sind als Überträger von Salmonellen und Shigellen, von Staphylokokken und Streptokokken gefürchtet. Diese Art der Übertragung erlaubt den Bakterien kaum eine Vermehrung. Je nach ihrer Empfindlichkeit gegenüber den Umwelteinflüssen (Hitze, Kälte, Austrocknen, Strahlen, Chemicalien) werden sie in kürzerer oder längerer Zeit zugrunde gehen. Neisseria gonorrhoeae und Treponema pallidum sind äußerst hinfällig, Mycobacterium tuberculosis und Corynebacterium diphtheriae wenig empfindlich. Ein Sonderfall liegt vor, wenn der Vermittler ein *Nahrungsmittel* ist, in dem die Erreger sich vermehren und das von einer großen Zahl von Menschen genossen wird (Wasser, Milch, aber auch Obst, Salate und andere Gerichte in Gemeinschaftsverpflegungen). Damit ist die Möglichkeit der Explosivepidemie gegeben. Sie unterscheidet sich in ihrer reinen Form von der Tardivepidemie vor allem durch den raschen Anstieg und das ebenso rasche Absinken der Erkrankungsziffern.

---
[1] DOERR 1949.

Ein häufig beschrittener Weg ist weiterhin die *Übertragung durch Tröpfchen*. Bakterien, die sich in den oberen Luftwegen befinden, werden beim Niesen, Husten oder Sprechen in Flüssigkeitströpfchen gehüllt ausgeschleudert. Die Bedingungen der modernen Zivilisation, das enge Zusammenleben im Heim, an Arbeits- und in Vergnügungsstätten, auf Sportplätzen und in Verkehrsmitteln sichern den Bakterien eine reelle Möglichkeit auf oder in ein anderes Individuum zu gelangen. Zu den „akuten Zivilisationsseuchen"[1] zählen auch einige bakterielle Krankheiten, Diphtherie, Keuchhusten und Meningitis epidemica.

Schließlich ist im Rahmen der homogenen Infektketten die *Übertragung durch Staub* zu nennen. Sie kommt dadurch zustande, daß Bakterien aus Tröpfchen, Sputum, Sekreten, Stuhl oder Urin sich an Staubteilchen anheften, damit flugfähig werden und auf oder in andere Personen gelangen.

Weitaus am übersichtlichsten ist der Übertragungsweg im Rahmen der *heterogenen Infektketten*. Die Bakterien werden durch blutsaugende Gliederfüßler aufgenommen. Eingeimpft werden sie entweder durch den Stich (Pasteurella pestis) oder durch Einreiben des auf der Haut deponierten, erregerhaltigen Kotes (Borrelia recurrentis).

Die bisher skizzierten „äußeren" Infektketten, die, wie erwähnt, die epidemiologischen Verknüpfungen infizierter, nicht notwendigerweise erkrankter Menschen oder Tiere deutlich macht, sind von HABS (1950) durch die *„inneren" Infektketten* ergänzt worden. Er geht davon aus, daß das Begriffspaar infiziert—nicht infiziert nicht identisch ist mit dem Begriffspaar krank—gesund. Versteht man unter infiziert nur die Berührung der Mikroorganismen mit dem Makroorganismus, so kann dies seinen Grund in der nach GRUMBACH (1958) speciesbezogenen Unempfänglichkeit des Wirtsorganismus haben, deren Wesen im einzelnen unbekannt ist.

Nur für das Beispiel der Unempfänglichkeit des Frosches für die Milzbrandinfektion glauben GRUMBACH und TESARZ (1945) und TESARZ (1947) die Erklärung in der O_2-Dissoziation des Oxyhämoglobins gefunden zu haben. Sie soll so stark sein, daß der aerobe Milzbrandbacillus keine Stoffwechselmöglichkeit habe.

Vor allem ist es aber in Verbindung zu bringen mit Immunitätsphänomenen, die jedoch nicht in diese Betrachtung einbezogen werden, da sie an anderer Stelle dieses Handbuches von BIELING ausführlich gewürdigt werden[1].

Mit von HABS (1950) gewählten Symbolen, die außerdem noch das Begriffspaar infektiös—nicht infektiös berücksichtigen, ist es möglich, die äußeren und inneren Infektketten zu *Gesamtinfektketten* zusammenzufügen, mit denen alle Möglichkeiten der qualitativen Erregerübertragung und der damit zusammenhängenden Phänomene dargestellt werden können. Die quantitativen Verhältnisse lassen sich allerdings mit ihnen nicht darstellen.

Für die *rechnerische Erfassung* epidemiologischer Phänomene muß auf die Arbeiten von GOTTSTEIN (1929) und MARTINI (1955) verwiesen werden.

VII. Pathogenität, Virulenz.

1. Einleitung.

Pathogenität ist ein Sonderfall des Gast-Wirt-Verhältnisses zwischen Bakterien und Makroorganismen. Im allgemeinen Sprachgebrauch bezeichnet sie die Fähigkeit von Bakterien, bei Makroorganismen eine Krankheit zu erzeugen. Ihr zugrunde liegt die anthropozentrisch gestellte Frage nach dem Schaden, der einem Makroorganismus durch eine Infektion, also Ansiedelung, Wachstum und Ver-

---

[1] DE RUDDER 1934.   [2] BIELING, in diesem Handbuch, Bd. VII/1, 1956.

mehrung eines niedrig stehenden Organismus in einem höher organisierten Organismus[1] entstehen kann. Häufig als Synonym wird der Begriff *Virulenz* gebraucht. Oft ist die Absicht unverkennbar, ihm zwar die gleiche Bedeutung, aber einen quantitativen Sinn beizulegen („Virulenzschwankungen", „geringe, hohe Virulenz").

Mit der *Definition* beider Begriffe und ihrer Abgrenzung haben sich in neuerer Zeit zahlreiche Autoren befaßt. Während der Begriff Pathogenität meist als wenig problematisch angesehen wird, gehen die Meinungen über den Inhalt des Begriffes Virulenz weit auseinander.

Im Handbuch der pathogenen Mikroorganismen charakterisiert SEITZ (1929) als die beiden Haupteigenschaften der pathogenen Bakterien „die Fähigkeit, sich im lebenden Organ zu vermehren, also die Ansteckungskraft (Infektiosität) und zweitens das Vermögen, in ihm Gifte zu bilden, also die Giftigkeit oder Toxizität oder Virulenz. Virulenzgrad eines Erregers nennen wir die Summe der spezifisch krankmachenden Wirkungen desselben."

Für McLEOD u. PAPPENHEIMER (1948) ist Pathogenität die Fähigkeit, unter natürlichen oder experimentellen Bedingungen eine Krankheit zu erzeugen. Sie sehen in der Virulenz ein Maß für die Pathogenität.

DUBOS (1949) sieht in der Virulenz keine dauernde, einer Species innewohnende Eigenschaft. Sie ist für ihn die Fähigkeit eines bestimmten Bakterienstammes, in einer bestimmten Entwicklungsphase und bei definierter Einverleibung einen bestimmten Wirt krank zu machen. Die Fähigkeit, der Abwehr des befallenen Organismus zu widerstehen, das Invasionsvermögen des Mikroorganismus und sein Toxinbildungsvermögen sind für ihn die wichtigen, die Virulenz bedingenden Faktoren.

Nach BRUMPT (1949) ist Virulenz charakterisiert durch die Fähigkeit eines Keimes, eine Krankheit zu erzeugen, sei es als Folge einer Steigerung seiner Infektionskraft, sei es durch die Produktion von toxischen Substanzen.

MIDDLEBROOK[2] definiert Pathogenität als diejenige Eigenschaft eines Mikroorganismenstammes oder einer Gruppe (gewöhnlich einer Subspecies), die ihn unter bestimmten definierten Bedingungen befähigt, sich in oder auf einem lebenden Wirt zu vermehren und eine Krankheit zu erzeugen. Er sieht in der Pathogenität die Beziehungen zwischen dem Parasiten A und Wirten x, y, z. Virulenz ist für ihn der Grad der Pathogenität für einen bestimmten Wirt. Sie ist diejenige meßbare Eigenschaft eines Mikroorganismenstammes, durch die er im Hinblick auf seine krankmachende Fähigkeit bei einem bestimmten anfälligen Wirt quantitativ unterschieden werden kann von anderen, ähnlichen Stämmen der gleichen Gruppe oder von Varianten desselben Stammes. Die Virulenz bezieht sich also auf die vergleichbaren Beziehungen der Stämme A, B und C zu dem Wirt x.

Doerr (1949) hält es für unmöglich, den Begriff Virulenz zu definieren, da dieser zu Unrecht Infektiosität, also Ansiedelung, Wachstum und Vermehrung des Mikroorganismus im Makroorganismus und gleichzeitig Pathogenität, seine krankmachende Wirkung, beinhalte.

Nach MÜLLER (1950) resultiert die Virulenz aus der Fähigkeit eines Mikroorganismus, den Abwehrkräften des Körpers standzuhalten und aus der Art und Menge der gebildeten Toxine.

Eingehend befaßt sich mit der Definition von Pathogenität und Virulenz HAUDUROY (1955).

«L'étymologie du mot «pathogène» nous permet de comprendre son sens réel. Il veut dire littéralement: producteur de maladie. Une bactérie est déclarée

---

[1] DOERR 1949.   [2] Zit. bei HAUDUROY 1955.

pathogène pour un être vivant lorsqu'elle produit dans son organisme des modifications telles qu'apparaissent des signes cliniques légers ou graves, des altérations anatomo-pathologiques, immunologiques faibles ou importantes que l'observateur peut mettre en évidence. La même bactérie peut être déclarée expérimentalement pathogène lorsque le chercheur a pu découvrir un animal sensible dans l'organisme duquel une «inoculation raisonnée» provoquera des manifestations cliniques, anatomo-pathologiques ou immunologiques faibles ou fortes qui ne seront d'ailleurs pas obligatoirement celles observées dans la maladie naturelle.

La virulence est, à mon sens, l'un des résultats de quelques unes des innombrables propriétés physiologiques d'une souche microbienne. Celle-ci, par des mécanismes que nous ignorons la plupart du temps, mais qui sont des mécanismes de son propre métabolisme, est capable de fabriquer des diastases particulières, d'attaquer, de désintégrer, d'assimiler des substances diverses, de se multiplier, de synthétiser des produits diffusibles ou non, d'en fabriquer des quantités plus ou moins importantes, de faire disparaître parfois des tissus normaux, d'en transformer d'autres en véritables poisons. Il s'agit d'une qualité individuelle, dépendant d'innombrables facteurs, d'actions multiples, complexes, dont nous sommes loin d'avoir pénétré le secret. Qualité individuelle d'une bactérie, cette virulence est une qualité indécelable à l'heure actuelle sauf par les moyens détournés, par des artifices expérimentaux encore peu nombreux. Si nous échouons dans nos essais, nous n'avons pas le droit de tirer de conclusions car nos techniques sont trop élémentaires pour nous permettre d'être affirmatifs dans un sens ou dans un autre."

Für MILES (1955) ist die Definition von Pathogenität und Virulenz ein begriffliches Problem, das durch Übereinkunft zu lösen sei. Er schlägt vor, "that the term virulence be restricted to the observed infective capacity of individual strains of the pathogen studied, on application to the tissues of the host; and the term pathogenicity be reserved for the disposition to virulence of a class (species, variety, or other group) of pathogens".

GRUMBACH (1958) sieht in der Pathogenität eine inhärente Eigenschaft einer Species von Bakterien, die sich immer auf eine bestimmte Wirtsspecies bezieht. Eine Pathogenität an sich, ohne Bezugsorganismus, gibt es nicht. Dem Begriffspaar pathogen-apathogen beim Mikroorganismus stellt er das Begriffspaar empfänglich-unempfänglich bei der Wirtsspecies entgegen. Den Begriff Virulenz gebraucht er als Maß für die häufig zu beobachtenden Intensitätsschwankungen und bezieht ihn auf einen bestimmten Bakterienstamm. Dem Begriffspaar virulent-avirulent stellt er das Begriffspaar anfällig-resistent des Individuums gegenüber. Pathogenität und Apathogenität sind also, ebenso wie Empfänglichkeit und Unempfänglichkeit, absolute Begriffe, während zwischen Virulenz und Avirulenz sowie zwischen Anfälligkeit und Resistenz alle Übergänge möglich sind. Invasionsvermögen und Toxicität rechnet er der Virulenz zu, Infektiosität, Vermehrungs- und Sensibilisierungsvermögen dagegen nicht.

Nach WILDFÜHR (1959) sind es Infektiosität, Vitalität, Toxicität und daneben bakterielle Fermente (Lecithinase, Collagenase, Fibrinolysin, proteolytische Fermente, Staphylokinase, Koagulase, Hyaluronidase), die die Virulenz bedingen.

OGINSKY u. UMBREIT (1959) definieren Virulenz als die Fähigkeit, im lebenden Wirt eine Krankheit zu erzeugen. Ihr Grad hänge von der Empfänglichkeit des Wirtsorganismus, der Eintrittspforte und den physiologischen Eigenschaften der Bakterien ab, von denen sie der Kapselbildung, der Toxinproduktion und der Bildung von lytischen Enzymen und Enzymaktivatoren sichere Bedeutung beimessen.

Es besteht kein Zweifel, daß eine *begriffliche Trennung von Pathogenität und Virulenz* im Sinne von MILES (1955) und eine exakte Definition von empfänglich und anfällig im Sinne GRUMBACHs (1958) logisch-didaktische Vorteile bringt. So ist es z. B. möglich, von einem „avirulenten Stamm einer pathogenen Species" oder von einem „anfälligen Individuum einer empfänglichen Species" zu sprechen. Ob es aber möglich ist, Pathogenität nicht nur begrifflich, sondern auch ihrem Wesen nach von Virulenz abzugrenzen[1], d. h. die Ursachen beider in verschiedenen stoffwechselphysiologisch definierbaren Faktoren zu suchen, scheint doch sehr fraglich. Diese Ansicht vertritt auch MILES (1955), der eine Unterscheidung zwischen Pathogenität und Virulenz für analytische Zwecke nicht für tunlich hält: „Any explanation of virulence is necessarily one of pathogenicity". Dies wird bei denjenigen Species von Ektotoxinbildnern deutlich, deren Toxin allein für ihre Pathogenität verantwortlich gemacht wird (Clostridium botulinum, Clostridium tetani), dessen quantitative Schwankungen aber den Grad der Virulenz der einzelnen Stämme bedingen.

2. Virulenzänderungen.

Außerordentlich zahlreich, aber oft wenig kritisch sind Angaben über *Änderungen der Virulenz* in vivo und in vitro. Die ältere Literatur über dieses Phänomen findet sich bei SEITZ (1929), neuere Angaben in fast allen größeren Lehrbüchern der Mikrobiologie und Epidemiologie.

Häufig wird über Virulenzsteigerungen oder Virulenzverminderungen von Bakterien in ihren *natürlichen Biotopen* berichtet. Besonders bei Epidemien glaubt man nicht selten die Beobachtung zu machen, daß der „Genius epidemicus" sich ändere, sei es, daß vergleichbare Epidemien verschieden schwer verlaufen, oder daß während einer bestimmten Epidemie zunächst leichte und später schwere Krankheitsfälle zur Beobachtung kommen oder umgekehrt. Gesicherte, eindrucksvolle Beispiele liefert die Grippe. Gelegentlich werden apathogene Varianten pathogener Species isoliert (Pasteurella pestis, Vibrio cholerae).

Untersuchungen an *Versuchstieren* zeitigen häufig Resultate im Sinne einer Virulenzsteigerung, nur gelegentlich im Sinne einer Virulenzverminderung oder eines Virulenzverlustes. Gedacht ist z. B. an Virulenzsteigerungen hämolysierender Streptokokken oder Pneumokokken im Laufe von Mäusepassagen, oder an Virulenzverluste von Milzbrandbacillen in Hühnern. Wichtiger, weil für die Gewinnung von Impfstoffen von unschätzbarer Bedeutung, sind die Beispiele von Virulenzeinbußen bei Viren (Pocken-, Gelbfieber-, Tollwut-Virus).

Häufig wird schließlich beobachtet, daß die Züchtung von Bakterienstämmen auf *künstlichen Nährböden* zur Virulenzverminderung führt. Die Umwandlung virulenter S-Formen gramnegativer Stäbchenbakterien in avirulente R-Formen ist das bekannteste Beispiel. Nicht unerwähnt bleiben darf in diesem Zusammenhang der für die Tuberkuloseschutzimpfung verwendete BCG-Stamm, der durch 13 Jahre dauernde Passagen in einem Rindergalle-Glycerinnährboden seine Virulenz für den Menschen fast völlig verlor. Virulenzverluste von Tuberkelbakterien sind auch durch Einwirkung oberflächenaktiver Substanzen bekanntgeworden[2]. Schließlich ist Bacillus anthracis anzuführen, der durch die Züchtung bei höheren Temperaturen (42,5° C) Virulenzverluste erleidet[3].

Überträgt man die Resultate von Versuchstierpassagen, die meist zu einer Steigerung, selten zu einer Verminderung der Virulenz führen, und die Resultate der Kulturpassagen, die nur eine Verminderung bewirken, auf die Verhältnisse in

---

[1] GRUMBACH 1958.   [2] DESBORDES, FOURNIER und ALIX 1954.
[3] PASTEUR, CHAMBERLAND und ROUX 1881.

den natürlichen Biotopen, so scheint sich daraus der Schlüssel zum Verständnis der bei Epidemien gemachten Beobachtungen über Virulenzschwankungen zu ergeben. Den Versuchstierpassagen entsprechen die reihenweisen Übertragungen der Bakterien von Mensch zu Mensch, von Tier zu Tier, oder vom Tier auf den Menschen. Sie haben meist eine Steigerung zur Folge. Den Kulturpassagen entspricht das Leben der Bakterien außerhalb ihrer natürlichen Wirte. Es bewirkt eine Verminderung der Virulenz. So einleuchtend dieser Gedankengang zunächst scheinen mag, so wenig hält er allerdings einer Nachprüfung stand. Insbesondere ist es wenig wahrscheinlich, daß sich pathogene Species in der Außenwelt in nennenswertem Umfang vermehren. Über andere Umwelteinflüsse, die sich ähnlich auswirken könnten, ist nichts bekannt. DOERR (1949) glaubt deshalb, die Virulenzschwankungen auf positive oder negative Auswirkung der Wirtspassagen und auf die Variabilität der Bakterien zurückführen zu können.

Der Virulenzänderungen zugrunde liegende Mechanismus ist offenbar nicht einheitlich. Teils wird angenommen, daß sie das Ergebnis von Selektionen virulenter oder avirulenter Individuen bzw. von Mutanten in einer Bakterienpopulation sind, teils sind Deutungen noch nicht möglich. Um so interessanter sind neuere Erkenntnisse, die die Virulenzverhältnisse von Corynebacterium diphtheriae betreffen, da sie zumindest bei diesen Bakterien den Mechanismus des Virulenzverlustes und -wiedergewinns erklären. Der Virulenzverlust von Diphtheriebakterien in vivo nach Überstehen einer Diphtherie ist eine bekannte Erscheinung, obwohl einschränkend die Beobachtungen von WILDFÜHR (1951) erwähnt werden müssen, daß avirulente Stämme noch Beimengungen von virulenten Keimen aufweisen können. Untersuchungen von FREEMANN (1951) und FREEMANN u. MORSE (1952) haben gezeigt, daß der umgekehrte Vorgang, das Virulentwerden eines avirulenten Stammes, experimentell erzeugt werden kann, und zwar durch Einwirkung eines Phagen auf lysogene Keime. Die Phagen können sowohl aus virulenten als auch aus nicht-virulenten Diphtheriebakterien stammen[1]. Die Toxinbildung der Diphtheriebakterien ist also an die Anwesenheit dieses Phagen geknüpft.

Die Beobachtung, daß manche Bakterienarten (z. B. Meningokokken, Typhusbakterien) nur zusammen mit Mucin oder Eigelb[2] Versuchstiere zu töten imstande sind, wird so gedeutet, daß diese Stoffe durch Schutzwirkung eine so starke Vermehrung auch geringer Bakterienmengen im tierischen Organismus zulassen, bis Mengen vorhanden sind, die letal wirken[3].

Häufig gehen Virulenzänderungen mit Alterationen der Bakterienmorphologie einher, die sich auch im Koloniebild ausprägen können. Gedacht ist an die Zusammenhänge zwischen Virulenz und Kapselbildung (s. S. 241), Virulenz und Cord-Bildung (s. S. 244), sowie an die mit dem Verlust der Virulenz verknüpfte Glatt-Rauh-Dissoziation (s. S. 243).

3. Virulenzmessung.

Die *Virulenzmessung* ist im Tierversuch möglich. Das Maß der Virulenz ist immer die Krankheit oder ihre Folge, der Tod der Versuchstiere. Je nach Versuchsanordnung gelten als Kriterien die Schwere der Krankheit, das Ausmaß geweblicher Veränderungen, der Tod eines bestimmten Teiles der Versuchstiere (DL50), das Mittel der Absterbezeiten oder die Menge von Bakterien oder Bakterienprodukten, die eine bestimmte Wirkung hervorrufen (DLM). Alle diese Kriterien sind Resultanten aus Aktion und Gegenaktion zwischen Mikroorganismus und

---

[1] PARSONS 1955.   [2] SACHAROW 1941.
[3] MCLEOD und PAPPENHEIMER 1948.

Makroorganismus. Auch sind einige mit dem subjektiven Fehler des Experi-
mentators behaftet.

Der Virulenzmessung sind Grenzen gesetzt. So ist es kaum möglich, die
unter natürlichen Infektionsbedingungen beobachtete Virulenz von Bakterien im
Tierversuch zu reproduzieren und zu messen, da sowohl die Bakterien als auch
die Versuchstiere nicht mehr die gleichen Partner wie beim natürlichen Infektionsgeschehen sind. Bei den Bakterien sind es die Nachkommen entweder einer am
Infektionsgeschehen beteiligt gewesenen Population, die recht inhomogen sein
kann, oder eines einzigen Bakteriums, dessen Auswahl bei der üblichen Impftechnik
dem Zufall überlassen bleibt. In beiden Fällen sind alle aus der Angewöhnung
und Weiterzüchtung auf einem künstlichen Nährboden möglichen Veränderungen
in Rechnung zu stellen. Beim Bezugsobjekt wird es sich nie um das gleiche Individuum, höchstens um die gleiche Species, meist aber um eine andere handeln.
Miles (1955) sieht auch in der Durchführung der Virulenzteste an einer homogenen
Tierpopulation keine Gewähr für die Erlangung eines absoluten Maßes, da Veränderungen in der Resistenz durch Umweltveränderungen, Ernährung, Aufzuchtbedingungen, ferner Veränderungen der Immunitätslage als Folge der Einwirkung
verwandter Parasiten die Versuchsbedingungen beeinflussen können. Er hält
deshalb eine Virulenzmessung immer für eine vergleichende Messung. Dies macht
verständlich, daß Virulenzsteigerungen und Virulenzverminderungen noch am
ehesten einer Bestimmung zugänglich sind. Über die theoretischen Voraussetzungen der Virulenzmessung siehe bei Miles (1955).

4. Virulenzteste.

Obwohl die Virulenz das Resultat bestimmter Stoffwechselleistungen sein
muß, kann als sicher gelten, daß die zahllosen *diagnostischen in vitro-Reaktionen*,
die meist die Erkennung fermentativer Leistungen und die Bestimmung von
Stoffwechselprodukten zum Ziel haben (s. S. 218), für die Klärung des Virulenz-
problems kaum von Wert sind. Sie beanspruchen deshalb keine Besprechung in
diesem Zusammenhang.

Etwas näher muß jedoch eingegangen werden auf eine Gruppe von Labo-
ratoriumsprüfungen, die unter der Bezeichnung *Virulenzteste* bekannt sind. Es
sind dies sehr verschiedenartige Methoden[1], die eine Entscheidung über die
Virulenz eines bestimmten Bakterienstammes zu treffen erlauben sollen.

Sofern es sich dabei um *Tierversuche* handelt, können es exakte Versuchsanordnungen zur Bestimmung der Virulenz sein (direkter Virulenznachweis).
Dem Tierversuch kann als gleichwertig der in vitro-Nachweis von Ektotoxinen
zur Seite gestellt werden. Oft werden jedoch unter der Bezeichnung „Virulenzteste" in vitro-Methoden verstanden, mit denen morphologische oder physiologische Bakterienmerkmale festgestellt werden, die mit statistischer Signifikanz
nur bei virulenten Stämmen einer Species nachweisbar sind, ohne daß etwas
Sicheres über einen kausalen Zusammenhang bekannt wäre (indirekter Virulenznachweis durch Virulenzindicatoren).

Die Virulenzteste lassen sich wie folgt einteilen:
1. Direkter Nachweis der Virulenz
   a) mit Bakterien im Tierversuch
   b) mit Ektotoxinen
      α) im Tierversuch
      β) in vitro

---

[1] Hallmann 1955.

2. Indirekter Nachweis der Virulenz mit
    a) morphologischen oder
    b) stoffwechselphysiologischen Virulenzindicatoren, die
        α) in einer gewissen Beziehung zur Virulenz stehen,
        β) nicht in bekannter kausaler, aber in statistisch gesicherter Beziehung zur Virulenz stehen.

Unter diesen Testen nimmt der *direkte Nachweis der Virulenz im Tierversuch* insofern eine Sonderstellung ein, als er bei geeigneter Versuchsanordnung eine schlüssige Aussage über die Virulenz eines zu prüfenden Stammes erlaubt und darüber hinaus in manchen Fällen die Feststellung der Anwesenheit von bestimmten Virulenzfaktoren (z. B. Ektotoxinen) gestattet. Zu erwähnen sind z. B. der Mäuseversuch mit Milzbrandbacillen, Schweinerotlaufbakterien und bestimmten Salmonellen, der Meerschweinchen- und Kaninchenversuch mit Tuberkelbakterien und der Kaninchenhauttest mit Staphylokokken, ferner die Toxinnachweise bei Diphtheriebakterien nach EHRLICH-MARX (Subcutantest) und RÖMER (Intracutantest) beim Meerschweinchen und die Toxinnachweise bei Botulismusbacillen und Tetanusbacillen im Meerschweinchen- oder Mäuseversuch und schließlich der in seinem Wert allerdings umstrittene[1] Katzenversuch nach DOLMAN, WILSON und COCKCROFT (1936) zum Nachweis von thermostabilen Toxinen von solchen Staphylokokken, die als Nahrungsmittelvergifter eine bedeutsame Rolle spielen.

Je nach Fragestellung können Tierversuche aber auch Pathogenitätsteste im Hinblick auf eine allgemeine Aussage über die krankmachende Eigenschaft einer Bakterienspecies oder schließlich Hilfsmittel für die Systematisierung (Diagnose) sein. Dies gilt z. B. für die Sicherung der Diagnose fraglicher Botulismus- oder Tetanusbacillen oder fraglicher Diphtheriebakterien. Häufig verwischen sich in der Praxis die Grenzen zwischen Virulenztest und diagnostischem Tierversuch.

Der *in vitro-Nachweis der Ektotoxine* ist insofern dem Tierversuch gleichzustellen, als mit den gebräuchlichen Verfahren der exakte serologische Nachweis eines definierten Virulenzfaktors geführt wird. Dies gilt z. B. für den Nachweis des Diphtherietoxins in der Agar-Gel-Präzipitation nach ELEK (1948), die dem Tierversuch sogar überlegen sein kann[2].

Der *indirekte Nachweis der Virulenz mit Indicatoren*, die in einem gewissen Zusammenhang mit ihr stehen, stützt sich auf morphologische und stoffwechselphysiologische Prüfungen.

Ein wichtiger *morphologischer Virulenzindicator* ist die *Glatt-Rauh-Eigenschaft* vieler, insbesondere gramnegativer pathogener Bakterienarten der Familie Enterobacteriaceae (z. B. Typhus-, Paratyphus-, Enteritis- und Ruhrbakterien). Die Erfahrung lehrt, daß virulente Stämme dieser Familie in der Glattform, avirulente in der Rauhform vorliegen. Für pathogene Species anderer Familien gilt dieses Kriterium allerdings nicht. Diphtheriebakterien, Tuberkelbakterien des humanen Typs, viele Streptokokken und Milzbrandbacillen werden aus dem befallenen Organismus als Rauhformen gezüchtet. Über die chemische Grundlage des Glatt-Rauh-Phänomens und seine Beziehungen zur Virulenz siehe S. 243.

Ein weiterer morphologischer Indicator für die Virulenz ist die *Kapselbildung*, die z. B. bei virulenten Pneumokokken und Milzbrandbacillen beobachtet wird. Kapsellose Stämme gelten als avirulent. Über die Kapselbildung siehe S. 187, über ihre Beziehungen zur Virulenz siehe S. 241.

Schließlich ist als morphologischer Virulenzindicator eine Besonderheit der Tuberkelbakterien im mikroskopischen Präparat zu erwähnen. Sie bezieht sich auf die Lagerung virulenter Stämme in „Zöpfen", die avirulente Stämme vermissen lassen. Über die Beziehungen dieses Phänomens zur Virulenz siehe S. 244.

---

[1] FULTON 1943, siehe auch MATHESON und THATCHER 1955.   [2] BADER 1952.

Stoffwechselphysiologische Indicatoren sind z.B. die Koagulase von Staphylokokken, die Hämolysine von Staphylokokken und Streptokokken und das im Nagler-Test nachweisbare α-Toxin von Clostridien.

Für eine *Reihe weiterer morphologischer und physiologischer Virulenzindicatoren* schließlich ist kein Zusammenhang mit den Ursachen der Virulenz bekannt. Sie sind recht heterogen und leiten ihre Berechtigung allein aus der Erfahrung einer statistisch gesicherten Korrelation her.

Folgende Beispiele mögen erwähnt werden: Bei Staphylokokken wird der Größe der einzelnen Bakterien, der Mannitvergärung, der Intensität der Farbstoffbildung, neuerdings auch dem Phagentyp eine gewisse Aussagekraft beigemessen.

Bei Salmonellen ist von praktischer und theoretischer Bedeutung das „Ammonverhalten"[1]. Dem zu prüfenden Stamm werden bei Anwesenheit nur einer einzigen N-Quelle bestimmte assimilierbare C-Quellen (Dextrose, Arabinose, Rhamnose, Dulzit, Natriumcitrat) angeboten. Je nach der Verwertung dieser C-Quellen läßt sich ein zu prüfender Bakterienstamm in eine von drei Gruppen einteilen, deren Angehörige sich durch ihre Standortgebundenheit bei bestimmten Wirten(Pathogenität) und durch ihre Virulenz unterscheiden. Als allgemeine Regel kann gelten, daß mit fortschreitendem Unvermögen, die C-Quellen anzugreifen, eine wachsende Standortgebundenheit und zunehmende Virulenz verbunden sind. Interessant ist ferner, daß bei manchen Salmonellen das abweichende fermentative Verhalten eines Stammes gegenüber bestimmten Kohlenhydraten auf eine besondere Wirtsspecies als Standort und damit auf die Pathogenität für diesen Wirt schließen läßt. Als Beispiele seien angeführt, daß rhamnose-negative Stämme von S. typhimurium und dulcit-negative Stämme von S. enteritidis bei der Ente und Stämme von S. typhimurium mit bestimmtem Ammonverhalten bei der Taube ihren Standort haben. — Schließlich kann in diesem Zusammenhang erwähnt werden, daß bis vor einigen Jahren unter der Speciesbezeichnung Salmonella paratyphi B 2 verschiedene Salmonellatypen geführt wurden, die sich durch die Schleimwallbildung der Kolonien und durch ihr Verhalten gegenüber d-Tartrat unterschieden. Eingehende Untersuchungen zeigten dann, daß der eine, keinen Schleimwall bildende, d-Tartrat vergärende Typ ausschließlich als Erreger einer Gastroenteritis, nicht aber eines Paratyphus auftrat. Die Erkenntnis, daß mit den erwähnten Merkmalen entscheidende pathogenetische Potenzen verknüpft waren, führte schließlich zur Aufstellung einer neuen Bakterienspecies (Salmonella java).

Von mehr theoretischem Interesse ist bei Tuberkelbakterien die Reaktion nach DUBOS u. MIDDLEBROOK (1948). Mit ihr wird das Verhalten von Tuberkelbakterien unter bestimmten Versuchsbedingungen gegenüber Neutralrot geprüft. Virulente Keime färben sich rot, avirulente rosa oder gelblich. Über die Deutung dieses Reaktionsausfalls siehe bei DESBORDES u. FOURNIER (1950), MIDDLEBROOK (1950), VIALLIER, KALB u. TIGAUD (1950), ASSELINEAU u. LEDERER (1950). Auf der Grundlage dieser Reaktion wurden verschiedene weitere Virulenzteste aufgebaut, so nach BLOCH (1950), DESBORDES (1952) und WILSON, KALISH u. FISH (1952).

Schließlich ist der Ruge-Philipp-Test erwähnenswert, von dem eine Aussage über die Virulenz zahlreicher Bakterienarten erwartet wird. Er beruht auf dem unterschiedlich starken Wachstum von Bakterien in Nährböden, denen defibriniertes Patientenblut beigemengt wurde[2].

---

[1] HOHN und HERMANN 1936.
[2] Siehe bei HALLMANN 1955.

5. Virulenzfaktoren.

a) Einleitung.

Die Umschau nach Bakterienspecies, deren Virulenzmechanismus eindeutig geklärt wäre, zeigt, daß experimentell gesicherte Daten nur für einige wenige Ektotoxinbildner vorliegen. Unser Wissen über fast alle anderen pathogenen Bakterien ist noch recht mangelhaft. Dies ist um so erstaunlicher, als die Arbeitskraft fast eines Jahrhunderts sich auf den Bakterienstoffwechsel konzentrierte. Ein kritischer Rückblick zeigt jedoch, daß die taxonomisch wichtigen Merkmale überbewertet wurden, die Faktoren, die für die Pathogenität verantwortlich sind, dagegen wenig Beachtung fanden. Hinzu kam, daß durch die Entdeckung von hochgiftigen Ektotoxinen zwar ein wichtiger Virulenzfaktor gefunden, gleichzeitig aber die irrige Schlußfolgerung gezogen wurde, die entscheidende Rolle im Infektionsgeschehen komme grundsätzlich Toxinen zu. Nichts zeigt dies deutlicher, als die zahlreichen Definitionen der Virulenz, deren fester Bestandteil die Erwähnung von Toxinen ist, obwohl recht bald offenbar wurde, daß die Suche nach toxischen Substanzen, die die Verschiedenartigkeit der klinischen Bilder restlos erklären könnten, fast immer erfolglos blieb. Heute muß vermutet werden, daß die Virulenz der meisten pathogenen Species zumindest nicht allein durch diejenigen Bakterienprodukte bedingt ist, die als Toxine bezeichnet werden. Sie ist offenbar das Produkt eines sehr komplexen Zusammenwirkens einer wahrscheinlich großen Zahl von meist noch unbekannten Stoffwechselvorgängen beim Mikroorganismus und Makroorganismus.

Diejenigen Bakterieneigenschaften, die mit der Virulenz in Verbindung gebracht werden, werden im folgenden als Virulenzfaktoren bezeichnet. In diesem allgemeinen Zusammenhang soll diese Bezeichnung jedoch nichts präjudizieren. Insbesondere soll sie nicht andeuten, daß die Virulenz eines Mikroorganismus allein durch eine besondere anatomische Beschaffenheit oder — mit Ausnahme bestimmter Ektotoxine — allein durch die Anwesenheit einer bestimmten chemisch definierten Substanz zu erklären wäre. Sie wurde gewählt, um eine umfassende Bezeichnung für morphologische und physiologische Faktoren gebrauchen zu können, deren Zusammenhang mit der Virulenz behauptet, deren Wirkungsweise jedoch noch wenig bekannt ist[1].

Bevor die Rolle einiger der bekanntesten Virulenzfaktoren für das Krankheitsgeschehen untersucht wird, muß noch einmal betont werden, daß diese nicht verwechselt werden dürfen mit morphologischen oder stoffwechselphysiologischen Merkmalen, die im Rahmen der Virulenzteste als Virulenzindicatoren geprüft werden (s. S. 237). Dies schließt nicht aus, daß manche Virulenzfaktoren, z. B. Ektotoxine, auch Indicatoren sind und daß bei manchen, insbesondere morphologischen Faktoren, die Frage noch offen ist, ob sie als Faktoren oder Indicatoren zu werten sind. Dies gilt insbesondere für die Kapselbildung, das S-R-Phänomen und den Cordfaktor.

Der Versuch, die Faktoren zu ordnen, die heute mit der Virulenz in mehr oder weniger feste Beziehungen gebracht werden, ergibt folgende, in der Literatur meist anzutreffende Einteilung:

1. Virulenzfaktoren, die in der Morphologie der Mikroorganismen ihren Ausdruck finden
2. Chemisch definierte Virulenzfaktoren
   a) Enzyme
   b) Endotoxine
   c) Ektotoxine

---

[1] Zur Kritik der Bezeichnung Virulenzfaktor siehe bei Doerr 1948.

Diese Einteilung ist recht willkürlich. Vor allem bedarf es des Hinweises, daß die Virulenzfaktoren, die in der Morphologie der Bakterien ihren Ausdruck finden, ebenfalls chemisch zu definieren sind. Ferner besteht über die Zuordnung mancher Bakterienprodukte keine Einigkeit. So werden die Lecithinasen von GRUMBACH (1958) den Ektotoxinen, von OGINSKY u. UMBREIT (1959) wegen des Fehlens einer Latenzzeit zwischen der Applikation und dem Auftreten der Symptome der Gruppe der extracellulär wirkenden Enzyme zugerechnet. Auch die Unterscheidung zwischen Endotoxinen und Ektotoxinen begegnet in der Praxis gewissen Schwierigkeiten, abgesehen davon, daß diese Bezeichnungen nach Ansicht mancher Autoren nicht glücklich gewählt sind[1]. VAN HEYNINGEN (1950) hält die Klassifizierung der Toxine nach ihrer Herkunft von grampositiven oder gramnegativen Bakterien für zweckmäßiger. In einer späteren Publikation (1955) schlägt er die Bezeichnungen Toxin und Pseudotoxin vor.

Vor allem ist es jedoch angebracht, an dieser Stelle mit DOERR (1948) noch einmal darauf hinzuweisen, daß die Faktoren, die die krankmachenden Eigenschaften eines Mikroorganismus bedingen, nichts mit seiner Infektiosität zu tun haben. Diese „ist nichts anderes, als das Vermögen bestimmter Mikroben, sich in einem Wirtsorganismus anzusiedeln und die Existenz ihrer Art in Wirtsketten zu erhalten; sie hängt nicht von der krankmachenden Wirkung der Keime ab, sondern wie jede Gast-Wirt-Beziehung davon, ob die Keime an den Wirtsorganismus, der ihnen als Lebensraum dienen soll, angepaßt sind oder nicht. Für das naturwissenschaftlich orientierte Denken ist es daher durchaus kein Widerspruch, daß Mikroorganismen, welchen die Infektiosität, die Befähigung zu parasitischer Lebensweise gänzlich fehlt, Toxine produzieren. Ebensowenig kann es befremden, daß man Toxine, welche in ihren wesentlichen Eigenschaften völlig den Mikrobengiften gleichen, auch dort nachgewiesen hat, wo kein wie immer gearteter Zusammenhang mit Mikroorganismen oder mit Infektionsprozessen besteht[2]."

b) Morphologische Faktoren.

Unter den Stoffwechselleistungen, die in der Morphologie der Mikroorganismen ihren Ausdruck finden, wurde schon frühzeitig den *Kapsel- und Schleimsubstanzen* (s. S. 187) mancher Bakterienarten besondere Bedeutung für die Virulenz zugeschrieben, nachdem Untersuchungen von BORDET (1897) und PREISZ (1911) an Streptokokken und an Milzbrandbacillen für einen Einfluß dieser Zellbestandteile auf das Infektionsgeschehen sprachen. Bald wurden auch bei anderen Species, bei Klebsiellen, Pasteurellen, Hämophilen, Brucellen, Streptokokken und Staphylokokken, Kapseln oder Schleimhüllen nachgewiesen.

Besonders die Kapselsubstanzen von *Diplococcus pneumoniae* waren Gegenstand zahlreicher Untersuchungen[3]. Sie bestehen aus serologisch differenten Polysacchariden, die den verschiedenen Pneumokokkentypen ihre serologische Spezifität verleihen. Die Rolle dieser Kapselsubstanzen als Virulenzfaktoren scheint aus den Beobachtungen hervorzugehen, daß Pneumokokken aus Krankheitsherden immer eine Kapsel besitzen, Pneumokokken ohne Kapseln dagegen im Tierversuch avirulent sind und daß die Virulenz von Pneumokokken durch Zugabe von Kapselsubstanz gesteigert werden kann[4]. Weitere Hinweise für eine gewisse Rolle der Pneumokokkenkapseln im Krankheitsgeschehen sind die experi-

---

[1] DOERR 1948, GRUMBACH 1958.
[2] Zusammenfassende Darstellungen der Virulenzprobleme finden sich vor allem in den Beiträgen von MILES, VAN HEYNINGEN, PAPPENHEIMER, MACFARLANE, WRIGHT, DUBOS, SMITH, KEPPIE und BURROWS zu der Publikation von HOWIE und O'HEA 1955, ferner bei DOERR 1949, DUBOS 1949, VAN HEYNINGEN 1950, GRUMBACH und KIKUTH 1958.
[3] AVERY 1932, 1933.   [4] FELTON und BAILEY 1926.

mentellen Feststellungen, daß Pneumokokken mit Kapseln der Phagocytose sehr viel mehr widerstehen, als Pneumokokken ohne Kapseln, daß freie Kapselsubstanz die Phagocytose avirulenter Pneumokokken verhindern kann[1], ihre biologische Wirksamkeit also nicht an ihre Bindung an die Zelle geknüpft ist[2], daß Versuchstiere nach Vorbehandlung mit Kapselmaterial gegenüber dem homologen Typ geschützt sind[3], daß die Schutzkraft mit dem Serum übertragen werden kann[4], daß sich bekapselte Pneumokokken nach Einwirkung von Immunserum wie unbekapselte verhalten[5] und daß gegen die Kapseln gerichtete Enzyme im Tierversuch eine Schutzwirkung haben[6].

Gegen die Kapseln als Virulenzfaktoren spricht allerdings der Umstand, daß es bekapselte Pneumokokken gibt, die eine nur geringe Virulenz aufweisen. Vor allem zeigten aber Shaffer, Enders u. Wu (1936) in Untersuchungen an zwei serologisch identischen Stämmen von Pneumokokken, von denen der eine stark virulent, der andere wenig virulent für das Kaninchen war, daß die wechselseitige Kapseltransformation den Virulenzgrad der beiden Stämme nicht beeinflußte. Der Schluß liegt nahe, daß zumindest in diesem Falle die Virulenz nicht allein an die Kapseln, sondern auch an andere Faktoren geknüpft war.

Das über die Pneumokokkenkapsel Gesagte gilt bis zu einem gewissen Grade auch für die Kapsel von *Bacillus anthracis*, die jedoch nicht wie die der Pneumokokken aus Polysacchariden, sondern aus d-Glutaminsäure besteht[7]. Sie wird vor allem für den Phagocytoseschutz verantwortlich gemacht. Eine passive Immunisierung mit entsprechenden Seren ist jedoch nicht möglich.

Bei den bisher erwähnten pathogenen Species Diplococcus pneumoniae und Bacillus anthracis ist die Kapsel eine mit einfachen technischen Mitteln sichtbar zu machende Zellhülle (s. S. 189). Mikroskopisch nicht zu erkennen sind bestimmte Zellbestandteile von Angehörigen der Familie Enterobacteriaceae, die als K-(„Kapsel"-)Antigene bezeichnet werden. Sie sind nur serologisch nachweisbar, wenngleich gewichtige Gründe dafür sprechen, daß auch sie der Zellwand aufgelagert sind[8].

Zu diesen Zellbestandteilen gehört auch das *Vi-Antigen* von Salmonella typhi[9] (s. S. 203). Es ist bei fast allen frisch aus Erkrankten gezüchteten Stämmen nachweisbar, die im Gegensatz zu den Vi-Antigen-freien W-Formen als V-Formen bezeichnet werden. Bestimmte immunbiologische Beobachtungen, z. B. die Inagglutinabilität von Vi-Antigen-haltigen Stämmen durch homologes O-Serum und die Herstellung der O-Agglutinabilität durch thermische Zerstörung des Vi-Antigens, zeigen die nahe Verwandtschaft dieses Antigens mit den K-Antigenen der Escherichien und anderer Enterobacteriaceen. Die Bezeichnung Vi, eine Abkürzung von Virulenz, deutet auf ursprünglich vermutete Beziehungen zur Virulenz hin. Diese haben sich jedoch nur insofern bestätigen lassen, als Beziehungen des Vi-Antigens zur Phagocytose im Tierversuch deutlich sind. Außerdem hat das Vi-Antigen immunisierende Eigenschaften, auch bei Verwendung eines heterologen Stammes[10]. Einschränkend für die Rolle des Vi-Antigens im Infektionsgeschehen ist zu erwähnen, daß auch bestimmte Typen von Escherichia coli Vi-Antigen enthalten können.

Über die Bedeutung der *K-Antigene* (s. S. 203) *pathogener Colibakterien* für die Virulenz ist noch nichts bekannt. Eine Darstellung der immunbiologisch

---

[1] Rosenow 1907.   [2] Sia 1926.
[3] Schiemann und Casper 1927, Francis und Tillett 1930.
[4] Avery und Goebel 1931, Goebel und Avery 1931.
[5] Neufeld und Rimpau 1904.   [6] Avery und Dubos 1931.
[7] Ivánovics und Bruckner 1937.   [8] Almon 1943.   [9] Felix und Pitt 1934.
[10] Felix und Pitt 1934, 1935, Longfellow und Luippold 1942, 1943, Luippold 1942, 1944, Almon 1943.

und diagnostisch wichtigen Eigenschaften dieser Bakterienbestandteile findet sich bei KAUFFMANN (1954).

Zusammenfassend läßt sich sagen, daß die Bedeutung der Kapseln für das Infektionsgeschehen noch sehr unklar ist. Sie scheinen mehr eine Schutzfunktion für den Mikroorganismus auszuüben, als eine Schädigung des Makroorganismus zu bewirken. Diese Ansicht vertritt auch DUBOS (1949), der die Bedeutung der Kapseln für den Infektionsverlauf darin sehen zu können glaubt, daß die bekapselten Bakterien der Phagocytose sehr viel mehr widerstehen als die unbekapselten. GRUMBACH (1958) formuliert etwas vorsichtiger, „daß die Kapsel bei den diese zusätzliche Keimhülle bildenden Mikroorganismen zwar die conditio sine qua non der Manifestation der Virulenz, nicht aber ihr Träger ist".

Eine zweite morphologische Besonderheit, die mit der Virulenz in Beziehung gebracht wird, ist die *Glatt-Rauh-Dissoziation*. Wie schon auf S. 238 erwähnt, liegen virulente Stämme gramnegativer Stäbchenbakterien in der Glattform, avirulente Stämme in der Rauhform vor. Die Bezeichnungen „glatt" (smooth) und „rauh" (rough), die meist durch die Symbole S und R ersetzt werden, sind ursprünglich Charakterisierungen der Kolonieoberfläche. S-Form-Kolonien zeigen eine glatte, meist spiegelnde und glänzende Oberfläche. Außerdem sind sie regelmäßig gewölbt und ihr Rand ist gleichmäßig kreisförmig. R-Form-Kolonien haben eine rauhe, trockene, oft runzelige Oberflächenbeschaffenheit. Sie sind meist flacher als die S-Formen und unregelmäßig begrenzt. Da der Übergang der Glattformen in Rauhformen mit einem Verlust der Suspensionsstabilität in Kochsalzlösungen oder bestimmten Farbstofflösungen verbunden ist, wurden die Bezeichnungen S und R in der Folgezeit für die Charakterisierung der Stabilität gebraucht. Zwar besteht zwischen diesen verschiedenen Phänomenen ein enger, aber kein absoluter Zusammenhang. Es ist deshalb im Interesse einer exakten Diktion wünschenswert, zu erwähnen, in welchem Sinne die Begriffe gebraucht werden. Im Rahmen der Besprechung der morphologisch erkennbaren Virulenzfaktoren liegt der Bezeichnung die Besonderheit der Koloniemorphologie zugrunde.

S-Formen können sich in R-Formen „umwandeln". *In vivo* zeigen dies die bei Dauerausscheidern von Typhus- oder Paratyphusbakterien sich über Jahre erstreckenden Kontrolluntersuchungen besonders anschaulich. Während sich zunächst nur S-Formen finden, tauchen später, oft mit diesen vergesellschaftet, R-Formen auf, die schließlich das Bild beherrschen. Ein ähnliches Phänomen tritt bei bestimmten Ruhrbakterien (Shigella sonnei) auf. Sie finden sich bei frisch Erkrankten fast ausschließlich in der sog. Rundform (Glattform). In späteren Krankheitsstadien treten sie zusammen mit sog. Flachformen und bei Gesunden fast ausschließlich als Flachformen auf. Zwischen den Flachformen von Shigella sonnei und den Rauhformen anderer Species bestehen gewisse Parallelen. Auch hier haben experimentelle Untersuchungen ergeben, daß die Rundformen virulent, die Flachformen avirulent sind[1].

Auch auf *künstlichen Nährböden* zeigen Bakterienstämme häufig die Tendenz einer „Umwandlung" von der ursprünglichen Glattform zur Rauhform. Solche Beobachtungen werden wie in vivo als Mutationen mit anschließender Selektion gedeutet.

Die der Glatt-Rauh-Dissoziation zugrunde liegenden chemischen Veränderungen sind heute bekannt. Es handelt sich um den Ersatz hydrophiler Oberflächensubstanzen durch hydrophobe Lipoide. Da dieser Vorgang eine Virulenzabschwächung zur Folge hat, liegt der Schluß nahe, daß die Glattantigene

---

[1] ROELCKE 1943.

— Protein-Polysaccharid-Lipoid-Komplexe — Virulenzfaktoren sind. Da diese den Endotoxinen entsprechen, verschiebt sich die Fragestellung auf die Bedeutung dieser Bakterienbestandteile für die Virulenz (s. S. 247). Einschränkend muß jedoch gesagt werden, daß die typische Infektionskrankheit mit isolierten S-Antigenen nicht erzeugt werden kann. Sie ist mit seltenen Ausnahmen (akute Gastroenteritis, verursacht durch Salmonellen) an die Anwesenheit lebender Bakterien im Organismus gebunden.

Über Beziehungen anderer Kolonieformen zur Virulenz (Zwergformen, Mucosusformen, Rugosusformen) ist nichts bekannt.

Ein drittes morphologisches Merkmal, das Beziehungen zur Virulenz aufweist, ist die *Cord-Lagerung* der Tuberkelbakterien. Schon lange ist bekannt, daß diese Mikroorganismen im mikroskopischen Präparat eine eigenartige Lagerung in „Zöpfen" zeigen können[1]. Aus dieser serpentine-cord-Lagerung wurde auf die Virulenz der betreffenden Stämme geschlossen[2], nachdem sich herausgestellt hatte, daß avirulente Tuberkelbakterien diese Lagerung nicht zeigen, sondern ungeordnet im Präparat liegen. Wahrscheinlich ist das Phänomen der Cord-Bildung durch die Anwesenheit einer Lipoidfraktion auf der Zelloberfläche bedingt. Nach Behandlung mit Äther verlieren die Tuberkelbakterien die Fähigkeit zur Cord-Lagerung, um sie nach Hinzufügen des Extraktes wieder zu erwerben. In diesem Zusammenhang muß erwähnt werden, daß auch wäßriger Extrakt von Hühnerembryonen avirulenten Tuberkelbakterien die Cord-Lagerung ermöglicht[3]. Mit dem Verlust der Cord-Bildung büßen Tuberkelbakterien einen beträchtlichen Teil ihrer Virulenz ein[4]. Daß die ätherlösliche Lipoidfraktion aber ebensowenig der alleinige Virulenzfaktor der Tuberkelbakterien ist, wie die Kapseln die Virulenzfaktoren der Pneumokokken oder der Milzbrandbacillen oder die S-Antigene die der gramnegativen Stäbchenbakterien, zeigt unter anderem die Feststellung, daß sie auch beim praktisch avirulenten BCG-Stamm reichlich vorhanden ist[5]. Die Prüfung der Beziehungen des Cord-Faktors zur Phagocytose läßt zwar deutliche Parallelen, aber auch Unterschiede zwischen dem Cord-Faktor und den Kapseln erkennen. Primär werden im Tierversuch avirulente und virulente Tuberkelbakterien phagozytiert, erst sekundär werden diejenigen Leukocyten zerstört, die virulente Keime enthalten, während die Leukocyten mit avirulenten Keimen erhalten bleiben[3]. Analoge Beobachtungen liegen in vitro vor[6].

c) Enzyme.

Zu den chemisch definierten Virulenzfaktoren werden bestimmte *Enzyme* gerechnet, die ihre Wirkung im Gewebe des befallenen Organismus entfalten und in Beziehung zur Invasionsfähigkeit und Toxicität ihrer Produzenten gebracht werden. Es sind dies z. B. Lecithinasen, Hämolysine, Hyaluronidasen, Streptokinase, Koagulase und Proteinasen[7]. Sie werden als den Ektotoxinen nahestehend betrachtet. Obwohl die in vitro-Wirkungen dieser Bakterienprodukte gut bekannt sind, ist ihre Funktion im Rahmen des Infektionsgeschehens noch wenig geklärt. Mikroorganismen, die stärkere örtliche Reaktionen verursachen, z. B. Bakterien der Gasbrandgruppe, Staphylokokken und Streptokokken, sind Produzenten solcher Stoffe. Ausführlich dargestellt ist dieses Gebiet von VAN HEYNINGEN (1950).

Lecithinasen werden von verschiedenen Erregern der Gasbrandgruppe gebildet. Eingehend untersucht sind die von Clostridium perfringens, Clostridium oedema-

[1] CORNET und MEYER 1903.   [2] MIDDLEBROOK, DUBOS und PIERCE 1947.
[3] BLOCH 1948.   [4] BLOCH, SORKIN und ERLENMEYER 1953.   [5] GRUMBACH 1958.
[6] ALLGÖWER und BLOCH 1949.   [7] OGINSKY und UMBREIT 1959.

tiens, Clostridium haemolyticum, Clostridium bifermentans und Clostridium septicum.

Versetzt man menschliches Serum mit einem Kulturfiltrat von Clostridium perfringens, so resultiert eine Trübung, die in Korrelation steht zu dessen Toxicität und Hämolysevermögen[1]. Diese Reaktion wird als Nagler-Test bezeichnet. Ihr nachgebildet ist die Lecithovitellin-Reaktion, die auf einer ähnlichen Beobachtung nach der Einwirkung von Kulturfiltrat auf klaren Eigelbextrakt beruht[2]. In beiden Fällen wird ein Lipoprotein gespalten. Der für diese Phänomene verantwortliche Filtratbestandteil ist das α-Toxin von Clostridium perfringens. Es tötet Mäuse, nekrotisiert die Meerschweinchenhaut und löst Hammelerythrocyten in Gegenwart von Ca-Jonen auf. Sein Hämolysevermögen erstreckt sich auf bestimmte Species. Außer Erythrocyten des Menschen werden Schaferythrocyten, jedoch nicht Pferdeerythrocyten gelöst[3]. Die Art seiner Wirkung ist bekannt. Es hydrolysiert in Anwesenheit von Calciumionen Lecithin zu Phosphorylcholin und einem Diglycerid[4]. Seine erythrocytenzerstörende Wirkung wird auf die Lecithinspaltung in der Zellwand zurückgeführt[5].

Die Verwandtschaft des α-Toxins mit den Ektotoxinen ist unverkennbar: Unter der Einwirkung von Formalin wandelt es sich in Toxoid um. Durch Antilecithinase ist es neutralisierbar.

Die in Schlangengiften nachweisbare Lecithinase besteht aus Esterasen, die Lecithin in eine ungesättigte Fettsäure und toxisches, hämolysierendes Lysolecithin spalten[6].

Über weitere Toxine von Clostridium perfringens, deren Lecithinase-Natur allerdings noch nicht erwiesen ist, siehe bei VAN HEYNINGEN (1950) und OAKLEY u. WARRACK (1953).

Clostridium oedematiens produziert zwei verschiedene Lecithinasen (β, γ)[7]. Beide geben die Lecithovitellin-Reaktion[8], verhalten sich aber immunbiologisch verschieden. Auch von der Lecithinase von Clostridium perfringens unterscheiden sie sich serologisch[9].

Eine weitere Lecithinase, von Clostridium haemolyticum, ist offenbar serologisch identisch mit der von Clostridium oedematiens, Typ B (β-Toxin)[10].

Schließlich wird eine vierte Lecithinase von Clostridium bifermentans gebildet, die serologisch mit der von Clostridium perfringens eng verwandt ist, aber sich von ihr biochemisch unterscheidet. Ihr Hämolysevermögen richtet sich gegen die Erythrocyten von Kaninchen und Mäusen, die von Menschen, Pferd, Schaf und Meerschweinchen werden nicht angegriffen[11].

Wenn in zahlreichen Untersuchungen der Wirkungsmechanismus der Lecithinasen geklärt werden konnte, so bestehen über ihre Rolle für die Erzeugung des Gasbrandes noch große Meinungsverschiedenheiten. Skeptisch äußert sich vor allem VAN HEYNINGEN (1955), zuversichtlicher sind AIKAT u. DIBLE (1956).

Außer den Lecithinasen von Clostridien, die in der Lage sind, auf Grund ihrer spezifischen Enzymwirkung Erythrocyten aufzulösen, werden bei verschiedenen Bakterienarten zahlreiche *Hämolysine* gefunden. Sie unterscheiden sich biochemisch und auch serologisch und sind zum Teil ebenfalls Enzyme[12], aber mit anderem Wirkungsmechanismus, da sie nicht nur rote Blutkörperchen, sondern auch andere Zellen zerstören. Die Art ihrer Wirkung ist im einzelnen unbekannt.

---

[1] SEIFFERT 1939, NAGLER 1939.   [2] MACFARLANE, OAKLEY und HENDERSON 1941.
[3] OAKLEY, WARRACK und CLARKE 1947.
[4] MACFARLANE und KNIGHT 1941, MACFARLANE 1942.
[5] VAN HEYNINGEN 1941.   [6] DE 1944.   [7] MACFARLANE 1948, 1950.
[8] CROOK 1942, HAYWARD 1943.   [9] OAKLEY, WARRACK und CLARKE 1947.
[10] OAKLEY, WARRACK und CLARKE 1947, MACFARLANE 1950.
[11] MILES und MILES 1947.   [12] HERBERT und TODD 1941, BERNHEIMER 1947.

Vielleicht sind sie identisch mit den Leukocidinen[1]. Die Produktion dieser Hämolysine beschränkt sich nicht nur auf pathogene Arten, z. B. Staphylokokken,
Streptokokken und Tetanusbacillen, sie werden auch bei apathogenen Species
nachgewiesen, z. B. bei Heubacillen. Die gleiche Bakterienart kann nebeneinander verschiedene Hämolysine produzieren.

In Kulturen von *Staphylokokken* lassen sich drei Toxine nachweisen, α, β, δ[2].
Ihre Wirkung auf die Erythrocyten verschiedener Species ist different. Das
α-Lysin wirkt auf Kaninchen-, Rinder- und Hammelerythrocyten, weniger auf
Menschenerythrocyten. Außerdem ist es hautnekrotisierend und tötet Mäuse.
Es ist wahrscheinlich ein Protein, dessen Reindarstellung jedoch noch nicht ge-
lungen ist[3]. Die reinsten Präparate enthielten 2,4 LD50 pro mg für die Maus.
Das β-Lysin[4] wirkt unter bestimmten Versuchsbedingungen (hotcoldlysis) auf
Ziegen- und Hammelerythrocyten[5], dagegen kaum auf Kaninchen-, Meer-
schweinchen- und Menschenerythrocyten. Es ist nicht hautnekrotisierend, aber
erythembildend. Es wirkt nicht auf Mäuse, aber auf Kaninchen[6]. Das δ-Lysin ist
gegenüber Kaninchen-, Hammel- und Menschenerythrocyten wirksam.

Menschenpathogene *Streptokokken* produzieren zwei Hämolysine, die mit den
Symbolen O und S bezeichnet werden. Das Streptolysin O, dessen Antikörper,
das Antistreptolysin O, Bedeutung für die Diagnose rheumatischer Erkrankungen
erlangt hat, ist wahrscheinlich ein Protein. Neben seiner hämolysierenden
Wirkung ist es kardiotoxisch[7] und für verschiedene Versuchstiere tödlich[8]. Das
Streptolysin S ist kein Antigen, also wahrscheinlich kein Protein[9].

Hyaluronidase ist ein Fermentgemisch, das von DURAN-REYNALS[10] ursprünglich als spreading factor beschrieben wurde und die rasche Ausbreitung von injizierten Flüssigkeiten oder Partikeln im Gewebe bewirkt. Hyaluronidasen
können aus Hodenextrakt gewonnen werden, sie finden sich aber auch in Insekten-
und Schlangengiften. Ihr Substrat ist die in der Natur weitverbreitete Hyaluronsäure, die auch ein wesentlicher Bestandteil der Intercellularsubstanz ist.

Im Bakterienbereich werden verschiedene Hyaluronidasen von hämolysierenden Streptokokken, Staphylokokken, Pneumokokken und Clostridien, häufig als
adaptives Ferment gebildet[11]. Auch die Hyaluronsäure findet sich bei Bakterien
und zwar in der Schleimhülle von Streptokokken[12]. Eigenartigerweise können
Ferment und Substrat auch bei ein und demselben Bakterienstamm und zwar bei
hämolysierenden Streptokokken der Gruppe A gefunden werden[13]. Wenn auch
vermutet werden kann, daß die Bildung von Hyaluronidase die Diffusion von
Stoffwechselprodukten und Toxinen und auch Bakterien im befallenen Organismus fördert, so wird doch eine Korrelation zwischen dem Hyaluronidasebildungs-
vermögen von Bakterien und ihrer Invasionsfähigkeit bestritten[14].

Ein weiteres extracelluläres Enzym ist die *Streptokinase* (Fibrinolysin), die
von Streptokokken der Gruppen A, C und G[15], aber auch von anderen Species,
von Staphylokokken[16] und Bakterien der Gasbrandgruppe[17] gebildet wird. Es
ist ein Enzym, das im Serum enthaltenes Plasminogen zu Plasmin umlagert[18] und

[1] VAN DE VELDE 1894.   [2] ELEK und LEVY 1950.
[3] WITTLER und PILLEMER 1948.   [4] GLENNY und STEVENS 1935.
[5] WALBUM 1921.   [6] LLEWELLYN, SMITH und PRICE 1938.
[7] BERNHEIMER und CANTONI 1945, CANTONI und BERNHEIMER 1945.
[8] BERNHEIMER 1954.   [9] Literatur über beide Streptolysine siehe bei GRUMBACH 1958.
[10] DURAN-REYNALS 1928, 1933, 1942.
[11] DURAN-REYNALS 1939, McCLEAN 1936, 1941, HUMPHREY 1944.
[12] KENDALL, HEIDELBERGER und DAWSON 1937.
[13] FABER und ROSENDAL 1954.   [14] MACLEOD und PAPPENHEIMER 1948.
[15] TILLETT und GARNER 1933, TILLET 1938.   [16] LAEK 1948, GERHEIM und FERGUSON 1949.
[17] REED, ORR und BROWN 1943.   [18] CHRISTENSEN und MCLEOD 1945.

hauptsächlich beim Menschen zur Wirkung kommt[1]. Es wird für die Beschaffenheit der wäßrigen, fibrinfreien Exsudate bei Streptokokkeninfektionen verantwortlich gemacht. Manche Autoren setzen es in Gegensatz zur Koagulase der Staphylokokken[2] und sehen in ihm einen Faktor, der die Invasionsfähigkeit von Bakterien begünstige[3].

Über die Bedeutung von *Kollagenasen* und *Gelatinasen* sind experimentelle Untersuchungen angestellt worden, die für ihre Mitwirkung bei gewebszerstörenden Infektionen sprechen[4]. Der Umstand, daß solche Enzyme bei Gasbranderregern gefunden werden, spricht ebenfalls für diese Deutung. Eine gut untersuchte Kollagenase ist das $\varkappa$-Toxin von Clostridium perfringens, das kollagene Fibrillen abbaut[5] und Ödeme, Hämorrhagien und Nekrosen verursacht[6]. Eine weitere Kollagenase findet sich in Filtraten von Clostridium histolyticum[7].

Über *Lipasen*[8] im Krankheitsgeschehen ist kaum etwas bekannt. Eine *Mucinase* soll für Darmerscheinungen bei der Cholera verantwortlich sein[9].

d) Endotoxine.

Endotoxine im engeren Sinne sind toxisch wirkende Zellbestandteile gramnegativer Stäbchenbakterien, im weiteren Sinne auch toxische Bestandteile des Somas anderer Bakterienarten. Ausführliche Darstellungen der chemischen und immunbiologischen Eigenschaften der Endotoxine finden sich bei DOERR (1948), VAN HEYNINGEN (1950), SCHMIDT (1955), der Eigenschaften von Bakterienpolysacchariden bei BURGER (1950). Gut analysiert sind die Zuckerbausteine von Angehörigen der Familie Enterobacteriaceae[10].

Die Endotoxine gramnegativer Stäbchenbakterien sind Komplexe von Proteinen, Polysacchariden und Lipoiden[11]. Wie schon bei der Besprechung des S-R-Phänomens erwähnt wurde (s. S. 243), sind sie mit den hydrophilen S-Antigenen identisch. Sie gehören also zu den somatischen (O-)Antigenen. DUBOS (1945) rechnet sie den Bausteinen der Zelloberfläche zu. Sie werden im Gegensatz zu den später zu besprechenden Ektotoxinen nicht sezerniert und lassen sich in Kulturfiltraten erst nach der Autolyse der Zellen nachweisen. Ihre Antigenität wird durch den Proteinanteil, ihre serologische Spezifität durch den Kohlenhydratanteil gesichert. Die Lipoide sind im natürlichen Eiweißverband keine Antigene[12]. Durch Hydrolyse ist eine Trennung in den toxischen, nicht antigenen Phospholipoid-Polysaccharid-Komplex und den nichttoxischen, antigenen Proteinanteil möglich.

Endotoxine sind wirkungsvolle Impfstoffe. Ihre geringe Toxicität erlaubt ihre Verwendung ohne besondere Entgiftung. Toxoide lassen sich nicht herstellen. Sie sind wenig temperaturempfindlich.

Die Antikörper der Endotoxine sind die für die Diagnostik wichtigen Agglutinine, Präzipitine, Lysine und komplementbindenden Antikörper. Ihre ent-

---

[1] REIMER 1936.   [2] OGINSKY und UMBREIT 1959.   [3] DUBOS 1949.
[4] WEINBERG und RANDIN 1931, MASCHMANN 1938, BIRCH-HIRSCHFELD 1940, MACFARLANE und MACLENNAN 1945, BIDWELL und VAN HEYNINGEN 1948, EVANS 1948, STEPHENSON 1949, MARKS 1952.
[5] GROSS 1953.   [6] OAKLEY, WARRACK und WARREN 1948.
[7] TYTELL und HEWSON 1950, KOCHOLATY und KREJCI 1948.
[8] DAVIES 1954, GILLESPIE und ALDER 1952, ALDER, GILLESPIE und HERDAN 1953.
[9] BURNET und STONE 1947.
[10] LÜDERITZ, KAUFFMANN, STIERLIN und WESTPHAL 1960, WESTPHAL, KAUFFMANN, LÜDERITZ und STIERLIN 1960, KAUFFMANN, BRAUN, LÜDERITZ, STIERLIN und WESTPHAL 1960.
[11] BOIVIN 1940, 1941, BOIVIN und DELAUNAY 1943, 1944, BOIVIN und MESROBEANU 1935, 1936, 1937, 1938.
[12] DOERR 1948.

giftende Wirkung ist im Gegensatz zu der der Anti-Ektotoxine gering. Das Gesetz der multiplen Proportionen, das besagt, daß eine n-fache Menge eines Toxins durch die n-fache Menge des Antitoxins neutralisiert wird, gilt für sie nicht. Therapeutisch haben die Antikörper der Endotoxine keine Wirkung.

Die *Giftigkeit* der Endotoxine ist wesentlich geringer als die der Ektotoxine. Zum Beispiel haben die Endotoxine von Salmonella typhi und von Shigella dysenteriae 0,0002 DLM/mg für die Maus, das Ektotoxin der Botulismusbacillen 1200 DLM/mg für das Meerschweinchen[1]. Ein weiterer, biologisch entscheidender Unterschied ist darin zu erblicken, daß sie beim Versuchstier kein spezifisches Krankheitsbild erzeugen. Die durch Endotoxine verschiedener pathogener Species nach intraperitonealer Einverleibung beobachteten Symptome sind ausgesprochen monoton. Meist kommt es zu lokaler Entzündung, Schwellung der regionären Lymphknoten, Diarrhoen, Temperatursteigerung und bei genügender Dosierung in kurzer Zeit zum Tod der Versuchstiere[2]. Als Ausnahme von dieser Regel führt DOERR (1948) die Wirkung des Endotoxins von Shigella dysenteriae auf den Blinddarm des Kaninchens an.

Im Hinblick auf die Tatsache, daß gerade unter den Endotoxinbildnern zahlreiche Species sind, die ausgesprochen toxische Krankheitsbilder verursachen (z. B. Salmonella typhimurium, Salmonella enteritidis und andere Enteritiserreger, Salmonella typhi und Vibrio cholerae), aber auch in Anbetracht der bei vielen Infektionskrankheiten vorhandenen Allgemeinerscheinungen ist die jahrzehntelange Suche nach giftigen Bakterienprodukten nur zu verständlich. Auch die häufig beobachteten Fernwirkungen lassen sich ohne Annahme einer Giftwirkung kaum erklären[3]. Es liegt deshalb nahe, gewisse Symptome von Infektionskrankheiten den Endotoxinen zuzuschreiben. Tatsächlich gelingt es unschwer zu zeigen, daß S-Antigene chemische Bausteine haben, die im Experiment Fieber, Leukopenie durch Zerstörung der Leukocyten oder durch ihre Auswanderung aus den Gefäßen und andere toxische Schädigungen verursachen können[4]. Schließlich liegen auch Beobachtungen über die Hemmung der Phagocytose[5] und der Serumbactericidie vor[6]. Besondere Aufmerksamkeit wurde der Erhöhung der Körpertemperatur gewidmet, die experimentell beim Versuchstier und auch beim Menschen sowohl mit abgetöteten Bakterien als auch mit bestimmten Fraktionen der Zellsubstanz erzielt werden kann. Auf der Anwendung pyrogener Stoffe aus Bakterien beruht die heutige Durchführung der Fiebertherapie. Die einzelnen Bakterienspecies haben jedoch eine sehr unterschiedliche Wirkung, die durchaus nicht ihrer Virulenz beim natürlichen Infektionsgeschehen entspricht. Choleravibrionen haben praktisch keine, Typhusbakterien häufig eine starke temperatursteigernde Wirkung, wie dies die Erfahrungen bei Schutzimpfungen lehren. Aber auch Colibakterien können bei geeigneter Applikation sehr wirkungsvoll sein.

Besonders den Zellsubstanzen der Typhusbakterien wurde im Hinblick auf das „toxische" Krankheitsbild des Typhus abdominalis von mehreren Seiten Aufmerksamkeit gewidmet[7]. Es gelang mit verschiedenen chemischen und physikalischen Extraktionsverfahren, Zellbestandteile zu gewinnen, die in geringen Mengen pyrogen wirkten, Lymphocytose, Leukopenie und Hyperglykämie verursachten und darüber hinaus die Versuchstiere töteten. Diese Wirkungen lassen sich jedoch nicht nur mit Typhusbakterien, sondern auch mit abgetöteten

---

[1] VAN HEYNINGEN 1950.   [2] Siehe bei VAN HEYNINGEN 1950.   [3] DOERR 1949.
[4] ROBERTSON und YU 1938, MORGAN 1941, 1943, MUNGER 1941, OLITZKY, AVINERY und BENDERSKY 1941, OLITZKY, AVINERY und KOCH 1942.
[5] MORGAN und UPHAM 1941.   [6] THIBAULT 1939, CUNCLIFF und MORGAN 1941.
[7] Literatur bei SCHMIDT 1955, siehe auch FREEDMAN 1960.

Kulturen anderer gramnegativer Stäbchenbakterien erzielen, so daß die Beobachtungen kaum dazu angetan sind, die Brücke zu schlagen zwischen gewissen toxischen Wirkungen auf Versuchstiere und dem typisch typhösen Krankheitsbild des Menschen. DOERR (1949) diskutiert deshalb auch Versuche, die Toxicität dadurch zu erklären, daß toxische Stoffe erst im Organismus entstehen, und zwar entweder als Abbauprodukte von bakteriellen Substanzen oder von körpereigenen Stoffen unter Einwirkung der Mikroorganismen. Diese letzte Theorie hat eine wichtige Stütze durch die Untersuchungen von COLLINS u. WOOD jr. (1959) erhalten, die nachweisen konnten, daß Leukocyten unter der Einwirkung von Endotoxinen toxische Substanzen freigeben.

Daneben hat es nicht an Bemühungen gefehlt, die Wirkung anderer Bakterien auf den Wirtsorganismus zu prüfen. Sie bestätigen im wesentlichen die mit Typhusbakterien erzielten Resultate. Temperaturerhöhung, Leukopenie gefolgt von Leukocytose, Hyperglykämie gefolgt von Hypoglykämie, Verringerung des Leberglykogens, Veränderung der Blutgerinnung und vasomotorische Störungen sind die wichtigsten Ergebnisse.

Für die künftige Arbeit auf diesem Gebiet sind Untersuchungen vielleicht aufschlußreicher, die mit modernen biochemischen Methoden Veränderungen im Stoffwechsel des Wirtsorganismus zu analysieren versuchen. Zu nennen sind Untersuchungen über Beeinflussungen des Stickstoff- und Kohlenhydratstoffwechsels unter der Wirkung von Salmonella pullorum auf Küken[1], Veränderungen in der Zusammensetzung des Blutes[2] unter der Einwirkung des Endotoxins dieser Bakterien ebenfalls auf Küken und die Wirkung des Endotoxins von Salmonella typhimurium auf den Kohlenhydratstoffwechsel der Maus[3]. So interessant diese Ergebnisse sind, nicht zuletzt weil sie Veränderungen in vivo demonstrieren, so wenig sind sie doch bis heute geeignet, die Rolle der Endotoxine für bestimmte Krankheitsbilder zu klären.

Zusammenfassend läßt sich sagen, daß manches für eine gewisse Rolle der Endotoxine im Krankheitsgeschehen spricht, daß dieses aber im allgemeinen allein durch Endotoxine nicht erklärt werden kann. Am wahrscheinlichsten ist ihre Rolle in den seltenen Fällen, wo auch mit abgetöteten Keimen das typische Krankheitsbild verursacht werden kann, wie bei der akuten Gastroenteritis, verursacht durch Salmonellen. Gegen ihre entscheidende Rolle im Krankheitsgeschehen spricht der Umstand, daß Endotoxine von gleicher Toxicität auch aus apathogenen Bakterien insbesondere der Familie Enterobacteriaceae, aber auch aus anderen Species isoliert werden können.

Endotoxine im weiteren Sinne finden sich in den Leibessubstanzen von Vibrio cholerae, Brucella melitensis, Neisseria gonorrhoeae, Neisseria meningitidis, Haemophilus pertussis und verwandten Species und Pasteurella pestis[4].

e) Ektotoxine.

In der letzten zu besprechenden Gruppe von Virulenzfaktoren werden bestimmte Stoffwechselprodukte von Bakterien zusammengefaßt, die als *Ektotoxine*, Exotoxine oder schlechthin als Toxine bezeichnet werden. Es sind Eiweißantigene, die PICK u. SILBERSTEIN (1928) als giftige Substanzen definieren, „welche Tiere bei entsprechender Einverleibungsform gegen das schädigende Prinzip festigen und zur Bildung spezifischer Immunkörper veranlassen; diese

---

[1] ROSS, HOLTMAN und GILFILLAN 1955.   [2] DOOLEY, HOLTMAN und JEFFRIES 1958.
[3] CALLAHAN 1959, BERRY, SMYTHE und YOUNG 1959, BERRY und SMYTHE 1959.
[4] Einzelheiten siehe bei VAN HEYNINGEN 1950, bezüglich der Choleravibrionen ferner bei POLLITZER 1959.

Immunkörper, Antitoxine genannt, vermögen die ihnen entsprechenden Toxine in vivo und in vitro zu neutralisieren". Ihre Abgrenzung von anderen Giften, anorganischen und organischen, insbesondere Alkaloiden, ist damit möglich. Gewisse Parallelen zu den Toxalbuminen von Schlangen, Skorpionen und Bienen, aber auch von Pflanzensamen (Ricin, Abrin, Crotin) sind jedoch unverkennbar[1].

Die experimentellen Arbeiten über Ektotoxine haben sich für die Lösung von Virulenzproblemen als sehr aufschlußreich erwiesen, weil sich unter ihnen Bakterienprodukte finden, die als alleinige, sichere Virulenzfaktoren Krankheitsbilder mit ausgeprägter Symptomatologie verursachen. Dies gilt für die Ektotoxine von Clostridium botulinum und Clostridium tetani. Beim Botulismus und beim Tetanus ist die Anwesenheit der Bakterien im Makroorganismus für die Erkrankung nicht erforderlich, wenn auch unter natürlichen Bedingungen beim Tetanus immer gegeben. Es genügt die Verabfolgung des hochgereinigten kristallinen Toxins. Bei beiden Krankheitserregern ist also Virulenz mit Toxigenität gleichzusetzen. Andere Ektotoxine lassen allerdings diese Eindeutigkeit der Verhältnisse vermissen. Mit den Ektotoxinen von Corynebacterium diphtheriae und von Shigella dysenteriae, mit dem Toxin der Scharlachstreptokokken und anderen gelingt es zwar, bestimmte Symptome der entsprechenden Krankheiten zu verursachen, jedoch nicht diese selbst.

Ektotoxine sind Eiweißsubstanzen mit hohem Molekulargewicht (10000 bis über 1000000). Sie sind im allgemeinen thermolabil, nur wenige, z. B. das Botulismustoxin, zeigen eine beträchtliche Thermostabilität. Sie werden von lebenden Bakterien unter geeigneten Bedingungen intracellulär gebildet. Ihre Durchschleusung durch die cytoplasmatische Membran wird überwiegend als aktiver sekretorischer Vorgang aufgefaßt. Über gegensätzliche Anschauungen und immer noch andauernde Kontroverse um die Zuordnung des Botulismustoxins und des Tetanustoxins zu den Ektotoxinen siehe bei Grumbach (1958).

Die Toxicität der Ektotoxine ist für Laboratoriumstiere sehr stark. Die Dosis letalis minima liegt für manche Species unter 1 γ pro kg Körpergewicht. Eines ihrer biologisch wichtigsten Kennzeichen ist die Spezifität der von ihnen verursachten Krankheitsbilder.

Ektotoxine sind als Proteine gute Antigene und können mit den homologen Antikörpern, den Antitoxinen, neutralisiert werden. Für sie gilt das Gesetz der multiplen Proportionen (s. S. 248). Der therapeutische Effekt antitoxischer Seren ist deshalb gut. Die Behandlung mit Formalin erlaubt die Herstellung von ungiftigen, aber immunisatorisch wirkungsvollen Formoltoxoiden zur aktiven Immunisierung[2].

Umfangreiche experimentelle Untersuchungen liegen besonders über die Ektotoxine von Clostridium botulinum, Clostridium tetani und Corynebacterium diphtheriae vor.

Die Ektotoxine der verschiedenen Typen von *Clostridium botulinum* (A—D) werden in flüssigen Nährböden schon nach kurzer Zeit nachweisbar. Sie sind in Anwesenheit von proteolytischen Fermenten und Säuren recht beständig, ebenso gegenüber Erhitzen. Sie sind pharmakologisch einheitlich, jedoch lassen sie sich immunbiologisch im Neutralisationstest mit entsprechenden antitoxischen Seren unterscheiden. Aus noch unbekannten Gründen erkrankt der Mensch hauptsächlich an den Toxinen der Typen A und B, Geflügel hauptsächlich am Toxin

---

[1] Doerr 1948.

[2] Einzelheiten siehe bei Doerr 1948. Ausführliche Darstellungen der Eigenschaften dieser interessanten Stoffwechselprodukte finden sich bei Pappenheimer 1947, Doerr 1948, Schmidt 1950, van Heyningen 1950, ferner bei Grumbach 1958.

des Typs C und Haustiere am Toxin des Typs D. Atoxische Stämme sind beschrieben[1].

Das Toxin von *Clostridium botulinum Typ A* konnte isoliert und kristallin sowie elektrophoretisch rein gewonnen werden[2]. Das Produkt ist ein globulinähnliches Protein ohne prosthetische Gruppen mit den typischen immunbiologischen Eigenschaften eines Ektotoxins. Seine Elementar- und Aminosäurezusammensetzung ist bekannt, seine Sedimentations- und Diffusionskonstanten konnten gemessen werden und ergaben ein Molekulargewicht von 900000[3]. Ein mit anderer Präparationsmethode gewonnenes Toxin hatte ein Molekulargewicht von 1130000[4].

Botulismustoxin agglutiniert die Erythrocyten verschiedener Tierspecies[5].

Die Giftigkeit dieses Ektotoxins geht aus einigen von VAN HEYNINGEN (1950) mitgeteilten Daten hervor, nach denen 1 mg 1200000 DLM/kg Meerschweinchen oder $3,1 \times 10^7$ DLM für die Maus enthält. Die DLM für den Menschen dürfte der für die Maus etwa entsprechen. Nach seiner Berechnung sind nur 8 Moleküle pro Nervenzelle als letale Dosis für die Maus, 4 Moleküle für das Meerschweinchen nötig. Auf das Gewicht berechnet ist es 15000mal aktiver als Aconitin. Etwa 200 g würden genügen, um die Menschheit zu vernichten.

Vom *Typ B* konnte ein zwar nicht kristallines, aber offenbar reines Toxin gewonnen werden. Es hatte ein Molekulargewicht von nur 60000. Für Mäuse war es auf das Gewicht berechnet ähnlich toxisch wie das Toxin des Typs A[6].

Wie Tierversuche mit kristallinen Botulismustoxinen zeigen, sind diese die alleinigen Virulenzfaktoren der Botulismusbacillen. Damit vereinfacht sich zwar die Erklärung ihrer pathogenen Wirkung. Da aber diesen chemisch einheitlichen und in ihrer Wirkung spezifischen Substanzen die Komplexität des tierischen Organismus gegenübersteht, ist es verständlich, daß trotz zahlreicher Versuche, den Resorptionsort, die Ausbreitungsweise und den Angriffspunkt der Gifte sowie ihre Wirkungsweise festzustellen, manche Unklarheiten noch nicht ausgeräumt sind. Der Ort der Resorption im Verdauungstrakt ist unbekannt, auch ist die Resorption von Molekülen von der Größe der Botulismustoxinmoleküle nur schwer verständlich[7]. In diesem Zusammenhang darf daran erinnert werden, daß Tetanustoxin, per os aufgenommen, nicht wirksam ist. Die meist vermutete Ausbreitung auf dem Blutweg hält PRÉVOT[8] für wenig wahrscheinlich. Gesichert ist, daß die Botulismustoxine Nervengifte sind und das vegetative und autonome System beeinflussen[9]. Der Angriffsort war jahrzehntelang das Objekt von Kontroversen[10]. Die für die Aufklärung des Angriffsortes der Toxine entscheidenden experimentellen Untersuchungen[11] zeigen, daß sie die Nervenendplatten beeinflussen und zwar ausschließlich die cholinergischen Fasern. Als Art des Eingriffs werden Störungen des Impulses zur Acetylcholinabgabe, Störungen der Synthese von Acetylcholin oder seiner Freisetzung und schließlich Schädigungen der Nervenleitung diskutiert.

---

[1] MEYER 1928.
[2] LAMANNA, MCELROY und EKLUND 1946, LAMANNA, EKLUND und MCELROY 1946, ABRAMS, KEGELES und HOTTLE 1946.
[3] PUTNAM, LAMANNA und SHARP 1946, BUEHLER, SCHANTZ und LAMANNA 1947.
[4] KEGELES 1946.   [5] LAMANNA 1948.   [6] LAMANNA und GLASSMAN 1947.
[7] PAPPENHEIMER 1948.   [8] Zitiert bei GRUMBACH 1958.
[9] SCHÜBEL 1923, EDMUNDS und KEIPER 1924, DICKSON und SHEVKY 1923, 1923.
[10] MARINESCO 1897, SCHÜBEL 1923, DICKSON und SHEVKY 1923, COWDRY und NICHOLSON 1924, DAVIES, MORGAN und WRIGHT 1953.
[11] GUYTON und MACDONALD 1947, AMBACHE 1948, 1949, 1951, BURGEN, DICKENS und ZATMAN 1949, STOVER, FINGERMAN und FORESTER 1953, BROOKS 1954.

Das Ektotoxin von *Clostridium tetani* (Tetanospasmin), das bei allen Stämmen immunbiologisch einheitlich ist, läßt sich mit Hilfe zweier Methoden, der Cadmiumchlorid-Ammonsulfatfällung[1] und der Methanolfällung in der Kälte[2] rein darstellen. Die letale Dosis betrug für Mäuse $0,14 \times 10^{-3}$ mg bzw. $0,09 \times 10^{-3}$ mg. Nach PELLOJA (1950) entsprechen 32—40 Moleküle pro Neuron einer DLM. Über dieses Verhältnis beim Botulismustoxin siehe S. 251. Sein Molekulargewicht wurde mit 67000 bestimmt. Der hohe Reinheitsgrad der Präparate mußte allerdings mit einer gewissen Unstabilität erkauft werden. Offenbar lagert sich das Toxin leicht in Toxoid um[3].

Mensch, Affe und Pferd reagieren auf kleinste Mengen von Tetanospasmin. Höhere DLM werden benötigt, um, in der Reihenfolge der Unempfindlichkeit, bei Meerschweinchen, Maus, Ziege, Hund, Kaninchen, Katze, Ente, Taube und Huhn einen Tetanus zu erzeugen. Schildkröte und Frosch sind bei einer Temperatur unter 20° C unempfänglich, der Frosch bei 30° C empfänglich. Neben diesen Speciesunterschieden wird über Rassenunterschiede, altersbedingte Unterschiede, sogar Unterschiede zu verschiedenen Jahreszeiten berichtet[4]. Interessant sind im Zusammenhang mit der Speciesempfänglichkeit ältere Beobachtungen, daß Hirnbrei verschiedener Species das Tetanospasmin in unterschiedlichem Grade zu entgiften vermag. Am meisten kommt diese Eigenschaft den empfänglichen, am wenigsten den unempfänglichen Species zu[5].

Ebenso wie das Botulismustoxin ist das Ektotoxin von Clostridium tetani der einzige Virulenzfaktor dieser Bakterien. Es wird im Organismus und zwar in einer Wunde, unter spezifisch anaeroben Bedingungen gebildet. Jedoch sind nicht alle Stämme gleich starke Toxinproduzenten[6]. Per os aufgenommenes Tetanustoxin wird im Gegensatz zum Botulismustoxin zerstört und kommt nicht zur Wirkung[7].

Über die Ausbreitungsweise und den Angriffspunkt des Tetanospasmins gehen auch heute noch die Ansichten auseinander. So ist es auf Grund divergierender experimenteller Ergebnisse und ihrer verschiedenartigen Interpretation zweifelhaft, ob es auf dem Blutweg oder entlang den motorischen Nervenzellen transportiert wird. Auch über seinen Angriffspunkt sind die Meinungen geteilt, wenn auch die zentrale Genese des Tetanus gegenüber der lokalen heute für wahrscheinlicher gehalten wird. Die Art seiner Wirkung läßt bemerkenswerte Parallelen zu der des Botulismustoxins erkennen. Als reines Nervengift scheint auch das Tetanustoxin in irgendeiner Weise in den Acetylcholin-Stoffwechsel einzugreifen[8].

Das Ektotoxin von *Corynebacterium diphtheriae* ist bei den Typen Gravis, Mitis und Intermedius identisch. Es ist ein Protein, das in hochgereinigter Form ein Molekulargewicht von 72000 hat[9]. Auch seine kristalline Darstellung gelang[10]. Die Schwierigkeiten, die sich diesem Ziel entgegenstellten, werden mit der teilweisen Umlagerung des Toxins in Toxoid erklärt[11]. Die optimale Bildung des Toxins im Nährboden ist an ein ausreichendes Sauerstoffangebot und an einen

---

[1] PICKETT, HOEPRICH und GERMAIN 1945.
[2] PILLEMER 1946, PILLEMER, WITTLER und GROSSBERG 1946, PILLEMER, WITTLER, BURRELL und GROSSBERG 1948.
[3] PILLEMER und MOORE 1948.
[4] v. BEHRING 1912, BEEBE 1934, HERWICK, WEIR und TATUM 1936, PELLOJA 1951, DAVIES, MORGAN und WRIGHT 1955.
[5] WASSERMANN und TAKAKI 1898, METSCHNIKOFF 1898, MARIE und MORAX 1902.
[6] MUELLER und MILLER 1943, 1945, 1947, 1954.   [7] REGAMEY 1936.
[8] Zusammenfassende Darstellungen der zahlreichen sich zum Teil sehr widersprechenden experimentellen Ergebnisse finden sich bei PELLOJA 1951, SCHMIDT 1952, WRIGHT 1955, PRÉVOT 1955, Literatur bei GRUMBACH 1958.
[9] PAPPENHEIMER, LUNDGREN und WILLIAMS 1940.   [10] POPE und STEVENS 1953.
[11] ANGER 1950.

bestimmten Eisengehalt gebunden (0,14 γ/cm^3). Eine Erhöhung bewirkt eine Hemmung der Toxinbildung, die sich jedoch für die Typen Gravis, Mitis und Intermedius insofern verschieden auswirkt, als der Typ gravis bei höherem Fe-Gehalt noch in der Lage ist, mehr Toxin zu bilden, als die Typen Mitis und Intermedius. Diese Erkenntnis liefert vielleicht den Schlüssel für eine Erklärung der verschiedenen Schwere der durch die drei Typen verursachten Krankheitsbilder[1]. Wenn die Annahme, daß die im Körper pro 1 g vorhandene Eisenmenge etwa 50 γ betrage, richtig ist, was recht gut mit einer Eisenbestimmung in einer Diphtheriemembran übereinstimmt, in der 43 γ gefunden wurden[2], würde dies bedeuten, daß die Gravisstämme in vivo zwar schlechte, aber doch bessere Toxinbildungsmöglichkeiten vorfinden, als die Typen Mitis und Intermedius[3]. O'MEARA (1940) gibt eine andere Erklärung. Er glaubt, daß sich das Toxin aus zwei Komponenten zusammensetze, dem A-Anteil und dem toxischen B-Anteil und daß die verschiedene Schwere der Erkrankungen auf Unterschieden im Verhältnis der Anteile zueinander beruhe.

Die Deutung der Rolle des Diphtherietoxins für die Diphtherie muß nach GRUMBACH (1958) von vier gesicherten Voraussetzungen ausgehen, nämlich, daß Diphtheriebakterien und Diphtherietoxin im Meerschweinchenversuch die gleichen Veränderungen verursachen, daß eine Schutzimpfung mit Diphtherietoxoid alle empfänglichen Species gegen die Infektion mit Bakterien und gegen das Toxin schützt, daß der Antitoxingehalt des Serums ein Maß für die Immunität ist, und schließlich, daß das Antitoxin sowohl gegen die Infektion mit Bakterien als auch gegen das Toxin schützt. Er zieht daraus den Schluß, daß dem Toxin die entscheidende Rolle im Krankheitsgeschehen zukomme. Einige Beobachtungen lassen sich jedoch mit der Vorstellung nicht vereinbaren, es sei der einzige Virulenzfaktor der Diphtheriebakterien. Es sind dies außer klinischen Beobachtungen gewisse immunbiologische Eigentümlichkeiten der Diphtherie, nämlich das gelegentliche Versagen des Antitoxinschutzes[4] und eine gewisse Wirksamkeit des antibakteriellen Schutzes[5], weiterhin die aus dem histologischen Bild postulierte stärkere Invasionskraft[6] und die geringe Phagocytierbarkeit[7] des Typs Gravis, der Nachweis eines kachektischen[8] und schließlich eines nekrotisierenden Faktors[9].

Versuche, den Angriffspunkt des Diphtherietoxins im Kranken zu finden, wurden von PAPPENHEIMER (1947) und PAPPENHEIMER u. HENDEE (1947) unternommen. Ausgehend vom Eisenstoffwechsel konnten sie durch Untersuchungen an dem bekannten Stamm PW 8 wahrscheinlich machen, daß enge Beziehungen zwischen dem Toxin und dem Proteinanteil von Cytochrom b vorhanden sind und daraus folgern, daß das Diphtherietoxin störend in das Cytochromsystem eingreife und zwar in die Synthese von Cytochrom b.

Gestützt wurde diese Theorie durch Untersuchungen an der Seidenraupe Platysamia cecropia[10]. Sie ist für Untersuchungen am Cytochromsystem besonders geeignet, weil der Gehalt an Atmungsfermenten in verschiedenen Entwicklungsstadien des Tieres different ist[11]. Sobald sich die Raupe verpuppt hat, verschwinden die Cytochrome b und c fast vollkommen, abgesehen von bestimmten Muskeln, in denen Cytochrom c noch nachweisbar ist. Erst während der Entwicklung der

[1] MUELLER und KNAPNICK 1935, PAPPENHEIMER und JOHNSON 1936, HETTCHE und BECKER 1939, HAPPOLD 1940, MUELLER 1941, ZINNEMANN 1943.
[2] MUELLER 1941.
[3] POVITZKY, EISNER und JACKSON 1933, ZINNEMANN und ZINNEMANN 1939, ZINNEMANN 1946.
[4] FANNING 1947, BINGEL 1949.   [5] LAUTROP 1955.   [6] McLEOD 1950.
[7] ØRSKOV, ANDERSEN und POULSEN 1944.   [8] RIST 1903.
[9] FEIERABEND und SCHUBERT 1929, NIGGEMEYER 1955.
[10] PAPPENHEIMER und WILLIAMS 1952.   [11] SANBORN und WILLIAMS 1950.

Imago werden die Cytochrome b und c wieder gebildet. Es besteht also die Möglichkeit, Untersuchungen mit Diphtherietoxin an der Raupe, an der Puppe und an der Imago unter jeweils verschiedenen Cytochrom-Bedingungen durchzuführen. Sie zeigten, daß die Puppe hohe Dosen vertrug, daß aber selbst kleine Mengen die Raupe und die sich ausbildende Imago töteten. Dies bedeutet, daß das Tier während der Synthese-freien Zeit unempfindlich, zur Zeit der Synthese aber hoch empfindlich ist. Wie diese Befunde allerdings zur Klärung der Pathogenese der Diphtherie beitragen können, ist noch unklar.

Ein ebenfalls hochmolekularer Eiweißkörper ist das *erythrogene Toxin* der Scharlachstreptokokken (Dick-Toxin), dessen Einheitlichkeit jedoch angezweifelt wird[1]. STOCK (1942) sowie KREJCI, STOCK, SANIGAR u. KRAEMER (1942) unternahmen den Versuch einer Reindarstellung und erhielten als Produkt ein durch Hitze koagulierbares Protein mit einem Molekulargewicht von 27000.

Ein Präparat von HOTTLE u. PAPPENHEIMER (1941) war dagegen durch Hitze nicht beeinflußbar. Die Wirkung des Dick-Toxins beschränkt sich offenbar auf die Capillarwand, wo es allerdings in äußerst geringen Dosen wirksam ist. Noch $5\,\gamma$ bewirken eine Hautreaktion[2]. Über andere Wirkungen im Rahmen des Scharlachs ist nichts bekannt.

Dick-Toxin-ähnliche Gifte wurden in Filtraten verschiedener Bakterienkulturen gefunden, so bei nichthämolysierenden Streptokokken, Staphylokokken, Pneumokokken und Proteusbakterien. Die Ähnlichkeit wurde durch die Neutralisierbarkeit mit Scharlachserum im Cutanversuch nachgewiesen[3].

Literatur[*].

ABRAMS, A., G. KEGELES and G. A. HOTTLE: The purification of toxin from Clostridium botulinum type A. J. biol. Chem. **164**, 63 (1946). — AIKAT, B. K., and J. H. DIBLE: The pathology of Clostridium welchii infection. J. Path. Bact. **71**, 461 (1956). — ALDER, V. G., W. A. GILLESPIE and G. HERDAN: Production of opacity in egg-yolk broth by staphylococci from various sources. J. Path. Bact. **66**, 205 (1953). — ALDERTON, G., B. H. WARD and H. L. FEVOLD: Isolation of lysozyme from egg white. J. biol. Chem. **157**, 43 (1945). — ALEXANDER, M.: Localisation of enzymes in the microbial cell. Bact. Rev. **20**, 67 (1956). — ALLGÖWER, M., and H. BLOCH: The effect of tubercle bacilli on the migration of Phagocytes in vitro. Amer. Rev. Tuberc. **59**, 562 (1949). — ALMON, L.: The significance of the Vi antigen. Bact. Rev. **7**, 43 (1943). — AMBACHE, N.: Peripheral action of botulinum toxin. Nature (Lond.) **161**, 482 (1948). ~ The peripheral action of Cl. botulinum toxin. J. Physiol. (Lond.) **108**, 127 (1949/51). — ANDERSON, C. G.: An introduction to bacteriological chemistry. Edinburgh: E. & S. Livingstone 1948. — ANDREWES, F. W.: Studies in group agglutination. I. The Salmonella group and its antigenic structure. J. Path. Bact. **25**, 505 (1922). — ANGER, K.: Peroxydative detoxification of purified diphtheria toxin. J. exp. Med. **92**, 337 (1950). — ANGERER, K. v.: Über die Arbeitsleistung eigenbeweglicher Bakterien. Arch. Hyg. (Berl.) **88**, 139 (1919). — ASSELINEAU, J., et E. LEDERER: Sur les différences chimiques entre des souches virulentes et non virulentes de Mycobacterium tuberculosis. C. R. Acad. Sci. (Paris) **230**, 142 (1950). — ASTBURY, W. T.: Hairs, muscles and bacterial flagella. Nature (Lond.) **167**, 880 (1951). — ASTBURY, W. T., E. BEIGHTON and A. C. WEIBULL: The structure of bacterial flagella. In: Fibrous proteins and their biological significance. Cambridge 1955. — ASTBURY, W. T., and C. WEIBULL: X ray diffraction study of the structure of bacterial flagella. Nature (Lond.) **163**, 280 (1949). — AVERY, O. T.: The role of specific carbohydrates in pneumococcus infection and immunity. Ann. intern. Med. **6**, 1 (1932). ~ Chemo-immunologische Untersuchungen an Pneumokokken-Infektion und Immunität. Naturwissenschaften **21**, 777 (1933). — AVERY, O. T., and R. J. DUBOS: The protective action of a specific enzyme against type III pneumococcus infection in mice. J. exp. Med. **54**, 73 (1931). — AVERY, O. T., and W. F. GOE-

---

[1] TRASK und BLAKE 1933, HOOKER und FOLLENSBY 1934, WADSWORTH und COFFEY 1935, COFFEY 1938, PLUMMER und FRASER 1940.
[2] STOCK und VERNEY 1952.   [3] BADER 1939.

[*] Die zitierte Literatur erlaubt keine Rückschlüsse auf die Priorität. Sie ist nach dem Gesichtspunkt ausgewählt, dem Leser möglichst neue Ergebnisse mit zahlreichen weiteren Literaturhinweisen zu vermitteln.

BEL: Chemo-immunological studies on conjugated carbohydrate-proteins. V. The immuno-logical specifity of an antigen prepared by combining the capsular polysaccharide of type III pneumococcus with foreign protein. J. exp. Med. **54**, 437 (1931). — AVERY, O. T., C. M. MacLEOD and M. McCARTY: Studies on the chemical nature of the substance inducing trans-formation of pneumococcal types. Induction of transformation by a desoxyribonucleic acid fraction isolated from pneumococcus type III. J. exp. Med. **79**, 137 (1944). — AVERY, O. T., and H. J. MORGAN: Studies on bacterial nutrition. V. The effect of plant tissue upon the growth of anaerobic bacilli. J. exp. Med. **39**, 289 (1924).

BABES, V.: Beobachtungen über die metachromatischen Körperchen, Sporenbildung, Verzweigung, Kolben- und Kapselbildung pathogener Bakterien. Z. Hyg. Infekt.-Kr. **20**, 412 (1895). — BABUDIERI, B.: Die Feinstruktur der Leptospiren und anderer Spirochäten. Zbl. Bakt., I. Abt. Orig. **173**, 386 (1958). — BADER, R.-E.: Nachweis von Dick-Toxin-ähn-lichem Gift in Filtraten verschiedener Bakterienkulturen. Z. Immun.-Forsch. **95**, 426 (1939). ~ Die Epidemiologie des Paratyphus C. Habil.-Schr. Heidelberg 1944. (Unveröffentlicht.) ~ Die Typhus-Paratyphus-Enteritis-Gruppe. Ergebn. Hyg. Bakt. **26**, 235 (1949). ~ Die Epidemiologie des Paratyphus C. Verh. Naturhist.-med. Ver. Heidelberg **19**, 29 (1952). ~ Vergleichende Toxizitätsprüfungen bei Diphtheriebakterien. Dtsch. med. Wschr. **1952**, 1463. ~ Paratyphus C 1915—1945 in Welt-Seuchen-Atlas, Teil I, herausgeg. von E. RODENWALDT. Hamburg: Falk-Verlag 1952. ~ Die Friedländer-(Aerobacter-, Klebsiella-)Infektionen. In: Die Infektionskrankheiten des Menschen und ihre Erreger, herausgeg. von A. GRUMBACH u. W. KIKUTH. Stuttgart: Georg Thieme 1958. — BADER, R.-E., u. G. HOTZ: Eisen-Harnstoff-Agar, eine Modifikation des Eisen-Agars nach KLIGLER. Z. Hyg. Infekt.-Kr. **133**, 20 (1951). — BADER, R.-E., u. H. KLEINMAIER: Über den Nachweis eines thermolabilen Antigens bei Ruhr-Bakterien (Shigella flexneri Typ 6). Z. Hyg. Infekt.-Kr. **135**, 27 (1952). — BARUCH, L.: Untersuchungen über die Länge einiger Bakterienarten mit Berücksichtigung der Kollektiv-maßlehre. Zbl. Bakt. I. Ref. **66**, 261 (1918). — BASSERMANN, F. J.: Problem der Morphologie, Cytochemie und Wuchsform des Tuberkuloseerregers. Stuttgart: Tuberkulose-Bücherei 1953. — BAUMGÄRTEL, T.: Grundriß der theoretischen Bakteriologie. Berlin 1924. — BEEBE, A. R.: Absorption of tetanus toxin by brain tissue of animals of various ages. J. Immunol. **27**, 515 (1934). — BEERSTECHER, E.: Petroleum Microbiology. Houston: Elsevier Press 1954. — BEHRING, E. v.: Einführung in die Bekämpfung der Infektionskrankheiten. Berlin: August Hirschwald 1912. — BELLAMY, W. D., and J. C. GUNSALUS: Tyrosine decarboxylase. II. Pyridoxinedeficient medium for apoenzyme production. J. Bact. **50**, 95 (1945). — BELO-ZERSKY, A. N.: On the nucleoproteins and nucleoproteides of certain bacteria. Cold Spr. Harb. Symp. quant Biol. **12**, 1 (1947). — BERGER, U.: Mikrobiologie der Mundhöhle. München: Urban & Schwarzenberg 1955. — BERGEY's manual of determinative bacteriology. Edited by R. S. BREED, E. G. D. MURRAY and N. R. SMITH. Baltimore: Williams & Wilkins Company 1957. — BERNHEIMER, A. W.: Comparative kinetics of hemolysis induced by bacterial and other hemolysins. J. gen. Physiol. **30**, 337 (1947). ~ Streptolysins and their inhibitors. In: M. McCARTY, Streptococcal infections. New York: Columbia University Press 1954. — BERNHEIMER, A. W., and G. L. CANTONI: The cardiotoxic action of preparations containing the oxygenlabile hemolysin of Streptococcus pyogenes. I. Increased sensitivity of the iso-lated frog's heart to repeated application of the toxin. J. exp. Med. **81**, 295 (1945). — BERRY, L. J., and D. S. SMYTHE: Effects of bacterial endotoxin on metabolism. II. Protein-carbohydrate balance following cortisone. Inhibition of intestinal absorption and adrenal response to ACTH. J. exp. Med. **110**, 407 (1959). — BERRY, L. J., D. S. SMYTHE and L. G. YOUNG: Effects of bacterial endotoxin on metabolism. I. Carbohydrate depletion and the protective role of cortisone. J. exp. Med. **110**, 389 (1959). — BIDWELL, E., and W. E. VAN HEYNINGEN: The biochemistry of the gas-gangrene Toxins. The x-Toxin (Collagenase) of Cl. welchii. Biochem. J. **42**, 140 (1948). — BIELING, R.: Resistenz und Immunität. In: Hand-buch der allgemeinen Pathologie, Bd. VII/1, S. 601—673. Berlin-Göttingen-Heidelberg: Springer 1956. — BILLEN, D., and E. VOLKIN: The effect of X-rays on the macromolecular organisation of Escherichia coli. J. Bact. **67**, 191 (1954). — BILLROTH, TH.: Untersuchungen über die Vegetationsformen von Coccobacteria septica. Berlin: Reimer 1874. — BINGEL, A.: Wirkt das Diphtherietoxin bei der menschlichen Diphtheriekrankheit spezifisch durch seinen Antitoxingehalt oder unspezifisch? Dtsch. med. Wschr. **1949**, 101. — BIRCH-ANDERSEN, A., O. MAALOE and F. S. SJÖSTRAND: High-resolution electron micrographs of sections of Esche-richia coli. Biochem. biophys. Acta **12**, 395 (1953). — BIRCH-HIRSCHFELD, L.: Die sekreto-rische Staphylokokkenproteinase und ihre Beziehung zu den plasma-wirksamen Stoffen pyogener Staphylokokken. Zbl. Bakt., I. Abt. Orig. **145**, 476 (1940). — BISSET, K. A.: Nuclear reorganization in non-sporing bacteria. J. Hyg. (Lond.) **46**, 173 (1948). ~ Obser-vations upon the bacterial nucleus. J. Hyg. (Lond.) **46**, 264 (1948). ~ The cytology of smooth and rough variation in bacteria. J. gen. Microbiol. **2**, 83 (1948). ~ The cytology of the gram-positive cocci. J. gen. Microbiol. **2**, 126 (1948). ~ Nuclearfusion and reorganization in a lactobacillus and a streptococcus. J. gen. Microbiol. **2**, 248 (1948). ~ The sporulation of

Clostridium tetani. J. gen. Microbiol. **4**, 1 (1950). ~ Evolution in bacteria and the significance of the bacterial spore. Nature (Lond.) **166**, 431 (1950). ~ The development of the surface structures in dividing bacteria. J. gen. Microbiol. **5**, 155 (1951). ~ Do bacteria have mitotic spindles, fusion tubes and mitochondria? J. gen. Microbiol. **8**, 50 (1953). ~ The cytology and life-history of bacteria. Edinburgh: E. & S. Livingstone 1955. — BLINKS, L. R.: The role of accessory pigments in photosynthesis in Autotrophic Microorganisms, herausgeg. von B. A. FRY u. J. L. PEEL. Cambridge: University Press 1954. — BLOCH, H.: The effect of chick embryo extract on the growth and morphology of tubercle bacilli. J. exp. Med. **88**, 355 (1948). ~ The relationship between phagocytic cells and human tubercle bacilli. Amer. Rev. Tuberc. **58**, 662 (1948). ~ Internationaler bakteriologischer Nomenklaturkodex. Schweiz. Z. Path. **13**, 358 (1950). ~ Studies on the virulence of Tubercle bacilli. Isolation and biological properties of a constituent of virulent organisms. J. exp. Med. **91**, 197 (1950). — BLOCH, H., E. SORKIN and H. ERLENMEYER: A toxic component of the tubercle bacillus („Cordfactor"). I. Isolation from petroleum ether extracts of young bacterial cultures. Amer. Rev. Tuberc. **67**, 629 (1953). — BODON, G., and J. TOMCSIK: Effect of specific antibody on the capsule of Anthrax bacilli. Proc. Soc. exp. Biol. (N.Y.) **32**, 122 (1934). — BOECKER, E.: Die Typhus-Paratyphuserkrankungen einschließlich Nahrungsmittelvergiftungen und Botulismus. In: Die ansteckenden Krankheiten, herausgeg. von M. GUNDEL. Stuttgart: Georg Thieme 1950. — BOIVIN, A.: Virulence, structure antigénique et «équipement toxique» des Salmonella. Rev. Immunol. (Paris) **6**, 273 (1940). ~ Sur le déterminisme de la virulence chez les bactéries. Ann. Inst. Pasteur. **67**, 377 (1941). — BOIVIN, A., et A. DELAUNAY: L'action pro-infectieuse des antigènes glucidolipidiques. Faits nouveaux et mécanisme de l'effet agressif. Rev. Immunol. (Paris) **8**, 148 (1943). ~ Phénomènes spécifiques et phénomènes non spécifiques dans le mécanisme de l'action aggressive des antigènes glucido-lipidiques. Rev. Immunol. (Paris) **9**, 1 (1944/45). — BOIVIN, A .,et L. MESROBEANU: Recherches sur les antigènes somatiques et sur les endotoxines des bactéries. Rev. Immunol. (Paris) **1**, 553 (1935). ~ II. L'antigène somatique complet (Ant. O) de certaines bactéries est le constituant principal de leur endotoxine. Rev. Immunol. (Paris) **2**, 113 (1936). ~ III. «Antigène somatique O complet» et variations bactériennes. Rev. Immunol. (Paris) **3**, 319 (1937). ~ IV. Sur l'action anti-endotoxique de l'anticorps O. Rev. Immunol. (Paris) **4**, 40 (1938). ~ VI. Sur la nature chimique et sur les propriétés biologiques des antigènes O et Vi du bacille typhique. Rev. Immunol. (Paris) **4**, 469 (1938). — BOIVIN, A., R. TULASNE, R. VENDRELY et R. MINCK: Le noyau des bactéries; Cytologie et cytochimie des bacteries normales et des bactéries traitées par la pénicilline. Arch. Sci. physiol. **1**, 307 (1947). ~ Le noyau des bactéries. Presse méd. **1948**, Nr 37. — BOLTJES, K. T. Y.: Function and arrangement of bacterial flagella. J. Path. Bact. microbiol. scand. **60**, 275 (1948). ~ Diskussionsbemerkung in Bacterial surface, flagella and motility. In: The nature of the bacterial surface, herausgeg. von A. A. MILES u. N. W. PIRIE. Oxford 1949. — BONETTI, E., u. A. ILLÉNYI: Die Wirkung des Colchizins auf den Bakterienstoffwechsel. Zbl. Bakt., I. Abt. Orig. **148**, 114 (1941). — BORDET, J.: Contribution à l'étude du sérum antistreptococcique. Ann. Inst. Pasteur **11**, 177 (1897). — BOVARNICK, M.: The formation of extracellular d(—)glutamic acid polypeptide by Bacillus subtilis. J. biol. Chem. **145**, 415 (1942). — BRADFIELD, J. R. G.: Electron microscopic observations on bacterial nuclei. Nature (Lond.) **173**, 184 (1954). ~ Organisation of bacterial cytoplasm. In: Bacterial anatomy, herausgeg. von E. T. C. SPOONER und B. A. D. STOCKER. Cambridge 1956. — BRAUN, A. C., u. R. P. ELROD: Elektronenmikroskopische Untersuchung an Pseudomonas tumefaciens. J. Bact. **52**, 695 (1946). — BRAUN, H., u. R. NODACKE: Über die Rolle des Ekto- und Endoplasmas der Bakterien für die Serumbakterizidie und für Phagocytose. Zbl. Bakt., I. Abt. Orig. **92**, 429 (1924). — BRAUN, H., u. H. SCHÄFFER: Zur Biologie der Fleckfieberproteusbazillen. Ein Beitrag zur Frage der Wirkungsweise der Desinfektionsmittel und des Hungers auf Bakterien. Z. Hyg. Infekt.-Kr. **89**, 339 (1919). — BRINGMANN, G.: Bakterien unter Hemmstoffwirkung. Elektronenoptischer Bildatlas. Transmare-Photo G.m.b.H. Berlin 1954. — BRINTON, C. B., A. BUZZELL and M. A. LAUFFER: Electrophoresis and phage susceptibility studies on a filament producing variant of the E. coli B bacterium. Biochim. biophys. Acta **15**, 533 (1954). — BROH-KAHN, R. H., and I. K. MIRSKY: Studies on anaerobiosis. I. The nature of the inhibition of growth of cyanide-treated E. coli by reversible oxidation-reduction systems. J. Bact. **35**, 455 (1938). — BROOKS, V. B.: The action of botulinum toxin on motor-nerve filaments. J. Physiol. (Lond.) **123**, 501 (1954). — BRUMPT, E.: Précis de parasitologie. Paris: Masson & Cie. 1949. — BUCHANAN, R. E., and E. D. BUCHANAN: Bacteriology. New York: MacMillan & Co. 1951. — BUCHNER, P-: Endosymbiose der Tiere mit pflanzlichen Mikroorganismen. Basel u. Stuttgart: Birkhäuser 1953. — BUDER, J.: Zur Kenntnis des Thiospirillum jenense und seiner Reaktionen auf Lichtreize. Jb. Bot. **56**, 529 (1915). — BUEHLER, H. J., E. J. SCHANTZ and C. LAMANNA: The elemental and aminoacid composition of crystalline Clostridium botulinum type A toxin. J. biol. Chem. **169**, 295 (1947). — BÜTSCHLI, O.: Bemerkungen über Cyanophyceen und Bakteriaceen. Arch. Protistenk. **1**, 41 (1902). — BURGEN, A. S. V., F. DICKENS and L. J. ZATMAN: The action of botulinum toxin on the neuro-muscular junction. J. Physiol. (Lond.) 109, 10 (1949). — BURGER, M.: Bacterial polysaccharids. Springfield: Ch. C. Thomas 1950. — BURKHOLDER, P. R., and N. H. GILES: Induced biochemical mutations in Bacillus subtilis. Amer. J. Bot. 34, 345 (1947). — BURNET, F. M., and J. D. STONE: Desquamation of intestinal epithelium in vitro by V. cholerae filtrates. Characterisation of mucinase and tissue disintegrating enzymes. Aust. J. exp. Biol. med. Sci. 25, 219 (1947). — BURRI, R.: Das Tuscheverfahren als einfaches Mittel zur Lösung einiger schwieriger Aufgaben der Bakterioskopie. Jena 1909. — BURROWS, W.: Textbook of microbiology, 16th edition. Philadelphia and London: W. B. Saunders Company 1954. — BUTT, E. M., C. W. BONYNGE and R. L. JOYCE: The demonstration of capsules about hemolytic streptococci with india ink or azo blue. J. infect. Dis. 58, 5 (1936).

CALLAHAN, W. S.: Effect of bacterial endotoxins on carbohydrate metabolism of animals. J. Bact. 77, 811 (1959). — CANTONI, G. L., and A. W. BERNHEIMER: The cardiotoxic action of preparations containing the oxygenlabile hemolysin of Streptococcus pyogenes. II. Inhibition of cardiotoxic effect by a substance released from the frog's heart. J. exp. Med. 81, 307 (1945). — CASTELLANI, A., et A. J. CHALMERS: Sur la classification de certains groupes de bacilles aérobies de l'intestin humain. Ann. Inst. Pasteur 34, 600 (1920). — CHAPMAN, G. B., and J. HILLIER: Electron microscopy of ultra-thin sections of bacteria. I. Cellular division in Bacillus cereus. J. Bact. 66, 362 (1953). — CHRISTENSEN, L. R., and C. M. MacLEOD: A proteolytic enzyme of serum: Characterization, activation, and reaction with inhibitors. J. gen. Physiol. 28, 559 (1945). — CLAYTON, R. K.: Studies in the phototaxis of Rhodospirillum rubrum. Arch. Mikrobiol. 19, 107, 125 (1953). — COFFEY, J. M.: Furthes observations on the toxogenic properties of hemolytic Streptococci. J. Immunol. 35, 212 (1938). — COHN, F.: Untersuchungen über Bakterien. Beiträge zur Biologie der Pflanzen, Bd. I, Heft 2, S. 127. Breslau 1872. — COHN, M., and J. MONOD: Specific inhibition and induction of enzyme biosynthesis, in Adaptation in Microorganisms, herausgeg. von E. F. GALE u. R. DAVIES. London: University Press 1953. — COHN, M., et A. M. TORRIANI: Étude immunochimique de la biosynthèse adaptive d'enzyme: la β-galactosidase d'Escherichia coli. C.R. Acad. Sci. (Paris) 232, 115 (1951). ~ Immunochemical studies with the β-galactosidase and structurally related proteins of E. coli. J. Immunol. 69, 471 (1952). — COLLINS, R. D., and W. B. WOOD jr.: Studies on the pathogenesis of fever. VI. The interaction of leucocytes and endotoxin in vitro. J. exp. Med. 110, 1005 (1959). — CONN, H. J.: Manual of microbiological methods. New York: McGraw-Hill Book Company 1957. — COOK, R. P.: Bacterial spores. Biol. Rev. 7, 1 (1932). — COOPER, P. D., D. ROWLEY and J. M. DAWSON: Location of radioactive penicillin on Staphylococcus aureus after contact with drug. Nature (Lond.) 164, 842 (1949). — CORNET, G., u. A. MEYER: Tuberkulose. In: Handbuch der pathogenen Mikroorganismen, herausgeg. von W. KOLLE u. A. WASSERMANN. Jena: Gustav Fischer 1903. — COWDRY, E. V., and F. M. NICHOLSON: An histological study of the central nervous system in experimental botulinus poisoning. J. exp. Med. 39, 827 (1924). — CROOK, E. M.: The Nagler-reaction: the breakdown of lipoprotein complexes by bacterial toxins. Brit. J. exp. Path. 23, 37 (1942). — CUMMINS, C. S., and H. HARRIS: Carbohydrate and amino acid constituents of the cell walls of Corynebacterium diphtheriae. Biochem. J. 57, XXXII (1954). — CUNCLIFF, R. J., and H. R. MORGAN: The inhibition of the bactericidal power of human and animal sera by antigenic substances obtained from organisms of the typhoidsalmonella group. J. Immunol. 42, 361 (1941). — CURRAN, H. R.: Resistance in bacterial spores. Bact. Rev. 16, 111 (1952).

DARÁNYI, J. v.: Das Wesen der Bakteriensporenbildung und ihre Stellung im Fortpflanzungssystem. Zbl. Bakt., I. Abt. Orig. 117, 543 (1930). — DAVIES, J. R., R. S. MORGAN and E. A. WRIGHT: The susceptibility of pigeons to tetanus toxin. J. Path. Bact. 69, 295 (1955). — DAVIES, J. R., R. S. MORGAN, E. A. WRIGHT and G. P. WRIGHT: The results of direct injections of botulinum toxin into the central nervous system of rabbits. J. Physiol. (Lond.) 120, 618 (1953). — DAVIES, M. E.: A study of the diffusible lipase produced by staphylococci and of its immunological activity. J. gen. Microbiol. 11, 37 (1954). — DAVIS, F. L., and O. B. WILLIAMS: Chromatographic analysis of the amino acid composition of bacterial spores. J. Bact. 64, 766 (1952). — DAWSON, J. M.: The nature of the bacterial surface, herausgeg. von A. A. MILES u. N. W. PIRIE. Oxford 1949. — DE, S. S.: Physico-chemical studies on haemolysin. I. Cristalline haemolysin (lecithinase). Ann. Biochem. 4, 45 (1944). — DELAMATER, E. D.: Cytology of bacteria. Part II. The bacterial nucleus. Ann. Rev. Microbiol. 8, 23 (1954). ~ Bacterial chromosomes and their mechanism of division. In: Bacterial anatomy, herausgeg. von E. T. C. SPOONER u. B. A. D. STOCKER. Cambridge 1956. — DELAPORTE, B.: Recherches cytologiques sur les bactéries et les cyanophycées. Rev. gén. Bot. 51, 615, 689, 748 (1939); 52, 112 (1940). ~ Observations on the cytology of bacteria. Advanc. Genet. 3, 1 (1950). — DESBORDES, J., et E. FOURNIER: Contribution à l'étude de la physiologie des bacilles acido-alcoolo résistants. II. L'équipment enzymatique, la virulence et les indicateurs colorés de rH. Ann. Inst. Pasteur 79, 210 (1950). — DESBORDES, J., E. FOURNIER et D. ALIX: Dissociation nouvelle du bacille tuberculeux. Constance ou variation du pouvoir pathogène

des mycobactéries virulentes? Ann. Inst. Pasteur 87, 223 (1954). — DESBORDES, J., E. FOUR-
NIER et CH. GUYOTJEANNIN: Nouvelle application de l'usage des corps tensio-actifs en
physiologie bactérienne. Coloration à froid des bacilles tuberculeux. Ann. Inst. Pasteur. 83,
268 (1952). — DICKSON, E. C., and E. SHEVKY: Botulism: studies on the manner in which
the toxin of Clostridium botulinum acts on the body. I. The effect on the autonomic nervous
system. J. exp. Med. 37, 711 (1923). ~ II. The effect on the voluntary nervous system.
J. exp. Med. 38, 327 (1923). — DIENES, L.: Isolation of pleuropneumonia-like organisms from
H. influenzae with the aid of penicillin. Proc. Soc. exp. Biol. 64, 166 (1947). ~ Isolation of
L type colonies from typhoid bacilli with the aid of penicillin. Proc. Soc. exp. Biol. (N.Y.)
68, 589 (1948). ~ The isolation of L type cultures from Bacterioides with the aid of penicillin
and their reversion into the usual bacilli. J. Bact. 56, 445 (1948). — DIENES, L., and H. J.
WEINBERGER: The L forms of bacteria. Bact. Rev. 15, 245 (1951). — DIENES. L., and P. C.
ZAMECKNIK: Transformation of bacteria into L forms by amino acids. J. Bact. 64, 770 (1952).
Difco Manual, Detroit 1953: S I M Medium. — DOAK, B. W., and C. LAMANNA: On the
antigenics tructure of the bacterial spore. J. Bact. 55, 373 (1948). — DOERR, R.: Die
Immunitätsforschung. Bd. I: Antikörper, 1. Teil. Wien: Springer 1947. ~ Bd. II: Das
Komplement. Wien: Springer 1947. ~ Bd. III: Die Antigene. Wien: Springer 1948. ~
Bd. IV: Antikörper, 2. Teil. Wien:Springer 1949. ~ Die Lehre von den Infektionskrankheiten
in allgemeiner Darstellung. In: Lehrbuch der inneren Medizin, herausgeg. von H. SCHWIEGK
u. A. JORES. Berlin: Springer 1949. — DOLD, H.: Die Bakterien-Inhibinwirkung (bakterio-
statische Wirkung) sterilen Submaxillaris-Speichels des Hundes. Z. Hyg. Infekt.-Kr. 124,
519 (1943). ~ Allgemeine Bakteriologie. Methodik in Naturforschung und Medizin in Deutschland 1939—1946. Bd. 68: Hygiene, Teil III, herausgeg. von E. RODENWALDT. Wiesbaden:
Dieterichsche Verlagsbuchhandlung 1948. — DOLMAN, C. E., R. J. WILSON and W. H.
COCKCROFT: A new method of detecting staphylococcus enterotoxin. Canad. J. publ. Hlth
27, 489 (1936). — DOOLEY, E. S., D. F. HOLTMAN and CH. D. JEFFRIES: Alterations in the
blood chemistry of chicks treated with the endotoxin of Salmonella pullorum. J. Bact. 75,
719 (1958). — DUBOS, R. J.: The adaptive production of enzymes by bacteria. Bact. Rev. 4,
1 (1940). ~ The bacterial cell. Cambridge: Harvard University Press 1945. ~ The bacterial
cell. Cambridge: Harvard University Press 1949. ~ Biochemical determinants of microbial
diseases. Cambridge: Harvard University Press 1954. — DUBOS, R. J., and G. MIDDLEBROOK:
Letter to the editors. Cytochemical reaction of virulent tubercle bacilli. Amer. Rev. Tuberc.
58, 698 (1948). — DUGUID, J. P.: The demonstration of bacterial capsules and slime. J. Path.
Bact. 63, 673 (1951). — DUGUID, J. P., and R. R. GILLIES: Fimbriae and adhesive properties
in dysentery bacilli. J. Path. Bact. 74, 397 (1957). — DUGUID, J. P., I. W. SMITH, G. DEMP-
STER and P. N. EDMUNDS: Non-flagellar filamentous appendages (,,fimbriae") and haem-
agglutinating activity in Bacterium coli. J. Path. Bact. 70, 335 (1955). — DURAN-REYNALS,
F.: Exaltation de l'activité du virus vaccinal par les extraits de certains organes. C.R. Soc.
Biol. (Paris) 99, 6 (1928). ~ Studies on a certain spreading factor existing in bacteria and
its significance for bacterial invasiveness. J. exp. Med. 58, 161 (1933). ~ A spreading factor in certain snake venoms and its relation to their mode of action. J. exp. Med. 69, 69
(1939). ~ Tissue permeability and the spreading factor in infection: a contribution to the
host: parasite problem. Bact. Rev. 6, 197 (1942).
        EATON, M. D.: The purification and concentration of diphtheria toxin. J. Bact. 31, 347
(1936). — EDMUNDS, C. W., and G. F. KEIPER: Further studies on the action of botulinus
toxin. J. Amer. med. Ass. 83, 495 (1924). — EDWARDS, P. R.: Form variation in group C
Salmonella strains. Proc. Soc. exp. Biol. (N.Y.) 59, 49 (1945). — EDWARDS, P.R., and D.W.
BRUNER: Two new Salmonella types isolated from fowls. J.Hyg. (Cambridge) 38, 716 (1938).—
EINSTEIN, zit. bei GOTSCHLICH. — EISENBERG, PH.: Studien zur Ektoplasmatheorie. II. Teil.
Über das Ektoplasma und seine Veränderungen im infizierten Tier. Zbl. Bakt., I. Abt. Orig.
49, 465 (1909). ~ III. Teil. Über das Ektoplasma und seine Veränderungen im infizierten
Tier. Zbl. Bakt., I. Abt. Orig. 53, 481 (1910). ~ Über Mutationen bei Bakterien und anderen
Mikroorganismen. Weich. Erg. I, 28 (1914). — ELEK, S. D.: The recognition of toxigenic bac-
terial strains in vitro. Brit. med. J. 1948, 493. — ELEK, S. D., and E. LEVY: Distribution of
haemolysins in pathogenic and nonpathogenic styphylococci. J. Path. Bact. 62, 541 (1950).
ELLIOT, C. G.: Chromosomes in microorganisms. Bacterial anatomy, herausgeg. von E.
T. C. SPOONER u. B. A. D. STOCKER. Cambridge 1956. — ELLIS, D.: Untersuchungen über
Sarzina, Streptococcus und Spirillum. Zbl. Bakt., I. Abt. Orig. 33, 1, 81, 161 (1903). —
ENDERS, J. F., M. F. SHAFFER and CH.-J. WU: Studies on natural immunity to pneumococcus
type III. Correlation of the behaviour in vivo of pneumococci type III varying in their
virulence for rabbits with certain differences observed in vitro. J. exp. Med. 64, 307 (1936). —
ERMENGHEM, E. VAN: Nouvelle méthode de coloration des cils des bactéries. Zbl. Bakt.,
I. Abt. Ref. 15, 969 (1894). — ETINGER-TULCZYNSKA, R.: Bakterienkapseln und ,,Quel-
lungsreaktion". Z.Hyg. Infekt.-Kr. 114, 769 (1933). — EVANS, J. B.: Studies on staphylococci
with special reference to the coagulase-positive types. J. Bact. 55, 793 (1948).

Zur Organisation des Zellkerns von Bacillus megaterium. Arch. Mikrobiol. **31**, 68 (1958). — GILLESPIE, W. A., and V. G. ALDER: Production of opacity in egg-yolk media by coagulase-positive staphylococci. J. Path. Bact. **64**, 187 (1952). — GINS, H.: Zur Färbung der Diphtheriebacillen. Dtsch. med. Wschr. **1913**, 502. — GLENNY, A. T., and M. F. STEVENS: Staphylococcus toxins and antitoxins. J. Path. Bact. **40**, 201 (1935). — GOEBEL, W. F., and O. T. AVERY: Chemo-immunological studies on conjugated carbohydrate-proteins. J. exp. Med. **54**, 431 (1931). — GÖSSNER, W.: Histochemischer Nachweis hydrolytischer Enzyme mit Hilfe der Azofarbstoffmethode. Untersuchungen zur Methodik und vergleichenden Histotopik der Esterasen und Phosphatasen bei Wirbeltieren. Histoch. Bd. 1, 1958. — GOODNER, K.: The development and localization of the dermal pneumococcic lesion in the rabbit. J. exp. Med. **54**, 847 (1931). ~ The effect of pneumococcus autolysates upon pneumococcus dermal infection in the rabbit. J. exp. Med. **58**, 153 (1933). — GORTNER, R. K.: The role of water in the structure and properties of protoplasm. Ann. Rev. Biochem. **1**, 21 (1932). — GOTSCHLICH, E.: Handbuch der hygienischen Untersuchungsmethoden, Bd. 1. Jena: Gustav Fischer 1926. ~ Allgemeine Morphologie und Biologie der pathogenen Mikroorganismen. In: Handbuch der pathogenen Mikroorganismen, herausgeg. von W. KOLLE, R. KRAUS u. P. UHLENHUTH. Jena 1929. — GOTTSTEIN, A.: Die Lehre von den Epidemien. Berlin: Springer 1929. ~ Rechnende Epidemiologie. Weichardts Ergebn. Hyg. **10**, 189 (1929). ~ Epidemiologie. Leipzig: Franz Deuticke 1937. — GRACE, J. B.: Some observations on the flagella and blepharoplasts of Spirillum and Vibrio spp. J. gen. Microbiol. **10**, 325 (1954). — GRADWOHL, R. B. H.: Clinical laboratory methods and diagnosis, vol. II. St. Louis: C. V. Mosby Company 1948. — GRAHAM-SMITH, G. S.: Further observations on the longevity of dry spores of B. anthracis. J. Hyg. (Lond.) **41**, 496 (1941). — GRAUDAL, H., and A. BIRCH-ANDERSEN: Studies on the motility and flagellation of a motile streptococcus. Acta path. microbiol. scand. **43**, 185 (1958). — GRIFFITH, F.: The significance of pneumococcal types. J. Hyg. (Lond.) **27**, 113 (1928). — GROSS, J.: Evaluation of structural and chemical changes in connective tissue. Ann. N.Y. Acad. Sci. **56**, 674 (1953). — GRUMBACH, A., u. W. KIKUTH: Die Infektionskrankheiten des Menschen und ihre Erreger. Stuttgart: Georg Thieme 1958. — GRUMBACH, A., u. Z. TESARZ: Die Ursache der Resistenzdurchbrechung am Milzbrand-infizierten Warmwasserfrosch. Schweiz. Z. Path. **8**, 511 (1945). — GUHA, A., N. N. DAS-GUPTA and M. L. DE: Nuclear apparatus of E. coli after fixation in chromic acid and osmium tetroxide. J. Bact. **67**, 292 (1954). — GUNSALUS, I. C., B. L. HORECKER and W. A. WOOD: Pathways of carbohydrate metabolism in microorganisms. Bact. Rev. **19**, 79 (1955). — GUTSTEIN, M.: Über die färberische Darstellung des Bakterienektoplasmas. Zbl. Bakt., I. Abt. Orig. **93**, 233 (1924). ~ Das Ektoplasma der Bakterien. I. Mitt. Über eine allgemeine Methode zur Darstellung des Ektoplasmas der grampositiven Bakterien. Zbl. Bakt., I. Abt. Orig. **93**, 393 (1924). ~ II. Mitt. Über färberische Verschiedenheiten zwischen grampositiven und gramnegativen Bakterien. Ein Beitrag zur Theorie der Gramschen Färbung. Zbl. Bakt., I. Abt. Orig. **94**, 143 (1925). — GUYTON, A. C., and M. A. MACDONALD: Physiology of botulinus toxin. Arch. Neurol. Psychiat. (Chicago) **57**, 578 (1947).

HABS, H.: Grundlagen der allgemeinen Epidemiologie. In: Die ansteckenden Krankheiten, herausgeg. von M. GUNDEL. Stuttgart: Georg Thieme 1950. ~ Bakteriologisches Taschenbuch, 36. Aufl. Leipzig: Johann Ambrosius Barth 1954. ~ Bakteriologisches Taschenbuch. Leipzig: Johann Ambrosius Barth 1956. — HABS, H., u. R.-E. BADER: Über Paratyphus C, versursacht durch Bacterium suipestifer kunzendorf. Z. Hyg. Inf.-Kr. **124**, 638 (1943). — HALLAUER, C.: Über das Lysozym. Zbl. Bakt., I. Abt. Orig. **114**, 519 (1929). — HALLMANN, L.: Bakteriologische Nährböden. Stuttgart: Georg Thieme 1953. ~ Bakteriologie und Serologie. Stuttgart: Georg Thieme 1955. — HALVORSON, H., and S. SPIEGELMAN: The Inhibition of enzyme formation by amino-acid analogues. J. Bact. **64**, 207 (1952). ~ Free amino-acids as precursors in induced enzyme synthesis. Bact. Proc. 1952, 149. ~ Net utilization of free amino-acids during the induced synthesis of maltozymase in yeast. J. Bact. **65**, 601 (1953). ~ The effect of free aminoacid pool levels on the induced synthesis of enzymes. J. Bact. **65**, 796 (1953). — HANNAY, C. L.: Inclusions in bacteria. In: Bacterial anatomy, herausgeg. von E. T. C. SPOONER u. B. A. D. STOCKER. Cambridge 1956. — HAPPOLD, F. C.: Toxin production by C. diphtheriae types mitis, gravis and intermedius. Proc. Soc. exp. Biol. (N.Y.) **43**, 412 (1940). — HARDWICK, W. A., B. GUIRARD and J. W. FOSTER: Anti-sporulation factors in complex organic media. J. Bact. **61**, 145 (1951). — HAUDUROY, P.: Derniers aspects du monde des Mycobactéries. Paris: Masson & Cie. 1955. — HAYWARD, N.: The rapid identification of Clostridium welchii by Nagler tests in plate culture. J. Path. Bact. **55**, 285 (1943). — HEIM, L.: Lehrbuch der Bakteriologie. Stuttgart: Ferdinand Enke 1922. — HENRICI, A. T.: On cytomorphosis in bacteria. Science **61**, 644 (1925). — HENRY, B. S., and C. A. FRIEDMAN: The water content of bacterial spores. J. Bact. **33**, 323 (1937). — HENRY, H., and M. STACEY: Histochemistry of the gram-staining reaction for microorganisms. Proc. roy. Soc. B **133**, 391 (1946). — HERBERT, D., and E. W. TODD: Purification and properties of a haemolysin produced by group A haemolytic streptococci (streptolysin O). Biochem. J. **35**, 1124 (1941). — HERCIK,

F.: Action of ultraviolet light on spores and vegetative forms of B. megatherium sp. J. gen. Physiol. **20**, 589 (1937). — HERWICK, R. P., E. F. WEIR and A. L. TATUM: Seasonal variation in susceptibility of animals to tetanus toxin. Proc. Soc. exp. Biol. (N.Y.) **35**, 256 (1936). — HETTCHE, H. O., u. M. BECKER: Der Einfluß der Metalle auf die Toxinbildung der Diphtheriebakterien. Z. Immun.-Forsch. **96**, 440 (1939). — HEYNINGEN, W. E. VAN: The biochemistry of the gas gangrene toxins. II. Partial purification of the toxins of Clostridium welchii, type A. Biochem. J. **35**, 1257 (1941). ~ Bacterial toxins. Oxford: Blackwell 1950. ~ The role of toxins in pathology in mechanisms of microbial pathogenicity, herausgeg. von J. W. HOWIE u. A. J. O'HEA. Cambridge: University Press 1955. — HINSHELWOOD, C. N., and S. JACKSON: The stability of l-Arabinose adaptation of Bac. lactis aerogenes. Proc. roy. Soc. B **137**, 88 (1950). — HINTERBERGER, A.: Eine Modifikation des Geißelfärbungsverfahrens nach VAN ERMENGHEM. Zbl. Bakt., I. Abt. Orig. **27**, 597 (1900). ~ Geißeln bei einer 5 Monate alten Proteuskultur und einer $10^{1}/_{2}$ Monate alten Kultur von Micrococcus agilis. Zbl. Bakt., I. Abt. Orig. **36**, 480 (1904). ~ Geißeln bei vom Jahre 1894 bis 1907 in zugeschmolzenen Eprouvetten aufbewahrten Kulturen. Wien. klin. Wschr. **1907**, 634. ~ Bemerkungen zur Frage, ob Bacillus anthracis Geißeln bildet und Hüllen hat. Zbl. Bakt., I. Abt. Orig. **45**, 108 (1908). ~ Geißeln und Myzele unter der Einwirkung von Wärme. Zbl. Bakt., I. Abt. Orig. **86**, 233 (1921). — HÖPKEN, W., u. K. BARTMANN: Phasenkontrastmikroskopische Beobachtung des durch Penicillin ausgelösten L-Cyclus von Bact. proteus. Zbl. Bakt., I. Abt. Orig. **162**, 372 (1955). — HOGNESS, D., M. COHN and J. MONOD: Induced synthesis of betagalactosidase in E. coli. Biochim. Biophys. Acta **16**, 99 (1955). — HOHN, J., u. W. HERMANN: Der Kulturtyp der Erreger der Typhus-Paratyphus-Gruppe und seine Bedeutung für die Standortgebundenheit. Z. Hyg. Infekt.-Kr. **117**, 722 (1936). ~ Die Neuordnung der Typhus-Paratyphus-Enteritis-Gruppe nach ihrem Verhalten zu den Ammonnährböden. Z. Hyg. Infekt.-Kr. **118**, 656 (1936). — HOLDSWORTH, E. S.: The nature of the cell wall of Corynebacterium diphtheriae. Biochem. biophys. Acta **8**, 110 (1952). — HOOK, A. E., and F. W. FABIAN: Chemical and bacteriological studies on peptones. Mich. St. Coll. Agric., Agric. Exp. St. Techn. Bull. **1943**, 185. — HOOKER, S. B., and E. M. FOLLENSBY: Studies on scarlet fever. II. Different toxins produced by hemolytic streptococci of scarlatinal origin. J. Immunol. **27**, 177 (1934).— HOTCHIN, J. E., J. M. DAWSON and W. J. ELFORD: The use of empty bacterial membranes in the study of the adsorption of staphylococcus K phage upon its host. Brit. J. exp. Path. **33**, 177 (1952). — HOTTLE, G. A., and A, M. PAPPENHEIMER: A quantitative study of the scarlet fever toxin-antitoxin flocculation reaction. J. exp. Med. **74**, 545 (1941). — HOUWINK, A. L.: A macromolecular mono-layer in the cell wall of Spirillum spec. Biochim. biophys. Acta **10**, 360 (1953). — HOUWINK, A. L., and W. VAN ITERSON: Electron microscopical observations on bacterila cytology. II. A study of flagellation. Biochim. biophys. Acta **5**, 10 (1950). — HOWIE, J. W., and J. KIRKPATRICK: Observations on bacterial capsules as demonstrated by a simple method. J. Path. Bact. **39**, 165 (1934). — HOWIE, J. W., and A. J. O'HEA: Mechanisms of microbial pathogenicity. Cambridge: University Press 1955. — HUMPHREY, J. H.: Hyaluronidase production by pneumococci. J. Path. Bact. **56**, 273 (1944). — HUNTER, M. E., and E. D. DFLAMATER: Nuclear phenomena in sporulation and spore germination in Bacillus megatherium. Bact. Proc. **1951**, 41.

ITERSON, W. VAN: Some electron-microscopical observations on bacterial cytology. Biochim. biophys. Acta **1**, 527 (1947). ~ Some remarks on the present state of our knowledge of bacterial flagellation. Bacterial cytology, Symp. 6th Congr. Int. Microbiol., Rome, p. 24, 1953. — IVÁNOVICS, G., u. V. BRUCKNER: Chemische und immunologische Studien über den Mechanismus der Milzbrandinfektion und -immunität. I. Mitt. Die chemische Struktur der Kapselsubstanz des Milzbrandbazillus und der serologisch identischen spezifischen Substanz des Bacillus mesentericus. Z. Immun.-Forsch. **90**, 304 (1937).

JACHERTS, D.: Untersuchungen über die Bildung von Geißeln von Pseudomonas aeruginosa in synchronisierten Kulturen. Zbl. Bakt., II. Abt. **113**, 111 (1960). — JOHNSON, F. H.: Luminous bacteria. In: Bacterial physiology, herausgeg. von C. H. WERKMANN u. P. W. WILSON. New York: Academic Press 1951. — JOHNSON, F. H., N. ZWORYKIN and G. WARREN: A study of luminous bacterial cells and cytolysates with the electron microscope. J. Bact. **46**, 167 (1943).

KAPLAN, R. W.: Mutationsforschung an Bakterien. Naturwissenschaften **37**, 249, 276 (1950). — KAPLAN, S., E. D. ROSENBLUM and V. BRYSON: Adaptive enzyme formation in radiation-sensitive and radiation-resistant Escherichia coli following exposure to ultra-violet. J. cell. comp. Physiol. **41**, 153 (1953). — KAUFFMANN, F.: Über einen neuen serologischen Formenwechsel der Typhusbacillen. Z. Hyg. Infekt.-Kr. **116**, 617 (1935). ~ Über die diphasische Natur der Typhusbacillen. Z. Hyg. Infekt.-Kr. **119**, 103 (1936). ~ Zur Serologie des I-Antigens in der Salmonella-Gruppe. Acta path. microbiol. scand. **17**, 135 (1940). ~ A typhoid variant and a new serological variation in the salmonella group. J. Bact. **41**, 127 (1941). ~ Vierte dänische Pathologentagung am 10. April 1942. Über neue thermolabile Körperantigene der Coli-Bakterien. Acta path. microbiol. scand. **20**, 416 (1943). ~ Über Bakteriengeißeln als aktive Bewegungsorgane. Schweiz. Z. Path. **11**, 378 (1948). ~ Enterobacteriaceae.

Kopenhagen: Einar Munksgaard 1951. ~ Enterobacteriaceae. Kopenhagen: Einar Munksgaard 1954. — KAUFFMANN, F., O. H. BRAUN, O. LÜDERITZ, H. STIERLIN u. O. WESTPHAL: Zur Imunchemie der O-Antigene von Enterobacteriaceae. IV. Analyse der Zuckerbausteine von Escherichia O-Antigenen. Zbl. Bakt., I. Abt. Orig. 180, 180 (1960). — KAUFFMANN, F., u. CH. MITSUI: Zwei neue Paratyphustypen mit bisher unbekanntem Phasenwechsel. Z. Hyg. Infekt.-Kr. 111, 740 (1930). — KEGELES, G.: The molecular size and shape of botulinus toxin. J. Amer. chem. Soc. 68, 1670 (1946). — KEILIN, D.: Cytochrome and respiratory enzymes. Proc. roy. Soc. B 104, 206 (1929). — KEILIN, D., and E. F. HARTREE: Comparative study of spores and vegetative forms of Bacillus subtilis. Antonie v. Leeuwenhoek 12, 115 (1947). — KENDALL, F. E., M. HEIDELBERGER and M. H. DAWSON: A serologically inactive polysaccharide elaborated by mucoid strains of group A hemolytic streptococcus. J. biol. Chem. 118, 61 (1937). — KIRCHNER, O.: Schizophyceae. In ENGLER u. PRAUTH, Die Natürlichen Pflanzenfamilien, I. Teil, Abt. 1a. 1900. — KISSKALT, K.: Theorie und Praxis der Medizinischen Forschung. München: J. F. Lehmann 1942. — KLIENEBERGER, E.: Bakterienpleomorphismus und Bakterienentwicklungsgänge. Weichardts Ergebn. Hyg. 11, 499 (1930). — KLIENEBERGER-NOBEL, E.: Changes in the nuclear structure of bacteria, particulary during spore formation. J. Hyg. (Lond.) 44, 99 (1945). ~ Origin development and significance of L-forms in bacterial cultures. J. gen. Microbiol. 3, 434 (1949). ~ Filtrable forms of bacteria. Bact. Rev. 15, 77 (1951). — KLUYVER, A. J., and C. B. VAN NIEL: The microbes contribution to biology. Cambridge, Mass.: Harvard University Press 1956. — KNAPP, W.: Pasteurella pseudotuberculosis unter besonderer Berücksichtigung ihrer humanmedizinischen Bedeutung. Ergebn. Mikrobiol. 32, 196 (1959). ~ Bakteriologie und Immunologie der Tuberkulose. In: Die Tuberkulose, herausgeg. von H. DEIST u. H. KRAUSS. Stuttgart: Ferdinand Enke 1959. — KNAYSI, G.: The cytology and microchemistry of Mycobacterium tuberculosis. J. infect. Dis. 45, 13 (1929). ~ The cell structure and cell division of Bacillus subtilis. J. Bact. 19, 113 (1930). ~ Cytology of bacteria. Bot. Rev. 4, 83 (1938). ~ On the microscopic methods of measuring the dimensions of the bacterial cell. J. Bact. 49, 375 (1945). ~ A study of some environmental factors which control endospore formation by a strain of Bacillus mycoides. J. Bact. 49, 473 (1945). ~ On the existence, morphology, nature, and functions of the cytoplasmatic membrane in the bacterial cell. J. Bact. 51, 113 (1946). ~ On the process of sporulation in a strain of Bact. cereus. J. Bact. 51, 187 (1946). ~ Preliminary observations on germination of the spores of Bacillus mycoides in a nitrogen-free medium and certain properties of the transparent cells. J. Bact. 55, 753 (1948). ~ The endospore of bacteria. Bact. Rev. 12, 19 (1948). ~ Elements of bacterial cytology. Ithaca, N.Y. 1944 u. 1951. ~ The cytology of sporulation. Bact. Rev. 16, 93 (1952). — KNAYSI, G., and R. F. BAKER: Demonstration with the electron microscope of a nucleus in Bac. mycoides grown in a nitrogen-free medium. J. Bact. 53, 539 (1947). — KNAYSI, G., J. HILLIER and C. FABRICANT: The cytology of an avian strain of Mycobacterium tuberculosis studied with the electron and light microscopes. J. Bact. 60, 423 (1950). — KNIGHT, B. C. J. G.: Growth factors in microbiology. Vitam. and Horm. 3, 105 (1945). — KNIGHT, B. C. J. G., and P. FILDES: Oxidation reduction studies in relation to bacterial growth. III. The positive limit of oxidation reduction potential required for the germination of B. tetani spores in vitro. Biochem. J. 24, 1496 (1930). — KNIPSCHILD, H. E.: Demonstration of capsular antigens in the colon group. Acta path. microbiol. scand. 22, 44 (1945). ~ Demonstration of a new thermolabile antigen in the colon group. Acta path. microbiol. scand. 23, 179 (1946). — KNORR, M.: Ein Brutschrank für Anaerobien. Zbl. Bakt., I. Abt. Orig. 117, 154 (1930). ~ Über Gewinnung, Wirkung und Herkunft der keimschädigenden Stoffe („Bakterionoxine") im Mundspeichel. Arch. Hyg. 126, 59 (1941). ~ Bakterionoxine und Lysine in der Mundhöhle und ihrer Flüssigkeit. Arch. Hyg. 131, 104 (1943). — KOBLMÜLLER, L. O.: Untersuchungen über Streptokokken. I. Mitt. Über bewegliche Streptokokken. Zbl. Bakt., I. Abt. Orig. 133, 310 (1935). — KOCH, F. E.: Einfache Anaerobenzüchtung in Petrischalen. Zbl. Bakt., I. Abt. Orig. 132, 358 (1934). ~ Enterokokkenstudien. Zbl. Bakt., I. Abt. Orig. 134, 348, (1935). ~ Weiterzüchtung von Anaerobiern im Röhrchen. Zbl. Bakt., I. Abt. Orig. 134, 469 (1935). ~ Einfache Weiterzüchtung von Schankerbakterien. Reinkultur einer Leptothrix aus einem Nierenbecken bei Pyelitis cystica. Zbl. Bakt., I. Abt. Orig. 137, 288, 251 (1936). — KOCH, R.: F. COHNS Beiträge zur Biologie der Pflanzen, Bd. II, Heft 3. 1877. — KOCHOLATY, W., and L. E. KREJCI: The activation mechanism and physico-chemical properties of Clostridium histolyticum proteinase. Arch. Biochem. 18, 1 (1948). — KÖBE, K., u. H. HEINIG: Die Bedeutung der Bakterien aus der Paratyphus-Enteritisgruppe als Sekundärerreger bei Maul- und Klauenseuche. Z. Infekt.-Kr. Haustiere 55, 189 (1939). — KÖHLER, W.: Die pleuropneumonieähnlichen Mikroorganismen (PPLO). Zbl. Bakt., I. Abt. Ref. 175, 103 (1960). — KÖNIG, H., u. A. WINKLER: Über Einschlüsse von Bakterien und ihre Veränderungen im Elektronenmikroskop. Naturwissenschaften 35, 136 (1948). — KOFFLER, H., u. G. E. MALLET: Sind Bakterien-Geißeln aktive Bewegungsorgane oder nur Fäden der Außenschicht? Zbl. Bakt., I. Abt. Orig. 158, 357 (1952). — KOLKWITZ, R.: Pflanzenphysiologie. Jena: Gustav Fischer 1935. — KONRICH,

F.: Die bakterielle Keimtötung durch Wärme. Stuttgart: Ferdinand Enke 1938. — KREJCI, L. E., A. H. STOCK, F. B. SANIGER and E. O. KRAEMER: Studies on the haemolytic streptococcus V. The electrophoretic isolation of the erythrogenic toxin of scarlet fever and the determination of its chemical and physical properties. J. biol. Chem. 142, 785 (1942). — KUHN, PH., u. E. STERNBERG: Über Bakterien und Pettenkoferien. Zbl. Bakt., I. Abt. Orig. 121, 113 (1931). — KVITTINGEN, J.: Studies of the life-cycle of proteus Hauser. Acta path. microbiol. scand. 26, 24, 855 (1949). ∼ Some observations on the nature and significance of bacterial flagella. Acta path. microbiol. scand. 37, 89 (1955).

LABAW, L. W., and V. M. MOSLEY: Periodic structure in the flagella and cell walls of a bacterium. Biochim. biophys. Acta 15, 325 (1954). ∼ Periodic structure in the flagella of Brucella bronchiseptica. Biochim. biophys. Acta 17, 322 (1955). — LAEK, C. H.: Staphylokinase: an activator of plasma protease. Nature (Lond.) 161, 559 (1948). — LAMANNA, C.: The taxonomy of the genus Bacillus. I. Modes of spore germination. J. Bact. 40, 347 (1940). ∼ Haemagglutination by botulinal toxin. Proc. Soc. exp. Biol. (N.Y.) 69, 332 (1948). ∼ Biological role of spores. Bact. Rev. 16, 90 (1952). — LAMANNA, C., H. W. EKLUND and O. E. McELROY: Botulinum toxin (type A); including a study of shaking with chloroform as a step in the isolation procedure. J. Bact. 52, 1 (1946). — LAMANNA, C., and H. N. GLASSMAN: The isolation of type B botulinum toxin. J. Bact. 54, 575 (1947). — LAMANNA, C., O. E. McELROY and H. W. EKLUND: The purification and crystallisation of Clostridium botulinum type A toxin. Science 103, 613 (1946). — LAUTROP, H.: On the existence of an antibacterial factor in diphtheria immunity. Acta path. microbiol. scand. 36, 274 (1954). — LAWRENCE, N. L., and H. O. HALVORSON: Studies on the spores of aerobic bacteria. IV. A heat resistent catalase from spores of Bacillus terminalis. J. Bact. 68, 334 (1954). — LEDERBERG, J., and P. R. EDWARDS: Serotypic recombination in Salmonella. J. Immunol. 71, 232 (1953). — LEES, H.: Biochemistry of autotrophic bacteria. London: Butterworth Scientific Publ. 1955. — LEHMANN, K. B., u. R. O. NEUMANN: Bakteriologie, insbesondere bakteriologische Diagnostik. Bd. I. Technik, allgemeine Diagnostik, Atlas. München: J. F. Lehmann 1926. ∼ Atlas und Lehrbuch der Bakteriologie. München: 1. Aufl. 1896; 7. Aufl. 1926. — LEIFSON, E.: Staining, shape and arrangement of bacterial flagella. J. Bact. 62, 377 (1951). — LEIFSON, E., S. R. CARHART and M. FULTON: Morphological characteristics of flagella of Proteus and related bacteria. J. Bact. 69, 73 (1955). — LEIFSON, E., and R. HUGH: Variation in shape and arrangement of bacterial flagella. J. Bact. 65, 263 (1953). — LEINER, M.: Die enzymatische Anpassung bei Mikroorganismen ohne Veränderung des Erbgutes. Ergebn. Mikrobiol. 31, 35 (1958). — LEMBKE, A., u. H. RUSKA: Vergleichende mikroskopische und übermikroskopische Beobachtungen an den Erregern der Tuberkulose. Klin. Wschr. 19, 217 (1940). — LEPOW, I. H., and L. PILLEMER: Studies on the purification of diphtheria toxin. J. Immunol. 69, 1 (1952). — LE QUIRE, V. S., J. D. HUTCHERSON, R. L. HAMILTON and M. E. GRAY: The effects of bacterial endotoxin on lipid metabolism. J. exp. Med. 110, 293 (1959). — LESUK, A., and R. J. ANDERSEN: The chemistry of the lipids of tubercle bacilli. Studies on mycolic acid. J. biol. Chem. 136, 603 (1940). — LETTRÉ, H.: Ergebnisse der Probleme der Mitosegiftforschung. Naturwissenschaften 34, 127 (1947). — LEVENSON, S.: Entérocoques mobiles. Ann. Inst. Pasteur. 60, 99 (1938). — LEVINE, M.: Spores as reagents for studies on chemical desinfection. Bact. Rev. 16, 117 (1952). — LIEBERMEISTER, K.: Untersuchungen zur Morphologie der Pleuropneumonia (PPLO) Gruppe. Z. Naturforsch. 8 b, 757 (1953). — LINDEGREN, C. C.: Function of volution (metaphosphate) in mitosis. Nature (Lond.) 159, 63 (1947). — LLEWELLYN, SMITH, M., and S. A. PRICE: Staphylococcus γ-toxin. J. Path. Bact. 47, 379 (1938). — LOCKE, A., and E. R. MAIN: The relation of copper and iron to production of toxin and enzyme action. J. infect. Dis. 48, 419 (1931). — LOEFFLER, F.: Eine neue Methode zum Färben der Mikroorganismen, im besonderen ihrer Wimperhaare und Geißeln. Zbl. Bakt., I. Abt. Orig. 6, 209 (1889). ∼ Weitere Untersuchungen über die Beizung und Färbung der Geißeln bei den Bakterien. Zbl. Bakt., I. Abt. Orig. 7, 625 (1890). — LÖFSTRÖM, G.: Comparison between the reactions of acute phase serum with pneumococcus C-polysaccharide and with Pneumococcus type 27. Brit. J. exp. Path. 25, 21 (1944). — LONGFELLOW, D., and G. F. LUIPPOLD: Typhoid vaccine studies. VI. The production of cross-immunity between members of the typhoid paratyphoid group of microorganisms. J. Immunol. 45, 249 (1942). — LÜDERITZ, O., F. KAUFFMANN, H. STIERLIN u. O. WESTPHAL: Zur Immunchemie der O-Antigene von Enterobacteriaceae. II. Vergleich der Zuckerbausteine von Salmonella S-, R- und T-Formen. Zbl. Bakt., I. Abt. Orig. 179, 180 (1960). — LUIPPOLD, G. F.: Typhoid vaccine studies. V. Studies on the relationship between the antigenic content and the immunogenic properties of bacterial suspensions. Amer. J. Hyg. 36, 354 (1942). ∼ Antityphoid activity of Vi antigen from extra-generic sources. Science 99, 497 (1944). — LWOFF, A., and J. MONOD: Essai d'analyse du rôle de l'anhydride carbonique dans la croissance microbienne. Ann. Inst. Pasteur 73, 323 (1947).

MACFARLANE, M. G.: The specificity of the lecithinase present in Clostridium welchii toxin. Biochem. J. 111, 36 (1942). ∼ The biochemistry of bacterial toxins. III. The identification and immunological relations of lecithinases present in Clostridium oedematicus and Clostridium sordellii toxins. Biochem. J. **42**, 590 (1948). ~ IV. The lecithinase activity of Clostridium haemolyticum toxin. Biochem. J. **47**, 267 (1950). ~ V. Variation in haemolytic activity of immunologically distinct lecithinases towards erythrocytes from different species. Biochem. J. **47**, 270 (1950). — MACFARLANE, M. G., and B. C. J. G. KNIGHT: The lecithinase activity of Clostridium welchii toxins. Biochem. J. **35**, 884 (1941). — MACFARLANE, R. G., and J. D. MACLENNAN: The toxaemia of gas-gangrene. Lancet **1945 II**, 328. — MACFARLANE, R. G., C. L. OAKLEY and C. G. HENDERSON: Haemolysis and the production of opalescence in serum and lecitho vitellin by the alpha-toxin of Clostridium welchii. J. Path. Bact. **52**, 99 (1941). — MACLEOD, C., and A. M. PAPPENHEIMER: Properties of bacteria which enable them to cause disease. In: Bacterial and mycoitc infections of man. Herausgeg. von R. J. DUBOS. Philadelphia 1948. — MALLET, G. E., H. KOFFLER and J. N. RINKER: The effect of shaking on bacterial flagella and motility. J. Bact. **61**, 703 (1951). — MALMGREN, B., and C.-G. HEDEN: Studies of the nucleotide metabolism of bacteria. I. Ultraviolet microspectrography as an aid in the study of the nucleotide content of bacteria. II. Aspects of the problem of the bacterial nucleus. Acta path. microbiol. scand. **24**, 418 (1947). — MALVOZ, E.: Sur les cils composés. Ann. Inst. Pasteur **16**, 686 (1902). — MARIE, A., et V. MORAX: Recherches sur l'absorption de la toxine tétanique. Ann. Inst. Pasteur **16**, 818 (1902). — MARINESCO, G.: Pathologie générale de la cellule nerveuse. Presse méd. **5**, 41 (1897). — MARKS, J.: Recognition of pathogenic staphylococci: With notes on nonspecific staphylococcal haemolysin. J. Path. Bact. **64**, 175 (1952). — MARTINI, E.: Wege der Seuchen, 2. Aufl. Stuttgart: Ferdinand Enke 1943. ~ Wege der Seuchen. Stuttgart: Ferdinand Enke 1955. ~ Seuchen im Menschen. Stuttgart: Ferdinand Enke 1959. — MASCHMANN, E.: Über Bakterienproteasen. IX. Die Anaerobiase der Gasbranderreger. Biochem. Z. **297**, 284 (1938). — MATHESON, B. H., and F. S. THATCHER: Studies with staphylococcal toxins. I. A reappraisal of the validity of the "kitten-test" as an indication of staphylococcal enterotoxin. Canad. J. Microbiol. **1**, 372 (1955). — MAY, J.: Einfache Sporenkontrastfärbung mit Oxypyrentrisulfosäure. Zbl. Bakt., I. Abt. Orig. **152**, 56 (1947/48). — MCBEE, R. H., C. LAMANNA and O. B. WEEKS: Definitions of bacterial oxygen relationships. Bact. Rev. **19**, 45 (1955). — MCCLEAN, D.: A factor in culture filtrates of certain pathogenic bacteria which increases the permeability of tissues. J. Path. Bact. **42**, 477 (1936). ~ The capsulation of streptococci and its relation to diffusion factor (hyaluronidase). J. Path. Bact. **53**, 13, 156 (1941). — MCELROY, W. D., and B. L. STREHLER: Bioluminescence. Bact. Rev. **18**, 177 (1954). — MCKINNEY, R. E.: Staining bacterial polysaccharides. J. Bact. **66**, 453 (1953). — MCLEOD, J. W.: A survey of the epidemiology of diphtheria in North-Westeurope and North America in the period 1920—1946. J. Path. Bact. **62**, 137 (1950). — MCLEOD, J. W., and J. GORDON: The problem of intolerance of oxygen by anaerobic bacteria. J. Path. Bact. **26**, 326 (1923). — MCQUILLEN, K.: Bacterial protoplasts: Growth and division of protoplasts of Bacillus megaterium. Biochem. biophys. Acta **18**, 458 (1955). ~ Capabilities of bacterial protoplasts. In: Bacterial anatomy, herausgeg. von E. T. C. SPOONER u. B. A. D. STOCKER. Cambridge 1956. — MEFFERD, R. B., and O. WYSS: The mutability of Bacillus anthracis spores during germination. J. Bact. **61**, 357 (1951). — METSCHNIKOFF, E.: Recherches sur l'influence de l'organisme sur les toxines. Ann. Inst. Pasteur **12**, 81 (1898). — METZNER, P.: Zur Mechanik der Geißelbewegung. Biol. Zbl. **40**, 49 (1920). — MEYER, A.: Die Zelle der Bakterien. Jena: Gustav Fischer 1912. — MEYER, K. F.: Botulismus. In: Handbuch der pathogenen Mikroorganismen, 3. Aufl. 1928. — MIDDLEBROOK, G. A.: The experimental analysis of virulence of tubercle bacilli. Bull. N. Y. Acad. Med. **26**, 498 (1950). — MIDDLEBROOK, G. A., R. J. DUBOS and C. PIERCE: Virulence and morphological characteristics of mammalian tubercle bacilli. J. exp. Med. **86**, 175 (1947). — MIESCHER, G., H. LINCKE u. P. RINDERKNECHT: Zur Chemie und Biologie des Talges. Dermatologica (Basel) **106**, 76 (1953). — MIGULA, W.: System der Bakterien. Jena 1897 u. 1900. — MILES, A. A.: The meaning of pathogenicity. In: Mechanisms of microbial pathogenicity. Cambridge: University Press 1955. — MILES, E. M., u. A. A. MILES: The lecithinase of Clostridium bifermentans and its relation to the α-Toxin of Clostridium welchii. J. gen. Microbiol. **1**, 385 (1947). — MITCHELL, P.: In: The nature of bacterial surface, herausgeg. von A. A. MILES u. N. W. PIRIE. Oxford 1949. — MITCHELL, P., and J. MOYLE: The glycerophospho-protein complex envelope of Micrococcus pyogenes. J. gen. Microbiol. **5**, 981 (1951). — MITCHISON, D. A.: The ecology of tubercle bacilli resistant to streptomycin and isoniazid. In: Adaptation in micro-organisms, herausgeg. von E. F. GALE u. R. DAVIES. Cambridge: University Press 1953. — MÖLLER, H.: Über eine neue Methode der Sporenfärbung. Zbl. Bakt., I. Abt. Orig. **10**, 273 (1891). — MONOD, J., et A. AUDUREAU: Mutation et adaptation chez Escherichia coli mutabile. Ann. Inst. Pasteur **72**, 868 (1946). — MONOD, J., A. M. PAPPENHEIMER et G. COHEN-BAZIRE: La cinétique de la biosynthèse de la β-galactosidase chez E. coli considérée comme fonction de la croissance. Biochim. biophys. Acta **9**, 648 (1952). — MORGAN, H. R.: Immunologic properties of an antigenic material isolated from Eberthella typhosa. J. Immunol. **41**, 161

(1941). ~ Pathologic changes produced in rabbits by a toxic somatic antigen derived from Eberthella typhosa. Amer. J. Path. **19**, 135 (1943). — MORGAN, H. R., and H. C. UPHAM: Effect of antigenic material from Eberthella typhosa upon migration of guinea pig leucocytes. Proc. Soc. exp. Biol. (N.Y.) **48**. 114 (1941). — MOROWITZ, H. J.: The energy requirements for bacterial motility. Science **119**, 286 (1954). — MUDD, S., and A. G. SMITH: Electron and light microscopic studies of bacterial nuclei. I. Adaption of cytological proceedings to electron microscopy. Bacterial nuclei as vesicular structures. J. Bact. **59**, 561 (1950). — MUDD, S., A. G. SMITH, J. HILLIER and E. H. BENTNER: Electron and light microscopic studies of bacterial nuclei. III. The nuclear sites in metal shadowed cells of E. coli. J. Bact. **60**, 635 (1950). — MUELLER, J. H.: The influence of iron on the production of diphtheria toxin. J. Immunol. **42**, 343 (1941). ~ Toxin production as related to the clinical severity of diphtheria. J. Immunol. **42**, 353 (1941). — MUELLER, J. H., and I. KNAPNICK: Studies on cultural requirements of bacteria. VII. Amino acid requirements for the Park-Williams No 8 strain of diphtheria. J. Bact. **30**, 525 (1935). — MUELLER, J. H., and P. A. MILLER: Large-scale production of tetanol toxin on a peptone-free medium. J. Immunol. **47**, 15 (1943). ~ Production of tetanol toxin. J. Immunol. **50**, 377 (1945). ~ Factors influencing the production of tetanol toxin. J. Immunol. **56**, 143 (1947). ~ Variable factors influencing the production of tetanus toxin. J. Bact. **67**, 271 (1954). — MÜLLER, R.: Medizinische Mikrobiologie, 3. Aufl. Berlin: Urban & Schwarzenberg 1946. ~ Medizinische Mikrobiologie. München: Urban & Schwarzenberg 1950. — MUNGER, M.: Brucellosis. IX. Effect of the toxic fraction from Brucella cells on the leucocytic picture in normal guinea pigs. Mich. Agric. exp. Sta. Techn. Bull. **177**, 35 (1941). — MUNTNER, S.: Über Bakterienzählung und -größenmessung in Aufschwemmungen (insbesondere Vaccinen) mittels des Kleinmannschen Nephelometers. Z. Hyg. Infekt.-Kr. **106**, 50 (1926).

NAGLER, F. P. O.: Observations on a reaction between the lethal toxin of Clostridium welchii (type A) and human serum. Brit. J. exp. Path. **20**, 473 (1939). — NEISSER, M.: Zur Differentialdiagnose des Diphtheriebacillus. Z. Hyg. Infekt.-Kr. **24**, 443 (1897). — NEUFELD, F.: Über die Agglutination der Pneumokokken und über die Theorien der Agglutination. Z. Hyg. Infekt.-Kr. **40**, 54 (1902). — NEUFELD, F., u. R. ETINGER-TULCZYNSKA: Schnelldiagnose der Pneumokokkentypen aus dem Auswurf. Z. Hyg. Infekt.-Kr. **115**, 431 (1933). — NEUFELD, F., u. W. RIMPAU: Über die Antikörper des Streptokokken- und Pneumokokken-Immunserums. Dtsch. med. Wschr. **1904**, 1458. — NEUMANN, F.: Die Sichtbarmachung von Bakteriengeißeln am lebenden Objekt im Dunkelfeld. Zbl. Bakt., I. Abt. Orig. **96**, 250 (1925). ~ Die Sichtbarmachung von Bakteriengeißeln am lebenden Objekt im Dunkelfeld. II. Mitt. Zbl. Bakt., I. Abt. Orig. **109**, 143 (1928). ~ Untersuchungen zur Erforschung der Kernverhältnisse bei den Bakterien. Zbl. Bakt., II. Abt. Orig. **103**, 385 (1941). — NEUMANN, K.: Grundriß der Gefriertrocknung. Göttingen: Musterschmidt 1952. — NEWTON, B. A.: The properties and mode of action of the polymyxins. Bact. Rev. **20**, 14 (1956). — NIEL, C. B. VAN: On the morphology and physiology of the purple and green sulfur bacteria. Arch. Microbiol. **3**, 1 (1931). ~ Photosynthesis of bacteria. Cold. Spr. Harb. Symp. quant. Biol. **3**, 138 (1935). ~ The biochemistry of microorganisms, an approach to general and comparative biochemistry. Publ. Amer. Ass. Advanc. Sci. **14**, 106 (1940). ~ The bacterial photosyntheses and their importance for the general problem of photosynthesis. Advanc. Enzymol. **1**, 263 (1941). ~ Biochemical problems of the chemoautotrophic bacteria. Physiol. Rev. **23**, 338 (1943). ~ The culture, general physiology, morphology, and classification of the non-sulfur purple and brown bacteria. Bact. Rev. **8**, 1 (1944). ~ Recent advances in our knowledge of the physiology of microorganisms. Bact. Rev. **8**, 225 (1944). ~ Comparative biochemistry of photosynthesis. Amer. Scientist **37**, 371 (1949). — NIGGEMEYER, H.: Der Nachweis bisher unbekannter Gifte des Corynebacterium diphtheriae, ihre Bedeutung für das klinische Bild der Erkrankung sowie die antitoxische Therapie und Impfprophylaxe. Ann. paediat. (Basel) **185**, 1 (1955). — NISMAN, B.: The stickland reaction. Bact. Rev. **18**, 16 (1954). — NOVEL, E., et E. PONGRATZ: Longévité des spores de diverses espèces bactériennes et notamment celles de bacillus anthracis. Schweiz. Z. Path. **15**, 545 (1952). — NOVELLI, A.: New method of staining of bacterial capsules in films and sections. Experientia (Basel) **9**, 34 (1953).

OAKLEY, C. L.: Gasgangrene. Brit. med. Bull. **10**, 52 (1954). — OAKLEY, C. L., and G. H. WARRACK: Routine typing of Clostridium welchii. J. Hyg. (Lond.) **51**, 102 (1953). — OAKLEY, C. L., G H. WARRACK and P. H. CLARKE: The toxins of Clostridium oedematiens (Cl. novyi). J. gen. Microbiol. **1**, 91 (1947). — OAKLEY, C. L., G. H. WARRACK and M. E. WARREN: The kappa and lambda antigens of Clostridium welchii. J. Path. Bact. **60**, 495 (1948). — ØDEGAARD, A., and O. GARDBORG: Investigation on an motile streptococcus isolated from a blood culture. Acta path. microbiol. scand. **32**, 275 (1953). — OGINSKI, E. L., and W. W. UMBREIT: An introduction to bacterial physiology. San Francisco: W. H. Freeman & Company 1959. — OGIUTI, K.: Untersuchungen über die Geschwindigkeit der Eigenbewegung von Bakterien. Jap. J. exp. Med. **14**, 19 (1936). — OLITZKY, L., S. AVINERY and J. BENDERSKY: The leucopenic action of different microorganisms and the antileucopenic immunity. J. Immunol. **41**, 361 (1941). — OLITZKY, L., S. AVINERY and P. K. KOCH: The hypothermic and adrenohemorrhagic effects of bacterial vaccines. J. Immunol. **45**, 237 (1942). — O'Meara, R. A. Q.: C. diphtheriae and the composition of its toxin in relation to the severity of diphtheria. J. Path. Bact. **51**, 317 (1940). — Orla Jensen: Die Hauptlinien des natürlichen Bakteriensystems. Zbl. Bakt., II. Abt. **22**, 305 (1909). — Ørskov, J., E. K. Andersen and J. V. Poulsen: Studies on some diphtheria bacilli of the gravis type and their pathogenicity to guinea-pig. Acta path. microbiol. scand. **21**, 181 (1944). Palade, G. E.: A study of fixation for electron microscopy. J. exp. Med. **95**, 285 (1952). — Palleroni, M. J., and C. C. Lindegren: A single adaptive enzyme in Saccharomyces elicited by several related substrates. J. Bact. **65**, 122 (1953). — Pappenheimer jr., A. M.: Diphtheria toxin. I. Isolation and characterization of a toxic protein from C. diphtheriae filtrates. J. biol. Chem. **120**, 543 (1937). ~ III. A reinvestigation of the effect of iron on toxin and porphyrin production. J. biol. Chem. **167**, 251 (1947). ~ Proteins of pathogenic bacteria. Advanc. Protein. Chem. **4**, 123 (1948). — Pappenheimer jr., A. M., and E. D. Hendee: Diphtheria toxin. IV. The iron enzymes of C. diphtheriae and their possible relation to diphtheria toxin. J. biol. Chem. **171**, 701 (1947). — Pappenheimer jr., A. M., and S. J. Johnson: Studies in diphtheria toxin production. I. The effect of iron and copper. Brit. J. exp. Path. **17**, 335 (1936). — Pappenheimer jr., A. M., H. P. Lundgren and J. W. Williams: Studies on the molecular weight of diphtheria toxin, antitoxin, and their reaction products. J. exp. Med. **71**, 247 (1940). — Pappenheimer jr., A. M. and C. M. Williams: Effects of diphtheria toxin on the cecropia silkworm. J. gen. Physiol. **35**, 727 (1952). — Parsons, E. J.: Induction of toxigenicity in non-toxigenic strains of C. diphtheriae with bacteriophages derived from nontoxigenic strains. Proc. Soc. exp. Biol. (N.Y.) **90**, 91 (1955). — Partridge, S. M., and E. Klieneberger: Isolation of cholesterol from the oily droplets found in association with the L organisms separated from Streptobacillus moniliformis. J. Path. Bact. **52**, 219 (1941). — Pasteur, L., Ch. Chamberland et E. Roux: De l'atténuation des virus et de leur retour à la virulence. C.R. Acad. Sci. (Paris) **92**, 429 (1881). — Pauling, L.: Antikörper und spezifische biologische Kräfte. Endeavour **7**, 43 (1948). — Pelloja, M.: Toxine tétanique et période d'incubation du tétanos expérimental. Rev. Immunol. (Paris) **14**, 123 (1950). ~ Le tétanos expérimental par la toxine tétanique. Paris: Masson & Cie. 1951. — Pels-Leusden, F., u. H. Freymark: Die Frage nach dem Bakterienzellkern. Naturwiss. Rdsch. **9**, 102 (1956). — Peppler, A.: Ein einfaches Verfahren zur Darstellung der Geißeln. Zbl. Bakt., I. Abt. Orig. **29**, 345 (1901). — Peters, D., u. R. Wigand: Enzymatische, elektronenoptische Analyse der Nucleinsäureverteilung, dargestellt an E. coli als Modell. Z. Naturforsch. **8**, 180 (1953). — Peterson, W. H., and M. E. Peterson: Relation of bacteria to vitamins and other growth factors. Bact. Rev. **9**, 49 (1945). — Pfeiffer, H., u. H. J. Stammer: Pathogenes Leuchten bei Insekten. Z. Morphol. u. Ökol.d. Tiere **20**, 136 (1931). — Pick, E. P., u. F. Silberstein: Biochemie der Antigene und Antikörper. In Handbuch der pathogenen Mikroorganismen, 3. Aufl. 1928. — Pickett, M. J., P. K. Hoeprich and R. O. Germain: Purification of high titre tetanus toxin. J. Bact. **49**, 515 (1945). — Piéchaud, M.: La coloration sans hydrolyse du noyau des bacteries. Ann. Inst. Pasteur **86**, 787 (1954). — Piekarski, G.: Cytologische Untersuchungen an Paratyphus- und Colibakterien. Arch. Mikrobiol. **8**, 428 (1937). ~ Cytologische Untersuchungen an Bakterien im ultravioletten Licht. Zbl. Bakt., I. Abt. Orig. **142**, 69 (1938). ~ Lichtoptische und übermikroskopische Untersuchungen am Problem des Bakterienzellkerns. Zbl. Bakt., I. Abt. Orig. **144**, 140 (1939). ~ Über kernähnliche Strukturen bei Bacillus mycoides Flügge. Arch. Mikrobiol. **11**, 406 (1940). ~ Zum Problem des Bakterienzellkerns. Ergebn. Hyg. Bakt. **26**, 333 (1949). — Piekarski, G., u. H. Ruska: Übermikroskopische Darstellung von Bakteriengeißeln. Klin. Wschr. **18**, 383 (1939). ~ Übermikroskopische Untersuchungen an Bakterien unter besonderer Berücksichtigung der sogenannten Nucleoide. Arch. Mikrobiol. **10**, 302 (1939). — Pierce, C. H.: Streptobacillus moniliformis, its associated L form and the pleuropneumonia like organisms. J. Bact. **43**, 780 (1942). — Pietschmann, K.: Die Zellkernfrage bei den Bakterien. Arch. Mikrobiol. **2**, 310 (1931). ~ Entspricht der Ausdruck „peritrich" begeißelt bei Bakterien den tatsächlichen Verhältnissen? Arch. Mikrobiol. **10**, 133 (1939). ~ Über die Begeißelung der Bakterien. Arch. Mikrobiol. **12**, 377 (1942). — Pijper, A.: Shape and motility of bacteria. J. Path. Bact. **58**, 325 (1946). ~ Methylcellulose and bacterial motility. J. Bact. **53**, 257 (1947). ~ Bacterial flagella and motility. Nature (Lond.) **161**, 200 (1948). ~ The flagella of spirillum volutans. J. Bact. **57**, 111 (1949). ~ Bacterial surface, flagella and motility. In: The nature of the bacterial surface, herausgeg. von A. A. Miles u. N. W. Pirie. Oxford 1949. ~ Zur Frage der Bakteriengeißeln. Schweiz. Z. Path. **12**, 681 (1949). ~ Bacterial flagella. Nature (Lond.) **168**, 749 (1951). ~ Bacterial flagella. Nature (Lond.) **175**, 214 (1951). ~ Shape of bacterial flagella. Nature (Lond.) **175**, 214 (1955). — Pijper, A., and G. Abraham: Wave length of bacterial flagella. J. gen. Microbiol. **10**, 452 (1954). — Pillemer, L.: The immunochemistry of toxins and toxoids. I. The solubility and precipitation of tetanol toxin and toxoid in methanol-water mixtures under controlled conditions of p_H, jonic strength and temperature. J. Immunol. **53**, 237 (1946). — Pillemer, L., and D. H. Moore: The spontaneous conversion of crystalline tetanol toxin to a flocculating atoxic dimer. J. biol. Chem. **173**, 427 (1948). — PILLEMER, L., R. G. WITTLER, J. I. BURRELL and D. B. GROSSBERG: The immunochemistry of toxins and toxoids. VI. The crystallization and characterization of tetanol toxin. J. exp. Med. **88**, 205 (1948). — PILLEMER, L., R. WITTLER and D. GROSSBERG: The isolation and crystallization of tetanol toxin. Science **103**, 615 (1946). — PLAUT, H. C.: Über die Geißeln bei fusiformen Bacillen. Zbl. Bakt., I. Abt. Orig. **44**, 310 (1907). — PLUMMER, H., and F. FRASER: Comparison of the neutralizing ability of streptococcal antisera NY 5 and 593. J. Bact. **39**, 455 (1940). — POETSCHKE, G.: Die Pleuropneumonie-Gruppe der Mikroorganismen und ihre Bedeutung für die Medizin. Klin. Wschr. **1954**, 241. — POLLITZER, R.: Cholera. World Health Organization, Genf 1959. — POPE, C. G., and M. STEVENS: Isolation of crystalline protein from highly purified diphtheria toxin. Lancet **1953** II, 1190. — PORTER, J. R.: Bacterial chemistry and physiology. New York: John Wiley & Sons 1946; — POVITZKY, O. R., M. EISNER and E. JACKSON: Effectiveness of standard diphtheria antitoxin against all types of diphtheria infection. J. infect. Dis. **52**, 246 (1933). — POWELL, J. F.: Isolation of dipicolinic acid from spores of Bacillus megaterium. Biochem. J. **54**, 210 (1953). — POWNALL, M.: A motile streptococcus. Brit. J. exper. Path. **16**, 155 (1935). — PREISZ, H.: Studien über Morphologie und Biologie des Milzbrandbacillus. Zbl. Bakt., I. Abt. Orig. **35**, 280 (1904). ~ Studien über das Variieren und das Wesen der Abschwächung des Milzbrandbacillus. Zbl. Bakt., I. Abt. Orig. **58**, 510 (1911). — PRÉVOT, A.: Manuel de classification et de détermination des bactéries anaerobies. Paris 1940. — PRITTWITZ und GAFFRON, J. VON: Zum Gestaltwandel der Bakterien. Naturwissenschaften **40**, 590 (1953). — PULVERTAFT, R. J.: The L forms of bacteria in relation to antibiotics. J. Path. Bact. **65**, 175 (1953). — PUTNAM, F. W., C. LAMANNA and D. G. SHARP: Molecular weight and homogeneity of crystalline botulinus A toxin. J. biol. Chem. **165**, 735 (1946). ~ Physicochemical properties of crystalline Clostridium botulinum type A toxin J. biol. Chem. **176**, 401 (1946).

RAHN, O.: Statistische Studien über die Systeme der Bakterien. Zbl. Bakt., II. Abt. **46**, 4 (1916). ~ Versuch einer natürlichen Gruppierung der Bakterien. Zbl. Bakt., II. Abt. **50**, 273 (1920). — RAICHEL, B.: Über den Einfluß osmotisch wirksamer Mittel auf die Bakterienzelle. Arch. Protistenk. **63**, 333 (1928). — REED, G. B., J. H. ORR and H. J. BROWN: Fibrinolysins from gas gangrene anaerobes. J. Bact. **46**, 475 (1943). — REGAMEY, R.: Étude in vivo et in vitro sur le sort de la toxine tétanique dans le tube digestif. Ann. Inst. Pasteur **56**, 87 (1936). — REICHENOW, E.: Untersuchungen an Haematococcus pluvialis nebst Bemerkungen über andere Flagellaten. Arb. Gesundh.-Amt (Berl.) **33**, 1 (1910). — REIMER, K.: Über charakteristische Unterschiede in der gerinnungsbeeinflussenden und fibrinauflösenden Wirkung lebender Bakterien. Zbl. Bakt., I. Abt. Orig. **136**, 84, 217 (1936). — REPASKE, R.: Succinic dehydrogenase of Azotobacter vinelandii. J. Bact. **68**, 555 (1954). — RICKES, E. L., N. G. BRINK, F. R. KONIUSZY, T. R. WOOD and K. FOLKERS: Comperative data on vitamin B_{12} fromliver and from a new source, Streptomyces griseus. Science **108**, 634 (1948). — RIPPEL-BALDES, A.: Grundriß der Mikrobiologie. Berlin: Springer 1955. — RIST, E.: Sur la toxicité des corps des bacilles diphtériques. C. R. Soc. Biol. (Paris) **55**, 978 (1903). — ROBERTIS, E. DE, and C. M. FRANCHI: Electron microscopic observation on the fine structure of bacterial flagella. Exp. Cell Res. **2**, 295 (1951). — ROBERTSON, R. C., and H. YU: Leucopenia and the toxic substances of B. typhosus. J. Hyg. (Lond.) **38**, 299 (1938). — ROBINOW, C. F.: A study of the nuclear apparatus of bacteria. Proc. roy. Soc. B **130**, 299 (1942). ~ Cytological observations on Bact. coli, Proteus vulgaris and various aerobic spore-forming bacteria with special reference to the nuclear structures. J. Hyg. (Lond.) **43**, 413 (1944). ~ Addendum. In: DUBOS, R. J., The bacterial cell. Cambridge, Mass.: Harvard University Press 1947. ~ Nuclear apparatus and cell structure of rod-shaped bacteria. In: The bacterial cell von R. J. DUBOS. Cambridge: Harvard University Press 1949. ~ Spore structure as revealed by thin sections. J. Bact. **66**, 300 (1953). ~ The chromatin bodies of bacteria. In: Bacterial anatomy, herausgeg. von E. T. C. SPOONER u. B. A. D. STOCKER. Cambridge 1956. ~ The chromatin bodies of bacteria. Bact. Rev. **20**, 207 (1956). — ROBINOW, C. F., and C. L. HANNAY: The nuclear structure of B. megaterium. Riass. VI. Internat. Congr. Microbiol. Rom, p. 44, 1953. — ROBINOW, C. F., and R. G. E. MURRAY: The differentiation of cell wall, cytoplasmic membrane and cytoplasm of grampositive bacteria by selective staining. Exp. Cell Res. **4**, 390 (1953). — ROCCHI, G.: Über die sogenannten Riesen- oder zusammengesetzten Geißeln der Bakterien. Zbl. Bakt., I. Abt. Orig. **60**, 174 (1911). — RODENWALDT, E., u. R.-E. BADER: Lehrbuch der Hygiene. Berlin-Göttingen-Heidelberg: Springer 1951. — ROELCKE, K.: Die Kruse-Sonne-(E)-Ruhr). Stuttgart: Wissenschaftliche Verlagsgesellschaft 1943. — ROEMER, G. B.: Desinfektion und Sterilisation. In: Die Infektionskrankheiten des Menschen und ihre Erreger. Stuttgart: Georg Thieme 1958. — ROGER, H.: Les infections non bactériennes. Recherches sur l'Oïdio-Mycose. Rev. gén. Sci. **7**, 770 (1896). — ROSENOW, E. C.: Human pneumococcal opsonin and the antiopsonic substances in virulent pneumococci. J. infect. Dis. **4**, 285 (1907). — ROSS, R. T., D. F. HOLTMAN and R. F. GILFILLAN: The effect of Salmonella pullorum infection of amino acids of the chick. J. Bact. **70**, 272 (1955). — ROTH,

F. B., and L. PILLEMER: The separation of alpha toxin (Lecithinase) from filtrates of Clostridium welchii. J. Immunol. 70, 533 (1953). ~ Purification and some properties of Clostridium welchii type A theta Toxin. J. Immunol. 75, 50 (1955). — RUBNER, M.: Beitrag zur Lehre von den Wasserbakterien. Arch. Hyg. (Berl.) 11, 365 (1890). — RUDDER, B. DE: Die akuten Zivilisationsseuchen. Ihre Epidemiologie und Bekämpfung. Leipzig: Georg Thieme 1934. — RUDOLPH, W.: Vitamine der Hefe. Stuttgart: Wissenschaftliche Verlagsgesellschaft 1946.

SACHAROW, B.: Die Eigelbaktivierungsmethode für Meningokokken, ihre Verwendung im Tierversuch und zum Nachweis der Meningokokken im Liquor. Zbl. Bakt., I. Abt. Orig. 147, 175 (1941). — SALLE, A. J.: Laboratory manual on fundamental principles of bacteriology. New York: McGraw-Hill Book Company 1954. — SALTON, M. R. J.: Studies of the bacterial cell wall. III. Preliminary investigation of the chemical constitution of the cell wall of Streptococcus faecalis. Biochem. biophys. Acta 8, 510 (1952). ~ The formation of spores in protoplasts of Bacillus megaterium. J. gen. Microbiol. 13, 4 (1955). ~ Bacterial cell walls. In: Bacterial anatomy. Cambridge: Cambridge University Press 1956. — SALTON, M. R. J., and R. W. HORNE: Studies of the bacterial cell wall. II. Methods of preparation and some properties of cell wall. Biochim. biophys. Acta 7, 177 (1951). — SALTON, M. R. J., and R. McOMILLEN: Bacterial protoplasts. II. Bacteriophage multiplication in protoplasts of sensitive and lysogenic strains of Bac. megaterium. Biochim. biophys. Acta 17, 465 (1955). SALTON, M. R. J., and R. C. WILLIAMS: Electron microscopy of the cell walls of Bacillus megaterium and Rhodospirillum rubrum. Biochim. biophys. Acta 14, 455 (1954). — SANARELLI, G.: Sur la vitesse de locomotion du vibrion cholérique. Ann. Inst. Pasteur 33, 569 (1919). — SANBORN, R. C., and C. M. WILLIAMS: The cytochrome system in the cecropia silkworm with special reference to the properties of a new component. J. gen. Physiol. 33, 579 (1950). — SCHACHMANN, H. K., A. B. PARDEE and R. Y. STANIER: Studies on the macromolecular structure of bacteria. Arch. Biochem. 38, 245 (1952). — SCHIEBLICH, M.: Über einen beweglichen Streptokokkus, Streptococcus herbarum n. sp., und zwei von grünem pflanzlichen Material isolierte sporenbildende Stäbchen. Zbl. Bakt., I. Abt. Orig. 124, 269 (1932). — SCHIEMANN, O., u. W. CASPER: Sind die spezifisch präcipitablen Substanzen der 3 Pneumokokkentypen Haptene? Z. Hyg. Inf.-Kr. 108, 220 (1927). — SCHLOSSBERGER, H.: Über das Verhalten der Chromatinsubstanz und die antigenen Eigenschaften der Sporen von Bac. sphaericus. Schweiz. Z. Path. 14, 509 (1951). — SCHMAGER, A., u. M. KLUDAS: Morphologische Studien an Corynebacterien mit dem Phasenkontrastmikroskop. Zbl. Bakt., I. Abt. Orig. 156, 502 (1950). — SCHMIDT, H.: Grundsätzliches über die Pathogenese und Immunität bei Infektionskrankheiten. In: Die ansteckenden Krankheiten, herausgeg. von M. GUNDEL. Stuttgart: Georg Thieme 1950. ~ Pathogenese, Therapie und Prophylaxe des Tetanus. Marburg: Elmert 1952. ~ Fortschritte der Serologie. Darmstadt: Dr. Dietrich Steinkopff 1955. — SCHÜBEL, K.: Über das Botulinustoxin. Naunyn-Schmiedeberg's Arch. exp. Path. Pharmak. 96, 193 (1923). — SEASTONE, C. V.: Hemolytic streptococcus lymphadenitis in guinea pigs. J. exp. Med. 70, 347 (1939). — SEIFFERT, G.: Eine Reaktion menschlicher Sera mit Perfringenstoxin. Z. Immun.-Forsch. 96, 515 (1939). — SEITZ, A.: Wesen der Infektion. In: Handbuch der pathogenen Mikroorganismen, von W. KOLLE, R. KRAUS u. P. UHLENHUTH. Jena, Berlin u. Wien: Fischer, Urban u. Schwarzenberg 1929. — SHAFFER, M. F., J. F. ENDERS and CH.-J. WU: Studies on natural immunity to pneumococcus type III. II. Certain distinguishing properties of two strains of pneumococcus type III varying in their virulence for rabbits, and the reappearance of these properties following R-S reconversion of their respective rough derivates. J. exp. Med. 64, 281 (1936). — SHARP, D. G.: The letal action of short ultraviolet rays on several common pathogenic bacteria. J. Bact. 37, 447 (1939). — SIA, R. H. P.: Studies on pneumococcus growth inhibition. VI. The specific effect of pneumococcus soluble substance on the growth of pneumococci in normal serum-leucocyte mixtures. J. exp. Med. 43, 633 (1926). — SMITH, G. E., u. M. A. RUFFER: Pottsche Krankheit an einer ägyptischen Mumie. Zur historischen Biologie der Krankheitserreger, 3. Heft. Gießen: Alfred Töpelmann 1910. — SMITH, G. H.: Freshwater algae of the United States. New York 1950. ~ Cryptogamic Botany, 2nd edit., vol. 1. New York: Algae and Fungi 1955. — SMITH, I. W.: Flagellation and motility in Aerobacter cloacae and Escherichia coli. Biochim. biophys. Acta 15, 20 (1954). — SMITH, I. W., J. F. WILKINSON and J. P. DUGUID: Volutin production in Aerobacter aerogenes due to nutrient imbalance. J. Bact. 68, 450 (1954). — SMITH, L.: Bacterial cytochromes. Bact. Rev. 18, 106 (1954). ~ Clostridia in gasgangrene. Bact. Rev. 13, 233 (1949). — SMITHBURN, K. C., and G. I. LAVIN: The effects of ultraviolet radiation on tubercle bacilli. Amer. Rev. Tuberc. 39, 782 (1939). — SNELL, E. E.: Bacterial nutrition. Chemical factors. In: Bacterial physiology, hrsg. von C. H. WERKMAN u. P. W. WILSON. New York: Academic Press 1951. — SPIEGELMAN, S., and J. M. REINER: The formation and stabilisation of an adaptive enzyme in the absence of its substrate. J. gen. Physiol. 31, 175 (1948). — SPOONER, E. T. C., and B. A. D. STOCKER: Bacterial Anatomy. Cambridge: University Press 1956. — SPRUIT, C. J. P.: Naphthochinonen en bioluminescentie. Thesis, Utrecht 1946. — STÄHELIN, H.: Über spontane sphärische Transformation von Milzbrandbazillen. Schweiz.

Z. allg. Path. **16**, 892 (1953). ~ Über osmotisches Verhalten und Fusion nackter Protoplasten von Bac. anthracis. Schweiz. Z. allg. Path. **17**, 296 (1954). — STAMP, T. C., and D. M. STONE: An agglutinogen common to certain strains of lactose and non-lactose-fermenting coliform bacilli. J. Hyg. (Lond.) **43**, 266 (1944). — STANIER, R. Y., J. C. GUNSALUS and C. F. GUNSALUS: The encymatic conversion of mandelic acid to benzoic acid. II. Properties of the particulate fractions. J. Bact. **66**, 543 (1953). — STAPP, C.: Der Pflanzenkrebs und sein Erreger Pseudomonas tumefaciens. XI. Mitt. Cytologische Untersuchungen des bakteriellen Erregers. Zbl. Bakt., II. Abt. **105**, 1 (1942). — STAPP, C., u. H. ZYCHA: Morphologische Untersuchungen an Bacillus mycoides, ein Beitrag zur Frage des Pleomorphismus der Bakterien. Arch. Mikrobiol. **2**, 493 (1931). — STARKEY, R. L.: Spore formation in a vibrio. Nature (Lond.) **141**, 791 (1938). — STARR, M. P., and R. C. WILLIAMS: Helical fine structure of flagella of a motile diphtheroid. J. Bact. **63**, 701 (1952). — STEPHENSON, M.: Bacterial metabolism. London 1949. — STEUER, W.: Untersuchungen über die Pigmentbildung von Micrococcus pyogenes. Zbl. Bakt., I. Abt. Orig. **167**, 210 (1956). ~ Die Bedeutung verschiedener Umwelteinflüsse auf die Zusammensetzung des Gesamtpigmentes von Micrococcus pyogenes. Zbl. Bakt., I. Abt. Orig. **168**, 558 (1957). ~ Zur Deutung der Pigmentfunktion von Micrococcus pyogenes. Zbl. Bakt. I. Abt. Orig. **168**, 567 (1957). — STICKL, O., u. W. KNAPP: Bakteriologie und Immunologie der Tuberkulose. In: Die Tuberkulose. Ihre Erkennung und Behandlung, herausgeg. von A. DEIST u. H. KRAUSS. Stuttgart: Ferdinand Enke 1957. — STICKLAND, L. H.: The chemical reactions by which Cl. sporogenes obtains its energy. Biochem. J. **28**, 1746 (1934). ~ The reduction of proline by Clostridium sporogenes. Biochem. J. **29**, 288 (1935). ~ The reduction of glycine by Clostridium sporogenes. Biochem. J. **29**, 896 (1935). ~ The oxidation of alaun by Clostridium sporogenes. Biochem. J. **29**, 889 (1935). — STIGELL, R.: Über das spezifische Gewicht einiger Bakterien. Zbl. Bakt., I. Abt. Orig. **45**, 487 (1908). — STILLE, B.: Zytologische Untersuchungen an Bakterien mit Hilfe der Feulgenschen Nuclealreaktion. Arch. Mikrobiol. **8**, 125 (1937). — STOCK, A. H.: Studies on the hemolytic streptococcus. IV. Further purification and concentration of scarlet fever toxin. J. biol. Chem. **142**, 777 (1942). — STOCK, A. H., and E. VERNEY: Properties of scarlet fever toxin of the NY 5 strain. J. Immunol. **69**, 373 (1952). — STOCKER, B. A. D.: Bacterial flagella. In: Bacterial anatomy, herausgeg. von E. T. C. SPOONER and B. A. D. STOCKER. Cambridge 1956. — STOCKER, B. A. D., N. D. ZINDER and J. LEDERBERG: Transduction of flagellar characters in Salmonella. J. gen. Microbiol. **9**, 410 (1953). — STOKES, J. L., and M. GUNNESS: The amino acid composition of microorganisms. J. Bact. **52**, 195 (1946). — STOKES, J. L., M. GUNNESS and J. W. FOSTER: Vitamin content of ingredients of microbiological culture media. J. Bact. **47**, 293 (1944). — STOVER jr., J. H., M. FINGERMAN u. R. H. FORESTER: Botulinum toxin and the motor end plate. Proc. Soc. exp. Biol. (N.Y.) **84**, 146 (1953). — SUDHOFF, K.: Zur Einführung und Orientierung. In: Pottsche Krankheit an einer ägyptischen Mumie. Zur historischen Biologie der Krankheitserreger, 3. Heft. Gießen: Alfred Töpelmann 1910. — SWELLENGREBEL, N. H.: Neuere Untersuchungen über die vergleichende Cytologie der Spirillen und Spirochäten. Zbl. Bakt., I. Abt. Orig. **49**, 529 (1909).

TARR, H. L. A.: Some observations on the respiratory catalysts present in the spores and vegetative cells of certain aerobic bacilli. Biochem. J. **27**, 136 (1933). — TESARZ, Z.: Die Ursache der Resistenzdurchbrechung am Milzbrand-infizierten Warmwasserfrosch. Schweiz. Z. Path. **10**, 3 (1947). — THEDERING, F.: Über Paratyphus C (Typ kunzendorf). Dtsch. med. Wschr. **73**, 558 (1948). — THIBAULT, P.: Action de l'antigène glucidolipidique du B. de Shiga sur le pouvoir bactéricide du sérum frais normal de lapin. Ann. Inst. Pasteur **63**, 462 (1939). — TILLETT, W. S.: The fibrinolytic activity of hemolytic streptococci. Bact. Rev. **2**, 161 (1938). — TILLETT, W. S., and R. L. GARNER: Fibrinolytic activity of hemolytic streptococci. J. exp. Med. **58**, 485 (1933). — TISSIÈRES, A.: Oxydation of glucose by a cell free preparation of Aerobacter aerogenes. Nature (Lond.) **169**, 880 (1952). ~ Role of high molecular weight components in the respiratory activity of cell free extracts of Aerobacter aerogenes. Nature (Lond.) **174**, 183 (1954). — TISSIÈRES, A., and E. C. SLATER: Respiratory chain phosphorylation in extracts of Azotobacter vinelandii. Nature (Lond.) **176**, 736 (1955). — TOENNIESSEN, E.: Untersuchungen über die Kapsel der pathogenen Bakterien. I. Die in Kulturen und im Tierkörper gebildete Kapsel; Darstellungsmethode. Zbl. Bakt., I. Abt. Orig. **65**, 23 (1912). ~ II. Die chemische Beschaffenheit der Kapsel und ihr dadurch bedingtes Verhalten gegenüber der Fixierung und Färbung. Zbl. Bakt., I. Abt. Orig. **85**, 225 (1920). — TOMCSIK, J.: Die Struktur der Bakteriengrenzflächen. In: Ergebnisse der medizinischen Grundlagenforschung, herausgeg. von K. F. R. BAUER. Stuttgart: Georg Thieme 1956. ~ Bacterial capsules. In: Bacterial anatomy, herausgeg. von E. T. C. SPOONER u. B. A. D. STOCKER. Cambridge 1956. — TOMCSIK, J., u. G. BODON: Über die serologische Identität der Kapselsubstanz von auf Nährboden gezüchteten und tierischen Milzbrandbazillen. Z. Immun.-Forsch. **83**, 426 (1934). ~ Zellfreie Bakterienprotoplasten. Verh. naturforsch. Ges. Basel **67**, 218 (1956). — TOMCSIK, J., and J. B. GRACE: The specific cell-wall reaction and staining of the bacterial cell-wall with

Alcian blue. J. gen. Microbiol. **13**, 105 (1955). — TOMCSIK, J., u. S. GUEX-HOLZER: Änderung der Struktur der Bakterienzelle im Verlauf der Lysozymeinwirkung. Schweiz. Z. allg. Path. **15**, 517 (1952). ~ Ein neues Prinzip zur Färbung der Bakterienkapsel. Schweiz. Z. Path. **16**, 882 (1953). ~ Antikörperproduktion mit isolierter Bakterien-Zellwand und mit Protoplasten. Experientia (Basel) **10**, 484 (1954). — TOPLEY and WILSON's principles of bacteriology and immunity, herausgeg. von G. S. WILSON u. A. A. MILES. London: Edward Arnold 1955. — TRASK, J. D., and F. G. BLAKE: Heterologous scarlet fever. J. Amer. med. Ass. **101**, 753 (1933). — TRENKMANN: Die Färbung der Geißeln von Spirillen und Bacillen. Zbl. Bakt., I. Abt. Orig. 8, 385 (1890). — TRONNIER, E. A.: Zur Darstellung der Nucleoide bei Bakterien mit Azur Eosin. Naturwissenschaften **40**, 512 (1953). — TROTZKY, J.: Die Größe der Typhusbacillen, unter Anwendung der Kollektivmaßlehre bestimmt. Zbl.: Bakt., I. Abt. Orig. **72**, 113 (1913). — TULASNE, R.: Les formes L des bactéries. Rev. Immunol. (Paris) **15**, 223 (1951). ~ Le cycle L et les formes naines des bactéries. Bacterial Cytology, Symp. 6th Congr. Internat. Microbiol., Rome, p. 144, 1953. — TULASNE, R., et J. BRISON: Les Pleuropneumoniales. Taxonomie des Pleuropneumonia-like Organisms (PPLO) et des formes L. Ann. Inst. Pasteur **88**, 237 (1955). — TYTELL, A. A., and K. HEWSON: Production, purification and some properties of Clostridium histolyticum collagenase. Proc. Soc. exp. Biol. (N.Y.) **74**, 555 (1950).

VAHLNE, G.: Serological typing of the colon bacteria. Acta path. microbiol. scand. Suppl. **62**, 1 (1945). — VELDE, H. VAN DE: Étude sur le mécanisme de la virulence du staphylocoque pyogène. Cellule **10**, 403 (1894). — VENDRELY, R., and R. TULASNE: Chemical constitution of the L form of bacteria. Nature (Lond.) **171**, 262 (1953). — VIALLIER, J., J. C. KALB et J. TIGAUD: Sur la coloration par le rouge neutre du bacille tuberculeux. C.R. Soc. Biol. (Paris) **144**, 1513 (1950). — VINCENZI, L.: Über die chemischen Bestandtheile der Spaltpilze. Hoppe-Seylers Z. physiol. Chem. **11**, 181 (1887).

WADSWORTH, A., and J. M. COFFEY: The toxogenic properties of hemolytic Streptococci from human infections. J. Immunol. **29**, 505 (1935). — WALBUM, L. E.: Action de la staphylolysine sur les globules de chèvre. C.R. Soc. Biol. (Paris) **85**, 1205 (1921). — WAMOSCHER, L.: Versuche über die Struktur der Bakterienzelle. Z. Hyg. Infekt.-Kr. **111**, 422 (1930). — WASSERMANN, A., u. T. TAKAKI: Über tetanusantitoxische Eigenschaften des normalen Zentralnervensystems. Berl. klin. Wschr. 1898, 5. — WEIBULL, C.: Chemical and physico-chemical properties of the flagella of Proteus vulgaris and Bacillus subtilis. Biochim. biophys. Acta **3**, 378 (1949). ~ Investigations on bacterial flagella. Acta chem. scand. **4**, 268 (1950). ~ Bacterial flagella as fibrous macromolecules. Disc. Faraday Soc. **11**, 195 (1951). ~ Movement of bacterial flagella. Nature (Lond.) **167**, 511 (1951). ~ The isolation of protoplasts from Bacillus megaterium by controlled treatment with lysozyme. J. Bact. **66**, 688 (1953). ~ The nature of the „ghosts" obtained by lysozyme lysis of Bacillus megaterium. Exp. Cell Res. **10**, 214 (1956). ~ Bacterial protoplasts, their formation and characteristics. In: Bacterial anatomy, herausgeg. von E. T. C. SPOONER u. B. A. D. STOCKER. Cambridge: University Press 1956. — WEIDEL, W.: Über die Zellmembran von Escherichia coli B. I. Präparierung der Membranen. Analytische Daten. Morphologie, Verhalten der Membranen gegenüber den Bakteriophagen der T-Serie. Z. Naturforsch. **6**, 251 (1951). — WEIDEL, W., and E. KELLENBERGER: The E. coli B receptor for the phage T$_5$. II. Electron microscopic studies. Biochim. biophys. Acta **17**, 1 (1955). — WEIDEL, W., G. KOCH u. K. BOBOSCH: Über die Rezeptorsubstanz für den Phagen T$_5$. Z. Naturforsch. **9 b**, 573 (1954). — WEINBERG, M., and E. A. RANDIN: Ferment fibrolytique d'origine microbienne. C.R. Soc. Biol. (Paris) **107**, 27 (1931). — WEISER, R. S., and C. O. HARGISS: Studies on the death of bacteria at low temperatures. II. The comparative effects of crystallization, vitro-melting, and devitrification on the mortality of Escherichia coli. J. Bact. **52**, 71 (1946). — WEISER, R. S., and C. M. OSTERUD: I. The influence of the intensity of the freezing temperature, repeated fluctuations of temperature, and the period of exposure to freezing temperatures on the mortality of Escherichia coli. J. Bact. **50**, 413 (1945). — WEISMANN, O.: Eine theoretische und experimentelle Kritik der „Bound Water-Theory". Protoplasma **31**, 27 (1938). — WELLS, H. G., and E. R. LONG: The chemistry of tuberculosis; a compilation and critical review of existing knowledge on the chemistry of the tubercle bacillus and its products, the chemical changes and processes in the host, the chemical aspects of the treatment of tuberculosis, 2nd edit. Baltimore: Williams & Wilkins Co. 1932. — WELLS, H. G., L. M. DE WITT and E. R. LONG: The chemistry of tuberculosis. Baltimore 1923. — WERKMAN, C. H., and P. W. WILSON: Bacterial Physiology. New York: Academic Press 1951. — WESTPHAL, A.: Die Pathogenese der Amöbenruhr bei Mensch und Tier. II. Die Pathogenese der Amöbenruhr beim Menschen. Arch. Schiffs- u. Tropenhyg. **42**, 441 (1938). — WESTPHAL, O., F. KAUFFMANN, O. LÜDERITZ u. H. STIERLIN: Zur Immunchemie der O-Antigene von Enterobacteriaceae. III. Analyse der Zuckerbausteine kreuzreagierender Salmonella-, Arizona- und Escherichia-O-Antigene. Zbl. Bakt., I. Abt. Orig. **179**, 336 (1960). — WIAME, J. M.: The occurence and physiological behaviour of two metaphosphate fractions in yeast. J. biol. Chem. **178**, 919 (1949). — WILDFÜHR, G.: Über die atoxisch gewordenen Diphtheriebakterien bei Rekonvaleszenz, Keimträgertum.

Zbl. Bakt., I. Abt., Orig. **157**, 441 (1951). ~ Medizinische Mikrobiologie, Immunologie und Epidemiologie, Teil I. Leipzig: VEB Georg Thieme 1959. — WILSON, F. J., C. KALISH and CH. FISH: Use of oxidation-reduction dyes in the determination, of virulence of mycobacteria in vitro. Amer. Rev. Tuberc. **65**, 187 (1952). — WILSON, G. S., and A. A. MILES: Topley and Wilson's Principles of Bacteriology and Immunity. London 1955. — WILSON, G. S., and H. L. SHIPP: Part 4 — Bacteriological investigations. Chem. & Industr. **77**, 834 (1938). — WILSON, W. J.: Pleomorphism, as exhibited by bacteria grown on media containing urea. J. Path. Bact. **11**, 394 (1906). — WINGE, Ö., and C. ROBERTS: Inheritance of enzymatic characters and the phenomenon of long term adaptation. C.R. Lab. Carlsberg, Sér. physiol. **24**, 263 (1948). — WINKLER, A.: Die Bakterienzelle. Stuttgart: Gustav Fischer 1956. — WINKLER, A., u. H. KÖNIG: Zur Deutung elektronenoptischer Befunde an Bakterien. Zbl. Bakt., I. Abt. Orig. **153**, 9 (1948/49). — WINSLOW, C.-E. A., I. BROADHURST, R. E. BUCHANAN, CH. KRUMWIEDE, L. A. ROGERS and G. H. SMITH: The families and genera of the bacteria. J. Bact. **5**, 191 (1920). — WITTE, J.: Gehäufte Breslau-Infektionen bei Rindern im Anschluß an Maul- und Klauenseuche. Z. Fleisch- u. Milchhyg. **49**, 103 (1938). — WITTLER, R. G., and L. PILLEMER: The immunochemistry of toxins and toxoids. V. The solubility of staphylococcal toxin in methanol-water mixtures under controlled conditions of p_H, ionic strength, and temperature. J. biol. Chem. **174**, 23 (1948). — WOLF, J.: Breslau-Bakterien bei notgeschlachteten maul- und klauenseuchekranken Rindern. Berl. Münch. tierärztl. Wschr. **1939**, 474. — WOLMAN, M.: On the absence of desoxyribonucleic acid from some chemically induced cytoplasmic and intranuclear inclusions, with reference to a special type of false positive staining with Feulgen's technique. J. Path. Bact. **68**, 150 (1954). — WOODS, D. D.: Further experiments on the coupled reactions between pass of amino acids induced by Cl. sporogenes. Biochem. J. **30**, 1934 (1936). — WOODS, D. D., and J. LASCELLES: The no man's land between the autotrophic and heterotrophic ways of life. In: Autotrophic Microorganisms, herausgeg. von B. A. FRY u. J. L. PEEL. Cambridge: Cambridge University Press 1954. — WRIGHT, G. P.: Botulinum and tetanustoxins. In: Mechanisms of microbial pathogenicity. 5th Symp. Soc. Gen. Microbiol. Cambridge: Cambridge University Press 1955. — WUNDT, W.: Experimentelle Untersuchungen zur bakteriologischen und serologischen Diagnostik der Brucellosen. Habil.-Schr. Tübingen. 1957. — WYNNE, E. ST.: Some physiological aspects of bacterial spore formation and spore germination. Bact. Rev. **16**, 101 (1952).

YAMAMOTO, J.: Über den Lokomotionsapparat der Protistenzellen. Zbl. Bakt., I. Abt. Orig. **53**, 38 (1910).

ZETTNOW, E.: Über den Bau der großen Spirillen. Z. Hyg. Infekt.-Kr. **24**, 72 (1897). ~ Über Geißelfärbung bei Bakterien. Z. Hyg. Infekt.-Kr. **30**, 95 (1899). ~ Über Geißelzöpfe, Spirochaeta polyspira und Planosarcina Schaudinni. Z. Hyg. Infekt.-Kr. **58**, 386 (1908). ~ Einige neue Bakterien. Zbl. Bakt., I. Abt. Orig. **77**, 209 (1916). ~ Über Schleimgeißeln. Z. Hyg. Infekt.-Kr. **86**, 25 (1918). — ZINDER, N. D., and J. LEDERBERG: Genetic exchange in Salmonella. J. Bact. **64**, 679 (1952). — ZINNEMANN, K.: Toxin production by the three types of C. diphtheriae. J. Path. Bact. **55**, 275 (1943). ~ Neutralisation of C. diphtheriae type toxins with standard antitoxin, as determined by skin reactions in guinea-pigs. J. Path. Bact. **58**, 43 (1946). — ZINNEMANN, K., and I. ZINNEMANN: Incidence and significance of the types of diphtheria bacilli in the Ukraine. J. Path. Bact. **48**, 155 (1939). — ZOPF, H.: Die Spaltpilze. Leipzig 1885.

Rickettsien.

Von

Ernst Georg Nauck, Hamburg.

Mit 8 Abbildungen.

Einleitung.

Definition und Systematik.

Der Begriff „Rickettsien" stammt von da Rocha Lima, der 1916 den Erreger des Fleckfiebers als *Rickettsia prowazeki* beschrieben hat. Seit dieser Zeit hat sich die Kenntnis der menschlichen und tierischen Rickettsiosen beträchtlich erweitert und umfaßt eine große Gruppe von endemisch oder epidemisch auftretenden Krankheiten. Die Bemühungen um eine einheitliche Klassifizierung der Rickettsien, die heute im System der Bakterien zu der Ordnung *Rickettsiales* und zu der Familie *Rickettsiaceae* gestellt werden, sind noch nicht abgeschlossen. Auf Einzelheiten der Systematik und auf eine Erörterung von Meinungsverschiedenheiten in Fragen der Nomenklatur oder der taxonomischen Charakterisierung einzelner Rickettsienarten oder -gattungen muß unter Hinweis auf die neuesten zusammenfassenden Darstellungen verzichtet werden[1].

Der Gattungsname *Rickettsia* findet auf die Mehrzahl der Erreger der unter dem Begriff der Rickettsiosen zusammengefaßten Krankheiten Anwendung. Für den Erreger des Q-Fiebers hat sich der Gattungsname *Coxiella* eingebürgert. Für eine Anzahl anderer Rickettsien — darunter für die Erreger der Rickettsienpocken, des Tsutsugamushifiebers, des sibirischen Zeckenfiebers und des Wolhynischen Fiebers — wurde die Einführung von besonderen Genera und Subgenera vorgeschlagen, die sich aber nicht allgemein durchgesetzt hat.

Die Vermehrung in den Geweben bestimmter blutsaugender Arthropoden und der Wirtswechsel von den Arthropoden auf empfängliche warmblütige Tiere oder den Menschen gehören zu den biologischen Grundeigenschaften der Rickettsien. Als Grundlage der Klassifizierung dienen bei den Rickettsiosen Übertragungsweise und Pathogenität für Tier und Mensch, Verhalten des Erregers in Arthropoden und im Warmblüter, antigene Eigenschaften und Immunitätsreaktionen. Als Einteilungsprinzip hat sich die Bezeichnung der Rickettsiosen nach ihrer Übertragungsweise durch Zecken, Milben oder Insekten (Läuse, Flöhe) bewährt. Diese Einteilung trägt vor allem einer epidemiologischen Betrachtungsweise Rechnung und erfaßt zugleich Vorkommen und geographische Verbreitung der Rickettsiosen (s. Tabelle 1). Fast immer handelt es sich bei den Rickettsiosen um Zoonosen, die nur gelegentlich auf den Menschen übertragen werden und für deren Erreger der Mensch als Zwischenwirt entbehrlich ist. Nur für *R. prowazeki* und für *R. quintana* ist der Mensch der natürliche warmblütige Wirt.

---

[1] Philip 1953, 1956, Mooser 1958, Weyer 1958.

Tabelle 1. *Die Rickettsiosen des Menschen.*

Bezeichnung	Hauptverbreitung	Erreger	Übertragung auf den Menschen durch	Wichtige natürliche Reservoire
Felsengebirgsfieber Rocky Mountain Spotted Fever; Neotropisches Fleckfieber; Fleckfieber von São Paulo; Minas Gerais Typhus	Kanada, Nordamerika, Mexiko, Brasilien, Kolumbien	R. rikettsii	Schildzecken, bes. Dermacentor, Amblyomma, Rhipicephalus	Nagetiere, Hunde (?), Schildzecken
Zeckenbißfieber Zeckenfieber; Boutonneuse fever; Fièvre boutonneuse; Kenya typhus; Nigerian typhus; South African tick-bite fever	Mittelmeerländer, Afrika	R. conori	Schildzecken, bes. Rhipicephalus, Haemaphysalis	Schildzecken
Indisches Zeckenbißfieber Indian tick typhus	Indien	R. conori (?)	Schildzecken, Rhipicephalus (?)	Schildzecken (?)
Zeckenbißfieber von Nord-Queensland North Queensland tick typhus	Queensland	R. australis	Schildzecken, Ixodes holocyclus (?)	unbekannt
Sibirisches (asiatisches) Zeckenbißfieber, Siberian tick typhus	Ost-, West- und Zentralsibirien	D. sibiricus	Schildzecken, Dermacentor, Haemaphysalis	Nagetiere, Schildzecken
Q-Fieber Q fever	Nordamerika, Panama, Vorderer Orient, Afrika, Australien	C. burneti	Kontakt (aerogen)	Beuteltiere, Nagetiere, Rinder, Schafe, Ziegen, Leder- und Schildzecken
Rickettsienpocken Rickettsialpox	New York, Connecticut, Massachusetts, UdSSR	R. akari	Allodermanyssus sanguineus	Hausmaus
Tsutsugamushifieber Kedanikrankheit, Milbenfleckfieber, Tsutsugamushi disease, Scrub typhus	Ost- und Südasien, Nordaustralien, Inseln im Indischen und Pazifischen Ozean	R. tsutsugamushi	Larven von Trombicula akamushi und T. deliensis	Nagetiere, bes. Ratten und Mäuse, Insectivoren, Milben
Klassisches (epidemisches) Fleckfieber (Brill-Zinssersche Krankheit); Classic epidemic (louseborne) typhus (Brill's disease, Recrudescent typhus)	kosmopolitisch, besonders in der kalten und gemäßigten Zone	R. prowazeki	Läuse	Mensch
Murines (endemisches) Fleckfieber Murine (flea-borne) typhus	kosmopolitisch, in Tropen und Subtropen	R. mooseri	Flöhe und Läuse	Nagetiere, bes. Ratten
Wolhynisches Fieber Schützengrabenfieber Trench fever	Ost- und Südeuropa	R. quintana	Läuse	Mensch

* R. = Rickettsia — D. = Dermacentroxenus — C. = Coxiella
Nach F. WEYER aus: Lehrbuch der Tropenkrankheiten, herausgegeben von E. G. NAUCK. Stuttgart: Georg Thieme 1956.

I. Morphologie und allgemeine Biologie der Rickettsien.

1. Morphologische Eigenschaften.

Morphologische und färberische Eigenschaften hatten bereits DA ROCHA LIMA dazu veranlaßt, die Rickettsien als „bakterienähnlich" zu bezeichnen. Die Rickettsien besitzen keine Eigenbewegung und stellen in ihrer Grundform kleinste rundliche oder ovale Gebilde ($0,3$—$0,5\,\mu$) dar, die zu Stäbchen ($0,7$—$2\,\mu$ Länge) heranwachsen. Sie sind mit Giemsa-Lösung oder durch eine Kontrastfärbung mit Fuchsin nach MACCHIAVELLO (1937) lichtmikroskopisch darzustellen. In den gefärbten Präparaten erkennt man kokkoide Ausgangsformen, Stäbchen und Tei-

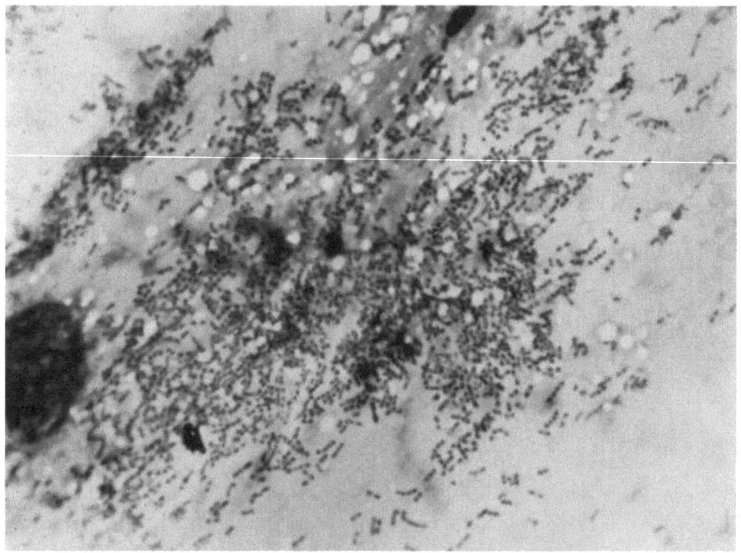

Abb. 1. Rickettsien (R. prowazeki) im Magenausstrich der Laus. Giemsa-Färbung, Vergr. 1200fach.

lungsstadien. Die Rickettsien liegen einzeln oder in der Längsachse zu Paaren vereinigt, sie bilden mehr oder weniger kompakte Haufen oder sie wachsen zu Ketten heran, die sich wieder in Diploformen auflösen. Verschiedenartige, nach Art und Dauer der Infektion wechselnde Wuchsstadien vermitteln den Eindruck eines ausgeprägten Polymorphismus, der wahrscheinlich von der milieubedingten Vermehrungsintensität oder von Reaktionen der Wirtszellen beeinflußt wird. Bei Infektionen mit *R. prowazeki* und *R. mooseri* bietet sich aber, wie MOOSER (1958) hervorhebt, in Ausstrichen von Mäusemägen, vom Dottersackgewebe befruchteter Hühnereier oder von infizierten Mäuselungen ein recht einheitliches morphologisches Bild (Abb. 1).

Die morphologischen, vielfach bestätigten Studien älterer Autoren[1] sind in neuerer Zeit durch elektronenoptische Untersuchungen ergänzt worden. Dabei festigte sich die Ansicht, daß die Rickettsien nach Aufbau und innerer Struktur ebenso wie in ihrem Teilungsmechanismus vollkommen mit Bakterien übereinstimmen[2]. Die Darstellung einzelner Organismen aus gereinigten Suspensionen

[1] DA ROCHA LIMA 1916, WOLBACH et al. 1922, PLOTZ et al. 1943.
[2] WEISS 1943, BABUDIERI et al. 1943, WEYER et al. 1944, MUDD und ANDERSON 1944, VAN ROOYEN und SCOTT 1949, LIEBERMEISTER und ZEHENDER 1950, KAUSCHE und SHERIS 1951, ROSENBERG und KORDOVA 1960.

oder mit Hilfe einer einfachen Tupfpräparation[1] wurde durch die Möglichkeit erweitert, intracelluläre Rickettsien in ultradünnen Schnitten im Dottersackgewebe des Hühnerembryos nach Infektion mit *R. mooseri* oder *C. burneti* zu untersuchen[2].

In Übereinstimmung mit Bakterien findet sich auch bei Rickettsien eine scharf begrenzte Außenmembran, die ein Cytoplasma von verschiedener Dichte umschließt. Auch die chromatographische Analyse von Hydrolysaten aus *C. burneti* hat erwiesen, daß die Zellmembranen der Rickettsien mit denen der Bakterien übereinstimmen[3]. Innerhalb der Zellmembran erkennt man — dem Feinbau der Bakterien entsprechend — eine hellere Außenzone und einen kompakten zentralen Körper. Wenn sich auch bei den einzelnen elektronenoptisch untersuchten Rickettsienarten gewisse Unterschiede zeigen, so findet sich doch bei allen Rickettsien die gleiche charakteristische Innenstruktur. Auch die mit dem Elektronenmikroskop gewonnenen Abbildungen von Teilungsstadien sprechen ganz eindeutig für die Zugehörigkeit der Rickettsien zu den bakteriellen Mikroorganismen. In ultradünnen Schnitten erscheinen die intracellulären Rickettsien als dichte runde oder stäbchenförmige Gebilde, an denen im Gegensatz zu den aus Suspensionen oder im Tupfpräparat gewonnenen Rickettsien keine Grenzmembranen zu erkennen sind. Die im Cytoplasma mesenchymaler oder epithelialer Zellen angesiedelten Rickettsien verursachen offenbar während des Vermehrungsvorganges eine Lysis submikroskopischer Cytoplasmakomponenten.

Eine morphologische Unterscheidung der einzelnen Rickettsienarten ist weder lichtmikroskopisch noch elektronenoptisch möglich. Konstante Größenunterschiede sind nicht festzustellen, die kokkoiden Formen und Stäbchenformen stimmen bei den einzelnen Arten überein. Die morphologische Differenzierung wird durch das Auftreten polymorpher Wuchsformen besonders erschwert. Nur der Erreger des Wolhynischen Fiebers, *R. quintana*, ist gegenüber den anderen Rickettsien durch eine gedrungene Form und seine kräftigeren tinktoriellen Eigenschaften gekennzeichnet. *R. tsutsugamushi* hat ähnlich wie *R. quintana* eine etwas plumpe Form und läßt sich — selbst bei Vermehrung in der gleichen Zelle — von *R. mooseri* unterscheiden[4].

2. Wachstum und Vermehrung.

Die Rickettsien wachsen und vermehren sich normalerweise nur intracellulär und sind in ihrem Fortkommen in ähnlicher Weise wie die Viren auf lebende Zellen angewiesen. Auffallend ist sowohl in den Arthropoden als im Säugetier eine ausgesprochene Affinität zu bestimmten Zellen und Geweben des Wirtes. Das Verhalten gegenüber den befallenen Zellen läßt sogar bei den einzelnen Rickettsienarten oder -gruppen Merkmale erkennen, die Rückschlüsse auf eine — auch immunbiologisch nachweisbare — gemeinsame Abstammung oder genetische Zusammengehörigkeit gestatten.

a) Verhalten in Arthropoden.

R. prowazeki und *R. mooseri* vermehren sich im Magenepithel der Kleiderlaus. Das Zellplasma wird von ungeheuren Mengen der schnell wachsenden, dicht aneinandergelagerten Rickettsien vollständig ausgefüllt. Der durch die gewaltige Rickettsienanhäufung aufgetriebene Zelleib wird schließlich zerstört und entleert seinen Inhalt in das Magenlumen (Abb. 2). Ein Teil der Läuse geht durch die Zerstörung der Magenzellen zugrunde. In ähnlicher Weise vermehren sich *R. prowazeki* und *R. mooseri* in Flöhen, in denen es zu einer dichten Besiedelung des Epithels, aber nicht zu einer Epithelzerstörung gleichen Ausmaßes kommt, so daß die Lebensdauer der Flöhe nicht verkürzt wird. Ein Übergreifen auf andere Gewebe bleibt bei Läusen und Flöhen normalerweise aus. In Zecken können sich

---

[1] WEYER und PETERS 1952. [2] WISSIG et al. 1956, STOKER et al. 1956.
[3] ALLISON und PERKINS 1960. [4] TAKEMORI et al. 1952.

die Rickettsien dagegen praktisch in allen Organen vermehren (Darm, Muskeln, Nerven, Speicheldrüse, Ovarien), ohne die Vitalität dieser Arthropoden zu beein-

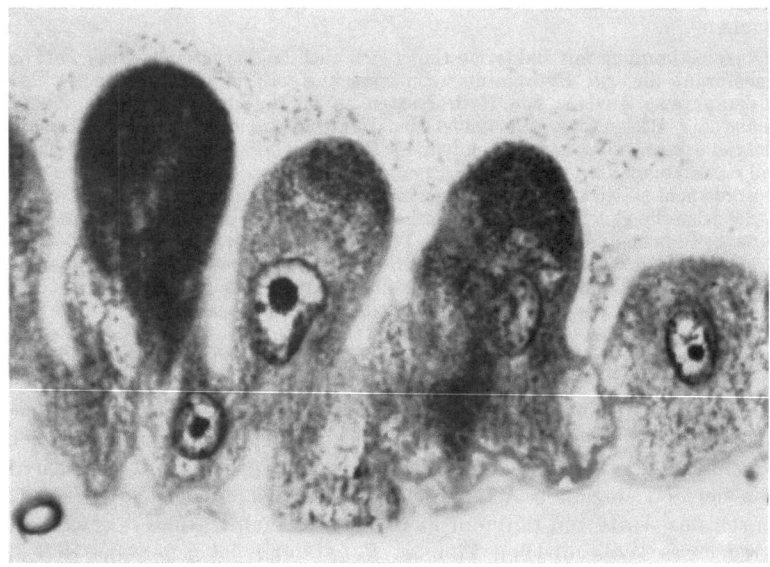

Abb. 2. Intracellulär gelagerte Rickettsien (R. prowazeki) im Magenepithel der Laus. Giemsa-Färbung, Vergr. 1200fach.

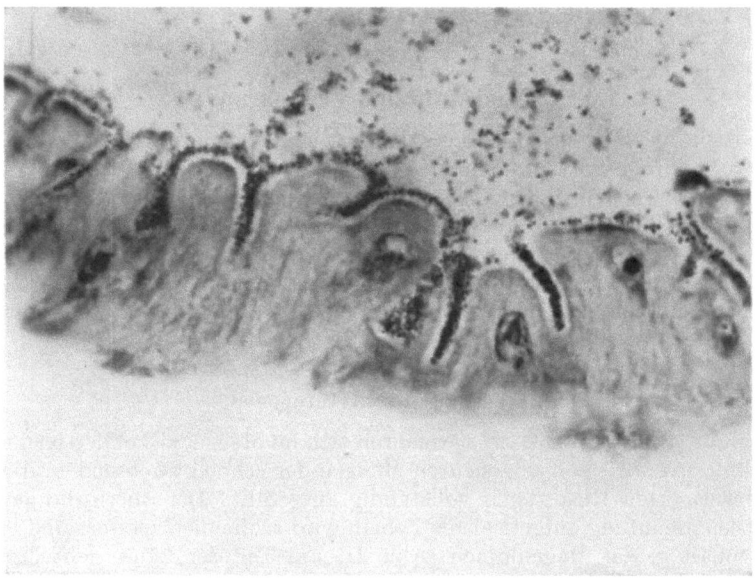

Abb. 3. Extracellulär gelagerte Rickettsien (R. quintana) auf dem Magenepithel der Laus. Giemsa-Färbung, Vergr. 1200fach.

trächtigen. Da sie bei einer Durchwanderung des Gewebes vom Darm aus auch in die Ovarien gelangen, können die Rickettsien über die Eier auf die nächste Zeckengeneration übertragen werden. In der Laus verläuft die Infektion mit R. *quintana* symptomlos, weil sich diese Rickettsienart im Gegensatz zu

R. prowazeki und *R. mooseri* extracellulär auf der Schleimhautoberfläche und im Mageninnern vermehrt, ohne die Epithelzellen zu befallen und zu zerstören (Abb. 3).

Ein sehr günstiger Nährboden für sämtliche Rickettsien ist nach ausgedehnten, von WEYER (1954) unternommenen experimentellen Studien die Hämolymphe der Kleiderlaus, in der sich nach künstlicher intracölomaler Inoculation nicht nur *R. quintana*, sondern auch die übrigen Rickettsien überwiegend extracellulär entwickeln. Alle Arten — mit Ausnahme von *R. tsutsugamushi* — lassen sich nach rectaler künstlicher Inoculation auch im Magen der Kleiderlaus zur Entwicklung bringen. Im Verlauf der Infektion nach künstlicher Einführung von Rickettsien in die Cölomflüssigkeit oder in den Magen der Kleiderlaus ergeben sich gewisse Unterschiede, die es teilweise gestatten, die einzelnen Species oder Stämme im Läuseexperiment zu differenzieren und in ihren Eigenschaften zu bestimmen[1]. Bei fortlaufender Züchtung von *R. mooseri* in Kleiderläusen (40 Passagen in 10 Monaten) trat weder im Verhalten gegenüber der Maus noch im pathologischen Effekt bei Laboratoriumstieren oder im serologischen Verhalten eine Änderung ein. Es kann daraus geschlossen werden, daß keine biologische Umwandlung von *R. prowazeki* in *R. mooseri* erfolgt[2]. Im Läusekot sind Rickettsien gegen physikalische Einflüsse widerstandsfähig. Geringe Feuchtigkeit und niedrige Temperatur fördern das Überleben der Rickettsien. Die hohe Resistenz im Läusekot ist zweifellos ein wesentlicher Faktor bei der Erhaltung dieser Organismen unter natürlichen Bedingungen[3].

b) Verhalten in Warmblütern.

Im Säugetier zeigen die Rickettsien eine Affinität zu Endothelzellen der Blutgefäße. *R. prowazeki* und *R. mooseri* verhalten sich im Tierversuch gegenüber den empfänglichen Zellen ähnlich wie in der Laus und im Floh. Das Zellplasma wird in charakteristischer Weise von Rickettsien durchsetzt. Die vergrößerten, mit dichtgepackten Rickettsien angefüllten Zellen gehen zugrunde und geben nach ihrer Zerstörung große Mengen der Erreger frei. Bei intraperitonealer Inoculation sind es die endothelialen Zellen der Serosa, in denen sich die Rickettsien massiv entwickeln (Abb. 4). Bei intranasaler Einführung des Erregers dringen die Rickettsien in die Epithelien der Bronchiolen und in Alveolarepithelien ein. Das Parenchym der Organe wird ebensowenig befallen wie die glatte und quergestreifte Muskulatur.

Die Art der intracellulären Vermehrung weicht bei anderen Rickettsien von dem bei *R. prowazeki* und *R. mooseri* vorherrschenden Grundtyp ab. Ihre Zahl bleibt relativ klein, das Zellprotoplasma wird wohl diffus von Rickettsien durchsetzt, die Vermehrungsdichte zeigt aber niemals den gleichen Grad massiver Anhäufung wie bei Infektionen mit *R. prowazeki* und *R. mooseri*. Auch *R. tsutsugamushi* findet sich nach intraperitonealer oder subcutaner Übertragung auf Meerschweinchen und Mäuse in den Zellen des Peritoneums, der Pleura und des Pericards in relativ spärlicher Zahl. *R. rickettsii* unterscheidet sich insofern von anderen Rickettsien, als diese und verwandte Rickettsien sich nicht auf Endothelzellen beschränken, sondern auch die glatten Muskelzellen der Gefäßwand befallen können, wenn auch meist nur in geringer Zahl. Die bei dieser Rickettsiengruppe im Zeckengewebe, ebenso auch in Gewebekulturen nachgewiesene Vermehrung der Organismen in den Zellkernen ist im Säugetier nur selten zu beobachten.

---

[1] WEYER 1950, 1952, 1954.   [2] BALAEVA 1957.   [3] WEYER 1961.

Charakteristische Merkmale zeigen sich bei der intracellulären Vermehrung von *Coxiella burneti*. Während sich im Frühstadium der Entwicklung nur isolierte Rickettsien oder kleine kolonieartige Anhäufungen des Erregers im Cytoplasma finden, tritt bei weiterem Fortschreiten eine Verflüssigung des Protoplasmas auf. Die stark vergrößerten, bläschenförmig umgewandelten Zellen, die als typische rundliche Aussparungen in den gefärbten Ausstrichen, besonders in Tupfpräparaten von Milzgewebe infizierter Mäuse, erscheinen, enthalten oft nur spärlich oder randständig angehäufte Rickettsien. Das Bild dieser Zellen ist so typisch, daß ihr Vorhandensein in spezifischer Weise diagnostisch verwertbar ist.

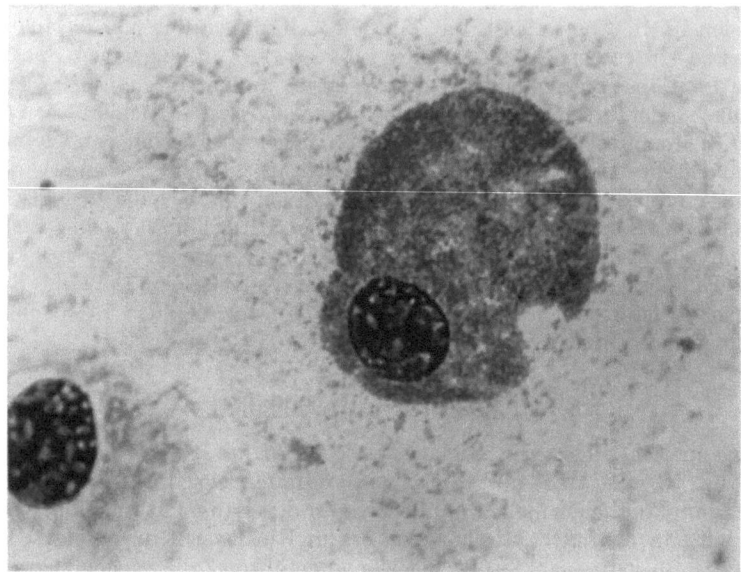

Abb. 4. Intracellulär gelagerte Rickettsien (R. mooseri) im Peritonealexsudat der Maus (sog. Mooser-Zelle). Giemsa-Färbung, Vergr. 1200fach.

Tierexperimentelle Untersuchungen können wesentliche Aufschlüsse über pathogene Eigenschaften der einzelnen Rickettsienarten und -stämme geben und dienen zu ihrer Charakterisierung. Als Versuchstiere werden vor allem Meerschweinchen, Mäuse und Ratten verwendet, auf denen die isolierten Stämme in Passagen fortgeführt werden. Die auftretenden allgemeinen und lokalen Reaktionen sind von art- und stammesspezifischen Eigenschaften, Virulenzgrad, Infektionsweg und Infektionsdosis abhängig. Dabei ist nach einer von PRICE (1954) gegebenen Definition unter Virulenz die Summe der Eigenschaften eines Parasiten zu verstehen, die die Schwere der Infektion bei einem empfänglichen Wirt bestimmen und sich durch Affinität gegenüber bestimmten Organen und Geweben, Intensität der Vermehrung und Grad der Toxinbildung kennzeichnen. Die Pathogenität findet dagegen ihren Ausdruck in der dynamischen Entwicklung des Infektionsprozesses, der von der Empfänglichkeit oder Abwehrbereitschaft des Wirtes und den sich aus den Wechselbeziehungen zwischen Wirt und Parasit ergebenden Bedingungen beeinflußt wird.

Am gebräuchlichsten ist bei tierexperimentellen Infektionen neben einer intranasalen Inoculation die intraperitoneale Einführung des infektiösen Materials. Meerschweinchen reagieren bei Infektionen mit *R. prowazeki*, *R. mooseri* und *R. rickettsii* regelmäßig mit Fieber, das nach 3—8 Tagen auftritt und meist in wenigen Tagen abklingt. Als lokale Reaktion kommt es beim männlichen Meerschweinchen zu einer Entzündung der Tunica vaginalis mit anschließender entzündlicher Schwellung der Hoden und des Scrotums. Dieses Scrotalphänomen oder die „Neill-Moosersche Reaktion"[1] kann zur Unterscheidung verschiedener Rickettsienarten dienen. Am ausgeprägtesten ist sie bei *R. mooseri* und *R. rickettsii*, während sie bei *R. prowazeki* und *C. burneti* im allgemeinen fehlt. Es hat sich aber gezeigt, daß gelegentlich auch bei Stämmen von klassischem Fleckfieber eine Tunicareaktion auftritt und daß sie umgekehrt bei murinen Stämmen fehlen kann. Serologische Reaktionen und Immunitätsprüfungen sind deshalb besser dazu geeignet, klassische und murine Stämme zu unterscheiden, als der Nachweis einer Scrotalreaktion beim Meerschweinchen. Bei Infektionen mit *R. rickettsii* ist die Reaktion besonders stark ausgeprägt und führt bei virulenten Stämmen zu schwerer, mit Nekrosen verbundener Entzündung.

Im Peritoneum der Maus vermehren sich *R. mooseri*, *R. akari* und *R. tsutsugamushi* sehr intensiv. In Ausstrichen vom Peritonealexsudat, ebenso in Ausstrichen von Milz und Leber, sind massenhaft intracellulär gelagerte Rickettsien zu finden, ganz besonders reichlich bei Infektionen mit *R. mooseri* (Mooser-Zellen). *R. akari* und *R. tsutsugamushi* liegen verstreut oder zu kleineren Kolonien angehäuft im Zellprotoplasma. Stämme von murinem Fleckfieber können auch auf Ratten verimpft und in Passagen fortgezüchtet werden unter starker Vermehrung im Peritoneum, Schwellung des Scrotums, gelegentlich auch Fieber. *R. prowazeki* läßt sich dagegen nur über wenige Passagen auf Ratten und Mäusen halten. Die Infektion verläuft inapparent. Die Vermehrung der Rickettsien wird bei murinen Stämmen in weißen Ratten oder Baumwollratten durch Röntgenbestrahlung und durch Mangeldiät gesteigert. Die intraperitoneale Inoculation von Mäusen mit *C. burneti* löst keine Peritonitis aus, doch findet man die Rickettsien nach einigen Tagen reichlich in Tupfpräparaten von Milz und Leber. *R. quintana* läßt sich nicht auf Nagetiere übertragen. Als für diesen Erreger empfängliche Versuchstiere sind bisher nur Affen festgestellt worden[2].

c) Rickettsienkultur.

Alle Rickettsien mit Ausnahme von *R. quintana* lassen sich in Gewebekulturen oder im befruchteten Hühnerei zur Vermehrung bringen. Ein Wachstum auf zellfreien synthetischen Nährböden ist bisher nicht erzielt worden.

Für Untersuchungen über Vermehrung, Stoffwechselvorgänge und Toxinbildung für die Gewinnung größerer Rickettsienmengen zur Herstellung von Antigenen oder Impfstoffen hat sich die Züchtung im Dottersack des Hühnerembryos besonders bewährt[3]. Auf die Methodik der Züchtung und auf die vorhandenen Möglichkeiten, den Ertrag der in der Kultur gewonnenen Rickettsien zu steigern[4], braucht nicht näher eingegangen zu werden. Von Interesse für die Pathogenese sind an Kulturen und im Tierversuch ausgeführte vergleichende Studien über Wachstum und Vermehrung der Rickettsien im Zusammenhang mit Infektiosität und Virulenzgrad der in Kulturen oder Tierpassagen fortgezüchteten Stämme. Im allgemeinen zeigen frisch isolierte Stämme von *R. prowazeki* und *R. mooseri* in der Kultur keine wesentlichen Virulenzunterschiede. Nach längeren Meerschweinchenpassagen kann sich allerdings die ursprüngliche Virulenz vermindern. Bei einem im Dottersack gezüchteten Stamm von *R. prowazeki* wurde dieser nach 20 Passagen apathogen für Meerschweinchen und büßte zugleich seine Pathogenität für Affen und den Menschen ein, ohne ein vermindertes Wachstum oder

---

[1] NEILL 1917, MOOSER 1928.   [2] MOOSER und WEYER 1953.   [3] COX 1938.
[4] ORMSBEE 1952, KUWATA 1954.

morphologische Veränderungen zu zeigen. Ebensowenig trat eine Änderung der antigenen und immunisatorischen Eigenschaften auf[1]. Es handelt sich dabei offenbar um eine Dauermodifikation oder Mutation des Stammes, die sich bei den Passagen im Hühnerembryo in ähnlicher Weise herausgebildet hatte wie bei einzelnen Stämmen von *R. prowazeki*, deren Pathogenität im Verlauf längerer Meerschweinchenpassagen zurückgeht. Die Pathogenität des sog. E-Stammes ist stark herabgesetzt, und die Eigenschaft dieses Stammes, inapparente Infektionen zu erzeugen, scheint stabil zu sein. Vaccine aus lebenden Rickettsien mit abgeschwächter Virulenz (Stamm E) haben gute immunisatorische Eigenschaften und sind für die Schutzimpfung des Menschen geeignet. Die Verimpfung einer aus dem E-Stamm gewonnenen Vaccine führt nur zu geringen allgemeinen Störungen, während eine lokale Reaktion fehlt. Bei geimpften Personen werden Antikörper nachgewiesen. Versuche, an vaccinierten Personen Läuse zu infizieren, verliefen negativ. Auch auf Grund histologischer Untesuchungen kann angenommen werden, daß E-Stämme eine stark herabgesetzte Pathogenität haben. Aus diesen Stämmen gewonnene lebende Vaccine hat eine bessere Wirkung als abgetötete Vaccine. Sie erzeugt beim Meerschweinchen einen hohen Grad von Immunität gegen Infektionen mit dem Breinl-Stamm von *R. prowazeki* (KOKORIN 1959). Stämme von *R. rickettsii* — auch solche, die aus im Freien gefundenen Zecken isoliert wurden — zeigen im Gegensatz zu *R. prowazeki* und *R. mooseri* große Virulenzunterschiede im Versuchstier (Meerschweinchen, Kaninchen) ebenso wie bei der Vermehrung in Dottersackkulturen[2]. Deutliche Unterschiede in der Virulenz gegenüber empfänglichen Tieren ergaben sich auch bei Stämmen von *C. burneti* und *R. tsutsugamushi*. Ein Stamm von *R. prowazeki*, der im Laufe von $12^1/_2$ Jahren bei 31—32° C ausschließlich auf Läusen gehalten wurde, erwies sich für Meerschweinchen als avirulent und zeigte nur geringe Toxicität für Mäuse. Es wurde erwogen, ob dieser in seiner Virulenz abgeschwächte Stamm für die Gewinnung einer Lebendvaccine geeignet sei (PSHENICHNOV et al. 1957).

Von besonderem Interesse ist in diesem Zusammenhang das schon 1930 von SPENCER und PARKER beobachtete Phänomen einer avirulenten Entwicklungsphase bei *R. rickettsii* in überwinternden Zecken. Nachweisbar wird die Virulenz erst, wenn die Rickettsien nach Blutaufnahme durch die Zecken „reaktiviert" werden. Dieses Phänomen hat aber nichts mit den erwähnten Virulenzunterschieden bei verschiedenen Stämmen zu tun. Ebensowenig beruht es etwa auf einem quantitativen Rückgang der Rickettsienvermehrung, wie sich durch Übertragung von avirulenten Rickettsien aus Zeckengewebe auf den Dottersack des Hühnerembryos und vergleichende Titrationsversuche nachweisen ließ[3]. Ein Phasenwechsel konnte außer durch Einwirkung der Blutnahrung in den Zecken und durch Temperaturerhöhung auch durch chemische Zusätze in vitro bewirkt werden (Diphosphopyridin-nucleotid, Coenzym A, Paraaminobenzoesäure).

Methodische Verbesserungen der Züchtung von Rickettsien in Zellkulturen unter Verwendung verschiedenartiger Gewebe (entodermale Zellen aus viertägigen Hühnerembryonen[4], Lymphosarkomzellen[5], Rattenfibroblasten[6] u. a.) ermöglichten es, die Vermehrungsvorgänge bei der intracellulären oder intranucleären Entwicklung der Rickettsien direkt zu beobachten, zum Teil mit Hilfe des Phasenkontrastmikroskops. Das Eindringen von Rickettsien in vitro ist — wie an Kulturen von *R. tsutsugamushi* festgestellt wurde — abhängig von der Lebensfähigkeit der Organismen, der Temperatur und der Zusammensetzung der umgebenden Flüssigkeit. Durch Aureomycin mit einer Konzentration von 250 μg/ml

---

[1] PÉREZ GALLARDO und FOX 1948, CLAVERO und PÉREZ GALLARDO 1949, PÉREZ GALLARDO et al. 1952, FOX 1955, ZDRODOVSKY 1958, PSHENICHNOV et al. 1959, GENIG 1959.
[2] PRICE 1953, 1954.   [3] PRICE 1953.   [4] WEISS und PIETRYK 1956.
[5] BOZEMAN et al. 1956.   [6] SCHAECHTER et al. 1957.

wurde die Penetration der Rickettsien in die Zellen verhindert, durch Chloramphenicol dagegen nicht (COHN et al. 1959). Isolierte Zellen des Mesothels sind ein gutes Medium für die Vermehrung von *C. burneti*, *R. mooseri* und *R. conori*. Die Vermehrungsweise stimmt mit der in Zellen des Mesothels in vivo beobachteten überein. Der durch das Rickettsienwachstum bewirkte pathogene Effekt ist schwach und manifestiert sich nur durch die Bildung massiver Rickettsienkolonien im Cytoplasma (KOKORIN und IGNATOWICH 1961). Versuche, Rickettsien im explantierten Läusegewebe zu züchten, wurden zuerst von NAUCK und WEYER (1949) unternommen und später von WEYER (1952) fortgeführt. Eine Vermehrung der Rickettsien im Gewebeexplantat war nur zu beobachten, wenn bereits infizierte Magenzellen explantiert wurden. Vermehrungsfähigkeit und Virulenz gingen bei *R. prowazeki* und *R. mooseri* schnell verloren, während *R. quintana* im Explantat einige Zeit vermehrungsfähig blieb. Wenn es bei *R. prowazeki* und *R. mooseri* zu einem etwas längeren Überleben kam, vermehrten sich diese nach Rückübertragung in den Läusemägen nur in extracellulärer Form und hatten ihre Infektiosität und Pathogenität für Meerschweinchen und Mäuse verloren.

3. Stoffwechsel und biochemische Vorgänge.

a) Chemische Zusammensetzung und fermentative Eigenschaften.

An Rickettsien ausgeführte Untersuchungen über ihre chemische Zusammensetzung haben eine weitgehende Übereinstimmung mit Bakterien ergeben und sprechen ebenso wie der morphologische Feinbau für ihre Bakteriennatur. Im Cytoplasma der Rickettsien lassen sich Kohlenhydrate, Fette, Aminosäuren, Ribonucleinsäure und Desoxyribonucleinsäure nachweisen[1]. Die Zellmembranen von Rickettsien enthalten Aminosäuren, Polysaccharide (darunter Glucose und Galaktose) und geringe Mengen von Ribonucleinsäure[2].

Die Rickettsien sind als intracelluläre Parasiten an den Stoffwechsel der Wirtszelle gebunden, sie besitzen aber auch einen eigenen, wenngleich rudimentären oxydativen Stoffwechsel[3]. In gereinigten Suspensionen von *R. mooseri* ließen sich in Gegenwart von Glutaminsäure respiratorische Vorgänge nachweisen, bei *R. prowazeki* wurde das Vorhandensein einer Transaminase festgestellt. Der Sauerstoffverbrauch stieg bei Zugabe von anorganischem Phosphor und Magnesium. Die Beobachtungen über Oxydationsvorgänge wurden in weiteren Untersuchungen bestätigt und auf andere Rickettsienarten ausgedehnt[4]. Eine Korrelation fand sich in gereinigten Suspensionen zwischen Stickstoffgehalt, Menge des nachweisbaren komplementbindenden Antigens, der Oxydation von Glutaminsäure und Toxingehalt. Neben Glutaminsäure werden mit absteigender Intensität Bernsteinsäure, Brenztraubensäure, Oxalessigsäure, α-Ketoglutarsäure, Fumarsäure und Malonsäure oxydiert, nicht aber Citronensäure. An der Oxydation der Glutarsäure sind Phosphorylierungsvorgänge beteiligt[5]. Die Rickettsien vermehren sich dabei nicht, sie können aber in Gegenwart von Glutaminsäure längere Zeit am Leben bleiben. Untersuchungen über den Stoffwechsel gereinigter, nicht proliferierender Suspensionen und an zellfreien Präparationen ergaben, daß *C. burneti* ATPase und ADPase besitzt. Die Rickettsien können aus Acetat oder Acetylphosphatcitrat synthetisieren, und zwar in Gegenwart von Oxalacetat, dagegen nicht mit Malat. Zellfreie Rickettsien-Suspensionen besitzen auch Dehydrogenase-Aktivität, was aus der Reduktion von DPN + in

---

[1] RIS und FOX 1949, COHEN 1950, SMITH und STOKER 1951, WYATT und COHEN 1952.
[2] SCHAECHTER et al. 1957.   [3] BOVARNIK und SNYDER 1949, BOVARNIK und MILLER 1950.
[4] WISSEMAN et al. 1951, 1952, KARP 1954.   [5] PRICE 1953.

Gegenwart von Malat und Glutamat[1], nicht aber von Citrat ersichtlich ist. Mit
Hilfe der Warburgschen Untersuchungstechnik konnte wahrscheinlich gemacht
werden, daß *C. burneti* auch außerhalb der Zellen in einem synthetischen Nährsubstrat mit Na-Glutamat für eine beschränkte Zeit unter bestimmten Bedingungen Stoffwechselleistungen, ausgedrückt durch O_2-Verbrauch, erkennen läßt.
In gleichem Sinne sprachen auch Untersuchungen mit radioaktivem Phosphor,
der als inkorporierter ^{32}P in der säurelöslichen Fraktion lebender Rickettsien
nachgewiesen werden konnte. Sowohl der O_2-Verbrauch als auch die Aufnahme
von ^{32}P entsprachen bei einer Präparation aus Formalin-inaktivierten Rickettsien
den Werten der Suspensionen aus normalem Dottersackgewebe[2]. Aus Suspensionen
von gereinigten *C. burneti* können Enzyme gewonnen werden, die aus Formaldehyd
und Glucin-2-C^{14} in Gegenwart von Tetrahydrofolsäure Serin synthetisieren. Der
Nachweis wurde durch Isolierung und Identifizierung radioaktiver Serine und
Serin-Derivate geführt. Diese Feststellungen lassen vermuten, daß bei Rickettsien
Folsäure von Bedeutung ist. Sie erweitern die Kenntnisse über vom Wirt unabhängige biosynthetische Fähigkeiten dieser ausgesprochen parasitischen Mikroorganismen[3].

b) Toxinbildung.

Ein Rickettsientoxin wurde zuerst von GILDEMEISTER und HAAGEN (1940)
in Dottersackkulturen von *R. mooseri* entdeckt. Entsprechende Toxine konnten
in den folgenden Jahren auch bei anderen Rickettsienarten nachgewiesen werden[4].
Der toxisch wirksame Faktor ist an den Rickettsienkörper gebunden. Das Toxin
ist hitzelabil, es wird durch Formalin und Äther zerstört und durch Aureomycin
in 20—30 sec neutralisiert. Die Toxicität wird durch physikalische oder chemische
Einwirkungen in gleichem Maße beeinträchtigt wie die Virulenz. Der Toxingehalt differiert bei einzelnen Rickettsienstämmen im Zusammenhang mit Virulenzunterschieden, doch brauchen nach Untersuchungen an *R. rickettsii* Toxicität
und Virulenz nicht parallel zu gehen[5] (S. 286).

Der Toxinnachweis erfolgt im Mäuseversuch. Nach intravenöser Injektion von Rickettsiensuspensionen tritt die toxische Wirkung innerhalb 24 Std auf und führt unter Atemnot,
Krämpfen oder spastischen Lähmungen an den Hinterbeinen zum Tode. Die Maus ist gegenüber dem Toxin von *R. prowazeki* und *R. mooseri* gleich empfindlich. Baumwollratten
vertragen ein Vielfaches der für Mäuse tödlichen Dosis von *R. prowazeki*, ohne toxische
Symptome zu zeigen, sterben aber nach 3—4 Tagen an einer allgemeinen Infektion[6].
Mäuse, die eine toxische Dosis von *R. mooseri* überstehen, erkranken nach einem symp-
tomfreien Intervall von 1—3 Tagen an einer tödlichen allgemeinen Rickettsieninfektion.
Mäuse, die sich von einer intraperitonealen Inoculation mit einer toxischen Dosis von *R. prowa-
zeki* erholen, bleiben dagegen gesund, weil die Infektion mit dieser Rickettsie im Peri-
toneum inapparent verläuft. Ratten erwiesen sich für das Toxin ebenso empfänglich wie
Mäuse, waren aber resistent gegen das Toxin von *R. mooseri*. Die Wirkung der Rickett-
sientoxine bei den Versuchstieren beruht auf einer Schädigung der Gefäßwandendothelien.
Infolge einer erhöhten Permeabilität der Capillaren kommt es zu einem Plasmaverlust mit
Änderung des Blutvolumens und einer an der Erhöhung des spezifischen Gewichtes erkennbaren
Eindickung des Blutes[7].

Nach Untersuchungen von CLARKE und FOX (1948) wird durch Suspensionen
von *R. prowazeki* und *R. mooseri* eine Hämolyse ausgelöst. Ein Hämolysin wurde
auch bei *R. rickettsii* nachgewiesen. Die hämolytische Aktivität richtet sich gegen
Schaf- und Kaninchenblut. Auch dieses Hämolysin ist an den Rickettsienkörper
gebunden und hitzelabil. Es wurde vermutet, daß der hämolytische Faktor im

---

[1] PARETSKY et al. 1958.   [2] URBACH et al. 1960.   [3] MYERS and PARETSKY 1961.
[4] MOOSER und LEEMANN 1941, OTTO und BICKHARDT 1941, BENGTSON et al. 1945, SMADEL
et al. 1946, COX 1953, PRICE 1953, BELL und PICKENS 1953.
[5] FULLER 1953, 1954.   [6] NEVA und SNYDER 1952, 1955, PARKER und NEVA 1954.
[7] CLARKE und FOX 1948, NEVA und SNYDER 1955.

Rickettsientoxin enthalten oder mit diesem identisch ist. Die hämolytische Wirkung stimmt in ihrem Titer mit der toxischen Wirkung im Mäusetest überein und läßt sich in einem Hämolysetest neben der Toxicitätsbestimmung diagnostisch verwerten[1]. Da die Hämolyse, wie MOOSER (1958) hervorhebt, nur durch lebende Rickettsien hervorgerufen wird und in Filtraten aus rickettsienreichem Gewebe nicht enthalten ist, handelt es sich bei diesem Phänomen wahrscheinlich um eine Fermentwirkung.

II. Pathogenese und Pathologie der Rickettsiosen.

1. Verlauf der Rickettsieninfektionen beim Menschen.

Die Mehrzahl der Rickettsiosen gehört zu den akuten Infektionskrankheiten, die nach der pathogenetischen Einteilung von HÖRING (1938) einen cyclischen Verlauf nehmen. Inkubation, Generalisationsstadium und Entfieberungsphase sind zeitlich normiert und werden in ihrem Ablauf nur durch Komplikationen oder sekundäre Infektionen abgewandelt. Nach dem Eindringen der Rickettsien durch die Haut oder durch die Schleimhäute vermehren sich die Erreger in den von ihnen befallenen empfänglichen endothelialen Zellen. Dieser Vermehrung folgt eine Einschwemmung der Erreger in die Blutbahn und eine Generalisierung der Infektion, die sich durch typische klinische Symptome an Haut und inneren Organen manifestiert.

An der Eintrittsstelle fehlen Reaktionen, oder es kommt bei den durch Milben und Zecken übertragenen Rickettsiosen zu charakteristischen *Primärläsionen*. Es gibt keine bestimmte Prädilektionsstelle für die Primärläsion, weil gerade die Milben sofort beim ersten Kontakt mit der Haut saugen. An der Saug- oder Stichstelle entsteht eine lokale Entzündung, die nicht allein auf den Saugakt durch die Arthropoden und die Speichelwirkung zurückzuführen ist, sondern auf der Infektion mit Rickettsien beruht und der eine regionäre Lymphadenitis folgt. Zuweilen gibt die Schwellung regionärer Lymphknoten einen Hinweis auf das Vorhandensein einer primären Läsion[2]. Die papulöse Hautläsion ulceriert nach nekrotischem Zerfall der zentralen Partien und hinterläßt einen schwarzen Schorf („tâches noires" bei fièvre boutonneuse, „eshar" bei Tsutsugamushifieber). Die geschwürige Oberfläche ist bei den Primärläsionen erhaben und mit einer dünnen Kruste bedeckt. Das nekrotische Gewebe reicht bis in die Hypodermis und ist durch Rundzelleninfiltrate abgegrenzt. Die kleinen Gefäße sind thrombosiert oder von Lymphocyten und Histiocyten umgeben, während polymorphkernige Leukocyten fehlen — ein histologischer Befund, der gegenüber anderen infektiösen Hautläsionen differentialdiagnostisch verwertbar ist[3].

Die allgemeinen Erscheinungen sind bei allen Rickettsiosen — außer dem Wolhynischen Fieber und dem Q-Fieber — durch ein kontinuierliches Fieber und das am 4.—7. Tage auftretende Exanthem gekennzeichnet. Beim klassischen Fleckfieber erscheinen häufig zu Beginn der zweiten Woche cerebrale Symptome mit zentral ausgelösten Regulationsstörungen (Steigerung der Herzfrequenz, Blutdrucksenkung, Kreislaufinsuffizienz, Kollapsneigung). Als häufigste Todesursache gilt der Zusammenbruch der Kreislauffunktionen. Die Vielgestaltigkeit der Verlaufsformen beruht auf einer unterschiedlichen Disposition oder Reaktionsbereitschaft des Organismus und auf spezifischen Eigenschaften des Erregers. So kann das murine Fleckfieber in seiner klinischen Erscheinungsform beim Menschen als eine mildere Form des klassischen Fleckfiebers gelten oder die

---

[1] SNYDER et al. 1954.   [2] GUICHENEY 1959.   [3] LE GAC et al. 1959.

verschiedenen Zeckenfieber als mildere Manifestation des Rocky Mountain Spotted Fever. Das ohne Exanthem verlaufende Q-Fieber ist durch das Auftreten von Pneumonien gekennzeichnet, die mit dem aerogenen Infektionsweg zusammenhängen und zu der Bezeichnung dieser Infektion als „Pneumorickettsiose" Anlaß gaben. Das gleichfalls ohne Exanthem verlaufende Wolhynische Fieber zeigt periodisch wechselnde Fieberschübe und neuralgisch-rheumatische Erscheinungen.

In der folgenden Darstellung der Pathogenese und Pathologie wird in erster Linie auf die Veränderungen bei den schweren Fleckfieberformen (Klassisches Fleckfieber, Rocky Mountain Spotted Fieber und Tsutsugamushifieber) Bezug genommen. Auch für die milderen Formen gelten die gleichen, in verschiedener Weise abgewandelten oder abgeschwächten Merkmale. Auf eine Darstellung der Wirtsspektren, Epidemiologie und Übertragungsweise kann unter Hinweis auf ausführliche Bearbeitungen dieses Gebietes in der deutschsprachigen Literatur[1] verzichtet werden.

2. Allgemeine Reaktionen und Stoffwechselstörungen.

Die Stoffwechselvorgänge können beim Fleckfieber wie bei anderen Allgemeininfektionen durch Störungen des Intermediärstoffwechsels oder durch encephalitisch bedingte Dysregulationen beeinträchtigt werden.

Zu den seit langem bekannten Veränderungen im Mineralstoffwechsel gehört die *Hypochlorämie*, die sich auch bei anderen Infektionskrankheiten im Fieberstadium findet und bei der wahrscheinlich Störungen im intermediären Kochsalzhaushalt infolge einer erhöhten Permeabilität der Gefäßwände eine Rolle spielen. Nach der Entfieberung kommt es sehr bald zu einer Normalisierung und zu einem Ausgleich der Kochsalzverschiebungen. Der Kochsalzverlust während des Fieberstadiums bleibt in mäßigen Grenzen und ist nicht mit hypochlorämischen Zuständen bei Infektionskrankheiten zu vergleichen, die mit Erbrechen und profusen Durchfällen einhergehen. Von pathogenetischer Bedeutung ist die bei Fleckfieber nicht selten beobachtete *Azotämie*. Die Höhe der beobachteten Rest-N-Werte ist von der Schwere des Krankheitsverlaufes und von dem Grad der Oligurie abhängig und steht in manchen Fällen möglicherweise mit Störungen der Blasenentleerung nach Rückstauung des Harnes bei encephalitischen Kranken im Zusammenhang. Die Genese der bei Fleckfieber auftretenden urämischen Zustände erklärt sich aus einer verminderten Ausscheidungsfähigkeit der funktionell geschädigten Nieren infolge von Durchblutungsstörungen oder durch entzündliche Vorgänge im Nierengewebe. Die *Calciumwerte* sinken schon im Laufe der ersten Krankheitswoche stärker ab, kehren aber nach der Entfieberung rasch zur Norm zurück. Auch bei dem Absinken des Calciumspiegels handelt es sich offenbar um zentrale Regulationsstörungen. Die *Kaliumwerte* sind meist erhöht. Ob eine Nebenniereninsuffizienz als Ursache der Urämie gelten kann, wird bezweifelt. Veränderungen im Kohlenhydratstoffwechsel und im Wasserhaushalt (Polyurie während der Entfieberungsperiode) weisen auf Störungen im Hypophysenzwischenhirnsystem hin. Die Serumeiweißwerte bleiben unverändert, oder es tritt eine Hypoproteinämie auf, der möglicherweise Funktionsstörungen der Leber zugrunde liegen. Während der akuten Phase einer experimentellen *R. prowazeki*-Pneumonie bei Mäusen kommt es zu einem Anstieg der α-Globuline im Blut und zu einer Beschleunigung der Blutsenkungsgeschwindigkeit. Letztere geht bald wieder zurück, während dann eine Zunahme der γ-Globuline folgt (Juillan 1960). Wolbach (1948) weist in diesem Zusammenhang darauf hin,

---

[1] Zusammenfassungen: Mooser 1958, Weyer 1958.

daß den im Verlauf des Fleckfiebers auftretenden Funktionsstörungen und pathologischen Veränderungen der Leber nicht genügend Aufmerksamkeit zugewendet wird, und erwähnt die bei Rocky Mountain Spotted Fever klinisch festgestellten, zuweilen anhaltenden Störungen der Leberfunktion[1].

Bei Q-Fieber kann es zu Schädigungen der Leber kommen, die in der Literatur nicht häufig erwähnt werden. DERRICK hatte bereits 1937 das Auftreten von Gelbsucht bei Q-Fieber als mögliche Komplikation erwähnt. In neuerer Zeit wurden vereinzelt Fälle von Q-Fieber-Hepatitis beschrieben, darunter auch tödliche Erkrankungen mit ausgedehnter Lebernekrose, bei der allerdings ein Zusammenhang mit einer C. burneti-Infektion ungewiß blieb (TONGE und DERRICK 1954, 1959; LUDWIG 1956; ALKAN u. BECHAR 1960). Lebererkrankungen bei Q-Fieber sind nach POWELL (1961) häufig. In 3 von 73 Fällen trat eine Gelbsucht mit Leberschwellung auf. Die Leberbiopsie ergab in 47 Fällen herdförmige Entzündungen. Nach PICCHI et al. (1960) gehört Q-Fieber zu den Erkrankungen, die zu granulomatösen miliaren Herden in der Leber führen können. Bei dieser granulomatösen Hepatitis finden sich histologisch Anhäufungen von polymorphkernigen Leukocyten, Lymphocyten, Epitheloidzellen und vielkernigen Leukocyten. In einzelnen Fällen wurde bei Q-Fieber eine Nephritis beobachtet, die mit massiver Hämaturie einherging, aber zu kompletter Heilung führte (BONARD et al. 1962).

Das *Blutbild* ist bei Fleckfieber nicht in typischer Weise verändert. Die Zahl der roten Blutkörperchen nimmt bei schwerer Erkrankung meist während der Entfieberung etwas ab. Die Leukocytenwerte sind normal, gelegentlich ist eine Leukopenie vorhanden, oder die Leukocytenzahl steigt — nicht nur bei Sekundärinfektionen, sondern bei stärkerer Beteiligung des Zentralnervensystems — auf hohe Werte an. Im Differentialblutbild treten jugendliche neutrophile Leukocyten, Plasmazellen, vermehrte Lympho- und Monocyten auf, während die Eosinophilen in der Fieberperiode fehlen. Am Knochenmark scheinen, abgesehen von einer die reticuloendothelialen Elemente betreffenden Reizung, keine wesentlichen Veränderungen aufzutreten. Rickettsien können aber Syndrome hervorrufen, die sich auf verschiedene Organe oder Organsysteme beziehen: Meningoencephalitis, Hauteruptionen, kardiovasculäre Störungen (einschließlich Endokarditis), Augenläsionen, Iridocyclitis, pulmonale Manifestationen, hepatorenale Störungen (MELNOTTE und FOLIGUET 1960).

3. Kreislaufstörungen.

Besonders stark treten im Verlauf des Fleckfiebers Kreislaufstörungen in Erscheinung, die sowohl primär infektbedingt als auch die Folge einer Beteiligung des Zentralnervensystems sind. Die lebensbedrohlichen Symptome der Kreislaufschwäche sind im wesentlichen zentral bedingt und beruhen auf einer spezifischen Schädigung der Herz, Gefäße und Atmung regulierenden Hirnzentren. In solchen Fällen finden sich Veränderungen am Boden des 4. Ventrikels[2] und betreffen vor allem die Zentren der Herz- und Kreislaufregulation. Zu den konstanten Symptomen gehören bei Fleckfieber eine regelmäßig auftretende Tachykardie und eine fast immer vorhandene Hypotonie, die sich bei Lähmung der Vasomotorenzentren zu akuten Störungen in der Blutverteilung und zu bedrohlichen Kollapszuständen steigert. Auch diesen Erscheinungen liegen Veränderungen im Bereich der großen vegetativen Zentren im Hypothalamusgebiet zugrunde.

4. An das Gefäßsystem gebundene Gewebsreaktionen.

Die Histopathologie der Rickettsiosen des Menschen ist vor allem bei klassischem Fleckfieber[3], dem Rocky Mountain Spotted Fever[4] und dem Tsutsugamushi-

---

[1] HARREL et al. 1944.   [2] CEELEN 1919.
[3] FRÄNKEL 1914, CEELEN 1919, WOLBACH et al. 1922, DAWYDOWSKI 1924, RANDERATH 1941, ROTH 1945, ESSBACH 1946.
[4] WOLBACH 1919, PIZA et al. 1932, MOREIRA und MAGELHÃES 1937, LILLIE 1941.

fieber[1] eingehend erforscht und durch tierexperimentelle Untersuchungen, besonders am Meerschweinchen, gelegentlich an Affen, ergänzt und bestätigt worden. Über die Pathologie des Q-Fiebers[2] und anderer mit geringer Sterblichkeit einhergehender Rickettsiosen liegen keine so ausführlichen Untersuchungen vor, doch können auch bei diesen Erkrankungen des Menschen an Laboratoriumstieren erhobene Befunde gewisse Vorstellungen über die pathologischen Vorgänge vermitteln[3].

Intravenöse Einspritzung einer tödlichen Dosis von Toxin (murines Fleckfieber) führt zu charakteristischen Gefäßreaktionen. Nach einer Latenz von $1/_2$ Std tritt eine Verengerung der kleinen Arteriolen und Präcapillaren auf, die zunimmt und zum Tode des Versuchstiers führt. Gleichzeitig verlangsamt sich die Blutströmung, die Capillaren werden ischämisch, und es tritt terminal eine Hämokonzentration auf. Der Blutdruck fällt bei narkotisierten Ratten gleichzeitig mit der merkbaren Verengerung der peripheren Arteriolen und mit der Verlangsamung des Blutstromes. Zu diesem Zeitpunkt sind die Hämatokrit-Werte unverändert, eine Tatsache, die dagegen spricht, daß die akute Blutdrucksenkung von der Hämokonzentration abhängt. Die Beobachtungen sprechen dafür, daß die Herzfunktion zum mindesten bei narkotisierten Tieren in dieser frühen Phase der Toxämie merklich herabgesetzt ist, unabhängig von dem totalen Verlust an Blutplasma im Gewebe als Folge einer gesteigerten Permeabilität der Gefäße.

Die durch Fleckfiebertoxin hervorgerufenen Veränderungen an den peripheren Gefäßen unterscheiden sich wesentlich von der Einwirkung tödlicher Dosen des Endotoxins von Salmonellen oder von Veränderungen nach akutem Blutverlust infolge von Hämorrhagien (GREISMANN und WISSEMAN jr. 1958).

Die an das Gefäßsystem gebundenen, für alle Rickettsiosen mit Ausnahme von Q-Fieber und Wolhynischem Fieber charakteristischen Reaktionen können bei dem klassischen Fleckfieber, dem Rocky Mountain Spotted Fever und dem Tsutsugamushifieber unter gemeinsamen Gesichtspunkten betrachtet werden. Die Rickettsien gelangen nach dem Eindringen durch die Haut oder durch die Schleimhäute in den Körper und siedeln sich, wie bereits erwähnt, in den Gefäßendothelien an — unter Bevorzugung der Capillaren, der präcapillären Arterien und kleinen Venen. Sie gelangen nach Zerstörung der Wirtszellen, in denen sie sich massenhaft vermehren, in benachbarte empfängliche Zellen oder in den Blutstrom. Schon in der Inkubationszeit entwickelt sich eine zunehmende Rickettsiämie, der eine Generalisierung der Infektion durch fortschreitenden Befall neuer Endothelzellen folgt. Unterschiede bestehen zwischen diesen drei Rickettsienarten nur insofern, als beim Rocky Mountain Spotted Fever auch die glatten Muskelfasern der Media durch die Erreger befallen werden können und die nekrotisierenden Prozesse an den Gefäßwänden stärker in Erscheinung treten, während sich die Infektion bei dem klassischen Fleckfieber und dem Tsutsugamushifieber auf die Endothelzellen der Intima beschränkt. Am stärksten befallen sind bei allen drei Arten die Capillaren, es besteht aber eine gewisse Neigung, den Prozeß auf die größeren Gefäße auszudehnen, namentlich bei dem Rocky Mountain Spotted Fever, sehr viel weniger bei dem Tsutsugamushifieber, bei dem die Arteriolen und kleinen Venen meist nicht betroffen sind und die Reaktionen sich im Capillarbereich abspielen[4].

In den Reaktionsherden am Gefäßsystem sind die Rickettsien bei histologischer Untersuchung nicht ohne weiteres nachzuweisen, doch gelingt der Nachweis bei *R. rickettsii* leichter als bei *R. prowazeki*. Histopathologische Untersuchungen an peripheren Gefäßen (Arterien und Venen) bei Sektionsfällen mit Herzinfarkt ergaben spezifische, durch Rickettsien hervorgerufene Läsionen, wobei Rickettsien-ähnliche Gebilde in der Adventitia und in der Media von Arterien und Venen gefunden wurden. Diese Läsionen scheinen der Ausgangs-

---

[1] ALLEN und SPITZ 1945, BLAKE et al. 1945, SETTLE et al. 1945, LEVINE 1946.
[2] LILLIE 1941.   [3] Zusammenfassung: WOLBACH 1948.   [4] WOLBACH 1948.

punkt für thromboangiitische Vorgänge zu sein (NICOLAU et al. 1962). Bei Mäusen mit fortgeschrittener Infektion mit *R. tsutsugamushi* finden sich bei Gefäß-läsionen in den Meningen zahlreiche Rickettsien im Cytoplasma außerhalb der Capillaren liegender Makrophagen, bevor entzündliche Erscheinungen vorhanden sind. Die Lokalisation scheint demnach nicht endothelialen Charakter zu haben, sondern auf adventitielle Zellen beschränkt zu bleiben (ROGER und ROGER 1958). Offenbar kommt es in den Reaktionsherden zu einer Zerstörung der Rickettsien, oder diese geht der Auslösung der Gewebsveränderungen voraus. Eine der massiven Anhäufung von Rickettsien in Arthropodenzellen oder in den Endo-thelzellen des Peritoneums und der Tunica vaginalis nach künstlicher intraperito-nealer Inoculation von Mäusen und Meerschweinchen vergleichbare intracelluläre Rickettsienvermehrung ist im Bereich dieser Gewebsreaktionen nicht nachweisbar. Inwieweit die Rickettsienansiedlung und -vermehrung in den Zellen die Gewebs-reaktionen unmittelbar auslöst oder eine Toxinwirkung beteiligt ist, läßt sich auf Grund der histologischen Befunde nicht mit Sicherheit entscheiden. Die Annahme ist aber wohl berechtigt, daß beide Faktoren bei der primären, destruktiven Ge-fäßwandschädigung von wesentlicher Bedeutung sind.

In Zentralafrika (Ubangi-Chari) konnten schwere kardiovasculäre Störungen bei Rickett-siosen beobachtet werden, die mit psychischen Veränderungen einhergingen (LE GAC und GIROUD 1960). Bei kardiovasculären Affektionen unklarer Genese (Endokarditis, Herz-infarkt, Phlebitis, Thromboangiitis) sollte in endemischen Gebieten auch an das Vorliegen einer Rickettsiose gedacht werden (*R. prowazeki, R. mooseri, C. burneti, R. conori*). Zur Klä-rung der Diagnose muß in solchen Fällen eine serologische Untersuchung vorgenommen werden (Mikroagglutination) (MICHON 1958, DELANOE 1960, NICOLAU et al. 1961). Die Be-ziehungen zwischen Herzerkrankungen und Rickettsiosen wurden in Casablanca mit Hilfe der Mikroagglutination und fünf verschiedener Rickettsien-Antigene studiert. Bei Endo-karditis, Herzinfarkt, hohem Blutdruck, Herzvergrößerung war der Ausfall bei 54% der Patienten positiv. Eine positive Reaktion ist in einem Lande, in dem Rickettsien-Infektionen weit verbreitet sind, natürlich nicht beweisend für einen ursächlichen Zusammenhang zwischen einer Kardiopathie und einer Rickettsiose. Die Feststellungen geben aber Hinweise auf die Möglichkeit derartiger Zusammenhänge (DELANOE et al. 1961). Bei einem tödlich verlaufenen Fall von infektiöser Endokarditis mit verkalkender Aortenstenose wurden in den Thromben rickettsienähnliche Gebilde nachgewiesen (Macchiavello-Färbung). Von den Aortenklappen und aus der Milz wurde *C. burneti* durch Übertragung auf Meerschweinchen isoliert (EVANS et al. 1959). Eine subakute Rickettsien-Endokarditis als ungewöhnliche Komplikation des Q-Fiebers wurde von MARMION (1962) beschrieben. Auch in diesem Falle begann die Erkran-kung mit rheumatischem Fieber, das von einer Q-Fieber-Infektion gefolgt war. Nach einer Periode der Latenz und scheinbarer Genesung folgte dann die Phase einer subakuten Endo-karditis. Bei der Sektion stellte sich heraus, daß Aorten und Mitralklappen betroffen waren. Es fanden sich vegetative Veränderungen, und in Schnitten ließen sich Rickettsien nachweisen. Material aus den Klappen erwies sich als höher infektiös als das anderer Organe, z. B. der Milz. In einem anderen Fall von Q-Fieber-Endokarditis waren gleichfalls Attacken von „rheumatischem" Fieber mit Gelenkschmerzen, Perikarditis und einer Affektion der Mitral-klappen vorausgegangen. Nach symptomlosem Intervall trat wieder Fieber auf, und die Er-krankung verlief unter den Erscheinungen einer subakuten bakteriellen Endokarditis tödlich. Bei der Sektion fanden sich an den Aortenklappen bräunliche Auflagerungen. In der hyalinen Substanz der Vegetationen fanden sich massenhaft Rickettsien (Mikrokolonien), die in Milz, Leber, Herzmuskeln nicht nachzuweisen waren, wohl aber in der Niere (Tubuli contorti I). Es gelang, die Rickettsien auf Meerschweinchen zu übertragen. Weitere Fälle von subakuter Endokarditis wurden von ROBSON und von ANDREWS und MARMION (1959) beschrieben.

Im allgemeinen entsprechen das Ausmaß der *Hautmanifestationen* und die Er-scheinungsformen des Exanthems, das bei Q-Fieber und Wolhynischem Fieber fehlt, den an den inneren Organen auftretenden Läsionen am Blutgefäßsystem. Die Vielgestaltigkeit der klinischen Symptome und der pathologischen Verände-rungen ist von Schwere der Infektion, Alter, Allgemeinzustand und Abwehr-kräften des Kranken, Menge, Virulenz und Toxingehalt des Erregers abhängig. Trotzdem ergeben sich für alle betroffenen Organe die gleichen Grundformen der Gewebsreaktion.

Die sich an der Haut und im subcutanen Gewebe abspielenden Reaktionen sind beim klassischen Fleckfieber und beim Rocky Mountain Spotted Fever, bei dem sie besonders stark ausgeprägt sind, eingehend studiert worden. Im Frühstadium der Eruption ist in den auftretenden Roseolen bereits eine Schwellung der Endothelien nachzuweisen, besonders an den kleinen Gefäßen der papillären Schicht und in der Nachbarschaft der Talgdrüsen. Eine Desquamation der geschädigten Endothelien kann zu einem Verschluß des Gefäßlumens führen, es bilden sich Thromben, und es erscheint eine perivasculäre leukocytäre Reaktion. Die auch im Tierversuch feststellbare primäre Leukocytenanhäufung geht im weiteren Verlauf zurück und wird durch monocytäre Zellinfiltrate abgelöst. Gleichzeitig kommt es — offenbar als Folge der Besiedelung dieser Zellen durch die Rickettsien — nicht nur zu destruktiven, sondern auch zu proliferativen Erscheinungen an den Endothelzellen. Von den kleinen Capillaren breitet sich der Prozeß auf die Intima der größeren Gefäße aus und führt besonders beim Rocky Mountain Spotted Fever zu größeren Hautnekrosen (Genitalien, Finger, Zehen). Unterschiede bestehen bei der Hauteruption auch bezüglich der Blutungsneigung. Während bei Tsutsugamushifieber die Blutungsneigung in den Roseolen gering zu sein scheint, gehören petechiale Exantheme beim klassischen Fleckfieber und ganz besonders beim Rocky Mountain Spotted Fever zu den häufigeren Erscheinungen.

Wandnekrosen und Thrombenbildungen sind in den Hautefflorescenzen von Knötchenbildungen an den Gefäßen begleitet, die in ihrer charakteristischen Ausprägung zu den typischen Merkmalen des histopathologischen Bildes gehören. Diffuse perivasculär angeordnete lympho- und monocytäre Infiltrate und typische entzündliche „Fleckfieberknötchen" finden sich als spezifische Läsionen in allen Organen, vor allem im Gehirn, Herzmuskel, Nieren, Nebennieren, Hoden (Abb. 5, 6, 7 und 8). Inwieweit diese vasculären entzündlichen Reaktionen für die in den betreffenden Organen auftretenden Funktionsstörungen verantwortlich sind, ist nicht ausreichend geklärt. Am besten unterrichtet ist man über die beim Fleckfieber eingehend studierten histopathologischen Veränderungen am Zentralnervensystem, die mit der klinischen Symptomatologie in Einklang stehen und die in ihrer Genese weitgehend geklärt sind.

Auch im *Zentralnervensystem* sind es regressive und proliferative Prozesse, die sich in den in charakteristischer Weise verstreuten Herden in den weichen Hirnhäuten und in der Gehirn- und Rückenmarkssubstanz vorfinden. In der Pia stehen die perivasculären entzündlichen Infiltrate mit Hyperämie und Ödem unter vorwiegender Beteiligung von Makrophagen, Lymphocyten und spärlichen Plasmazellen im Vordergrund. Daneben werden aber auch in den weichen Hirnhäuten Veränderungen an den Gefäßendothelien gefunden und Gefäßknötchen beobachtet[1]. Im Zentralnervensystem wird das Bild überwiegend von den herdförmigen Reaktionen beherrscht, die sich überall in der Substanz des Zentralnervensystems in Form typischer Knötchen finden. Die Knötchenbildung ist obligat an die Gefäße gebunden und findet sich in besonderer Häufung an bestimmten Prädilektionsstellen im Groß- und Kleinhirn, in der Brücke, am verlängerten Mark und in der besonders stark und häufig befallenen Olive. Die Zahl der Knötchen kann von Fall zu Fall wechseln, sie können spärlich oder außerordentlich zahlreich sein und praktisch alle Teile des Zentralnervensystems befallen. Charakteristisch und gegenüber anderen mit herdförmigen Reaktionen und Knötchenbildungen einhergehenden Prozessen differentialdiagnostisch wichtig ist aber die konstante Lokalisation in der grauen Substanz, während die weiße

---

[1] WALTHARD und WALTHARD 1958.

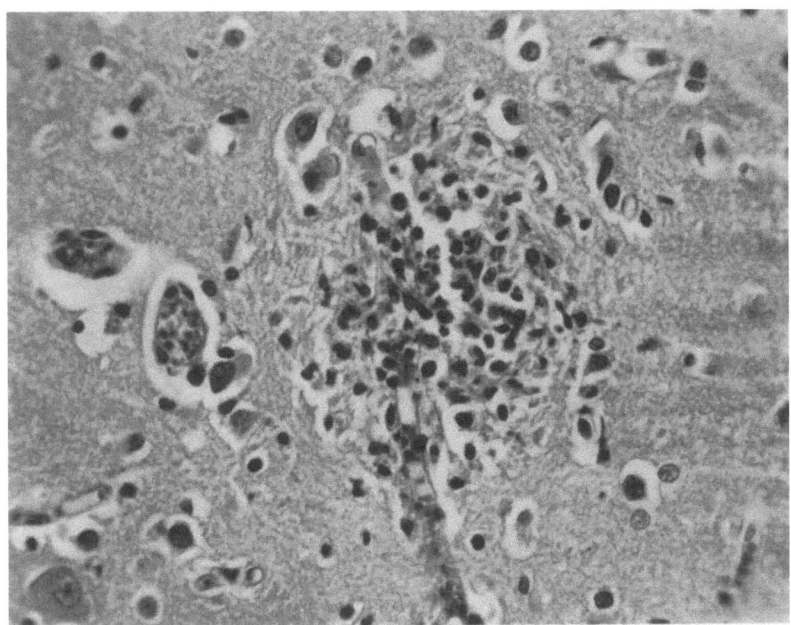

Abb. 5. Fleckfieber-Knötchen in der Großhirnrinde (Typ der herdförmigen Reaktion).

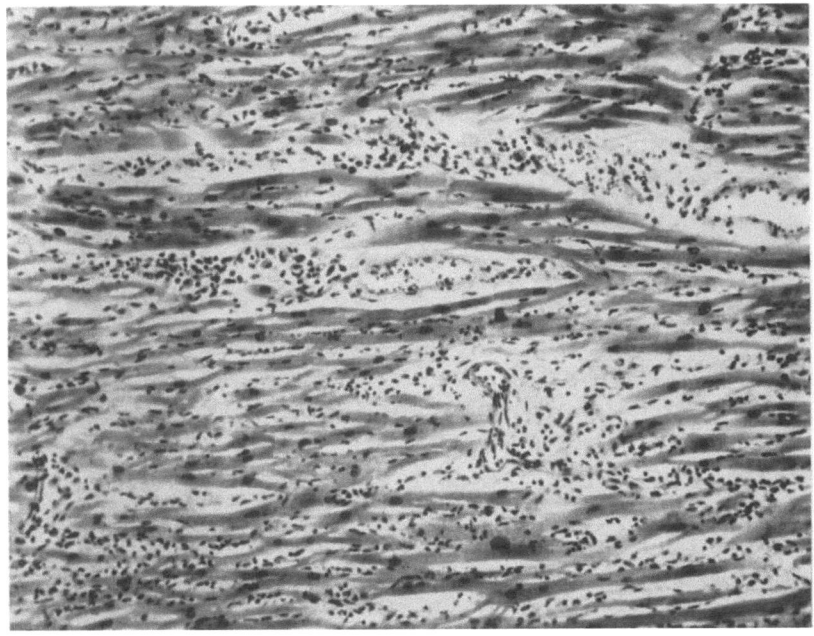

Abb. 6. Fleckfieber-Myokarditis (Typ der diffusen Reaktion).

Substanz in der Regel sehr viel weniger Herde aufweist. Die Ursache für diese auffällige Prädilektion ist die Gefäßgebundenheit der Reaktionsherde, die sich niemals an beliebigen Stellen der Hirnsubstanz vorfinden, sondern immer nur im

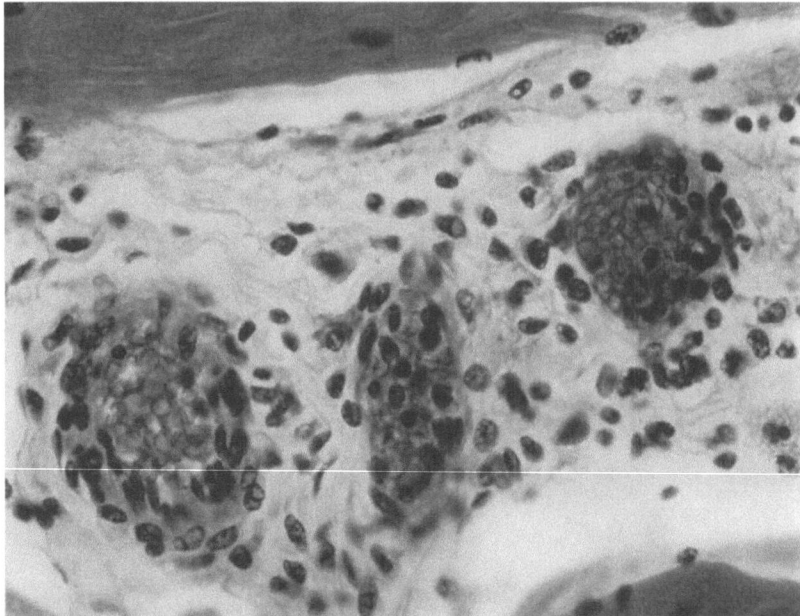

Abb. 7. Gefäßveränderungen beim klassischen Fleckfieber. Stase, Thrombose und Endothelalteration von Capillaren und Präcapillaren im Muskelinterstitium.

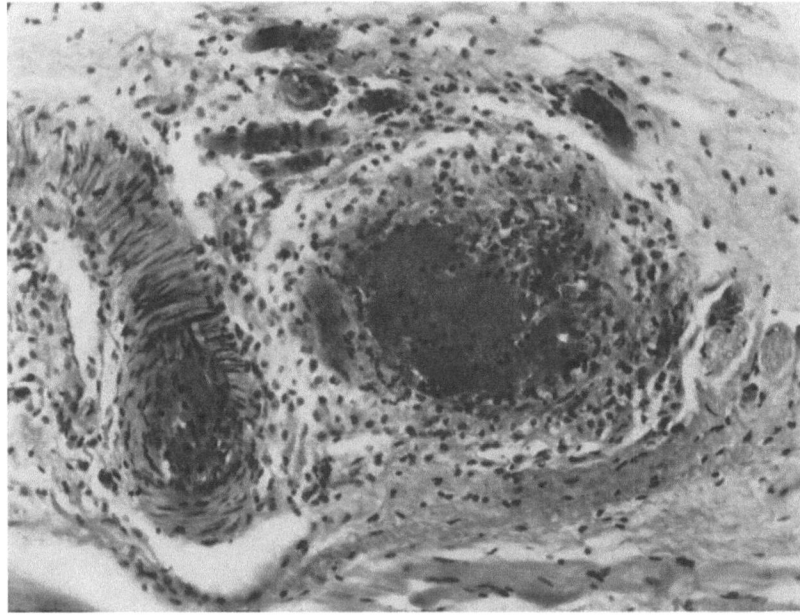

Abb. 8. Gefäßveränderungen beim Felsengebirgsfieber. Entzündliche Infiltration, Wandnekrose und Thrombose von Arterien in der Haut des Scrotums.

Zusammenhang mit Capillaren oder präcapillären Arterien stehen. Die Besonderheit der Verteilung der Knötchen ergibt sich aus der Tatsache, daß die Rinde im Vergleich zum Mark eine stärkere Gefäßversorgung besitzt.

Über die *Genese der Knötchenbildung* im Zentralnervensystem sind die Ansichten geteilt. Eine strittige Frage ist, ob und in welchem Maße sich das Mesenchym an der Entstehung der Knötchen beteiligt. Während ein Teil der Untersucher dem Mesenchym einen recht erheblichen Anteil an dem Zustandekommen der Reaktion zubilligt[1], glauben andere Autoren, daß weder die Nekrose noch die reaktive Wucherung der Gefäßwandelemente das Wesentliche des Prozesses ausmachen, sondern daß dieser vor allem durch die Proliferation von Gliazellen, also ektodermaler Elemente, gekennzeichnet wird[2]. Eine andere für die pathogenetische Deutung wichtige Frage ist, ob die Knötchenbildung sich regelmäßig an eine primäre Schädigung der Intima mit destruktiven Vorgängen am Endothel, Gefäßwandnekrosen oder mit vollständiger Vernichtung der Capillarwand anschließt[3]. Wenn auch die primäre Wandnekrose keine unbedingte Voraussetzung für die Knötchenbildung darstellt[4], so finden sich die destruktiven und proliferativen Prozesse im Gefäßsystem stets als Frühveränderung der Knötchenbildung (Schwellung und Desquamation der Endothelien infolge Besiedlung der Endothelien mit Rickettsien, Gefäßverschluß durch endotheliale Thromben, nekrobiotische Veränderungen an desquamierten oder noch in situ befindlichen Endothelien). Die in den Capillaren entstehenden Koagulationsthromben und die angehäuften Detritusmassen bilden das Knötchenzentrum. Die destruktiven, desquamativen und thrombotischen Prozesse sind aber nicht immer von einer Knötchenbildung gefolgt. Je stärker ausgeprägt die nekrotischen Prozesse sind, desto unvollständiger bleibt die Knötchenbildung. Andererseits können Knötchen offenbar auch ohne nachweisbare destruktive Veränderungen am zentralen Gefäß entstehen.

Neben den herdförmigen Prozessen finden sich im Zentralnervensystem auch diffus ausgebreitete degenerative und entzündliche Veränderungen, die sich perivasculär anordnen[5]. In diesen perivasculären Infiltraten treten Plasmazellen stärker hervor als bei entzündlichen Reaktionen in der Umgebung der Knötchengefäße, also in den eigentlichen Fleckfieberherden. An den Ganglienzellen finden sich keine auffälligeren Veränderungen als bei jeder anderen schweren Allgemeininfektion. Erwähnt sei, daß analoge Veränderungen wie im Zentralnervensystem auch an dem peripheren Nervensystem, motorischen und sensiblen Nerven, dem vegetativen Nervensystem und den Ganglien gefunden werden können.

Bei verschiedenen Augenkrankheiten (Chorioretinitis, Chorioiditis, Uveitis) ergab die Untersuchung von 2015 Seren in 544 Fällen ein positives Resultat mit Rickettsien-Antigenen. Das Auftreten von Augenläsionen ist möglicherweise die Folge vorausgegangener Rickettsien-Infektionen. Die Mikro-Agglutination ist bei mäßiger Titerhöhe positiv, ein Titeranstieg oder die Beeinflussung des Titers durch Behandlung kann als beweisend für eine Rickettsien-Genese angesehen werden. Möglicherweise spielen auch allergische Reaktionen eine Rolle, wenn inapparente Infektionen von allergischen Augensymptomen begleitet werden[6].

III. Immunbiologie.

Wie bei anderen Infektionskrankheiten entwickelt sich bei den Rickettsiosen eine erworbene Immunität, die auf spezifischen humoralen und cellulären Abwehrvorgängen beruht. Im Verlauf der Infektion treten im Blut agglutinierende, komplementbindende, präzipitierende und antitoxische Immunkörper auf. Ein Maßstab für die Wirksamkeit dieser serologisch nachweisbaren Antikörper im Abwehrmechanismus oder bei der Herausbildung einer postinfektiösen Immunität läßt sich damit allerdings nicht gewinnen. Der Antikörpernachweis ist von praktischer Bedeutung für die Diagnostik und ermöglicht auch eine retrospektive Erkennung überstandener Rickettsieninfektionen. Daraus ergibt sich die Möglichkeit, mit Hilfe serologischer Reaktionen epidemiologische Untersuchungen durchzuführen und eine genauere Kenntnis der geographischen Ausbreitung bestimmter Rickettsiosen zu gewinnen. Darüber hinaus vermittelt das immunbiologische

---

[1] NICOLLE 1909, MORGENSTERN 1922, CEELEN 1919.
[2] SPIELMEYER 1919, DAWYDOWSKI 1924.   [3] HERZOG 1918, CEELEN 1919.
[4] DAWYDOWSKI 1924.   [5] SPIELMEYER 1919.
[6] GIROUD et al. 1962, BLOUZON und BROTTES 1962.

Verhalten der Rickettsien einen Einblick in die für den Infektionsablauf wesentlichen Beziehungen zwischen Erreger und Wirtsorganismus und gibt gewisse Aufschlüsse über pathogenetische Zusammenhänge.

Eingehende immunbiologische Studien haben besonders in neuerer Zeit in Verbindung mit Klassifizierungsbestrebungen wichtige experimentelle Grundlagen geschaffen. Verfeinerte serologische Methoden gestatten eine genauere Antigenanalyse und spielen eine wesentliche Rolle bei der Differenzierung und systematischen Einordnung der verschiedenen Rickettsienarten oder bei ihrer Zusammenfassung zu bestimmten Gruppen oder Typen. Die immunologischen Vorstellungen gründen sich aber nicht allein auf Ergebnisse serologischer Verfahren, sondern auch auf Immunitätsprüfungen im Tierversuch ebenso wie auf klinische Beobachtungen und epidemiologische Erfahrungen. Die Verschiedenheit im immunbiologischen Verhalten hat gerade bei den Rickettsien zu einer keineswegs einheitlichen Bewertung der immunologischen Phänomene geführt, wie besonders von MOOSER (1958) hervorgehoben wird. Die art- und typenspezifische Abgrenzung gründet sich auf den Nachweis einer postinfektiösen oder postvaccinalen Kreuzimmunität ebenso wie auf das serologische Verhalten der einzelnen Rickettsienarten und -stämme (Tabelle 2).

Die in den letzten Jahren angehäuften Kenntnisse über die Immunbiologie der Rickettsien und die besondere Beachtung, die diese Arbeitsrichtung in der modernen Rickettsienforschung findet, lassen es angebracht erscheinen, die Ergebnisse im Rahmen allgemeiner Betrachtungen über die Pathologie der Rickettsiosen etwas ausführlicher zu behandeln.

1. Die Weil-Felix-Reaktion.

Die serologische Diagnostik ging beim klassischen Fleckfieber von der Feststellung aus, daß Fleckfieberserum Proteusbakterien agglutiniert, obwohl diese nicht mit dem Erreger identisch sind[1]. Die aus dem Urin von Fleckfieberkranken isolierten OX-Stämme von Proteus vulgaris ergaben bei Fleckfieber in hohem Prozentsatz einen positiven Ausfall der Agglutinationsprobe und einen im Verlauf der Erkrankung ansteigenden Titer. Die Einführung dieser serologischen Methode bot zuverlässige Möglichkeiten für eine Fleckfieberdiagnose, obwohl es sich bei der beobachteten Agglutination von Proteusstämmen nicht um eine spezifische Reaktion, sondern um ein „heterogenetisches Phänomen" handelt. Wie sich in späteren Untersuchungen herausstellte, beruht das Auftreten von Agglutininen gegen Proteus bei Rickettsieninfektionen auf dem Vorhandensein von übereinstimmenden Antigenfraktionen, insbesondere von ähnlichen Kohlenhydraten bei Proteus und Rickettsien[2]. Die Weil-Felix-Reaktion, zu deren Ausführungen verschiedene als OX_{19}, OX_2 und OXK bezeichnete Stämme benutzt werden, ist aber auch insofern unspezifisch, als sie nicht die sichere Diagnose einer ganz bestimmten Rickettsiose gestattet[3].

Bei klassischem und murinem Fleckfieber fällt die Agglutination mit Proteus OX_{19} und OX_2 in etwa 90% der Fälle positiv aus. Der Agglutinationstiter erreicht bei OX_{19} besonders hohe Werte, während bei OX_2 geringere Titer oder auch ein negatives Resultat beobachtet werden. Aber auch bei Rocky Mountain Spotted Fever und anderen Zeckenbißfiebern werden OX_{19}- und OX_2-Stämme agglutiniert. Im allgemeinen wird bei Infektionen mit *R. rickettsii* bei OX_{19} ein höherer Agglutinationstiter festgestellt als bei OX_2. Die Weil-Felix-Reaktion ist aber bei dieser Rickettsiengruppe variabel, und in einzelnen Fällen kann ein hoher OX_2- bei niedrigem OX_{19}-Titer gefunden werden[4]. Für die durch *R. conori* verursachten

---

[1] FELIX 1916, WEIL und FELIX 1920.   [2] CASTAÑEDA und ZIA 1933, CASTAÑEDA 1934.
[3] Zusammenfassung: WERTMAN 1948.
[4] KELLY 1923, KERLEE und SPENCER 1929, SPENCER und MAXCY 1930, DAVIS und PARKER 1932, DAVIS et al. 1934, PLOTZ 1948.

Infektionen, ebenso für das Nord-queensland-Zeckenfieber gilt da-gegen die Agglutination mit OX_2 als charakteristisch. Beim Tsutsu-gamushifieber fällt die Weil-Felix-Reaktion bei Verwendung von OX_{19}- und OX_2-Stämmen negativ aus, dagegen ist die Ag-glutination mit Proteus OXK (Stamm Kingsbury, eine Varian-te des klassischen Proteus OX_{19}) positiv und diagnostisch verwert-bar[1]. Die von FLETSCHER und LESSLAR (1926) mitgeteilte Be-obachtung, daß in Malaya Fleck-fieberfälle zum Teil mit OX_{19} po-sitiv reagierten, beruht auf der Tatsache, daß neben dem in länd-lichen Distrikten verbreiteten Tsutsugamushifieber im städti-schen Milieu murines Fleckfieber herrscht. Positive Agglutinations-ergebnisse mit OXK sind in neue-rer Zeit auch in Fällen von Bou-tonneusefieber und anderen Zek-kenbißfiebern gefunden worden[2]. Es hat sich außerdem herausge-stellt, daß OXK bei Läuse-Rück-fallfieber einen hohen Agglutina-tionstiter aufweisen kann[3]. Bei Rickettsienpocken wurden bei einigen Fällen positive Reaktio-nen mit OX_{19} festgestellt[4]. Q-Fie-ber-Erreger und Erreger des Wolhynischen Fiebers haben kei-ne Beziehungen zur Proteus-Gruppe. Die Weil-Felix-Reaktion fällt daher bei diesen Erkrankun-gen negativ aus.

Immunbiologisch interessant ist die Tatsache, daß Laborato-riumstiere — mit Ausnahme von Kaninchen und Ratten — bei In-fektionen mit klassischem und murinem Fleckfieber, Bouton-neusefieber, Rocky Mountain Spotted Fever oder Tsutsugamu-shifieber keine Agglutinine gegen Proteusstämme bilden, auch nicht die für Rickettsien besonders empfindlichen Meerschweinchen.

Nach Untersuchungen von FLECK u. a. (1960) enthält der Urin von mit *R. mooseri* infi-zierten Meerschweinchen (kon-zentriert durch 10fache Dialyse)

[1] FLETSCHER und LESSLAR 1926, BLAKE et al. 1945, IRONS und ARMBRUST 1946, SMADEL et al. 1952.
[2] Joint OIHP/WHO Study Group 1950.
[3] ZARAFONETIS et al. 1948.
[4] BELL und PHILIP 1952.

Tabelle 2.

	Erreger	Postinfektiöse Immunität	Postvaccinale Immunität	Weil-Felix	Arthropodenwirte
1. *Fleckfiebergruppe*					
a) klassisches Fleckfieber	R. prowazeki	gekreuzt mit 1 b	homolog	OX_{19} (OX_2)	Pediculus humanus
b) murines Fleckfieber	R. mooseri	gekreuzt mit 1 a	homolog	OX_{19} (OX_2)	Rattenflöhe und Rattenlaus
2. *R.M.S.-Fiebergruppe*					
a) amerikanisches Zeckenbißfieber	R. rickettsii	gekreuzt mit 2 b	homolog	OX_2, OX_{19}	Ixodide Zecken
b) altweltliches Zeckenbißfieber	R. conori	gekreuzt mit 2 a	homolog	OX_2, OX_{19}	Ixodide Zecken
c) Nordqueensland Zeckenbiß-fieber	R. australis	homolog und partiell gegen R. conori	homolog	OX_2	Ixodide Zecken
d) Rickettsienpocken	R. akari	homolog und partiell gegen R. conori und R. rickettsii	homolog	OX_{19}	Allodermanyssus
3. *Tsutsugamushifieber*	R. tsutsugamushi	serologische Varianten mit gekreuzter Immunität	Varianten schützen nur homolog	OXK	Trombiculaarten
4. *Q-Fieber*	R. burneti	serologische Varianten mit gekreuzter Immunität	homolog und heterolog	negativ	Ixodide Zecken
5. *Wolhynisches Fieber*	R. quintana			negativ	Pediculus humanus

Nach H. MOOSER aus: Die Infektionskrankheiten des Menschen und ihre Erreger, Bd. I, herausgegeben von A. GRUMBACH und W. KIKUTH. Stuttgart: Georg Thieme 1958.

19a

Substanzen, die mit Kaninchen-Antiserum gegenüber Proteus OX$_{19}$ und Rekonvaleszenten-serum von an murinem Fleckfieber erkrankt gewesenen Patienten positiv reagieren. Diese Substanzen bewirken eine Agglutinationshemmung bei roten Blutkörperchen, die gegenüber Proteus OX$_{19}$-Polysacchariden oder durch Antigen von *R. mooseri* sensibilisiert sind. Dabei scheint es sich um verschiedene mit dem Urin ausgeschiedene spezifische Substanzen zu handeln. Ihr Nachweis könnte für eine Frühdiagnose des Fleckfiebers anwendbar sein.

Trotz aller Einschränkungen und trotz der Fortschritte in der Entwicklung einer spezifischen serologischen Diagnostik ist die Weil-Felix-Reaktion auch heute noch ein sehr wertvolles diagnostisches Hilfsmittel, das gegenüber anderen ver-feinerten Methoden gewisse Vorteile bietet. Das Antigen ist leicht zu gewinnen und gut konservierbar, die technische Ausführung der Reaktion ist außerordentlich einfach und verursacht sehr geringe Kosten, die auftretenden Antikörper sind relativ frühzeitig nachweisbar, bei der Proteusagglutination sogar etwas früher als bei der spezifischen Rickettsienagglutination. Die Weil-Felix-Reaktion fällt bei klassischem und murinem Fleckfieber gegen Ende der ersten oder am Anfang der zweiten Woche positiv aus, bei Rocky Mountain Spotted Fever und den anderen Zeckenbißfiebern etwas später oder erst gegen Ende der Krankheit. Eine Titerhöhe von 1:160 gilt im allgemeinen als signifikant, wenn auch gelegent-lich bei gesunden Personen ein Titer bis zu 1:200 gefunden werden kann. Er-forderlich ist stets eine Wiederholung der Probe, weil der Titeranstieg für die diagnostische Bewertung des Ausfalls entscheidend ist. Die maximale Titerhöhe wird kurz vor oder nach der Entfieberung erreicht mit Werten, die bei klassischem Fleckfieber 1:1000 bis zu 1:10000 betragen können. Bemerkenswert ist die Fest-stellung, daß bei Spätrückfällen von klassischem Fleckfieber (Brill-Zinsserscher Krankheit) ein Titeranstieg ausbleibt oder die Reaktion überhaupt negativ aus-fällt[1]. Niedrige Titer werden auch bei schutzgeimpften Personen beobachtet[2].

2. Komplementbindung und spezifische Rickettsienagglutination.

Die Möglichkeit, Rickettsien in größeren Mengen zu gewinnen, führte zu der Anwendung spezifischer serologischer Reaktionen, die auch bei nahe verwandten Erregern eine zuverlässige Unterscheidung erlaubt.

Schon frühere Untersucher bemühten sich um den Nachweis einer Agglutination von Rickettsien in Suspensionen, die aus dem Magen infizierter Läuse gewonnen wurden[3]. Bei den ersten Komplementbindungsreaktionen wurde der Versuch unternommen, Antigen mit Hilfe von Extrakten aus Fleckfieberläusen zu bereiten[4]. Aber erst die Gewinnung großer Rickettsienmengen aus infizierten Mäuse- oder Rattenlungen bei murinem Fleckfieber nach intranasaler Inoculation und die Einführung der Dottersackkultur[5] schafften die notwendigen Voraussetzungen für die Herstellung einwandfreier spezifischer Antigene aus gereinigten Rickettsiensuspensionen. Ein entscheidender Fortschritt in der Antigenbereitung wurde von CRAIGIE (1945) durch die Behandlung der wäßrigen Dottersacksuspensionen mit Äthyläther erzielt. Nach Eliminierung eines großen Teiles der im Hühnerembryonalgewebe enthaltenen Bestandteile können die Rickettsien durch Zentrifugieren aus der wäßrigen Phase gewonnen werden. Die wäßrige Phase enthält einen überwiegenden Anteil des Rickettsienantigens in gelöster Form.

Die bei verschiedenen Rickettsienarten nachgewiesenen „löslichen Antigene" sind stabil, besitzen gute immunisatorische Eigenschaften und führen zu einer Antikörperbildung, die sich in der KBR durch hohen Titer auszeichnet. Sie reagieren gruppenspezifisch, d. h. sie ergeben auf heterologe Seren übergreifende Reaktionen, die z. B. eine Unterscheidung von klassischem und murinem Fleck-fieber unmöglich machen. Die aktive Komponente des löslichen Antigens ist ein in seiner chemischen Konstitution variabler Protein-Kohlenhydrat-Komplex von hohem Molekulargewicht. Die löslichen Antigene von klassischem und murinem

---

[1] MURRAY et al. 1950.   [2] ZARAFONETIS et al. 1946.
[3] OTTO und DIETRICH 1917, WEIGL 1920.   [4] JACOBSTHAL 1917.   [5] COX 1938.

Fleckfieber stimmen immunologisch überein und reagieren gleich gut mit homologen und heterologen Antikörpern[1]. Ebenso bestehen Übereinstimmungen in den löslichen Antigenen bei Rocky Mountain Spotted Fever und anderen Zeckenbißfiebern einschließlich des Boutonneusefiebers[2]. Experimentelle Erfahrungen sprechen für die Möglichkeit, daß die löslichen, gekreuzt reagierenden Antigene das Produkt einer Degradierung der Rickettsien sind und infolge von proteolytischen Einwirkungen entstehen. Das Auftreten der gekreuzt reagierenden Immunkörper im Serum des Wirtes wäre als Reaktion auf den „gemeinsamen" Antigenanteil aufzufassen, der sich durch lytische Vorgänge an den Rickettsien im befallenen Organismus bildet[3]. Unter Anwendung der Immunoelektrophorese konnte bei Benutzung von Kaninchenhyperimmunserum gezeigt werden, daß mit dieser Technik Antigenverwandtschaften zwischen *R. prowazeki*, *C. burneti* und *Proteus OX*-Stämmen sowie zwischen *R. prowazeki* und *C. burneti* nachweisbar sind. Ferner bestehen offenbar geringfügige immunoelektrophoretisch faßbare Unterschiede zwischen verschiedenen *C. burneti*-Stämmen (URBACH und SCHABINSKI 1960).

Die löslichen Antigene können durch wiederholtes Waschen und Zentrifugieren verdünnt oder praktisch eliminiert werden. Auf diese Weise gelangt man zu typenspezifischen natürlichen Rickettsienantigenen, die für Komplementbindungsreaktionen und Agglutinationsproben zu verwenden sind. Die aus gewaschenen Rickettsiensuspensionen hergestellten Antigene haben sich gerade im Komplementbindungsversuch als hochspezifisch erwiesen. Sie ergeben keine übergreifenden heterologen Reaktionen und ermöglichen, auch ohne Isolierung und Identifizierung des Erregers, eine Unterscheidung von klassischem und murinem Fleckfieber mit Hilfe der Komplementbindung bzw. Agglutination. Entsprechende Resultate ergaben sich auch bei vergleichenden serologischen Untersuchungen mit Antigenen der Rocky Mountain Spotted-Fiebergruppe.

Über die Natur der gegen die löslichen Antigene gerichteten Antikörper bei klassischem und murinem Fleckfieber, über ihr Auftreten und ihre Persistenz fehlt es noch an genaueren Informationen. Nach Untersuchungen an murinem Fleckfieber sind die gegen die löslichen Antigene gerichteten Antikörper in der Komplementbindungsreaktion einige Tage früher nachzuweisen als solche, die gegen die gewaschenen Rickettsien gerichtet sind[4]. Die Frage, ob die komplementbindenden und agglutinierenden Antikörper ihrer Natur nach identisch sind, ist vor allem am klassischen und murinen Fleckfieber studiert und eingehend diskutiert worden. Im allgemeinen erscheinen die etwa gleichzeitig mit dem positiven Ausfall der Weil-Felix-Reaktion auftretenden Rickettsienagglutinine einige Tage vor den erst am 8.—12. Tage nachweisbaren komplementbindenden Antikörpern. Der bei Agglutinationsproben festgestellte Maximaltiter stimmt sehr häufig nicht mit den bei der Komplementbindungsreaktion erreichten Werten überein. Die Komplementbindungsreaktion bleibt viele Monate, zuweilen sogar jahrelang positiv, während der Agglutinationstiter bei der Rickettsienagglutination ebenso wie bei der Weil-Felix-Reaktion sehr bald zurückgeht und innerhalb weniger Wochen oder Monaten auf diagnostisch insignifikante Werte absinkt. Aus diesem Grunde wird bei Massenuntersuchungen zur Feststellung vorausgegangener Epidemien der Komplementbindungsreaktion der Vorzug gegeben.

Auch in neueren Serienuntersuchungen an menschlichen und tierischen Seren bewährte sich die Komplementbindungsreaktion für eine Aufklärung epidemiologischer Zusammenhänge (Ägypten, Tripolitanien, Curaçao, Nigeria)[5]. Empfindlicher als die Komplementbindungsreaktion ist beim Q-Fieber der mikroskopische Agglutinationstest mit Serum und einer gereinigten Rickettsiensuspension. Dieser Test kann selbst mit einem Tropfen auf Filterpapier getrockneten Blutes ausgeführt werden[6]. Untersuchungen an Milch und Serum mit Hilfe des Agglutinationstestes ergaben in 35 Staaten der USA das Vorhandensein von Q-Fieber[7].

---

[1] FULTON und BEGG 1944, PLOTZ et al. 1944, SHEPARD 1945, CRAIGIE et al. 1946.
[2] PLOTZ et al. 1944.   [3] FULTON und BEGG 1944, PLOTZ 1948.
[4] SCOVILLE et al. 1948.
[5] KORDY 1958, MODICA 1959, BORGHANS-DELVAUX et al. 1959, COLLARD und UDEOZO 1959.
[6] BABUDIERI 1958, WELSH et al. 1959, GAMET et al. 1960.   [7] LUOTO 1960, 1961.

Daß Agglutinine früher im Blut nachweisbar sind als komplementbindende Antikörper, mag an technischen Voraussetzungen liegen, die den Nachweis kleinerer Antikörpermengen gestatten. Auffällig ist auch die Tatsache, daß gelegentlich ein hoher Agglutinationstiter bei negativer Komplementbindungsreaktion beobachtet werden kann. Absorptionsprüfungen haben keinen Beweis dafür geliefert, daß es sich bei den Fleckfieberantigenen, die eine Bildung von agglutinierenden und komplementbindenden Antikörpern auslösen, um verschiedene Antigene handeln muß.

Sera von Tieren, die mit Cortison behandelt waren, reagierten im Agglutinationstest negativ oder mit wesentlich niedrigerem Titer als Kontrolltiere (R. conori). Es ist deshalb auch beim Patientenserum notwendig zu wissen, ob eine Cortison-Behandlung oder eine Behandlung mit antibiotischen Mitteln vorausgegangen ist, weil danach variable Resultate auftreten können (GIROUD et al. 1959).

Wenn keine vollkommene Übereinstimmung in den Ansichten über die antigene Struktur der Rickettsien und die Grundlagen der immunbiologischen Vorgänge bei den Rickettsiosen herrscht, so liegt dies vielleicht zum Teil an Verschiedenheiten der Methodik, Abweichungen in der Technik der Antigengewinnung und Verwendung verschiedener Versuchstiere oder Stämme, ebenso wie an der Bewertung der mit verschiedenen Verfahren gewonnenen Ergebnisse.

Komplementbindungsreaktion und Rickettsienagglutination fanden ausgedehnte Anwendung bei Untersuchungen über die Verbreitung der verschiedenen Fleckfieberformen in allen Teilen der Welt und dienten vor allem zu Studien über die antigene Struktur von R. prowazeki und R. mooseri[1]. Für vergleichende Untersuchungen an Stämmen der Rocky Mountain Spotted-Fiebergruppe einschließlich der brasilianischen, mexikanischen und kolumbianischen Stämme, an Erregern des südafrikanischen Zeckenfiebers und des Boutonneusefiebers wurde die Komplementbindungsreaktion in größerem Umfange verwendet als der Agglutinationstest[2]. Dabei ergaben sich immunologische Übereinstimmungen in dieser Gruppe[3], der auch die Rickettsienpocken zuzurechnen sind[4]. Spezifische Antigene aus Dottersackkulturen von R. akari reagierten negativ mit klassischem und murinem Fleckfieber, Tsutsugamushifieber und Q-Fieber, ergaben dagegen positive Resultate mit Patientenseren von R.M.S.-Fieber, wenn auch in geringerer Titerhöhe als bei Rickettsienpocken. Die Beziehungen zwischen R. rickettsii und R. conori wurden mit Hilfe der Komplementbindungsreaktion weiter geklärt, und es konnte nachgewiesen werden, daß sie ein gemeinsames lösliches Antigen besitzen. Sorgfältig gewaschene Suspensionen dieser beiden Rickettsienarten reagierten dagegen spezifisch mit homologen Immunseren[5].

Auch bei Tsutsugamushifieber ließen sich Rickettsienantigene aus Dottersackkulturen gewinnen und für experimentelle Untersuchungen nutzbar machen[6]. Dabei ergaben sich Unterschiede zwischen den einzelnen Stämmen, die es erfordern, für diagnostische Zwecke aus verschiedenen Stämmen gewonnene Antigene zu verwenden. Die Variabilität der Stämme von R. tsutsugamushi schränkt die Bedeutung der antigenen Struktur als systematisches Merkmal wesentlich ein.

Eingehende Untersuchungen bezogen sich auf das immunologische Verhalten von Coxiella burneti und die serologische Diagnostik des Q-Fiebers. C. burneti wächst besonders gut im Dottersack, die Gewinnung von Antigen für Komplement-

---

[1] ZINSSER und CASTAÑEDA 1932, VAN ROOYEN und BEARCROFT 1943, KLIGLER und OLEINIK 1944, PLOTZ et al. 1944, FULTON und BEGG 1944, FITZPATRICK 1945, SHEPARD 1945, CRAIGIE et al. 1946.
[2] FITZPATRICK und HAMPIL 1941, PLOTZ und WERTMAN 1942, PLOTZ et al. 1944, BENGTSON 1945.
[3] TRAVASSOS und DIAS 1939, MANRIQUE und MONTOYA 1942, PARKER 1942, BUSTAMANTE und VARELA 1944, PLOTZ et al. 1946.
[4] HUEBNER und ARMSTRONG 1946.   [5] PLOTZ et al. 1944.
[6] BENGTSON 1945, TOPPING und SHEPARD 1946, WOLFE et al. 1946.

bindung und Agglutinationstest gelingt nach der gleichen Methodik wie bei
klassischem oder murinem Fleckfieber[1]. Dabei hat sich herausgestellt, daß alle
Stämme von *C. burneti* die gleiche antigene Struktur besitzen, es ergeben sich aber
gewisse quantitative Unterschiede der antigenen Zusammensetzung bei bestimmten Stämmen. Einige Stämme — darunter der von ROBBINS u. Mitarb.
(1946) von einem amerikanischen Soldaten in Italien isolierte Stamm Henzer-
ling — sind deshalb für eine Antigengewinnung besonders geeignet. Beim *Wolhynischen Fieber* versagt die serologische Diagnostik. Wahrscheinlich besitzt die
R. quintana nur schwach wirksame antigene Eigenschaften, so daß weder Agglutinine gegen Proteus noch spezifische, gegen Rickettsien wirksame Antikörper mit
Sicherheit nachzuweisen sind. Eine besondere Schwierigkeit liegt auch darin,
daß sich der Erreger nicht in der Kultur, sondern nur aus dem Läusemagen in
Suspensionen gewinnen läßt und zu Autoagglutination neigt. Über positive
Resultate mit Komplementbindung und Agglutination wurde bei Verwendung
von Läusefaeces von KOSTRZEWSKI (1949) berichtet.

3. Der Toxin-Neutralisationstest.

Das Rickettsientoxin läßt sich durch Immunserum mehr oder weniger vollständig neutralisieren. Die neutralisierende Wirkung wird an der weißen Maus
geprüft, indem bestimmte Toxinmengen mit dem zu prüfenden Serum in fallenden Verdünnungen versetzt werden. Das Serum-Toxin-Gemisch wird den Versuchstieren intravenös eingespritzt. Bei fehlender Antikörperwirkung tritt der
Tod in wenigen Stunden ein, ein ausreichender Gehalt des Serums an antitoxischen
Antikörpern schützt die Maus vor einer Vergiftung. Dieser Serum-Schutzversuch
ist streng spezifisch und ist zur retrospektiven Diagnose geeignet, weil die Antitoxine ebenso wie die komplementbindenden Antikörper lange Zeit im Blut
nachweisbar sind. Ihr Nachweis ist aber kompliziert und deshalb für diagnostische
Zwecke oder für epidemiologische Massenuntersuchungen weniger geeignet als die
Komplementbindungsreaktion.

Mäuse erweisen sich nach Überstehen einer Infektion mit *R. mooseri* als
resistent gegen das Toxin von *R. prowazeki* und umgekehrt. Bei Immunisierung
von Meerschweinchen mit formolbehandelten, entgifteten Rickettsien kommt es
dagegen nur zur Bildung von homologen antitoxischen Immunkörpern[2]. Das
Auftreten von Antitoxin im Blut von mit Vaccinen immunisierten Meerschweinchen dient im Mäusetest zur Prüfung der Wirksamkeit von Fleckfieberimpf-
stoffen[3]. Der Mäuseschutzversuch ist eine bequeme und zuverlässige Methode
zur Prüfung von Impfstoffen (*R. rickettsii*) und besitzt Vorteile gegenüber dem
Standard-Meerschweinchen-Test (BELL u. STOENNER 1961).

Zum Nachweis einer passiv schützenden Antikörperwirkung dient auch der
von GIROUD u. Mitarb. (1938, 1942) angegebene Hauttest am Kaninchen. Bei
Verimpfung einer Aufschwemmung von lebenden Rickettsien in die Kaninchenhaut entsteht an der Injektionsstelle nach 2—3 Tagen eine lokale entzündliche
Reaktion. Wird die Rickettsiensuspension mit fallenden Verdünnungen eines
entsprechenden Immunserums versetzt, so zeigen sich an der Kaninchenhaut
nach Verimpfung des Serum-Rickettsien-Gemisches abgeschwächte Reaktionen,
die einen Rückschluß auf den Antikörpergehalt des geprüften Serums ermöglichen. Auch dieser Test ist spezifisch und für eine retrospektive Diagnose
geeignet.

Ein Hauttest wurde von MOOSER et al. (1949) zur Prüfung der Immunitätslage
bei Wolhynischem Fieber beschrieben. Nach intracutaner Inoculation von

---

[1] BENGTSON 1941, ROBBINS et al. 1946, TOPPING et al. 1946.   [2] CRAIGIE 1945.
[3] TOPPING et al. 1945, OTTO und SIEGERT 1947.

R. quintana bildet sich bei normalen Versuchspersonen eine entzündliche, von einem erythematösen Hof umgebene Läsion, die einige Wochen bestehenbleibt. Versuchspersonen, die 2 Jahre nach einer experimentellen Infektion mit *R. quintana* reinoculiert wurden, zeigten nur eine geringe lokale Reaktion.

4. Postinfektiöse und postvaccinale Immunität.

Das Überstehen einer Rickettsieninfektion hinterläßt im allgemeinen eine langdauernde Immunität gegenüber einer Reinfektion mit dem homologen Erreger, häufig auch gegenüber näher verwandten Arten. So entsteht — wie sich bei experimenteller Infektion am Meerschweinchen nachweisen läßt — eine solide postinfektiöse Kreuzimmunität zwischen klassischem und murinem Fleckfieber[1], ebenso zwischen R.M.S. Fieber und Boutonneusefieber[2].

Auf Grund der nachweisbaren postinfektiösen Kreuzimmunität wurde der Erreger des murinen Fleckfiebers zunächst als Variante oder Mutante von *R. prowazeki* angesehen[3]. In Kreuzversuchen mit abgetöteten Rickettsien stellte es sich dagegen heraus, daß eine aus *R. prowazeki* bereitete Vaccine Meerschweinchen gegen eine Infektion mit klassischem Fleckfieber schützt, dagegen nicht gegen murines Fleckfieber und umgekehrt. Das Fehlen einer postvaccinalen Kreuzimmunität bestätigte sich auch im passiven Immunisierungsversuch, da sich das Serum vaccinierter Meerschweinchen nur gegenüber homologen Stämmen als wirksam erweist[4]. Diese immunbiologisch interessante Feststellung zeigt mit aller Deutlichkeit, daß das Auftreten einer postinfektiösen Immunität, wie sie bei *R. mooseri* und *R. prowazeki* nachweisbar ist, nicht als Beweis der Identität dieser beiden Erreger angesehen werden kann. Trotz der genetisch nahen Verwandtschaft dieser Rickettsienarten, die sich aus der postinfektiösen Kreuzimmunität, dem Verhalten der Erreger in Läusen und Flöhen, der intracellulären Entwicklung im Insekt und Warmblüter ergibt, muß das murine Fleckfieber als besondere Varietät vom klassischen Fleckfieber abgetrennt werden. Dafür spricht nicht nur das immunbiologische Verhalten, sondern auch die auffällige Verschiedenheit der pathogenen Eigenschaften im Verlauf experimenteller Infektionen.

Ganz analoge Verhältnisse wie bei *R. mooseri* und *R. prowazeki* wurden bei *R. rickettsii* und *R. conori* festgestellt. Während nach Infektionen mit R.M.S.-Fieber und Boutonneusefieber eine deutliche postinfektiöse Kreuzimmunität auftritt, verleiht die Immunisierung mit Impfstoffen aus abgetöteten Rickettsien nur homologen Schutz[5].

Das *Tsutsugamushifieber* nimmt auch hier insofern eine Sonderstellung ein, als alle Stämme von *R. tsutsugamushi* eine gegenseitige postinfektiöse Immunität hinterlassen, sich aber bezüglich ihrer postvaccinalen Immunität stammesspezifisch verschieden verhalten. Der durch Vaccination verliehene Schutz ist nur gegenüber den gleichen oder ähnlichen Stämmen wirksam, versagt aber gegenüber anderen Stämmen[6]. Dieses unterschiedliche Verhalten, das die Erreger des durch Milben übertragenen Fleckfiebers auszeichnet, steht im Einklang mit der immunologisch uneinheitlichen Antigenstruktur der einzelnen Stämme, die sich auch serologisch nachweisen läßt.

Wesentlich einheitlicher verhalten sich bezüglich einer postinfektiösen und postvaccinalen Immunität alle bisher untersuchten Stämme von *C. burneti*. Serologisch nachweisbare Unterschiede beruhen, wie bereits erwähnt wurde, nur auf quantitativen Abweichungen im Antigengefüge der einzelnen Stämme.

---

[1] PINKERTON 1929.   [2] BADGER 1933.   [3] MOOSER et al. 1931.
[4] MOOSER und SPARROW 1933.   [5] DAVIS und PARKER 1934.   [6] BENNETT et al. 1949.

Über die Immunbiologie des *Wolhynischen Fiebers* liegen nur wenige Untersuchungen vor. Offenbar kommt es im Verlauf des Wolhynischen Fiebers zu Immunitätserscheinungen, die aber nicht von langer Dauer und von geringer Stärke sind. Der Grad der Immunität wird wahrscheinlich nicht durch spezifische Eigenschaften des Erregers bestimmt, sondern durch die Reaktion des Wirtes. Während des Bestehens latenter Infektionen oder nach Überstehen eines Wolhynischen Fiebers entwickelt sich wohl eine Immunität gegen *R. quintana*, dagegen ist eine volle Empfänglichkeit für klassisches Fleckfieber und zweifellos auch für alle anderen Rickettsiosen vorhanden, die darauf hinweist, daß das Wolhynische Fieber auch in immunologischer Hinsicht unter den Rickettsiosen eine Sonderstellung einnimmt.

5. Dauer der Immunität und der Erregerpersistenz im Wirtsorganismus.

Die meisten Rickettsiosen hinterlassen, wie bereits erwähnt wurde, eine sehr dauerhafte Immunität, die sich auf viele Jahre erstreckt. Zweiterkrankungen bilden deshalb wohl die Ausnahme, sind aber bei Tsutsugamushifieber bekannt und kommen beim klassischen Fleckfieber, R.M.S.-Fieber und Wolhynischen Fieber vor.

Die Entscheidung, ob es sich beim Wolhynischen Fieber um Rückfälle oder Neuinfektionen handelt, ist schwierig, weil das Wolhynische Fieber im Gegensatz zu anderen Rickettsiosen durch chronischen Verlauf mit langen symptomenfreien Intervallen, langdauernder Rickettsiämie und Erregerpersistenz gekennzeichnet ist. Es kommt deshalb zu wiederholten Manifestationen in Form von Rezidiven. Späte Rückfälle können unerkannt bleiben, sie treten unter besonderen Bedingungen oder infolge einer Resistenzminderung des Organismus auf, im allgemeinen aber nur innerhalb eines Zeitraumes von wenigen Jahren und seltener als die unter dem Bilde der Brill-Zinsserschen Krankheit bekannten Spätrückfälle bei klassischem Fleckfieber.

MOOSER äußerte schon 1929 auf Grund histologischer Befunde am Meerschweinchen die Ansicht, daß die Fleckfieberimmunität durch latente Dauerinfektionen unterhalten würde. Mit dieser Annahme stimmt die Tatsache überein, daß spezifische Antikörper selbst 20 und mehr Jahre nach Überstehen eines Fleckfiebers im Blut vorhanden sein können. In seltenen Fällen kann es deshalb zu späten Rückfällen kommen, die isoliert auftreten, in milder Form verlaufen und durch das Fehlen von Läusen oder anderen Infektionsquellen charakterisiert sind. Daß es sich bei dieser als Brill-Zinsserschen Krankheit bezeichneten Fleckfieberform um nichts anderes handelt als um Spätrezidive nach klassischem Fleckfieber, die viele Jahre nach der Ersterkrankung auftreten und auf einer Persistenz der *R. prowazeki* im menschlichen Organismus beruhen, kann auch durch neuere Untersuchungen als gesichert gelten. Bei latenten Infektionen wirkt sich die langdauernde Erregerpersistenz im Sinne einer „Prämunition" aus und verhütet Reinfektionen. Ungeklärt bleibt dabei die Frage nach den Ursachen, die nach so langer Zeit eine Störung im Gleichgewicht zwischen Erreger und Wirt herbeiführen und die Manifestation eines Spätrückfalles bewirken[1].

Das Verbleiben von Rickettsien in den inneren Organen von Versuchstieren nach experimenteller Infektion (Gehirn, Milz) konnte wiederholt nachgewiesen werden: *R. mooseri* bei Meerschweinchen[2] und bei Citellus citellus[3] nach mehr als einem Jahr; *R. prowazeki* bei Sigmodon hispidus hispidus nach 5 Monaten[4]; *R. tsutsugamushi* in Ratten nach 98 Tagen[5].

---

[1] WEYER 1958, Zusammenfassung der neueren Literatur. LAWY et al. 1958, MINKENHOFF und GISPEN 1958, TONGE 1959.
[2] PHILIP und PARKER 1938.   [3] LÉPINE und SAUTER 1936.   [4] PRICE 1953.
[5] KOHLS et al. 1945.

Analoge Befunde konnten bei Meerschweinchen nach Infektion mit *C. burneti* erhoben werden[1]. Der Nachweis von *R. rickettsii* im Meerschweinchen scheint schon kurz nach Abklingen der Symptome nicht mehr möglich zu sein. Auch beim Menschen konnte in Einzelfällen die Persistenz von Rickettsien in excidierten Lymphknoten bestätigt werden, so z. B. für *R. prowazeki* in den Inguinaldrüsen von 2 Personen, die vor mehr als 20 Jahren nach Amerika eingewandert waren und keine Gelegenheit zu einer Reinfektion hatten[2]. *R. tsutsugamushi* wurde noch nach 4 Monaten und nach 1 Jahr in Lymphknoten des Menschen gefunden[3].

Die Neigung der Rickettsien, im Gewebe des Menschen oder eines tierischen Wirtes zu persistieren, kann als erwiesen gelten. Über den Sitz der Mikroorganismen im Wirt und über die Faktoren, welche eine langdauernde stumme oder latente Infektion ermöglichen, ist wenig bekannt. Eine wesentliche Voraussetzung für das Persistieren im Gewebe ist die Fähigkeit der Rickettsien, in Gegenwart von wirksamen neutralisierenden oder antiinfektiösen Immunkörpern zu überleben. Diese Fähigkeit steht wahrscheinlich in Beziehung zu der intracellulären Entwicklung der Rickettsien, die einen Schutz vor der Einwirkung humoraler Immunkörper gewährt, und ist andererseits abhängig von dem immunbiologischen Verhalten der betreffenden Rickettsienart, ihren antigenen Eigenschaften, der Art der durch sie ausgelösten Antikörperbildung und der Reaktionsfähigkeit des befallenen Wirtsorganismus.

Wenn auch in neuerer Zeit die Methoden der Immunbiologie in der Rickettsienforschung im Vordergrunde standen und zu Erkenntnissen geführt haben, die auch für die Pathogenese und Pathologie der Rickettsiosen von Bedeutung sind, so bleiben noch viele Fragen, die mit dem Zustandekommen und Wesen der Immunität bei durch Rickettsien verursachten Infektionen zusammenhängen, unbeantwortet. Diese Fragen berühren zugleich Probleme der Wirtsspezifität und der Virulenz der einzelnen Rickettsienarten und -stämme, die bei dieser Gruppe von Mikroorganismen noch in mancher Hinsicht ungeklärt geblieben sind.

Literatur.

Abinanti, F. R., and B. P. Marmion: Protective or neutralizing antibody in Q fever. Amer. J. Hyg. **66**, 173 (1957). — Alexander, R. A., and J. H. Mason: Studies of the rickettsias of the typhus-Rocky-Mountain-spotted-fever group in South Africa. II. Morphology and cultivation. Onderstepoort J. vet. Sci. Animal Ind. **13**, 25 (1939). — Alkan, W. J., and C. Bechar: Q fever as a cause of hepatitis. Harefuah, Jerusalem **59**, 113 (1961) [in Hebrew — English summary]. — Allen, A. C., and S. Spitz: A comparative study of the pathology of scrub typhus (tsutsugamushi disease) and other rickettsial diseases. Amer. J. Path. **21**, 603 (1945). — Allison, A. C., and H. R. Perkins: Presence of cell walls like those of bacteria in rickettsiae. Nature (Lond.) **188**, 796 (1960). — Anacker, R. L., D. B. Lackman, E. G. Pickens and E. Ribi: Antigenic and skin-reactive properties of fractions of coxiella burnetii. J. Immunol. **89**, 145 (1962). — Anderson, C. R.: Experimental typhus infection in the eastern cotton rat (Sigmodon hispidus hispidus). J. exp. Med. **80**, 341 (1944). — Andrew, R., J. M. Bonnin and S. Williams: Tick typhus in North Queensland. Med. J. Aust. **2**, 253 (1946). — Andrews, P. S., and B. P. Marmion: Chronic Q fever. 2. Morbid anatomical and bacteriological findings in a patient with endocarditis. Brit. med. J. **1959 II**, 983. — Anigstein, L.: Problems of nomenclature of certain pathogenic rickettsiae and rickettsial diseases. Texas Rep. Biol. Med. Nr 2, III (1946). — Aschenbrenner, R.: Klinik der Rickettsiosen. B. Das Wolhynische Fieber. In Handbuch der inneren Medizin, 4. Aufl., Bd. I/1, S. 682. Berlin-Göttingen-Heidelberg: Springer 1952. — Aschenbrenner, R., u. H. Eyer: Rickettsiosen. In Handbuch der inneren Medizin, 4. Aufl., Bd. I/1, Infektionskrankheiten, S. 638. Berlin-Göttingen-Heidelberg: Springer 1952. — Aschoff, L.: Über anatomische Befunde beim Fleckfieber. Med. Klin. **11**, 798 (1915). — Awzen, A.: Ricerche nel reticuloendotelio nelle infezioni generali e nelle infezioni del sistema nervoso. I. Encefalite da tifo esantematico. Riv. Neurol. **77**, 35 (1934).

Babudieri, B.: Studies on the microscopic slide-agglutination test for Q fever. Bull. Wld Hlth Org. **19**, 981 (1958). — Babudieri, B., e D. Bocciarelli: Ricerche di microscopia elettronica. I. Studio morfologico di Rickettsia prowazeki. R.C. Ist. sup. Sanità **6**, 298 (1943). — Badger, L. F.: Rocky Mountain spotted fever and boutonneuse fever. A study of their immunol-

---

[1] Parker und Steinhaus 1943.   [2] Price 1953.   [3] Smadel et al. 1952.

ogical relationship. Publ. Hlth Rep. (Wash.) 48, 507 (1933). — BADIALI, C.: Ricerche sull'eventuale presenza di anticorpi anti R. akari. Nuovi Ann. Ig. 8, 422 (1957). — BALAEVA, N. M.: Study of the properties of Rickettsia mooseri cultivated in clothes lice (Preliminary communication). J. Microbiol. Epidem. Immunobiol. (Lond.) 28, 823 (1957). ~ A single corpuscular antigen for the agglutination and complement-fixation test. Preparation and properties of corpuscular antigens from Rickettsia prowazeki and R. mooseri cultivated in the lungs of white mice. J. Microbiol. Epidem. Immunobiol. (Lond.) 31, 1684 (1960) [translated from Russian]. — BELL, E. J., B. L. BENNETT and L. WHITMAN: Antigenic differences between strains of scrub typhus as demonstrated by cross-neutralization tests. Proc. Soc. exp. Biol. (N.Y) 62, 134 (1946). — BELL, E. J., and C. B. PHILIP: The human rickettsioses. Ann. Rev. Microbiol. 6, 91 (1952). — BELL, E. J., and H. G. STOENNER: Spotted fever vaccine; potency essay by direct challenge of vaccinated mice with toxin of Rickettsia rickettsii. J. Immunol. 87, 737 (1961). — BELL, J. A., and E. G. PICKENS: A toxic substance associated with the rickettsias of the spotted fever group. J. Immunol. 70, 461 (1953). — BENGTSON, I. A.: Complement-fixation in „Q" fever. Proc. Soc. exp. Biol. (N.Y.) 46, 665 (1941). ~ Apparent serological heterogeneity among strains of tsutsugamushi disease (scrub typhus). Publ. Hlth Rep. (Wash.) 60, 1483 (1945). ~ Studies of the relationship in the abundance of rickettsiae in yolk sacs infected with epidemic and endemic typhus and the complement fixation reaction. Nat. Inst. Hlth Bull. 183, 17 (1945). ~ Applications of the complement fixation test in the study of rickettsial diseases. Amer. J. publ. Hlth 35, 701 (1945). ~ Serological relationships in the epidemic-endemic typhus groups as determined by complement fixation. Publ. Hlth Rep. (Wash.) 61, 1379 (1946). — BENGTSON, I. A., N. H. TOPPING and R. G. HENDERSON: Studies of typhus fever. — Epidemic typhus: Demonstration of a substance lethal for mice in the yolk sac of eggs infected with Rickettsia prowazeki. Nat. Inst. Hlth Bull. 183, 25 (1945). — BENNETT, B. L., J. E. SMADEL and R. L. GAULD: Studies on scrub typhus (Tsutsugamushi disease). IV. Heterogeneity of strains of R. tsutsugamushi as demonstrated by cross neutralization tests. J. Immunol. 62, 453 (1949). — BERLIN, L., and M. H. THOMAS: Neurologic sequelae of Rocky Mountain spotted fever. Univ. Mich. Hosp. Bull. Ann Arbor 14, 22 (1948). — BERNI, A.: Rickettsiosi umane. La febbre bottonosa mediterranea nell'Agro romano (Boutonneuse fever in the Commune of Rome). Nuovi Ann. Ig. 9, 485 (1958). — BEVERIDGE, W. I. B., and F. M. BURNET: The cultivation of viruses and rickettsiae in the chick embryo. Medical Research Council. Special report series, No 256, 92 pp. London: His Majesty's Station. Office 1946. — BIELING, R., u. L. OELRICHS: Beobachtungen über die Dauer der Infektion mit Rickettsia quintana (pediculi). Z. Hyg. Infekt.-Kr. 127, 49 (1947). ~ Toxoidartige Antigene der Rickettsia prowazeki. Z. Hyg. Infekt.-Kr. 128, 250 (1948). — BLACKFORD, V. L.: Influence of various metabolites on growth of Coxiella burneti in monolayer cultures of chick embryo entodermal cells. J. Bact. 81, 747 (1961). — BLAKE, F. G.: The symptomatology of tsutsugamushi disease. Symposium on the rickettsial diseases. Boston Dec. 1946. Amer. Assoc. for the Advancement of Science 1948.— BLAKE, F. G., K. F. MAXCY, J. F. SADUSK, G. M. KOHLS and E. J. BELL: Studies on tsutsugamushi disease (scrub typhus, mite-borne typhus) in New Guinea and adjacent islands. Amer. J. Hyg. 41, 243 (1945). — BLANC, G., L. ASCIONE et PAULETTE BÉSIAT: Rickettsiémie expérimentale de Testudo mauritanica avec R. burneti et infection de la tique Hyalomma aegyptium. Bull. Soc. Path. exot. 52, 564 (1959). — BLOUZON, J., et H. BROTTES: Les formes oculaires des rickettsioses au Caméroun. Bull. Soc. Path. exot. 55, 52 (1962). — BOCHAROVA, T. V.: The possibility of a prolonged carrier state with regard to Rickettsia prowazeki. III. The use of cortizone for the purpose of activation of Rickettsia prowazeki in animals convalescent after experimental typhus. J. Microbiol. Epidem. Immunobiol. (Lond.) 31, 1690 (1960) [translated from Russian].— BOCK, M.: Experimentelle Untersuchungen zur Epidemiologie des Q-Fiebers. Z. Tropenmed. Parasit. 5, 348 (1954). — BONARD, E. C., A. DAULTE et M. F. PACCAUD: Néphrite à rickettsies (fièvre Q). Schweiz. med. Wschr. 92, 425 (1962). — BORGHANS-DELVAUX, J. M., J. G. BORGHANS and B. VINKE: Q-Fever in the Netherlands Antilles. Trop. geogr. Med. 11, 253 (1959). — BOVARNICK, M. R.: Phosphorylation accompanying the oxydation of glutamate by the Madrid E Strain of typhus rickettsiae. J. biol. Chem. 220, 353 (1956). — BOVARNICK, M. R., and E. G. ALLEN: Reversible inactivation of typhus rickettsiae. I. Inactivation by freezing. J. gen. Physiol. 38, 169 (1955). ~ Reversible inactivation of the toxicity and hemolytic activity of typhus rickettsiae by starvation. J. Bact. 74, 637 (1957). — BOVARNICK, M. R., and J. C. MILLER: Oxydation and transamination of glutamate by typhus rickettsiae. J. biol. Chem. 184, 661 (1950). — BOVARNICK, M. R., J. C. MILLER and J. C. SNYDER: The influence of certain salts, amino acids, sugars, and proteins on the stability of rickettsiae. J. Bact. 59, 509 (1950). — BOVARNICK, M. R., and J. C. SNYDER: Respiration of typhus rickettsiae. J. exp. Med. 89, 561 (1949). — BOZEMAN, F. M., H. E. HOPPS, J. X. DANAUSKAS, E. B. JACKSON and J. E. SMADEL: Study on the growth of rickettsiae. I. A tissue culture system for quantitative estimations of Rickettsia tsutsugamushi. J. Immunol.

76, 475 (1956). — BREZINA, R., S. SCHRAMEK and J. URVÖLGYI: Study of the antigenic structure of coxiella burneti. II. Purification of phase I antigenic component obtained by means of trichloroacetic acid. Acta virol. **6**, 278 (1962). — BREZINA, R., and J. URVÖLGYI: Study of the antigenic structure of Coxiella burneti. I. Extraction of phase I antigenic component by means of trichloroacetic acid. Acta virol. **6**, 84 (1962). — BRILL, N. E.: An acute infectious disease of unknown origin. A clinical study based on 221 cases. Amer. J. med. Sci **139**, 484 (1910). — BURNET, F. M.: The rickettsial disease in Australia. Med. J. Aust. **2**, 129 (1942). — BURNET, F. M., and M. FREEMAN: Experimental studies on the virus of Q fever. Med. J. Aust. **2**, 299 (1937). — BUSTAMANTE, M. E., et G. VARELA: Características de la fiebre manchada de las Montañas Rocosas en Sonora y Sinaloa, México. Rev. Inst. Salubr. Enferm. trop. (Méx.) **5**, 129 (1944).

CAMINOPETROS, J.: La réaction scrotale du cobaye provoquée par inoculation des tiques (Rhipicephalus sanguineus) infectées avec le virus de la fièvre boutonneuse. C. R. Soc. Biol. (Paris) **110**, 344 (1932). — CARVALHO DE SOUZA, J. R., A. P. FRANCO et M. R. PINTO: Variation de phase antigénique de la Coxiella burnetii dans des cultures de tissus. C.R. Soc. Biol. (Paris) **153**, 1673 (1959). — CASTAÑEDA, M. R.: The antigenic relationship between Proteus X₁₉ and typhus rickettsiae. II. A study of the common antigenic factor. J. exp. Med. **60**, 119 (1934). ~ Studies on mechanism of immunity in typhus fever. III. Demonstration of opsonins for Rickettsia prowazeki in typhus-immune serum. J. Immunol. **31**, 227 (1936). ~ Studies on mechanism of immunity in typhus fever. Complement fixation in typhus fever. J. Immunol. **31**, 285 (1936). ~ Experimental pneumonia produced by typhus rickettsiae. Amer. J. Path. **15**, 467 (1939). — CASTAÑEDA, M. R., and S. ZIA: The antigenic relationship between Proteus X₁₉ and typhus rickettsiae. A study of the Weil-Felix reaction. J. exp. Med. **58**, 55 (1933). — CEELEN, W.: Die pathologische Anatomie des Fleckfiebers. Ergebn. allg. Path. path. Anat. **19** (I), 307 (1919). — CHAMBERS, L. A., S. COHEN and J. CLAWSON: Physical, chemical, and immunological properties of the soluble antigen of typhus vaccine. First Int. Amer. Congr. on typhus fever, Mexico City 1945. — CHANG, R. S. M., E. S. MURRAY and J. C. SNYDER: Erythrocyte-sensitizing substances from rickettsiae of the Rocky Mountain spotted fever group. J. Immunol. **73**, 8 (1954). — CHANG, R. S. M., J. C. SNYDER and E. S. MURRAY: A serologically-active erythrocyte-sensitizing substance from typhus rickettsiae. I. Isolation and titration. II. Serological properties. J. Immunol. **70**, 212 (1953). — CLARKE, D. H., and J. P. FOX: The phenomenon of in vitro hemolysis produced by the rickettsiae of typhus fever, with a note on the mechanism of rickettsial toxicity in mice. J. exp. Med. **88**, 25 (1948). — CLAVERO, G., y F. PÉREZ GALLARDO: La prueba intradérmica de Giroud en la infección tifoexantemática. Nuestra experiencia personal. Técnica y posibilidades de su aplicación. Publicaciones de la Revista Sanidad e Hig. Públ. Dic. 1942. ~ I. Estudio experimental de una cepa apatógena e inmunizante de Rickettsia prowazeki, cepa E. Publicaciones de la Rev. San. Hig. Públ. Madrid 1943. ~ II. Inmunización contra el tifus exantemático con vacuna viva, cepa E. Foll. Nr 23, Escuela Nac. San. Madrid 1949. — COHEN, S. S.: Studies on commercial typhus vaccines. IV. The chemical composition of the antigens of commercial typhus vaccine. J. Immunol. **65**, 475 (1950). — COHEN, S. S., and E. CHARGAFF: Studies on the composition of Rickettsia prowazeki. J. biol. Chem. **154**, 691 (1944). — COHN, Z. A., F. E. HAHN, W. CEGLOWSKI and F. M. BOZEMAN: Unstable nucleic acids of Rickettsia mooseri. Science **127**, 282 (1958). — COHN, Z. A., F. MARILYN BOZEMAN, JANIS M. CAMPBELL, J. W. HUMPHRIES and T. K. SAWYER: Study on growth of rickettsiae. V. Penetration of Rickettsia tsutsugamushi into mammalian cells in vitro. J. exp. Med. **109**, 271 (1959). — COLLARD, P., and I. O. K. UDEOZO: Serological evidence of the existence of Q fever in Ibadan. W. Afr. med. J. **8**, 137 (1959). — COLTER, J. S., R. A. BROWN, H. H. BIRD and H. R. COX: The preparation of a soluble immunizing antigen from Q fever rickettsiae. J. Immunol. **76**, 270 (1956). — COMBIESCO, D.: Le typhus exanthématique. Caractères cliniques, épidémiologiques, diagnostic de laboratoire et étude expérimentale du typhus exanthématique actuel. II-e Mémoire. Epidémiologie du typhus exanthématique épidémique actuel. Arch. roum. Path. exp. **16**, 321 (1957). III-e Mémoire, première partie. Etude comparative sur les séroréactions de diagnostic dans le typhus exanthématique et leur importance épidémiologique. Arch. roum. Path. exp. **16**, 495 (1957). — *Commission on Acute Respiratory Diseases:* Identification and characteristics of the Balkangrippe strain of Rickettsia burneti. Amer. J. Hyg. **44**, 110 (1946). — COX, H. R.: Use of yolk sac of developing chick embryo as medium for growing rickettsiae of Rocky Mountain spotted fever and typhus groups. Publ. Hlth Rep. (Wash.) **53**, 2241 (1938). ~ Rickettsia diaporica and American Q fever. Amer. J. trop. Med. **20**, 463 (1940). ~ Cultivation of rickettsiae of the Rocky Mountain spotted fever, typhus and Q fever groups in the embryonic tissues of developing chicks. Science **94**, 399 (1941). ~ The diagnosis of Rocky Mountain spotted fever and rickettsial pox. In F. L. HORSFALL, Diagnosis of viral and rickettsial infections, p. 133. New York: Columbia University Press 1949. ~ The spotted fever group. In T. M. RIVERS, Viral and rickettsial infections of man, 2nd ed,. p. 611. Philadelphia: J. B. Lippincott Company 1952. ~ Viral and rickettsial toxins. Ann. Rev. Microbiol. **7**, 197 (1953). — Cox, H. R., and J. E. Bell: Epidemic and endemic typhus: Protective value for guinea pigs of vaccine prepared from infected tissues of the developing chick embryo. Publ. Hlth Rep. (Wash.) **55**, 110 (1940). — Craddock, A. L.: Tick Typhus in East Africa. E. Afr. med. J. **36**, 580 (1959). — Craigie, J.: Application and control of ethyl-ether-water interface effects to the separation of rickettsiae from yolk sac suspensions. Canad. J. Res., E **23**, 104 (1945). — Craigie, J., D. W. Watson, E. M. Clark and M. E. Malcomson: The serological relationship of the rickettsiae of epidemic and murine typhus. Canad. J. Res., E **24**, 84 (1946).

Davis, G. E., and R. R. Parker: Observation on the agglutination of Proteus X organisms in Rocky Mountain spotted fever. Publ. Hlth Rep. (Wash.) **47**, 1511 (1932). ~ Comparative experiments on spotted fever and boutonneuse fever. Publ. Hlth Rep. (Wash.) **49**, 423 (1934). — Davis, G. E., R. R. Parker and W. E. Walker: Further observations on the agglutination of Proteus X strains in Rocky Mountain spotted fever. Publ. Hlth Rep. (Wash.) **49**, 298 (1934). — Dawydowski, J. W.: Die pathologische Anatomie und Pathologie des Fleckfiebers. Ergebn. allg. Path. path. Anat. **20** (II), 571 (1924). — Delanoe, G.: Rickettsioses et affections cardiovasculaires (à propos de 13 observations, dont 12 cardiopathies). Bull. Soc. Path. exot. **53**, 216 (1960). — Delanoe, G., L. A. Martin et C. Chiaverini: Sur le rôle des rickettsioses atypiques ou méconnues dans la pathologie cardiaque (à propos de 54 observations). Bull. Soc. Path. exot. **54**, 1290 (1961). — Derrick, E. H.: Q fever, a new fever entity: clinical features, diagnosis and laboratory investigation. Med. J. Aust. **2**, 281 (1937). — Derrick, E. H., and F. M. Burnet: Q fever. Sixth Pacific Sci. Congr. Proc. **5**, 745 (1939). — Derrick, E. H., J. H. Pope and D. J. W. Smith: Outbreaks of „Q" fever in Queensland associated with sheep. Med. J. Aust. **1**, 585 (1959). — Dinger, J. E.: Tropical (scrub) typhus bij witte muizen. Ned. T. Geneesk. **73**, 329 (1933). — Di Salvo, A. F., and K. Wertman: A serological survey of Q fever in Arizona. J. Amer. vet. med. Ass. **133**, 383 (1958). — Doerr, R., u. R. Pick: Experimentelle Untersuchungen über Infektion und Immunität bei Fleckfieber. Wien. klin. Wschr. **31**, 829 (1918). — Dolgov, N. V.: An outbreak of Q fever in the Rossosh district of the Voronezh oblast. J. Microbiol. Epidem. Immunobiol. (Lond.) **29**, 223 (1958). — Durand, P., et H. Sparrow: Développement dans le poumon des virus thyphiques et boutonneux instillés par voie respiratoire. Arch. Inst. Pasteur Tunis **29**, 1 (1940). — Durand, R.: Agglutination du Proteus dans le typhus exanthématique du cobaye, Chap. 1, Généralités sur la réaction du Weil et Felix. Arch. Inst. Pasteur Tunis **23**, 155 (1934). — Dyer, R. E.: The rickettsial diseases. J. Amer. med. Ass. **124**, 1165 (1944).

El-Gammal, M. Y.: The blood and bone marrow pictures in typhus. J. Egypt. med. Ass. **40**, 161 (1957). — Ende, N., and A. P. Gelpi: Pathological changes noted in bone marrow in a case of Q fever. Arch. intern. Med. **100**, 793 (1957). — Enright, J. B., W. W. Sadler and R. C. Thomas: Thermal inactivation of Coxiella burnetii and its relation to pasteurization of milk. Publ. Health Service Publication Nr 517. P. H. Monograph Nr 47, Washington 1957. — Epstein, H.: Beiträge zur Kenntnis der Rickettsia prowazeki. Zbl. Bakt., I. Abt. Orig. **87**, 553 (1922). — Essbach, H.: Unterschiedliches Verhalten der histologischen Fleckfieberveränderungen zu verschiedenen Epidemiezeiten und Ursachen. Dtsch. Gesundh.-Wes. **1**, 173 (1946). ~ Untersuchungen über die Wirkungskomponenten des Fleckfieberprozesses. Z. ges. inn. Med. **2**, 1 (1947). ~ Über Spätschäden und Nacherkrankungen beim Fleckfieber. Z. ges. inn. Med. **3**, 514 (1948). — Evans, A. D., and T. T. Baird: An interim account of an autumnal outbreak of Q fever in Cardiff (with a discussion on Q fever in Western Czechoslovakia by L. Syrucek). Proc. Roy. Soc. Med. **52**, 616 (1959). — Evans, A. D., D. E. B. Powell and C. D. Burrel: Fatal endocarditis associated with Q fever. Lancet **1959 I**, 864. — Eyer, H.: Allgemeines über Rickettsiosen. In R. Aschenbrenner u. H. Eyer, Rickettsiosen. Handbuch der inneren Medizin, Bd. I/1, S. 638. Berlin-Göttingen-Heidelberg: Springer 1952.

Felix, A.: Die Serodiagnostik des Fleckfiebers. Wien. klin. Wschr. **29**, 873 (1916). ~ Serological types of typhus virus and corresponding types of proteus. Trans. roy. Soc. trop. Med. Hyg. **27**, 147 (1933/34). ~ The typhus group of fevers. Brit. med. J. **1942 II**, 597. — Fish, N. A., and N. A. Labzoffsky: The incidence of Q fever among dairy herds in Western Ontario. Canad. J. publ. Hlth **51**, 200 (1960). — Fitzpatrick, F. K.: Studies on rickettsial agglutination in typhus. J. Lab. clin. Med. **30**, 577 (1945). ~ Studies on cultivation of rickettsiae in eggs. J. Lab. clin. Med. **31**, 45 (1946). — Fitzpatrick, F. K., and B. Hampil: Immunological reactions in rickettsial diseases with special reference to the time of appearance of antibodies. Amer. J. publ. Hlth **31**, 1301 (1941). — Fleck, L., Sara Porat, Z. Evenchik and M. A. Klingberg: The renal excretion of specific microbial substances during the course of infection with murine typhus rickettsiae. Amer. J. Hyg. **72**, 351 (1960). — Fletscher, W., and J. E. Lesslar: The Weil-Felix reaction in sporadic tropical typhus. Bull. Inst. med. Res. Malay No 1 (1926). — Fletscher, W., J. E. Lesslar and R. Lewthwaite: The aetiology of the tsutsugamushi disease and tropical typhus in the

Federated Malay States, Part I. Trans. roy. Soc. trop. Med. Hyg. **23**, 57 (1929/30). — FOLIGUET, J. M.: De l'interprétation à donner au séro-diagnostic des rickettsioses par la technique de micro-agglutination de P. GIROUD, en particulier, chez les vaccinés récents et anciens. Bull. Soc. Path. exot. **53**, 72 (1960). — FOX, J. P.: I. The long persistence of Rickettsia orientalis in the blood and tissues of infected animals. J. Immunol. **59**, 109 (1948). ~ III. A review of experience with an avirulent strain of R. prowazeki (strain E) as a living agent for immunizing man against epidemic typhus. Amer. J. publ. Hlth **45**, 1036 (1955). ~ IV. Immunization against epidemic typhus. A brief general review and description of the status of living, avirulent R. prowazeki (strain E) as an immunizing agent. Amer. J. trop. Med. **5**, 464 (1956). — FOX, J. P., M. G. EVERRITT, T. A. ROBINSON and D. P. CONWELL: Immunization of man against epidemic typhus by infection with avirulent Rickettsia prowazeki (strain E). Amer. J. Hyg. **59**, 74 (1954). — FOX, J. P., y M. E. JORDAN: El empleo de la cepa E de R. prowazeki en la immunización contra el tifo epidémico. Bol. Ofic. sanit. panamer. **44**, 191 (1958). — FOX, J. P., M. E. JORDAN, D. P. CONWELL and T. A. ROBINSON: Immunization of man against epidemic typhus by infection with avirulent Rickettsia prowazeki (strain E). II. The seroimmune state and resistance to virulent challenge two years after immunization and a note as to the nature of immediate postvaccination reactions. Amer. J. Hyg. **61**, 174 (1955). — FOX, J. P., M. E. JORDAN and H. M. GELFAND: Immunization of man against epidemic typhus by infection with avirulent Rickettsia prowazeki strain E. IV. Persistence of immunity and a note as to differing complement-fixation antigen requirements in post-infection and post-vaccination sera. J. Immunol. **79**, 348 (1957). — FOX, J. P., J. A. MONTOYA, M. E. JORDAN and M. ESPINOSA: Immunization of man against epidemic typhus by infection with avirulent Rickettsia prowazeki (strain E). III. The serologic response and occurrence of postvaccination reactions in groups vaccinated under field conditions in Peru. Amer. J. Hyg. **61**, 183 (1955). — FRÄNKEL, E.: Über Fleckfieber und Roseola. Münch. med. Wschr. **1914**I, 57. ~ Zur Fleckfieberdiagnose. Münch. med. Wschr. **1915**I, 805. — FULLER, H. S.: Studies of human body lice, Pediculus humanus corporis. II. Quantitative comparisons of the susceptibility of human body lice and cotton rats to experimental infection with epidemic typhus rickettsiae. Amer. J. Hyg. **58**, 188 (1953). ~ Studies on human body lice, Pediculus humanus corporis. III. Initial dosage and ambient temperature as factors influencing the course of infection with Rickettsia prowazeki. Amer. J. Hyg. **59**, 140 (1954). ~ Quantitative comparisons of responses of cotton rats and albino mice to measured doses of epidemic typhus rickettsiae. J. Immunol. **73**, 138 (1954). — FULTON, F., and A. M. BEGG: The antigenic structure of typhus rickettsia. Report from the National Institute for Medical Research Hampstead, April 1944. Subsequently published in Spec. Rep. Ser. med. Res. Counc. (Lond.) **255**, 163 (1946). — FULTON, F., and L. JOYNER: Cultivation of Rickettsia tsutsugamushi in lungs of rodents: preparations of scrub typhus vaccine. Lancet **1945**II, 729. — FUNDER, J. F., and A. V. JACKSON: North Queensland tick typhus: A comparative study of the rickettsia with that of murine typhus. Med. J. Aust. **2**, 258 (1946).

GAMET, A., et J. P. MARTIN: Les rickettsioses au Caméroun, leur importance et la diversité de leurs aspects cliniques et sérologiques. Bull. Soc. Path. exot. **51**, 949 (1958). ~ De l'importance et de la diversité des aspects cliniques et sérologiques des rickettsioses au Caméroun. Méd. Afr. noire **7**, 436 (1960). — GEAR, J. H. S.: South African typhus. S. Afr. J. med. Sci. **3**, 134 (1938). — GENIG, V. A.: The influence of cortisone on the course of rickettsial infection induced in guinea-pigs by the Breinl and E strains. Probl. Virol. (Lond.) **4**, 83 (1959). — GILDEMEISTER, E., u. E. HAAGEN: Fleckfieberstudien. I. Mitt. Nachweis eines Toxins in Rickettsien-Eikulturen (Rickettsia mooseri). Dtsch. med. Wschr. **66**, 878 (1940). ~ Fleckfieberstudien. II. Mitt. Über die Züchtung der Rickettsia mooseri und der Rickettsia prowazeki im Dottersack des Hühnereies und über die Herstellung von Kulturimpfstoffen. Zbl. Bakt., I. Abt. Orig. **148**, 257 (1942). — GILDEMEISTER, E., u. H. PETER: Fleckfieberstudien. III. Mitt. Über das Vorkommen und den Nachweis der Rickettsia prowazeki im bebrüteten und infizierten Hühnerei. Zbl. Bakt., I. Abt. Orig. **149**, 425 (1943). — GILFORD, J. H., and W. H. PRICE: Virulent — avirulent conversions of Rickettsia rickettsii in vitro. Proc. nat. Acad. Sci. (Wash.) **41**, 870 (1955). — GIROUD, P.: Essai de mise en évidence des anticorps du typhus exanthématique par un test cutané. C. R. Soc. Biol. (Paris) **127**, 397 (1938). ~ Les réactions cutanées locales dans l'étude du typhus exanthématique. Bull. Soc. Path. exot. **35**, 345 (1942). — GIROUD, P., M. CAPPONI et N. DUMAS: Au sujet des lésions oculaires au cours des rickettsioses et des néo-rickettsioses. Bull. Soc. Path. exot. **55**, 60 (1962). — GIROUD, P., et G. CIACCIO: Adaptation à l'œuf embryonné d'une souche de typhus entretenue depuis de longues années sur poumon de lapin. Alternance des formes fines et grosses des rickettsies. Rev. belge Path. **21**, 106 (1951). — GIROUD, P., G. CIACCIO et N. DUMAS: Influence de la cortisone sur les réactions locales et générales. Cas de l'antigène du groupe boutonneux pourpré. Bull. Soc. Path. exot. **52**, 568 (1959). — GIROUD, P., R. PFISTER, F. ROGER et N. DUMAS: Essais sérologiques sur les rickettsioses classiques et les néo-rickettsioses au Soudan. Bull. Soc. Path. exot. **48**, 312 (1955). — GIROUD, P., et F. ROGER: Constatations sérologiques concernant les rickettsies vraies ou les néorickettsies, faites en pays divers, au cours de lésions oculaires aiguës, à type de chorio-rétinite, s'accompagnant ou non de réactions méningées. Bull. Soc. Path. exot. **48**, 582 (1955). — GÖNNERT, R.: Zur Morphologie der Fleckfieber-Rickettsie in der Laus. Zbl. Bakt., I. Abt. Orig. **152**, 203 (1948). — GOLDWASSER, R. A., C. C. SHEPARD, M. E. JORDAN and J. P. FOX: The Specificity of antibody response in typhus fever. Its alteration during murine typhus infection as a result of previous exposure to epidemic typhus antigen. J. Immunol. **83**, 491 (1959). — GOLINEVITCH, HÉLÈNE: A propos de la différenciation de quelques rickettsies du groupe de la fièvre pourprée à tiques. Arch. Inst. Pasteur Tunis **37**, 13 (1960). — GOTTFRIED, S. P.: A preliminary study of blood chemisty findings in scrub typhus. Amer. J. clin. Path. **15**, 71 (1945). — GREENBERG, M., O. PELLITERI, I. F. KLEIN and R. J. HUEBNER: Rickettsial pox — a newly recognized rickettsial disease. II. Clinical observations. J. Amer. med. Ass. **133**, 901 (1947). — GREIFF, D.: Biology of the rickettsiae. Symposium on the rickettsial diseases. Boston Dec. 1946. Amer. Ass. for the Advancement of Science 1948. — GREISMANN, S. E., and C. L. WISSEMAN jr.: Studies of rickettsial toxins. IV. Cardiovascular functional abnormalities induced by Rickettsia mooseri toxin in the white rat. J. Immunol. **81**, 345 (1958). — GSELL, O.: Zweimaliges Q-Fieber, chronisches Q-Fieber, Q-Fieber- Myocarditis und -Endocarditis. Schweiz. med. Wschr. **92**, 1219 (1962). — GUICHENEY, A.: Un signe d'orientation précieux du diagnostic du scrub-typhus: la céphalée bitemporale. Méd. trop. **19**, 447 (1959).

HACH, I. W.: Beiträge zur experimentellen Pathologie des Fleckfiebers. Über pathologisch-histologische Veränderungen in den Organen der Fleckfiebermeerschweinchen. Virchows Arch. path. Anat. **256**, 495 (1925). — HAMILTON, H. L.: Specificity to the toxic factors associated with the epidemic and murine strain of typhus rickettsiae. Amer. J. trop. Med. **25**, 391 (1945). ~ Growth of the rickettsiae of tsutsugamushi fever on the chorioallantoic membrane of the developing chick embryo. Amer. J. Path. **22**, 89 (1946). — HARRELL, G. T., W. VENNING and W. A. WOLFF: The treatment of Rocky Mountain spotted fever. J. Amer. med. Ass. **126**, 929 (1944). — HARSHMAN, S., J. JOHNSON and W. H. PRICE: The effect of red blood cells on experimental infection of white rats with the R strain of Rickettsia rickettsii. Amer. J. Hyg. **67**, 109 (1958). — HAYASHI, H.: Über die intrazerebrale Inokulation des Erregers der Tsutsugamushi-Krankheit der Mäuse. Kitasato Arch. exp. Med. **27**, 63 (1954). — HERSEY, D. F., M. C. COLVIN and C. C. SHEPARD: Studies on the serologic diagnosis of murine typhus and Rocky Mountain spotted fever. I. Experimental infections in guinea pigs and rabbits. II. Human infections. J. Immunol. **79**, 401, 409 (1957). — HERSHBERGER, L. R., and R. J. HUEBNER: A report on the histopathology of the cutaneous lesions of a case of rickettsialpox. Publ. Hlth Rep. (Wash.) (im Druck). — HERZOG, G.: Zur Pathologie des Fleckfiebers. Zbl. allg. Path. path. Anat. **29**, 97 (1918). — HÖRING, F.: Klinische Infektionslehre, 2. Aufl. Berlin-Göttingen-Heidelberg: Springer 1948. — HOLLAND, W. W., K. E. K. ROWSON, C. E. D. TAYLOR, A. B. ALLEN, M. FRENCH-CONSTANT and C. M. C. SMELT: Q fever in the R.A.F. in Great Britain in 1958. Brit. med. J. **1960** I, 387. — HOPPS, H. E., F. E. HAHN, C. L. WISSEMAN, E. B. JACKSON and J. E. SMADEL: Metabolic studies of rickettsiae. III. Studies of transamination, oxydative phosphorylation and glutamate-2-C14 incorporation by purified suspensions of Rickettsia mooseri. J. Bact. **71**, 708 (1956). — HOPPS, HOPE E., ELIZABETH B. JACKSON, J. X. DANAUSKAS and J. E. SMADEL: Study on the growth of rickettsiae. III. Influence of extracellular environment on the growth of rickettsia tsutsugamushi in tissue culture cells. J. Immunol. **82**, 161 (1959). IV. Effect of chloramphenicol and several metabolic inhibitors on the multiplication of Rickettsia tsutsugamushi in tissue culture cells. J. Immunol. **82**, 172 (1959). — HUEBNER, R. J.: Rickettsialpox — general considerations of a newly recognized rickettsial disease. Symposium on the rickettsial diseases. Boston Dec. 1946, Amer. Ass. for the Advancement of Sci. 1948. — HUEBNER, R. J., and C. ARMSTRONG: Rickettsialpox — a newly recognized rickettsial disease. I. Isolation of the etiological agent. Publ. Hlth Rep. (Wash.) **61**, 1605 (1946). — HUEBNER, R. J., and W. L. JELLISON: Rickettsialpox. Publ. Hlth Rep. (Wash.) **45**, 773 (1946). — HUEBNER, R. J., W. L. JELLISON and C. ARMSTRONG: Rickettsialpox — a newly recognized rickettsial disease. V. Recovery of Rickettsia akari from a house mouse (Mus musculus). Publ. Hlth Rep. (Wash.) **62**, 777 (1947). — HUEBNER, R. J., W. L. JELLISON and C. POMERANTZ: Rickettsialpox — a newly recognized rickettsial disease. IV. Isolation of a rickettsia apparently identical with the causative agent of rickettsial pox from Allodermanyssus sanguineus, a rodent mite. Publ. Hlth Rep. (Wash.) **61**, 1677 (1946).

IABLONSKAJA, V. A.: The immunogenic property of the E Strain of Rickettsia prowazeki. II. Antitoxic immunity. Probl. Virol. (Lond.) **4**, 8 (1959). — IRONS, E. B., and C. A. ARMBRUST: Relation of the Weil-Felix reaction to the clinical course of tsutsugamushi disease. Bull. U.S.Army med. Dep. **5**, 85 (1946).

JACOBSTHAL, E.: Zur Komplementbindungsreaktion zwischen Fleckfieberläuseextrakt und Fleckfieberserum. Berl. klin. Wschr. **54**, 1028 (1917). — JADIN, J., J. THOMAS et J. LÉONARD: Fréquence des anticorps agglutinant Rickettsia burneti dans l'avortement des

Bovidés en Belgique. C.R. Soc. Biol. (Paris) 153, 1881 (1959). — JAFFÉ, R.: Zur pathologischen Anatomie des Fleckfiebers. Med. Klin. 14, 210, 540, 564, 1209 (1918). — JARISCH, A.: Zur Kenntnis der Gehirnveränderungen beim Fleckfieber. Dtsch. Arch. klin. Med. 126, 270 (1918). — *Joint OIHP/WHO Study Group on African Rickettsiose*. Report on the first session. Wld Hlth Org. techn. Rep. Ser. Nr 23 (1950). — JUILLAN, M.: Protéines sériques et vitesse de sédimentation globulaire chez la souris au cours de la pneumonie rickettsienne expérimentale. Arch. Inst. Pasteur Algér. 38, 23 (1960). — JUMINER, B.: Agglutinines anti-Rickettsia chez Rattus norvegicus à Tunis en juin, juillet et août 1959. Bull. Soc. Path. exot. 53, 85 (1960). — JUMINER, B., with the technical collaboration of A. ZAIBI and D. GHARBI: Rattus norvegicus et rickettsioses. Rôle du rat en tant que réservoir de virus probable du typhus épidémique et de la fièvre Q. Arch. Inst. Pasteur Tunis 36, 173 (1959).

KALRA, S. L.: Progress in the knowledge of rickettsial diseases in India. Indian J. med. Res. 47, 477 (1959). — KARP, A.: An immunological purification of typhus rickettsiae. J. Bact. 67, 450 (1954). — KAUSCHE, G. A., u. E. SHERIS: Zur Morphologie der Rickettsia burneti. Z. Hyg. Infekt.-Kr. 133, 148 (1951). — KAWAMURA, A., K. NISHIOKA, K. AIKAWA and T. TA-KAGI: Persistent infection of rickettsia orientalis (Ozeki Strain) in Ehrlich ascites carcinoma cells and effect of ED virus upon this host-parasite relationship. Jap. J. exp. Med. 29, 167 (1959). — KAWAMURA jr., A., H. SHIMOJO, K. YAMANÉ, H. HARA and K. AIKAWA: Preparation of Complement-Fixing antigen of rickettsiae. Jap. J. exp. Med. 28, 317 (1958). — KAWAMURA, A., Y. TSUNEMATSU, K. NISHIOKA, K. YAMANÉ, M. SAITO, K. KAWAI, H. HAYASHI, K. NAKAMURA and I. KOMINE: Studies on Rickettsia tamiyai. I. Biological characters of Rickettsia tamiyai. II. On the experimental infection of monkey (with pathologic-anatomical description on a fatal case). III. A report on a case of rickettsiosis experimentally infected with R. tamiyai. Jap. J. exp. Med. 24, 385, 393, 405 (1954). — KELLY, F. L.: Weil-Felix reaction in Rocky Mountain spotted fever. J. infect. Dis. 32, 223 (1923). — KERLEE, A. L., and R. R. SPENCER: Rocky Mountain spotted fever: a preliminary report on the Weil-Felix reaction. Publ. Hlth Rep. (Wash.) 44, 179 (1929). — KIRK, R.: Rickettsial infections in the Sudan Republic. J. trop. Med. Hyg. 62, 279 (1959). — KISELEV, R. I., and M. L. BEKKER: An allergic component of the agent of rickettsialpox. Probl. Virol. (Lond.) 3, 151 (1958). — KISELEW, P. I., B. M. SCHDANOW u. H. H. ALEXANDROWA: Klinischer und epidemiologischer Charakter der pockenähnlichen Rickettsiose. Gesammelte Arb. wiss. Forschungsinst. Metschnikow f. Vakzine-Serum, Charkow 20, 253 (1954) [Russisch]. — KLIGLER, I. J., and M. ASCHNER: Cultivation of European type of typhus rickettsia in presence of live tissue. Proc. Soc. exp. Biol. (N.Y.) 31, 349 (1933). — KLIGLER, I. J., and E. OLEINIK: Presence of a labile toxin in yolk sac cultures of rickettsia. Nature (Lond.) 154, 462 (1944).— KODAMA, M.: Histopathologische Studien des Zentralnervensystems bei Infektions- und Intoxikationskrankheiten. II. Beiträge zur Histopathologie der Gehirnveränderungen beim Fleckfieber. Trans. Jap. path. Soc. 19, 441 (1929). — KODAMA, M, u. M. YASUO: Histopathologische Veränderungen des Gehirns bei experimenteller Fleckfieberinfektion von Affen und Meerschweinchen, insbesondere zur Entstehung und Entwicklung der sog. Fleckfieberknötchen im Zentralnervensystem. Trans. Jap. path. Soc. 19, 447 (1929). — KOENOKI, S.: A study of the toxin of the Tsutsugamushi isolated from wildrats in Kyushu. Igaku Kenkyû, Fukuoka 27, 2105 (1957) [Japanisch]. — KOHLS, G. M.: Vectors of rickettsial diseases. In: Rickettsial diseases of man, S. 83. Amer. Ass. for the Advancement of Science, Washington 1948. — KOHLS, G. M., C. A. ARMBRUST, E. N. IRONS and C. B. PHILIP: Studies on tusutsugamushi disease (scrub typhus, mite-borne typhus) in New Guinea and adjacent islands: Further observations on epidemiology and etiology. Amer. J. Hyg. 41, 374 (1945). — KOKORIN, I. N.: Morbid histology of the vaccination process and morphological assessment of the immunity in Guinea-Pigs infected with the E Strain of Rickettsia prowazeki. Probl. Virol. (Lond.) 4, 14 (1959). — KOKORIN, I. N., and V. F. IGNATOVICH: Multiplication of rickettsias in isolated mesothelial cells (preliminary communication). Probl. Virol. (Lond.) 6, 252 (1961). — KOLLE, W., H. HETSCH u. H. SCHLOSSBERGER: Experimentelle Bakteriologie und Infektionskrankheiten, 11. Aufl., S. 564. München u. Berlin: Urban & Schwarzenberg 1952. — KORDY, M. I.: The micro-complement fixation test as applied to the diagnosis and incidence of Q-fever in Egypt. J. Egypt. med. Ass. 41, 325 (1958). — KOSTRZEWSKI, J.: Epidemiologia goraczki okopewei. Bull. int. Acad. Cracovic. Cl. Méd. Nr 7/10, 233 (1949). — KOUWENAAR, W., and J. W. WOLFF: Rickettsia in Sumatra. Sixth Pacific Sci. Congr. Proc. 5, 633 (1942). — KRYŃSKI, S., and E. BECLA: Influence of milk on viability and infectivity of Rickettsia prowazeki. Bull. Inst. mar. trop. Med. Gdańsk 6, 205 (1955). — KUBICZ, J.: Techniques for rickettsial and virus cultivation. Proc. Soc. exp. Biol. (N.Y.) 66, 186 (1947). — KÜHN, R., u. A. WAAG: Tödlicher Ausgang einer Q-Fieber-Erkrankung (Queensland fever). Medizinische 1954, Nr 6, 191. — KULAGIN, S. M., N. I. FEDEROWA and N. F. SOKOLOVA: The survival of Rickettsia burneti in water and methods of desinfection. J. Microbiol. Epidem. Immunobiol. (Lond.) 29, 225 (1958). — KUWATA, T.: Reproduction pattern of Rickettsia tsutsugamushi and ornithosis virus in the mouse brain. Naturwiss. 41, 43 (1954).

LACKMAN, D. B., E. J. BELL, J. F. BELL and E. G. PICKENS: Intradermal sensitivity testing in man with a purified vaccine for Q fever. Amer. J. publ. Hlth 52, 87 (1962). — LACKMAN, D. B., L. H. FROMMHAGEN, FLORENCE W. JENSEN and E. H. LENNETTE: Q fever studies. XXIII. Antibody patterns against coxiella burnetii. Amer. J. Hyg. 75, 158 (1962). — LACKMAN, D. B., R. R. PARKER and R. K. GERLOFF: Serological characteristics of a pathogenic rickettsia occurring in Amblyomma maculatum. Publ. Hlth Rep. (Wash.) 64, 1342 (1949). — LACROIX, A. C., A. SAYAG et T. DOUARD: Observations sérologiques sur la Q fever (Burnet-Derrick) dans la région algéroise. Bull. Soc. Path. exot. 49, 18 (1956). — LAWY, H. S., C. P. BEATTIE and H. J. BENSTED: Brill-Zinsser disease. The possibility of its occurrence in Britain. J. Hyg. (Lond.) 56, 355 (1958). — LEGAC, P., et P. GIROUD: L'insuffisance cardiaque aiguë au cours des rickettsioses. Bull. Soc. Path. exot. 53, 20 (1960). — LEGAC, P., P. GIROUD, C. RABY, P. DESTOMBES, P. BRES et E. COURMES: L'escarre d'inoculation du typhus des broussailles indochinois. Bull. Soc. Path. exot. 52, 263 (1959). — LEGAC, P., P. GIROUD, F. ROGER et N. DUMAS: Au sujet des infections varicelliformes d'origine rickettsienne. Bull. Soc. Path. exot. 48, 314 (1955). — LENNETTE, E. H., M. A. HOLMES and F. R. ABINANTI: Q fever studies. XIV. Observations on the pathogenesis of the experimental infection induced in sheep by the intravenous route. Amer. J. Hyg. 55, 254 (1952). — LÉPINE, P., et V. SAUTER: Sur la durée de conservation du typhus murin dans l'encéphale du spermophile. Bull. Soc. Path. exot. 29, 13 (1936). — LEVINE, H.: Cardiac changes of tsutsugamushi fever (scrub typhus): an investigation into their persistency. War Med. (Chicago) 7, 76 (1945). — LEWTHWAITE, R., and S. R. SAVOOR: The typhus group of diseases in Malaya. I. The study of the virus of rural typhus in laboratory animals. II. The study of the virus of tsutsugamushi disease in laboratory animals. Brit. J. exp. Path. 17, 1 (1936). — LIEBERMEISTER, K., u. E. ZEHENDER: Zur Morphologie und systematischen Stellung des Q-Fieber-Erregers. Klin. Wschr. 28, 276 (1950). — LILLIE, R. D.: Pathology of Rocky Mountain spotted fever. Nat. Inst. Hlth Bull. 177, 1 (1941). — Pathologic histology in guinea pigs following intraperitoneal inoculation with the virus of Q fever. Publ. Hlth Rep. (Wash.) 57, 296 (1942). — LILLIE, R. D., and R. E. DYER: Brain reaction in guinea pigs infected with endemic typhus, epidemic (European) typhus and Rocky Mountain spotted fever, Eastern and Western types. Publ. Hlth Rep. (Wash.) 51, 1293 (1936). — LIM, C. E., and T. J. KUROTCHKIN: A precipitin test for typhus fever with specific substance of Bacillus proteus X_{19}. Nat. med. J. China 15, 6 (1929). — LUDWIG, H.: Q-Fieber-Pericarditis. Schweiz. med. Wschr. 86, 490 (1956). — LUOTO, L.: Report on the nationwide occurrence of Q fever infections in cattle. Publ. Hlth Rep. (Wash.) 75, 135 (1960). — LUOTO, L., et E. G. PICKENS: A résumé of recent research seeking to define the Q fever problem. Amer. J. Hyg. 74, 43 (1961).

MACCHIAVELLO, A.: Estudios sobre tifus exantemático. III. Un nuevo método para teñir rickettsia. Rev. chil. Hig. 1, 101 (1937). — MACKIE, TH. T., G. W. HUNTER and C. B. WORTH: A manual of tropical medicine, 2nd ed. Philadelphia u. London: W. B. Saunders Company 1954. — MANRIQUE, J. B., y J. A. MONTOYA: Un nuevo foco de ,,Fiebre Petequial'' del tipo de las montañas rocosas en Colombia. Bol. Inst. nac. Hig. Camper Martinez. Bogotá 5, 21 (1942). — MARMION, B. P.: Subacute rickettsial endocarditis: an unusual complication of Q fever. J. Hyg. Epidemiol. Microbiol. Immunol. 6, 79—84 (1962). — MARMION, B. P., and M. G. P. STOKER: The epidemiology of Q fever in Great Britain. An analysis of the findings and some conclusions. Brit. med. J. 1958 I, 809. — MARTIN, M., et L. CABANES: Artérite oblitérante aiguë du membre inférieur au décours d'un scrub typhus. Méd. trop. 21, 397 (1961). — MASON, J. H., and R. A. ALEXANDER: Studies of the rickettsias of the typhus-Rocky Mountain spotted fever group in South Africa. III. The disease in the experimental animal. Cross-immunity tests. Onderstepoort. J. vet. Sci. Anim. Ind. 13, 41 (1939). — MAXCY, K. F.: Endemic typhus of the southeastern United States. The reaction of the white rat. Publ. Hlth Rep. (Wash.) 44, 1935 (1929). — MAYER, H. F., R. A. TORRICO, C. F. ROMAÑA y A. C. DE MENDOZA: Comprobaciones serológicas y alérgicas de fiebre ,, Q'' en el Chaco (Argentina). An. Inst. Med. region. Resist. (Argent.) 5, 29 (1959). — McGOVERN, V.: Pathological aspects of scrub typhus in New Guinea. Med. J. Aust. 2, 146 (1945). — MEIRA, J. A., M. JAMRA y J. LODOVICI: Moléstia de Brill (recrudescéncia de tifo epidémico). Rev. Hosp. Clín. (São Paulo) 10, 237 (1955). — MELNIKOV, L. A.: Serological diagnosis of rickettsial diseases of the exanthematic typhus and tick spotted fever group by the haemagglutination method. I. Method of preparing the antigen and performing the test. Probl. Virol. (Lond.) 2, 16 (1957) [übersetzt aus dem Russischen]. — MELNOTTE, P., et J. M. FOLIGUET: Actualité des rickettsioses. Rev. Hyg. Méd. soc. 8, 298 (1960). — MELNOTTE, P., J. NIVIÈRE et G. DERBY: Un deuxième cas de fièvre Q autochtone en Lorraine (a second autochthonous case of Q fever in Lorraine). Bull. Soc. Path. exot. 51, 298 (1958). — MICHON, P.: Intérêt du séro-diagnostic des rickettsioses au cours d'accidents vasculaires. Bull. Acad. Méd. (Paris) 142, 354 (1958). — MILOVANOVIĆ, M. V., and L. V. STOJKOVIĆ: Agglutination of red blood cells, sensitised with a polysaccharide substance extracted from Proteus OX_{19}. I. Use in serological diagnosis of typhus fever. Acta med.

iugosl. 9, 140 (1955). ~ Agglutination of red blood cells, sensitised with a polysaccharide substance extracted from Proteus OX$_{19}$. II. Application of the haemagglutination inhibition test in the early diagnosis of typhus fever. Acta med. iugosl. 9, 151 (1955). — MINKENHOFF, J. E., and R. GISPEN: Een laat recidief van vlektyfus (a late relapse of typhus Brill-Zinsser). Ned. T. Geneesk. 102, 1852 (1958). — MISSIRLIU, C., MARIE F. MISSIRLIU and J. N. ETTELDORF: Rocky Mountain spotted fever in children. J. Pediat. 53, 303 (1958). — MODICA, R.: La presenza della febbre ,,Q" in Tripolitania. Boll. sant. Tripoli. 45 (1959). — MOHR, W., u. W. HIRTE: Das Wolhynische Fieber. Ergebn. inn. Med. Kinderheilk. 5, 97 (1954). — MONTEIRO, J. L.: Estudios sobre o typho exanthematico de São Paulo. Mem. Inst. Butantan 6, 5 (1931). — MOOSER, H.: Reaction of guinea-pigs to Mexican typhus (Tabardillo). Preliminary note on bacteriological observations. J. Amer. med. Ass. 91, 19 (1928). ~ Experiments relating to the pathology and the etiology of Mexican typhus (Tabardillo). I. Clinical course and pathologic anatomy of Tabardillo in guinea-pigs. II. Diplobacillus from the proliferated tunica vaginalis of guinea-pigs reacting to Mexican typhus. J. infect. Dis. 43, 241, 261 (1928). ~ Über das Gewebsvirus beim Mexikanischen Fleckfieber. Schweiz. med. Wschr. 10, 599 (1929). ~ Tabardillo, an American variety of typhus. J. infect. Dis. 44, 186 (1929). ~ Die Beziehungen des murinen Fleckfiebers zum klassischen Fleckfieber. Acta trop. (Basel) Suppl. 4 (1945). ~ On the nomenclature of the agent of murine typhus. Amer. J. trop. Med. 28, 841 (1948). ~ Die Rickettsien. In A. GRUMBACH u. W. KIKUTH, Die Infektionskrankheiten des Menschen und ihre Erreger, Bd. 1, S. 167. Stuttgart: Georg Thieme 1958. ~ Rickettsiosen. In A. GRUMBACH u. W. KIKUTH, Die Infektionskrankheiten des Menschen und ihre Erreger, Bd. 2, S. 1204. Stuttgart: Georg Thieme 1958. — MOOSER, H., and M. R. CASTAÑEDA: The multiplication of the virus of Mexican typhus fever in fleas. J. exp. Med. 55, 307 (1932). — MOOSER, H., M. R. CASTAÑEDA and H. ZINSSER: Rats as carriers of Mexican typhus fever. J. Amer. med. Ass. 97, 231 (1931). — MOOSER, H., u. A. LEEMANN: Versuche über Immunisierung gegen klassisches und murines Fleckfieber mit toten Impfstoffen. Schweiz. Z. Path. 4, 411 (1941). — MOOSER, H., H. R. MARTI u. A. LEEMANN: Beobachtungen an Fünftagefieber (2. Mitteilung). Schweiz. Z. Path. 12, 476 (1949). — MOOSER, H., et H. SPARROW: Immunisations croisées entre le virus du typhus historique (souche tunisienne) et des virus d'origine méxicaine (souche murine et souche humaine). Arch. Inst. Pasteur Tunis 22, 1 (1933). — MOOSER, H., and F. WEYER: Experimental infection of Macacus rhesus with Rickettsia quintana (trench fever). Proc. Soc. exp. Biol. (N.Y.) 83, 699 (1953). ~ Die Infektion des Rhesusaffen mit Fünftagefieber (Rickettsia quintana). Z. Tropenmed. Parasit. 4, 513 (1953). — MOREIRA, J. A., e O. DE MAGELHÃES: Typho exanthematico de Minas Geraes. Brasil-méd. 51, 583 (1937). — MORGENSTERN: a) Pathologisch-anatomische Veränderungen im peripheren Nervensystem bei Fleckfiebertyphus. b) Pathologisch-anatomische Veränderungen im Nervensystem bei Flecktyphus (Glio-Granulomatosis perivascularis polioencephalitica exanthematica). Virchows Arch. path. Anat. 238, 223, 227 (1922). — MOSING, H.: Du rôle du pou dans l'étude du typhus exanthématique. Résultats de recherches sur l'épidemiologie de cette infection. Arch. Inst. Pasteur Tunis 37, 135 (1960). — MUDD, S.: Pathogenic bacteria, rickettsias and viruses as shown by the electron microscope. Their relationship to immunity and chemotherapy. II. Relationships to immunity. J. Amer. med. Ass. 126, 632 (1944). — MUDD, W., and T. F. ANDERSON: Pathogenic bacteria, rickettsias and viruses as shown by the electron microscope. I. Morphology. Amer. med. Ass. J. 126, 561 (1944). — MUNK, F., u. H. DA ROCHA LIMA: Klinik und Ätiologie des sog. ,,Wolhynischen Fiebers". I. Klin. Teil. II. Ergebnis der ätiologischen Untersuchungen und deren Beziehungen zur Fleckfieberforschung. Münch. med. Wschr. 64, 1357, 1422 (1917). — MURRAY, E. S., G. BAEHR, G. SHWARTZMAN, R. A. MANDELBAUM, N. ROSENTHAL, J. C. DOANE, L. B. WEISS, S. COHEN and J. C. SNYDER: Brill's disease. I. Clinical and laboratory diagnosis. J. Amer. med. Ass. 142, 1059 (1950). — MURRAY, E. S., and J. C. SNYDER: Brill's disease. II. Etiology. Amer. J. Hyg. 53, 22 (1951). — MYERS, W. F., and D. PARETSKY: Synthesis of serine by Coxiella burnetii. J. Bact. 82, 761 (1961).

NAGAYO, M., Y. MIYAGAWA, T. MITAMURA, T. TAMYIA, K. SATO, H. HAZATO u. A. IMAMURA: Über den Nachweis des Erregers der Tsutsugamushikrankheit, der Rickettsia orientalis. Jap. J. exp. Med. 9, 87 (1931). — NAUCK, E. G.: Malaria und Fleckfieber. Dtsch. med. Wschr. 1941, Nr 46, 1259. — NAUCK, E. G., u. F. WEYER: Versuche zur Züchtung von Rickettsien in explantiertem Läusegewebe. Zbl. Bakt., I. Abt. Orig. 147, 365 (1941). ~ Der Erreger der ,,epidemischen Bronchopneumonie des Menschen" (Herzberg) und seine Beziehung zur Rickettsia burneti (Q fever). Z. Hyg. Infekt.-Kr. 128, 529 (1948). — NEILL, M. H.: Experimental typhus fever in guinea pigs. A description of a scrotal lesion in guinea pigs infected with Mexican typhus. Publ. Hlth Rep. (Wash.) 32, 1105 (1917). — NEVA, F. A., and J. C. SNYDER: Studies on the toxicity of typhus rickettsiae. I. Susceptibility of the white rat, with a note on pathologic changes. J. infect. Dis. 91, 72 (1952). ~ Studies on the toxicity of typhus rickettsiae. III. Observations on the mechanism of toxic death in white mice and white rats. J. infect. Dis. 97, 73 (1955). — NICHOLSON, F. M.: A cytological study of the nature of rickettsia in Rocky Mountain spotted fever. J. exp. Med. 37, 221 (1923). — NICOL,

K.: Pathologisch-anatomische Studien bei Fleckfieber. Beitr. path. Anat. **65**, 120 (1919). — NICOLAU, S. S., P. ATHANASIU, C. SURDAN, D. SĂRĂTEANU, G. SORODOC and B. ANAGNOSTE with the collaboration of C. ILIESCU, R. RĂDESCU, V. VELCIU and I. MARDARE: Etiologie inframicrobiană in afecţiuni cardiovasculare. VI. Evidente histopatologice ale infecţiei rickettsiene sau pararickettsiene in trombangeite si in infarctul de miocard. Stud. Cercet. Inframicrobiol. **13**, 19 (1962). — NICOLAU, S. S., D. SĂRĂTEANU, C. SURDAN, P. ATHANASIU, B. AGNOSTE and G. SORODOC with the collaboration of C. ILIESCU, R. RĂDESCU and E. MALITCHI: Etiologie inframicrobiană in domeniul afectiunilor cardiovasculare. III. Trombangeita obliterantă cu flebită migratorie de etiologie rickettsiană. Stud. Cercet. Inframicrobiol. **12**, 535 (1961). — NICOLAU, S. S., C. SURDAN, D. SĂRĂTEANU, P. ATHANASIU, G. SORODOC and B. ANAGNOSTE with the collaboration of C. ILIESCU and R. RĂDESCU: Etiologie inframicrobiană in domeniul afectiunilor cardiovasculare. II. Studiul inframicrobiologic a 50 de cazuri. Stud. Cercet. Inframicrobiol. **12**, 525 (1961). — NICOLLE, C.: Reproduction expérimentale du typhus exanthématique chez le singe. C. R. Acad. des Sci. (Paris) **149**, 157 (1909). — NICOLLE, C., C. COMTE et E. CONSEIL: Transmission expérimentale du typhus exanthématique par le pou du corps. C. R. Acad. Sci. (Paris) **149**, 486 (1909). — NIGG, C., and K. LANDSTEINER: Growth of rickettsia of typhus fever (Mexican typhus) in the presence of living tissue. Proc. Soc. exp. Biol. (N.Y.) **28**, 3 (1930). ~ Studies on the cultivation of the typhus fever rickettsia in the presence of live tissue. J. exp. Med. **55**, 563 (1932).

ÖZBIL, M.: Ein Beitrag zur Frage der Rickettsienausscheidung mit dem Urin. Z. Tropenmed. Parasit. **6**, 453 (1955). — OGATA, N.: Ätiologie der Tsutsugamushikrankheit: Rickettsia tsutsugamushi. Zbl. Bakt., I. Abt. Orig. **122**, 249 (1931). — OGATA, N., u. Y. UNNO: Über Tsutsugamushi oder Kedani Krankheitsvirus. Mitt. med. Ges. Chiba **7**, H. 9 (1929). — OGAWA, K.: Beitrag zur pathologischen Anatomie und pathologischen Histologie bei Fleck-typhus. J. orient. Med. **10**, 55 (1929). — OLÉS, A.: Der erste Q-Fieberfokus in Polen. J. Hyg. Épidem. (Praha) **2**, 143 (1958). — OLÉS, A., K. KURZEJA and J. BERLOWSKI: Przeglad kliniczny i serologiczny ozdrowieńcow po poracze Q (A clinical and serological survey of Q fever convalescents). Przegl. epidem. **12**, 171 (1958). — OLITZKI, L., and E. BUECHLER: Studies on the detoxication of the labile rickettsia toxin. Brit. J. exp. Path. **27**, 220 (1946). — OLITZKI, L., J. W. OZACZKES and A. KUZENOK: Endotoxic factors of Rickettsia prowazeki and their immunological relationship to the endotoxins of other Gram negative microorganisms. J. Immunol. **53** 365 (1946). — ORFEI, Z.: Sviluppo e morfologia della Coxiella burneti nell'embrione di pol, in condizioni normali e dopo trattamento con aureomicina. I. Ricerche istologiche su preparati di sacco vitellino. R. C. Ist. sup. Sanitá **19**, 178 (1956). — ORMSBEE, R. A.: The growth of Coxiella burnetii in embryonated eggs. J. Bact. **63**, 73 (1952). — ORMSBEE, R. A., E. J. BELL and D. B. LACKMAN: Antigens of Coxiella burnetii. I. Extraction of antigens with nonaqueous organic solvents. J. Immunol. **88**, 741 (1962). — OTTO, R., u. R. BICKHARDT: Über das Gift der Fleckfieberrickettsien. Z. Hyg. Infekt.-Kr. **123**, 447 (1941). — OTTO, R., u. A. DIETRICH: Beiträge zur „Rickettsien"-Frage. Dtsch. med. Wschr. **43**, 577 (1917). — OTTO, R., u. H. MUNTER: Fleckfieber. In KOLLE, KRAUS u. UHLENHUTH, Handbuch der pathologischen Mikroorganismen, 3. Aufl., Bd. VIII/2, S. 1107. Jena: Gustav Fischer 1930. — OTTO, R., u. R. SIEGERT: Die Toxinneutralisation als Maßstab für die Wertbemessung von Fleckfieberimpfstoff. Arb. Staatsinst. exp. Ther. Frankfurt **46**, 1 (1947). — OTTO, R., u. R. WOHLRAB: Fleckfieber. In Handbuch der Viruskrankheiten, Bd. II, S. 528 (GILDEMEISTER-HAAGEN-WALDMANN). Jena: Gustav Fischer 1939.

PANG, K. H.: Distribution of murine typhus rickettsiae in developing chick embryo. Proc. Soc. exp. Biol. (N.Y.) **41**, 148 (1939). — PARETSKY, D., C. M. DOWNS, R. A. CONSIGLI and K. B. JOYCE: Studies on the physiology of rickettsiae. I. Some enzyme systems of Coxiella burnetii. J. infect. Dis. **103**, 6 (1958). — PARKER, F., and F. A. NEVA: Studies on the toxicity of typhus rickettsiae. II. Pathologic findings in white rats and white mice. Amer. J. Path. **30**, 215 (1954). — PARKER, R. R.: Symptomatology and certain other aspects of Rocky Mountain spotted fever. Symposium on the rickettsial diseases. Boston Dec. 1946. Amer. Ass. for the Advancement of Sci. 1948. — PARKER, R. R., and E. A. STEINHAUS: American and Australian Q fevers: Persistence of infectious agents in guinea pig tissues after defervescence. Publ. Hlth Rep. (Wash.) **58**, 523 (1943). — PARKER, R. T., P. G. MENON, A. M. MERIDETH, M. J. SNYDER and T. E. WOODWARD: Persistence of Rickettsia rickettsii in a patient recovered from Rocky Mountain spotted fever. J. Immunol. **73**, 383 (1954). — *Pathology of epidemic typhus:* Report of fatal cases studied by United States of America Typhus Commission in Cairo, Egypt during 1943—1945. Arch. Path. (Chicago) **56**, 397, 512 (1953). — PAVILANIS, V., L. DUVAL, A. R. FOLEY and M. L'HEUREUX: An epidemic of Q fever at Princeville, Quebec. Canad. J. publ. Hlth **49**, 520 (1958). — PÉREZ GALLARDO, F.: Sobre el uso de la cepa E de R. prowazeki como vacuna contra el tifus exantemático. Z. Tropenmed. Parasit. **8**, 464 (1957). — PÉREZ GALLARDO, F., G. CLAVERO y S. HERNANDEZ: Investigaciones sobre la epidemiología de la fiebre „Q" en España. Los conejos de monte y los lirones como reservorios de la Coxiella burneti. Rev. Sanid. Hig. Públ. (Madr.) **26**, 81 (1952). — PÉREZ GALLARDO, F., and

J. P. Fox: Infection and immunization of laboratory animals with Rickettsia prowazeki of reduced pathogenicity, strain E. Amer. J. Hyg. 48, 6 (1948). — Philip, C. B.: Nomenclature of the pathogenic rickettsiae. Amer. J. Hyg. 37, 301 (1943). ~ Nomenclature of the rickett-siaceae pathogenic to vertebrates. Ann. N.Y. Acad. Sci. 56, 484 (1953). ~ Comments on the classification of the order rickettsiales. Canad. J. Microbiol. 2, 261 (1956). ~ Some epidemiological considerations in Rocky Mountain spotted fever. Publ. Hlth Rep. (Wash.) 74, 595 (1959). — Philip, C. B., and G. M. Kohls: Studies on tsutsugamushi disease (scrub typhus, mite-borne typhus) in New Guinea and adjacent islands. Tsutsugamushi disease with high endemicity on a small South Sea island. Amer. J. Hyg. 42, 195 (1945). — Philip, C. B., and R. R. Parker: The persistence of the viruses of endemic (murine) typhus, Rocky Mountain spotted fever, and boutonneuse fever in tissues of experimental animals. Publ. Hlth Rep. (Wash.) 53, 1246 (1938). — Philip, C. B., T. E. Woodward and R. R. Sullivan: Tsutsu-gamushi disease (scrub typhus or mite-borne typhus) in the Philippine Islands during American reoccupation in 1944—1945. Amer. J. trop. Med. 26, 229 (1946). — Philips, C. W., G. T. Kimbrough, J. A. Weaver and A. L. Tucker: Rocky Mountain spotted fever with throm-bocytopenia. Sth. med. J. (Bgham, Ala.) 53, 867 (1960). — Picchi, J., A. R. Nelson, E. E. Waller, M. Razavi and E. E. Clizer: Q fever associated with granulomatous hepatitis. Ann. intern. Med. 53, 1065 (1960). — Pijper, A.: Etude expérimentale comparée de la fièvre boutonneuse et de la tick-bite fever. Arch. Inst. Pasteur Tunis 25, 388 (1936). — Pijper, A., and C. G. Crocker: Rickettsioses of South Africa. S. Afr. med. J. 12, 613 (1938). — Pijper, A., u. H. Dau: Die fleckfieberartigen Krankheiten des südlichen Afrika. Zbl. Bakt., I. Abt. Orig. 133, 7 (1934/35). — Pinkerton, H.: Rickettsia-like organisms in the scrotal sac of guinea-pigs with European typhus. J. infect. Dis. 44, 337 (1929). ~ Typhus fever. II. Cyto-logical studies of the scrotal sac exsudate in typhus-infected guinea pigs. J. exp. Med. 54, 187 (1931). ~ The study of typhus and Rocky Mountain spotted fever by tissue culture method. Arch. exp. Zellforsch. 15, 425 (1934). ~ Criteria for the accurate classification of the rickettsial diseases (rickettsioses) and of their etiological agents. Parasitology 28, 172 (1936). ~ The pathogenic rickettsiae with particular reference to their nature, biologic properties and classifi-cation. Bact. Rev. 6, 37 (1942). ~ Laboratory procedure for the isolation and identification of the pathogenic rickettsiae. Symposium on the rickettsial diseases. Boston Dec. 1946. Amer. Ass. for the Advancement of Sci. 1948. ~ The classification of rickettsiae and rickettsial diseases. Symposium on the rickettsial diseases. Boston Dec. 1946. Amer. Ass. for the Advancement of Sci. 1948. — Pinkerton, H., and G. M. Hass: Typhus fever. III. The behavior of Rickettsia prowazeki in tissue cultures. J. exp. Med. 54, 307 (1931). ~ Typhus fever. IV. Further observation on the behavior of Rickettsia prowazeki in tissue cultures. J. exp. Med. 56, 131 (1932). ~ Spotted fever. I. Intranuclear rickettsiae in spotted fever studied in tissue culture. J. exp. Med. 56, 151 (1932). — Pinkerton, H., and K. F. Maxcy: Pathological study of a case of endemic typhus in Virginia with demonstration of rickettsia. Amer. J. Path. 7, 95 (1931). — Piza, J. de T., J. R. Meyer e L. S. Gomes: Typho exanthematico de São Paulo. São Paulo: Sociedade Impressora Paulista 1932. — Plotz, H.: Complement fixation in rickett-sial diseases. Science 97, 20 (1943). ~ The soluble substances of the rickettsiae. In: The rickett-sial diseases of man, S. 198. Symposium on rickettsial diseases. Boston Dec. 1946. Amer. Ass. for the Advancement of Sci. 1948. — Plotz, H., B. L. Bennett, K. Wertman and M. J. Snyder: Cross-reacting typhus antibodies in Rocky Mountain spotted fever. Proc. Soc. exp. Biol. (N.Y.) 57, 336 (1944). — Plotz, H., B. L. Bennett, K. Wertman, M. J. Snyder and R. L. Gauld: The serological pattern in typhus fever. I. Epidemic. Amer. J. Hyg. 47, 150 (1948). — Plotz, H., R. L. Reagan and K. Wertman: Differentiation between fièvre boutonneuse and Rocky Mountain spotted fever by means of complement fixation. Proc. Soc. exp. Biol. (N.Y.) 55, 173 (1944). — Plotz, H., J. E. Smadel, T. F. Anderson and L. A. Chambers: Morphological structure of rickettsiae. J. exp. Med. 77, 355 (1943). — Plotz, H., J. E. Smadel, B. L. Bennett, R. L. Reagan and M. J. Snyder: North Quensland tick typhus: studies of the aetiological agent. and its relation to other rickettsial diseases. Med. J. Aust. 2, 263 (1946). — Plotz, H., and K. Wertman: The use of the complement fixation test in Rocky Mountain spotted fever. Science 95, 441 (1942). ~ Modification of serological response to infection with murine typhus by previous immunization with epidemic typhus vaccine. Proc. Soc. exp. Biol. (N.Y.) 59, 248 (1945). — Plotz, H., K. Wertman and B. L. Bennett: Identification of rickettsial agents isolated in guinea pigs by means of specific complement fixation. Proc. Soc. exp. Biol. (N.Y.) 61, 76 (1946). — Powell, O. W.: Liver in-volvement in Q fever. Aust. Ann. Med. 10, 52 (1961). — Price, W. H.: A quantitative analysis of the factors involved in the variations in virulence of rickettsiae. Science 118, 49 (1953). ~ Interference phenomenon in animal infections with rickettsiae of Rocky Mountain spotted fever. Proc. Soc. exp. Biol. (N.Y.) 82, 180 (1953). ~ The epidemiology of Rocky Mountain spotted fever. I. The characterization of strain virulence of Rickettsia rickettsii. Amer. J. Hyg. 58, 248 (1953). ~ Variations in virulence of „Rickettsia rickettsii" under natural and experimental conditions. In: The dynamics of virus and rickettsial infections, p. 164. New

York u. Toronto: Blakiston Co. Inc. 1954. — PRICE, W. H., J. W. JOHNSON, H. EMERSON and C. E. PRESTON: Rickettsial interference phenomenon: a new protection mechanism. Science 120, 457 (1954). — PROWAZEK, S. v.: Ätiologische Untersuchungen über den Flecktyphus in Serbien 1913 und Hamburg 1914. Beitr. Klin. Infekt.-Kr. 4, 5 (1914). — PSHENICHNOV, A.V., A. A. LEVASHOV and V. I. NIKOLENKO: Biological characteristics of the vaccine strain of Rickettsia prowazeki. (Observations on the immunization of human subjects with live typhus vaccine). Probl. Virol. (Lond.) 4, 64 (1959) [Translated from Russian]. — PSHENICHNOV, A.V., O. N. SHE-VELEVA and E. G. NOSKOVA: Variability of Rickettsia prowazeki and prospects of obtaining live typhus vaccine. J. Microbiol. Epidem. Immunobiol. 28, 935 (1957). — PULVER, W., u. N. FELL-MANN: Über tödlich verlaufene Q-Fieber-Erkrankungen. Schweiz. med. Wschr. 87, 73 (1957).
RANDERATH, E.: Die pathologische Anatomie des Fleckfiebers. Med. Klin. 37, 435, 462 (1941). — RICKETTS, H. T.: The study of „Rocky Mountain spotted fever" (tick fever ?) by means of animal inoculations. J. Amer. med. Ass. 47, 33 (1906). ~ The transmission of Rocky Mountain spotted fever by the bite of the wood tick (Dermacentor occidentalis). J. Amer. med. Ass. 47, 358 (1906). ~ A micro-organism which apparently has a relationship to Rocky Mountain spotted fever. J. Amer. med. Ass. 52, 379 (1909). — RICKETTS, H. T., and R. M. WILDER: The typhus fever of Mexico (Tabardillo). A preliminary report. J. Amer. med. Ass. 54, 463 (1910). ~ The etiology of the typhus fever (Tabardillo) of Mexico City. A further preliminary report. J. Amer. med. Ass. 54, 1373 (1910). ~ Further investigations regarding the etiology of Tabardillo, Mexican typhus fever. J. Amer. med. Ass. 55, 309 (1910). — Rickettsial Diseases of Man: Amer. Ass. for the Advancement of Sci., Washington 1948. — RIS, H., and J. P. FOX: The cytology of rickettsiae. J. exp. Med. 89, 681 (1949). — RIVERS, T. M.: Viral and rickettsial infections of man, 2. Aufl. Philadelphia-London-Montreal: J. B. Lippincott Company 1952. — ROBBINS, F. C.: Q fever, clinical features. Symposium on the rickettsial diseases. Boston Dec. 1946. Amer. Ass. for the Advancement od Sci. 1948. — ROBBINS, F. C., R. RUSTIGIAN, M. J. SNYDER and J. E. SMADEL: Q fever in the Mediterranean area: Report of its occurrence in the allied troops. III. The etiological agent. Amer. J. Hyg. 44, 51 (1946). — ROBERTS, AUDREY N., and CORA M. DOWNS: Study on the growth of Coxiella burnetii in the L strain mouse fibroblast and the chick fibroblast. J. Bact. 77, 194 (1959). — ROBSON, A. O., P. S. ANDREWS and B. P. MARMION: (2) Morbid anatomical and bacteriological findings in a patient with endocarditis. Brit. med. J. 1959I, 983. — ROBSON, A. O., and C. D. G. L. SHIMMIN: Chronic Q fever. (1) Clinical aspects of a patient with endocarditis. Brit. med. J. 1959I, 980. — ROCHA LIMA, H. DA: Beobachtungen an Flecktyphusläusen. Arch. Schiffs-u. Tropenhyg. 20, 17 (1916). ~ Zur Ätiologie des Fleckfiebers. Kriegspathol. Tagg Berlin 1916. Zbl. allg. Path. path. Anat. 27, Beih., 45 (1916). ~ Zur Ätiologie des Fleckfiebers. Berl. klin. Wschr. 53, 567 (1916). ~ Rickettsien. In KOLLE-KRAUS-UHLENHUTH, Handbuch der pathologischen Mikroorganismen, 3. Aufl., S. 369. Jena: Gustav Fischer; Berlin u. Wien: Urban & Schwarzenberg 1930. — ROGER, F., et A. ROGER: Sur la localisation initiale de Rickettsia tsutsugamushi au niveau des capillaires. Bull. Soc. Path. exot. 51, 891 (1958). ~ Influence du pH et de la concentration saline sur la dispersion de Rickettsia burneti. Ann. Inst. Pasteur 98, 153 (1960). — ROMAÑA, C., L. ROLDÁN, R. TORRICO y H. MAYER: Primer caso agudo de fiebre „Q" diagnosticado en la Argentina (nota previa). Sem. med. 115, 506, 513 (1959). — ROOYEN, C. E. VAN, and W. G. C. BEARCROFT: Typhus rickettsial agglutination tests in the Middle East forces and Egypt. Edinb. med. J. 50, 257 (1943). — ROOYEN, C. E. VAN, and G. D. SCOTT: Electron microscopy of typhus rickettsiae. Canad. J. med. Sci. 27, 250 (1949). — ROSENBERG, M., and M. KORDOVA: Study of intracellular forms of Coxiella burneti in the electron microscope. Acta virol. 4, 52 (1960). — ROTH, V. E.: Reactions to typhus vaccine. Bull. U.S.Army med. Dept. No 88, 111 (1945). — ROUX, J.: Le pouvoir pathogène de Rickettsia burneti pour le cobaye: variations expérimentales. C. R. Soc. Biol. (Paris) 150, 782 (1956). — RYCHLO, A.: Metóda farebného znázornenia rickettsii v histologických rezoch (A method of staining of rickettsia in histological sections). Čsl. Epidem. 6, 266 (1957) (engl. Zusammenfassung).
SCHAECHTER, M., F. M. BOZEMAN and J. E. SMADEL: Study on the growth of rickettsiae. II. Morphologic observations of living rickettsiae in tissue culture cells. Virology 3, 160 (1957). — SCHAECHTER, M., A. J. TOUSIMIS, Z. A. COHN, H. ROSEN, J. CAMPBELL and F. E. HAHN: Morphological, chemical and serological studies of the cell walls of Rickettsia mooseri. J. Bact. 74, 822 (1957). — SCHMINCKE, A.: Histopathologischer Befund in Roseolen der Haut bei Wolhynischem Fieber. Münch. med. Wschr. 64, 961 (1917). — SCOVILLE, A. B., B. L. BENNETT, K. WERTMAN and R. L. GAULD: The serological pattern in typhus fever. II. Murine. Amer. J. Hyg. 47, 166 (1948). — SDRODOWSKY, P. F., u. E. M. GOLINEWITSCH: Rickettsien und Rickettsiosen, 2. Aufl. Moskau 1956 [Russisch]. — SETTLE, E. B., H. PIN-KERTON and A. J. CORBETT: A pathologic study of tsutsugamushi disease (scrub typhus) with notes on clinico-pathologic correlation. J. Lab. clin. Med. 30, 639 (1945). — SHANK-MAN, B.: Report on an outbreak of endemic febril illness, not yet identified, occurring in New York City. N.Y. St. J. Med. 46, 2156 (1946). — SHATROV, I. I.: Problems of the

epidemiology of typhus in its present form. J. Microbiol. Epidem. Immunobiol. (Lond.) **29**, 1294 (1958) [Translated from Russion]. — SHEPARD, C. C.: Typhus fever: antigens of the rickettsiae of typhus fever and the changes produced by heat. Nat. Inst. Hlth Bull. No 183, 93 (1945). — SHEPARD, C. C., and N. H. TOPPING: Technique of a precipitin test for the study of typhus fever. Nat. Inst. Hlth Bull. No 183, 87 (1945). — SHEPARD, C. C., and R. W. G. WYCKOFF: The nature of the soluble antigen from typhus rickettsiae. Publ. Hlth Rep. (Wash.) **61**, 761 (1946). — SIEGERT, R.: Das Rickettsientoxin als Ursache histopathologischer Organveränderungen. Z. Hyg. Infekt.-Kr. **128**, 477 (1948). ~ Biologische Eigenschaften des Rickettsien-Giftes. Zbl. Bakt., I. Abt. Orig. **154**, 172 (1949). — SIENNICKI, W., u. D. RADZISZEWSKA: Wiązanie dopełniacza w kierunku duru plamistego z surowicami przysyłanymi na odczyn Widala (The complement-fixation test using rickettsial antigen with sera supplied for Widal test). Med. Dośw. i Mikrob. Warschau **7**, 385 (1955). — SILICH, V. A.: The survival of Rickettsia burneti in infected meat in storage conditions. J. Microbiol. Epidem. Immunobiol. (Lond.) **28**, 816 (1957). — SMADEL, J. E.: Complement fixation and agglutination reactions in rickettsial diseases. Symposium on the rickettsial diseases. Boston Dec. 1946. Amer. Ass. for the Advancement of Sci. 1948. ~ Status of the rickettsioses in the United States. Ann. intern. Med. **51**, 421 (1959). — SMADEL, J. E., E. B. JACKSON, B. L. BENNETT and F. L. RIGHTS: A toxic substance associated with the Gilliam strain of R. orientalis. Proc. Soc. exp. Biol. (N.Y.) **62**, 138 (1946). — SMADEL, J. E., H. L. LEY, F. H. DIERCKS and J. A. P. CAMERON: Persistence of Rickettsia tsutsugamushi in tissues of patients recovered from scrub typhus. Amer. J. Hyg. **56**, 294 (1952). — SMADEL, J. E., H. L. LEY, F. H. DIERCKS and R. TRAUB: Immunity in scrub typhus: Resistance to induced reinfection. Arch. Path. (Chicago) **50**, 847 (1950). — SMADEL, J. E., F. L. RIGHTS and E. B. JACKSON: Studies on scrub typhus. I. Soluble antigen in tissue and body fluids of infected mice and rats. J. exp. Med. **83**, 133 (1946). — SMITH, J. D., and M. G. STOKER: The nucleic acids of Rickettsia burneti. Brit. J. exp. Path. **32**, 433 (1951). — SNYDER, J. C.: The typhus fevers. In T. M. RIVERS, Viral and rickettsial infections of man, 2nd ed., p. 578. Philadelphia: J. B. Lippincott Company 1952. ~ The rickettsiae: Comments on recent observations on biology and epidemiology. Amer. J. trop. Med. **5**, 461 (1956). — SNYDER, J. C., and C. R. ANDERSON: The susceptibility of the Eastern cotton rat, Sigmodon hispidus hispidus, to European typhus. Science **95**, 23 (1942). — SNYDER, J. C., M. R. BOVARNICK, J. C. MILLER and R. S. CHANG: Observations on the hemolytic properties of typhus rickettsiae. J. Bact. **67**, 724 (1954). — SPENCER, R. R., and K. F. MAXCY: The Weil-Felix reaction in endemic typhus and in Rocky Mountain spotted fever. Publ. Hlth Rep. (Wash.) **45**, 440 (1930). — SPENCER, R. R., and R. R. PARKER: Studies on Rocky Mountain spotted fever. Hyg. Lab. Bull. No 154, 63 (1930). — SPIELMEYER, W.: Die zentralen Veränderungen beim Fleckfieber und ihre Bedeutung für die Histopathologie der Hirnrinde. Z. ges. Neurol. Psychiat. **47**, 1 (1919). — STOENNER, H. G., and D. B. LACKMAN: The biologic properties of Coxiella burnetii isolated from rodents collected in Utah. Amer. J. Hyg. **71**, 45 (1960). — STOENNER, H. G., W. L. JELLISON, D. B. LACKMAN, D. BROCK and MARY CASEY: Q fever in Idaho. Amer. J. Hyg. **69**, 202 (1959). — STOKER, M. G. P., and B. P. MARMION: The spread of Q fever from animals to man. The natural history of a rickettsial disease. Bull. Wld Hlth Org. **13**, 781 (1955). — STOKER, M. G. P., Z. PAGE and B. P. MARMION: Problems in the diagnosis of Q fever by complement-fixation tests. Bull. Wld Hlth Org. **13**, 807 (1955). — STOKER, M. G. P., K. M. SMITH and P. FISET: Internal structure of Rickettsia burnetii as shown by electron microscopy of thin sections. J. gen. Microbiol. **15**, 632 (1956). — STUART-HARRIS, C. H., G. K. C. RETTIE and J. O. OLIVER: Rickettsial agglutination studies in typhus fever. Lancet **1943**II, 537.

TACHIBANA, J.: Weil-Felix reaction in experimental cases inoculated with Rickettsia tsutsugamushi, especially its relation to the administration of antibiotics. Acta med. biol. (Niigata) **2**, 597 (1954). — TAKEMORI, N., M. HENMI and M. KITAOKA: Simultaneous multiplication of two different rickettsiae in the same cell. Proc. Soc. exp. Biol. (N.Y.) **81**, 633 (1952). — TAMANO, Y.: On isolation of Rickettsia tsutsugamushi from the blood of patients in the unusual course of the tsutsugamushi disease, especially during the afebrile period. Acta med. biol. (Niigata) **3**, 173 (1955). — TIERNEY, N. A., and A. YEOMANS: Metabolic studies in louseborne typhus. Observations on serum electrolyte pattern, serum protein partition and nitrogen balance. J. clin. Invest. **25**, 822 (1946). — TÖPFER, H.: Der Fleckfiebererreger in der Laus. Dtsch. med. Wschr. **42**, 1251 (1916). — TONGE, J. I.: Brill's disease (recrudescent epidemic typhus) in Australia. Med. J. Aust. **2**, 919 (1959). — TONGE, J. I., and E. H. DERRICK: A fatal case of „Q" fever associated with hepatic necrosis. Med. J. Aust. **1**, 594 (1959). — TOPPING, N. H.: Notes on the mouse test with typhus vaccine. Nat. Inst. Hlth Bull. No 183, 33 (1945). ~ Cross immunity between four strains of tsutsugamushi disease (scrub typhus). Publ. Hlth Rep. (Wash.) **60**, 945 (1945). — TOPPING, N. H., R. G. HENDERSON and J. A. BENGTSON: Epidemic typhus fever: Studies of epidemic typhus vaccine. Nat. Inst. Hlth Bull. No 183, 65 (1945). — TOPPING, N. H., and M. J. SHEAR:

Studies of antigens in infected yolk sacs. Publ. Hlth Rep. (Wash.) **59**, 1671 (1944). — TOPPING, N. H., and C. C. SHEPARD: The preparation of antigens from yolk sacs infected with rickettsia. Publ. Hlth Rep. (Wash.) **61**, 701 (1946). — TOPPING, N. H., C. C. SHEPARD and R. J. HUEBNER: Q fever, an immunological comparison of strains. Amer. J. Hyg. **44**, 173 (1946). — TRAVASSOS, J., and E. DIAS: Febre maculosa; identidade immunologica dos virus de Minas Geraes, São Paulo e das Montanhas Rochosas. Inst. Oswaldo Cruz Mem. **34**, 149 (1939). — TRÜB, C. L. P., W. BOESE u. J. POSCH: Die Q-Fieber-Epidemie am Niederrhein 1958, Land Nordrhein-Westfalen. Arch. Hyg. (Berl.) **144**, 48 (1960).

URAKOV, N. N.: Some results of the experimental study of the vaccine strain E of Rickettsia prowazeki. Probl. Virol. (Lond.) **6**, 660 (1961). — URBACH, H., u. G. SCHABINSKI: Immunelektrophoretische Untersuchungen an Rickettsia prowazeki, Coxiella burneti und Proteus OX-Stämmen. Zbl. Bakt., I. Abt. Orig. **180**, 433 (1960). — URBACH, H., M. SCHABINSKI u. K. LINDE: Stoffwechseluntersuchungen an Rickettsia burneti im zellfreien Nährsubstrat mit Hilfe der Warburg-Technik und der Bestimmung des assimilierten radioaktiven Phosphors. Zbl. Bakt., I. Abt. Orig. **179**, 168 (1960).

VICTOR, J., L. A. MIKA and R. J. GOODLOW: Studies on mixed infections. II. Pathological effects of combined Brucella suis and Coxiella burnetii infection. Arch. Path. (Chicago) **60**, 240 (1955). — VOICULESCU, M., u. F. CARUNTU: Valoarea reacțiilor serologice in diagnosticul tifosului exantematic. Viața med. **2**, 35 (1955).

WALTHARD, B., u. K. M. WALTHARD: Encephalitis bei Fleckfieber. In Handbuch der speziellen pathologischen Anatomie und Histologie, Bd. 13/IIa, S. 826. Berlin-Göttingen-Heidelberg: Springer 1958. — WATTENBERG, L. W.: Studies on rickettsial toxins. III. Histochemical survey of selected tissue enzymes in mice receiving murine typhus toxin. Amer. J. Path. **31**, 875 (1955). — WEIGL, R.: Untersuchungen und Experimente an Fleckfieberläusen. Beitr. Klin. Infekt.-Kr. **8**, 353 (1920). — WEIL, E., u. A. FELIX: Zur serologischen Diagnose des Fleckfiebers. Wien. klin. Wschr. **29**, 33 (1916). ~ Serologische Untersuchung von Kaninchen nach Behandlung mit Fleckfiebervirus. Wien. klin. Wschr. **33**, 423 (1920). — WEISS, E., H. R. DRESSLER and E. C. SUTTOR: Selection of a mutant strain of Rickettsia prowazeki resistant to p-aminobenzoic acid. J. Bact. **73**, 421 (1957). — WEISS, E., and H. R. DRESSLER: Centrifugation of rickettsiae and viruses onto cells and its effect on infection. Proc. Soc. exp. Biol. (N.Y.) **103**, 691 (1960). — WEISS, E., H. R. DRESSLER and E. C. SUTTOR jr. (with the technical assistance of I. E. FISHBURNE): Inhibition by acetylsalicylic acid of rickettsial strains resistant to p-aminobenzoic acid. J. Bact. **78**, 432 (1959). — WEISS, E., and H. C. PIETRYK: Growth of Coxiella burnetii in monolayer cultures of chick embryo entodermal cells. J. Bact. **72**, 235 (1956). — WEISS, L. J.: Electronmicrographs of rickettsiae of typhus fever. J. Immunol. **47**, 353 (1943). — WELSH, H. H., FLORENCE W. HENSEN, E. H. LENNETTE, F. R. ABINANTI, J. F. WINN and W. KAPLAN: Q fever studies. XX. Comparison of four serologic techniques for the detection and measurement of antibody to Coxiella burnetii in naturally exposed sheep (WELSH, JENSEN and LENNETTE). Amer. J. Hyg. **70**, 1 (1959). XXI. The recovery of Coxiella burnetii from the soil and surface water of premises harboring infected sheep (WELSH, LENNETTE, ABINANTI, WINN and KAPLAN). Amer. J. Hyg. **70**, 14 (1959). — WENTWORTH, B. B.: Historical review of the literature on Q fever. Bact. Rev. **19**, 129 (1955). — WERTMAN, K.: The Weil-Felix reaction. Symposium on the rickettsial diseases. Boston Dec. 1946. Amer. Ass. for the Advancement of Sci. 1948. — WEYER, F.: Das Problem der Brillschen Krankheit im Licht neuerer Beobachtungen und Forschungsergebnisse. Z. Tropenmed. Parasit. **3**, 417 (1952). ~ Explantationsversuche bei Läusen in Verbindung mit der Kultur von Rickettsien. Zbl. Bakt., I. Abt. Orig. **159**, 13 (1952/53). ~ Rückfälle bei Fleckfieber und Wolhynischem Fieber. Medizinische **1954**, Nr 38, 1267. ~ Eigenschaften und systematische Stellung der Rickettsia quintana mit Bemerkungen zur Systematik und Nomenklatur der Rickettsien. Z. Tropenmed. Parasit. **6**, 2 (1955). ~ Übertragung mehrerer Stämme von Rickettsia tsutsugamushi auf Kleiderläuse. Z. Tropenmed. Parasit. **9**, 42 (1958). ~ Experimente mit einem Stamm von Zeckenbißfieber aus Nordqueensland. Schweiz. Z. allg. Path. **22**, 609 (1959). ~ Ätiologie und Epidemiologie der Rickettsiosen des Menschen. Ergebn. Mikrobiol. **32**, 73 (1959). ~ Zur Frage der Widerstandsfähigkeit von Rickettsien im Läusekot gegen physikalische Einflüsse, insbesondere gegen Wärme. Z. Tropenmed. Parasit. **12**, 78 (1961). — WEYER, F., H. FRIEDRICH-FREKSA u. G. BERGOLD: Die Beziehungen der Rickettsien zu Bakterien und Viren. Naturwiss. **32**, 361 (1944). — WEYER, F., u. H. HORNBOSTEL: Erregernachweis bei einem Fall Brill-Zinsserscher Krankheit in Hamburg. Schweiz. med. Wschr. **87**, 692 (1957). — WEYER, F., u. D. PETERS: Untersuchungen zur Rickettsienmorphologie. 1. Mitt. Eine einfache und schonende Präparationsmethode für die elektronenoptische Untersuchung von Rickettsien. Z. Naturforsch. **7b**, 357 (1952). — WHITMIRE, C. E., and C. M. DOWNS: Effects of cortisone on experimental murine typhus. I. Susceptibility of the Syrian hamster to murine typhus and the effect of cortisone (Whitmire). II. Effect of cortisone on the comparative susceptibility of laboratory animals to infection with murine typhus (Whitmire and Downs). III. Effect of cortisone on the immune response in mice, rabbits, and guinea pigs (DOWNS and WHITMIRE). J. Bact. 74, 417, 425, 432 (1957). — WHITTICK, J. W.: Necropsy findings in a case of Q fever in Britain. Brit. med. J. 1950I, 979. — WISSEMAN jr., C. L.: Interaction of rickettsiae and phagocytic host cells. II. Chemotactiv action of typhus rickettsiae on human polymorphonuclear leucocytes in vitro. J. Immunol. 87, 468 (1961). — WISSEMAN, C. L., F. E. HAHN, E. B. JACKSON, F. M. BOZEMAN and J. E. SMADEL: Metabolic studies of rickettsiae. II. Studies on the pathway of glutamate oxydation by purified suspensions of Rickettsia mooseri. J. Immunol. 68, 251 (1952). — WISSEMAN, C. L., E. B. JACKSON, F. E. HAHN, A. C. LEY and J. E. SMADEL: Metabolic studies of rickettsiae. I. The effects of antimicrobial substances and enzyme inhibitors on the oxydation of glutamate by purified rickettsiae. J. Immunol. 67, 123 (1951). — WISSIG, S. L., L. G. CARO, E. B. JACKSON and J. E. SMADEL: Electron microscopic observations on intracellular rickettsiae. Amer. J. Path. 32, 1117 (1956). — WOHLRAB, R.: Die experimentelle Infektion weißer Mäuse mit murinem Fleckfiebervirus. Zbl. Bakt., I. Abt. Orig. 140, 193 (1937). — WOHLWILL, F.: Die Veränderungen des Zentralnervensystems beim Typhus exanthematicus und ihr Verhältnis zu dem Prozeß in den Roseolen der Haut. Arch. Dermat. Syph. (Berl.) 132, 530 (1921). — WOJCIECHOWSKI, E., Z. LEWIŃSKA u. E. MIKOLAJCZYK: Przetrwanie zarazka duru wysypkowego w narządach gryzoni zakazonych doświadczalnie. (The persistence of typhus rickettsiae in the organs of experimentally infected rodents.) Przegl. epidem. 11, 39 (1957) (engl. Zusammenfassung). — WOLBACH, S. B.: Studies on Rocky Mountain spotted fever. J. med. Res. 41, 1 (1919). ~ The rickettsiae and their relationship to disease. J. Amer. med. Ass. 84, 723 (1925). ~ The pathology of typhus fever. Symposium on rickettsial diseases. Boston Dec. 1946. Amer. Ass. for the Advancement of Sci. 1948. — WOLBACH, S. B., H. PINKERTON and M. J. SCHLESINGER: The cultivation of the organism of Rocky Mountain spotted fever and typhus in tissue cultures. Proc. Soc. exp. Biol. (N.Y.) 20, 270 (1923). — WOLBACH, S. B., et J. L. TODD: Notes sur l'étiologie et l'anatomie pathologique du typhus exanthématique au Mexique. Ann. Inst. Pasteur 34, 153 (1920). — WOLBACH, S. B., J. L. TODD and F. W. PALFREY: The etiology and pathology of typhus. Cambridge, Mass. USA: Harvard Univ. Press 1922. — WOLFE, D. M., J. VENDERSCHEER, C. F. CLANCY and H. R. COX: A method for preparation of complement-fixing antibodies in a study of experimental tsutsugamushi disease (scrub typhus). J. Bact. 51, 247 (1946). — WOODWARD, T. E.: Endemic (murine) typhus fever: symptomatology. Symposium on the rickettsial diseases. Boston Dec. 1946. Amer. Ass. for the Advancement of Sci. 1948. ~ Clues to better understanding of the nature and treatment of certain infectious diseases. Amer. J. med. Sci. 231, 369 (1956). — WOOLF, C. A.: Murine typhus: its pathology. S. Afr. med. J. 24, 481 (1950). — WYATT, G. R., and S. S. COHEN: Nucleic acids of rickettsiae. Nature (Lond.) 170, 846 (1952).

YATSIMIRSKAYA-KRONTOVSKAYA, M. K., and T. A. SALAGOVA: A study of the antigenic structure of Rickettsia prowazeki by means of the precipitation reaction in gel. J. Microbiol., Epidem. Immunobiol. (Lond.) 32, 1541 (1961) [Translated from Russian]. — YEOMANS, A.: The symptomatology, clinical course and management of louse-borne typhus. Symposium on the rickettsial diseases Boston. Dec. 1946. Amer. Ass. for the Advancement of Sci. 1948. — YEOMANS, A., J. C. SNYDER, E. S. MURRAY, R. S. ECKE and C. J. D. ZARAFONETIS: Azotemia in typhus fever. Ann. intern. Med. 23, 711 (1945). — YU, EN-SHU, YU-MO HWAND and CH'UN-YEN LIU: Further study on the immunology of rickettsia tsutsugamushi. Acta microbiol. Sinica 7, 189 (1959) [in Chinese — English summary].

ZARAFONETIS, C. J. D.: Serological studies in typhus-vaccinated individuals. II. The effect of non-typhus fevers on the Weil-Felix and complement-fixing antibodies. J. Immunol. 51, 375 (1945). ~ The serological reactions in the rickettsial diseases of man. Symposium on the rickettsial diseases. Boston Dec. 1946. Amer. Ass. for the Advancement of Sci. 1948. — ZARAFONETIS, C. J. D., R. S. ECKE, A. YEOMANS, E. S. MURRAY and J. C. SNYDER: Serological studies in typhus-vaccinated individuals. III. Weil-Felix and complement-fixation findings in epidemic typhus fever occurring in the vaccinated. J. Immunol. 53, 15 (1946). — ZDRODOVSKY, P. F.: The problem of live typhus vaccine. Probl. Virol. London 3, 141 (1958). — ZDRODOVSKY, P. F., and H. M. GOLINEVICH: The rickettsial diseases [Translated from the Russian. Pergamon Press Ltd. Heading Hill Hall 1960]. ~ The immunogenic properties of Rickettsia prowazeki strain E. Probl. Virol. (Lond.) 3, 284 (1958). — ZINSSER, H.: Varieties of typhus virus and the epidemiology of the American form of European typhus fever (Brill's disease). Amer. J. Hyg. 20, 513 (1934). ~ Epidemiology and immunity in the rickettsial diseases. Virus and Rickettsial Diseases, p. 872. Cambridge (Mass.): Harvard Univ. Press 1943. — ZINSSER, H., and M. R. CASTAÑEDA: Studies on typhus fever. IX. On the serum reaction of Mexican and European typhus rickettsia. J. exp. Med. 56, 455 (1932). — ZINSSER, H., F. FITZPATRICK and H. WEI: A study of rickettsiae grown on agar tissue cultures. J. exp. Med. 69, 179 (1939). — ZUBKOVA, R. I.: Survival of Rickettsia burneti in milk and milk products. J. Microbiol. Epidem. Immunobiol. (Lond.) 28, 1259 (1957).

Virus und Virusinfektionen, eine Einführung in die Grundlagen*.

Von

GERD POETSCHKE, München und OLAF KLAMERTH, Heidelberg**.

Mit 42 Abbildungen.

I. Einleitung.

> "At the present time the study of viruses lies
> very near the heart of biology. . . . no branch
> of biology can claim to be of more significance."
> Sir MACFARLANE BURNET (1955)

Die Virologie entstand als eine angewandte Wissenschaft. Sie entwickelte sich in den letzten 25 Jahren zu einem eigenständigen und geschlossenen Wissensgebiet. Im Gegensatz zur Zoologie, Botanik oder Bakteriologie kann man von der Virologie jedoch nicht behaupten, daß ihr Gegenstand, die Viren, von einheitlicher Natur sei. Damit kann auch über eine phylogenetische Verwandtschaft und das taxonomische System der gesamten Gruppe nichts Sicheres ausgesagt werden. Es ist nach unserem heutigen Wissen sogar höchst unwahrscheinlich, daß eine entwicklungsgeschichtliche, innere Verwandtschaft aller Viren untereinander besteht.

Die Situation der Virologie ist jedoch noch eigentümlicher: Es herrschte lange unter den Virologen keine Übereinstimmung über die grundsätzliche Natur dessen, was wir alle „Virus" nennen. Erst seit wenigen Jahren beginnt sich eine einheitliche Konzeption in einer ganz unerwarteten Richtung durchzusetzen.

BEIJERINCK (1899) bezeichnete den Erreger der Tabakmosaikkrankheit als ein „Contagium vivum fluidum", schrieb ihm also Leben, aber einen Verteilungsgrad zu, der von dem aller bekannten Organismen verschieden schien. Diese Konzeption blieb jedoch unbeachtet. Der lichtmikroskopische Nachweis der „Elementarkörperchen" des Vacciniavirus[1] schob ihre partikuläre Natur in das Zentrum der Vorstellungen und führte mehr und mehr zur Überzeugung, Viren seien rudimentäre Mikroorganismen besonders einfacher Natur.

Mit der Zeit wurde klar, daß weder ihr obligater Zellparasitismus noch ihre Größe (Tabelle 1) geeignet waren, um sie grundsätzlich von den Bakterien oder Rickettsien abzutrennen. So wurden die Ausdrücke „filtrierbare Viren" und „ultra visible Viren" sinnlos.

---

* Literatur s. S. 474.
** Kapitel IV, Die Biochemie der tier- und menschenpathogenen Viren.
[1] PASCHEN 1917.

Die elektronenmikroskopische Erforschung der Viren, ganz besonders in der Form der Ultrahistologie infizierter Wirtszellen, machte ihren strukturellen Unterschied zu den Bakterien und Rickettsien deutlich. Diese Bilder zeigten, daß ihre Abgrenzung von normalen Zellbestandteilen schwer, in frühen Entwicklungsstadien bisweilen unmöglich ist.

Die chemische Analyse der Viren führte zur Erkenntnis, daß alle Viren Nucleinsäuren vom Ribo- oder Desoxyribosetyp und Protein enthalten. Stanleys (1935) Entdeckung, daß gereinigtes Tabakmosaikvirus kristallartige Aggregate bilden kann, machte es sehr unwahrscheinlich, daß Viren Organismen seien.

Die biochemische Erforschung der Viren zeigte ferner, daß sie selbst metabolisch inerte Partikel sind, die keinerlei energieübertragende oder synthetisierende Enzyme besitzen. Die bisher nachgewiesenen Virus-Enzyme dienen sehr wahrscheinlich nur dem Eindringen des Virus in Wirtszellen.

Der grundlegende Unterschied zu Organismen wurde vollends klar, als man erkannte, daß bei Bakteriophagen vom Nucleoproteinkomplex nur der Nucleinsäureanteil in die Wirtszelle dringt und allein in der Lage ist, die Reproduktion des ganzen komplexen Virus in einer empfänglichen Zelle auszulösen, wobei der ganze enzymatische Synthesenmechanismus, alle Energie und fast alle Materie von der Wirtszelle beigesteuert werden. Aus vielen Beispielen mußte erwartet werden,

Tabelle 1. *Abmessungen einiger wichtiger Viren.*

	$m\mu$
Psittakose	270
Myxoma	250×290
Vaccinia	210×260
PPLO	150
Rabies fixe	125
Einige Arborviren (Anopheles A und B, Bunjamwera usw.)	70—122
Hühnerleukose	120
NDV	115
Mamma-Carcinom (Maus) Typ B	105
Stomatitis vesiculosa	65×165
Mäuseleukämie	90 (70—150)
Influenza	85*
Hühnerpest	70
Mamma-Carcinom (Maus) Typ A	70
Adeno	75*
E. coli-Bakteriophage T_2	65×95
Rous sarkoma	65
Pferdeencephalomyelitis	50
E. coli-Bakteriophage T_3	45
Shope Papilloma	45*
Einige Arborviren	15—40
TMV	15×300
Polyoma	26,5—32,5
ECHO	28—30
Coxsackie	27(20—29)
Polio	27
Gelbfieber	22
MKS	21*
Dengue	17—25
Pappataci	17—25
Japanische Encephalitis B . . .	16
Hämocyanin-Molekül (Busycon)	22
Hämoglobin-Molekül (Pferd) . .	3×15
Eieralbumin-Molekül	$2,5 \times 10$

* Durchmesser an lyophilisiertem Material bestimmt.

daß auch animale Viren nach, oder bei dem Eindringen in die Wirtszelle zerfallen.

Schließlich gelang es, die Infektiosität der isolierten Nucleinsäure, auch bei verschiedenen animalen Viren nachzuweisen. Damit war gezeigt worden, daß alle wesentlichen Eigenschaften des Virus einschließlich der Multiplikationsfähigkeit in seiner genetischen Substanz vertreten sind und von ihr allein in Aktion gebracht werden können.

Die unerwartete Rolle, welche die Virusnucleinsäure in der Wirtszelle spielt, wurde noch bestürzender, als man erkannte, daß die genetische Substanz lysogener Bakterienviren mit der genetischen Substanz des Wirtsbacteriums eine so feste Verbindung eingehen kann, daß die Virusgene einen bestimmten Genort im Chromosom einnehmen, sich nicht mehr unabhängig vermehren und bei der Zellteilung ebenso wie die wirtseigenen Gene redupliziert und auf die beiden Tochterzellen verteilt werden.

Schließlich wurde gezeigt, daß verschiedene antigene Bestandteile bei Myxo-viren an verschiedenen Zellorten synthetisiert werden. Das komplette Virus wird erst an der Zellperipherie zusammengefügt.

Überblickt man dies alles, so wird man erkennen, daß die Viren einer anderen biologischen Kategorie angehören als Organismen und selbst Zellen.

Die Analoga dieser biologisch höchst aktiven Partikel, die wir Viren nennen, können nicht mehr im Bereich der Bakterien gesucht werden. Die Wirtszelle hat für das Virus eine ganz andere Bedeutung als ein noch so komplizierter und hochwertiger Nährboden für einen sehr rudimentären Parasiten. Erst in der Integration von Virus und Wirtszelle ist biologische Eigenständigkeit zu finden. Man erkannte, daß nicht das Virus *sich* in der Wirtszelle vermehrt, sondern daß der Stoffwechsel der Wirtszelle vom Virus so umgesteuert wird, daß die infizierte Zelle nicht mehr ihre eigenen zellspezifischen, sondern virusspezifische Nuclein-säure und Proteine synthetisiert und zu Viruspartikeln zusammenfügt. Der Virusnucleinsäure kommt vor allem, wenn nicht ausschließlich, die Eigenschaft und Bedeutung eines intracellulären Informationsträgers, eines Steuerorgans oder -mechanismus zu.

Aus dem hier kurz Dargestellten wird klar, daß die Virusforschung sich im Zustand einer Umwälzung befindet, die zugleich eine Umgestaltung und Grenz-erweiterung auf vielen Gebieten der Biologie und Medizin bedeutet.

Es soll in den folgenden Darstellungen versucht werden, zu zeigen, wie die alten Erkenntnisse und Probleme unter diesen neuen Aspekten aussehen, und welche neuen Probleme und Möglichkeiten sich auftun.

Der virologische Teil dieses Kapitels kann nur die groben Umrisse des fast unübersehbar gewordenen Wissensgebietes ,,Virologie" zeichnen. Er wird dem Virologen nichts Neues bringen. Das, was die Viren von anderen Krankheits-erregern unterscheidet, ist mehr betont als das Gemeinsame. Dem Charakter dieses Handbuches entsprechend ist das Allgemeine und Grundsätzliche der Hauptgegenstand der Darstellung und das Spezielle nur Illustration. So mußten viele Erkenntnisse unerwähnt bleiben, auch wenn sie für die spezielle Virologie, die spezielle Pathologie, die Klinik, Epidemiologie oder Hygiene von Bedeutung sind.

II. Natur und Wesen der Viren.

> "Viruses should be considered as viruses because viruses are viruses."
>
> ANDRÉ LWOFF (1957)

Solange man Viren als belebte obligate Zellparasiten ansah, ist ihre eindeutige Abgrenzung von Bakterien, Rickettsien und anderen Mikroorganismen nie ganz geglückt. Schon die ersten Definitionsmerkmale, Filtrierbarkeit und Unsichtbar-keit im Lichtmikroskop waren methodologische und keine taxonomischen Kri-terien. Sie erwiesen sich bald als unzureichend. Ihren obligaten Zellparasitismus teilen die Viren mit allen Rickettsien und manchen Bakterien. Ihre Größe variiert in so weiten Grenzen, daß nach oben Überschneidungen mit kleinen Mikroorganis-men und nach unten mit Großmolekülen vorhanden sind.

Die Virologie blieb lange Zeit von anderen biologischen Wissenschaften durch methodologische, nicht aber durch taxonomische Kriterien abgetrennt. Die Viren wurden für eine uneinheitliche Gruppe hochspezialisierter Mikroorganismen gehalten, die beim Erwerb des obligaten intracellulären Parasitismus regressiv alle Stoffwechselenzyme verloren hatten[1]. Freilich blieb die Annahme von Lebewesen ohne Stoffwechsel immer unbefriedigend. Andererseits konnte die Betrachtung der Viren als Moleküle ihrem Wesen auch nicht ganz gerecht werden[2].

Als erster scheint der Botaniker TROLL (1951) es gewesen zu sein, der aus theoretischen Erwägungen den Viren den Charakter von Organismen oder Zellen absprach und sie als autokatalytisch und homolog reproduzierte Zellelemente ansah. Seine Schrift „Ontologie der Viren" hat jedoch wenig Beachtung gefunden. BAWDEN und PIRIE (1951) erkannten ebenfalls, daß die Tatsachen es nicht zuließen, die Viren als Organismen oder Moleküle anzusehen.

Unter den Virologen ist es wohl LURIA (1953a) gewesen, der zuerst eine Definition der Viren gab, die dieser Auffassung entsprach. Diese Definition lautet: „Viruses are submicroscopic entities, capable of being introduced into specific living cells and of reproducing inside such cells only". (Viren sind submikroskopische Einheiten, fähig in spezifische Zellen einzudringen und sich in ihnen zu vermehren.) Diese Definition würde nicht nur auf Viren, sondern auch auf andere biologische Einheiten anwendbar sein.

Seit wir die Infektiosität der isolierten Virusnucleinsäure als eine Eigenschaft ansehen dürfen, die allen Viren zukommt, ist eine grundsätzliche Abgrenzung der Viren von Zellen und zellig organisierten Organismen klar gegeben.

In einer späteren Definition hat LURIA (1958) diese Tatsachen stärker berücksichtigt; ". . . viruses (are) genetically specific cell constituants containing coded DNA or RNA which can, as one of their genetic functions, determine their incorporation into specific vehicles for transmission to other cells." (Viren sind genetisch spezifische Zellbestandteile, die DNS oder RNS als Informationsträger enthalten, die als eine ihrer genetischen Funktionen, ihre eigene Inkorporierung in spezifische Vehikel zur Übertragung auf andere Zellen bewirken können.) LWOFF (1959) hat schließlich auch eine Definition gegeben: "Viruses are complex organized infectious entities which are reproduced from their genetic material only." (Viren sind komplex organisierte, infektiöse Einheiten, die aus ihrem genetischen Material allein reproduziert werden.)

LWOFF (1957) hat nach eingehender Diskussion des Begriffes Virus die oben als Motto wiedergegebene Feststellung ausgesprochen. Diese eigentümliche Formulierung will zum Ausdruck bringen, daß es keinen vorgebildeten wissenschaftlichen Begriff gibt, der geeignet wäre, das Phänomen Virus zu umfassen. Auch er muß daher das Wort „entities" benutzen, wenn er schließlich doch eine Definition der Viren gibt, die manche Vorzüge vor anderen Definitionen hat: "Viruses are infectious, potentially pathogenic, nucleoproteinic entities possessing only one type of nucleic acid, which are reproduced from their genetic material, are unable to grow and to undergo binary fission, and are devoid of a Lipmann system." (Viren sind infektiöse, potentiell pathogene Nucleoprotein-Einheiten, die nur eine Art von Nucleinsäuren besitzen, durch ihr genetisches Material allein reproduziert werden, unfähig sind zu wachsen oder sich zu teilen und denen ein Lipmann-System fehlt.)

Es soll nicht unerwähnt bleiben, daß ein so bedeutender Virologe wie BURNET (1959) in seiner Definition den Begriff Mikroorganismus für Virus benutzt: "An animal virus is a replicating agent or microorganism which is capable of growth and replication only within the living cells of some warm-blooded vertebrates and which is composed of, or contains, protein and nucleic acid carrying patterns of specificity distinct from any produced under the genetic control of

---

[1] GREEN 1935, LAIDLAW 1938, BURNET 1950.
[2] STANLEY 1952.

the host alone." (Ein animales Virus ist ein vermehrungsfähiges Agens oder ein Mikroorganismus, befähigt zum Wachstum und zur Vermehrung innerhalb lebender Zellen einiger warmblütiger Vertebraten. Virus enthält oder besteht aus Protein und Nucleinsäure, deren Spezifität von der aller Produkte unterschieden ist, die unter der genetischen Kontrolle des Wirtes allein entstehen.) Wir halten es für wenig glücklich, nach dem, was wir vom Virus und seiner Nucleinsäure wissen, den Begriff Mikroorganismus zur Definition des Virus zu benutzen, und ihn sogar mit einem „oder" mit dem Begriff „replicating agent" zu verknüpfen.

Die bedeutende und grundlegende Erkenntnis der Infektiosität der Virusnucleinsäure (s. S. 321) besagt nicht, daß die Virologie nun eine Domäne der Chemie geworden ist. Die Infektiosität der isolierten Virus-Nucleinsäure zeigt uns nur besonders klar, in welchem Maße komplexe biologische Funktionen der Zelle von bestimmten Großmolekülen gesteuert werden. Es ist eine große — fast möchte man sagen bewegende — Erkenntnis, daß die Individualität und homologe Reproduktion zellfremder komplexer Partikel, die wir alle noch vor wenigen Jahren als „belebt" betrachteten, in der Struktur eines Nucleinsäuremoleküls repräsentiert sind. Im Grunde war die Erkenntnis durch die Fortschritte der Genetik vorbereitet. Daß die genetische Kontinuität an die Nucleinsäure der Chromosomen gebunden ist, war uns geläufig. Was bei den Viren so ungewohnt erscheint, ist die Kombination mit der Infektiosität, der multiplen Reproduktion und der Pathogenität. Die „Infektiosität" von Substanz, die genetische Informationen übermittelt, ist aber (selbst wenn man die Befruchtung von Gameten nicht unter diesem Aspekt sehen will) keineswegs auf die Virus-Nucleinsäure beschränkt. Bei der sog. *Transformation* von Bakterien dringt isolierte Erbsubstanz unter Ausschaltung eines sexuellen Vorganges in ein anderes Bacterium ein, wird dessen eigenem Genapparat eingefügt und vermittelt der Nachkommenschaft dieser Zelle die von ihr repräsentierten erblichen Eigenschaften (z. B. Bildung einer Kapsel bestimmter chemischer Zusammensetzung und antigener Spezifität).

Die Betrachtung der Viren unter dem Aspekt der Pathogenität ist nur historisch begründet. Die Viren wurden uns bis vor kurzem nur als Krankheitserreger bekannt. Ihre Pathogenität für den Organismus, oder die isolierte Zelle sind noch heute das bequemste Mittel, die Gegenwart von Viren zu erkennen. Wir wissen jetzt aber, daß Viren sich ohne jede pathogene Wirkung in Zellen vermehren können. Mehr noch: Viren können unter gewissen Bedingungen sogar ohne multiple Vermehrung und ohne pathogene Wirkung in der Einzahl von Zelle zu Zelle weitergegeben werden, wobei sie sich nur synchron mit der Zellvermehrung verdoppeln. Hierbei ist die Verbindung von Virus-Nucleinsäure und Gen-Nucleinsäure der „Wirtszelle" so eng, daß die erstere an einen bestimmten Genort der „Wirtszelle" gebunden ist. Bei Bakterienviren (Bakteriophagen) kann die Gensubstanz aus dieser Bindung gelöst werden, sich zum reifen Phagen entwickeln und dank ihrer bakteriolytischen Eigenschaft wieder frei werden. Hierbei können die Phagen einen Teil der genetischen Substanz der Wirtszelle mitnehmen und in andere Wirtszellen einführen. Wird in diesen neuen Wirtszellen wieder ein „symbiontischer" (lysogener) Zustand erreicht, so kann das mitgeschleppte genetische Material des ersten Wirtbacteriums wirksam werden und dem neuen Wirt neue erbliche Eigenschaften vermitteln. Dieser Vorgang ist von ZINDER und LEDERBERG (1952) erstmals beschrieben und als *Transduktion* bezeichnet worden (s. S. 385).

Das Beispiel der Transduktion zeigt besonders deutlich den hohen Grad der Integration des Virus in der Wirtszelle. Schon bevor das Phänomen der

Transduktion bekannt war, sind die Viren als ,,vagabundierende Chromosomen" bezeichnet worden. Diese Charakterisierung basiert auf der Tatsache, daß in der
Nucleinsäurekette der Viruspartikel eine Vielzahl von Genen linear angeordnet
ist und Crossing-over und Mutationen vorkommen wie bei den Chromosomen aller
uns bekannten Zellen.

Betrachten wir noch einmal die oben aufgeführten Definitionen von Luria
und Lwoff:

Die Fähigkeit, in spezifische Zellen einzudringen, also die Infektiosität,
schließt die meisten Zellelemente aus, die auch identisch reproduziert werden.
Wie wir jedoch an den Phänomenen Transformation und Transduktion sahen,
können mit genetischer Kontinuität ausgestattete Partikel, die wir nicht als Viren
betrachten, in speziellen Fällen sich aus der Integriertheit in einer Zelle lösen, in
andere eindringen und dort wieder in das genetische System eingefügt werden.

Eine Eigenschaft unterscheidet die Viren von den transformierenden oder
transduzierten DNS-Partikeln der Bakterien; Viren können multipel reproduziert
werden.

Die fehlende synthetische Stoffwechselleistung (fehlendes Lipmann-System)
grenzt die Viren von Zellparasiten organismischer Natur (Rickettsien, Bakterien,
usw.) ab.

Es erscheint nötig in der Definition die Tatsache aufzuführen, daß die Reproduktion der Viren von ihrer genetischen Substanz allein in der Wirtszelle
gesteuert und in Gang gesetzt werden kann, denn sonst würden Bakteriophagen
ausgeschlossen werden.

In diesen Definitionen ist nicht betont, daß nach unserem Wissen, Viren *nur*
in ihren Wirtszellen synthetisiert werden können. Es erscheint heute keineswegs
mehr als reine Utopie, sich ein invitro-System vorzustellen, das in der Lage
wäre, gesteuert von Virusnucleinsäure, Viruspartikel oder zumindest Virusantigene zu synthetisieren. Freilich würden Enzyme, Mikrosomen und Mitochondrien, wenn nicht gar Zellkerne zu diesem System gehören müssen, also von
Zellen geborgt sein. Die antigene Spezifität der kompletten Viruspartikel ist in
der Definition von Lwoff (1957) inbegriffen, die Luria (1958) in seiner Definition
wahrscheinlich meint, wenn er von ,,specific vehicles" spricht, in welche Virusnucleinsäure eingeschlossen werden kann.

Die spezifische Antigenstruktur der Viruspartikel kann nur die Substanzen
der Virushülle betreffen. Nucleinsäuren sind auch in makromolekulärer Form
nicht antigen. Partikel mit genetisch aktiver Nucleinsäure, die in der Wirtszelle
nicht die Produktion von Substanzen hervorrufen, die in ihrer Antigenstruktur
von den Substanzen der Wirtszelle verschieden sind, könnten wir von ähnlichen,
zelleigenen Partikeln wohl kaum unterscheiden, besonders wenn sie in der Einzahl
oder nur verstreut in der Zelle vorkommen würden. Wenn sie in größerer Zahl auftreten, könnten sie morphologisch als ,,Zelleinschlüsse" auffallen, würden aber
wahrscheinlich als ,,Reaktionsprodukte" der Zelle angesehen werden.

Ob es komplexe Zellpartikel mit genetisch aktiver Nucleinsäure gibt, die einerseits in Zellen reproduziert werden können, in denen sie keine immunbiologische
Fremdsubstanz darstellen, wie andererseits auch in anderen Zellen, von denen
sie in der Antigenstruktur differieren, ist nicht bekannt. Es erscheint
theoretisch nicht ausgeschlossen. Es muß aber gefragt werden, ob pathogene
Wirkung eines Virus möglich ist, ohne die Produktion von Substanzen von diffe-
renter Antigenstruktur. An sich ist es durchaus denkbar, daß unter der Regie
eines solchen Nucleinsäuremoleküls der Zellstoffwechsel so umgesteuert wird, daß
lebenswichtige Funktionen irreversibel leiden, oder aber daß — via besonderer
Enzyme — nicht-antigene, aber biologisch aktive Substanzen entstehen, die z. B.

toxisch wirken oder die Morphogenese der befallenen Zelle beeinflussen. Würde eine solche Substanz zur Tumorbildung führen, so wäre das auslösende Nucleinsäuremolekül als Virus kaum zu identifizieren. Alle tumorinduzierenden Viren, die wir bisher kennen, sind uns jedoch nur bekannt geworden, weil sie eine von ihren Wirten differente Antigenstruktur haben.

Aus allen diesen Tatsachen und Überlegungen wird klar, wie nahe verwandt Viren mit allen anderen Partikeln von genetischer Aktivität sind.

Die Grenzen sind nicht nur dann undeutlich, wenn wir die Viren selbst betrachten, sie sind auch fließend im Gebiet der Pathologie: Klinisch gehören die Viruskrankheiten zu den Infektions- und z. T. zu den Tumorkrankheiten. Historisch und methodologisch gehört die Virologie zur Mikrobiologie, ihrem Wesen nach aber zur Biochemie, Genetik und Cytologie.

III. Die Rolle der Nucleinsäure bei der Biosynthese der Viren.

In den beiden vorangehenden Abschnitten wurde die Bedeutung der Virusnucleinsäure in großen Zügen geschildert. Es ist nötig, hierauf noch näher einzugehen. Bakteriophagen und Pflanzenviren sind für den Biologen und Chemiker viel einfacher zu handhabende Systeme als tierpathogene Viren. Es ist daher verständlich, daß eine Reihe grundlegender Erkenntnisse aus Untersuchungen stammen, die mit ihnen durchgeführt wurden. So haben unsere Vorstellungen über die Bedeutung, die einerseits dem Virusprotein, andererseits der Virusnucleinsäure für die Infektiosität und Multiplikation der Viren zukommt, zuerst durch Untersuchungen an Bakteriophagen und Pflanzenviren klarere Gestalt gewonnen.

Es war eine bahnbrechende Erkenntnis, als klar wurde, daß die intrabakterielle Multiplikation von Bakteriophagen nicht durch das Eindringen des ganzen Phagenpartikels in das Innere des Bacteriums veranlaßt wird, sondern durch die „Injektion" von Substanzen, die im Innern des Phagenpartikels zu finden sind. Im biochemischen Sprachgebrauch wurde diese Substanz ihrer Wirkung nach als „priming material" bezeichnet[1]. Dieser „primer" besteht aus der gesamten DNS, die ein Phagenpartikel enthält, aber nur aus etwa 4% seines Proteins[2].

Etwa die Hälfte der DNS der infizierenden Phagen wird bei einem einzigen Vermehrungscyclus auf die Nachkommenschaft übertragen, dagegen nichts oder fast nichts vom Phagen-Protein[3].

Die Synthese der Phagen-DNS und des Phagenproteins laufen als weitgehend unabhängige Prozesse im infizierten Bacterium ab. Das zeigen folgende Tatsachen: Durch Chloramphenicol kann die Synthese von Protein in der phageninfizierten Bakterienzelle völlig, aber reversibel gehemmt werden. Trotz der inhibierten Proteinsynthese geht die Synthese von Phagen-DNS weiter. Wird das Chloramphenicol wieder entfernt, so folgt die Synthese des Phagenproteins nach und es kommt zur Bildung kompletter Phagenpartikel[4].

Schon diese Tatsachen zeigen ganz deutlich, daß die Virusmultiplikation mit der von Bakterien, Protozoen oder Gewebszellen gar nicht verglichen werden kann. Vielmehr handelt es sich bei der Virusmultiplikation um die Synthese

---

[1] Hershey und Chase 1952.
[2] Hershey 1955.
[3] Putnan und Kozloff 1950, Hershey und Chase 1952, Kozloff 1953, French 1954.
[4] Hershey und Melechen 1957.

komplexer Partikel in biochemisch dazu befähigten Zellen, ohne daß einer dieser komplexen Partikel vorher in der „Wirtszelle" vorhanden sein muß. Diese Synthese wird vielmehr ausgelöst und gesteuert durch ein Steuerungspartikel, ein Nucleinsäuremolekül, das alle genetischen Informationen zu seinen eigenen identischen Reduplikationen und zur Synthese aller anderen Stoffe des komplexen Viruspartikels enthält.

Neben der Erforschung der Bakteriophagen und gleichzeitig mit ihr, haben die Untersuchungen am Tabakmosaikvirus (TMV) bei der Aufklärung der biochemischen Probleme der Virussynthese eine große Rolle gespielt. 1935 war es von STANLEY als erstes Virus in gereinigter Form gewonnen worden. Die Biochemiker hatten damit ein reines Nucleoprotein von definierter biochemischer Aktivität und serologischer Spezifität als unvergleichliches Forschungsmaterial in der Hand. Zuerst wurden am Protein des TMV chemische Substitutionen (Acetylierungen) vorgenommen. Diese veränderten weder die Infektiosität des TMV noch die Natur der nächsten Virusgeneration[1]. Das isolierte TMV-Protein (A-Protein), das man zu Gebilden von der Gestalt und Größe der TMV-Stäbchen reaggregieren konnte, entbehrte jeder Infektiosität[2]. In den weiteren Untersuchungen richtete sich daher das Interesse immer mehr auf die Nucleinsäure des TMV, die im Gegensatz zu der Phagennucleinsäure eine Ribonucleinsäure (RNS) ist. Bei vorsichtiger Alkalibehandlung ließ sich das Protein partiell von dem TMV trennen. Im Elektronenmikroskop

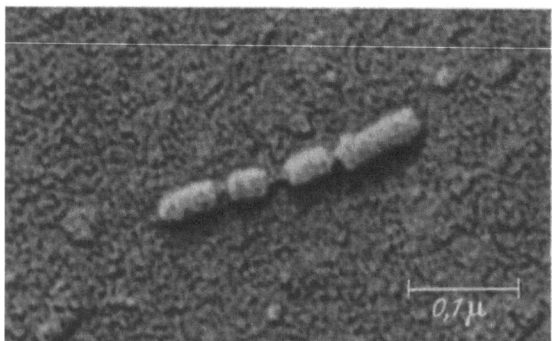

Abb. 1. Tabakmosaikvirus. Proteinhülle an einigen Stellen entfernt, wodurch der zentrale Nucleinsäurestrang sichtbar wird. 150000 ×.
Aus SCHRAMM, SCHUMACHER u. ZILLIG 1955.

waren TMV-Stäbchen zu sehen, die eine Lücke aufwiesen, in der ein dünnerer zentraler Faden erschien. Dieser erwies sich als RNS-Kern, um den herum das Protein gelagert ist (Abb. 1). Das isolierte Virusprotein konnte als runde Scheibe mit einem zentralen Loch abgebildet werden. Die eines Teiles ihres Proteins beraubten Partikel erwiesen sich als noch infektiös[3]. Es tauchte damit die Frage auf, ob die Nucleinsäure auch ohne Protein infektiös war.

Der Bearbeitung dieser Frage stand eine Schwierigkeit entgegen: Großmolekulare Nucleinsäure ist sehr labil, sehr viel labiler als Protein. Die präparativen Schwierigkeiten wurden erst durch die einfache Phenol-Methode von GIERER und SCHRAMM überwunden. Auf diese Weise gewonnene RNS des TMV erwies sich als infektiös[4]. Durch folgende sorgfältige Kontrollen konnte nachgewiesen werden, daß diese Infektiosität, die viel geringer ist als die einer gleichen Gewichtsmenge des kompletten Virus, nicht auf eine Verunreinigung mit intakten Viruspartikeln zurückgeführt werden kann: Während intaktes TMV durch Anti-TMV-Serum spezifisch inaktiviert wird, geschieht dies bei der extrahierten RNS in viel geringerem Maße und unspezifisch. Umgekehrt wird die Infektiosität des Phenol-Extraktes durch Ribonuclease zerstört. Dies ist nicht der Fall bei den

---

[1] SCHRAMM und MÜLLER 1940, 1942; MILLER und STANLEY 1941, 1942.
[2] SCHRAMM 1943, 1947; SCHRAMM und ZILLIG 1955.
[3] SCHRAMM et al. 1955.
[4] GIERER und SCHRAMM 1956.

intakten Viruspartikeln. Die extrahierte RNS hat zudem eine viel kleinere Sedimentationskonstante als die Viruspartikel. Die thermische Labilität des RNS-Extraktes ist sehr viel höher als die des TMV. Alle diese Tatsachen lassen nur die eine Schlußfolgerung zu, daß die RNS des TMV empfängliche Zellen infizieren und jene komplexen Synthesevorgänge auslösen und steuern kann, die zur Bildung neuer kompletter Virus-Partikel führen.

Diese Untersuchungen zeigen schließlich, daß nicht nur DNS (wie bei den Chromosomen aller bekannten Organismen und bei den Bakteriophagen), sondern auch RNS Träger genetischer Informationen sein kann.

Versuche, aus TMV-RNS und TMV-Protein wieder komplette Virus-Partikel zu rekombinieren[1] überzeugen einen aus mancherlei Gründen nicht ganz davon, daß die erzielte Infektiosität den Rekombinaten und nicht der benützten Virus-RNS allein zukommt. Die Extraktion der Nucleinsäure erfolgte hierbei nicht mit Phenol, sondern mit Dodecylsulfat. Nachuntersuchungen durch SCHRAMM und GIERER (1957) zeigten, daß die Rekombinate oft inaktiv sind, und daß Protein dazu neigt, sich sehr unspezifisch mit RNS verschiedener Herkunft zu verbinden. Schließlich gleicht die UV-Empfindlichkeit der „Rekombinate" mehr jener der RNS als der des kompletten Virus[2].

Bei der Isolierung der Virus-RNS entstehen neben der totalen RNS-Kette des Virus auch kleinere RNS-Partikel. Das führte zu der Frage, ob kleinere Untereinheiten der RNS ebenfalls infiziös sind oder nur der totale RNS-Strang. Abbauversuche mit Ribonuclease haben nun gezeigt, daß offensichtlich schon ein einziger Bruch in der RNS-Kette zum Verlust der Infektiosität führt[3]. Zur Vermittlung der zur Synthese des Viruspartikels nötigen genetischen Informationen wird also das gesamte RNS-Molekül eines Virusteilchens benötigt. Auch Versuche, bei denen Veränderungen an einigen wenigen Nucleotiden vorgenommen wurden, ohne die RNS-Kette selbst zu zerstören, sprechen dafür, daß in dem großen RNS-Molekül alle Nucleotide benötigt werden, um diese Informationen zu übermitteln[4]. Das bedeutet aber, daß die Steuerfunktion von etwa 40 Nucleotiden benötigt wird, um eine Aminosäure in der kontrollierten Polypeptidkette einzubauen.

Die oben erwähnten Versuche von GIERER (1957) haben (neben Arbeiten anderer Autoren) zu genaueren Vorstellungen über die Struktur der RNS geführt. Während die DNS nach dem Modell von WATSON und CRICK aus zwei umeinander gewundenen Nucleotidketten besteht, sprechen die experimentellen Tatsachen bei der Virus-RNS für einen einzigen Strang linear angeordneter Nucleotide, der nach neuesten Erkenntnissen gegenläufig umgebogen zu sein scheint (s. S. 331).

Da die Virussynthese beim TMV (und sicher auch bei anderen Viren) sowohl von intakten Viruspartikeln, wie von isolierter RNS ausgelöst und gesteuert werden kann, erhebt sich die Frage, ob zwischen diesen beiden Vorgängen ein Unterschied besteht. Die Proteinhülle, der — neben anderen Funktionen — vor allem die Aufgabe zukommt, die labile Nucleinsäure zu schützen, muß in der infizierten Zelle abgelöst oder abgebaut werden, damit die Nucleinsäure aktiv werden kann (uncoating enzymes, s. S. 340). Man darf annehmen, daß dafür eine gewisse Zeit benötigt wird. Demnach müßten bei der Infektion mit Virusnucleinsäure neue Viruspartikel früher zu erwarten sein, als bei der Infektion mit intaktem Virus. In der Tat haben SCHRAMM und ENGLER (1958) zeigen können, daß beim

---

[1] FRAENKEL-CONRAT und WILLIAMS 1955, LIPPINCOTT und COMMONER 1956, COMMONER et al. 1956.
[2] GINOZA und NORMAN 1957.
[3] GIERER 1957.
[4] SCHUSTER und SCHRAMM, zit. nach SCHRAMM 1958.

TMV eine Zeitdifferenz von 10 Std zugunsten der RNS auftritt. Schramm (1958) konnte weiter zeigen, daß beim TMV die RNS-Synthese der Protein-synthese vorauseilt (ganz wie es bei Bakteriophagen der Fall ist), d. h. in der Latenzzeit liegt zwar schon infektiöse RNS in der Zelle vor, aber noch nicht genug Protein, um diese zu kompletten Virusteilchen zu ergänzen.

Die bisher besprochenen Untersuchungen über die Rolle der Nucleinsäure für die Multiplikation von Bakterien- und Pflanzenviren bekamen nahezu den Charakter der Allgemeingültigkeit, als gezeigt wurde, daß auch bei animalen und bei anderen Pflanzenviren die Nucleinsäure (und zwar RNS wie DNS) jene Viruskomponente ist, welche die gesamten genetischen Informationen enthält; d. h. daß sie auch isoliert infektiös ist und die Virussynthese allein anregt und steuert. In fast allen Fällen wurde die Nucleinsäure mit Hilfe der Phenolmethode von Gierer und Schramm isoliert. Andere Methoden sind bei Colter und Ellem (1961) referiert.

Die Isolierung infektiöser RNS bei einigen weiteren Pflanzenviren soll hier nicht besprochen werden. In der Tabelle 2 sind die animalen Viren zusammen-gestellt[1], bei denen infektiöse Nucleinsäure bisher extrahiert und nachgewiesen wurde.

In allen diesen Fällen basiert der Nachweis, daß die Infektiosität der RNS und nicht den Viruspartikeln zukommt, die noch nicht degradiert sind, auf den S. 322 aufgeführten Kontrollen.

Bei den Myxoviren hat es nicht an Bemühungen gefehlt, infektiöse RNS zu isolieren, aber Versuche mit Newcastle-disease-Virus[2] und Influenzavirus[3] schlugen fehl, obwohl gereinigtes Virus wie infizierte Zellen als Nucleinsäuren-quelle, verschiedene Extraktionsverfahren und verschiedene Wirtssysteme be-nutzt wurden.

Dem stehen einige Berichte gegenüber[4], in denen die Extraktion infektiöser RNS aus Myxoviren beschrieben wird. In allen Fällen waren aber das Wirtsspek-trum der Viruspartikel und die Antigenstruktur der Tochtergeneration nicht ganz diejenigen des Ausgangsvirus.

Die isolierte aktive Virusnucleinsäure kann sowohl aus gereinigten, intakten Viruspartikeln wie aus einem Virusvorläufer (precursor) in infizierten Wirtszellen, die noch keine infektiösen Partikel enthalten, stammen[5].

Schon Spizizen (1957) und Fraser et al. (1957) zeigten, daß DNS, die durch osmotischen Schock oder Harnstoff aus Bakteriophagen gewonnen wird, zwar in intakte empfängliche Bakterienzellen nicht eindringen kann, aber für Bak-terienprotoplasten infektiös ist. Auch mit der Phenolmethode und anderen Techniken ließ sich aktive DNS aus Phagen gewinnen[6]. Sie war für Protoplasten der verschiedensten, sonst völlig resistenten Bakterien infektiös. In ähnlicher Weise kann das Wirtsspektrum der infektiösen Nucleinsäure animaler Viren ein anderes sein als das der intakten Viruspartikel. So kann RNS aus Polio-, Echo-B- und Coxsackievirus (A-9 und B-1) eine Reihe von Zellstämmen infizieren, die nicht einmal von Primaten stammen, sondern von Kaninchen, Maus, Meerschweinchen, Hamster, Schwein und sogar Küken[7]. Da das Wirtsspektrum der aus solchen „unnatürlichen" Infekten hervorgegangenen Viren mit denen „natürlich" ent-standener Viren gleicher Art übereinstimmt, kann man eine plötzliche (mutative)

---

[1] Nach Wecker 1962.   [2] Ada et al. 1959.
[3] Sokol und Szurman 1959.
[4] Maassab 1959, Portocala et al. 1959 a—d.
[5] Literatur bei Colter und Ellem 1961.
[6] Guthrie und Sinsheimer 1960, Hofschneider 1960, Sekiguchi et al. 1960, Wahl et al. 1960.
[7] Holland et al. 1959 a und b.

Tabelle 2. *Infektiöse Nucleinsäure bei tier- und menschenpathogenen Virusarten* (nach E. WECKER 1962).

Virusart	Ausgangsmaterial	Extraktionsmethode	Testsystem	Besonderheiten
Gruppe Columbia SK				
Mengo-Virus	infizierte Ehrlich-Ascites-Tumorzellen	Phenol +4°C	Mäuse i.c. Gewebekultur L-Zellen, hypertonisch	Infektiosität etwa 0,1%. RNS stammt von Viruszellen ab. Fällbar mit 1 M NaCl. Erste tierpathogene RNS
Encephalomyokarditis-Virus	infizierte Ascites-Tumorzellen	Phenol +4°C	Ascites-Tumorzellen infiziert mit RNS, dann i.p. in Mäuse, Plaquetest	Infektiosität etwa 0,01%. RNS stammt von Vorstufe ab. Virusteilchen nicht extrahierbar
„Mäuse-Encephalomyelitis-Virus"	infizierte Mäusegehirne	Phenol +4°C und 50°C	Mäuse i.c.	RNS stammt von Vorstufe und von Virusteilchen ab. Celluläre DNS wirkt inhibitorisch. Gehört serologisch offenbar zur Columbia SK-Gruppe
Gruppe Encephalitis A				
Eastern equine encephalomyelitis-Virus	infizierte Mäusegehirne oder Hühnerembryonen	Phenol +4°C, anwesend beim Homogenisieren der Gewebe	Mäuse i.c., bebrütete Hühnereier, Plaquetest auf Hühnerfibroblasten	Infektiosität etwa 0,01%. RNS stammt nur von Vorstufe ab. Virus wird durch Äthanol inaktiviert, RNS nicht. Mol.-Gewicht der infektiösen RNS etwa 2 Millionen
Western equine encephalomyelitis-Virus	gereinigtes Virus oder infizierte Gewebekulturzellen	Phenol +4°C oder 50°C	Hühnerei	Infektiosität etwa 10^{-5}%. RNS aus Virusteilchen, die mit kaltem Phenol nicht extrahierbar sind
Semliki forest-Virus	infizierte Mäusegehirne	Phenol +4°C	Mäuse i.c.	Infektiosität etwa 0,1%. Virus wird durch Desoxycholat inaktiviert, RNS nicht
Gruppe Encephalitis B				
West-Nile-Virus	infizierte Ascites-Tumorzellen	Phenol +4°C	Mäuse i.c.	Infektiosität etwa 0,1%. RNS stammt vom Virusteilchen ab
Murray-Valley-Encephalitis-Virus	infizierte Mäusegehirne	Phenol +4°C oder 1% Desoxycholat	Befruchtete Hühnereier, Mäuse i.c.	Infektiosität 1,0—0,1%. RNS stammt vom Virus ab. Hitzeinaktiviertes Virus liefert noch infektiöses RNS
Tickborne-Encephalitis-Virus	infizierte Mäusegehirne	Phenol +4°C	Mäuse i.c.	Infektiosität 10^{-1}—10^{-3}%, RNS
Dengue I und II	infizierte Mäusegehirne	Phenol +4°C	Jungmäuse i.c.	Infekiosität 0,001—0,05%. RNS stammt von Virusteilchen ab
Enteroviren				
Poliomyelitis-Virus Typ I	teilweise und hochgradig gereinigtes Virus	Phenol +4°C und +50°C Dodecylsulfat, Kochsalz	Plaquetest auf Hela- und Affennierenzellen	Infektiosität etwa 0,01%. RNS unempfindlich gegen DNase, Chymotrypsin und Papain
Poliomyelitis-VirusTypII	infiziertes ZNS von Hamstern	Phenol +4°C	Mäuse i.c.	Infektiosität etwa 0,1%. RNS stammt von Virusteilchen ab

Tabelle 2 (Fortsetzung).

Virusart	Ausgangsmaterial	Extraktionsmethode	Testsystem	Besonderheiten
Coxsackie A-7, B-4 und B-5 Virus	Virushaltiges Gewebekulturmedium	Phenol +4° C	Plaquetest auf Hela- und menschlichen Amnionzellen	Infektiosität etwa 0,1—0,01%. RNS stammt vom Virus ab
Coxsackie A-4 und B-1 Virus	Virushaltiges Gewebekulturmedium	Phenol +4° C	Gewebekultur von Hela-, menschlichen Amnion- und anderen Zellen	Infektiosität der RNS nicht bestimmt, da die verwendeten Testsysteme vom intakten Virus nicht infiziert werden können
Echo 1 und 8	Virushaltiges Gewebekulturmedium	Phenol +4° C	Gewebekultur von Hela- und menschlichen Amnionzellen	Infektiosität etwa 0,1—0,01%. RNS stammt vom Virus ab
Theiler GD VII	infizierte Mäusegehirne	Phenol +4° C	Mäuse i.c.	Infektiosität 0,1%, RNS stammt vom Virus ab
Andere kleine Virusarten				
Virus der Maul- und Klauenseuche	infizierte Mäuse	Phenol +4° C	Jungmäuse i.c.	Infektiosität etwa 0,01%. Virus stammt von Viren und intracellulärer Vorstufe ab. Mol.-Gewicht 3,1 Millionen
Virus der Maul- und Klauenseuche	infizierte Mäusegehirne, infizierte Schweinenieren-Gewebekulturen	Phenol +4° C	Mäuse i.m., Plaquetest auf Schweine- und Rindernierenzellen	Infektiosität 0,01—0,001%. RNS stammt vom Virus und Vorstufe ab
Myxoviren				
Influenza A-Virus asiatischer Stamm	infizierte Chorioallantoismembran vom Hühnerei	Phenol +4° C	Gewebekulturen von Hühnernierenzellen	Infektiosität unbestimmt. RNS-Nachkommenschaft der infizierten Zellen ist nicht identisch mit Ausgangsvirus
Influenza A	angereichertes Virus	Äthervorbehandlung, dann Phenol +4° C	Bebrütetes Hühnerei	RNS-Nachkommenschaft ist serologisch nicht identisch mit Ausgangsvirus
Tumorviren				
Polyoma-Virus	infizierte embryonale Mäusegewebekulturen	Phenol +4° C, Phenol-Kirby-Modifikation	Gewebekulturen von embryonalen Mäusezellen, infiziert; Medium davon in Mäusen getestet	Infektiosität nicht angegeben. Erste infektiöse DNS. Erste infektiöse Nucleinsäure aus einem Tumorvirus
Shope papilloma-Virus	infizierte Kaninchen, Papillomatöse Warzen	Phenol +4° C, Phenol +50° C	Kaninchenhaut	Infektiosität nicht bestimmt. DNS kann offenbar von einem anderen Material als dem Virus abstammen
Shope papilloma-Virus	teilweises gereinigtes Virus	Phenol +4° C, Phenol +50°	Kaninchenhaut	Infektiosität nicht bestimmt. DNS stammt von Virusteilchen ab
Chloroleukämie-Virus	leukämisches Gewebe der infizierten Maus	Phenol +4° C	Neugeborene Mäuse subcutan	Infektiosität nicht bestimmt. Erste infektiöse RNS von einem Tumorvirus

Adaptation an einen bisher unempfänglichen Wirt nicht gut annehmen. Infolge des unveränderten Wirtsspektrums der Viruspartikel der Nachkommenschaft geht eine solche Infektion in dem mit der Nucleinsäure infizierten Wirt auch nicht weiter.

Aus diesen Tatsachen wird klar, daß die Virushülle nicht nur die labile Virus-nucleinsäure vor Inaktivierung schützt, sondern durch ihre physiko-chemischen Eigenschaften das Wirtsspektrum, die Adsorption an und die Elution von Kolloiden u. a. m., bestimmt. Hier liegt die pathogenetische und epidemiologische Bedeutung der Virushülle (s. S. 378ff.).

Außer bei Bakteriophagen ist auch aus animalen Viren, und zwar dem Polyoma-virus[1] und dem Shope Papillomavirus[2] infektiöse DNS gewonnen worden. Der beim Papillomavirus fehlende Nachweis, daß die erzeugten Papillome komplette Viruspartikel enthalten, ist angesichts der Verhältnisse bei Tumorviren nicht ent-scheidend (s. S. 415). Auch bei der Reaktivierung von Pockenviren, die durch Harnstoff oder Hitze inaktiviert wurden, ist die Intaktheit der DNS des aktivier-baren Virus entscheidend, während beim reaktivierenden Virus die DNS durch Stickstoff-Lost zerstört sein kann, wogegen dessen Hüllprotein erhalten sein muß. Das multiplizierte Virus (einschließlich seines Hüllproteins) ist ein Virus vom Typ desjenigen, dessen DNS intakt war[3].

Es konnte auch gezeigt werden, daß aus Tabakmosaikvirus[4], wie aus Zecken-encephalitis-Virus[5], die mit Antikörper inaktiviert worden waren, aktive RNS gewonnen werden kann.

Alle Autoren, die mit infektiöser Virus-Nucleinsäure, insbesondere RNS gearbeitet haben, betonen, daß die quantitativen Verhältnisse dafür sprechen, daß viele NS-Moleküle auf ihrem Weg in die Zelle oder innerhalb der Zelle inakti-viert werden. So inaktiviert jedes beliebige Serum einen guten Teil der RNS, sehr wahrscheinlich weniger durch seinen geringen Ribonucleasegehalt, als durch die starke Tendenz zur unspezifischen Bindung zwischen RNS und Proteinen. Innerhalb der Zelle dürfte dagegen die RN-ase an der Zerstörung der RNS viel stärker beteiligt sein. Ein Viruspartikel, das in eine empfängliche Zelle gelangt ist, muß daher wohl, bevor es seiner Proteinhülle verlustig gegangen ist, an einen — bisher nicht näher bekannten — Zellort gelangt sein, an dem a) sein „nacktes" Nucleinsäuremolekül vor Inaktivierung geschützt ist und b) jene Bausteine und Enzyme vorliegen, die zur Synthese neuer Viruspartikel benötigt werden, soweit deren Synthesen nicht durch die Virusgene selbst induziert werden.

Die beschriebene Rolle der Nucleinsäure des Virus ist nicht nur von bioche-mischem Interesse, sondern verdient auch die Aufmerksamkeit des Mediziners. Während die meisten Bestandteile der Virushülle, insbesondere das Protein, Antigene sind, ist es die Nucleinsäure nicht. Gegen die für die Virusvermehrung entscheidende Komponente der Viren entstehen also keine Antikörper.

Theoretisch könnte also auch ein gegen eine Virusart immuner Organismus mit der isolierten NS dieses Virus infiziert werden. Experimentelle Unter-suchungen scheinen hierzu nicht gemacht worden zu sein. In der Praxis wird es davon abhängen, wie viele NS-Moleküle empfängliche Zellen erreichen und wieviel in ihnen erhalten bleiben. Oben wurde schon berichtet, daß aus Viren, die durch Immunserum inaktiviert waren, infektiöse Nucleinsäure gewonnen werden konnte.

Weiterhin muß die Frage aufgeworfen werden, ob aus Viren, die chemisch oder physikalisch inaktiviert worden sind, z. B. aus Virusvaccinen, die mit Form-aldehyd behandelt wurden, aktive NS gewonnen werden, oder gar in ihnen von

---

[1] DIMAYORCA et al. 1959.   [2] ITO 1960.   [3] JOKLIK et al. 1960a und b.
[4] RAPPAPORT 1959.   [5] SOKOL et al. 1959.

selbst auftreten kann? Äthanol zerstört z. B. die Infektiosität von Zeckenence-phalitis-Virus, nicht aber die seiner RNS[1]. Die Wirkung des Formaldehyds ist vorwiegend eine solche gegen NH_2-Gruppen in den Aminosäuren. Erst in höherer Konzentration wirkt es auch gegen die NH_2-Gruppen in den Basen der NS. Falls die NS von den geringen Formaldehydkonzentrationen, die bei der Vaccine-produktion benutzt werden, nicht inaktiviert wird, könnte doch durch eine Art Gerbung der Proteinhülle (ohne daß ihre antigene Struktur leidet) ihr Abbau und die Freisetzung infektiöser NS erschwert sein. Ein durch die Formalin-wirkung verändertes Protein der Virushülle dürfte für das intracellulär wirksame „uncoating enzyme" nicht mehr angreifbar sein.

Die Bedeutung dieser Untersuchungen für die allgemeine Pathologie und Viro-logie kann nicht hoch genug veranschlagt werden. Sie haben darüber hinaus auch eine enorme Bedeutung für die Biochemie und Zellphysiologie. Es gibt neben den Viren kein anderes biologisches System, in dem die Spezifität, Intakt-heit, Aktivität und biologische Bedeutung der Proteine und Nucleinsäuren so eindeutig festgestellt werden können.

Zur Biochemie der Virus-Nucleinsäure s. S. 330ff.

Beim Rückblick auf die drei ersten Abschnitte dieses Kapitels steht man neuen, fundamentalen biologischen Erkenntnissen und daraus resultierenden Folgerungen gegenüber, die hier kurz zusammengefaßt werden sollen:

1. Fremde genetische Systeme vermögen außerhalb der geschlechtlichen Zell-verschmelzung in Zellen einzubrechen, in ihnen vorübergehend oder dauernd zu verweilen und in ihnen ihre genetischen Informationen sozusagen in einer infek-tiven Mutation zur Wirkung zu bringen.

2. Diese genetischen Systeme können sowohl aus Desoxyribonucleinsäure, wie aus Ribonucleinsäure bestehen.

3. Das fremde genetische System kann in der Wirtszelle nicht nur die Repro-duktion seiner selbst, sondern auch die Synthese von anderem zellfremden Material auslösen.

4. Das Diktat der eingedrungenen Informationsträger kann die Wirtszelle ferner dazu bringen, diese zellfremden Stoffe zu ganz bestimmten Strukturen (dem kompletten Virus) zusammenzufügen.

5. Neben die bisher bekannten Arten infektiöser Krankheitserreger vom Range eines Organismus (Metazoen, Protozoen und Bakterien) tritt nicht nur, wie im Verlauf der skizzierten Entwicklung angenommen wurde, das Zellpartikel „Virus", sondern auch das Großmolekül Virusnucleinsäure. Das *infektiöse Molekül* ist ein vorher im Bereich der Medizin und Biologie nicht geahnter Begriff.

6. Die Umsteuerung des Stoffwechsels der Wirtszelle durch das eingedrungene genetische System kann über die Produktion von Virusmaterial und Virus-partikeln hinaus zu tiefgreifenden Veränderungen in der Funktion und Struktur der befallenen Wirtszelle selbst führen. Diese Veränderungen können von tempo-rären Funktions- und Strukturschädigungen bis zum Untergang der Zelle und von ihrer benignen Hyperplasie bis zur malignen Metaplasie reichen.

7. Die Viruskrankheiten vereinigen also in sich Grundzüge infektiöser, gene-tischer und neoplastischer Krankheiten.

8. Da Nucleinsäuren immunologisch inert, d. h. keine Antigene sind, können sie durch Antikörper nicht inaktiviert werden. Die spezifische humorale Abwehr gegen Viren ist also nur gegen die Virushülle, besonders ihr Protein gerichtet, nicht aber gegen das eigentliche infektiöse Prinzip.

Sokol et al. 1959.

IV. Die Biochemie der tier- und menschenpathogenen Viren.

Bearbeitet von

Olaf Klamerth.

1. Einleitung.

Die eigenartige und faszinierende Stellung der Viren zwischen Zellbestandteil und chemisch einfach definierbarem Riesenmolekül erschwert ihre Eingliederung nach den gebräuchlichen Kriterien der Biologie. Ihre Natur und ihre Definition wurden in den Abschnitten I, II und III dieses Kapitels eingehend besprochen.

Eine Einteilung der Viren kann nach verschiedenen Gesichtspunkten erfolgen, z. B. auf Grund der Gemeinsamkeit der pathogenen Wirkungen bzw. Krankheitssymptome, die sie hervorrufen, oder der Antigenität, die sie besitzen, oder nach dem Wirtsorganismus, den sie befallen und in dem sie sich vermehren können. Nach letzterer Einordnung sprechen wir von Pflanzenviren, Bakterienviren sowie animalen Viren[1].

Im Rahmen dieses Kapitels sollen nur menschen- und tierpathogene Viren besprochen werden und unter diesen nur die Untergruppen: Viren der Warmblüter.

Diese animalen Viren können nach der Nucleinsäure, die sie enthalten, in zwei Gruppen — in DNS- und RNS-Viren — unterteilt werden, denn nach den Ergebnissen ihrer quantitativen Analyse kommt nur eine Nucleinsäure in einer Virusart vor.

Ein erwähnenswertes Schema der Klassifizierung animaler Viren[2] nimmt die An- oder Abwesenheit von Lipiden als Strukturelement der äußeren Virushülle zum Kriterium der Einteilung. Bei den lipidhaltigen Viren findet die Komplettierung der Einzelelemente zum Virus *an* oder *in* einer cellulären Membran statt, im Gegensatz zum Aufbau der Struktur lipidfreier Viren, welcher im Zellinnern vor sich geht.

Zur ersten Gruppe gehören die Myxoviren, die Viren der Arbor-Gruppe, die Masern-, Herpes- und Avian-Tumor-Viren (Rous-Sarkoma-Virus, Myeloblastosis-, Erythroblastosis-Virus usw.), sowie die Viren des Bittnerschen Mäuse-Tumors, die Maus-Leukämie-Viren, Viren der lymphocytischen Choriomeningitis, das Maus-Pneumonie-Virus und der Erreger der Tollwut, während zur Gruppe der lipidfreien Viren vor allem die Enteroviren (inklusiv common cold virus), die Adenoviren, das Shope-Papilloma-Virus, das Polyomavirus sowie einige weniger bedeutende Erreger zu zählen sind. Ebenfalls dieser Gruppe zuzuzählen sind die Viren der Pockengruppe, von denen manche, z. B. das Vaccinia-Virus, Lipid enthalten, allerdings nicht in der Virushülle als Strukturelement.

2. Protein.

Es wurde bereits an anderer Stelle betont, daß Viren aus Protein und stets nur einer Nucleinsäure sowie — bei den größeren Elementarpartikeln aus Kohlenhydraten und Lipiden — zusammengesetzt sind. Im Protein, das den größten

---

Abkürzungen: DNS = Desoxyribonucleinsäure, RNS = Ribonucleinsäure, c-RNS = cytoplasmatische RNS, n-RNS = Kern-RNS, m-RNS = messenger-RNS (Befehlsüberträger-RNS), DNAse = Desoxyribonuclease, RNAse = Ribonuclease, ADPase = Adenosindiphosphatase, ATPase = Adenosintriphosphatase.

[1] Holmes 1948.
[2] Franklin 1962.

Anteil an der Gesamtpartikel aller animalen Viren ausmacht und stets in der Außenhülle des Virus angeordnet ist, wurden alle bekannten Aminosäuren aufgefunden. In letzter Zeit ist es auch gelungen, die Aminosäurefolge der einzelnen Peptidketten verschiedener Viren, so z. B. beim Tabakmosaik-Virus zu ermitteln[1]. Im Proteinanteil des Virus ist der Träger der antigenen Eigenschaften der gesamten Partikel verankert.

3. Nucleinsäuren.

Der Nucleinsäureanteil der Viren besteht entweder aus RNS oder DNS und ist gewichtsmäßig im Vergleich zum Gesamtvirus nur sehr klein — bei den meisten Viren unter 10%, nur bei den Polioviren ~22% (s. Tabelle 3) —, enthält jedoch das gesamte für die Virusvermehrung benötigte informatorische Material; der

Adenin

Cytosin

Guanin

Uracil

Chemische Struktur von Ribonucleinsäure (aus P. Doty).

Proteinanteil ist dafür *nicht* essentiell. An anderer Stelle (s. S. 321) dieses Beitrages ist die grundlegende Bedeutung der Virusnucleinsäure für die Virusvermehrung, d. h. die Infektion, ausführlich besprochen, weshalb hier auf dieses Kernproblem nicht weiter eingegangen wird.

DNS und RNS zeigen trotz prinzipiell gleicher Zusammensetzung in vielem einen unterschiedlichen Aufbau. Beide Nucleinsäuren sind hochmolekulare Verbindungen von unverzweigt kettenförmiger Struktur, die aus Mononucleotiden

---

[1] Ramachandran 1959, Wittmann und Braunitzer 1959, Anderer, Weber und Uhlig 1960.

aufgebaut sind, in die sie auch bei geeignetem Abbau zerfallen. Die Mononucleotide bestehen ihrerseits aus einer heterocyclischen Base, einem Purin-
bzw. Pyrimidinderivat, die an einem Ringstickstoff mit dem ersten C-Atom

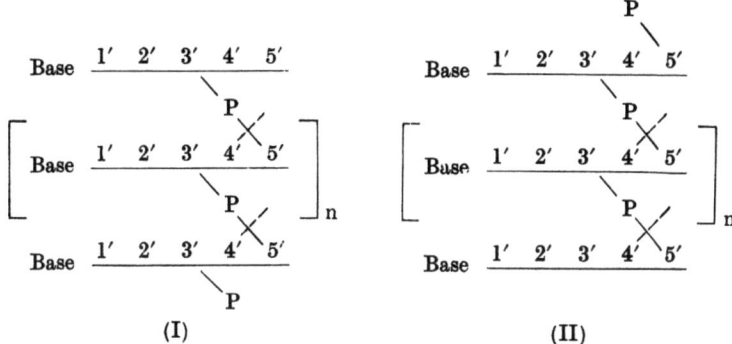

Schematische Darstellung der RNS-Struktur (aus H. SCHUSTER).

einer Pentose verbunden ist, deren letztes C-Atom durch Phosphorsäure
verestert ist. Die Verknüpfung der einzelnen Mononucleotide erfolgt durch
Phosphorbrücken, welche das C-Atom in Stellung 3 des
einen Mononucleotides mit dem in der terminalen Stellung (5) befindlichen Phosphatrest des nächsten Mononucleotides esterartig verbinden (Formelbilder).

Ein bedeutender Unterschied besteht im makromole-
kularen Aufbau der beiden Nucleinsäuren. DNS liegt,
wie WATSON und CRICK (1953) zeigen konnten, als
Zweistrangmolekül vor, dessen gegenläufige Stränge durch
Wasserstoffbrücken zwischen den Basenpaaren Adenin-
Thymin und Cytosin-Guanin verbunden sind und eine
Doppelhelix bilden (Abb. 2). Durch diese gegenseitige
H-Brückenbindung innerhalb der Helix erhält das DNS-
Molekül eine weitaus größere strukturelle Stabilität gegen-
über chemischen und thermischen Einflüssen als es bei
RNS der Fall ist. Eine interessante Ausnahme zum
Modell von WATSON und CRICK bildet die von SINS-
HEIMER (1959) entdeckte DNS des Bakteriophagen X 174.
Bei dieser DNS schlossen FIERS und SINSHEIMER (1962)
aus dem Fehlen freier OH-Gruppen in 3- und 5- Stellung
auf eine Ringstruktur des Moleküls. Eine Ringstruktur
ist nach DULBECCO und VOGT (1963) auch für die DNS
des Polyoma-Virus aller Wahrscheinlichkeit nach anzunehmen.

RNS hingegen besteht aus einem offenen Einstrang-
molekül[1]. Die auch hier aus physikalischen Beobachtungen abgeleitete, allerdings nicht durchwegs vorhandene
Sekundärstruktur (Helix) kann somit nur aus der
Wechselwirkung einzelner Bezirke ein und derselben Kette
resultieren, das heißt eine Helixbildung der RNS kommt

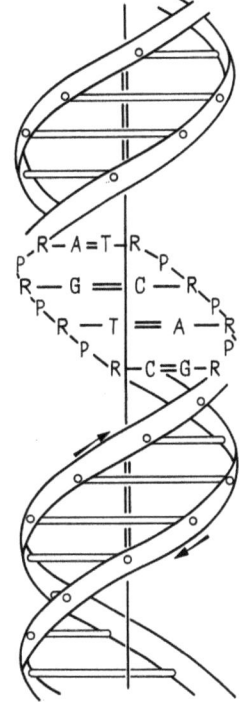

Abb. 2.
Schematische Darstellung der
DNS-Doppel-Helix (aus C. L.
SADRON 1960).

zum Unterschied von DNS durch Kettenfaltung zustande. Nach FRESCO u.
Mitarb. (1960) besteht die dabei kleinstmögliche Helix aus vier bis sechs Nucleotid-

[1] Eine Ausnahme stellen RNS-Phagen dar, bei deren Reduplikation eine Doppelstrang-
RNS gebildet wird.

paaren. Die nicht in Helix-Form angeordneten Nucleotide bilden offenbar Um-
kehr- bzw. Faltungsregionen der Polynucleotidkette (Abb. 3). Ein bekanntes
Beispiel für diese Struktur stellt die RNS des Tabakmosaik-Virus dar. Die in
Form einer Spirale gewundene Nucleinsäure besitzt eine definierte Superstruktur,

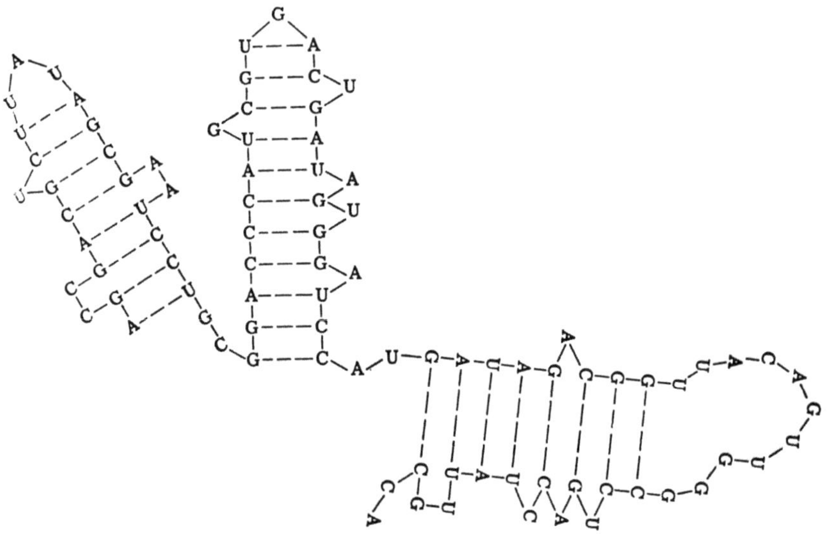

Abb. 3. Schematische Darstellung der wahrscheinlichen Sekundärstruktur einer Polyribonucleotidkette aus
90 Nucleotiden (nach J. R. FRESCO et al. 1960).

nämlich eine einzelne Helix, die innerhalb einer Proteinhülle liegt, durch die sie
nicht nur ihre geometrische Lage bewahrt, sondern auch Schutz gegen äußere
Einflüsse erhält. Kürzlich gelang es HORNE und WATERSON (1960) sowie HORNE
und WILDY (1961), die Superstruktur der RNS-Helix mehrerer Viren elektronenoptisch darzustellen.

DNS und RNS unterscheiden sich ferner durch die Art des Zuckerrestes, an dessen C-Atom 1 die jeweilige Base gebunden ist. Im DNS-Molekül handelt es sich um eine 2-Desoxyribose, während in der RNS die voll hydroxylierte

Tabelle 3. *Partikelgewicht und RNS-Gehalt einiger tierpathogener Viren* (nach W. SCHÄFER).

Virus	Teilchengewicht	RNS-Gehalt (in % des Teilchengewichts)	RNS-,,Molekulargewicht"
Poliomyelitis . . .	$6,7 \times 10^6$	22—30	$\sim 2 \times 10^6$
Pferde-Encephalitis	50×10^6	4,4	$\sim 2 \times 10^6$
Myxoviren			
Influenza A . .	280×10^6	0,7—1,0	$\sim 2 \times 10^6$
Hühnerpest . .	150×10^6	1,8	$\sim 2 \times 10^6$
Newcastle disease	800×10^6	4	$\sim 32 \times 10^6$

Ribose vorliegt. Außerdem ist in beiden Nucleinsäuren eine Pyrimidinkomponente
etwas verschieden. Dem Uracil in der RNS entspricht Thymin (in 5-Stellung
methyliertes Uracil) in der DNS. Im Gegensatz zu gewissen Bakterienviren,
deren Nucleinsäure (DNS) sich bereits in ihrer elementaren Zusammensetzung
von der der Bakterienzelle durch Vorhandensein einer neuen Base (Hydroxymethylcytosin) unterscheidet, konnten bei animalen Viren nur quantitative Verschiedenheiten der Zusammensetzung von Wirtszellennucleinsäure und Virusnucleinsäure gefunden werden. So fand z. B. M. GREEN (1962) für die DNS der
Adenoviren ein Basenverhältnis

$$\frac{\text{Adenin} + \text{Thymin}}{\text{Cytosin} + \text{Guanin}} = 0,77$$

während dieses für die Zell-DNS 1,38 beträgt. Der biologisch so bedeutsame Unterschied liegt aber bei beiden in der verschiedenen Nucleotidfolge. Dies konnten SCHOLTISSEK und ROTT (1961) für das Virus der klassischen Geflügelpest wahrscheinlich machen.

Untersuchungen über die Zusammensetzung einer Reihe von tierpathogenen Viren haben gezeigt, daß der prozentuale Gehalt derselben an Nucleinsäure je nach Virusart beträchtlichen Schwankungen unterliegt. Auch ihre Zusammensetzung ist von Virusart zu Virusart verschieden. Überraschend konstant und unabhängig von ihrer Gestalt und Größe ist hingegen das sog. Molekulargewicht der Nucleinsäure einer Viruspartikel. Bei den Viren der RNS-Gruppe beträgt dieses etwa $2 \cdot 10^6$ (FRISCH-NIGGEMEYER 1956), bei den animalen DNS-Viren hingegen bis zu $80 \cdot 10^6$ (beim Pocken-Virus)[1].

Dieser Befund macht es wahrscheinlich, daß die Zahl $2 \cdot 10^6$ die minimale Kettenlänge bzw. Nucleotidanzahl, nämlich ungefähr 6000, bezeichnet, die für die biologische Aktivität einer RNS notwendig ist. Der direkte Beweis konnte durch Versuche mit infektiöser aus Virus isolierter RNS selbst erbracht werden[2]. Es ist bemerkenswert, daß Versuche, die mit dem TM-Virus durchgeführt waren, gezeigt hatten, daß die biologische Aktivität der TMV-RNS ebenfalls an ein Molekulargewicht von $1,8—2,2 \cdot 10^6$ geknüpft ist, was etwa 5700—6600 Nucleotiden entspricht[3].

Tabelle 4. *Basenzusammensetzung der RNS verschiedener tierpathogener Viren* (nach W. SCHÄFER)

Nucleinsäure aus:	Nucleinsäurebasen (Mol % Nucleotid)			
	Adenin	Guanin	Cytosin	Uracil
Poliomyelitis .	30,4	25,4	19,5	24,7
Influenza A				
PR 8	23,1	20,1	24,0	32,8
MEL	23,0	19,8	25,3	32,0
WSE	22,5	20,1	24,1	33,3
Schweinepest	22,8	20,4	24,5	32,4
CAM	22,8	19,3	24,5	33,5
Influenza B				
LEE	23,0	18,3	23,1	35,6
MIL	22,8	17,5	23,8	36,0
ROB	22,5	18,5	23,5	35,5

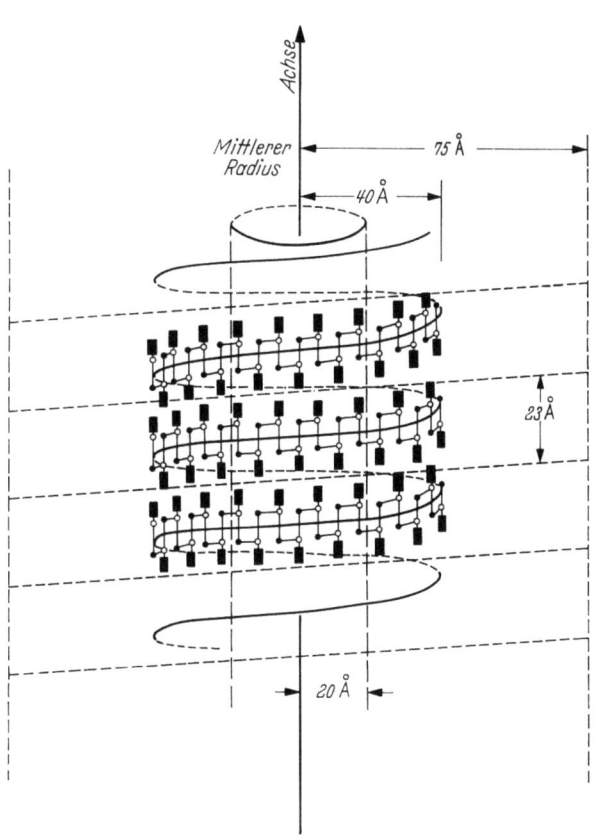

Abb. 4. Schematische Darstellung einer Einstrang-RNS-Helix vom Radius 40 Å innerhalb des TM-Virus. Die Abstände der Purin- und Pyrimidinbasen, Riboseringe und Phosphoratome sind ungefähr maßstabgerecht in bezug auf die Helix. ● = P, ○ = Zucker, ■ = Base [aus W. GINOZA (1958), entnommen aus H. SCHUSTER (1960)].

---

[1] JOKLIK 1962.
[2] WECKER und RICHTER 1959; SCHUSTER 1960.
[3] GIERER 1957 und 1958.

Daß die völlige Intaktheit des gesamten RNS-Moleküls für die biologische Aktivität eine essentielle Bedingung darstellt, konnten SCHUSTER und SCHRAMM (1958) am zeitlich ansteigenden Infektiositätsverlust der TMV-RNS bei der Behandlung mit HNO_2 zeigen. Bei der Einwirkung von HNO_2 auf die NH_2-Gruppe der RNS-Basen Adenin, Cytosin und Guanin bleibt die Kettenlänge und äußere Struktur voll erhalten; es zeigt sich jedoch, daß bereits die Veränderung an einem einzigen von 3000 Nucleotiden eine Mutation auslöst[1].

Analoge Versuche mit isolierter RNS aus tierischen Viren stoßen auf große experimentelle Schwierigkeiten sowohl bei der Gewinnung größerer Mengen von

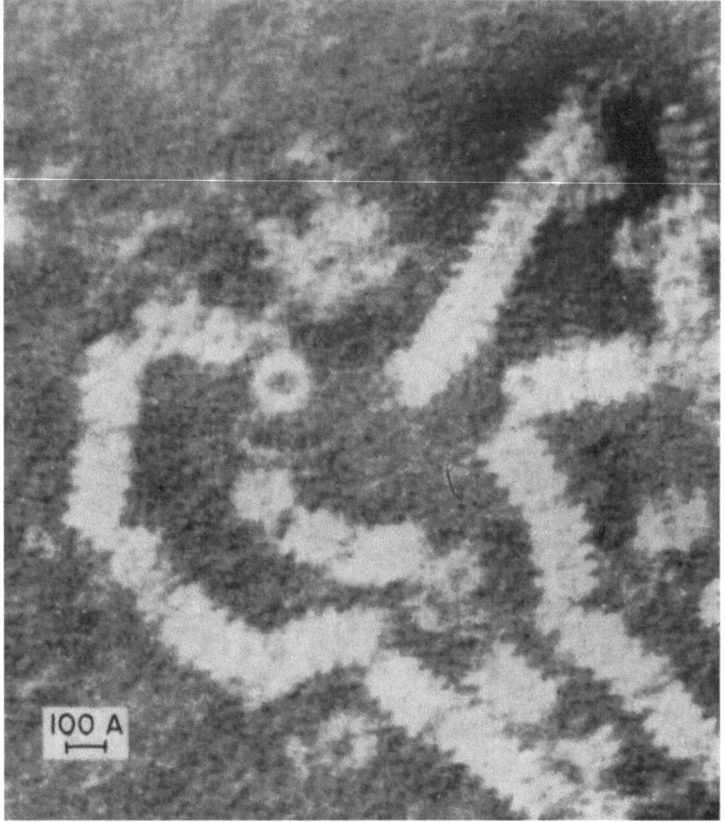

Abb. 5. Elektronenoptische Darstellung von Mumps-Virus-RNS (aus R. W. HORNE u. D. WILDY 1961).

infektiöser RNS als auch durch die Tatsache, daß einwandfreie quantitativ auswertbare Testmethoden für die Infektiosität nicht immer vorliegen. Inaktivierungsversuche mit HNO_2 an intakten Viren[2] hatten wohl durchwegs Verlust der Infektiosität zur Folge, doch konnte die Reaktionsweise nicht mit Sicherheit völlig aufgeklärt werden, da im intakten Virus zu viele Angriffspunkte für die HNO_2 vorhanden sind.

Die früheren Arbeiten über die Beeinflussung des Nucleinsäurestoffwechsels sind tabellarisch zusammengefaßt. Neuere Erkenntnisse auf diesem Gebiet haben in allerjüngster Zeit Beiträge von Teilnehmern des letzten Symposiums in

---

[1] Über ähnliche Versuche mit Fluoruracil im TMV s. GORDON u. STAEHLIN 1958.
[2] SCHÄFER et al. 1959.

Cold Spring Harbor Juni 1962 gebracht. So konnten WECKER und RICHTER zeigen, daß die Virusvermehrung durch p-Fluorphenylalanin, einem Aminosäure-analogon, im Stadium der RNS-Bildung stehenbleibt. Diese selbst wird nicht beeinflußt, wohl aber die Proteinbildung und damit die Virusvermehrung. Die erste Stufe der Virus-Proteinbildung erfolgt sehr bald nach der der RNS.

SALZMAN u. Mitarb. (1962) untersuchten den Einfluß von Fluordesoxyuridin (FUDR) auf die Virusvermehrung. Diese Verbindung blockiert — über die ver-hinderte aber mit Thymidin reversibel enthemmbare Thymidinbildung — die DNS-Synthese der Zelle, hat aber keinen Einfluß auf den Aufbau der RNS-Bildung in RNS-Viren, ja FUDR wird sogar in die Virus-RNS eingebaut, ohne daß die infektiöse Eigenschaft dieser Virus-RNS verlorenginge. Auch die Zu-sammensetzung des Proteins von FUDR-haltigen RNS-Viren ist unverändert.

Denselben Effekt konnten FRANKLIN und BALTIMORE (1962) am Mengo-Virus, einem RNS-Virus, zeigen. Durch die Infektion wird die DNS-abhängige RNS-Synthese der Zelle sowie die normale celluläre Proteinsynthese irreversibel gestoppt, ein Vorgang, der unmittelbar nach der Infektion einsetzt. Die Virus-Synthese geht jedoch weiter, auch wenn durch Zugabe von Inhibitoren wie z. B. Actinomycin die DNS-abhängige RNS-Synthese der Zelle blockiert oder durch Mitomycin die DNS (durch Kettenbruch, wahrscheinlich infolge Enthemmung einer latenten DNAse) selbst unwirksam gemacht wird. Aus der Tatsache, daß die Zugabe von Puromycin, einem Inhibitor der Proteinsynthese, nicht nur die Wirtszellenvermehrung, sondern auch die des Virus verhindert, ist ersichtlich, daß nur die Virus-RNS in der Rolle einer die Proteinsynthese steuernden m-RNS für den Vermehrungsvorgang maßgebend ist.

Anders verhalten sich DNS-Viren: In Gegenwart von FUDR wird z. B. die Vermehrung des Vaccinia-Virus völlig unterbunden, da die DNS-Synthese ge-hemmt ist. Obwohl auch in Abwesenheit der DNS-Synthese (ein) Virus spezi-fisches Antigen immunologisch festgestellt werden konnte, kommt nach Ent-hemmung durch Thymidin die DNS-Synthese in Gang, es kommt jedoch nicht zur Bildung infektiöser Teilchen, falls die Proteinsynthese gleichzeitig durch Fluorphenylalanin inhibiert wird. Hingegen verläuft in der durch teilweisen Thymidinentzug nur sehr beschränkt Zell-DNS-synthetisierenden Zelle die Bil-dung von infektiösem Virus unter optimalen Bedingungen[1]. Vermutlich sind bei der Synthese der beiden DNS-Typen verschiedene Enzyme wirksam. Ist jedoch die DNS-Bildung gestört, z. B. durch Mitomycin, dann können DNS-Viren (zum Unterschied von RNS-Viren) nicht mehr gebildet werden[2].

Nicht auf diesem Wege und in noch ungeklärter Weise verläuft die selektive Hemmung der Vermehrung von Enteroviren (alle drei Polio-Stämme, Coxsackie B, nicht A! und Echo-Viren) durch Hydroxy-benzyl-Benzimidazol, über die von TAMM (1962) berichtet wurde. Adenoviren werden von dieser Verbindung nicht beeinflußt.

4. Lipide.

In den einleitenden Ausführungen wurde erwähnt, daß die größeren, kompli-zierter aufgebauten Viren Lipide in wechselnder Menge enthalten. Dieser Lipid-anteil, der bis zu 60% (z. B. Influenza PR 8) betragen kann, liegt in einer Reihe von Virusstämmen in der Virushülle als Strukturelement vor, worauf sich die eingangs erwähnte Einteilung der Viren gründet. *Es ist bemerkenswert, daß diese Viren von der Zelle kontinuierlich ausgeschleust werden, während solche Viren, die keine Lipide enthalten (Polio-Virus, Adenovirus usw.), die Zelle explosionsartig*

---

[1] SALZMAN u. Mitarb. 1962.
[2] REICH u. FRANKLIN 1961.

auf einmal verlassen. Über die Funktion der Lipide im Virus ist — sofern man sie nicht als Kittsubstanz für die einzelnen Viruskomponenten ansieht — wenig bekannt. Es könnte sein, daß die Lipidinseln in der äußeren Virusschicht den lipophilen Charakter mancher Viren bedingen, der bei der Adsorption an die Zelle eine Rolle spielen dürfte. Auch der Verankerung gewisser Enzyme von Lipoproteidcharakter in der Virushülle mag eine Bedeutung bei der RNS-Synthese in der Zelle nach der Infektion zukommen.

Zusammensetzung der Lipide.

Wecker (1957) hat gezeigt, daß Viruslipide den Zellipiden entstammen. Armbruster und Beiss (1958), welche die Veränderungen der Phosphatkomponenten von Viren der Influenza-Gruppe untersuchten, wobei sie im Virusphosphatid eine in unbeimpftem Material nicht auftretende gangliosidähnliche

Tabelle 5. *Lipidzusammensetzung von Influenza-Viren* (aus R. M. Franklin 1962).

Virus	Gesamt-lipide	Phospho-lipide	Cholesterin	Proteolipide	Neutral-Fett	Literatur
PR 8 (A) DSP (A) LEE (B)	*	11,5±1,0	6,5±0,6	*	unbedeutend (<0,3%)	Frommhagen et al. 1958
PR 8	37,5	10,1±0,5	*	13,0±8,4	*	Ada u. Perry 1954
Hühnerpest	23,5	0,5	10	*	*	Zillig et al. 1955

Die Zahlen beziehen sich auf % Trockengewicht/Virus.
* Nicht mitgeteilt.

Verbindung isolierten, stellten fest, daß der durch die Infektion erniedrigte Phosphatidanteil des Gewebes bevorzugt in das Virus eingebaut wird. Damit in Übereinstimmung ist die Beobachtung von Klamerth (1959), der den Einbau des Phosphorisotopes in die Zellipide studierte und fand, daß dieser unmittelbar nach der Infektion erfolgt, bereits nach 2 Std seinen Höhepunkt erreicht und über mehrere Stunden erhalten bleibt. Damit ist der lebhafte Stoffwechsel der Lipide in der Eklipse gekennzeichnet. Kates u. Mitarb. (1962) konnten zeigen, daß die Lipide des Influenza-Virus sehr ähnlich zusammengesetzt sind wie die der Wirtszelle, insbesondere die Kernlipide. Nach Ansicht dieser Forscher nimmt die Virus-RNS Kernlipide mit sich, wenn sie den

Tabelle 6. *Phospholipide des Mumps-Virus* (nach Soule et al., aus R. M. Franklin 1962).

Phospholipide	Gesamt-Lipid-phosphor %
Sphingomyelin	60
Lecithin	11
Phosphatidyl-Serin	10
Phosphatidyl-Äthanolamin-1	14
Phosphatidyl-Äthanolamin-2	5

Kern verläßt und ins Cytoplasma auswandert. Nach Kates u. Mitarb. (1962) bestehen auch Beziehungen zwischen Viruslipiden und Proteinsynthese.

Viren, die Lipide als Strukturelemente enthalten, verlieren ihre Infektiosität bei der Behandlung mit Lipidlösemitteln wie Äther, Na-Desoxycholat und dergleichen unter Herauslösen des Lipidkittes, während z. B. die Viren vom Typ des Vaccinia-Virus — obwohl sie Lipide enthalten — diese nicht bei der Behandlung mit Äther verlieren und *nicht* inaktiviert werden. In diesem Fall sind die Lipide nicht an der Virushülle lokalisiert und stellen kein äußeres Strukturelement dar. Bei den Viren der Influenza-Gruppe konnte gezeigt werden, daß die Viruspartikel durch die Behandlung mit Äther in zwei unterschiedliche Untereinheiten zerfällt, nämlich das im Äußeren des Virus enthaltene Hämagglutinin, welches die

Fähigkeit der Hämagglutination und Spontanelution beibehält, und ein im Innern der Partikel lokalisiertes Ribonucleoprotein (Nucleocapsid), das sog. G-Antigen nach SCHÄFER, welches den genetischen Informationsträger des Virus enthält.

5. Viruseigene Enzyme

Bis vor etwa 20 Jahren wurde allgemein angenommen, daß Viren frei von jeder enzymatischen Wirksamkeit seien, womit ein fundamentaler Unterschied dieser Krankheitserreger gegenüber Bakterien und Rickettsien gegeben schien.

Es war ein bedeutsames Faktum in der Entwicklung der Biochemie der Viren, als HIRST im Jahre 1941 die Erscheinung der Spontanelution von Influenza-Viren, die an Erythrocyten adsorbiert waren, als enzymatischen Vorgang deutete. HIRST wies nach, daß der Träger der Enzymwirkung unmittelbar verbunden ist mit dem Virus selbst. Erythrocyten, von denen einmal adsorbierte Viren eluiert waren, sind nämlich nicht imstande zu agglutinieren, bzw. Viren zu adsorbieren. Deshalb wird dieses Enzym als receptorzerstörendes Enzym (RDE) bezeichnet. Bereits eluierte Viren behalten hingegen auch weiterhin die Fähigkeit der Spontanelution bei, es sei denn, sie waren auf höhere Temperatur als 56⁰ gebracht worden, ein Temperaturgebiet, das im allgemeinen enzymschädigend wirkt.

Kurz nach Bekanntwerden der Arbeiten von HIRST hatte man gefunden, daß der bei der Einwirkung von Viren der Myxogruppe auf Erythrocyten auftretende Verlust der Agglutinationsfähigkeit der roten Blutkörperchen auch durch Extrakte aus gewissen Bakterien, z. B. Cholera-Vibrionen, hervorgerufen wird.

Man hat ferner schon frühzeitig festgestellt, daß Ovomucin sowie Mucoproteide aus Harn die Fähigkeit besitzen, die Hämagglutination von teilweise inaktiviertem Virus (sog. Indicatorvirus) zu hemmen. Diese Eigenschaft geht bei der Inkubation mit unbehandeltem Influenza-Virus ebenso verloren, wie in Gegenwart des Wirkstoffes aus Cholera-Vibrionen. In beiden Fällen konnte dabei die Abspaltung der gleichen, sehr instabilen niedermolekularen Verbindung beobachtet werden.

Die Konstitution dieses Spaltproduktes war lange umstritten. Heute weiß man, daß es sich um ein Derivat eines Zuckers mit 9 C-Atomen, einer Nonulose handelt. Die Verbindung wird β-D(—)-N-Acetylneuraminsäure genannt.

$$\begin{array}{c}
\text{HOOC}^1 \quad \text{H} \quad \text{H} \quad \text{H} \quad \text{H} \quad \text{OH} \quad \text{OH} \\
\overset{2}{\text{C}}-\overset{3}{\text{C}}-\overset{4}{\text{C}}-\overset{5}{\text{C}}-\overset{6}{\text{C}}-\overset{7}{\text{C}}-\overset{8}{\text{C}}-\overset{9}{\text{CH}_2}\text{OH} \\
\text{OH} \quad \text{H} \quad \text{OH} \quad \text{HNAc} \quad \text{H} \quad \text{H} \\
\text{O}
\end{array}$$

β-D(—)-N-Acetylneuraminsäure

Die Aufklärung des enzymatischen Vorganges verdanken wir den Arbeiten von GOTTSCHALK (1951, 1955, 1956, 1957), KLENK (1956) sowie KUHN und BROSSMER (1956, 1959). Das Enzym (Molekulargewicht etwa 10000 bis 20000, Michaelis-Konstante $2 \cdot 10^{-4}$ Mol/Liter), das für den Elutionsvorgang verantwortlich ist und nach der dabei aus den Erythrocyten abgespaltenen Verbindung Neuraminidase genannt wird, ist seiner Natur nach eine α-D-Galaktosidase. Das Ferment ist in Mikroorganismen ziemlich verbreitet und auch zumindest allen Viren der Myxogruppe (Influenza A, B, C, D [Sendai], Mumps, Hühnerpest) eigen. In tierischen Geweben ist Neuraminidase bisher nicht gefunden worden, wohl aber bei Bakterien und Bacillen.

Die enzymatische Abspaltung der ziemlich stark sauren ($p_K = 2,6$) Neuraminsäure bedingt für das betroffene Substrat eine beträchtliche Verschiebung des
isoelektrischen Punktes nach höheren p_H-Werten. So zeigen Erythrocyten, an
die Viren adsorbiert waren, nach der Elution eine deutlich veränderte Mobilität
im elektrischen Feld[1]. Diese Ladungsänderung dürfte für den Vorgang der
Elution der Viren von der Erythrocytenoberfläche ausschlaggebend sein, da diese
durch die Abspaltung der Neuraminsäure eine positivere Ladung erhalten hat. Die
in der Hauptsache elektrostatischen Bindungskräfte, welche die Virushülle an die
Erythrocyten binden, reichen offenbar bei diesem neuentstandenen Ladungs-
zustand gegenüber der Dielektrizitätskonstante des umgebenden Mediums nicht

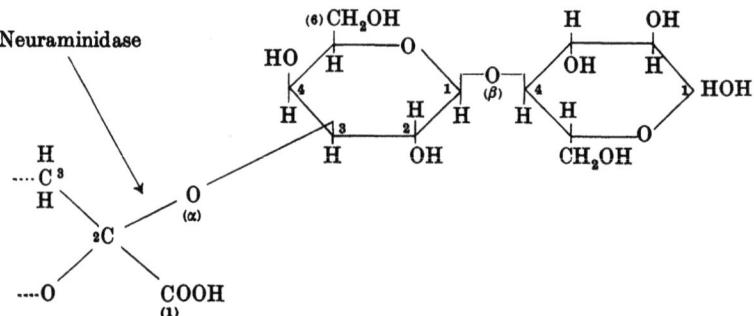

Sialyl-lactose (γ-D-Sialyl (2—3)-β-D-galactopyranosyl (1—4)-D-glucopyranose)

mehr zur Haftung aus, und da die van der Waalsschen Kräfte allein nicht zur
Bindung genügen, kommt es zur Elution.

In der Folgezeit sind neben Erythrocytenstroma und den erwähnten Muco-
proteiden eine ganze Reihe von Naturstoffen aufgefunden worden, die von Viren
der Myxogruppe bzw. Cholera-Vibrio-Extrakten gespalten werden. Sie gehören
sämtlich der gleichen Gruppe von Mucoproteinen an, welche endständig ein
Disaccharid vom Typ des 6-α-D-Sialyl-N-Acetyl-D-Galaktosamins enthalten — als
Sialinsäure werden acetylierte Derivate der Neuraminsäure bezeichnet — und liefern bei der enzymatischen Spaltung N-Acetylneuraminsäure bzw. Derivate derselben. Auch ein Trisaccharid, welches von Kuhn und Brossmer (1959) aus Kuh-
Colostrum isoliert wurde, wird durch Influenza-Viren in der gleichen Weise
gespalten.

Die Lokalisation der Virusneuraminidase in der Virushülle konnte in einer
Reihe eleganter Versuche von Hoyle u. Mitarb. (1953) sowie von Schäfer und
Zillig (1954) nachgewiesen werden.

Durch Behandeln des gereinigten Viruskonzentrates mit Äther gelingt es unter
Auflösung des Lipidkittes und Denaturierung der darin enthaltenen Phospho-
proteide, das Virus in zwei Spaltstücke von verschiedener Dimension zu zerlegen.
Das kleinere Spaltstück ist ein Ribonucleoproteid und wird an anderer Stelle
ausführlich besprochen. Das größere, Durchmesser 300 Å, Hämagglutinin genannt, besteht aus Protein und Kohlenhydraten und hat die Elutionsfähigkeit
beibehalten. Es folgt daraus, daß die Neuraminidase mit dem Hämagglutinin
untrennbar verbunden ist und demnach einen essentiellen Bestandteil der
Viruspartikel darstellt, obwohl sie zur Infektion der Zelle nicht nötig zu sein
scheint, wie Versuche mit partiell perjodatoxydierten Chorioallantoiszellen bewiesen haben.

---

[1] Hanig 1948, Ada und Stone 1950.

Solange der Neuraminsäurerest des Zell- bzw. Erythrocytenreceptors nur geringfügig verändert ist (Perjodat oxydiert nur vicinale OH-Gruppen), so daß eine Haftung an das Neuraminidasemolekül noch stattfinden kann, wird die Zelle infiziert, obwohl der Elutionsmechanismus infolge des bereits durch die Oxydation veränderten Substrates nicht mehr funktionsfähig ist. Die Funktion der Neuraminidase besteht offenbar darin, daß mit ihrer Hilfe dem Virus die intime Annäherung an die Zelloberfläche erleichtert wird. Ganz ähnliche Erscheinungen treffen wir bei den Bakterienviren. Vielleicht liegt die Bedeutung der Neuraminidase auch in ihrer Fähigkeit, die das Virus umschließende Hülle von Mucoproteinen der Schleimhäute abzubauen, welche der Körper als erste Barriere gegen das Eindringen von Fremdkörpern errichtet hat. Es wäre dies eine Analogie zur Wirkung der Sialinidase der Mikroorganismen, die verhindert, daß ein Bacterium vom Mucin des Wirtes völlig eingeschlossen und abgekapselt und damit seiner Infektionsfähigkeit beraubt wird.

Außer der Neuraminidase wurde eine solche virusverbundene enzymatische Wirksamkeit noch bei einigen anderen Viren vom RNS-Typ beobachtet. So beschreibt KLAMERTH (1961) eine virusassoziierte ADPase für das Virus der Influenza, die zum Unterschied von der häufig dem Influenza-Virus zugeschriebenen Phosphatasewirkung durch die gebräuchlichen Reinigungsoperationen nicht abgetrennt werden konnte. Von den beiden untersuchten Formen (Rund- und Fadenform) weist die filamentöse Form höhere Aktivität auf. BEARD u. Mitarb. (1958) berichten beim Virus der Hühnermyeloblastosis (fowl leukemia virus) das Vorhandensein einer viruseigenen ATPase, deren Aktivitätsmessung zur quantitativen Bestimmung der Virusmenge dienen kann. Neben diesem Enzym soll nach RIMAN und THORELL (1960) diesem Tumorvirus noch Myokinase- und Ribonucleotidphosphorylasewirkung zukommen. Von SOULE u. Mitarb. (1959) wurde ein weiteres in der Lipidhülle der Myxoviren enthaltenes, sehr empfindliches Enzym gefunden, welches Phospholipide angreift und nach der Eigenschaft der Myxoviren, Hämolyse von Erythrocyten hervorzurufen, Hämolysin genannt wird. Zum Unterschied von der Neuraminidase ist es bei den zuletzt erwähnten Enzymen bisher jedoch nicht gelungen, sie von der Viruspartikel ohne Wirkungsverlust abzutrennen. Diese, der Klasse der Lipoproteide angehörigen Enzyme, sind wahrscheinlich in der sog. Normalkomponente lokalisiert, die in der Außenschicht des Virus enthalten ist.

Schon vor längerer Zeit hat KNIGHT (1946) beim Influenza-Virus das Vorliegen eines ohne Zerstörung der Infektiosität nicht abtrennbaren Proteinanteils (etwa 30% der reinsten Viruspräparationen) beschrieben, der dem Protein des Wirtes (Lungengewebe oder Chorioallantoismembran des bebrüteten Hühnereies) auch serologisch entsprach. COHEN (1944) fand in seinen Influenza-Präparaten größere Anteile eines in der normalen Chorioallantoismembran des Hühnerembryos enthaltenen Antigens. Ähnliche Beobachtungen sind von ENGEL und RANDALL (1947) und KABAT und FURTH (1940), sowie zuletzt von SCHÄFER und MUNK (1952) für verschiedene Virusarten beschrieben worden. Die Normalkomponente hat wohl zusammen mit den aus der Wirtszelle stammenden Lipiden die Funktion eines Bindemittels zwischen G-Antigen und Hämagglutinin des Virusteilchens. Ob man sie zum eigentlichen Virusmaterial rechnet, ist eine Frage der Definition.

6. Biochemische Veränderungen bei Infektion.

Zum Studium biochemischer Veränderungen, die im Verlaufe einer Virusinfektion auftreten, kann — infolge des Fehlens eines Eigenstoffwechsels — das Virus selbst naturgemäß nicht herangezogen werden. Wir sind vielmehr auf die im zeitlichen Ablauf des Infektions- bzw. Reproduktionsvorganges biochemisch

erfaßbaren Unterschiede in der infizierten und der nicht infizierten Zelle angewiesen. Eine gewisse Grenzstellung nehmen die Fälle ein, bei denen beim Infektionsvorgang selbst ein biochemisch wirksames Agens, welches mit der Reproduktion der Viren nicht unmittelbar verknüpft ist, an der Zelloberfläche oder
beim Eindringen in das Zellinnere seine Wirksamkeit ausübt. Am deutlichsten
wird dieser letzte Fall bei den Viren der Myxogruppe, in deren Capsid sich ein
strukturgebundenes Enzym befindet, welches bei der Adsorption des Virus in die
Zelle eine wichtige Funktion zu erfüllen hat.

Nach der heutigen Auffassung[1] haben wir uns den Ablauf einer Virusinfektion
derart vorzustellen, daß zunächst eine Viruspartikel mit der Oberfläche der Wirtszelle in innigen Kontakt gebracht wird. Dabei können besondere Zentren der
Zelloberfläche, sog. Receptoren, eine wesentliche Rolle spielen. Meist ist dabei
die Gegenwart eines zweiwertigen Kations wie Calcium, Zink oder Magnesium
vonnöten. Wir kennen freilich auch Fälle, z. B. beim Virus der Poliomyelitis, in
denen Hilfsmechanismen offenbar fehlen. Allerdings sind nach Holland (1962)
auch für die Adsorption von Enteroviren Receptoren der Zelle, die membran-
und strukturgebunden sind, notwendig. Nach Auftrennung der Zelle findet man
diese Receptoren in den Mikrosomenfraktionen; sie sind jedoch in dieser Form
unwirksam, d. h. sie machen aus Viren *keine* RNS frei. Diese Infektionsstufe ist
verhältnismäßig temperaturunabhängig[2].

Veränderungen am Virus, die die Eklipse (s. u.) einleiten, können nur mit intakten Zellmembranen erreicht werden. Einmal am Receptor haftendes Virus
kann wohl davon wieder gelöst werden, ist aber dann nicht mehr in der Lage,
sich erneut zu binden (Unterschied zu Myxoviren, die über das Eigenenzym
Neuraminidase verfügen).

Im weiteren, temperaturabhängigen Verlauf der Infektion dringt nur ein Teil
des Virusmaterials, der die Nucleinsäure enthaltende, in das Zellinnere vor und
bindet sich an Zellstrukturen[3], während der Teil der Viruspartikel, der vorwiegend aus Protein bzw. Kittsubstanzen wie Phosphatiden und anderen Lipiden
besteht, außerhalb der Zelle verbleibt oder nur in die tieferen Schichten der Zellmembran kommt[4]. In dem nun folgenden Intervall scheint der eingedrungene,
in der Hauptsache aus Nucleoproteid bestehende Anteil des Virus — das sog.
gebundene oder S-Antigen bei den Viren der Myxogruppe — in kleinere Bruchstücke zu zerfallen. Innerhalb dieser Latenzzeit, der sog. Eklipse, können jedenfalls Viruspartikel in der Zelle nicht nachgewiesen werden[5]. Wenn man die
Befunde von Joklik (1962) an Vaccinia-(DNS)-Viren verallgemeinert, wird die
Proteinhülle der Nucleinsäure im Virus enzymatisch durch ein zelleigenes sog.
„uncoating enzyme" in diesem Infektionsstadium entfernt. Diese verschiedenen
Infektionsstufen sind, wie Ackermann und Francis (1954) am Influenza-Virus
zeigen konnten, gegen bestimmte in die Proteinsynthese eingreifende chemische
Agentien verschieden empfindlich. Adsorption und Penetration sowie der Virus-
austritt durch die Zellmembran wurden durch ein anderes Aminosäure-Analogon
gehemmt, als in der Eklipse wirksam war. Letzteres Intervall wird offenbar
durch zwei zeitlich aufeinander folgende verschiedene Prozesse charakterisiert,
wie die notwendige Reihenfolge der wirksamen Aminosäure-Analoga bewiesen
hat. Spätere Untersuchungen am Polio-Virus haben diesen Zweistufenprozeß
der Latenzzeit bestätigt[6]. Der Reifeprozeß des Virus hingegen ist von keinem

---

[1] Tolmach 1957.   [2] Mandel 1962.   [3] Wecker und Schäfer 1957.
[4] Hoyle 1962.
[5] Henle 1949, sowie Isaacs und Edney 1950 und Schäfer und Munk 1952.
[6] Wecker 1962.

der angewandten Aminosäure-Analoga beeinflußbar. Nach unserer heutigen Kenntnis geht der Virussynthese folgender Vorgang voraus: Durch eine informatorisch mit dem wirksamen Teil der infektiösen Partikel übereinstimmende Ribonucleinsäure, die vom eindringenden Virusgenom (DNS oder RNS) ihr genetisches Bauprinzip erhalten hat bzw. selbst als m-RNS fungiert, werden in zeitlich genau kontrollierter Folge eine Reihe von Enzymen und anderen Proteinen (early proteins) gebildet. Anschließend setzt die Synthese der Virusnucleinsäure ein. Die Bildung der zelleigenen m-RNS ist nach der Infektion oftmals unterbunden oder zumindest gestört.

Vor kurzem hat DARNELL (1962) diese Vorstellung für die Infektion einer Zelle durch das Virus der Poliomyelitis bewiesen. In der infizierten Zelle verhält sich die Virus-RNS wie eine m-RNS, was z. B. durch die spezifische Bindung der Virus-RNS an die Ribosomenfraktion einer — beliebigen — Zelle deutlich wird. Im System von NIRENBERG u. MATTHAEI (1961) vermag dieser Komplex die Synthese von Protein, das serologisch dem Virusprotein sehr ähnlich ist, zu bewerkstelligen. In der Zelle erfolgt anschließend an die 2—3 Std nach der Infektion gebildete Virus-RNS die Synthese des neuen Virusproteins. Die Ansichten über die zeitliche Bildung des sog. „early protein", welches für die Synthese der Virus-RNS bzw. der Virusnucleotidpolymerase maßgebend ist, gehen noch auseinander. Dieselbe Vorstellung von der zentralen Stellung der Virus-RNS in ihrer messenger-Funktion für die Bildung von Virusprotein in den Ribosomen betont auch DULBECCO (1962). Virus-m-RNS wird im Kern gebildet, wandert rasch danach in das Cytoplasma zu den Ribosomen, wo die Virusproteinsynthese stattfindet. Experimentell wurde diese Vorstellung auch von KERR, WORK u. Mitarb. (1962) am EMC-Virus verifiziert. Die Virus-RNS entsteht im Kern, während an den Ribosomen die Montage mit dem Protein zum kompletten Virus erfolgt. Bei der Virusgenese steuert also die als genetischer Informationsträger vorliegende Virusnucleinsäure entweder die Bildung einer m-RNS, welche dieselbe Nucleotidsequenz aufweist wie die Virusnucleinsäure (bei DNS-Viren), oder ist selbst imstande (bei RNS-Viren), als m-RNS zu fungieren bzw. die Bildung gleichartiger RNS-Moleküle zu induzieren. Dieser Befund steht in völliger Analogie zu den Beobachtungen von NOMURA u. Mitarb. (1962), die am Coli-Phagen-System (DNS-Viren!) feststellten, daß nach der Infektion eine Phagen-spezifische m-RNS von hoher Einbaurate gebildet, die Synthese der ribosomalen und löslichen Coli-RNS hingegen zurückgedrängt wird.

7. Interferon.

Bei der Erörterung des intracellulären Geschehens, das sich bei der Vermehrung von Viren abspielt, darf ein Vorgang nicht unerwähnt bleiben: die Bildung von Interferon. Von diesem Stoff, dessen Aufbau und biochemische Wirkungsweise zwar derzeit noch nicht aufgeklärt ist, ist anzunehmen, daß er nicht nur von theoretischer Bedeutung sein wird. Man darf vielmehr hoffen, daß Interferon auch bei der Verhütung von Viruskrankheiten sich von großem praktischen Nutzen erweisen wird.

ISAACS und LINDENMANN (1957) haben vor einigen Jahren die Beobachtung gemacht, daß durch UV inaktiviertes Influenza-Virus in lebenden Zellen die Produktion einer Substanz bewirkt wird, welche — auf andere Zellen übertragen — diese Zellen resistent gegen die Infektion einer Reihe von Virusstämmen macht. Diese Substanz, ein Protein vom ungefähren Molekulargewicht 30000, die von ihren Entdeckern Interferon genannt wurde, übt offenbar ihre Wirkung intracellulär aus. ISAACS (1957) konnte nämlich zeigen, daß Interferon, welches auf

Tabelle 7. *Tabellarische Zusammenfassung der biochemischen Veränderungen nach Virusinfektion (a).*

Virus	Gewebe	Effekt p.i. — Virusvermehrung beeinflußt				Für Virusvermehrung notwendiger Rk-Mechanismus	Autor
		++	+	-	-		
Influenza PR8	CAM* in situ	O_2, Glucose			Malonat DNP (reversibel)	oxydative Phosphorylase	ACKERMANN 1951; ACKERMANN u. JOHNSON 1953
Influenza PR8 und B-Lee Mumps	CAM in situ und in Kultur	Glucose	Pyruvat, andere Verbindungen des KREBS-Cyclus ohne Einfluß	Diamidine DNP		Energieübertragung durch oxydative Phosphorylase	EATON 1952
Influenza B-Lee	CAM in situ	Glucose (kann durch Pyruvat, Alanin, usw. ersetzt werden)					DANIELS, EATON u. PERRY 1952; MILLS 1958
Influenza A WS u. NWS nicht neurotrop	CAM in situ	Glucose (WS u. NWS), Pyruvat (nur WS), Glucose + Pyruvat optimal				KREBS-Cyclus	LEVINE, BOND u. ROUSE 1956
Influenza	CAM	Glucose	Pyruvat				WIELGOSZ 1957
Influenza	Lunge (Maus)		Na-Fluoracetat		Na-Fluoracetat		ACKERMANN 1951
Influenza PR8 Lee	Hühnerembryo						
Mumps, Pneumonie	Lunge (Maus)		Na-Fluoracetat ohne wesentlichen Einfluß			Energiereiche P-Verbindungen (System der Synthese von P)	MOGABGAB u. HORSFALL 1952

Virus	Zellsystem	Beobachtung I	Beobachtung II	Hemmstoff	Stoffwechsel / Virusproduktion	Autoren
Encephalitis Western Equine E.	embryonales Mäusegehirn				Virusproduktion bedingt geringere Säureproduktion der Zelle (Testverfahren für Encephalitis-Virus)	HUANG 1943
Theiler GD VII	embryonales Mäusegehirn		Glucose, O_2-Verbrauch u. Milchsäureproduktion zeigen keine Veränderung während Virusvermehrung		Kohlenhydratstoffwechsel der Zelle nicht beeinflußt	PEARSON u. WINZLER 1949
Encephalitis Eastern Equine E.	Mäuse (Ganztier)			Na-Fluoracetat	Citronensäure-Cyclus	WATANABE, HIGGINBOTHAM u. GEBHARDT 1952
Poliomyelitis	Hautmuskel (menschliche Embryonen)					ROBBINS, ENDERS u. WELLER 1950
Lansing	embryonales Gehirn (Mensch)					FRANKLIN, DUNCAN, WOOD u. RHODES 1952
Theiler GD VII	Mäusegehirn	^{14}C-Einbau in Protein +, in Lipid —				RAFELSON, WINZLER u. PEARSON 1949
Polio Mahoney 1	HeLa	maximale Virusausbeute	pH 7,2—7,8		maximale O_2-Aufnahme	GIFFORD, ROBERTSON u. SYVERTON 1956
Polio Mahoney 1	HeLa	unveränderte Säureproduktion, Virusproduktion unabhängig, ob Zellen aerob oder anaerob gehalten			auch anaerob möglich	GIFFORD u. SYVERTON 1957

* CAM = Chorioallantoismembran des befruchteten Hühnereies.

Tabelle 7 (Fortsetzung).

Virus	Gewebe	Effekt p.i.	Virusvermehrung beeinflußt				Für Virusvermehrung notwendiger Rk-Mechanismus	Autor
			++	+	—	—		
Polio Saukett	Affenniere	Milchsäurebildung in den ersten 72 Std p.i. erhöht						Levy u. Baron 1957
Polio Saukett	Affenniere	Erhöhte aerobe und anaerobe Glykolyse bereits 1 Std p.i.						
Polio MEF	Amnionzellen (Mensch) Affennierenzellen in Kultur	Kurz p.i. erhöhte Aufnahme von Glucose ^{14}C und ^{32}P		Glucose		Iodessigsäure	Glykolytisches System anaerob bevorzugt	Becker, Grossowicz u. Bernkopf 1958
Polio Mahoney und Saukett	HeLa	Glucose und Glutamin erhöhen Virusproduktion in KH und aminosäurefreiem Medium 40000fach	Glucose + Glutamin + Salze	Glutamin allein			unkomplizierter Stoffwechsel	Eagle u. Habel 1956
Polio Mahoney und Saukett	HeLa	Galaktose, Ribose, Ribose-5-Phosphat in nicht adaptierten HeLa-Zellen können Glucose nicht ersetzen; Fructose ersetzt Glucose	Fructose (in Abwesenheit von Glucose)				intakter Zellstoffwechsel nötig	Darnell u. Eagle 1958

Virus	Zellen	Stoffwechsel			Literatur
Adenovirus 4	HeLa	Adenoviren benutzen Kohlenhydratstoffwechsel der Wirtszelle bei der Virusvermehrung und verursachen — in Gegensatz zu vielen anderen Viren — Vermehrung der Säureproduktion	Milchsäure und andere Säuren des Citronencyclus erhöht	erhöhte Säureproduktion nach Ansicht der Autoren in direktem Zusammenhang mit Virusvermehrung	FISHER u. GINSBERG 1957;
Myxoma	CAM	Bei unveränderter O_2-Aufnahme wird die Glykolyse durch Infektion gesteigert			LEVY, ROWE, SNELL-BAKER u. HARTLEY 1957
Rous-Sarkom	CAM				
Newcastle	CAM				
Fibroma	CAM				
Herpes simplex	CAM				
Vaccinia	CAM				
Schweine-influenza	CAM				

extracelluläres Eastern Equine Encephalitis-Virus keine Wirkung hat, die Fähigkeit des Virus, sich an die Oberfläche der Zelle anzulagern, nicht verhindert, auch wenn die Zelle selbst gegen Infektion resistent geworden ist[1]. Kürzlich konnte von einer belgischen Forschergruppe[2] bewiesen werden, daß die Infektion mit Polio-RNS — diese kann im Gegensatz zum intakten Polio-Virus exembryonierte Hühnereier infizieren[3] — durch Interferon unterdrückt wird. Damit scheint eindeutig eine Einwirkung von Interferon auf den Receptormechanismus ausgeschlossen. Es ist bemerkenswert, daß Interferon, um seine volle Wirksamkeit zu entfalten, einige Zeit vor der Infektion (durch Polio-RNS) appliziert werden muß. Offenbar wirkt Interferon innerhalb der Eklipse, denn damit behandelte Zellen, die mit Western Equine Encephalitis-Virus in hoher multiplicity infiziert sind, liefern keine infektiöse RNS. Nach ISAACS (1962) wird bei Temperaturen, die für die Virusvermehrung supraoptimal sind, mehr Interferon gebildet, besonders in Zellen, an die das Virus schlecht adaptiert ist. Das optimale p_H der Interferonbildung liegt bei 6,8. Vermehrter Sauerstoffpartialdruck, der die Virusvermehrung vermindert, erhöht die Interferonbildung. Interessant ist auch die Wirkung von Harnstoff: Die Bildung von Interferon wird um so mehr begünstigt, je größer die Schädigung der Virusvermehrung ist.

Abschließend muß noch hervorgehoben werden, daß Interferon wirtsspecies-spezifisch, aber *nicht* virus-spezifisch wirkt, d. h. ein Interferon, das durch eine ganze Reihe von Virusarten in einer bestimmten Zelle hervorgerufen wird, vermag nur die gleiche Zellgattung gegen Infektion zu schützen, nicht aber eine andere.

8. Zellfunktion und Virusinfektion.

Obwohl über die Beeinflussung des Energiestoffwechsels von Zellen oder Geweben eine umfangreiche Literatur[4] vorliegt, sind die Ergebnisse uneinheitlich und im ganzen eher dürftig. Die Summe der sich oftmals wider-

---

[1] WAGNER 1960. [2] DE SOMER et al. 1962.
[3] Vgl. DE SOMER et al. 1959.
[4] Zusammenfassung bei KOPELMAN und EVANS jr. 1959.

Tabelle 8. *Tabellarische Zusammenfassung der biochemischen Veränderungen nach Virusinfektion (b).*

Virus	Gewebe	Effekt nach Infektion	Autor
Influenza A	Embryo (Huhn)	4 Std nach Infektion Abnahme von Phosphorcreatin	Parodi 1949
Influenza PR 8	Embryo (Huhn)	^{32}P-Aufnahme erfolgt rasch in Lipide und RNS-Fraktion des neugebildeten Virus	Graham u. McClelland 1950; Liu, Blank, Spizizen u. Henle 1954
Influenza PR 8	CAM	Abnahme von Lipid P in der CAM; ^{32}P-Aufnahme gesteigert; RNS/DNS-Quotient unverändert	Cohn 1952
Influenza PR 8	Embryo (Huhn)	^{32}P-Aufnahme in die S-Antigen-Fraktion; ^{35}S auch im Hämagglutinin; Versuche mit ^{32}P und ^{35}S, Methionin zeigen, daß nur ein Teil des Virusproteins an unlösliche Zellkomponenten gebunden wird	Hoyle 1957
Influenza PR 8	Lunge (Maus)	Nucleotidveränderung nicht eindeutig; keine Verbindung zwischen Nucleotidgehalt und Virusvermehrung	Sellers 1958
Influenza B-Lee	CAM (in vitro und in situ)	Maximale ^{32}P-Aufnahme 3 Std p.i. in RNS der Zelle, RNS-Gehalt unbeeinflußt bis 5 Std p.i., dann Abfall des Quotienten RNS/DNS auf 75%; 3 Std p.i. ^{32}P-Ausbau aus RNS. Besonders aktiven Einbau zeigen niedriger molekulare (2,75 S und 4—4,4 S) RNS-Fraktionen des Cytoplasmas, während hochmolekulare (14 S und darüber) noch lange inaktiv bleiben. Eine stark markierte hochmolekulare Fraktion der Kern-RNS weist ähnliche Basenzusammensetzung auf wie das infizierende Virus.	Klamerth 1959 u. 1962
Hühnerpest KP	HeLa	3 Std p.i. maximaler ^{32}P-Einbau in Kern RNS-Oligonucleotide, später allmählicher Abfall; n-RNS enthält 3 Std p.i. etwa 10—30% einer in ihrem Oligonucleotidmuster der Virus-RNS gleichenden neuen RNS, welche gleichzeitig oder unmittelbar nach „early protein" in der infizierten Zelle entsteht	Scholtissek u. Rott 1961
Theiler GD VII	1-tägiges Mausgehirn	Virusvermehrung an aeroben Stoffwechsel geknüpft, erhöhte ^{32}P-Aufnahme und Virusvermehrung nur im 1-tägigen Mausgehirn; DNS nicht verschieden von Kontrolle. Histidin und Lysin wirken hemmend. 5-Cl-Uridin verhindert Virusvermehrung und ^{32}P-Aufnahme in RNS, *nicht* aber in Lipide.	Rafelson, Pearson u. Winzler 1950
		^{32}P-Aufnahme nach Infektion in Protein und Nucleinsäuren der Ribosomen stärker erhöht als in den entsprechenden übrigen Zellanteilen.	Moldave 1954

Tabelle 8 (Fortsetzung).

Virus	Gewebe	Effekt nach Infektion	Autor
		Bei der Infektion mit den verschiedenen Encephalitis-Viren bleibt der Zellstoffwechsel intakt. RNS spielt bei der Virusvermehrung eine Rolle, DNS offenbar nicht. Stoffwechsel von Lysin und Histidin scheint mit dem Vermehrungsmechanismus in noch unbekannter Weise verknüpft, ^{14}C-Einbau und ^{14}C-Glucose nur in diesen beiden Aminosäuren nach Infektion erniedrigt	RAFELSON, PEARSON u. WINZLER 1950
Polio	Affenniere	^{32}P-Aufnahme in RNS-haltige Partikel; Isotopengehalt und Infektiosität zeigten die gleichen Sedimentationscharakteristika	TAYLOR u. GRAHAM 1958
Polio-RNS	Affenniere Gewebskultur	RNS aus Polio-Virus und aus infizierten Gewebekulturen proteinfrei isoliert zeigt Infektiosität für Gewebekultur und Ganzeier. Zum Unterschied mit Polio-Virus wird Infektion durch RNAse völlig verhindert	ALEXANDER, KOCH, MOUNTAIN u. VAN DAMME 1958; COLTER, BIRD, MOYER u. BROWN 1957
Polio 1 Mahoney	HeLa	Steigerung des ^{32}P-Einbaus in RNS und DNS nach Infektion. Virustiter und Nucleinsäuremarkierung steigen parallel an.	MIROFF, CORNATZER u. FISCHER 1957
		Infektion verursacht in der ersten Stunde bis zu zweifache Erhöhung des ^{32}P-Einbaus in cytoplasmatische RNS der infizierten Zellen, während n-RNS und DNS noch keine Änderung zeigen. Einbau in n-RNS nach 2 Std jedoch $2^{1}/_{2}$mal so hoch wie in c-RNS, obwohl keine Nettosynthese; DNS minimal.	MAASSAB, LOH u. ACKERMANN 1957
		Vor Bildung kompletter Viren treten RNS-Vorstufen im Cytoplasma in erhöhter Menge auf. *Aktiver* RNS-Stoffwechsel, besonders der n-RNS nach Virusinfektion.	LOH, PAYNE u. ACKERMANN 1958
		RNS und Virus finden sich hauptsächlich in der Zellfraktion, die die kleineren cytoplasmatischen Partikel (Ribosomen?) enthält	
Polio 3 Saukett	HeLa	Herabsetzung der DNS-Syntheserate (= ^{14}C-Cytidineinbau); Neusynthese von RNS nach Infektion vermutet.	GOLDFINE, KOPPELMAN u. EVANS 1958
		In nicht infizierten Zellen tritt weder im DNS- noch im RNS-Stoffwechsel Isotopenverlust ein (bis 9 bzw. 6 Generationen). Polioinfektion von Zellkulturen stört vor dem Auftreten cytopathischer Effekte den Stoffwechsel nicht, hingegen ist der RNS-Stoffwechsel der infizierten Zelle merklich erhöht, der der DNS erniedrigt	GRAHAM u. SIMINOVITCH 1957; THOMPSON, PAUL u. DAVIDSON 1958

Tabelle 8 (Fortsetzung).

Virus	Gewebe	Effekt nach Infektion	Autor
Adenoviren	HeLa	Steigerung des ^{32}P-Einbaues in alle Zell=fraktionen, auch ohne Auftreten cytopathogener Effekte in den ersten Infektionsstunden	Levy, Rowe, Snellbaker u. Hartley 1957
Equine abortus virus (DNS)	HeLa	Erhöhter Gehalt der infizierten Zellen an DNS und Protein; RNS unverändert	Randall u. Moore 1958
Herpes (DNS)	HeLa	9 Std p.i. war DNS-Gehalt stark erhöht, RNS unverändert über 12 Std p.i. Nach 3—4 Tagen verschwindet RNS in den pathologisch veränderten Zellen zugunsten von DNS	Newton u. Stoker 1958
Herpes simplex (DNS)	CAM oder Ganzei	Starke Zellzahlzunahme 3 Tage nach Infektion, vergrößerte Organe. Nettosynthese von beiden Nucleinsäuren ohne Veränderung des DNS/RNS-Quotienten	Ackermann u. Francis 1950
		80% neugebildeter Viren frei im Cytoplasma, 16% an Mitochondrien gebunden	Ackermann u. Kurtz 1952
Maul- u. Klauenseuche (FMD)	Gewebekulturen	Infektion durch Phenol-Extrakt (RNS) d. inf. Zellen RNAse-empfindlich	Brown, Sellers u. Stewart 1958
Vaccinia (DNS)	HeLa	Kein ^{32}P-Einbau in DNS, bereits im Frühstadium der Infektion erhöhter Adenin-8-^{14}C-Einbau in Adenylsäurefraktion der mikrosomalen RNS (geringer Einbau in Guanylsäure); erhöhter mikrosomaler RNS-Umsatz; erhöhte Proteinsynthese	Joklik 1959

sprechenden Ergebnisse läßt immerhin den Schluß zu, daß die Virusvermehrung eng gekoppelt ist mit der energetischen Funktionstüchtigkeit der Zelle, d. h. daß der intakte, Energie liefernde Zellstoffwechsel Vorbedingung für die Bildung neuer Viren ist.

Weniger umfangreich ist die Zahl der Arbeiten mit animalen Viren, die sich mit den Fragen nach den strukturellen und genetischen Veränderungen, die im Gefolge der Virusinfektion in der Zelle eintreten, befassen, aber gerade diese beiden Probleme eröffnen grundlegende Aspekte für die Virusproduktion, wie vor allem die Ergebnisse der Arbeiten an Phagen gezeigt haben.

Die Beeinflussung der Zellfunktion durch Viren kann an Zellbestandteilen erfolgen, welche energetisch, strukturell oder genetisch wirksam sind. Zur ersten Gruppe können wir den Mitochondrienapparat und die mit seiner Hilfe gesteuerten Vorgänge der Energiebereitstellung rechnen (z. B. ATP-Synthese). Zur zweiten Gruppe gehören die Fermente der Zelle, welche Proteine oder Lipoproteine darstellen, sowie der Teil der Nucleinsäuren, dem keine direkt genetische Bedeutung zukommt, während unter der letzten Gruppe alle genetischen Informationsträger (DNS bzw. RNS) zu verstehen sind. Daß diese Einteilung keine starre ist, zeigt die Funktion, welche der „m-RNS" im Zelleben zukommt. Diese RNS ist, obwohl nicht zu den primär genetisch wirksamen Substanzen gerechnet, doch Informationsträger für die Proteinsynthese.

Innerhalb des Gesamtproblems über den Zusammenhang zwischen Virusinfektion und Verhalten der infizierten Zelle nehmen die Arbeiten der Autoren einen breiten Raum ein, die versuchen, die Frage nach dem biochemischen Vorgang bei der Virusvermehrung auf indirektem Weg näherzukommen, nämlich durch Untersuchung enzymatischer Veränderungen im Wirtsorganismus oder in der Zelle selbst.

Bei der fast unübersehbaren Literatur auf diesem Gebiet kann auf jede Arbeit nicht im einzelnen eingegangen werden, insbesondere da sich die Resultate vieler Autoren häufig decken oder überschneiden. Die wichtigsten Ergebnisse der älteren Arbeiten sind deshalb tabellarisch zusammengefaßt (S. 342—348). Damit ist es möglich, Gemeinsamkeiten unmittelbar zu erfassen. Die Aufstellung erfolgte in zeitlicher Reihenfolge.

Eine der ersten Untersuchungen mit tierpathogenen Viren wurde von NOSSAL und DE BURGH (1953) mit dem Ektromelie-Virus an Mäuselebern in vivo durchgeführt. Sobald die ersten Zeichen der Virusvermehrung auftraten, sank der Gehalt an Kathepsin, die Leberzellen verloren ihre Fähigkeit der Glykogenspeicherung und das infizierte Organ zeigte in seinen mitochondrialen und mikrosomalen Anteilen größeren ^{32}P-Einbau als die Kontrolle. Dabei kam es zu stark gesteigerten Proteinwerten, die weit über den der Bildung von neuen Viren entsprechenden lagen. Da die Versuche am Organ in vivo durchgeführt wurden, lassen sich natürlich Überlagerungseffekte durch Sekundärreaktionen nicht ausschließen, wodurch die Ergebnisse an Bedeutung verlieren. Daß die Aktivität einzelner Gewebsenzyme nach Infektion mit tierpathogenen Viren beeinflußt wird, hat auch schon vor mehreren Jahren BAUER (1947, 1948) an der Xanthinoxydase im mit neurotropen Viren infizierten Mäusegehirn gezeigt. Danach ergab sich für fast alle neurotropen Virusarten eine gewisse Parallelität zwischen Virus- und Enzymvermehrungsrate. Ähnliche Beobachtungen haben 1954 SELLERS und JAN mit Influenza-Virus an Mäuselungengewebe gemacht. Allerdings konnte SELLERS (1956) später nachweisen, daß auch nicht virusbedingte unspezifische Läsionen des (Lungen)-Gewebes zu einer starken Erhöhung der Xanthinoxydase-Aktivität führen. Auch die Veränderung der Phosphatase-Aktivität sowie der glykolytischen Enzyme in mit Polio-Virus infizierten Gewebekulturen waren Gegenstand mehrfacher Untersuchungen, wobei sowohl Steigerungen als auch Abnahme der betreffenden Enzymaktivitäten beobachtet werden konnten, was die Deutung der gefundenen Effekte problematisch machte[1].

Im Laufe der folgenden Jahre sind eine ganze Reihe von Arbeiten erschienen, welche die Frage eines möglichen Zusammenhanges zwischen Virusinfektion mit tierpathogenen Viren und enzymatischer Veränderung des infizierten Gewebes zum Inhalt hatten, und nicht widerspruchsfreie Befunde ergaben[2].

So behaupten KAUSCHE, LANDSCHÜTZ und SAUTHOFF (1951), daß der mausadaptierte Stamm Lansing des Polio-Virus im Nervengewebe von intracerebral geimpften Säuglingsmäusen eine Steigerung der alkalischen Phosphatase hervorruft. Von ALBRECHT (1954 und 1957) stammt die gegenteilige Beobachtung, der Verminderung der alkalischen Phosphatase-Aktivität im Dünndarm der mit Influenza-Virus APR 8 infizierten Maus. Beiden Untersuchungen haften die Mängel an, daß die am Ganztier bzw. Organ erzielten Resultate durch unkontrollierbare Vorgänge im Wirtsorganismus beeinflußt sind und daher nicht mit Sicherheit Schlüsse über das Verhalten der einzelnen Zellen zulassen. Demgegenüber sind die Beobachtungen an Zellkulturen oder einfach gebauten Organen (z. B. Chorioallantoismembran) wesentlich zuverlässiger und gestatten sogar quantitative Auswertung der Ergebnisse. An einem solchen System (Echo-Virus und andere neurotrope Viren auf Einschichtenzellkultur von trypsinisierten

[1] Vgl. BECKER, GROSSOWICZ u. BERNKOPF 1958.
[2] Zusammenfassung früherer Literatur bei D. J. BAUER 1953.

Affennierenzellen) konnten Albrecht, Mittelstrass u. Sauthoff (1958) sowie Kovács et al. (1956) bereits vor Auftreten cytopathischer Effekte zeitlich definierbare Veränderungen der Enzymaktivität von saurer und alkalischer Phosphatase beobachten (Abnahme bzw. Anstieg nach 9—12 Std, was nach Ansicht der Autoren einen Zusammenhang zwischen Virusinfektion und Phosphatase-Aktivität wahrscheinlich macht). Matzelt, Homan und Lennartz (1958) beschrieben bei ihren Untersuchungen an Gewebekulturzellen nach Infektion mit Poliomyelitis-Virus einen rhythmisch mit der Virusvermehrung parallel gehenden Anstieg der Aktivitäten verschiedener glykolytischer Enzyme und vermuten, daß das glykolytische System einen wesentlichen Faktor für die Virusvermehrung darstellt. Ähnliche Beobachtungen wurden von Kun u. Mitarb. (1950, 1962, bzw. Smith u. Kun 1954) in bezug auf den erhöhten Gehalt an Lactatdehydrogenase in der mit Pocken-Viren infizierten CAM beschrieben. Unmittelbar vor und während der Virusproduktion findet eine starke Vermehrung der glykolytischen Enzyme statt, was zu aerober Glykolyse des CAM-Gewebes führt. Früher hat schon Hess (1955) über einen bemerkenswerten Anstieg der Aldolase- und Trioseisomerase-Aktivität im Hühnerei nach Infektion mit Influenza-Virus berichtet. An mit Polio-Virus infizierten HeLa-Zellkulturen konnte Kovács (1956, 1960) später zeigen, daß die Aktivität einer Reihe von Hydrolasen bereits in der ersten Infektionsphase (30—60 min) nach Infektion eine Stimulation erfährt, während andere Fermente gehemmt oder gar nicht beeinflußt werden. Die Veränderung der enzymatischen Aktivität unter Berücksichtigung der Lokalisation der betreffenden Fermente gestattet nach Ansicht des Autors einen Einblick, welches Zellelement primär von der Infektion betroffen wird.

Klamerth (1960) konnte am Influenza-Virus einen Rhythmus im Verlauf der Aktivitätskurven einer Reihe von Fermenten infizierter Zellen beobachten, der in den ersten Stunden nach der Infektion besonders hervortritt. Nucleotidase, Katalase (die für die Zellatmung von Bedeutung sein soll) und Transaminasen, welche nach Pollak (1960) als Anhaltspunkt für die Proteinsynthese gewertet wird, zeigen noch innerhalb der Latenzzeit starken Aktivitätsanstieg, der vom Autor mit der Proteinsynthese in Beziehung gebracht wird. Freilich haften derartigen Untersuchungen oftmals Unsicherheitsfaktoren und Mängel an, so daß sie wohl nur in ihrer Gesamtheit und mehr zur Unterstützung postulierter Prozesse als per se gewertet werden dürfen.

Kausale Zusammenhänge scheinen jedoch zwischen Infektion und Nucleinsäurespaltung zu bestehen. Wie Klamerth (1959) beobachtete, steigt die RNAse-Aktivität nach der Infektion (Chorioallantoismembran, Influenza-Virus) beträchtlich an. Analoge Befunde für DNAse bei Vaccinia- sowie bei Herpes-Virus stammen von Hanafusa (1962) bzw. von Wildy (1962). Beide Forscher berichten auch über einen gleichzeitig stattfindenden Anstieg der DNS-Polymerase in den infizierten Zellkulturen. Schließlich sollen auch die wichtigen Befunde von Kit u. Mitarb. (1963) erwähnt werden, die in Analogie zu den bei Phagen bereits vor längerer Zeit bekannt gewordenen Tatsachen der virusbedingten Induktion von Enzymen stehen. Mit Vaccinia-Virus (DNS-Virus) infizierte Zellen (defiziente Mausfibroblasten) zeigen erhöhte Thymidinkinase-Aktivität, obwohl die zelleigene Kinase infolge Adaptation des Zellstammes an Br-Desoxy-Uridin „verkümmert" war. Der in der Virus-DNS enthaltene Code induziert also die Bildung eines Enzyms, das ausschließlich der Virus-DNS-Synthese dient. Ähnliche Schlußfolgerungen lassen die Versuche von Kaplan und Ben-Porat (1961) zu, die zeigen konnten, daß nach Infektion von L-Zellen mit Herpes-Virus der Thymidineinbau in die celluläre DNS zugunsten des Einbaus in die Virus-DNS vermindert ist und auch dann stattfindet, wenn die celluläre DNS-Synthese durch 5-Fluoruracil gehemmt ist.

Obwohl viele der erwähnten Befunde keinen unmittelbaren Zusammenhang mit der Virus-Synthese erkennen lassen, darf doch die enge Koppelung von Virusvermehrung und Proteinbildung als gesichert angesehen werden. Sobald letztere durch spezifische Inhibitoren wie z. B. Puromycin gehemmt ist, wird nicht nur das Zellwachstum, sondern auch jegliche Virusvermehrung verhindert[1]. Die Synthese einer Virus-Nucleinsäure, die ihrerseits maßgebend ist für die Entstehung des spezifischen Virus-Proteins, kann erst durch die vom Virusgenom gesteuerte Bildung eines oder mehrerer, a priori in der Zelle nicht vorhandener Enzyme (= Protein) erfolgen.

9. Schlußbetrachtung

Betrachtet man rückblickend in großen Zügen die intracellulären Vorgänge in einer virus-infizierten Zelle, so ist entscheidend das Eindringen eines fremden Genoms und dessen Wechselwirkung mit dem zelleigenen Genom. Hierbei können die im Virusgenom vorhandenen Informationen ganz, teilweise oder garnicht realisiert werden. Im ersten Fall kommt es zur Multiplikation kompletter infektionsfähiger Viruspartikel; im zweiten Fall wird nur ein Teil der Virussubstanz synthetisiert, wodurch keine kompletten infektiösen Viruspartikel gebildet werden, z. B. wird nur das Hämagglutinin gebildet. Die dritte Möglichkeit, die am eindrucksvollsten bei den Bakterienviren und den Tumorviren in Erscheinung tritt (lysogener Zustand), äußert sich darin, daß das Virusgenom mit dem Zellgenom integriert und mit diesem bei der Chromosomenteilung synchron redupliziert wird. In den beiden ersten Fällen kann das Zellgenom ganz oder teilweise ausgeschaltet werden (z. B. Unterdrückung der Bildung von zelleigener m-RNS). Offensichtlich können aber auch beide Genome über längere Zeit nebeneinander wirksam sein. Für die cytopathogene Wirkung der Virusgenese sind ebenfalls mehrere Möglichkeiten anzunehmen (s. S. 457).

Unser biologisches Weltbild ist durch das heutige Verstehen des Wesens der Virusinfektion entscheidend beeinflußt worden. Erstmals konnte die Zelle durch Einbringen eines definierten Makromoleküls mit Informationscharakter experimentell veranlaßt werden, nicht nur die eingebrachten Makromoleküle zu reduplizieren, sondern darüber hinaus neue hochmolekulare Stoffe zu bilden und diese zu biologisch wirksamen komplexen Einheiten, den Viruspartikeln, zusammenzufügen.

V. Einteilung der tier- und menschenpathogenen Viren
Allgemeines

Da sich die Virologie als ein Teil der Mikrobiologie entwickelt hat, wurden auch verschiedene Versuche unternommen, die Viren in Familien, Gattungen und Arten einzuteilen und diesen lateinische Namen zu geben[2]. Diese Versuche einer Systematik sind von verschiedenen Autoren kritisiert worden[3].

Wenn wir die modernen Anschauungen über das Wesen der Viren, wie sie in den ersten drei Abschnitten dieses Beitrages besprochen wurden, akzeptieren, so sollten wir einem infektiven Agens, das kein Organismus ist, auch keinen Gattungs-

---

[1] FRANKLIN und BALTIMORE 1962.
[2] Zum Beispiel auf dem 6. Internationalen Kongreß für Mikrobiologie in Rom 1953, ferner von F. O. HOLMES in Bergeys' Manual of Determinative Microbiology, 6. Auflage 1948.
[3] HENNEBERG 1952, FRIEDRICH-FRESKA 1954, ANDREWES 1954, SCHRAMM 1954, SINKOVICS 1956.

oder Speciesnamen geben. Oder wir sollten uns klar sein, daß lateinische
Namen nur Hilfsmittel der Verständigung sind. Eine Klassifikation wird man
allerdings nicht umgehen können, zumal viele Viren auf morphologischem, anti-
genetischem und funktionellem Gebiet gemeinsame oder ähnliche Eigenschaften
besitzen, die oft als „Verwandtschaften" bezeichnet werden. Über das Entstehen
derartiger gemeinsamer Eigenschaften können wir uns auf Grund der experimentellen Ergebnisse der Virusgenetik, der Reaktivierung und der Adaptations-
fähigkeit der Viren gewisse Vorstellungen machen, ohne daß wir damit Beweise
in der Hand haben. Man kann sich beim Vorliegen ähnlicher morphologischer
Eigenschaften vorstellen, daß diese Viren aus der gleichen Art von Zellelementen
entstanden sind. Diese verschiedenen Viren brauchen deswegen nicht unbedingt

Tabelle 9. *Charakteristika der sieben wichtigsten Gruppen animaler Viren* (nach Andrewes 1962).

	Nuclein-säure	Größe mμ	Zahl der Capsomeren	Membran außerhalb der Capsomeren	Multiplikation	Reifung an der Zellmembran	Äther-empfindlich-keit
Pox	DNS	150—300	?	+	C	0	0 oder +
Nita	DNS	100—200	162	+	N	0	+
Adeno	DNS	70	252 oder 162	0	N	0	0
Polyoma-Papilloma	DNS	25—45	42 oder 92	?	N	0	0
Myxo	RNS	80—500	?	+	C oder N—C	+	+
Arbo (r)	RNS	20—100	?	?	N—C	+	+
Nani	RNS	20—30	wenige	0	C oder N—C	0	+

C = im Cytoplasma; N = im Kern.

von einer gemeinsamen Wurzel phylogenetisch abzustammen, obwohl eine gemeinsame Abstammung und eine spätere Differenzierung durch Mutation und
Selektion (Adaptation an verschiedene Wirte) für viele Viren einer Gruppe das
Wahrscheinlichste ist. Gemeinsame antigene Eigenschaften könnten aber auch
bei einer Herkunft aus verschiedenen Quellen dort entstehen, wo sich in der
Virus-Nucleinsäurekette im Laufe der mutativen Variation identische oder ähnliche Sequenzen von Mononucleotiden bilden konnten.

Ein wichtiges und wohl auch grundsätzliches Unterscheidungsmerkmal ist
der Gehalt an DNS oder RNS. Ob die komplexen („organisierten") Viren von
den nur aus Nucleoprotein bestehenden („makromolekularen") dem Wesen und
der Herkunft nach verschieden sind, sei noch dahingestellt.

In jüngster Zeit ist ein neues, einfaches Klassifikationsschema entworfen
worden, das nur sechs große Gruppen aufweist, die z. T. schon länger von den
Virologen benutzt werden, z. T. jedoch neu sind[1] (Tabelle 9). Eine größere Zahl
von Viren kann jedoch noch in keine Gruppe eingeordnet werden, sei es, daß sie
noch nicht genauer erforscht sind, sei es, daß ihnen ähnliche Partner fehlen. Die
Einteilung von Andrewes benutzt auch Eigenschaften der Feinstruktur, als
Kriterien, so die Zahl der Capsomeren, d. h. der Bausteine der Virushülle (Capsid)
(s. S. 358). Wir folgen hier dieser Klassifikation, stellen ihr (nur aus historischen
Gründen) die Psittakosis-Gruppe voraus und erwähnen zuletzt einige fragliche
oder wahrscheinliche weitere Gruppen:

a) Psittacosis-Gruppe.

Diese Gruppe wird von vielen Virologen nicht zu den echten Viren gezählt,
so auch von der oben erwähnten Konferenz in Rom. In Bergeys Manual of

[1] Andrewes et al. 1961, Andrewes 1962.

Determinative Microbiology werden sie in der Ordnung Microbiotes und der Familie Rickettsiacea mit den Genus Chlamydia, Colesia, Ricolesia, Colettsia und Miyagawanella ebenfalls abseits der Viren geführt. Von anderen Autoren wurden sie als Cysticeten bezeichnet.

Die Angehörigen dieser Gruppe besitzen sowohl DNS wie RNS. Nach den Definitionen von LWOFF (1957) und von LURIA (1958) (s. S. 318) sind Viren dagegen infektiöse Partikel, die nur *eine* Art Nucleinsäure haben.

Die Psittakosis-Gruppe ist empfindlich gegenüber einigen Antibiotica, besonders Penicillin und Tetracyclinen, worin sie den Rickettsien ähnelt, und gegen Sulfonamide. Der stärkste Einwand gegen die Virusnatur der Psittakose-Gruppe ist der Nachweis von Muraminsäure in den Elementarkörpern dieser Gruppe (und in Rickettsien)[1]. Dieser Aminozucker ist ein charakteristischer Baustein der Mucopeptide der Bakterienzellwand. Diese Tatsache könnte auch die Penicillinempfindlichkeit der Psittakose-Gruppe erklären, da Penicillin die Synthese der Mucopeptide hemmt. ALLISON und PERKINS (1960) halten die Psittakose-Gruppe und die Rickettsien für Verwandte der Bakterien, die durch Enzymverluste zur intracellulären Lebensweise gezwungen wurden, wobei ein Teil des Lebenscyclus der Cysticeten den bakteriellen L-Formen ähnelt.

Die Psittacosis-Gruppe umfaßt folgende Mitglieder, die für die Humanmedizin interessant sind:

1. Chlamydia trachomatis, den Erreger des Trachoms.
2. Chlamydia oculogenitalis, den Erreger der Schwimmbadconjunctivitis.
3. Miyagawanella lymphogranulomatis, den Erreger des Lymphogranuloma inguinale.
4. Miyagawanella psittaci, den Erreger der Psittakose.
5. Miyagawanella ornithis, den Erreger der Ornithose u.a.m.

b) Die Pockenviren (Poxvirus).

Die Viren dieser Gruppe enthalten DNS. Man kann sie in einige Untergruppen einteilen:

I. 1. Variolavirus.
   2. Vacciniavirus.
   3. Kuhpockenvirus.
   4. Mäusepockenvirus (Ektromelievirus).
   5. Kaninchenpockenvirus.

II. Contagiöse pustuläre Dermatitis, papulöse Stomatitis und Pockenerkrankungen bei Pferd, Schaf, Schwein und Kamel.

III. Geflügel-, Kanarien- und andere Vogelpockenviren.

IV. 1. Kaninchenmyxoma-Virus.
    2. Kaninchenfibroma-Virus.
    3. Erdhörnchenfibroma-Virus und vielleicht andere tierpathogene Viren.

V. Der Erreger des Molluscum contagiosum, des Ecthyma contagiosum und der Melkerknoten (Paravaccinevirus) werden meist ebenfalls zu den Pockenviren gerechnet.

c) NITA-Viren (Herpes-Gruppe).

Diese neue Gruppe umfaßt Viren, die Einschlußkörper von Typ A im Kern erzeugen (Nuclear Inclusion Type A). Sie besitzen DNS und sind 1000—2000 Å groß. Es gehören hierher:

---

[1] ALLISON und PERKINS 1960.

1. Herpesvirus.
2. Virus der Rhinotracheitis des Rindes.
3. Virus der Rhinotracheitis der Katze.
4. Virus des Pferdeabortes.
5. Virus der Laryngotracheitis der Vögel.
6. Cytomegalovirus.

Zur Herpesgruppe zählt man auch das Virus B der Affen, das Virus III der Kaninchen, das Pseudorabiesvirus des Schweines und vielfach auch das Varicellen-Herpes zoster-Virus.

d) Papilloma-Polyoma-Gruppe.

DNS-Viren mit einem Durchmesser von 250—450 Å, die jedoch keine kristallinen Strukturen bilden. Diese Gruppe enthält nicht mehr onkogene Viren.

e) Adenoviren.

Die Erreger dieser Gruppe enthalten DNS und bilden verschiedene Antigene (s. S. 391), von denen eines, das komplementbindende, allen gemeinsam ist. Es gibt mindestens 25 verschiedene serologische Typen. Durchmesser etwa 750 Å.

f) Myxoviren.

Diese Viren enthalten RNS und bilden Hämagglutinine und RDE. Sie enthalten Erreger, die in zwei Untergruppen eingeteilt werden können:

I. Durchmesser 800—1000 Å. Sie besitzen zwei verschiedene Antigene, von denen das S-Antigen im Kern, das Hämagglutinin im Cytoplasma der Wirtszellen gebildet wird.
1. Influenzavirus A, B, C.
2. Geflügelpestvirus.
II. Durchmesser 1000—5000 Å. Das Antigen dieser Viren wird nur im Cytoplasma der Wirtszellen gebildet.
1. Mumpsvirus.
2. Newcastle disease-Virus.
3. Parainfluenza-Viren.

g) Arborviren.

Diese Gruppe umfaßt Viren, die durch Insektenstiche übertragen werden (arthropode-borne viruses). Sie werden auf Grund serologischer Verwandtschaften meist in folgende Untergruppen eingeteilt:

I. Arborgruppe A.
1. Westliche Pferdeencephalitis (WEE).
2. Östliche Pferdeencephalitis (EEE).
3. Venezuela-Pferdeencephalitis (VEE).
4. Semliki Forst-Virus.
u. a. m.
II. Arborgruppe B.
1. Erreger der japanischen Encephalitis B.
2. St. Louis-Encephalitis.
3. Erreger der Murray Valley-Encephalitis.
4. Erreger der Zeckenencephalitis (Russische Frühlings-Sommer-Encephalitis).
5. Hämorrhagisches Fieber von Omsk.
6. Denguefiebervirus I und II.
7. West-Nil-Virus.
8. Ilhéus-Virus.
9. Gelbfieber-Virus.
u. a. m.

III. Arborgruppe C, enthält drei Brasilianische Fieberviren.

IV. Verschiedene Arborviren.

  1. Rift-Valley-Fieber.

  2. Colorado-Zecken-Fieber.

  3. Hämorrhagisches Fieber der Krim.

  4. Pappatacifieber.

  u. a. m.

h) Nani-Viren *.

Diese neue Gruppe umfaßt fakultativ pathogene RNS-Viren, die gegen Äther resistent sind. Ihre Größe ist 200—300 Å. Ihre bisherige Einteilung nach der Pathogenität gegenüber Versuchstieren und ihrer Multiplikationsfähigkeit in bestimmten Zellstämmen, ist z. T. unsicher geworden. Wir bringen hier die bisher üblichen Untergruppen:

  1. Poliomyelitisviren.

  2. Coxsackieviren.

  3. ECHO-Viren (Enteric Cytopathogenic Human Orphans).

  4. REO-Viren (Respiratory Enteric Orphans).

  5. Common cold-Virus (Rhinovirus).

  6. Teschen-Virus der Schweine.

  7. Virus der Maul- und Klauenseuche.

  8. Encephalomyokarditis-Viren (?).

i) Noch nicht klassifizierte Viren.

Eine Reihe anderer Viren konnte noch nicht in allgemein anerkannte Gruppen eingeteilt werden. Das Masernvirus, das Virus der Hundestaupe und das Rinderpestvirus[1] gehören sehr wahrscheinlich zusammen. Die Erreger der Hepatitis epidemica, der Serumhepatitis, der Röteln und der Mononucleose besitzen gewisse gemeinsame Eigenschaften. Die Viren der Vogeltumoren und -leukosen sind RNS-Viren, die von Äther zerstört werden. Sie stehen den Myxoviren nahe oder gehören vielleicht zu ihnen. Die gegen Äther resistenten DNS-Viren der Papillome und das Polyomavirus zeigen viele Ähnlichkeiten. Andere Viren, wie das Rabiesvirus, das Virus der vesiculären Stomatitis u.a.m. stehen noch allein da. Zum Teil sind sie noch nicht eingehend genug studiert.

VI. Morphologie der Viren

1. Allgemeines

Die erste lichtoptische Darstellung von „Elementarkörperchen" durch PASCHEN (1917) (wahrscheinlich hat schon BUIST 1887 Elementarkörperchen gefärbt) bestätigte die aus anderen Tatsachen indirekt geschlossene partikuläre Natur der Viren und widerlegte die Vorstellung eines contagium vivum fluidum[2]. Die lichtoptische Darstellung gefärbter Viren hat darüber hinaus unsere Vorstellung über die Gestalt und Struktur der Viren nur unwesentlich bereichert. Die Größe der meisten Viren liegt an oder unter der Grenze des Auflösungsvermögens des Lichtmikroskopes oder gar der Abbildbarkeit. Dazu kommt noch, daß alle früheren Virusfärbungen ganz unspezifisch waren (im Gegensatz zur Anfärbung mit fluorescenz-markierten Antikörpern s. S. 386). Die Affinität der

---

* Nach einem neueren Vorschlag sollen sie Picornaviren genannt werden.

[1] BEIJERINCK 1899.

[2] WARREN 1960.

benutzten Farbstoffe war zudem sehr verschieden; während die Komponenten der Giemsalösung teils das Protein, teils die Nucleinsäuren färben, ist das Viktoriablau vorwiegend lipaffin und das Fuchsin vorwiegend proteinaffin. Bei den Versilberungsmethoden handelt es sich mehr um eine Affinität zu Oberflächenstrukturen. Die Virusnatur der lichtoptisch abgebildeten Partikel mußte in jedem Fall indirekt gefolgert oder geglaubt werden.

Am meisten war lichtoptisch noch über die Psittakosis-Lymphogranuloma-Gruppe zu erfahren, die jedoch zumindest eine Sonderstellung unter den Viren hat, falls sie überhaupt dazu gehört. Hier konnte ein Entwicklungscyclus wahrscheinlich gemacht werden, der größere und kleinere Formen umfaßt.

Die Aussagemöglichkeiten der lichtoptischen Darstellung sind jedoch so begrenzt, daß während ihrer Ära der Streit darüber nie aufhörte, ob Einschlußkörperchen Virus enthielten oder „Reaktionsprodukte" auf die Virusinfektion waren. Die lichtoptischen Bilder sind zudem so trügerisch, daß eine Rickettsienart als Virus beschrieben wurde.

Dies alles wurde mit der Konstruktion des Elektronenmikroskopes völlig anders. Hier war ein Instrument geschaffen worden, dessen Auflösungsvermögen es gestattet, die Feinstruktur des Virus bis hinab zu molekularen Untereinheiten zu erkennen. Freilich vergingen über zwei Jahrzehnte, bis die Instrumente und vor allem die präparative Technik soweit entwickelt worden waren.

Die geringe Durchstrahlbarkeit der Viruspartikel verhinderte anfangs, das Auflösungsvermögen des Elektronenmikroskopes voll auszunutzen. Erst die Schrägbedampfung mit Metallen, die Ultrahistologie und die Methode des negativen Kontrastes ergaben tiefere Einblicke in die Struktur der Viren und ihre Beziehungen zu den Wirtszellen.

Überblickt man unsere heutige Kenntnis der Morphologie der Viren und ihrer Feinstruktur, so kann man feststellen, daß die elektronenoptischen Bilder die mit anderen Methoden gewonnenen Vorstellungen über die Natur der Viren und ihre Multiplikation weitgehend bestätigt haben. Niemals sind Bilder gesehen worden, die für eine Vermehrung durch Zweiteilung sprechen. Dagegen konnten immer wieder inkomplette Vorformen der Viren abgebildet werden. Auch die mit chemischen Methoden oder durch Röntgenstrahlenbeugung gewonnenen Vorstellungen über die Feinstruktur konnten später elektronenoptisch bestätigt werden (s. u.).

Unter den *Einschlußkörpern* erwiesen sich im Elektronenmikroskop die meisten als Viruskolonien oder Viruskristalle. Die schon früher angenommene Matrix, in welche die Elementarkörperchen in den Einschlüssen eingelagert sein sollten, konnte bei einigen Viren nachgewiesen werden. Darüber hinaus gibt es auch Einschlüsse, die keine Viruspartikel enthalten (z. B. bei Adenoviren). Sie werden jedoch nicht mehr als „Reaktionsprodukte" der Zelle dem Virusmaterial gegenübergestellt, seit klar geworden ist, daß das Virusgenom auch Informationen zur Synthese von zellfremdem Material enthalten kann, das später nicht in die Viruspartikel eingebaut wird.

Im folgenden soll ein kurzer Überblick über die heutige Kenntnis der Morphologie und Feinstruktur der Viren gegeben werden. Es erscheint uns nützlicher, hierbei einige wichtige Beispiele herauszustellen, als die gesamte Literatur in sehr summarischer Form zusammenzufassen. Wo das Grundsätzliche es erfordert, werden neben den tier- und menschenpathogenen Viren auch andere besprochen werden.

2. Die Struktur der Viren.

Der von Biochemikern und Biophysikern auf Grund chemischer Untersuchungen und der Röntgenstrahlenbeugung an Viruskristallen indirekt geschlossene

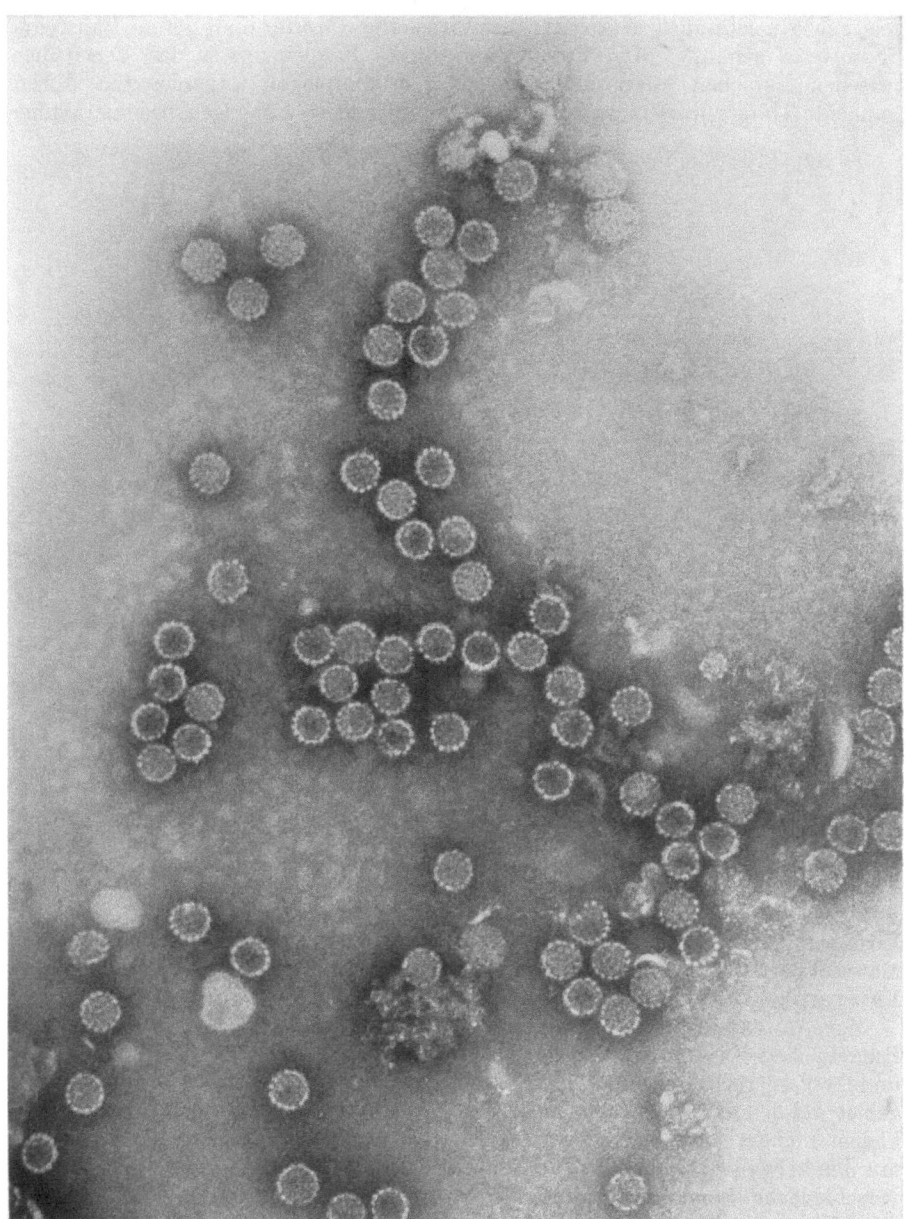

Abb. 6. Affenvirus SV 40. Negative Färbung mit Phosphor-Wolframsäure 156000:1 (Photo: Dr. W. BERNHARD).

symmetrische Aufbau der Viruspartikel[1] aus einer oder mehreren Arten von Bausteinen, konnte in den letzten Jahren elektronenoptisch nachgewiesen werden.

---

[1] SCHRAMM 1954, CRICK und WATSON 1956, 1957.

Insbesondere mit Hilfe der Methode des negativen Kontrastes[1] ist es gelungen, die „Architektur" der Viren in ungeahnter Weise sichtbar zu machen (Abb. 6—10).

Diese Ergebnisse haben dazu geführt, daß eine neue Nomenklatur entwickelt wurde[2]. Danach werden das komplette infektiöse Viruspartikel *Virion*, die zentral gelegene Nucleinsäure *Nucleoid*, die Virushülle *Capsid* und deren Bausteine *Capsomeren* genannt. Alle Viren zeigen dieses Bauprinzip, so daß der früher zwischen einfachen (makromolekularen) und komplexen (organisierten) Viren gemachte Unterschied nicht mehr von Bedeutung ist. Dagegen besitzen einige

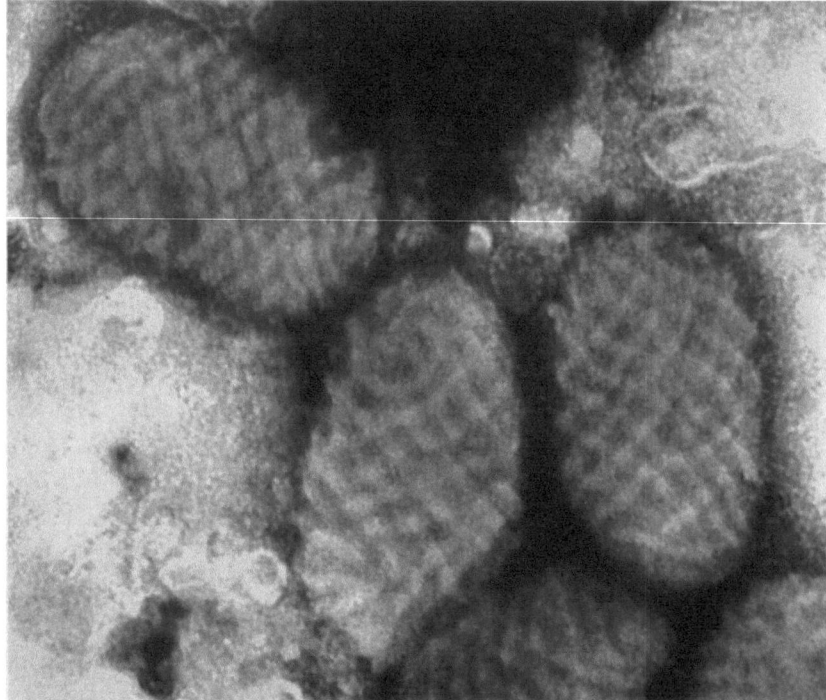

Abb. 7. Partikel des Orf-Virus (kontagiöse pustuläre Dermatitis). Deutliche kreuzweise Anordnung der Komponenten. Vergrößerung 200000:1. (Aus Horne und Wildy 1963.)

Virusgruppen (Myxoviren, Rous-Sarkomavirus u. a. m.) eine Außenhülle, die aus Material der Wirtszelle besteht und beim Durchtritt durch die Zellmembran dem Viruspartikel zugefügt wird (Abb. 20).

Zur Anwendung der Röntgenstrahlenbeugung in der Virologie sei hier auf Bernal und Fankuchen (1941), Crick und Watson (1956, 1957) und Klug und Caspar (1960) verwiesen. Eine wichtige Erkenntnis aus diesem Forschungsgebiet sei jedoch hervorgehoben: Die Capsomeren können aus einer Anzahl kleinerer chemischer oder struktureller Untereinheiten bestehen und brauchen mit den kristallographischen Untereinheiten nicht identisch zu sein[3]. Die Anzahl verschiedener chemischer Untereinheiten ist sicher sehr beschränkt, da die RNS eines Virus nur die Information für einige wenige Proteinarten enthalten kann. Im allgemeinen ist nur mit einer Art oder nur ganz wenigen verschiedenen Arten von Capsomeren in einem Viruspartikel zu rechnen. Aus theoretischen

---

[1] Brenner und Horne 1959, Horne 1961.
[2] Lwoff et al. 1959.
[3] Klug und Caspar 1960.

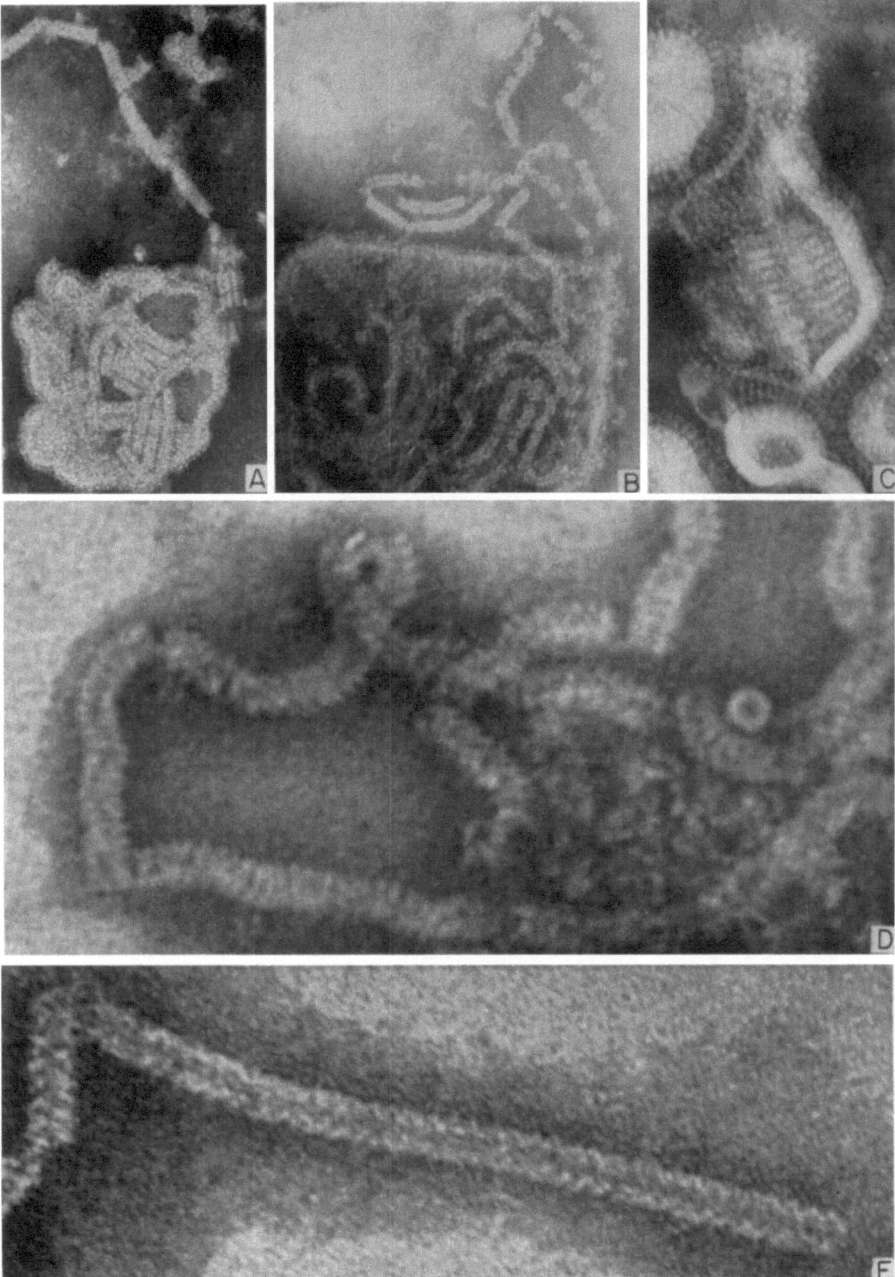

Abb. 8. Partikel mit Spiralsymmetrie. A: Ein Partikel des Newcastle-disease-Virus, partiell zerfallen. Die frei-
gewordenen Komponenten weisen Spiralsymmetrie auf. Vergrößerung 100000 : 1. B: Die inneren spiralförmigen
Komponenten des Mumpsvirus haben etwa die gleiche Dimension wie beim NDV, sind jedoch anscheinend leichter
zerbrechlich. Ein Teil von ihnen sieht man vom Ende her als ringförmige Gebilde. Vergrößerung 80000 : 1. C: Beim
Influenzavirus besitzen die inneren Komponenten einen geringeren Durchmesser und sind dichter gepackt als beim
NDV und Mumpsvirus. Vergrößerung 100000 : 1. D: Helix aus einem Partikel des Mumpsvirus. Vergrößerung
350000 : 1. E: Helix aus dem Sendaivirus. Sie ist starrer als beim Mumpsvirus und scheint aus mehr als einer
Spiralwindung zu bestehen. Vergrößerung 350000 : 1. (Nach HORNE und WILDY 1963.)

Erwägungen wurde von CRICK und WATSON (1956, 1957) angenommen, daß identische Capsomeren so in der Virushülle angeordnet sind, daß alle eine identische Umgebung haben. Dies ist nur beim Vorliegen eines symmetrischen Aufbaus möglich. Genaue Einzelheiten über die Symmetrieverhältnisse sind uns erst bei einer geringen Zahl von Viren bekannt. Es hat sich jedoch gezeigt, daß alle näher untersuchten Viren entweder ein helicales (schraubenförmiges) oder kubisches Symmetriesystem aufweisen oder eine Kombination beider.

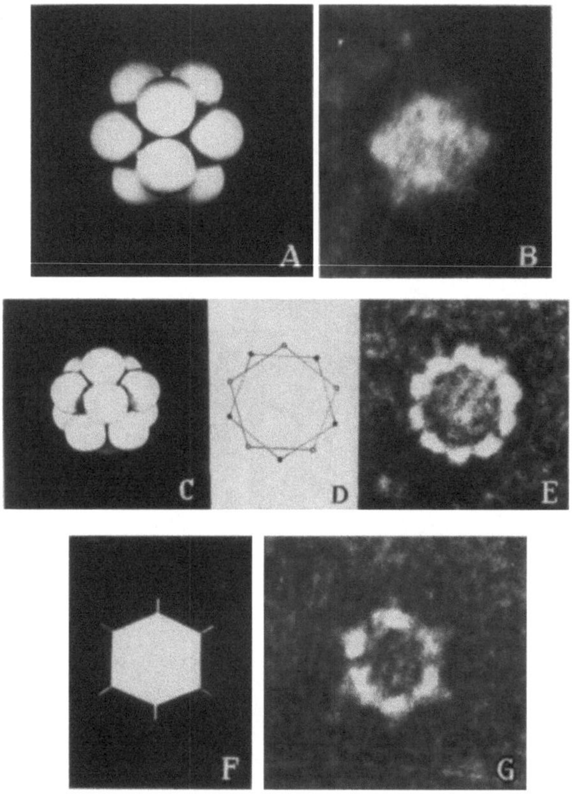

Helicale Symmetrie.

Diese Form der Symmetrie ist auf Grund der Röntgenbeugungsbilder zuerst beim Tabakmosaikvirus angenommen worden[1]. Mit der Technik des negativen Kontrastes ist diese Annahme glänzend bestätigt worden. Auch die hohle Form der Spirale konnte einwandfrei abgebildet werden (Abb. 8). Das gleiche Bauprinzip konnte bei einer Anzahl weiterer Pflanzenviren nachgewiesen werden[2].

Unter den tier- und menschenpathogenen Viren konnte die helicale Symmetrie bei den Myxoviren[3] (Abb. 8), beim Masernvirus[4] und beim Rous-Sarkomavirus[5] gefunden werden.

Abb. 9. Ikosaeder-Symmetrie beim Bakteriophagen Φ X-174. A: Modell mit 12 Capsomeren gesehen in Richtung einer Achse mit zweifacher Symmetrie. B: Ein Phagenpartikel aufgenommen in der gleichen Position wie A. C: Das gleiche Modell gesehen in Richtung einer Achse mit fünffacher Symmetrie. D: Dieses Diagramm zeigt die Anordnung der peripheren Einheiten beim Modell C. E: Bei dieser Aufnahme sieht man 10 Capsomeren in einer Anordnung wie bei C. Die zwei restlichen Capsomeren sind durch die eingelagerte Phosphorwolframsäure nahezu unsichtbar geworden. F und G: Stachelartige Fortsätze an den „Ecken" des Phagen Φ X-174 und am entsprechenden Modell. Ihre Funktion ist unbekannt. Vergrößerung 500000:1. (Aus HORNE und WILDY 1963.)

Kubische Symmetrie.

Soweit „sphärische" Viren bisher näher untersucht wurden, hat sich herausgestellt, daß ihre Capsomeren nach einem der verschiedenen kubischen Symmetriesysteme zusammengefügt sind, falls sie nicht eine helicale Anordnung zeigen. Kubische Symmetrie bedeutet, daß eine oder mehrere Achsen durch das Virion gelegt werden können, um die das Partikel rotiert werden kann. Ergeben sich dabei 2, 3, 4 oder 5 identische Positionen, so bezeichnet man dies als 2-, 3-, 4- oder 5fache Symmetrie. Ein derartiger Körper

---

[1] KLUG et al. 1958.
[2] Näheres bei HORNE und WILDY 1961.
[3] HORNE und WATERSON 1960, HORNE et al. 1960.
[4] WATERSON et al. 1961.
[5] DOURMASHKIN und SIMONS 1961.

kann mehrere Achsen mit verschiedenfachen Symmetrien haben (Abb. 10). Der
Tetraeder hat 3- und 2fach symmetrische Achsen (3:2-Symmetrie), der Kubus
und der Oktaeder 4:3:2-Symmetrie und der Dodekaeder und Ikosaeder haben

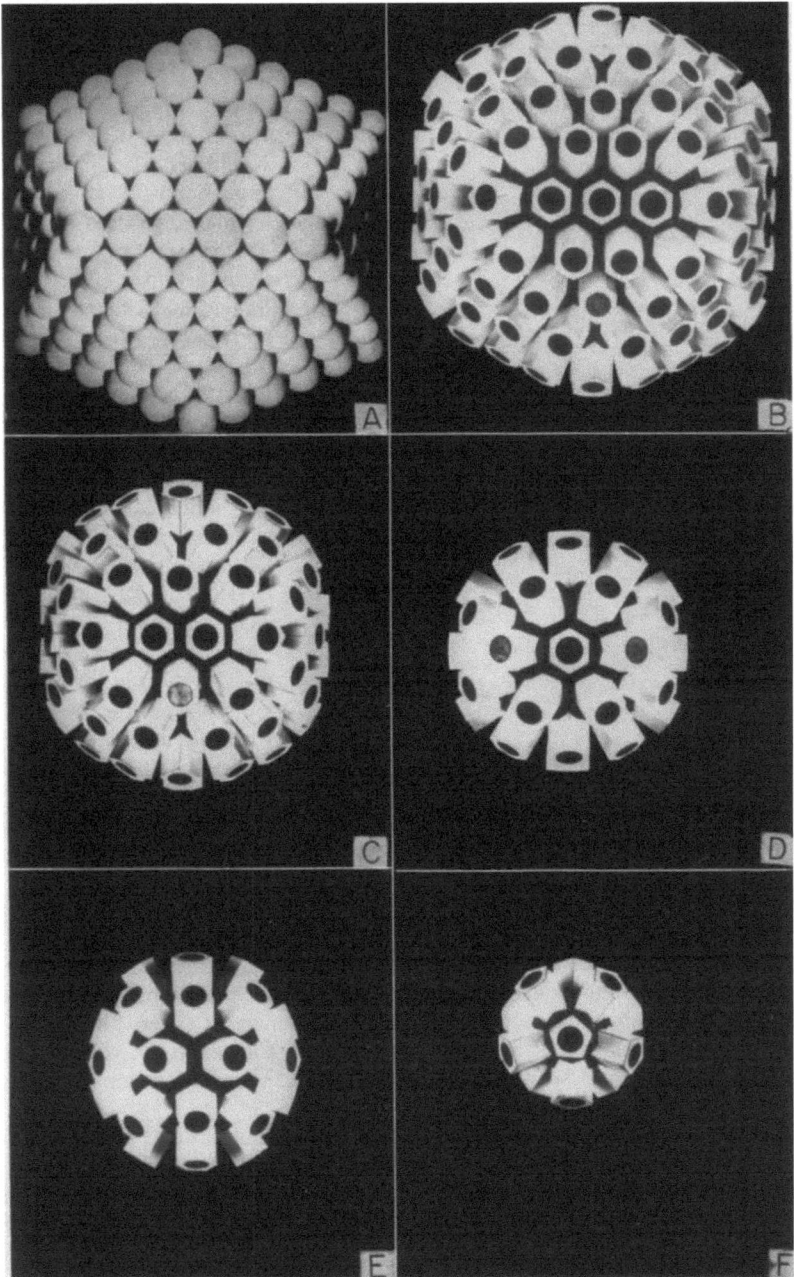

Abb. 10. Sechs Virusmodelle, deren Einheiten entsprechend der Symmetrie eines Ikosaeders angeordnet sind.
Es enthalten A 252, B 162, C 92, D 42, E 32, F 12 Einheiten. Mit der Zahl der eingebauten Einheiten variiert
auch die äußere Gestalt des Modells. Man vergleiche Fig. A dieser Abbildung mit Fig. A der Abb. 15. Wahrscheinlich würde die Verwendung hohler Prismen im Modell der Wirklichkeit besser entsprechen. (Aus HORNE und
WILDY 1963.)

5:3:2-Symmetrie (Abb. 10). Das 5:3:2-System scheint das von Viren bevorzugte System zu sein, denn von den zehn genauer untersuchten Arten zeigten alle diese Symmetrieverhältnisse und sind mit größter Wahrscheinlichkeit Ikosaeder. Neben Pflanzen- und Insektenviren und dem Bakteriophagen $\Phi \times 174$ zeigen folgende tier- und menschenpathogenen Viren 5:3:2-Symmetrie: Poliovirus[1], Adenovirus, Typ 5[2], Herpesvirus[3], Warzenvirus[4] und wahrscheinlich auch MKS-Virus[5].

Im Gegensatz zu der Annahme von CRICK und WATSON (1956, 1957), nach der die Capsomeren nicht mit den Symmetrieachsen zusammenfallen und zu ihren Nachbarn asymmetrisch angeordnet sind, stellte es sich heraus, daß die Capsomeren auf Symmetrieachsen liegen (mindestens teilweise) und daher auch selbst eine symmetrische Struktur haben müssen. Die Capsomeren können also mit den unsymmetrischen Untereinheiten von CRICK und WATSON nicht identisch sein, aber es ist möglich, daß sie aus asymmetrischen Untereinheiten aufgebaut sind[6].

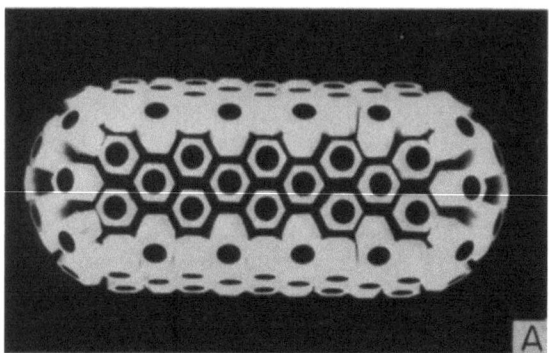
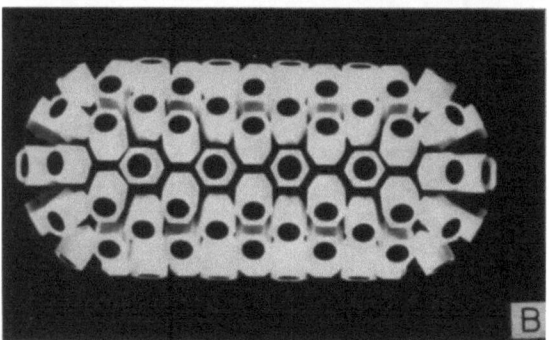

Abb. 11. Ein Virusmodell, das aus pentagonalen und hexagonalen Prismen konstruiert ist, die auf ein pentagonales Prisma montiert sind. A und B sind verschiedene Ansichten des gleichen Modells. (Aus HORNE und WILDY 1963.)

Die 5:3:2-Symmetrie läßt sich mit verschieden viel Capsomeren erzielen, z. B. mit 12, 20 und 30 (Abb. 10).

Es ist weiter möglich und wahrscheinlich, daß Capsomeren verschiedener Struktur und Symmetrie in einer Virushülle zugleich vorkommen, z. B. hexagonale und pentagonale Prismen (Abb. 11). Die 5:3:2-Symmetrie kann auch in einem solchen gemischten System erfüllt werden. Diese Körper können verschiedenen mathematischen Formeln entsprechen. Unter diesen verschieden möglichen 5:3:2-Systemen ist der Ikosaeder die Kristallform, in der hexagonale und pentagonale Elemente am dichtesten gepackt sind. Er besitzt also die höchste Stabilität. Vermutlich kommt er daher unter den Viren am häufigsten vor.

Außer bei den Pflanzen- und den Myxoviren kommen auch bei den animalen Viren filamentöse oder longitudinale Formen vor, z. B. bei Polyomavirus[7] und bei Shope[8] Papillomavirus. Es scheint, daß hexagonale und pentagonale Prismen solche longitudinalen Virushüllen zusammensetzen, wobei die Enden entsprechend den Hälften „sphärischer" Viren gebaut sind, und ihre Capsomeren ein Viel-

[1] FINCH und KLUG 1959.   [2] HORNE et al. 1959a.   [3] WILDY et al. 1960b.
[4] WILLIAMS et al. 1961.   [5] BRADISH et al. 1960.   [6] WILDY et al. 1960b.
[7] HOWATSON und ALMEIDA 1960a und b.
[8] WILLIAMS et al. 1960.

faches von fünf oder sechs sind, je nachdem, ob eine fünf- oder sechsstrahlige Symmetrie vorherrscht.

In der Anordnung der Capsomeren auf derartigen longitudinalen Virusformen kann man auch eine schneckenförmige Symmetrie erkennen. Derartige filamentöse Formen kommen z. B. beim Polyomavirus[1] und bei der Pockengruppe vor.

Über die Zusammensetzung der *Pockenviren* aus Capsomeren wissen wir noch nichts Sicheres. Ihre „quaderförmigen" Capsiden enthalten mehrere „Membranen" (s. S. 366).

Eine komplexe Struktur weisen die *Bakteriophagen* auf. Der Kopf besitzt eine Hülle, die bei verschiedenen Phagen verschiedene (größtenteils noch nicht erforschte) Bauprinzipien zeigt. Im Schwanzstück sind helicale und andere Strukturen zu einem komplexen kontraktilen Mechanismus vereinigt. Näheres siehe unten[2].

Im folgenden sollen einige charakteristische oder hier besonders interessierende Beispiele der Morphologie der Viren besprochen werden.

Eine neuere zusammenfassende Darstellung der Virusmorphologie gibt es leider nicht.

3. Bakteriophagen.

Die Notwendigkeit, eine starre und relativ dicke Zellwand zu penetrieren, hat bei den Bakteriophagen ihre sehr komplizierte Morphologie geprägt. Die infektiöse Partikel besteht aus einem Kopf, der die gesamte DNS enthält, und einem Schwanzteil, der eine hohle Achse hat (Abb. 12). Die Form und Architektur von Kopf- und Schwanzteil ist bei den einzelnen Phagen und Phagengruppen recht verschieden.

Der Kopfteil hat bei den T-Phagen mit gerader Ordnungszahl die Gestalt eines hexagonalen Prismas mit zwei Pyramiden[3]. Andere Phagen, z. B. die Phagen Vi1 und $\Phi \times 174$ und eine Phage von Bac. megatherium zeigen die Gestalt eines Ikosaeders (Abb. 9A—G)[4]. Die besten Aufnahmen des Phagen $\Phi \times 174$ sprechen dafür, daß der Kopf aus 12 morphologischen Untereinheiten besteht, die an den Scheiteln des Ikosaeders gelagert sind und selbst wieder komplexe Strukturen zu sein scheinen. Vielleicht tragen die Scheitel noch dornartige Fortsätze[5].

Auch das Schwanzstück ist bei den verschiedenen Phagen nicht gleich gebaut. Wie die Kopfhülle besteht der Schwanz aus Protein. Eine hohle, zentrale Röhre ist als Hauptelement allen Phagen gemeinsam. Sie dient dazu, der DNS des Kopfes den Übertritt in das Bacterium zu gestatten. Beim sehr genau studierten Phagen T2 ist diese „Injektionskanüle" von einer contractilen Hülle, die eine helicale Struktur zeigt, umgeben (Abb. 12). Sie erreicht proximal das Kopfteil nicht. An ihrem distalen Ende trägt sie eine Platte mit sechs kurzen Fortsätzen. Nach der Kontraktion sieht man [nach HORNE und WILDY (1961) an ihrer Stelle, nach KELLENBERGER (1961) zusätzlich zu ihnen] sechs lange, abgeknickte Fasern. Alle diese distalen Elemente nehmen am Prozeß der Adsorption teil[6]. Dieser komplizierte Bau des Schwanzes konnte bei mehreren Phagen nachgewiesen werden, wogegen andere Phagen (A, T5, P1, P2, P22) einen dünneren und flexibleren

[1] WILDY et al. 1960a.
[2] Weitere Einzelheiten zur Virusarchitektur finden sich bei SCHRAMM 1954, KLUG und CASPAR 1960 und HORNE und WILDY 1961.
[3] KOZLOFF und HENDERSON 1955; KELLENBERGER und ARBER 1955, WILLIAMS und FRASER 1953, 1956; BRENNER et al. 1959.
[4] BRADLEY und KAY 1960, CHIOZZOTTO et al. 1960, TROMANS und HORNE 1961.
[5] TROMANS und HORNE 1961.
[6] Literatur bei KELLENBERGER 1961.

Schwanz zeigen, dem auch die contractile Hülle zu fehlen scheint. An der Spitze findet sich nur ein Sporn, aber keine Fasern. Über den Adsorptions- und Penetrationsmechanismus dieser Phagenarten ist nichts Genaueres bekannt.

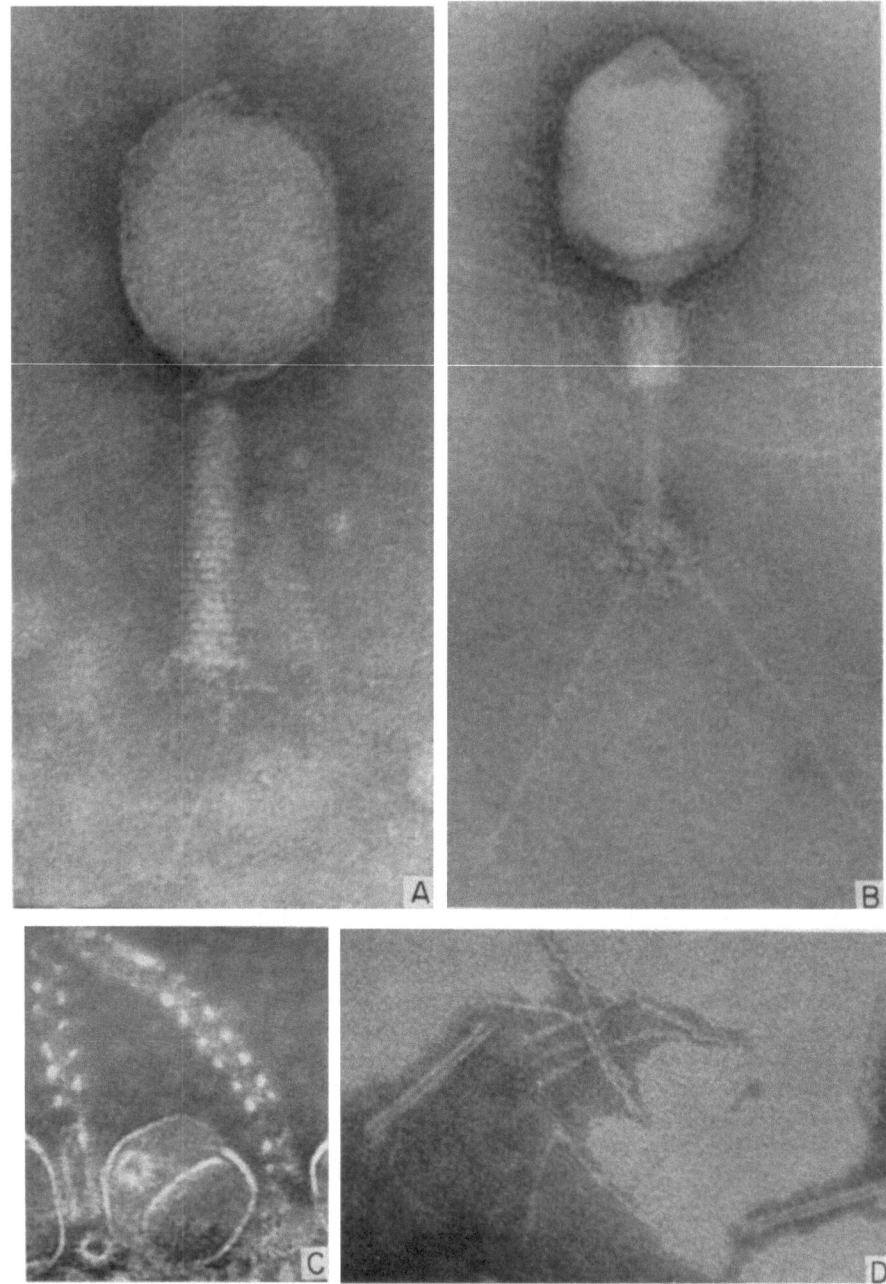

Abb. 12. Bakteriophage T₂. A Deutliche periodische Struktur des Schwanzstückes. Der wahrscheinlich leicht beschädigte Kopf läßt die innere DNS und die äußere Proteinhülle erkennen. B: Nach Auslösung des Penetrationsmechanismus sind der Kern des Schwanzes und die Schwanzfortsätze zu sehen. C: Abnorm gestreckte Schwanzspirale, die aus einer einzigen Spiralstruktur zu bestehen scheint. D Isolierter Schwanzkern und Schwanzfortsätze. Der Schwanzkern selber ist hohl. Vergrößerung 350000:1. (Aus HORNE und WILDY 1963)

4. Adenoviren.

Ebenfalls DNS-Viren wie die Phagen sind die Adenoviren. Sie besitzen eine hexagonale Gestalt (Abb. 13) wie die Köpfe der T-Phagen gerader Ordnungszahl und manche Insektenviren. Der Durchmesser der Partikel wird mit 750—1090 Å

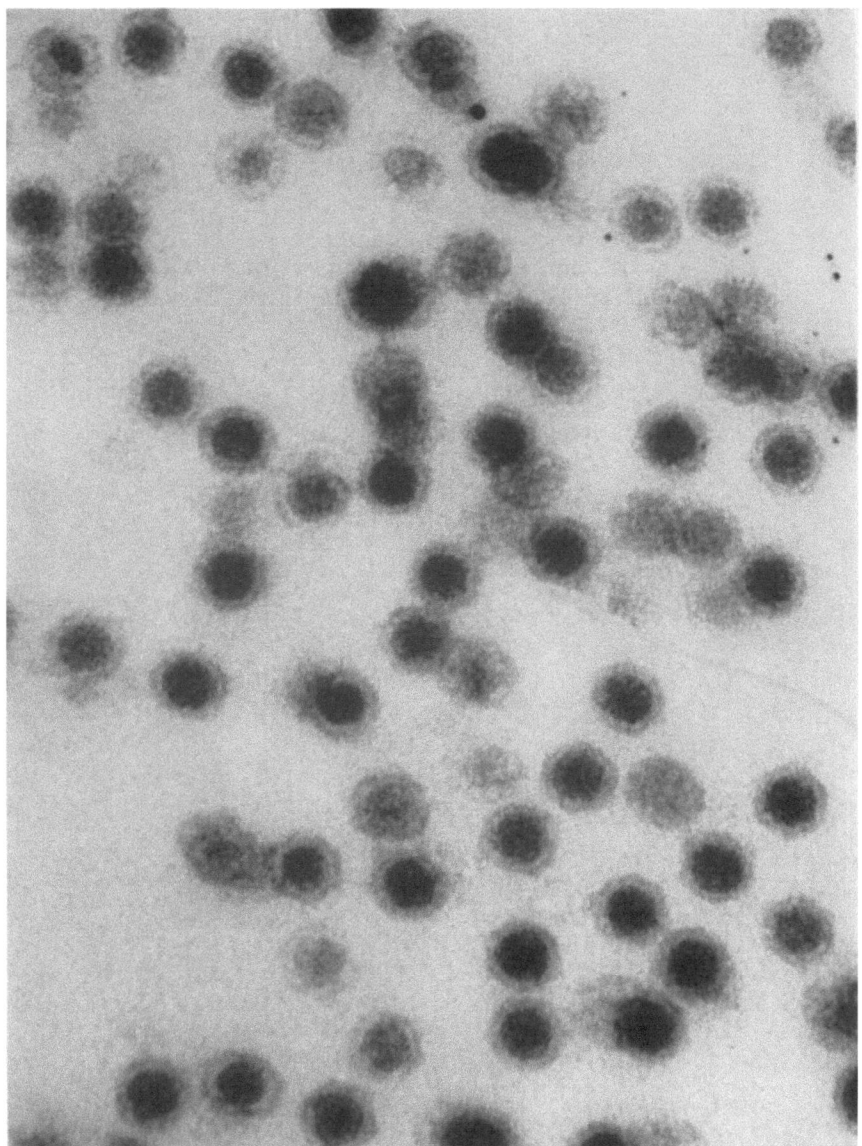

Abb. 13. Adenovirus, Typ 12, cancerogen. Formolfixation. 116000:1 (Photo: Dr. W. BERNHARD).

angegeben. Im Zentrum ist ein rundes (?) elektronendichteres Nucleoid vorhanden. Die Partikel bilden im Kern der Wirtszelle kristallartige Strukturen mit dichter regelmäßiger Packung der Viruspartikel (Abb. 14). Der Abstand von einem Partikelzentrum zum anderen beträgt dabei 650 Å. Die Capsomeren sind

nach der Ikosaeder-Symmetrie angeordnet. Abb. 15A zeigt eine bewunderungs-
würdige Übereinstimmung mit dem theoretischen Modell A in Abb. 10.

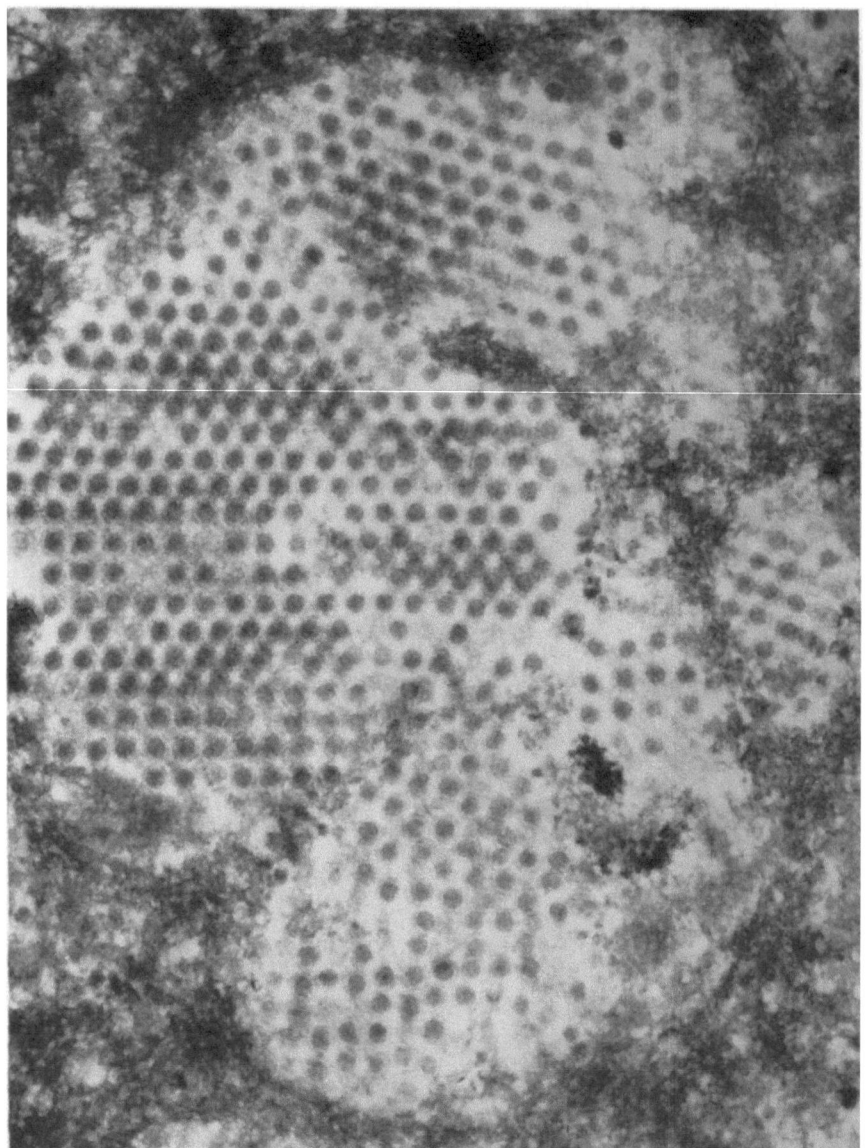

Abb. 14. Adenovirus, Typ 12, Formolfixation. 57000:1 (Photo: Dr. W. BERNHARD).

5. Pockengruppe.

Die Pockenviren (Syn. Poxviren, Quaderviren, Tesserulata) gehören zu den
größten Virusarten. Das Vacciniavirus ist daher auch das zuerst lichtoptisch
dargestellte Virus[1]. Als erster scheint RUSKA (1941) das Vacciniavirus elektronenoptisch dargestellt zu haben[2]. Hinter der einfachen Quadergestalt verbirgt sich

---

[1] PASCHEN 1917.   [2] Weitere Literatur bei NASEMANN 1961.

eine komplexe Architektur, die durch enzymatische Abbauversuche[1] und ultra-
histologische Untersuchungen aufgeklärt werden konnte. Eine doppelt konturierte,
pepsinresistente Membran umgibt das Viruspartikel, das im Zentrum eine Vor-
wölbung zeigt. Diese wird durch zwei Körperchen verursacht, die wahrscheinlich

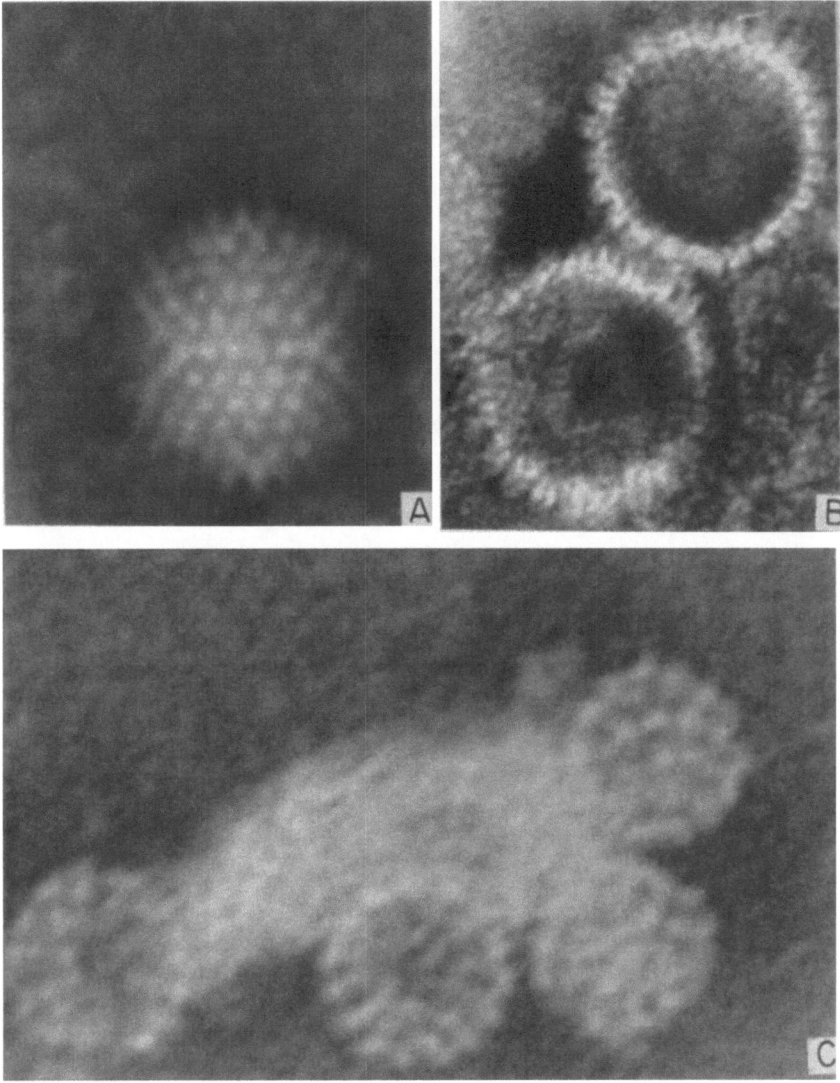

Abb. 15. Viruspartikel mit der Symmetrie eines Ikosaeders (Adenovirus, Herpes simplex-Virus, Polyomavirus).
A: Ein negativ gefärbtes Adenoviruspartikel. Vergrößerung 500000:1. (Vgl. A in Abb. 10.) B: Ein „leeres"
Partikel von Herpes simplex-Virus. Phosphorwolframsäure ist in das Innere der Partikel eingedrungen. Die hohe
Auflösung dieses Färbeverfahrens führt zur Abbildung der tubulären Capsomeren auf der Oberfläche des Virus-
partikels. Vergrößerung 350000:1. C: Eine Gruppe von Polyomaviruspartikeln mit sphärischem Profil. Man
  vergleiche dieses Bild mit Fig. D in Abb. 10. Vergrößerung 600000:1. (Nach HORNE und WILDY 1963.)

aus Protein bestehen. Weiter nach innen folgt wieder eine Doppelmembran, die
einen Innenkörper umschließt, der als Nucleoid anzusehen ist und DNS enthält.
Die Außenhülle kann gekreuzte longitudinale Elemente zeigen (Abb. 7).

[1] DAWSON und McFARLANE 1948, PETERS und NASEMANN 1952a und b, 1953, weitere Literatur
  bei NASEMANN 1961.

Die Synthese der verschiedenen Materialien derartiger komplexer Viren und ihre Zusammenfügung zu reifen Viruspartikeln erfolgt über mehrere Stadien.

Die Angaben über die Größe der einzelnen Vertreter der Pockenviren schwanken ziemlich. Die Ausmessung von 1000 Partikeln von Vacciniavirus[1] zeigte,

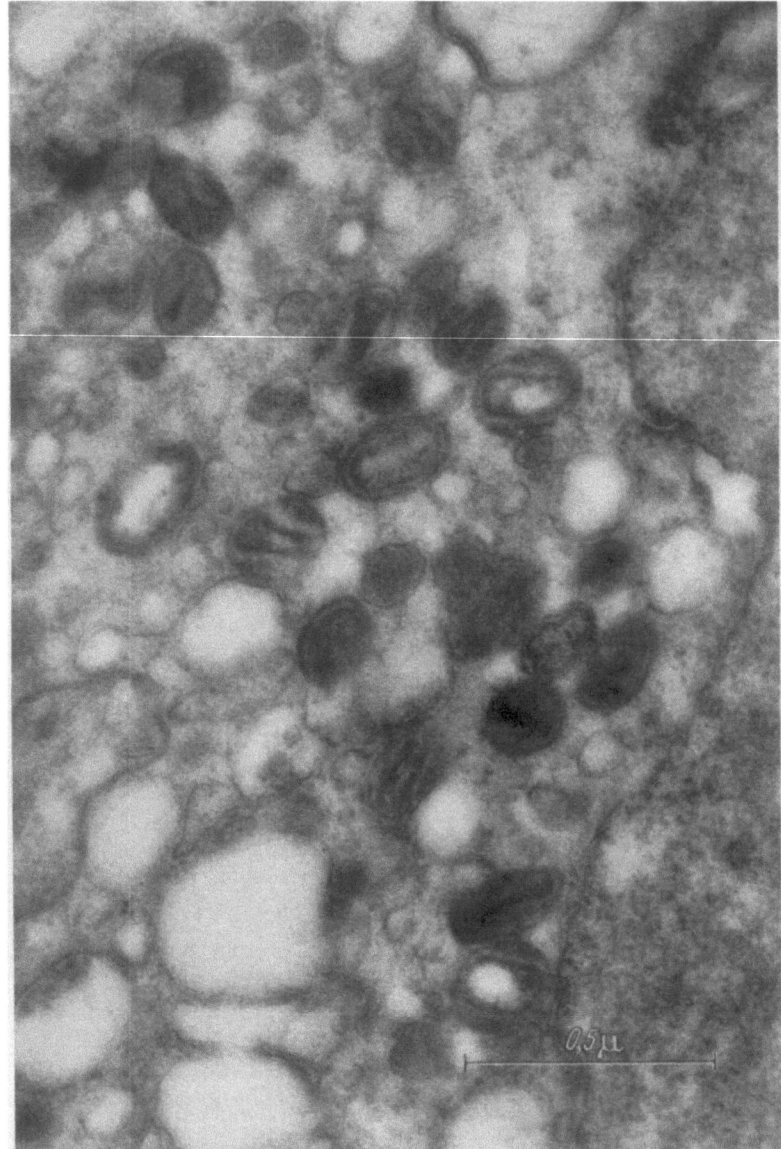

Abb. 16. Ektromelie der Maus. Reife, „kaffeebohnenförmige" Viruspartikel im Cytoplasma von Leberzellen
(Aus Bernhard und Granboulan 1962.)

daß die Größenwerte keine Gaußsche Verteilungskurve ergeben. Die Autoren geben 240—300 × 170—270 mμ an[2].

Zu den von dieser Virusgruppe in den Wirtszellen meist verursachten Einschlußkörpern s. S. 459 und 528.

[1] Peters und Nasemann 1952a.   [2] Weitere Größenangaben bei Nasemann 1961.

6. NITA-Viren (Herpes-Gruppe).

Das Herpes simplex-Virus ist ein nahezu sphärisches Virus von 90—130 mμ Durchmesser. Lichtoptisch ist es nicht mehr nachweisbar[1], im Gegensatz zum Varicellen-Herpes zoster-Virus mit 210—250 mμ Durchmesser. Die Anordnung tubulärer Capsomeren, die der Ikosaeder-Symmetrie folgen, zeigt Abb. 15B.

Das Herpesvirus macht in der Wirtszelle eine „Entwicklung" durch. Etwa 12 Std post. inf. sind im Zellkern die ersten Veränderungen zu sehen, und zwar dichte Partikel von 40 mμ Durchmesser (wohl das DNS-haltige Nucleoid). Um diese „Prismakörper" entsteht eine Membran, wobei das Partikel 70—100 mμ groß wird. Beim Übertritt vom Zellkern ins Cytoplasma wird es von einer weiteren Membran umhüllt, wodurch der Durchmesser 120—130 mμ groß wird[2]. Im Zellkern können in den Einschlüssen die Viruspartikel mit einfacher Membran zu kristallartigen Gittern angeordnet sein[3].

7. Myxoviren.

Die Angehörigen dieser Gruppe und ihre Größe sind auf S. 354 aufgeführt.

Sämtliche Myxoviren enthalten als genetische Substanz RNS, haben die Eigenschaft, sich an Erythrocyten zu binden und diese dadurch zu agglutinieren. In ihrer Außenhülle ist Lipid als Strukturelement enthalten. Sie zerfallen daher bei Behandlung mit Äther oder anderen Fettlösungsmitteln[4].

Bei der Degradierung entstehen mindestens zwei Bestandteile[3]: 1. das lösliche oder S-Antigen (von SCHÄFER früher gebundenes oder g-Antigen genannt) besteht aus sphärischen Partikeln von 10—15 mμ Durchmesser. Diese Komponente ist ein Nucleoprotein und enthält die gesamte Virusnucleinsäure (RNS). Die Partikel des S-Antigens sind als Bruchstücke des unten beschriebenen Capsids, das Spiralstruktur hat, plus einem Bruchstück des genetischen Materials anzusehen. 2. Die zweite Komponente ist das Hämagglutinin. Es zerfällt in sphärische Partikel von 30 mμ Durchmesser, besteht aus Protein und Kohlenhydraten und enthält das receptorzerstörende Enzym (RDE). Serologisch zeigt es dieselbe Spezifität wie das Virion. Beide Antigene sind serologisch nicht verwandt[5].

Auch bei den Myxoviren haben neuere Methoden, insbesondere das schon erwähnte Verfahren des negativen Kontrastes weitere Einzelheiten über deren Architektur enthüllt. Bei den Formen der sphärischen Myxoviren ist das Capsid spiralförmig zu einem runden Knäuel aufgewunden[6]. Außen ist es von einer von der Wirtszellmembran stammenden Hülle umgeben, die reich an Lipoid ist. Es zeigte sich, daß die äußere Hülle stachelförmige Fortsätze trägt, die dem ganzen Partikel das Aussehen eines Seeigels geben. Diese Stacheln folgen jedoch keinem strengen Symmetriesystem, obwohl sie ziemlich regelmäßig über die Oberfläche verteilt sind. Nach Degradierung findet man die Stacheln in der Hämagglutininfraktion[7]. Das isolierte Capsid ist ein Filament mit einem Durchmesser von 170 Å, das aus spiralig angeordneten Capsomeren besteht. Das Capsid mit der von ihm umschlossenen RNS entspricht chemisch und serologisch (nicht aber morphologisch) dem S-Antigen (oder g-Antigen). Während das Capsid von Influenza- und Geflügelpestvirus bei der Zerlegung des Partikels meist zerfällt, wird das S-Antigen von Mumps-, Sendai- und NDV-Virus leichter als helicales Filament dargestellt (Abb. 8). Über die genauere Anordnung der Capsomeren und ihre Beziehung zu der RNS sind wir bei den Myxoviren nicht so gut unterrichtet wie beim gleichfalls spiralig gebauten TMV. Manche Tatsachen sprechen

[1] NASEMANN 1957.   [2] MORGAN et al. 1953, 1954a und b, 1956.
[3] MORGAN et al. 1958.   [4] SCHÄFER und ZILLIG 1954, ZILLIG et al. 1955.
[5] Näheres über beide Antigene und ihre Eigenschaften s. SCHÄFER 1957, 1959.
[6] HORNE et al. 1960, HORNE und WATERSON 1960.   [7] HOYLE et al. 1961.

dafür, daß beim Sendai- und vielleicht auch beim Influenzavirus mehr als eine Helix und damit möglicherweise auch mehr als ein RNS-Strang vorhanden ist[1]. Dies hätte seine genetischen Konsequenzen und könnte eventuell erklären, warum bei Myxoviren noch keine infektiöse RNS isoliert werden konnte.

Die Myxoviren kommen bekanntlich nicht nur als sphärische Partikel, sondern auch als Filamente vor. Die innere Struktur dieser Gebilde ist nicht bekannt, aber es ist das Wahrscheinlichste, daß die helicale Struktur der runden Formen hier zu einer langen Schnecke verlängert ist.

8. Bittners Mammacarcinom-Virus.

Der Bittnersche Milchfaktor, der Erreger des Mammacarcinoms der Maus, wird heute allgemein als Virus anerkannt (s. S. 417). Die elektronenoptische Forschung hat in Schnitten von Mammatumoren zwei Arten von Partikeln (A und B) nachgewiesen, die typische Charakteristika von Viren aufweisen. Die Partikel vom B-Typ werden als die eigentlichen Erreger angesehen. Beide Partikel sind

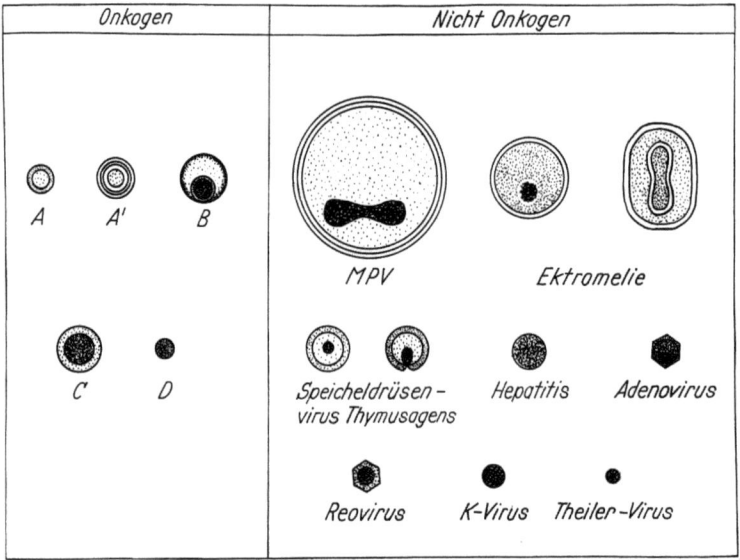

Abb. 17. Struktur einiger onkogener und nicht onkogener muriner Viren (schematisch). (Aus BERNHARD und GRANBOULAN 1962.)

sphärisch. Der Typ B besitzt ein exzentrisches Nucleoid (Abb. 17—20). Typ A hat einen Durchmesser von 700 Å, Typ B von 1050 Å. Beide Typen konnten im hyperplastischen Mammagewebe vor einer nachweisbaren malignen Entartung gefunden werden. Beide Partikel konnten auch in Mammatumoren nachgewiesen werden, die durch die Injektion von Hormonen bei Mäusenstämmen hervorgerufen wurden, bei denen kein Milchfaktor vorhanden war. Es ist noch unklar, ob es sich hierbei um „biologisch unreife" Partikel handelt, oder ob Mäuse „ohne Milchfaktor" zwar das Virus enthalten, es aber nicht sezernieren können.

Die Partikel vom Typ A können paranucleäre Einschlüsse bilden, die mit dem Lichtmikroskop sichtbar sind. Ob die A-Partikel Entwicklungsformen der B-Partikel sind, oder Vorstufen eines anderen Virus, ist noch unklar. Es ist schließlich noch denkbar, daß die A-Partikel einer inkompletten Virussynthese

---

[1] KLUG et al. 1958.

entstammen und Virusmaterial (Antigen) darstellen, das keine Nucleinsäure enthält. Ihnen fehlt das kontrastreiche Nucleoid. Der B-Typ wird durch eine Art

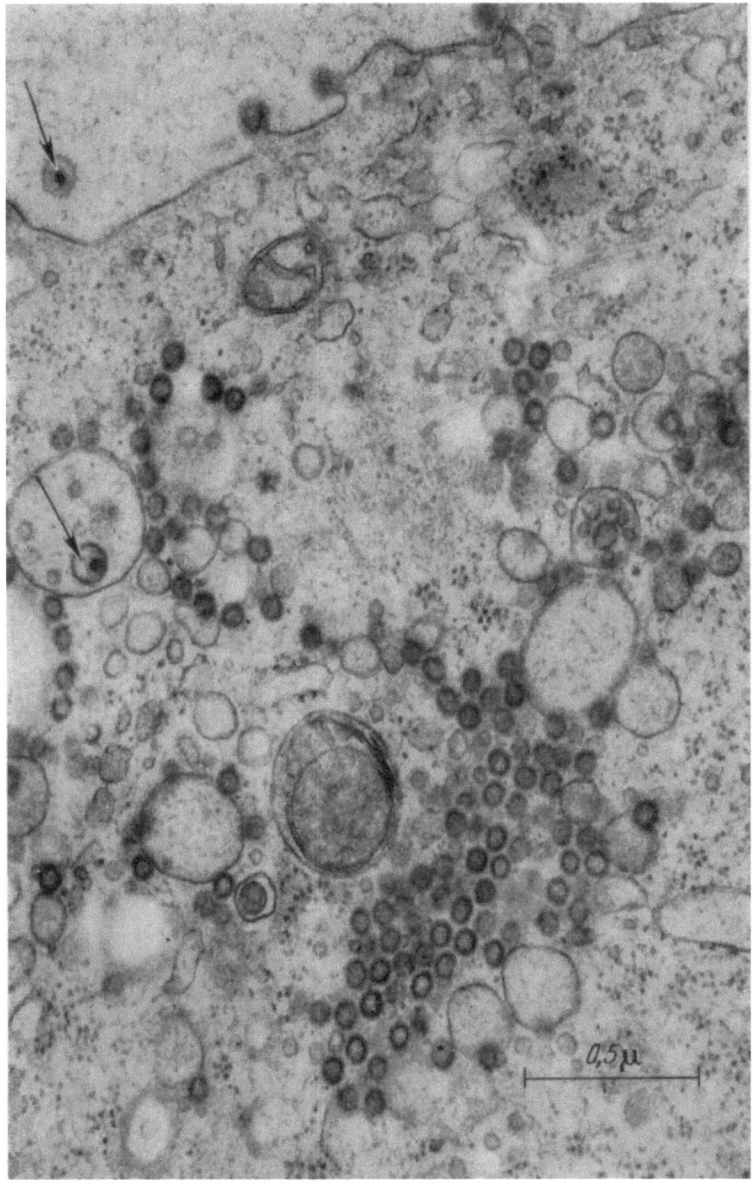

Abb. 18. Mammacarcinom der Maus (Mäusestamm C₃H). Typische intracelluläre Viruspartikel vom Typ A Ferner zwei Partikel vom Typ B (→). (Aus BERNHARD und GRANBOULAN 1962.)

Knospungsprozeß (ähnlich den Myxoviren) aus dem Cytoplasma in die Zellzwischenräume ausgeschleust (Abb. 20)[1].

---

[1] Die Literatur findet sich in der ausgezeichneten Zusammenfassung von BERNHARD und GRANBOULAN 1962.

9. Mäuseleukämie-Viren.

Bei den verschiedenen Leukämieformen der Maus (s. S. 426) sind bisher sehr ähnliche Viruspartikel elektronenoptisch nachgewiesen worden, die man als Typ C-Partikel bezeichnet hat (Abb. 17 und 21). Es sind sphärische Gebilde, deren

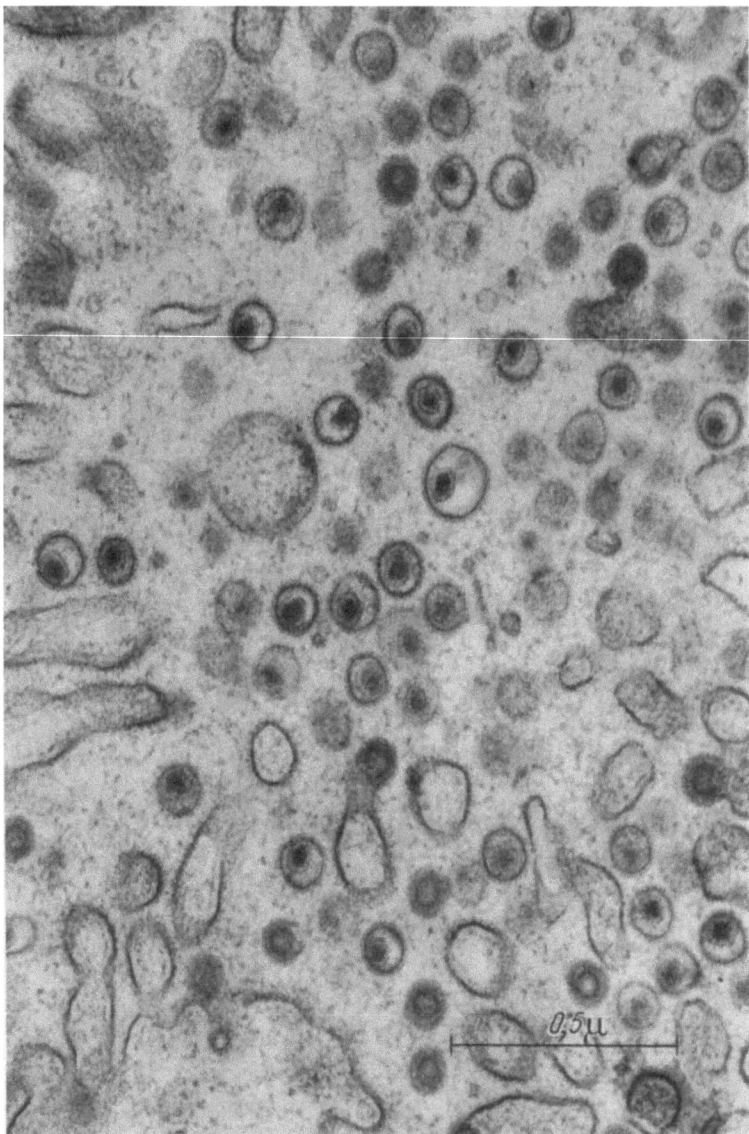

Abb. 19. Mammacarcinom der Maus. Typische extracelluläre Partikel vom Typ B mit exzentrischem Nucleoid. (Aus BERNHARD und GRANBOULAN 1962.)

Durchmesser mit 600—1500 Å angegeben worden sind. Am häufigsten kommen Partikel von 900 Å Durchmesser vor. Höhere Werte sind wahrscheinlich durch Artefakte infolge ungenügender Fixation bedingt.

Außer den C-Partikeln sind B-Partikel gelegentlich bei der myeloischen Mäuseleukämie beobachtet worden. Dagegen sind A-Partikel häufig bei dem

Virus von FRIEND dargestellt worden. Sie können paranucleäre Einschlüsse bilden, die im endoplasmatischen Reticulum oder in intracellulären Spalträumen liegen.

Am häufigsten kommen Viruspartikel bei den von FRIEND und MOLONEY beschriebenen Leukämien vor (s. S. 428 und 427). Sie sind selten bei der spon-

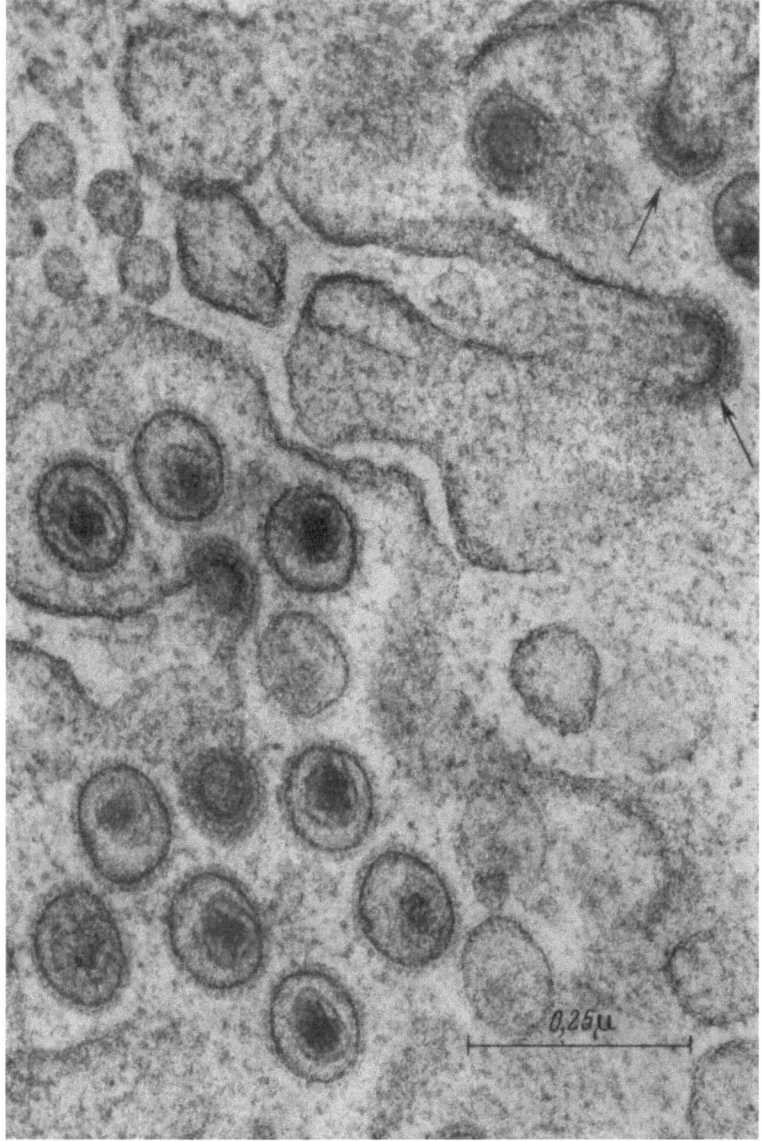

Abb. 20. Mammacarcinom der Maus. Mehrere B-Partikel, die für die Erreger des Tumors gehalten werden. Sprossung an der Spitze von kleinsten Zotten (→). (Aus BERNHARD und GRANBOULAN 1962.)

tanen lymphatischen Leukämie und bei der von GROSS (s. S. 426) induzierten Form.

Eigentümlicherweise enthält Earles Zellstamm L gleichfalls ständig C-Partikel. Mit ihnen konnten keine Krankheit und kein Tumor erzeugt werden.

Wahrscheinlich handelt es sich um eine inapparente Infektion, bei der noch kein Wirt bekannt ist, für den diese Viren pathogen sind[1].

Interessant ist ferner der Befund von fibrillärem Nicht-Virus-Material in leukämischen Zellen bei der Maus (Abb. 21).

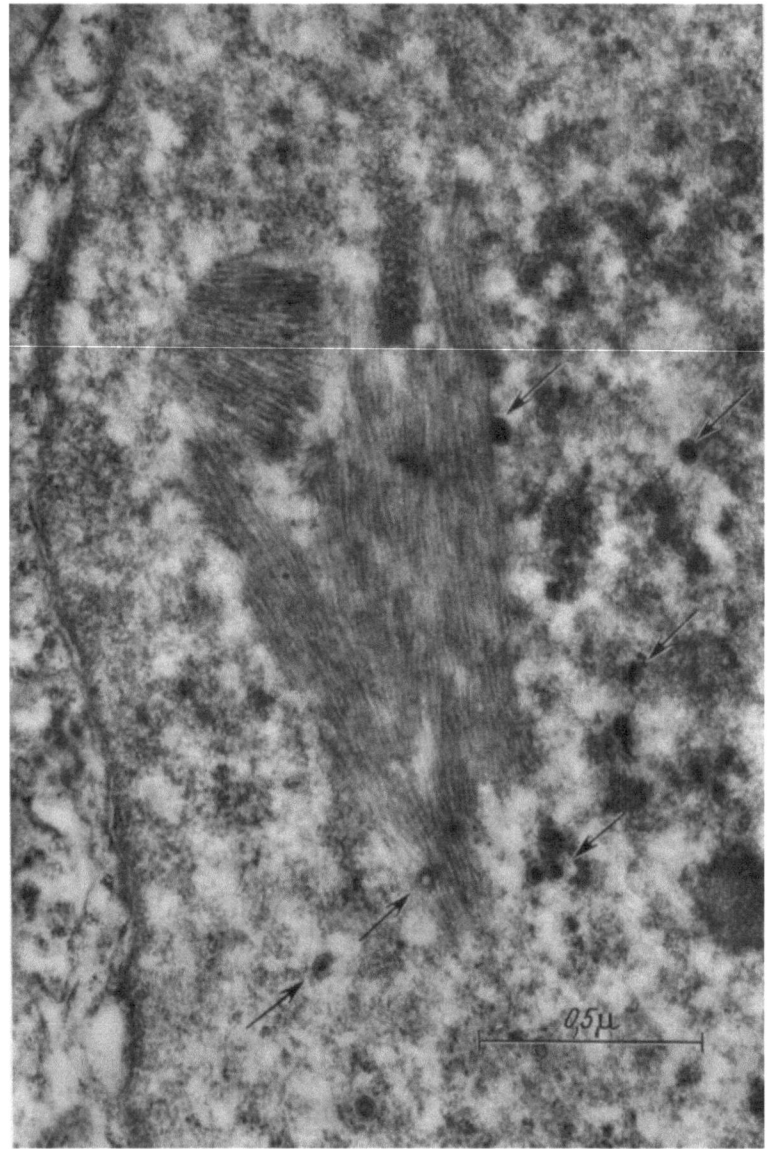

Abb. 21. Spontane, lymphoide Leukämie der Maus (Lymphknoten). Intranucleare Läsion induziert durch „thymic agent". Viruspartikel (→) und Bündel feinster Fibrillen, deren Bildung bei dieser Infektion induziert wird. (Aus Bernhard und Granboulan 1962.)

10. Andere Mäusetumoren.

In den meisten anderen Tumoren der Maus sind virusartige Partikel, und zwar vom Typ A, elektronenoptisch demonstriert worden, so in Ehrlichs Ascites-

---

[1] Die Literatur findet sich in der Übersicht von Bernhard und Granboulan 1962.

tumorzellen, aus denen die Viren der übertragbaren myeloischen Leukämie der Maus von GRAFFI und der Leukämie von FRIEND stammen (s. S. 427 und 428), in dem Sarkoma 37, aus dem das Leukämievirus von MOLONEY herausgezüchtet

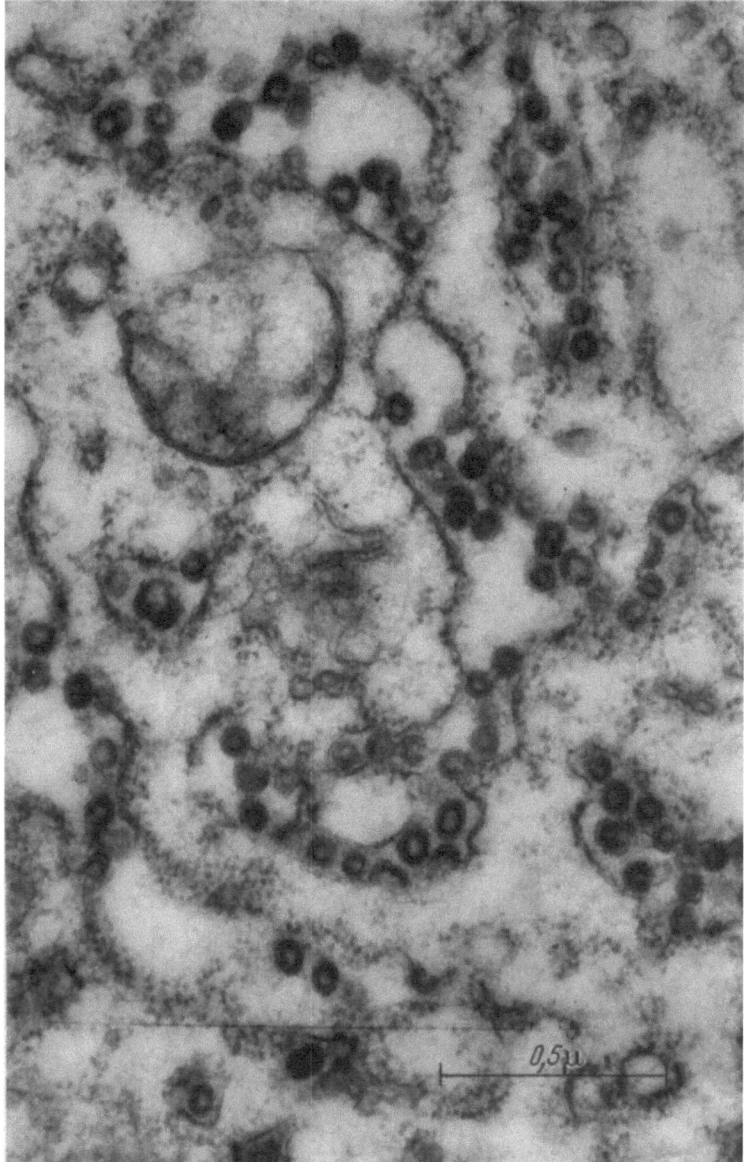

Abb. 22. Methylcholanthren induziertes Fibrosarcom der Maus. Sprossung von A-Partikeln in das Lumen von Cysternen des Ergastoplasmas. (Aus BERNHARD und GRANBOULAN 1963.)

wurde (s. S. 427), im Melanosarkom 91, im Adenocarcinom 155, in Plasmocytomen und in übertragbaren Fibrosarkomen, die ursprünglich durch Methylcholanthren induziert wurden. Die Partikel können am endoplasmatischen Reticulum liegen, in dessen Zisternen hineinsprossen oder kompakte Einschlüsse bilden (Abb. 22).

Eine ursächliche Beziehung dieser Partikel zum Tumorwachstum ist noch nicht bewiesen[1].

11. Polyomavirus.

Das Polyomavirus ist ein intranucleäres DNS-Virus. In Tumorzellen, die mit diesem Virus transformiert wurden, ist das Virus nur selten[2] oder gar nicht

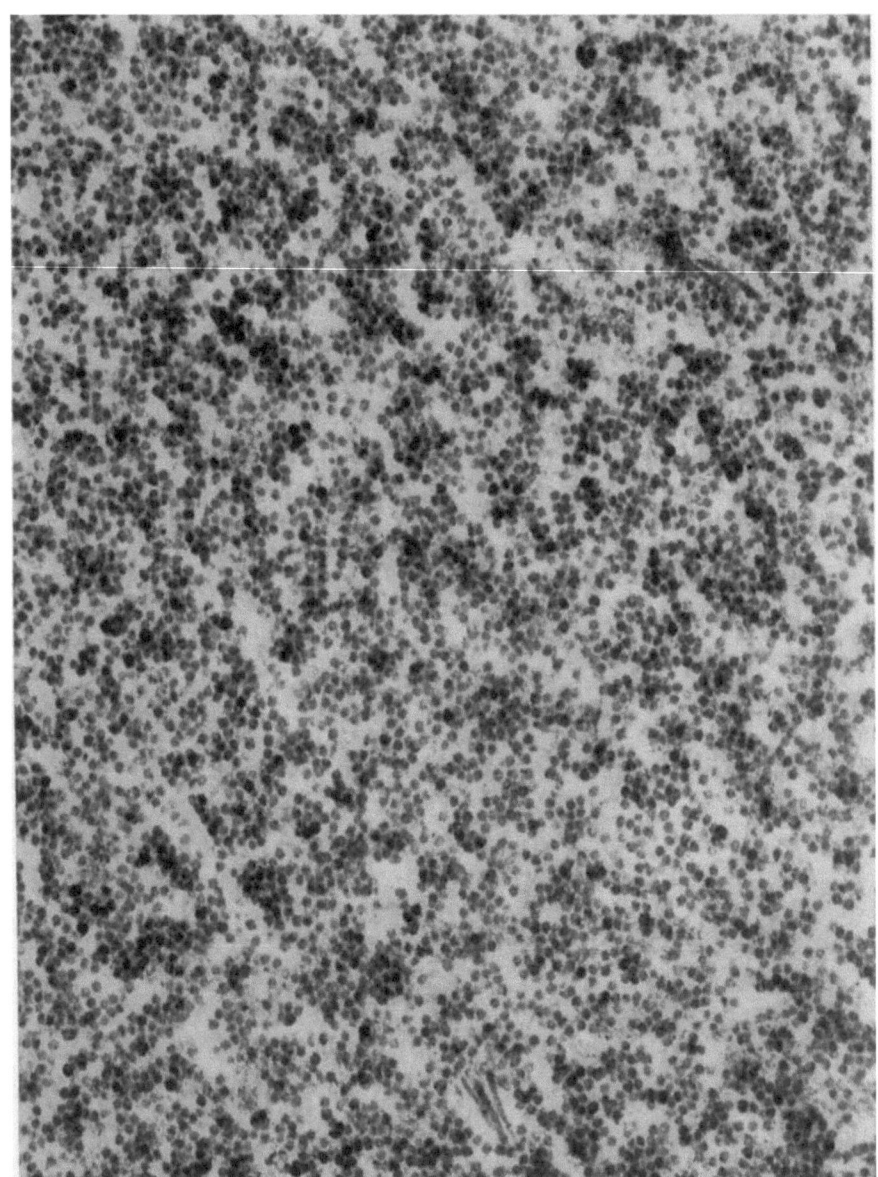

Abb. 23. Polyomavirus, Maus, intranuclear 31 000:1 (Photo: Dr. W. Bernhard).

Die Literatur findet sich in der Zusammenfassung von Bernhard und Granboulan 1962. Dmochowski et al. 1959, Dourmashkin und Negroni 1959, Edwards 1960.

zu finden[1]. In Kulturen von embryonalen Mäusezellen vermehrt es sich. Vom 3. Tag an sind die sphärischen Partikel (265—325 Å Durchmesser) in abgegrenzten Bereichen zwischen dem Chromatin, meist dicht an der Kernmembran zu finden. Nach wenigen Tagen ist der Kern erfüllt von eng gepackten Viruspartikeln, die das Chromatin ersetzt haben (Abb. 23). Schließlich kommt es zur Auflösung der Kernmembran und zum Zellzerfall. Der Nucleolus kann Veränderungen zeigen, bevor die Viruspartikel im Kern sichtbar werden. Am nucleolären Netzwerk treten unregelmäßig geformte, dichte Granula auf[2]. Ähnliche Veränderungen sind bei Viren der Pockengruppe gefunden worden (Ektromelie, Hühnerpocken und Molluscum contagiosum).

VII. Virus und Wirtszelle

1. Einleitung.

Die Existenz der Viren wurde auf Grund ihrer Wirkung auf den Wirtsorganismus entdeckt. Für lange Zeit war ein näheres Studium menschen- oder tierpathogener Viren nur möglich, wenn eine empfängliche Tierart gefunden werden konnte, die eine einigermaßen intensive Bearbeitung im Laboratorium zuließ.

Erst die „Züchtung" von Viren im Hühnerei[3] und in der Gewebekultur gab die Möglichkeit, die Erforschung der Virus-Wirt-Beziehungen vom Niveau des Organismus auf das Niveau der Zelle zu verlegen. Wie entscheidend ein einfaches, bequem zu handhabendes und quantitativ unbegrenztes Virus-Zellsystem für die Bearbeitung virologischer Probleme der Medizin ist, hat die Poliomyelitis gezeigt. Andererseits ist auch die Erforschung grundlegender Tatsachen der allgemeinen Virologie von einem derartigen System abhängig; man denke an die Bakteriophagenforschung der letzten 30 Jahre.

Wie sehr die moderne Zellkulturtechnik die Situation in der Virologie verändert hat, erkennt man daran, daß in den letzten Jahren Viren isoliert wurden, die wir keiner bekannten Infektionskrankheit als Erreger zuordnen können (viruses in search of disease; orphan viruses).

Für die Entwicklung unserer Kenntnisse und Vorstellungen vom Wesen der Viren sind die Untersuchungen der Virus-Wirtszell-Beziehungen von größtem Wert gewesen. Auf dem cellulären Niveau ist das allen Viren grundsätzlich Gemeinsame erst deutlich hervorgetreten, seit wir die Infektiosität der Virusnucleinsäure erkannt haben (s. S. 321). Die dynamische biologische Einheit, mit der es die Virologie zu tun hat, ist nicht das Viruspartikel, sondern die virusinfizierte Zelle. Unter diesem Aspekt ist die Virologie zu einer Disziplin geworden, die entscheidende Beiträge zur Aufklärung der wichtigsten Probleme der Biologie liefern kann: Zellphysiologie, Zellpathologie (einschließlich der Tumorforschung), Genetik, Biochemie und Biophysik haben sich des Virus als eines einzigartigen, natürlich markierten, genetisch aktiven Nucleoproteinpartikels bedient. Der Nutzen ist ein wechselseitiger gewesen. Unser biologisches Weltbild hat dadurch entscheidende Wandlungen erfahren.

---

[1] BERNHARD und GRANBOULAN 1962.
[2] BERNHARD et al. 1959.
[3] WOODRUFF und GOODPASTURE 1931.

2. Multiplikation der Viren.

a) Allgemeines.

Nach dem, was über die Natur der Viren und die Infektiosität der Virus-Nucleinsäure gesagt worden ist, wäre es grundsätzlich falsch zu sagen: Das Virus *„vermehrt sich"* in der Wirtszelle. Es ist daher wohl auch gut, das deutsche Wort „Vermehrung" möglichst zu vermeiden. Die Worte „Multiplikation" oder „Reproduktion" sind — zumindest für deutsche Ohren — neutraler. Da Viren weder energieliefernde noch synthetisierende Enzyme besitzen, ist es durchaus angebracht von „Synthese" oder genauer „Biosynthese" der Viren zu sprechen, was auch in vielen Arbeiten geschieht. Es erscheint jedoch zweckmäßig, diese Worte vorwiegend dann zu gebrauchen, wenn der biochemische Aspekt der Virusmultiplikation im Vordergrund steht, dagegen „Multiplikation" oder „Reproduktion" zu sagen, wenn allgemeine quantitative, morphologische oder Probleme der Infektiosität erörtert werden.

Das Bild, das wir uns heute von der Beziehung Virus — infizierte Zelle machen müssen, wird eigentlich nicht mehr richtig wiedergegeben, wenn wir die Worte „Wirtszelle" und „Parasitismus" gebrauchen. Die Beziehung ist keine rein nutritive, sondern repräsentiert einen viel höheren Grad der Integriertheit[1]. Obwohl hier der Begriff nicht fehlt, stellt sich trotzdem ein neues Wort nicht ein. Wir werden wohl nicht umhin können, das unzureichende Bild des Wirtes weiter zu gebrauchen.

Die Multiplikation der Viren durchläuft eine Anzahl von Stadien oder Phasen, deren Einzelheiten uns erneut den grundsätzlichen Unterschied zur Vermehrung intracellulär parasitierender Mikroorganismen zeigen. Diese Phasen seien hier kurz charakterisiert, ehe wir etwas genauer auf Besonderheiten in der Multiplikation der verschiedenen Virusgruppen eingehen:

α) Adsorption.

Um in das Innere der Wirtszelle zu gelangen, muß ein Viruspartikel an der Oberfläche der Zelle adsorbiert werden. Dies ist nicht für jedes Virus an jeder beliebigen Zelle möglich. Hierzu müssen vielmehr gewisse — meist nicht näher bekannte — Voraussetzungen der physiko-chemischen Struktur der Oberflächen von Zelle und Virus gegeben sein. Sofern wir die Verhältnisse bei den gut untersuchten Myxoviren verallgemeinern dürfen, besitzen auch empfängliche Zellen nicht überall an ihrer Oberfläche Strukturen, die eine Virusadsorption ermöglichen. Vielmehr sind derartige *Receptoren* in begrenzter Zahl an gewissen Zellen vorhanden. Diese Receptoren besitzen eine gewisse Spezifität, so daß nur bestimmte Viren oder Virusgruppen von gewissen Zellen adsorbiert werden können Spezifische Receptoren finden sich nicht nur an Zellen, die zur Virusmultiplikation befähigt sind, sondern auch an Zellen, die nicht einmal ein Eindringen des adsorbierten Virus in ihr Inneres gestatten, z. B. an Erythrocyten. Diese Tatsache hat praktische Bedeutung in der virusinduzierten Hämagglutination erlangt. Die den Zellreceptoren zugeordneten spezifischen Gruppen der Virushülle können Enzymcharakter haben und die Zellreceptoren zerstören (receptor destroying enzyme) s. S. 337).

Nicht nur Bakteriophagen, auch animale Viren benötigen zur Adsorption ein bestimmtes Elektrolyt-Milieu, insbesondere Ca^{++}, Mg^{++} und Zn^{++}[2]. Neben dem eingehend bearbeiteten Receptorsystem für Myxoviren (s. S. 339) sind neuerdings auch für Enteroviren Zellreceptoren nachgewiesen worden[3].

---

[1] Luria 1953a.   [2] Levine und Sagik 1956.   [3] Holland 1962.

In der Literatur wird zwischen reversibler und irreversibler Adsorption unterschieden. Die Grenze zwischen letzterer und der Penetration in die Wirtszelle ist jedoch schwer zu ziehen.

Die Fähigkeit zur Adsorption an bestimmte Zellen ist sicher einer der Hauptfaktoren, die das Wirtsspektrum eines Virus bedingen. Die Bedeutung der Virusoberfläche für die Begrenzung des Wirtsspektrums geht auch aus der Tatsache hervor, daß die isolierte Nucleinsäure Zellen infizieren kann, die gegen das intakte Viruspartikel resistent sind (s. S. 324).

Es konnte gezeigt werden, daß die Zerstörung der Receptoren die Resistenz gegen Viren erhöht, die zur Adsorption dieser Receptoren bedürfen. Injiziert man Mäusen receptorzerstörendes Enzym (RDE) intranasal, so wurden sie resistenter gegen eine spätere Infektion mit Influenzavirus. Diese Wirkung hält 24 Std an. Nach diesem Zeitpunkt müssen die Zellen die Receptoren wieder ergänzt haben. War das Virus bereits adsorbiert, so war das RDE unwirksam[1]. Auch im excidierten Lungengewebe ist nach Zerstörung der Receptoren die Fähigkeit zur Virusadsorption herabgesetzt[2].

Die Adsorption ist anfangs bei manchen (wenn nicht bei allen) Viren reversibel. Bis zum Beginn der irreversiblen Adsorption, die wohl mit dem Beginn der Penetration zusammenfällt, sind die adsorbierten Partikel durch Antikörper inaktivierbar. Hierdurch kann man einen indirekten Anhalt über die Dauer der Adsorption erhalten. Mit fluorescenzmarkierten Antikörpern ist dies beim Influenzavirus verfolgt worden. Vier Stunden post inf. konnte noch Virus an der Zelloberfläche neutralisiert werden. Danach war alles Virus penetriert[3].

β) Penetration.

Auf welche Weise die meisten Viren in das Innere der Wirtszelle gelangen, ist uns unbekannt. Lediglich bei den Bakteriophagen (S. 382) und den Myxoviren (S. 339) wissen wir etwas Genaueres über diesen Vorgang. In beiden Fällen wird der spezifische Receptor von einem Enzym zerstört, das an der Peripherie des Virus lokalisiert ist. Bei den Bakteriophagen wird dann ein Mechanismus ausgelöst, durch den die Virus-Nucleinsäure in das Innere der Wirtszelle geschossen oder injiziert wird. Der Rest des Phagenpartikels (die Proteinhülle) bleibt außerhalb des Bacteriums zurück. Die Aufgabe des Phagenpartikels ist es also, die stabilisierte Transportform des Virus-Nucleinsäuremoleküls zu sein, und die spezifische Adsorption und schließlich die Penetration der starren und dicken Bakterienwand zu ermöglichen.

Bei den Myxo-Viren aber wissen wir nicht ganz sicher, ob die enzymatische Zerstörung des Receptors zur Penetration nötig ist und in vivo wirklich stattfindet. Die Zahl der Receptoren an einer empfänglichen Zelle ist sicher begrenzt. Für Myxoviren liegen die Schätzungen zwischen 300[4] und mehreren Tausend[5], wobei die letztere Zahl auf elektronenoptischen Bildern von Erythrocytenschatten beruht.

Wie bei Viren, bei denen wir keinen receptorzerstörenden oder injizierenden Mechanismus kennen, die Penetration vor sich geht, ist uns unbekannt. Da die Zelloberfläche als ein dynamischer Zustand der Abgrenzung zu betrachten ist (man denke u. a. nur an die enorme Beweglichkeit, die uns manche Zeitrafferfilme enthüllt haben), sind verschiedene Möglichkeiten einschließlich der Pinocytose

---

[1] STONE 1948.   [2] FAZEKAS DE ST. GROTH 1948.   [3] DEIBEL und HOTCHIN 1959.
[4] SAGIK et al. 1954.   [5] ISAACS 1957.

gegeben. Jedenfalls können offensichtlich manche Partikel oder Großmoleküle leichter in das Innere von Zellen gelangen als gewisse — im Vergleich zu ihnen sehr kleine — Ionen.

γ) Eklipse.

Nachdem Viruspartikel in das Innere empfänglicher Zellen eingedrungen sind, folgt eine Zeit, während der sie mit den üblichen Methoden gar nicht, oder nur noch in sehr geringer Menge nachweisbar sind. Diese Phase wird meist Eklipse genannt. Sie ist sowohl in Zellkulturen wie im infizierten Organismus nachweisbar (Abb. 24 und 25).

Die Eklipse stellt den Zeitraum dar, in dem in der Wirtszelle keine kompletten Viruspartikel vorhanden sind. An der Zelloberfläche kann anscheinend ein Teil der adsorbierten Viruspartikel intakt verbleiben. Die Eklipse beginnt entweder mit dem Eindringen eines oder mehrerer kompletter Virusteilchen oder mit dem Eindringen des „nackten" Nucleinsäuremoleküls, sei es natürlicherweise (bei Bakteriophagen, vielleicht auch bei manchen Viren), sei es, daß diese Substanz künstlich isoliert wurde (s. S. 323). Diese Periode endet mit dem Augenblick, in dem das erste neue komplette Virusteilchen in der Zelle fertiggestellt worden ist.

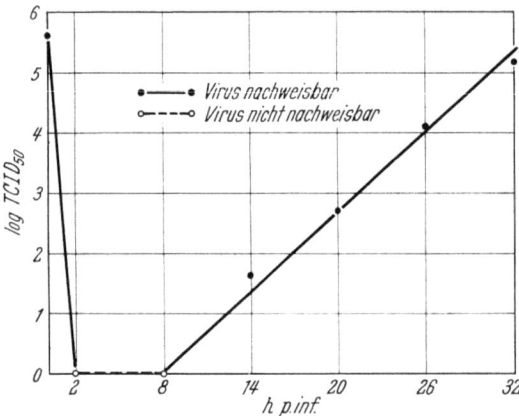

Abb. 24. Multiplikation von Poliovirus Typ II in HeLa-Zellen. ● Virus nachweisbar; ○ Virus nicht nachweisbar.

Während früher der Nachweis von Virusmaterial ein mehr oder minder indirekter war, und auf den Phänomenen Infektiosität oder Hämagglutination beruhte (um von dem zum Teil recht unsicheren morphologischen Nachweis abzusehen), hat uns der direkte Nachweis von Virusantigenen mit Hilfe fluorescenzmarkierter Antikörper in die Lage versetzt, antigenes Virusmaterial in der Zelle zu jedem beliebigen Zeitpunkt und unabhängig von Infektiosität und Hämagglutination sichtbar zu machen (s. S. 386).

Wenn man z. B. Mäuse-Ascitestumor-Zellen in vitro mit Newcastle-Virus (NDV) infiziert, so kann danach das Virus fluorescenz-serologisch an der Oberfläche der Zellen demonstriert werden. Injiziert man diese Zellen Mäusen intraperitoneal, so verschwindet das Antigen für einige Zeit völlig, ohne daß eine Elution des Virus nachgewiesen werden könnte. Erst einige Zeit später kann man Virusantigen im Zellinnern finden. In der Eklipse wird also offensichtlich das Virusantigen zu immunologisch inaktiven Bruchstücken abgebaut, ehe neu synthetisiertes Antigen wieder auftritt. Die Infektion der Ascitestumor-Zellen mit NDV bleibt übrigens trotz der Synthese von neuem Antigen eine abortive, denn es kommt weder zur Bildung von Hämagglutinin noch zur Produktion von infektiösem Virus, obgleich die Zellen schließlich zerstört werden[1]. Eine Erklärung hierfür konnte noch nicht gefunden werden.

Die vielfältigen Ergebnisse dieser Forschungsrichtung bestätigen die Konzeption der Eklipse als einer Phase, in der die Vorbereitungen zur Synthese der virusspezifischen Substanzen getroffen und diese selbst produziert werden, aber

---

[1] Prince und Ginsberg 1957.

noch keine fertigen Viruspartikel „montiert“ worden sind. Diese Untersuchungen geben auch Auskunft über den Zellort der Synthese der antigenen Substanzen eines Virus. Wo es mehrere sind, findet die Synthese der verschiedenen Substanzen z. T. an verschiedenen Zellorten statt (s. Geflügelpestvirus, S. 390).

Leider ist Nucleinsäure nicht antigen und kann daher auch fluorescenz-immunologisch nicht nachgewiesen werden. Über den Zellort ihrer Synthese sind wir daher auf Vermutungen oder indirekte Beweise angewiesen. Nur mit dem üblichen Infektionsversuch ist während der Eklipse kein Virus in der Zelle nachzuweisen. Sobald man Methoden zur Isolierung der Nucleinsäure anwendet, gelingt es jedoch, infektiöse Virusnucleinsäure schon während der Eklipse zu finden (s. S. 324).

Ein interessantes Beispiel für die Eklipse bei animalen Viren ist das Mäuse-Encephalitisvirus von THEILER (Stamm GD-VII). Nach peripherer Infektion scheint es auf dem Nervenwege zum Zentralnervensystem zu wandern. Erst in der Nervenzelle verliert es seine Infektiosität für 20--30 Std. Nach einiger Zeit tritt neues, infektiöses Virus auf. Das Maximum der Virusproduktion wird nach 100 Std erreicht[1]. Dieses Beispiel ist eines der wenigen, bei dem der Nachweis der „Wanderung“ auf dem Nervenwege der Kritik keine großen Angriffsflächen bietet. Falls wirklich eine einwandfreie Wanderung im Nervenfortsatz hierbei stattfindet, so beweist dieser Versuch, daß die Desintegrierung der Viruspartikel eine aktive Leistung der infizierten Zelle (durch die uncoating enzymes) ist, die nur an bestimmten Zellorten ausgeführt werden kann. Diese Versuche

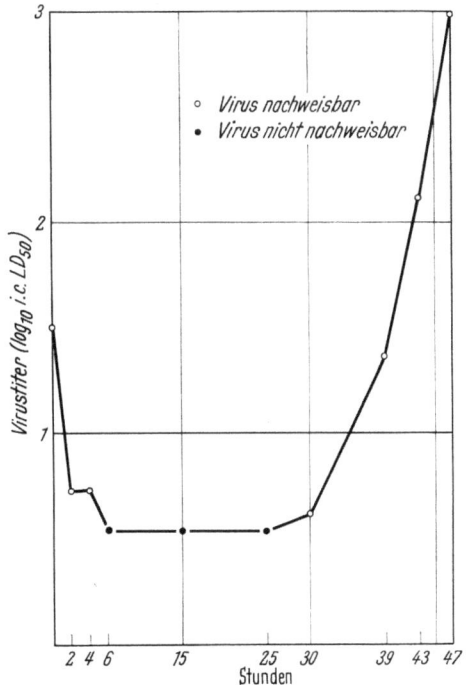

Abb. 25. Viruskonzentration im Gehirn von Mäusen nach intracerebraler Injektion von 1600 LD$_{50}$ Rabiesvirus (Virus fixe) (SCHINDLER 1961).

geben auch einen Hinweis, daß die Freisetzung der Nucleinsäure bei gewissen animalen Viren nicht an der Zelloberfläche (wie bei Bakteriophagen), sondern erst im Cytoplasma oder gar im Kern bewerkstelligt wird.

Bei einer Reihe animaler Viren findet nur eine partielle Reduktion des Virustiters in der Eklipse statt, z. B. beim Influenzavirus, dem Mumpsvirus[2], dem Mäuse-Pneumonievirus[3], dem Meningopneumonievirus[4] und dem Vacciniavirus. Dieses zeigt sowohl in der Kaninchenhaut wie in der Gewebekultur sehr ähnliche Vermehrungskurven[5].

Bei einer Reihe von Virus-Wirts-Systemen bleibt die Wechselwirkung der Partner auf einem Stadium stehen, das dem der Eklipse gleicht oder ähnelt. Man nennt derartige Infektionen maskiert (s. S. 399ff.).

---

[1] SANDERS 1953.
[2] GINSBERG und HORSFALL 1949 a und b.
[3] GINSBERG und HORSFALL 1951.
[4] SIGEL et al. 1951.
[5] BRIODY und STANNARD 1951, CRAWFORD und SANDERS 1952.

δ) Auftreten neuer Viruspartikel.

Sobald eine ausreichende Menge der verschiedenen Viruskomponenten in der Zelle (z. T. an verschiedenen Zellorten) gebildet worden ist, beginnt deren Zusammenbau zu kompletten Viruspartikeln. Für die einzelnen Virusgruppen scheint die Schlußmontage (wenn man so sagen darf) an verschiedenen Zellorten zu erfolgen, z. T. erst an der Zellgrenzfläche. Das Auftreten „reifer" Viruspartikel folgt in einem halblogarithmischen Koordinatensystem, einer Geraden (Abb. 24 und 25). Das Virus wird teils in der Zelle angehäuft, teils laufend ausgeschieden.

Während bei allen Mikroorganismen das „reife" Partikel sofort in der Lage ist, die Reproduktion fortzusetzen, scheint beim Virus das „reife" Partikel in der Wirtszelle, in der es entstanden ist, am Reproduktionsprozeß nicht teilzunehmen. Für Bakteriophagen sind wir dessen weitgehend sicher. Hier ist auch ganz klar, daß das reife Partikel eine Ruhe- und Transportform ist, ausgestattet mit einem Penetrationsmechanismus, der zur Zerstörung des Partikels selbst führt. Bei den Polyederviren der Insekten sind wir auch sicher, daß sie in der Polyederform von weiterer Multiplikation ausgeschlossen sind. Und für eine Reihe anderer Viren darf man ähnliche Verhältnisse gleichfalls annehmen[1].

b) Bakteriophagen.

Eine Reihe grundlegender Erkenntnisse über die Reproduktion von Viren und ihre Genetik ist am Modell der Phagen gewonnen worden. Es erscheint daher sinnvoll, das Wesentlichste hier kurz zu skizzieren. Die Morphologie der Phagen wurde auf S. 363 beschrieben.

Die Adsorption der Phagen an die Bakterienwand erfolgt mit der Spitze des Schwanzstückes, und zwar nicht an jeder beliebigen Stelle, sondern an spezifischen Receptoren. Die chemische Struktur der Schwanzspitze und die chemische Struktur des Receptors in der Zellwand des Bacteriums sind in spezifischer Weise aufeinander abgestimmt.

Die Receptorsubstanz, ein Lipopolysaccharid kann aus der Bakterienwand isoliert werden. Je ein Molekül der isolierten Receptorsubstanz (elektronenoptisch eine kleine Kugel) wird von der Schwanzspitze eines Phagenpartikels gebunden. Hierdurch wird dieses zu jeder weiteren Adsorption unfähig[2]. Ein bestimmter Bakterienstamm kann mehrere spezifische Receptoren besitzen und für verschiedene Phagen empfänglich sein[3]. Wenn die Receptorsubstanz durch Mutation des Bacteriums in geänderter Form gebildet wird, ist eine Adsorption des spezifischen Phagen unmöglich. Das Bacterium ist für diesen Phagen resistent geworden.

Obwohl die Adsorption anfangs lose ist[4], wird sie rasch irreversibel. Wegen der dicken und festen Wand der Bakterien, die ihre Cytoplasmamembran wie eine Schale umhüllt, müssen Phagen einen besonderen Mechanismus für das Durchdringen dieser Hülle besitzen. Hierin unterscheiden sie sich von anderen Viren. Die feste Bakterienwand wird, anscheinend hydrolytisch mittels eines im Schwanzstück lokalisierten Enzyms, an der Adsorptionsstelle angegriffen[5]. Das distale Stück des Schwanzes spaltet sich bei T_2-Phagen in mehrere Filamente auf, wobei ein Zentralfaden durchdringt[6]. Nach Eindringen des Zentralfadens scheint ein zentraler Kanal des proximalen Schwanzstückes frei zu werden, durch den die im Kopf lokalisierte DNS in das Bacterium injiziert wird. Dieser Vorgang ist temperaturabhängig und bedarf der Anwesenheit von Substanzen mit einer

---

[1] Andrewes 1952.   [2] Weidel und Kellenberger 1955.   [3] Luria 1953.
[4] Tolmach 1957.   [5] Kozloff et al. 1957, Brown und Kozloff 1957.
[6] Kellenberger und Arber 1955, Williams und Fraser 1956.

primären Aminogruppe. Bei gewissen Phagen kann die Hülle des distalen
Schwanzstückes durch komplexe Zinkverbindungen aufgelöst werden. Hierdurch
wird das Enzym des Schwanzes freigesetzt. Auch die Zellwand von E. coli enthält Zink[1].

Die Spezifität der Phagenadsorption ist von Stamm zu Stamm sehr verschieden. Es gibt Phagenstämme, die Bakterien verschiedener Species penetrieren
können, andere zeigen eine hochentwickelte Wirtsspezifität. Sie vermögen nur in
ganz bestimmten Stämmen multipliziert zu werden, die weder mit serologischen
Mitteln, noch auf Grund ihrer biochemischen Leistungen von anderen, *resistenten*
Stämmen der gleichen Bakterienart unterschieden werden können. Mit Hilfe
dieser Empfindlichkeit gegen gewisse Phagenstämme und der Resistenz gegen
andere Phagenstämme kann man eine Reihe von Bakterienarten in eine Anzahl

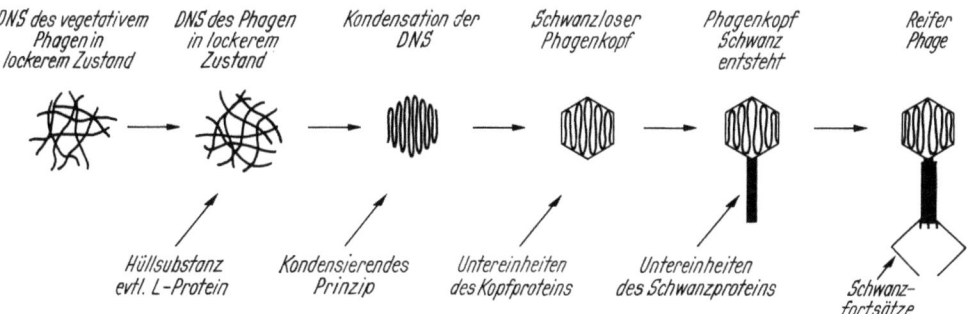

Abb. 26. Schema der Synthese des T2-Phagen (nach E. KELLENBERGER 1961).

von Phagen- oder Lysotypen einteilen. Die Lysotypie ist für die epidemiologische Aufklärung von Infektketten oder für Verbreitungsstudien von großem
praktischem Wert[2].

Treffen Bakteriophagen auf nackte Protoplasten an sich empfänglicher Bakterien, so können sie wegen des Fehlens der spezifischen Receptoren nicht adsorbiert werden. Das gleiche gilt auch für die stabilen L-Formen der Bakterien[3].
Gewinnt man aber die Phagen-DNS, so kann sie in die Protoplasten, sogar solcher
resistenter Bakterienmutanten, eindringen und diese lysieren (s. S. 324). In den
Protoplasten entstehen wieder komplette neue Phagenpartikel.

Nach Auslösung des Injektionsmechanismus bleibt die Proteinhülle und der
proximale Teil des Phagenschwanzes leer an der Wand des infizierten Bacteriums
hängen. Sie sind für den Verlauf der Multiplikation selbst ohne jede Bedeutung[4].

Das Hauptcharakteristikum der Stoffwechselvorgänge, die unter der Direktive
der eingedrungenen Phagen-DNS im Bacterium Platz greifen, ist das Aufhören
der Synthese von Bakterienmaterial (DNS, RNS, Protein) und der Beginn der
Synthese von Phagen-DNS und der Phagen-Proteine. Die leitende Rolle der
Bakterien-DNS wird durch Zerstörung der bakteriellen Kerne außer Kraft gesetzt. Wie dies bewerkstelligt wird, ist unklar, da doch der Phage keine DN-ase
in das Bacterium einbringt.

Die einzelnen Schritte der Bildung reifer Phagenpartikel aus der frisch
synthetisierten Phagen-DNS demonstriert Abb. 26 schematisch.

Obwohl der Stoffwechsel des infizierten Bacteriums hinsichtlich der Syntheseprodukte völlig umgestellt wird, ändert sich der O_2-, Glucose- und Phosphat-
verbrauch nicht[5]. Die Phagen-DNS verleiht der Bakterienzelle nicht nur die

---

[1] KOZLOFF und LUTE 1957.   [2] Näheres siehe BRANDIS 1957.
[3] TAUBENECK und BÖHME 1958.   [4] HERSHEY und CHASE 1952.
[5] COHEN 1947, 1949.

Fähigkeit, Nucleinsäure und Proteine von ganz veränderter, nämlich Phagen-Spezifität aus bereits vorhandenen Bausteinen zu synthetisieren, deren Synthese auch normalerweise durchgeführt wird; sondern auch die Fähigkeit, Substanzen zu bilden, zu deren Synthese die Zelle vorher nicht in der Lage war, z.B. beim Coli-Phagen T2 Hydroxymethylcytosin als Baustein der Phagen-DNS[1]. Ohne Zweifel müssen hierbei nach der Infektion in der Zelle innerhalb weniger Minuten eine Reihe neuer Enzyme gebildet werden. Die einzelnen Substanzen (DNS, Kopf- und Schwanzprotein), entstehen unabhängig voneinander; wenn auch unter der Kontrolle der Phagen-DNS. Im Verlauf dieser Synthesevorgänge gibt es keine infektionsfähigen Phagen im infizierten Bacterium. Die einzelnen Phagensubstanzen werden auch unabhängig voneinander zu reifen Phagen-partikeln zusammengefügt. Das lehrt die Tatsache, daß bei der Infektion einer Zelle mit zwei oder drei verschiedenen Phagen Mischpartikel entstehen, ohne daß eine Mutation vorliegt, denn die Nachkommen solcher, durch phänotypischen Montageirrtum entstandenen Partikel sind genetisch rein[2]. Die unabhängige Synthese der einzelnen Komponenten geht auch aus folgenden Tatsachen hervor:

1. Durch Chloramphenicol kann die Proteinsynthese gehemmt werden, während die DNS-Synthese weiterläuft. Allerdings darf die Proteinsynthese während der ersten Minuten nach der Infektion nicht gestört werden. Es wird angenommen, daß während dieser Zeit entweder neue Enzyme gebildet oder Proteinmatrizen für die DNS-Synthese hergestellt werden.

Die Chloramphenicol-Hemmung der Synthese von Phagenprotein hängt mit der Bildung einer abnormen RNS zusammen[3]. Obgleich die Proteinsynthese bekanntermaßen vom Vorhandensein von RNS abhängt, ist es doch eine theoretisch sehr bedeutsame Tatsache, daß ein DNS-Virus zur Synthese seines Proteins der Mitwirkung von RNS bedarf, die jetzt als „messenger-RNS" bezeichnet wird.

2. Die Zusammenfügung zu reifen Phagenpartikeln kann durch Proflavin gehemmt werden. Die Hüllen bleiben leer, d. h. frei von DNS[4], obwohl diese in der Zelle gebildet wurde.

Das Auftreten reifer Phagenpartikel im infizierten Bacterium erfolgt in geometrischer Progression. Obgleich die Vermehrung der Bakterien infolge ihrer Zweiteilung auch einer derartigen Kurve folgt, ist daraus nicht auf die Identität beider Vorgänge zu schließen, aber man kann daraus folgern, daß die Träger der Synthese-Informationen sich ihrerseits auch vermehren. Bei Erreichen einer genetisch kontrollierten Zahl reifer Viruspartikel, die je nach Stamm 30 bis mehrere Hundert beträgt, wird die bakterielle Zelle lysiert und die reifen Phagen-partikel freigesetzt.

Während dieses komplexen Multiplikationscyclus wird der nicht infektiöse Phage als *vegetativer Phage* oder *Prophage* und der Vorgang, der zur Ausbildung infektiöser Phagen führt, als Reifung bezeichnet, eine nicht ganz logische Nomenklatur, weil nicht etwa unreife Phagenpartikel, sondern ein Gemisch von in-Synthese-befindlichen und fertig synthetisierten verschiedenen Phagenteilen (DNS, Schwanzprotein, Kopfprotein) vorliegt.

Auf die sehr fruchtbare genetische Erforschung der Phagen soll hier nur insofern eingegangen werden, als sie uns Hinweise gegeben hat, in welcher Weise die Produktion neuer Phagen erfolgt. Das DNS-Molekül eines Phagen ist als ein haploides Chromosom zu betrachten. Gelangt DNS zweier oder dreier verschiedener Phagen in ein Bacterium, so kann es zum Gen-Austausch kommen. Die quantitativen Verhältnisse sprechen jedoch dafür, daß dies nicht immer nach den

---

[1] Cohen 1953, 1957, Wyatt und Cohen 1953.   [2] Streisinger 1956a und b.
[3] Neidhardt und Gros 1957.   [4] Levinthal und Fisher 1952, DeMars et al. 1953.

Mendelschen Regeln der Kreuzung erfolgt[1]. Vielmehr zeigt es sich, daß für die Herstellung eines neuen DNS-Fadens anscheinend zwei DNS-Matrizen benötigt werden, und daß es nicht immer zwei gleiche sind. Die Replikation an zwei ungleichen Matrizen folgt nun zum Teil dem einen, zum Teil dem anderen Vorbild. Eine so entstandene Matrize mit einer Struktur, die von zwei verschiedenen DNS-Fäden beeinflußt ist, kann im weiteren Verlauf der Multiplikation selbst zur Matrize für die Bildung weiterer DNS-Fäden werden.

Das Phänomen *Lysogenie* soll nur ganz kurz gestreift werden. Manche Phagenstämme bewirken trotz Infektion eines empfänglichen Bacteriums deren Lyse nicht. Sie werden „*temperierte Phagen*" (temperate phages) genannt. Die so

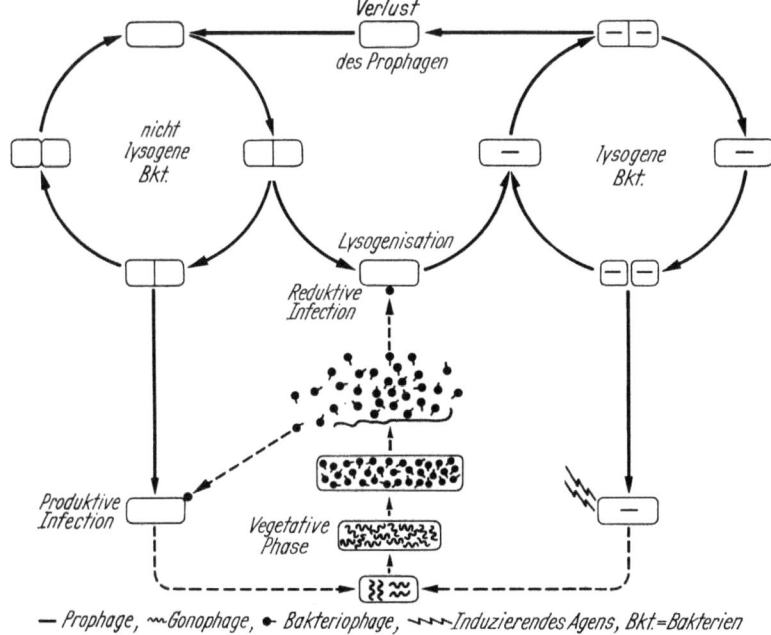

— *Prophage,* ⌇⌇⌇*Gonophage,* • *Bakteriophage,* ⌇⌇⌇*Induzierendes Agens, Bkt.=Bakterien*

Abb. 27. Schema der Lysogenie (nach A. Lwoff 1959a).

infizierten Bakterien behalten jedoch die Fähigkeit, einer Phagenlyse anheimzufallen, sie werden deshalb „lysogen" genannt. Auch die Nachkommen dieser Bakterien zeigen diese Eigenschaft und geben sie wieder an ihre Nachkommen weiter. Der lysogene Prophage, der mit der Phagen-DNS identisch ist, ist in der Einzahl an einem bestimmten Genort des Bakterienchromosoms lokalisiert und wird wie ein Bakteriengen bei der Bakterienteilung redupliziert und in der Einzahl an die Tochterzellen weitergegeben. Seine Herauslösung aus dem Genverband und seine Reifung zu einem lytischen, kompletten Phagen kann provoziert werden, insbesondere durch UV-Bestrahlung. Bei der neuerlichen Infektion einer Bakterienzelle kann entweder ein lytischer Phagenklon entstehen, oder wieder ein lysogener Prophage (Abb. 27).

Übrigens kann bei der Herauslösung der DNS des Prophagen aus dem Genverband des Wirtes ein Teil genetisch aktiver DNS des Bacteriums mit der Phagen-DNS zusammen in das reife Phagenpartikel gelangen, mit ihr in eine neue Wirtszelle injiziert werden und dort genetisch wirksam werden. Man nennt diesen Vorgang „*Transduktion*"[2]. Diese wird nur dann apparent werden, wenn der trans-

---

[1] Visconti und Delbrück 1953.   [2] Zinder und Lederberg 1952.

duzierte Bakterienmarker dem infizierten Bacterium fehlte. Es muß hier darauf hingewiesen werden, daß bei Bakterien die Aufnahme zellfremder bakterieller Genome etwa aus desintegrierten Bakterien auch ohne sexuelle Vorgänge oder die Mitwirkung von Phagen möglich ist. Man nennt diesen Vorgang bakterielle *Transformation*[1]. Die Einschleusung der genetisch aktiven DNS in das Empfänger-bacterium setzt einen bestimmten physiologischen Zustand desselben voraus.

Es gibt gewisse Eigenschaften von Bakterien, die mit dem Vorhandensein eines bestimmten lysogenen Phagen *fest* gekoppelt sind. Man nennt diesen Vorgang lysogene *Konversion*. Hierzu gehört die Produktion von Toxin bei Coryne-bacterium diphtheriae[2] oder das Vorhandensein gewisser Antigene bei Keimen der Gattung Salmonella[3].

Transduktion und Konversion sind Vorgänge, die in überkommene biologische Denkmodelle nicht hineinpassen. Sie zeigen, daß man mit Begriffen wie „obligater Zellparasitismus" dem Wesen der Virusinfektion nicht gerecht werden kann.

Die Phänomene Transduktion und Konversion werfen fast zwingend die Frage auf, ob ähnliche Vorgänge nicht zur Erklärung des Tumorproblems als latenter Virusinfektion herangezogen werden können. Lwoff (1953) und Jacob und Woll-man (1957) haben dieses Problem diskutiert. Das Rous-Sarcoma-Virus (RSV) zeigt in seinem Verhalten manche Analogien zum temperierten Phagen[4]. Es gibt übrigens auch bei tierischen Zellen eine Resistenz gegen Viren (z. B. NDV) infolge latenter Infektion[5] wie beim lysogenen Zustand, bei dem eine Resistenz gegen Reinfektion auftritt.

c) Ergebnisse fluorescenz-immunologischer Untersuchungen.

Während die Erforschung biochemischer und quantitativer Probleme der Virusmultiplikation schon recht weit fortgeschritten war, bestand über den oder die an der Synthese der Virussubstanzen beteiligten Zellorte oder -organellen lange Zeit Unsicherheit. Dies hat sich erst in jüngster Zeit geändert, denn der Nachweis antigener Substanzen mit Hilfe von Antikörpern, die mit fluor-escierenden Farbstoffen markiert sind, hat gerade für die Virologie eine bedeu-tende Erweiterung der Forschungsmöglichkeiten gebracht. Das Prinzip der von Coons inaugurierten Methode beruht darauf, daß der fluorescenz-markierte Antikörper in einem Präparat (z. B. einem histologischen Schnitt oder einem Tupfpräparat eines verdächtigen Organs) vom homologen Antigen (z. B. dem Protein der Virushülle) spezifisch gebunden wird. Nach Auswaschen des Über-schusses an Antikörpern fluorescieren unter dem Fluorescenzmikroskop nur jene Stellen, an denen das gesuchte Antigen sich befindet. Über diese Technik und ihre Ergebnisse ist in einer Reihe von Zusammenfassungen berichtet worden[6]. Für die Virologie hat diese Methode einige unschätzbare Vorteile: Der Nachweis des antigenen Materials ist spezifisch, d. h. sicher Virusmaterial. Die Zweifel, die die Färbemethoden etwa über die Natur von Elementar- oder Einschlußkör-perchen immer offen ließen, können durch die Fluorescenz-Immunologie beseitigt werden. Der Elektronenmikroskopie fehlt die Einfachheit dieser Methode und deren Spezifität. Schließlich ist der fluorescenz-serologische Nachweis ganz unabhängig von der Infektiosität der untersuchten Partikel. Es können sogar verschiedene Antigene desselben Virus getrennt nachgewiesen werden. Die immuno-histochemische Technik gibt uns also die unvergleichliche Möglichkeit

---

[1] Avery et al. 1944.   [2] Freeman 1951, Barksdale und Pappenheimer 1954.
[3] Uetake et al. 1955.   [4] Näheres wird im Abschnitt „Tumor und Virus" ausgeführt.
[5] Ciecivria et al. 1957.
[6] Coons 1954, 1956, 1959, Poetschke, Uehleke und Killisch 1957, Mayersbach 1958, Nairn 1962, zur Technik siehe ferner Pearse 1959.

in die Hand, die Orte der Synthese von Virusmaterial in ihren Wirtszellen und die zeitlichen Verhältnisse ihrer Produktion lichtmikroskopisch zu untersuchen, soweit dieses Material antigen ist. Infolge dieser Voraussetzung ist eine besonders wichtige Virussubstanz der Untersuchung mit dieser Methode nicht zugänglich: die Nucleinsäure. Über die Infektiosität des nachgewiesenen Virusantigens kann die fluorescenz-immunologische Methode ebenfalls nichts aussagen. Trotz dieser Einschränkungen sind die Ergebnisse für die Virologie sehr fruchtbar gewesen. Über die Ergebnisse fluorescenz-immunologischer Untersuchungen auf dem Gebiet der Virologie haben Coons (1957), Liu (1960), Poetschke (1961) und Löffler (1962) (nur Myxoviren) zusammenfassend berichtet.

Diese Technik eignet sich auch für den diagnostischen Nachweis von Viren in Organen und Ausscheidungen und zum Nachweis von Antikörpern in verdächtigten Seren.

Hier soll in möglichster Kürze über die interessantesten Ergebnisse berichtet werden.

Ergänzend sei bemerkt, daß RNS und DNS durch ihre verschiedene Fluorescenz nach Färbung mit Acridinorange nachgewiesen werden können[1]. Allerdings kann man dabei zwischen den Nucleinsäuren des Wirtes und des Virus nicht sicher unterscheiden. Die Färbung ist in dieser Hinsicht unspezifisch.

α) Ornithose-Psittakosevirus.

In embryonalem Mäuselebergewebe ist das Ornithosevirus schon eine Stunde post infectionem nachweisbar. Das antigene Material ist bis zur 8. Std diffus im Plasma verteilt. Dann treten feine fluorescierende Granula auf, die den rot gefärbten Elementarkörperchen und den blauen großen Initialkörpern der Giemsa-Färbung entsprechen. Nach 12—16 Std sind größere fluorescierende Gebilde vorhanden, die den blauen Bläschen und Plaques entsprechen. Die fluorescenz-serologische Technik zeigt schon nach 1—3 Std post inf. positive Resultate, während die Giemsa-Färbung noch negativ bleibt[2].

Für diagnostische Zwecke ist der Virusnachweis mit dieser Methode in Dottersackexplantaten der Komplementbindungsreaktion überlegen[3].

β) Shope Papillomavirus.

In den Papillomen wilder Kaninchen findet sich das Virus ausschließlich in den Kernen der Zellen der keratohyalinen und der verhornenden Schicht, nicht dagegen in den proliferierenden Zellen der tieferen Epithellagen[4]. Diese Verteilung entspricht der Infektiosität der einzelnen Epithelschichten, wenn man diese mit einem Mikrokauter aus Gefrierschnitten isoliert[5]. In den Papillomen von Hauskaninchen kommt das Virus in viel geringerer Menge in den obersten verhornenden Epithelschichten vor. Noyes und Mellors nehmen an, daß in den Kernen der proliferierenden Zellschicht das Virus in maskierter Form, nämlich nur als Nucleinsäure, auftritt, die antigenen Bestandteile dagegen erst in den verhornenden Zellen, und zwar bei Wildkaninchen in größerer Menge als bei Hauskaninchen gebildet werden. Die Mitoseaktivität der proliferierenden Zellen scheint nicht die Ursache der Synthesehemmung zu sein, denn ihre Vergiftung mit Trimethylcolchicinsäure-methyläthertartrat hat keinen Einfluß auf die Lokalisation des Virusantigens in den Epithelschichten.

---

[1] Zusammenfassung bei Anderson et al. 1959 und Niven 1960.
[2] Buckley et al. 1955.
[3] Donaldson und Sulkin 1957, Donaldson et al. 1958a und b.
[4] Noyes und Mellors 1957.   [5] Noyes 1959.

γ) Polyomavirus.

In embryonalen Mäusezellen beginnt die Synthese von Virusantigen erst am 2. Tag post inf., und zwar im Kern. Vom 6. Tag an findet man immer mehr Virusantigen im Cytoplasma, während der Kern an diesem Material zunehmend verarmt. Nach einer Woche beginnen die Zellen zu degenerieren. Gleichzeitig wird Hämagglutinin in der Nährflüssigkeit nachweisbar[1].

δ) Pockenvirus-Gruppe.

Das Vacciniavirus-Antigen findet man zuerst 9 Std post inf. perinucleär[2], was den elektronenmikroskopischen Bildern von Gaylord et al. (1953) entspricht. Die perinucleäre Lagerung unterbindet die Kern- und Zellteilung nicht. In späteren Stadien erfüllt das Antigen das Cytoplasma immer mehr, teils diffus, teils in Gruppen von Granula und in Klumpen. Auch im Kern wurde Fluorescenz gesehen, die so diffus war, daß sie vielleicht auf löslichem Antigen beruht.

Japanische Autoren[3] unterschieden zwei Typen von Einschlußkörperchen bei dieser Virusgruppe: Typ A kommt beim Kuhpockenvirus vor und enthält keine DNS und kein nachweisbares Virusantigen und ist wohl mit den Marchal- bzw. Downie-Körpern identisch. Die Einschlußkörper von Typ B sollen den Guarneri-Körpern entsprechen und enthalten bei Vaccinia-, Kuhpocken-, Ectromelia-, Fibroma- und Myxomavirus dasselbe Virusantigen[4].

Manche Bilder sprechen dafür, daß Virusantigen oder gar Viruspartikel innerhalb cytoplasmatischer Verbindungen von Zelle zu Zelle gelangen können.

Das Ektromelievirus war im Gehirn von Mäusen und in den Meningen und im Ependym, nicht aber in Nervenzellen zu finden[5].

ε) Herpes simplex-Virus.

Das Virusantigen dieses DNS-Virus tritt zuerst als kleines rundes Gebilde im Zellkern auf. Später finden sich mehrere solche Körper und ein fluorescierendes Netzwerk. Schließlich kommt es zur Ausbildung eines größeren homogenen Feldes spezifischer Fluorescenz im Kern. Dieser Bereich ist basophil, aber nicht mit dem intranucleären Einschlußkörper vom Typ A identisch. Diese erreichen ihre höchste Ausbildung zu einem Zeitpunkt, wenn das Virusantigen aus dem Zellkern ausgetreten und diffus im Cytoplasma zu finden ist[6]. Diese Beobachtungen stimmen gut mit cytochemischen Untersuchungen[7] und elektronenmikroskopischen Bildern überein[8]. Virusmaterial, und zwar anscheinend inkomplettes Virus scheint schon in einem frühen Stadium der Infektion unmittelbar von Zelle zu Zelle weitergegeben zu werden.

Da das Herpesvirus ein DNS-Virus ist, interessierten die Beziehungen zur Zell-DNS, die mit Hilfe der Acridinorange-Fluorescenz untersucht wurden[9]. Es kommt bei der Virusinfektion zur Auflösung von zelleigenen DNS-Partikeln und Ansammlung von diffus verteilter DNS an der Kernmembran. Mehr und mehr dieser diffusen DNS wird dann mit Virus assoziiert. Die Anhäufung diffuser DNS scheint ein notwendiger Schritt für die Synthese des Virus zu sein. Man darf wohl annehmen, daß hierbei die Um-Strukturierung zu virusspezifischer DNS stattfindet.

---

[1] Henle et al. 1959.   [2] Noyes und Watson 1955.
[3] Kamahora et al. 1955, Kato et al. 1955, Kamahora et al. 1958, Kato und Cutting 1959, Kato et al. 1959.
[4] Takahashi et al. 1958, 1959, Kameyama et al. 1959.
[5] Mims 1960.   [6] Lebrun 1956a und b.   [7] Crouse et al. 1950, Scott et al. 1953.
[8] Morgan et al. 1954.   [9] Ross und Orlans 1958.

Herpesvirus konnte in Untersuchungsgut von Patienten gut mit markiertem Kaninchenserum nachgewiesen werden[1]. Aus allen fluorescenz-positiven Proben konnte Virus isoliert werden. Auch fluorescenz-serologisch kann zwischen Herpes simplex-Virus auf der einen Seite und *Herpes zoster* und *Varicellenvirus* auf der anderen Seite keine antigene Verwandtschaft nachgewiesen werden[2]. Im Mäusegehirn scheint das Herpesvirus nur in Glia- und Ependym-Zellen, nicht aber in Neuronen multipliziert zu werden[3].

ζ) Influenzavirus.

Während in Kulturen von Gehirn, Nieren, Milz und Gonaden von Hühnerembryonen Virus multipliziert wird, konnte es in vivo nach Injektion in die Amnionhöhle hauptsächlich im extraembryonalen Gewebe, ferner in der Epidermis und im Pharynx fluorescenz-serologisch nachgewiesen werden[2].

Bei der intranasalen Infektion des Frettchens war das Influenzavirus in der Schleimhaut der Nase und — beim Vorliegen einer Pneumonie — auch in der Schleimhaut der Bronchien zu finden. Befallen waren nur die Flimmerepithelzellen. Es besteht hier also ein strenger Cytotropismus. Positive Befunde gab es manchmal schon in der Inkubationszeit und auch bei inapparentem Verlauf. In den Alveolen waren fluorescierende Makrophagen zu finden[4]. Auch die Makrophagen des Nasensekretes enthalten Virusantigen, was LIU (1956) für eine Schnelldiagnose bei menschlichen Erkrankungen benutzt hat.

Spezifisch fluorescierendes Material findet sich sowohl in den Kernen wie im Cytoplasma. Von den beiden verschiedenen Antigenen wird das S- oder lösliche Antigen im Zellkern, das Hämagglutinin im Cytoplasma synthetisiert[5]. Für die fluorescenz-serologische Schnelldiagnose ist es sehr vorteilhaft, daß alle Stämme der Gruppe A ein gemeinsames S-Antigen besitzen, das sich von dem der Gruppe B unterscheidet[6].

Auch in Sektionsmaterial konnte Influenzavirus fluorescenz-serologisch demonstriert werden[7].

Bei 32 Fällen, die epidemiologisch, klinisch und histologisch als Influenza anzusehen waren, konnte das Virus in 44% isoliert werden. Fluorescenz-serologisch war es in 31% der Fälle nachweisbar. Diese geringe diagnostische Ausbeute mag vielleicht damit zu erklären sein, daß es sich um Sektionsfälle handelte, also um sehr späte Fälle. Auffällig ist, daß Makrophagen (in der Submucosa der Trachea, in Lungeninterstitien und im Alveolarexsudat) diejenigen Zellen waren, in denen das Virusantigen am regelmäßigsten gefunden werden konnte.

Die Abhängigkeit zwischen Infektionsdosis und der Zahl infizierter Zellen studierten DEIBEL und HOTCHIN (1959) fluorescenz-immunologisch. Dabei zeigte sich, daß ein Teil der Zellen (etwa 10%) auch durch sehr große Inocula nicht infiziert werden kann. Virusantigen konnte in embryonalen Hühnerzellen, Fl-Zellen und Kälbernierenzellen nachgewiesen werden, aber nur die letzte Zellart setzte infektiöses Virus frei[8]. Es gibt viele derartige Beispiele einer inkompletten Virussynthese. Einen der möglichen Mechanismen haben FRANKLIN und BREITENFELD (1959) beim Geflügelpestvirus aufgeklärt (s. S. 391), das mit dem Influenzavirus nahe verwandt ist. Es besitzt das gleiche S-Antigen wie Influenzavirus A.

---

[1] BIEGELEISEN et al. 1959.
[2] WELLER und COONS 1954. WATSON und COONS 1954.
[3] LEBRUN 1956. [4] LIU 1955a.
[5] LIU 1955b, LÖFFLER 1961, LÖFFLER et al. 1962, HILLIS et al. 1960, HOLTERMANN et al. 1960, MOFFAT et al. 1960.
[6] KIRBER und HENLE 1950. [7] MARTIN et al. 1959. [8] DEIBEL und HOTCHIN 1959.

η) *Geflügelpestvirus.*

Wie beim Influenzavirus wird das S-Antigen im Kern, das Hämagglutinin im Cytoplasma synthetisiert. In späteren Stadien wandert das S-Antigen aus dem

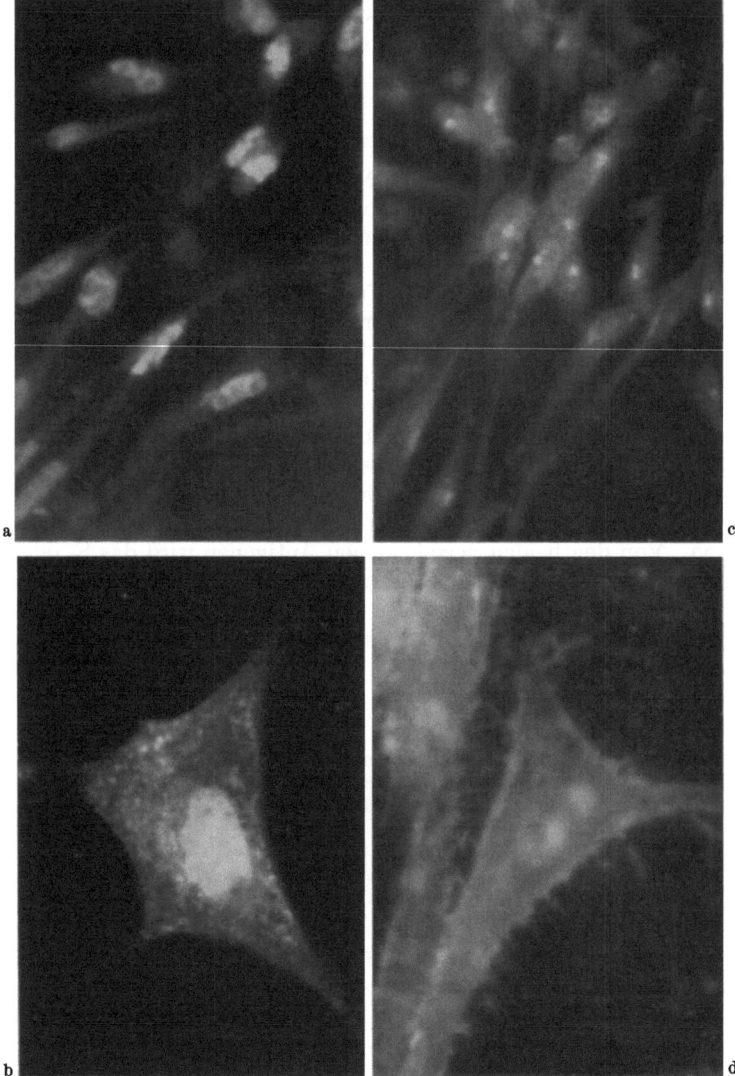

Abb. 28a—d. Synthese verschiedener Virusantigene an verschiedenen Zellorten. Geflügelpestvirus in embryonalen Hühnerzellen. Anfärbung mit spezifischen Immunseren markiert mit Fluoresceinisocyanat. (Aus Breitenfeld und Schäfer 1957.) a 3 Std post inf. Anti-S-Antigenserum, Fluorescenz im Gebiet der Zellkerne. 400:1. b 10 Std post inf. Färbung wie a. Fluorescenz im Gebiet der Kerne und des Cytoplasmas. c 4 Std post inf. Anti-Hämagglutininserum. 400:1. Fluorescenz im gesamten Cytoplasma mit mehreren stärker gefärbten Granula. d 14 Std post inf. Anti-Hämagglutininserum. 800:1. Starke Fluorescenz der Zelloberfläche mit feinen fluorescierenden Fortsätzen.

Kern in das Plasma und gemeinsam mit dem Hämagglutinin zur Peripherie der Zelle, wo die Schlußmontage des Virus stattzufinden scheint[1] (s. Abb. 28), was von Morgan (1962) mit der Ferritin-Antikörper-Methode bei dem so nahe ver-

---

[1] Breitenfeld und Schäfer 1957.

wandten Influenzavirus nachgewiesen wurde. Das S-Antigen, das die infektiöse RNS enthält, wird früher synthetisiert als das Hämagglutinin. Die gleichen Verhältnisse fanden sich auch in Makrophagen und Riesenzellen, die sich in Kulturen von Hühnerleukocyten entwickeln[1]. In Zellen, die sich mitotisch teilen, scheint das S-Antigen nicht gebildet zu werden (im Gegensatz zum Vaccinia-virus, das auch in mitotisch aktiven Zellen gefunden wird).

Wenn EARLs L-Zellen mit Influenzavirus infiziert werden, so wird das S-Antigen im Kern und das Hämagglutinin im Cytoplasma synthetisiert (ganz wie bei embryonalen Hühnerzellen), aber es kommt nicht zur Bildung von komplettem Virus, und zwar weil das S-Antigen im Kern verbleibt. Es diffundiert nicht ins Cytoplasma und kann sich dort oder an der Zellperipherie nicht mit dem Hämagglutinin verbinden[2]. Es handelt sich bei diesen Versuchen wohl um die erste Aufklärung eines solchen Mechanismus. Die Fähigkeit zur Synthese aller Virussubstanzen in einer Zelle reicht also zur Bildung von infektiösem Virus nicht aus. Die Virussubstanzen müssen noch in einer „Schlußmontage" zu einem in der Umwelt hinreichend stabilen und penetrationsfähigen, d. h. infektiösen Partikel zusammengefügt werden.

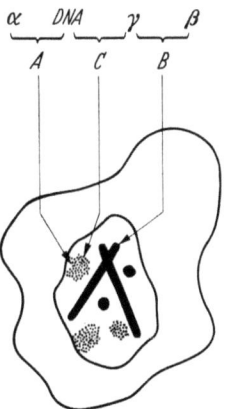

Abb. 29. Schematische Darstellung des Antigengehaltes des Zellkernes. HeLa-Zellen bei Infektion mit Adenovirus, Typ 5. (Aus PEREIRA 1960.)

ϑ) Mumpsvirus.

Bei experimentell infizierten Affen ist das Virus im Cytoplasma der Speicheldrüsen-Acini, nicht aber im Bindegewebe der Speicheldrüsen zu finden[3]. Ferner ist es im Rückenmark und am Boden des vierten Ventrikels vorhanden. Die Lokalisation in bestimmte Zellen ist nicht eindeutig gelungen. Ob Groß- und Kleinhirn befallen werden, konnte von CHU et al. (1951) nicht geklärt werden. Die untersuchten Tiere zeigten trotz des Vorhandenseins von Virus im Gehirn keine neurologischen Symptome.

In Hühnerembryonen werden nur jene Zellen infiziert, die mit der virushaltigen Embryonalflüssigkeit in Berührung kommen. Ein bis zwei Tage nach der Inoculation wird Virusantigen zuerst im Cytoplasma nachweisbar, und zwar als Granula verschiedener Größe. Meist sind es mehrere spezifisch fluorescierende Foci in jeder Zelle. Das Cytoplasma wird schließlich ganz angefüllt von Virusmaterial. Das Maximum der Fluorescenz liegt am 4.—6. Tag. Infektiöses Virus wird von den Zellen vom ersten Auftreten der spezifischen Fluorescenz an für längere Zeit ausgeschieden, ohne daß irgendwelche pathologischen Erscheinungen festzustellen waren. Allmählich nimmt die Virusproduktion immer mehr ab und erlischt schließlich, vermutlich weil die differenzierten Zellen älterer Embryonen überhaupt nicht mehr für dieses Virus empfänglich sind[4]. In Gewebekulturen von Hühnerembryonen war die Vermehrung des Mumpsvirus an den Stellen stärkster Zellteilung am stärksten[5].

ι) Adenovirus.

Dieses Virus wird nur im Kern der Wirtszellen synthetisiert[6]. Hierbei treten neben granulierten Massen stabförmige Kristalle auf. Die Virus-DNS findet sich nur in den granulierten Massen, nicht aber in den Kristallen. Elektrophoretisch und chromatographisch lassen sich drei Antigene finden, auf die DNS und drei

---

[1] FRANKLIN 1957, 1958a und b.   [2] FRANKLIN und BREITENFELD 1959.
[3] COONS et al. 1950 und CHU et al. 1951.   [4] WATSON 1952a.   [5] WATSON 1952b.
[6] BOYER et al. 1959a und b.

andere Komponenten in verschiedener Weise verteilt sind[1] (s. Abb. 29). Wir haben hier den interessanten Fall, daß die Virus-DNS die Information zur Bildung einer Substanz (Antigen B) enthält, die in die infektiösen Viruspartikel nachher gar nicht inkorporiert wird.

ϰ) Westnil-„Egypt-101"-Virus.

Die Multiplikation dieses Virus findet ausschließlich im Cytoplasma statt, wobei es anfänglich perinucleär gelagert ist. Man kann es in cytoplasmatischen intercellulären Brücken finden, so daß man annehmen darf, daß es direkt von Zelle zu Zelle gelangen kann. Im Gehirn und Rückenmark infizierter Mäuse findet man es in sensorischen wie motorischen Nervenzellen[2]. In Kulturen war dieses Virus mit Hilfe fluorescenzmarkierter Antikörper bis zu zehnmal besser nachweisbar als mit Hilfe der intracerebralen Infektion der Maus.

Wegen der onkolytischen Wirkung und der milden Erkrankungen, die es verursacht, ist das Westnil-Virus experimentell an Tumorkranken benutzt worden[3]. Im Primärtumor wie in Metastasen konnte das Virus in geschädigten wie in ungeschädigten Tumorzellen in einer Menge wieder gefunden werden, die dafür spricht, daß es in diesen Zellen zu einer Multiplikation kommt. Die Stromazellen der Tumoren enthielten kein Virus. Das Virus war noch 89 Tage nach der Infektion in Metastasen nachweisbar. Näheres s. S. 433.

λ) Poliomyelitisvirus.

Das Poliovirus ist anfangs nur im Cytoplasma, in späteren Stadien auch im Kern zu finden[4]. Die Autoren stimmen darin überein, daß die Multiplikation offensichtlich nur im Cytoplasma stattfindet. Erst nach Eintritt der Zellschädigung vermag das Virus durch die desintegrierende Kernmembran in den Kern zu gelangen. Die Multiplikation findet sehr schnell statt. Schon 1 Std (Lebrun) bzw. 3 Std (Buckley) post inf. ist das erste Virusantigen in den Kulturzellen nachweisbar. Nach 7 Std ist die Multiplikation abgeschlossen.

Das Virusmaterial ist teils diffus verteilt, meist aber fein oder grob granuliert. Es kommen kokkoide spezifisch fluorescierende Gebilde vor, die mit den basophilen Einschlüssen identisch zu sein scheinen (Abb. 30).

Die Multiplikation scheint im gesamten Cytoplasma stattzufinden. Anhaltspunkte für bestimmte Reproduktionszentren[5] ergaben sich nicht. Die verschiedentlich beobachteten Veränderungen am Kernchromatin[6] und die beschriebenen Kerneinschlüsse scheinen nicht aus Virusmaterial zu bestehen.

Eine fluorescenz-serologische Typendiagnose des Poliovirus in Zellkulturen gelang Kalter et al. (1959) und Hatch et al. (1961).

μ) Teschenvirus.

Obgleich die infektiöse Schweinelähme (Teschen-Krankheit) in ihrer Erscheinungsform, ihrer pathologischen Anatomie und Epidemiologie der Poliomyelitis sehr ähnlich ist, unterscheiden sich beide Viren in ihrem Multiplikationsmodus. Zuerst findet sich Virusmaterial beim Teschenvirus nur im Bereich des Kernes, wobei die Bilder nicht ganz klar zu erkennen geben, ob das fluorescierende Material im Kern oder massiert auf der Kernmembran liegt. Schon $1^1/_2$ Std post

---

[1] Pereira 1960.   [2] Noyes 1955.   [3] Southam et al. 1958.
[4] Buckley 1956, 1957, 1960, Lebrun 1957, Poetschke und Killisch 1960.
[5] Dulbecco 1957.
[6] Sabin und Ward 1941, Bodian 1958, Reissig et al. 1956.

inf. ist das erste Virusmaterial nachweisbar. Später findet man es auch im Cytoplasma in Form feiner Granula[1].

ν) ECHO-Virus.

Die Multiplikation ist rein cytoplasmatisch. Schon 1—3 Std post inf. ist Virusantigen nachweisbar, anfangs als feine Granula, später als gröbere Schollen oder diffus das Cytoplasma der Zellen erfüllend[2].

Perinucleäre Einschlußkörper in Affennierenzellen, die mit REOvirus (ECHO 10) infiziert waren, enthielten Virusantigen. Auf Behandlung mit Ribonuclease verschwand die spezifische Fluorescenz, was darauf deutet, daß bei den ECHO-Viren die Nucleinsäure vom Ribo-Typ ist[3].

Die Lokalisation von ECHO-1-Virus im Gewebe von Säuglingsmäusen untersuchte GÄDEKE (1959). Ein nur in Zellkulturen fortgezüchteter Stamm machte keinerlei Krankheitserscheinungen, trotzdem war Virus in der Muskulatur, jedoch nicht im ZNS zu finden. Erst nach einigen Mäusepassagen war der Stamm virulent genug, apparente Erkrankungen zu erzeugen. Die Menge des Virusmaterials in der Muskulatur nahm hierbei beträchtlich zu. Erst von der zweiten Mäusepassage an war auch im ZNS Virus zu finden. In der ersten Passage scheint es nur in „Wanderzellen" in den Meningen vorhanden zu sein. Auch in Adventitiazellen intracerebraler Gefäße ist Virus zu finden, womit sich die Frage erhebt, ob es sich dabei um die Spuren der Virusausbreitung,

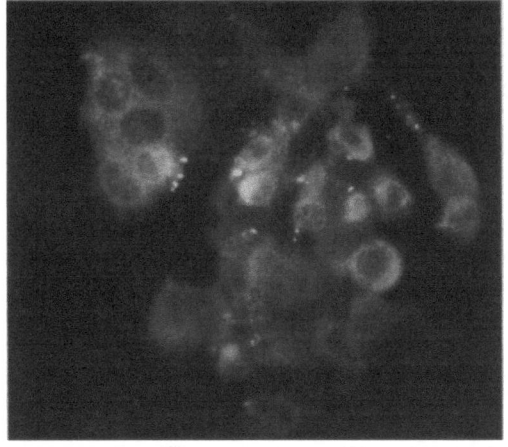

a

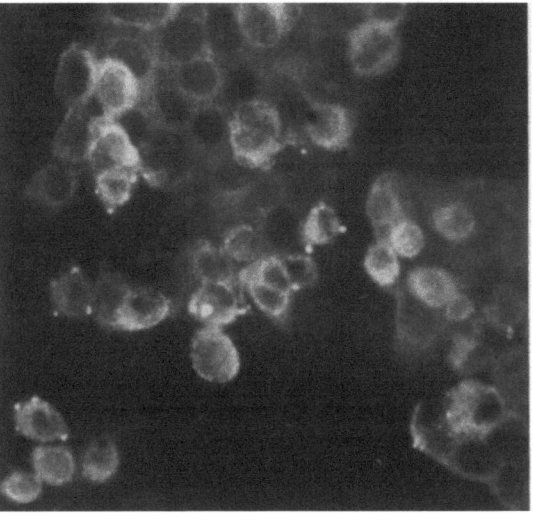

b

Abb. 30a u. b. Poliovirus Typ I, Stamm Mahoney, HeLa-Zellen, 8 Std post. inf., 300:1. Färbung: Anti-Polio-Typ I-Serum markiert mit Fluoresceinisothiocyanat. (Photo: G. POETSCHKE.)

ausgehend von einer Virämie handelt. Die entzündlichen Veränderungen an den Gefäßen wären also möglicherweise primäre Folgen einer Virusinvasion.

ξ) Rabiesvirus.

Mit Hilfe fluorescenz-markierter Antikörper konnte erstmals ganz klar gezeigt werden, daß die Negri-Körper Virus enthalten. Die Fluorescenz ist meist intensiv

---

[1] MUSSGAY 1958.   [2] DOSTAL et al. 1960.   [3] DROUHET 1960.

und homogen, so daß die Annahme einer aus Zellmaterial bestehenden Matrix[1] kaum noch verteidigt werden kann. Virusmaterial fand sich auch außerhalb der Negri-Körper in einem Teil der eosinophilen Einschlüsse und in kleinsten bis größeren Aggregaten, und zwar auch bei Fällen, die keine Negri-Körper aufwiesen[2]. Auch in den Speicheldrüsen konnte Rabiesvirus gefunden werden. Die fluorescenz-serologische Methode erwies sich auch in der Praxis an einem größeren Tiermaterial als brauchbar[3], und zwar nicht nur für die Demonstration des Virus, sondern auch zum Nachweis von Rabies-Antikörpern[4]. Auch in Gewebekulturen von embryonalen Nierenzellen von Hamstern ist Rabiesvirus immunochemisch nachweisbar, und zwar im Cytoplasma, wo es z. T. perinucleär sitzt[5]. Diese kurze Veröffentlichung gibt keine Details über die Entwicklung der Infektion im zeitlichen Ablauf.

o) Colorado-Zeckenfieber-Virus.

Dieses Virus konnte im Herzmuskel und im Gehirn von Säuglingsmäusen immuno-histochemisch nachgewiesen werden[6]. Hierbei handelte es sich immer um unmittelbare Isolierungen aus Zecken oder dem Blut verschiedener Nager. Im Kleinhirn fand sich das Virusantigen regelmäßig in der Rindenzellschicht und den Ganglienzellen der weißen Substanz. Bei Mäusen mit den ersten Krankheitssymptomen war es in Purkinje- und Molekularzellen zu finden. Bei moribunden Mäusen waren alle Rindenschichten neben der weißen Substanz befallen.

In der Zelle war das Cytoplasma Hauptfundort des granulär bis konfluierend auftretenden Virusantigens. Die Nucleoli zeigten oft intensive Fluorescenz, während der übrige Kern frei blieb.

π) Maul- und Klauenseuche-Virus.

Die Multuplikation des Virus findet nur im Cytoplasma statt. Nach 4 Std ist das erste Material sichtbar. Basophile Einschlußkörper im Gebiet des Kernes, die sich im Zusammenhang mit der Virusmultiplikation entwickeln, enthalten kein Virus[7].

ρ) Masernvirus.

Die Multiplikation des Masernvirus findet im Cytoplasma und Zellkern statt. Das Virusantigen ist zuerst perinucleär im Cytoplasma zu finden, wo auch der Hauptsitz der Virusmultiplikation zu sein scheint[8].

Etwa gleichzeitig mit dem Auftreten der ersten reifen Viruspartikel werden Virusantigen, vermehrte RNS und Einschlußkörperchen, und zwar zuerst paranucleär nachweisbar. In späteren Stadien enthalten die großen cytoplasmatischen Einschlüsse wenig RNS und Virusantigen. Im Gegensatz zu Affennierenzellen und menschlichen Amnionzellen[9] zeigen menschliche Nierenzellen und Fl-Zellen fast kein Antigen in den Kernen[10], obgleich typische intranucleäre Einschlüsse färberisch nachgewiesen werden können.

Bis zum Auftreten der ersten spezifischen Fluorescenz vergeht je nach Zellart verschieden lange Zeit: in Affennierenzellen etwa 5 Tage, in menschlichen Amnionzellen 3 Tage, in menschlichen Epidermoid-Ca-Zellen nur 12 Std[11]. Die Kerne

---

[1] Johnson 1952.   [2] Goldwasser und Kissling 1958, Etchebarne et al. 1960.
[3] Goldwasser et al. 1959.   [4] Goldwasser und Kissling 1958.
[5] Kaplan et al. 1960.   [6] Burgdorfer und Lackman 1960.   [7] Mussgay 1958.
[8] Cohen et al. 1955, Enders 1956, Baker et al. 1957, Enders-Ruckle 1958, Toyoshima et al. 1960, Rapp et al. 1960.
[9] Cohen et al. 1955, Baker et al. 1957.
[10] Enders 1956, Enders-Ruckle 1958, Toyoshima et al. 1960.
[11] Rapp et al. 1960.

enthalten meist sehr spät Virusmaterial, in Affennierenzellen erst nach 2 Wochen[1]. Der Vergleich mit elektronenoptischen Bildern zeigt, daß viel immunochemisch erfaßbares Antigen vorkommt, das noch nicht in Viruspartikel eingebaut ist oder Begleitmaterial ist[2].

In Kulturen mit Masernvirus kommt es zur Bildung von Syncytien (bis zu Hunderten von Kernen) oder sternförmigen Riesenzellen[3]. Die Bildung dieser Zellen wird nach ROIZMAN und SCHLUEDERBERG (1961, 1962) durch die Infektion mitotischer Zellen ausgelöst. Mitotische Zellen werden leicht Syncytien einverleibt, gleichgültig, ob eine Arretierung der Mitose durch Colchicin stattgefunden hat oder nicht.

In menschlichen Epidermoidzellen führt die Multiplikation des Masernvirus zu Degenerationen oder abnormen Teilungen (Abb. 31—35). Die sternförmigen Riesenzellen sind wahrscheinlich Folge einer unspezifischen Schädigung, denn sie entstehen auch unter Röntgenbestrahlung. Wahrscheinlich entstehen in Zellkulturen die Riesenzellen aus Zellen, deren Mitose durch die Virussynthese geschädigt ist. Die verschiedenen Mitosestadien haben wahrscheinlich eine verschiedene Empfindlichkeit für die Virusinfektion, und zwar von Virusart zu Virusart variierend[4]. Nach TOYOSHIMA et al. (1960) ist in Kulturen von FL-Zellen eher die Multiplizität der Infektion als die Multiplikation des Virus im Kern der Faktor, der die Bildung von vielkernigen Zellen bedingt.

Die fluorescenz-serologische Methodik hat den Vorteil das Masernvirus in Zellkulturen auch dann nachzuweisen, wenn cytopathogene Effekte fehlen[5] und Antigen und Antikörper empfindlicher aufzuzeigen als die Komplementbindungsreaktion[6].

σ) Staupevirus.

Die Multiplikation dieses Virus scheint fluorescenzimmunologisch nicht in Zellkulturen untersucht worden zu sein. Dagegen ist dessen Lokalisation im Tierversuch eingehend studiert worden. Bei der Infektion des Frettchens und des Hundes findet man das Virusantigen zuerst im Plasma in Form feiner Granula, die später zu größeren ovalen Gebilden aggregieren. In diesem Stadium ist Virusantigen auch im Zellkern zu finden. Diese Gebilde entsprechen den basophilen Einschlüssen[7].

Die fuchsinophilen Einschlüsse des Harnblasenepithels enthalten immer, die acidophilen Einschlußkörper, die sich mit SHORRs Tripelfärbung nachweisen lassen, dagegen nur gelegentlich Virusantigen. Es scheint also so zu sein, daß die Einschlüsse eine Entwicklung durchmachen, in deren Verlauf ihre Affinität zu verschiedenen Farbstoffen und ihr Virusgehalt wechseln. Im Gehirn von Hunden war das Staupevirus nur in Astrocyten und wohl auch anderen Gliazellen zu finden, nicht aber in Neuronen[8].

τ) Hundehepatitisvirus.

An experimentell infizierten Hunden konnte gezeigt werden, daß die eosinophilen, intranucleären Einschlüsse sehr viel Virus enthalten[9]. Zuerst findet man das Antigen an der Kernmembran, von wo es sich in das Innere des Kernes ausbreitet. Außerhalb der Einschlußkörper findet man nur selten Virusantigen,

---

[1] COHEN et al. 1955.   [2] RAPP et al. 1960.
[3] ENDERS 1956, ENDERS-RUCKLE 1958, RAPP und GORDON 1958.
[4] ROIZMAN und SCHLUEDERBERG 1961, 1962.   [5] RAPP et al. 1959.
[6] COHEN et al. 1955.   [7] MOULTON und BROWN 1954, LIU und COFFIN 1957.
[8] MOULTON 1956.   [9] COFFIN et al. 1953.

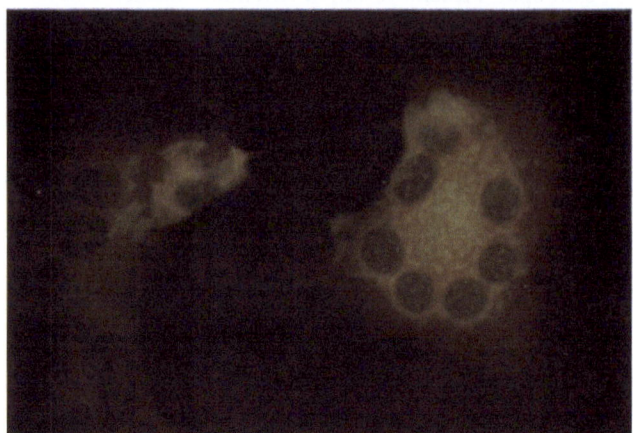

Abb. 31.

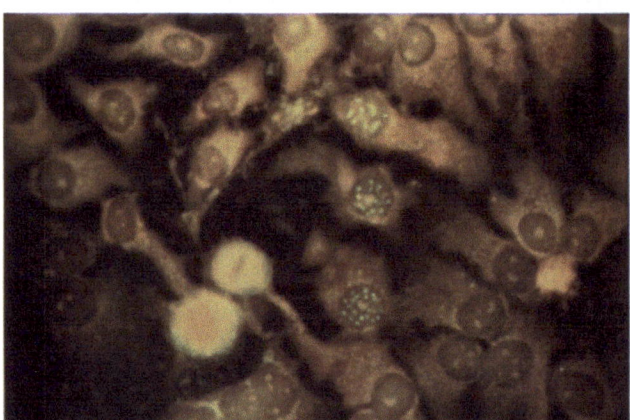

Abb. 32.

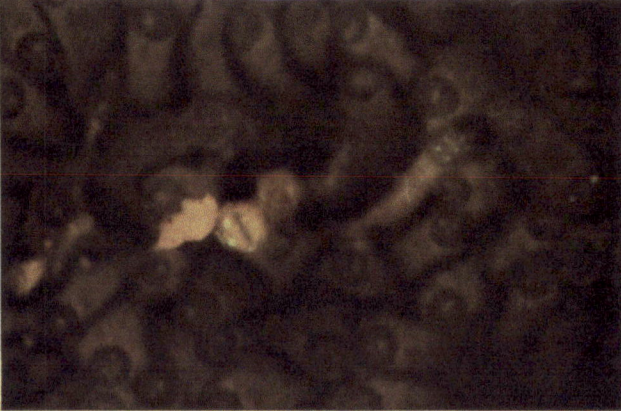

Abb. 33.

Abb. 31—35. Multiplikation des Masernvirus in menschlichen Epidermoid-Carcinom-Zellen (nach Roizman 1962). Färbung mit Masern-Antikörpern (markiert mit Fluorescein-iso-thiocyanat), Gegenfärbung mit Rinder-albumin (markiert mit Lissamin-Rhodamin RB 200).

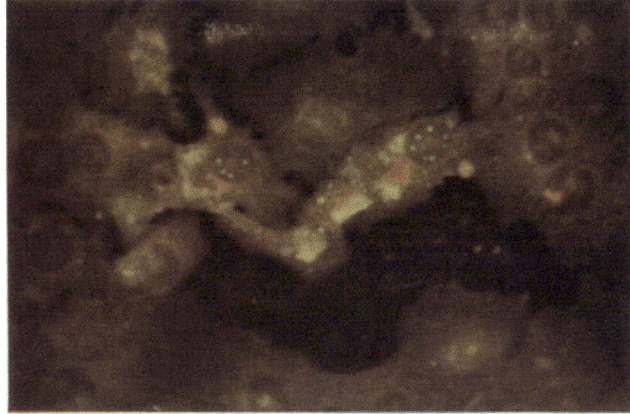

Abb. 34.

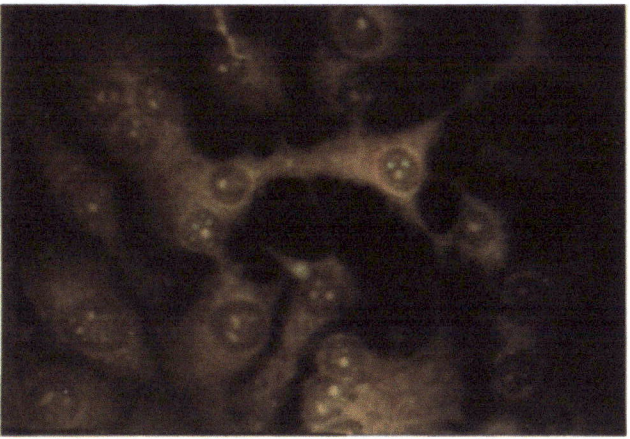

Abb. 35.

so z. B. geringe Mengen in Kupfferschen Sternzellen und Zellen des Pankreas-
ganges.

v) Simian Foamy Agent.

Dieses Virus, das natürlicherweise in Affennierenzellen vorkommt, ist nach
12 Std im Zellkern festzustellen. Nach 24 Std fluoresciert der Kern homogen,
wobei der Nucleolus ausgespart bleibt. In diesem Stadium findet sich Virusantigen
in kleinen Granula im Cytoplasma. Vom 2. Tag an bilden sich mehrkernige
Zellen. In fortzüchtbaren Affennierenzellen, in Kaninchen-, Hamster-, Rinder-
und Schafnierenzellen und in HeLa-Zellen findet man ganz ähnliche Verhältnisse[1].

φ) Tabakmosaikvirus.

Nur zum Vergleich seien die Verhältnisse beim TMV kurz geschildert. Von
der 45. Std post inf. an kann eine spezifische Fluorescenz im Protoplasma beobachtet werden. Der Kern bleibt immer frei von Virusantigen. Dieses findet
sich zwischen der 45. und 60. Std in der Nähe des Kernes, um allmählich das
ganze Plasma mit Ausnahme der Chloroplasten zu erfüllen. Zuletzt aggregiert
das Virus zu intensiv fluorescierenden Kristallen[2].

[1] CARSKI 1959, 1960.   [2] SCHRAMM und RÖTTGER 1959.

Tabelle 10. *Nachweis von Viren oder Virusantigenen mit fluorescenzmarkierten Antikörpern.*
(Nach Fraser 1962, Poetschke 1961.)

Virus	Lokalisation des Antigens		Bemerkungen
	Kern	Cytoplasma	
Adenovirus Typ 4	+	Ø	Andere Typen s. u.
Shope Papilloma	+	Ø	Nur in der Keratinschicht
Hundehepatitis	+	Ø	Einschlüsse +
Influenza A, B			
S-Antigen	+ ------->	+	Montage der reifen Viruspartikel an oder
Hämagglutinin	Ø	+	in der Zellwand
Geflügelpest			Wanderung des S-Antigens bei abortiver
S-Antigen	+ ------->	+	Infektion unmöglich
Hämagglutinin	Ø	+	
Herpes simplex	+ ------->	+	Verschieden je nach Wirt, Einschlüsse (+) oder Ø
Adenovirus			
Typ 2, 3, 4, 5, 7	+ ------->	+	s. o.
Polyoma	+ ------->	+	
Foamy agent der Affen	+ ------->	+	
Rous-Sarkom	(+) ------->	+	Lokalisation im Kern selten und vielleicht artifiziell; s. u.
Teschenvirus	+ ------->	+	Lokalisation im Kern oder auf Kernmembran ungewiß
Vaccinia	+ <-------	+	
Masern	+ <-------	+	Lokalisation im Kern kann bei manchen Wirtszellen fehlen; s. u.
Masern	+	+	s. o. und s. u.
Hundestaupe	+	+	
Mäuse-Leukämie	+	+	
PAP	Ø	+	
Mumps	Ø	+	
NDV	Ø	+	
Sendai	Ø	+	
Polio	Ø	+	Lokalisation im Kern nach Schädigung des Kerns
ECHO	Ø	+	innerhalb 48 Std
Masern	Ø	+	in manchen Wirtszellen
Vaccinia	Ø	+	
Murray Valley	Ø	+	
EEE	Ø	+	
Egypt 101	Ø	+	
Gelbfieber	Ø	+	perinucleär
Rabies	Ø	+	Negrikörper +
MKS	Ø	+	
Rous-Sarkom	Ø	+	s. o.
Ektromelie	Ø	+	
Psittakose-Ornithose	Ø	+	Einschlüsse meist +

Zeichenerklärung: + = Antigen nachweisbar; (+) = gelegentlicher oder unsicherer Nachweis; Ø = Antigen nicht nachweisbar; <------> = zeitlicher Verlauf des Auftretens.

Interessant ist das Freibleiben des Kernes von Virusantigen, obgleich während der Virussynthese der Gehalt an RNS im Zellkern ansteigt (Zunahme der UV-Absorption) und die Synthese der Virus-RNS der Synthese des Virus-Proteins (Antigens) vorauseilt[1], woraus man auf die Synthese der Virus-RNS im Kern schließt[2].

---

[1] Schramm und Engler 1958, Engler und Schramm 1959.
[2] Zech und Vogt-Köhne 1955.

In Fraktionierungsversuchen zeigt die Mikrosomenfraktion die stärkste, die Fraktion der Kerne und Chloroplasten die geringste spezifische Fluorescenz. Man darf also wohl annehmen, daß die Synthese des Virus-Proteins von dem Schema der Synthese zelleigenen Proteins nicht abweicht: RNS-Synthese im Kern, Durchtritt der RNS durch die Kernmembran, erste Proteinsynthese in der Nähe der Kernmembran, schließlich Beteiligung der Mikrosomen im gesamten Plasma an der Proteinsynthese.

3. Persistierende und latente Virusinfektionen.

Die Bezeichnungen asymptomatische (subclinical), inapparente, latente und persistierende Infektion sind in der Virologie oft ohne strenge Abgrenzung voneinander gebraucht worden. Eine allgemein anerkannte Übereinkunft über diese Begriffe gibt es noch nicht. Selbst bei strenger Definition der einzelnen termini technici könnte man manche der beobachteten Vorgänge heute noch nicht mit Sicherheit in ein solches System einordnen.

Die *inapparente Infektion* scheint auf den ersten Blick die begrifflich am einfachsten abzugrenzende Gruppe zu sein: Eine Infektion, die als Krankheit nicht in Erscheinung tritt (subclinical infection der englischen Sprache). In diesem Sinne wird dieser Ausdruck von den meisten Autoren auch benutzt. NICOLLE (1930, 1933), der den Ausdruck „infection inapparente" inauguriert hat, gibt ihm eine Definition, die einige Kritik hervorruft: «maladie aigue, septicémique, qui a son incubation, son évolution caractérisée par le pouvoir infectant du sang ou d'un autre organe, qui a sa guérison et qui laisse á sa suite une immunité plus ou moins durable». Da das Nicht-apparent-Sein bei dieser Definition nur stillschweigend vorausgesetzt wird, ist sie unvollständig. Zudem ist eine „maladie" ohne Kranksein ein Widerspruch in sich selbst. Ferner erscheint die Einengung auf akute septicämische Infektionen ein in der Sache nicht begründetes Definitionskriterium. Inapparent verlaufende Polioinfektionen des Darmes können monatelang bestehen. NICOLLEs Definition würde sie ausschließen. Die sich entwickelnde Immunität dürfte schließlich nur dann in die Definition hineingenommen werden, wenn sie die conditio sine qua non für das Zustandekommen der Inapparenz wäre. Dafür fehlt jedoch noch der Beweis.

GÄDEKE (1957) hat in seiner Monographie der inapparenten Virusinfektionen diese Definition übernommen. Hier findet sich auch eine eingehendere Besprechung des ganzen Fragenkomplexes, als wir sie hier bringen können.

Es erscheint uns vorerst angebrachter, die inapparente Infektion mit dem gleichzusetzen, was DOERR (1938) unter „*latenter Infektion*" versteht, nämlich eine symptomlose Besiedlung eines Organismus oder gewisser Organe durch Erreger. Die Latenz der Infektion während der Inkubationszeit ist dabei ebenso eingeschlossen, wie eine zeitweise (z. B. Syphilis) wie dauernde Symptomlosigkeit (z. B. die meisten Infektionen mit Poliovirus).

Für HIRST (1959) sind dagegen *latente Infektionen* Systeme, in denen keine reifen, infektionsfähigen Viruspartikel nachgewiesen werden können. Nur durch besondere Verfahren oder gewisse Reize können die latenten oder „maskierten" Viren in den Zustand der Reife, d. h. Infektiosität überführt und damit nachgewiesen werden.

Man sollte um der begrifflichen Klarheit willen diesen nur bei Virusinfektionen vorkommenden Zustand am besten als *maskierte Infektion* abgrenzen. „Latente Infektion" wäre damit ein Oberbegriff.

BURNET (1955) unterscheidet sechs verschiedene Arten latenter Infektionen:

1. Subklinische Infektionen, also inapparente oder asymptomatische.

2. Das Modell Herpes simplex, das mit der Lysogenie verglichen wird, also als Infektion mit einem maskierten Virus zu betrachten wäre.

3. Die latente Periode (Inkubationszeit?) einer später apparenten Infektion. Auf dieses Phänomen soll hier nicht eingegangen werden, weil es nicht eigentlich zur latenten Infektion gezählt werden sollte.

4. Ein jahrelanges inaktives Liegenbleiben von Erregern wie bei der Brillschen Krankheit. Ähnliche Verhältnisse können bei der Psittakose vorkommen. Vielleicht gehört auch die latente Rabies[1] hierher.

5. Viruskrankheiten mit langer Latenz, unklarer Pathogenese und fehlender humoraler Immunisierung wie die Serumhepatitis.

6. Symptomlose und persistierende Infektionen der respiratorischen und Darmschleimhaut wie Theilers Mäusekrankheit.

Hirst (1959) definiert die *persistierende Infektion* als ein Virus-Wirtsverhältnis, bei dem empfängliche Wirte und infektiöse Viruspartikel in einer Population existieren, ohne daß eine merkliche Beeinträchtigung der Populationsdichte der Wirte erfolgt. Diese Definition basiert also auf einer epidemiologischen Betrachtung des Phänomens. Da er nur das Beispiel der persistierenden Phageninfektion aufführt, so wird noch zu erörtern sein, wieweit es solche Systeme auch bei animalen Viren gibt.

Das Verständnis der persistierenden und latenten Virusinfektionen ist durch das Studium der Bakteriophagen entscheidend gefördert worden.

Betrachten wir zuerst die (ihrem Wesen nach viel einfachere) *persistierende Infektion*:

Wenn in einer Population von Bakterien die Majorität resistent gegen einen bestimmten Phagen ist, aber in geringer Zahl Mutanten produziert, die für diesen Phagenstamm empfindlich sind, so wird — eine dauernde Vermehrung des Wirtes vorausgesetzt — die Infektion in dieser genetisch inhomogenen Wirtspopulation persistieren, ohne den Bestand des Wirtes merkbar zu beeinträchtigen. Fügt man dem Medium eines solchen Systems gegen den Phagen gerichtete Antikörper zu, so erlischt die Infektion völlig (im Gegensatz zur maskierten Infektion des lysogenen Zustandes). Sie setzt also das Vorhandensein von infektionsfähigem Virus und empfänglichen Wirten voraus[2].

Vielleicht müssen wir hierher auch einen Teil der inapparenten Infektionen mit den Viren rechnen, die neuerdings aus Nase, Rachen, Stuhl und Nieren von Mensch und Tieren mit Hilfe der modernen Zellkulturtechnik isoliert werden konnten. Ein Teil dieser Viren sind potentielle Krankheitserreger wie die Polioviren, die Coxsackie-, ECHO- (enteric cytopathogenic *h*uman *o*rphan) und Adeno-Viren. Für einen anderen Teil ist eine zugehörige Krankheit noch nicht aufgespürt worden (z. B. Simian foamy agent u. a. m.). Bei den Enteroviren haben wir es offensichtlich mit einer inhomogenen Gruppe mit geringer bis fehlender Virulenz zu tun, bei der gelegentlich offene Infektionen bei einem kleinen Teil der Individuen vorkommen können, zu deren Manifestation — zumindest bei einem Teil der Fälle — auslösende oder provozierende Faktoren nötig sind. Dieser Problemkreis überschneidet sich mit dem der Resistenz (s. S. 434).

So können altersbedingte Änderungen der Resistenz zum Zustandekommen inapparenter Infektionen beitragen. Bei jungen Sittichvögeln ist das Psittakosisvirus wenig virulent. Von infizierten Nestlingen sterben nur wenige. Bei den Überlebenden, die gesund erscheinen, persistiert das Virus in der Milz, wo eine geringe Multiplikation festzustellen ist. Eine Immunität entsteht hierbei nicht.

---

[1] Nicolitsch 1953.   [2] Benzer et al. 1950.

Durch verschiedene pathophysiologische oder Umweltfaktoren kann eine apparente Erkrankung provoziert werden, wobei es zur Virusausscheidung kommt.

Die Produktion von Antikörpern gegen das infizierende Virus unterbleibt auch bei der Maus, wenn sie schon im Uterus mit LCM-Virus infiziert wird[1]. Es entsteht, ähnlich wie bei der Psittakose eine chronische asymptomatische Infektion, bei der einige wenige Todesfälle vorkommen. Man hat die fehlende Antikörperbildung als einen Fall von Immuntoleranz angesehen. Durch Implantation von lymphatischen Zellen kann man bei jungen, i.c. mit LCM- oder Polio II-Virus infizierten Mäusen Antikörperbildung und damit seltsamerweise auch eine apparente Erkrankung hervorrufen[2].

Wir haben hier die wichtige Tatsache vor uns, daß die humorale Immunisierung als krankheitsbedingender Faktor selbst wirkt. Für die rezidivierende Herpesinfektion sind Antikörper offensichtlich auch eine der Voraussetzungen (s. S. 402).

Die *latente Virusinfektion*, die wir lieber als *maskierte* bezeichnen möchten, ist nach der Definition von HIRST (1959) dem Wesen nach von der persistierenden Infektion verschieden. Nach allem, was wir bisher wissen, haben wir es mit einer Reihe komplizierter, zum größten Teil noch ungenügend aufgeklärter und sehr wahrscheinlich auch uneinheitlicher Phänomene zu tun, so daß in manchen Fällen die Klassifizierung nicht möglich ist.

Bei der Besprechung der Multiplikation der Phagen (s. S. 382) sahen wir, daß bei Infektionen mit temperierten Phagen[3] nur ein kleiner Teil der infizierten Bakterien lysiert wird, während die deletäre Wirkung bei einem anderen (meist überwiegenden) Teil der Bakterienpopulation ausbleibt. Über viele Generationen findet man in diesen Keimen keine infektionsfähigen (reifen) Phagen. In diesen Keimen kann jedoch unter gewissen Reizen die Phagenmultiplikation in Gang kommen. Eine Anzahl der Bakterien lysiert dann. Man nennt sie daher lysogen.

In den lysogenen Bakterien kommt es nach der Infektion *nicht* zur Ausschaltung des genetischen Apparates der Zelle durch das eingedrungene genetische System des Phagen, sondern zu einer Assoziation oder gar Integration der beiden Informationsträger, wobei sogar der Ort der Phagengene auf der Genkarte der Bakterienchromosomen angegeben werden kann.

Erinnern wir uns, daß bei jeder Virusinfektion ein Zustand durchlaufen wird, in dem kein infektiöses Virus in der Zelle nachweisbar ist, die Infektion also für kurze Zeit nicht nur inapparent, sondern auch virologisch maskiert ist: die Eklipse. Es ergibt sich damit die Frage, ob es auch bei animalen Viren Zustände gibt, bei denen der Zustand des „Provirus" nicht wie bei der Eklipse kurzfristig ist, sondern lange anhält. Für DNS-Viren wäre eine Assoziation ihrer genetischen Substanz mit der des Wirtes denkbar. Bei RNS-Viren wäre die Assoziation mit der RNS der Chromosomen ebenfalls denkbar. Daneben könnte man an eine andere Art der ruhenden Verwahrung im Cytoplasma der Zelle denken, bei der ein Schutz vor den zelleigenen Nucleasen gesichert sein müßte. Eine solche Assoziation müßte mit einem Zellorganell erfolgen, das eine identische Reduplikation bei der Zellteilung erfährt.

Solche in einem Zellsystem integrierte und sich möglicherweise (wie ein Prophage) mit der Zelle synchron teilende Virusnucleinsäure-Moleküle wären von „normalen" Zellkomponenten nicht zu unterscheiden. Die Möglichkeit, daß ein solches integriertes Fremdgenom modifizierend auf die Funktion oder Morphogenese der Wirtszelle Einfluß nimmt, ist nach allem, was wir über Transformation und Konversion wissen, nicht von der Hand zu weisen. Siehe hierzu

---

[1] TRAUB 1936a—c, 1937. [2] PARAF et al. 1960. [3] LWOFF 1953a.

das Kapitel Virus und Tumor. Auch bei der chronischen Herpes simplex-Infektion haben wir es sehr wahrscheinlich mit einer maskierten Infektion im Sinne der Lysogenie zu tun (s. S. 385).

Neben dieser Möglichkeit der Latenz als zellintegrierte Virusnucleinsäure gibt es andere Arten der Virus-Zell-Wechselwirkung, die ebenfalls nicht zur Ausbildung infektionsfähiger, reifer Viruspartikel führen:

Wir kennen beim Influenzavirus[1] und beim Geflügelpestvirus[2] Systeme, bei denen zwar alle antigenen Bestandteile des Virus synthetisiert werden, aber die Zusammenfügung zu infektiösen Partikeln unterbleibt: Werden z. B. Earls L-Zellen mit Geflügelpestvirus infiziert, so wird — ganz wie bei embryonalen Hühnerzellen[3] — das S-Antigen im Kern und das Hämagglutinin im Cytoplasma synthetisiert; die Schlußmontage kann jedoch nicht stattfinden, weil das S-Antigen, das die Nucleinsäure enthält, nicht aus dem Kern in das Cytoplasma gelangt. Diese Beispiele zeigen deutlich, daß die Fähigkeit zur Synthese aller notwendigen Komponenten des Virus noch nicht ausreicht, um komplette Viruspartikel zu produzieren.

Ein anderes interessantes Beispiel ist die Infektion von Mäuse-Ascitestumor-Zellen mit NDV. Selbst nach massiver Infektion verschwindet das adsorbierte Virus, ohne eluiert zu werden. Dann entsteht fluorescenz-serologisch nachweisbares Antigen, aber keine infektiösen Partikel, auch kein hämagglutinierendes oder komplementbindendes Antigen. Die Zellen erliegen schließlich der Infektion[4]. Wir haben hier sowohl das Beispiel einer partiellen Synthese, bei der die Wirtszellen vernichtet werden, ohne infektiöse Viruspartikel zu produzieren, als auch das Beispiel einer von sich aus blind endenden Infektkette. Diese sehr bedeutsamen Befunde geben uns auch einen Hinweis, in welcher Richtung eventuell die Erklärung für manche Beispiele der sog. *toxischen Wirkung* von Viren[5] gesucht werden könnte, da die Entstehung toxischer Produkte im Verlaufe der Virussynthese durchaus denkbar ist. Isoliert wurden solche „Toxine" bisher nicht. Auch die Tatsache, daß beim Influenza-Virus in den Lungen von Mäusen trotz rasch eintretendem Tod sehr wenig Virus zu finden ist, so daß eine Serienpassage versagt[6], gehört in diesen Problemkreis.

Am meisten an ein *Analogon der lysogenen Infektion* erinnern die Beziehungen zwischen Mensch und Herpesvirus. Diese Infektion bleibt trotz der Bildung von Antikörpern lange latent, kann aber immer wieder manifest werden. Wie beim lysogenen Bacterium kann auch beim Herpesvirus durch verschiedene Reize, die Produktion von reifem Virus und offene Erkrankung induziert werden. Diese Reize sind UV-Bestrahlung, Menstruation und verschiedene Infektionskrankheiten, künstliches Fieber[7] und Anaphylaxie[8].

Man darf freilich nicht übersehen, daß bei der latenten Herpesvirus-Infektion beim Menschen die Anwesenheit von Antikörpern eine wichtige Rolle zu spielen scheint. Alle Individuen mit rezidivierendem Herpes besitzen neutralisierende oder komplementbindende Antikörper im Blut; und alle Menschen ohne Antikörper bleiben frei von diesem Leiden[9]. Auch Versuche an Gewebekulturen[10] sprechen in diesem Sinne. HeLa-Zellen überleben bisweilen auch eine Herpesinfektion hoher Multiplizität. Werden diese in Medien mit homologem Antikörper fortgezüchtet, so zeigt es sich, daß etwa 10^{-5} Zellen Virus enthalten. Von diesen Zellen her bilden sich langsam Plaques mit cytopathogenem Effekt, wobei die Virusausbreitung von Zelle zu Zelle erfolgen muß, denn im Medium würden

[1] Deibel und Hotchin 1959.   [2] Franklin und Breitenfeld 1959.
[3] Breitenfeld und Schäfer 1957.   [4] Prince und Ginsberg 1957.
[5] Henle und Henle 1946.   [6] Sugg 1949.   [7] Boak et al. 1934.
[8] Good und Campbell 1948.   [9] Burnet und Williams 1939.   [10] Stoker 1959.

die Partikel durch das homologe Immunserum inaktiviert werden. In welcher Form das Virus in den infizierten Zellen vorliegt, ist unbekannt. STOKER hält es für möglich, daß „vegetatives Virus" vorkommt und auch auf andere Zellen durch unmittelbaren Kontakt übertragen werden kann.

Sowohl in frisch angezüchteten wie in permanent fortzüchtbaren Zellkulturen hat man inapparente wie persistierende Infektionen mit den verschiedensten Viren (Vaccinia, Influenza, Mumps, Newcastle-Krankheit, Pferde-Encephalomyelitis vom Ost- wie Westtyp, Dengue, Adeno-, Poliomyelitis, Theiler und Psittacosis) erhalten können[1].

Meist sind besondere kulturelle Bedingungen nötig, um zwischen dem Wirtsstoffwechsel und den Folgen der Virusinfektion ein Gleichgewicht zu erzielen. Man hat homologe Antikörper, virushemmende Substanzen, wie sie in Normalsera vorkommen, virucide Chemikalien, Mangel-Nährmedien oder niedere Bebrütungstemperaturen zum Erreichen dieses Zieles benutzt. Der Angriffsort und der Wirkungsmechanismus dieser Faktoren ist noch weitgehend unklar. Sie sind offensichtlich teils spezifischer, teils unspezifischer Natur.

Der cytopathogene Effekt, den viele Viren in empfindlichen Zellen hervorrufen, kann durch homologes Immunserum, z. B. bei Poliovirus, gehemmt werden. Hierbei bleibt die Infektion der Gewebekultur selbst bestehen, wobei in kleinen Mengen infektiöses Virus freigesetzt wird[2]. Diese Tatsache wirft viele Probleme auf. Wir sind bisher auf Grund therapeutischer wie tierexperimenteller Erfahrungen der Überzeugung, daß Antikörper die Multiplikation vom Virus, das bereits in eine Wirtszelle eingedrungen ist, nicht mehr beeinflussen kann. Verhält sich auch hierbei die Zelle in der Gewebekultur anders als im Organverband?

Latente (oder persistierende?) Infektionen mit verschiedenen Viren können in gewissen Zellstämmen erzielt werden, ohne daß besondere Hemmfaktoren oder Kulturbedingungen nötig sind[3]. Newcastle, Mumps und 6-6-Virus (Hämadsorptions-Virus, Typ 1) konnte über 18 Monate in MCN- und Lung-TO-Zellen ohne cytopathogenen Effekt fortgezüchtet werden, wenn die Zahl infizierender Viruspartikel kleiner als die Zahl in der Kultur war.

Die latente Infektion bleibt in der Regel auch dann bestehen, wenn die freie Übertragung von Viruspartikeln durch Immunserum im Medium verhütet wird. Ob die Infektion neuer Zellen während der Zellteilung oder durch unmittelbaren Kontakt erfolgt, ist unbekannt. Die latente Infektion kann auch durch UV-Bestrahlung nicht in eine offene verwandelt werden (im Gegensatz zu latenten Phageninfektionen).

Obgleich höchstens 10% der Zellen infiziert sind und höchstens ein reifes Viruspartikel pro Zelle gebildet wird, sind doch die Eigenschaften aller oder der meisten Zellen durch die Gegenwart des Virus verändert: Ihre Vermehrungsgeschwindigkeit ist vermindert und ihre aerobe Glykolyse erhöht[4]. Vor allem aber entsteht durch die latente Infektion eine Resistenz gegen eine Reihe anderer Viren, die sonst cytopathogen wirken. Diese Eigenschaften sind nicht die Folge einer virusinduzierten Selektion von Zellen. Diese erworbene Resistenz ist als eine durch Interferenz bedingte aufzufassen.

Der Zustand der latenten Infektion kann Rückwirkungen auf das infizierende Virus selbst haben. NDV aus latent infizierten MCN-Kulturen erzeugt auf voll empfindlichen Zellschichten kleinere Plaques als der Originalstamm. Es entsteht also eine gewisse Adaptation (wahrscheinlich durch Selektion), die sich auch darin zeigt, daß der Zustand der permanenten Infektion mit dem adaptierten Stamm schneller erreicht wird als mit dem unveränderten Ausgangsstamm.

---

[1] Literatur bei HENLE et al. 1958.   [2] ACKERMANN und KURTZ 1955, ACKERMANN 1958.
[3] HENLE et al. 1958, BERGS et al. 1958, DEINHARDT et al. 1958.   [4] GREEN et al. 1958.

Die Eigenschaft „Etablierung einer latenten Infektion" in MCN-Zellen mutierte hierbei unabhängig von der Eigenschaft „cytopathogene Wirkung" gegenüber dem gleichen Zellstamm[1].

Latent infizierte Zellkulturen können gegen ein anderes Virus, gegen das sie sonst hoch empfänglich sind, resistent sein. Dies scheint auf Interferenz zu beruhen; denn es zeigt sich, daß die Resistenz nicht spezifisch ist. Mit NDV infizierte Zellen waren gegen VSV, Influenza und Herpes simplex-Virus resistent. Die Resistenz ist jedoch eine vorübergehende. Dies beruht wahrscheinlich darauf, daß voll empfindliche (nicht mehr NDV latent infizierte) Zellen nachwachsen. Die Unempfindlichkeit kann auch durch UV-inaktiviertes Virus hervorgerufen werden. Sie bedarf einiger Zeit um sich zu entwickeln. Sie beruht nicht auf der Unfähigkeit der latent infizierten Zellen, Virus zu adsorbieren. Das zweitinfizierende Virus dringt sogar in die Zellen ein und macht dort eine Eklipse durch. Danach setzt jedoch eine Blockierung der Virusvermehrung ein[2].

Die allmähliche Entstehung von latenten, völlig asymptomatischen Infektionen aus hoch virulenten über das Zwischenstadium milder Erkrankungen konnte bei dem riesigen Experiment der Myxomatose-Infektion des europäischen Wildkaninchens in Australien beobachtet werden[3]. Im Verlauf der Epidemie hatten unter den auftretenden Mutanten jene mit geringerer Virulenz eine größere Chance des „Überlebens" als die hoch virulenten, die häufiger mit ihren Opfern zugrunde gingen, ehe sie auf einen neuen Wirt übergehen konnten.

Die Persistenz von Virusinfektionen von generell geringer Pathogenität, wie es die Enterovirusinfektionen sind, bereitet dem Verständnis keine Schwierigkeiten. Bei anderen epidemisch auftretenden Viruskrankheiten sind wir über den Verbleib der Viren zwischen den Epidemien nur auf Vermutungen angewiesen. Beim Influenzavirus ist uns zwar verständlich, daß neue Mutanten infolge ihrer anderen Antigenstruktur den humoralen Immunschutz des Wirtes durchbrechen können. Über latente Influenzainfektionen, sei es beim Menschen, sei es bei einem tierischen Reservoir, ist uns nichts bekannt, außer beim Schwein. Für das Schweine-Influenzavirus ist von Shope (1943) ein Cyclus angenommen worden, an dem verschiedene Wirte beteiligt sind. Der Lungenegel des Schweines soll infiziert werden. Mit den Eiern soll das Virus in die Erde gelangen, wo diese von Erdwürmern gefressen werden, die wieder vom Schwein verzehrt werden. In beiden Würmern soll die Infektion latent sein. Sie kann nicht aktiviert werden. Nur im Schwein kann die Infektion zur Produktion reifer Viruspartikel führen. Bisher ist die Natur der latenten Infektion der Lungenegel und Erdwürmer unbekannt geblieben.

Überblickt man das geschilderte Material, so wird klar, daß die Probleme der latenten Infektion mit den Problemen der Virussynthese, der Interferenz, der Resistenz und Empfänglichkeit, der Provokation, der Immunität, der virusbedingten Tumoren und der Epidemiologie der Virusinfektionen eng verflochten sind.

Kürzere Darstellungen der Phänomene persistierende und latente Virusinfektion finden sich bei Burnet (1955) und bei Hirst (1959). Eingehendere Darstellungen dieses Themenkreises geben Doerr (1938), Walker (1957) und Gädeke (1957).

4. Interferenz.

Wie viele andere Phänomene der Virusinfektion ist die Interferenz zuerst auf der Ebene des Organismus beobachtet worden. Mit der Bereicherung der experimentellen Methoden und Systeme hat sich die Erforschung auf der Ebene der Zelle als fruchtbarer erwiesen.

[1] Henle et al. 1958.   [2] Bergs et al. 1958.   [3] Fenner 1957.

Nach einer Definition von ISAACS (1959) „beschreibt Interferenz die Wirkung eines Virus, sei es lebend oder inaktiviert, auf Zellen, die dazu führt, daß die Zellen unfähig werden, die Multiplikation (wörtlich: growth) immunologisch verwandter oder nicht verwandter Viren zu unterstützen".

Findet die Interferenz von Virusinfektionen in einem Organismus statt, so kommt es dazu, daß Symptome oder Folgen der Infektion oder die Erkrankung selbst oder die Letalität aufgehoben oder vermindert werden.

Tabelle 11. *Interferenz zwischen aktiven Viren, unter denen keine Antigenverwandtschaft besteht* (nach W. HENLE 1950).

Interferierendes Virus	Ausgeschlossenes Virus
Columbia SK und MM	Poliomyelitis, Pferdeencephalomyelitis (Westtyp)
Pferdeencephalomyelitis (Osttyp)	Newcastle-Krankheit (?)
Pferdeencephalomyelitis (Westtyp)	Pferdeencephalomyelitis (Osttyp); vesiculäre Stomatitis; Newcastle-Krankheit (?)
Maul- und Klauenseuche	Rabies, Lymphogranuloma venereum
Herpes simplex	Rabies, Vaccinia (?)
Influenza A	Influenza B, Pferdeencephalomyelitis (Ost- und Westtyp), Newcastle-Krankheit, St. Louis-Encephalitis, Bwamba
Influenza B	Influenza A, Schweineinfluenza, Pferdeencephalomyelitis, Westtyp
Schweineinfluenza	Influenza B, Pferdeencephalomyelitis (Osttyp), Newcastle-Krankheit
Louping ill	Rabies
Lymphocytäre Choriomeningitis	Poliomyelitis, Columbia MM
Mumps	Pferdeencephalomyelitis, Westtyp
Newcastle-Krankheit	Pferdeencephalomyelitis, Westtyp, Poliomyelitis (?), Influenza A
Poliomyelitis	Columbia MM, lymphocytäre Choriomeningitis, heterotypische Poliomyelitis (?)
Kaninchenpapillom	Schafdermatitis, Herpes simplex
Schafdermatitis	Kaninchenpapillom
St. Louis-Encephalitis	Pferdeencephalomyelitis (Westtyp)
THEILERs Encephalomyelitis	Pferdeencephalomyelitis (Westtyp), Rabies, Poliomyelitis, St. Louis-Encephalitis, Louping ill, lymphocytäre Choriomeningitis, Lymphogranuloma venereum
Vaccinia	Maul- und Klauenseuche, Rabies
Virus III	Infektiöses Fibrom
West-Nil-Virus	Pferdeencephalitis, Venezuela-Typ, Influenza A
Gelbfieber	Rift Valley-Fieber, West-Nil-Virus, Influenza A, Pferdeencephalitis (Venezuela-Typ), Dengue

(?) bedeutet fragliche Fälle von Interferenz.

Interferenzphänomene sind bei allen drei großen Virusgruppen beschrieben worden.

Man unterscheidet

a) homologe Interferenz, bei der gleichartige Viren interferieren;

b) heterologe Interferenz, bei der Virusstämme verschiedener Art beteiligt sind.

Die Interferenz kann sowohl zwischen zwei multiplikationsfähigen Virusstämmen, wie zwischen einem aktiven und einem inaktivierten Virusstamm eintreten (Tabelle 11—13).

Die Interferenz kann nur unilateral sein, d. h. nur ein Partner wird beeinträchtigt; sie kann aber auch in einer gegenseitigen Beeinflussung bestehen. Bei der unilateralen Interferenz unterscheidet man den interferierenden Stamm vom

„challenge-virus". Das letztere ist stets aktiv und seine Multiplikation oder sein pathogener Effekt dienen als Probe der Wirkung.

Die Interfenz ist dosis-, zeit- und temperaturabhängig. Insbesondere das Intervall zwischen den beiden Infektionen spielt eine Rolle. Bei manchen Interferenzsystemen sind auch die Eintrittspforten eines oder beider Partner für das Zustandekommen der Interferenz wichtig.

Tabelle 12. *Interferenz zwischen immunologisch verwandten Viren*
(modifiziert nach W. Henle 1950).

Virus	Wirt	Interferierendes Virus	Ausgeschlossenes Virus	Bemerkungen
Herpessimplex	Kaninchen	nicht encephalitogen	encephalitogen	
Gelbfieber	Affe	neurotrop	viscerotrop	Unterschiede im Histotropismus
	Hühnerembryo			
	Gewebekultur			
Influenza A	Hühnerembryo	neurotrop	nicht neurotrop	
	Gewebekultur	nicht neurotrop	neurotrop	
Staupe	Silberfuchs	an Ei adaptiert	an Fuchs adaptiert	Unterschiede der Adaptation an den Wirt
Rinderpest	Kalb	an Ei adaptiert	an Kalb adaptiert	
Columbia SK	Hamster	an Maus adaptiert	an Hamster adaptiert	
NDV	Hühnchen	geringe Virulenz	hohe Virulenz	Unterschiede der Virulenz
Theiler	Maus	geringe Virulenz	hohe Virulenz	
Psittakose-Gruppe	Maus	Meningo-pneumonitis	Psittakose	Immunologisch verwandte, aber nicht identische Stämme
	Hühnerembryo			
	Maus	hum. Pneumonitis	Psittakose	
Pockengruppe	Maus	Vaccinia	Ektromelie	
Influenza-gruppe	Hühnerembryo	Influenza A	Schweine-influenza	
		Schweine-influenza	Influenza A	

Tabelle 13. *Interferenz zwischen inaktiviertem und aktivem Virus* (nach W. Henle 1950).

Interferierendes Virus (inaktiviert)	Ausgeschlossenes Virus (aktiv)
Ektromelie	Ektromelie
Infektiöse Bronchitis der Küken	Infektiöse Bronchitis der Küken
Influenza A	Epidemische Keratoconjunctivitis, Influenza A, Influenza B, Mumps, Schweineinfluenza, Pferdeencephalomyelitis (Westtyp)
Influenza B	Influenza A, Influenza B, Mumps, Schweineinfluenza
Mumps	Influenza A, Influenza B, Mumps
Columbia SK und MM	Poliomyelitis
Newcastle-Krankheit	Newcastle-Krankheit
Psittacosis	Meningopneumonitis
Schweineinfluenza	Influenza A, Influenza B, Schweineinfluenza

Bei der Interferenz handelt es sich offensichtlich um einen Vorgang, der nur der Virusinfektion eigen ist und bei Infektionen mit bakteriellen oder höheren Parasiten nicht vorkommt. Seine Natur war lange Zeit gänzlich unklar. Die Auffassung der Virusinfektion als Eindringen eines fremden genetischen Systems in eine Zelle, welche die spezifischen Informationen des infizierenden Genoms ausführt, gab die Möglichkeit gewisse theoretische Vorstellungen zu entwickeln. Neuerdings ist durch die Entdeckung des *Interferons* (S. 410) das Bild um ein neues Motiv bereichert worden, ohne daß der Mechanismus damit schon ganz aufgeklärt werden konnte. Das ganze Phänomen ist wahrscheinlich kein einheitliches, da sich ein Teil der Vorgänge im Innern, ein anderer an der Peripherie der Wirtszelle abspielen kann.

Beim Influenzavirus ist die Fähigkeit zur Interferenz unabhängig von der Multiplikationsfähigkeit, der hämagglutinierenden und enzymatischen Aktivität[1]. Möglicherweise ist die Multiplikationsfähigkeit für den Interferenzeffekt entbehrlich, wenn sie ohne gröbere Schädigung der Nucleinsäure inaktiviert werden kann. Es ist sehr wahrscheinlich, daß eine Störung oder Blockierung der Biosynthese der Virusantigene oder Viruspartikel dem Phänomen Interferenz zugrunde liegt.

Man kann die Interferenz, ohne diesen Aspekt dabei aufzugeben, auch vom genetischen Standpunkt aus betrachten: Eine mit einem Virus infizierte Zelle ist eine Zelle, in der sich zusätzlich zu ihrem genetischen System ein fremder Informationsträger befindet. Eine derartige Zelle folgt anderen Gesetzen als eine nicht infizierte, sie reagiert anders und kann daher (unter bestimmten Bedingungen) auch anders auf eine Virusinfektion reagieren. Interferenz kann daher auch als Resistenzsteigerung einer genetisch veränderten (man ist versucht zu sagen: infektiv mutierten) Zelle aufgefaßt werden.

In der Tat ist die Fähigkeit eines Virus zur Interferenz gegenüber UV-Bestrahlung etwa ebenso empfindlich wie Nucleinsäure[2]. Wie gerade die Untersuchungen über das Interferon (s. S. 410) gezeigt haben, darf die Nucleinsäure des interferierenden Virus nicht über ein gewisses Maß hinaus geschädigt sein, sie darf aber auch nicht völlig unverändert sein, um die Bildung von Interferon induzieren zu können.

Obwohl die Interferenz von dem Vorhandensein einer Immunität unabhängig ist, sei doch ein Blick auf diese geworfen.

Die Immunität wird ganz allgemein als erworbene Unempfänglichkeit infolge einer vorausgehenden Auseinandersetzung mit dem Infektionsagens definiert. Das immunisierende Agens kann multiplikationsfähig sein oder nicht. Der immunisierende Vorgang kann u. U. sogar der Infektion nachfolgen (Impfung in der Inkubationszeit). Mit Erstaunen wird man feststellen, daß die homologe Virusinterferenz begrifflich von der obigen Definition nicht ausgeschlossen wird. Ja, bei manchen Immunisierungen mit atenuierten Viren ist die Interferenz auch praktisch nicht immer auszuschließen. Die Produktion des Interferon (s. S. 411) ist schließlich in mancher Hinsicht ein Analogon zur Produktion der Antikörper.

Bei Bakterien ist die Interferenz ihrer Phagen übrigens das einzige Phänomen erworbener Unempfänglichkeit, das wir kennen.

a) Interferenz bei Bakteriophagen.

Wiederum haben die Bakteriophagen das am einfachsten zu handhabende und am besten zu überschauende Modell der Interferenz abgegeben.

Erinnern wir uns, daß die gleichzeitige Infektion einer Bakterienzelle mit zwei verwandten Phagenarten zur genetischen *Rekombination* führen kann[3]. Die Synthesevorgänge, die gleichzeitig von zwei Phagen-DNS-Molekülen gesteuert werden, die in mindestens zwei Erbeigenschaften verschieden sind, führen einerseits zur Multiplikation der beiden infizierenden Typen und darüber hinaus zur Produktion von Phagen mit einer Kombination von Eigenschaften beider infizierenden Phagen. Bei der genetischen Rekombination entstehen Phagen mit Erbmustern, die vorher nicht vorkamen. Hierbei kann es sogar zu einer Art „Wiederbelebung", *Reaktivierung* genannt, kommen, wenn zwei durch UV-Bestrahlung inaktivierte, d. h. multiplikationsunfähige Phagen verwendet werden,

---

[1] Isaacs und Edney 1950, Tyrrell und Tamm 1955.
[2] Powell und Setlow 1956, Pauker und Henle 1958.
[3] Delbrück und Bailay 1946, Hershey und Rotman 1948.

deren Schädigung nicht das gleiche Gen betrifft. Zu den Phänomenen Rekombination und Reaktivierung steht also der Vorgang der Interferenz in schroffem Gegensatz. Interferenz tritt nur dann auf, wenn die Infektionen nicht gleichzeitig, sondern nacheinander erfolgen.

Einige Aspekte der Phageninterferenz sollen hier kurz geschildert werden, wobei zwischen der Interferenz virulenter und temperierter (lysogener) Phagen zu unterscheiden ist.

Haben wir es mit zwei virulenten Phagen zu tun, so kann es zur gegenseitigen Ausschließung kommen, derart, daß der zuerst infizierende Phage die Multiplikation des zu zweit kommenden unmöglich macht, wobei die Multiplikationsrate des aktiv bleibenden Partners eine Verminderung erfahren kann (yield depressing effect)[1].

Die Unterdrückung des zu zweit infizierenden Phagen erfolgt nur, wenn die erste Infektion bereits gewisse, uns nicht näher bekannte Veränderungen im Stoffwechsel der Wirtszellen verursacht hat; denn bei Bakterien mit aktivem Stoffwechsel ist ein bestimmtes zeitliches Intervall entscheidend, während bei Keimen mit ruhendem Stoffwechsel die verflossene Zeit keine Rolle spielt[2]. Bei dieser Art der Ausschließung wird ein Teil der Phagen schon an der Zelloberfläche zerlegt, denn 50% ihres Phosphorgehaltes ist im Medium wieder zu finden[3].

Bakterien im lysogenen Zustand können für die Lyse durch verschiedene virulente, mit dem Prophagen *nicht verwandte* Phagen empfänglich, für andere dagegen resistent sein. Auch die bereits induzierte Reifung der Prophagen braucht einer Multiplikation eines anderen, nicht verwandten, virulenten Phagen nicht im Wege zu stehen[4]. Die Infektion mit einem virulenten Phagen kann aber auch die induzierte Reifung eines Prophagen verhindern.

Bei der Infektion eines lysogenen Bacteriums mit einer Mutante des Prophagen kann es zu folgenden Phänomenen kommen:

a) der Prophage wird eliminiert, die virulente Mutante wird multipliziert;

b) der Prophage wird eliminiert und die Mutante auf das Stadium des Prophagen beschränkt (Substitution des Prophagen);

c) der Prophage bleibt erhalten, der zweite Partner etabliert sich auch als Prophage (doppelte Lysogenie).

Die Interferenz von Pflanzenviren kann hier beiseite gelassen werden.

β) Interferenz bei animalen Viren.

Die Erforschung der Interferenz bei animalen Viren hat durch die Erforschung der Interferenz bei Bakteriophagen und durch die Entdeckung des Interferon (s. S. 410) neuen Auftrieb erhalten. Das ganze Phänomen ist jedoch noch am Anfang einer systematischen Erforschung. Biochemische, fluorescenz-immunologische und elektronenoptische Untersuchungen fehlen noch fast völlig.

Auch die Beziehungen zwischen dem als celluläre Immunität bezeichneten Vorgang und der Interferenz sind noch weitgehend ungeklärt. Bei einigen Virusinfektionen kommt es zu einer totalen oder partiellen Resistenz derjenigen Zellen und Organe, die mit dem Virus auf ungewöhnliche Weise in Kontakt kamen, gegen eine nachfolgende Infektion, die mit demselben Virus auf dem „virulenten" Invasionsweg erfolgt. Hierbei sind nur jene Gebiete geschützt, die mit dem Virus von der „avirulenten" Eintrittspforte her erreicht wurden. Da die Bildung zirkulierender Antikörper bei Versuchen dieser Art ausgeschlossen werden

---

[1] Delbrück 1945, Delbrück und Luria 1942.	[2] Dulbecco 1952.
[3] French et al. 1951.	[4] Weigle und Delbrück 1951.

konnte, ist es durchaus möglich, daß die Interferenz bei derartigen cellulären Immunitätsvorgängen eine Rolle spielt.

Das klassische und wohl auch älteste Beispiel experimentell studierter Interferenz ist das „Konkurrenzphänomen" bei Herpes simplex-Virus, das MAGRASSI (1935) beschrieben hat. Gibt man dieses Virus einem Kaninchen subcutan in die Bauchwand, so entsteht eine aufsteigende Myeloencephalitis. Der Tod tritt meist in der zweiten Woche ein. Eine intracerebrale Infektion dagegen tötet Kaninchen innerhalb 3—4 Tagen. Gibt man aber die intracerebrale Infektion etwa 7 Tage nach der subcutanen, so führt keine der beiden Infektionen zum Tode. Das Intervall darf weder wesentlich größer noch kleiner sein. Die Infektionen müssen an den beschriebenen Stellen erfolgen. Wir haben es hier also mit einer Interferenz zwischen zwei Gaben des gleichen, virulenten Virus zu tun.

Injiziert man virulentes, viscerotropes Gelbfiebervirus gemeinsam mit avirulentem (neurotropen), so schützt die avirulente vor der gleichzeitigen virulenten Infektion[1]. Ein Schutz durch die Begünstigung der sich entwickelnden spezifischen humoralen Abwehr ist unwahrscheinlich, weil das avirulente Gelbfiebervirus auch gegen das serologisch heterologe Rift-valley-Fieber-Virus schützt[2]. Avirulente Stämme können also mit virulenten interferieren, sogar wenn diese keinerlei Antigenverwandtschaft mit ihnen besitzen. Das avirulente Virus braucht dabei nicht voll multiplikationsfähig zu sein, denn an das Ei adaptiertes Influenzavirus produziert im Mäusegehirn abnormes, nicht infektiöses Virus und ist nur zu einem einzigen Multiplikationscyclus in der Lage. Und doch sind derart infizierte Mäuse gegen letale Dosen von WEE und anderen Encephalitisviren geschützt[3]. Hierbei müssen große Dosen des Influenzavirus vor oder zugleich mit dem zu unterdrückenden Virus gegeben werden.

Auch im Hühnerembryo und im Gewebe oder Zellkulturen kann die Interferenz demonstriert werden. Auch hierbei zeigte sich, daß auch physikalisch *inaktiviertes* also nicht oder nur partiell vermehrungsfähiges Virus mit voll multiplikationsfähigem interferieren kann; z. B. bei Influenzavirus[4]. Das inaktivierte Virus kann homotypes aktives Virus unterdrücken, wenn es vor, gleichzeitig oder auch kurz nach diesem gegeben wird. Heterotypes Virus kann jedoch durch nachträgliche Gaben des inaktivierten Partners nur in den Zellen unterdrückt werden, die bei der primären Infektion noch nicht infiziert waren[5].

Gerade die Studien über *Autointerferenz* des Influenzavirus haben gezeigt, daß die Unterdrückung der Infektion nicht eine totale Unterdrückung der Multiplikation des Virusmaterials zu sein braucht. So kann die Multiplikation infektiöser Partikel total gestört sein, während das Hämagglutinin produziert wird[6]. Der Mechanismus dieser Interferenz ist noch nicht aufgeklärt, aber aus fluorescenz-serologischen Untersuchungen bieten sich zwei Erklärungsmöglichkeiten an: Die Autointerferenz stört entweder die im Kern stattfindende Synthese des S-Antigens[7], während die Synthese des Hämagglutinins im Cytoplasma weiterläuft; oder aber beide Antigene werden zwar synthetisiert, aber durch Montagehemmung werden keine infektiösen Partikel gebildet, wie es FRANKLIN und BREITENFELD (1959) für das Geflügelpestvirus beschrieben haben (s. S. 391).

Bei der Selektion avirulenter Mutanten durch Serienpassagen hat man in gewissen Stadien der Versuche gleichfalls Gemische virulenter und abgeschwächter Viren in der Hand. Hierbei kommt es vor, daß die Sterblichkeit der Versuchstiere bei höheren Verdünnungen des Inoculums größer ist als bei niederen. Eine

---

[1] HOSKIN 1935.   [2] FINDLAY und MacCALLUM 1937.   [3] VILCHES und HIRST 1947.
[4] HENLE und HENLE 1943, ZIEGLER et al. 1944.   [5] HENLE et al. 1947.
[6] v. MAGNUS 1951, HORSFALL 1954, PAUKER und HENLE 1955.
[7] LIU 1955b, BREITENFELD und SCHÄFER 1957.

solche Autointerferenz tritt nur auf, wenn die schützende, abgeschwächte Mutante in so großer Konzentration eingebracht wird, daß alle oder der größte Teil der empfänglichen Zellen mit mindestens einem Partikel des schützenden Partners infiziert werden[1].

Auch zwischen zwei virulenten, serologisch nicht verwandten Viren kann Interferenz entstehen. Zum Beispiel bekommen Affen, die mit LCM-Virus infiziert sind, keine Lähmungen durch eine spätere Polioinfektion. Der volle Schutz ist auf zwei Wochen beschränkt. Nach vier Wochen besteht wieder volle Empfänglichkeit[2]. Derartige Interferenzen sind zwischen den verschiedensten Viren beobachtet worden (s. Tabelle 11). Die Interferenz erwies sich immer als zeit- und dosisabhängig.

γ) Interferon[*].

Für viele Jahre galt es als sicher, daß außer dem interferierenden und dem „Challenge-Virus" kein weiterer der Wirtszelle fremder Partner am Phänomen Interferenz beteiligt ist. Diese Überzeugung war so fest verankert, daß eine gegenteilige Beobachtung in ihrer Bedeutung nicht erkannt und daher auch nicht verfolgt wurde: Schon 1946 beobachteten LENNETTE und KOPROWSKI, daß das Kulturmedium von Gewebekulturen, die mit Gelbfiebervirus (Stamm 17 D) infiziert waren (oder Extrakte solcher Kulturen), die Multiplikation von West-Nil-Virus hemmten, auch wenn diese Flüssigkeiten kein Virus enthielten (z. B. nach Filtration).

Erst 1957 wurden ähnliche Beobachtungen wieder gemacht[3]. Choreoallantoismembranen, die mit Influenzavirus infiziert waren, das durch Hitze oder UV inaktiviert worden war, sezernierten einen Stoff, der normale Choreoallantoismembranen resistent macht gegen das homologe und eine Reihe heterologer Viren.

Diese Substanz, *Interferon* genannt, besitzt keine Viruseigenschaften: Sie wird nicht durch Antikörper neutralisiert, die gegen das interferierende oder das „Challenge-Virus" gerichtet sind. Interferon galt anfangs selbst als nicht antigen. Das Interferon wird nicht durch Ribonuclease oder RDE inaktiviert, wohl aber komplett durch Pepsin und partiell durch Trypsin. Im p_H-Bereich von 1—11 ist es stabil. Seine Hitzeempfindlichkeit weicht von der des Virus ab. Es wird im Gegensatz zum Influenzavirus nicht bei 100000 x g sedimentiert. Bei der Dialyse verbleibt es im Dialysierschlauch. Seine Größe muß wesentlich kleiner sein als die des Influenzavirus. Nach allem scheint Interferon ein Protein zu sein, das weder mit Nucleinsäuren noch mit Kohlenhydraten assoziiert ist[4].

Dem Interferon scheint die Antigenität nicht völlig zu fehlen. Sie ist sicher sehr gering. Neutralisierende oder präzipitierende Antikörper konnten (wenn überhaupt) nur mit geringem Titer erzeugt werden. Sie sind daher nur schwer nachzuweisen.

Interferon konnte bisher durch die Infektion mit verschiedenen inaktivierten Viren produziert werden. Es ist unbekannt, ob außer der Artspezifität seiner Wirkung (s. S. 412) irgendwelche andere Unterschiede zwischen diesen Interferon-Arten bestehen, zumal serologische Methoden zur Unterscheidung kaum herangezogen werden können.

Interessanterweise entsteht bei der Multiplikation von aktivem Influenzavirus (sog. Standardvirus) kein Interferon, wogegen Influenzavirus, das durch UV-Bestrahlung, Hitze (37—56° C) oder Formalin inaktiviert wurde[5], oder sog. inkomplettes Virus[6] in Choreoallantoiszellen die Produktion von Interferon

---

[1] ANDREWES 1942. [2] DALLDORF et al. 1937.
[3] ISAACS und LINDENMANN 1957, LINDENMANN et al. 1957. [4] ISAACS 1959.
[5] ISAACS und LINDENMANN 1957. [6] BURKE und ISAACS 1958.
[*] Siehe auch S. 341 ff.

hervorrufen. Erhitzung des Virus auf 60⁰ C für 1 Std zerstört neben seiner Multiplikationsfähigkeit auch dessen Potenz, die Produktion von Interferon zu induzieren. ISAACS (1959a) schließt daraus, daß die Produktion von Interferon nur
von einem Virus ausgelöst wird, dessen Nucleinsäuremolekül weder ganz intakt,
noch über ein gewisses Maß hinaus geschädigt ist. Die Produktion von Interferon
wird vielmehr nur von Viruspartikeln induziert, die eine gewisse (nicht näher
bekannte) Veränderung oder Schädigung ihres genetischen Systems erfahren
haben. Auch inkomplettes Influenzavirus ist (nach ADA und PERRY 1956)
„deficient in nucleic acid".

Die Inaktivierung von Virus kann einen Grad erreichen, der die Induzierung
der Bildung von Interferon unmöglich macht, aber die infizierte Zelle in einen
modifizierten Zustand versetzt. Solche Zellen sind „sensibilisiert", sie reagieren
auf eine Infektion mit virulentem Virus mit der Produktion von Interferon[1].

Interessanterweise ist eine partielle Schädigung des Virus nicht nur eine Voraussetzung der Interferonproduktion, sondern partiell geschädigtes Virus ist auch
empfindlicher gegen dessen Wirkung als normale Kontrollen. Wenigstens war
dieses bei Influenza- und Geflügelpestvirus der Fall, das mit subletalen Dosen
UV-bestrahlt worden war[2].

Interferon vermag selbst die Produktion von Interferon nicht zu induzieren,
auch aktives Influenzavirus kann es nicht. Inoculiert man Choreoallantoismembranen jedoch zuerst mit Interferon und dann mit aktivem Influenzavirus,
so entsteht neues Interferon[3].

Spätere Beobachtungen[4] haben gezeigt, daß auch multiplikationsfähiges
Virus die Produktion von Interferon in Gang setzen kann, allerdings wesentlich
später und oft in kleineren Mengen als es mit inaktiviertem oder nicht multiplikationsfähigem Virus der Fall ist. ISAACS (1963) bietet zwei Alternativen als
Erklärung an: Entweder es kommt nach einiger Zeit der Virusmultiplikation zu
einer natürlichen Inaktivierung von Viruspartikeln, die nunmehr die Interferonsynthese induzieren; oder die Zellen mit aktiver Virusmultiplikation haben erst
in einem späten Stadium die Möglichkeit zur Produktion von Interferon, das
dann nach Anhäufung die Virussynthese beendet.

Obwohl die ersten Untersuchungen nur an Choreoallantoismembranen von
Hühnereiern durchgeführt wurden, scheint die Fähigkeit zur Interferon-Produk-
tion nicht auf bestimmte Zellarten beschränkt zu sein, da u. a. auch Allantois-
zellen, HeLa-Zellen, Affen- und Rindernierenzellen diese Fähigkeit besitzen[5].

Die Produktion von Interferon muß als eine aktive Stoffwechselleistung der
Zelle angesehen werden, denn es vergeht eine gewisse Zeit, bis Interferon gebildet
wird. Die Synthese erfordert eine bestimmte minimale Temperatur (bei +2⁰ C
sistiert sie) und eine ausreichende O_2-Zufuhr, welche die Virusmultiplikation
partiell hemmt und die Interferonproduktion fördert. Virusstämme, die an
niedrige Multiplikationstemperaturen adaptiert sind, erzeugen mehr Interferon
als Stämme, die sich bei höheren Temperaturen vermehren. Virulente Stämme
produzieren weniger Interferon als harmlosere Stämme. Schlecht an den Wirt
adaptierte Stämme erzeugen mehr Interferon als gut adaptierte[6]. Während
Proflavin, das die Bildung von Influenza-Hämagglutinin hemmt, aber die Synthese
des spezifischen Nucleoproteins (S-Antigen) gestattet, keinen Einfluß auf die
Interferonproduktion hat[7], wird sie von gewissen Benzimidazolen gehemmt
(jedoch erst in höheren Konzentrationen, als zur Hemmung der Multiplikation

---

[1] Ho und BREINIG 1962. [2] ISAACS 1959b. [3] ISAACS 1959.
[4] Beispiele bei ISAACS 1963. [5] LINDENMANN et al. 1957. [6] ISAACS 1959, 1962.
[7] BURKE und ISAACS 1958.

von Influenzavirus nötig ist)[1]. Harnstoff fördert die Interferonbildung und hemmt die Virusmultiplikation[2].

Das Interferon ist nicht nur auf Allantoismembranen und in Zellkulturen, sondern auch im infizierten Gesamtorganismus wirksam, und zwar *nicht* virusspezifisch, sondern wirtsspezifisch (im Gegensatz zu Antikörpern!), d. h. Interferon, das durch das Virus a in Zellen der Species A entstanden ist, vermag Zellen der Art A gegen Infektionen mit den Viren b, c, d zu schützen. Es ist aber meist unfähig, Zellen der Art B vor Infektionen mit dem Virus a zu bewahren.

Neuere Untersuchungen haben jedoch gezeigt, daß die Species-Spezifität des Interferon nicht so streng ist, wie bisher angenommen. Interferon bestimmten Ursprungs kann in manchen heterologen Zellen gegen gewisse Viren eine Wirkung entfalten. Meist ist sie geringer als in homologen Zellen. Manche in Tumorzellen produzierte Interferonpräparate lassen sich mit normalen Zellen, auch heterologer Artspezifität, sogar besser nachweisen als in dem homologen Tumorzellstamm.

Die Erforschung der Interferonwirkung im Gesamtorganismus, die ein recht komplexes Problem zu sein scheint, steht noch ganz am Anfang. Die Wirkung ist meist weniger eindrucksvoll als in Zellkulturen, doch konnte ein begrenzter, seltener ein vollkommener Schutz in verschiedenen Virus-Wirts-Systemen erzielt werden.

Durch Injektion von Interferon wurde beim Kaninchen und Hühnerembryo eine erhöhte Resistenz der Haut, bzw. Choreoallantoismembran gegen Vacciniavirus hervorgerufen[3]. Auch die Vacciniainfektion des Auges konnte beim Kaninchen durch äußerlich appliziertes Interferon verhindert oder verzögert werden[4]. Dem Hühnerembryo konnte durch Interferonproduktion in der Allantois ein begrenzter Schutz vor Gehirnblutungen verliehen werden, die neurotropes Influenzavirus verursacht[5]. Nach intranasaler Infektion von Mäusen mit Influenzavirus (entweder kleine Mengen virulenter oder große Mengen avirulenter Stämme) entstehen so große Interferonmengen in den Lungen, daß man annimmt, Interferon spiele für den günstigen Ausgang der Infektion eine Rolle[6]. Bei Infektionen von Mäusen mit dem Virus der östlichen Pferdeencephalitis[7] konnte eine begrenzte und bei Infektionen mit Bunyamwera-Encephalitis-Virus ein kompletter Schutz durch Interferon nachgewiesen werden[8]. Das Interferon erwies sich in den zuletzt genannten Versuchen sowohl wirksam, wenn es injiziert wurde, als auch bei aktiver Produktion durch eine vorhergehende andere Infektion.

Als Therapeuticum in vivo hat sich Interferon ferner wirksam gezeigt bei der Vacciniavirusinfektion der Haut des Menschen, bei Polyomatumoren des Hamsters und bei der Rabiesinfektion des Meerschweinchens[9].

Diese Ergebnisse sind so vielversprechend, daß in England die ersten Versuche zu einer kommerziellen Produktion von Interferon angelaufen sind, wobei die therapeutische Erprobung unter der Aufsicht des Medical Research Council steht.

Die Tatsache, daß Cortison den Verlauf von Virusinfektionen verschlimmert und die Produktion und Wirkung von Interferon hemmt, daß ferner erhöhte O_2-Spannung die Multiplikation mancher Viren hemmt und die Interferonsynthese

---

[1] Tamm et al. 1954, Tyrrell und Tamm 1955.   [2] Isaacs 1962.
[3] Isaacs et al. 1958, Isaacs 1959.   [4] Cantell und Tommila 1960.
[5] Grossberg et al. 1962.   [6] Isaacs und Hitchcock 1960.   [7] Wagner 1960.
[8] Hitchcock und Isaacs 1960.
[9] Näheres hierzu in der Übersicht von Baron 1963.

fördert, weist darauf hin, daß bei der natürlichen Heilung von Virusinfektionen die Produktion und Wirkung von Interferon sehr wahrscheinlich eine Rolle spielen.

Interferon wirkt nicht auf das Viruspartikel selbst, noch hemmt oder verhindert es die Absorption an empfindliche Zellen. Es interferiert vielmehr mit der Virussynthese; wobei nicht nur die Bildung reifer Viruspartikel verhindert wird, sondern auch die Synthese von nicht infektiösen Bestandteilen, z. B. S-Antigen oder Hämagglutinin gehemmt wird. Daraus darf man schließen, daß die Virusmultiplikation schon in einem sehr frühen Stadium gestört wird. Nach den bisherigen Ergebnissen scheint es die Synthese von Virusnucleinsäure zu sein, an der das Interferon angreift[1].

Obwohl Interferon offensichtlich die Synthese von Virus verhindert, hemmt oder blockiert, scheint es nicht toxisch auf die Wirtszellen zu wirken[2]. Die Blockierung der Virussynthese erfordert die Besetzung mehrerer Zellorte, denn etwa 5—10 interferierende Partikel müssen in eine Wirtszelle dringen.

Nach der Theorie von ISAACS (1959) ist das Interferon das Produkt einer anormalen Virussynthese, ein abnormes Protein, das nur in Zellen entsteht, die mit Viren infiziert werden, deren Nucleinsäure leicht geschädigt wurde. ISAACS weist darauf hin, daß auch im Beginn der Phageninfektion zuerst eine starke Synthese von Protein einsetzt, das kein Phagenprotein oder Vorläufer (precursor) des Phagenproteins ist. Dieses Protein scheint zur Ingangsetzung der Synthese von Phagen-DNS nötig zu sein. Später wird die DNS-Synthese vom Vorhandensein dieses Proteins unabhängig. Es wird angenommen, daß dieses Protein als Matrize der DNS-Synthese dient.

Interferon könnte nun — nach ISAACS — ein Analogon dieses abnormen Phagen-Proteins sein. Da es aber durch eine veränderte Virusnucleinsäure induziert wurde, ist es auch nicht imstande der Virussynthese zu dienen. Der Stoffwechsel der Zelle wird anscheinend sowohl durch das veränderte Nucleinsäuremolekül des interferierenden Virus, wie durch das dabei entstehende anormale Protein (Interferon) auf einen falschen Weg gelenkt, der die Synthese von reifem Virus ausschließt.

ISAACS (1959) bezieht sich bei der Formulierung seiner Theorie auf die Interferenz schlechthin. Es erscheint jedoch fraglich, ob es möglich ist, anzunehmen, daß zur Induktion von Interferenz immer Virus nötig ist, dessen Nucleinsäure leicht geschädigt wurde. Das Magrassische Phänomen z. B. wird durch zwei voll vermehrungsfähige Virusstämme ausgelöst.

Obwohl solche Beobachtungen darauf hinzuweisen scheinen, daß Interferenz von Viren vorkommen kann, ohne daß Interferon gebildet wird[3], so ist doch wohl die ganze Interferonforschung noch zu jung, als daß man endgültig darüber urteilen könnte, zumal der Nachweis von zellständigem Interferon (im Gegensatz zu sezerniertem) nicht möglich ist.

Wenn auch der Wirkungsmechanismus der Virusinterferenz ganz noch nicht geklärt ist, ist diese ein theoretisch wie praktisch hoch interessantes Phänomen der Virologie. Das Studium der Virusinterferenz hat uns erneut gezeigt, welch großartiges Werkzeug das Virus als biologisch markiertes Nucleoprotein oder willkürlich transferierbares genetisches System ist, um den Geheimnissen der Zellfunktion näherzukommen[4].

---

[1] DE SOMER et al. 1962.   [2] ISAACS 1959.   [3] HENDERSON und TAYLOR 1961.
[4] Übersichtsreferate über Virusinterferenz schrieben: HENLE 1950, VIVELL 1951, SCHLESINGER 1959 und ISAACS 1959, 1963.

5. Virus und Tumor.

> "The fact that the virus is not isolated should not be used as conclusive evidence that the tumor is not caused by a virus."
>
> R. J. Huebner 1962

α) Einleitung.

Das Bild, das wir uns von der Wirkung der Viren auf die Wirtszelle machen, ist sehr unvollkommen, solange wir nur die zellschädigenden und destruktiven Folgen vor Augen haben. Die Tatsache, daß die Infektion einer Zelle mit einem Virus diese Zelle zu stärkerem Wachstum und häufigerer Teilung, also zur Hyperplasie, darüber hinaus aber auch zum bösartigen metastatischen Wuchern, also zur Metaplasie anregen kann, sollte bei allen Erwägungen über das Wesen und die Wirkung der Virusinfektion nicht aus dem Gesichtskreis verloren werden.

Schon frühzeitig war beobachtet worden, daß neben entzündlichen und nekrotischen Veränderungen auch proliferative standen. Ausgehend von diesen Tatsachen hat Borrel (1903) wohl als erster die Vermutung geäußert, daß eine Virusinfektion auch zur Tumorentwicklung führen kann. Nicht lange danach wurden die ersten, durch zellfreie Filtrate übertragbaren Tumoren beschrieben: die viscerale Lymphomatose[1] und das Sarkom der Hühner[2].

Wie schwer es aber sein kann, einen sehr gut durchforschten Tumor als virusbedingt zu erkennen, zeigt die Geschichte der Erforschung des Mammacarcinoms der Maus. Die großen Unterschiede in der genetisch kontrollierten Empfänglichkeit und die große Infektionsresistenz älterer Tiere führte dazu, die Anlage zur Tumorentstehung als rein genetisch bedingt zu betrachten und die Übertragung des transformierenden Agens mit der Muttermilch lange Zeit zu übersehen.

Tumorviren können außer durch die Muttermilch, auch in utero auf das Ei oder den Fetus übergehen (auch durch das Sperma), mit dem Speichel und den Faeces ausgeschieden und durch Insektenstiche übertragen werden. Bei manchen Tumorviren ist der Übertragungsmodus noch unbekannt.

Die Bezeichnung „Tumorviren", die häufig benutzt wird, ist eigentlich nicht ganz korrekt. Zumindest ein Teil dieser Viren erzeugt in geeigneten Wirten entzündliche oder nekrotische Veränderungen. Die Fähigkeit, eine blastomatöse Transformation der Wirtszelle herbeizuführen, ist also keine Eigenschaft, die andere Viruswirkungen ausschließt, sondern eine Reaktionsweise bestimmter Wirtssysteme auf gewisse Virusinfektionen. Die Grenze zwischen „cytociden" und „onkogenen" Viren ist also eine mehr oder minder fließende.

Zwei häufig zutreffende Eigenschaften der Tumorviren haben ihre Erforschung und das Verständnis ihrer Wirkung erschwert.

1. Die Inkubationszeit zwischen der Infektion und dem Auftreten der ersten Tumorsymptome ist oft sehr lang (bei der kurzlebigen Maus viele Monate, bisweilen über 1 Jahr). In der Zwischenzeit kann die Infektion teils latent bleiben, teils kann es zur freien Virusvermehrung kommen. Beide Zustände können auch während der Inkubationszeit einander folgen, wobei teils die Multiplikation des Virus vorangeht und die latente Infektion folgt (Papillomavirus, Fibromavirus), teils umgekehrt (Mammacarcinom-Virus von Bittner).

2. Die durch die Virusinfektion in eine Tumorzelle transformierte Wirtszelle braucht kein infektiöses Virus mehr zu enthalten. Sie bleibt eine Tumorzelle und bringt durch Teilung wieder Tumorzellen hervor. Es war lange unklar, ob derartige Zellen das transformierende Agens ganz ausgeschieden haben, oder ob es sich hier um eine latente Infektion (s. S. 399) mit einem maskierten Virus handelt. Wir wissen jetzt, daß die letztere Deutung die richtige ist. Bei einigen

---

[1] Ellerman und Bang 1908.   [2] Rous 1911.

Tumorviren (s. S. 326) konnte aus Tumorgewebe, das keine reifen Viruspartikel enthielt, mit der Phenolmethode infektiöse DNS gewonnen werden, die ihrerseits auch onkogen war. Das Genom des Tumorvirus muß also wie bei einem lysogenen Bakteriophagen mit dem Genom der Wirtszelle integriert werden können, ohne zur Bildung reifer Viruspartikel zu führen. Dies ist jedoch nur bei DNS-Viren möglich; und nur diese können metastasierende Tumoren erzeugen, während RNS-Viren außer Leukämien nur gutartige Tumoren induzieren.

Nicht alle Zellen, die mit einem „Tumorvirus" infiziert werden oder es multiplizieren können, erfahren eine onkogene Transformation. Nur Zellen, die gewisse, uns meist noch unbekannte strukturelle oder funktionelle Eigenschaften aufweisen, sind dazu in der Lage. Sie werden „target cells" genannt (engl. target = Ziel). Die Target-Zellen der murinen Leukämieviren finden sich im Thymus.

Eine weitere für die ganze Tumorforschung wichtige Eigenschaft vieler Tumorviren ist es, in den Tumorzellen nicht nur die Produktion von zellfremden Substanzen anzuregen, die schließlich in die Viruspartikel eingebaut werden, sondern auch von zellfremdem Material, das nicht zur Viruskomponente wird. In Tumoren, die durch Polyomavirus[1], das Myeloblastosevirus und das Rous-Sarkoma-Virus[2] hervorgerufen werden, ist derartiges Material als fremdes Antigen in den Zellen nachgewiesen worden. Interessanterweise wurde zellfremdes Antigen auch in Tumoren, die durch Methylcholanthren oder durch Fremdkörper induziert wurden und in natürlich vorkommenden Tumoren gefunden[3].

Eine wichtige Folge der virusbedingten Zelltransformation ist das veränderte „soziale" Verhalten der Tumorzellen in Zellkulturen. Während normale Zellen durch Kontakt mit ihresgleichen an weiterer Vergrößerung und Vermehrung gehindert werden (sog. Kontaktinhibition), tun dies Tumorzellen nicht. Sie überwuchern oder verdrängen daher andere Zellen[4]. Diese Eigenschaft scheint ihre Ursache in einer veränderten Oberflächenstruktur zu haben. Es ist noch nicht bekannt, ob hier ein Normalfaktor fehlt, oder ob ein Fremdfaktor vorhanden ist, möglicherweise die zellfremden antigenen Nicht-Virus-Substanzen.

Für die beim Tier spontan vorkommenden oder experimentell ausgelösten virusinduzierten Tumoren haben wir im Bereich der Humanmedizin noch keine sicheren Analoga. Die auf dem Internationalen Krebskongreß 1958 von STEWART vorgetragene Isolierung von Polyomavirus aus menschlichem Tumormaterial erwies sich später als Irrtum. In Laboratorien, in denen kein Polyomavirus vorhanden war, ließen sich diese Befunde nicht wiederholen[5]. Versuche durch menschliches Leukämiematerial Mäuse zu infizieren, sind nicht ohne Erfolg geblieben, aber ihre Deutung ist noch ungewiß, zumal die ersten Erscheinungen keine Tumorsymptome sind.

Man kann sich fragen, ob das noch im Stadium der Spekulation befindliche Problem der malignen Entartung einer Zelle durch die Verbindung mit dem Problem Virusinfektion im Grundsätzlichen gefördert werden kann, oder ob der virusbedingte Tumor als ein Spezialfall besser damit noch nicht in engere Verbindung gebracht werden sollte? Obwohl die Virologie noch keine experimentell belegbare Erklärung für die Onkogenese durch Viren geben kann, haben wohl die meisten Virologen die Auffassung, daß in der Tatsache der Tumorerzeugung durch Viren nicht nur ein Schlüssel zum besseren Verständnis des Phänomens Virusinfektion liegt, sondern auch ein Schlüssel zu einer tieferen Einsicht in das Phänomen der Tumorgenese schlechthin.

Diese Auffassung beruht auf folgenden grundlegenden Erkenntnissen, die in anderen Abschnitten dieses Beitrages näher besprochen worden sind:

[1] M. VOGT 1962, STOKER 1962.   [2] P. VOGT 1962.   [3] KLEIN 1962.
[4] ABERCROMBIE 1962.   [5] STEWART 1962.

1. Das Wesen der Virusinfektion besteht in dem Eindringen und Wirksamwerden eines fremden Genoms in eine Wirtszelle. Eine virusinfizierte Zelle ist
daher eine Zelle mit verändertem Genbestand, sozusagen eine infektiv mutierte
Zelle (und sei es nur auf Zeit). Ihre Leistungen und Reaktionen können von einer
nicht infizierten Schwesterzelle in hohem Maße abweichen, wobei Stoffwechselgleichgewicht und Teilungsfähigkeit erhalten bleiben können.

2. Das Virusgenom kann die Wirtszelle dazu zwingen, die Produktion gewisser
zelleigener Substanzen zu unterlassen und die Synthese anderer, zellfremder
Substanzen vorzunehmen. Diese Substanzen müssen nicht nur solche sein, die
in das Viruspartikel eingebaut werden (s. o.).

3. Die Virus-DNS vermag in besonderen Fällen mit dem genetischen System
der Wirtszelle eine feste und langdauernde Assoziierung einzugehen, wobei sie
(wie ein zelleigenes Gen) synchron mit dem genetischen Material der Wirtszelle
redupliziert wird, um bei der Zellteilung in der Einzahl auf jede Tochterzelle verteilt zu werden. Auch ein derartiges „maskiertes" Virus vermag eine aktive
biologische Rolle zu spielen, d. h. seine genetischen „Befehle" werden ausgeführt,
auch ohne daß es zur Multiplikation von Viruspartikeln kommt (z. B. bei der
Konversion; s. S. 386). Virus-RNS wird nicht mit dem Zellgenom integriert,
sondern zu einem in der Informationskette der Zelle mehr peripher gelegenen
Steuerzentrum des Stoffwechsels.

4. Der heutige Virusbegriff (s. S. 317) schließt eine Neogenese von Virus
keineswegs aus. Da Virus kein Organismus ist, braucht es nicht unbedingt wieder
von einem Virus abzustammen. Grundsätzlich könnte in jeder Zelle in einem
Partikel, das DNS oder RNS bestimmter Struktur und Kettenlänge enthält,
durch einen mutagenen Akt (und cancerogene Faktoren sind mindestens z. T.
mutagen) ein Nucleinsäuremolekül so verändert werden, daß es einerseits onkogene
Informationen erhält — und andererseits unter gewissen Bedingungen identisch
multipliziert wird. Für das Mamma-Carcinom der Maus hat Burnet (1955) diese
Möglichkeit in Erwägung gezogen.

Daß auch innerhalb der Pathologie ähnliche Gedankengänge wie in der Virologie verfolgt werden, mag folgende Ausführung von Grundmann (1962) zeigen:
„Nahezu alle Viren verursachen nämlich eine quantitative Steigerung des RNS-
und Proteinstoffwechsels[1]. Dabei ersetzen sie die normalen Matrizen des Kernes
oder des Cytoplasmas durch ihre eigenen Nucleoproteide und führen zu einer Ent-
differenzierung der Zellkulturen. Der gleiche Effekt wird durch die carcinogenen
Substanzen, in unserem Beispiel durch Diäthylnitrosamin, hervorgerufen. Hier
scheinen die Grenzen zwischen dem Virus als exogenem infektiösem Agens und
den zelleigenen Nucleoproteiden verloren zu gehen. Die RNS-Cytoplasmafraktion
des Novikoff-Hepatoms enthält Partikel, mit denen der Tumor zellfrei übertragen
werden kann[2]. Damit wäre das von vielen Seiten gesuchte „Krebsvirus" ein
zelleigenes, wenn auch durch die carcinogene Substanz u. U. hervorgerufenes oder
zumindest aktiviertes Nucleoproteid, also ein neues autoreproduktives Gen[3].

Wieweit solche Grenzüberschreitungen zwischen Virus und körpereigenem
Nucleoproteid notwendig und richtig sind, wird die Zukunft zeigen. Sicher ist,
daß in dieser Änderung des RNS-Eiweißstoffwechsels, gesteuert von der nucleären
DNS, die Ursache der carcinogenen Entartung der Zelle zu suchen ist. Hier liegen
die Duplikanten für die ‚Duplikantentheorie' von Druckrey und Küpfmüller
(1948). Der damit verbundene Verlust der cytoplasmatischen Differenzierungs-
höhe ist mit der ‚Deletionstheorie' von Miller und Miller (1953) in Übereinstimmung zu bringen. Da der Beginn dieser Carcinogenese-Veränderung und erst

---

[1] Caspersson und Thorsson 1953, Sandritter und Berg 1959.
[2] DeCarvalho und Rand 1961.   [3] Zum Beispiel Berenblum 1960.

recht der Ablauf der Reaktionen Folgen eines cellulären Reizes sind, haben wir hier auf der cellulären Ebene einen neuen Beleg für die „Reiztheorie" von VIRCHOW (1863), und besonders die Konfrontierung mit den Virustumoren läßt auch die „Mutationstheorie" von K. H. BAUER (1928, 1949) in neuem Licht erscheinen".

Zuletzt sei noch auf das Phänomen der *Onkolyse* durch Viren hingewiesen. Manche Tumorzellen, auch solche, die durch eine Virusinfektion entstanden sind, vermögen gewisse Viren besser zu synthetisieren als normale Zellen des gleichen Organs. Diese bessere Multiplikationsfähigkeit kann mit einer erhöhten Vulnerabilität durch die Virusvermehrung einhergehen, so daß die Zellen selektiv zugrunde gehen (s. S. 432).

β) Mammacarcinom der Maus.

Die Besprechung der übertragbaren Virustumoren soll mit dieser Krankheit beginnen, weil an diesem Beispiel am besten zu erkennen ist, welche Schwierigkeiten es einerseits der Forschung bereitete, den wirksamen Faktor als ein Virus anzusprechen; andererseits hat dieses onkogene Virus Eigenschaften, die es erlauben, die Beteiligung von Viren bei nahezu allen Tumoren in Erwägung zu ziehen[1].

Dieser Tumor, der in gewissen Mäusestämmen sehr häufig ist, war schon recht intensiv erforscht, ehe die Idee auftauchte, er könne übertragbar sein. Er interessierte zuerst die Genetiker, weil durch Inzucht Mäusestämme mit sehr hohem und solche mit sehr niedrigem Tumorbefall herangezüchtet werden konnten.

Durch Kreuzungen konnte gezeigt werden, daß die Mutter die Tumorempfänglichkeit vererbte, nicht jedoch der Vater[2]. Schließlich entdeckte man, daß diese „Erbeigenschaft" sich nur dann manifestierte, wenn die jungen Mäuse an einem Muttertier saugten, daß diese „Erbeigenschaft" besaß. Trennte man die Neugeborenen von der Mutter vor dem ersten Saugakt und gab sie zu einer Amme, die zu einem Mäusestamm mit geringer Tumorrate gehörte, so unterblieb die Tumormanifestation. Ließ man jedoch umgekehrt Junge einer Mutter aus einem Stamm mit geringem Tumorbefall bei einer Amme aus einem Stamm mit hohem Tumorbefall saugen, so erkrankten sie sehr häufig an Mammacarcinom[3]. Es war also die Milch, die einen tumorerzeugenden Faktor enthielt. Dieser Bittnersche Milchfaktor erwies sich als corpusculär und wurde schließlich als ein Virus angesehen[4]. Zur Morphologie des Virus siehe S. 370 und Abb. 17—20.

In der Genese des Mammacarcinoms der Maus spielen drei Faktoren eine wichtige Rolle:

a) Genetische Faktoren bedingen die Fähigkeit der Brustdrüse, das Virus zu multiplizieren und die Empfänglichkeit des Mammagewebes für die onkogene Wirkung des Virus.

b) Hormonelle Faktoren kontrollieren die Entwicklung der Brustdrüse, ohne deren Existenz keine Virusmultiplikation möglich ist.

c) Das Virus ist der wichtigste onkogene Faktor.

Die Frage, ob alle drei Faktoren wirksam sein müssen, um das Mammacarcinom zu erzeugen, ist noch nicht mit Sicherheit zu beantworten. Nach manchen Untersuchungen scheint der eine oder der andere der drei Faktoren fehlen zu können. Auch beim Fehlen des Virus scheint der Tumor (mit niedrigerer Häufigkeit und zu einem späteren Zeitpunkt) aufzutreten, wenn der hormonelle

---

[1] ANDERVONT 1959.   [2] KORTEWEG 1934.   [3] BITTNER 1936.
[4] ANDERVONT 1946, 1949a, 1955, BITTNER 1948, 1955, 1957a, DMOCHOWSKI 1952, 1953a, 1957.

Stimulus besonders intensiv oder lange wirkt, oder die erbliche Belastung sehr hoch ist[1].

Auch die Wirksamkeit von Methylcholanthren bei anscheinend virusfreien Tieren[2] wird in dieser Richtung gedeutet. Bei Virusträgern beschleunigt dieser Stoff die Manifestation des Tumors[3]. In einigen der aus „virus-freien" Stämmen kommenden Tumorträgern wurde das Virus jedoch von DMOCHOWSKI (1953b) entdeckt. BURNET (1955) hält ein Entstehen „de novo" des Virus nicht für ausgeschlossen.

Anderen Autoren[4] gelang es dagegen nicht, bei Mammacarcinomen „virusfreier" Mäusestämme das Virus nachzuweisen. Auch kam es bei virusfreien, aber empfänglichen Mäusestämmen nie zum spontanen Auftauchen des Virus. Dagegen verschwand gelegentlich das Virus innerhalb weniger Generationen. Diese Autoren sind der Meinung, daß Mammacarcinom auch ohne die Mitwirkung des Bittnerschen Virus entstehen kann. Dieses Virus wäre damit nur einer der möglichen onkogenen Faktoren, womit generell auch andere Viren in Erwägung gezogen werden könnten. DMOCHOWSKI (1953b) hält dagegen die Frage einer Entstehung des Mammacarcinoms ohne Virus bei der Maus noch für offen.

Wir dürfen bei diesem Problem nicht übersehen, daß wir noch nichts darüber wissen, ob die reifen Viruspartikel selbst der cancerogene Faktor sind, oder ob dies ein anderer Stoff ist, der bei der Virussynthese gebildet wird. In letzterem Fall könnte bei einer inkompletten Virussynthese zwar der eigentlich pathogene Faktor entstehen, die Produktion infektionsfähiger Viruspartikel aber ausbleiben. Der Tumor wäre in einem solchen Falle scheinbar ohne Mitwirkung des Virus entstanden. Angesichts der Tatsache, daß aus scheinbar virusfreiem Tumor-gewebe mit der Phenolmethode infektiöse Virusnucleinsäure isoliert werden konnte (s. u.), ist es sehr wahrscheinlich, daß das Virus hier „maskiert" war. Die Übertragung auf die nächste Generation könnte hierbei kaum durch die Milch erfolgen. Übrigens ist auch die Übertragung durch den väterlichen Samen auf den Embryo nachgewiesen worden.

Das Virus, das in der Regel in den ersten Lebensstunden durch Saugen der Muttermilch erworben wird, ist im Mammagewebe jungfräulicher Mäuse, die 8 Wochen alt sind, noch nicht zu finden, mit Beginn der Milchsekretion wird es ausgeschieden, lange bevor sich ein Tumor entwickelt. Die Infektiosität der Milch nimmt mit jeder Gravidität zu[5].

Wilde Hausmäuse besitzen das Bittnersche Carcinomvirus auch, doch sind sie selbst relativ resistent. Das Virus zeigt auch in hoch empfindlichen Inzucht-stämmen der Labormaus eine geringe Aktivität[6]. Durch Passagen in derartigen Stämmen konnte die Virulenz des „wilden" Virus gesteigert werden[7].

Interessanterweise konnten Antikörper gegen das Mammacarcinom-Virus bei Mäusen, die durch Saugen infiziert wurden, bisher nicht gefunden werden. Man hat dies mit Immuntoleranz erklärt. Obgleich Säuglingsmäuse am empfind-lichsten sind, konnten erwachsene Weibchen infiziert werden, und zwar durch Samen infizierter Männchen[8]. In diesen Fällen tritt eine Antikörper-bildung auf.

Eigentümlicherweise scheinen kaum Versuche zur Multiplikation des Virus in Gewebekulturen gemacht worden zu sein. In Hühnerfibroblasten ist das Virus einige Zeit propagiert worden[9].

---

[1] ANDERVONT 1945b, ANDERVONT und DUNN 1948b, HESTON et al. 1950.
[2] DMOCHOWSKI und ORR 1949, ANDERVONT und DUNN 1950, BITTNER und KIRSCHBAUM 1950.
[3] MIDER und MORTON 1939.   [4] Literatur bei ANDERVONT 1959.   [5] BITTNER 1943.
[6] ANDERVONT 1952, ANDERVONT und DUNN 1956.   [7] ANDERVONT 1958.
[8] ANDERVONT und DUNN 1948a und b.   [9] PIKOVSKI 1953.

Die Besonderheiten des Wirts-Virus-Verhältnisses beim Mammacarcinom-Virus der Maus sind die lange dauernde inapparente Infektion mit Multiplikation und Ausscheidung des Virus, und die große Rolle, die genetische Faktoren spielen. Auffallend ist ferner, daß nur die hormonell stimulierte Mammadrüse maligne entartet, wogegen Männchen immer inapparent infiziert bleiben. Schließlich ist die Rolle des Virus noch nicht ganz klar. Manches spricht dafür, daß es die maligne Entartung gutartiger kleiner Adenome nicht bewirkt, aber beschleunigt[1].

γ) Fibroma-Myxoma-Virus.

Das Fibroma freilebender Cottontail-Kaninchen wird durch ein Virus verursacht, das zur Pockengruppe gehört[2]. Neben den Fibroblasten entstehen bei dem Originalstamm nur geringe entzündliche Erscheinungen, während bei einer Mutante (1. A) die Entzündung im Vordergrund steht[3]. Die Erkrankung ist stets gutartig und heilt rasch ab. Unter Cortisonbehandlung entstehen größere Tumoren als in den Kontrolltieren, falls die Behandlung vor der Entwicklung der Tumoren beginnt[4].

Das Fibromavirus erwies sich als morphologisch (Abb. 36) und serologisch[5] nahe verwandt mit dem Erreger einer milden, natürlichen Erkrankung südamerikanischer Kaninchen, der Myxomatose, und dem seltenen Erdhörnchen-(Squirrel-) Virus Nordamerikas. Die Myxomatose wird in endemischen Bereichen Südamerikas durch Mücken der Gattung Aedes, in Australien, wohin es zur Kaninchenbekämpfung importiert wurde, auch durch andere Insekten übertragen. Kontaktübertragung ist auch möglich. In europäischen Kaninchen ist das Myxomavirus sehr virulent (etwa 99,5% Letalität). Nach einer primären myxomatösen Verdickung der Haut und Subcutis am Ort des Mückenstiches kommt es zur Virämie und sekundären Lokalisation in der Haut, vornehmlich im Gebiet des Gesichtes. Über die Abnahme der Letalität der Myxomatose in Australien im Verlauf der Kaninchenepidemie s. S. 404.

Kaninchen, die eine Fibromatose überstanden haben, sind weniger oder gar nicht mehr empfänglich gegen die Myxomatose.

Ein sehr interessantes Phänomen ergibt sich, wenn man Kaninchen mit dem harmlosen Fibromvirus und gleichzeitig mit *hitzeinaktiviertem* Myxomavirus inoculiert. Die Tiere sterben an Myxomatose[6]. Dieses „Transformationsphänomen" wurde von mehreren Autoren bestätigt[7].

Es konnte gezeigt werden, daß es die DNS des inaktivierten Myxomvirus ist, die die Transformation bewirkt[8]. Hiermit ist einerseits eine große Ähnlichkeit dieses Phänomens zur Transformation von Bakterien durch DNS „abgetöteter" verwandter Keime und die genetische Rekombination und „multiplicity reactivation" bei Bakteriophagen gegeben[9].

Manche Transformierungsexperimente führen auch zu einer intermediären Erkrankung (Fibromyxoma)[10]. Weitere Übertragungen führen jedoch zu immer virulenteren Myxomerkrankungen.

Andere Eigenschaften der beiden Viren sind wahrscheinlich bei der Transformation in vivo förderlich. Das Fibromvirus hat ein so niedriges Temperaturoptimum, daß es sich bei der Körpertemperatur des Kaninchens nur wenig vermehren kann (daher wahrscheinlich Läsionen nur in der kühleren Haut). Das Myxomvirus dagegen hat ein höheres Temperaturoptimum[11].

---

[1] JONES 1956.   [2] SHOPE 1932.   [3] ANDREWES 1936.   [4] SMITH 1956.
[5] LEDINGHAM 1937.   [6] BERRY und DEDRICK 1936, BERRY et al. 1936.
[7] Literatur bei KILHAM 1960.   [8] SHACK und KILHAM 1959.
[9] GARDNER und HYDE 1942, KILHAM 1958, FENNER et al. 1959.
[10] KILHAM 1958.   [11] Literatur bei KILHAM 1960.

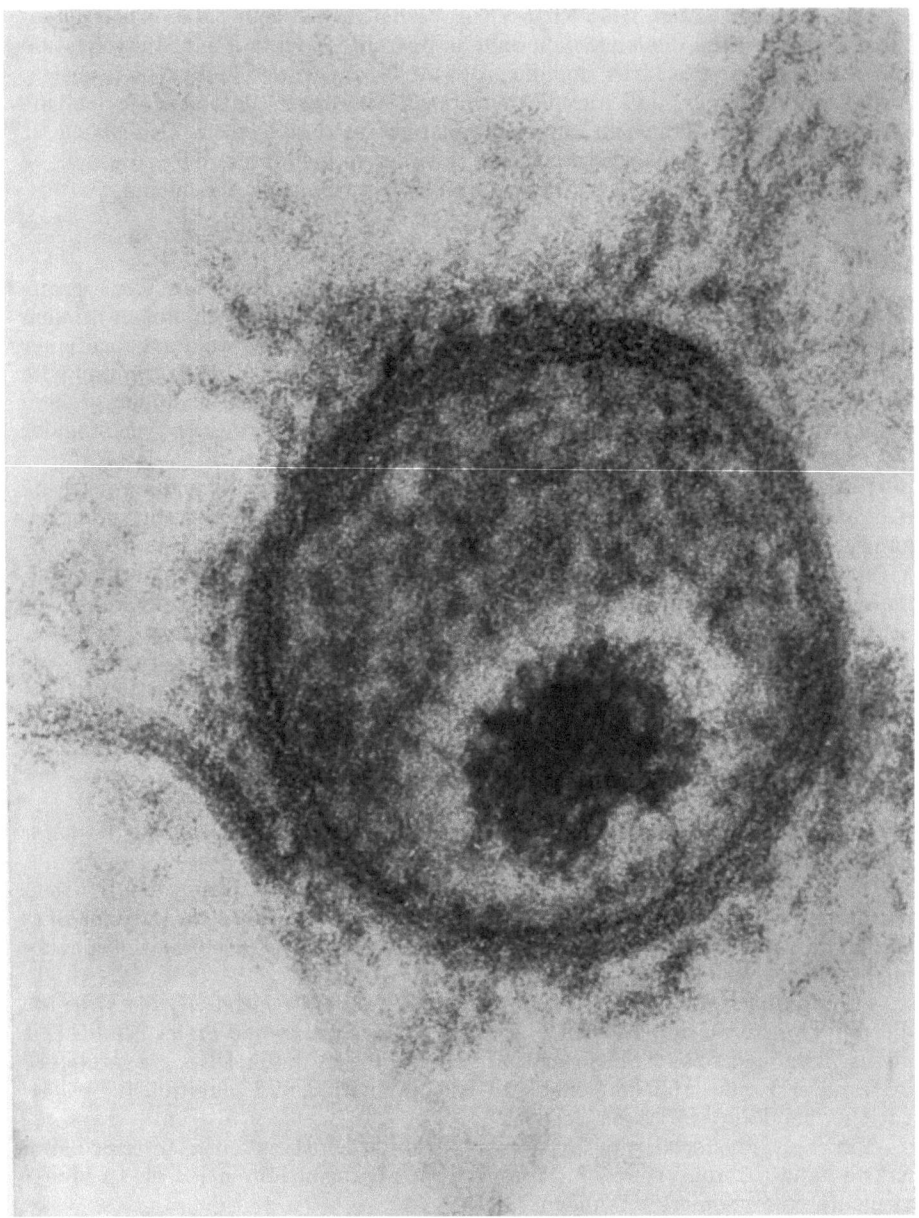

Abb. 36. Fibromavirus von SHOPE. Kaninchen. Man beachte das dichte excentrische Nucleoid 340 000:1
(Photo: Dr. W. BERNHARD).

Die Transformation läßt sich auch in vitro durchführen. Zellkulturen, die mit Fibromavirus und hitzeinaktiviertem Myxomavirus (= heat transforming agent myxoma = HEAT-TAM) beimpft werden, multiplizieren zuerst Fibroma- und später Myxomavirus. In Kaninchentestiszellen taucht zuletzt wieder Fibromavirus auf[1]. Auch das verwandte Squirrelvirus kann mit TAM in Myxoma- virus transformiert werden[2].

[1] KILHAM 1957.   [2] KILHAM 1958.

Das Transformationsphänomen ist übrigens auch bei anderen Angehörigen der Pockengruppe demonstriert worden. Ektromelievirus konnte durch hitzeinaktiviertes Vacciniavirus in multiplikationsfähiges Vacciniavirus transformiert werden und Geflügelpocken- in Fibroma- und Myxomavirus[1].

Das transformierende Agens, das außer durch Hitze auch durch Äther erzeugt werden kann, besteht sicher nicht nur aus DNS, denn es ist gegen DN-ase resistent, obwohl seine aktive Komponente DNS sein muß, was aus der Strahlenempfindlichkeit[2] und der DN-ase-Empfindlichkeit nach Harnstoffvorbehandlung geschlossen werden muß. Die Harnstoffbehandlung entfernt die denaturierte Proteinhülle und legt die DNS bloß, die eine hohe Transformationsaktivität besitzt[3]. Die transformierende DNS muß jedoch irgendwie geschädigt sein, denn sie besitzt keine Infektiosität mehr. Die Transformation geht nur in solchen Zellen vor sich, in denen beide benutzten Viren wachsen können. Wenn das transformierende Virus bessere Multiplikationsbedingungen findet als das aktive, so wird ersteres synthetisiert, auch braucht nicht immer das virulentere Virus sich durchzusetzen[4].

δ) Virusbedingte Papillome.

Verhornende Papillome sind unter wilden Cottontail-Kaninchen (Sylvilagus) recht verbreitet. Sie können durch zellfreie Filtrate übertragen werden[5]. Ein sphärisches DNS-Virus mit einem Durchmesser von etwa 500 Å ist der Erreger (Abb. 37).

In den Läsionen dieser Wildkaninchen kommt das Shope-Papilloma-Virus in großer Zahl vor, nicht jedoch in anderen Zellen oder Organen. Beim Hauskaninchen können ganz ähnliche Tumoren erzeugt werden, doch enthalten sie meist kein oder nur sehr wenig Virus (s. u.). Die Papillome können gelegentlich maligne entarten. Auch diese Carcinome enthalten kein Virus[6]. Die Transformation der Wirtszellen wird zwar nur durch das Virus ausgelöst, ist aber von der Virusmultiplikation unabhängig.

Es ist sehr interessant, daß nicht nur aus virushaltigen Papillomen[7] oder teilweise gereinigtem Virus[8] infektiöse DNS gewonnen werden konnte, sondern auch aus Tumorzellen, in denen kein Virus nachweisbar[8] war. Wir wiesen oben schon darauf hin, daß diese Tatsache beweist, daß es zu einer Integration von Virusgenom und Zellgenom gekommen ist. Weiter geht daraus hervor, daß reife Viruspartikel mindestens zur Erhaltung der Transformation nicht nötig sind.

Es gibt auch eine orale Papillomatose der Kaninchen, die virusbedingt ist[9]. Sie kann nicht auf die Haut übertragen werden, und das Shope-Papillom geht nicht auf der Mundschleimhaut an.

Auch bei Hunden gibt es eine durch Filtrate übertragbare Papillomatose der Mundschleimhaut. Sie ist nicht auf die Vaginalschleimhaut oder die Haut übertragbar[10].

Auch die menschlichen Warzen sind eine Papillomatose, bei der häufig Einschlußkörperchen und ein Virus gefunden werden können[11]. Auch die Melkerknoten könnten als gutartige Tumoren, die virusbedingt sind, aufgefaßt werden. Zu den beiden letzteren Krankheiten siehe die Zusammenfassung von NASEMANN (1961).

---

[1] HANAFUSA et al. 1959a—c.   [2] KILHAM 1960.   [3] SHACK und KILHAM 1959.
[4] HANAFUSA et al. 1959b.   [5] SHOPE und HURST 1933.
[6] GINDER 1952, SYVERTON 1952.   [7] ITO 1960.   [8] ITO 1961.
[9] PARSON und KIDD 1943.   [10] DEMONBREUN und GOODPASTURE 1932.
[11] STRAUSS et al. 1949.

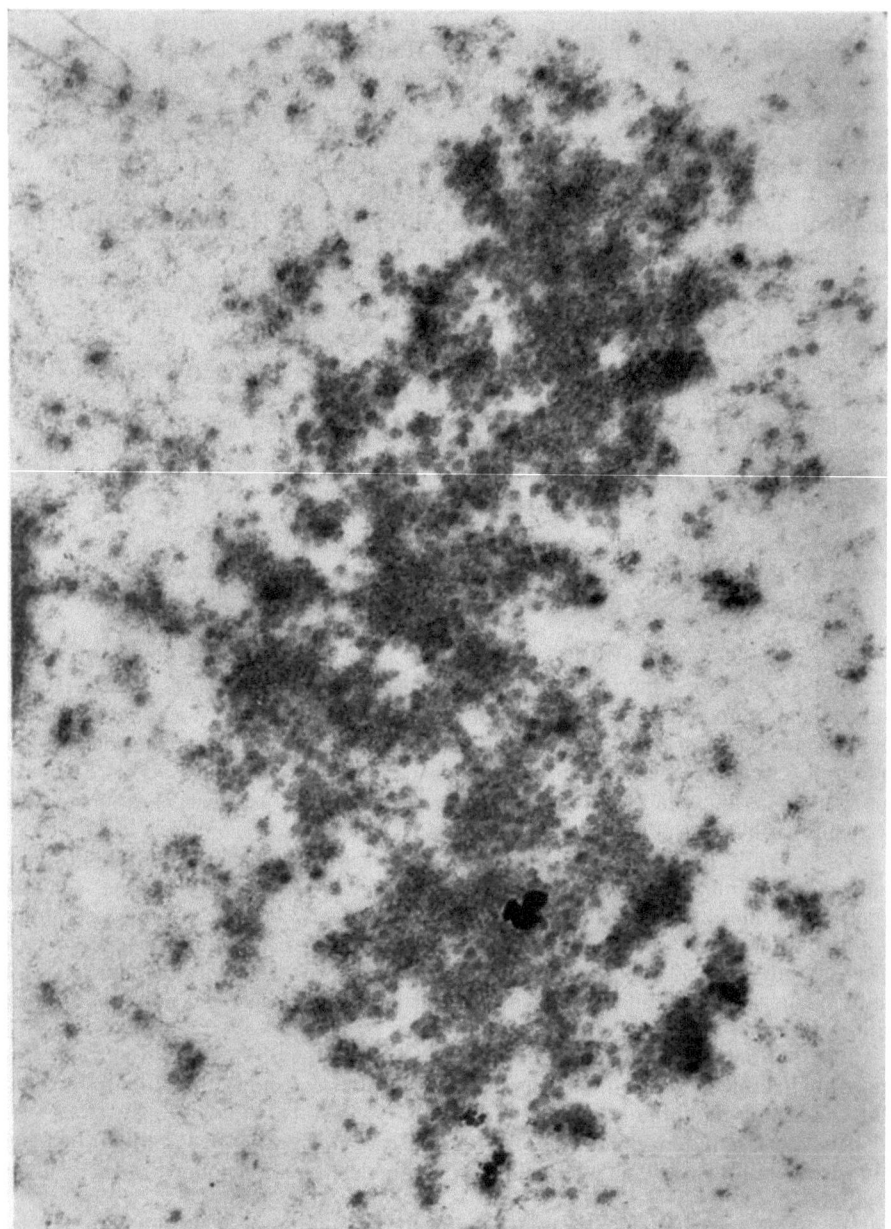

Abb. 37. Papillomavirus von Shope. Hase, intranucleares Einschlußkörperchen. 68000:1
(Photo: Dr. W. Bernhard).

ε) Polyomavirus.

Bei der zellfreien Übertragung der spontanen Mäuseleukämie (s. S. 426) waren gelegentlich neben den Leukämien auch Sarkome und Parotistumoren auf- getreten. Stewart (1953) konnte zuerst nur Parotistumoren und später ver- schiedene andere Tumoren erzeugen[1]. Viele dieser Tumortypen kommen spontan

[1] Stewart 1955a und b, Stewart et al. 1957a.

nicht vor. Sie sind meist gutartig und zeigen häufig eine Regression. Daneben können auch Sarkome und Carcinome (auch gleichzeitig) vorkommen. Es stellte sich schließlich heraus, daß das Leukämievirus nicht mit dem Virus identisch ist, das die anderen Tumoren erzeugt[1]. Aus Parotistumoren von Mäusen mit Leukämie und einem Mamma-Tumor wurde ein Virus isoliert, das verschiedenartige Tumoren erzeugen kann und daher Polyomavirus (Stamm SE) genannt wurde[2]. Bald gelang es auch anderen Forschern weitere Stämme zu isolieren[3]. Außer Maus, Ratte, Hamster, Kaninchen und Meerschweinchen[4] sind auch neugeborene Frettchen empfänglich, die Sarkome bekommen (zumindest mit dem Mill-Hill-Stamm MHP)[5]. Die einzelnen Polyomastämme zeigen z. T. ein unterschiedliches Wirts- und Tumorspektrum. Bei neugeborenen Hamstern entstehen zuerst Nekrosen der mesenchymalen Nierenzellen. Diese Zellen enthalten sehr viel Virus (Maximum nach 6—7 Tagen). Mit dem 9. Tag fällt der Virusgehalt stark ab, und es entwickelt sich ein Sarkom. 20 Tage alte Hamster bekommen keine Nieren-, aber Herztumoren und Lebernekrosen[6].

Dieses Virus kann in verschiedenen Zellen in vitro gezüchtet werden[7]. Interessanterweise erzeugt es dort meist destruktive Zellveränderungen und nur selten eine Transformation der Zellen[8]. Die epithelialen Zellen gehen eher zugrunde als die Fibroblasten. Bei Anwesenheit von Antikörpern vermehren sich diese Fibroblasten sogar, obwohl sie infiziert sind. Der cytopathogene Effekt gibt die Möglichkeit, die quantitativen Probleme näher zu studieren.

Bei den transformierten Zellen ist nicht nur die Oberfläche und ihr Kontaktverhalten (s. S. 415), sondern auch der Stoffwechsel verändert, so werden Aminosäuren, insbesondere Threonin, vermehrt aufgenommen[9].

Die Zahl der Tumoren ist bei Hamstern direkt proportional der injizierten Virusmenge. Die Latenz ist kürzer als bei Mäusen. Jedes sich entwickelnde Tumorknötchen entstammt einer infizierten Zelle[10]. Bei hohen Dosen sind die ersten Tumorzellen schon nach 3 Tagen, bei niedrigen erst nach Monaten feststellbar. Bei Mäusen ist eine solche quantitative Korrelation nicht vorhanden. Die Latenz ist stets lang, gleichgültig wieviel Virus gegeben wurde. NEGRONI (1962) nimmt an, daß die Zahl transformierbarer Zellen bei beiden Tierarten sehr verschieden ist. Bei Ratten kommen vor allem Nierentumoren vor[11], beim Kaninchen nur gutartige, sich spontan zurückbildende Hauttumoren, ähnlich den Fibromen[12].

Obwohl das Virus immer in den Tumoren nachgewiesen werden kann, enthalten die Tumoren meist nur sehr wenig Virus, bei Hamstern weit weniger Viruspartikel als Tumorzellen, so daß eine Virussynthese in den transformierten Zellen nicht angenommen werden kann. In Mäuse- und Rattentumoren findet dagegen eine Virusmultiplikation statt. Die ständige Anwesenheit von infektionsfähigem Virus scheint für die Aufrechterhaltung der Transformation also nicht notwendig zu sein, zumal Parotistumorzellen in vitro nicht reinfiziert werden können, so daß man geneigt ist, einen maskierten Infektionszustand ähnlich der Lysogenie bei Bakteriophagen anzunehmen[13].

---

[1] GROSS 1956, BUFFET et al. 1958.
[2] STEWART et al. 1957a und b, 1958, EDDY et al. 1958a und b, STEWART und EDDY 1959.
[3] NEGRONI et al. 1959, McCULLOCH et al. 1959, GRAFFI 1959, GRAFFI et al. 1959, GIMMY et al. 1959.
[4] GRAFFI et al. 1962.   [6] HARRIS et al. 1961.   [7] HAM et al. 1962.
[5] STEWART et al. 1957a, 1958, NEGRONI 1962.
[8] VOGT und DULBECCO 1960.
[9] M. VOGT 1962.   [10] STOKER 1960.   [11] EDDY et al. 1959b.
[12] EDDY et al. 1958a, STEWART und EDDY 1958b.
[13] NEGRONI 1962.

Das Polyomavirus ist ein sphärisches DNS-Virus mit einem Durchmesser von 250—270 Å. Es wird im Zellkern synthetisiert[1] (s. S. 376). Isolierte Virus-DNS verursacht in Zellkulturen Synthese reifer Viruspartikel und cytopathogenen Effekt[2]. Seltsamerweise scheinen nur die reifen Viruspartikel, nicht aber die DNS die Transformation zu bewirken[3].

Die Entwicklung von Polyomavirustumoren kann durch Immunserum gegen Polyomavirus verhindert werden, jedoch nur, wenn Virus und Serum gemischt werden. Schon 1 Std post inf. ist das onkogene Virus nicht mehr zu neutralisieren. Auch eine aktive Immunisierung ist (bei Hamstern) möglich[4]. Kontrolltiere, die nur die Kulturflüssigkeit von nicht infizierten Zellkulturen erhielten, entwickeln auch Tumoren, allerdings keine vom typischen Polyomaspektrum. Ob diese Kulturflüssigkeit ein anderes Tumorvirus enthielt, ob „unspezifische" Gewebskomponenten in einer unbekannten Weise onkogen wirken können, sei es durch Aktivierung im Wirt vorhandener latenter Tumorviren oder Tumorzellen oder Senkung der Resistenz des Wirtes gegen diese[5], ist noch unklar. Wir müssen uns eingestehen, daß hierbei „Aktivierung von Virus oder Tumorzelle" und „Senkung der Resistenz des Wirtes" weder begrifflich noch wahrscheinlich experimentell ganz klar von einander zu trennen sind. Nicht einmal die Tatsache, daß „Anti-Gewebs-Antikörper" die onkogene Wirkung der Gewebsextrakte aufheben können, hat bisher die Natur dieser Gewebskomponenten aufklären können.

Erwachsene Mäuse und Hamster sind gegen Polyomavirus resistent, entwickeln aber nach Inoculation von artgleichen Zellen, die mit Polyomavirus infiziert sind, in geringer Zahl Tumoren. Diese enthalten zellfremde Antigene.

Spritzt man erwachsenen Mäusen und Hamstern gereinigtes Polyomavirus ein, so werden sie gegen eine Transplantation von Polyomatumoren resistent[6]. Diese Tiere scheinen eine inapparente Infektion mit Transformation der Zellen zu entwickeln. Durch das Fremdantigen in den Zellen entsteht eine Immunität und es kommt zur Beseitigung der Transplantate. Neugeborene Mäuse bilden dagegen (vielleicht infolge Immuntoleranz gegen das Antigen der Tumorzellen) keine Antikörper und ermöglichen wahrscheinlich so das Tumorwachstum[7]. Die Gewebsantikörper sind vielleicht für die schlechte Transplantierbarkeit der Polyomatumoren bei erwachsenen Tieren und für den Übergang in Sarkome durch den Verlust aller transplantierten epithelialen Elemente verantwortlich. Diese Sarkome können gut transplantiert werden, enthalten kein infektiöses Virus und erzeugen keine Virusantikörper[8]. Röntgenbestrahlte Tiere nehmen dagegen Tumor-Transplantate gut an und zeigen keine Umwandlung der Tumoren in Sarkome. Die Tumoren enthalten Virus und stimulieren die Bildung von Virusantikörpern[9].

Eigentümlicherweise entwickelt sich bei Mäusen mit transplantierten Polyomatumoren eine erhebliche Zunahme des Blutvolumens[10].

In Zellkulturen hat der Zustand der Zellen vor der Infektion auf die Zelltransformation keinen Einfluß, außer das Mg^{++} die Transformationsrate um das drei- bis fünffache erhöht (Ca^{++} jedoch nicht)[11].

Zur Morphologie siehe S. 376 und Abb. 15 und 23.

Übersichten über das Polyomavirus und seine onkogene Wirkung schrieben Stewart (1960) und Eddy (1960).

---

[1] Henle et al. 1959.
[2] Dimayorca et al. 1959; Graffi und Fritz 1960; Dmochowski et al. 1960.
[3] Negroni 1962, Stoker 1962.   [4] Stewart und Eddy 1959.
[5] Stewart und Irwin 1961, Stewart 1962.   [6] Sjögren et al. 1961.
[7] Habel 1961.   [8] Law et al. 1955, Stewart 1960.
[9] Stewart 1962.   [10] Stewart 1960.   [11] Stoker 1962.

ζ) Rous-Sarkom der Hühner.

Dieses Hühnersarkom wurde von Rous schon 1911 als ein virusbedingtes erkannt. Es hat die Eigenschaft, innerhalb weniger Tage an der Injektionsstelle einen Tumor zu erzeugen. Es ist daher sehr eingehend untersucht worden. Spätere Untersuchungen haben eine Reihe weiterer Viren als Erreger von Geflügelsarkomen nachgewiesen[1].

Wie bei der Lymphomatose der Hühner spielt das Alter eine entscheidende Rolle für die Empfänglichkeit, aber auch für den Verlauf des Rous-Sarkom-Virus (RSV). In jungen Hühnchen wirkt es nicht onkogen, sondern erzeugt destruktive Veränderungen an kleinen Gefäßen, die zu Hämorrhagien führen. Mit zunehmendem Alter entsteht eine Resistenz gegen diese Art von Läsionen, wofür es zur Bildung von Bindegewebstumoren kommt, die maligne entarten[2].

Bei der Adaptation an andere Wirtsspecies spielt das Alter gleichfalls eine interessante Rolle: Die Übertragung auf junge Enten gelingt nicht von jungen Küken, wohl aber durch zellfreie Extrakte von Tumoren älterer Hühner[3]. Man kann sich nur schwer vorstellen, daß das Virusgenom im älteren Huhn so rasch eine Veränderung erfährt, die es ihm ermöglicht, in der fremden Wirtsspecies multipliziert zu werden. Nach Bryan (1957) ist es die Virusmenge, die über die Adaptabilität entscheidet.

Die injizierte Virusmenge bedingt noch eine andere Eigenschaft: Geringe Virusmengen führen zu Tumoren, in denen keine reifen Viruspartikel nachgewiesen werden können, das Virus bleibt maskiert. Größere Virusmengen führen dagegen zu Tumoren, in denen infektiöse Viruspartikel nachweisbar sind[4]. Diese Tatsachen legen den Schluß nahe, daß die Infektion der Wirtszellen mit dem Virusgenom zu deren Hyper- und Metaplasie nötig ist (siehe Einleitung dieses Abschnittes), die Multiplikation der Viruspartikel aber keine unbedingte Voraussetzung der Onkogenie ist. Jene wird erst direkt oder indirekt durch „mehr Virus" induziert, möglicherweise also durch eine Multiplizität der Infektion jeder Wirtszelle. Die Onkogenese ohne Virusmultiplikation würde einer Transduktion oder Konversion (s. S. 386) sehr ähnlich, wenn nicht mit ihr wesensgleich sein. Man darf bei derartigen Gedankengängen nicht vergessen, daß auch eine inkomplette Synthese vorliegen kann oder auch das Fehlen eines ausreichend empfindlichen Testsystems. Größere Quantität des Virus und seine intravenöse Applikation erzeugen in Hühnchen nicht-onkogene hämorrhagische Leberschäden[5].

Das Rous-Sarkom verläuft, wie viele Viruskrankheiten, unter dem Einfluß von Hydrocortison anders, doch spielen hier Dosis und Zeitpunkt der Behandlung eine große Rolle[6]. Gibt man täglich große Dosen schon 2 Tage vor der Infektion, so wird das Auftreten der Tumoren verzögert. Die Tumoren bleiben fest und neigen nicht zum invasiven Wachstum, das nach Absetzen des Cortisons bald beginnt. Gibt man kleine Dosen, so tritt keine zeitliche Verschiebung auf, sondern ein stärkeres Wachstum der Tumoren. Gibt man große Cortisondosen vom zweiten Tag nach der Infektion an, so wachsen die Tumoren rascher und infiltrativer als bei den Kontrollen.

Auch genetische Faktoren beeinflussen die Empfänglichkeit für das RSV etwa im Verhältnis $1:10000$[7]. Bei unempfänglichen Rassen kann es zu langem Latentbleiben und zur Tumorbildung fern von der Injektionsstelle kommen[8].

---

[1] Rous 1936.   [2] Duran-Reynals 1940, 1953.
[3] Duran-Reynals und Thomas 1940, Duran-Reynals 1953, Andervont 1957.
[4] Bryan et al. 1955, Groupé und Rauscher 1957.
[5] Groupé et al. 1957.   [6] Groupé et al. 1956.
[7] Waters 1945, 1951, Greenwood et al. 1948, Bryan 1957.
[8] Carr 1942, Harris 1953, Bryan 1957.

Auch beim RSV enthalten die transformierten Zellen ein Antigen, das zell-fremd, aber kein Virusantigen ist. In Tumorträgern entstehen zirkulierende Anti-körper, die das Wachstum der Sarkomzellen jedoch nicht verhindern[1]. Auch beim Polyomavirus sind Sarkomzellen resistent gegen Antikörper, epitheliale Tumorzellen dagegen nicht (s. S. 423).

Das RSV kann auch in Gewebekulturen multipliziert werden, in denen destruk-tive Schäden, Hyperplasie, starke Veränderungen der Größe und Gestalt der Zellen[2] und proliferative Foci[3] auftreten.

Es würde zu weit führen, auf die Variabilität des RSV einzugehen, die es ebenso besitzt wie die nichtonkogenen Viren. Zusammenfassende Darstellungen veröffentlichten Harris (1953), Oberling und Guérin (1954), Dmochowski (1957) und Andervont (1959).

Zusatz bei der Korrektur: Das RSV scheint ein „defective virus" zu sein, denn es benötigt zur Synthese seiner Proteinhülle ein Hilfsvirus. Alle Viren der Geflügelleukose-Gruppe sind dazu befähigt. Hierzu gehören auch das Rous sarcoma associated virus (RAV), und der resistence inducing factor (RIV). Die antigene Spezifität der Hülle des RSV wird vom Hilfsvirus determiniert (Hanafusa et al. 1964).

η) Murine Leukämien.

Ähnlich wie beim Mammacarcinom der Maus waren Mäusestämme mit hohem Befall an „spontaner" Leukämie und solche mit geringer Morbidität bekannt. Die Unterschiede wurden für genetische gehalten, zumal eine „horizontale" Infektiosität sich nicht nachweisen ließ und bei den zuerst untersuchten Er-krankungen eine Übertragung durch die Muttermilch nicht stattfand[4].

Mit der Entdeckung der zellfreien Übertragbarkeit der lymphatischen Leuk-ämie der Maus durch Gross (1950a und b, 1951a) setzte eine umfangreiche und fruchtbare Forschung ein, die zur Isolierung einer Reihe von Viren führte, die einerseits dazu neigen gewisse generalisierte Leukämieformen zu erzeugen, ander-seits aber unter bestimmten Bedingungen nicht fest an eine Manifestationsform gebunden sind und mehrere Leukämieformen gleichzeitig und gelegentlich auch Sarkome oder andere Geschwülste erzeugen. Die Faktoren, die eine Änderung des Histotropismus bedingen, sind jedoch noch weitgehend unbekannt.

Zur Morphologie siehe S. 372 und Abb. 21.

Im ganzen handelt es sich — ähnlich wie bei den Hühner-Leukämie-Viren (s. S. 429) — um eine Virusgruppe mit verwandten Eigenschaften. Man kann folgende Leukämien erzeugende Viren unterscheiden

Das Virus der lymphatischen Leukämie der Maus von Gross.

Gross (1950a und b, 1951a) konnte diese beim Mäusestamm AK häufig „spontan" vorkommende Krankheit durch zellfreie Filtrate auf Mäusestämme von sehr niedriger Spontanmorbidität und hoher Empfänglichkeit übertragen, wobei (ähnlich wie beim Mamma-Carcinom) die Empfänglichkeit nicht nur stamm-sondern auch altersabhängig ist. Am ersten Lebenstag ist die Infektionsrate am höchsten und nimmt schon vom zweiten Lebenstag an ab[5].

Durch Selektion und Adaptation konnten Virusstämme mit hoher Patho-genität entwickelt werden (Morbiditätsrate bis zu 99% nach 3 Monaten Latenz). Dieses „passage A virus" war auch für jüngere erwachsene Mäuse pathogen und konnte schließlich auf jüngere Ratten übertragen werden[6].

Für die Entwicklung der Leukämie spielt der Thymus eine noch recht unklare Rolle. Wird der Thymus vor oder nach der Inoculation des Virus entfernt, so wird in den meisten Tieren das Auftreten der lymphatischen Leukämie (auch in ihrer aleukämischen Form) verhindert. Die subcutane Implantation von Thymus

---

[1] Rubin 1962.   [2] Lo et al. 1955.   [3] Manaker und Groupé 1956.
[4] Furth et al. 1942.   [5] Gross 1950a und b, 1951a.   [6] Gross 1961a.

in vorher thymektomierte Mäuse führte bei Tieren, die monatelang vorher infiziert worden waren, zur Entwicklung von Leukämien.

Bei einigen nach der Infektion thymektomierten Tieren traten myeloische Leukämie und vereinzelt Erythromyeloblasten-Vermehrungen auf, die sonst nie beobachtet wurden[1]. Bei Transplantationen von Zellen wird der neue Typ der Leukämie beibehalten, während bei weiterer zellfreier Übertragung in neugeborene Mäuse die myeloische Leukämieform in die lymphatische zurückschlägt. Die myeloische Leukämie der Hühner läßt sich durch zellfreie Filtrate dagegen meist übertragen, ohne daß der Zelltyp sich ändert[2].

Während man bis vor kurzem noch annahm, daß der Thymus nur das Organ ist, in dem infizierte Leukocyten die Transformation in Leukämiezellen durchmachen[3], neigt man jetzt zu der Auffassung, die Milz enthalte die Target-Zellen für das Leukämievirus (s. S. 415).

Läßt man künstlich infizierte, empfängliche Mäuse sich paaren, so wird das Virus auf alle Nachkommen übertragen, wenn die Männchen und Weibchen, oder nur die Weibchen, infiziert waren. Wenn aber nur die Männchen infiziert waren, so erkranken keine oder nur wenige Nachkommen. Es sind also wohl nicht die Gameten, die infiziert sind, jedenfalls nicht die Spermien. Da die Embryonen bereits infiziert sind, scheint die Übertragung in utero zu erfolgen. Außerdem erfolgt die Übertragung auf die Nachkommenschaft nicht bei allen empfänglichen Mäusestämmen gleich gut[4].

Das Virus konnte in Gewebekulturen multipliziert werden. Elektronenoptisch erwies sich das Virus von GROSS als sphärisch; es hat einen Durchmesser von 700—1000 Å, eine äußere Membran und ein zentrales Nucleoid[5] (s. S. 374).

Das Virus der lymphatischen Leukämie der Maus von MOLONEY.

Dieses Virus wurde aus einem transplantablen Mäusesarkom (S 37) isoliert[6]. Es ist nicht nur für neugeborene, sondern auch für erwachsene Mäuse und auch für Ratten pathogen. Die Empfänglichkeit genetisch verschiedener Mäusestämme differiert viel weniger als beim Virus von GROSS. Auch bei diesem Mäuseleukämievirus erfolgt die Übertragung von der Mutter auf den Embryo, nie vom Vater[7]. Die Spermien dürften also nicht infiziert sein. Bei diesem Stamm scheint das Virus auch mit der Muttermilch ausgeschieden zu werden.

Es handelt sich um ein RNS-Virus, DNS fehlt sicher[8].

Auch dieses Virus hat eine Größe von etwa 1000 Å und besitzt ein zentrales Nucleoid.

Das Virus der myeloischen Leukämie der Maus von GRAFFI.

Auch die ,,spontane'' myeloische Leukämie der Maus kann durch zellfreie Filtrate übertragen werden[9]. Das Virus ist für neugeborene Mäuse genetisch unterschiedlicher Stämme und auch für erwachsene Mäuse (wenn auch schwächer) pathogen. Auch Ratten können infiziert werden[10]. Die natürliche Übertragung erfolgt von der Mutter auf das Neugeborene mit der Milch[11]. Außer myeloischen Leukämien können (besonders bei heterologer Passage) lymphocytäre und reticulocytäre Leukämien und Retikulosen entstehen[12].

Zur Manifestation der Erkrankung ist die Milz von Bedeutung; denn Splenektomien vermindern die Erkrankungsrate beträchtlich. Milzhomogenisate oder Milztransplantationen stellen bei splenektomierten Tieren die volle Empfänglichkeit wieder her[13].

---

[1] GROSS 1959b, 1960a.   [2] BEARD 1956.   [3] MILLER 1962.   [4] GROSS 1961b.
[5] DOMOCHOWSKI und GREY 1957, BERNHARD und GROSS 1959.
[6] MOLONEY 1959, 1960.   [7] MOLONEY 1962.   [8] MOLONEY 1960.
[9] GRAFFI et al. 1954, 1956, SCHMIDT 1954.   [10] GRAFFI und GIMMY 1958.
[11] KRISCHKE und GRAFFI 1960, SCHMIDT 1957.   [12] GRAFFI 1958.
[13] FEY und GRAFFI 1958.

Leukämiezellen produzieren auch in vitro längere Zeit das Virus[1].

Das Virus ist elektronenoptisch als runde Partikel von 700—1500 Å Durchmesser mit Doppelmembran und Nucleoid dargestellt worden[2].

Das Virus, bei dem eine gewisse serologische Verwandtschaft zum Leukämievirus von Gross besteht[3], enthält RNS und Lipoide anscheinend als integrierenden Bestandteil[4]. Die isolierte RNS leukämischer Gewebe ist infektiös. Ihre Wirkung wird durch RNase zerstört[5].

Das Virus der reticulocytären Leukämie der Maus von Friend.

Dieses Virus entstammt einem Ehrlich-Carcinom[6]. Die Malignität dieser, auch auf erwachsene Mäuse übertragbaren Erkrankung wird zum Teil angezweifelt. Die Latenz dieser Erkrankung ist sehr kurz. Schon am Tag nach der Infektion sind die ersten Zellveränderungen nachweisbar, im Gegensatz zu der Leukämie von Gross, bei der die Latenz Monate dauert.

Das Virus von Friend scheint sehr resistent gegen UV-Bestrahlung zu sein. Da aber bestrahlte Präparate bisweilen aktiver als unbestrahlte sind, könnte auch ein UV-empfindlicher Hemmstoff vorhanden sein[7]. Bestrahlte Extrakte verursachten manchmal eine hämorrhagisch-nekrotische Krankheit, die bisher nicht näher studiert wurde.

Anderseits kommt eine Stimulierung des hämopoetischen Gewebes mit Polycythämie vor, bei der aber bisher nicht ausgeschlossen ist, daß ein anderes Virus beteiligt ist.

Das Erregervirus kann in Zellkulturen fortgezüchtet werden[8]. Mit dem Virus von Gross scheint keine Antigenverwandtschaft zu bestehen.

Auch diese Leukämie konnte durch isolierte Nucleinsäure übertragen werden. Die durchschnittliche Latenz war bei den mit zellfreiem Tumorextrakt infizierten Tieren am kürzesten, bei den transplantierten Tumoren am längsten; die mit der Nucleinsäurefraktion gespritzten Tiere zeigten ein intermediäres Verhalten[9].

Das Virus des Plasmocytoms der Maus.

Es konnte bisher nur elektronenoptisch nachgewiesen werden[10].

Rattenleukämien.

konnten durch zellfreie Filtrate eines Carcino-Sarkoms nach langer Latenzzeit erzeugt werden. Die Filtrate wurden neugeborenen Tieren gespritzt[11]. Es entstanden myeloische und Erythroblasten-Leukämien.

Viren bei exogen induzierten Leukämien.

Auch murine Leukämien, die durch Bestrahlung entstanden waren, konnten durch zellfreie Filtrate übertragen werden[12]. In den Passagetumoren konnten virusartige Partikel von 650 Å Durchmesser nachgewiesen werden, die den strahleninduzierten Leukämiezellen fehlten[13]. Es liegt daher nahe, anzunehmen, daß ein latentes Virus aktiviert wurde. Ganzkörperbestrahlung steigert übrigens auch die Empfänglichkeit der Maus für das Virus der myeloischen Leukämie[14].

Leukämien, die durch cancerogene Chemikalien erzeugt wurden, konnten interessanterweise nicht durch zellfreie Filtrate übertragen werden[15].

[1] Graffi 1958.   [2] Heine et al. 1957, Graffi et al. 1960.
[3] Pasternak und Graffi 1961.   [4] Graffi 1958.   [5] Bielka und Graffi 1959.
[6] Friend 1957.   [7] Chamorro et al. 1962.
[8] Moore und Friend 1958, Chamorro et al. 1962.   [9] Friend et al. 1962.
[10] Dalton und Potter 1959.   [11] Svec et al. 1957.
[12] Lieberman and Kaplan 1959, Gross 1961 c.   [13] Dmochowski et al. 1958.
[14] Graffi und Krischke 1956.   [15] Graffi und Krischke 1960.

9.) Die Hühnerleukose und andere virusbedingte Geflügeltumoren.

Bei den Hühnern gibt es Virusinfektionen, die zur malignen Entartung aller drei blutbildenden Systeme führen können. Man kennt sowohl eine virusbedingte Myeloblastose, eine Erythroblastose, wie eine Lymphomatose. Es kommen aber auch Mischformen dieser Erkrankungen bei der Infektion mit „reinen" Virusstämmen vor[1]. Das Leukosevirus kann auch Sarkome[2], Carcinome[3] und andere Tumoren[4] erzeugen. Ferner bestehen immunologische Verwandtschaften untereinander und zum Rous-Sarkoma-Virus[5] (s. S. 425). So neigt man dazu, diese Viren als eine Gruppe verwandter, mehr oder minder polyvalenter Tumorviren aufzufassen[6], ohne jedoch eine Erklärung dafür zu haben, welche Faktoren die Entstehung der einzelnen Tumorarten bedingen.

Man darf anderseits nicht übersehen, daß 1. gewisse Unterschiede zwischen den isolierten Viren bestehen, 2. die Mitwirkung von Antigenen, die Gewebsspezifität besitzen (s. u.), eine Rolle spielen kann, und 3. Mischinfektionen oder Aktivierungen latenter Viren meist nicht ausgeschlossen werden können. Bei dieser Virusgruppe ist die Empfänglichkeit in hohem Maße vom Alter[7] und von genetischen Faktoren abhängig[8]. Junge Küken sind im Experiment und in der Natur viel empfindlicher als erwachsene Tiere.

Die Entwicklung der Tumoren erfolgt auch meist nach längerer Latenz. Infiziert man 12 Tage alte Bruteier mit dem Virus der Hühner-Myeloblastose, treten die Tumoren meist im 2. oder 3. Monat auf. Die Latenz ist um so kürzer, je höher die Virusdosis pro infizierte Zelle ist (multiplicity infection). Ältere Küken sind gegen dieses Virus resistent.

Betont man das Trennende mehr als das Gemeinsame, so kann man den Gesamtkomplex folgendermaßen gliedern:

1. Die *Myeloblastose* ist eine beim Küken in 2—3 Wochen tödlich verlaufende Erkrankung. Hierbei kommt das Virus im Blutplasma in großen Mengen vor. Es ist ein RNS-Virus, das Lipoid enthält und interessanterweise eine starke ATPase-Aktivität besitzt[9]. Das Virus wird von Leukämiezellen über längere Zeit produziert und ausgeschieden. Normale Knochenmarkzellen werden durch dieses Virus auch in vitro transformiert und vermehren sich dann unbegrenzt.

Das Virus ist 750—800 Å groß und besitzt eine äußere Doppelmembran und ein zentrales Nucleoid von 350—400 Å Durchmesser. Die Synthese des Virus erfolgt im Zusammenhang mit Mitochondrienabkömmlingen, von denen wohl auch die ATPase stammt.

Über die interessante Antigenstruktur wird im Zusammenhang mit dem Erythroblastosevirus berichtet (s. u.).

2. Die *Erythroblastose* verläuft bei Küken meist rasch und tödlich. Schon innerhalb einiger Stunden nach der Infektion sind viele leukämische Herde im Knochenmark zu finden. Es kommt wie das Myeloblastosevirus in großer Zahl im Serum vor. Morphologisch sind beide Viren sehr ähnlich. Dem Erythroblastosevirus fehlen jedoch die ATPase-Aktivität und das Forssman-Antigen[10] (s. u.). Das Virus wird ähnlich wie die Myxoviren an der Zelloberfläche zusammengefügt und an der Spitze von kleinsten Zotten der Zellmembran ausgeschieden[11].

Zwischen den beiden letzten Viren einerseits, und normalen Gewebekomponenten anderseits bestehen interessante Antigen-Verwandtschaften[12]: Sera von Hühnern, die entweder mit dem Virus der Erythroblastose oder dem Virus der

---

[1] Burmester et al. 1960.   [2] Oberling und Guérin 1933.
[3] Carr 1956.   [4] Baluda 1962.   [5] Beard 1957.
[6] Foulds 1934, Engelbreth-Holm 1942.   [7] Burmester 1952, Baluda 1962.
[8] Waters 1945, 1951.   [9] Beard et al. 1958.   [10] Beard 1957.
[11] Heine et al. 1961.   [12] Eine Übersicht gibt Beard 1957.

Myeloblastose immunisiert wurden, neutralisieren beide Viren. Aber auch Kaninchen, die mit normalem Hühnergewebe immunisiert wurden, entwickeln Antikörper gegen beide Viren. Dagegen besitzen Kaninchen, die gegen Meerschweinchenniere immunisiert wurden, nur Antiköper gegen das Myeloblastosevirus. Die Antigenstruktur dieser beiden Viren muß also folgendermaßen zusammengesetzt sein:

a) Beide Viren besitzen ein gemeinsames Antigen, das mit einer antigenen Substanz im Hühnergewebe identisch ist (und vielleicht von ihm abstammt).

b) Beide Viren besitzen ferner ein anderes gemeinsames Antigen, das nicht mit Hühnerantigenen verwandt ist.

c) Das Myeloblastosevirus enthält ferner ein drittes Antigen, das dem Forssman-Antigen verwandt oder mit ihm identisch ist.

Anti-Myeloblastose-Seren neutralisieren auch das Virus der visceralen Lymphomatose[1]. Auch das Virus des Geflügelsarkoms scheint neben einem virus-spezifischen ein wirtspezifisches Antigen zu besitzen[2].

3. Die *Lymphomatose* der Hühner ist die am längsten bekannte, zellfrei übertragbare Tumorart[3]. Sie kann als viscerale, neurale und oculare Form und als Osteopetrosis auftreten.

Die Übertragung erfolgt „horizontal" durch die Ausscheidung des Virus mit dem Speichel und den Faeces, aber auch „vertikal" in utero auf das Ei[4]. Die Eier hochempfindlicher Inzuchtstämme enthalten mehr Virus als die resistenterer Hühner.

Die Infektion kann, obwohl reifes Virus vorhanden ist, im Ei, dem Embryo, dem Küken und dem Huhn inapparent bleiben und so wieder auf die nächste Generation kommen. Die Unterdrückung der Erkrankung wird anscheinend durch Antikörper bewirkt, die bereits dem Ei mitgegeben werden; denn die Nachkommenschaft künstlich immunisierter Hühner erwies sich als resistenter als die Küken derselben Hühner, die vor der Immunisierung ausgebrütet wurden[5].

ɩ) Rinderleukose.

Die hämatologische Einordnung dieser, in manchen Gegenden endemischen Erkrankung wird noch nicht einheitlich beurteilt; Tolle et al. (1962) halten sie eher für eine Retikulose. Die zellfreie Übertragbarkeit spricht für eine Virus-ätiologie[6]. In den Erythrocyten (!) und im Blutplasma von Rindern konnten mit fluorescenzmarkierten Antikörpern Partikel nachgewiesen werden, die für Virusaggregate gehalten werden[7]. Das Agens konnte auf Mäuse übertragen werden, bei denen teils Tumoren, teils „eine Erkrankung fast aller Organe" entstehen, wobei die Nieren männlicher Tiere am stärksten betroffen waren[8]. Bei der Übertragung des Polyomavirus auf Hamster kommen ebenfalls Parenchymschäden der Niere bis zur Nekrose vor[9].

ϰ) Untersuchungen zur Virusätiologie der Leukämien und anderer Tumoren des Menschen.

Wegen des sehr umfangreichen und überzeugenden Materials haben wir die tierischen vor den menschlichen Leukämien abgehandelt. Die große Fülle der positiven Befunde bei Mäusen gibt dem spärlicheren Material bei menschlichen Erkrankungen allerdings ein erhöhtes Gewicht.

---

[1] Beard 1957.   [2] Oberling und Guérin 1954.   [3] Ellerman und Bang 1908.
[4] Burmester 1957.   [5] Andrewes 1939.
[6] Montemagno et al. 1957, Montemagno 1958.   [7] Tolle 1961.
[8] Tolle et al. 1962.   [9] Ham und Siminovitch 1961.

Die Injektion zellfreier Extrakte aus Organen von Patienten mit akuter Leukämie führte bei neugeborenen Mäusen in 37% (nach 4 Monaten) zur Leukämie. Die Kernfraktion führte sogar bei 39%, die Mitochondrien- und Mikrosomenfraktion in je 22% der Tiere zur Erkrankung. Sowohl Lipid- wie Proteinextrakte waren wirksam[1]. Das Agens konnte i.c. in Mäusen und in Hühnereiern fortgezüchtet werden, in denen Partikel mit einem Durchmesser von 1000—1250 Å elektronenoptisch nachgewiesen wurden[2].

Ähnliche Ergebnisse sind von anderen russischen Autoren berichtet worden, wobei neben Leukämien auch andere Tumoren entstanden[3].

Umfangreiche Versuche amerikanischer Autoren waren weniger erfolgreich. Die Tiere, die Extrakte aus leukämischen Organen von Patienten oder Material von Zellkulturen erhielten, die nach Infektion mit menschlichem Untersuchungsgut einen cytopathogenen Effekt zeigten, bekamen ebensooft Leukämien oder Tumoren wie die Kontrollen oder nur so wenig häufiger, daß die Ergebnisse nicht signifikant waren[4]. Auch die Extrakte anderer Tumoren haben keine eindeutig positiven Ergebnisse gezeigt[5].

In Zellkulturen konnten cytopathogene Effekte mit zellfreien Organextrakten von Patienten mit lymphatischer Leukämie, multiplem Myelom, malignem Lymphom und Hodgkinscher Krankheit erzeugt werden[6].

In Kulturen menschlicher Amnionzellen konnten cytopathogene Effekte auch mit RNS erzielt werde, die aus menschlichen Tumoren und leukämischen Organen gewonnen wurden. RNase zerstörte die Aktivität der Extrakte, die auch Extrakten normaler Organe fehlt. Material der Zellkulturen erzeugte bei Versuchstieren Leukämien und Tumoren. Auch die Nachkommenschaft infizierter Tiere zeigte eine hohe Leukämierate[7].

Die proliferativen Effekte, die in Zellkulturen mit Konzentraten zellfreier Extrakte menschlicher Tumoren produziert wurden[8] sind ein vielversprechender Weg, aber vorerst mit Zurückhaltung zu beurteilen, da die behauptete Isolierung von Polyomavirus aus menschlichen Tumoren von STEWART (1962) zurückgezogen werden mußte. Das Polyomavirus war eine Verunreinigung.

Elektronenoptisch konnten in menschlichen Leukämiezellen z. T. nach Kultur in vitro virusartige Partikel nachgewiesen werden[9].

Soweit wir das Material übersehen, kann von einem überzeugenden Beweis für die Virusätiologie menschlicher Leukämien oder anderer Geschwülste noch nicht gesprochen werden. Angesichts der unzweifelhaften Ergebnisse bei tierischen Erkrankungen und mancher elektronenoptischer Bilder kann aber diesem sehr jungen Forschungszweig die Berechtigung nicht abgesprochen werden. Die Schwierigkeiten, die hierbei bestehen, sind besonders groß: Eine Übertragung auf dieselbe Wirtsspecies ist nicht möglich. Zudem müssen ausgebildete menschliche Tumoren, selbst wenn sie von einem Virus induziert wären, keine infektionsfähigen Viruspartikel mehr enthalten, wie wir an tierischen Tumoren sahen (s. S. 415). Versuche mit der Extraktion aktiver Nucleinsäurefraktionen sind fast nicht gemacht worden. Die wenigen Experimente (s. o.) sollten jedoch zu weiteren Untersuchungen Anlaß sein.

---

[1] BERGOLTS 1958, 1959a—c.
[2] BERGOLTS und SHERSHULSKAIA 1958.
[3] PARNES und SUNTZOVA 1959.
[4] DMOCHOWSKI et al. 1959a und b, 1961, MOORE 1960.
[5] BURTON et al. 1959.
[6] DMOCHOWSKI et al. 1959a und b, SYKES et al. 1960.
[7] DE CARVALHO 1959, 1960, DE CARVALHO et al. 1960.
[8] STEWART und IRWIN 1960.
[9] RICHTER 1953, HEINE et al. 1958, DMOCHOWSKI 1960a, BRAUNSTEINER et al. 1960.

Die kürzlich aus dem Knochenmark leukämischer Patienten (in Zellkulturen menschlicher Nierenzellen) isolierten Viren[1] werden von den Autoren noch nicht als die Erreger dieser Krankheiten bezeichnet, obwohl die Isolierung bei allen zehn Patienten gelang, bei denen sie versucht wurde. Während der weiteren Passagen wurde das Virus cytopathogen. Man darf diese Arbeit als wichtigen Meilenstein auf dem Weg zur Erforschung der Ätiologie menschlicher Tumoren betrachten.

λ) Onkolyse.

Schon am Beginn dieses Abschnittes stellten wir fest, daß Zellen von benignen wie malignen Tumoren für Virusinfektionen empfänglich sein können. Sowohl in vivo, wie in vitro (als Gewebe- oder Zellkulturen) sind Tumorzellen zur Multiplikation von Viren in der Lage. Es würde zu weit führen, alle Arten von Tumorzellen und alle Arten von Viren aufzuführen, die in diesem Zusammenhang bekannt geworden sind. Der verbreitetste und am meisten zur Züchtung von Viren in vitro benützte Zellstamm, die HeLa-Zellen, ist aus einem menschlichen Portio-Carcinom gezüchtet worden.

Tumorzellen können eine höhere Empfänglichkeit für bestimmte Viren haben, als die normalen Zellen, von denen sie stammen. Es ist noch unbekannt, welche Eigenschaften der Tumorzelle sie in gewissen Fällen dazu befähigen, empfänglicher zu sein und besser Virus zu synthetisieren als normale Zellen. Man kann daher auch nichts darüber sagen, ob alle empfänglichen Tumorzellen dies auf Grund einer gemeinsamen Eigenschaft tun.

Die Vermehrung gewisser Viren kann in bestimmten Tumorgeweben auf einzelne Stämme beschränkt sein. So vermehrt sich nur die neurotrope Variante (WS) eines Influenza-Virusstammes in gewissen transplantablen Tumoren; der nichtneutrotrope Ausgangsstamm ist dazu nicht in der Lage[2].

Die stärkere Vermehrung des Virus in Tumorzellen kann grundsätzlich verschiedene Ursachen haben[3].

1. Verstärkte Adsorption zirkulierender Viruspartikel an Tumorzellen.
2. Langsameres Absterben von Virus in Tumorzellen.
3. Verstärkte Multiplikation von Virus in Tumorzellen.

Southam und Moore (1952) halten die dritte Möglichkeit für die wahrscheinlichste.

Da dem stärkeren Wachstum und Multiplikationsvermögen der Tumorzellen ein höheres Niveau der Protein- und Nucleinsäuresynthese zugrunde liegt, wird angenommen, daß dieser stimulierte Stoffwechsel bei einer Infektion der Virussynthese zugute kommt.

Der selektiven Empfänglichkeit ist nicht selten eine selektive Empfindlichkeit für die Virusinfektion zugeordnet. Diese erhöhte Empfindlichkeit kann zur letalen Störung des Stoffwechselgleichgewichtes führen. Diese Beobachtung hat die Hoffnung erweckt, Viren zu finden, oder zu adaptieren, die in der Lage sind, Tumorzellen in vivo selektiv zu zerstören.

Die Multiplikation des Virus in den Tumorzellen scheint die Voraussetzung für deren Schädigung oder Zerstörung zu sein. Die Virussynthese muß jedoch nicht unbedingt zur Produktion reifer Viruspartikel führen[4] (s. S. 402). In Tieren, die an sich gegen die infizierende Virusart hochempfindlich sind, aber immunisiert wurden, findet nie eine Onkolyse statt[5]. Anders dagegen bei Tieren, die von Natur resistent sind; hier kann in den Tumorzellen eine Multiplikation des Virus

---

[1] Negroni 1964; Inman, Woods und Negroni 1964.   [2] Wagner 1954.
[3] Southam und Moore 1952.   [4] Prince und Ginsberg 1957.
[5] Moore und O'Connor 1950.

und Onkolyse stattfinden, ohne daß in den anderen Geweben eine Multiplikation möglich ist. Generelle Symptome der Virusinfektion blieben bei einer derartigen isolierten Infektion der Tumorzellen aus[1].

Lange bevor die Tatsache bekannt wurde, daß Viren in Tumorzellen multipliziert werden, hatte DE PAGE (1912) beobachtet, daß eine Patientin mit vorgeschrittenem Uterus-Carcinom eine wesentliche Besserung durchmachte, als sie gegen Rabies geimpft wurde. Damals verwendete man noch Impfstoff mit aktivem abgeschwächtem Virus. Erst 39 Jahre später wurde diese Beobachtung nachgeprüft[2]. Dreißig Patienten, die an Melanosarkomen litten, wurden mit Rabiesvaccine geimpft. Bei acht Patienten traten regressive Veränderungen der Tumoren auf.

Am transplantablen Mäusesarkom-108 und anderen Mäusetumoren konnte mit dem Virus der russischen Fern-Ost-Encephalitis ein nekrotisierender Effekt an Tumorzellen erzielt werden[3].

Bei der bekannten Variabilität und Adaptabilität der Viren lag der Versuch nahe, die onkolytische Wirkung zu steigern, ohne die Pathogenität für nicht malignes Gewebe zu erhöhen. Dies gelang auch in der Tat durch entsprechende Passagen[4].

Diese experimentellen Untersuchungen ermutigten zur Weiterführung therapeutischer Versuche am Menschen. Man wählte möglichst harmlose neurotrope Viren, gegen die Immunität selten ist. West-Nil-, Bunyamwera- und Ilhéus-Virus konnte zwar aus menschlichen malignen Tumoren nach intravenöser oder intramuskulärer Infektion gewonnen werden, aber die Tumoren erlitten keine Onkolyse[5]. Mit dem Egypt 101-Virus konnten die gleichen Autoren (1952) zeigen, daß es in einer Reihe von Fällen im Tumorgewebe eine 10—1000mal höhere Konzentration erreichte als im normalen. Die Patienten machten eine Virämie und eine milde Encephalitis durch. In 4 von 27 Patienten kam es zu einer vorübergehenden Regression der Tumoren, davon in einem Falle mit klinisch deutlichem Erfolg. Neuerdings hat sich gezeigt, daß auch Viren der Adeno-Gruppe (früher A.P.C.-Gruppe genannt) onkolytisch wirken können[6].

30 Patientinnen mit Ccrvix-Carcinom wurde Adenovirus lokal oder in die Aorta (über ein Polyäthylenkatheter) verabreicht. Die Patientinnen zeigten nur dann leichte Krankheitserscheinungen, wenn Cortison gegeben wurde. Aus den Tumoren konnte Virus bis zum 17. Tag isoliert werden. Neutralisierende und komplementbindende Antikörper wurden gebildet. Eine Vermehrung des Virus kann also wohl angenommen werden. Bei 20 Patientinnen trat eine deutliche Regression der Tumoren auf, z. T. mit Abstoßung nekrotischen Gewebes. Die Blutung aus den Tumoren nahm ab oder sistierte für längere Zeit. Alle diese Effekte konnten durch die Kulturflüssigkeit allein oder mit hitzeinaktiviertem Virus *nicht* ausgelöst werden. Leider wurde nie die gesamte Masse des Tumors angegriffen. Der onkolytische Effekt beschränkte sich nur auf einen Teil des Tumors. Ein Rest aktiven Tumorgewebes blieb erhalten, wuchs weiter und metastasierte.

Im Tierexperiment wurden mit Adeno-Virus (Typ 3) ähnliche Ergebnisse erzielt. Wurde das Virus dem Gewebebrei zugefügt, der als Inoculum zur Übertragung des Tumors benutzt wurde, so wurde die Transplantierbarkeit aufgehoben[7].

Die fluorescenz-serologische Methode gibt die Möglichkeit, das Verhalten des Virus bei der Onkolyse direkt zu untersuchen. Das West-Nil-Virus (Egypt 101-Virus) konnte bei Tumorpatienten in den Tumorzellen des Primärtumors und der Metastasen nachgewiesen werden, fehlte aber in den Stromazellen. Die Bilder sprechen für eine Multiplikation des Virus. Obgleich das Serum einen hohen

---

[1] SHARPLES et al. 1950.   [2] HIGGINS und PACK 1951.   [3] MOORE 1949, 1951a.
[4] MOORE 1951b.   [5] SOUTHAM und MOORE 1951.   [6] SMITH et al. 1956.
[7] HOLZAEPFEL und BOUTSELIS 1957.

Antikörpergehalt besaß, war das Virus noch 89 Tage post infectionem in Metastasen zu finden, die zur Zeit der Infektion noch nicht zu erkennen waren. Es wird angenommen, daß entweder die Ausbreitung des Virus von Zelle zu Zelle geschieht oder durch Leukocyten, die Virus phagocytiert hatten[1].

Auch virusinduzierte Tumorzellen können für die Zerstörung durch andere Viren empfänglicher sein als ihre normalen Ausgangszellen. Die Transformation einer solchen Zelle durch das Fibromavirus von Shope bewirkt, daß die Tumorzelle einige andere Viren (z. B. Semliki-Forest-Virus und Murray-Valley-Virus) synthetisieren kann (was normale Fibroblasten nicht können). Bei dieser Infektion geht die Tumorzelle zugrunde. Die vorhergehende Synthese von Fibromavirus stimuliert dagegen das Zellwachstum und die Zellteilung[2].

Zum Problem des *Wirkungsmechanismus* der Onkolyse ist zuerst zu fragen, wieweit diese von unspezifischen Begleiterscheinungen der Virusinfektion wie Fieber, Stress usw. verursacht sein kann. Man darf Southam und Moore (1952) wohl in der Ablehnung dieser Möglichkeiten zustimmen, denn Fieber ist keine seltene Begleiterscheinung bei Tumorkranken. Auch die ACTH- oder Corticosteroidausschüttung während der Virusinfektion können keine Rückbildung von Carcinomen bewirken. Im Gegenteil: manche Tumoren lassen sich unter Cortisonbehandlung besser übertragen[3].

Für die spezifische, durch die Virusmultiplikation bewirkte Onkolyse sprechen vor allem folgende Gründe:

a) Im resistenten[4] und im immunen Wirt[5] ist kein onkolytischer Effekt zu erzielen.

b) Im Tumorgewebe ist bisweilen der Virustiter höher als im umgebenden Gewebe.

Nun ist freilich zu bemerken, daß eine Virusmultiplikation im Tumor, die stärker ist als in normalen Zellen, gar nicht unbedingt zur Erklärung der Onkolyse nötig ist. Der veränderte Stoffwechsel der Tumorzelle brauchte nur empfindlicher für eine Störung durch die biochemischen Veränderungen zu sein, die aus der Virusmultiplikation resultieren. Southam und Moore (1952) weisen sehr richtig darauf hin, daß zwischen dem Wirkungsmechanismus der tumorwirksamen Antimetaboliten und dem der onkolytischen Viren kein grundlegender Unterschied zu bestehen braucht.

VIII. Empfänglichkeit und Resistenz gegen Viren

"The influence of physiologic effects induced by environmental and hormonal variations on the course of virus infections is only beginning to be studied".

F. B. Bang und Ch. N. Luttrell (1961)

1. Allgemeines.

Die Wechselwirkungen zwischen Wirt und infizierendem Agens werden im allgemeinen durch die Begriffe Empfänglichkeit und Resistenz, Pathogenität und Virulenz beschrieben. Empfänglichkeit und Resistenz erweisen sich als ein reziprokes Begriffspaar. Der eine Begriff ist nur mit Hilfe des anderen zu definieren.

[1] Southam et al. 1958.   [2] Ginder und Friedewald 1951, Fenner und French 1955.
[3] Toolan 1953.   [4] Ginder und Friedewald 1951.   [5] Moore und O'Connor 1950.

Wenn im folgenden von Resistenz gesprochen wird, so ist nicht diejenige Unempfindlichkeit gemeint, die durch eine Auseinandersetzung mit dem Erreger oder seinen antigenen Körpersubstanzen oder Ektotoxinen erworben wird, für die man die Bezeichnungen Immunität und beim Virus auch Interferenz reservieren soll, sondern die Resistenz, die auch ohne jeden früheren Kontakt mit dem Erreger bei einem Organismus vorhanden sein kann. Diese Resistenz im engeren Sinne, die auch natürliche oder angeborene Resistenz genannt wird, ist wie alle Spielarten der Empfänglichkeit eine Resultante aus den genetisch kontrollierten Eigenschaften des Wirtes und des infizierenden Agens. Das Problem der Resistenz auch gegen andere Erreger ist in diesem Handbuch von BIELING (1956) eingehend behandelt worden.

Die art- oder rassenspezifische Resistenz ist teils absolut, teils relativ und abhängig von Dosis, Ort und Art der Infektion und dem Zustand des infizierten Individuums. So kann eine Dosis Influenzavirus, die eine Maus tötet, wenn man sie in die unteren Luftwege einbringt, bei subcutaner Injektion völlig wirkungslos bleiben. Umgekehrt sind eine Reihe von Viren nur bei traumatischer Inoculation durch Insektenstiche oder Tierbisse pathogen. Oder man denke daran, daß die Poliomyelitis acuta anterior ein Spezialfall der Infektion mit dem Poliovirus ist, der nur bei etwa 1—2% der infizierten Personen auftritt. Hier kennen wir eine Reihe von Faktoren, die das Auftreten der Lähmungen begünstigen (provozieren).

Es ist ziemlich wenig bekannt darüber, welche Eigenschaften eines Organismus oder einer Zellpopulation die Empfänglichkeit oder Resistenz gegenüber den verschiedenen Viren zuletzt bedingen. Das Problem wird noch kompliziert durch die Tatsache, daß die Zellen verschiedener Organe verschieden geeignet zur Virusmultiplikation und verschieden empfindlich gegen ihre Folgen sind. Beide Eigenschaften brauchen im intakten Zellverband und in der Zellkultur nicht gleich zu sein. So vermögen die Nierenzellen von Affen Poliovirus in corpore nicht zu synthetisieren, sind aber in der Zellkultur gute Produzenten dieses Virus und gehen an dieser Infektion zugrunde[1]. Die Ursache dieses Phänomens ist unbekannt.

Es liegt auf der Hand, daß die bedingenden Faktoren an vielen verschiedenen Stellen und Vorgängen angreifen können, da die Viren nicht nur in den Organismus, sondern darüber hinaus in das Innere derjenigen Zellen eindringen müssen, in denen ihre Multiplikation stattfinden kann.

2. Adsorption, Penetration, Multiplikation.

Die Adsorption eines Virus an eine Zelle und die Penetration ihrer Grenzfläche sind die ersten Vorgänge, die eine Virusinfektion einleiten. Sie sind damit wichtige Faktoren, die Empfänglichkeit oder Resistenz bedingen. Es sind die physikochemischen Eigenschaften der Grenzflächen von Virus und Wirtszelle, deren Wechselwirkung unter diesen Aspekten zu betrachten wäre. Bei Bakterienviren wissen wir zu diesem Problem einiges, bei menschen- und tierpathogenen Viren nur sehr wenig (s. S. 378 und 382).

Myxoviren (Influenza-, Geflügelpest-, Mumps-Gruppe) werden an gewissen Receptoren der Zellwand adsorbiert. Nach kurzer Zeit erfolgt wieder eine Elution des adsorbierten Virus. Die Receptoren der Zelle werden hierbei zerstört, das Virus bleibt unverändert. Diese Zerstörung der Receptoren erfolgt durch das receptor-zerstörende Enzym (RDE) der Virushülle, das eine Neuraminidase ist (s. S. 337). Es liegt nahe, anzunehmen, daß die enzymatische Zerstörung von Substanzen der Zellwand für die Penetration und damit für die Empfänglichkeit von entscheidender Bedeutung ist, aber eindeutige Beweise dafür liegen nicht

---

[1] KAPLAN 1955.

vor. Vor allem müßte bei empfänglichen Zellen die Wirkung des RDE nicht zu einer Elution des Virus (wie bei Erythrocyten) führen.

Es liegt ferner nahe, auch bei anderen Viren der Struktur der Virushülle eine Bedeutung für Adsorption und Penetration beizumessen. Diese Rolle wird durch die Tatsache unterstrichen, daß die von der Hülle befreite, infektiöse Virus-NS ein breiteres Wirtsspektrum hat als das intakte Virus (s. S. 324).

Für viele Virus-Wirtssysteme ist die Erklärung der Resistenz in einer Unfähigkeit zur Virussynthese zu suchen. Die Erzeugung neuer, kompletter, d. h. infektionsfähiger Viruspartikel ist aber keineswegs immer die Voraussetzung für die cytopathogene Wirkung. Seit längerer Zeit ist bei verschiedenen experimentellen Virusinfektionen nämlich beobachtet worden, daß trotz vorhandener Pathogenität oder gar letalem Verlauf die Produktion von neuem, infektiösem Virus gering blieb oder gar fehlte. In HeLa-Zellkulturen z. B. wird nur Influenzavirus-Hämagglutinin und Komplement-bindendes Antigen, nicht aber aktives Virus reproduziert. Trotzdem tritt ein cytopathogener Effekt auf.

Erst mit Hilfe fluorescenz-markierter Antikörper war es möglich, näheren Einblick in derartige Zustände zu bekommen. Es handelt sich bei den bisher aufgeklärten Fällen um inkomplette Synthesen des Virus in der Wirtszelle. So wird beim NDV in Ascites-Tumorzellen der Maus nur eine der antigenen Substanzen des Virus synthetisiert, aber kein Agglutinin gebildet. Zum Zusammenbau des Virus fehlt ein wichtiger Bestandteil. Trotzdem geht die Zelle an den Veränderungen, die bei dieser „abortiven Infektion" in ihr vorgehen, zugrunde[1]. Bei der Infektion von Earl-Zellen mit Geflügelpestvirus werden zwar beide bekannten Antigene (S-Antigen und Hämagglutinin) des Virus synthetisiert, aber die Schlußmontage des Virus ist nicht möglich, weil das S-Antigen nicht aus dem Kern herausgelangen und sich daher auch nicht an der Zellperipherie mit dem Hämagglutinin zum kompletten Virus vereinigen kann[2].

Umgekehrt kann trotz lebhafter Virusmultiplikation eine klinische Resistenz vorhanden sein. So wird Mumpsvirus im Hühnerembryo (bis zu einem gewissen Alter) multipliziert, es wird sogar laufend ausgeschieden, aber die synthetisierenden Zellen zeigen keinerlei Schädigung[3]. Mumpsvirus konnte sogar in Zellen des Affengehirns nachgewiesen werden, ohne daß irgendwelche neurologischen Symptome entdeckt werden konnten[4]. Dieses Phänomen ist uns als stumme Infektion vertraut, wenn uns auch erst neuerdings klar bewiesen werden konnte, daß derartige Zellen gute Viruserzeuger sein können. Ganz neu ist unserem pathogenetischen Vorstellungsschatz dagegen, daß eine pathogene Virusinfektion blind enden kann, d. h. ohne die Produktion von neuem, infektiösem Virus. Hier wird klar, daß in manchen (wahrscheinlich sogar in den meisten) Zell-Virus-Systemen nicht die reifen Viruspartikel pathogen wirken, sondern die biochemischen Vorgänge, die von dem Gensystem des Virus der Wirtszelle aufgezwungen werden. Hier ist also die Wirkung des Infektionsagens-Virus einerseits einem Gift anderseits einer genetisch bedingten Stoffwechselanomalie am ähnlichsten.

3. Genetische Faktoren.

Den Erbgang der Resistenz von Mäusen gegen Gelbfiebervirus hat Sabin (1952a) genauer untersucht. Der Mäusestamm des Rockefeller Institutes in Princeton (PRI) war bei intracerebraler Inoculation völlig resistent gegen den Stamm 17D dieses Virus, während sog. „Swiss mice" zu 100% daran starben. Kreuzungen beider Mäusestämme zeigten, daß die Ergebnisse mit der Annahme

---

[1] Prince und Ginsberg 1957.   [2] Franklin und Breitenfeld 1959.
[3] Watson 1952.   [4] Chu et al. 1951.

eines dominanten Genpaares für die Eigenschaft „resistent" erklärt werden können. Diese Eigenschaft ist unabhängig von den im gleichen Mäusestamm vorkommenden erblichen Eigenschaften „resistent" bzw. „empfänglich gegenüber gewissen Salmonella-Bakterien"[1]. Im Gegensatz zu empfindlichen Tieren findet im Gehirn der resistenten Mäuse nur eine ganz geringe Multiplikation des Gelbfiebervirus statt. Dies ist auch bei den Versuchen von WEBSTER (1937), WEBSTER und CLOW (1936), WEBSTER und JOHNSON (1941) mit dem Virus der St.-Louis-Encephalitis der Fall, und zwar nicht nur im Gehirn lebender Mäuse, sondern auch in Gewebekulturen aus ihnen. Auch Makrophagen von Mäusen waren in der Kultur gegenüber Mäusehepatitisvirus je nach der Rasse, der sie entstammten, entweder empfänglich oder resistent[2].

Die celluläre Empfindlichkeit gegenüber verschiedenen Stämmen der gleichen Virusart kann verschieden sein. Gegenüber dem Gelbfieberstamm „French neurotropic" sind PRI-Mäuse nicht einheitlich empfänglich (24% Letalität). Empfängliche wie unempfängliche Mäuse produzieren jedoch die gleichen Virusmengen im Gehirn. Kreuzungsversuche zeigten, daß der Mäusestamm PRI z. T. heterozygot für die recessive Eigenschaft „celluläre Vulnerabilität gegen Gelbfiebervirus French neurotropic", aber immer homozygot für die Eigenschaft „Depression der Multiplikation von Gelbfiebervirus 17 D" war. Während der „multiplication-depressing"-Faktor nach einem Alles-oder-nichts-Gesetz wirkt, ist dies bei dem Faktor für „cellular vulnerability" nicht der Fall. Der „Multiplication-depressing"-Faktor ist übrigens ebenfalls wirksam gegenüber einer Reihe von immunologisch verwandten Viren: Gelbfieber, Denguefieber, Westnilfieber, Japanische Encephalitis B, St. Louis-Encephalitis und Russische Zecken-Encephalitis. Hier fehlt wahrscheinlich die erbliche Eigenschaft zur Synthese eines bestimmten Antigens oder einer Gruppe chemisch nahe verwandter Antigene.

Untersuchungen mit diesen Viren ergaben, daß bei einzelnen Stämmen Varianten oder Mutanten entwickelt werden können, bei denen die Multiplikationshemmung nicht wirksam wird, oder die trotz geringer Multiplikation virulenter werden. Eine Anzahl immunologisch andersartiger Viren werden von diesem genetischen Faktor in ihrer Multiplikation nicht beeinträchtigt[3].

Ergänzend sei hier noch erwähnt, daß auch eine verschieden rasch einsetzende Antikörperbildung die Ursache einer erblich bedingten geringeren Empfänglichkeit sein kann. Diese zeigt sich beim Ektromelievirus allerdings nur bei Injektion in die Fußballen, nicht aber bei intracerebraler Infektion[4].

Wie alle erblich kontrollierten Eigenschaften sind auch Empfänglichkeit und Resistenz gegenüber bestimmten Viren Funktionen, die nur unter gewissen Bedingungen realisiert werden können. Andere, ebenfalls genetisch gesteuerte Eigenschaften (wie das Geschlecht) oder Funktions- oder Strukturzustände der Zellen, die unter dem Einfluß von Alter, Schwangerschaft, Ernährung oder sonstigen äußeren oder inneren patho-physiologischen Bedingungen oder Reizen alteriert werden, vermögen Empfänglichkeit und Resistenz ebenfalls zu beeinflussen. Noch wissen wir sehr wenig über den Angriffsort der Faktoren, die die Resistenz verändern können und noch weniger über den Mechanismus ihres Wirkens. Ein Teil der Faktoren, die eine generelle Resistenzminderung erzeugen, wirkt offensichtlich über eine Hydrocortison-Ausschüttung[5]. Manche lokale Reize (Traumen, körperliche Anstrengungen einzelner Glieder) bewirken eine lokale Minderung der Resistenz im Bereich des Reizes. Weiter unten soll darüber eingehender berichtet werden.

---

[1] WEBSTER 1937.   [2] BANG und WARWICK 1960.   [3] SABIN 1952.
[4] SCHELL 1960a und b.   [5] SHWARTZMAN 1953.

4. Körpertemperatur.

Die meisten pathogenen Viren erfahren eine ziemlich schnelle thermische Inaktivierung im Bereich der normalen Körpertemperatur ihrer Wirte (36,0 bis 38,5° C). Dieser Vorgang findet nicht nur in vitro, sondern eventuell unterstützt durch andere virus-zerstörende Kräfte, auch im Wirtsorganismus statt.

In unempfänglichen Wirten ist die Zerstörung von injiziertem Virus abhängig von der Körpertemperatur[1].

Auf die thermische Inaktivierung im unempfänglichen Wirtskörper, die am reinsten an Phagen nachweisbar ist, soll hier nicht näher eingegangen werden. Smorodintsev (1960) hat eine Übersicht in englischer Sprache veröffentlicht.

Bekanntlich ist die Multiplikation eines jeden Virus nur innerhalb eines gewissen Temperaturbereichs möglich. So ist die Körpertemperatur des Wirtes ein wichtiger bestimmender Faktor der Virusreproduktion. Nach Smorodintsev (1960) kommt es beim Überwiegen der Inaktivierung in wenig empfänglichen Wirten — eventuell nach einigen Passagen — zu einer Eliminierung des Virus. Allerdings liegen die Dinge wohl selten so einfach und eine Reihe unbekannter Faktoren kompliziert nicht selten das Bild. So ist der Hühnerembryo für Influenzavirus empfindlich, wogegen das geschlüpfte Küken es weit weniger ist[2]. Ob aber das Steigen der Körpertemperatur nach dem Schlüpfen auf 41° C hierfür wirklich verantwortlich ist, muß noch fraglich bleiben, da der Influenzavirus-Stamm NWS zwar diesem Gesetz im Hühnchen auch folgt, aber in Zellkulturen auch bei höheren Temperaturen gut multipliziert wird[3].

Senkt oder hebt man die Körpertemperatur erwachsener Mäuse um 2° C unter oder über die normale (37—38° C), so wird der Verlauf einer Coxsackie-Infektion beträchtlich verändert. Mäuse mit normaler Körpertemperatur zeigen nur lokalisierte Schäden im Pankreas und nur selten Todesfälle, bei hyperthermen tritt keine Virusvermehrung auf, in hypothermen Mäusen dagegen führte die Virusvermehrung immer zu letalen Erkrankungen mit ausgebreiteten histopathologischen Veränderungen[4]. Auch beim Poliovirus (Typ II) bedingt die Hyperpyrexie wenige (50%) und verzögerte Todesfälle[5]. Auch die Myxomavirusinfektion des Kaninchens zeigt bei „Sommertemperaturen" einen milden Verlauf (70% Heilungen), während sie bei „Wintertemperaturen" einen schweren Verlauf mit nur 8% Überlebenden nimmt[6].

Bei Fledermäusen dagegen führten tiefe Temperaturen zum Winterschlaf und einer latenten Infektion, die bei 29° C Außentemperatur sofort aktiviert wurde und mit normalen Zeitverhältnissen ablief[7].

Man wird kaum fehlgehen, wenn man annimmt, daß bei den Fledermäusen die Intensität des Zellstoffwechsels eine entscheidende Rolle für die Intensität der Virusmultiplikation spielt. Bei den nicht zum Winterschlaf befähigten Tieren liegen die Verhältnisse offensichtlich ganz anders. Die zu niedrige Außentemperatur wirkt höchstwahrscheinlich als Stress und führt zur Hydrocortisonausschüttung[8]. Zu deren möglichem Wirkungsmechanismus s. S. 445.

Die Thermoresistenz wie die optimale Multiplikationstemperatur sind Eigenschaften der Viren, die meist unabhängig voneinander vererbt zu werden scheinen. Mutanten mit veränderter thermischer Resistenz bzw. verändertem thermischen Reproduktionsbereich können selektioniert werden. Stämme, die an niedere Temperaturen adaptiert sind, zeigen eine viel langsamere Multiplikation bei

---

[1] Smorodintsev und Zhumatov 1949, A. A. Smorodintsev 1957.
[2] Enders und Pearson 1941.   [3] Stewart und Morgan 1960.
[4] Walker und Boring 1958.
[5] Lwoff et al. 1959, 1960, Groman et al. 1960.
[6] Marshall 1959.   [7] Sulkin et al. 1960a.   [8] Shwartzman 1953.

normaler Körpertemperatur und meist zugleich eine verringerte Virulenz. Hier
liegt eine Möglichkeit abgeschwächte Varianten zu produzieren[1].
Die Frage, wieweit die niedrigere Temperaturspanne der Multiplikation ein
verläßliches Merkmal der atenuierten Stämme ist, wurde mit der Produktion der
sog. „lebenden" Poliovaccine sehr wichtig[2]. Nach allem scheinen diese beiden
Eigenschaften wohl häufig gemeinsam vorzukommen, sind aber nicht fest aneinander gekoppelt.
Anderseits tritt mit einer Mutation in Richtung einer erhöhten optimalen
Reproduktionstemperatur häufig auch eine Erhöhung der Virulenz auf.

5. Unspezifische humorale Abwehr.

GINSBERG und HORSFALL (1949c) scheinen als erste beobachtet zu haben, daß
das Serum nicht-immuner Warmblüter gewisse Viren zu inaktivieren und die
Hämagglutination von Myxoviren zu hemmen vermag. Bald darauf haben
HOWITT (1950) und BANG et al. (1950) einen ähnlichen thermolabilen Serum-
faktor beschrieben. Dieser Faktor ist nicht identisch mit dem thermostabilen
Hemmfaktor der virusbedingten Hämagglutination[3].
Es lag nahe, den thermolabilen Faktor auf seine Beziehungen zum Properdin
zu untersuchen. Es zeigte sich, daß dieser Faktor mit der Entfernung von
Properdin aus dem Serum verschwand[4]. Die Aktivität gegen NDV konnte durch
Zugabe von gereinigtem Properdin wieder hergestellt werden.
Das Properdin verbindet sich mit dem Virus, wozu Mg^{++} und Komplement
benötigt werden. Der Properdinspiegel des Serums nimmt hierbei ab, der Komple-
mentgehalt jedoch kaum[5]. Das Mg-Ion wird vom Virus-Properdin-Komplex

Tabelle 14. *Unterschiede zwischen Hämagglutinations-β-Inhibitor und virusinaktivierendem
Faktor* (VIF) = *Properdin* (?) (zusammengestellt nach H. SCHMIDT 1955).

	β-Inhibitor	VIF
vorheriger Kontakt mit Virus nötig	—	+
Entwicklung resistenter Virusvarianten	+	—
Aktivität von Rinderserum	+	—
Stabilität bei +4° C	mehrere Monate	1—2 Wochen

gebunden, aber bei dessen Dissoziation wieder frei. Die inaktivierende Wirkung
des Properdins ist partiell reversibel; bei Zusatz von Kationen-Austauscherharz
werden 10—50% der ursprünglichen Virusaktivität wieder frei[6]. Durch Citrat-
zusatz kann auch die Hemmung der Hämagglutination teilweise aufgehoben
werden[7].
Außer Myxoviren, die vor allem untersucht wurden, sind auch Phagen hochempfindlich gegen Properdin[8].
Es scheint jedoch fraglich, ob die Hemmung der virusbedingten Hämagglutination und die inaktivierende Wirkung auf Virus wirklich demselben Faktor
zuzuschreiben sind[9]. Die wichtigsten Unterschiede sind in Tabelle 14 zusammen-
gestellt.

---

[1] DUBES und CHAPIN 1956, DUBES und WENNER 1957, LWOFF 1959, 1960, SABIN und LWOFF
1959.   [2] LWOFF und LWOFF 1958, 1959, SABIN und LWOFF 1959.
[3] FRANCIS 1947.   [4] WEGDWOOD et al. 1955, 1956a und b.
[5] GINSBERG und HORSFALL 1949, CHU 1951, WEDGWOOD et al. 1956a.
[6] WEDGWOOD et al. 1956a und b.   [7] GINSBERG und HORSFALL 1949c.
[8] VUNAKIS et al. 1956, 1957, SULKIN et al. 1957.   [9] KARZON 1956.

Darüber hinaus ist der von den amerikanischen Autoren beschriebene Faktor vielleicht kein einheitlicher Stoff, sondern aus mehreren Komponenten zusammengesetzt[1].

Nun haben A. A. Smorodintsev und Shishkina (1950, 1951) und später auch andere russische Autoren[2] einen thermolabilen Faktor im Serum mit ähnlicher Wirkung beschrieben, der aber nicht mit Properdin identisch sein soll. Sie führen eine Reihe von Unterschieden an, die hier in Tabelle 15 wiedergegeben sind.

Tabelle 15. *Unterschiede zwischen virus-neutralisierenden Substanzen und Properdin* (nach A. A. Smorodintsev 1960).

Eigenschaft	Virus-neutralisierende Substanzen	Properdin
Gehalt in Sera verschiedener Tierarten		
Weiße Ratte	minimal	maximal
Meerschweinchen		
Kaninchen	maximal	minimal
Biochemische Konstitution	β-Lipoprotein	inhomogen (γ-, β- und α-Globuline)
Proteinfraktion nach Cohn	in III—0	in I
Adsorption an Zymosan	+	+
Inulin	—	+
Inaktivierung gereinigter Präparate durch Trypsin	+	—
Thermische Inaktivierung 62° C	1 Std	15 min
56° C	30 min, partiell	30 min komplett
0—4° C	stabil 4 Wochen	rasche Inaktivierung
—10° C	stabil 1,5 Jahre	stabil erst bei $>$ —20° C
Bedingungen der biologischen Aktivität		
Komplement	—	+
Mg^{++}	—	+
Effekt der Strahlenkrankheit auf die Aktivität nativer Sera	—	+
Entfernung aus nativen Sera durch		
Flexner-Kulturen	—	+
Influenzavirus	+	—

Vor allem betonen sie, daß bei der Entfernung von Properdin aus dem Serum mit Hilfe von Zymosan nicht nur Properdin, sondern auch eine Reihe anderer Proteinfraktionen adsorbiert werden, darunter der von ihnen beschriebene thermolabile Virusinhibitor.

Einen dem Lecithin chemisch verwandten Körper mit inaktivierender Wirkung auf Influenzavirus hat Utz (1948, 1949) beschrieben. Nach A. A. Smorodintsev (1960) ist er jedoch mit dem thermolabilen Faktor der russischen Autoren nicht identisch.

Die neutralisierende Wirkung der unspezifischen virus-inaktivierenden Substanzen ist bei nicht adaptierten Stämmen von schwacher Virulenz stärker als bei adaptierten und virulenten[3]. Sie zeigt eine hohe Unspezifität und umfaßt mindestens die Myxoviren, Adenoviren, ECHO-Viren, Coxsackieviren, gewisse Encephalitisviren, Polioviren und Bakteriophagen[4]. Dies kann (bei wenig virulenten Stämmen) auch in vivo nachgewiesen werden. In wenigen Stunden verschwindet das Virus aus dem Infektionsort, dem Blut und den inneren Organen.

---

[1] Karzon, 1956.   [2] Literatur bei A. A. Smorodintsev 1960.
[3] Chu 1951, Briody et al. 1955, Smorodintsev und Luzyanina 1958.
[4] A. A. Smorodintsev 1960.

Die biochemische Natur der thermolabilen Inhibitoren ist von russischen Autoren untersucht worden[1]. Die gesamte Aktivität des nativen Serums konnte in der Fraktion III—0 (nach COHN) wieder gefunden werden. Ein aus dieser Fraktion isoliertes β-Lipoprotein zeigte die volle neutralisierende Wirkung während dessen Lipoidkomponente, die 50% des gesamten Serumcholesterins enthielt, frei von jeder Aktivität war. Dieses β-Lipoprotein konnte bei Kaninchenserum (nicht aber bei Meerschweinchen- und Mäuseseren) in zwei Fraktionen zerlegt werden. Eine der Fraktionen, die nur 10% des Proteins enthielt, besaß die gesamte virusneutralisierende Wirkung, während der Rest inaktiv war.

Außer im Serum gibt es auch in den Atemwegen und anderen Schleimhautsekreten, im Darmsaft, im Speichel Stoffe, die als Faktoren der unspezifischen humoralen Abwehr in Frage kommen können. So gibt es im Speichel einen Stoff, der die Hämagglutination von Col-SK-Virus hemmt[2]. Diese Substanz hat receptorzerstörende Wirkung[3]. Außerdem gibt es Mucopolysaccharide im Nasenrachenraum, die einen hemmenden Einfluß auf die Infektion mit Poliovirus haben sollen[4]. Die geringe Häufigkeit der Polio in den kalten Monaten wird von ARMSTRONG (1950) mit der großen Sättigungsdifferenz für Wasserdampf in Verbindung gebracht, der zu dieser Zeit zwischen Ein- und Ausatemluft herrscht. Hierdurch soll es zu einer höheren Konzentration der Mucopolysaccharide im Rachen kommen, die schützend wirken. Dasselbe müßte für die auf der Rachenschleimhaut vorkommenden Antikörper gelten (s. S. 454).

Im Darm von Mäusen konnte ein Mucopolysaccharid gefunden werden, das beim Theilervirus (GD VII) die Hämagglutination und Infektion verhindert[5]. Obwohl diese Arbeit einen Hinweis darauf gibt, daß die Hemmung der Hämagglutination durch das Mucopolysaccharid mit einer infektionshemmenden Wirkung zugleich vorkommt, so ist doch noch nicht mit Sicherheit ein Kausalzusammenhang zwischen beiden hergestellt.

Zu den Beziehungen zwischen receptorzerstörendem Enzym und Infektion s. S. 435.

6. Altersbedingte Resistenzänderungen.

Die Resistenz gegen bestimmte Viren kann altersabhängig sein. Die uns in der Epidemiologie und Klinik begegnende unterschiedliche Anfälligkeit der Altersstufen ist zu einem großen Teil durch das Vorhandensein einer humoralen oder cellulären Immunität bedingt. Spezifische Immunitätsvorgänge überlagern in natürlichen Populationen sehr häufig die Schwankungen der Resistenz so, daß diese nur schwer oder gar nicht als solche erkannt werden können.

Die erbliche Resistenz gegen eine Virusart oder einen bestimmten Virusstamm kann bei der Geburt noch fehlen und sich erst in einem gewissen Alter einstellen. So entwickelt sich die Resistenz von PRI-Mäusen gegen den Gelbfiebervirus-Stamm 17 D in den ersten fünf Lebenstagen; am 6. Tag ist sie bereits voll ausgebildet. Diese Resistenz beruht, wie wir oben sahen, auf dem in diesem Mäusestamm homozygot vorhandenen, dominanten Genpaar, das eine Depression der Virusmultiplikation bewirkt. Dieser Mechanismus ist bereits von Geburt an wirksam. Trotz der geringen Virusmultiplikation sterben jedoch 1—2 Tage alte Mäuse zu 100% bei Infektion mit dem 17 D-Stamm. 3—5 Tage alte Mäuse sind teils empfänglich, teils resistent. Beide Gruppen zeigen etwa die gleiche, geringe Virusmultiplikation. Beide Gruppen sind also in dieser kurzen Lebens-

---

[1] LUZYANINA und POLYAK 1958, POLYAK 1959, 1960, FOLYAK et al. 1959.
[2] JUNGEBLUT et al. 1952.   [3] HOFMAN 1954.   [4] ARMSTRONG 1950, HOFMAN 1954.
[5] MANDEL und RACKER 1953.

spanne verschieden empfindlich für die Folgen der anscheinend größtenteils inkompletten Virusmultiplikation, ihre „cellular vulnerability" ist ungleich[1].

Bei der Infektion mit Coxsackie-Viren ist es dagegen die Fähigkeit der Mäuse zur Virusmultiplikation, die nach der Geburt sehr rasch abnimmt. Daher konnten Coxsackie-Viren erst isoliert werden, als man Babymäuse mit Patientenmaterial infizierte[2]. Die Multiplikation dieses Virus findet vor allem in den Skeletmuskeln der Babymäuse statt. Die Muskelfasern erwachsener Mäuse sind nur nach Denervation zur Synthese von Coxsackievirus imstande. Derartig geschädigte Muskeln produzieren die Enzyme Phosphorylase und Phosphoglucomutase nicht mehr. Diese Enzyme sind auch in der Muskulatur von Babymäusen nur in geringer Menge vorhanden[3].

Neugeborene Ratten sind gegen das Zecken-Encephalitis-Virus viel empfindlicher (und multiplizieren es besser) als erwachsene Ratten. Im Gehirn der jungen Tiere besteht ein Mangel an den drei Enzymen Adenosintriphosphatase, Cytochromoxydase und Bernsteinsäuredehydrogenase[4]. A. A. SMORODINTSEV (1960) meint, daß diese Enzyme möglicherweise die Virussynthese behindern und so die Resistenz erhöhen.

Bei manchen Virus-Zellsystemen liegen die Verhältnisse noch komplizierter und interessanter. Zellkulturen von Herz- und Skeletmuskel und Leber von Hühnerembryonen multiplizieren Pseudorabiesvirus. Die gleichen Zellkulturen von geschlüpften Küken tun dies nicht. Das geschlüpfte Küken bleibt aber empfänglich für eine intracerebrale Infektion[5]. Ob hierbei und in den oben geschilderten Fällen der Mangel gewisser Enzyme der entscheidende Faktor ist, muß noch offen bleiben. Embryonale und Nervenzellen sind andererseits Zellen mit besonders lebhafter NS- und Proteinsynthese. Es ist zumindest wahrscheinlicher, in dieser positiven Leistung den determinierenden Faktor für die bessere Virussynthese zu suchen. A. A. SMORODINTSEV (1960) sagt (p. 329): "The reproduction of viruses is observed at its best in cells and tissues at the height of their physiological function and metabolism."

7. Hormonale Faktoren.

Änderungen des hormonellen Gleichgewichts haben z. T. einen deutlichen Einfluß auf die Resistenz. Wieweit altersbedingte Unterschiede der Resistenz auch hormonell mitbedingt sind, scheint noch nicht eingehender untersucht worden zu sein. Oestrogene erhöhen die Resistenz gegen Vacciniavirus[6]. Weibliche Affen werden durch Kastration empfänglicher für Poliovirus. Die Verabreichung von Oestrogen hebt die Resistenz wieder auf das normale Niveau[7]. Auch Hamster werden durch Kastration empfänglicher für Polioviren. Testosteron und gonadotropes Hormon erhöhen bei kastrierten Tieren die Resistenz. Ob die höhere Empfänglichkeit schwangerer Frauen[8] und trächtiger Tiere für das Poliovirus[9] auf einen Oestrogenmangel allein oder eher auf die höhere Aktivität der Hypophyse, insbesondere die erhöhte ACTH- und Hydrocortisonausschüttung (s. u.) und die Bildung ACTH-artiger Stoffe in der Placenta[10] zurückzuführen ist, sei dahingestellt.

Die Cortisone besitzen eine hohe aktivierende Wirkung auf die verschiedensten Virusinfekte: SHWARTZMAN (1950, 1953) gebührt das Verdienst, als erster die Provokation eines schweren Polioverlaufes durch Cortison beim Goldhamster gezeigt zu haben. Die sonst ohne klinische Symptome ablaufende intraperitoneale

[1] SABIN 1952.   [2] DALLDORF et al. 1949.   [3] ROWE 1953.   [4] POTTER et al. 1950.
[5] IVANOVICS et al. 1954.   [6] SPRUNT and McDEARMAN 1940.   [7] AYCOCK 1936.
[8] FLAUM 1943, TAYLOR und SIMMONS 1948, ANDERSON et al. 1952.   [9] KNOX 1950.
[10] JAILER und KNOWLTON 1950, TARANTINO 1951, VENNING 1946.

Infektion verläuft unter Cortison schwer, meist sogar tödlich. Im Organismus entsteht dabei mehr Virus als ohne Cortison[1]. Die Läsionen der Nervenzellen sind schwerer, die entzündlichen Reaktionen der Glia geringer[2]. Bei den verschiedensten Reizen, die zum Stress führen (intracerebrale Injektion von steriler Gehirnsuspension, Kälte, tägliche Kontrollen, übervölkerte Käfige), sinkt mit steigendem relativen Nebennierengewicht die Resistenz des Hamsters gegen die Polio[3]. Auch eine Diät, die mit Casein angereichert war, hatte den gleichen Effekt auf das relative Nebennierengewicht und die Resistenz. Die Aktivierung der Polioinfektion durch Cortison konnte auch beim Rhesusaffen demonstriert werden, besonders bei schwach virulenten Stämmen — z. B. den abgeschwächten Stämmen von Sabin[4] — und für die formalininaktivierte Polio-Vaccine nach Salk[5], selbst wenn sie ohne Cortison nicht infektiös waren. Thermisch inaktiviertes Influenzavirus B wird unter Cortison als aktives Virus im Hühnerei reproduziert[6]. Im Hühnerei wird auch die Vermehrungshemmung durch Interferenz von inaktiviertem mit aktivem Influenzavirus durch Cortison überwunden. Die Virusausbeute wird dabei 7—10mal größer[7].

Ferner ist die Aktivierung folgender Viruskrankheiten durch Cortison oder Stress bekannt geworden: Japanische Encephalitis[8], die Encephalitiden durch das Westnil-, Ilhéus- und Bunyamwera-Virus[9], Coxsackievirus bei der erwachsenen Maus[10], Vacciniavirus beim Kaninchen[11], Influenzavirus in der Maus, im Hühnerembryo und der Gewebekultur[12], das Rift-Valley-Fieber[13], das MM-Virus beim Hamster[14] und das Herpesvirus bei der Maus[15].

Beim Vervetaffen dagegen gelang es bisher nicht, die Cortisonaktivierung des Poliovirus zu demonstrieren[16].

Hydrocortison scheint eine Virusinfektion nur zu begünstigen, wenn es kurz vor oder während der Virusmultiplikation gegeben wird. In einer späteren Phase kann es befallene Zellen schützen, die Überlebenszeit verlängern oder die Letalität senken[17].

Tyroxin scheint die Resistenz zu erhöhen, zumindest bei Mäusen für das Mäuse-Pneumonievirus[18].

8. Traumatische Faktoren.

Die übereinstimmenden Untersuchungen vieler Autoren[19], z.T. an einem großen Material, haben gezeigt, daß die operative Entfernung der Gaumen- oder Rachenmandeln einen noch jahrelang fortdauernden Zustand einer erhöhten Neigung zum schweren, insbesondere bulbären Verlauf der Polio erzeugt.

Die provozierende Wirkung der Tonsillektomie ließ sich auch experimentell nachweisen[20]. Bei oraler Infektion, die bei Affen selten eine paralytische Polio erzeugt, provoziert die Tonsillektomie deutlich die Lähmungen. Selbst, wenn die Tonsillektomie 3 Tage nach der intracerebralen Infektion vorgenommen wird, führt sie dazu, daß die Erkrankung als bulbäre Form beginnt. Sonst pflegt sie bei intracerebraler Infektion mit Lähmungen der Extremitäten anzufangen.

---

[1] SHWARTZMAN und FISHER 1952.   [2] ARONSON und SHWARTZMAN 1953.
[3] SHWARTZMAN et al. 1955, TEODORU und SHWARTZMAN 1956.   [4] BODIAN 1956.
[5] SYVERTON et al. 1956, EKLUND et al. 1956.   [6] KILBOURNE 1955a.
[7] FONG und LOUIE 1953.   [8] KUDO et al. 1954.   [9] SOUTHAM und BABCOCK 1951.
[10] KILBOURNE und HORSFALL 1951, BORING et al. 1955. KILBOURNE et al. 1956.
[11] HERRLICH 1952, 1954.   [12] KILBOURNE und HORSFALL 1951, KILBOURNE und DAVES 1953.
[13] FINDLAY und HOWARD 1952.   [14] POETSCHKE 1956b.   [15] RASMUSSEN et al. 1957.
[16] LENNARTZ et al. 1956.   [17] KILBOURNE 1952, 1955a, SIGEL und BEASLEY 1955.
[18] WEISS et al. 1952.   [19] Zitiert bei POETSCHKE 1956.
[20] SABIN 1938, v. MAGNUS und MELNICK 1948, FABER et al. 1951, VERLINDE 1955, VERLINDE et al. 1955.

Im Gefolge von Impfungen mit Diphtherie- und Pertussis-Vaccinen fiel die provozierende und lokalisierende Wirkung von Injektionen zuerst auf[1]. Experimentell konnte diese Tatsache mit Pertussis-Impfstoff gesichert werden[2]. Diese provozierende Wirkung ist nicht nur für das Poliovirus, sondern auch für das Influenzavirus nachgewiesen worden[3].

Möglicherweise wirkt bei den Injektionen von Vaccinen neben dem Injektionstrauma auch der Immunisierungsvorgang selbst mit.

Auch bei anderen Injektionen hat man eine die Lähmungen provozierende und lokalisierende Wirkung gesehen, sowohl beim Menschen[4] als auch beim Tier[5]. Bodian hat Affen intravenös infiziert und in den Wadenmuskel Kochsalzlösung, Gelatine oder Procainpenicillin gespritzt. Bei den Kontrollen traten 41% Lähmungen auf, bei der Gelatine-Gruppe 80% und bei der Procain-Penicillin-Gruppe 90%. Das injizierte Glied war bevorzugt befallen.

Im Lichte dieser Tatsachen kann man kaum daran zweifeln, daß die nicht sehr zahlreichen Berichte über die provozierende oder lokalisierende Wirkung von anderen Traumen mindestens zu einem guten Teil recht haben[6].

Für das Tier haben German und Trask schon 1938 dies nachgewiesen. Hierbei konnte die Viruswanderung entlang der Nerven ausgeschlossen werden.

Auch psychische Traumen scheinen die Resistenz gegen Polio herabzusetzen. Der Fall von Schad (1954) ist nicht ganz rein, da eine körperliche Anstrengung mit dem psychischen Trauma verbunden war. Nikolitsch (1953) hat aber bei der Tollwut eine größere Zahl von Fällen veröffentlicht, bei denen Schreck, Furcht oder Angst eindeutig und sehr plötzlich den Ausbruch der Tollwut selbst Jahre nach der Infektion auslösten.

9. Körperliche Anstrengungen.

Körperliche Anstrengungen vermögen ohne Zweifel Poliolähmungen zu provozieren und z. T. auch zu lokalisieren[7]. Dies konnte tierexperimentell erhärtet werden[8]. Von Horstmann (1950) wissen wir, daß die Anstrengung nur kurz vor Beginn der Hauptkrankheit, nicht aber in der Vorkrankheit (Befallskrankheit, minor illness) oder dem fieberfreien Intervall provozierend wirkt.

10. Ernährung.

Schon die Anreicherung einer Standard-Diät mit 1% Caseinhydrolysat erhöhte bei Hamstern die Rate an Poliolähmungen. Diese Wirkung erfolgt offensichtlich über die Nebennierenaktivität, da diese Diät das relative Nebennierengewicht, wie bei Stress, erhöht[9].

Eine Diät arm an Vitamin B_1 hemmt bei Mäusen das Auftreten von Lähmungen nach Infektion mit Theiler- oder Poliovirus. Die Zugabe von Thiamin fördert dagegen das Auftreten der Lähmungen (9 bzw. 75%)[10]. Oxythiamin, ein Antimetabolit des Thiamins, wirkt wie Thiaminmangel[11].

Von den Mineralien vermindern nur der Mangel an Phosphor und Calcium die Empfänglichkeit für das Theilervirus beträchtlich[12].

---

[1] Martin 1950, Hill und Knowelden 1950, McCloskey 1951, Anderson und Skaar 1951.
[2] Milzer et al. 1951, Verlinde 1952, McLaren 1953.
[3] Parfentjev 1955.   [4] Muench 1954.   [5] Bodian 1954.
[6] Levinson et al. 1945, Schad 1954, Grubmüller und Holkup 1955.
[7] de Rudder und Petersen 1938, Russel 1947, 1949, Hargreaves 1948, Behrend 1949, Mattia et al. 1955.
[8] Rosenbaum und Harford 1953, Mattia et al. 1955.   [9] Teodoru und Shwartzman 1956.
[10] Rasmussen et al. 1943.   [11] Jones et al. 1958.   [12] Lichstein et al. 1946.

11. O₂-Spannung.

Ob die verminderte Resistenz und Virusmultiplikation, die bei Aufenthalt der Versuchstiere unter erhöhter O_2Spannung (O_2 unter Druck!) bei lymphocytärer Choriomeningitis beobachtet wurde, auch durch eine Stoffwechselschädigung zu erklären ist, sei dahingestellt[1]. Immerhin ist es denkbar, daß es dabei zu einer Enzym- oder Substratverarmung oder zu ungünstigem Redoxpotential oder p_H kommt. Erhöhte O_2-Spannung fördert zudem die Synthese von Interferon (s. S. 411).

12. Osmotische Faktoren.

Bei akuter Dehydrierung treten vasculäre Läsionen im Gehirn von Mäusen auf[2]. Dies führt zu einer Resistenzminderung bei Mäusen, die intramuskulär mit EEE-Virus infiziert wurden[3]. Die Dehydrierung mußte akut durch intraperitoneale Injektion von 50% Glycerin oder hypertonischer NaCl-Lösung erfolgen. Wasserverlust durch Dursten war ohne Wirkung auf die Virusinfektion.

13. Bestrahlung.

Wohl die bekannteste Provokation einer latenten Virusinfektion ist das Auftreten eines Herpes labialis nach verschiedenen bakteriellen Infektionen und nach intensiver Sonnen- oder UV-Bestrahlung. Auch die Bestrahlung mit Röntgenstrahlen erhöht die Empfänglichkeit und stimuliert die Virusmultiplikation bei empfänglichen oder partiell resistenten Tieren gegenüber einer Reihe von Viren[4]. Schon vor dem Eintritt einer allgemeinen Strahlenschädigung ist die Virusmultiplikation erhöht und die celluläre Abwehr vermindert. Erst später folgt eine Hemmung der spezifischen humoralen Abwehr. Von den unspezifischen humoralen Abwehrfaktoren verschwindet das Properdin rasch aus dem Blut bestrahlter Tiere, während der thermolabile, virus-neutralisierende Faktor der russischen Autoren (s. S. 440) erst bei 800—1600 r alteriert wird.

Es gibt aber auch Berichte, nach denen Virusinfektionen durch die Bestrahlung einen milderen Verlauf nehmen. Dies gilt für das Katzenpneumonievirus in Katzen und Mäusen[5] und das St. Louis-Encephalitisvirus in Mäusen nach intranasaler Infektion[6]. Beim Schweineinfluenzavirus hat Röntgenbestrahlung 24 Std nach der Infektion keinen Einfluß auf die Mortalität. 48 Std vor der Infektion senkt die gleiche Bestrahlung die Erkrankungszahl auf etwa ein Drittel[7].

14. Wirkungsmechanismus der Provokation.

> "The real point about science is not that it knows the right answers but the right questions"
>
> C. P. Snow

Das Phänomen der Senkung der Resistenz gegen eine Viruskrankheit, durch eine andere Erkrankung, äußere Reize oder innere Zustandsänderungen, das man auch als Provokation bezeichnet hat, ist wohl eines der interessantesten Phänomene der Pathogenese der Viruskrankheiten. Die Aufklärung der hierbei wirksamen Mechanismen müßte uns mit großer Wahrscheinlichkeit den Schlüssel zum Verständnis mancher anderer Probleme der Pathogenese dieser Krankheiten in die Hand geben. Man darf kaum erwarten, daß alle Provokationsfaktoren die

---

[1] Panov und Remezov 1960.   [2] Finberg et al. 1959.   [3]King 1942.
[4] de Gara und Furth 1945, Syverton et al. 1952, Cheever 1953, Smith und Cheever 1959, Sivertseva 1955, A. A. Smorodintsev 1956, 1957, Cajal et al. 1959.
[5] Baylin et al. 1946.   [6] Goldberg et al. 1935.   [7] Dubin et al. 1946.

Resistenz auf die gleiche Art und Weise senken. Aber es ist ebenso unwahrscheinlich, daß die vielen verschiedenen Faktoren ebenso viele verschiedene Wirkungs-
mechanismen besitzen. So ist es vielleicht ein vernünftiger Weg, zuerst einmal
theoretisch die resistenzmindernden Faktoren daraufhin zu untersuchen, was
allen oder einem Teil von ihnen gemeinsam ist. Diese gemeinsamen Eigenschaften
müßte man dann daraufhin prüfen, ob sie geeignet sind, eine Erklärung für die
Verminderung der Resistenz abzugeben. Ebenso müßte man nach den Eigenschaften suchen, die möglicherweise einigen der Faktoren gemeinsam sind, die die
Resistenz erhöhen.

Wir werden uns zuerst die Frage vorlegen müssen, ob die resistenzmindernden
Faktoren vorwiegend oder ausschließlich solche sind, die die Multiplikation des
Virus in den befallenen Zellen begünstigen, oder ob wir auch Faktoren kennen,
die die Folgen einer Virusinfektion für die befallenen Zellen ungünstiger gestalten,
ohne selbst den Vorgang der Virusmultiplikation zu beeinflussen. Auf die erste
Möglichkeit werden wir weiter unten näher eingehen. Die Untersuchungen von
SABIN (1952), die oben besprochen wurden (s. S. 437), haben gezeigt, daß die
Resistenz gegen das Gelbfiebervirus bei gewissen Mäusestämmen auf eine Depression der Virusmultiplikation, bei anderen dagegen auf eine verminderte
Vulnerabilität der Zellen zurückgeführt werden kann. Die erblichen Faktoren
für geringe bzw. hohe Zellvulnerabilität waren bei einer an sich geringen Virusmultiplikation wirksam. Die Infektion war also nahezu abortiv. Nun haben
aber neuere Untersuchungen mit fluorescenz-markierten Antikörpern gezeigt
(s. S. 402), daß es Virus-Zellsysteme gibt, die entweder nur einen Teil der Virussubstanzen synthetisieren, oder sogar alle uns bekannten Antigene produzieren,
ohne diese jedoch zu kompletten Viruspartikeln zusammenfügen zu können.
Wir müssen also mit der Möglichkeit rechnen, daß auch bei derartigen abortiven
Infektionen bzw. inkompletten Virussynthesen die produzierten Virussubstanzen
selbst oder unbekannte Zwischen- oder Nebenprodukte cytotoxisch wirken, oder
aber wichtige Stoffwechselleistungen infolge der zellfremden Synthesevorgänge
blockiert werden. Faktoren, die derartige inkomplette Virussynthesen fördern,
könnten (ohne nähere Kenntnis dieser komplizierten Vorgänge) als Faktoren
gedeutet werden, die eine erhöhte celluläre Vulnerabilität erzeugen, ohne die
Virusmultiplikation selbst zu begünstigen.

Diejenige Krankheit, bei der wir besonders gut über eine Reihe verschiedener
Faktoren unterrichtet sind, die die Resistenz senken und damit das Auftreten
von Lähmungen provozieren und z. T. lokalisieren, ist die Poliomyelitis acuta
anterior (Polio). Sie ist daher für eine Analyse dieser Faktoren besonders geeignet[1]. Diese Analyse führte zu theoretischen Anschauungen über den möglichen
Wirkungsmechanismus der resistenzsenkenden Faktoren, die als Arbeitshypothese betrachtet werden wollen. Diese Gedankengänge sollen hier so kurz wie
möglich dargestellt werden.

Es liegt auf der Hand, daß bei einem so komplexen Geschehen wie einer
Virusinfektion des ZNS die resistenzmindernden oder -erhöhenden Faktoren an
den verschiedensten Stellen angreifen können. Führen wir uns zuerst die theoretisch möglichen Angriffsorte für resistenzmindernde Faktoren vor Augen:

1. Die Virusmultiplikation wird an den primären Ansiedlungsorten, also
außerhalb des ZNS, gefördert, was zu einer verstärkten Virämie führen muß. Bei
der Resistenzminderung durch Cortison ist beides nachgewiesen worden (s. S. 442).
Dieser Mechanismus kann aber bei der Provokation von Poliolähmungen durch
körperliche Anstrengungen nicht der entscheidende Mechanismus sein, denn

---

[1] POETSCHKE 1956a, 1957.

körperliche Anstrengungen wirken nur in einem kurzen Zeitraum nach Abschluß der Virämie provozierend, wenn das ZNS in den meisten Fällen schon befallen ist[1]. Auch die Lokalisierung der Lähmungen im angestrengten Muskelgebiet kann durch eine verstärkte allgemeine Virämie allein nicht erklärt werden.

2. Einige Untersuchungen sprechen dafür, daß lokale Traumen, einschließlich mehr oder minder irritierender Injektionen (s. S. 443), zu einer erhöhten Durchblutung segmental zugehöriger Gebiete des ZNS führen, wobei es zu Blutaustritt aus Gefäßen der Dura oder des Rückenmarks kommen kann[2]. Man hat hierin eine Wegbahnung für das Virus und die Erklärung für die Provokation und Lokalisation der Poliolähmungen nach lokalen Traumen gesehen. Damals war die frühzeitige Virämie bei der Poliomyelitis noch nicht eine gesicherte Tatsache. Der Liquorbefund, das histologische Bild und die oben besprochenen Untersuchungen von WENNER und KAMITSUKA (1956) beweisen jedoch die frühzeitige Infektion des ZNS auch bei aparalytischen Fällen.

Die vasculären Veränderungen, die bei lokalen Reizen im ZNS auftreten können, brauchen also dem Virus nicht erst den Weg in das ZNS zu eröffnen; es dürfte in den meisten natürlichen Fällen bereits infiziert sein. Es bleibt aber die Möglichkeit, daß die reaktive Hyperämie die Virusmultiplikation im ZNS durch bessere Ernährung der Zellen fördert.

3. Wegen der lokalisierenden Wirkung einiger Provokationsreize auf Poliolähmungen ist die Frage früher oft diskutiert worden, ob diese Reize nicht dem Virus auf dem Nervenweg die Invasion des ZNS ermöglichen. Die Masse der Versuche, die eine Viruswanderung auf dem Nervenweg zu beweisen schien, muß heute anders gedeutet werden (s. S. 468). Außerdem spricht gegen diese Annahme das, was wir unter 1. zum lokalisierenden Faktor körperlicher Anstrengung gesagt haben.

4. Resistenzmindernde Faktoren könnten ferner die cellulären oder humoralen Abwehrmechanismen (oder auch beide gleichzeitig) schwächen. Für die Corticosteroide ist dies der am häufigsten angenommene Wirkungsmechanismus, da sie die celluläre Abwehr und die Bildung von Antikörpern hemmen. Bei nichtimmunen Individuen erfolgt aber die Invasion des ZNS durch das Poliovirus zu einer Zeit, zu der eine Antikörperbildung noch nicht wirksam geworden ist. Innerhalb der Nervenzelle ist die humorale und celluläre Abwehr nicht mehr wirksam. Am Influenzavirus ist ferner gezeigt worden, daß die Resistenzminderung durch Cortison zu einer Zeit eintritt, zu der eine Beeinträchtigung der Antikörperbildung durch Cortison noch nicht eingetreten ist[3]. Das Cortison hat zudem auf frühe Stadien der Entzündungserscheinungen keinen Einfluß, nur auf die späteren[4]. Außerdem darf man annehmen, daß entzündliche Reaktionen im ZNS selbst ohne Bedeutung für den Virusbefall und das Schicksal der Nervenzellen sind, weil sie nicht eine unmittelbare Folge der Virusinvasion sind, sondern eine sekundäre Folge der virusbedingten Zellschädigung. Hirngebiete, die arm an empfänglichen Nervenzellen sind, bleiben frei von entzündlichen Reaktionen[5]. Schließlich wird die Virusvermehrung auch in Zellkulturen durch Cortison gefördert[6], in denen eine Beeinträchtigung cellulärer oder humoraler Abwehrmechanismen nicht in Frage kommt.

5. Für die Annahme einer Erhöhung der cellulären Vulnerabilität durch die resistenzmindernden Reize besitzen wir keine faßbaren Befunde. Gegen diese Möglichkeit spricht beim Cortison die oben schon erwähnte Tatsache, daß es nur

---

[1] HORSTMANN 1950, WENNER und KAMITSUKA 1956.
[2] TRUETA und HODES 1954, TRUETA 1955, BODIAN 1954.   [3] KILBOURNE 1955b.
[4] LATTES et al. 1953.   [5] HOWE und BODIAN 1942, zit. nach ARONSON und SHWARTZMAN 1953.
[6] KILBOURNE und TATENO 1953.

während des Stadiums der Virusmultiplikation wirksam ist. Gibt man es später, so kann es den entgegengesetzten Effekt haben: Schutz der befallenen Zellen, Verlängerung der Überlebenszeit oder Verringerung der Letalität[1].

6. Schließlich bleibt noch die Möglichkeit, daß die Provokationsfaktoren die Virusmultiplikation in der befallenen Zelle selbst fördern. Wir sahen schon (S. 442—443), daß dies für das Cortison zutrifft. Auch die bereits erwähnten Untersuchungen an intramuskulär infizierten Cynomolgusaffen zeigten, daß das ZNS paralytisch erkrankter Tiere mehr Virus enthielt als das der aparalytisch erkrankten[2].

Da das Cortison für so viele verschiedene Virusinfektionen resistenzmindernd wirkt und eine Anzahl anderer Provokationsreize (somatische und psychische Traumen, Übervölkerung der Tierkäfige, Beunruhigung der Tiere, Immunisierungen, körperliche Anstrengungen und die Schwangerschaft) als Stress-Situationen aufgefaßt werden können, bei denen es zu vermehrter Cortisonausschüttung kommt, schien es aussichtsreich, zu untersuchen, ob diesen verschiedenen Zuständen oder Reizen nicht Eigenschaften oder Wirkungen gemeinsam sind, die geeignet sind, eine mögliche Erklärung für einen gemeinsamen Wirkungsmechanismus abzugeben, wenn die Resistenzminderung als eine Begünstigung der Virusmultiplikation verstanden wird.

Da die Virusmultiplikation eine aktive Syntheseleistung der infizierten Zelle ist, liegt es nahe, danach zu fragen, ob die resistenzmindernden Faktoren möglicherweise die Eigenschaft besitzen, diese Synthesevorgänge zu stimulieren. Zellen mit Virusvermehrung sind Zellen mit besonders lebhafter RNS- und Proteinsynthese[3]. Das Eindringen eines Virus in eine Zelle bedeutet aber keineswegs schon, daß die Synthesevorgänge stimuliert und neue Viruspartikel multipliziert werden. Bei ungünstigen Stoffwechselbedingungen kann Virus längere Zeit latent und inaktiv in infizierten Zellen liegen bleiben, um sofort multipliziert zu werden, wenn diese günstiger werden[4]. Ein anderes sehr interessantes Beispiel zeigt uns ebenfalls, daß die unspezifische Stimulierung der RNS- und Proteinsynthesen zu einer Begünstigung der Virussynthese führt: Das Kaninchenpapillomvirus zeigt auf einem Epithel, das durch Methylcholanthren oder Terpentin hyperplastisch gemacht wurde, eine erhöhte Aktivität[5]. Burnet (1955) kommentiert diesen Befund folgendermaßen: „Dies ist nur ein sehr indirekter Hinweis auf die Rolle, welche die Ribonucleinsäure spielt, aber es ist vernünftig anzunehmen, daß die Aktivierung des Synthesemechanismus für RNS-Protein für einen bestimmten Zweck, diesen auch für einen zweiten Zweck verfügbarer macht." An der gleichen Stelle sagt Burnet: „Zellen, die aus anderen Gründen aktiv Protein synthetisieren, sind für eine Schädigung durch Virusinfektion empfindlicher als ruhende Zellen"*.

Eine Stimulierung der RNS- und Proteinsynthesen finden wir außer bei wachsenden Zellen auch bei motorischen Nervenzellen nach starker körperlicher Belastung und bei sensiblen oder sensorischen Nervenzellen nach starker adäquater Reizung[6]. Diese Stimulierung greift sogar auf Schaltneurone über, die mit den gereizten oder besonders aktiven Nervenzellen zusammenhängen.

Nun besitzt auch das Cortison einen Einfluß auf den RNS- und Proteinstoffwechsel: Proteine werden vermehrt in Aminosäuren und diese in Kohlenhydrate

---

[1] Kilbourne 1952, Sigel und Beasley 1955.   [2] Wenner und Kamitsuka 1956.
[3] Caspersson und Hyden 1945, Hyden 1947, Thorell 1947, Caspersson und Thorsson 1952.
[4] Hare und Morgan 1954, Ackermann und Kurtz 1955, Morgan 1956, Johnson und Morgan 1956, Morgan und Bader 1957.
[5] Friedewald 1942, Burnet 1955.   [6] Hyden 1943.
* Übersetzung des Verfassers.

umgewandelt[1]. Neben dieser katabolen steht auch eine anabole Wirkung: In der Leber werden RNS und Protein bei Cortisongaben vermehrt synthetisiert[2], wogegen bei adrenektomierten Ratten in den Lebermikrosomen die RNS- und Proteinsynthese vermindert ist[3]. Katabole und anabole Wirkung sind Bilanzbegriffe, beiden liegt eine Stimulierung der Stoffwechselvorgänge zugrunde. Gerade bei Nervenzellen sind der Abbau von RNS und Protein (als Folge einer starken Reizung und Funktion) und deren reaktiver Aufbau eng miteinander verzahnt. Man kann sich leicht vorstellen, daß der Abbau von zelleigener RNS und zelleigenem Protein wichtige Bausteine für die darauf folgenden stimulierten Synthesevorgänge frei macht. In virusinfizierten Zellen werden die Syntheseprodukte nun vom Informationsträger Virusnucleinsäure determiniert, so daß Virus-NS und Virus-Protein entstehen (und keine zelleigenen entsprechenden Produkte).

Die Reizung von Nervenzellen (etwa durch Traumen oder körperliche Anstrengungen) stimuliert nicht nur direkt den RNS- und Proteinstoffwechsel in ihnen, sondern vermag ihn wahrscheinlich auch indirekt anzuregen, indem diese Reizung zur Ausschüttung von Hydrocortison führt[4]. Ebenso wirkt psychische Belastung[5]. Cortison erhöht ferner die elektroencephalographische Aktivität des ZNS[6]. Aktivität bedeutet aber bei Nervenzellen immer Stimulierung des RNS- und Proteinstoffwechsels.

Die hier aufgeführten Tatsachen sprechen also dafür, daß die resistenzmindernden Faktoren und Reize entweder durch unmittelbare Reizung der Zellen (eventuell unterstützt von einer lokalen Hyperämie) oder via induzierte Cortisonausschüttung oder auf beiden Wegen zu einer Stimulierung der RNS- und Proteinsynthesen in der Zelle führen. Da ferner gezeigt werden konnte, daß Zellen mit Virusmultiplikation Zellen mit lebhaften RNS- und Proteinsynthesen sind, liegt es nahe, (vorläufig als Arbeitshypothese) anzunehmen, der gemeinsame Wirkungsmechanismus der besprochenen resistenzsenkenden Faktoren ist in ihrer unspezifischen Stimulierung des RNS- und Proteinstoffwechsels zu suchen, wodurch es in virusinfizierten Zellen zu einer Begünstigung der Virussynthese kommt[7].

15. Wirkungsmechanismus resistenzerhöhender Faktoren.

Es liegt nun auf der Hand, daß eine Zelle mit lebhafter Virusvermehrung eine komplette und funktionsfähige Enzymausstattung haben muß. Es ist daher auch zu erwarten, daß der Mangel wichtiger Enzyme oder deren Cofaktoren mit den NS- und Proteinsynthesen auch die Virusvermehrung hemmen muß.

Wir sahen schon, daß der Mangel an Thiamin oder dessen Hemmung durch Oxythiamin das Auftreten von Lähmungen bei der Infektion mit Theiler- oder Poliovirus in hohem Maße verhindert. Thiamin ist Bestandteil der Cocarboxylase, eines für das ZNS so wichtigen Fermentes (Beriberi-Lähmungen!). Die Synthese der RNS ist wegen deren Gehalt an Pentosen vom Kohlenhydratstoffwechsel und damit von der Cocarboxylase abhängig, ganz abgesehen davon, daß diese ein zentrales Enzym der Energieübertragung ist.

HYDEN (1943) hat nun gezeigt, daß es in Nervenzellen, deren Neuriten durchschnitten wurden, zu einer lang anhaltenden Verarmung an NS und Protein kommt. Die cytologische Analyse zeigt, daß die NS- und Proteinsynthesen

---

[1] Literatur bei POETSCHKE 1957.   [2] CHOW 1953, SILBER und PORTER 1953.
[3] REID und STEVENS 1957.   [4] GERSCHBERG et al. 1950.
[5] FROST et al. 1951, LONG 1952.
[6] GLASER et al. 1955, GLASER 1953a und b, GLASER und MERRIT 1952.
[7] POETSCHKE 1956a, 1957.

während der ersten 3—4 Wochen nach der Durchschneidung schwer gestört sind. Solche metabolisch inaktiven Zellen sind nun vor der Zerstörung durch das Poliovirus geschützt[1]. In diesen Nervenzellen ist die Aktivität der Cytochromoxydase herabgesetzt und die Brenztraubensäuredehydrogenase ganz gehemmt[2]. Interessanterweise kann man in solchen amputierten Nervenzellen eine Polioschädigung nicht mehr durch Traumen provozieren[3].

Man kann Nervenzellen auch durch Cobratoxoid reversibel schädigen. Hierbei tritt Tigrolyse auf und ebenfalls ein Schutz gegen eine Schädigung durch Polioinfektion[4]. Das Cobratoxoid erzeugt dasselbe cytologische Bild und schädigt die gleichen Fermente wie die Nervenamputation: Cytochromoxydase und Brenztraubensäuredehydrogenase[5]. SANDERS sieht darin den Wirkungsmechanismus der Interferenz Cobratoxoid-Polioinfektion. Die Brenztraubensäuredehydrogenase ist neben der Xanthinoxydase nun in Gehirnen von virusinfizierten Mäusen vermehrt aktiv[6]. D. J. BAUER (1951, 1953) hat auch festgestellt, daß die Aktivität der Fermentsysteme, die von den Purinen und Pyrimidinen zu den Nucleinsäuren führen, im Verlauf einer Virusinfektion verstärkt wird. Auch der Energieumsatz nimmt während einer Virusinfektion zu[7].

Man muß sich klar sein, daß wir hier nur die Stoffwechselverhältnisse kurz vor und im Verlauf der Virusmultiplikation zu betrachten haben. Auf der Höhe der Virusvermehrung, die etwa mit dem Eintritt klinischer Symptome zusammenfällt, finden wir ganz andere Verhältnisse. Hier ist die Zelle schon geschädigt. Wenn man dann eine Enzymverarmung findet, so darf man daraus nicht schließen, diese mache die Zellen empfänglicher für die Virusinfektion[8].

Stellt man die geschilderten Tatsachen einander gegenüber, so ergänzen sie sich wie Spiegelbilder: Die Faktoren, die eine Virusinfektion fördern, stimulieren den Stoffwechsel, insbesondere den der Nucleinsäuren und des Proteins der Wirtszellen. Die Faktoren, die die Nervenzellen vor der virusbedingten Schädigung schützen, schädigen dagegen den Stoffwechsel. Es liegt daher nahe, anzunehmen, daß diese Faktoren auf diesem Weg die Virussynthese beeinträchtigen oder verhindern. Die aus diesen Tatsachen sich ergebenden Erklärungsmöglichkeiten für die fördernden und hemmenden Faktoren sind also in der Tat komplementär.

IX. Immunität bei Virusinfektionen.

1. Allgemeines.

Obwohl die experimentelle Virologie eigentlich auf dem Gebiet der Immunität begonnen hat (nämlich mit JENNERs Kuhpockenversuchen), ist die Forschung immer noch recht weit davon entfernt ein klares und allgemein anerkanntes Bild der Rolle der Immunität für die Pathogenese der Virusinfektionen, ihre Heilung und ihre Epidemiologie entwerfen zu können. Unter Immunität wird hier die spezifische Immunität verstanden, bei der humorale und celluläre Abwehrmechanismen nicht im Organismus vorgebildet sind, sondern sich erst infolge einer Auseinandersetzung zwischen infektiösem Agens und infiziertem Organismus entwickeln.

---

[1] HOWE und BODIAN 1941.
[2] HOWE und MELLORS 1945, HOWE und FLEXNER 1947.
[3] BODIAN 1954.   [4] SANDERS et al. 1953, 1954.   [5] BRAGANCA und QUASTEL 1953.
[6] BAUER, D. J. 1947a und b, 1948.   [7] CASPERSSON und THORSSON 1952.
[8] KOVÁCS 1956.

Im Kapitel „Empfänglichkeit und Resistenz gegen Viren" (s. S. 434) wurden diejenigen Faktoren geschildert, die unabhängig von einer solchen Auseinandersetzung die Empfänglichkeit oder Resistenz bedingen oder verändern.

Nach einer Theorie von BURNET und FENNER (1949) erfolgt die Antikörperproduktion überall dort im Körper, wo Makrophagen und Lymphzellen gemeinsam im Körper vorkommen. Makrophagen nehmen das Antigen auf. In ihnen entstehen „recognition units" (Identifizierungseinheiten), die als „Anlagen" der Antikörper-produzierenden Einheiten wirken. Diese Anlagen gehen nun in „an almost virus-like transfer" (einer fast virusartigen Übertragung) auf Lymphocyten über[1], welche die eigentliche Antikörperproduktion übernehmen. Hierbei verwandeln sie sich in unreife Plasmazellen. Diese sind mit Sicherheit als Antikörper produzierende Zellen nachgewiesen worden[2].

BURNET (1955) stellt nun die interessante Frage, ob bei Virusinfektionen nicht auch andere Zellen zur Antikörperproduktion angeregt würden, weil das Virus in das Innere vieler verschiedener Zellen gelangt, die sonst kein Fremdmaterial aufnehmen. Dies aber sei die Voraussetzung für die erste Phase der Antikörperproduktion, die sonst den Makrophagen vorbehalten bliebe. BURNET (1955) weist ferner darauf hin, daß die Plasmazellen mit ihrem hohen Gehalt an mikrosomaler RNS und ihren großen Nucleolen Zellen sehr ähnlich sind, die Virus synthetisieren.

Als BURNET und FENNER (1949) ihre Theorie der Antikörperproduktion in Anlehnung an die Vorgänge bei der Virussynthese formulierten, war ein anderes Analogon noch nicht bekannt: die Produktion von Interferon durch Zellen, die Virus enthalten. Hierbei wird ebenfalls von einer Zelle, die Fremdmaterial enthält, ein Protein produziert, das dem Fremdmaterial (Virus) komplementär ist und es inaktiviert.

Schließlich dürfen wir nicht außer acht lassen, daß Interferon auch als Faktor der passiven Infektionsabwehr in vivo wirksam sein kann (s. S. 410).

2. Humorale Immunität.

Bei der Betrachtung der Immunität steht meist die Rolle der *Antikörper* im hellsten Scheinwerferlicht. Das Vorhandensein einer spezifischen erworbenen cellulären Immunität, die vom Vorhandensein von Antikörpern unabhängig ist, wird von manchen Autoren nicht anerkannt[3]. Eine Reihe von Tatsachen, die noch geschildert werden sollen, macht es jedoch wahrscheinlich, daß solche Mechanismen bestehen.

Die Bedeutung der Antikörper wird fast nur positiv gesehen. Dies ist sehr wahrscheinlich für die meisten Viruskrankheiten auch zutreffend, für andere ebenso sicher nicht. Betrachten wir daher zuerst einige Beispiele, die uns zeigen, wie verschieden die Rolle der Antikörper sein kann:

1. In Kulturen von Zellen eines immunen Wirtes vermehrt sich das Virus III ausgezeichnet und bildet Einschlußkörper, wenn das Medium keine Antikörper enthält. In Kulturen von Zellen eines nichtimmunen Tieres findet keine Virusvermehrung statt, wenn das Medium Antikörper gegen das Virus enthält[4].

2. Bei anderen Viren wird die Multiplikation in Zellkulturen gehemmt, wenn Antikörper im Medium vorhanden sind, die Infektion jedoch nicht völlig ausgelöscht, sondern in eine latente verwandelt ist, bei der die infizierten Zellen keine krankhaften Veränderungen zeigen, z. B. beim Polio- und Herpesvirus (s. S. 402).

3. Auch im Gesamtorganismus entsteht eine latente Herpesinfektion nur bei den Individuen, die Herpesantikörper besitzen. Diese Antikörper können das

---

[1] MEDAVAR 1947.   [2] COONS et al. 1953.   [3] BURNET 1955, p. 259.   [4] ANDREWES 1929.

Auftreten lokalisierter Rezidive nicht verhindern, deren Manifestation durch gewisse Reize provoziert werden kann. Personen mit humoraler Immunität können sogar intradermal mit Herpesvirus infiziert werden, selbst mit dem eigenen Herpesvirusstamm. Nach einigen Inoculationen an verschiedenen Stellen tritt jedoch im allgemeinen eine Immunität der Haut ein[1].

4. Die Immunisierung des Menschen mit Poliovirus, das durch Formalin inaktiviert wurde, führt zur Bildung neutralisierender Antikörper, vermag auch offensichtlich die Krankheitshäufigkeit zu senken und die Schwere der gelegentlich noch auftretenden Schäden an den motorischen Vorderhornzellen zu mildern. Die Darmzellen derartig immunisierter Personen behalten jedoch die Fähigkeit, oral eingebrachtes Poliovirus zu synthetisieren, und zwar sowohl natürlich erworbene Wildstämme[2] wie attenuierte Varianten[3]. Erst der Kontakt mit virulentem oder abgeschwächtem Poliovirus und dessen Multiplikation macht die Darmzellen gegen weitere Infekte (und zwar typenspezifisch!) immun.

5. Immunitätsvorgänge können jedoch auch für das Entstehen des Krankheitsbildes verantwortlich sein. Werden Mäuse schon intrauterin mit dem Virus der lymphocytären Choriomeningitis (LCM) infiziert, so entsteht eine immunologische Inkompetenz, wobei die Antikörperbildung unterbleibt. Es kommt zur Virusvermehrung bei allen Tieren ohne jede Reaktion, ohne Krankheitssymptome und ohne Todesfälle. Die Infektion persistiert zeitlebens[4]. Das Virus wird wie ein zelleigenes Nucleoprotein behandelt. Auch bei Infektion kurz nach der Geburt ergeben sich noch dieselben Verhältnisse. Die Annahme von Rowe (1956), die lymphocytäre Reaktion sei der eigentliche pathogene Faktor, wurde einmal dadurch bestätigt, daß bei Unterdrückung der Immunitätsreaktionen durch Röntgenbestrahlung oder Cortison ernstere pathologische Veränderungen, krankhafte Symptome und Todesfälle unterblieben, obgleich die Virustiter von denen unbehandelter und erkrankender Tiere nicht abweichen. Zum anderen traten bei neugeborenen, mit LCM- oder Polio II-Virus(!) infizierten Mäusen, Erkrankungen und Todesfälle nur auf, wenn ihnen Lymphknotensuspensionen nicht immuner erwachsener Tiere injiziert worden waren[5].

Ob man diesen Vorgang — wie Paraf — als Autosensibilisierung auffaßt, bei der das Virus nur als unspezifischer Auslösemechanismus („trigger") eine Rolle spielt, oder dem komplexen, humoralen und cellulären, gegen das Virus gerichteten Immunitätsmechanismus die entscheidende pathogenetische Rolle zuspricht, die Tatsache bleibt höchst bedeutsam, daß der immunologisch kompetente Organismus erkrankt und der inkompetente trotz gleicher Virusvermehrung gesund bleibt.

In diesem Zusammenhang möchten wir auf die parainfektiösen Encephalitiden (z. B. die post-vaccinale Encephalomyelitis) hinweisen, die meist zu dem Zeitpunkt auftreten, an dem die Antikörperbildung beginnt. Sie werden von vielen Autoren als allergische Vorgänge angesehen.

Werden Virussuspensionen mit homologem Antikörper gemischt, so verliert das Virus seine pathogene Wirkung: Die Erkrankung oder der Tod der Versuchstiere, die mit dem Virus-Antikörpergemisch infiziert wurden, bleibt aus; in Zellkulturen unterbleibt der cytopathogene Effekt. Bei Versuchstieren nennt man dies einen Schutzversuch, bei Zellkulturen spricht man von Neutralisation des Virus. *Neutralisierende wie komplementbindende Antikörper* können durch konzentrierte Virussuspensionen quantitativ aus dem Serum entfernt werden[6]. Die Neutralisation einer gegebenen Virusmenge erfordert eine gewisse Menge Anti-

---

[1] Teissier et al. 1926.   [2] Gelfand et al. 1956.   [3] Sabin 1957.
[4] Traub 1936a—c, 1938, 1939.   [5] Paraf et al. 1960.
[6] Salaman 1937, Friedewald 1944, Wiener et al. 1946.

körper, und zwar besteht eine gradlinige Beziehung zwischen dem Logarithmus der Virusmenge und der neutralisierenden Menge Antikörper[1]. So vermag man die Antikörpermenge im Neutralisations- oder Schutzversuch zu titrieren.

Es besteht kein Zweifel, daß Antikörper, die an ein Viruspartikel gebunden sind, dessen Adsorption an spezifische Receptoren der Zelloberfläche, verhindern (etwa bei Bakteriophagen oder bei Myxoviren).

Es ist ferner möglich, daß auch im Zellinnern die Assoziierung des Virus oder seiner Nucleinsäure mit bestimmten Receptoren für die Virusmultiplikation wichtig ist. Durch die Beladung der Virusoberfläche mit Antikörpermolekülen, also mit γ-Globulin, wird deren physiko-chemischer Zustand so verändert, daß diese Bindung eventuell nicht erfolgen kann. Es ist ferner denkbar, daß die Bedeckung mit Antikörpermolekülen die Freisetzung der genetischen Substanz des Virus durch das „uncoating enzyme" unmöglich macht oder so verzögert, daß es inzwischen der (thermischen?) Inaktivierung verfällt.

Vieles spricht dafür, daß bei Viruskrankheiten, bei denen eine Virämie vorkommt, der Befall weiterer Organe verhindert wird, wenn schon während der Virämie genügend neutralisierende Antikörper im Blut vorhanden sind. Da der Virämie eine Multiplikation in peripheren Organen oder in Epithelzellen und ein Kontakt mit lymphoiden Geweben vorauszugehen pflegt, so wird häufig bereits eine Antikörperbildung eingesetzt haben, wenn es zur Virämie kommt, insbesondere bei Individuen, die schon eine inapparente Infektion mit dem gleichen oder serologisch verwandten Virus durchgemacht haben. Der neutralisierende und damit schützende Effekt kann je nach den besonderen Verhältnissen ausreichend sein oder nicht.

Von der Poliomyelitis wissen wir, daß die Virämie im Intervall zwischen Vorkrankheit und Hauptkrankheit liegt (s. Abb. 39). Etwa zur gleichen Zeit beginnen Antikörper nachweisbar zu werden. Bei der experimentellen Polio ist bei intrakardialer Infektion allerdings die Virämie für die Produktion von Antikörpern Voraussetzung[2].

Bei solchen Krankheiten wie Masern oder Pocken, oder bei der Ektromelie der Maus, deren Pathogenese die Stadien der lokalen Vermehrung und der Verbreitung auf dem Lymph- und Blutweg einschließt, für die aber praktisch alle Individuen hoch empfänglich sind, kommt die Antikörperproduktion offensichtlich zu spät. Künstlich kann man durch ausreichende Gaben von Immunserum oder γ-Globulin die Manifestation verhindern, wenn die Antikörper früh genug gegeben werden. Die benötigte Menge an Antikörpern steigt im Laufe der Inkubationszeit, bis von einem bestimmten Tag an (bei Masern dem siebenten) die Prophylaxe mit anwendbaren Mengen des Antikörpers unmöglich wird.

Obgleich die Antikörperbildung sehr rasch einsetzt, so vergeht doch bis zur Freisetzung ausreichender Mengen immer eine gewisse Zeit. Die humorale Abwehr hat bei Infektionen mit langer Inkubation, nach einer Theorie von MacLeod (1953), sozusagen eine Vorgabe, insbesondere bei einer bereits bestehenden immunologischen Erfahrung mit dem homologen Antigen. Daher soll lebenslange Immunität häufiger bei Virusinfektionen mit langer Inkubationszeit als bei solchen mit kurzer Inkubationszeit vorkommen.

Die Poliomyelitis ist ferner ein gutes Beispiel für die Bedeutung der immunologischen Hyperreaktivität. Es gibt drei serologische Typen dieses Erregers, von denen Typ I und II neben verschiedenen Antigenen auch ein gemeinsames haben[3]. Erkrankungen an paralytischer Polio kommen unter Personen, die früher eine Infektion mit Typ III gehabt hatten, häufiger vor als unter solchen mit einer

---

[1] Bell 1948a.   [2] Bodian 1945.   [3] Melnik 1955.

früheren Infektion mit Typ II[1]. Die Erklärung ist darin zu suchen, daß Infektion mit Typ II eine immunologische Erfahrung mit dem Teilantigen hinterläßt, das die Typen I und II gemeinsam haben, wobei Antikörper gegen Typ I sogar zeitweilig nachgewiesen werden können[2]. Auch bei der Immunisierung mit inaktivierter Vaccine vom Typ I entwickeln Personen, die vorher Typ II-Antikörper hatten, einen durchschnittlich höheren Antikörperspiegel für Typ I als solche Personen, die vorher Typ III-Antikörper besaßen. Letztere Personen unterscheiden sich praktisch nicht von solchen, die gar keine Antikörper aufweisen. Am höchsten werden die Typ I-Antikörperspiegel bei Personen, die schon vorher Typ I-Antikörper produzierten[3].

Der eben geschilderte Vorteil, den Personen mit einer erworbenen immunologischen Hyperreaktivität haben, mag nicht nur in der Produktion größerer Antikörpermengen liegen, sondern auch in ihrem früheren Auftreten. Letzteres dürfte nach dem, was wir oben am Beispiel der Masern erfuhren, sogar von einer größeren Bedeutung sein als die Menge. Man darf annehmen, daß bei dem größten Teil der mit Poliomyelitisvirus infizierten Personen die Infektion stumm verläuft, weil entweder die „Virulenz" des Erregers zur Invasion des ZNS nicht ausreicht oder das Virus beim Eindringen in die Blutbahn von früher vorhandenen oder neu gebildeten Antikörpern neutralisiert wird.

Es muß aber betont werden, daß von dem kleineren Teil der Infizierten, bei denen das Virus das ZNS erreicht, wieder nur ein Teil eine paralytische Erkrankung durchmacht. Für die Manifestation des paralytischen Verlaufes bei Personen, deren ZNS bereits infiziert ist, spielen eine Reihe von Faktoren eine Rolle, die nichts mehr mit Immunität zu tun haben (s. S. 445).

Im Experiment kann bei Affen eine paralytische Polio schon durch kleine Antikörperdosen verhindert werden[4]. Dagegen sind große Antikörpermengen nötig, um die Ausbreitung des Poliovirus im ZNS zu unterdrücken, wenn dieses intraspinal injiziert wurde. Sie wirken sogar, wenn sie 24—48 Std nach der Infektion gegeben werden[5]. Die experimentellen Bedingungen weichen hier allerdings sehr erheblich von den natürlichen ab, so daß man die Bedeutung solcher Mechanismen für die natürliche Infektion vorerst zurückhaltend beurteilen wird.

Etwas anders scheinen die Probleme bei den Virusinfektionen zu liegen, bei denen sich die Infektion vorwiegend oder ausschließlich im Schleimhautepithel abspielt. Bei der Influenza ist der Befall und die Zerstörung des Epithels des Respirationstraktes die Hauptmanifestation der Virusinfektionen selbst. Daß der Verlauf der Erkrankung von sekundären bakteriellen Infektionen entscheidend beeinflußt wird, kann hier unberücksichtigt bleiben. Es wird angenommen, daß die Ausbreitung der Virusinfektion auf den Schleimhäuten, durch das Vorhandensein spezifischer Antikörper im Sekret der Schleimhäute stark gehemmt werden kann. Diese Antikörper sind im Schleimhautsekret nachgewiesen worden[6]. Auch bei der Poliomyelitis sind Antikörper im Nasensekret nachgewiesen worden[7]. Nach einer Theorie von Armstrong (1950) ist der Befall an Polio am geringsten in den Monaten, in denen die Wasserdampfsättigung der Aus- und Einatemluft die größte Differenz zeigt. Hierdurch soll das Sekret von Nase und Rachen besonders eingedickt werden und die Konzentration der Antikörper und mucinartiger Stoffe steigern, die eine Schutzwirkung für diese Viren haben, wogegen Speichel durch seine Mucinase diese Stoffe zerstört[8].

---

[1] Salk 1955, Hammon und Ludwig 1957.   [2] Sabin 1952.   [3] Salk 1956.
[4] Bodian 1949, 1952a, 1953, Rhodes et al. 1952.   [5] Liu et al. 1957.
[6] Francis 1940, Fazekas de St. Groth und Donnelly 1950.
[7] Amoss und Taylor 1917, Bell 1948b.   [8] Hofman 1954.

Per analogiam sollte man annehmen können, daß auch im Darm mit anderen sezernierten Proteinen Antikörper ins Darmlumen gelangen. Angesichts der Tatsache, daß die Immunisierung mit inaktiviertem Polio-Impfstoff zur Bildung von Antikörpern, aber zu keiner Immunität des Darmes führt, darf man skeptisch sein, ob der Sekretion von Antikörpern (und dem Vorhandensein schützender Mucine) im Rachen und Verdauungstrakt eine nennenswerte prophylaktische Bedeutung zukommt.

3. Phagocytose von Virus.

Unser Wissen über die Bedeutung der Phagocytose bei der Abwehr von Virusinfekten im immunen wie nichtimmunen Organismus war lange Zeit mangels exakter Nachweismethoden sehr lückenhaft. Bis auf die Lymphogranuloma-Trachoma-Gruppe, die lichtoptisch nachweisbar ist, sich aber in wichtigen Eigenschaften anders verhält als alle anderen Viren, war man auf indirekte Methoden angewiesen, wenn man Wanderzellen auf ihren Gehalt an Viren prüfen wollte. Erst die Anwendung fluorescenzmarkierter Antikörper (s. S. 386) durch Coons gab der Forschung eine *spezifische* Methode zum Nachweis von Viren im Innern von Zellen, und damit auch von Phagocyten in die Hand. Auch mit dieser neuen Methode sind bisher nur wenige Ergebnisse erzielt worden.

Die Bedeutung der Phagocytose ist bis heute noch nicht eingehend bearbeitet worden und daher in ihren Grundzügen noch nicht geklärt.

Früher hat man ziemlich allgemein angenommen, daß die celluläre Abwehr bei Virusinfekten die gleiche Bedeutung hat wie bei bakteriellen Infektionen[1]. Diese Annahme scheint jedoch nicht zuzutreffen, zumindest nicht bei immunen Tieren[2]. Werden subletale Dosen von Influenzavirus in die Lunge von immunen Kaninchen oder weißen Mäusen gebracht, so tritt (im Gegensatz etwa zur Instillation von Pneumokokken) keine entzündliche Reaktion und keine Mobilisation von Wanderzellen auf. Die Inaktivierung des Virus durch Antikörper zieht keine entzündlichen Reaktionen nach sich[3].

Von manchen Autoren wird die Fähigkeit von Wanderzellen nicht immuner Wirte zur Phagocytose kleiner und mittelgroßer Viren überhaupt angezweifelt[4]. Sowenig eine solche Verallgemeinerung berechtigt zu sein scheint, sowenig ist klar, ob die Phagocytose bei immunen Wirten bei allen Viren anders verläuft als bei nichtimmunen.

Im Gegensatz zu der Begünstigung der Phagocytose durch die Bindung spezifischer Antikörper an der Oberfläche von Bakterien (opsonischer Effekt) scheinen manche Viren, die mit Antikörpern beladen sind, nicht besser phagocytiert zu werden, als unbehandelte Viruspartikel. Zu mindest gilt dies für das Vacciniavirus[5]. Eigentümlicherweise blieb das mit Antikörpern beladene Vacciniavirus in den Leukocyten ebenso infektiös wie das unbehandelte. Wenn solche Befunde wiederholt und auch bei anderen Viren erhoben werden können, wäre dies für den Wirkungsmechanismus der neutralisierenden Antikörper von großer Bedeutung. Man muß sich fragen, wieso das Vacciniavirus durch die homologen Antikörper nicht inaktiviert blieb? Vermögen etwa die Phagocyten das Antikörperprotein zu zerstören, die Substanzen der Virushülle aber nicht, so daß die Viruspartikel in den Phagocyten wieder reaktiviert würden? A. A. Smorodintsev (1960) nimmt dagegen an, daß Viren, sofern sie überhaupt phagocytiert werden, der thermischen Inaktivierung bald erliegen (s. S. 438).

---

[1] Fairbrother 1933, Jamuni und Holden 1934.
[2] Wilson und Miles 1957.   [3] Smorodintsev, A. A. 1960.
[4] Zilber et al. 1937, Meyer 1941, Smorodintsev und Shishkina 1940, 1942, A. A. Smorodintsev 1955, Zhumatov 1955b.
[5] Sabin 1935.

Mit der fluorescenzserologischen Methodik sind verschiedene Viren in Phagocyten nachgewiesen worden, so Influenzavirus im Nasensekret[1], ECHO-9-Virus
in „Wanderzellen" der Meningen[2] und Westnilvirus in Leukocyten in menschlichen Tumoren[3]. Beim Influenzavirus ist dieser Nachweis übrigens diagnostisch
ausgenutzt worden. Man kann sich leicht vorstellen, daß diese Möglichkeit
noch für andere Viren besteht. Im Gegensatz zu den Befunden beim Herpesvirus
(s. o.) tritt die Phagocytose des Influenzavirus in vitro nur unter Mitwirkung
von spezifischen immunologischen Faktoren auf. Normale Leukocyten nehmen
in Normalserum kein Virus auf. Leukocyten immuner Individuen oder normale
Leukocyten in Immunserum können das Virus phagocytieren. Am besten ist die
Phagocytose durch Leukocyten immuner Spender in Immunserum[4].

Solange es noch unklar ist, ob ein Virus, das in Wanderzellen gefunden wird,
von ihnen nur phagocytiert worden ist, ob hierbei Antikörper eine Rolle spielen,
oder ob es sich in ihnen auch vermehrt hat, bleibt auch die Rolle der Phagocyten
für die Pathogenese dieser Viruskrankheit noch unsicher.

Bei Viren, die in Phagocyten synthetisiert werden können, wäre zwischen der
Invasion anderer empfänglicher Zellen und der „Phagocytose" der Unterschied
möglicherweise nur der, daß die Wanderzellen zur Ausbreitung des Virus im
Körper aktiv beitragen.

Die hämatologischen Befunde bei den meisten Viruskrankheiten sprechen
kaum dafür, daß die Wanderzellen eine wichtige Truppe im Kampf gegen eingedrungene Viren sind. Die meisten Viruskrankheiten sind von Leukopenie begleitet, wobei die Lymphocyten wie die Polymorphkernigen reduziert werden.
Benjamin und Ward (1932) haben bei Masern im Verhalten der Leukocyten
drei Phasen unterschieden:

1. Mäßiger Abfall der Polymorphkernigen mit einem Minimum kurz nach der
Eruption.

2. Plötzliche Lymphopenie einsetzend mit dem ersten Fieber und einem Tief-
punkt bei der Eruption.

3. Auftreten großer, meist stark basophiler Lymphocyten mit dem Abblassen
des Exanthems.

Derartige atypische Lymphocyten, die von den Zellen nicht zu unterscheiden
sind, die bei infektiöser Mononucleose gefunden werden, kommen auch bei
Hepatitis epidemica vor. Eine Leukopenie geht ihrem Erscheinen voraus[5].

Bei der Rabies findet man jedoch eine Leukocytose von 20 000—30 000 Zellen
pro mm[3] mit einer relativen Zunahme der polymorphkernigen und der großen
mononucleären Zellen.

Burnet (1955) wirft die Frage auf, ob diese Zellen nicht normalerweise zu
denen gehören, die Antikörper produzieren, im Verlauf der Mononucleose (und
anderer Viruskrankheiten?) aber selbst mit dem Erreger infiziert werden.

X. Allgemeine Pathogenese der Viruskrankheiten.

1. Allgemeines.

Die Auffassung von der spezifischen Affinität der einzelnen Viren zu bestimmten Keimblättern, Organgruppen, Organen oder Zellarten, d. h. die Lehre
von den Tropismen hat sich nur als partiell richtig erwiesen. Diese Lehre hatte

---

[1] Boand et al. 1953, 1957, Liu 1956, Hanson et al. 1957.   [2] Gädeke 1959.
[3] Southam et al. 1958.   [4] Boand et al. 1957.   [5] Havens und Marck 1946.

zu einem Einteilungsprinzip der Viren geführt (dermotrope, neurotrope, viscerotrope, pneumotrope oder pantrope Viren), das fast völlig aufgegeben worden ist. Die meisten der neurotropen Viren z. B. findet man jetzt in der Gruppe ,,Enteroviren'', weil ihr primärer Ansiedlungsort im Darmtrakt liegt, und sie am einfachsten aus dem Stuhl isoliert werden können.

Die Ergebnisse der Virusforschung haben zu der Erkenntnis geführt, daß die meisten Virusinfektionen Cyclen von Ereignissen darstellen, bei denen das Virus nacheinander in verschiedenen Organen multipliziert werden kann. Dies setzt voraus, daß es zur Ausbreitung des Virus im Körper kommt, wobei verschiedene Transportwege benutzt werden können: Schleimhautoberflächen, Organhohlräume, Lymphe, Blut, Nervenbahnen. Die Stätten primärer Ansiedlung und die der hauptsächlichen Virusmultiplikation sind nicht immer die Orte, an denen die größten Zellschäden entstehen.

Die Pathogenese einer Virusinfektion ist aber nicht nur aus diesem Grunde ein sehr komplexer und vielschichtiger Vorgang. Während bei einer bakteriellen oder parasitären Infektion neben dem (oft zu vernachlässigenden Fremdkörperreiz) die Hauptwirkung von den sezernierten oder durch Zerfall der Erreger frei werdenden Toxinen ausgeht, z. T. von allergischen Vorgängen unterstützt, bedeutet die Vermehrung des Erregers selbst jedoch keine wesentliche Belastung des Zellstoffwechsels. Bei der Virusinfektion ist dies ganz anders: Hier bedeutet das Eindringen des Erregers in die Zelle die Aufnahme eines fremden Genoms, dessen genetische Informationen in der Wirtszelle wirksam werden, wobei der Stoffwechsel meist tiefgreifend umorientiert wird. Soweit wir die sehr komplizierten Vorgänge jetzt schon übersehen, kann das Diktat des Virusgenoms grundsätzlich folgende Wirkungen auf die Wirtszelle haben:

1. Das genetische System der Wirtszelle wird völlig zerstört oder außer Funktion gesetzt. Dies geschieht bei der Infektion eines Bacteriums mit einem virulenten Phagen. Ob bei tierpathogenen Viren etwas derartiges vorkommt, ist nicht sicher bekannt. Beim Polyomavirus scheint in Zellkulturen das gesamte Kernchromatin durch Virus-DNS ersetzt zu werden.

2. Das genetische System des Wirtes wird nur teilweise blockiert oder zerstört, so daß verschiedene Funktionen (z. B. Syntheseketten) ausfallen. Hierdurch muß es zu Defektsituationen im Stoffwechsel kommen, die je nach den betroffenen Genen zu krankhaften oder letalen Folgezuständen führen. Hierzu scheint experimentell nichts bekannt zu sein.

3. Das genetische System der Wirtszelle bleibt intakt, aber seine Auswirkungen werden zumindest partiell an einer im Stoffwechselgeschehen mehr ,,peripher'' gelegenen Stelle unterbrochen.

Bei sehr vielen Virusinfektionen dürfte dieser Vorgang eine Rolle spielen, und zwar vorwiegend derart, daß ein Teil der messenger-RNS der Zelle, die als materieller Code der genetischen Befehle aus dem Kern in das Cytoplasma wandert, durch die messenger-RNS des Virusgenoms ersetzt oder mengenmäßig überspielt wird. Fallen hierbei Informationen für die Synthese lebenswichtiger Stoffe (insbesondere Enzyme) aus, so kommt es zur irreversiblen Schädigung. Es ist leicht einzusehen, daß schon der Ausfall ganz weniger Enzyme, ja eines einzigen Enzyms die Synthese eines Baustoffes oder eines Metaboliten unmöglich machen kann, der zur Existenz der Zelle unerläßlich ist.

Für die Virusmultiplikation selbst ist es entscheidend, daß jene Zellfunktionen erhalten bleiben, die für seine Synthese nötig sind.

Wir haben schon darauf hingewiesen, daß es Virusinfektionen gibt, bei denen nur ein Teil der Virussubstanzen synthetisiert wird, so daß es nicht zur Bildung infektionsfähiger Partikel kommt (s. S. 402). Dies könnte seine Ursache darin haben, daß die Virusinfektion einen Teil der für die Synthese des Virus nötigen Mechanismen schädigt oder blockiert. Auch inkomplette Synthesen können mit pathogenen, ja letalen Wirkungen für die Zelle verbunden sein.

4. Das Virusgenom kann neben den Informationen, die zur Virussynthese führen, Informationen zur Bildung von Substanzen enthalten, die zellschädigend wirken. Die Bildung dieser Stoffe kann der entscheidende pathogene Faktor sein, nicht die Viruspartikel oder ihre Synthese.

Bei den virusinduzierten Tumoren treten derartige antigene Substanzen auf, deren Rolle für die Tumorgenese jedoch noch unklar ist (s. S. 415). In diese Gruppe fallen wahrscheinlich auch die pyrogenen Substanzen, die während vieler Virusinfektionen entstehen (s. S. 462).

5. Die Virusinfektion führt in bestimmten Zellen überhaupt nicht zur Virussynthese. Es kommt aber zu einer Integration zwischen Zellgenom und Virusgenom. Dies ist bei der lysogenen Bakteriophageninfektion, bei manchen Tumorviren und wahrscheinlich beim Herpesvirus der Fall. Aus den Phänomenen Transduktion und Konversion wissen wir, daß ein solches Virusgenom gewisse Informationen im Stoffwechselgeschehen der Wirtszelle zur Wirkung bringt. Bei Diphtheriebakterien z. B. ist die Toxinbildung von der lysogenen Infektion mit einem Phagen abhängig (s. S. 386).

6. Schließlich kann man sich vorstellen, daß die Zelle bei intakt bleibendem Stoffwechsel und beim Fehlen aller toxischen Nebenprodukte dadurch geschädigt wird, daß die Zelle an jenen Stoffen verarmt, die sie zur Erhaltung ihres Struktur- oder Energiestoffwechsels braucht, weil diese Stoffe in der Synthese von Virusmaterial investiert werden.

Bei Pflanzen- und Insektenviren, bei denen z. T. sehr große Virusmengen entstehen, ist dieser pathogenetische Vorgang durchaus wahrscheinlich. Auch bei Viren, die große Einschlußkörper erzeugen, ist dieser Mechanismus denkbar. Bei den meisten tierpathogenen Viren entstehen jedoch Virusmengen, bei denen die Verarmung der Zelle an lebenswichtigen Substanzen (bei intaktem Stoffwechsel) recht unwahrscheinlich erscheinen muß.

Es ist keine Frage, daß beim Zustandekommen der Zellschädigung auch quantitative Probleme der Infektion eine Rolle spielen können. Die Produktion von Virus scheint bei manchen Wirts-Virus-Systemen keine maximale zu sein. Es bedarf gewisser Voraussetzungen oder Reize, um sie auf ein maximales Niveau zu heben. So scheint in manchen Zellsystemen erst die Infektion jeder Zelle mit mehreren Viruspartikeln zur maximalen Virussynthese nötig. Die Synthese von größeren Virusmengen führt in vielen Zellen auch zu stärkeren Zellschäden. Auch bei der Cortisonwirkung entstehen größere Virusmengen und stärkere Schäden als bei „Normaltieren". In manchen Fällen ist nur unter Cortison eine nachweisbare Virusvermehrung und pathogene Wirkung demonstrierbar (s. S. 442).

Wenn wir bei der Betrachtung der Pathogenese der Viruskrankheiten den Schritt von der Zelle zum Organismus machen, so wird das Bild noch unübersichtlicher. Gewissermaßen an der Grenze zwischen beiden Problemkreisen liegen die Fragen, warum in einem Organismus die Zellen in einem Organ zur Virussynthese befähigt sind, in anderen nicht; warum in einem Organ die Virussynthese von Zellschäden begleitet ist, in anderen nicht; warum bestimmte Zellen in einem Organ zur Multiplikation eines Virus befähigt sind und andere, benachbarte nicht, und warum es mit ihrer Vulnerabilität ebenso beschaffen ist. Auf die meisten dieser Fragen lautet die Antwort: „Wir wissen es nicht". Wir wissen bei vielen Viruskrankheiten noch sehr unvollständig, welche Zellen in welchen Organen Virus enthalten, welche nicht. Wir wissen meist nur, welche geschädigt oder zerstört werden.

Die fluorescenzimmunologische Methodik (s. S. 386) und in begrenzterem Umfange die elektronenoptische (s. S. 355) sind am ehesten in der Lage, uns darüber
genauere Auskunft zu geben; aber die Ergebnisse in dieser Richtung sind noch
recht spärlich, wenn wir bedenken, daß bei einer so gut durchforschten Krankheit
wie der Poliomyelitis nicht sicher bekannt ist, in welchen Zellen des Darmtraktes
die primäre — und oft sehr langdauernde — Vermehrung des Virus stattfindet;
ferner ist unbekannt, ob bei der Polio im ZNS neben den der Schädigung anheimfallenden Ganglienzellen auch andere Nerven- oder Gliazellen Virus enthalten.

Auf der Ebene des Organismus ist die Pathogenese jeder Viruskrankheit ein
äußerst komplexes Geschehen, das sich aus dem synergetischen und antago-
nistischen Zusammenwirken aller jener Faktoren ergibt, die in allgemeiner Betrachtung in den vorausgehenden Abschnitten besprochen wurden, neben anderen,
die nur gestreift oder noch gar nicht erwähnt wurden. Die Virulenz des infizierenden Virus und seine Menge, seine Eintrittspforte, die zur Verfügung stehenden
Ausbreitungswege, die genetisch bedingte Empfänglichkeit oder Resistenz, die
pathophysiologischen Faktoren, die sie erhöhen oder abschwächen, die obwalten-
den Kräfte der unspezifischen Abwehr oder spezifischen Immunität, sie alle sind
mit positivem oder negativem Vorzeichen die Komponenten, deren Resultante das
individuelle Schicksal Viruskrankheit ist.

Im folgenden soll auf die Bedeutung der in den vorausgehenden Abschnitten
schon behandelten Faktoren nur so weit eingegangen werden, wie sie noch nicht
zur Sprache kamen.

2. Der cytopathogene Effekt.

Im vorhergehenden Abschnitt haben wir versucht, die grundsätzlichen
Mechanismen einer Zellschädigung durch Viren zu analysieren. Die moderne
Gewebe- und Zellkulturtechnik hat gezeigt, daß die verschiedensten Viren in
gewissen Zellarten oder -stämmen mehr oder minder charakteristische Zellschäden
hervorrufen können, die meist als cytopathogener oder cytopathischer Effekt
(CPE) bezeichnet werden. Es muß betont werden, daß der CPE außer vom
benutzten Virus- und Zellstamm meist auch von einer Reihe von Umweltfaktoren
abhängt, so daß man nur mit einigen Einschränkungen von „pathognomonischen"
Zellschäden sprechen kann, wozu auch die Zelleinschlüsse gehören.

Nahe verwandte Viren können recht unterschiedliche CPE hervorrufen. So
erzeugen bei den Adenoviren die serologischen Typen 1, 2, 5 und 6 identische und
charakteristische Zellveränderungen, während die Typen 3, 4 und 7 ganz andere
cytologische Bilder induzieren, bei denen kristallartige und andere Einschlüsse
im Kern auftreten (Abb. 14 und 29) (BOYER et al. 1957). Die sehr regelmäßige
Anordnung der Viruspartikel in Zelleinschlüssen zeigt auch Abb. 38.

Zu den in Zellkulturen besonders häufig beobachteten Charakteristika des
CPE gehört auch das veränderte Verhalten der Zelloberfläche. Es kommt entweder zum Verlust der normalen Haftung an der Glaswand oder zur Bildung von
Syncytien oder Riesenzellen mit vielen Kernen. Ein Teil dieser Effekte kann auf
die Wirkung toxischer Stoffe zurückgeführt werden, die nicht mit dem Viruspartikel selbst oder seinen Komponenten identisch sind (s. S. 461).

Die Bildung von Zelleinschlüssen wird vielfach auch als CPE betrachtet,
obwohl man darüber streiten könnte.

Bei der Infektion einer Reihe von frisch isolierten Zellen oder permanent
fortzüchtbarer Zellstämme ergibt sich für die meisten Viren ein charakteristisches
Spektrum der Multiplikationsfähigkeit, der Zellschädigung, des cytologischen
Bildes dieser Insulte und der Bildung von Zelleinschlüssen, das — mit den oben
angedeuteten Einschränkungen — zur Diagnose eines isolierten Virus heran-

gezogen werden kann. Neben dem morphologischen Aspekt des CPE kann auch
der chemische, nämlich die Alterierung des Stoffwechsels als ein Zeichen der
Zellschädigung benutzt und eventuell durch einfache Indicatoren (pH-Ver-
schiebung!) sichtbar gemacht werden.

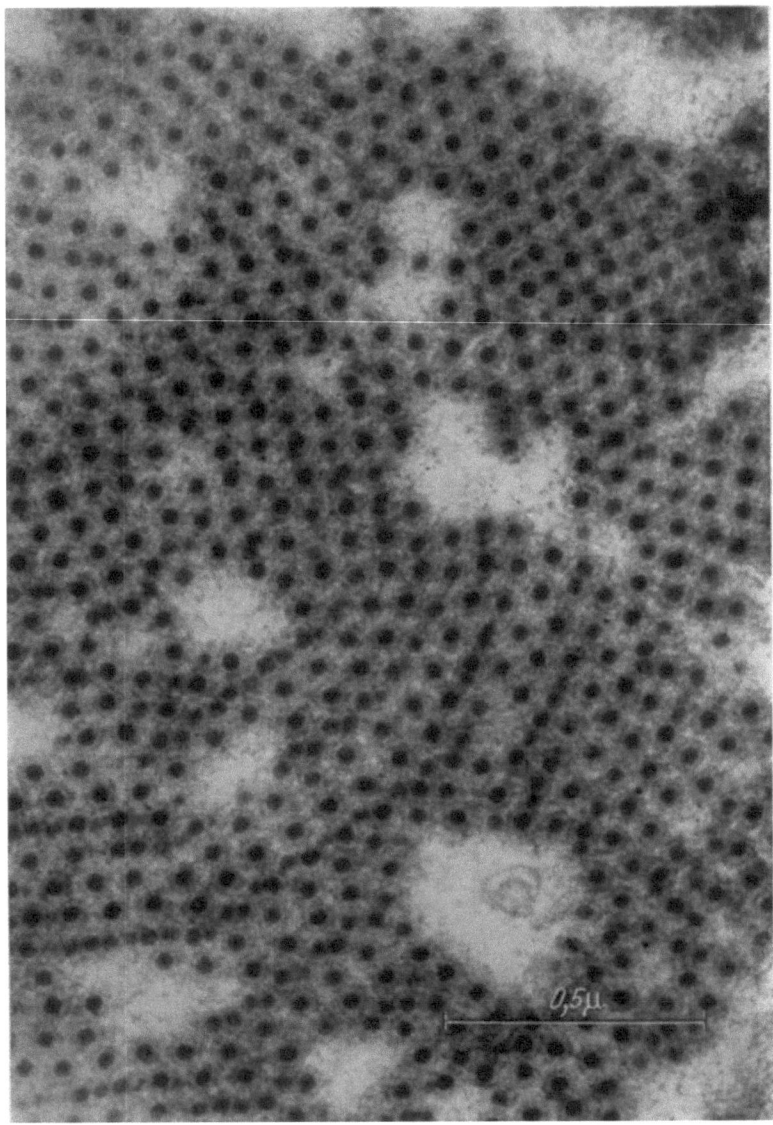

Abb. 38. Reovirus, Typ III. Cytoplasmatischer Einschluß, der aus vielen Viruspartikeln besteht, die ein dichtes
Nucleoid in einer breiten kontrastarmen Hülle enthalten. Aus menschlichem Untersuchungsgut. (Aus Bernhard
und Granboulan 1962.)

Der CPE wird gerne als Indicator der Virusmultiplikation benutzt. Es gibt
jedoch viele Virus-Wirtssysteme, in denen entweder die Virusmultiplikation ohne
jeden CPE stattfindet oder ein CPE auftritt, ohne daß infektiöses Virus gebildet
wird. Auf derartige Systeme und ihre Natur ist an verschiedenen Stellen dieses

Beitrages hingewiesen worden. Zellschädigung ohne Virussynthese ist oft als toxische Wirkung beschrieben worden. Hierauf wird im folgenden Abschnitt genauer eingegangen.

Die zeitliche Korrelation von Virusmultiplikation und CPE ist je nach dem benutzten System sehr verschieden. Vielfach folgt der CPE dem Höhepunkt der intracellulären Viruskonzentration (nicht der Freisetzung des Virus) rasch. Er kann aber auch dem Auftreten reifer Viruspartikel voraneilen oder einer längeren Periode der Virusausscheidung nachfolgen.

Zu den Einzelheiten des CPE verweisen wir auf den pathologisch-histologischen Beitrag von SCHEIDEGGER und auf die ausgezeichnete Zusammenstellung von PEREIRA (1961).

3. Toxische Faktoren.

Wir haben schon verschiedentlich darauf hingewiesen, daß bei manchen Virusinfektionen Zellschädigungen auftreten, die nicht der Synthese von infektiösem Virus zugeschrieben werden können. Derartige cytotoxische Wirkungen können sowohl von infektiösen wie nichtinfektiösen Viruspräparationen ausgelöst werden. Sie können von einer Virussynthese begleitet sein oder nicht. Im allgemeinen Teil dieses Abschnittes sind die theoretischen Möglichkeiten einer solchen Wirkung diskutiert worden (s. S. 456).

Die Unterscheidung des toxischen Effektes von dem der cytopathogenen Wirkung der Viruspartikel oder der Virussynthese ist oft schwierig. Sofern keine mechanische Trennung möglich ist, können die unterschiedliche Empfindlichkeit gegen chemische oder physikalische Faktoren, die Benutzung spezifisch empfindlicher Zellen oder Untersuchungen über die Dosis-Wirkungsbeziehungen häufig eine Differenzierung erlauben[1].

Die cytotoxische Wirkung entsteht bei ungestörter Infektion mit *Poliovirus* sogar schon vor dem Auftreten infektiöser Partikel (also in der latenten Periode oder Eklipse) und wird einem Toxin zugeschrieben, das antigenetisch mehr eine Zell- als eine Virussubstanz zu sein scheint, in normalen Zellen aber fehlt[2].

Beim *Poliovirus* tritt anderseits ein cytotoxischer Effekt in HeLa-Zellen auch dann auf, wenn die Multiplikation des Virus durch Fluorophenylalanin (einem Antimetaboliten) gehemmt wird[3]. Leider ist nicht bekannt, auf welchem Stadium die Virussynthese stehenbleibt und ob Virusantigen gebildet wird.

Die Tatsache, daß die Zellschädigung durch *Poliovirus* in Zellkulturen durch Glucose oder Glutamin verhindert werden kann, ohne daß die Virussynthese dadurch gehemmt wird[4], legt die Frage nahe, ob wir zwei verschiedene zellschädigende Vorgänge zu unterscheiden haben. Bei dem letzteren Beispiel fallen offensichtlich wichtige Metabolite durch eine noch nicht näher bekannte Blockade (Enzymmangel?) aus, die für die Virussynthese unerheblich sind.

Ein weiteres Beispiel dafür, daß die Zellschädigung nicht von den Viruspartikeln selbst verursacht wird, ist das folgende: Mäuse können bei Folsäuremangel (hervorgerufen durch entsprechende Diät oder Verabreichung des Folsäureantimetaboliten Amethopterin) eine i.c. Infektion mit LCM-Virus überleben, obgleich sie ebensoviel Virus im ZNS beherbergen wie die zugrunde gehenden Kontrollen. Das Virus kann dabei für längere Zeit im ZNS persistieren[5]. Man muß hieraus schließen, daß die Folsäure zur Synthese eines toxischen Nebenproduktes benötigt wird.

Auch bei einer Arretierung der Virussynthese auf halbem Wege, kann die Zellschädigung unbeeinflußt bleiben: Bei der Infektion von Ascitestumorzellen

---

[1] PEREIRA und KELLY 1957.   [2] PAYNE et al. 1958, ACKERMANN et al. 1958.
[3] ACKERMANN et al. 1954.   [4] ACKERMANN et al. 1954.   [5] HAAS et al. 1957a und b.

mit Encephalomyokarditisvirus kann durch Euflavin der Zusammenbau reifer Viruspartikel verhindert werden, obwohl infektiöse RNS schon reichlich vorhanden ist. Trotzdem tritt der übliche cytopathogene Effekt auf[1].

Auch die Myxoviren zeigen toxische Effekte, die unabhängig von der Produktion infektiöser Partikel sind: HeLa-Zellen werden von Influenzavirus geschädigt, obwohl lediglich nicht infektiöses Hämagglutinin und komplementbindendes Antigen, aber kein infektiöses Virus gebildet werden[2]. Der toxische Faktor wird von Hitze und UV-Strahlung weniger leicht inaktiviert als die infektiösen Viruspartikel.

NDV-Virus in Mäuse-Fibroblasten (L-Zellen) erzeugt ebenfalls einen nicht übertragbaren cytopathogenen Effekt, wobei nicht infektiöses Hämagglutinin gebildet wird[3]. In Mäuse-Ascitestumorzellen wirkt das gleiche Virus ebenfalls toxisch, ohne jedoch infektiöses Virus oder Hämagglutinin zu bilden. Virusantigen kann jedoch fluorescenzimmunologisch nachgewiesen werden[4].

Auch die Bildung von Syncytien durch menschliche oder Affennierenzellen, die mit *Mumpsvirus* (einem anderen Vertreter der Myxoviren) infiziert sind, scheint durch eine toxische Cytolyse verursacht zu sein[5].

Beim *Vacciniavirus* ist der cytopathogene Effekt offensichtlich ebenfalls ein toxischer, denn es besteht keine Parallelität zur Infektivität[6]; er läßt sich mit inaktiviertem Virus erzeugen[7], er bleibt erhalten, wenn die Virussynthese durch Natriumfluorid oder Natriumazid gehemmt wird[8] und er tritt auch in Zellen auf, die natürlicherweise zur Virussynthese unfähig sind[9].

Die normale Adhäsion von Zellen an die Glaswand der Kulturgefäße wird ebenfalls durch einen toxischen Faktor bei *Vaccinia-* wie bei *Adenoviren* bedingt. Beim Vacciniavirus führt dies zur Agglutination der Wirtszellen (Mäusefibroblasten-L-Zellen) und zu ihrem Zugrundegehen[10]. Diese Agglutination ist nicht auf eine Anlagerung von Virus an die Zellen mit einer Brückenbildung zurückzuführen, benötigt eine intakte Glykolyse der Zelle und ist von der Virusmultiplikation, die durch Natriumazid oder Amethopterin gehemmt sein kann, unabhängig[11].

Die Adhäsion der Kultur-Zellen an der Glaswand wird beim *Adenovirus* durch einen großmolekularen, gegen Trypsin empfindlichen Faktor verursacht, der gut von den Viruspartikeln getrennt werden kann. Dieser „cell detaching factor" beeinflußt weder die Lebensfähigkeit der Zellen noch ihr Vermögen, Virus zu synthetisieren: der Faktor kann leicht aus den Kulturen mit dem Medium entfernt werden[12].

Überblicken wir das, was wir über cytopathogene und cytotoxische Wirkungen der Viren wissen, so gewinnt man den Eindruck, daß die reifen Viruspartikel selbst in vielen — wenn nicht allen — Virus-Zellsystemen am wenigsten für die Zellschädigung verantwortlich sind. Es sind vielmehr gewisse (oft nicht näher bekannte) Vorgänge, die durch das eingedrungene Virusgenom der Wirtszelle aufgezwungen werden, die eine Schädigung der Wirtszelle verursachen. Die möglichen allgemeinen Mechanismen wurden auf S. 456 diskutiert. Diese Vorgänge können von der Synthese reifer Viruspartikel oder der Synthese von Virusmaterial begleitet sein oder nicht. Daneben kann die Zelle zur Synthese von Nicht-Virus-Material induziert werden, das als solches cytotoxisch ist.

Neben den cytotoxischen Wirkungen, die bei der Virusinfektion in der Zelle auftreten können, gibt es auch toxische Wirkungen auf den Gesamtorganismus. Sie wurden zuerst beim Influenzavirus beschrieben (G. und W. Henle 1946). Auch die pyrogene Wirkung der Virusinfektion kann man mit nicht vermehrungsfähigen Myxoviren hervorrufen. Sie haftet am Viruspartikel selbst, geht aber weder vom S-Antigen, noch vom Agglutinin aus. (Literatur bei Siegert, Betz und Schmidt 1961.)

---

[1] Sanders 1960.   [2] Henle et al. 1955.   [3] Wilcox 1959a und b.
[4] Prince und Ginsberg 1957.   [5] Henle et al. 1954, Russel und Morgan 1959.
[6] Vieuchange et al. 1957.   [7] Bernkopf et al. 1959.
[8] Brown et al. 1959a, Mayyasi et al. 1959.
[9] Nishmi und Bernkopf 1958.   [10] Scherer 1952.   [11] Brown et al. 1959b.
[12] Rowe et al. 1958, Pereira 1958, Everett und Ginsberg 1958.

4. Eintrittspforten.

Bei vielen natürlichen wie experimentellen Virusinfektionen ist die Stelle des Körpers, die zuerst mit dem Virus in Berührung kommt, von entscheidender Bedeutung dafür, ob die Infektion angeht oder nicht. Es liegt auf der Hand, daß die Art des Epithels und die chemischen und physikalischen Bedingungen, die auf ihm herrschen, dem Eindringen der verschiedenen Viren verschieden großen Widerstand entgegensetzen. Die intakte Oberhaut scheint keinem Virus den Eintritt in die Tiefe zu ermöglichen. Kleinere oder größere Wunden, einschließlich Insektenstiche oder Tierbisse stellen bei der Oberhaut die eigentlichen Eintrittspforten dar. Bei den Schleimhäuten spielt neben dem Vorhandensein spezifischer Receptoren (s. S. 435) an den Epithelzellen selbst, die Temperatur und Feuchtigkeit, das p_H der Umgebung, deren Gehalt an unspezifischen Hemmsubstanzen (s. S. 439) oder spezifischen Antikörpern (s. S. 451) eine wichtige Rolle für ihre Gangbarkeit als Eintrittspforte.

Die umfangreiche Literatur auf diesem Gebiet zeigt immer wieder, wie schwer es ist, die Eintrittspforte natürlicher Erkrankungen mit Sicherheit zu ermitteln oder bei experimentellen Infektionen Nebenwege auszuschließen. Und wo uns die natürlichen Eintrittspforten bekannt sind, fehlen uns doch oft die Kenntnisse über feinere Vorgänge, z. B. über die Zellart, an der das Virus adsorbiert und in der es zuerst multipliziert wird. Die Rolle der Wanderzellen ist noch wenig erforscht, sei es als celluläre Abwehr (s. S. 455), sei es als Transportmittel von der Oberfläche der Schleimhaut in die Tiefe und via Lymphwege ins Blut. Bei der Staupe des Frettchens ist das Virus (mit fluorescierenden Antikörpern) nach intranasaler Infektion zuerst in Reticulum-Zellen der Halslymphknoten, wohin es sehr wahrscheinlich mit Wanderzellen gelangt, demonstriert worden. Später taucht es in den mediastinalen Lymphknoten, der Milz, den Kupfferschen Zellen der Leber und schließlich in Wanderzellen des Blutes auf[1]. Auch das Influenzavirus ist in Wanderzellen auf der Schleimhaut gefunden worden[2] (s. S. 389). Beim ECHO-Virus war bei der Infektion der Maus das Virus im ZNS zuerst fluorescenz-serologisch in „Wanderzellen" in den Meningen nachweisbar[3].

Bei der Poliomyelitis ist die Eintrittspforte besonders eingehend untersucht worden. Es gilt heute als sicher, daß die oberen Speisewege, insbesondere der Oropharynx (nicht aber der Nasopharynx) und das Ileum die Stellen sind, wo das Virus in den Körper eindringt[4]. Auch hier spielen Wanderzellen vielleicht eine wichtige Rolle für den Weg in die Tiefe, denn in der Inkubationszeit ist das Virus, außer in der Schleimhaut der genannten Gebiete, zuerst im lymphatischen Rachenring, in den Peyerschen Plaques und in tiefen Hals- und in Mesenteriallymphknoten zu finden.

Die Polyomyelitis ist übrigens ein Beispiel dafür, daß die Eintrittspforten bei manchen Viruskrankheiten auch die Stellen der Virusausscheidung sein können. Das Ileum scheidet meist wesentlich länger Poliovirus aus als der Rachen. Die quantitativen Verhältnisse sprechen dafür, daß in den Lymphfollikeln und Lymphknoten auch eine Multiplikation des Poliovirus stattfindet, doch fehlen direkte Beweise (z. B. mit fluorescenz-markierten Antikörpern). Ob Phagocyten das Virus auch von den lymphatischen Organen her wieder an die Oberfläche des Pharynx und Dünndarmes befördern können, ist unbekannt.

Bei einer Reihe von Viruskrankheiten dringt natürlicherweise das Virus ausschließlich (oder zumindest ganz überwiegend) transcutan, durch ein *Trauma*

---

[1] LIU und COFFIN 1957.
[2] BOAND et al. 1953, 1957, LIU 1956.
[3] GÄDEKE 1959.
[4] Literatur bei BIELING und POETSCHKE 1958, BODIAN 1959.

in den Körper. Die meisten Erkrankungen dieser Gruppe werden durch Insektenstiche übertragen (*arthropode-borne* animal viruses = Arborviren), bei der
Tollwut sind es Bisse von Hunden, Wölfen, Füchsen, Katzen, Fledermäusen
u. a. m.

Die Arborviren, von denen heute etwa 50 bekannt sind (s. S. 354), umfassen
definitionsgemäß[1] nur jene tierpathogenen Viren, die sich im Insekt vermehren.
Die Insekten zeigen dabei keine erkennbaren Krankheitssymptome und keinerlei
histologische Veränderungen. Manche der Arborviren werden vom erwachsenen
Insekt (Zecke) auf das Ei übertragen und so von Generation auf Generation
weitergegeben. Die Zecken sind also nicht nur Überträger, sondern auch das
Reservoir der Viruskrankheit.

Neben der obligaten Übertragung durch Arthropoden kann es gelegentlich
zu einer rein mechanischen Übertragung mit dem Stechrüssel eines Insektes
kommen. Eine Multiplikation im Zwischenträger fehlt hierbei. Solche Fälle
erlauben nicht, das Virus zu den Arborviren zu zählen.

Im Experiment wird sehr häufig eine unnatürliche traumatische Eintrittspforte gesetzt, nämlich durch die Injektion. Bei der Serumhepatitis ist ebenfalls
die Injektion der Eintrittsmechanismus. Eine „natürliche" Eintrittspforte ist
bei ihr noch nicht bekannt geworden. Häufig ist der Ort der Injektion nicht
gleichgültig, denn auch bei dieser Art der traumatischen Infektion muß das Virus
vor seiner Inaktivierung in ausreichender Konzentration ein Organ erreichen
können, in dem es multipliziert wird. In vielen Fällen wird der Abtransport durch
Lymph- und Blutbahnen genug Virus aus dem Injektionsgebiet an empfängliche
Zellen transportieren. Einige Viren müssen jedoch direkt in bestimmte Organe,
z. B. das Gehirn injiziert werden, sei es, daß sie natürlicherweise sich nur in diesen
Organen vermehren können; sei es, daß sie an diese speziell adaptiert worden
sind. Manche Viren, z. B. Influenzavirus, besitzen bei subcutaner oder intramuskulärer Injektion so gut wie keine pathogene Potenz, während sie von gewissen Schleimhäuten aus dasselbe Tier krank machen oder töten können. Diese
Tatsache kann bei der Immunisierung benutzt werden.

Bei intravenöser Injektion lokalisiert sich das Influenzavirus dagegen in der
Lunge, wahrscheinlich weniger weil eine Virämie in der Pathogenese der Influenza
eine Rolle spielt, als weil es mit dem Blutstrom direkt an die empfänglichen
Alveolarzellen herangeführt wird[2].

Auch Enteroparasiten können das Virus in den Körper des Wirtes befördern,
so Würmer bei der Schweineinfluenza[3] und der Lachsvergiftung der Hunde und
Füchse[4].

Die Eintrittspforten bedingen neben der Art der Ausscheidung und vielen
anderen Faktoren bei jeder Infektionskrankheit das spezielle epidemiologische
Bild.

Eine ganze Reihe von Untersuchungen mit den verschiedensten Viren hat
gezeigt, daß ziemlich bald nach der Adsorption an empfänglichen Zellen das Virus
nicht mehr oder nur in sehr kleinen Mengen in diesen nachweisbar ist. Dieses
Phänomen der Eklipse haben wir oben besprochen (s. S. 380). Sehr wenig wissen
wir jedoch über das Schicksal von Virus, das an der Eintrittsstelle nicht auf
empfängliche Zellen trifft. Das Rabiesvirus z. B., scheint nach intramuskulärer
Injektion sehr rasch aus der Muskulatur zu verschwinden, in der es nicht multipliziert wird (Abb. 26). Zehn Minuten nach der Injektion von $100\,000\,\mathrm{LD}_{50}$ Virus
fixe in den M. gastrocnemius der Maus wurden nicht wie aus den Gewichts-
verhältnissen erwartet wurde, $25\,000\,\mathrm{LD}_{50}$, sondern nur $5000\,\mathrm{LD}_{50}$ wieder ge-

---

[1] Casals und Reeves 1959.   [2] Wagner 1956.   [3] Shope 1941.
[4] Cordy und Gorham 1950.

funden[1]. Auch Straßenvirus konnte nur 48—72 Std lang am Injektionsort (intramuskulär) nachgewiesen werden. Drei weitere Tage blieb es „verschwunden". Erst danach trat es im ZNS auf[2]. Es ist noch unklar, ob es sich bei diesem „Verschwinden" um einen sehr raschen Abtransport auf dem Lymph- oder Blutweg oder um eine Inaktivierung handelt.

5. Die Ausbreitung der Viren im Organismus.

Schon einleitend hatten wir darauf hingewiesen, daß die meisten Viruskrankheiten die Folge einer Anzahl von Phasen der Virusvermehrung in verschiedenen Organen sind, die das Virus auf verschiedenen Transportwegen und eventuell mit Hilfe verschiedener Transportmechanismen erreicht. Mangels jeder Eigenbewegung ist das Virus ganz auf passiven Transport angewiesen, einschließlich der Diffusion. Wegen seiner Dimensionen dürften auch intercelluläre Lücken passierbar sein, die für Bakterien undurchgängig sind.

Da sich die Besprechung der Eintrittspforten nicht ganz von der der Transportvorgänge trennen läßt, ist im vorigen Abschnitt schon einiges über letztere gesagt worden. Die ältere Literatur ist von DOERR (1939) eingehend referiert worden.

a) Atemwege.

Untersuchungen über die Bedingungen einer Infektion der tieferen Atemwege durch infektiöse Aerosole sind sicher nur zu einem Teil veröffentlicht worden[3]. Infektiöse Aerosole können auch unter natürlichen Bedingungen entstehen, nämlich beim Husten und Niesen. Ihre Inhalation mag bei der Influenzainfektion nicht nur bei der Ausbreitung von Mensch zu Mensch, sondern auch bei der Infektion neuer Lungengebiete des bereits Erkrankten eine Rolle spielen[4].

Bei den Versuchen, mit Influenzavirus bei Freiwilligen Erkrankungen zu erzeugen, sind die unterschiedlichen Ergebnisse wahrscheinlich auf den uneinheitlichen Zustand des benutzten Virus (O- bzw. D-Phase) zurückzuführen. Bei den Übertragungen von „common cold virus" ist der unbekannte Immunitätsstatus der Versuchspersonen eine störende Variable[5].

Unbekannt ist noch, ob die Fähigkeit eines Virus zur chemischen Auflösung der oberflächlichen Schleimschicht durch das RDE dem Virus den Zugang zu den empfänglichen Zellen erleichtert und damit von echter pathogenetischer Bedeutung ist.

BURNET (1955) faßt die Vorgänge bei einer Virusinfektion der oberen Luftwege, die auf die Schleimhaut beschränkt bleibt, folgendermaßen zusammen:

1. Inhalation von Virus mit Kondensationskernen in die Lunge und Deponierung derselben auf die Wand der Bronchiolen.

2. Adsorption durch den spezifischen Receptormechanismus an der Oberfläche von Zellen des Atemepithels, wahrscheinlich nachdem sie die Schleimschicht mit Hilfe der Virus-Mucinase (= RDE) überwunden haben.

3. Multiplikation und Freisetzen von Virus auf die Oberfläche der Schleimhaut.

4. Verbreitung auf der Oberfläche zu benachbarten Zellen, hauptsächlich in Richtung des Cilienschlages, also nach dem Larynx.

5. Ausbreitung zu anderen Teilen des Bronchialbaumes, möglicherweise durch Inhalation nach Husten.

---

[1] SCHINDLER 1961.   [2] NIKOLITSCH und JELESITSCH 1957a.
[3] Zusammenfassung: McDERMOTT 1961.   [4] BURNET 1955.
[5] Literatur bei BURNET 1955, BANG und LUTTRELL 1961.

b) Der Lymphweg.

Wie Bakterien und disperse Fremdstoffe scheinen auch viele Viren nach dem Durchdringen des Epithels auf dem Lymphweg transportiert zu werden. Dies scheint bei vielen Viruskrankheiten eine wichtige Quelle der Virämie zu sein. Bei der Zeckenencephalitis gelangt subcutan injiziertes Virus bei Mäusen über die regionalen Lymphbahnen und den Ductus thoracicus in den Blutstrom, von dem aus wiederum der Rest des lymphatischen Systems infiziert wird[1]. Bei diesen Versuchen muß aus den zeitlichen Verhältnissen geschlossen werden, daß das Virus weder in peripheren Lymphgefäßen noch in Lymphknoten den Weg in den Blutstrom findet, sondern nur via Ductus thoracicus. Dies dürfte auch für andere Viren nach Injektion der Fall sein oder dann, wenn das lymphatische System durch Wanderzellen von der Schleimhaut her erreicht wird (siehe den Abschnitt „Eintrittspforten").

Auf die Tatsache, daß Viren auch in Wanderzellen multipliziert werden können, und daß das lymphatische System diejenigen Zellen stellt, die Antikörper produzieren können, haben wir schon hingewiesen. Auch die Reticulumzellen der Lymphknoten können bei manchen Viren Sitz einer Multiplikation sein.

c) Der Blutweg.

In den letzten 10—20 Jahren ist bei einer Reihe von Viruskrankheiten nachgewiesen worden, daß bei ihnen eine Virämie vorkommt. Auch bei Viren, die man für rein neurotrop hielt, wie das Poliovirus, ließ sich eine Virämie nachweisen. Daß diese solange übersehen worden war, dürfte außer an der Entwicklung der Nachweismethoden vornehmlich daran liegen, daß sie meist sehr früh im Krankheitsgeschehen auftritt, bei der Polio (Abb. 39) schon vor den Symptomen von seiten des ZNS.

Das Auftreten von Virus im Blut kann verschiedene Ursachen haben. Wir sahen schon, daß der Blutstrom einfach ein Vorfluter der Lymphe sein kann. Es ist daher bei jeder Virusart, die man im Blut nachweisen kann, eigentlich nötig, sich folgende drei Fragen vorzulegen[2].

1. Wie verhält sich künstlich (direkt) ins Blut gebrachtes Virus?
2. Ist die Virämie nur eine Phase im Ausscheidungsprozeß der eingedrungenen Viren oder Folge einer Vermehrung in einem Organ?
3. Welche Rolle spielt die Virämie in der Pathogenese der betreffenden Viruskrankheit.

Direkt in die Blutbahn gebrachtes Virus scheint, soweit wir etwas darüber wissen, rasch aus dieser beseitigt zu werden. Hühnerpestvirus z. B. wird im Blut phagocytiert und in Milz, Leber und Knochenmark anscheinend in den Reticuloendothelzellen deponiert[3]. Poliovirus ist beim Cynomolgusaffen nach der intravenösen Injektion nur 15 min lang im Blut nachweisbar[4], bei der Maus dagegen 24 Std[5]. Ob ein Verschwinden innerhalb einer Viertelstunde auf Phagocytose zurückgeführt werden kann, erscheint zweifelhaft. Sollte hier nicht eine Adsorption an Zellen des Blutes oder der Blutbahn dieses rasche Clearing bewerkstelligen?

Aus diesen und anderen Beispielen kann man folgern, daß jede längere Virämie den Verdacht erregen muß, sie werde durch die Multiplikation des Virus in einem empfänglichen Organ gespeist. Nimmt die Menge des Virus im Blut im Verlauf der Virämie zu, wie z. B. bei der WEE-Virus-Infektion der Meerschweinchen, so kann diese Annahme als sicher gelten.

---

[1] Malkova und Frankova 1959, Malkova 1960. [2] Bieling und Poetschke 1958.
[3] Oerskov und Schmidt 1936. [4] Bodian 1956. [5] Krech 1954.

Geht die Virämie dem Befall eines Organs, z. B. des ZNS voraus, so wird ein Kausalzusammenhang diskutiert werden müssen. Infiziert man z. B. Goldhamster mit MM-Virus in die Pfote, so ist das Blut nach 24 Std, das ZNS erst nach 32 Std virushaltig[1].

Bei der Poliomyelitis tritt das Virus fast gleichzeitig in Rachen, Darm und Blut auf, und zwar schon in der Inkubation, bzw. der ersten Fieberperiode (minor illness, Befallskrankheit) (Abb. 39). Die Geschichte der Postulierung der extraneuralen Vermehrung des Poliovirus und der Entdeckung der Virämie bei dieser Erkrankung ist zu oft beschrieben worden, als wir sie hier wiederholen

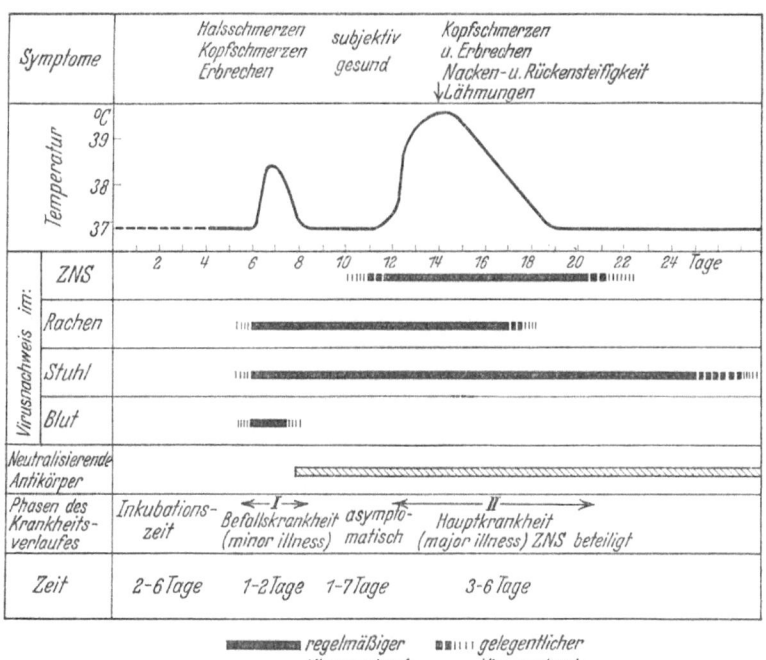

Abb. 39. Beziehungen des Virusnachweises zum biphasischen Verlauf der Poliomyelitis. Schematisches Diagramm nach HORSTMANN et al. 1954.

wollen[2]. Trotz der vielen Arbeiten auf diesem Gebiet ist noch keine Einigkeit über die Rolle der Virämie für die Besiedlung des ZNS bei der Polio erreicht worden, worauf wir noch zu sprechen kommen (s. S. 472).

Bei der Rabies haben in den letzten Jahren nicht alle Autoren eine Virämie nachweisen können. Einige Autoren fanden in Bestätigung älterer Arbeiten Straßenvirus (weit seltener Virus fixe) in verschiedenen Organen (vor allem Speicheldrüsen, seltener in Tränendrüsen, Pankreas, Milchdrüsen, Leber, Testes, Nieren, Nebennieren) und im Blut[3]. Andere Autoren konnten es nicht nachweisen. In einer gründlichen Untersuchung an 80 Mäusen, die intramuskulär mit 100 000 LD_{50} infiziert wurden, war keine Virämie festzustellen, obwohl 25 min post inj. und danach täglich 1 Woche lang je 10 Mäusen Blut direkt aus dem Herzen entnommen wurde[4]. Allerdings war hier das Virus fixe verwendet worden, das seltener im Blut gefunden wird als Straßenvirus. Man könnte auch mutmaßen,

---

[1] EVANS und CHAMBERS 1948.   [2] Literatur u. a. bei BIELING und POETSCHKE 1958.
[3] SCHWEINBURG 1932, REAGAN und BRUECKNER 1953, KRAUSE 1954, weitere Literatur bei NIKOLITSCH 1961.
[4] SCHINDLER 1961.

daß die Virämie 25 min post inj. noch nicht und 24 Std später bereits nicht mehr vorhanden war. Das Virus hatte schon gegen Ende dieser Versuche das ZNS erreicht. Die Tiere waren krank. Aber auch mit Straßenvirus konnte trotz täglicher Kontrollen bei Mäusen keine Virämie festgestellt werden[1]. Zur Ausbreitung des Rabiesvirus auf dem Nervenweg siehe unten.

Auch bei Herpes simplex-Virus sind die Anschauungen über die Ausbreitungswege, die zur Infektion des ZNS führen, uneinheitlich gewesen. Nach den Ergebnissen von Wildy (1954) ist die Virämie gering und scheint für die Besiedlung des ZNS keine Rolle zu spielen. Andere Untersuchungen[2] haben jedoch wieder die ältere Theorie der hämatogenen Besiedlung des ZNS[3] belebt. Die gute Darstellbarkeit der erkrankten Hirngebiete mit Trypanblau ist wohl am ehesten durch erhöhte Permeabilität der Blut-Hirnschranke zu erklären, die reflektorisch von der Keratitis ausgelöst wird. Andere Autoren halten den Transport des Herpesvirus für einen neuralen (s. S. 473).

d) Der Nervenweg.

Das Studium natürlicher oder experimenteller Infektionen mit ,,neurotropen'' Viren hat gezeigt, daß häufig die klinischen Symptome, die histologischen Veränderungen oder die Virusmultiplikation an Stellen des ZNS auftraten, die mit der Eintrittsstelle des Virus durch eine Nervenbahn verbunden sind. Diese Beobachtungen, im Verein mit mehr oder minder deutlichen histologischen Veränderungen an den Nervenbahnen wurden meist als ein Beweis für die Wanderung des Virus entlang dieser neuralen Kommunikationen gedeutet[4]. Es sind vor allem Untersuchungen bei der Rabies, der Poliomyelitis und bei der Herpes simplex-Encephalitis des Kaninchens gewesen, die zu diesen Anschauungen geführt haben.

Die Auffassung von der strengen Neurotropie und neuralen Wanderung dieser Viren wurde dadurch unterstützt, daß früher die meisten neurotropen Viren im Hühnerei oder in nicht-neuralen Gewebsexplantaten nicht vermehrt werden konnten. Inzwischen sind wohl alle ,,neurotropen'' Viren in Kulturen extraneuraler Zellen gezüchtet worden. Für viele neurotrope Viren ist die Vermehrung in den verschiedensten Geweben und Organen nachgewiesen worden. Inzwischen gelang auch der Nachweis der Virämie bei der Polio und anderen Viruskrankheiten des ZNS (s. S. 466).

Weiterhin erkannte man immer mehr, daß viele ,,Beweise'' für eine Nervenwanderung der Viren nur indirekte oder Indizienbeweise waren. Die Schlüssigkeit der gefolgerten ,,Kausalzusammenhänge'' hielt moderneren Anforderungen nicht immer stand.

Alle diese Faktoren führten dazu, die Rolle einer Nervenwanderung für die Pathogenese, ja ihre Möglichkeit überhaupt anzuzweifeln und im Lymphtransport und der Virämie die einzigen Ausbreitungsmechanismen der neurotropen Viren überhaupt zu sehen.

Bei genauerer Betrachtung zeigt sich jedoch, daß viele Beweise für die Infektion des ZNS vom Blutstrom her ebenfalls nur indirekter Natur sind. Bei einer genaueren Analyse der Ergebnisse und der Technik wird man nicht selten zu dem Schluß kommen, daß die Besiedlung von der Blutbahn her lediglich die zur Zeit wahrscheinlichste Deutung ist.

Eine kritische Darstellung der Probleme der Nervenwanderung haben Bieling und Poetschke (1958) gegeben. Wir folgen hier dieser Veröffentlichung und ergänzen sie.

---

[1] Nikolitsch und Jelesitsch 1957b.   [2] Field 1952.   [3] Doerr und Vöchting 1920.
[4] Prinzip der *Hodogenese* von Marinesco und Draganesco 1923.

Zunächst stellt sich die Frage, ob eine Wanderung von Viren entlang den Nerven auf Grund der histologischen Gegebenheiten möglich erscheint. Hierbei wäre zu unterscheiden zwischen einem Transport im Achsenzylinder selbst, in den Markscheiden oder in endo- oder perineuralen Lymphbahnen. Bei vielen Untersuchungen ist zwischen diesen Möglichkeiten nicht unterschieden worden.

Die feinsten Neuriten und Dendriten haben einen Durchmesser von ca. 1000 Å. Sie bieten also, wenn man sie als Kanal betrachtet, für den Transport der meisten Viren Raum genug. Im Axon findet man neben dem Cytoplasma als raumbeengende Strukturen die Neurofilamente. Nach allgemeiner Anschauung herrscht in dem Axon eine zentrifugale langsame Plasmaströmung. Ob die Viscosität des Axoninhaltes und dessen zentrifugale Strömung einen zentripetalen Transport von Virus (etwa durch Diffusion) erlauben, ist unbekannt. Ein solcher Transport würde voraussetzen, daß für einige Zeit Virus aus der Peripherie (an den nackten Nervenendigungen?, an den Ranvierschen Schnürringen?, via Schwannsche Zellen?) in das Axon nachwandert. Elektronenoptisch sind im Axon bislang noch keine Viren zweifelsfrei nachgewiesen worden. Die nach Poliovirusinfektion des durchschnittenen Nervus ischiadicus des Rhesusaffen im Axon dargestellten Partikel[1] sind angesichts ähnlicher normalerweise vorhandener Partikel[2] nicht sehr überzeugend, obgleich ihre zeitliche Verteilung entlang des Nerven für einen zentripetalen Transport spricht. KAUSCHE und HOFFMANN-BERLING (1951) konnten bei Mäusen weder Poliovirus, MM-Virus noch Encephalitisvirus (Stamm EMC) elektronenoptisch im Achsenzylinder finden. Allerdings waren damals noch keine Dünnschnitte angefertigt worden.

Der Nachweis infektiöser Nucleinsäure bei so vielen Viren (s. S. 325) führt zu der Frage, ob das Virus im Axon nicht vielleicht nur in Form seiner Nucleinsäure transportiert wird, nachdem das Viruspartikel beim oder nach dem Eindringen in den Nervenfortsatz zerlegt worden ist. Die infektiöse Nucleinsäure würde sowohl elektronenoptisch wie im normalen Infektionsversuch nicht nachweisbar sein. Dieses Problem scheint bisher weder diskutiert noch untersucht worden zu sein. Bei der hohen Labilität nackter makromolekulärer Nucleinsäure und ihrer großen Neigung zur unspezifischen Bindung an Protein ist dieser Transportmechanismus nicht sehr wahrscheinlich.

Weiter wäre zu fragen, ob Virus, das in einen Neuriten eingedrungen ist, in diesem multipliziert werden kann, ehe es in den eigentlichen Zelleib gelangt ist. Bei der methodisch kaum eine Kritik zulassenden Arbeit von SANDERS (1952) war eine Multiplikation des Virus erst nach dem Eintreffen im Zelleib (Hypoglossuskern) nachzuweisen. Man findet zwar Mitochondrien wie Mikrosomen in Nervenfortsätzen, darf aber bezweifeln, ob eine Proteinsynthese in ihm möglich erscheint; denn nach unseren Vorstellungen erfolgt diese in unmittelbarer Nähe des Zellkerns, wobei die aus dem Zellkern in das Cytoplasma wandernde messenger-RNS eine wichtige Rolle spielt. Nach spektrophotometrischen Untersuchungen zeigt der Kern bei der Virussynthese (auch wenn sie nicht in ihm stattfindet) immer Veränderungen, insbesondere Zunahme seiner RNS[3]. Sicher ist das Virusgenom das wichtigste Steuerzentrum der Virussynthese, aber es bleibt fraglich, ob es in einem Neuriten, fern vom Zellkern wirksam werden kann. Die Multiplikation von Viren, deren Synthese nur im Zellkern erfolgt, ist in Nervenfortsätzen sicher nicht möglich.

---

[1] DE ROBERTIS und SCHMITT 1949.
[2] DE ROBERTIS und FRANCHI 1953.
[3] CASPERSSON 1950, CASPERSSON und THORSSON 1952, 1953, HYDEN 1944, 1947.

Viel wahrscheinlicher als der Transport im Innern des Achsenzylinders ist der Transport von Virus innerhalb der intra- und perineuralen Lymphbahnen oder ähnlicher Spalträume. Durch Injektion von Farbstoffen in größere Nerven kann man diese bis in den spinalen Subarachnoidalraum befördern[1]. Wie sich noch bei der Besprechung der Nervenwanderung der *Rabies* (s. S. 471) zeigen wird, sprechen bei dieser Krankheit die Versuche teils für einen zentripetalen, teils für einen zentrifugalen Transport des Virus, teils entziehen sie sich noch einer Deutung. Bei der rein passiven Natur der Viruswanderung fällt es schwer, sich vorzustellen, daß für beide Richtungen derselbe Weg benutzt werden

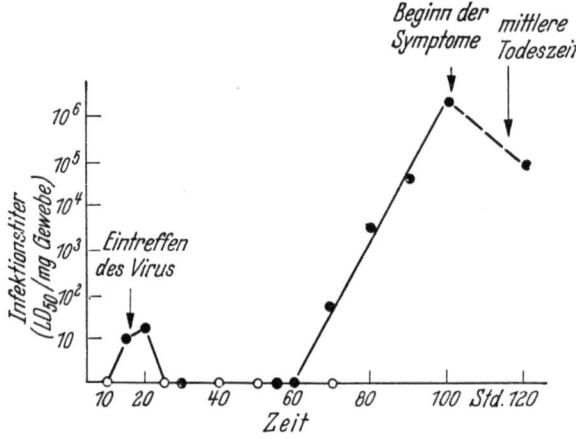

kann. Die theoretisch zu fordernden Flüssigkeitsströmungen können eigentlich nur als Einbahnstraßen vorgestellt werden. Man müßte daher erwarten, daß der zentripetale Transport auf dem Lymphweg erfolgt, die zentrifugale Wanderung dagegen den Plasmastrom des Axon benutzt.

Für den Nachweis der Viruswanderung entlang von Nerven hat Doerr (1939) gefordert, daß sie als eine Funktion der Zeit dargestellt werden könne, d. h. der Virusgehalt des Nerven müsse von der Peripherie zum Zentrum (oder

Abb. 40. Gehalt der Region des Hypoglossuskernes der Maus an Theiler-Virus (GD VII) nach Injektion in die Zunge. ○ = kein Virus nachweisbar; ● = Virus nachweisbar; ● auf der Grundlinie = Virusmenge weniger als 1 LD$_{50}$. (Nach Sanders 1952.)

umgekehrt) mit fortschreitender Zeit sich so ändern, daß zuerst distal und später proximal Virus nachweisbar wird (oder umgekehrt), und dessen Menge in dieser Reihenfolge zeitliche Änderungen zeigen müsse.

Diese strengen, aber logischen Forderungen werden, wenn wir nicht irren, nur von einer Untersuchung erfüllt[2]: Murines Encephalomyelitisvirus (Theiler-Virus, GD VII) wurde Mäusen in den M. gastrocnemius gespritzt. In Intervallen von je 10 Std wurden je zehn Tieren der Nervus ischiadicus entfernt und in je zehn Stücke geteilt. Das vereinigte Material der korrespondierenden Nervenstücke wurde durch incutane Injektion in Mäusen titriert. In der Tat zeigte sich, daß zuerst die distalen und später die proximalen Teilstücke Virus enthielten, und daß der Virusgehalt der Teilstücke mit der Zeit anstieg (Abb. 41).

Man darf wohl annehmen, daß der Transport von Virus auf dem Nervenwege nur entlang eines anatomisch intakten Nerven erfolgen kann. Die überzeugenden Versuche von Sanders (1952) zeigen in der Tat, daß eine Quetschung des Nervus ischiadicus an seinen Austrittsstellen aus dem Wirbelkanal seine „Fähigkeit zum Virustransport" aufhebt, und zwar bevor noch in dessen distalem Teil die Leitfähigkeit für Nervenreize verschwindet und lange bevor morphologische Veränderungen auftreten. Die Versuche von Bodian und Howe (1941) scheinen uns weniger beweiskräftig. Sie injizierten Poliovirus in(!) den Nervus ischiadicus. Es kam zu keiner Infektion des ZNS, wenn der Nerv kurz vor der Injektion proximal davon gefroren wurde. Alle drei Autoren schließen aus ihren Versuchen auf

---

[1] Horster und Whitman 1931.
[2] Sanders 1952; zitiert nach Sanders 1953.

einen axonalen Transport. Wir halten einen Transport entlang von Lymphbahnen oder ähnlichen Spalten nicht für ausgeschlossen.

Die Wanderungsgeschwindigkeit des Poliovirus im Nerven des Affen wurde
mit 2,4 mm/Std, die des Theilervirus im Nerven der Maus mit 0,2 mm/Std errechnet. Interessanterweise vergeht aber beim Poliovirus bei der Infektion in
der Peripherie sowohl beim Affen wie bei der Maus die gleiche Zeit bis zum Erreichen des ZNS. In der Maus müßte bei einem zehnmal kleineren Weg die Wanderungsgeschwindigkeit des Poliovirus 0,24 mm/Std, also ein Zehntel derjenigen
beim Affen betragen. BURNET (1955) zweifelt, ob ein physikalischer Prozeß
dafür verantwortlich sein kann. Es
bleibt jedoch auffällig, daß mit ähnlichen Viren von zwei verschiedenen
Untersuchern für die Maus übereinstimmend eine Wanderungsgeschwindigkeit von etwa 0,2 mm/Std ermittelt wurde.

Neuere Experimente mit *Rabiesvirus* zeigen, wie schwierig die Deutung
sein kann: Injiziert man Mäusen Virus
fixe in den linken Wadenmuskel und
bestimmt die Virusmenge im linken
und rechten Wadenmuskel, im Rük-
kenmark und Gehirn, so ergibt sich
(Abb. 42), daß 48 Std post inj. das
Virus im inoculierten Muskel verschwindet, aber von der 96. Std an
wieder vorhanden ist. Im Rückenmark erfolgt inzwischen eine starke
Virusmultiplikation. Nach 96 Std war

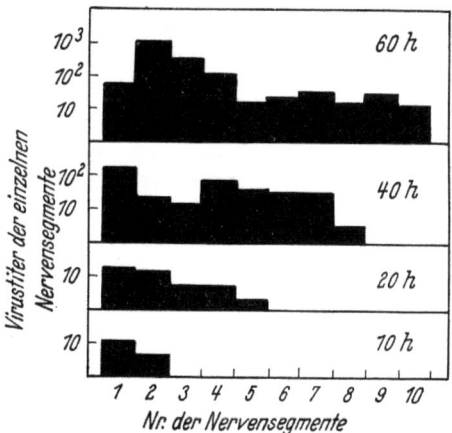

Abb. 41. Gehalt an Theiler-Virus (Stamm GD VII) in verschiedenen Höhen des N. ischiadicus der Maus nach Injektion einer Standarddosis Virus in den M. gastrocnemius.
(Aus SANDERS 1952.)

Virus auch in der Muskulatur des anderen Hinterbeines zu finden. Wurden nach
einer Injektion von 126000 LD_{50} in den linken M. gastrocnemius auch die Nerven
der Hinter- wie Vorderbeine auf ihren Virusgehalt geprüft, so ergab sich, daß das
Rückenmark nach 48 Std, der Nervus ischiadicus links nach 72 Std und rechts
nach 96 Std Virus enthielt. 24 Std später war es auch in den Nerven der Vorderbeine zu finden[1]. Der Autor deutet diese Ergebnisse als Wanderung des Virus
in oder entlang der Nerven peripherwärts. Das Virus müßte das ZNS nach diesen
Ergebnissen entweder auf dem Nervenweg im inaktiven Zustand oder auf dem
Blutweg erreicht haben. Für die erstere Annahme besitzen wir noch keine experimentellen Unterlagen. Im Blut ließ es sich bei diesen Versuchen nicht nachweisen.
Auch das Straßenvirus verschwindet aus der Muskulatur (nach 72 Std). Es
kann dann 3 Tage lang nicht nachgewiesen werden, ehe es im ZNS zu finden ist.
Eine Virämie konnte nicht nachgewiesen werden[2].

Mäuse, denen intramuskulär Straßenvirus in den Wadenmuskel injiziert
wurde, haben eine signifikant längere Inkubationszeit als solche, denen es in die
Nackenmuskulatur gegeben wird. Der kürzere Nervenweg vom Nacken zum ZNS
wird für die kürzere Inkubationszeit dieser Gruppe verantwortlich gemacht und
als Beweis einer zentripetalen Wanderung angesehen[1]. Ein direkter, absolut
schlüssiger Beweis liegt jedoch nicht vor. Bedenkt man die lokalisierende Wirkung
ziemlich harmloser Injektionen bei der Polio[3] (s. S. 444), so könnte man auch eine
andere Deutung für möglich halten.

[1] SCHINDLER 1961. [2] NIKOLITSCH 1957a und b.
[3] BODIAN 1954.

In sehr interessanten älteren Versuchen[1] konnte nach subcutaner Injektion vom *Rabiesvirus* im Nervus ischiadicus, aus dem in Intervallen (von der 1. bis 24. Std) ein Stück excidiert wurde, kein Virus gefunden werden. Und doch vermochte diese Operation bis zur 8. Std die Infektion des ZNS zu verhindern, obgleich doch noch der Nervus femoralis und der Nervus obturatorius als Nervenbahnen zur Verfügung standen. War das Virus in einer so geringen Menge zentripetal gewandert, daß es dem Nachweis entging? Oder hat der neurochirurgische Eingriff die Nervenzellen so verändert, daß sie kein Virus mehr multiplizieren konnten (s. S. 449)? Wir müssen die Antwort schuldig bleiben.

Für eine zentrifugale Wanderung des *Rabiesvirus* entlang peripherer Nerven scheinen folgende Versuche zu sprechen: Durchtrennt man die Nervenversorgung einer Speicheldrüse bei einem Hund und läßt die Blutversorgung intakt, so wird die Drüse nicht infiziert. Läßt man die Nervenversorgung bestehen und unterbricht die Blutbahn, so wird sie infiziert. Den Tieren wurden das Rabiesvirus kurz *nach* der Operation i. c. inoculiert[2]. Diese Versuche enthalten die verschiedensten Traumen des peripheren und zentralen Nervensystems und zu wenig Kontrollen, um deren Bedeutung abzuklären.

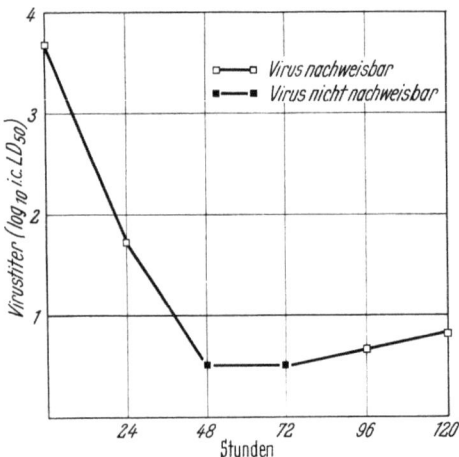

Abb. 42. Konzentration des Rabiesvirus (Virus fixe) nach intramuskulärer Injektion im gespritzten Muskel (SCHINDLER 1961).

Auch Versuche, bei denen das *Rabiesvirus* in den M. masseter gespritzt wurde, und die zu Schädigungen des Ganglion Gasseri, Lähmungen des M. masseter oder der Vorderbeine führten[3], deuten stark auf einen neuralen Transport, schließen aber die provozierenden und lokalisierenden Wirkungen der experimentellen Traumen nicht aus.

Ein überzeugendes Bild der *Pathogenese der Rabies* ergibt sich aus den vielen experimentellen Ergebnissen noch nicht. Die Virämie wurde nur von einigen Autoren nachgewiesen, von anderen nicht. Die Nerven enthielten in manchen Versuchen kein Virus, obwohl das Virus sie allem Anschein nach als Transportweg benutzt haben mußte. Die Deutung vieler Ergebnisse ist unsicher, da uns die Rolle somatischer Traumen, insbesondere neuraler, im Gegensatz zur Polio (s. S. 443), ganz unbekannt ist. Da aber psychische Traumen die Rabies selbst nach sehr langer Latenz provozieren können[4], muß dies auch für somatische Läsionen in Erwägung gezogen werden. Man muß sich ferner fragen, ob dieser langen Latenz nicht ein maskierter Zustand des Virus zugrunde liegt, bei dem das Virus nicht in infektiöser Form, sondern (wie ein lysogener Phage oder wie gewisse Tumorviren) als zellintegrierte Virusnucleinsäure vorliegt. Der Nachweis eines solchen maskierten Zustandes würde eventuell einige der noch fehlenden Steine im Mosaikbild der Pathogenese der Rabies abgeben können.

Auch die Frage, auf welche Weise das *Poliovirus* das ZNS erreicht, kann noch nicht als eindeutig beantwortet gelten. Ein direkter Nachweis (z. B. mit fluorescenz-markierten Antikörpern) fehlt sowohl für den Blut- wie für den Nervenweg.

[1] KRAUS und FUKUHARA 1909.   [2] BERTARELLI 1904.
[3] NICOLAU 1928, JOHNSON 1952.   [4] NIKOLITSCH 1953.

Nach der Theorie von FABER wandert das Virus, nachdem es in die Schleimhaut eingedrungen ist, entlang den Fasern, des autonomen Nervensystems, wird in den peripheren Ganglien multipliziert (G. Gasseri, G. nodosum, G. coeliacum, obere Cervicalganglien), von wo es auf dem Nervenweg zu dem Zentralnervensystem und auf ungeklärte Weise in das Blut gelangt[1]. Da aber die Virämie der Virusmultiplikation in den Ganglien vorauseilt, ist diese Theorie nicht sehr überzeugend. FABER führt als Stütze für seine Theorie die provokative Wirkung der Tonsillektomie und die nach ihr häufiger vorkommende bulbäre Verlaufsform an. Da aber die Tonsillektomie noch sehr lange nach ihrer Ausführung wirksam ist, ja selbst dann, wenn sie nach i. c. Infektion vorgenommen wird[2] ist dieses Argument nicht sehr stichhaltig.

Nach einer anderen Theorie[3] werden die peripheren Ganglien hämatogen infiziert. Von dort erfolgt die Besiedlung des ZNS auf dem Nervenwege. Diese Anschauung stützt sich auf Versuche am Cynomolgusaffen. Nach oraler Infektion tritt vom 5.—8. Tag eine Virämie auf, während der das Poliovirus in verschiedenen Organen, darunter den peripheren Ganglien gefunden werden kann. Im ZNS wird das Virus erst 3 Tage nach dem Ende der Virämie nachweisbar. Wird den Tieren Diphtherie-Phosphat-Toxoid intramuskulär gespritzt, so tritt das Virus schon während der Virämie im Nervus ischiadicus der geimpften Extremität auf. Nach Tonsillektomie ist es im Nervus hypoglossus schon vor der Virämie zu finden. Dieses Phänomen deutet VERLINDE als primär neurogene Invasion der Medulla oblongata. Die Wirkung des Toxoids dagegen sieht er als Wegbahnung geschädigte Capillare → geschädigte motorische Nervenendigung → peripheres → zentrales Nervensystem.

Man wird abwarten müssen, ob diese Theorie oder die Auffassung von BODIAN (1952 b), nach der das Poliovirus das ZNS direkt vom Blutstrom, und zwar in der Area postrema besiedelt und sich dort durch axonalen Transport ausbreitet, durch weitere Ergebnisse an Wahrscheinlichkeit gewinnt oder durch direkte Beweise gesichert wird.

Der frühe Nachweis des Poliovirus im Liquor[4] spricht mehr dafür, daß die Infektion des ZNS und der Meningen vom Blut her erfolgt als von peripheren Nerven. Bei Vervet-Affen (Cercopithecus aethiops pygerythrus), die intraneural oder intramuskulär mit Poliovirus infiziert wurden, konnte Virus zuerst im Blut, dann erst im Liquor nachgewiesen werden. Wieder einige Tage nach der Infektion des Liquors traten Lähmungen auf. Antikörper konnten im Blut wie im Liquor erst im Anschluß an das einige Tage dauernde Auftreten von Virus gefunden werden. Die Antikörper im Liquor werden anscheinend im ZNS selbst gebildet, denn sie traten bei einem Affen, der schon vor dem Versuch Antikörper im Blut hatte, erst nach der Virusbesiedlung des Liquors auf.

Die gleiche Deutung legt auch die Tatsache nahe, daß *ECHO-virus* mit fluorescenzmarkierten Antikörpern im ZNS zuerst in Wanderzellen in den Meningen und in Adventitiazellen des Gehirns gefunden werden konnte[5] (s. S. 393).

Der Transport des *Herpes-simplex-Virus* von der Cornea zum ZNS bei der Herpes-Encephalitis des Kaninchens ist viel untersucht und diskutiert worden. 4—5 Tage nach Entstehen der Keratitis entwickelt sich eine tödliche Encephalitis. Die auffallendsten histologischen Veränderungen findet man im absteigenden Trakt des V. Hirnnerven in der Medulla oblongata und im Halsmark der infizierten Seite. Die geschädigten Partien können durch intravitale Injektion von Trypanblau gut dargestellt werden[6]. Die Wanderung des Virus soll entlang des

---

[1] FABER et al. 1953.   [2] Literatur bei POETSCHKE 1956a, 1957.
[3] VERLINDE 1955.   [4] KERSTING et al. 1956.   [5] GÄDEKE 1959.
[6] McCLELLAN und GOODPASTURE 1924.

V. Hirnnerven erfolgen. Nach Inoculation in den M. masseter sollen die motorischen Fasern des Trigeminus und nach trachealer Infektion die des Vagus den Virustransport übernehmen[1]. Während diese Autoren einen axonalen Transport annehmen, haben Marinesco und Draganesco (1923) an einen solchen in den Spalträumen zwischen den Nervenfasern gedacht.

Genauere Bestimmungen des Virusgehaltes nach Injektion von hypertonischer Kochsalzlösung und später Herpesvirus in die Fußsohle der Maus zeigten eine „Aufwärtswanderung" im Nervus ischiadicus und dem ZNS. Eine Virämie trat erst spät auf. Die ersten Lähmungen zeigten sich bei den meisten Tieren in den Hinterbeinen. Intravenöse Injektion führte nur zur Encephalitis, wenn man ein Gehirntrauma setzte[2]. Ob der Virustransport axonal oder in Lymphspalten erfolgte, ist aus diesen Ergebnissen nicht zu ersehen.

Leider ist nur bei der Maus, nicht beim Kaninchen, das Herpesvirus im ZNS fluorescenz-immunologisch nachgewiesen worden. Es fand sich nur in Glia- und Ependymzellen, nicht aber in Nervenzellen[3].

Aus den hier skizzierten und diskutierten Beispielen läßt sich für keine der eingehender untersuchten Viruserkrankungen des ZNS eine völlig überzeugende Deutung der Pathogenese geben. Man wird von den widersprechenden Ergebnissen zu zwei Folgerungen geführt:

1. Die Erforschung der Pathogenese der Viruskrankheiten, insbesondere derjenigen des ZNS, bedient sich fast stets experimenteller Eingriffe, deren pathophysiologische Rückwirkungen auf den untersuchten Vorgang noch weitgehend ungeklärt sind.

2. "It is probably wise to consider that the movement of a virus through the body is always a complex process[4]."

Literatur

Abercrombie, M.: Contact-dependent behavior of normal cells and the possible significance of surface changes in virus-induced transformation. In: Basic mechanisms in animal virology. Cold Spr. Harb. Symp. quant. Biol. 27 (1962). — Ackermann, W. W.: Concerning the relation of the Krebs cycle to virus propagation. J. biol. Chem. 189, 421—428 (1951). ~ The relation of the Krebs cycle to viral synthesis. II. The effect of sodium fluoroacetate on the propagation of influenza virus in mice. J. exp. Med. 93, 635—642 (1951). ~ Certain factors governing the persistence of poliovirus in tissue culture. In: Latency and masking in viral and rickettsial infections. Minneapolis: Burgess Publishing Company 1958. — Ackermann, W. W., and T. Francis: Some biochemical aspects of herpes infection. Proc. Soc. exp. Biol. (N.Y.) 74, 123—126 (1950). ~ Characteristics of viral development in isolated animal tissues. Advanc. Virus Res. 2, 81—168 (1954). — Ackermann, W.W., and R. B. Johnson: Some energy relations in a host-virus system. J. exp. Med. 97, 315—322 (1953). — Ackermann, W. W., and H. Kurtz: The relation of herpes virus to host cell mitochondria. J. exp. Med. 96, 151—157 (1952). — Ackermann, W.W., and H. Kurtz: Observations concerning a persisting infection of HeLa cells with poliomyelitis virus. J. exp. Med. 102, 555 (1955). — Ackermann, W.W., F. E. Payne and H. Kurtz: Concerning the cytopathogenic effect of poliovirus; evidence for an extraviral toxin. J. Immunol. 81, 1—6 (1958). — Ackermann, W.W., A. Rabson and H. Kurtz: Growth characteristics of poliomyelitis virus in HeLa cell cultures. Lack of parallelism in cellular injury and virus increase. J. exp. Med. 100, 437 (1954). — Ada, G. L., P. E. Lind, L. Larkin and F. M. Burnet: Failure to recover infective „ribonucleic acid" from

[1] Goodpasture und Teague 1923.
[2] Wildy 1954.
[3] Lebrun 1956a und b.
[4] Burnet 1955.

myxovirus preparations. Nature (Lond.) **184**, 360—361 (1959). — ADA, G. L., and B. T. PERRY: The nucleic-acid content of influenza virus. Aust. J. exp. Biol. med. Sci. **32**, 453—468 (1954). ~ Influenza virus nucleic acid: relationship between biological characteristics of the virus particle and properties of the nucleic acid. J. gen. Microbiol. **14**, 623 (1956). — ADA, G. L., and J. D. STONE: Electrophoretic studies of virus-red cell interaction: mobility gradient of cells treated with viruses of the influenza group and the receptor-destroying enzyme of V. cholerae. Brit. J. exp. Path. **31**, 263 (1950). — ALBRECHT, W.: Die Phosphatasen der Darmschleimhaut. II. Die Aktivität der Darmphosphatase der Maus nach Virusinfektion. Z. Kinderheilk. **79**, 270—275 (1957). — ALBRECHT, W., H. K. MITTELSTRASS u. R. SAUTHOFF: Das Verhalten der alkalischen und sauren Phosphatase in Zellkulturen aus Affennieren nach Infektion mit Echo-Virus Serotyp 9 und Poliovirus hominis Typ 1. Z. Naturforsch. **13**b, 71—74 (1958). — ALBRECHT, W., u. R. SAUTHOFF: Über das Verhalten der alkalischen Phosphatase am Muskel der mit Coxsackie infizierten Säuglingsmaus. Z. Naturforsch. **9**b, 340—342 (1954). — ALEXANDER, H. E., G. KOCH, I. M. MOUNTAIN and O. VAN DAMME: Infectivity of ribonucleic acid from poliovirus in human cell monolayers. J. exp. Med. **108**, 493 bis 506 (1958). — ALLISON, A. C., and H. R. PERKINS: Presence of cell walls like those of bacteria in rickettsiae. Nature (Lond.) **188**, 796—798 (1960). — AMOSS, H. L., and E. TAYLOR: Neutralization of the virus of poliomyelitis by nasal washings. J. exp. Med. **25**, 507 (1917). — ANDERER, F. A., E. WEBER u. H. UHLIG: Die Reihenfolge der Aminosäuren im Protein aus Tabakmosaikvirus. I. Die N-terminale Aminosäurefolge von Position 1—41. Z. Naturforsch. **15**b, 79—85 (1960). — ANDERSON, E. S., J. A. ARMSTRONG and J. S. F. NIVEN: Fluorescence microscopy: Observation of virus growth with aminoacridines. In: Virus growth and variation. Cambridge: Cambridge University Press 1959. — ANDERSON, G. W., G. ANDERSON, A. SKAAR and F. SANDLER: Poliomyelitis in pregnancy. Amer. J. Hyg. **55**, 127 (1952). — ANDERSON, G. W., and A. E. SKAAR: Poliomyelitis occurring after antigen injections. Bull. Univ. Hosp. Minnesota **22**, 359 (1951). — ANDERVONT, H. B.: Relation of milk influence to mammary tumors of hybrid mice. J. nat. Cancer Inst. **5**, 391—395 (1945). ~ Mammary tumor agent and its implication in cancer research. Yale J. Biol. Med. **18**, 333—334 (1946). ~ In: ROSCOE B. JACKSON Memorial Laboratory Twentieth Commemoration, p. 33. Bar Harbor, Maine: Bar Harbor Times 1949a. ~ Biological studies on the mammary tumor inciter in mice. Ann. N.Y. Acad. Sci. **54**, 1004 (1952). ~ In: Proc. Can. Cancer Research Conf. 1st Conf. Honey Harbor Ontario, p. 2, 1954 (1955). ~ Genetic, hormonal and age factors in susceptibility and resistance to tumor-inducing viruses. Tex. Rep. Biol. Med. **15**, 462—476 (1957). ~ Unveröffentlichte Ergebnisse 1958. Zit. nach ANDERVONT 1959. ~ Problems concerning the tumor viruses. In: The Viruses. Edit. by BURNET and STANLEY. London and New York: Academic Press 1959. — ANDERVONT, H. B., and T. B. DUNN: Mammary tumors in mice presumably free of mammary-tumor agent. J. nat. Cancer Inst. **8**, 227—230 (1948a). ~ Further studies on the relation of the mammary-tumor agent to mammary tumors of hybrid mice. J. nat. Cancer Inst. **9**, 89—104 (1948b). ~ Reponse of mammary-tumor-agent-free strain DBA female mice to percutaneous application of methylcholanthrene. J. nat. Cancer Inst. **10**, 895—925 (1950). ~ Studies of the mammary tumor agent carried by wild house mice. Acta Un. int. Cancr. **12**, 530—541 (1956). — ANDREWES, C. H.: Virus III in tissue cultures. Brit. J. exp. Path. **10**, 273 (1929). ~ A change in rabbit fibroma virus suggesting mutation. I. Experiments on domestic rabbits. J. exp. Med. **63**, 157 (1936). ~ Occurrence of neutralising antibodies for Rous sarcoma virus in sera of young „normal" chicks. J. Path. Bact. **48**, 225—227 (1939). ~ Interference by one virus with the growth of another in tissue culture. Brit. J. exp. Path. **23**, 214—220 (1942). ~ The place of viruses in nature. Proc. roy. Soc. B **139**, 313—326 (1952). ~ Nomenklatur der Viren. Zbl. Bakt., I. Abt. Orig. **161**, 354 (1954). ~ Classification of viruses of vertebrates. In: Advanc. Virus Res. **9**, 271—296 (1962). — ANDREWES, C. H., F. M. BURNET, J. F. ENDERS, S. GARD, G. K. HIRST, M. M. KAPLAN and V. M. ZHDANOV: Taxonomy of viruses infecting vertebrates: Present knowledge and ignorance. Virology **15**, 52—55 (1961). — ARMBRUSTER, O., u. U. BEISS: Die Untersuchungen der Phosphatidkomponenten von Viren der Influenzagruppe. Z. Naturforsch. **13**b, 75—79 (1958). — ARMSTRONG, C.: Seasonal distribution in the use of vaccines. Brit. med. J. **1948**II, 1007. ~ Seasonal distribution of poliomyelitis. Amer. J. publ. Hlth **40**, 1296 (1950). — ARONSON, ST. M., and G. SHWARTZMAN: Pathology of muscles changes in experimental poliomyelitis enhanced with aid of cortisone. Arch. Path. **56**, 557 (1953a). ~ Histopathogenesis of cortisone altered experimental poliomyelitis. Observations on the Syrian hamster inoculated intracerebrally with strain MEF 1. Amer. J. Path. **29**, 381 (1953b). — ASCHOFF, L.: Über den Krankheitsbegriff und verwandte Begriffe. Dtsch. med. Wschr. **1909**, 1417. — AVERY, O. T., C. M. MACLEOD and M. MCCARTY: Studies on the chemical nature of the substance inducing transformation of pneumococcal types. Induction of transformation by a desoxyribonucleic acid fraction isolated from pneumococcus type III. J. exp. Med. **79**, 137—158 (1944). — AYCOCK, W. L.: Alterations in autarceologic susceptibility to experimental poliomyelitis. Proc. Soc. exp. Biol. (N.Y.) **34**, 573—574 (1936).

BABÈS, V.: Traité de la rage. Paris: Baillière, et fils 1912. — BAKER, A. B., and S. CORNWELL: Poliomyelitis X: The cerebellum. Arch. Neurol. (Chic.) **71**, 455 (1954). — BAKER, A. B.,

S. CORNWELL and I. A. BROWN: Poliomyelitis: VI. The Hypothalamus. Arch. Neurol. (Chic.) **68**, 16 (1952). — BAKER, A. B., S. CORNWELL and F. TICHY: Poliomyelitis IX: Cerebral hemispheres. Arch. Neurol. (Chic.) **71**, 435 (1954). — BAKER, R. F., F. RAPP, E. A. GROGAN and I. GORDON: Visualization of measles virus in human cells. Bact. Proc. **76** (1957). — BALUDA, M.: Properites of cells transformed by avian myeloblastosis virus. In: Basic mechanisms in animal virology. Cold. Spr. Harb. Symp. quant. Biol. **27** (1962). — BANG, F. B., M. FOARD and D. T. KARZON: Determination and significance of substances neutralizing Newcastle virus in human serum. Bull. Johns Hopk. Hosp. **87**, 130 (1950). — BANG, F. B., and C. N. LUTTRELL: Factors in the pathogenesis of virus diseases. In: Advances in virus research. New York and London: Academic Press 1961. — BANG, G. B., and A. WARWICK: 1960 (zit. nach BANG u. LUTTRELL 1961). — BANIECKI, H.: Plazentabefunde bei Viruserkrankungen. Verh. Dtsch. Ges. f. Path. **38**. Tagg S. 135 (1955). — BARKSDALE, W. L., and A. M. PAPPENHEIMER: Phage-host relationships in nontoxigenic and toxigenic diphtheria bacilli. J. Bact. **67**, 220—232 (1954). — BARON, S.: Mechanism of recovery from viral infection. In: Advanc. Virus Res. **10**, 39—60 (1963). — BAUER, D. J.: Xanthine oxydase and virus growth. Nature (Lond.) **159**, 438—439 (1947a). ∼ Dehydrogenase activity in virus infection. Brit. J. exp. Path. **28**, 440 (1947b). ∼ Association of xanthine oxydase with virus multiplication. Nature (Lond.) **161**, 852 (1948). ∼ Nucleic acid metabolism in virus infections. Brit. J. exp. Path. **32**, 7 (1951). ∼ Metabolic aspects of virus multiplication. In: The nature of virus multiplication, p. 46—84. Cambridge: Cambridge Univ. Press 1953. — BAUER, K. H.: Mutationstheorie der Geschwulstentstehung. Berlin: Springer 1928. ∼ Das Krebsproblem. Berlin-Göttingen-Heidelberg: Springer 1949. — BAWDEN, F. C., and N. W. PIRIE: Virus multiplication considered as a form of protein synthesis. In: The nature of virus multiplication. Symp. Soc. gen. Microbiol. **2**, 21 (1951). — BAYLIN, G. J., I. N. DUBIN and W. G. GOBBEL jr.: The effect of roentgen therapy on experimental virus pneumonia. I. In feline virus pneumonia. Amer. J. Roentgenol. **55**, 473—477 (1946). — BEARD, J. W.: Virus of avian myeloblastic leukosis. Poultry Sci. **35**, 203—223 (1956). ∼ Etiology of avian leukosis. Ann. N.Y. Acad. Sci. **68**, 473—486 (1957). — BEARD, J. W., R. A. BONAR, G. S. BEAUDREAU, C. BECKER and D. BEARD: Biochemistry of the avian leukemia viruses. In: Biochemistry of virus, vol. VII, p. 99—118. Symposium of the Fourth Internat. Congr. of Biochemistry, Vienna, 1958. London: Pergamon Press 1959. — BECKER, Y., N. GROSSOWICZ and H. BERNKOPF: Metabolism of human amnion cell cultures infected with poliomyelitis virus. I. Glucose metabolism during virus synthesis. Proc. Soc. exp. Biol. (N.Y.) **97**, 77—82 (1958). — BEHREND, R. CH.: Über infektionsfördernde und pathogenetische Faktoren bei der Hamburger Poliomyelitisepidemie 1947. Nervenarzt **20**, 404 (1949). — BEIJERINCK, M. W.: Über ein Contagium vivum fluidum als Ursache der Fleckenkrankheit der Tabaksblätter. Zbl. Bakt., II. Abt. **5**, 27—33 (1899). — BELL, E. J.: Experimental studies of variables in neutralization tests with Lansing poliomyelitis virus. Amer. J. Hyg. **48**, 381 (1948a). ∼ The relationship between the antipoliomyelitic properties of human nasopharyngeal secretions and blood serums. Amer. J. Hyg. **47**, 351 (1948b). — BENJAMIN, B., and S. M. WARD: Leucocytic response to measles. Amer. J. Dis. Child. **44**, 921 (1932). — BENZER, S., M. DELBRÜCK, R. DULBECCO, W. HUDSON, G. S. STENT, J. D. WATSON, J. WEIDEL, J. J. WEIGLE and E. L. WOLLMAN: A syllabus of procedures, facts, and interpretations in phage. In: DELBRÜCK, Viruses 1950, Pasadena, Cal. Inst. Technol. Bookstore. — BERENBLUM, I.: Carcinogenesis in relation to skin cancer. Med. J. Aust. **1960**, 721—726. — BERGOLTS, V. M.: The leukemia-producing activity of cell-free filtrates of human leukemic tissues. Bull. exp. Biol. Med. **45**, 731—734 (1958). ∼ An experimental study of the etiology of human leukemias. II. The effect of treatment with formalin and glycerol of high temperatures and radiant energy on the activity of human leukemic factor. Probl. Hemat. **4**, 19—28 (1959a). ∼ Experimental research on the etiology of leukemias in man. III. The importance of the lipid and liponucleoprotein component in the activity of the leukemic factor in man. Probl. Hemat. **4**, 27—32 (1959b). ∼ The virus etiology of the leukemias. Probl. Virol. (N. Y.) **4**, 1—13 (1959c). — BERGOLTS, V. M., and L. V. SHERSHULSKAIA: The antigenic properties of „human leukemia acftor" cultivated on the chorioallantoic membrane of the chick embryo. Bull. exp. Biol. Med. **45**, 604—608 (1958). — BERGS, V. V., G. HENLE, F. DEINHARDT and W. HENLE: Studies on persistent infections of tissue cultures. II. Nature of the resistance to vesicular stomatitis virus. J. exp. Med. **108**, 561—572 (1958). — BERNAL, J. D., and I. FANKUCHEN: X-Ray crystallographic studies of plant virus preparations. J. gen. Physiol. **25**, 111, 165 (1941). — BERNHARD, W., H. L. FEVBRE and R. CRAMER: Cancérologie. — Mise en évidence au microscope électronique d'un virus dans des cellules infectées in vitro par l'agent du polyome. C.R. Acad. Sci. (Paris) **249**, 483—485 (1959). — BERNHARD, W., and N. GRANBOULAN: Morphology of oncogenic and non-oncogenic mouse viruses. In: A Ciba Foundation Symposium on tumour viruses of murine origin. London: J. and A. Churchill 1962. — BERNHARD, W., and L. GROSS: Présence de particules d'aspect virusal dans les tissus tumoraux de souris atteintes de leucémies induites. C.R. Acad. Sci. (Paris) **248**, 160—163 (1959). — BERNKOPF, H., M. NISHMI and A. ROSIN: Effect of active and inactive vaccinia virus preparations on human amnion cell cultures. J. Immunol. 83, 635—639 (1959). — BERRY, G. P., and H. M. DEDRICK: A method for changing the virus of rabbit fibroma (Shope) into that of infectious myxomatosis (Sanarelli). J. Bact. 31, 50—51 (1936). — BERRY, G. P., J. A. LICHTY jr. and H. M. DEDRICK: Studies on the relationship of the viruses of rabbit fibroma (Shope) and infectious myxomatosis (Sanarelli). J. Bact. 31, 105 (1936). — BERTARELLI, E.: Wege auf denen das Wutvirus zu den Speicheldrüsen des Hundes gelangt. Zbl. Bakt., I. Abt. Orig. 37, 213 (1904). — BIEGELEISEN J. Z., L. V. SCOTT and V. LEWIS jr.: Rapid diagnosis of Herpes simplex virus infections with fluorescent antibody. Science 129, 640—641 (1959). — BIELING, R.: Resistenz und Immunität In: Handbuch der allgemeinen Pathologie, Bd. VII/1, S. 601—673. Berlin-Göttingen-Heidelberg: Springer 1956. — BIELING, R., u. G. POETSCHKE: Allgemeine Pathogenese der Virus-Krankheiten des Zentralnervensystems. In: Handbuch der speziellen pathologischen Anatomie und Histologie, Bd. 13/IV, S. 101—161. Berlin-Göttingen-Heidelberg: Springer 1958. — BIELKA, H., u. A. GRAFFI: Untersuchungen über die leukämogene Wirkung von Nucleinsäuren aus virus-induziertem Leukämiegewebe. Acta biol. med. germ. 3, 515—517 (1959). — BITTNER, J. J.: Some possible effects of nursing on the mammary gland tumor incidence in mice. Science 84, 162 (1936). ~ Mammary cancer in fostered and unfostered C$_3$H breeding females and their hybrids. Cancer Res. 3, 44 (1943). ~ Some enigmas associated with genesis of mammary cancer in mice. Cancer Res. 8, 625—639 (1948). ~ In: Breast Cancer and its diagnosis and treatment (E. F. LEWINSON, ed.), chap. 4. Baltimore, Maryland: Williams & Wilkins Company 1955. ~ Bertner foundation lecture: Studies on mammary cancer in mice and their implications of the human problem. Tex. Rep. Biol. Med. 15, 659—673 (1957a). — BITTNER, J. J., and A. KIRSCHBAUM: Assay of methylcholanthrene-induced mammary tumors of mice for mammary tumor milk agent. Proc. Soc. exp. Biol. (N.Y.) 74, 191 (1950). — BLANC, G., and J. BRUNEAU: De l'infection inapparente à l'infection apparente avec le virus de la pneumopathie du cobaye. Ann. Inst. Pasteur 75, 566 (1948). — BLANC, G., CAMINOPETROS et MANOUSSAKIS: Quelque recherches expérimentales sur la dengue. Arch. Inst. Pasteur hellén. 2, 162 (1928). — BLANC, G., et L. A. MARTIN: Réceptivité du lapin aux virus de la poliomyélite épidémique. C.R. Acad. Sci. (Paris) 227, 242 (1948). ~ Réceptivité du lapin aux virus poliomyélitiques. C.R. Soc. Biol. (Paris) 144, 48 (1950a). ~ Conservation du virus poliomyélitique chez le Mérion (Meriones Shawi). C.R. Acad. Sci. (Paris) 230, 1545 (1950b). ~ Premiers essais de prophylaxie de la poliomyélite par virus vivant fixé au lapin. Innocuité de la méthode. Bull. Acad. nat. Méd. (Paris) Sér. III 137, 230 (1953). — BOAK, R. A., C. M. CARPENTER and S. L. WARREN: Symptomatic herpetic manifestations following artificially induced fevers. J. Bact. 27, 83 (1934). — BOAND, A. V., J. E. KEMPF and R. J. HANSON: Phagocytosis of influenza virus. Fed. Proc. 12, 436 (1953). — BOAND jr., A. V., J. E. KEMPF and R. J. HANSON: Phagocytosis of influenza virus. I. In vitro observations. J. Immunol. 79, 416—421 (1957). — BODIAN, D.: Poliomyelitic changes in multinucleated neurons, with special reference to the site of action of virus in cell. Bull. Johns Hopk. Hosp. 77, 49—59 (1945). ~ Poliomyelitis: Pathologic anatomy. First Internat. Poliomyelitis Conference pp. 62—84. Philadelphia and Montreal: J. B. Lippincott Company 1948. ~ Neutralization of three immunological types of poliomyelitis virus by human gammaglobulin. Proc. Soc exp. Biol. (N.Y.) 72, 259 (1949). ~ Experimental studies on passive and active immunization against poliomyelitis. II. The prophylactic effect of human gamma globulin in paralytic poliomyelitis in cynomolgus monkey after virus feeding. Amer. J. Hyp. 56, 78 (1952a). ~ Pathogenesis of poliomyelitis. Amer. J. publ. Hlth 42, 1388 (1952b). ~ Experimental studies on passive immunization against poliomyelitis. Amer. J. Hyg. 58, 81 (1953). ~ Viraemia in experimental poliomyelitis. II. Viraemia and the mechanism of „provoking" effect of injections or trauma. Amer. J. Hyg. 60, 358 (1954). ~ The enhancement of susceptibility of monkeys to polioviruses of high and of low virulence. Amer. J. Hyg. 64, 92—103 (1956). ~ Poliomyelitis: Pathogenesis and histopathology. In: Viral and rickettsial infections of man. Philadelphia, Montreal: J. B. Lippincott Company 1959. — BODIAN, D., and H. A. HOWE: The rate of progression of poliomyelitis virus in nerves. Bull. Johns Hopk. Hosp. 69, 79 (1941). — BORING, W. D., D. M. ANGEVINE and D. L. WALKER: Factors influencing host-virus interactions. I. A comparision of viral multiplication and histopathology in infant, adult, and cortisone treated adult mice infected with the Conn.-5 strain of Coxsackie virus. J. exp. Med. 102, 753 (1955). — BORREL, A.: Epithélioses infectieuses et épithéliomas. Ann. Inst. Pasteur 17, 81—84 (1903). — BOURQUIN, J. B.: Les malformations du nouveau-né causées par des viroses de la grossesse, et plus particulièrement par la rubéole (Embryopathie rubéoleuse). Thèse de Genève 1948. — BOYER, G. S., F. W. DENNY jr. and H. S. GINSBERG: Intracellular localization of Type 4 adenovirus. II. Cytological and fluorescein-labeled antibody studies. J. exp. Med. 109, 85—96 (1959a). ~ Sequential cellular changes produced by types 5 and 7 adenoviruses in HeLa cells and in human amniotic cells. J. exp. Med. 110, 827—844 (1959b). — BOYER, G. S., E. LEUCHTENBERGER, and H. S. GINSBERG: Cytological and cytochemical studies of HeLa-cells infected with adenovirus. J. exp. Med. 105, 192—216 (1957). — BRADISH, C. J., W. M. HENDERSON, and J. B. KIRKHAM: Concentration and electron microscopy of the characteristic particle of foot and mouth disease. J. gen. Microbiol. **22**, 379—391 (1960). — Bradlay, D., and D. Kay: The fine structure of bacteriophages. J. gen. Microbiol. **23**, 553—563 (1960). — Braganca, B. M., and J. H. Quastel: Enzyme inhibitions by snake venoms. Biochem. J. **53**, 88 (1953). — Brandis, H.: Die Anwendung von Phagen in der bakteriologischen Diagnostik mit besonderer Berücksichtigung der Typisierung von Typhus -und Paratyphus B-Bakterien sowie Staphylokokken. Ergebn. Mikrobiol. **30**, 96—159 (1957). — Braunstein, A. E.: Transamination and the integrative function of the dicarboxylic acids in nitrogen metabolism. In: Advances in protein chemistry, vol. 3, p. 1—52. New York: Academic Press 1947. — Braunsteiner, H., K. Fellinger, and F. Pakesch: On the occurrence of virus-like bodies in human leukemia. Blood **15**, 476—479 (1960). — Breitenfeld, P. M., and W. Schäfer: The formation of fowl plague virus antigens in infected cells, as studied with fluorescent antibodies. Virology **4**, 328—345 (1957). — Brenner, S., and R. W. Horne: A negative staining method for high resolution electron microscopy of viruses. Biochim. biophys. Acta (Amst.) **34**, 103—110 (1959). — Brenner, S., G. Streisinger, R. W. Horne, S. P. Champe, L. Barnett, S. Benzer and M. W. Rees: Structural components of bacteriophage. J. molec. Biol. **1**, 281—282 (1959). — Briody, B. A., W. A. Cassel and M. A. Medill: Adaption of influenza virus to mice. III. Development of resistance to β-inhibitors. J. Immunol. **74**, 41 (1955). — Briody, B. A., and D. Stannard: Studies on vaccinia virus. I. The development of hemagglutinating and infective particles in the chorioallantois of the chick embryo. J. Immunol. **67**, 403—411 (1951). — Brown, A., S. A. Mayyasi and J. E. Officer: The „toxic" activity of vaccinia virus in tissue culture. J. infect. Dis. **104**, 193—202 (1959a). ∼ The agglutination of L cells by vaccinia virus. II. The cells virus interaction related to the agglutination reaction. J. Immunol. **83**, 521—528 (1959b). — Brown, D. D., and L. M. Kozloff: Morphological localization of the bacteriophage tail enzyme. J. biol. Chem. **225**, 1—11 (1957). — Brown, F., R. F. Sellers, and D. L. Stewart: Infectivity of ribonucleic acid from mice and tissue culture infected with the virus of foot and mouth disease. Nature (Lond.) **182**, 535—536 (1958). — Bryan, W. R.: Host virus relationship in tumor inducing viruses. Tex. Rep. Biol. Med. **15**, 674—699 (1957). — Bryan, W. R., D. Calnan and J. B. Moloney: Biological studies on Rous sarcoma virus; recovery of virus from experimental tumors in relation to initiating dose. J. nat. Cancer Inst. **16**, 317—335 (1955). — Buckley, S. M.: Visualization of poliomyelitis virus by fluorescent antibody. Arch. ges. Virusforsch. **6**, 388 (1956). ∼ Cytopathology of poliomyelitis virus in tissue culture. Fluorescent antibody and tinctorial studies. Amer. J. Path. **33**, 691—707 (1957). ∼ Pers. Mitteilungen 1960. — Buckley, S. M., E. Whitney and F. Rapp: Identification by fluorescent antibody of developmental forms of psittacosis virus in tissue culture. Proc. Soc. exp. Biol. (N.Y.) **90**, 226 (1955). Buffet, R. F., S. L. Commerford, J. Furth and M. J. Hunter: Agent in Ak leukemic tissues, not sedimented at 105000 g, causing neoplastic and non-neoplastic lesions. Proc. Soc. exp. Biol. (N.Y.) **99**, 401—407 (1958). — Buist, J. B.: Vaccinia and variola: A study of their life history. London: Churchill 1887. — Burgdorfer, W., and D. Lackman: Identification of the virus of Colorado Tick Fever in mouse tissues by means of fluorescent antibodies. J. Bact. **80**, 131—136 (1960). — Burke, D. C., and A. Isaacs: Some factors affecting the production of interferon. Brit. J. exp. Path. **39**, 452 (1958). — Burmester, B. R.: Studies on fowl lymphomatosis. Ann. N.Y. Acad. Sci. **54**, 992 (1952). ∼ Routes of natural infection in avian lymphomatosis. Ann. N.Y. Acad. Sci. **68**, 487—495 (1957). — Burmester, B. R., A. K. Fontes, N. F. Waters, W. R. Bryan and V. Groupé: The reponse of several inbred lines of White Leghorn to inoculation with the viruses of strain RPL 12 visceral lymphomatosis-erythroblastosis and of Rous sarcoma. Poultry Sci. **39**, 199—215 (1960). — Burmester, Friedrich: Das Speicheldrüsenvirus des Menschen (Cytomegalia infantum). Virchows Arch. path. Anat. **317**, 165 (1949). — Burnet, F. M.: Virus as organism. Harvard University Press 1950. ∼ A genetic approach to variation in influenza viruses. 2. Variation in the strain NWS on allantoic passage. J. gen. Microbiol. **5**, 54 (1951b). ∼ In: Principles of animal virology. New York: Academic Press 1955. ∼ In: Ciba Found. Sympos. on Tumor Viruses of Murine Origin, p. 395. London: J. u. A. Churchill 1962. ∼ Animal viruses: A comparative survey. In: The viruses, vol. III, p. 2. New York and London: Acaedmic Press 1959. — Burnet, F. M., and D. R. Bull: Changes in influenza virus associated with adaptation to passage in chick embryo. Aust. J. exp. Biol. med. Sci. **21**, 55 (1943). — Burnet, F. M., and F. Fenner: The production of antibodies, 2nd ed. Melbourne: Macmillan 1944. — Burnet, F. M., and J. D. Stone: Further studies on the O—D change in influenza virus A. Aust. J. exp. Biol. med. Sci. **23**, 151 (1945). — Burnet, F. M., and S. W. Williams: Herpes simplex; a new point of view. Med. J. Aust. **1939 I**, 637. — Burton, L., F. Friedman, R. Kassel, M. L. Kaplan and A. Rottino: The purification and action of tumor factor extracted from mouse and human neoplastic tissues. Trans. N.Y. Acad. Sci. **21**, 700—707 (1959).

Cajal, N., Y. Copelovici and R. Capraru: Manifest clinical infection by Coxsackie A_2 virus in irradiated adult albino mice. Stud. Cercet. Inframicrobiol. **9**, 463—470 (1959). —

CALKINS, G. N.: Protozoology. Philadelphia: Lea & Febiger 1909. — CANTELL, K., and V. TOMMILA: Effect of interferon on experimental vaccinia and herpes-simplex virus infections in rabbits' eyes. Lancet 1960 II, 682—684. — CARR, J. G.: Observations upon spontaneously recurring Rous no. 1 tumors. Brit. J. exp. Path. 23, 206—213 (1942). ~ Renal adenocarcinoma induced by fowl leukemia virus. Brit. J. Cancer 10, 379—383 (1956). — CARSKI, T. R.: Fluorescent antibody study of simian foamy agent. Fed. Proc. 18, 561 (1959). ~ A fluorecent antibody study of the simian foamy agent. J. Immunol. 84, 426—433 (1960). — CARVALHO, S. DE: Cytopathogenicity of RNA-rich particles from human leukemic and tumor cells for human amnion cultures. Canad. Cancer Conf. Proc. IIIrd Canad. Cancer Res. Conf. (R. W, BEGG, ed.), pp. 329—336. New York: Academic Press 1959. ~ Biologic properties of human leukemic and tumoral RNA. III. The effect of different media on the cytopathogenicity in tissue culture. J. Lab. clin. Med. 55, 694—705 (1960). — CARVALHO, S. DE, and H. J. RAND: Comparative effects of liver and tumuor ribonucleic acids on the normal liver and the Novikoff hapatoma cells of the rat. Nature (Lond.) 189, 815—817 (1961). — CARVALHO, S. DE, H. T. RAND and D. P. MEYER: Biologic and tumoral RNA. IV. Leukemia and neoplasms induced in mice with human leukemic RNA carried in tissue culture. J. Lab. clin. Med. 55, 706—714 (1960). — CASALS, J., and W. REEVES: Arthropod-borne animal viruses. In: Viral and rickettsial infections of man. Philadelphia, Montreal: J. B. Lippincott Company 1959. — CASPERSSON, T.: Cell growth and cell function. A cytochemical study. New York: W. W. Norton & Co. 1950. — CASPERSSON, T., and H. HYDEN: Högrevirusarters förökning. Nord. Med. 28, 2631 (1945). — CASPERSSON, T., u. K. G. THORSSON: Virus und Zellstoffwechsel. Klin. Wschr. 31, 205—212 (1953). — CHAMORRO, R., R. LATARJET, P. VIGIER and F. ZAJDELA: New investigations on the friend disease. In: A Ciba Foundation Symposium on tumour viruses of murine origin. London: J. and A. Churchill 1962. — CHEEVER, F. S.: Multiplication of Coxsackie virus in adult mice exposed to roentgen radiation. J. Immunol. 71, 431—435 (1953). — CHIOZOTTO, A., A. COPPO, P. DOMINI and F. GRAZIOSI: The icosahedral form of a temperate phage of Bacillus megatherium. European Regional Conf. on Electron Microscopy 2nd, Delft, pp. 1012—1015 (1960). — CHOW, B.: Interrelationship between vitamin B_{12} steroids and protein metabolism. In: Symposium on protein metabolism, 1953 Toronto Canada, p. 14. New York: Nat. Vitamin Foundation. — CHU, C. M.: The action of normal mouse serum on influenza virus. J. gen. Microbiol. 5, 739 (1951). — CHU, T. H., F. S. CHEEVER, A. H. COONS and J. B. DANIELS: Distribution of mumps virus in the experimentally infected monkey. Proc. Soc. exp. Biol. (N.Y.) 76, 571—574 (1951). — CIECIURIA, S. J., P. I. MARCUS and T. T. PUCK: The use of x-irradiated HeLa cell giants to detect latent virus in mammalian cells. Virology 3, 426 (1957). — COFFIN, D. L., A. H. COONS and V. J. CABASSO: A histological study of infectious canine hepatitis by means of fluorescent antibody. J. exp. Med. 98, 13—20 (1953). — COHEN, P. P.: In: The enzymes, vol. 1, part 2, chap. 32 (J. B. SUMNER und K. MYRBÄCK eds.). New York: Academic Press Inc. 1951. — COHEN, S. M., I. GORDON, F. RAPP, J. C. MACAULAY and S. M. BUCKLEY: Fluorescent antibody and complement-fixation tests of agents isolated in tissue culture from measles patients. Proc. Soc. exp. Biol. (N. Y.) 90, 118—122 (1955). — COHEN, S. S.: Cytoplasmatic particles of chorioallantoic membrane and their relations to purified preparations of influenza virus. Proc. Soc. exp. Biol. (N.Y.) 57, 358—360 (1944). ~ The synthesis of bacterial viruses in infected cells. Cold Spr. Harb. Symp. quant. Biol. 12, 35—49 (1947). ~ Growth requirements of bacterial viruses. Bact. Rev. 13, 1—24 (1949). ~ Studies on controlling mechanisms in the metabolism of virus-infected bacteria. Cold Spr. Harb. Symp. quant. Biol. 18, 221—235 (1953). ~ The biosynthesis of nucleic acids in some microbial systems. In: The chemical basis of heredity (W. D. MCELROY and B. GLASS, eds.), pp. 651—685. Baltimore: Johns Hopkins Press 1957. — COHN, Z. A.: Quantitative distribution of phosphorus in chorioallantoic membrane as affected by infection with influenza virus. Proc. Soc. exp. Biol. (N.Y.) 79, 566—568 (1952). — COHRS, P., u. F. SCHULTE: Zur differentialdiagnostischen Bedeutung der Aluminiumhydroxydgranulome. Mh. Vet. Med. 6, 105 (1951). — COLTER, J. S., H. H. BIRD, A. W. MOYER and R. A. BROWN: Infectivity of ribonucleic acid isolated from virus-infected tissues. Virology 4, 522—532 (1957). — COLTER, J. S., and K. A. O. ELLEM: Structure of viruses. Ann. Rev. Microbiol. 15, 219—244 (1961). — COMMONER, B., J. A. LIPPINCOTT, G. B. SHEARER, E. E. RICHMAN and J. H. WU: Reconstitution of tobacco virus components. Nature (Lond.) 178, 767—771 (1956). — COONS, A. H.: Labeled antigens and antibodies. Ann. Rev. Microbiol. 8, 333 (1954). ~ Histochemistry with labeled antibody. Int. Rev. Cytol. 5, 1 (1956). ~ Antibodies and antigens labeled with fluorescein. Schweiz. Z. Path. 22, 693—699 (1959). — COONS, A., H. E. H. LEDUC and J. M. CONNOLLY: Immunohistochemical studies of antibody response in the rabbit. Fed. Proc. 12, 439 (1953). — COONS, A. H., J. C. SNYDER, F. S. CHEEVER and E. S. MURRAY: Localization of antigen in tissue cells. IV. Antigens of rickettsial and mumps virus. J. exp. Med. 91, 31—38 (1950). — CORDY, D. R., and J. R. GORHAM: The pathology and etiology of salmon disease in the dog and fox. Amer. J. Path. 26, 617 (1950). —

Cowdry, E. V.: Intracellular pathology in virus disease. In: Th. M. Rivers Filtrable Viruses. Baltimore: Williams & Wilkins Company 1928. ∼ Comparison of intranuclear inclusions produced by herpetic virus and by virus III in rabbits. Arch. Path. 10, 23 (1930). ∼ Identification of inclusions in virus diseases. Amer. J. clin. Path. 10, 133 (1940). — Crawford, G. N. C., and F. K. Sanders: The multiplication of vaccinia virus in tissue cultures of adult rabbit skin. Quart. J. micr. Sci. 93, 119—132 (1952). — Crick, F. H. C., and J. D. Watson: Structure of small viruses. Nature (Lond.) 177, 473—475 (1956). ∼ Virus structure; general principles. In: The nature of viruses (G. E. W. Wolstenholme and E. C. P. Millar eds.), pp. 5—18. London: Churchill; New York: Little Brown & Co. 1957. — Crouse, H. V., L. L. Coriell, H. Blank and T. F. M. Scott: Cytochemical studies on the intranuclear inclusion of herpes simplex. J. exp. Med. 93, 119—128 (1950).

Dalldorf, G., M. Douglass and H. E. Robinson: Sparing effect of dog distemper on experimental poliomyelitis. Science 85, 184 (1937). — Dalldorf, G., G. M. Sickles, H. Plager and R. Gifford: A virus recovered from the feces of „poliomyelitis" patient, pathogenic for suckling mice. J. exp. Med. 89, 567 (1949). — Dalton, A. J., and M. Potter: Some of the features of the fine structure of a series of plasma cell tumors of mice. Proc. Amer. Ass. Cancer Res. 3, 14 (1959). — Daniels, J. B., M. D. Eaton and M. E. Perry: Effect of glucose on the growth of influenza virus in deembryonated eggs and tissue cultures. J. Immunol. 69, 321—329 (1952). — Darnell jr., J. E.: Early events in poliovirus infection. Cold Spr. Harb. Symp. quant. Biol. 27, 149—157 (1962). — Darnell jr., J. E., and H. Eagle: Nutritional requirements for poliovirus synthesis in Hela cells. Fed. Proc. 17, 508 (1958). — Dawson, A. M., and A. S. McFarlane: Structure of an animal virus. Nature (Lond.) 161, 464 (1948). — Dean, D. J., and G. Dalldorf: The susceptibility of the hamster ot mouse encephalomyelitis virus. J. exp. Med. 88, 645 (1948). — Deibel, R., and J. E. Hotchin: Quantitative applications of fluorescent antibody technique to influenza-virus-infected cell cultures. Virology 8, 367—380 (1959). — Deinhardt, F., V. V. Bergs, G. Henle and W. Henle: Studies on persistent infections of tissue cultures. III. Some quantitative aspects of host cell-virus interactions. J. exp. Med. 108, 573—589 (1958). — Delbrück, M.: Interference between bacterial viruses. III. J. Bact. 50, 151—170 (1945). — Delbrück, M., and W. T. Bailay jr.: Induced mutations in bacterial viruses. Cold Spr. Harb. Symp. quant. Biol. 11, 33—37 (1946). — Delbrück, M., and S. E. Luria: Interference between bacterial viruses. I. Arch. Biochem. 1, 111—141 (1942). — DeMars, R. J., S. B. Luria, H. Fisher and C. Levinthal: The production of incomplete bacteriophage particles by the action of proflavine, and the properties of the incomplete particles. Ann. Inst. Pasteur 84, 113—128 (1953). — Demonbreun, W. A., and E. W. Goodpasture: Infectious oral papillomatosis of dogs. Amer. J. Path. 8, 43 (1932). — DeSomer, P., A. Prinzie, P. Denys jr. and E. Schonne: Mechanism of action of interferon. I. Relationship with viral ribonucleic acid. Virology 16, 63—70 (1962). — DeSomer, P., A. Prinzie and E. Schonne: Infectivity of poliovirus ribonucleic acid for embryonated eggs and unsusceptible cell lines. Nature (Lond.) 184, 652—653 (1959). — Dimayorca, G. A., B. E. Eddy, S. E. Stewart, W. S. Hunter, C. Friend and A. Bendich: Isolation of infectious deoxyribonucleic acid from SE polyoma-infected tissue cultures. Proc. nat. Acad. Sci (Wash.) 45, 1805—1808 (1959). — Dmochowski, L.: Milk factor problems in mice. British Empire Cancer Campaign, 13th Ann. Rept. p. 184 (1952). ∼ The milk agent in the origin of mammary tumors in mice. Advanc. Cancer Res. 1, 103—172 (1953a). ∼ Study of development of mammary tumours in hybrid mice. Brit. J. Cancer 7, 73—119 (1953b). ∼ In: Cancer (R. W. Raven, ed.), vol. 1, chap. 8. London: Butterworth 1957. ∼ Viruses and tumors in the light of electron microscope studies. Cancer Res. 20, 977—1015 (1960). ∼ The viral etiology of leukemia. In: Progr. med. Virol. 3, 363—494 (1961). — Dmochowski, L., and C. E. Grey: Subcellular structures of possible viral origin in some mammalian tumors. Ann. N.Y. Acad. Sci. 68, 559—615 (1957). — Dmochowski, L., C. E. Grey, B. E. Eddy and S. E. Stewart: An electron microscope study of tissues from animals infected with polyoma virus. Proc. XVIIIth Ann. Meeting Electron Microsc. Soc. Am. p. 13 (1960). — Dmochowski, L., C. E. Grey and L. Gross: The role of viruses in X-ray-induced leukemia. In: Radiation Biology and Cancer, pp. 382—399. Worth: Univ. Texas Publ. 1958. — Dmochowski, L., C. E. Grey, J. A. Sykes, C. C. Shullenberger and C. D. Howe: Studies on human leukemia. Proc. Soc. exp. Biol. (N.Y.) 101, 686—690 (1959a). — Dmochowski, L., and J. Orr: Chemically induced breast tumours and mammary tumours agent. Brit. J. Cancer 3, 520—525 (1949). ∼ Dmochowski, L., J. G. Sinkovics, J. A. Sykes, C. C. Shullenberger and C. D. Howe: Biological studies on human leukemia. Ann. Rep. Univ. Texas M. D. Anderson Hosp. Tumor Inst. Zit. nach Dmochowski 1961. — Dmochowski, L., J. A. Sykes, C. E. Grey, C. C. Shullenberger and C. D. Howe: Studies on human leukemia. Proc. Amer. Ass. Cancer Res. 3, 17 (1959b). — Doerr, R.: Die Entwicklung der Virusforschung und ihre Problematik. In: Handbuch der Virusforschung, Bd. I, S. 42. Wien: Springer 1938a. ∼ Die Entwicklung der Virusforschung und ihre Problematik. Art und Lokalisation der anatomischen Veränderungen. Organo- und

Cytotropismen. In: Handbuch der Virusforschung, Bd. I, S. 81. Wien: Springer 1938b. ~ Allgemeine Beurteilung der Immunitätsverhältnisse bei Viruskrankheiten. „Natürliche Resistenz" und erworbene Immunität. In: Handbuch der Virusforschung, Bd. I, S. 86. Wien: Springer 1938c. ~ Die Ausbreitung der Virusarten im Wirtsorganismus. In: Handbuch der Virusforschung, 2. Hälfte. Wien: Springer 1939. ~ Die Lehre von den Infektionskrankheiten in allgemeiner Darstellung. In: Lehrbuch der inneren Medizin, 5. Aufl., S. 110. Berlin: Springer 1942. ~ Die Infektion als Gast-Wirt-Beziehung mit besonderer Berücksichtigung der tierpathogenen Virusarten. Arch. Virusforsch. 2, 87 (1944a). ~ Mensch und Tier als Virusträger und Virusausscheider. In: Handbuch der Virusforschung, Erg.-Bd. I, S. 88. Wien: Springer 1944b. ~ Mensch und Tier als Virusträger und Virusausscheider. Herpes febrilis. In: Handbuch der Virusforschung, Erg.-Bd. I, S. 152. Wien: Springer 1944c. — DOERR, R., et K. VÖCHTING: Sur le virus de l'herpès fébrile. Rev. gén. Ophtal. (Paris) 34, 409 (1920). — DOHI, SEIICHI: On the biology of inclusion bodies in virus diseases. (I.) On ectromelia viruses. Acta path. jap. 1, 87—96 (1951). — DONALDSON, P., D. E. DAVIS, J. R. WATKINS and S. E. SULKIN: Tissue culture and fluorescent antibody techniques for rapid isolation and identification of agents of the IGV-psittacosis group. Bact. Proc. P 65 (1958a). ~ The isolation and identification of ornithosis infection in turkeys by tissue culture and immunochemical staining. Amer. J. vet. Res. 19, 950—954 (1958b). — DONALDSON, P., and S. E. SULKIN: Identification of feline pneumonitis virus in tissue cultures by fluorescein-labeled antibody. Tex. Rep. Biol. Med. 15, 421 (1957). — DOSTAL, V., R. GÄDEKE, H. GRUNEWALD, R. MAULER, H. K. MITTELSTRASS u. R. SAUTHOFF: Untersuchungen über den intracellulären Nachweis des Echo-Virus Typ 9 in Affennieren-Kulturzellen. Z. ges. Hyg. 146, 367—384 (1960). — DOTY, P.: The relation of the interaction of polynucleotides to the secondary structure of nucleic acids. In: The structure and biosynthesis of macromolecules, Biochemical Society Symposia No. 21. Cambridge: Cambridge University Press 1962. — DOUGHERTY, T. F., and A. WHITE: Functional alterations in lymphoid tissue induced by adrenal cortical secretion. Amer. J. Anat. 77, 81 (1945). — DOURMASHKIN, R. R., and G. NEGRONI: Identification with the electron microscope of particles associated with polyoma virus in induced parotid gland tumors of C_3H mice. Exp. Cell. Res. 18, 573—576 (1959). — DOURMASHKIN, R. R., and P. J. SIMONS: The ultrastructure of Rous sarcoma virus. J. Ultrastruct. Res. 5, 505—522 (1961). — DROUHET, V.: Cellular lesions induced by reovirus (ECHO 10). Fluorescent antibody and cytochemical studies. Ann. Inst. Pasteur 98, 618—621 (1960). — DRUCKREY, H., u. K. KÜPFMÜLLER: Quantitative Analyse der Krebsentstehung. Z. Naturforsch. 3b, 254—266 (1948). — DUBES, G. R., and M. CHAPIN: Cold-adapted genetic variants of polio viruses. Science 124, 586—588 (1956). — DUBES, G. R., and H. A. WENNER: Virulence of polioviruses in reaction to variant characteristics distinguishable on cells in vitro. Virology 4, 275—296 (1957). — DUBIN, I. N., G. J. BAYLIN and W. G. GOBBEL jr.: Effect of roentgen therapy on experimental virus pneumonia, on pneumonia produced in white mice by swine influenza virus. Amer. J. Roentgenol. 55, 478—481 (1946). — DULBECCO, R.: Production of plaques in monolayer tissue cultures by single particles of an animal virus. Proc. nat. Acad. Sci. (Wash.) 38, 747 (1952). ~ Mutual exclusion between related phages. J. Bact. 63, 209—217 (1952). ~ Quantitative aspects of virus growth in cultivated animal cells. Ciba Foundation Symposium. The nature of viruses, p. 147. London: J. and A. Churchill Ltd. 1957. ~ In: Basic mechanisms in animal viruses. Cold Spr. Harb. Symp. quant. Biol. 27, 519—525 (1962). — DULBECCO, R., and M. VOGT: Evidence for a ring structure of polyoma virus DNA. Proc. nat. Acad. Sci. (Wash.) 50, 236—243 (1963). — DURAN-REYNALS, F.: A hemorrhagic disease occuring in chicks inoculated with the Rous and Fujinami viruses. Yale J. Biol. Med. 13, 77—98 (1940). ~ In: The physiopathology of cancer (F. HOMBURGER and W. H. FISHMAN, eds.), vol. 1, chap. 13. New York: Hoeber 1953. — DURAN-REYNALS, F., and R. M. THOMAS: A hemorrhagic disease occurring in chicks inoculated with the Rous and Fujinami viruses (with section of histopathological findings). Yale J. Biol. Med. 13, 77—98 (1940).

EAGLE, H.: Specific amino acid requirements of mammalian cell (strain L) in tissue culture. J. biol. Chem. 214, 839 (1955a). ~ The specific amino acid requirements of a human carcinoma cell (strain HeLa) in tissue culture. J. exp. Med. 102, 37 (1955b). ~ The minimum vitamin requirements of the L and HeLa cells in tissue culture, the production of specific vitamin deficiencies and their cure. J. exp. Med. 102, 595 (1955c). — EAGLE, H., and K. HABEL: The nutritional requirements for the propagation of poliomyelitis virus by the HeLa cell. J. exp. Med. 104, 271—287 (1956). — EATON, M. D.: Observations on growth of virus. Arch. ges. Virusforsch. 5, 53—72 (1952). — EDDY, B. E.: The polyoma virus. Section B. In: Advanc. Virus Res. 7, 91—102 (1960). — EDDY, B. E., S. E. STEWART and W. BERKELEY: Cytopathogenicity in tissue cultures by tumor virus from mice. Proc. Soc. exp. Biol. (N.Y.) 98, 848—851 (1958). — EDDY, B. E., S. E. STEWART, R. L. KIRSCHSTEIN and R. YOUNG: Subcutaneous nodules in rabbits induced with SE polyoma-virus. Nature (Lond.) 183, 766—767 (1959). — EDDY, B. E., S. E. STEWART,

R. Young and G. H. Mider: Neoplasma in hamsters induced by mouse tumor agent passed in tissue culture. J. nat. Cancer Inst. 20, 747—761 (1958). — Edwards, G. A.: In Symposium on Phenomena of Tumor Viruses. National Cancer Institute, Monograph No 4, 313 (1960). — Eklund, C. M., E. J. Bell and W. J. Hadlow: Detection of live virus in certain lots of poliomyelitis vaccine by inoculation of monkeys. Amer. J. Hyg. 64, 85 (1956). — Ellerman, V., u. O. Bang: Experimentelle Leukämie bei Hühnern. Zbl. Bakt., I. Abt. Orig. 46, 595 (1908). — Enders, J. F.: Observations on certain viruses causing exanthematous diseases in man. Amer. J. med. Sci. 231, 622—637 (1956). ~ Die Bedeutung der Gewebekultur für die moderne Virusforschung. Nova Acta Leopoldina 19, Nr 134, 76—94 (1957a). ~ The future of virus studies in tissue culture. J. nat. Cancer Inst. (Bethesda) 19, 735—752 (1957b). Enders, J. F., and H. E. Pearson: Resistance of chicks to infection with influenza A virus. Proc. Soc. exp. Biol. (N.Y.) 48, 143—146 (1941). — Enders-Ruckle, G.: Studien mit Masernvirus. Behringwerkmitt. H. 34 (1958). — Engel, L. L., and R. Randall: Some relations between equine encephalomyelitis virus (Eastern type) and normal host cellular constituents. J. Immunol. 55, 331—336 (1947). — Engelbreth-Holm, J.: In: Spontaneous and experimental leukemia in animals. Edinburgh: Oliver & Boyd 1942. — Engler, R., and G. Schramm: Infectious ribonucleic acid as precursor of tobacco mosaic virus. Nature (Lond.) 183, 1277—1279 (1959). — Espinoza, S., y J. Daneri, N.: Estudio anatomo-patologico de treinta y ocho casos des poliomielitis anterior aguda. Rev. chil. Pediat. 23, 409 (1952). Ref. R. Gädeke in: Die inapparente Virusinfektion und ihre Bedeutung für die Klinik. Berlin-Göttingen-Heidelberg: Springer 1957. — Etchebarne, M., P. G. Berna and G. R. Leyton: Purification of rabies antibodies in horse serum and diagnostic importance of the fluorescent antibody technique. J. Immunol. 84, 6—10 (1960). — Evans, C. A., and V. C. Chambers: Growth of neurotropic viruses in extraneural tissues. I. MM virus in the feet of hamsters. Proc. Soc. exp. Biol. (N.Y.) 68, 436 (1948). — Everett, S. F., and H. S. Ginsberg: A toxinlike material separable from type 5 adenovirus particles. Virology 6, 770—771 (1958).

Faber, H. K., R. C. McNaught, R. J. Silverberg and L. Dong: Experimental production of post-tonsillectomy bulbar poliomyelitis. Proc. Soc. exp. Biol. (N.Y.) 77, 532 (1951). — Faber, H. K., R. J. Silverberg and L. Dong: Studies on entry and egress of poliomyelitis infection. V. Entry after simple feeding: with notes on viraemia. J. exp. Med. 97, 69 (1953). — Fairbrother, R. W.: The production of immunity to vaccinia virus by mixtures of immune serum and virus and the importance of phagocytosis in antivaccinial immunity. J. Path. Bact. 36, 55—64 (1933). — Fazekas de St. Groth, S.: Destruction of influenza virus receptors in mouse lung by enzyme from V. cholerae. Aust. J. exp. Biol. med. Sci. 26, 29—36 (1948). — Fazekas, de St. Groth, S., and M. Donnelley: Studies in experimental immunology of influenza. III. The antibody response. Aust. J. exp. Biol. med. Sci. 28, 45 (1950). — Fenner, F.: The epizootic behaviour of mouse-pox (infectious ectromelia). Brit. J. Path. 29, 69 (1948a). ~ The clinical features and pathogenesis of mouse-pox. (Infectious ectromelia of mice.) J. Path. Bact. 60, 529 (1948b). ~ The pathogenesis and pathology of viral diseases. New York: Columbia Univ. Press 1950. ~ Myxomatosis in European rabbits. Evolutionary changes in an infectious disease. Aust. J. biol. Sci. 19, 117—122 (1957). — Fenner, F., and E. L. French: Zit. nach Burnet 1955. — Fenner, F., I. H. Olmes, W. K. Joklik and G. M. Woodroofe: Reactivation of heat-inactivated poxviruses: A general phenomenon which includes the fibroma-myxoma virus. Nature (Lond.) 183, 1340—1341 (1959). — Fey, F., u. A. Graffi: Beeinflussung der myeloischen Filtratleukämien der Maus durch Splenektomie. Naturwissenschaften 45, 471—472 (1958). — Feyrter, F.: Über das Wesen des Zoster. Virchows Arch. path. Anat. 325, 70 (1954). — Field, E. J.: Pathogenesis of herpetic encephalitis following corneal and masseteric inoculation. J. Path. Bact. 64, 1 (1952). — Fiers, W., and R. L. Sinsheimer: The structure of the DNA of bacteriophage $\Phi \times 174$, I, II u. III. J. molec. Biol. 5, 408—434 (1962). — Finberg, L., C. N. Luttrell and H. Redd: Pathogenesis of lesions in the nervous system in hypernatremic states. II. Experimental studies of gross anatomic changes and alterations of chemical composition of the tissue. Pediatrics 23, 46—53 (1959). — Finch, J. T., and A. Klug: Structure of poliomyelitis virus. Nature (Lond.) 183, 1709—1714 (1959). — Findlay, G. M., and E. M. Howard: The effect of cortisone and adrenocorticotropic hormone on poliomyelitis and on other virus infections. J. Pharm. Pharmacol. 4, 37 (1952). — Findlay, G. M., and F. O. MacCallum: An interference phenomenon in relation to yellow fever and other viruses. J. Path. Bact. 44, 405—424 (1937). — Findlay, G. M., and A. F. Mahaffy: Path of infection of central nervous system in yellow fever. Trans. roy. Soc. trop. Med. Hyg. 30, 355 (1936). — Finkeldey, W.: Über Riesenzellbefunde an den Gaumenmandeln, zugleich ein Beitrag zur Histopathologie der Mandelveränderungen im Maserninkubationsstadium. Virchows Arch. path. Anat. 281, 323 (1931). — Fisher, T. N., and H. S. Ginsberg: Accumulation of organic acids by HeLa cells infected with Type 4 adenovirus. Proc. Soc. exp. Biol. (N. Y.) 95, 47—51 (1957). — Flaum, A.: Poliomyelitis anterior actua in graviditate. Nord. med. 18, 563—564 (1943). — Fong, J., and R. Louie: Interferebce in cortisone-treated hosts. Proc. Soc. exp. Biol. (N. Y.) **84**, 269 (1953). — FOULDS, L.: Filtrable tumors of fowls. Imperial Cancer Res. Fund. 11th Rept. Suppl. 1934. — FRAENKEL-CONRAT, H., and R. C. WILLIAMS: Reconstitution of active tobacco mosaic virus from its inactive protein and nucleic acid component. Proc. nat. Acad. Sci. (Wash.) **41**, 690—698 (1955). — FRANCIS, T.: The inactivation of epidemic influenza virus by nasal secretions of human individuals. Science **91**, 198 (1940). — FRANCIS jr., TH.: Dissociation of hemagglutinating and antibody-measuring capacities of influenza virus. J. exp. Med. **85**, 1 (1947). — FRANKLIN, E. A., D. DUNCAN, W. WOOD, and A. J. RHODES: Cultivation of Lansing poliomyelitis virus in tissue culture. II. Utilization of glucose in synthetic medium. Proc. Soc. exp. Biol. (N. Y.) **79**, 715—718 (1952). — FRANKLIN, R. M.: Growth of fowl plague virus in macrophages and giant cells. Nature (Lond.) **180**, 510 (1957). ~ Some observations on the formation of giant cells in tissue cultures of chicken macrophages. Z. Naturforsch. **13** b, 213—214 (1958a). ~ The growth of fowl plague virus in tissue cultures of chicken macrophages and giant cells. Virology **6**, 81—95 (1958b). ~ The significance of lipids in animal viruses. An essay on virus multiplication. In: Progress in medical virology, vol. 4, p. 1—42 (E. BERGER u. J. L. MELNICK, eds.). Basel and New York: S. Karger 1962. — FRANKLIN, R. M., and D. BALTIMORE: Patterns of macromolecular synthesis in normal and virus infected mammalian cells. Cold Spr. Harb. Symp. quant. Biol. **27**, 175—198 (1962). — FRANKLIN, R. M., and P. M. BREITENFELD: The abortive infection of Earle's L-Cells by fowl plague virus. Virology **8**, 293—307 (1959). — FRANKLIN, R. M., and J. ROSNER: Localization of ribonucleic acid synthesis in mengo virus-infected L-cells. Biochim. biophys. Acta (Amst.) **55**, 240—241 (1962). — FRASER, D., H. MAHLER, A. SHUG and C. THOMAS jr.: The infection of subcellular Escherichia coli strain B with free DNA from T₂ bacteriophage. Proc. nat. Acad. Sci. (Wash.) **43**, 939—947 (1957). — FRASER, K. B.: Immunological tracing: Viruses and rickittsiae. In: Fluorescent protein tracing. Edinburgh and London: E. and S. Livingstone Ltd. 1962. — FREEMAN, V. J.: Studies on the virulence of bacteriophage-infected strains of corynebacterium diphtheriae. J. Bact. **61**, 675—688 (1951). — FRENCH, R. C.: The contribution of protein from parent to progeny in T₂ coliphage. J. Bact. **67**, 45—49 (1954). — FRENCH, R. C., S. M. LESLEY, A. F. GRAHAM and C. E. VAN ROOYEN: Studies on the relationship between virus and host cell. III. Canad. J. med. Sci. **29**, 144—148 (1951). — FRESCO, J. R., B. M. ALBERTS and P. DOTY: Some molecular details of the secondary structure of ribonucleic acid. Nature (Lond.) **188**, 98—101 (1960). — FRIEDEWALD, W. F.: Cell state as affecting susceptibility to a virus, enhanced effectiveness of the rabbit papilloma virus on hyperplastic epidermis. J. exp. Med. **75**, 197 (1942). ~ Qualitative differences in the antigenic composition of influenza A virus strains. J. exp. Med. **79**, 633 (1944). — FRIEDRICH-FRESKA, H.: Die stammesgeschichtliche Stellung der Virusarten und das Problem der Urzeugung. Aus: Die Evolution der Organismen, 2. Aufl., S. 278—301. Stuttgart: Gustav Fischer 1954. — FRIEND, C.: Cell-free transmission in adult Swiss mice of a disease having the character of a leukemia. J. exp. Med. **105**, 307—318 (1957). — FRIEND, C., V. DARCHUN E. DE HARVEN and J. HADDAD: The incidence and classification of spontaneous malignant diseases of the haematopoietic system in swiss mice. In: A Ciba Foundation Symposium on Tumour Viruses of Murine Origin. London: J. and A. Churchill 1962. — FRISCH-NIGGEMEYER, W.: Absolute amount of ribonucleic acid in viruses. Nature (Lond.) **178**, 307—308 (1956). — FROMMHAGEN, L. H., N. K. FREEMAN, and C. A. KNIGHT: The lipid constituent of influenza virus, chick allantoic membrane and sedimentable allantoic protein. Virology **5**, 173—175 (1958). — FROST, J. W., R. L. DRYER and K. G. KOHLSTAEDT: Stress studies on auto race drivers. J. Lab. clin. Med. **38**, 523—525 (1951). — FURTH, J., R. K. COLE and M. C. BOON: The effect of maternal influence upon spontaneous leukemia of mice. Cancer Res. **2**, 280 (1942).

GÄDEKE, R.: Kidney lesions in suckling mice following group A Coxsackie virus infection. Arch. Path. **54**, 276 (1952a). ~ Glomeruläre und tubuläre Nephrose der Säuglingsmaus nach experimenteller Infektion mit Viren der Coxsackie A-Gruppe. Naturwissenschaften **39**, 71 (1952b). ~ Morphologische Grundlagen neuerer Anschauungen über das Krankheitsbild der Poliomyelitis. Virchows Arch. path. Anat. **322**, 563 (1952c). ~ Experimentelle Untersuchungen über Frühreaktionen der Ratte nach Infektion mit dem MM-Virus. Verhandl. Dtsch. Ges. f. Path. 38 Tagg, S. 128 (1955). ~ Analytische Studien über die Absterbeordnung weißer Mäuse nach experimenteller Infektion mit dem MM-Virus. Naturwissenschaften **42**, 216 (1955). ~ Die inapparente Virusinfektion und ihre Bedeutung für die Klinik. Berlin-Göttingen-Heidelberg: Springer 1957. ~ Lokalisation eines ECHO 9-Virus in Geweben infizierter Säuglingsmäuse mittels fluoreszierender Antikörper. Schweiz. Z. Path. **22**, 751—758 (1959). — GÄDEKE, R., H. BAYER, B. HAMMEL, S. KANZLER u. F. SCHOENBERG: Vergleichende experimentelle Untersuchungen über das Verhalten des Skeletmuskelgewebes der Albinomaus nach Infektion mit murinen Parapoliomyelitisviren, mausadaptierten und „klassischen" Poliomyelitisviren. I. Mitteilung. Untersuchungen mit dem MM-Virus. Arch. Virusforsch. **5**, 310 (1954). — GÄDEKE, R., u. K. BETKE: Die Wirkung von Viren der Para-Poliomyelitis-

Gruppe auf die lymphatischen Organe der Maus. Z. Naturforsch. 7b, 401 (1952). —
Gädeke, R., H. Kanzler, S. Kanzler u. F. Schoenberg: Vergleichende experimentelle
Untersuchungen über das Verhalten des Skeletmuskelgewebes der Albinomaus nach Infektion
mit murinen Parapoliomyelitisviren, mausadaptierten und „klassischen" Poliomyelitisviren.
II. Mitteilung. Untersuchungen mit dem Lansing- und dem Leon-Virus. Arch. Virusforsch.
6, 302 (1955). — Gädeke, R., u. H. Waltenberger: Histologische, histochemische und
chemische Untersuchungen an der Skeletmuskulatur von Säuglingsmäusen und saugenden
Meerschweinchen zur Frage der Pathogenität der Coxsackie A-Viren. Z. Naturforsch. 7b,
524 (1952). — Ganasinski, R.: Istota zmian histopatologicznych w mozgu i rdzeniu owiec
zakazonych ustalonym zarazkiem wscieklizny. Ann. Univ. Mariae Curie Sklodowska Sect.
D.D. Vet. Med. 7, 133 (1954). Ref. von R. Gädeke, in: Die inapparente Virusinfektion und
ihre Bedeutung für die Klinik. Berlin-Göttingen-Heidelberg: Springer 1957. — Gara,
P. F. de, and J. Furth: The relative susceptibility of normal and X-rayed mice of different
stocks to pneumotropic viruses. J. Immunol. 50, 255 (1945). — Gardner, R. E., and R. R.
Hyde: Transformation of rabbit fibroma virus (Shope) into infectious myxomatosis (Sanarelli). J. infect. Dis. 71, 47—49 (1942). — Gaylord, W. H., J. L. Melnick and H. Bonting:
Intracellular development of vaccinia virus. Proc. Soc. exp. Biol. (N.Y.) 80, 24—27 (1953). —
Gelfand, H. M., J. P. Fox and D. R. LeBlanc: Observations on natural poliomyelitis
infection in immunized children. Publ. Health Assn. Mtg. Unpublished 1956. — Ger-
lach, F.: Über Lyssa beim Menschen. Dtsch. med. Wschr. 51, 1681 (1925). ∼ Virusstudien bei Tollwut. Z. Infekt.-Kr. Haustiere 53, 279 (1938). — German, W. J., and
J. D. Trask: Cutaneous infectivity in experimental poliomyelitis increased susceptibility
after neurosurgical produces. J. exp. Med. 68, 125 (1938). — Gerschberg, H., E. G. Fry,
J. R. Brobeck and C. N. H. Long: Role of epinephrine in secretion of adrenal cortex. Yale
J. Biol. Med. 23, 32—51 (1950). — Gierer, A.: Structure and biological function of ribo-
nucleic acid from tobacco mosaic virus. Nature (Lond.) 179, 1297—1299 (1957). ∼ Die
Größe der biologisch aktiven Einheit der Ribosenucleinsäure des Tabakmosaikvirus. Z.
Naturforsch. 13b, 485—488 (1958). ∼ Die Eigenschaften der infektiösen Einheit des Tabak-
mosaikvirus. In: Biochemistry of viruses (E. Broda u. W. Frisch-Niggemeyer, eds.),
S. 58—65. Proceedings of the IVth Internat. Congr. of Biochemistry, Vienna, 1958. London:
Pergamon Press 1959. — Gierer, A., and G. Schramm: Infectivity of ribonucleic acid from
tobacco mosaic virus. Nature (Lond.) 177, 702—703 (1956). — Giese, W.: Die Atmungs-
organe. In: Lehrbuch der speziellen pathologischen Anatomie. Hrsg. v. Kaufmann, Bd. II,
Teil 3. Berlin: W. de Gruyter & Co. 1960. — Gifford, G. E., H. E. Robertson and J. T.
Syverton: Propagation in vitro of polioviruses. VIII. Effect of pH on virus yield and cell
metabolism. Proc. Soc. exp. Biol. (N. Y.) 93, 321—323 (1956). — Gifford, G. E., and J. T.
Syverton: Replication of polivirus in primate cells maintained under anaerobic conditions.
Fed. Proc. 16, 414 (1957). — Gimmy, J., A. Graffi u. L. Krause: Über die Wirkung des
polyvalenten Sarkom-Virus beim Goldhamster. Acta biol. med. germ. 3, 509 (1959). —
Ginder, D. R.: Rabbit papillomas and the rabbit papilloma virus; a review. Ann. N.Y.
Acad. Sci. 54, 1120 (1952). — Ginder, D. R., and W. F. Friedewald: Effect of
semliki forest virus on rabbit fibroma. Proc. Soc. exp. Biol. (N.Y.) 77, 272—276 (1951). —
Ginoza, W.: Kinetics of heat inactivation of ribonucleic acid of tobacco mosaic virus. Nature
(Lond.) 181, 958—961 (1958). — Ginoza, W., and A. Norman: Radiosensitive molecular
weight of tobacco mosaic virus nucleic acid. Nature (Lond.) 179, 520 (1957). — Ginsberg,
H. S., and F. L. Horsfall jr.: Concurrent infection with influenza virus and mumps virus or
pneumonia virus of mice (PVM) as bearing on the inhibition of virus multiplication by bacterial
polysaccharides. J. exp. Med. 89, 37—52 (1949a). ∼ A resistant variant of mumps virus.
Multiplication of the variant in the presence of inhibitory quantities of Friedländer bacillus
polysaccharide. J. exp. Med. 90, 393—407 (1949b). ∼ A labile component of normal serum
which combines with various viruses. Neutralization of infectivity and inhibition of hemagglutination by the component. J. exper. Med. 90, 475 (1949c). ∼ Characteristics of the multiplication cycle of pneumonia virus of mice (PVM). J. exp. Med. 93, 151—160 (1951). —
Glaser, G. H.: On the relationship between adrenal cortical activity and the convulsive
state. Epilepsia (Amsterdam) 2, 7 (1953a). ∼ Pituitary gland in relation to cerebral metabolic
disorders of the nervous system. Ass. Res. nerv. Dis. Proc. 32, 21 (1953b). — Glaser, G. H.,
D. S. Kornfeld and R. P. Knight: Intravenous hydrocortisone, corticotropic and the electro-
encephalogram. Arch. Neurol. Psychiat. (Chic.) 73, 338 (1955). — Glaser, G. H., and H. H.
Merrit: Effects of corticotropin (ACTH) and cortisone on disorders of the nervous system.
J. Amer. med. Ass. 148, 898 (1952). — Goetz, O.: Einst und jetzt: Schutzimpfungen gegen
Viruskrankheiten. Münch. med. Wschr. 1960, 2217—2220. — Goldberg, S. A., M. Brodie
and P. Stanley: Effect of X-ray on experimental encephalitis in mice inoculated with the
St. Louis strain. Proc. Soc. exp. Biol. (N. Y.) 32, 587—590 (1935). — Goldfine, H., R.
Kopelman, and E. A. Evans jr.: Nucleoside incorporation into HeLa cells infected with
poliomyelitis virus. J. biol. Chem. 232, 577—588 (1958). — Goldwasser, R. A., and R. E.

KISSLING: Fluorescent antibody staining of street and fixed rabies virus antigens. Proc. Soc. exp. Med. (N.Y.) **98**, 219—223 (1958). — GOLDWASSER, R. A., R. E. KISSLING, T. R. CARSKI and T. S. HOSTY: Fluorescent antibody staining of rabies virus antigens in the salivary glands of rabid animals. Bull. Wld Hlth Org. **20**, 579—588 (1959). — GOOD, R. A., and B. CAMPBELL: The precipitation of latent Herpes simplex encephalitis by anaphylactic shock. Proc. Soc. exp. Biol. (N.Y.) **68**, 82 (1948). — GOODPASTURE, E. W.: The axis-cylinders of peripheral nerves as portals of entry to the central nervous system for the virus of herpes simplex, etc. Amer. J. Path. **1**, 11 (1925). — GOODPASTURE, E. W., and F. B. TALBOT: Concerning the nature of protozoan-like cells in certain lesions of infancy. Amer. J. Dis. Child. **21**, 415 (1921). — GOODPASTURE, E. W., and O. TEAGUE: The occurrence of intranuclear inclusion bodies in certain tissues of the rabbit inoculated directly with the virus of herpes labialis. Proc. Soc. exp. Biol. (N.Y.) **20**, 400 (1922/23). ∼ Experimental herpes zoster. J. Amer. med. Ass. **81**, 377 (1923). ∼ Transmission of the virus of herpes febrilis along nerves in experimentally infected rabbits. J. med. Res. **44**, 139 (1923). ∼ Experimental production of herpetic lesions in organs and tissues of the rabbit. J. med. Res. **44**, 121 (1923/24). — GOODPASTURE, E. W., and C. E. WOODRUFF: A comparison of the inclusion bodies of fowl-pox and Molluscum contagiosum. Amer. J. Path. **7**, 1 (1931). — GORDON, M. P., and M. STAEHLIN: The incorporation of 5-fluoruracil into the nucleic acid of tobacco mosaic virus. J. Amer. chem. Soc. **80**, 2340 (1958). — GOTTSCHALK, A.: N-Substituted iso-glucosamine released from mucoprotein by the influenza virus-enzyme. Nature (Lond.) **167**, 845 (1951). ∼ Structural relationship between sialic acid, neuraminic acid and 2-carboxypyrrol. Nature (Lond.) **176**, 881 (1955). ∼ The linkage of sialic acid in mucoprotein. Biochim. biophys. Acta (Amst.) **20**, 560—561 (1956). ∼ Neuraminidase, the specific enzyme of influenza virus and vibrio cholerae. Biochim. biophys. Acta (Amst.) **23**, 645—646 (1957). — GRAFFI, A.: Zur Virusätiologie verschiedener Mäuseleukämien. Acta haemat. (Basel) **20**, 49 (1958). ∼ Untersuchungen zur Virusätiologie maligner Tumoren. Mber. dtsch. Akad. Wiss. Berlin 1, 628 (1959). GRAFFI, A., H. BIELKA u. F. FEY: Leukämie-Erzeugung durch ein filtrierbares Agens aus malignen Tumoren. Acta haemat. (Basel) **15**, 145—174 (1956). — GRAFFI, A., H. BIELKA, F. FEY, F. SCHARSACH u. R. WEISS: Gehäuftes Auftreten von Leukämien nach Injektion von Sarkomfiltraten. Naturwissenschaften 4, 503—504 (1954). — GRAFFI, A., et D. FRITZ: Essais de transmission de la souche BB-T$_2$ du virus de la tumeur parotidienne-polyome á l'aide d'acides nucléiques isolés. Rev. franç. Étud. clin. biol. **5**, 388 (1960). — GRAFFI, A., u. J. GIMMY: Über die Wirkung des Virus der myeloischen Leukämie der Maus bei der Ratte. Z. ges. inn. Med. **13**, 881 (1958). — GRAFFI, A., J. GIMMY, L. BAUMBACH u. F. SCHNEIDER: Zur Histologie der durch den BB/T$_2$-Polyoma-Virusstamm bei Kaninchen und Meerschweinchen induzierten Geschwülste. Acta biol. med. germ. **9**, 167—202 (1962). — GRAFFI, A., J. GIMMY u. L. KRAUSE: Über ein polyvalentes Sarkomvirus der Ratte. Naturwissenschaften **46**, 330 (1959). — GRAFFI, A., U. HEINE, J. G. HELMCKE, D. BIERWOLF u. A. RANDT: Über den elektronenmikroskopischen Nachweis von Viruspartikeln bei der myeloischen Leukämie der Maus nach Injektion zellfreier Tumorfiltrate. Klin. Wschr. **38**, 254—262 (1960). — GRAFFI, A., u. W. KRISCHKE: Steigerung der leukämogenen Wirkung zellfreier Tumorfiltrate durch Kombination mit Röntgen-Ganzkörperbestrahlung. Naturwissenschaften **43**, 333 (1956). ∼ Versuche zur Frage der zellfreien Übertragbarkeit chemisch induzierter Mäuse-leukämien. Acta biol. med. germ. **5**, 299 (1960). — GRAHAM, A. F., and L. McCLELLAND: The uptake of radioactive phosphorus by influenza virus A (PR 8 strain). Canad. J. Res., E **28**, 121—134 (1950). — GRAHAM, A. F., and L. SIMINOVITCH: Conservation of RNA and DNA phosphorus in strain L (Earle) mouse cells. Biochim. biophys. Acta (Amst.) **26**, 427—428 (1957). — GREEN, M.: Studies on the biosynthesis of viral DNA. Cold Spr. Harb. Symp. quant. Biol. **27**, 219—244 (1962). — GREEN, M., G. HENLE and F. DEINHARDT: Respiration and glycolysis of human cells grown in tissue culture. Virology 5, 206—219 (1958). — GREEN, R. G.: On the nature of filtrable viruses. Science 82, 443—445 (1935). — GREENWOOD, A. W., J. S. S. BLYTH and J. G. CARR: Indications of heritable nature of non-susceptibility to Rous sarcoma in fowls. Brit. J. Cancer 2, 135—143 (1948). — GROMAN, N. B., A. LWOFF and M. LWOFF: Recherches sur un variant dit „froid" du virus de la poliomyélite. Ann. Inst. Pasteur 98, 351—359 (1960). — GROSS, L.: Susceptibility of suckling-infant and resistance of adult mice of C$_3$H and of the C 57 lines to inoculation with AK leukemia. Cancer (Philad.) **3**, 1073—1087 (1950a). ∼ Susceptibility of newborn mice of an otherwise apparently „resistant" strain to inoculation with leukemia. Proc. Soc. exp. Biol. (N.Y.) **73**, 246—248 (1950b). ∼ „Spontaneous" leukemia developing in C$_3$H mice following inoculation in infancy, with AK-leukemic extracts, or AK-embryos. Proc. Soc. exp. Biol. (N.Y.) **76**, 27 (1951a). ∼ Pathogenic properties and „vertical" transmission of the mouse leukemia agent. Proc. Soc. exp. Biol. (N.Y.) **78**, 342—348 (1951b). ∼ Influence of ether on pathogenic properties of mouse leukemia extracts. Acta haemat. (Basel) **15**, 273—277 (1956). ∼ Effect of thymectomy on development of leukemia in C$_3$H mice inoculated with leukemia passage virus. Proc. Soc. exp. Biol. (N.Y.) **100**, 325 (1959b). ∼

Development of myeloid (chloro) leukemia in thymektomized C₃H mice following inoculation of lymphatic leukemia virus. Proc. Soc. exp. Biol. (N.Y.) 103, 509 (1960a). ~ Induction of leukemia in rats with mouse leukemia (passage A) virus. Proc. Soc. exp. Biol. (N.Y.) 106, 890 (1961a). ~ „Vertical" transmission of passage A leukemic virus from inoculated C₃H mice to their untreated offspring. Proc. Soc. exp. Biol. (N.Y.) 107, 90 (1961b). ~ Oncogenic viruses. New York and London: Pergamon Press 1961c. — GROSSBERG, S. E., E. W. HOOK and R. R. WAGNER: Hemorrhagic encephalopathy in chicken embryos infected with influenza virus. III. Interference at a distant site induced by prior allantoic infection. J. Immunol. 88, 1—8 (1962). — GROUPÉ, V., and F. J. RAUSCHER: Nonviral tumors produced in turkeys by Rous sarcoma virus. Science 125, 694—695 (1957). — GROUPÉ, V., F. J. RAUSCHER and W. R. BRYAN: Modification of tumor-response to Rous sarcoma virus (RSV) by hydrocortisone. Proc. Soc. exp. Biol. (N.Y.) 91, 113—117 (1956). ~ Haemorrhagic disease and unusual hepatic lesions associated with intracerebral passage of Rous sarcoma virus in chicks. J. nat. Cancer Inst. 19, 37—47 (1957). — GRUBMÜLLER, J., u. H. HOLKUP: Beitrag zum Problem der Entstehung einer Lokaldisposition bei der Poliomyelitiserkrankung. Mitt. öst. Sanit.-Verwalt. 56, H. 9 (1955). — GRUNDMANN, E.: Die Krebsentwicklung als intrazelluläres Problem, dargestellt am Diäthylnitrosmin-Krebs der Rattenleber. Mitteilungsdienst der Gesellschaft zur Bekämpfung der Krebskrankheiten Nordrhein-Westfalen 2, 589—633 (1962). — GUTHRIE, G. D., and R. L. SINSHEIMER: Infection of protoplasts of Escherichia coli by subviral particles of bacteriophage Φ × 174. J. molec. Biol. 2, 297—305 (1960).
    HAAS, V. H., G. M. BRIGGS and S. E. STEWART: Inapparent lymphocytic choriomeningitis infection in folic acid-deficient mice. Science 126, 405 (1957a). — HAAS, V. H., S. E. STEWART and G. M. BRIGGS: Folic acid deficiency and the sparing of mice infected with the virus of lymphocytic choriomeningitis. Virology 3, 15—21 (1957b). — HABEL, K.: Resistance of polyoma virus animals to tranplanted polyoma tumours. Proc. Soc. exp. Biol. (N.Y.) 106, 722—727 (1961). — HAM, A. W., E. A. McCULLOCH, L. SIMINOVITCH, A. F. HOWATSON and A. A. AXELRAD: The process of viral carcinogenesis in the hamster kidney with the polyoma virus. In: A Ciba Foundation Symposium on tumour viruses of murine origin. London: J. and A. Churchill 1962. — HAM, A. W., and L. SIMINOVITCH: Viral carcinogenesis with particular reference to in vivo and in vitro studies with the polyoma virus. Progr. exp. Tumor Res. (Basel) 2, 67—89 (1961). — HAMMON, W. McD., and E. H. LUDWIG: Possible protective effect of previous type 2 infection against paralytic poliomyelitis due to type 1 virus. Amer. J. Hyg. 66, 274 (1957). — HANAFUSA, H.: Factors involved in the initiation of multiplication of vaccinia virus. Cold Spr. Harb. Symp. quant. Biol. 27, 209—215 (1962). — HANAFUSA, H., T. HANAFUSA, and H. RUBIN: The defectiveness of Rous sarcoma virus. Proc. nat. Acad.Sci. (Wash.) 49, 572 (1963). ~ Analysis of the defectiveness of Rous sarcoma virus. II. Specification of RSV antigenicity by helper virus. Proc. nat. Acad. Sci. (Wash.) 51, 41 (1964). — HANAFUSA, T., H. HANAFUSA and J. KAMAHORA: Transformation of ectromelia into vaccinia virus in tissue culture. Virology 8, 525—527 (1959a). ~ Transformation phenomena in the pox group viruses. I. Transformation of extromelia into vaccinia virus in tissue culture. Biken's J. 2, 77—84 (1959b). ~ Transformation phenomena in the pox group viruses. II. Transformation between several members of pox group. Biken's J. 2, 85—91 (1959c). — HANIG, M.: Electrokinetic change in human erythrocytes during adsorption and elution of PR 8 influenza virus. Proc. Soc. exp. Biol. (N.Y.) 68, 385 (1948). — HANSON, R. J., J. E. KEMPF and A. V. BOAND jr.: Phagocytosis of influenza virus. II. Its occurrence in normal and immune mice. J. Immunol. 79 (5), 422—427 (1957). — HARDING, C. V., D. HARDING, W. F. McLIMANS, and G. RAKE: Cytological changes accompanying the growth of Poliomyelitis virus in cells of human origin (Strain HeLa) Virology 2, 109 (1956). — HARE, J. D., and H. R. MORGAN: Studies on the factors essential to the initiation and maintenance of multiplication of psittacosis virus (6 BC strain) in deficient cells in tissue culture. J. exp. Med. 99, 461 (1954). — HARGREAVES, E. R.: Poliomyelitis: Effect of exertion during the preparalytic stage. Brit. med. J. 1948 II, 1021. — HARRIS, R. J. C.: Properties of the agent of Rous No. 1 sarcome. Advanc. Cancer Res. 1, 233—271 (1953). — HARRIS, R. J. C., F. C. CHESTERMAN and G. NEGRONI: Induction of tumours in newborn ferrets with Mill Hill polyoma virus. Lancet 1961I, 788—791. — HARTENSTEIN, H.: Masernvirus, Riesenzellpneumonie und Hundestaupe. Dtsch. med. Wschr. 85, 1769 (1960). — HATCH, M. H., S. S. KALTER and GLORIA W. AJELLO: Identification of poliovirus isolates with fluorescent antibody. Proc. Soc. exp. Biol. (N.Y.) 107, 1—4 (1961). — HAVENS, W. P., and R. E. MARCK: The leukocytic response of patients with experimentally induced infectious hepatitis. Amer. J. med. Sci. 212, 129 (1946). — HEINE, U., G. S. BEAUDREAU, C. BECKER, D. BEARD and J. W. BEARD: Virus of avian erythroblastosis. VII. Ultrastructure of erythroblasts from the chicken and from tissue culture. J. nat. Cancer Inst. 26, 359—377 (1961). — HEINE, U., A. GRAFFI, J. G. HELMCKE u. A. RANDT: Virusartige Partikel in zellfrei übertragbaren Mäuseleukämien. Naturwissenschaften 44, 449—450 (1957). — HEINE, U., A. KRAUTWALD, J. G. HELMCKE u. A. GRAFFI: Zur Ätiologie der Lym-

phogranulomatose. Naturwissenschaften **45**, 369—370 (1958). — HEINLEIN, H.: Die all⁻
gemeine Pathologie der Viruskrankheiten beim Menschen. Verhandl. Dtsch. Path. Ges⁻
38. Tagg, S. 56 (1955). — HENDERSON, J. R., and R. M. TAYLOR: Studies on mechanisms
of arthropod-borne virus interference in tissue culture. Virology **13**, 477—484 (1961). —
HENDERSON, W.: Notice of the molluscum contagiosum. Edinb. med. and Surg. J. **56**, 213
(1841). — HENLE, G., F. DEINHARDT, V. V. BERGS and W. HENLE: Studies on persistent
infections of tissue cultures. I. General aspects of the system. J. exp. Med. **108**, 537—560
(1958). — HENLE, G., F. DEINHARDT, and A. GIRARDI: Cytolytic effects of mumps virus
in tissue cultures of epithelial cells. Proc. Soc. exp. Biol. (N.Y.) **87**, 386 (1954). — HENLE, G.,
F. DEINHARDT and J. RODRIGUEZ: The development of polyoma virus in mouse embryo
cells as revealed by fluorescent antibody staining. Virology **8**, 388—391 (1959). — HENLE,
G., A. GIRARDI and W. HENLE: A non-transmissible cytopathogenic effect of influenza
virus in tissue culture accompanied by formation of non-infectious hemagglutinins. J. exp.
Med. **101**, 25—41 (1955). — HENLE, G., and W. HENLE: Studies on the toxicity of influenza
viruses. I. The effect of intracerebral injection of influenza viruses. J. exp. Med. **84**, 623—637
(1946a). — HENLE, W.: Studies on host-virus interactions in the chick embryo-influenza virus
system. I, II u. III. J. exp. Med. **90**, 1—23 (1949). — ∼ Interference phenomena
between animal viruses: A review. J. Immunol. **64**, 203 (1950). — HENLE, W., and G. HENLE:
Interference of inactive virus with the propagation of virus of influenza. Science **98**, 87
(1943). — ∼ Studies on the toxicity of influenza viruses. II. The effect of intra-abdominal
and intravenous injection of influenza viruses. J. exp. Med. **84**, 639—660 (1946b). —
HENLE, W., G. HENLE and E. B. ROSENBERG: The demonstration of one-step growth curves
of influenza viruses through the blocking effect of irradiated virus on further infection. J. exp.
Med. **86**, 423—437 (1947). — HENLE, W., and K. PAUKER: Interference between inactivated
and active influenza viruses in chick embryo. I. A re-evaluation of factors of dosage and
timing using infectivity titrations for assay. Virology **6**, 181 (1958). — HENNEBERG, G.:
Zur Nomenklatur der menschenpathogenen Viren. Zbl. Bakt., I. Abt. Orig. **158**, 308 (1952). —
HERRLICH, A.: Über den Einfluß von ACTH und Cortison auf die Vaccine-Infektion des
Kaninchens. Vorläufige Mitt. Verh. Dtsch. Ges. Inn. Med. 58. Kongr. S. 80—83. München:
J. F. Bergmann 1952. ∼ Probleme der Pocken und Pockenschutzimpfung. Münch. med⁻
Wschr. **96**, 529 (1954). — HERSHEY, A. D.: Inheritance in bacteriophage. Ann. N.Y. Acad.
Sci. **54**, 960 (1952). ∼ An upper limit to the protein content of the germinal substance of
bacteriophage T₂. Virology **1**, 108—127 (1955). — HERSHEY, A. D., and M. CHASE: Indepen-
dent functions of viral protein and nucleic acid in growth of bacteriophage. J. gen. Physiol.
36, 39—56 (1952). — HERSHEY, A. D., and N. E. MELECHEN: Some minor components of
bacteriophage T₂ particles. Virology **4**, 237 (1957). — HERSHEY, A. D., and R. ROTMAN:
Linkage among genes controlling inhibition of lysis in a bacterial virus. Proc. nat. Acad. Sci.
(Wash.) **34**, 89—96 (1948). — HESS, B.: Aldolase und Trioseisomerase im Hühnerei nach
Infektion mit Influenza-Virus. In: Verh. dtsch. Ges. inn. Med. **31**, 189 (1955). — HESTON,
W. E., M. K. DERINGER, T. B. DUNN and W. D. LEVILLAIN: Factors in development of spon-
taneous mammary gland tumors in agent free strain C₃Hb mice. J. nat. Cancer Inst. **10**, 1139—
1155 (1950). — HIGGINS, G. K., and G. T. PACK: Virus therapy in the treatment of tumors. Bull.
Hosp. Jt Dis. (N.Y.) **12**, 379 (1951). — HILL, A. B., and J. KNOWELDEN: Inoculation and polio
myelitis; a statistical investigation in England and Wales in 1949. Brit. med. J. **1950**II, 1. —
HILLIS, W. D., A. J. MOFFAT and O. A. HOLTERMANN: The development of soluble and viral antigens of influenza A virus in tissue culture as studied by the fluorescent antibody technique.
3. Studies on the abortive cycle of replication in HeLa cells. Acta path. microbiol. scand. **50**,
419 (1960). — HIRST, G. K.: The agglutination of red cells by allantoic fluid of chick
embryos infected with influenza virus. Science **94**, 22—23 (1941). ∼ Adsorption
of influenza hemagglutinin and virus by red blood cells. J. exp. Med. **76**, 195 (1942). ∼
The quantitative determination of influenza virus and antibodies by means of red cell agglutination. J. exp. Med. **75**, 49—53 (1942). Vgl. auch: Übersicht über spätere Arbeiten in
A. BUZZEL and M. HANIG, Mechanism of hemagglutination by influenza virus. In: Advances
in virus research, vol. V, p. 290—346 (K. M. SMITH and M. A. LAUFFER eds. New York:
Academic Press 1958). ∼ Virus-host cell relation. In: Viral and rickettsial infections of
man. Edit. by RIVERS and HORSFALL. Philadelphia: J. B. Lippincott Company 1959. —
HITCHCOCK, G., and A. ISAACS: Protection of mice against the lethal action of an encephalitis virus. Brit. med. J. **1960**II, 1268—1270. — HJÄRRE, A.: Vergleichende Untersuchungen über Shopes Schweineinfluenza und eine in Schweden bei Ferkeln vorkommende enzootische Viruspneumonie. Arch. exp. Vet.-Med. 6, Beih. 82 (1952). — HJÄRRE,
A., Z. DINTER u. K. BAKOS: Vergleichende Untersuchungen über eine influenzaähnliche
Schweinekrankheit in Schweden und Shope-Schweineinfluenza. Nord. Vet.-Med. **4**, 1025
(1952). — HO, M., and M. K. BREINIG: Conditions for the production of an interferon
appearing in chick cell cultures infected with sinbis virus. J. Immunol. **89**, 177—186
(1962). — HOFMAN, B.: A receptor-destroying enzyme in human saliva and its possible relation

to poliomyelitis infection. J. Immunol. **73**, 273 (1954). — HOFSCHNEIDER, P. H.: Plaque-forming ability of urea- or phenoltreated T$_2$ coli-phage preparations. Nature (Lond.) **186**, 330 (1960). — HOLLAND, J. J.: Receptor affinities as major determinants of enterovirus tissue tropismus in humans. Virology **15**, 312—326 (1961). ∼ In: Basic mechanisms in animal virology. Cold Spr. Harb. Symp. quant. Biol. **27** (1962). — HOLLAND, J. J., and B. H. HOYER: Early stages of enterovirus infection. Cold Spr. Harb. Symp. quant. Biol. **27**, 101—111 (1962). — HOLLAND, J. J., L. C. McLAREN and J. T. SYVERTON: The mammalian cell-virus relationship. III. Poliovirus production by non-primate cells exposed to poliovirus ribonucleic acid. Proc. Soc. exp. Biol. (N.Y.) **100**, 843—845 (1959a). ∼ The mammalian cell virus relationship. IV. Infection of naturally insusceptible cells with enterovirus ribonucleic acid. J. exp. Med. **110**, 65—80 (1959b). — HOLLE, G.: Hyalinisierung von Gefäßwänden bei Viruskrankheiten. In: Sitzungsberichte „Grundsubstanz, Zelle, Kapillare" anläßlich des 100jährigen Bestehens des Lehrstuhls für pathologische Anatomie in Greifswald. Ref. Zbl. allg. Path. path. Anat. **96**, 367—389 (1957). — HOLMES, F. O.: Filterable viruses. In: BERGEY's Manual of determinative bacteriology, 6th, ed. 2nd Suppl., p. 1127. Baltimore: Williams & Wilkins Company 1948. — HOLTERMANN, O. A., W. D. HILLIS and A. J. MOFFAT: The development of soluble and viral antigens of influenza A virus in tissue culture, as studied by the fluorescent antibody technique. I. Studies employing a low multiplicity of infection in beef embryo kidney cells. Acta path. microbiol. scand. **50**, 398 (1960). — HOLZAEPFEL, J. H., and J. G. BOUTSELIS: The use of APC$_3$ Virus as a cancericidal agent. Cancer (Philad.) **10**, 577 (1957). — HORNE, R. W.: The examination of small particles. In: Techniques in electron microscopy (Dr. KAY, ed.). Oxford: Blackwell 1961. — HORNE, R. W., S. BRENNER, A. P. WATERSON and P. WILDY: The icosahedral form of an adenovirus. J. molec. Biol. **1**, 84—86 (1959a). — HORNE, R. W., and A. P. WATERSON: A helical structure in mumps, Newcastle disease, and Sendai viruses. J. molec. Biol. **2**, 76—77 (1960). — HORNE, R. W., A. P. WATERSON, P. WILDY and A. E. FARNHAM: The structure and composition of the myxoviruses. I. Electron microscope studies of the structure of myxovirus particles by negative staining techniques. Virology **11**, 79—98 (1960). — HORNE, R. W., and P. WILDY: Symmetry in virus architecture. Virology **15**, 348—373 (1961). — HORSFALL jr., F. L.: On the reproduction of influenza virus. Quantitative studies with procedures which enumerate infective and hemagglutinating virus particles. J. exp. Med. **100**, 135—161 (1954). — HORSTER, H., u. L. WHITMAN: Die Methode der intraneuralen Injektion. Z. ges. Hyg. **113**, 113 (1931). — HORSTMANN, D. M.: Acute poliomyelitis. Relation of physical activity at the time of onset to the course of disease. J. Amer. med. Ass. **142**, 236 (1950). — HORSTMANN, D. M., R. W. McCOLLUM and A. D. MASCOLA: Viremia in human poliomyelitis. J. exp. Med. **99**, 355 (1954). — HOSKIN, M.: A protective action of neurotropic against viscerotropic yellow fever virus in Macacus rhesus. Amer. J. trop. Med. **15**, 675—680 (1935). — HOWATSON, A. F., and J. D. ALMEIDA: Observations on the fine structure of polyoma virus. J. biophys. biochem. Cytol. **8**, 828—833 (1960a). — HOWE, H. A., and D. BODIAN: Refractoriness of nerve cells to poliomyelitis virus after interruption of their axones. Bull. Johns Hopk. Hosp. **69**, 92 (1941). ∼ Neural mechanisms in poliomyelitis, pp. 30, 99. New York: Commonwealth Fund 1942. — HOWE, H. A., and J. B. FLEXNER: Succinic dehydrogenase in regenerating neurons. J. biol. Chem. **167**, 663 (1947). — HOWE, H. A., and R. C. MELLORS: Cytochrome oxydase in normal and regenerating neurons. J. exp. Med. **81**, 489 (1945). — HOWITT, B. F.: A nonspecific heat-labile factor in the serum neutralization test for Newcastle-disease virus. J. Immunol. **64**, 73 (1950). — HOYLE, L.: Structure of the influenza virus. The relation between biological activity and chemical structure of virus fraction. J. Hyg. (Lond.) **50**, 229—245 (1952). ∼ The fate of the infective particle. In: Ciba Foundation Symposium on the Nature of Viruses (G. E. W. WOLSTENHOLME u. E. C. P. MILLAR, eds.). London: J. and A. Churchill Ltd. 1957. ∼ The entry of myxoviruses into the cell. Cold Spr. Harb. Symp. quant. Biol. **27**, 113—121 (1962). — HOYLE, L., R. W. HORNE and A. P. WATERSON: The structure and composition of the myxoviruses. II. Components released from the influenza virus particle by ether. Virology **13**, 448—459 (1961). — HOYLE, L., R. REED and W. T. ASTBURY: Electron microscope studies of the structure of the influenza virus. Nature (Lond.) **171**, 256 (1953). — HUANG, C. H.: A visible method for titration and neutralization of viruses on the basis of pH changes in tissue cultures. Proc. Soc. exp. Biol. (N. Y.) **54**, 160—161 (1943). — HUEBNER, R. J.: In: A Ciba Foundation Symposium on tumour viruses of murine origin. London: J. and A. Churchill 1962. — HYDEN, H.: Protein metabolism in the nerve cell during growth and function. Acta physiol. scand. **6**, Suppl., XVII (1943). ∼ Die Funktion des Kernkörperchens bei der Eiweißbildung in Nervenzellen. Z. mikr.-anat. Forsch. **54**, 96 (1944). ∼ Nucleoproteins in virus reproduction. Cold Spr. Harb. Symp. quant. Biol. **12**, 104 (1947). — INMAN, D. R., D. A. WOODS, and G. NEGRONI: Electron microscopy of virus particles in cell cultures inoculated with passage fluid from human leukaemic bone-marrow. Brit. med. J. **1964 I**, 929—931. — ISAACS, A.: Particle counts and infectivity titrations for animal viruses. In: Advanc. Virus Res. **4**, 111—158 (1957). ~ Viral interference. In: Virus growth and variation. Cambridge: Cambridge University Press 1959a). ~ Action of interferon on the growth of sublethally irradiated virus. Virology **9**, 56—61 (1959b). ~ Production and action of interferon. In: Basic mechanisms in animal virology. Cold Spr. Harb. Symp. quant. Biol. **27**, 343—349 (1962). ~ Interferon. Advanc. Virus Res. **10**. 1—38 (1963). — ISAACS, A., D. C. BURKE and L. FADEVA: Effect of interferon on the growth of viruses on the chick chorion. Brit. J. exp. Path. **39**, 447—451 (1958). — ISAACS, A., and M. EDNEY: Interference between inactive and active influenza viruses in the chick embryo. I. Quantitative aspects of interference. Aust. J. exp. Biol. med. Sci. **28**, 219 (1950). — ISAACS, A., and G. HITCHCOCK: Role of interferon in recovery from virus infections. Lancet **1960 II**, 69—71. — ISAACS, A., and J. LINDENMANN: Virus interference. I. The interferon. Proc. roy. Soc. B **147**, 258—267 (1957). — ITO, Y.: A tumor-producing factor extracted by phenol from papillomatous tissue (Shope) of cottontail rabbits. Virology **12**, 596—601 (1960). — IVÁNOVICS, G., E. ABRAHÁM and A. KOCH: The culture of the virus of Aujeszky's disease in chick embryo tissue cultures and its pathogenicity for fowl. Zbl. Bakt., I. Abt. Orig. **161** (3—10) (1954).

JACOB, F., and E. L. WOLLMAN: Genetic aspects of lysogeny. In: The chemical basis of heredity. Ed. by W. D. MCELROY and B. GLASS. Baltimore: Johns Hopkins Univ. Press 1957. — JAILER, J. W., and A. J. KNOWLTON: Simulated adrenocortical activity during pregnancy in an Addisonian patient. J. clin. Invest. **29**, 1430 (1950). — JAMUNI, A., and MARGARET HOLDEN: The role of leucocytes in immunity to herpes. J. Immunol. **26**, 395—400 (1934). — JESIONEK u. KIOLEMENOGLOU: Über einen Befund von protozoenartigen Gebilden in den Organen eines hereditär-luetischen Fötus. Münch. med. Wschr. **51** (1905). — JOHNSON, H. N.: In: Viral and rickettsial diseases of man, edit. by T. M. RIVERS, pp. 267—299. Philadelphia: J. B. Lippincott Company 1952. — JOHNSON, K. M., and H. R. MORGAN: Latent viral infection of cells in tissue culture. II. Relationship of cell nutrition to initiation of growth of psittacosis virus. J. exp. Med. **103**, 765 (1956). — JOKLIK, W. K.: The multiplication of pox-virus DNA. Cold Spr. Harb. Symp. quant. Biol. **27**, 199—208 (1962). — JOKLIK, W. K., G. M. WOODROOFE, I. H. HOLMES, F. FENNER and M. J. BRIGGS: The reactivation of pox-viruses. I. Demonstration of the phenomenon and techniques of assay. II. The range of reactivating viruses. III. Properties of reactivable particles. Virology **11**, 168—218 (1960). — JONES, E. E.: Studies on the mammary glands of hybrid mice theoretically free of the milk agent. Acta Un. int. Cancr. **12**, 638 (1956). — JONES, J. H., C. FOSTER and W. HENLE: Effect of oxythiamine on infection of mice with the Lansing strain of poliomyelitis virus. Proc. Soc. exp. Biol. (N.Y.) **69**, 454 (1948). — JUNGEBLUT, C. W., B. HORVATH and A. W. KNOX: Inhibition of Aol.-Sk-virus hemagglutination by human saliva. Arch. Pediatr. **69**, 321 (1952).

KABAT, E. A., and J. FURTH: Chemical and immunological studies on the agent producing leukosis and sarcoma of fowls. J. exp. Med. **71**, 55—70 (1940). — KALTER, S. S., M. H. HATCH and G. W. AJELLO: The laboratory diagnosis of poliomyelitis with fluorescent antibodies. Bact. Proc. (N.Y.) **1959**, 89. — KAMAHORA, J., S. KATO, E. BABA and K. HAGIWARA: Studies on the inclusion bodies of fowlpox virus. Med. J. Osaka Univ. **6**, 745—753 (1955). — KAMAHORA, J., Y. SATO, S. KATO and K. HAGIWARA: Inclusion body of vaccinia virus. Proc. Soc. exp. Biol. (N.Y.) **97**, 43—47 (1958). — KAMERBEK, A. E. H. M.: Het Rubella-problem in het licht von Nederlandse ervaringen. Diss. Leiden 1949. Leiden: Stenvert Kroese 1949. — KAMEYAMA, S., M. TAKAHASHI, K. TOYOSHIMA, S. KATO and J. KAMAHORA: Studies on the inclusion bodies of ectromelia virus using the fluorescent antibody technique. Biken's J. **2**, 341—344 (1959). — KAPLAN, A. S.: The susceptibility of monkey kidney cells to poliovirus in vivo and in vitro. Virology **1**, 377—392 (1955). — KAPLAN, A. S., and T. BEN-PORAT: The action of 5-fluoruracil on the nucleic acid metabolism of pseudorabies virus infected and non-infected rabbit kidney cells. Virology **13**, 78—92 (1961). — KAPLAN, M. M., Z. FORSEK and H. KOPROWSKI: Demonstration of rabies virus in tissue culture with fluorescent antibody technique. Bull. Wld Hlth Org. **22**, 434—435 (1960). — KARZON, D. T.: Non specific viral inactivating substance (VIS) in human and mammalian sera. Natural antagonists to the inactivator of Newcastle disease virus and observations on the nature of the union between the inactivator and virus. J. Immunol. **76**, 454—463 (1956). — KATES, M., A. C. ALLISON D. A. J. TYRRELL and A. T. JAMES: Origin of lipids in influenza virus. Cold Spr. Harb. Symp. quant. Biol. **27**, 293—301 (1962). — KATO, S., and W. CUTTING: A study of the inclusion bodies of rabbit myxoma and fibroma virus and a consideration of the relationship between all pox virus inclusion bodies. Stanf. med. Bull. **17**, 34—45 (1959). — KATO, S., K. HAGIWARA and J. KAMAHORA: The mechanism of the growth of ectromelia virus propagated in the ascites tumor cells. Med. J. Osaka Univ. **6**, 39—50 (1955). — KATO, S., M. TAKAHASHI, S. KAMEYAMA and J. KAMAHORA: A study on new inclusion bodies of cowpox virus. Biken's J. **2**, 92—96 (1959b). — KAUSCHE, G. A., u. H. HOFFMANN-BERLING: Zur Morphologie des Achsenzylinders beim Warmblüter und seine Beziehungen zu neurotropen Viren. Arch. Virusforsch. (Wien) **4**, 424 (1951). — KAUSCHE, G. A., CH. LANDSCHÜTZ u. R. SAUTHOFF:

Histochemischer Nachweis von alkalischer Phosphatase am Mäusemuskel nach Infektion mit dem Coxsackie-Virus. Z. Naturforsch. 66, 445—447 (1951). — Kellenberger, E.: Vegetative bacteriophage and the maturation of the virus particles. In: Advanc. Virus Res. 8, 2—57 (1961). — Kellenberger, E., u. W. Arber: Die Struktur des Schwanzes der Phagen T_2 und T_4 und der Mechanismus der irreversiblen Adsorption. Z. Naturforsch. 10b, 698—704 (1955). — Kerr, I. M., E. M. Martin, M. G. Hamilton and T. S. Work: The initiation of virus protein synthesis in Krebs ascites tumor cells infected with EMC virus. Cold Spr. Harb. quant. Biol. 27, 259—269 (1962). — Kersting, G., H. Lennartz u. H. Pette: Zur Pathogenese der experimentellen Poliomyelitis. I. Mitt. Der Virusgehalt des Liquors. Dtsch. Z. Nervenheilk. 175, 72—86 (1956). — Kettler, L. H.: Hyalinisierung von Gefäßwänden bei Viruskrankheiten. In: Sitzungsber. „Grundsubstanz, Zelle, Kapillare" anläßlich des 100jährigen Bestehens des Lehrstuhls für pathologische Anatomie in Greifswald. Ref. Zbl. allg. Path. path. Anat. 96, 367—389 (1957). — Kikuth, W., R. Gönnert u. M. Schweickert: Infektiöse Aleukozytose der Katzen Zbl. Bakt., I. Abt. Orig. 146, 1 (1940). — Kilbourne, E. D.: Paradoxial effects of cortisone on influenza B virus infections of the chick embryo. J. clin. Invest. 31, 643 (1952). ~ The influence of cortisone on experimental viral infection. I. Prolongation of survival time and suppression of inflammation in chick embryos infected with influenza B virus. J. Immunol. 74, 57 (1955a). ~ Influence of cortisone on experimental viral infection. II. Effects on antibody formation and acquired immunity. Proc. Soc. exp. Biol. (N.Y.) 90, 685 (1955b). ~ Reactivation of non-infective virus in a cortisone-injected host. J. exp. Med. 101, 437 (1955c). — Kilbourne, E. D., and L. M. Daves: Influence of cortisone on adaptation of influenza A virus to mouse lung. Fed. Proc. 12, 449 (1953). — Kilbourne, E. D., and F. L. Horsfall jr.: Increased virus in eggs injected with cortisone. Proc. Soc. exp. Biol. (N.Y.) 76, 116 (1951). — Kilbourne, E. D., and I. Tateno: In vitro effects of cortisone on multiplication of influenza B virus. Proc. Soc. exp. Biol. (N.Y.) 82, 274 (1953). — Kilbourne, E. D., Ch. B. Wilson and D. Perrier: The induction of gross myocardial lesions by a Coxsackie (Pleurodynia) virus and cortisone. J. clin. Invest. 35, 362 (1956). — Kilham, L.: Transformation of fibroma into myxoma virus in tissue culture. Proc. Soc. exp. Biol. (N.Y.) 95, 59—62 (1957). ~ Fibroma-myxoma virus transformations in different types of tissue culture. J. nat. Cancer Inst. 20, 729—738 (1958). ~ The fibroma-myxoma virus transformation. In: Advances in virus research, 7, 103—130 New York and London: Academic Press 1960. — Kind, C.: Generalisierte Cytomegalie bei eineiigen Zwillingen. Schweiz. med. Wschr. 91, 15—20 (1961). — King, L. S.: Studies on eastern equin encephalomyelitis. VI. Facilitation of infection in the mouse. J. exp. Med. 76, 325—334 (1942). — Kirber, M. W., and W. Henle: A comparison of influenza complement fixation antigens derived from allantoic fluids and membranes, J. Immunol. 65, 229 (1950).— Kit, S., D. R. Dubbs, and T. C. Hsiu: Biochemistry of Vaccinia infected mouse fibroblasts (strain L—M). Virology 19, 13—22 (1963). — Klamerth, O.: Einbau von ^{32}P in Chorioallantois-Zellen nach Infektion mit Influenza-Virus in vitro. Z. Naturforsch. 14b, 78—81 (1959). ~ Die Beeinflussung der Aktivitäten von Gewebsenzymen durch Virusinfektion. Arch. ges. Virusforsch. 10, 578—587 (1960). ~ Virus und enzymatische Eigenschaften. Z. Naturforsch. 16b, 781—785 (1961). ~ Unveröffentlicht (1962). — Klein, G.: Antigenic properties of other experimental tumors. In: Basic mechanisms in animal virology. Cold Spr. Harb. Symp. quant. Biol. 27 (1962). — Klemperer, P.: The pathogenesis of lupus erythematosus and allied conditions. Ann. intern. Med. 28, 1 (1948). ~ The concept of collagen diseases. Amer. J. Path. 26, 505 (1950). ~ Pathology of systemic lupus erythematosus. In: J. F. A. McManus editor: Progress in Fundamental Medicine. Philadelphia: Lea & Febiger 1952. — Klenk, E.: Chemie und Biochemie der Neuraminsäure. Z. angew. Chem. 68, 349—352 (1956). — Kligler, I. J., and H. Bernkopf: Cultivation of rabies virus in allantois of developing chick embryo. Proc. Soc. exp. Biol. (N.Y.) 39, 212 (1938). ~ The path of dissemination of rabies virus in the body of normal and immunized mice. J. exp. Path. 24, 15 (1943). — Klug, A., and D. L. D. Caspar: The structure of small viruses. In: Advanc. Virus Res. 7, 225—325 (1960). — Klug, A., F. H. C. Crick and R. W. G. Wyckoff: Diffraction by helical structures. Acta cryst. 11, 199—213 (1958). — Knight, C. A.: Precipitation reactions of highly purified influenza viruses and related materials. J. exp. Med. 83, 281—294 (1946). — Knox, A. W.: Influence of pregnancy in mice on the course of infection with murine poliomyelitis virus. Proc. Soc. exp. Biol. (N.Y.) 73, 520 (1950). — Köhler, H.: Über Einschlußkörperchen. Verhandl. Dtsch. Path. Ges. 38. Tag, S. 86, 1955. — Köszegi, B., u. I. Piukovich: Cytomegalia infantum und Herzentwicklungsanomalie. Zbl. allg. Path. path. Anat. 94, 124 (1955/56). — Kopelman, R., and E. A. Evans jr.: The metabolism of virus infected animal cells. In: Progress in medical virology (E. Berger and J. L. Melnick, eds.), vol. II, pp. 73—105. Basel u. New York: S. Karger 1959. — Korteweg, R.: 1934 (zit. nach Andervont 1959). — Kovács, E.: Comparative biochemical studies on normal and on poliomyelitis infected tissue cultures. I. Observations on synthetic nutrient mixtures incubated with tissue cultures of normal kidney. Canad. J. Biochem. **34**, 273 (1956a). ~ Comparative biochemical studies on normal and on poliomyelitis infected tissue cultures. II. Investigation of various enzyme systems in homogenates of kidney tissue cultures of normal rhesus monkeys. Canad. J. Biochem. **34**, 600 (1956b). ~ Comparative biochemical studies on normal and on poliomyelitis infected tissue cultures. IV. Enzyme changes in host cells. Proc. Soc. exp. Biol. (N.Y.) **92**, 183—188 (1956c). ~ Comparative biochemical studies on normal and on poliomyelitis virus infected tissue cultures. Z. Naturforsch. **13b**, 34—41 (1958a). ~ Vergleichende biochemische Untersuchungen an normalen und mit Poliomyelitisvirus infizierten Gewebekulturen. IX. Die nucleolytischen Enzymaktivitäten in Kulturen suspendierter Affennierenstückchen vor und nach der Beimpfung mit Poliomyelitis-Viren. Biochem. Z. **330**, 113—130 (1958b). — KovÁcs, E., G. Wagner, and V. Stürtz: Early enzyme-changes in cultivated cells as a preparative phase for the biosyntheis of poliovirus. Z. Naturforsch. **15b**, 506—517 (1960). — Kozloff, L. M.: Desoxyribonuclease inhibitor and bacteriophagesi infection. Fed. Proc. **12**, 234 (1953). — Kozloff, L. M. and K. Henderson: Action of complexes of the zinc group metals on the tail protein of bacteriophage T_2r^+. Nature (Lond.) **196**, 1169—1171 (1955). — Kozloff, L. M., and M. Lute: Viral invasion II. The role of zinc in bacteriophage invasion. J. biol. Chem. **228**, 529—536 (1957). — Kozloff, L. M., M. Lute and K. Henderson: Viral invasion. I. Rupture of thiol ester bonds in the bacteriophage tail. J. biol. Chem. **228**, 511 (1957). — Kraus, R., u. Y. Fukuhara: Über das Lyssavirus „Fermi", über Schutzimpfversuche mit normaler Nervensubstanz und über Wirkungen des rabiziden Serums. Z. Immun.-Forsch. **3**, 352 (1909). — Kraus, R., F. Gerlach u. F. Schweinburg: Lyssa bei Mensch und Tier. Berlin u. Wien: Urban & Schwarzenberg 1926. — Krause, W. W.: Neue Erkenntnisse in der Pathogenese der Tollwut und deren Folgen für die Impfstoffprüfung. Vortrag Österr. Ges. Mikrobiol. u. Hyg., Innsbruck, Sept. 1954. — Krech, U.: Intravenous infectivity of type 2 poliomyelitis virus in mice. Proc. Soc. exp. Biol. (N.Y.) **86**, 488 (1954). — Krehl, L.: Entstehung, Erkennung und Behandlung innerer Krankheiten, Bd. II, Die Erkennung innerer Krankheiten, 2. Aufl. Berlin: F. C. Vogel 1932. — Krischke, W., u. A. Graffi: Über das Vorkommen des Virus der myeloischen Leukämie der Maus in verschiedenen Organen und zu verschiedenen Zeitpunkten nach künstlicher Infektion. Acta biol. med. germ. **5**, 409 (1960). — Kudo, M., Sh. Mutai and K. Uraguchi: The effects of cortisone, cortate, parotin and adrenalectomy on Japanese encephalitis virus infection in mice. Yokohama med. Bull. **5**, 337 (1954). — Küntzel, J.: Viruskrankheiten, insbesondere Röteln während der Schwangerschaft, als Ursache angeborener, erworbener Taubstummheit und anderer angeborener Defekte. HNO (Berl.) **3**, 225 (1952). — Kuhn, R., u. R. Brossmer: Über O-Acetyl-lactaminsäure-lactose aus Kuh-Colostrum und ihre Spaltbarkeit durch Influenza-Virus. Chem. Ber. **89**, 2013—2025 (1956a). ~ Isolierung einer niedermolekularen durch Influenza-Virus spaltbaren Substanz aus Milch. Angew. Chem. **68**, 211—212 (1956b). ~ Über das durch Viren der Influenzagruppe spaltbare Trisaccharid der Milch. Chem. Ber. **92**, 1667—1674 (1959). — Kun, E., D. W. Fanshier, J. E. Ayling and B. V. Siegel: Kinetic characterigation of lactate dehydrogenase of normal and virus-infected chorioallantoic membrane of the chick embryo. Biochim. biophys. Acta (Amst.) **64**, 177—179 (1962). — Kun, E., and M. H. D. Smith: Effect of infectious myxoma virus on glycolysis of chorioallantoic membrane of chick embryo (17768). Proc. Soc. exp. Biol. (N.Y.) **73**, 628—631 (1950).

Laidlaw, P. P.: Virus diseases and viruses. Cambridge: Cambridge University Press 1938. — Lattes, R., W. Blunt, M. H. Rose, R. A. Jessar, G. de Vaillancourt and Ch. Ragan: Lack of cortisone effect in the early stages of inflammation and repair. Amer. J. Path. **29**, 1 (1953). — Law L. W., T. B. Dunn and P. J. Boyle: Neoplasms in the C_3H strain and in F_1 hybrid mice of two crosses following introductions of extracts and filtrates of leukemia tissues. J. nat. Cancer Inst. **16**, 495 (1955). — Lebrun, J.: Cellular localization of herpes simplex virus by means of fluorescent antibody. Virology **2**, 496—510 (1956a). ~ Etude de la localisation cellulaire du virus de l'herpes simplex par la méthode des anticorps fluorescents. Bull. Micr. app. **6**, 94 (1956b) ~ L'antigène poliomyélitique au cours du développement intracellulaire du virus. Ann. Inst. Pasteur **93**, 225—229 (1957). — Ledingham, J. C. G.: Studies on the serological inter-relationship of the rabbit viruses, myxomatosis (Sanarelli, 1898) and fibroma (Shope, 1932). Brit. J. exp. Path. **18**, 436 (1937). — Lelong, M., Fr. Lepage, le Tan Vinh, P. Tournier et Ch. Chany: Le virus de la maladie des inclusions cytomégaliques. Arch. franç. Pédiat. **17**, 437—450 (1960). — Lennartz, H., H. Pette, G. Kersting u. K. Mannweiler: Zur Pathogenese der experimentellen Poliomyelitis. II. Mitteilung: Untersuchungen über den Einfluß des Cortisons auf Empfänglichkeit und Infektionsablauf. Zbl. Bakt., I. Abt. Orig. **167**, 9 (1956). — Lennette, E. H., and H. Koprowski: Interference between viruses in tissue culture. J. exp. Med. **83**, 195 (1946). — Levaditi, C., P. Lépine et J. Verge: Les ultravirus des maladies animales. Paris: Maloine 1943. — Levaditi, C., et R. Schoen: Les corps de Negri dans le cytoplasme des épitheliums de la cornée. Ann. Inst. Pasteur **55**, Suppl. 69 (1935). — Levaditi, C., R. Schoen et L. Reinié: Virus rabique des rues et papillome de Shope. C.R. Soc. Biol. (Paris) **124**, 793

(1937a). ∾ Virus rabique et cellules néoplasiques. Ann. Inst. Pasteur **58**, 353 (1937b). —
LEVINE, A. S., P. H. BOND and H. C. ROUSE: Modification of viral synthesis in tissue culture
by substituting pyruvate for glucose in the medium. Proc. Soc. exp. Biol. (N. Y.) **93**, 233—235
(1956). — LEVINE, S., and B. P. SAGIK: The interactions of Newcastle disease virus (NDV)
with chick embryo tissue culture cells: attachment and growth. Virology **2**, 57 (1956). —
LEVINSON, S. O., A. MILZER and P. LEWIN: Effect of fatigue, chilling and mechanical trauma
on resistance to experimental poliomyelitis. Amer. J. Hyg. **42**, 204—213 (1945). — LEVIN-
THAL, C., and H. FISHER: The structural development of a bacterial virus. Biochim. biophys.
Acta (Amst.) **9**, 419—429 (1952). — LEVY, H. B., and S. BARON: The effect of animal viruses
on host cell metabolism. II. Effect of poliomyelitis virus on glycolysis and uptake of glycine
by monkey kidney tissue cultures. J. infect. Dis. **100**, 109—118 (1957). — LEVY, H. B.,
W. P. ROWE, L. F. SNELLBAKER and J. W. HARTLEY: Biochemical changes in HeLa
cells associated with infection by type 2 adenovirus. Proc. Soc. exp. Biol. (N.Y.)
96, 733—738 (1957). — LICHSTEIN, H. C., K. B. McCALL, E. B. KEARNEY, C. A.
ELVEHJEM and P. F. CLARK: Effect of minerals on susceptibility of Swiss mice to
Theiler's virus. Proc. Soc. exp. Biol. (N.Y.) **62**, 279 (1946). — LIEBERMAN, M., and H. S.
KAPLAN: Induction of lymphoid tumors by cell-free filtrates from radiation-induced thymic
lymphomas of isologous mice. Proc. Amer. Ass. Cancer Res. **3**, 38 (1959). — LINDENMANN,
J., D. C. BURKE and A. ISAACS: Studies on the production, mode of action and properties of
interferon. Brit. J. exp. Path. **38**, 551 (1957). — LINZENMEIER, G.: Die Bedeutung des
Speicheldrüsenvirus für den Menschen unter dem morphologischen Bild der Cytomegalie
(Versuch einer Abgrenzung von Erythroblastose und Toxoplasmose). Z. Kinderheilk. **71**,
162—182 (1952). — LIPPINCOTT, J. A., and B. COMMONER: Reactivation of tobacco mosaic
virus infectivity in mixtures with protein. Biochim. biophys. Acta (Amst.) **19**, 198 (1956). —
LIU, C.: Studies on influenza infections in ferrets by means of fluorescein-labelled antibody.
I. The pathogenesis and diagnosis of the disease. J. exp. Med. **101**, 665—676 (1955a). ∾
Studies on influenza infection in ferrets by means of fluorescein-labelled antibody. II. The
role of soluble antigen in nuclear fluorescence and cross reactions. J. exp. Med. **101**, 677—686
(1955b). ∾ Rapid diagnoses of human influenza infections from nasal smears by means of
fluorescein-labelled antibody. Proc. Soc. exp. Biol. (N.Y.) **92**, 883—887 (1956). ∾ The use
of fluorescent antibody in the diagnosis and study of viral and rickettsial infections. Ergebn.
Mikrobiol. **33**, 242—258 (1960). — LIU, C., J. E. CARTER and B. HAMPIL: Serotherapy of
poliomyelitis in rhesus monkeys. Fed. Proc. **16**, 423 (1957). — LIU, C., and D. L. COFFIN:
Studies on the canine distemper infection by means of fluorescein-labelled antibody. I. The
pathogenesis, pathology and diagnosis of the disease in experimentally infected ferrets.
Virology **3**, 115—131 (1957). — LIU, O. C., H. BLANK, J. SPIZIZEN and W. HENLE: Incorporation of radioactive phosphorus into influenza virus. J. Immunol. **73**, 415—425 (1954). —
LO, W. Y., G. O. GEY and P. SHAPRAS: The cytopathogenic effect of the Rous sarcoma
virus on chicken fibroblasts in tissue cultures. Bull. Johns Hopk. Hosp. **97**, 248
(1955). — LÖFFLER, H.: Der inkomplette Infektionszyklus von Influenza-Virus
in HeLa-Zellen. Fluoreszenzmikroskopische Untersuchungen. Path. Microbiol. **24**, 988
(1961). ∾ Die Gruppe der Myxoviren. Ihre Untersuchung mittels fluorescierender Antikörper.
Ergebn. Mikrobiol. **35**, 240—264 (1962). — LÖFFLER, H., G. HENLE and W. HENLE: Attempts
to influence the incomplete reproductive cycle of influenza virus in HeLa cells by antibodies.
J. Immunol. **88**, 763—776 (1962). — LOH, P. C., F. E. PAYNE and W.W.ACKERMANN:
Synthesis of ribonucleic acid in HeLa cells infected with poliovirus. Fed. Proc. **17**, 524
(1958). — LONG, C. N. H.: Regulation of ACTH secretions. Recent Progr. Hormone Res. **7**,
75—105 (1952). — LURIA, S. E.: General virology, pp. 427. New York: John Wiley &
Sons, Inc. 1953a. ∾ An analysis of bacteriophage multiplication. In: The nature of virus
multiplication. Cambridge: Cambridge University Press 1953b. ∾ The multiplication of
viruses. In: Protoplasmatologia, Bd. IV: Virus. Wien: Springer 1958. — LUZYANINA, T.,
and R. J. POLYAK 1958/1960 (zit. nach A. A. SMORODINTSEV 1960). — LWOFF, A.: Lysogeny.
Bact. Rev. **17**, 269—337 (1953a). ∾ L'induction. Ann. Inst. Pasteur **84**, 225 (1953b). ∾
The concept of virus. J. gen. Microbiol. **17**, 239—253 (1957). ∾ Factors influencing the
evolution of viral diseases at the cellular level and in the organism. Bact. Rev. **23**, 109—124
(1959). ∾ Bacteriophage as a model of host-virus relationship. In: The viruses, vol. 2, pp. 187—
201. New York and London: Academic Press 1959. ∾ Report presented at Fifth Internat.
Poliomyelitis Conference, Copenhagen 1960. — LWOFF, A., et M. LWOFF: L'inhibition du
développement du virus poliomyélitique à 39° et le problème du rôle de l'hyperthermie dans
l'évolution des infections virales. C.R. Acad, Sci. (Paris) **246**, 190—192 (1958). ∾ Remarques
sur les facteurs aspécifiques gouvernant l'évolution des infection virales. La notion d'état
critique. C.R.Acad.Sci.(Paris) **248**, 154—156 (1959). ∾ Remarques sur quelques caractères du
développement du virus de la poliomyélite. C.R. Acad. Sci. (Paris) **248**, 1725—1727 (1959). —
LWOFF, A., T. F. ANDERSON et F. JACOB: Remarques sur les caractéristiques de la particule
virale infectieuse. Ann. Inst. Pasteur **97**, 281—289 (1959). — LWOFF, A., P. TOURNIER et

J. P. CARTEAUD: Influence de l'hyperthermie expérimentale sur la poliomyélite de la souris. C.R. Acad. Sci. (Paris) 248, 1876—1878 (1959). — LWOFF, A., P. TOURNIER, M. LWOFF et F. CATHALA: Influence de l'hypothermie sur l'évolution de la poliomyélite de la souris. Relation entre neurovirulence et thermorésistance du développement viral. C.R. Acad. Sci. (Paris) 250, 2644 (1960).

MAASSAB, H. F.: An infectious ribonucleic acid derived from influenza infected cells. Proc. nat. Acad. Sci. (Wash.) 45, 877—881 (1959). — MAASSAB, H. F., P. C. LOH and W.W. ACKERMANN: Growth characteristics of poliovirus in HeLa cells in nucleic acid metabolism. J. exp. Med. 106, 641—648 (1957). — MACLEOD, C. M.: Relation of the incubation period and the secondary immune response to lasting immunity to the infectious diseases. J. Immunol. 70, 421—425 (1953). — MAGNUS, H. v., and J. MELNICK: Tonsillectomy in experimental poliomyelitis. Amer. J. Hyg. 48, 113 (1948). — MAGNUS, P. v.: Propagation of the PR 8 strain of influenza A virus in chick embryo. II. Acta path. microb. scand. 28, 278—293 (1951). — MAGRASSI, F.: Studii sull'infezione e sull'immunità da virus erpetico. II. Z. Hyg. Infekt.-Kr. 117, 501—528 (1935). — MAHNKE, P. F.: Cytomegalie und plötzlicher Tod im Kindesalter. Frankfurt. Z. Path. 70, 621—629 (1960). — MALKOVA, D.: The role of the lymphatic system in experimental infection with tick-borne encephalitis. I. The tick-borne encephalitis virus in the lymph and blood of experimentally infected sheep. Acta virol. 3, 233—240 (1960). — MALKOVA, D., and V. FRANKOVA: The lymphatic system in the development of experimental tick-borne encephalitis in mice. Acta virol. 3, 210—214 (1959). — MANAKER, R. A., and V. GROUPÉ: Discrete foci of altered chicken embryo cells associated with Rous sarcoma virus in tissue culture. Virology 2, 838—840 (1956). — MANDEL, B.: Early stages of virus-cell interaction as studied by using antibody. Cold Spr. Harb. Symp. quant. Biol. 27, 123—136 (1962). — MANDEL, B., and E. RACKER: Inhibition of Theiler's encephalomyelitis virus (GD VII strain) of mice by an intestinal mucopolysaccharide. I. Biological properties and mechanism of action. J. exp. Med. 98, 399 (1953). — MARINESCO, G., et S. DRAGANESCO: Recherches sur le neurotropisme du virus herpétique. Ann. Inst. Pasteur 37, 753 (1923). — MARSHALL, I. D.: The influence of ambient temperature on the course of myxomatosis in rabbits. J. Hyg. (Lond.) 57, 484—497 (1959). — MARTIN, C. M., C. M. KUNIN, L. S. GOTTLIEB, M. W. BARNES, C. LIU and M. FINLAND: Asian influenza A in Boston 1957—1958. I. Observations in thirty-two influenza associated fatal cases. Arch. intern. Med. 103, 515—531 (1959). — MARTIN, J. K.: Local paralysis in children after injections. Arch. Dis. Childh. 25, 1 (1950). — MATTIA, DE R., G. C. ANGELA et F. DI NOLA: Considerations sur la „Fatigue" comme facteur d'aggravation dans la Poliomyélite. Europ. Assoc. against Poliomyel., 3. Symposium, Zürich, 29. und 30. Sept. 1955. — MATZELT, D., u. J. HOMANN: Das Verhalten glykolytischer Enzymaktivitäten in Gewebekulturen vor und nach Beimpfung mit Virus. I. Mitt. Biochem. Z. 330, 245—259 (1958). — MATZELT, D., J. HOMANN u. H. LENNARTZ: Das Verhalten glykolytischer Enzymaktivitäten in Gewebekulturen vor und nach Beimpfung mit Virus. II. Mitt. Biochem. Z. 330, 260—268 (1958). — MAYERSBACH, H.: Immunhistologische Methoden in der Histochemie. In: GRAUMANN und NEUMANN, Handbuch der Histochemie, Bd. I, S. 599—639. Stuttgart: Gustav Fischer 1958a. ~ Immunhistologische Methoden. II. Ein weiterer Markierungsfarbstoff: Dimethyl-1-Naphthylaminsulfonsäure-5. Acta histochem. (Jena) 5, 351—368 (1958b). — MAYYASI, S. A., D. M. SCHUURMANS and A. BROWN: The agglutination of cells by vaccinia virus. The agglutination and agglutination-inhibition titrations for virus and antibody. J. Immunol. 83, 411—417 (1959). — MCCLELLAN, R. H., and E. W. GOODPASTURE: A method of demonstrating experimental gross lesions of the central nervous system. J. med. Res. 44, 201 (1924). — MCCLOSKEY, B. P.: Report of an investigation into an outbreak of poliomyelitis in a small town remote from Melbourne. Med. J. Aust. 1, 612 (1951). — MCCULLOCH, E. A., A. F. HOWATSON, L. SIMINOVITCH, A. A. AXELRAD and A. W. HAM: A cytopathogenic agent from a mammary tumour in a C_3H mouse that produces tumours in Swiss mice and hamsters. Nature (Lond.) 183, 1535—1536 (1959). — MCDERMOTT, W. (Ed.): Conference on airborne infection. Bact. Rev. 25 (1961). — MCLAREN, A.: Protective effect of aged vaccines on a neurotropic virus infection in mice. Nature (Lond.) 172, 38 (1953). — MEDAWAR, P. B.: Cellular inheritance and transformation. Biol. Rev. 22, 360 (1947). — MELCZER, M.: Primulinpositive und primulinnegative Virusarten. Die Möglichkeit von Differenzierung der Virusarten im Fluoreszenzlicht. Acta med. (Budapest) 2, 205—212 (1951). — MELNICK, J. L.: Antigenic crossings within poliovirus types. Proc. Soc. exp. Biol. (N.Y.) 89, 131—133 (1955). MEYER, K. F.: Phagocytosis and immunity in Psittacosis. Schweiz. med. Wschr. 71, 436—438 (1941). — MIDER, G. B., and J. J. MORTON: Effect of methylcholanthrene on latent period of breast tumors in dilute brown mice. Proc. Soc. exp. Biol. (N.Y.) 42, 583—584 (1939). — MILLER, G. L., and W. M. STANLEY: Derivates of tobacco mosaic virus. I. Acetyl and phenylureido virus. J. biol. Chem. 141, 905 (1941). ~ Derivates of tobacco mosaic virus. II. Carbobenzoxy, p-chlorobenzoic, and benzenesulfonyl virus. J. biol. Chem. 146, 331 (1942).— MILLER, J. A., and E. C. MILLER: The carcinogenic aminoazo dyes. Advanc. Cancer Res. 1,

340—396 (1953). — Miller, J. F. A. P.: Role of the thymus in virus-induced leukaemia. In: A Ciba Foundation Symposium on tumor viruses of murine origin. London: J. and A. Churchill 1962. — Mills, R. F. N.: The effect of infecting the cell. J. gen. Microbiol. **19**, 473—481 (1958). — Milzer, A., M. A. Weiss and K. Vanderboom: Effect of pertussis, diphtheria toxoid and Salmonella immunization on experimental poliomyelitis. Proc. Soc. exp. Biol. (N.Y.) **77**, 485—488 (1951). — Mims, C. A.: Intracerebral injections and the growth of viruses in the mouse brain. Brit. J. exper. Path. **41**, 52—59 (1960). — Minder, W. H.: Die Ätiologie der Cytomegalia infantium. Schweiz. med. Wschr. **83**, 1180 (1953). — Miroff, G., W. E. Cornatzer and R. G. Fischer: The effects of poliomyelitis virus Type 1 (Mahoney strain) on the phosphorus metabolism of the HeLa cell. J. biol. Chem. **228**, 255—262 (1957). — Moffat, M. A., O. A. Holtermann and W. D. Hillis: The development of soluble and viral antigens of influenza A virus in tissue culture as studied by the fluorescent antibody technique. 2. Studies employing a high multiplicity of infection in beef embryo kidney cells. Acta path. microbiol. scand. **50**, 409 (1960). — Mogabgab, W. J., and F. L. Horsfall: Effect of sodium monofluoroacetate on the multiplication of influenza viruses, mumps virus, and pneumonia virus of mice (PVM). J. exp. Med. **96**, 531—548 (1952). — Moldave, K.: The effect of Theiler's GD VII virus on the intracellular distribution of radiophosphorus in mouse brain in vitro. J. biol. Chem. **210**, 343—345 (1954). — Moloney, J. B.: Preliminary studies on a mouse lymphoid leukemia virus extracted from sarcoma 37. Proc. Amer. Ass. Cancer. Res. **3**, 44 (1959). ~ Biological studies on a lymphoid-leukemia virus extracted from sarcoma 37. Origin and introducory investigattions. J. nat. Cancer Inst. **24**, 933—951 (1960). ~ Diskussionsbemerkung. In: A Ciba Foundation Symposium on tumor viruses of murine origin, S. 171. London: J. and A. Churchill 1962. — Montemagno, F.: Contributo allo studio dell'eziologia virale della leucosi linfatica dei bovini. Acta med. vet. **4**, 301—310 (1958). — Montemagno, F., V. Papparella et G. Catellani: Contributo allo studio dell'etiologia della leucosi linfatica dei bovini. Acta med. vet. **3**, 185—191 (1957). — Moore, A. E.: The destructive effect of the virus of Russian far east encephalitis on the transplantable mouse sarcoma 180. Cancer (Philad.) **2**, 525 (1949). ~ Inhibition of growth of five transplantable mouse tumors by the virus of Russian far east encephalitis. Cancer (Philad.) **4**, 375 (1951a). ~ Enhancement of oncolytic effect of Russian encephalitis virus. Proc. Soc. exp. Biol. (N.Y.) **76**, 749 (1951b). ~ Induction of tumors in newborn mice by inoculation of preparations of human tissues. Proc. Amer. Ass. Cancer Res. **3**, 135 (1960). — Moore, A. E., and S. O'Connor: Further studies on the destructive effect of the virus of Russian far east encephalitis on the transplantable mouse sarcoma 180. Cancer (Philad.) **3**, 886 (1950). — Moore, A. E., and C. Friend: Attempts at growing the mouse leukemia virus in tissue culture. Proc. Amer. Cancer Res. **2**, 328 (1958). — Morgan, C.: The use of ferretin-conjugated antibody in electron-microscopic studies of animal viruses. In: Basic mechanisms in animal virology. Cold Spr. Harb. Symp. quant. Biol. **27** (1962). — Morgan, C., S. A. Ellison, H. M. Rose and D. H. Moore: Electron microscopic examination of inclusion bodies of herpes simplex virus. Proc. Soc. exp. Biol. (N.Y.) **82**, 454 (1953). ~ Structure and development of viruses as observed in the electron microscope. I. Herpes simplex virus. J. exp. Med. **100**, 195—202 (1954). ~ Morgan, C., S. A. Ellison, H. M. Rose and D. H. Moore: Herpes simplex virus observed in the electron microscope in sectioned cells. Trans. N.Y. Acad. Sci. **16**, 251 (1954). ~ Internal structure in virus particles. Natur (Lond.) **173**, 208 (1954). — Morgan, C., E. P. Jones, M. Holden and H. M. Rose: Intranuclear crystals of herpes simplex virus observed with the electron microscope. Virology **5**, 568 (1958). — Morgan, C., H. M. Rose, M. Holden and E. P. Jones: Electron microscopic observations on the development of herpes simplex virus. J. exp. Med. **110**, 643 (1956). — Morgan, C., H. M. Rose and D. H. Moore: Structure and development of viruses observed in the electron microscope. III. Influenza virus. J. exp. Med. **104**, 171—182 (1956). — Morgan, H. R.: Latent viral infection of cells in tissue culture. I. Studies on latent infection of chick embryo tissues with psittacosis virus. J. exp. Med. **103**, 37 (1956). — Morgan, H. R., and J. P. Bader: Latent viral infection of cells in tissue culture. IV. Latent infection of L cells with psittacosis virus. J. exp. Med. **106**, 39—40 (1957). — Morgan, J. F., H. J. Morton and R. C. Parker: Nutrition of animal cells in tissue culture. I. Initial studies on a synthetic medium. Proc. Soc. exp. Biol. (N.Y.) **73**, 1 (1950). — Moulton, J. E.: Fluorescent antibody studies of demyelination in canine distemper. Proc. Soc. exp. Biol. (N.Y.) **91**, 460—464 (1956). — Moulton, J. E., and C. H. Brown: Antigenicity of canine distemper. Inclusion bodies as demonstrated by fluorescent antibody technic. Proc. Soc. exp. Biol. (N.Y.) **86**, 99 (1954). — Muench, H.: Infection and immunity in poliomyelitis. (Passive immunization.) The influence of passive immunization on the incidence of poliomyelitis. Third. Internat. Poliomyelitis Conf., Rom 6. bis 10. Sept. 1954. — Mussgay, M.: Der Nachweis von Teschenvirus-Antigen in Gewebskulturzellen mit Hilfe von fluoreszierenden Antikörpern. Zbl. Bakt., I. Abt. Orig. **171**, 231—247 (1958). ~ Untersuchungen mit fluoreszierenden Antikörpern über die Bildung von spezifischem Antigen des Virus der Maul- und Klauenseuche in Gewebekulturen. Zbl. Bakt., I. Abt. Orig. **171**, 413—417 (1958).

NAIRN, R. C.: Fluorescent protein tracing. Edinburgh and London: E. and S. Livingstone Ltd. 1962. — NASEMANN, TH.: Zur Diagnostik der durch das Herpes simplex-Virus hervorgerufenen Hautkrankheiten des Menschen. Z. Tropenmed. Parasit. 8, 319 (1957). ~ Die Viruskrankheiten der Haut und die Hautsymptome bei Rickettsiosen und Abtronellosen. In: Handbuch der Haut- und Geschlechtskrankheiten, Bd. IV/2. Berlin-Göttingen-Heidelberg: Springer 1961. — NAUCK, E. G.: Die Pathologie der Viruskrankheiten. Zbl. Bakt., I. Abt. Orig. 160, 139—146 (1953/54). — NEGRONI, G.: The properties of Mill Hill Polyoma virus. In: A Ciba Foundation Symposium on tumour viruses of murine origin. London: J. and A. Churchill 1962. ~ Isolation of viruses from leukaemic patients. Brit. med. J. 1964 I, 927—929. — NEGRONI, G., R. R. DOURMASHKIN and F. C. CHESTERMAN: A „polyoma" virus derived from a mouse leukemia. Brit. med. J. 1959 II, 1359/60. — NEIDHARDT, F. C., and F. GROS: Metabolic instability of the ribonucleic acid synthesized by Escherichia coli in the presence of chloromycetin. Biochim. biophys. Acta (Amst.) 25, 513—520 (1957). — NETTLESHIP, A., and D. E. FLETCHER: The altered pathology of poliomyelitis in a local area. J. Neuropath. exp. Neurol. 1, 250 (1951). — NEWTON, A., and M. G. P. STOKER: Changes in nucleic acid content of HeLa cells infected with herpes virus. Virology 5, 549—560 (1958). — NICOLAU, S.: La vitesse de dispersion du virus rabique des rues dans les nerfs périphériques des lapins infectés par voie sous-dur-emérienne. C.R. Soc. Biol. (Paris) 99, 677 (1928). — NICOLLE, CH.: Naissance, vie et mort des maladies infectieuses. Paris: F. Alcan 1930. ~ Destin des maladies infectieuses. Paris: F. Alcan 1933. — NICOLLE, CH., et E. CONSEIL: Pouvoir préventif du sérum d'un malade convalescent de rougeole. Bull. Soc. méd. Hôp. Paris 42, 336 (1918). — NIKOLITSCH, M.: Zweiter Beitrag zur Frage des Infektionsmechanismus bei neurotropen Virusarten. Arch. Hyg. (Berl.) 137, 11—19 (1953). ~ Die Tollwut. Stuttgart: Gustav Fischer 1961. — NIKOLITSCH, M., u. Z. JELESITSCH: Phänomen der Eklipse bei dem Tollwutvirus und der Einfluß des Immunserums auf extraneurale Viren. Arch. Hyg. (Berl.) 141, 532—537 (1957a). ~ Bestehen streng neutrope Viren? Arch. Hyg. (Berl.) 141, 104—109 (1957b). — NIRENBERG, M. W., and J. H. MATTHAEI: The dependence of cell free protein synthesis in E. coli upon naturally occurring or synthetic polyribonucleotides. Proc. nat. Acad. Sci. (Wash.) 47, 1588—1602 (1961). — NISHIZAWA, Y., and K. OKANO: The significance of viremia in the pathway of infection of poliomyelitis. Arch. Pediat. 70, 71 (1953). — NISHMI, M., and H. BERNKOPF: The toxic effect of vaccinia virus on leucocytes in vitro. J. Immunol. 81, 460—466 (1958). — NIVEN, J. S. F.: Induced fluorescence microscopy of virus infected cells. In: Poliomyelitis. Papers and discussions presented at the Fifth International Poliomyelitis Conference. Copenhagen 1960. Philadelphia, Pa.: J. B. Lippincott Company. — NOMURA, M., K. OKAMOTO and K. ASANO: RNA-metabolism in Escherichia coli infected with bacteriophage T4: Inhibition of host ribosomal and soluble RNA-synthesis by phage and effect of chloromycitin. J. molec. biol. 4, 376—388 (1962). — NOSSAL, G. J. V., and P. M. DE BURGH: Growth cycle of ectromelia virus in mouse-liver. Nature (Lond.) 172, 671 (1953). — NOYES, W. F.: Visualization of Egypt-101-virus in the mouse's brain and in cultured human carcinoma cells by means of fluorescent antibody. J. exp. Med. 102, 243—248 (1955). ~ Studies on the Shope rabbit papilloma virus. II. The localization of infective virus in papillomas of the cottontail rabbit. J. exp. Med. 109, 423—428 (1959). — NOYES, W. F., and R. C. MELLORS: Fluorescent antibody detection of the antigens of the Shope papilloma virus in papillomas of the wild and domestic rabbit. J. exp. Med. 106, 555—562 (1957). — NOYES, W. F., and B. K. WATSON: Studies on the increase of vaccine virus in cultured human cells by means of the fluorescent antibody technique. J. exp. Med. 102, 237—242 (1955).

OBERLING, C., et M. GUÉRIN: Nouvelle recherches sur la production des tumeurs malignes avec le virus de la leucémie transmissible des poules. Bull. Ass. franç. Cancer 22, 326—361 (1933). ~ The role of viruses in the production of cancer. Advanc. Cancer Res. 2, 353—423 (1954). — OEHME, JOHANNES: Klinik und Bedeutung der Cytomegalie. Münch. med. Wschr. 1961, 143—147. — OERSKOV, J., u. S. SCHMIDT: Infektionsmechanische Untersuchungen über die Geflügelpestinfektion der Maus. Zbl. Bakt., I. Abt. Orig. 137, 1 (1936).

PAGE, N. G. DE: Sur la disparition d'un énorme cancer végétant du col de l'utérus. Ginecologia (Basel) 9, 82 (1912). — PANOV, A. G., and P. I. REMEZOV: 1960 (zit. nach F. B. BANG u. C. N. LUTTRELL. In: Advances in virus research. New York and London: Academic Press 1961. — PANUM, P. L.: Beobachtungen über das Masernkontagium. Virchows Arch. path. Anat. 1, 492 (1847). — PARAF, A., R. E. BILLINGHAM and H. KOPROWSKI: Zit. nach BANG and LUTTRELL 1961. Fed. Proc. 91, 405 (1960). — PARFENTJEV, I. A.: Bacterial allergy increases susceptibility to influenza virus in mice. Proc. Soc. exp. Biol. (N.Y.) 90, 373 (1955). — PARNES, V. A., and V. V. SUNTZOVA: Production of leukemia in mice by inoculation of blood from leukemic patients. 35th Meet. Scientific Board Inst. Hematology and Blood Transfusion. Path. Fiziol. éksp. Ter. 2, 14—20 (1959). — PARODI, A. S.: Acid-soluble phosphorus content of embryos infected with influenza A virus. Arch. Biochem. 22, 324—327 (1949). — PARSON, R. J., and J. G. KIDD: Oral papillomatosis of rabbits; a virus disease. J. exp. Med. 77, 233 (1943). — PASCHEN, E.: Technik zur Darstellung der Elementarkörperchen (Paschensche Körperchen) in der Variolapustel. Dtsch. med. Wschr. **43**, 1036 (1917). — Pasternak, G., u. A. Graffi: Versuche zum Nachweis gemeinsamer Antigenkomponenten beim Virus der myeloischen und der lymphatischen Leukämie der Maus. Z. Naturforsch. **16**b, 73 (1961). — Patterson, R.: Cases and observations on the molluscum contagiosum of Bateman with an account of the minute structure of the tumours. Edinb. med. and Surg. J. **56**, 279 (1941). — Pauker, K., and W. Henle: Studies on host virus interactions in the chick embryo-influenza virus system. XII. Further analyses of yields derived from heat-inactivated standard seeds. J. exp. Med. **101**, 493—506 (1955). ~ Interference between inactivated and active influenza viruses in the chick embryo. II. Interference by incomplete forms of influenza virus. Virology **6**, 198 (1958). — Payne, F. E., H. Kurtz and W. W. Ackermann: Initial stages of the interaction of HeLa cells with poliovirus. Arch. Ges. Virusforsch. **8**, 1—15 (1958). — Pearse, A. G. E.: Histochemistry, theoretical and applied, 2nd ed. London: Churchill 1959. — Pearson, H. E., and R. J. Winzler: Oxidative and glycolytic metabolism of minced day-old mouse brain in relation to propagation of Theiler's GD VII virus. J. biol. Chem. **181**, 577—582 (1949). — Pereira, H. G.: A protein factor responsible for the early cytopathic effect of adenovirus. Virology **6**, 601—611 (1958). ~ The cytopathic effect of animal viruses. Advanc. Virus Res. **8**, 245—285 (1961). ~ Cellular responses to non-infectious virus factors. In: Poliomyelitis. Papers and Discussions presented at the Fifth Internat. Poliomyelitis Conference. Copenhagen 1960. Philadelphia, Pa.: J. B. Lippincott. — Pereira, H. G., A. C. Allison and B. Balfour: Multiplication of adenovirus type 5 studied by infectivity titrations and by the fluorescent antibody technique. Virology **7**, 300—314 (1959). — Pereira, H. G., and B. Kelly: Dose-response curves of toxic and infective actions of adenovirus in HeLa cell cultures. J. gen. Microbiol. **17**, 517—524 (1957). — Peters, D., u. Th. Nasemann: Untersuchungen am Virus der Variolavaccine. I. Mitt. Über den Wert der Tupfpräparation für die elektronenoptische Abbildung und Ausmessung von Elementarkörpern. Z. Tropenmed. Parasit. **4**, 11 (1952a). ~ Enzymatisch-morphologische Untersuchungen am Vacciniavirus. Naturwissenschaften **39**, 306 (1952b). ~ Untersuchungen am Virus der Variolavaccine. II. Mitt. Nachweis von Elementarkörperstadien mittels enzymatisch-elektronenoptischer Analyse. Z. Naturforsch. **8**b, 547 (1953). — Pette, H.: Wandlung epidemiologischer und pathologischer Gedankengänge bei der Poliomyelitis. Klin. Wschr. **27**, 321 (1949). — Pette, H., H. Demme u. St. Környey: Studien über experimentelle Poliomyelitis. Dtsch. Z. Nervenheilk. **128**, 125 (1932). — Philibert, A.: Virus cytotropes (virus filtrants; virus filtrables). Ann. Med. **16**, 283 (1924). — Pikovski, M. A.: The survival of mammary tumor agent in cultures of heterologous cells. J. nat. Cancer Inst. **13**, 1275 (1953). — Plowright, W.: Observations on the behaviour of rinderpest virus in indigenous African sheep. Brit. vet. J. **108**, 450 (1952). — Poetschke, G.: Zur Theorie provozierender und disponierender Faktoren bei der Poliomyelitis. Klin. Wschr. **34**, 284 (1956a). ~ Unveröffentlichte Untersuchungen 1956b. ~ Zum Wirkungsmechanismus fördernder oder hemmender Faktoren bei Virusinfekten, insbesondere der Poliomyelitis. Acta neuroveg. (Wien) **15**, 486 (1957). ~ Der Nachweis von Viren und Virusantigenen mit Hilfe fluoreszenz-markierter Antikörper. Progr. med. Virol. **3**, 79—157 (1961). — Poetschke, G., u. L. Killisch: Unveröffentlichte Ergebnisse 1960. — Poetschke, G., H. Uehleke u. L. Killisch: Untersuchungen mit fluoreszierenden Antikörpern. I. Allgemeines und Methodisches. Z. Immun.-Forsch. **114**, 393—415 (1957). — Pollak, J. K.: Amino acids metabolism of growing tissues; alanine-glutamic acid transaminase activity of regenerating rat liver. Exp. Cell Res. **19**, 156—163 (1960). — Polyak, R. J.: 1960 (zit. nach Smorodintsev 1960). — Polyak, R. J.: 1959 (zit. nach A. A. Smorodintsev 1960). — Polyak, R. J., T. J. Luzyanina and A. A. Smorodintsev: Biochemical investigations of influenza virus neutralizing protein fractions of sera from animals. Acta Virol. **3**, Suppl, 61—70 (1959). — Portocalà, Radu, M. M., Vera Bokru et Iosif Samuel: Sur la biosynthèse du virus grippal, à partir d'un acide ribonucléique extrait du virus. C.R. Acad. Sci. (Paris) **249**, 201—202 (1959a). ~ Sur la biosynthèse du virus grippal à partir d'un acide ribonucléique extrait du virus. Propriétés des souches récemment isolées et die l'acide ribonucléique. C.R. Acad. Sci. (Paris) **249**, 848—849 (1959b). ~ Biosynthesis of influenza virus starting from an ether phenol virus extract. Acta virol. **3**, 172—174 (1959d). — Potel, K.: Hyalinisierung von Gefäßwänden bei Viruskrankheiten. In: Sitzungsber. „Grundsubstanz, Zelle, Kapillare" anläßlich des 100 jährigen Bestehens des Lehrstuhls für pathologische Anatomie in Greifswald. Ref. Zbl. allg. Path. path. Anat. **96**, 367 (1957). — Potter, R.v., W. C. Schneider and G. J. Liebl: Enzyme changes during growth and differentiation in the tissues of the newborn rat. Cancer Res. **5**, 21—24 (1950). — Powell, Robin D., Nancy E. Warner, Robert S. Levine and Joseph B. Kirsner: Cytomegalic inclusion disease and ulcerative colitis. Report of a case in a young adult. Amer. J. Med. **30**, 334 (1961). — Powell, W. F., and R. B. Setlow: The effect of monochromatic ultraviolet radiation on the interfering property of influenza virus. Virology **2**, 337 (1956). — Prince, A. M., and H. S. Ginsberg: Immunohistochemical studies on the interaction between Ehrlich ascites tumor cells and Newcastle disease virus. J. exp. Med. **105**,

177—188 (1957). — PUTNAM, F. W., and L. M. KOZLOFF: Biochemical studies of virus reproduction. IV. The fate of the infecting virus particle. J. biol. chem. 182, 243—250 (1950).
RAFELSON jr., M. E., H. E. PEARSON and R. J. WINZLER: Oxygen consumption and radiophosphate uptake by minced brain from mice of different ages in relation to propagation of mouse encephalomyelitis virus. Science 112, 231—232 (1950). — RAFELSON, jr. M. E., R. J. WINZLER and H. E. PEARSON: The effects of Theiler's GD VII virus on the incorporation of radioactive carbon from glucose into minced one day-old mouse brains. J. biol. Chem. 181, 595—600 (1949). — RAMACHANDRAN, L. K.: The amino acid sequence of a pentadecapeptide obtained from a tryptic digest of the protein of tobacco mosaic virus. Biochim. biophys. Acta (Amst.) 35, 557—559 (1959). — RANDALL, C. C., and D. J. MOORE: Chemical changes induced in HeLa cells by virus infection. Fed. Proc. 17, 454 (1958). — RAPP, F., and I. GORDON: Development and spread of measles virus infectionin human cells. Bact. Proc. p., 58 (1958). — RAPP, F., I. GORDON and R. F. BAKER: Observations of measles virus infection of cultured human cells. I. A study of development and spread of virus antigen by means of immunofluorescence. J. biophys. biochem. Cytol. 7, 43—48 (1960). — RAPP, F., S. J. SELIGMAN and I. GORDON: A method for estimating infectious virus units by counts of immunofluorescent foci. Bact. Proc. 1959, 79. — RAPPAPORT, IRVING: Recovery of infectious nucleic acid from tobacco mosaic virus inactivated by antibody. Nature (Lond.) 184, 1732—1733 (1959). — RASMUSSEN, A. F., J. T. MARSH and N. Q. BRILL: Increased susceptibility to herpes simplex in mice subjected to avoidance-learning stress or restraint. Proc. Soc. exp. Biol. (N.Y.) 95, 183—189 (1957). — RASMUSSEN, A. F., H. A. WAISMANN, C. A. ELVEHJEM and P. F. CLARK: Role of nutrition in response of host to poliomyelitis virus infection. Influence of thiamin and riboflavin deficiencies on resistance to Theiler's virus and to Lansing strain poliomyelitis in mice. J. Bact. 45, 85 (1943). — REAGAN, R. L., and A. L. BRUECKNER: Early appearance of rabies virus in the blood and in the brain of hamsters exposed by rectal instillation (preliminary report). Cornell Vet. 43, 496 (1953). — REICH, E., and R. M. FRANKLIN: Effect of mitomycin C on the growth of some animal viruses. Proc. nat. Acad. Sci. (Wash.) 47, 1212—1217 (1961). — REID, E., and B. M. STEVENS: Hormones and liver cytoplasm. 4. Ribonucleotides, ribonucleic acid synthesis and protein synthesis after adrenalectomy. Biochem. J. 67, 262—274 (1957). — REISSIG, M., D. W. HOWES and J. L. MELNICK: Sequence of morphological changes in epithelial cell cultures infected with poliovirus. J. exp. Med. 104, 289—304 (1956). — RHODES, A. J., F. T. SHIMADA, EINA M. CLARK, W. WOOD and R. C. RITCHIE: Passive immunity in poliomyelitis. IV. Protection of rhesus monkey against cerebral challenge. Proc. Soc. exp. Biol. (N.Y.) 79, 421 (1952). — RIBBERT, H.: Über kompensatorische Hypertrophie der Nieren. Virchows Arch. path. Anat. 88, 11 (1882). ~ Über protozoenartige Zellen in der Niere eines syphilitischen Neugeborenen und in der Parotis von Kindern. Zbl. allg. Path. Anat. 15, 945 (1904). — RICHTER, H.: Weiterer Beitrag zur Ätiologie der Lymphogranulomatose. Dtsch. med. J. 4, 145—149 (1953). — RIMAN, J., and B. THORELL: A nucleotide enzyme complex associated with fowl leukemia virus. Biochim. biophys. Acta (Amst.) 40, 565—567 (1960). — ROBBINS, F. C., J. F. ENDERS and T. H. WELLER: Cytopathogenic effect of poliomyelitis viruses in vitro on human embryonic tissues. Proc. Soc. exp. Biol. (N.Y.) 75, 370 (1950). — ROBBINS, F. C., J. F. ENDERS, T. H. WELLER and G. L. FLORENTINO: Studies on cultivation of poliomyelitis viruses in tissue culture, direct isolation and serologic identification of virus strains in tissue culture from patients with nonparalytic and paralytic poliomyelitis. Amer. J. Hyg. 54, 286 (1951). — ROBERTIS, E. DE, and C. M. FRANCHI: The submicroscopic organization of axon material isolated from myelin nerve fibers. J. exp. Med. 98, 269 (1953). — ROBERTIS, E. DE, and F. O. SCHMITT: An electron microscope study of nerves infected with human poliomyelitis virus. J. exp. Med. 90, 283 (1949). — DA ROCHA LIMA, H.: Zur pathologischen Anatomie des Gelbfiebers. Verh. dtsch. path. Ges. 15, 163 (1912). — RÖHRER, H.: Histologische Untersuchungen bei Schweinepest. I. Mitt. Lymphknotenveränderungen in akuten Fällen. Arch. Tierheilk. 62, 345 (1930a). ~ Histologische Untersuchungen bei Schweinepest. II. Mitt. Veränderungen des Zentralsystems in akuten Fällen. Arch. Tierheilk. 62, 439 (1930b). ~ Histologische Untersuchungen bei Schweinepest. III. Mitt. Veränderungen der Milz in akuten Fällen unter besonderer Berücksichtigung der Milzinfarkte. Arch. Tierheilk. 64, 125 (1931). ~ Pathologisch-anatomische und histologische Studien bei akuter Schweinepest, insbesondere an Leber und Niere. Virchows Arch. path. Anat. 284, 203 (1932). ~ Die allgemeine morphologische Pathologie der Viruserkrankungen bei Tieren. Verh. dtsch. Ges. f. Path. 38. Tagg, S. 38 (1955). ~ Viruskrankheiten der Tiere und ihre Bekämpfung. Nova Acta Leopoldina 19, Nr 134, 120—132 (1957). — ROIZMAN, B., and ANN E. SCHLUEDERBERG: Virus infection of cells in mitosis. II. Measles infection of mitotic HEp-2 cells. Proc. Soc. exp. Biol. (N.Y.) 106, 320—323 (1961). ~ Virus infection of cells in mitosis. III. Cytology of mitotic and amitotic HEp-2 cells infected with measles virus. J. nat. Cancer Inst. 28, No 1, 35—52 (1962).

Rosenbaum, H. E., and C. G. Harford: Effect of fatigue on susceptibility of mice to poliomyelitis. Proc. Soc. exp. Biol. (N.Y.) **83**, 678 (1953). — Ross, R. W., and E. Orlans: The redistribution of nucleic acid and the appearance of specific antigen in HeLa cells infected with Herpes virus. J. Path. Bact. **76**, 393—402 (1958). — Rous, P.: A sarcoma of the fowl transmissible by an agent separable from the tumor cells. J. exp. Med. **13**, 397 (1911). ∼ Virus tumors and tumor problem. Amer. J. Cancer **28**, 233—272 (1936). — Rowe, W. P.: Propagation of group A Coxsackie viruses in denervated adult mouse muscle. Science **117**, 3052 (1953). ∼ Protective effect of pre-irradiation on lymphocytic choriomeningitis infection in mice. Proc. Soc. exp. Biol. (N.Y.) **92**, 194—198 (1956). — Rowe, W. P., J. W. Hartley, B. Roizman and H. B. Levy: Characterization of a factor formed in the course of adenovirus infection of tissue cultures causing detachment of cells from glass. J. exp. Med. **108**, 713—729 (1958). — Rowe, W. P., J. W. Hartley, S. Waterman, H. C. Turner and R. J. Huebner: Cytopathogenic agent resembling human salivary gland virus recovered from tissue cultures of human adenoids. Proc. Soc. exp. Biol. (N.Y.) **92**, 418 (1956). — Rubin, H.: Host cell reaction to the altered antigenicity of Rous sarcoma cells. In: Basic mechanisms in animal virology. Cold Spr. Harb. Symp. quant. Biol. **27** (1962). — Rudder, B. de, u. G. A. Petersen: Steigert körperliche Anstrengung die Disposition zu epidemischer Kinderlähme? Eine epidemiologische Beobachtung. Klin. Wschr. **1938**, 699. — Ruska, H.: Über Grenzfragen aus dem Gebiet der Strukturforschung und Mikrobiologie. Dtsch. med. Wschr. **1941**, 281. — Russel, P. K., and H. R. Morgan: Mumps viral cytolysin. I. Action on human epithelial cells in tissue culture. J. infect. Dis. **104**, 38—40 (1959). — Russel, W. R.: Poliomyelitis: The pre-paralytic stage, and the effect of physical activity on the severity of paralysis. Brit. med. J. **1947**, 1023. ∼ Paralytic poliomyelitis: The early symptoms and the effect of physical activity on the course of the disease. Brit. med. J. **1949**, 465.

Sabin, A. B.: The mechanism of immunity to filterable viruses. Brit. J. exp. Path. **16**, 70—84 (1935). ∼ Experimental poliomyelitis by the tonsillo-pharyngeal route. J. Amer. med. Ass. **111**, 605 (1938). ∼ Genetic, hormonal and age factors in natural resistence to certain viruses. Ann. N.Y. Acad. Sci. **54**, 936 (1952a). ∼ Transitory appearance of type 2 neutralizing antibody in patients infected with type 1 poliomyelitis virus. J. exp. Med. **96**, 99—106 (1952b). ∼ Nature of inherited resistance to viruses affecting the nervous system. Proc. nat. Acad. Sci. **38**, 540—546 (1952). ∼ Properties of attenuated polioviruses and their behavior in human beings. In: Cellular biology, nucleic acids and viruses (special publication), vol. 5, pp. 113—127. New York: Academy of Sciences 1957. — Sabin, A. B., and A. Lwoff: Relation between reproductive capacity of polio viruses at different temperatures in tissue culture and neurovirulence. Science **129**, 1287—1288 (1959). — Sabin, A. B., and R. Ward: Nature of non-paralytic and transitory paralytic poliomyelitis in rhesus monkeys inoculated with human virus. J. exp. Med. **73**, 757—770 (1941). — Sadron, C. L.: Deoxyribonucleic acids as macromolecules. In: The nucleic acids, vol. III, p. 16 (E. Chargaff u. J. M., Davidson, eds.). New York: Academic Press 1960. — Sagik, B., T. Puck and S. Levine: Quantitative aspects of the spontaneous elution of influenza virus from red cells. J. exp. Med. **99**, 251—260 (1954). — Salaman, M. H.: The combining properties of vaccinia virus with the antibodies demonstrable in anti-vaccinial serum. Brit. J. exp. Path. **18**, 245 (1937). — Salk, J. E.: A concept of the mechanism of immunity for preventing paralysis in poliomyelitis. Ann. N.Y. Acad. Sci. **61**, 1023—1038 (1955). ∼ Requirements for persistent immunity to poliomyelitis. Amer. J. med. Sci. **232**, 369—377 (1956). — Salzman, N. P., A. J. Shatkin, E. D. Sebring and W. Munyon: On the replication of vaccinia virus. Cold Spr. Harb. Symp. quant. Biol. **27**, 237—244 (1962). — Sanders, F. K.: Multiplication cycles in neurotropic viruses. In: The nature of virus multiplication. Cambridge: Cambridge University Press 1953. ∼ Role of infective nucleic acid in the production of encephalomyocarditis. Nature (Lond.) **185**, 802—804 (1960). — Sanders, M., B. A. Akin and M. G. Soret: The role of Naja flava toxoid and toxin in experimental poliomyelitis. Acta neuroveg. (Wien) **8**, 362 (1954). — Sanders, M., M. G. Soret and B. A. Akin: Neurotoxoid interference with two human strains of poliomyelitis in rhesus monkeys. Ann. N.Y. Acad. Sci. **58**, 1—12 (1953). — Sandritter, W., u. M. Berg: Quantitative histochemische Untersuchungen an der Chorion-Allantoismembran nach Virusinfektionen und unspezifischen Reizen. Z. Naturforsch. **14b**, 379—382 (1959). — Sandritter, W., D. Müller u. O. Mantz: Zur Histochemie der Cytomegalie. Frankfurt. Z. Path. **70**, 589—597 (1960). — Schad, N.: Zur Problematik: Trauma und Poliomyelitis. Münch. med. Wschr. **1954**, 966. — Schäfer, W.: Units isolated after splitting fowl plague virus. In: Ciba Foundation Symposium on the Nature of Viruses. London: J. and A. Churchill 1957. ∼ Some aspects of animal virus multiplication. In: Perspectives in virology, edit. by Morris Pollard. New York and London: John Wiley & Sons 1959a. ∼ Some observations concerning the reproduction of RNA-containing animal viruses. In: Virus growth and variation. Cambridge: Cambridge University Press 1959b. ∼ The comparative chemistry of infectine virus particles and of other virus-specific products: Animal viruses. In: The viruses (F. M. BURNET u. W. M. STANLEY, eds.), vol. I, p. 475. New York: Academic Press 1959 c. — SCHÄFER, W., u. K. MUNK: Eigenschaften tierischer Virusarten, untersucht an den Geflügelpestviren als Modell. Z. Naturforsch. 7 b, 608—619 (1952). — SCHÄFER, W., u. W. ZILLIG: Über den Aufbau des Virus-Elementarteilchens der klassischen Geflügelpest. I. Gewinnung, physikalisch-chemische und biologische Eigenschaften einiger Spaltprodukte. Z. Naturforsch. 9 b, 779—788 (1954). — SCHÄFER, W., W. ZILLIG u. K. MUNK: Isolierung und Charakterisierung hämagglutinierender, nicht infektiöser Einheiten bei klassischer Geflügelpest. Ein Beitrag zur Kenntnis der „inkompletten Virusformen". Z. Naturforsch. 9 b, 329—340 (1954). — SCHAFFER, C.: Nouvelle contribution à la pathologie et à l'histopathologie de la rage humaine. Ann. Inst. Pasteur 3, 644 (1889).~ Sur un cas atypique de rage humaine. Ann. Inst. Pasteur 4, 513 (1890). — SCHELL, K.: 1960 a (zit. nach BANG und LUTTRELL 1961). ~ 1960 b (zit. nach BANG und LUTTRELL 1961). — SCHERER, W. F.: Agglutination of a pure strain of mammalian cells (L strain, Earle) by suspensions of vaccinia virus. Proc. Soc. exp. Biol. (N.Y.) 80, 598—602 (1952). — SCHERER, W. F., J. T. SYVERTON and G. O. GEY: Studies on the propagation in vitro of poliomyelitis viruses. IV. Viral multiplication in a stable strain of human malignant epithelial cells (strain HeLa) derived from an epidermoid carcinoma of the cervix. J. exp. Med. 97, 695—710 (1953). — SCHINDLER, R.: Studies on the pathogenesis of rabies. Bull. Org. mond. Santé 25, 119—126 (1961). — SCHLESINGER, R. W.: Interference between animal viruses. In: The viruses, vol. 3. New York and London: Academic Press 1959. — SCHMIDT, F.: Über die Entstehung von lymphoiden Tumoren bei Experimenten auf der Basis der Induktionstheorie der Krebsentstehung. Naturwissenschaften 41, 504 (1954). ~ Über zellfreie Tumorübertragung. Abh. dtsch. Akad. Wiss. Berlin, Kl. Med. 1955, 112—123 (1957). — SCHMIDT, H.: Fortschritte der Serologie. Darmstadt: Dr. Dietrich Steinkopff 1955. — SCHOLTISSEK, CH., u. R. ROTT: Zusammenhänge zwischen der Synthese von Ribonucleinsäure und Protein bei der Vermehrung eines Virus der Influenza-Gruppe (Virus der klassischen Geflügelpest). Z. Naturforsch. 16 b, 663—673 (1961). — SCHRAMM, G.: Methoden der Fermentforschung. Naturwissenschaften 31, 94 (1943). ~ Über die Spaltung des Tabakmosaikvirus und die Wiedervereinigung der Spaltstücke zu Höhermolekularen Molekülen. Z. Naturforsch. 2 b, 112—121, 249—257 (1947). ~ Die Biochemie der Viren. Berlin-Göttingen-Heidelberg: Springer 1954. ~ Biosynthese des Tabakmosaikvirus. Symp. Nr. VII. IV. Int. Kongr. f. Biochemie, Wien, 1.—6. 9. 1958. — SCHRAMM, G., and R. ENGLER: The latent period after infection with tobacco mosaic virus and virus nucleic acid. Nature (Lond.) 181, 916 (1958). — SCHRAMM, G., and A. GIERER: Investigations on the ribonucleic acid of tobacco mosaic virus. Cellular Biology, Nucleic Acids and Viruses. New York. Acad. Sci. Special. Publ. 5, 229—235 (1957). — SCHRAMM, G., u. H. MÜLLER: Zur Chemie des Tabakmosaikvirus über die Einwirkung von Keten und Phenylisocyanat auf das Virusprotein. Hoppe-Seylers Z. physiol. Chem. 266, 43 (1940). ~ Über die Bedeutung der Aminogruppen für die Vermehrungsfähigkeit des Tabakmosaikvirus. Hoppe-Seylers Z. physiol. Chem. 274, 267 (1942). — SCHRAMM, G., u. B. RÖTTGER: Untersuchungen über das Tabakmosaikvirus mit fluoreszierenden Antikörpern. Z. Naturforsch. 14 b, 510—515 (1959). — SCHRAMM, G., G. SCHUMACHER and W. ZILLIG: An infectious nucleoprotein from tobacco mosaic virus. Nature (Lond.) 175, 549 (1955). — SCHRAMM, G., u. W. ZILLIG: Über die Struktur des Tabakmosaikvirus. IV. Die Reaggregation des nukleinsäure-freien Proteins. Z. Naturforsch. 10 b, 493 (1955). — SCHÜKRÜ-AKSEL, I.: Die histopathologischen Veränderungen des Gehirnes bei der Lyssa. Arch. Psychiat. Nervenkr. 102, 645 (1934). ~ Weitere Untersuchungen zur Histopathologie des Gehirnes bei der Lyssa. Arch. Psychiat. Nervenkr. 104, 469 (1935). ~ Über die Pathogenese der Lyssa. Arch. Psychiat. Nervenkr. 107, 339 (1937). — SCHÜKRÜ-AKSEL, I., u. H. SPATZ: Über die anatomischen Veränderungen bei der menschlichen Lyssa und ihre Beziehungen zu denen der Encephalitis epidemica. Z. ges. Neurol. Psychiat. 97, 627 (1925). — SCHULTE, F., u. R. AKÜN: Der Nachweis der Kerneinschlußkörperchen, ihre morphologische Struktur und einige Gedanken über ihre Entstehung und chemische Zusammensetzung. Dtsch. tierärztl. Wschr. 60, 478 (1953). — SCHUSTER, H.: The ribonucleic acids of viruses. In: The nucleic acids, vol. III, p. 264 (E. CHARGAFF u. J. M. DAVIDSON, eds.). New York: Academic Press 1960. — SCHUSTER, H., u. G. SCHRAMM: Bestimmung der biologisch wirksamen Einheit in der Ribonucleinsäure des Tabakmosaikvirus auf chemischem Wege. Z. Naturforsch. 13 b, 697—704 (1958). — SCHWARTZ, S. O.: Diskussionsbemerkung in: A Ciba Foundation Symposium on tumour viruses of murine origin. London: J. and A. Churchill 1962. — SCHWEINBURG, F.: Über den Nachweis des Lyssavirus in verschiedenen Organen. Zbl. Bakt., I. Abt. Orig. 123, 434 (1932). — SCOTT, T. F. M., C. F. BURGOON, L. L. CORIELL and H. BLANK: The growth curve of the virus of herpes simplex in rabbit corneal cells grown in tissue culture with parallel observations on the development of the intranuclear inclusion body. J. Immunol. 71, 385—396 (1953). — SEIFERT, G.: Zur Pathologie der Cytomegalie. (Einschlußkörperchenkrankheit, Speicheldrüsenviruserkrankung). Virchows Arch. path. Anat. 325, 596 (1954). ~ Die Zytomegalie. Verhandl. Dtsch. Path. Ges. 40. Tagg, S. 123 (1956). ~

Die morphologische Diagnose der Zytomegalie. Münch. med.Wschr. **1961**, 139—143. — Seifried, O.: Histopathology of infectious laryngotracheitis in chickens. J. exp. Med. **54**, 817 (1931 a). ~ Histological studies on hog cholera; lesions in central nervous system. J. exp. Med. **53**, 277 (1931 b). ~ Einfluß von Virusvirulenz und Infektionsart auf den anatomischen Charakter der sog. Laryngotracheitis der Hühner. Z. Infekt.-Kr. Haustiere **52**, 108 (1938). — Seifried, O., and C. B. Cain: Histological studies on hog cholera. II. Lesions of the vascular system. J. exp. Med. **56**, 345 (1932). ~ Histological studies on hog cholera. III. Lesions in the various organs. J. exp. Med. **56**, 351 (1932). — Sekiguchi, M., A. Taketo and Y. Takagi: An infective deoxyribonucleic acid from bacteriophage ∅ × 174. Biochim. biophys. Acta (Amst.) **45**, 199—200 (1960). — Sellers, M. I.: Further studies of interrelationships between xanthine oxydase and influenzal pneumonia in mice. Proc. Soc. exp. Biol. (N. Y.) **91**, 457—460 (1956). ~ A study of the nucleic acid content of mouse lung infected with the virus of influenza. Arch. Biochem. Biophys. **75**, 368—375 (1958). — Sellers, M. I., and G. G. Jan: Biochemical changes in mouse lung concomitant with influenza virus infection. Proc. Soc. exp. Biol. (N. Y.) **86**, 205—212 (1954). — Shack, J., and L. Kilham: Relation of myxoma deoxyribonucleic acid to fibromamyxoma virus transformation. Proc. Soc. exp. Biol. (N.Y.) **100**, 726—729 (1959). — Sharpless, G. R., M. C. Davies and H. R. Cox: Antagonistic action of certain neurotropic viruses toward a lymphoid tumor in chickens, with resulting immunity. Proc. Soc. exp. Biol. (N.Y.) **73**, 270 (1950). — Shope, R. E.: A filtrable virus causing a tumor-like condition in rabbits and its relationship to virus myxomatosum. J. exp. Med. **56**, 803 (1932). ~ The swine lungworm as a reservoir and intermediate host for swine influenza virus. II. The transmission of swine influenza virus by the swine lungworm. J. exp. Med. **74**, 49 (1941). ~ Swine influenza. In: Virus diseases, pp. 85—109. Ithaca: Cornell Univ. Press 1943. — Shope, R. E., and E. W. Hurst: Infectious papillomatosis of rabbit. J. exp. Med. **58**, 607 (1933). — Shwartzman, G.: Enhancing effect of cortisone upon poliomyelitis infection (strain MEF 1) in hamsters and mice. Proc. Soc. exp. Biol. (N.Y.) **75**, 835 (1950). ~ The effect of ACTH and cortisone upon infection and resistance. Sympos. N.Y. Acad. Med. Press New York: Columbia Univ. 1953. — Shwartzman, G., S. M. Aronson, C. V. Teodoru, M. Adler and R. Jahiel: Endocrinological aspects of pathogenesis of experimental poliomyelitis. Ann. N.Y. Acad. Sci. **61**, 369 (1955). ~ Endocrinological aspects of pathogenesis of experimental poliomyelitis. Ann. N.Y. Acad. Sci. **61**, 869—876 (1955). — Shwartzman, G., and A. Fisher: Alteration of experimental poliomyelitis infection in the Syrian hamster with the aid of cortisone. J. exp. Med. **95**, 347—362 (1952). — Siede, Werner: Das Blutbild bei Viruserkrankungen. Dtsch. med. J. **4**, 218—221 (1953). — Siegert, R., E. Betz u. G. Schmidt: Zur Problematik des Pyrogenbegriffs, dargestellt am Beispiel der Viruspyrogene. Sonderdruck aus: S.-B. Ges. Beförderung ges. Naturw. Marburg **83/84**, 255—276 (1961/62). — Sigel, M. M., and A. R. Beasley: Demonstration of two effects of cortisone on virus-cell interaction. Proc. Soc. exp. Biol. (N.Y.) **88**, 86 (1955). — Sigel, M. M., A. J. Girardi and E. G. Allen: Studies on the psittacosis-lymphogranuloma group. J. exp. Med. **94**, 401—413 (1951). — Signer, E.: Cytomegalie bei einem Erwachsenen. Path. et Microbiol. (Basel) **25**, 359 (1962). — Silber, R. H., and C. C. Porter: Nitrogen balance, liver protein repletion and body composition of cortisone treated rats. Endocrinology **52**, 518 (1953). — Sinkovics, J.: Die Grundlagen der Virusforschung. Budapest: Ungarische Akademie der Wissenschaften 1956. — Sinsheimer, R. L.: A single-stranded deoxyribonucleic acid from bacteriophage *Φ* × 174. J. molec. Biol. **1**, 43—53 (1959). — Sivertseva, V. N.: The effect of preliminary X-ray irradiation of the organism on the course of infectious processes. Autoref. of thesis, Leningrad 1955 [in Russian]. — Sjögren, H. O., I. Hellström and G. Klein: Resistance of polyoma virus immunized mice to transplantation of established polyoma tumors. Exp. Cell Res. **23**, 204—208 (1961). — Smith, L. W., and F. S. Cheever: Relation of viral proliferation and antibody formation in mice exposed to Roentgen radiation. Proc. Soc. exp. Biol. (N.Y.) **100**, 817—820 (1959). — Smith, M. G.: Propagation in tissue cultures of cytopathogenic virus from human salivary gland virus disease. Proc. Soc. exp. Biol. (N. Y.) **92**, 424 (1956). — Smith, M. H. D.: Zit. nach Groupé, Rauscher und Bryan 1956. — Smith, M. H. D., and E. Kun: Morphological and biochemical studies on the chorioallantois of the chick embryo following infection with certain viruses. Brit. J. exp. Path. **35** 1—10 (1954). — Smith, R. R., R. J. Huebner, W. P. Rowe, W. E. Schatten and L. B. Thomas: Studies on the use of viruses in the treatment of carcinoma of the cervix. Cancer (Philad.) **9**, 1211 (1956). — Smorodintsev, A. A.: Problems of pathogenesis and immunology of virus infections. Medgiz, Leningrad 1955 [in Russian]. ~ 1957 (zit. nach Smorodintsev 1960). ~ Basic mechanisms of nonspecific resistance to viruses in animal and man. Advanc. Virus Res. **7**, 327—376 (1960). — Smorodintsev, A. A., and T. Luzyanina: 1958 (zit. nach Smorodintsev 1960). — Smorodintsev, A. A., and O. I. Shishkina: 1940 (zit. nach Smorodintsev 1960). ~ 1942 (zit. nach Smorodintsev 1960). — Smorodintsev, A. A., and H. Z. Zhumatov: 1949 (zit. nach Smorodintsev 1960). — Smorodintsev, Al. A.: 1956 (zit. nach A. A. Smorodintsev 1960). ~ 1957 (zit. nach A. A. Smorodintsev 1960). — Sokol, F.,

H. LIBIKOVA and J. ZEMLA: Infectious ribonucleic acid from mouse brains infected with tick-borne encephalitis virus. Nature (Lond.) 184, 1581 (1959). — SOKOL, F., and J. SZUR-MAN: Isolation of ribonucleic acid from purified influenza virus preparation by phenol exstraction. Acta virol. (Engl. ed.) 3, 175—180 (1959). — SOMER, DE S. unter DE SOMER. — SOULE, D. W., G. V. MARINETTI and H. R. MORGAN: Studies of the hemolysis of red blood cells by mumps virus. J. exp. Med. 110, 93—102 (1959). — SOUTHAM, C. M., and V. I. BABCOCK: Effect of cortisone, related hormones and adrenalectomy on susceptibility of mice to virus infections. Proc. Soc. exp. Biol. (N.Y.) 78, 105 (1951). — SOUTHAM, C. M., and A. E. MOORE: West Nile, Ilheus, and Bunyamwera virus infections in man. Amer. J. trop. Med. 31, 724 (1951). ~ Clinical studies of viruses as antineoplastic agents, with particular reference to Egypt 101 virus. Cancer (Philad.) 5, 1025—1034 (1952). — SOUTHAM, C. M., W. F. NOYES and R. MELLORS: Virus in human cancer cells in vivo. Virology 5, 395—398 (1958). — SPERANSKY, A.: Faits nouveaux sur la pathogénie et la prophylaxie de la rage. Ann. Inst. Pasteur 41, 166 (1927). — SPIZIZEN, J.: Infection of protoplasts by disrupted T_2 virus. Proc. nat. Acad. Sci. (Wash.) 43, 694—701 (1957). — SPRUNT, D. H., and S. McDEARMAN: Studies on the relationship of sex hormones to infection. III. A quantitative study on the increased resistance to vaccinial infection produced by the estrogenic hormone and pseudopregnancy. J. Immunol. 38, 81—95 (1940). — STANLEY, W. M.: Isolation of a crystalline protein possessing the properties of tobacco-mosaic virus. Science 81, 644—645 (1935). ~ Viruses as chemical agents. In: Poliomyelitis, pp. 6—8. Second Int. Poliomyelitis Conf. Philadelphia and Montreal J. B. Lippincott Company 1952. — STEIGMAN, A. J., U. P. KOKKO and R. J. SILVERBERG: Mack virus-serum and gamma globulin neutralization of unidentified agent isolated from suspected non paralytic poliomyelitis. Proc. Soc. exp. Biol. (N.Y.) 83, 200 (1953a). ~ Unusual virus from poliomyelitis spinal cord. J. Amer. med. Ass. 152, 1066 (1953b). — STEINHARDT, E., C. ISRAELI and R. A. LAMBERT: Studies on the cultivation of the virus of vaccinia. J. infect. Dis. 13, 294 (1913). — STEWART, R. B., and H. R. MORGAN: Studies on cytotropism in animal viruses. II. A comparison of the growth of four influenza virus strains in vivo and in vitro in hatched chick and chick embryo lung tissue. J. Immunol. 85, 465—468 (1960). — STEWART, S. E.: Leukemia in mice produced by a filterable agent present in AKR leukemic tissue with notes on sarcoma produced by the same agent. Anat. Rec. 117, 532 (1953). ~ Neoplasms in mice inoculated with cellfree extracts or filtrates of leukemic mouse tissues. I. Neoplasms of the parotid and adrenal glands. J. nat. Cancer Inst. 15, 1391—1415 (1955a). ~ Neoplasms in mice inoculated with cell-free extracts or filtrates of leukemic mouse tissues. II. Leukemia in hybrid mice produced by cell-free filtrates. J. nat. Cancer Inst. 16, 41—53 (1955b). ~ The polyoma virus. Sect. A. In: Advanc. Virus Res. 7, 61—90 (1960). ~ Tumours in polyomavirus-immunized mice. In: A Ciba Foundation Symposium on tumour viruses of murine origin. London: J. and A. Churchill 1962. — STEWART, S. E., and B. E. EDDY: In: Proc. VII World Congr. Hematol., Intern., Soc. Hematology, pp. 596—601. Roma: Il Pensiero Scientifico 1958b. ~ In: Perspectives in virology, p. 245 (ed. M. POLLARD). New York: Wiley 1959. — STEWART S. E., B. E. EDDY and N. BORGESE: Neoplasms in mice inoculated with a tumor agent carried in tissue culture. J. nat. Cancer Inst. 20, 1223—1243 (1958). — STEWART, S. E., B. E. EDDY, A. M. GOCHENOUR, N. G. BORGESE and G. E. GRUBBS: The induction of neoplasms with a substance released from mouse tumors by tissue culture. Virology 3, 380—400 (1957a). — STEWART, S. E., B. E. EDDY, V. H. HAAS and N. G. BORGESE: Lymphocytic choriomeningitis virus as related to chemotherapy studies and to tumor induction in mice. Ann. N.Y. Acad. Sci. 68, 419—429 (1957b). — STEWART, S. E., and M. L. IRWIN: Cellular proliferation in primary tissue cultures induced with a substance derived from cell-free concentrates from human neoplastic material. Cancer Res. 20, 766—767 (1960). ~ Proc. IV nat. Cancer Conf., p. 346. Philadelphia: J. B. Lippincott Company 1961. — STOKER, M.: Studies on the oncogenic activity of the Toronto strain of polyoma virus. Brit. J. Cancer 14, 679—689 (1960). ~ Conditions affecting transformation by polyoma virus. In: Basic mechanisms in animal virology. Cold Spr. Harb. Symp. quant. Biol. 27, 375—386 (1962). — STOKER, M. G. P.: Growth studies with herpes virus. In: Virus growth and variation. Cambridge: Cambridge University Press 1959. — STONE, I. D.: Prevention of virus infection with enzyme of V. cholerae, studies with influenza virus in mice. Aust. J. exp. Biol. med. Sci. 26, 287—298 (1948). — STRAUSS, M. J., E. W. SHAW, H. BUNTING and J. L. MELNICK: „Crystalline" virus-like particles form skin papillomas characterized by intranuclear inclusion bodies. Proc. Soc. exp. Biol. (N.Y.) 72, 46 (1949). — STREISINGER, G.: The genetic control of host range and serological specificity in bacteriophages T_2 and T_4. Virology 2, 377—387 (1956a). ~ Phenotypic mixing of host range and serological specificities in bacteriophages T_2 and T_4. Virology 2, 388—398 (1956b). — SUGG, J. Y.: An influenza virus pneumonia of mice that is nontransferable by serial passage. J. Bact. 57, 399—403 (1949). — SULKIN, S. E., R. A. FINKELSTEIN and E. D. ROSENBAUM: Effect of zymosan on bacteriophage clearance. Science 125, 742 (1957). — SULKIN, S. E., R. ALLEN, R. SIMS, P. H. KRUTZSCH and C. KIM: Studies on the pathogenesis of rabies in insectivorous bats. II. Influence of an environmental temperature. J. exp. Med. 112, 595—617 (1960). — Svec, F., E. Hlavay, V. Thurzo u. P. Kossey: Erythroleukämie der Ratte, hervorgerufen durch zellfreie Karzinomfiltrate. Acta haemat. (Basel) 17, 34—41 (1957). — Sykes, J. A., J. G. Sinkovics, L. Dmochowski, C. C. Schullenberger and C. D. Howe: Tissue culture studies of human leukemia. Ann. Rep. Univ. Texas M. D. Anderson Hosp. Tumor Inst. 1960. — Syverton, J. T.: The pathogenesis of the rabbit papilloma-to-carcinoma sequence. Ann. N.Y. Acad. Sci. 54, 1126 (1952). ~ Cells in continuous culture for study of viruses. (Symposium on newer knowledge of viral and rickettsial diseases). Amer. J. trop. Med. Hyg. 5, 430—439 (1956). — Syverton, J. T., K. T. Brunner, J. O. H. Tobin and M. M. Cohen: Recovery of viable virus from poliomyelitis vaccine by use of monkeys pretreated with cortisone and X-radiation. Amer. J. Hyg. 64, 74 (1956). — Syverton, J. T., A. A. Werder, J. Friedman, A. B. Graham, F. J. Roth and O. J. Mira: Cortisone and roentgen radiation in combination as synergistic agents for production of lethal infection. Proc. Soc. exp. Biol. (N.Y.) 80, 123—128 (1952).

Takahashi, M., S. Kameyama, S. Kato and J. Kamahora: A study of myxoma virus inclusion with fluorescein-labeled antibody. Biken's J. 1, 198—200 (1958). ~ The immunological relationship of the pox virus group. Bikens' J. 2, 27—29 (1959). — Tamm, I.: Discussion in: Cold Spr. Harb. Symp. quant. Biol. 27, 196—198 (1962); s. auch H. J. Eggers and I. Tamm, Spectrum and characteristics of the virus inhibitory action of 2-(α-hydroxybenzyl)-benzimidazole. J. exp. Med. 113, 657—682 (1961). — Tamm, I., K. Folkers, C. H. Shunk and F. L. Horsfall jr.: Inhibition of influenza virus multiplication by N-glycosides of benzimidazoles. J. exp. Med. 99, 227 (1954). — Taniguchi, T., T. Fujino, S. Inoki and Y. Okuno: Studies on experimental inoculation of dengue fever. Med. J. Osaka Univ. 2, 1 (1951). — Tarantino, C.: Sulla presenza di ACTH nella placenta. Folia endocr. (Roma) 4, 197—201 (1951). — Taubeneck, U., u. H. Böhme: Der Einfluß von Bakteriophagen auf die L-Phase von Proteus mirabilis. Z. Naturforsch. 13b, 471—472 (1 58). — Taylor, E. S., and J. M. Simmons: Acute anterior poliomyelitis in pregnancy. Amer. J. Obstet. Gynec. 56, 143 (1948). — Taylor, J., and A. F. Graham: Purification of poliovirus labeled with radiophosphorus. Virology 6, 488—498 (1958). — Teilum, G., and H. E. Poulsen: Disseminated lupus erythematosus. Arch. Path. 64, 414 (1957). — Teissier, P., P. Gastinel et J. Reilly: L'herpès expérimental humain. I. L'inoculabilité du virus herpétique. J. phys. path. gener. 24, 271 (1926). — Teodoru, C. V., and G. Shwartzman: Endocrine factors in pathogenesis of experimental poliomyelitis in hamsters. Role of inoculatory and environmental stress. Proc. Soc. exp. Biol. (N.Y.) 91, 181 (1956). — Theiler, M.: Studies on the action of yellow fever virus in mice. Ann. trop. Med. Parasit. 24, 249 (1930). ~ A yellow fever protection test in mice by intracerebral injection. Ann. trop. Med. Parasit. 27, 57 (1933). ~ Spontaneous encephalomyelitis of mice, a new virus disease. J. exp. Med. 65, 705 (1937). — Theiler, M., u. J. Casals: Durch Arthropoden übertragene Viruserkrankungen des Menschen. Klin. Wschr. 37, 59 (1959). — Theiler, M., and S. Gard: Encephalomyelitis in mice. III. Epidemiology. J. exp. Med. 72, 79 (1940). — Theiler, M., and L. E. Hughes: Studies of circulating virus and protective antibodies in susceptible and relatively insusceptible monkeys after inoculation with yellow fever virus. Trans. roy. Soc. trop. Med. Hyg. 28, 481 (1935). — Theiler, M., and H. H. Smith: The effect of prolonged cultivation in vitro upon the pathogenicity of yellow fever virus. J. exp. Med. 65, 767 (1937). — Thompson, R. Y., J. Paul and J. N. Davidson: The metabolic stability of the nucleic acids in cultures of a pure strain of mammalian cells. Biochem. J. 69, 553—561 (1958). — Thorell, B.: The relation of nucleic acids to the formation and differentiation of cellular proteins. Cold Spr. Harb. Symp. quant. Biol. 12, 247 (1947). — Tolle, A.: Die fluoreszenzserologische Diagnose der Rinderleukose. Dtsch. tierärztl. Wschr. 66, 193—202 (1961). — Tolle, A., W. Eger u. Chr. Schreier: Übertragbare Nierenveränderungen bei männlichen Mäusen des Stammes N.M.R.I. nach Injektion von Rinderleukosematerial. Dtsch. tierärztl. Wschr. 21, 609—612 (1962). — Tolmach, L. J.: Attachment and penetration of cells by viruses. Advanc. Virus Res. 4, 63—110 (1957). — Toolan, H. W.: Growth of human tumors in cortisone-treated laboratory animals: possibility of obtaining permanently transplantable human tumors. Cancer Res. 13, 389—394 (1953). — Toyoshima, K., S. Hata, M. Takahashi, T. Miki and Y. Okuno: Virological studies on measles virus. III. Morphological changes and virus growth in FL cultures. Biken's J. 3, 241—248 (1960). — Traub, E.: An epidemic in a mouse colony due to the virus of acute lymphocytic choriomeningitis. J. exp. Med. 63, 533—546 (1936a). ~ Persistence of lymphocytic choriomeningitis virus in immune animals and its relation to immunity. J. exp. Med. 63, 847—861 (1936b). ~ The epidemiology of lymphocytic choriomeningitis in white mice. J. exp. Med. 64, 183 (1936c). ~ Factors influencing the persistence of choriomeningitis virus in the blood of mice after clinical recovery. J. exp. Med. 68, 229 (1938). ~ Epidemiology of lymphocytic choriomeningitis in a mouse stock observed for four years. J. exp. Med. 69, 801—817 (1939). — Troll, W.: Das Virusproblem in ontologischer Sicht. Wiesbaden: Franz Steiner 1951. — TROMANS, W. J., and R.W.HORNE: The structure of bacteriophage $\Phi \times 174$. Virology **15**, 1—7 (1961). — TRUETA, J.: Physiological mechanisms involved in the localization of paralysis. Ann. N.Y. Acad. Sci. **61**, 883—894 (1955). — TRUETA, J., and R. HODES: Provoking and localising factors in poliomyelitis. An experimental study. Lancet **1954I**, 998—1001. — TYRRELL, D. A. J.: Zit. nach ISAACS 1959. — TYRRELL, D. A. J., and I. TAMM: Prevention of virus interference by 2,5-dimethyl benzimidazole J. Immunol.. **75**, 43 (1955).

UETAKE, H., T. NAKAGAWA and T. AKIBA: The relationship of bacteriophage to antigenic changes in salmonellas of group E. J. Bact. **69**, 571—579 (1955). — UTZ, J. P.: Effect in vitro of specific lipid fractions of animal sera on psittacosis virus. Proc. Soc. exp. Biol. (N.Y.) **69**, 186—189 (1948). ~ Studies on inactivation of influenza and Newcastle disease viruses by specific lipid fractions of normal animal sera. J. Immunol. **63**, 273—279 (1949).

VENNING, E. H.: Adrenal function in pregnancy. Endocrinology **39**, 213—220 (1946). — VERLINDE, J. D.: An experimental study on the effect of immunization with T.A.B. and pertussis vaccine and alum-precipitated diphtheria toxoid on the centripetal and centrifugal spread of poliomyelitis virus. Arch. ges. Virusforsch. **4**, 561 (1952). ~ Experimentelle Untersuchungen über die Pathogenese der paralytischen Poliomyelitis insbesondere nach Tonsillektomie und intramuskulärer Injektion. Bull. schweiz. Akad. med. Wiss. **11**, 177 (1955). — VERLINDE, J. D., A. KRET and R. WYLER: The distribution of poliomyelitis virus in cynomolgus monkeys following oral administration, tonsillectomy, and intramuscular injection of diphtheria toxoid. Arch. ges. Virusforsch. **6**, 175 (1955). — VIEUCHANGE, J., G. DE BRION et J. GRUEST: De l'action cytopathogène du virus vaccinal en culture de tissus et de l'hypothèse d'un effet cytotoxique. Ann. Inst. Pasteur **93**, 218—224 (1957). — VILCHES, A., and G. K. HIRST: Interference between neurotropic and other unrelated viruses. J. Immunol. **57**, 125—140 (1947). — VIRCHOW, R.: Die krankhaften Geschwülste. Berlin: Hirschwald 1863. — VISCONTI, N., and M. DELBRÜCK: The mechanism of genetic recombination in phage. Genetics **38**, 5—33 (1953). — VIVELL, O.: Über Interferenzerscheinungen bei Infektionskrankheiten. Ergebn. inn. Med. Kinderheilk., N.F. **2**, 711 (1951). — VOGT, M.: Properties of cells transformed by polyoma virus. In: Basic mechanisms in animal virology. Cold Spr. Harb. Symp. quant. Biol. **27** (1962). — VOGT, M., and R. DULBECCO: Virus-cell interaction with a tumorproducing virus. Proc. nat. Acad. Sci. (Wash.) **46**, 365—370 (1960). — VOGT, P.: The surface of cells infected with Rous sarcoma virus. In: Basic mechanisms in animal virology. Cold Spr. Harb. Symp. quant. Biol. **27** (1962). — VUNAKIS, H. VAN, J. L. BARLOW and L. LEVINE: E. coli phage inactivation by the properdin system in vitro. Proc. nat. Acad. Sci. (Wash.) **42**, 391 (1956). ~ Studies on the inactivation of phage by the properdin system. Vortrag 295 auf VI. Tagg Europ. Ges. f. Hämatologie, Kopenhagen 1957.

WAGNER, R. R.: Influenza virus infection of transplanted tumors. I. Multiplication of a „neurotropic" strain and its effect on solid neoplasms. Cancer Res. **14**, 377—385 (1954). ~ Studies on pathogenesis of influenzal pneumonitis. Intranasal vs. intravenous infection of mice. Yale J. Biol. Med. **28**, 598—614 (1956). ~ Viral interference. Some considerations of basic mechanisms and their potential relationship to host resistance. Bact. Rev. **24**, 151—166 (1960), sowie Diskussion in: Cold Spr. Harb. Symp. quant. Biol. **27**, 349 (1962). — WAHL, R., J. HUPPERT et L. ÉMERIQUE-BLUM: Production de phages par des „protoplastes" bactériens infectés par des préparations d'acide désoxyribonucleique. C. R. Acad. Sci. (Paris) **250**, 4227—4229 (1960). — WALKER, D. L.: Latency and masking in viral and rickettsial infections. Minneapolis: Burgess Publishing Company 1957. — WALKER, D. L., and W. D. BORING: Factors influencing host-virus interactions. III. Further studies on the alteration of Coxsackie virus infection in adult mice by environmental temperature. J. Immunol. **80**, 39—44 (1958). — WALKER, D. L., R. P. HANSON and A. S. EVANS: In: Symposium on latency and masking in viral rickettsial infections. Minneapolis: Burgess Publishing Company 1958. — WARREN, J.: The relationship of the viruses of measles, canin distemper and Rinderpest. In: Advanc. Virus Res. **7**, 27—60 (1960).— WARTHIN, A. S.: Occurence of numerous large giant cells in the tonsils and pharyngeal mucosa in the prodromal stage of measles. Arch. Path. **11**, 864 (1931).— WATANABE,T., R.D.HIGGINBOTHAM and L. P. GEBHARDT: Effect of sodium monofluoracetate on multiplication of Eastern equine encephalomyelitis virus. Proc. Soc. exp. Biol. (N. Y.) **80**, 758—761 (1952). — WATERS, N. F.: Breeding for resistance and susceptibility to avian lymphomatosis. Poultry Sci. **24**, 259—264 (1945). ~ Mortality from lymphomatosis and other causes among inbred lines of white leghorns. Poultry Sci. **30**, 531—545 (1951). — WATERSON, A. P., J. G. CRUICKSHANK, G. D. LAURENCE and A. D. KANAREK: The nature of measles virus. Virology **15**, 379—382 (1961).— WATSON, B. K.: Fate of mumps virus in the embryonated egg as determined by specific staining with fluoresceinlabelled immune serum. J. exp. Med. **96**, 653—663 (1952a). ~ Distribution of mumps virus in tissue cultures as determined by fluorescent staining with fluorescein-labelled immune sera. Proc. Soc. exp. Biol. (N.Y.) **79**, 222—224 (1952b). — WATSON, B. K., and A. H. COONS: Studies of influenza virus infection in the chick embryo using fluorescent antibody. J. exp. Med. **99**, 419—428 (1954). — WATSON, J. D., and F. H. C. CRICK: Molecular structure of nucleic acids. A structure for deoxyribose nucleic acid. Nature (Lond.) 171, 737—738 (1953). ~ Genetical implications of the structure of deoxyribonucleic acid. Nature (Lond.) 171, 964—967 (1953). — Webster, L. T.: Inheritance of resistance of mice to enteric bacterial and neurotropic virus infections. J. exp. Med. 65, 261 (1937). — Webster, L. T., and A. D. Clow: Experimental encephalitis (St. Louis type) in mice with high inborn resistance. A chronic subclinical infection. J. exp. Med. 63, 827 (1936). — Webster, L. T., and M. S. Johnson: Comparative virulence of St. Louis encephalitis virus cultured with brain tissue from innately susceptible and innately resistant mice. J. exp. Med. 74, 489 (1941). — Wecker, E.: Die Verteilung von ^{32}P im Virus der klassischen Geflügelpest bei verschiedenen Markierungsverfahren. Z. Naturforsch. 12b, 208—210 (1957). ~ The extraction of infectious virus nucleic acid with hot phenol. Virology 7, 241—243 (1959). ~ Eigenschaften einer infektiösen Nucleinsäure-Fraktion aus Hühnerembryonen, die mit Encephalitis-Virus infiziert wurden. Z. Naturforsch. 14b, 370—378 (1959). ~ Virus und Nucleinsäure. Ergebn. Mikrobiol. 35, 1—38 (1962). — Wecker, E., and A. Richter: Conditions for the replication of infectious viral RNA. Cold Spr. Harb. Symp. quant. Biol. 27, 137—148 (1962). — Wecker, E., u. W. Schäfer: Eine infektiöse Komponente von RNS-Charakter aus dem Virus der amerikanischen Pferde-Encephalomyelitis (Typ Ost). Z. Naturforsch. 12b, 415—417 (1957). — Wedgwood, R. J., H. S. Ginsberg and L. Pillemer: Role of magnesium in inhibition of Newcastle disease virus by the properdin system. Fed. Proc. 15 (1), Part. I, 621 (1956a). ~ The properdin system and immunity. VI. The inactivation of Newcastle disease virus by the properdin system. J. exp. Med. 104, 707 (1956b). — Wedgwood, R. J., H. S. Ginsberg, R. H. Seibert and L. Pillemer: The inactivation of the Newcastle disease virus by the properdin system. Amer. J. Dis. Child. 90, 508 (1955). — Weidel, W., and E. Kellenberger: The E. coli B receptor for the phage T₅ II. Electron microscopic studies. Biochim. biophys. Acta (Amst.) 17, 1—9 (1955). — Weigle, J. J., and M. Delbrück: Mutual exclusion between an infecting phage and a carried phage. J. Bact. 62, 301—318 (1951). — Weiss, E., J. W. Moulder and M. K. Itatani: Effect of thyroxine and radioactive iodine on resistance of mice to infection with murine pneumonitis virus. J. infect. Dis. 90, 21 (1952). — Weller, T. H., and A. H. Coons: Fluorescent antibody studies with agents of varicella and herpes zoster propagated in vitro. Proc. Soc. exp. Biol. (N.Y.) 86, 789—794 (1954). — Weller, T. H., J. C. MacCauley, J. M. Craig and P. Wirth: Isolation of intranuclear inclusion producing agents from infants with illness resembling cytomegalic inclusion disease. Proc. Soc. exp. Biol. (N.Y.) 94, 4 (1957). — Wenner, H. A., and P. Kamitsuka: Further observations on the widespread distribution of poliomyelitis virus in body tissues following intramuscuker inoculation of Cynomolgus monkeys. Virology 2, 83 (1956). — Wielgosz, G. S.: Pyruvate metabolism of chorioallantoic membrane infected with influenza A Virology 3, 475—484 (1957). — Wiener, M., W. Henle and G. Henle: Studies on the complement fixation antigens of influenza viruses types A and B. J. exp. Med. 83, 259 (1946). — Wilcox, W. C.: Quantitative aspects of an in vitro virusinduced toxic reaction. I. General aspects of the reaction of Newcastle disease virus with cells. Virology 9, 30—44 (1959a). ~ Quantitative aspects of an in vitro virus-induced toxic reaction. II. The role of autointerference in the production of cell populations resistant to the cytotoxic effect of Newcastle disease virus. Virology 9, 45—55 (1959b). — Wildy, P.: Path of herpes virus infection from the periphery to the central nervous system in mice. 1954. Zit. nach Burnet 1955. ~ Diskussion in: Cold Spr. Harb. Symp. quant. Biol. 27, 216—217 (1962). — Wildy, P., W. C. Russel and R. W. Horne: The morphology of herpes virus. Virology 12, 204—222 (1960b). — Wildy, P., M. G. P. Stoker, I. A. Macpherson and R. W. Horne: The fine structure of polyoma virus. Virology 11, 444—457 (1960a). — Williams, M. G., A. F. Howatson and J. D. Almeida: Morphological characterization of the virus of the human common wart (Verruca vulgaris). Nature (Lond.) 139, 895—897 (1961). — Williams, R. C., and D. Fraser: Morphology of seven T-bacteriophages. J. Bact. 66, 458—464 (1953). ~ Structural and functional differentiation in T₂ bacteriophage. Virology 2, 289—307 (1956). — Williams, R. C., S. J. Kass and C. A. Knight: Structure of Shope papilloma virus. Virology 12, 48—58 (1960). — Wilson, G. S., and A. A. Miles: Topley and Wilson's principles of bacteriology and immunity. Fourth edit. London: E. Arnold (Publishers) Ltd. 1957. — Wittmann, H. G., and G. Braunitzer: Isolation and composition of all tryptic peptides of TMV. Virology 9, 726—728 (1959). — Woodruff, A. M., and E. W. Goodpasture: The susceptibility of the chorioallantoic membrane of chick embryos to infection with the fowlpox virus. Amer. J. Path. 7, 209—222 (1931). — Wyatt, G. R., and S. S. Cohen: The bases of the nucleic acids of some bacterial and animal viruses; the occurrence of 5-hydroxymethylcytosine. Biochem. J. 55, 774—782 (1953). — Wyatt, J. P., J. Saxton, R. S. Lee and H. Pinkerton: Generalized cytomegalic inclusion disease. J. Pediat. 36, 271 (1950).

Zamnecnik, F. C., and F. Lipman: Symposion amino acid activation. Proc. nat. Acad. Sci. (Wash.) 44, 67 (1958). — Zech, H., u. L. Vogt-Köhne: Ultraviolettmikrospektrographische Untersuchungen an Tabakmosaikvirus in situ. Naturwissenschaften **42**, 327 (1955). — ZHUMATOV, H. Z.: 1955b (zit. nach SMORODINTSEV 1960). — ZIEGLER jr., J. E., G. I. LAVIN and F. L. HORSFALL jr.: Interference between the influenza viruses. II. The effect of virus rendered non-infective by ultraviolet radiation upon the multiplication of influenza viruses in the chick embryo. J. exp. Med. **79**, 379—400 (1944). — ZILBER, L. A., A. K. SHUBLADZE and A. D. SHEBOLDAEVA: 1937 (zit. nach SMORODINTSEV 1960). — ZILLIG, W., W. SCHÄFER u. S. ULLMANN: Über den Aufbau des Virus-Elementarteilchens der klassischen Geflügelpest. II. Chemische Eigenschaften des Elementarteilchens und seiner Spaltprodukte. Z. Naturforsch. **10b**, 199 (1955). — ZINDER, N. D., and J. LEDERBERG: Genetic exchange in Salmonella. J. Bact. **64**, 679—699 (1952). — ZOLLINGER, H. U.: Beitrag zur Pathogenese der Einschluß-körper. Schweiz. Z. allg. Path. **14**, 446 (1951). ～ Durch chronische Bleivergiftung erzeugte Nierenadenome und -carcinome bei Ratten und ihre Beziehungen zu den entsprechenden Neubildungen des Menschen. Virchows Arch. path. Anat. **323**, 694 (1953).

Allgemeine Pathologie der Virusinfektionen.

Von

Siegfried Scheidegger, Basel.

Mit 80 Abbildungen.

A. Allgemeiner Teil.

I. Pathologie der Viruserkrankungen.

1. Einleitung.

Die Pathologie der Viruskrankheiten ist, wie Nauck (1954) ausführt, z. T. vor größere Schwierigkeiten gestellt als die Pathologie der bakteriellen Entzündungen. Die Auswertung der im Verlauf einer Virusinfektion auftretenden morphologischen Veränderungen an Zellen und Geweben bereitet erhebliche Schwierigkeiten in der Deutung. Typische oder gar spezifische Reaktionen sind bei den Viruserkrankungen nicht zu erwarten. Viren rufen im Organismus keine spezifischen Reaktionen hervor, sowenig wie das bei bakteriellen Infektionen der Fall ist. Die allgemeinen Probleme der Pathogenese der Virusinfektionen wurden auf S. 456 ff. besprochen.

Bei den Viruserkrankungen besteht noch eine weitere Komplikation darin, daß die Erreger im Gewebe bei den üblichen histologischen Verfahren nicht sichtbar gemacht werden können. Es wurde schon erwähnt, daß Änderungen im Zellaufbau und in der Kerngestalt durch viele Prozesse ausgelöst werden können. Die cytoplasmatischen und intranucleären Einschlüsse sind keine Beweise für die Anwesenheit von Viren. Ob die Zellreaktionen bei den Virusinfektionen etwas Primäres oder etwas Sekundäres sind und erst beim Absterben der Zelle auftreten, ist unentschieden.

Gemeinsam für die Viruserkrankungen ist die Tatsache, daß sich die Viren in lebenden Wirtszellen entwickeln. Dadurch wird der Stoffwechsel der Zelle wesentlich beeinflußt. Es treten Strukturumwandlungen in den Zellen und im Kern auf. Stoffwechselsteigerungen und regressive Umwandlungen mit Zelltod können einander folgen.

Beim Studium der Bakteriophagen lassen sich die Zellreaktionen gut verfolgen. Caspersson (1950) hat auf solche Probleme hingewiesen. Er hat gleichzeitig auch gezeigt, daß die Befunde bei den Bakteriophagen nicht ohne weiteres auf solche bei höher organisierten Zellen und vor allem Zellverbänden übertragen werden dürfen.

Bei den Viruserkrankungen ist eine bestimmte Affinität zu spezifischen Organen, Gewebsteilen oder Zellen etwas Auffallendes. Bei der Rickettsiengruppe besteht sie zu dem RES und zu den Gefäßendothelien. Solche Elemente werden diffus geschädigt. Bei der eigentlichen Virusinfektion sind es in der Regel Zellgruppen, sowohl epitheliale als auch mesenchymale Zellgruppen, die bevorzugt werden. Die Epithelschädigungen sind primär und schwerere; die mesenchymalen

Reaktionen scheinen sekundär. Von spezifischen Prozessen, welche durch Virusinfektionen ausgelöst werden, kann man nicht sprechen. Ein Zellverband ist ein
hochdifferenziertes Gebilde, bei welchem verschiedene Vorgänge nebeneinander
ablaufen. Aufbau und Abbau, Neubildung und Umwandlungen, d. h. Repara-
tionen und Organisation folgen sich bei einer Entzündung. Die Veränderungen,
welche sich z. B. bei der Lebercirrhose abspielen, geben uns eine Vorstellung
von den unterschiedlichen nebeneinander einhergehenden Prozessen entzündlicher
Art mit Neubildungen, Transformationen und Zelluntergängen. Neben den degenerativen Prozessen kommen wiederum Neubildungen vor, welche manchmal
sogar bis zur Entwicklung eines echten malignen Tumors führen. Solche Prozesse
zeigen, welche Vielfalt von Gewebsveränderungen im Anschluß an Entzündungen,
auch durch Viren, z. B. bei der *Hepatitis* möglich sind. Ein Vergleich mit den
Reaktionen an einfachen Zellen, z. B. mit Bakteriophagen, ist aus diesen Gründen
nicht möglich.

Bei der *Vaccineinfektion* der Kaninchencornea sind am Epithel Proliferationen
vorhanden, bevor Entzündungen und zellige Infiltrate auftreten. Prinzipiell
verschieden von bakteriellen Infektionen ist der Vorgang nicht. Da es sich um
gefäßlose Gewebsarten handelt, können erst sekundär durch Einsprossen von
Gefäßen Entzündungszellen im Gewebe später auftreten. Am Hühnerembryonalgewebe sind im Anschluß an Virusinfektionen zunächst proliferative Erscheinungen erkennbar. Später tritt eine Stimulierung des Eiweißbildungssystems auf.
Bei der Vaccineinfektion können primäre Hyperplasien auftreten. Während der
Latenz kann der Zelleib an Größe zunehmen. Das Zelleiweiß kann sich vermehren
und die Zellatmung gesteigert sein.

Bei den *Geflügelpocken* treten proliferative Vorgänge in der Epidermis
auf. Später folgt eine Hyperplasie der Epithelzellen mit Einschlüssen ohne eigentliche Entzündung der tieferen Hautschichten. Extrem stark sind solche Proliferationen bei den tumorbildenden Viren. Die Zellproliferationen können so gesteigert sein, daß sich eigentliche Geschwülste bilden.

Beim *Rous-Sarkom* und beim *Shope-Papillom* steht die Zellproliferation
dauernd im Vordergrund. Der Reiz zur Epithelproliferation hält auch dann noch
an, wenn Immunkörper auftreten.

Beim *Herpes* gehen proliferative und degenerative Prozesse nebeneinander
einher. Neurotrope Viren verhalten sich teilweise verschieden. Solche Formen
rufen keine Zellproliferation und keine Zellteilung hervor. Neurale Elemente,
vor allem die hoch differenzierten Ganglienzellen, haben keine Fähigkeit zur
Regeneration. Es liegen hier andere Verhältnisse vor als bei Epithelzellen, die
sich sehr leicht neu bilden können. Es liegt hier kein eigentlicher Einfluß eines
Virus vor, sondern es handelt sich um Folgen einer vorhandenen oder fehlenden
Regenerationsfähigkeit.

Handelt es sich um Zellen mit Vermehrungsfähigkeit, kann ein Virus einen
hyperplastischen proliferativen Prozeß auslösen. Fehlt die Regenerationsfähigkeit, so kommen Nekrosen und Zellauflösungen vor. *Cytolytische* und *Cyto-
genetische Virusinfektionen* werden auseinandergehalten[1]. Für einige Virusinfektionen besteht dieser Begriff zu Recht. Zu der cytogenetischen Gruppe
mit besonders starker Proliferationsneigung gehören die papillombildenden und
tumorerzeugenden Viren; zur auflösenden Gruppe gehören die Viren des Gelbfiebers und der Maul- und Klauenseuche.

---

[1] PHILIBERT 1924.

Das *Gelbfieber* geht mit Leberveränderungen einher, wobei hauptsächlich Nekrosen, Verfettungen und Auflösungen vorliegen. Es kommt zur starken Verfettung und außerdem zur starken trüben Schwellung. Der Prozeß ist jedoch reversibel; nicht alle Zellen werden restlos geschädigt. Eine hyaline Umwandlung weist auf den Zelltod hin. Feine hyaline Partikel treten auf, welche abgestorbenes Material darstellen, und welche sich schließlich zusammenballen. Es fehlen zusammenhängende größere Nekrosen. Die hyaline Umwandlung der Leberzellen (DA ROCHA LIMA 1912) betrifft vorwiegend die Mittelzone des Läppchens. Sie ist als weitgehend spezifisch bezeichnet worden.

In den Kernen finden sich oxyphile Einschlüsse bei der experimentellen Übertragung des Gelbfiebers auf Affen, oder auch im Frühstadium, d. h. bei bestehender Virämie. Es tritt nun eine Karyorrhexis und eine Karyolysis auf ohne Umwandlung in *Councilman-Körper*. Reticulumzellen, insbesondere Sternzellen, zeigen Schwellungen und Vacuolisierungen. Es finden sich Monocyten, auch Leukocyten, wohl als Reaktion der Gewebseinschmelzung. Bei der *Hepatitis epidemica* und bei der *Leberdystrophie* ist die Gewebsschädigung eine bedeutend intensivere, da hier große Gebiete im Absterben begriffen sind, indem ganze Areale einen Zerfall aufweisen, so daß es zum sog. Leberkollaps kommt. Die Veränderungen zeigen eine weitgehende Übereinstimmung mit solchen, welche man experimentell beim *Rifttalfieber* beim Lamm und bei der Maus erzeugen kann.

Auch die Niere ist befallen. Während die Glomerula frei bleiben, kommt es zu degenerativen Prozessen in den Epithelien mit Zellablösung, Nekrosen und Bildung von Kalkzylindern. Die Frage, ob die Leber- und Nierenerkrankung parallel laufen, oder ob der Leberschaden erst sekundär die Nierenveränderung hervorruft, ist ungeklärt. Bemerkenswert ist, daß in den Nieren keine Kerneinschlüsse auftreten.

In der Milz kommt es zur Bildung von Makrophagen und zentralen Follikelnekrosen. Es sind das keine spezifischen virusbedingten Reaktionen. THEILER (1933) gibt an, daß das Primäre die Ausbreitung des Virus im lymphatischen und hämatopoetischen System sei und erst sekundär die inneren Organe befallen würden. Wird das Virus intradermal injiziert, so gelangt es rasch in die Lymphknoten und erst später ins Blut. Darauf erfolgt dann das Übergreifen auf Leber, Milz und Knochenmark. Die einzelnen Stämme verhalten sich teilweise verschieden.

Bei experimenteller Infektion mit Gelbfiebervirus ist der Neurotropismus von wesentlicher Bedeutung. Bei einer natürlichen Infektion hingegen ist die neurotrope Eigenschaft nicht dominierend. Ob die Blut-liquorschranke einen genügenden Schutz bietet, ist nicht entschieden. Leichtere Reaktionen, wie feine Blutungen und perivasculäre Infiltrate weisen auf die Beteiligung des Zentralnervensystems hin. Bei Kindern findet sich selten etwa eine Encephalitis. Experimentell kann man bei ganz jungen Mäusen nachweisen, daß das Virus, welches parenteral verabreicht wurde, in das Zentralnervensystem gelangt. Es gelangt nicht zentripetal über die Nervenbahnen, sondern über die nasale Schleimhaut in die Nervi olfactorii. Verhindert kann ein solcher Übergang werden durch intranasale Instillation von Pikrinsäure.

Die meisten „neurotropen" Viren haben ihre primären Vermehrungsstätten nicht im ZNS. So werden die Polio- und ECHO-Viren im Darm und Rachen multipliziert und besiedeln nur in einem kleinen Prozentsatz der Fälle nach einer Virämie erst das ZNS (Näheres s. S. 466—474).

Die Zellen zeigen bei der Poliomyelitis degenerative Veränderungen, ein Verschwinden der Tigroidsubstanz, eine Auflösung der Nisslschollen mit Kerndegenerationen. Den primären Veränderungen folgt eine zellige Infiltration und Vernichtung der Zellen, eine sog. Neuronophagie. Um die Gefäße herum häufen sich polynucleäre Leukocyten, Monocyten und Lymphocyten.

Die erste Reaktion zwischen dem Virus und der Zelle ist eine Chromatolyse. Es ist das ein eigenartiger und regelmäßiger Befund. Es scheint, daß die Zellproteine dafür anzuschuldigen sind. Die Vorderhornzellen sind noch empfänglich für das Virus, wenn die Wurzel durchtrennt wurde. Erst während der Regeneration und der Neuformation der Nisslkörper werden die Zellen refraktär. Daraus kann geschlossen werden, daß beim Vermehrungsvorgang das Protein der Nisslkörper nicht einfach in Virusprotein umgewandelt wird. Es wurde schon vermutet, daß vielleicht die Zellenergie in diesem refraktären Stadium nicht ausreiche, um die Synthese von Nisslkörper und Viruskörper zu ermöglichen[1].

2. Einteilung nach pathologischen Gesichtspunkten.

Die Wege, auf welchen ein Virus in den Organismus gelangen kann, sind unterschiedliche. Bei der Übertragung von Mensch auf Mensch oder bei der Übertragung über einen Zwischenwirt ist der Weg der Übertragung ein ganz verschiedener. Unter Umständen können Stechmücken Viren übertragen. Vielfach wird durch infiziertes Sputum, durch eine Tröpfcheninfektion die Krankheit auf ein anderes Individuum übertragen. Übertragungen durch Exkremente kommen sicher vor. Das Virus kann dabei eine Schleimhaut durchsetzen ohne — was von großer Wichtigkeit ist — an dieser Stelle einen Schaden zu hinterlassen. Eine intakte Haut kann von Viren durchwandert werden. Die Schleimhäute scheinen besonders häufig von Viren durchsetzt zu werden, so die Schleimhäute des Nasen-Rachenraumes, dann solche im Magen-Darmtractus und auch die Conjunctiven. Bei verschiedenen Erkrankungen ist bekannt, daß Viren die Placenta durchsetzen.

Nach dem Durchtritt des Virus durch eine Mucosa oder auch nach irgendeinem Übertreten eines Virus in den Organismus stellt sich die Frage der Art und Weise der Virusentwicklung. Vor allem der Weg seiner weiteren Ausbreitung ist von grundlegendem Interesse. Bei einigen dieser Erreger wird der Begriff der sog. *Organotropie* gebraucht. Man muß jedoch festhalten, daß es eine reine Organotropie kaum gibt. Der Begriff der Tropien ist heute unsicher geworden, und es kommt ihm nicht mehr die gleiche Bedeutung zu wie früher. Einmal weiß man, daß auch dann, wenn ein Virus sich hauptsächlich in einem bestimmten Organ lokalisiert und dort schwere pathogene Veränderungen hervorruft, nicht ausgeschlossen werden kann, daß das Virus den Organismus allgemein befällt und sich in sehr vielen Organen auszubreiten vermag. Am auffallendsten sind die Verhältnisse wohl bei der *Poliomyelitis*, einer Erkrankung, die allgemein als neurotrop bezeichnet wird, wobei aber bekannt ist, daß auch andere Systeme ergriffen werden, wie beispielsweise das Myokard oder die Leber und die Lymphknoten. Das Virus der Poliomyelitis ist besonders in Tierversuchen schon aus dem Herzmuskel gezüchtet worden, oder es wurde im strömenden Blut gefunden. In der Histo-Pathologie sind oft schwere Myokardentzündungen vorhanden, welche als unmittelbare Todesursache anzusprechen sind. Eine Züchtung des

[1] NAUCK 1954.

Poliomyelitisvirus ist aus ganz verschiedenen Geweben geglückt. Das Virus wurde im Hoden, in Tonsillen, sogar schon in Zellen eines menschlichen Cervix-carcinoms nachgewiesen. Der Nachweis des Virus zeigt, daß dieser pathogene Stoff im ganzen Organismus sich ausbreiten kann. Es heißt aber nicht, daß er auch überall in den verschiedenen Organen zu Schädigungen führt. Bei der *Polio-myelitis* sind die Myokarditis und manchmal auch eine interstitielle Pneumonie keine seltenen Befunde. Es empfiehlt sich in jedem Fall bei derartigen Infektionen, histo-pathologisch systematisch verschiedene Organsysteme zu kontrollieren. Insbesondere stellen die Speicheldrüsen, die Geschlechtsorgane und neben dem Myokard auch die Muskulatur Systeme dar, welche im allgemeinen wenig histo-pathologisches Interesse bieten und bei Routineuntersuchungen nicht mit-kontrolliert werden. Bei der pathologischen Beurteilung von Infektionskrank-heiten wird diesem Pantropismus sehr vieler Virusentzündungen zu wenig Be-deutung beigemessen. Es wird immer noch in der Denkart der Untersuchung von bakteriell bedingten Infektionen vorgegangen.

Man muß sich dabei klar sein, daß die Organotropie nicht als streng bestehend aufgefaßt werden kann, sondern daß sehr viele Viren pantrop sind, sich im Orga-nismus generalisiert ausbreiten, aber nicht in allen Organen gleichmäßig schwere Schädigungen bedingen.

3. Blutbild.

Bei der Differentialdiagnose spielen die Veränderungen des Blutbildes eine wesentliche Rolle. Es ist bei weitem nicht so, daß allen Viruserkrankungen ein charakteristischer Blutbefund zugrunde liegen würde. Nach Siede (1953) sind bestimmte Zellen typisch, welche in der Größe an Lymphocyten erinnern und einen mehr oder weniger randständigen Kern, oft mit einer gewissen Unterteilung, zeigen. Das Chromatingerüst entspricht dem eines Lymphocytenkernes; Granu-lationen fehlen jedoch. Die Oxydasereaktion dieser Zellen ist negativ. Diese Elemente werden als Lymphoidzellen oder als *Virocyten* bezeichnet. Nicht nur bei der Grippe, sondern auch bei anderen Viruskrankheiten, so bei Herpes zoster, bei *Masern, Mumps, Röteln, Virushepatitis* und *Viruspneumonie* wurden diese Zellen nachgewiesen. Im Knochenmark können die Zellen nicht gefunden werden. Die Elemente werden vom reticuloendothelialen System abgeleitet und sollen möglicherweise eine Abwehrreaktion des reticulo-endothelialen Systems dar-stellen. Bei der Differentialdiagnose, insbesondere atypischer Pneumonien, kommt den Zellen eine große Bedeutung zu.

4. Gefäßwand, Mesenchym.

Bei Viruskrankheiten liegt oft ein Tropismus zum Ektoderm vor und keine Beziehung zum Mesenchym. Pantrope Eigenschaften zeigen jedoch das Virus der *Schweinepest, Geflügelpest,* der *infektiösen Anämie der Pferde* und der *Hundestaupe.* Hier liegt ein mesenchymotropes Verhalten vor, welches mit Änderungen im Bindegewebe einhergeht. Wichtig sind hyaline Entartungen der Gefäßwand. Bei der *Schweinepest* kommen in etwa 40—60% anämische und gemischte Infarkte der Milz vor, welche auf Blutgefäßveränderungen zurück-zuführen sind. Die Follikelarterien zeigen unter Erhalt des Endothels eine hyaline bzw. fibrinoide Verquellung der subendothelialen Schichten[1]. Später geht der Prozeß auf das ganze Gefäß über, auch auf die Intima und bedingt so eine Verengerung des Lumens. Die Arterien bestehen z. T. aus glasigen, hyalin gequollenen Massen. Die Elastica interna ist zu Beginn des Prozesses noch intakt.

---

[1] Klemperer 1952, Teilum und Poulsen 1957.

Im Follikelgewebe kommen Koagulationsnekrosen vor. Bei der *Schweinepest* sind die Infarktbildungen nicht nur embolisch, sondern vor allem durch destruierende Gefäßwanderkrankungen entstanden. Verschiedene Organe zeigen regelmäßig diese Gefäßveränderungen, vorwiegend die kleinen Arterien, Präcapillaren und Capillaren. Der Grad der Hyalinisierung scheint von der Virulenz des Virus, von individueller Resistenz und noch von anderen unbekannten Faktoren abhängig. Lymphknoten, Milz und Verdauungsorgane sind am stärksten betroffen, weniger Nieren, Gehirn und Haut.

Röhrer (1931) hat schon früher auf diese Gefäßwandschädigungen bei der Schweinepest hingewiesen. Die Gewebsnekrosen sind dadurch erklärbar. Blutungen ohne Blutgefäßveränderungen sind selten.

Die *Geflügelpest* zeigt eine große Ähnlichkeit mit der *Schweinepest*. Sie verläuft als hämorrhagische Septicämie. Nach Untersuchungen von Röhrer (1955) liegt ein mehr oder weniger gestörter Blutumlauf in der terminalen Strombahn vor mit den Zeichen einer Gefäßwandschädigung und auch regressiven Umwandlungen in dem subepithelialen lymphatischen Gewebe. Hyaline Thromben und auch Hyalinablagerungen in den subendothelialen Schichten kommen vor. Das lymphadenoide Gewebe wird stark verändert, hauptsächlich im Verdauungstractus. Teilweise können die Lymphfollikel veröden.

Auch bei der infektiösen Anämie der Pferde kommen im akuten und subakuten Stadium Umänderungen am indifferenten Gefäßmesenchym vor mit Verquellungen, Einengung der Lumina und Thrombenbildung. Die Zentralvenen der Leber, die Arteriolen und Präcapillaren der Milz und der Lymphknoten sind am stärksten befallen.

Die *Hundestaupe* zeichnet sich durch ausgesprochen mesenchymotrope Eigenschaften aus. In der Niere werden etwa hyaline Thromben gefunden. Es kommt zur Thrombosierung und Hyalinisierung der Gefäßschlingen der Glomeruli mit Abscheidung von hyalinen Substanzen in der Bowmanschen Kapsel.

Potel (1957) geht auf die Gefäßnekrosen und Hyalinisierungen ein und versucht zu entscheiden, ob hier eine direkte Schädigung der Gefäßwand durch das Virus oder durch die im Körper entstandenen Zerfallsstoffe vorliege. Im Blutungsgebiet sind oft an Capillarwänden keine Veränderungen erkennbar. In Frage steht eine unmittelbare, das Gefäßendothel schädigende Einwirkung des im Blute kreisenden Virus. Potel (1957) glaubt, daß die gestörte Kreislaufdynamik auf Reizung des vegetativen Nervensystems zurückzuführen sei oder auf eine hormonale Fehlsteuerung. Unklar bleibt, warum in einem Fall Gefäßwandschädigungen vorliegen, in einem anderen Fall nicht. Auch diese Gefäßveränderungen können nicht als spezifisch angesehen werden. Ähnliche Befunde kommen nach Kettler (1957) auch nach Diphtherie vor und beim Rhinosklerom[1].

Beim Rhinosklerom sind die Reaktionen nicht gleich. Man sollte eher von einer akuten serösen Entzündung der Gefäßwand sprechen, möglicherweise von fibrinoider Entzündung, nicht von Gefäßnekrose und Hyalinisierung.

5. Placentardurchtritt.

Der Durchtrittsmodus in der Placenta ist nicht restlos geklärt. Wie Baniecki (1955) gezeigt hat, scheinen Epithelschädigungen notwendig, um die Durchlässigkeit der Keime vorzubereiten und zu ermöglichen. Derartige Zellschädigungen sind jedoch schwierig irgendwie histologisch zu erfassen. Wahrscheinlich kommt dem Syncytium eine wesentliche Bedeutung zu. Ist diese Schicht intakt, so

---

[1] Holle 1957.

scheint die Placenta mehr oder weniger undurchlässig. Im Laufe der Schwangerschaft ändert sich aber die Beschaffenheit des Zottenepithels wesentlich um. Es
geht die Langhanssche Grundschicht verloren. Gegen Ende der Schwangerschaft
ist der Zottenbelag verändert. Es kommt zu Einlagerungen von Kalksalzen, zu
Zellatypien und zu ausgesprochenen Kernverklumpungen. Bei der *Hepatitis
epidemica* hat Baniecki (1955) gezeigt, daß die Epithelschranke für Keime am
Ende der Schwangerschaft leichter durchgängig wird. Rein mechanische Möglichkeiten für den Durchbruch von Keimen sind reichlich vorhanden. Trotzdem
ist die Erkrankung von Feten relativ selten. Baniecki (1955) weist auch auf die
wesentlichen Veränderungen, hauptsächlich im Stroma der Zotten hin. Es sind
hier Verflüssigungen im Mesenchym, sowie auch Nekrosen, feststellbar. Eine
Infektion des Fetus ist dabei leichter möglich. So können bereits in den Leberzellen
des Feten Nekrosen auftreten. Bei den *Masern* und der *Poliomyelitis* sind am
Epithel der Placentarzotten keine besonderen Veränderungen zu erkennen, obwohl
auch bei diesen Krankheiten, sowie auch bei *Rubella*, die Infektion diaplacentar
erfolgen kann.

6. Fluorescenz.

Durch Fluorochromierung lassen sich Ansammlungen von Viren oder Einschlußkörperchen leicht sichtbar machen. Melczer (1951) teilt zwei verschiedene
Gruppen ein. Es gibt *primulinpositive* und *primulinnegative* Virusarten. Das Virus
von *Herpes simplex, Variola, Lymphogranuloma inguinale* und die Elementar-
körper von *Molluscum* sind primulinpositiv. Als primulinnegativ erweist sich
das Virus von *Verruca vulgaris, Verruca plana, Condyloma acuminatum,* sowie
Zoster- und *Varicellenvirus*.

Von der direkten Anfärbung mit Fluorochromen, bei der die ,,Spezifität'' der
Färbung nur indirekt erschlossen werden kann, ist die spezifische Färbung von
Viren oder Virusantigenen mit fluorescenz-markierten Antikörpern zu unterscheiden. Die Möglichkeiten und Ergebnisse dieser Methode sind auf S. 386—399
eingehend besprochen worden.

7. Pneumotrope Virusarten.

Röhrer (1955), welcher vor allem auf die Veränderungen durch pneumotrope
Virusarten eingeht, gibt an, daß Viren manchmal nur gerade in den Lungen,
nicht in den anderen Organen nachgewiesen werden können. Es trifft das für
mehrere tierische Infektionen wie die *Schweineinfluenza,* die *Schweinegrippe,* der
infektiöse Katarrh der Pferde und für die *infektiöse Bronchitis des Rindes* zu.

Es ist anzunehmen, daß diese Viren sich in der Schleimhaut der Luftwege
und in den Alveolarepithelien vermehren und hier teilweise die gleichen Reaktionen hervorrufen, wie sie bei der *Grippe des Menschen* und bei der experimentellen Infektion des Frettchens und der Maus vorkommen. Es bestehen immerhin
einzelne Verschiedenheiten, da als erste Reaktion der Virusvermehrung in der
Lunge eine starke lymphatische Hyperplasie mit lympho-histiocytären Infil-
trationen im Lungengewebe festzustellen ist. In Umgebung der Bronchien und
Bronchiolen und auch im eigentlichen Zwischengewebe sind solche Zellen gehäuft.
Daß bei der *menschlichen Grippe* und auch bei anderen Erkrankungen des Respirationstractus diese lymphocytäre Reaktion fehlt, mag z. T. damit zusammenhängen, daß das lymphatische Gewebe in der menschlichen Lunge kaum entwickelt ist und nie in derartig ausgedehnten Bildungen schon normalerweise
vorkommt wie bei verschiedenen Tieren. Sekundär tritt Vacuolisierung des

Epithels mit Pyknosen ein, es häufen sich auch polynucleäre Leukocyten, gleichfalls kommt es zu regeneratorischen Wucherungen des Epithels. Diese Bronchialepithelsprossung kann eine derartig intensive sein, daß sie eine Verlegung der Bronchiallichtung zur Folge haben kann; dadurch werden auch Lungenatelektasen hervorgerufen.

Später kommt es in den Alveolarwandungen zur Vermehrung von Histiocyten und zur Ablösung der Alveolarepithelien. Es bildet sich eine Desquamativpneumonie aus. Vielfach werden solche Prozesse auch als ,,Pneumonitis'' bezeichnet. Zwischen den Erregern der *Schweinegrippe* und der *menschlichen Grippe* sind in bezug auf die histologische Reaktion gewisse Ähnlichkeiten vorhanden. Es wurde schon hervorgehoben, daß das Lungengewebe des Menschen keine derartige Entwicklung am lymphatischen Gewebe zeigt. Damit steht die geringere lymphocytäre Entzündungsreaktion im Zusammenhang. Während bei der *menschlichen Grippe* die schweren histo-pathologischen Reaktionen wohl Folge der bakteriellen Erreger, d. h. der Mischinfektion sind, scheint das für die *Schweinegrippe* nicht zuzutreffen. Wie HJÄRRE (1952) zeigt, spielt bei der *Schweineinfluenza* die Mischinfektion keine wesentliche Rolle. Die Schwere solcher Erkrankungen ist z. T. abhängig von der Menge der Viren, welche die Infektion bedingen.

Es scheint, daß solche Annahmen auch für die Grippeerkrankungen anderer Tiere, insbesondere für die des Rindes und des Pferdes, zu Recht bestehen. Kommt es zu einer Sekundärinfektion mit Bakterien, so treten allgemein Blutungen im Lungengewebe auf, und es schließen sich eitrige und katarrhalische Herdpneumonien an mit Tendenz zur Einschmelzung und Sequestrierung. Für solche sekundäre Infektionen sind hämolytische Streptokokken in erster Linie anzuschuldigen.

Die bei Vögeln nachweisbaren sog. grippeartigen Erkrankungen zeigen nicht das gleiche Bild. Es mag das mit dem völlig verschiedenen anatomischen Aufbau der Vogellunge zusammenhängen. Bei den Vögeln kommt es zur starken Anhäufung bestimmter Zellen, insbesondere in der Lamina propria. Rundzellen und Histiocyten beginnen zu proliferieren. Bei einer gleichfalls nachweisbaren starken Hyperämie wird nun das Epithel rasch umgeändert. Es wird verdrängt und zeigt Blähungserscheinungen und Ablösungen. Das Virus scheint hier zum Unterschied zu den oben erwähnten Virusinfektionen der Säuger auch im übrigen Organismus zu kreisen, ohne aber dort schwere Reaktionen hervorzurufen.

Bei der *Laryngotracheitis des Geflügels* kann man eine katarrhalische Entzündung beobachten. Es erkranken hier nicht nur die Schleimhäute, sondern auch die Nebenhöhlen der Nase. Es kommt zur Laryngotracheitis, wobei die degenerativen Umwandlungen am Oberflächenepithel deutlich sind mit Desquamation und ballonierender Entartung des Epithels[1]. In der Folge finden sich auch hier starke Ödembildungen und Desquamation des Oberflächenepithels mit Blutungen der Mucosa und Histiocyteninfiltraten. Einschlußkörperchen lassen sich in den Drüsenepithelien leicht nachweisen. Sekundäre bakterielle Erreger sind auch hier etwa für die Komplikationen anzuschuldigen. Die Umwandlungen am Epithel mit den Transformationen der Zellen und auch die Einschlußkörperchen machen es wahrscheinlich, daß die Erreger im Oberflächenepithel sich selbst vermehren. Bei der Grippeerkrankung der Vögel sind die Reaktionen einfachere. Es scheinen nur bestimmte Zellagen geschädigt.

Bei den Grippeerkrankungen der Haustiere ist der Prozeß viel ausgedehnter. Nicht nur oberflächliche einzelne Lagen werden betroffen. Ein diffuser schwerer

---

[1] SEIFRIED 1932.

Prozeß spielt sich ab, welcher ein ganzes Organ wie die Lunge in Mitleidenschaft zieht. Wahrscheinlich auch ohne Dazutreten von Bakterien können die Zellen der Schleimhäute der Luftwege und die Alveolarepithelien, auch das Interstitium, geschädigt werden.

Die Frage, welche Veränderungen das Virus primär in den Lungen hervorruft, ist nicht eindeutig zu beantworten. Viren können gewisse Epithelien durchsetzen ohne sie wesentlich zu schädigen. Es kann ein Virus wohl in einem Gewebe sich ausbreiten und es durchwandern, möglicherweise sich darin auch vermehren, ohne jedoch einen Schaden zu hinterlassen.

Häufig sind nekrotisierende Pneumonien neben schweren Dissezierungen und Nekrosen vorhanden. Die bakteriellen Sekundärinfektionen sind für die Nekrotisierungen wesentlich anzuschuldigen. Pasteurella, vor allem auch hämolytische Streptokokken werden nachgewiesen. In den Gefäßen sind Reaktionen vorhanden, welche auf eine starke Wandschädigung hinweisen (Röhrer 1955). Fibrinoide und hyaline Umwandlungen werden beschrieben mit Thrombosen und Nekrosen. Am Endothel und an den Adventitiazellen sind Umänderungen vorhanden. Auch totale Gefäßnekrosen kommen vor. Dadurch lassen sich die diffusen Blutungen und die Ödembildungen erklären. Blutungen finden sich in den Nieren ohne Glomerulusbeteiligung. Spastische Gefäßverschlüsse und fibrinoide Wandveränderungen mit Thrombosen können auch eine Blutsperre zur Folge haben. Auch die Infarzierungen in der Milz gehen auf deratige Zirkulationsstörungen zurück.

Seltener sind bei einzelnen Virusentzündungen generalisierte Erscheinungen des ganzen Körpers. Nicht nur Systeme oder bestimmte Organe werden befallen, sondern der ganze Organismus. Mehrere Tierseuchen vermögen solche Prozesse auszulösen wie z. B. das Virus der *Hühnerpest* und *Schweinepest*, die *New Castle Disease*, die *Hundestaupe*, die *übertragbare infektiöse Hepatitis des Hundes*.

Bei der *Schweinepest* findet sich eine diffuse schwere Infektion mit Blutungen und Gewebseinschmelzungen, welche sich diffus ausbreiten. Blutungen zeigen Haut und Lymphknoten, dann seröse Häute und die Schleimhäute des Magen-Darm- und des Respirationstractus. Pseudomembranöse Entzündungen kommen im Darm vor und führen urz starken markigen Schwellung des lymphatischen Gewebes. Infarzierungen sind vor allem in der Milz vorhanden, weniger ausgesprochen sind sie in der Lunge.

8. Tierische Viren mit septicämischen Eigenschaften.

Zu den tierischen Viruserkrankungen mit vorwiegend septicämischem Charakter gehören:

Schweinepest, Geflügelpest, New Castle-Disease, Hundestaupe, Hepatitis contagiosa canis, Rinderpest, Katarrhalfieber, Afrikanische Pferdesterbe, Rifttalfieber, ansteckende Blutarmut der Pferde, Pferdeinfluenza, Virusabort der Pferde.

Diese Viruserkrankungen nehmen in pathologisch-anatomischer und auch virologischer Hinsicht eine Sonderstellung ein. Eine Affinität oder Beschränkung der Erreger auf bestimmte hochdifferenzierte Gewebe liegt nicht vor. Der Ort der Virusvermehrung ist unbekannt. Schon frühzeitig treten große Virusmengen im strömenden Blut auf. Die Zellen, in welchen solche Virusmengen sich bilden, sind jedoch nicht bekannt. Die Gruppe dieser Viren zeichnet sich aus durch eine ausgesprochene kreislaufdynamische Wirkung. Die Tiere zeigen schwere Allgemeinstörungen und sterben öfters unter den Zeichen eines Kreislaufkollapses. Histopathologisch finden sich Gefäßwandschädigungen und Veränderungen im lymphopoetischen System.

Alle septicämisch verlaufenden Viruskrankheiten können mit einer Encephalitis oder Encephalomyelitis einhergehen. Bei Schweinepest, New Castle-Disease und Hundestaupe sind die Erscheinungen im Zentralnervensystem besonders schwere. Ob dabei immunbiologische Faktoren, Virulenzunterschiede oder Variationen der pathogenen Tendenzen des Erregers eine Rolle spielen, ist noch ungeklärt[1].

9. Tierische Viren mit neurotropen Eigenschaften.

Zu den tierischen Viruserkrankungen, deren Erreger neurotrope Eigenschaften besitzen, gehören die:

Tollwut, Bornakrankheit der Pferde und Schafe, Teschener Schweinelähmung, Aujezkysche Krankheit, Louping-ill, amerikanische Pferdeencephalomyelitis sowie Mäuseencephalitis und Mäusepoliomyelitis.

Bei diesen Krankheiten erfolgt die Virusvermehrung in den neuralen Zellen des Zentralnervensystemes. Die Erreger gelangen hämatogen, lymphogen oder auf dem Wege der Achsenzylinder an diese Stelle. Die neurotropen Viruskrankheiten zeichnen sich durch Erregungs- und Lähmungserscheinungen aus. Eine nicht eitrige Encephalitis oder Myelitis, manchmal auch eine Meningitis, kann sich ausbilden. Manchmal kommen charakteristische Zell- und Kerneinschlüsse vor. Eine Virusausscheidung mit dem Kot ist möglich. Die *amerikanische Pferdeencephalomyelitis* wird durch blutsaugende Insekten übertragen. Beim *Louping-ill* sind Zecken für die Übertragung wichtig. Bei der *Tollwut* tritt die Infektion durch Bißverletzungen ein. Die *Teschener Schweinelähmung* ist der Poliomyelitis des Menschen sehr ähnlich[2].

10. Tierische Viren mit pneumotropen Eigenschaften.

Zu den tierischen Viruskrankheiten, deren Erreger vorwiegend pneumotrope Eigenschaften zeigen, gehören die: *Ferkelgrippe, Pferdegrippe, Rindergrippe.* Hier wird einzig die Lunge befallen. Das Virus scheint zeitweise in den Schleimhäuten der Luftwege, eventuell in Alveolarepithelien vorzukommen. Es tritt eine Bronchitis und Peribronchitis auf. Durch Aushusten ist eine Übertragung leicht möglich. Die Lungenveränderungen können sich bei den erkrankten Tieren völlig zurückbilden. Sekundärinfektionen sind bekannt, vor allem durch verschiedene Streptokokken, durch Pasteurella und hämophile Bakterien. Dadurch können Herdpneumonien sich ausbilden. Besonders bei der enzootischen Pneumonie der Schweine und der Brüsseler Krankheit der Pferde ist das von wesentlicher Bedeutung[3].

11. Epitheliotropes Virus.

Mehrere Virusarten breiten sich aus und vermehren sich hauptsächlich in den Plattenepithelien. Ein typisches Beispiel für eine solche Ausbreitung und Entwicklung von Viren im Epithel stellt die *Maul- und Klauenseuche* dar. Für die dieser Krankheit verwandten Gruppen treffen die gleichen Bedingungen zu. Es kommt hier bei der Ausbreitung und Entwicklung der Viren zu einer ballonierenden Degeneration der Zellen, insbesondere der Schichten des Stratum spinosum. Später kommt es zu einer Zellauflösung, welche histologisch leicht nachzuweisen ist. Manchmal kommt es im Corium zur schweren Entzündung, ein Prozeß, welcher wohl als reaktiv aufzufassen ist und mit den Epithelschädigungen zusammenhängt. Zu Beginn sind reine Epithelumwandlungen vorhanden. Die Veränderungen im Corium sind spätere Reaktionen. Das Virus dieser Erkrankung geht später auf andere Systeme über und ruft insbesondere Muskelveränderungen

---

[1] Röhrer 1955.   [2] Röhrer 1930.   [3] Röhrer 1957.

hervor. Wichtig sind die Entzündungen im Myokard und in der Skeletmuskulatur. Sie sind wohl Folge sekundärer Einlagerung der Viren. Die myotropen Reaktionen sind auch bei den infizierten Mäusen zu beobachten.

Andere, im Epithel sich ausbreitende Virusarten führen zu Bildung von Knötchen, Bläschen und Pusteln. Bei den mehr langsam ablaufenden Pockeninfektionen werden im allgemeinen die unbehaarten Bezirke der Haut bevorzugt. Die zur Pockengruppe gehörenden Erreger rufen Zellproliferationen, insbesondere in den mittleren Lagen der Epidermis, hervor mit Bildung von Einschlußkörperchen. Die Zellen weisen eine ballonierende und reticuläre Entartung auf. Es kann auch eine Einwanderung von polynucleären Leukocyten festgestellt werden. Bei den *Geflügelpocken* und bei den *Schafpocken* sind diese Reaktionen besonders ausgeprägt. Sekundäre Umwandlungen der Zellen der tieferen Gewebsschichten sind nicht selten. Im Erwachsenenorganismus zeigt der Pockenerreger eine gewisse Affinität zum Mesenchym. Auffallend sind bei den Schafpocken Lungenveränderungen.

Die hauptsächliche Häufung und auch die Vermehrung der Erreger aller dieser Gruppen spielt sich in den mittleren Lagen der Epidermis ab, bzw. im Epithel der cutanen Schleimhäute. Es scheint, daß hier ein bestimmter Differenzierungsgrad des Epithels für die Entwicklung der Viren Voraussetzung zur Vermehrung ist. Daher stellt sich die Frage, ob besonders ausgereifte, möglicherweise auch durch einen besonderen Stoffwechsel ausgezeichnete Zellen bevorzugt werden. Histologisch sind die Bedingungen, welche für diese Entwicklung der Viren in bestimmten Zellen maßgebend sind, nicht erfaßbar. Biochemische Forschungen vermögen das vielleicht aufzuklären. Während bei der *Pockenerkrankung* ausgesprochene Zellreaktionen mit der Entwicklung von Einschlußkörperchen eine wesentliche Rolle spielen, trifft das für die *Maul- und Klauenseuche* nicht zu. Dort sind keine Einschlußkörperchen vorhanden[1].

12. Neurotropes Virus.

Die sog. neurotropen Viren sind im allgemeinen nicht rein neurotrop, sondern gemischt neurotrop. Ausgesprochen neurotrope Viren kommen in der Natur überhaupt nicht vor. Nur bei systematisch durchgeführten intracerebralen Passagen sind sie zu erhalten. Das Lyssa-Virus befällt gewisse Organe und Drüsen und kann sich in ihnen vermehren. Beim Herpes sind die Zustände ähnlich. Auch Viren, welche in der Regel das Zentralnervensystem nicht befallen, können unter Umständen sich im Gehirn oder im Rückenmark ausbreiten und dabei recht schwere Schädigungen hervorrufen, so wie beispielsweise das Virus der *Masern* und des *Mumps*. Aus den morphologischen Veränderungen lassen sich gewisse Schlüsse ziehen, was Weg und Ausbreitung eines Virus betrifft.

Der Erreger der *Poliomyelitis* hat eine besondere Affinität zum nervösen Gewebe. Er zeichnet sich noch durch eine besondere Affinität zu den Nervenzellen aus, so daß nicht von Neurotropie, besser von *Gangliocellulotropie* gesprochen wird. Bei Tieren, insbesondere bei Affen zeigt das Virus eine bestimmte und sichere pathogene Wirkung. Am sichersten geht die Infektion an durch eine intracerebrale Verimpfung beim Affen. Es gelingt allerdings auch eine Infektion zu erhalten bei intramuskulärer, subcutaner, intestinaler, intraperitonealer Einimpfung. Am wenigsten Erfolg verspricht die gastrointestinale Infektion. Auch eine peritoneale Einverleibung ist unsicher. Bei einer Einimpfung des Virus in die motorische Region einer Großhirnhemisphäre erkrankt zuerst das Rückenmark der gegenüberliegenden Seite. Es nimmt das Virus den Weg entlang den Nerven.

---

[1] Röhrer 1957.

a) ECHO-Virus.

Bei den Versuchen zur Isolierung des Poliomyelitis-Virus in Gewebskulturen wurden unbekannte Erreger gefunden, welche für Laboratoriumstiere nicht pathogen waren. Auch aus Faeces von Patienten mit nicht paralytischer Kinderlähmung konnten solche Viren gewonnen werden. Zuerst wurden diese Stämme als „Orphans"-Viren bezeichnet. Die Zahl solcher Viren nahm rasch zu und die „National Foundation for Infantile Paralysis" hat ein besonderes Komitee gegründet zum Studium solcher *Enteric cytopathogenic human orphan*, d. h. *ECHO*-Viren. Solche Virusstämme wurden auch bei aseptischer Meningitis, sogar auch bei gesunden Versuchspersonen gefunden und isoliert. Diesen Viren kommt als Krankheitserreger einer aseptischen Meningitis eine wesentliche Rolle zu. Eine starke Zellvermehrung konnte im Liquor nachgewiesen werden. Solche ECHO-Viren wurden bei Epidemien an verschiedenen Stellen schon nachgewiesen. In einzelnen Fällen ist es zu leichten Exanthemen gekommen.

STEIGMAN u. a. (1953a) beschrieben einen Todesfall bei einem 2 Jahre alten Kind, wobei die entzündlichen Reaktionen im Rückenmark als Poliomyelitis aufgefaßt wurden. Später konnten ECHO-Viren isoliert werden. Bei der intracerebralen Überimpfung auf einen Affen ging die Infektion nicht an.

In der Beobachtung von VERLINDE (1955) fand sich bei einem Kind mit Encephalitis ein Virus, welches bei der Überimpfung auf einen Affen eine poliomyelitisartige Krankheit hervorrief.

Aus den einzelnen Erkrankungen läßt sich vermuten, daß eine Virämie und auch eine starke Entzündung der Schleimhäute vorliegt.

b) Viruswanderung.

Die Negrischen Körperchen sind seit 1903 bekannt. Es handelt sich dabei um Einschlußkörperchen in den Ganglienzellen, wie sie bei der *Lyssa* vorkommen. Bei vielen Tieren können sie leicht gefunden werden und sind schon bei gewöhnlicher Hämatoxylinfärbung erkennbar. Solche Einschlüsse sind zwischen 1 und 15 mμ groß. Ursprünglich wurden die Gebilde als Lyssaparasiten aufgefaßt. Sie sind als *Neurocates hydrophobiae* bezeichnet worden[1]. Bei der Beurteilung dieser Zelleinschlüsse haben sich mehrere Forscher um eine Klärung bemüht. Sie sind als degenerative Produkte oder als Reaktionen des Protoplasmas oder der Kerne auf die Parasiten aufgefaßt worden. Andere haben sie als Parasiten direkt bezeichnet. LEVADITI (1943) hat sie als *Encephalitozoon cuniculi* bezeichnet. LEVADITI, welcher das Encephalitozoon cuniculi besonders eingehend untersucht hat und als Erreger einer Spontan-Encephalitis bezeichnet, fand, daß dieser Erreger mit Negrischen Körperchen eine große Ähnlichkeit besitze. Amöboide Formen oder Sporen wurden nie gesehen[2]. LEVADITI u. Mitarb. (1935) glauben deshalb, daß es sich dabei um parasitäre Bildungen handle und bezeichnen das Negrische Körperchen als ein Protozoon. Das Lyssavirus wurde fluorescenz-mikroskopisch sichtbar gemacht[3]. Dabei ist der Erreger nicht nur im Gehirn, sondern in Hirnhäuten und anderen Organen gefunden worden. Auch Züchtungsversuche mit Lyssavirus sind angestellt worden. Die Züchtung des Lyssavirus gelingt z. T. auch auf der Chorioallantoismembran des Hühnerembryo[4]. SCHÜKRÜ-AKSEL (1937) berichtet über Versuche, wobei aus Gewebsstücken eines tollwutkranken Tieres die Infektion auf Versuchstiere übertragen werden konnte. Es konnten später auch bei den Versuchstieren Negrische Körperchen gefunden werden.

---

[1] CALKINS 1909.   [2] LEVADITI und Mitarbeiter 1943.
[3] GERLACH 1925.   [4] SCHÜKRÜ-AKSEL 1937.

Aus den anatomischen Befunden läßt sich der Schluß ziehen, daß das Virus der Rabies durch den Achsenzylinder der Nerven das Zentralnervensystem erreicht[1]. Im Zentralnervensystem breitet sich das Virus rasch aus. Nur an bestimmten Prädilektionsstellen findet jedoch eine Reaktion statt.

In den ersten 12 Std. kann das Virus an der Eintrittspforte in den regionären Lymphknoten festgestellt werden. Etwa 24 Std. nach der Impfung läßt es sich in der Regel jedoch an dieser Stelle nicht mehr nachweisen. Es findet sich der Erreger dann zuerst in denjenigen Segmenten des Rückenmarks, welche der Impfstelle entsprechen[2]. Später kommt es in verschiedenen Segmenten des Rückenmarks und auch in den peripherischen Ganglien[3] vor.

Die Läsionen entsprechen genau der Virusverteilung. Am Orte der Infektion ist eine Vermehrung des Virus nicht beobachtet worden. Da eine Virämie fehlt, und da das Virus aus den Spinalganglien und den Hinterhörnern der zugehörigen Rückenmarkssegmente gewonnen werden kann, weist dies darauf hin, daß die Infektion entlang den sensiblen Neuronen fortschreitet. Auch die Ausbreitung im Zentralnervensystem sowie das Befallensein der Speicheldrüsen geht auf eine intraneurale Ausbreitung zurück. Es liegt also ein echt neurotropes Virus vor. Intracerebrale Verimpfungen des Virus führen meist zu rein paralytischen Krankheitsbildern.

II. Inapparente Virusinfektion *.

1. Einleitung.

Als morphologisches Substrat vieler Viruskrankheiten ist die celluläre Reaktion wesentlich. Wie GÄDEKE (1957) gezeigt hat, spielen bei inapparenten Infektionen gleichartige histologische Reaktionen eine Rolle. Es kommt hier zu degenerativen, unter Umständen hyperplastischen und proliferativen Zuständen mit nachfolgenden Zelldegenerationen[4]. Manche Viren rufen im inneren Zellgefüge wesentliche Störungen hervor mit Mitosehemmungen, Nekrosen und Zellauflösungen, andere Virusarten vermögen Zellproliferationen und Hyperplasien hervorzurufen. Solche Reaktionen sind in der Zelle selbstverständlich für eine Virusinfektion nicht beweisend. Sie können auch ohne Einwirkungen eines Virus eintreten. Auch die cytoplasmatischen oder nucleären Einschlußkörperchen sind nicht für Virus beweisend. Exsudative und infiltrative mesenchymale Prozesse können Folgen einer durch das Virus bedingten Zellreaktion sein. Bei einer Auseinandersetzung zwischen Virus und Wirt können unter Umständen Entzündungsprozesse ablaufen, welche als primär virusbedingt aufzufassen sind. So können im Mittelhirn des Schafes nach Infektion mit dem Tollwutvirus direkte histiocytäre Reaktionen nachgewiesen werden. Auch hier spielen die monocytären Reizformen, die z. T. auch im strömenden Blut vorkommen, als sog. *Virocyten* eine wesentliche Rolle. Diese Virocyten sind bei mehreren Virusinfektionen bei der infektiösen Mononucleose, der infektiösen Lymphocytose und der ,,réticulite diffuse infectieuse d'origine virale" vorhanden. Man braucht hier oft den Begriff ,,lymphotrope Viren". Im Mesenchym können gleichfalls Reaktionen ablaufen, welche als primär und rein virusbedingt angesehen werden, wie z. B. die Riesenzellbildungen bei den Masern.

---

* Eine Darstellung persistierender und latenter Virusinfektionen vom virologischen Gesichtspunkt findet sich auf S. 399 ff.
[1] SCHAFFER 1890, BABÈS 1912, SPERANSKY 1927.   [2] KLIGLER und BERNKOPF 1943.
[3] KRAUS u. a. 1926.   [4] NAUCK 1954.

Das Mesenchym, das lymphatische und reticuläre System können bei Virusinfektionen nach sekundär entzündlichen Vorgängen, vor allem nach Parenchymschädigungen in Aktion treten; eine direkte Reaktion dieser Gewebe auf das Virus ist ebenfalls möglich.

An Hand der Ektromeliestudien bei der Maus kann man durch die grundlegenden Versuche von FENNER (1948) den Mechanismus einigermaßen erfassen. THEILER (1930) hat solche Prozesse auch bei der Gelbfieberinfektion beschrieben.

Wie GÄDEKE u. a. ausführten, zeigt sich dabei, daß die Infektionen im Wirtsorganismus am Eintrittsort über Zwischenstationen im lymphatischen Gewebe unter virämischen Phasen zur Generalisation und Exanthembildung führen. In einzelnen Etappen wird eine Vermehrung der Viren auch im lympho-reticulären Gewebe erfolgen. Eine Virusmultiplikation ist Voraussetzung zur weiteren Ausbreitung der Infektion. Es kommt dabei auch zur Antikörperbildung. Das Reagieren aktiver Mesenchymanteile und die damit verbundene Struktur-Zellumwandlung ist wichtig und wird immer wieder angeführt für die mehr und mehr vorgebrachten Zweifel an der Berechtigung eines Tropismus.

Inapparente oder latente Infektionen spielen auch bei Virusprozessen eine wesentliche Rolle. Nach DOERR (1939) handelt es sich dabei um eine symptomlose Durchsetzung eines Organismus oder einzelner Teile desselben mit einem Erreger. Eine Latenz kann jederzeit in eine schwere Krankheitsform umschlagen. Die Begriffe einer sog. „schlummernden" oder „ruhenden" Infektion, wobei Erreger in isolierten Herden mehr oder weniger inaktiv bleiben, gehören in diese Kategorie.

GÄDEKE (1957) hat zu diesem Begriff der inapparenten Infektion klar Stellung genommen. Er stellt auch folgende Bedingungen auf, welche erfüllt sein müssen.

1. Das gesamte Geschehen muß kausal an eine Infektion geknüpft sein.

2. Es muß dabei ein Reaktionskontakt zwischen Erreger und Wirt geschlossen werden. Diese Auseinandersetzung soll unterschwellig höchstens als abortives Äquivalent verlaufen.

3. Die Auseinandersetzung muß in einem begrenzten Zeitbereich erfolgen und soll eine Inkubation, ebenfalls eine Ausbreitung, über den Blutweg zeigen mit Organmanifestation. Sie soll „ausheilen", und es soll eine Autosterilisation eintreten.

4. Der Vorgang soll eine mehr oder weniger dauerhafte Immunität hinterlassen.

Zur Aufdeckung einer inapparenten Infektion führen im wesentlichen zwei Wege:

1. Der Schluß aus einer Infektion auf ihren Effekt und

2. Der Rückschluß von einem Effekt auf eine vorangegangene Infektion.

Die generellen Voraussetzungen für den Begriff der inapparenten Infektion müssen erfüllt sein, so der akute Verlauf, die Heilung, die Autosterilisation und die nachfolgende Immunität.

NICOLLE (1930) hat diesen Begriff der inapparenten Infektion auf Grund subklinischer Fleckfieberinfektionen bei Meerschweinchen begründet. Sie ist eine klinisch unterschwellige, akute septicämische Erkrankung, durch ihre Inkubation und Infektiosität des Blutes oder anderer Organe charakterisiert. Ihre Ausheilung führt zu mehr oder weniger dauerhafter Immunität. Die Beweisbarkeit für eine inapparente Infektion ist in dieser Form bei Infektionen mit Bakterien nur unter großen Schwierigkeiten möglich. Bei mehreren Virus- und bei Rickettsieninfektionen ist sie unschwer beweisbar.

Mehrere Beispiele weisen auf das Vorliegen inapparenter Virusinfektionen hin. Inapparente Maserninfektionen wurden bekannt durch die Untersuchung von Inselepidemien auf den Faröerinseln[1]. Eine ähnliche Beobachtung wurde 1883 in Hageloch in Thüringen mit einem Kontagionsindex von 95% mitgeteilt. Neuere Untersuchungen aus abgeschlossenen Arealen liegen aus bisher masern-freien, arktischen Gebieten vor, wobei beim Einschleppen einer Infektion 99—99,9% der eingeborenen Bevölkerung erkrankten. Durch virologische und immunologische Untersuchungen steht die Frage spontaner inapparenter Masern-infektion noch aus. Für den Affen wurde die Möglichkeit einer unterschwellig bleibenden Infektion erbracht.

Der Effekt der Kuhpockenimpfung läßt sich hier als Beweis einer solchen Infektion anführen.

Als Modellbeweis für eine inapparente Infektion wurde von Blanc u. a. (1928) angeführt, daß die Überimpfung von Blut eines Denguekranken auf einen anderen Menschen ohne klinischen Effekt blieb. Es konnte aber bei diesem eine Virämie nachgewiesen werden. Das am 3. Tag von ihm entnommene Blut erzeugte bei Übertragung auf eine dritte Person die typische Dengue. Bei der nicht erkrank-ten Person war später bei einer Wiederholung eine Virämie nicht mehr vorhanden. Die inapparente Infektion von Dengue wurde auch beim Affen nachgewiesen.

Ein grundsätzlich gleichartiger Ablauf kann mit Flecktyphusblut erhalten werden. Bei den Experimenten von Plowright (1952) wurden Schafe mit Rinder-pestvirus infiziert. Eine kurzdauernde Temperatursteigerung war die einzige Reaktion. Das Blut der Schafe war vom 5.—6. Tag an, am stärksten um den 9. Tag herum, infektiös. Nach dem 13. Tag gelang der Nachweis nicht mehr.

Auch das Mumpsvirus kann eine inapparente Infektion zeigen. Unter 15 Kin-dern, welche mit amnionpassiertem Mumpsvirus inoculiert wurden, wiesen sechs Kinder eine Parotitis auf. In einem Fall fand sich eine Orchitis; acht Kinder blieben ohne Krankheitszeichen. Doch wurden bei diesen Antikörper im Serum nachgewiesen.

Bei der Poliomyelitis sind ebenfalls Beispiele für eine inapparente Infektion bekannt geworden. Ein sicherer Beweis kann beim Schimpansen mit Coxsackie-virus erbracht werden. Auch bei anderen Infektionen, wie bei der Meningo-Encephalitisvirusinfektion, bei Q-Fieber, beim Wolhynischen Fieber spielt diese inapparente Infektion eine wesentliche Rolle.

Die Möglichkeit des Rückschlusses von geweblichen Veränderungen auf eine im übrigen symptomlos gebliebene Virusinfektion konnte beim Menschen durch Zufallsbefunde erkannt werden. Kasuistische Mitteilungen sind von zweifel-haftem Wert (Gädeke 1957), weil es sich um einen noch nicht abgeschlossenen Prozeß handelt. Die mesenchymalen Riesenzellen, wie sie von Finkeldey (1931) und auch von Warthin (1931) im lymphatischen Gewebe in der Pharynxschleim-haut gefunden wurden, sind spezifische Korrelate einer noch nicht erkennbaren Masernerkrankung. Einschlußkörperchen können eine inapparente Infektion nicht begründen. Einblicke in die geweblichen Veränderungen inapparenter Virusinfektionen sind durch experimentelle Studien zu erhalten nach unter-schwelligen Virusinfektionen.

Für die Erkennung der inapparenten Virusinfektion sind blutmorphologische Untersuchungen von wesentlicher Bedeutung. Bei Masern, Pocken, Mumps, Virusencephalitis, Poliomyelitis, Gelbfieber, Maul- und Klauenseuche, Psittakose und Grippe sind ausgesprochene lymphoidzellige und plasmacytäre Reaktionen zu beobachten. Bei der infektiösen Lymphocytose, den Rubeolen, der Mono-nucleose, der Hepatitis epidemica spricht man von lymphotropen Viren. Bei virusbedingten kindlichen Infektionen der oberen Luftwege kann oft eine extreme Lymphopenie beobachtet werden.

[1] Panum 1847.

2. Gewebliche Reaktionen bei inapparenter Infektion.

Die Frage, wieweit kann eine inapparente Virusinfektion als Krankheit, d. h. als „Maladie aiguë" nach NICOLLE (1930) bezeichnet werden, ist nicht einfach zu beurteilen. Nach KREHL (1932) ist die Krankheit die Gestaltung von Lebensvorgängen unter besonderen Bedingungen. Dabei kann die inapparente Infektion hier Platz finden. Nach ASCHOFF (1909) wird die Krankheit anders aufgefaßt. Ein kranker Organismus ist ein solcher mit verminderter Leistungsfähigkeit. Es gibt keine präzise Definition für die Krankheit. Statt der klinischen Krankheit und des Erregernachweises wird oft der Antikörperbefund für die Anerkennung der Infektion verlangt. Deshalb ist es wichtig, an den morphologischen Reaktionen festzuhalten, welche ein Wirtsorganismus im Verlaufe von Virusinfektionen aufweist.

Morphologische Substrate einer Virusinfektion können aus cellulären Reaktionen mit degenerativen, hyperplastischen, proliferativen Prozessen oder primär hyperplastischen und sekundär degenerativen Vorgängen erfaßt werden. Es sind das Folgen der Viruseinwirkung auf das innere Gefüge einer Zelle. Mitosehemmungen, Zellnekrosen und Zellauflösungen können das Resultat sein. Schwächere Einwirkungen vermögen eine Proliferation und Hyperplasie zu bewirken.

Bei der Virusentzündung lassen sich exsudative und infiltrative mesenchymale Prozesse auseinanderhalten. Die besondere Eigenart mesenchymaler Reaktionen bei Virusprozessen ist schwierig zu beurteilen. So haben NETTLESHIP u. FLETCHER (1951) die entzündliche Reaktion bei der Poliomyelitis untersucht und die Schädigung des Nervengewebes als primär virusbedingt angesehen. Zu ähnlichen Schlüssen kommt auch GANASINSKI (1954), der die Gehirnreaktion im Mesencephalon des Schafes nach Infektion mit dem Virus fixe der Rabies als direkte histiocytäre Reaktion auf die Virusinfektion angesehen hat. Besondere Beachtung verdienen die auffallenden monocytären Reizformen. Ob derartige Zellen im strömenden Blut als „Virocyten" zu bezeichnen sind, ist noch ungeklärt. Derartige Zellen herrschen bei einer Reihe von Virusinfektionen vor, so bei der infektiösen Mononucleose, der infektiösen Lymphocytose und bei Prozessen, welche als „Réticulites diffuses infectieuses d'origine virale" bezeichnet werden. FENNER (1948) hat in seinen grundlegenden Versuchen über die Ektromelie der Maus gezeigt, daß die Infektion am Eintrittsort über Zwischenstationen in regionären Lymphknoten unter virämischen Phasen zur Generalisation führt. In solchen Stationen kommt es zur Virusmultiplikation. Ähnliche Befunde treffen wohl auch für die Gelbfieberinfektion zu, wie das THEILER (1912) gezeigt hat. Die Zwischenschaltung aktiver Mesenchymanteile und die damit einhergehenden geweblichen Veränderungen mit dem nosologischen Korrelat mit der Wirts-Virusauseinandersetzung ist zweifellos einer der Ausgangspunkte für die in den letzten Jahren immer wieder laut gewordenen Zweifel an der Berechtigung vom Begriff eines Tropismus.

Man spricht klinisch öfters von *Komplikationen*, beispielsweise bei Mumps, wenn eine Pankreasläsion auftritt, bei der Poliomyelitis, wenn eine Myokarditis sich einstellt und bei den Varicellen, wenn es zur Encephalitis kommt. Es sind das jedoch nur Komplikationen im klinischen Sinn. Das Virus ist eindeutig Grund für solche Schäden. Möglich bleibt, daß durch irgendein Produkt die Empfänglichkeit für eine Virusinfektion erhöht wird. Nach ARONSON u. SHWARTZMAN (1953b) wird durch Cortison eine Empfänglichkeit für Poliovirus gesteigert und so eine Möglichkeit von sog. Komplikationen geschaffen.

Nebennierenrindenhormone vermögen nach Dougherty u. White (1945) das lymphoreticuläre Gewebe zu irritieren. Eine Farbstoffblockade des reticuloendothelialen Systems kann auch eine Poliomyelitisinfektion der Maus modifizieren, d. h. beschleunigen und verstärken[1]. Eine Gewebsreaktion kann durch verschiedene Prozesse maßgebend verändert werden, und die asymptomatischen Teilschädigungen gehen weitgehend auf diese mesenchymalen geweblichen Prozesse zurück, und vermögen den Ablauf einer Virusinfektion morphologisch stark zu beeinflussen.

3. Symptomarme oder symptomlose morphologische Reaktionsformen.

Von Pette u. a. (1932) wurden bei der Poliomyelitis in Affenexperimenten histologische Reaktionen einer Poliomyelitis gefunden ohne klinische Zeichen der dazugehörigen Krankheit. Dieser Befund ist seither mehrfach nachgewiesen worden, so auch bei der Maus. Er ist auch für die menschliche Poliomyelitis gültig. In einer größeren Studie von Baker u. a. (1954) wurde das pathologisch-anatomische Ergebnis mit den klinischen Erscheinungen verglichen. Es wurden dabei 100 Autopsien ausgewertet. Dabei wurde der Nachweis erbracht, daß die infektionsbedingten Ganglienzellschädigungen und auch die Entzündungserscheinungen in allen Hirnbereichen ein Vielfaches betragen in bezug auf die funktionellen Ausfälle. Sekundäre Prozesse mögen mitgewirkt haben, wie auch eine durch Krankheit bedingte Anoxämie. Diese Tatsache, daß ein schwerer durch Virus bedingter Entzündungsprozeß z. B. im Gehirn vorliegt, ohne daß eine „Krankheit" klinisch zu beobachten ist, kommt jedoch nicht nur bei Virusinfektionen vor. Bekannt ist, daß z. B. zufällig bei den Untersuchungen „normaler" Gehirne Veränderungen einer schweren progressiven Paralyse gefunden werden können, ohne daß solche Individuen „krank" gewesen sind. Die interessanten Virus-Wirts-Beziehungen sind auch sonst bearbeitet worden. Es wurden neben Lungenveränderungen ein Status lymphaticus und dann wiederum interstitielle Entzündungen des Myokards beschrieben. Auf die lymphatische und reticuläre Gewebsirritation wurde vielfach hingewiesen. Es ist ja der Nachweis des Erregers im lymphatischen Gewebe bei der Poliomyelitis möglich geworden. Aus der Darstellung kann entnommen werden, daß das Myokard bei Poliomyelitis häufig erkrankt, ohne daß das klinisch wesentlich in Erscheinung tritt. Im Tierexperiment erweist sich das Muskelgewebe als recht empfänglich. Viren wurden aus diesen Geweben öfters auch bei Menschen isoliert. Es handelt sich hier um eine inapparente Erreger-Wirts-Auseinandersetzung[2].

Auch bei anderen Virusinfektionen können derartige Befunde erhoben werden. In den Gewebskulturen oder in dem bebrüteten Hühnerei lassen sich manchmal keine ernstlichen Zelläsionen nachweisen. Eine Erregermultiplikation oder eine sog. Virusausschleusung kann ablaufen ohne einen Schaden zu hinterlassen.

Bei der Dengue des Affen wurde von Taniguchi u. a. (1951) eine Myokarditis und Glomerulitis beobachtet. Von Dean und Dalldorf (1948) wurden beim Goldhamster bei der histologischen Untersuchung nach einer Infektion mit Encephalomyelitis nach Theiler (1933) eine Degeneration und eine Entzündung im Zentralnervensystem und in der Muskulatur gefunden. Auch beim Coxsackievirus kann man derartige inapparente Infektionen erkennen.

Feyrter (1954) hat bei seinen Herpes-Zoster-Studien auf die Möglichkeit eines Zosters ohne Hautreaktionen hingewiesen, indem zosterartige gewebliche Reaktionen vorhanden waren ohne Exanthem.

---

[1] Nishizawa u. Okano 1953.   [2] Gädeke 1954.

Bei inapparenten Virusinfektionen können charakteristische morphologische Schäden entstehen mit eindeutigen geweblichen Läsionen. Sie sind vergleichbar den Schäden einer apparenten Erkrankung. Inapparente Virusinfektionen brauchen, jedoch nicht immer morphologisch erfaßbare Schäden zu hinterlassen.

4. Auswirkungen inapparenter Virusinfektionen.

Obligat ist bei der inapparenten Infektion die Immunität. Das Fehlen klinischer Symptome heißt nicht, daß der Organismus nicht krank ist.

Wie GÄDEKE (1957) zeigt, können inapparente Spätfolgen einer ursprünglich unterschwellig verlaufenden Virus-Wirtsbeziehung durch häufige Antigenbeschickung eines Organismus und fortwährende Irritation reticulärer lymphatischer Gewebe schließlich eine Entgleisung proliferativer Reaktionen einleiten, deren morphologisches Substrat einer Lymphogranulomatose entsprechen kann. Die Zunahme klinisch erkannter Leukosen und Lymphogranulomatosen im Kindesalter gibt der Hypothese Raum, daß eine Verbreiterung des „antigenen Umweltspectrums", eine Belastung des antikörperbildenden Apparates zur Folge hat[1].

Eine apparente Infektion kann durch engen Kontakt auf ein anderes Individuum sich auswirken. So z. B. bei der Übertragung von einer Infektion der Mutter auf das Kind während der Schwangerschaft. Einer intrauterin erworbenen Poliomyelitis, Cytomegalie, Choriomeningitis, Coxsackieinfektion stehen Folgezustände abgelaufener intrauteriner Virusinfektionen in Form von Mißbildungen gegenüber[2]. Das Rötelnvirus ist für die Entwicklung der Mißbildung am wesentlichsten; dann können auch Mumps, Masern, Grippe und andere Viren sich auswirken. Die Störungen sind jedoch keineswegs erregerspezifisch.

III. Einschlußkörperchen.

1. Allgemeines.

Bei sehr vielen, nicht aber bei allen Viruserkrankungen lassen sich Zellstrukturen, sog. Zelleinschlüsse im Zellkern oder Cytoplasma der infizierten Zellelemente erkennen, wo sie unter Umständen auch zur Entwicklung kommen. Die Form und Größe kann sehr stark variieren, meist sind es runde oder leicht ovale Gebilde etwa von der Größe eines Erythrocyten. Vielfach sind solche Einschlüsse besonders mit Hämalaun-Eosin färberisch sehr gut darzustellen und sind oft durch einen hellen Hof oder eine helle Zone vom Cytoplasma oder vom Kern abgesetzt. Der Innenaufbau ist sehr verschiedenartig, entweder fein granulär oder auch vollkommen homogen. Sehr viele Zelleinschlüsse erweisen sich unter dem Elektronmikroskop als Virusansammlungen, deren Partikel nicht selten eine regelmäßige, kristallartige Anordnung zeigen (Abb. 38*). Seitdem wir wissen, daß die Zelle unter dem Diktat des Virusgenoms zellfremdes Material produzieren kann, das nicht in die Viruspartikel eingebaut wird (s. S. 456ff.), hat die Frage, ob bestimmte Einschlüsse als Virusmaterial oder Reaktionsprodukte der Zelle anzusehen sind, an Bedeutung verloren.

E.K. sollten routinemäßig bei allen Autopsien gesucht werden, da sie sich auch dann finden können, wenn klinisch eine eigentliche Viruserkrankung nicht in

---

[1] GÄDEKE 1955.
[2] Vergleiche Zusammenstellung über derartige Infektionen von BOURQUIN 1948, KAMERBEK 1949, KÜNTZEL 1952.
* Vergl. S. 460.

Erscheinung tritt. Organe, in welchen in der Regel E.K. besonders deutlich in Erscheinung treten, sind Nieren und die Speicheldrüsen. Auch die Haut spielt eine wesentliche Rolle. Hier ist der Nachweis relativ einfach durch Excisionen zu erbringen. Bei Kindern ist der Nachweis von E.K. öfters möglich.

Die Einschlüsse sind nicht bei allen Fixationsgemischen gleich gut nachher färberisch darzustellen. Fixationsgemische, welche Säuren enthalten, sind besonders günstig. Insbesondere kommen sie nach Osmiumsäurefixierung gut zur Darstellung. Auch das Zenkersche Fixierungsgemisch scheint geeignet.

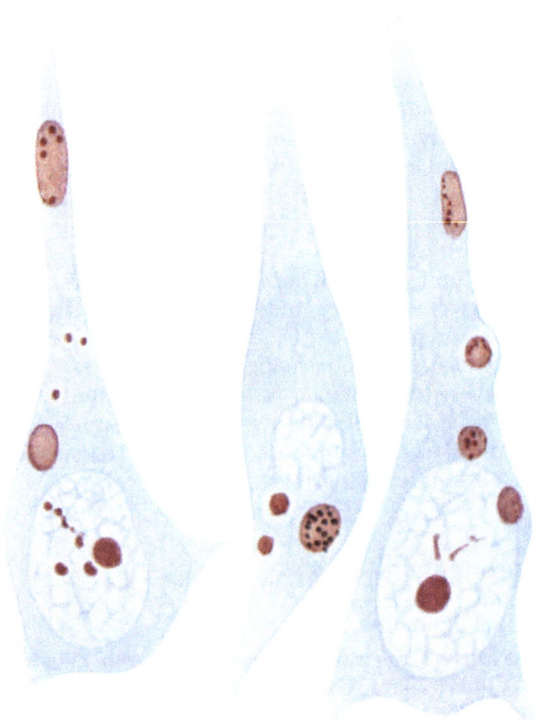

In der Regel färben sich die Einschlüsse mit sauren Farbstoffen stark an. Auch durch die Feulgenfärbung sind gute Reaktionen zu erhalten. Teilweise wird das Safranin als geeigneter Farbstoff für die Darstellung bezeichnet. Für andere Fälle wiederum eignet sich das Giemsagemisch besser. Das Fuchsin färbt solche Körperchen teilweise sehr deutlich an, wobei man hier aber bemerken muß, daß dieser Farbstoff auch andere Partikel, nicht nur E.K. zur Darstellung bringt.

Am bekanntesten und wohl auch am zuverlässigsten sind die Färbungen, wie sie Lenz und Mann angegeben haben, welche gegenüber der Giemsafärbung gewisse Vorteile haben. Alle verschiedenen Darstellungen

Abb. 1. Rabies. Ammonshorn: Negrische Körperchen des Hundes. Präparat Dr. K. F. Meyer, Hooper Foundation, San Francisco. Färbung nach Lenz. Farbige Zeichnung.

sind oft launisch und ungleich. Solche Körperchen enthalten weder Lipoide oder Eisensubstanzen, noch Polysaccharide. Selten sind argyrophile Körnchen, mehrfach auch Atypien vorhanden. Bei der infektiösen Aleukocytose der Katze zeigen die Kerneinschlußkörperchen deutliche Granulierungen. Das Kernkörperchen kann hufeisenförmig sein und multipel auftreten.

Fäulniseinwirkungen haben einen großen Einfluß auf die Darstellbarkeit des E.K. Sie verschwinden rasch beim Zelltod. Deshalb muß das zu untersuchende Material sofort fixiert werden. Während E.K. in frischem Material gut darstellbar sind, so können sie nach 24—48 Std oft nicht mehr nachgewiesen werden[1]. Bei eisgekühltem Gewebe gelingt der Nachweis manchmal noch nach Tagen.

---

[1] Schulte und Akün 1953.

Die E.K. sind wohl die am längsten bekannten morphologischen Bildungen einer Viruskrankheit[1]. HENDERSON und PATTERSON beschrieben 1841 solche Gebilde beim Molluscum contagiosum. Es ist naheliegend, daß in diesen E.K. Erreger vermutet wurden, obwohl zu dieser Zeit über das Wesen des Virus noch nichts bekannt war. 1923 haben GOODPASTURE und TEAGUE die Meinung geäußert, daß die intranucleären Einschlüsse bei Herpes Virusansammlungen seien. Zwei Jahre später wurde von GOODPASTURE ausgesagt, daß wahrscheinlich das Material der Einschlüsse aus koaguliertem Nucleoplasma bestehe. Der Ausdruck: Einschlußkörperchen weist darauf hin, daß irgendwelche Produkte in die Zelle eingedrungen sind und hier Umwandlungen ausgelöst haben. Ob die Viren oder andere, noch unbekannte Stoffe dafür anzuschuldigen sind, ist noch nicht entschieden. Chemische oder physikalische Einwirkungen können zu solchen Bildungen Anlaß geben. Auffallend ist, daß nur einzelne Zellelemente befallen werden. Es ist dadurch nicht sehr wahrscheinlich, daß allein chemische und physikalische Einflüsse dafür verantwortlich sind, da es kaum verständlich wäre, weshalb solche Noxen nur einzelne Zellelemente ergreifen würden[1].

Übersicht über das Vorkommen von E.K. bei verschiedenen Viruserkrankungen.
Virusbedingte Kerneinschlußkörperchen

Bornasche Krankheit	(Ganglienzellen)
Pferde-Encephalomyelitis in USA	(Ganglienzellen)
Rückenmarksentzündung der Pferde in Japan	
Laryngo-Tracheitis infectiosa der Hühner	(Epithelzellen)
Stomatitis vesicularis	(Ganglienzellen, Maus)
Gelbfieber	
Hepatitis contagiosa canis (Fuchsencephalitis)	(Endothelzellen, Epithelzellen, Reticulumzellen)
Virusabort der Stuten	(Reticulumzellen, Epithelzellen)
Herpes simplex	(Epithelzellen u. a.)
Zoster	(Epithelzellen u. a.)
Varicellen	
Condyloma acuminatum	
Verruca vulgaris	(Epithelzellen)

Cytoplasmatische Einschlüsse bei Viruskrankheiten

Tollwut	(Ganglienzellen)
Bösartiges Katarrhalfieber der Rinder	(Ganglienzellen)
Geflügelpest	(Ganglienzellen, Gänse, Tauben)
Variola, Alastrim, Vaccine	(Epithel-, Bindegewebszellen)
Schafpocken	(Haut)
Geflügelpocken	(verhornendes Plattenepithel)
Pferdepocken	(Haut)
Schweinepocken	(Haut)
Ektromelie der Maus	(Epithelzellen)
Molluscum contagiosum	(Epithelzellen)
Trachom	(Epithelzellen)
Einschlußblennorrhoe	(Epithelzellen)
Schwimmbadconjunctivitis	(Epithelzellen)
Epitheliosis desquamativa (Psittakose)	(Epithelzellen)

Kern- und Cytoplasmaeinschlüsse

Staupe des Hundes	(Ganglienzellen)
(Hard-pad-disease)	(Gliazellen, Ependymzellen)
Infektiöse Darmentzündung der Katzen	(Epithelzellen)
Rifttalfieber	(Leberepithelien, Ganglienzellen)
Speicheldrüsenvirus des Meerschweinchens	(Glia)

[1] KÖHLER 1955.

Nicht charakteristische Einschlüsse

Parotitis epidemica	St. Louis-Encephalitis
Schnupfen	Lethargica-Encephalitis
Masern	Poliomyelitis
Dengue	Australische X-Disease
Sandfliegenfieber	Encephalomyelitis
Influenza	Herpes zoster

2. Morphologie und Lokalisation der Kerneinschlußkörperchen (K.E.K.)

Die K.E.K. zeichnen sich durch eine morphologisch einfache Struktur aus und sind im allgemeinen wenig untereinander verschieden. Cowdry hat versucht derartige Kerneinschlüsse nach bestimmten Schemen zu klassifizieren. Er hat dabei zwei Typen als wesentlich hervorgehoben, einmal den Herpestypus, den er als Typus A, und den Bornatypus, welchen er als Typus B bezeichnet hat. Nach den Kerneinschlüssen des Typus A (*Nuclear Inclusions Type A*) ist die Gruppe der NITA-Viren benannt worden.

Wie Köhler (1955) zeigt, findet sich beim Typus A eine Hyperchromasie, insbesondere der Kernwandung; in dem wandständigen Chromatin kommt es zur Einlagerung von Chromozentren. Im Kerninnern sind mehrere z. T. acidophile, dann neutrophile und basophile, oft homogene Einschlußkörperchen mit hellem, optisch leerem Hof. Es ist möglich, daß der Nucleolus zwischen Kernwand und E.K. sich findet. Es wird auch angegeben, daß das E.K. von einem Rest des Nucleolus umgeben wird.

Beim Typus B, dem Bornatypus, handelt es sich um Bildungen, die bedeutend kleiner sind und nur einen Durchmesser von 1—2 μ aufweisen. K.E.K. können in Einzahl oder Mehrzahl auftreten und zeigen feine acidophile Granulationen im Innern, z. T. Ringbildungen. Derartige Strukturen kommen vor allem bei der Bornaschen Krankheit vor. Vom Kernkörperchen unterscheiden sie sich durch eine äußere helle, lichtbrechende Schicht. Es ist bemerkenswert, daß bei dem Typus B die regressiven Veränderungen in den betreffenden Zellen weniger in Erscheinung treten. Derartige K.E.K. kommen bei verschiedenen Viruskrankheiten vor. Bei der Kontrolle von einschlußhaltigen Kernen lassen sich Veränderungen erkennen, die darauf hinweisen, daß ein aktiver Prozeß vorliegt.

Die Anhäufung von acidophilem Material im E.K. geht meistens mit Änderungen des basophilen Chromatins in der Kernmembran einher. Es sind auch Absterbeerscheinungen der Zelle zu beobachten und frühzeitig ein Verschwinden von Kernkörperchen. Einschlüsse sind nicht nur als eine reine Anhäufung irgendwelcher Substanzen anzusehen, sondern müssen als Anhäufung von infiziertem Material betrachtet werden, welches die Zelle im ganzen schädigt.

An den Zellen, welche E.K. aufweisen, sind verschiedene Umwandlungen zu erkennen, vor allem Hyperplasien, Hypertrophien oder Nekrosen.

Eine Gruppe von E.K. entsteht unter dem Einfluß des Virus während der Zellentwicklung. Bei einer anderen Gruppe (B) kann man nur mehr von einer Aufstapelung von Material sprechen, ohne daß hier eine wesentliche Zellschädigung vorliegt. Bei diesem Typus B findet sich meist eine Basophilie des Chromatins, wobei die Kernstruktur nicht beeinflußt wird. Diese Einschlüsse sind tropfenartige Massen von acidophilem Material bei deutlicher Hofbildung in der Umgebung. Beobachtet werden solche außer bei der Bornaschen Krankheit auch etwa bei Poliomyelitis. Sie sind nicht sehr leicht erkennbar.

Es gibt auch solche Körperchen, die mit Viren nichts zu tun haben. Einmal können sie sich entwickeln, ohne daß es gelingt, die Ursache ihrer Entstehung zu deuten, oder sie entstehen auf Grund experimenteller Eingriffe. Einschlüsse bei nicht apparenten Viruserkrankungen kommen vor allem in den Speicheldrüsen vor, gelegentlich auch in den Nieren. Diejenigen Einschlüsse, die überhaupt nichts mit Viren zu tun haben, breiten sich in der Regel diffus aus. Sie sind in Leber, in Niere und auch in der Epidermis vorhanden, können sich auch in anderen Organen finden.

Bemerkenswert ist, daß verschiedene chemische Stoffe, z. B. Gifte wie Blei und Wismut, solche K.E.K. hervorbringen können; dann vor allem Stoffe, die auf den Kern einwirken, wie unter anderem Eisenhydroxyd, Strychnin, Morphium, auch ionisierende Strahlen usw. Es gibt auch eine Zahl derartiger Kernreaktionen bei Tieren und auch beim Menschen, ohne daß dabei ein Grund für deren Entstehung gefunden werden könnte. Bekannt sind diese K.E.K. in den Nebenhodenepithelien des Menschen und der Tiere. Sie finden sich in den Epithelzellen größerer Drüsen, in Niere, Leber, Bauchspeicheldrüse, dann wiederum scheinen die Ganglienzellen häufig befallen[1].

Bei der chronischen Bleivergiftung fand ZOLLINGER (1953) Reaktionen, welche auf ein direktes Eingreifen des Bleies in den Kernstoffwechsel hinweisen, gefolgt von Mitosenhemmung. Dem Blei scheinen Eigenschaften zuzukommen, welche den Kernstoffwechsel wesentlich stören können.

Bei der experimentellen Bleivergiftung sind zahlreiche E.K. zu beobachten in den Zellen der Haupt- und Mittelstücke. Es läßt sich hier eine Kernpolymorphie erkennen mit E.K. die zwischen 2 und 7 μ groß sind. Sie lassen sich färberisch und phasenmikroskopisch gut nachweisen. Ionisierende Strahlen scheinen leicht deutliche E.K., hervorzurufen. Sie finden sich vor allem in Gliomen, bei verschiedenen Tumoren des Menschen und der Tiere. Bei der Cytomegalie sind sie leicht zu finden. Hier sind die intranucleären E.K. groß mit gehäuften basophilen Schollen[2]. Unter Umständen können die E.K. nicht nur acidophil, sondern basophil sein. Das färberische Verhalten und ihre Reaktion auf destilliertes Wasser und Ribonuclease weisen auf einen höheren Gehalt an Ribonucleoprotein hin. Das histochemische Verhalten ist ähnlich dem, das in den Nucleolen gefunden wird. Die zentrale Schwärzung der E.K. bei der Haidenheinschen Hämatoxylinfärbung läßt sich wohl mit den Innenkörperchen in Verbindung bringen. Für eine differentialdiagnostische Unterscheidung zwischen Nucleolen und E.K. ist die Basophilie der Nucleolen wesentlich. KIKUTH u. a. weisen auf bestimmte Abweichungen im Bau der K.E.K. hin. Vergrößerte Nucleolen können nicht selten zentral acidophil sein, unter Umständen können sich die E.K. basophil verhalten. Rein nach färberischen Methoden ist es nicht ohne weiteres möglich zwischen Nucleolen und E.K. zu unterscheiden; es ist sogar nicht ausgeschlossen, daß E.K. pathologisch veränderte Nucleolen darstellen. Die sog. Polar Bodies der Cytomegalie stellen wohl neugebildete Nucleolen dar.

Bei den virusbedingten Einschlußkörperchen von granulärer Struktur wird angenommen, daß Viruskolonien solche Strukturen bilden könnten.

Durch die verschiedenen Noxen wie Strahlen, Blei usw. läßt sich zeigen, daß die Bildung von E.K. mit einer Störung des cellulären Eiweißstoffwechsels zusammenhängt, also eine Reaktion des Körpers auf verschiedene Reize ist. Für Viruserkrankungen kann man sie nicht als typisch oder gar beweisend ansehen.

In den Einschlüssen sind die Mineralbestandteile unterschiedlich stark vertreten. Bei Fowlpox sind sie reichlich vorhanden. Andere wiederum sind frei von Aschenbestandteilen und zeigen eine negative Reaktion auf DNS und Eisen.

Es ist festzuhalten, daß es E.K. gibt, welche durch Viren bedingt sind, und andere, welche nicht auf eine Virusinfektion zurückgehen. Sie lassen sich durch chemische Substanzen erzeugen. Auch in den Leberzellen des Menschen kommen E.K. vor, wie ZINCK festgestellt hat, insbesondere im Anschluß an Verbrennung.

[1] KÖHLER 1955.   [2] ZOLLINGER 1953.

Gewisse Kerneinschlüsse, die sich acidophil verhalten, sind nicht in diese Gruppe einzurechnen. Es handelt sich hier um Kristalle, welche leicht an ihrer äußeren Gestalt identifiziert werden können. Beim Aluminiumhydroxydgranulom läßt sich etwas derartiges im Modellversuch zeigen, indem nur in einzelnen Zellen Reaktionen auftreten[1]. Es handelt sich hier aber nicht um echte E.K.

3. Morphologie und Lokalisation der cytoplasmatischen Einschlußkörperchen (Z.E.K.).

Zum Unterschied der K.E.K., die ein relativ gleichförmiges Bild zeigen, bei welchem immer wieder ähnliche Einlagerungen und Zellreaktionen auftreten, ist bei Z.E.K. die Variation eine äußerst große[2]. Die Bildungen sind so vielgestaltig, und wechseln immer wieder sehr ihr Aussehen, daß kaum von einem einigermaßen klassischen Typus gesprochen werden kann. Dabei ist auffallend, daß nicht nur die chemischen und physikalischen Einwirkungen, welche besondere Z.E.K. zur Folge haben könnten, sondern auch die gleichen Noxen ganz verschiedene Reaktionen hervorrufen können. Es gibt acidophile und auch basophile Granulationen, wie sie beim Trachom und den Molluscumkörperchen auftreten. Die Z.E.K. können unter Beteiligung der Elementarkörperchen aufgebaut sein, so bei den Prowazek-Halberstaedterschen Körperchen und der Ektromelie.

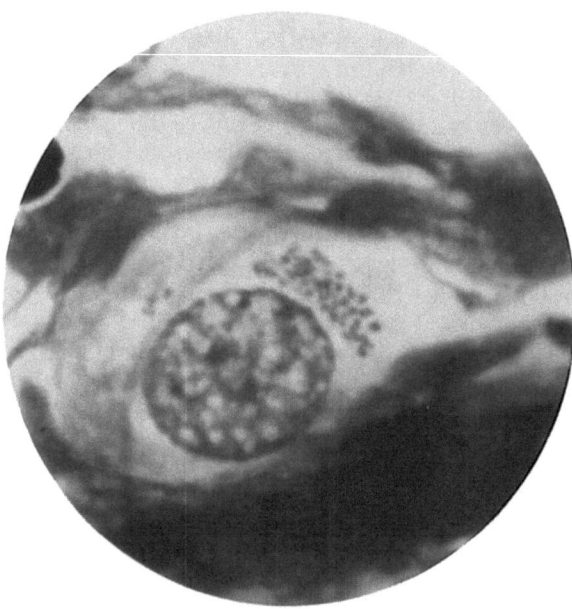

Abb. 2. Trachom. Einschlußkörperchen in Epithelzellen, sog. Initialkörperchen. Giza Ophthalmic Laboratory. Präparat Ciba Basel.

Zelleinschlüsse, welche beim Menschen gefunden werden, sind immer mit Krankheitserscheinungen verbunden. Bei der Untersuchung der infektiösen Myxomatose des Kaninchens und auch bei der Kontrolle der Negri-Körperchen hat sich ergeben, daß die Mitochondrien und die Neurofibrillen für diese Einschlußbildung anzuschuldigen sind. Die cytoplasmatischen Einschlüsse bei der Myxomatose, welche acidophil und feinkörnig erscheinen, sind wahrscheinlich keine echten Elementarkörperchen, da diese in der Regel sich als basophil erweisen.

Eine weitere Gruppe von Zelleinschlüssen, wie sie beim Trachom, bei der Schwimmbadconjunctivitis und bei Molusculum contagiosum vorkommen, erinnern an Elementarkörperchen. Sie scheinen aber weder Viren noch irgendwelche Entwicklungsstadien zu sein. Die Guarnerikörperchen sind möglicherweise verklumpte Elementarkörperchen.

---

[1] Cohrs und Schulte 1951.   [2] Köhler 1955.

4. Einschlußkörperchen in Kern und Cytoplasma.

Bei mehreren Viruserkrankungen kommen E.K. in Kern und Protoplasma vor. Die Z.E.K. bei der Cytomegalie treten erst auf, nachdem sich K.E.K. gebildet haben. Vielfach sind die Z.E.K. Zeichen absterbender Zellen. Auch bei anderen Infektionen scheinen die gleichen zeitlichen und geweblichen Abläufe vorzuliegen.

SCHULTE und AKÜN[1] zeigen, daß den E.K. eine wesentliche diagnostische Bedeutung bei Virusinfektionen zukommt. Der Nachweis von E.K. ist pathognomonisch und spielt eine wichtige Rolle bei *Hepatitis contagiosa canis*, für die *Hartballenkrankheit* der Hunde und drittens für den *Virusabort* der Stuten. Bei allen drei Krankheiten sichert der Nachweis die Diagnose. Histo-morphologisch unterscheiden sich die E.K., was Aussehen und Sitz im Kern anbetrifft, nicht wesentlich.

Bei der Hepatitis contagiosa canis finden sie sich in den Leberzellen und Gefäßendothelien. Man spricht von hepatoendotheliotropen E.K. Bei der Entmarkungsencephalitis des Hundes (Hardpad-disease) lokalisiert sich das Vorkommen der E.K. in der Medulla oblongata und im Kleinhirn, in Gliazellen und in Ependymzellen. Beim Virusabort der Pferde finden sich in den Fohlen in Leber, Milz, Lunge E.K. in miliaren karyorrhektischen Herden.

Bei der infektiösen Ektromelie kommen intracelluläre E.K., sog. Marchalkörperchen, vor allem in der Haut, in den Lymphknoten, Leber, Milz, Speicheldrüse und Pankreas vor. Sie färben sich mit Eosin an. Intraplasmatische E.K. sind häufig in Monocyten vorhanden, vor allem in Ascites bei der intraperitonealen Verimpfung. Solche Einschlußkörperchen stellen einen weitgehenden Beweis für die Ektromelie dar[2]. Diese Körperchen erscheinen in den äußeren Schichten des Cytoplasmas, eine Beziehung mit der Centrosphäre besteht nicht. Die Zellen werden deutlich vergrößert.

Bei den *Adenovirusinfektionen* kommen intranucleäre Einschlüsse vor. Es werden hier mehrere, teilweise gut bekannte Typen unterschieden, welche Feulgennegativ und auch Feulgen-positiv sein können. Solche Elementarkörperchen zeigen blaue stark leuchtende Punkte bei der supravitalen Präparation im Dunkelfeldmikroskop. Durch diese Methode und durch die Ultraviolettmikroskopie ist es möglich, die feinen Figuren der Elementarkörperchen in den Ektromelieeinschlüssen zu erkennen.

E.K. kommen vor allem im ZNS häufig zur Beobachtung. Sie sind hier auch am leichtesten aufzufinden, da man an den relativ großen neuralen Zellen die Kernstrukturen schon bei der gewöhnlichen mikroskopischen Kontrolle leicht beurteilen kann und da außerdem die Kerne keinen starken Chromatingehalt aufweisen. Sie kommen in Ganglienzellen, in Gliazellen und Ependymzellen vor. Außerdem kann man solche Körperchen in mesenchymalen Elementen und in Epithelzellen feststellen. Im Knochen, in der Muskulatur und im Knorpel sind sie nicht nachgewiesen worden. Man muß annehmen, daß Beziehungen der Entwicklung von E.K. mit dem Stoffwechsel vorliegen. Der Gehalt der E.K. an Ribose und an Desoxyribosenucleotin weist auf die Beziehung zum Zellstoffwechsel hin. Die Körperchen können sich sowohl aus dem Golgiapparat wie aus den Mitochondrien entwickeln[2]. DOHI (1951) fand bei der Ektromelie eine Entwicklung solcher Bildungen aus den Mitochondrien. Es sind vorerst Schwellungen zu erkennen, die dann nachher wiederum verschwinden, nach etwa 12 Std sind die E.K. vorhanden. Elementarkörperchen in den Kernen sind zu diesem Zeitpunkte nicht nachweisbar. Sie dringen erst später in die Zelle ein.

---

[1] SCHULTE und AKÜN 1953.   [2] DOHI 1951.

Klassifikation von Virus und Rickettsieneinschlußkörperchen (nach Harding).

I. Intracytoplasmatische Einschlüsse.

A. Große eosinophile Einschlüsse, 5—20 μ im Durchmesser, oval oder sphärisch, einige davon mit basophilen Granulationen.
 1. Guarnieri-Körperchen bei Variola-Vaccinia-Infektion.
 2. Henderson-Patterson-Körperchen bei Molluscum contagiosum.
 3. Bollinger-Körperchen bei Geflügelpocken.
 4. Marchal-Körperchen bei Ektromelie.
 5. Negrische Körperchen bei Lyssa.
B. Kleine eosinophile Einschlüsse.
 Entwicklungsformen der obigen Einschlüsse.
C. Kleine basophile Einschlüsse. Im allgemeinen handelt es sich um zarte blaue Granu-lationen, die sich im Cytoplasma finden.
 1. Einschlüsse von Encephalitis lethargica.
 2. Einschlüsse von Herpes febrilis.
 3. Cytomegalie-Einschlüsse.
D. Große basophile Einschlüsse. Hier handelt es sich um einen komplizierten Entwick-lungsvorgang. Das Elementarkörperchen tritt in die Zelle ein und vergrößert sich. Es wird als Initial-Körperchen bezeichnet. Ist es noch größer, wird es als Plaque bezeichnet. Manchmal kann ein einzelnes Plaque das Cytoplasma ausfüllen. In anderen Fällen kommt es zu einem Schwarm derartiger Bildungen. Bei der Reifung dieser Einschlüsse färben sie sich intensiv blau an.
 1. Miyagawa-Einschlüsse bei Lymphogranuloma venereum.
 2. Halberstaedter-Prowazek-Körperchen beim Trachom.
 3. Thygeson-Einschlüsse bei der Conjunctivitis.
 4. Levinthal-Cole-Lillie-Körperchen bei der Psittakose.

II. Intranucleäre Einschlüsse.

A. Beim Typus A sind die Einschlüsse amorph, granulär oder in kleineren und größeren Massen beisammen. Sie zeigen eine eosinophile Reaktion und zeichnen sich aus durch einen ungefärbten Hof zwischen Einschlüssen und Kernmembran. Das Kernchromatin ist desorganisiert.
 1. Einschlüsse bei Herpes febrilis.
 2. Einschlüsse bei Geflügelpocken und Herpes zoster.
 3. Einschlüsse beim Gelbfieber.
 4. Einschlüsse bei der Adenovirusinfektion.
 5. Einschlüsse bei der Variola.
B. Typus B: die Einschlüsse bedingen geringere Reaktionen im Kern wie die des Typus A. Die Einschlüsse sind schärfer umschrieben. Sie variieren in der Größe. Sie sind acidophil und umgeben von einem ungefärbten Hof.
 1. Bornasche Krankheit.
 2. Herpes febrilis.
 3. Geflügelpocken, Herpes zoster.
 4. Poliomyelitis.
 5. Rift-Valley-Fieber.
 6. Cytomegalie-Einschlußkörperchen-Erkrankung.

Harding (1956), welcher auf die verschiedenen Möglichkeiten einer *Labora-toriumsdiagnose* von Viruskrankheiten, besonders bei der Poliomyelitis, eingeht, beschreibt neben den direkten Methoden zur Isolierung der Viren und dem Nach-weis der Antikörper, vor allem die Möglichkeiten einer mikroskopischen Beurteilung von Untersuchungsmaterial bei den Virus- und Rickettsienerkrankungen. Er zeigt, daß bei der mikroskopischen Kontrolle von Viruserkrankungen der Nachweis der Elementarkörperchen eine wesentliche Rolle spielt. Es ist dabei hervorzuheben, daß bei der gewöhnlichen Lichtmikroskopie die Elementarkörperchen leichter erfaßbar sind als, wie öfters angenommen wird, mit der Elektronenmikroskopie. Vielfach entstehen Schwierigkeiten in der Beurteilung dadurch, daß solche Virus-partikel oder Elementarkörperchen mit Zellbestandteilen verwechselt werden können. In vielen Fällen ist das Elektronenmikroskop von grundlegender Wichtigkeit für den Nachweis von Viren.

So ist für die Frühdiagnose von Alastrim, Pocken und die diffus sich ausbreitende Vaccinia die direkte Untersuchung mit dem Elektronenmikroskop ausschlaggebend.

Bei den Masern sind die später zu besprechenden charakteristischen Riesenzellen, welche im Prodromalstadium von Wichtigkeit sind, in den Tonsillen, in der Appendix, in den Schleimhäuten, im Nasen-Rachenraum und auch in der Bronchialwandung vorzufinden (Abb. 3). Zum Teil können sie auch im Sputum auftreten. Manchmal läßt sich durch Abschaben von Schleimhautbröckeln der Nase während des Prodromalstadiums die Krankheit diagnostizieren. Das Material, das so gewonnen wird, soll nicht ausgestrichen, sondern eingebettet werden. Riesenzellen können auch bei Varicellen und Herpes zoster etwa nachgewiesen werden.

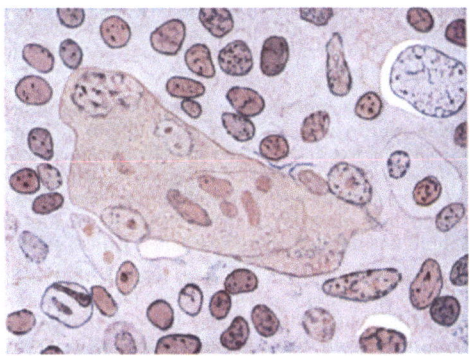

Abb. 3. Masern. Lymphknoten mit Riesenzellbildungen. Multiple Zelleinschlüsse. E. N. 12858/59. 3jähriger Knabe.

Zellkulturen.

Zellkulturen werden in der virologischen Forschung zur Klärung der Zell-Virusbeziehung, zur Erkennung von virusbedingten morphologischen Zellveränderungen, zum Studium der Einschlußkörperchen und des Stoffwechsels verwendet[1]. In der virologischen Technik bedient man sich Gewebskulturen bei Virusisolierungen und Virustypisierungen. Die Verwendung von Gewebskulturen an Stelle der viel kostspieligeren Tierversuche hat Massenuntersuchungen ermöglicht, die erst jetzt die genaueren epidemiologischen Studien über Ausbreitung zahlreicher Viren gestatten. Neutralisationsteste und Virusisolierungen nehmen in einem Laboratoriumsbetrieb nur etwa 1—4 Tage in Anspruch.

Mit Hilfe der Zellkulturen wurden erstmals Bedingungen geschaffen, welche den Einfluß verschiedener Viren auf Körperzellen studieren lassen.

Es hat sich dabei gezeigt, daß die einzelnen Virusarten sich zur Zelle und zum Kern charakteristisch verhalten. Während die einen Erreger nur im Kern vorkommen, sind andere im Cytoplasma oder in Kern und Cytoplasma vorhanden. Der Grad der Schädigung durch das Virus auf die Zelle ist verschieden. Während einige Viren, wie z. B. das Virus der Poliomyelitis und solche wie Coxsackietypen, auch einige Echoviren, die Zelle völlig zerstören, sind andere, wie das New-Castle-Virus und bestimmte Encephalitisviren weniger schädigend. So kann unter Umständen nur gerade eine partielle Kernnekrose auftreten. Häufig ist die degenerative Umwandlung auch eine streng lokalisierte. Auf die Bedeutung der Gewebskulturen weist ENDERS (1957) hin. Es ist schon früh klar gewesen, daß sich die Viren wie intracelluläre Parasiten verhalten, die sich nicht außerhalb lebender Zellen vermehren können. Den ersten endgültigen Nachweis für die Fähigkeit der Viren, sich in Gewebskulturen zu vermehren, stammt von STEINHARDT, ISRAELI und LAMBERT (1913). Mit Zellen von Kaninchen und Meerschweinchen konnte eine Vermehrung von Viren nachgewiesen werden. Mit Antibiotica ist eine etwaige bakterielle Infektion leicht zu verhindern. Auch aus Sputum oder Kot können auf diesem Weg Viren erhalten werden. Wie ENDERS (1957) zeigt, ist es wesentlich, daß man für solche Kulturen auf ein Material zurückgreift, das primär für eine Infektion mit solchen Erregern empfindlich ist. Die Erreger von Poliomyelitis und Varicellen vermögen z. B. in Menschen- und Affenzellkulturen zu wachsen, d. h. in Gewebszellen eines Individuums, welches von Natur aus empfindlich ist und keine natürliche Infektionsresistenz besitzt.

Eine einfache und zuverlässige Methode, die Virusvermehrung im Kulturmaterial zu erfassen, bestand lange Zeit nicht. In den Zellen wurden Einschlußkörperchen gefunden, doch stellen diese Gebilde kein vollkommen zuverlässiges oder eindeutiges Kriterium für eine Virusvermehrung dar. Später sind bei der Virusentwicklung in den Zellen Degenerationen beobachtet worden mit Auflösung der Zellverbände. Kaninchenzellen oder auch die Elemente des Hühnerembryos lassen das nachweisen. Ein Zellzerfall ist nun leicht zu beobachten, und

---

[1] SYVERTON 1952.

er wurde zur Messung der Virusvermehrung verwendet. Später ist es Robbins u. a. (1950) auch geglückt, Poliovirus in extraneuralem menschlichen Embryonalgewebe zu züchten. Es hat sich dabei gezeigt, daß Haut- und Muskelteile degenerative Veränderungen aufwiesen, welche bei nicht oculiertem Kontrollmaterial fehlten. Durch Zusatz von Virus konnte in solchen Kulturen ein rasch fortschreitender Zellzerfall beobachtet werden. Dieser cytopathogene Effekt war zu verhindern, wenn das zur Inoculation benutzte Virus vorher einem Serum ausgesetzt wurde, welches homologe, spezifische Antikörper enthielt. Der cytopathogene Effekt wurde nicht verhindert durch Seren, die Antikörper gegen andere Poliovirustypen enthielten. Es war so die Möglichkeit gegeben, auf Grund von Gewebskulturen ein Virus zu identifizieren und auch die Konzentration seiner Aktivität in menschlichen und tierischen Seren zu bestimmen. Die Gewebskultur ist auch zur Isolierung von Viren aus Exkrementen zu benützen. Sie spielt heute zur Erforschung der Viren eine sehr wichtige Rolle.

Der sog. Maitlandkulturtypus beruht darauf, daß man kleine Gewebsstücke in eine Schicht eines passenden Mediums einbringt mit organischen Salzen wie Tyrodelösung und einem Farbindicator.

Aus Fragmenten von Affennierengewebe und einem komplizierten synthetischen Nährboden wurde von Morgan u. a. (1950) Poliomyelitis gezüchtet und für die Poliomyelitisvaccine verwendet. Durch die Virusvermehrung kommt es zu einer Schädigung, die sich in einer Abnahme und im Stillstand des Zellstoffwechsels auszeichnet und durch eine Abnahme der Säureproduktion gekennzeichnet ist. Man kann colorimetrisch die produzierte Säuremenge mit nicht injizierten Kontrollpräparaten vergleichen und dadurch einen gewissen Schluß auf den cytopathologischen Effekt erhalten.

Neuere Verfahren beruhen darauf, daß Zellsuspensionen aus Fragmenten verschiedener Gewebe hergestellt werden. Man kann so eine einzelne Lage von Zellen an der Oberfläche eines Glasbehälters erhalten. Diese einzellige Schicht ist geeignet, die cytopathogenen durch Viren erzeugten Veränderungen schnell zu erkennen. Es kann auch so eine einzelne Einheit isoliert werden. Diese Technik wurde von Dulbecco (1952) beschrieben.

Es wird dabei eine einzellige Schicht in ein Gefäß mit breiter Oberfläche gebracht. Eine Lösung eines cytopathogenen Virus wird über die Oberfläche ausgebreitet. Nach einiger Zeit, während die Viruspartikel einzelne Zellen infizieren konnten, wird flüssiger, eine Nährlösung enthaltender Agar über die Schicht verteilt. Die Kultur wird bei 27° in einer feuchten Kammer bebrütet. Es ist hier wesentlich, daß die Agarmasse verhindert, daß sich ein Produkt einer Viruseinheit im ganzen System ausbreitet. Nur unmittelbar benachbarte Zellen können sekundär infiziert und auch zerstört werden.

Eagle (1955 c) hat ein Zellwachstumsmedium angegeben aus Stoffen chemischer Zusammensetzung, wobei das Fehlen irgendeiner einzigen der darin enthaltenen Aminosäuren und Vitamine einen Wachstumsstillstand zur Folge hat.

5. Cytomegalie.

In den letzten Jahren sind mehrfach Beobachtungen mitgeteilt worden über Erkrankungen bei Neugeborenen, wobei einzelne Organzellen eine auffallende Größe aufwiesen (Abb. 4).

Die Cytomegalie stellt teilweise eine latente Infektion dar, welche zu Organschädigungen führen kann. Es finden sich sehr große, granuläre Inklusionen in den Kernen der infizierten Zellen neben kleineren cytoplasmatischen Einschlüssen. Relativ oft wurden solche Zellen in den Gangepithelien der Speicheldrüse gefunden. Bis zu etwa 10% aller verstorbenen Kinder sollen ohne Rücksicht auf Todesursache derartige Speicheldrüseninklusionen bei der histopathologischen Kontrolle aufweisen. Ähnliche Befunde werden auch in den Speicheldrüsen scheinbar normaler Meerschweinchen, Mäuse und anderer Tiere nachgewiesen. Dabei scheinen keine besonderen Tiererkrankungen aufzutreten oder Gefahren der Übertragung auf den Menschen zu bestehen.

Eine erste Beschreibung von „protozoenartigen Zellen" wurde 1881 von RIB-
BERT, 1904 auch von JESIONEK und KIOLEMENOGLOU veröffentlicht.

1921 haben GOODPASTURE u.
TALBOT angegeben, daß die Zell-
hypertrophie und die Einschlüsse
als cytopathogener Effekt eines
Virus aufzufassen seien.

Die Cytomegalie ist eine Viruserkrankung mit fakultativer Pathogenität. Oft liegt das Bild des
Morbus haemolyticus neonatorum
vor. Es besteht auch eine Ähnlichkeit mit Toxoplasmose. Bei
den Kindern sind die Riesenzellen
mehr in der Parotis, bei Erwachsenen mehr in der Lunge und im
Magen-Darm vorhanden. Eine
interstitielle Pneumonie ist nicht
selten. Bei älteren Kindern und
Erwachsenen findet sich als Grund-
leiden nicht selten eine Leukämie
oder ein maligner Tumor (Abb. 5).
Nach OEHME scheint im Er-

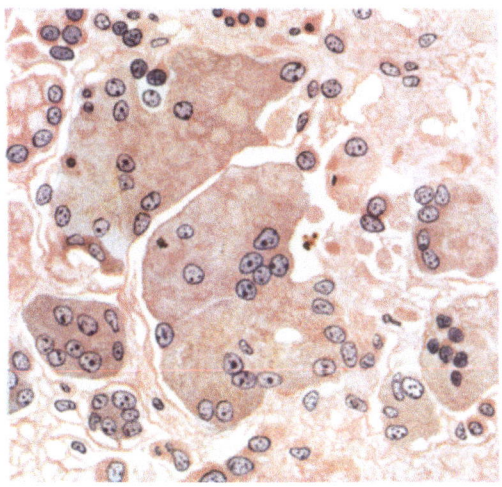

Abb. 4. Cytomegalie. Riesenzellbildungen. 4 Tage alter
Knabe.

wachsenenalter eine hohe Durchseuchung bis zu 70% vorhanden zu sein, ohne
daß jedoch Krankheitszeichen vorliegen. Klinisch wird dem Leiden eine Bedeutung
zugemessen, da es Ursache einer Frühgeburt oder intrauteriner Fruchtschäden
wie Schwachsinn oder Mikrocephalie sein
kann.

KÖSZEGI und PIUKOVICH (1956) fanden eine
Cytomegalie bei einem Säugling von 3 Monaten mit
Fallotscher Tetralogie, die im Gehirn und in den
Nieren erkennbar war. Die Virusinfektion war hier
generalisiert. Ein kausaler Zusammenhang von Virusinfektionen und Herzentwicklungsstörungen wird vermutet, wahrscheinlich als direkter Viruseffekt.

MAHNKE (1960) fand bei 24 plötzlich verstorbenen
Säuglingen sechsmal eine Cytomegalie, wobei fünfmal
die Parotis und einmal Parotis und Submandibularis-
drüsen ergriffen waren.

Es wird angenommen, daß diese Viruskrankheit bei plötzlichen Todesfällen der Säuglinge eine wesentliche Rolle spiele. SEIFERT
(1954) und OEHME (1961) fanden bei plötzlich
verstorbenen Kindern cytomegale Zellen nicht
selten. Es wird angegeben, daß auf Grund

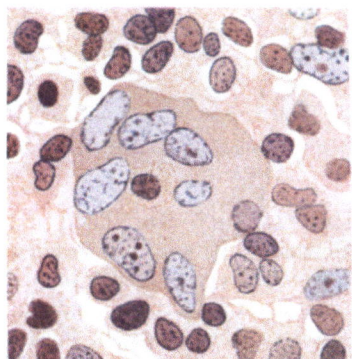

Abb. 5. Vereinzelte Riesenzellbildungen in
gastrischen Lymphknoten. 50jähriger Mann
gestorben an Magen-Ca (ohne Lymphknoten-
metastasen).

einer latenten Infektion mit dem Speicheldrüsenvirus eine Basis für eine Sekundärinfektion geschaffen würde (Abb. 6). Auch eine Resistenzverminderung oder
eine Herabsetzung der Abwehrkräfte auf Grund der Cytomegalie wird vermutet. Die Infektion wird als intrauterin, diaplacentar entstanden, aufgefaßt.
KIND (1961) fand eine generalisierte Cytomegalie bei eineiigen Zwillingen. Dies
stellt einen indirekten Beweis für die transplacentäre Übertragung des Virus dar.

Klinisch wird die Diagnose nur selten gestellt. Pathologisch-anatomisch liegen
mehrere Mitteilungen vor.

34b

Oehme (1961) erwähnt eine Sektionsstatistik, wobei unter 100000 Neugeborenen 300 Säuglinge eine lokalisierte Cytomegalie aufwiesen. In drei Fällen fand sich eine generalisierte Cytomegalie.

Wesentlich sind die pulmonalen Verlaufsformen und außerdem die Leber-, Nieren- und Pankreasentzündungen.

Bei Patienten mit schweren Allgemeinerkrankungen kann das Cytomegalie-virus gefunden werden. Ob die Infektion vor der Krankheit oder während der Krankheit eingetreten ist, ist ungeklärt. Es ist möglich, daß ein besonderer Typus des Cytomegalie-Virus zur Einwirkung kommt. Vier verschiedene Typen

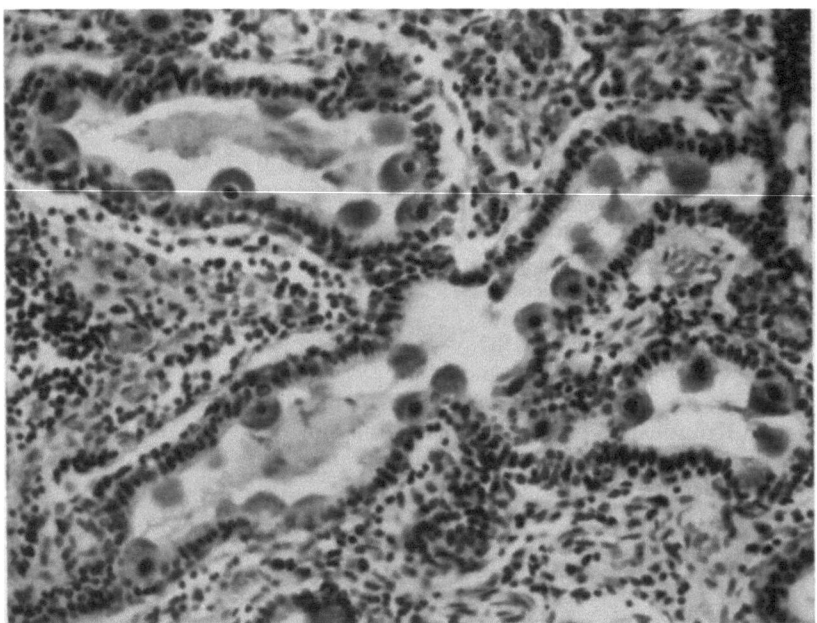

Abb. 6. Cytomegalie. Parotis: Megale Zellen mit intranucleären und cytoplasmatischen Einschlußkörperchen. Präparat Prof. Lelong, Paris. Vergr. 1:250.

sind bekannt[1]. Auffallend und ungeklärt ist die Syntropie von Cytomegalie mit Pertussis. Es wird die Frage aufgeworfen, ob ein Immunitätsverlust eine Super-infektion begünstigen könne. In einer Beobachtung von Mahnke (1960) wird auch ein Interferenzphänomen in Betracht gezogen, da der Säugling kurze Zeit vor dem Ableben gegen Pocken geimpft worden war. Die Art und die Wege der Übertragung sind noch weitgehend ungeklärt. Wie bei Toxoplasmose und Liste-riose erkranken wohl nur solche Neugeborenen, deren Mütter eine Virämie mit dem Cytomegalie-Virus hatten. Da in 16% dieser Zellumwandlungen Mißbil-dungen gefunden wurden, muß man schließen, daß die Infektion in den ersten Schwangerschaftswochen eintrat. Es sind weniger die Erreger, als mehr der Zeitpunkt der Infektion für die Ausbreitung des Prozesses und die Schwere der Schädigung maßgebend.

Bei der Cytomegalie des Neugeborenen finden sich auch makroskopische Befunde. Wie Seifert (1961) gezeigt hat, kommt es zu Haut- und Schleimhaut-blutungen, zu einer Anämie und einem Ikterus. Oft ist eine Hepato-Splenomegalie vorhanden mit Mikrocephalie und Mikrogyrie. Auch intracerebrale Verkalkungen

---

[1] Weller u. a. 1957.

und ein Hydrocephalus internus kommen vor. Bei Erwachsenen scheint die Cytomegalie als Krankheitsbild selten zu sein. Nach SIGNER (1962) sind etwa 30 Fälle
mitgeteilt worden.

Er fand bei der Autopsie eines 59jährigen Mannes, welcher wegen eines Ulcus ventriculi
operiert wurde und infolge von Ulcusrezidiven starb, für Cytomegalie typische Veränderungen
in den Lungen, in den Ulcera des Magen-Darmtractus, im Pankreas und im Gehirn. In den

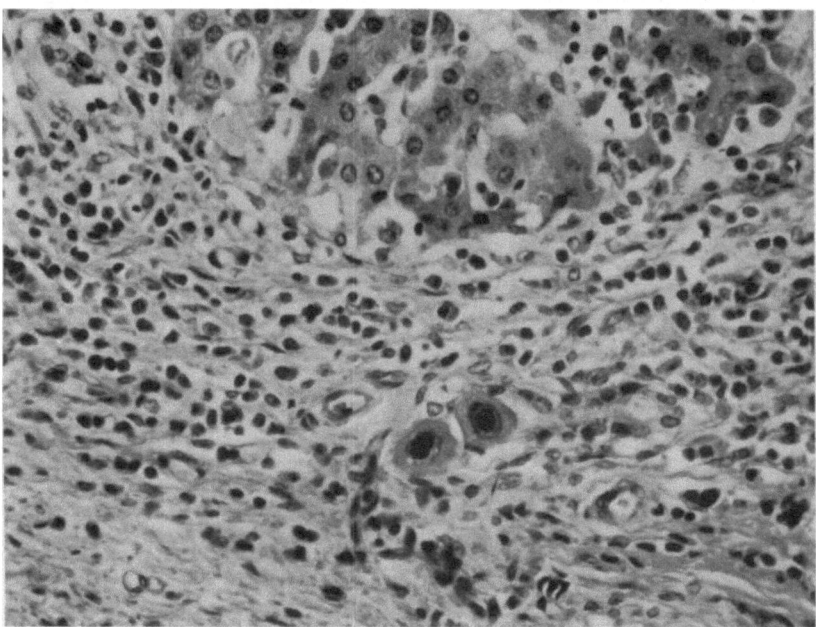

Abb. 7. Cytomegalie. Leber: Riesenzellbildungen bei starker interstitieller Entzündung des Stützgewebes.
Präparat Dr. THEIS, Basel. Vergr. 1:325.

Lungen fanden sich Cytomegaliezellen, z. T. frei in den Lumina der Alveolen. Auch im Gehirn
waren kleinere gliöse Proliferationen vorhanden, wobei sich cytomegale Riesenzellen mit
Kerneinschlußkörperchen vorfanden.

Patho-histologisch lassen sich typische *Riesenzellen* in Kopfspeicheldrüsen,
Niere, Leber (Abb. 7), Lunge, Pankreas, endokrinen Organen, Darm und Gehirn
nachweisen. SEIFERT (1961) weist auf die *interstitiellen Organentzündungen* hin. In
der Leber kann eine cytomegale Hepatitis mit ikterischen Leberzellnekrosen und
Blutbildungsherden auftreten, welche zur Ausheilung kommen kann. Eine
Leberfibrose oder hypertrophische Lebercirrhose kann daraus hervorgehen. Die
Gehirnveränderungen sind denen einer Toxoplasmose sehr ähnlich. Wesentlich ist
aber immer der Nachweis typischer Riesenzellen. Die Riesenzellen können nach
SEIFERT (1961) einen Durchmesser von 20—40 μ erreichen und somit die drei-
bis vierfache Größe von Normalzellen aufweisen. Der exzentrisch verlagerte
Kern zeigt einen Zellkern, welcher nach der Basis verschoben ist, einen Durchmesser von 10—15 μ mit Polkörperchen aufweist und einen zentralen, rundlichen Kerneinschlußkörper von 8—10 μ Durchmesser mit einem bis zur Kernmembran reichenden optisch hellen Hof. Man spricht von sog. *Eulenaugen*.

Abhängig vom Entwicklungsstadium und vom Desoxynucleinsäuregehalt
zeigt der Kerneinschlußkörper Variationen. Er ist feingranulär von Elementarkörperchen dicht durchsetzt[1]. MINDER (1953) fand eine grobwabige Struktur.

---

[1] BURMESTER 1949.

Bei der *Cytomegalie* kommen auch cytoplasmatische Einschlüsse vor, welche keine Desoxynucleinsäure enthalten und basophil sind, nicht selten in der Zellperipherie liegen und in Speicheldrüsen, Lungen, Leber, Schilddrüse, Nieren, Pankreas, Gehirn, Myokard, Knochenmark und Genitalien auftreten. Sie sind teilweise bei der Hämatoxylin-Eosinfärbung erkennbar.

In den Kopfspeicheldrüsen sind die Riesenzellen vor allem im Gangsystem der Glandula parotis, häufig auch in der Glandula submandibularis, selten in der Glandula sublingualis, vorhanden. Manchmal werden die Gänge der Speichel-

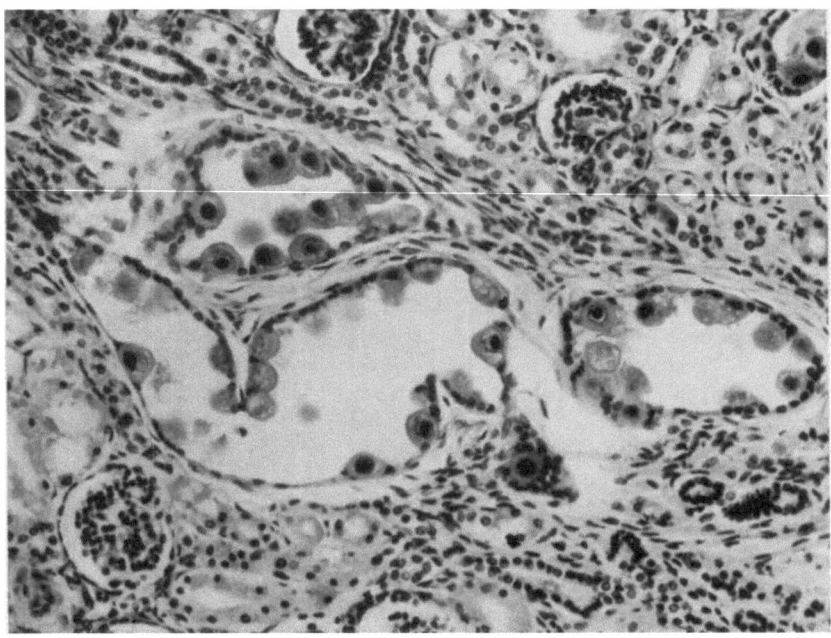

Abb. 8. Cytomegalie. Niere: Starke Zellvergrößerung in den Nierenkanälchen. Präparat Dr. Theis, Basel.
Vergr. 1:200.

drüsen durch Riesenzellen weitgehend ausgekleidet. Das Bindegewebe in der Umgebung der Gänge ist von Lymphocyten, Plasmazellen und Monocyten infiltriert.

In den Nieren sind die Riesenzellen vorwiegend in den proximalen Abschnitten der Tubuli contorti in Gruppen vorhanden (Abb. 8). Sie werden in die Tubuluslichtungen ausgestoßen und gelangen so in die Sammelröhren. Das Niereninterstitium ist dicht mit Lymphocyten und Plasmazellen infiltriert.

1950 haben Wyatt u. a. gezeigt, daß die charakteristischen Zellen auch im Urinsediment nachgewiesen werden können.

Die Leber, welche relativ oft befallen wird, läßt bei einer teilweise starken interstitiellen Entzündung die Riesenzellen vorwiegend in den kleinen Gallengängen erkennen. Es können auch Leberzellnekrosen auftreten (Abb. 9).

Bei Kleinkindern finden sich gehäuft Blutbildungsherde. Es kommt zur Cholostase mit Bildung von Gallezylindern. Es sollen auch Fibrosierungen des Gitterfasergerüstes entstehen. Der Ikterus wurde schon als klinisches Hauptsymptom beschrieben.

Die *Zunge* wird bei der Cytomegalie sehr oft befallen. Die gleichen Zellen finden sich auch in Bronchien und Bronchiolen, in den Schleimdrüsen und auch in den Alveolen selbst. SEIFERT (1961) fand zudem eine starke interstitielle Entzündung.

Wichtig ist die Abgrenzung von der Hechtschen Riesenzellenpneumonie. Bei der Hechtschen Pneumonie liegt auch eine tapetenartige Alveolarauskleidung durch vielkernige Riesenzellen vor mit cytoplasmatischen Einschlußkörperchen[1]. Es ist nicht richtig, die pulmonale Form einer Cytomegalie als Hechtsche Pneumonie zu bezeichnen. Der Erreger der sog. Hechtschen Pneumonie ist wohl das

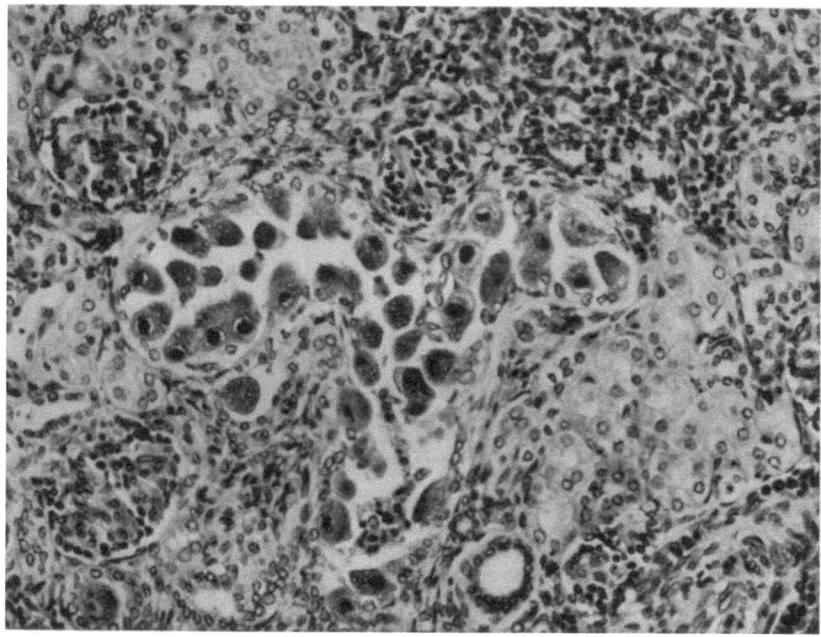

Abb. 9. Cytomegalie. Riesenzellbildungen in den Tubulusepithelien. Leichte interstitielle Entzündung. Präparat Dr. THEIS, Basel. Vergr. 1:200.

Masernvirus, möglicherweise das Hundestaupevirus[2], nicht aber das Speicheldrüsenvirus[3].

Das Zentralnervensystem wird gleichfalls nicht selten befallen, jedoch weniger als die Leber, Lunge oder Nieren. In schweren Formen kann sich eine generalisierte *Cytomegalie-Encephalitis* ausbilden mit subependymalen Nekrosen, Verkalkungen, Gliaproliferationen. Einschlußkörperchen sind in Astrocyten, in Mikrogliazellen, auch in Ependym- und in Ganglienzellen gefunden worden. Wesentlich ist eine Ependymitis vorwiegend in den Seitenventrikeln. Das Mittelhirn und das Kleinhirn bleiben von der Entzündung weitgehend verschont. Störungen im Rindenaufbau, auch Mikro- und Polygyrien sind Folgen einer intrauterinen frühzeitigen Fruchtwasserschädigung. Die Cytomegalie kann im Gehirn zu Veränderungen führen, welche gleichfalls eine große Ähnlichkeit haben mit denjenigen der Toxoplasmose oder Listeriose.

[1] GIESE 1960.   [2] HARTENSTEIN 1960.
[3] Stellungnahme dazu vgl. auch GOETZ.

Bei einem 24 Tage nach der Geburt verstorbenen Säugling mit Erythroblastose, Ascites, Ikterus und Hepatosplenomegalie fand Linzenmeier (1952) eine Cytomegalie. Autoptisch war ein Hydrocephalus und eine Mikrocephalie mit Verkalkungen ähnlich solchen einer Toxoplasmose vorhanden; in der Leber, Niere und im Gehirn wurden große Zellen mit reticuliertem Protoplasma, Kernveränderungen und acidophilen Einschlußkörperchen gefunden.

Auch eine *Chorioretinitis* wurde schon bei der Cytomegalie gefunden. So stellt die Chorioretinitis keinen Beweis dar für eine Toxoplasmose.

Powell u. Mitarb. (1961) beschrieben bei einem 18 Jahre alten Mann eine cytomegale Einschlußkörperchenerkrankung des Colons. Es wurde die Diagnose einer unspezifischen Colitis gestellt. Möglicherweise lag vorher eine unspezifische Colitis vor, in welcher das Speicheldrüsenvirus sich festgesetzt hatte. Auch Einflüsse von Nebennierenrindensteroiden wurden angenommen.

Seltenere Lokalisationen der Cytomegalie stellen noch Schilddrüse, Lymphknoten und Nebennieren dar. Auch im Herzmuskel sind Einschlüsse gefunden worden, vereinzelt auch in mehreren anderen Geweben.

Der Infektionsweg der Cytomegalie bei der intrauterinen Infektion des Fetus kann aus Placentarveränderungen bestimmt werden.

Lelong u. Mitarb. (1960) fanden Riesenzellen im Zottenstroma der Placenta, Zottenödem und lymphocytäre Infiltration. Das menschliche Speicheldrüsenvirus zeigt eine hohe Artspezifität. Die *Kultur* gelingt nur auf menschlichen Gewebskulturen.

Werden Kulturen mit zellfreien Organextrakten, oder Urin und Speichel inoculiert, so finden sich nach 5—24 Tagen Schwellungen und Aufhellungen einiger infizierter Zellen. Es kommt zu Einschlußkörperbildung im Zellkern mit Cytolyse. Mehrere Einschlußkörperchen können sich in einer Zelle vorfinden.

Höchste Virulenz zeigt das Speicheldrüsenvirus bei der Maus mit cytopathogenen Effekten nach 1—2 Tagen. Rowe u. Mitarb. (1956) haben Untersuchungen über die Cytomegalie der Maus durchgeführt. 8 Tage nach Inoculation war das Virus in Mundabstrichen isolierbar. Histologisch fanden sich Einschlußkörperchen in Speicheldrüsen. Einschlußkörperchenbildungen waren noch 60 Tage nach der Infektion vorhanden. Nach 120 Tagen waren sie nicht mehr zu erkennen. Die Virusausscheidung mit dem Speichel war noch nach einem Jahr feststellbar.

1956 haben fast gleichzeitig Margarethe Smith, Rowe und Weller mitgeteilt, daß es ihnen gelungen sei, das Virus zu isolieren.

Lelong hat 1960 die *Isolierung* und die Kultur des Virus in zwei Fällen beschrieben. In einem Fall handelte es sich um ein Neugeborenes mit Ikterus und Splenohepatomegalie und Thrombocytopenie. Im Urin waren in beiden Fällen große Zellen mit Einschlußkörperchen nachzuweisen. Eines der Kinder starb und wies diese Zellen in sehr verschiedenen Geweben auf. Beim zweiten Kind kam es zur Ausheilung. In einem dritten Fall fanden sich solche Zellen auch in der Placenta.

Wird bei der Cytomegalie das menschliche Virus auf Gewebskulturen übertragen, so lassen sich auch Antikörper nachweisen. Sandritter u. Mitarb. (1960) haben mit histochemischen Methoden versucht, den chemischen Aufbau der Kerneinschlüsse zu bestimmen, um somit einen Hinweis auf die Virusgenese zu geben. Das Cytoplasma der befallenen Zellen zeigt in Kernnähe eine starke positive PAS- und Halereaktion. Der Kernring und die Einschlüsse erwiesen sich als negativ. Kind (1961) erwähnt, daß die Cytoplasmaeinschlußkörper bei „jungen" Riesenzellen Feulgen-negativ, bei „älteren" Riesenzellen Feulgen-positiv seien. Auch fand er PAS-positive Cytoplasma-Einschlüsse. Die Einschlußkörper enthalten gegenüber normalen Zellkernen etwa drei- bis viermal mehr Desoxynucleinsäure und Protein. Das Ausmaß der Störungen des Nucleo-protein-Stoffwechsels wird auch in dem erhöhten Nucleinsäure- und Protein-gehalt des Cytoplasmas deutlich. Die Reaktion gegenüber proteingebundenem Thiolen (SS- und SH-Gruppen) ist in Kerneinschlüssen und im Cytoplasma stärker als in normalen Zellen.

Elektronenmikroskopisch wurden Fibroblasten aus menschlichem Myo-metrium untersucht, welche mit Speicheldrüsenvirus infiziert wurden, dann auch Milz- und Speicheldrüsengewebe von Mäusen, die mit Speicheldrüsenvirus intra-peritoneal inoculiert worden waren.

Die infizierten Zellen der menschlichen Gewebskulturen wiesen eine Schwel-lung, globuläre Verdichtung und Vacuolisierung des Cytoplasmas auf mit Ent-wicklung von Ergastoplasmasäcken. Die Viruspartikel wiesen einen Durchmesser von 65—110 mμ auf. Die ersten Partikel waren 2—3 Tage nach der Infektion vorhanden, im Zellkern und Cytoplasma fanden sie sich 5—20 Tage nach Beginn der Infektion[1]. Sie zeigen einen ähnlichen Aufbau wie die Viren des Herpes simplex. Ein Übertritt von Viren aus dem Cytoplasma in den Zellkern scheint durch Ausbildung von Nuclearporen erklärbar. Es besteht eine enge Verbindung des endoplasmatischen Reticulums mit der Kernmembran. Viruspartikel wurden auch bei infizierten Mäusen in den Reticuloendothelien der Milz nachgewiesen. Es scheinen ähnliche Verhältnisse wie beim Menschen zu bestehen.

B. Spezieller Teil.

I. Viruserkrankungen der Haut und der Schleimhäute.

a) Variola.

(Literatur s. S. 658.)

Die Pocken stellen eine sehr ansteckende Viruserkrankung dar, welche früher weit verbreitet war und zahlreiche Todesfälle bedingte. Die Inkubation, die der Virusvermehrung entspricht, beträgt etwa 14 Tage. Die von PASCHEN (1906) be-schriebenen Elementarkörperchen sind als Erreger angesehen worden. Das Variola-Vaccinevirus gehört zu einer Gruppe tierpathogener Virusarten, wie die Kuhpocken, Geflügelpocken, das Kaninchenmyxom und die Ektromelie der Maus.

Die Untersuchungen von FENNER (1949) über die Mäusepocken haben dazu beigetragen, sich über den Infektionsweg der Pockenerreger genauere Vorstellungen zu machen. Es scheint, daß das Virus durch die Schleimhäute des Respira-tionstractus einzudringen vermag, ohne an der Eingangspforte einen Primär-infekt zu verursachen. Es breitet sich in den Lymphbahnen und in den Blut-gefäßen weiter aus und vermehrt sich intracellulär sehr rasch, vor allem im reticuloendothelialen System der Milz, der Leber, des Knochenmarkes und der Lymphknoten. Eine Virämie tritt auf, wobei in diesem Stadium Fieber und Hautläsionen beobachtet werden können.

Neugeborene von Müttern, welche während der letzten Tage der Gravidität an Variola erkrankten, erkrankten gleichfalls etwa 10—14 Tage später an Pocken[2]. Das Virus wurde teilweise aus dem Blut isoliert, vor allem während früher Stadien der Erkrankung. Es scheint jedoch, daß die Virämie nur sehr kurz dauert.

---

[1] SEIFERT 1961.
[2] MARSDEN und GREENFIELD 1934, DIXON 1948.

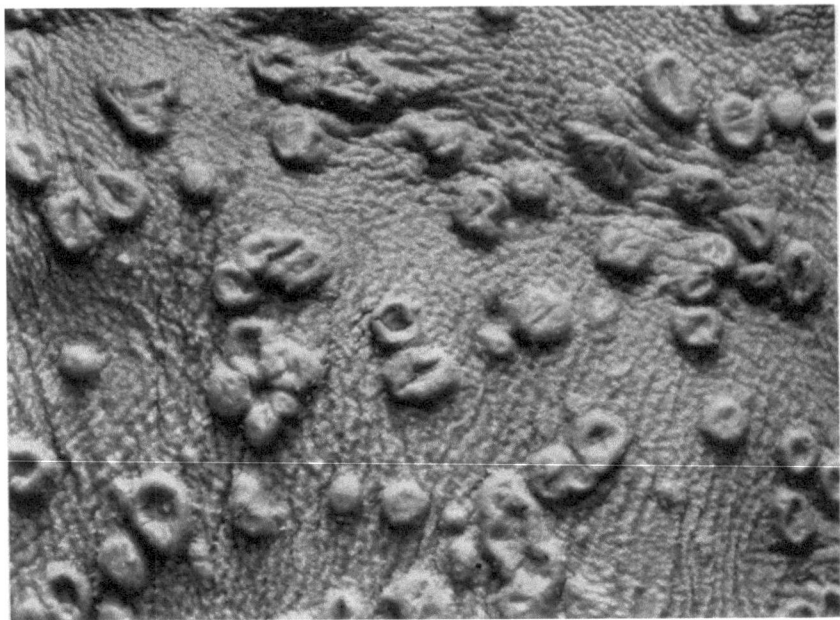

Abb. 10. Variola vera. Haut. S. N. 343/21. 20jährige Frau. Path.-anat. Institut, Basel. Natürliche Größe.

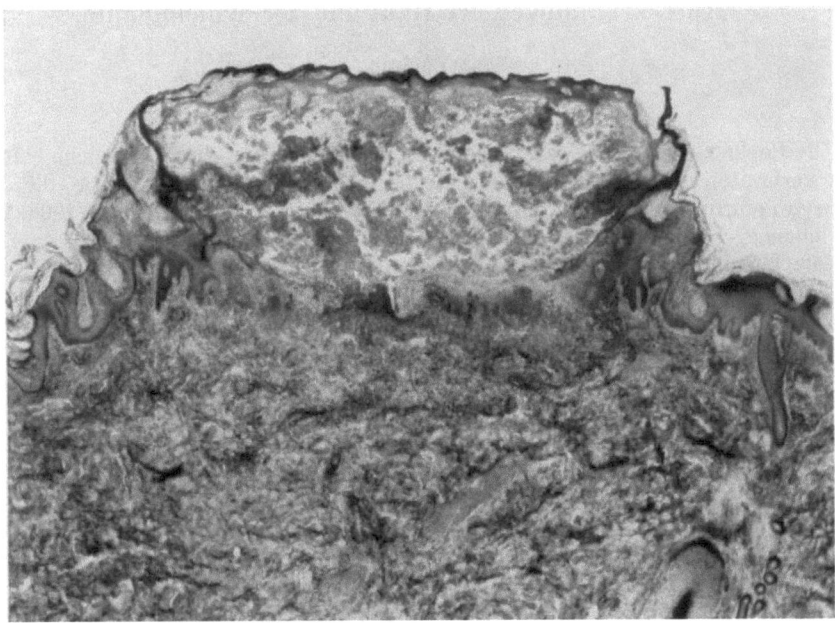

Abb. 11. Variola vera. Pustel mit starker Mischinfektion. Path.-anat. Institut Basel. Vergr. 1:27.

Bei *Variola* kommen typische Hauteruptionen vor. Es finden sich Flecken, Papeln und Bläschen, schließlich auch Pusteln. Der Prozeß erstreckt sich über mehrere Tage. Verschiedene Typen werden unterschieden, z.T. solche mit mehr hämorrhagischem Charakter. Eine milde Form mit nur kleiner Mortalität wird als *Alastrim* bezeichnet.

Die Hauterscheinungen im Moment der Papelbildung sind etwa 2—4 mm groß. Sie reichen tief in die Haut. Die Flüssigkeit, welche sich in den Bläschen findet, ist ursprünglich klar, wird dann getrübt und schließlich eitrig. Die Pusteln werden deutlich demarkiert. Es kommt zur Eintrocknung, wobei dann eigen-

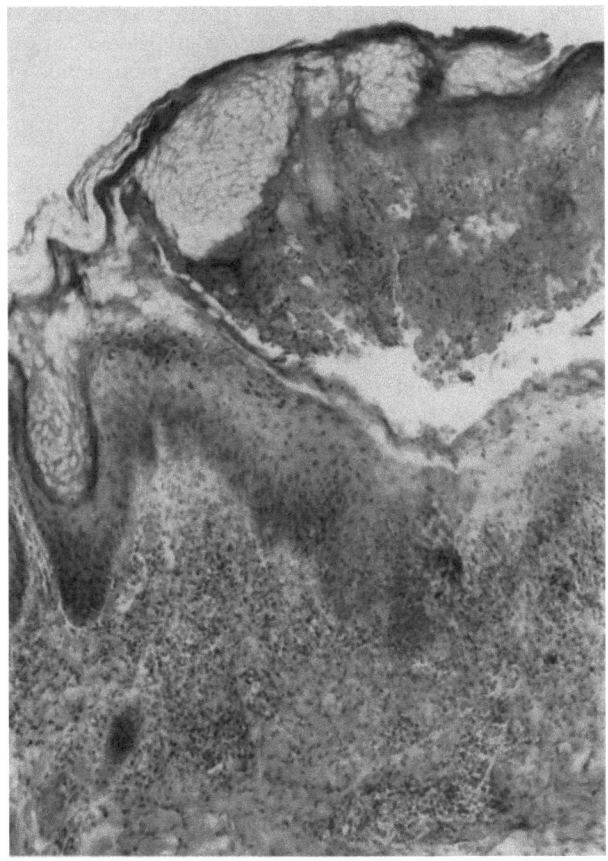

Abb. 12. Variola vera. Blasenbildung mit starker Exsudation. Path.-anat. Institut Basel. Vergr. 1:100.

artig feine körnige Massen sich finden. Im Pustelstadium sind immer Mischinfektionen, vor allem sind Staphylokokken und Streptokokken vorhanden. In den Blutkulturen sind solche bakteriellen Erreger leicht nachweisbar und spielen für die letal ausgehenden Fälle eine wesentliche Rolle. Bei der Heilung der Hautpusteln kommt es zur Narbenbildung. Bei der hämorrhagischen Form der Krankheit treten vor allem um die Hautläsionen Blutungen auf, welche sich diffus im Corium ausbreiten. Die Prognose der hämorrhagischen Formen, der *Purpura variolosa*, ist eine schlechte. Es kommen hier auch im Nierenbecken und in den Nieren Blutungen vor, in den Lungen treten Entzündungen auf. Wiederum werden die hämorrhagischen Pneumonien als prognostisch ungünstig bezeichnet.

Mikroskopisch sind in den Hautreaktionen zuerst die Zeichen einer starken aktiven Hyperämie nachweisbar mit Häufung mononucleärer Zellinfiltrate.

Auch findet sich eine starke ödematöse Auflockerung. Die Epithelzellen vergrößern sich und können auch rasch nekrotisch zerfallen. Zwischen den eigentlichen Epithelzellen kommt es zur vermehrten ödematösen Durchtränkung. Vor den eigentlichen Nekrosen treten Einschlußkörperchen in den Epithelzellen auf, die sog. *Guarneri-Körperchen*. Ihre Größe beträgt etwa 10 μ. Im allgemeinen sind sie etwas elliptisch. Bei der *Variola*- und *Vaccinia*-Infektion sind sie eosinophil, beim *Alastrim* eher basophil. Im Cytoplasma zeigen sie oft eine perinucleäre Lagerung und werden häufig von einem ungefärbten Hof umgeben. Solche Körperchen setzen sich aus sphärischen Elementarkörperchen, den Paschen-Körperchen, zusammen. Im Lichtmikroskop sind sie als kleine rundliche Körperchen erkennbar; im Elektronenmikroskop zeigen sie eine Quaderform. Sie werden allgemein als Ursache der Infektion angesehen. Solche Einschlußkörperchen finden sich in einem bestimmten Stadium der Infektion, vor allem im Stratum Malpighi der Haut und auch im Epithel der Hornhaut. Die mehrere μ großen, cytoplasmatischen Einschlüsse sind für die Diagnose der Variola wesentlich. Goodpasture und Woodruff (1931) haben sie als *Borreliota variolae hominis* bezeichnet. Neutrophile Leukocyten werden immer zahlreicher, vor allem gegen das nekrotische Stadium zu, und es kommen hier reichlich Bakterien zur Einlagerung. Die Schleimhäute des Nasen-Rachenraumes, des Larynx, der Trachea, Speiseröhre und Vagina weisen ähnliche Veränderungen auf. Da dieses Epithel aber nicht verhornend ist, treten hier weniger eigentliche Pusteln, mehr Ulcerationen auf.

In den letal verlaufenden Fällen liegen in der Regel pneumonische Infiltrate der Lungen vor. Es läßt sich aber nicht entscheiden, ob solche Entzündungen einem interstitialen, viralen Typus entsprechen, da durch schwere Mischinfektionen wie bei den Grippepneumonien, das gesamte Lungengewebe schwer verändert ist. Die Pneumonie hat öfters einen hämorrhagischen Charakter. Häufig findet sich eine Milzvergrößerung. Auch Nierenabscesse können auftreten. Manchmal wird eine bakterielle Endokarditis gefunden. In den Schleimhäuten des Magen-Darmtractus sind gleichfalls Blutungen vorhanden. Das Knochenmark zeigt Blutungen, auch in den Hoden und den Nebennieren können Hämorrhagien auftreten. Häufig ist eine Neutropenie im Mark festzustellen. Möglicherweise kommt dieser Leukopenie für die Entwicklung der Bakterieninfektionen eine wesentliche Bedeutung zu.

Bei der Pockeninfektion kann auch eine Encephalomyelitis auftreten. Nur wenige Beobachtungen[1] sind mitgeteilt worden. Die Inkubation scheint ähnlich zu sein wie bei Masern und Varicellen. Es kommt zur parainfektiösen Encephalomyelitis. Im allgemeinen scheinen jedoch die myelitischen Reaktionen vorzuherrschen.

Herrlich und Mayr (1955) berichten über die Differenzierung der verschiedenen Tierpockenviren im bebrüteten Hühnerei. Über die Verschiedenheit des Kuhpockenvirus und des Vaccinevirus liegen neuere Untersuchungen[2] vor.

Wittmann u. Mayr (1956) berichten über Beimpfung 10—12 Tage lang bebrüteter Eier mit Geflügelpockenvirus. Sie fanden Zonen mit stärkerer und solche mit geringerer Gewebsschädigung und proliferierende Ektodermzellen und Entoderm mit konzentrischen, wallartigen Gewebsproliferationen. Bei der Generalisation siedelte sich zuerst das Virus im Entoderm an und breitete sich von hier weiter aus.

Die Ratte erweist sich als pockenvirusempfindlicher als das Kaninchen. Bei einer dermalen Infektion kommt es bei Verwendung des Vaccine-Virus und bei einem Pockenvirus-

[1] Westphal 1872, Eichhorst 1913.   [2] Berger 1956.

stamm zur Generalisation mit Läsion in Lunge, Myokard, Leber, Niere und Haut. Es handelt sich dabei um pantrope Viren. Nach intranasaler Infektion entwickeln Ratten und Mäuse, sowohl bei Verwendung des Pocken- als auch des Vaccine-Virus, eine interstitielle Pneumonie. Es scheint auch eine Virusvermehrung in der Nasenschleimhaut stattzufinden. Möglicherweise treten durch Tröpfcheninfektionen in Nagerbeständen Epidemien auf. Hämorrhagische Nekrosen stehen hier im Vordergrund[1].

MAYR u. WITTMANN (1956) konnten bei mit Pockenvirus infiziertem Gewebe, sowohl bei Chorioallantois-Membran-Impfung von Hühnereiern als auch bei intracutaner Inoculation in die Kaninchenhaut mit Dermo-Vaccine-Stämmen, Kuhpocken-Stämmen usw. primäre bis sekundäre Eruptionen mit typischen Ringzonenbildungen beobachten. Die Zahl der angelegten Ringzonen hing direkt mit der der Überlebensdauer des Wirtes zusammen. Da Ringzonen auch auf der Chorioallantois-Membran auftreten, in welcher keine Antikörper gebildet werden, können Antikörper-Antigenreaktionen nicht zur Erklärung dieses Phänomens herangezogen werden. Zum Studium der Virusausbreitung in einem Wirtsgewebe und des Verhaltens des Wirts eignet sich das Phänomen der Ringzonenbildung besonders gut.

Besondere Viren der Gruppe der Pockenerreger wurden auch schon bei Affen nachgewiesen, wobei diese Viren elektronenmikroskopisch den Vaccine-Elementarkörperchen ähnlich waren. Es kam durch diese Infektion zu eigenartigen Tumorbildungen aus atypischen Fibrocyten. Das Virus war nicht in Mäusen und nicht in Hühnerembryonen zu züchten und konnte bei Kaninchen keine Hautläsionen oder Tumorbildungen hervorrufen.

Die Viren der Pockengruppe sind morphologisch vielfach untersucht worden, vor allem im Hinblick auf die Innenstrukturen. Nach elektronenoptischen Untersuchungen an frei liegenden Partikeln besitzen die Pockenviren, wie die Erreger der Psittakose-Lymphogranuloma-venereum-Gruppe im Lichtmikroskop eine eben noch erkennbar quaderähnliche Gestalt. Nach dem morphologischen Aussehen hat sie RUSKA (1943) als Quaderviren bezeichnet, auch andere Tierpockenerreger gehören dazu, wie auch das Virus des Molluscum contagiosum. Die Ausmaße der Teilchen liegen nach den Untersuchungen an Variola, Vaccine, Kanarienpocken, Geflügelpocken, Molluscum contagiosum, Ektromelie, Myxom- und Fibromvirus zwischen 250 und 350 mμ und 200—250 mμ. Die Werte wurden an Teilchen ermittelt, die an der Luft eingetrocknet waren, wo sie sich abflachen. Mit Hilfe indirekter Verfahren, wie durch Ultrazentrifugieren und Ultrafiltration erwiesen sich die Gebilde als kleiner. Die Höhe der Partikel ist etwa 110 mμ. Auffallend erscheint, daß die Teilchen, wenn sie mikroskopisch kontrolliert werden und Schnitte durch die Zellen angelegt werden, ohne das Einbettungsmittel aus den Schnitten herauszulösen, rund oder elliptisch erscheinen[2]. Vielleicht entsteht die Quaderform erst beim Trocknen. PETERS (1956) glaubt jedoch, daß die Quaderform immer vorhanden sei. Runde oder elliptische Strukturen können möglicherweise durch Schnittrichtung vorgetäuscht werden. Untersuchungen an Tierpockenviren am Dünnschnitt und auch licht- und elektronenmikroskopische Befunde am Kanarienpockenvirus liegen von HERZBERG (1960) vor.

Bei elektronenmikroskopischer Untersuchung sind die Partikel aus verschiedenen Anteilen zusammengesetzt. Auf Grund seiner Befunde vermutet PETERS (1956) im Innern der Partikel ein hantelähnliches, im Horizontalschnitt etwa rechteckiges Gebilde, welches durch eine Doppelmembran abgegrenzt wird. Der Innenkörper besteht aus Desoxyribonucleinsäure und Protein. Umgeben wird

---

[1] MURTI und SHRIVASTAV 1957.
[2] BERNHARD u.a. 1958, MORGAN 1958, GAYLORD u.a. 1952.

er von einem Proteinmantel. Zentral oben und unten scheint ein Eiweißelement aufgelagert. Umschlossen ist das Elementarteilchen von einer Membran aus zwei Schichten. Bei den innenkörperfreien Teilchen des Virus liegen wohl Vorstufen des Virus, nicht Abbaustadien, vor. Diese Vorstellung von der Entwicklung der Pockenviren wurde aus Bildern von Zellen gewonnen, welche 2—5 Tage zuvor infiziert worden waren. Schwierig sind Abbauprodukte des Virusmaterials, Reaktionsprodukte der Zellen und Reifungsformen des Erregers zu trennen. Bei den Pockenviren ebenso wie bei der Psittakose-Lymphogranulom-Gruppe ist nicht geklärt, welche Teile der vorhandenen Partikel Träger der infektiösen Aktivität sind. Die Bedeutung der Innenkörper ist noch ungeklärt, doch scheint dieser Bildung eine wesentliche Bedeutung zuzufallen.

b) Varicellen.

(Literatur s. S. 659.)

Das Virus der Varicellen ist relativ groß. Seine Größe schwankt zwischen 145—250 mμ. Die Infektion, welche sich rasch ausbreitet, kann manchmal durch Schnupfen und leichtes Fieber kompliziert sein. In den letal verlaufenden Fällen fanden sich kleine Entzündungsherde in der Trachea, den Lungen und in den Pleuren[1], in den Schleimhäuten des Magen-Darmtractus, in Milz, Leber, Nieren und Nebennieren, sowie im Myokard. Auch eine Otitis media kann gelegentlich nachgewiesen werden.

In den mononucleären Zellen der Entzündungsherde und in den Gefäßendothelien sind Einschlußkörperchen vorhanden[2].

Besondere Entzündungsformen wurden bei Erwachsenen in der Lunge beschrieben als sog. *Pneumonitis*[3]. Neben einem fibrinösen Exsudat waren mononucleäre Zellen gehäuft. Auch fanden sich Riesenzellen ausgehend von den Alveolarepithelien. Einschlußkörperchen waren unter anderem auch in den Alveolarwandzellen und vor allem in den Riesenzellen vorhanden.

Cheatham u. a. (1956) fanden bei einer tödlich verlaufenden Varicelleninfektion auch Einschlußkörperchen in den Ganglien der hinteren Wurzeln. In einzelnen seltenen Beobachtungen kann eine *Encephalitis* als schwere Komplikation dazutreten. Ohne eine solche Komplikation ist das Leiden gefahrlos.

Die Hauteruptionen stellen fast den einzigen Befund dar. Gesicht und Stamm werden befallen. Manchmal kann auch Mund- und Pharynxschleimhaut mitergriffen werden. Im mikroskopischen Präparat liegt eine Hyperämie vor. Es kommt zum Ödem im Corium und zur Proliferation mononucleärer Zellen[4]. Die Bläschen der Epidermis enthalten eine Flüssigkeit mit wenig degenerierten Zellen. Einige der Epidermiszellen enthalten auch homogene, teilweise mehr granulär beschaffene eosinophile Einschlüsse. Durch solche Einschlüsse wird der Kern weitgehend ausgefüllt, im übrigen aber nicht wesentlich umgeändert. Die Einschlüsse sind solchen des Herpes simplex weitgehend ähnlich. Die Hautveränderungen entsprechen solchen des Herpes zoster und stimmen mit solchen des Herpes simplex weitgehend überein.

Als *Komplikation* kann neben der *Encephalitis, Otitis, Lymphadenitis* mit Einschmelzungen auch eine *Hautgangrän* oder eine *Nephritis* auftreten[5].

Die Varicellenencephalomyelitis ist eine seltene Komplikation. Als bemerkenswert wird die Vermehrung der Zellwerte im Liquor bezeichnet[6]. Die Prognose dieser Encephalitis scheint im allgemeinen günstig zu sein. Das histologische

---

[1] Johnson 1940.   [2] Ehrlich u. a. 1958.   [3] Frank 1950.
[4] Tyzzer 1906.   [5] Johnson 1940.   [6] Marsden 1952.

Bild entspricht demjenigen der postvaccinalen Encephalomyelitis. Die Symptome setzen plötzlich ein und es kommt zu Lähmungen der Extremitäten. Es wird hervorgehoben, daß bei dieser Encephalitis die cerebellären Schädigungen wesentlich seien. Häufig bleiben hier Restsymptome zurück.

Bei Varicellen haben BINSWANGER und BERGER (1901) bei einem Delirium acutum einen Gehirnprozeß beschrieben, welcher an einen bakteriellen Entzündungsprozeß erinnert hatte. Es ist nicht anzunehmen, daß es sich dabei um eine reine Virusentzündung gehandelt hat. Anatomische Beobachtungen wurden mehrheitlich erst nach 1924 mitgeteilt. ZIMMERMANN und YANNET (1931) fanden bei einem 15 Monate alten Kind perivasculäre Entmarkungen ohne Gliaproliferationen. Auffallend waren diffuse Ganglienzelldegenerationen. Die beiden Beobachtungen von VAN BOGAERT (1932) wichen sehr voneinander ab. In dem einen Fall trat der Tod erst 27 Tage nach den encephalitischen Erscheinungen ein. Teilweise waren die Entmarkungen solchen einer multiplen Sklerose vergleichbar, wobei jedoch Achsenzylinderuntergänge vorherrschten. ROEDER-KUTSCH (1944) fand bei einem 7 Jahre alten Knaben nach einer 68 Tage lang dauernden Gehirnerkrankung Gliasaumbildungen bei allgemeiner starker Gliareaktion mit Entmarkungen, jedoch ohne Beteiligung der Achsenzylinder oder der Nervenzellen.

Das Varicellenvirus und das des Herpes simplex zeigen gewisse Verwandtschaften. RAGAZZINI (1960) weist auf die große Affinität hin zwischen dem Agens des Herpes zoster und dem der Varicellen. Er kommt zum Schluß, daß die Varicellen eine klinische Manifestation einer primären Infektion durch dasselbe Virus seien, das anschließend im Organismus zum Herpes zoster führen könne.

c) Herpes simplex und zoster.

(Literatur s. S. 659.)

COWDRY (1930) unterscheidet im allgemeinen einen Typus A und einen Typus B der Einschlußkörperchen. Der Typus A wird wiederum in zwei Untergruppen aufgeteilt. Die Einschlußkörperchen vom Typus A-Virus sind spezifisch. Das reife Einschlußkörperchen vom Typus A zeichnet sich aus durch eine acidophile Reaktion, dann durch einen Hof nicht färbbarer Substanzen um den Einschluß herum und drittens durch perlschnurartige Ansammlungen des basophilen Chromatins, welche sich an der Kernmembran vorfinden. Bei der Untergruppe 1 ist das Kernkörperchen schon in einem frühen Entwicklungsstadium des Einschlusses an die Kernmembran verlagert. Bei der Untergruppe 2 bleibt das Kernkörperchen lange Zeit frei im Kernraum.

Kerneinschlußkörperchen vom Typus A kommen nach COWDRY (1940) vor bei Herpes, Gelbfieber, Speicheldrüsenkrankheiten und mehreren tierischen Infektionen. Kerneinschlußkörperchen vom Typus B zeichnen sich aus durch das Fehlen der chromatinen Anhäufungen an der Kernmembran. Sie finden sich nach COWDRY bei der Poliomyelitis, bei der Bornaschen Krankheit und dem Riftvalley-fever.

Bei der experimentellen Infektion mit Herpes simplex-Virus sind acidophile Kerneinschlußkörperchen in Umgebung der Entzündung vorhanden. Das Herpes simplex-Virus verursacht nach GOODPASTURE (1922) ausschließlich intranucleäre Einschlußkörperchen. Über die elektronenoptischen Strukturen der Einschlußkörperchen bei Herpes simplex vergleiche die Arbeiten von BANG (1950), MORGAN u. a. (1953).

Da beim Herpes simplex im Zusammenhang mit den entzündlichen Prozessen Einschlußkörperchen sich ausbilden und auch die Erreger nachgewiesen werden können, wird eine direkte Beziehung zwischen solchen Einschlußkörperchen und dem Herpes-Virus angenommen[1].

---

[1] GOODPASTURE und TEAGUE 1922.

Die histo-pathologischen Veränderungen sind je nach dem Gebiet, das befallen ist, unterschiedlich. Zu Beginn des Prozesses tritt an den Lippen, an den Mundschleimhäuten, an Conjunctiven, an den Schleimhäuten des Genitale und an der Haut ein starkes Ödem auf. Es entwickeln sich darauf kleine Blattern, welche primär eine klare Flüssigkeit enthalten. In sämtlichen Gewebsschichten sind starke exsudative Entzündungsreaktionen vorhanden. Neutrophile Lymphocyten finden sich in späteren Stadien in der Umgebung der Bläschen, vor allem im Corium und auch in der Epidermis selbst. Die Epidermiszellen sind hyper-

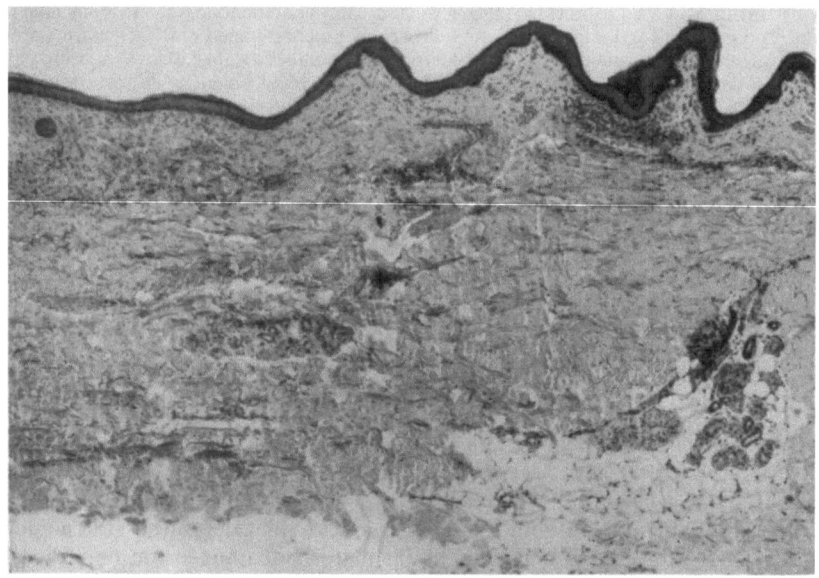

Abb. 13. Herpes zoster. Haut mit vorwiegend herdförmigen starken rundzelligen Infiltraten im Corium. S. N. 85/55. 81jährige Frau. Path.-anat. Institut, Basel. Vergr. 1:40.

plastisch und können nekrotisch zerfallen. Es treten auch eosinophile Kerneinschlüsse auf. Das Kernchromatin wird öfters in die Randteile verlagert. Es sind auch Elementarkörperchen nachzuweisen. In den Schleimhäuten werden Bläschen seltener gefunden. Das Epithel erweist sich als sehr hinfällig und es entwickeln sich rasch Ulcera. Mit Vorliebe treten die Bläschen an den Übergangsstellen von Haut zu Schleimhäuten auf. Bevor eigentliche Bläschen oder Ulcerationen entstehen, ist das Epithel immer verändert. Die Zellen zeigen nicht nur eine Vergrößerung, sondern auch eine Quellung, eine sog. ballonierende Degeneration. Der Degenerationsprozeß ist nicht verschieden von solchen Zellumwandlungen, welche sich auch bei Varicellen oder bei Variola finden. Die Intercellularbrücken im Stratum spinocellulare verschwinden, so daß eine Zellauflösung eintritt und sich die Epidermiselemente frei gelöst in dem stark exsudativ durchtränkten Gewebe vorfinden. Gleichzeitig wird das Zellprotoplasma homogenisiert. Es kommt zur Anschwellung des Kernes und zur Rückbildung des Protoplasmas auf eine schmale Zone. Die obere, noch nicht verflüssigte Epidermisschicht wird abgehoben. Zum Teil können einzelne derartig entstandene kleine Cystchen auch miteinander konfluieren und so eine größere Blase bilden. In der Cutis sind nur geringe Prozesse entzündlicher Art vorhanden. Auch da ist eine exsudative Durchtränkung sämtlicher Gewebsschichten deutlich. Es findet sich damit im Zusammenhang auch eine allgemeine Hyperämie.

Das Ödem als Ausdruck der exsudativen Entzündung nimmt stark zu. Es kommt auch zur Aufquellung einzelner Bindegewebszellen und gleichzeitig zur Emigration von Leukocyten und Fibrinausscheidung. Dadurch ändert sich rasch das ursprüngliche klare Exsudat und wird getrübt und milchig. In einzelnen Fällen können auch Blutungen auftreten. An den Gefäßen treten Umwandlungen der Intima auf mit Zellproliferationen und Aufquellungen. Auch in der Media kommt es zu Verquellungen. Teilweise können sich Thrombosierungen einzelner Gefäße ausbilden.

FEYRTER (1954) weist auf besondere Entzündungsprozesse am Capillarnetz hin, welche in den Formenkreis der Panarteriitis zu rechnen sind.

Selten sind auch schwere nekrotisierende und sequestrierende Entzündungen vorhanden[1].

Bei der Abheilung der Bläschen spielen Epithelialisierungen von Randpartien die Hauptrolle. Epitheldefekte werden in kurzer Zeit ausgefüllt. Unter Umständen kann eine stärkere Pigmentierung sich einstellen.

Für die Herpes-Entzündung sind die Einschlußkörperchen sog. Zosterkörperchen (LIPSCHÜTZ 1921) recht typisch. Sie stellen einen regelmäßigen Befund dar und kommen in verschiedenen Zellelementen vor. Sie sind für die frischen Stadien des Herpes charakteristisch.

Die Einschlußkörperchen finden sich vor allem in den sich aus dem Verband lösenden Zellen des Stratum spino-cellulare, dann auch in Gefäßwandzellen und Bindegewebszellen.

Bei *Herpes zoster, Varicellen* sind die intranucleären Lipschütz-McCarthy-Körperchen vorhanden. Es handelt sich um feine granuläre eosinophile Massen, welche etwa 3 μ groß sein können, z.T. sich aber bis zur Größe eines Zellkernes umwandeln. Sie finden sich nicht in allen Entwicklungsstadien der Krankheit. Hauptsächlich kommen sie in den „ballonförmigen Zellen" vor, dann auch in Elementen des Bindegewebes. Sie sind durch Hämatoxylin-Eosin und durch Giemsafärbung darstellbar.

Beim *Herpes febrilis* und *Herpes simplex* sind die Lipschützschen Körperchen vorhanden. Es handelt sich dabei um intranucleäre Einschlüsse. Sie bestehen aus eosinophilen Massen und sind ungefähr 2 μ groß. Nicht selten kommen sie in den Epithelzellen vor, welche unmittelbar oberhalb der Bläschen vorliegen. Der Nachweis gelingt mit Hämatoxylin-Eosin- und mit Giemsafärbung.

Beim *Herpes febrilis* finden sich cytoplasmatische Einschlüsse aus feinen Granulationen bestehend. Sie lassen sich mit der Bielschowsky-Methode nachweisen.

Die Zoster-Körperchen sind im Kern nachzuweisen, vor allem in solchen ballonisierender Elemente. Sie sind scharf begrenzte, rundliche bis ovale, präzis abgesetzte Gebilde. LIPSCHÜTZ (1921) fand die Einschlußkörperchen als sehr kleine Gebilde in den noch scheinbar unveränderten Zellen. Auch im Protoplasma der Zellen der Epidermis kommen Einschlußkörperchen vor. LIPSCHÜTZ geht auf das färberische Verhalten der Einschlußkörperchen besonders ein und auch auf ihr Verhalten zu den Nucleolen.

Bei der Kontrolle von Affennierenepithelzellkulturen[2], welche mit Herpes B-Virus infiziert waren, wurden in verschiedenen Zeitabständen Präparate hergestellt und ausgewertet. Mit zunehmender Zeit nach der Infektion traten Zellschwellungen, Nucleolenschwund, Verdichtung und Reduktion des Chromatins der Zellkerne auf. Es kam zur Bildung intranucleärer Granulation an Stelle des ver-

---

[1] KOPITOWSKY 1903, HOFFMANN u. FRIEBOES 1912.
[2] REISSIG und MELNICK 1955.

schwundenen Chromatins. Im weiteren Verlauf der Infektion nahmen diese Partikel den Charakter von typischen Einschlußkörperchen an, welche den gesamten Nuclearraum ausfüllten. Meist an der Peripherie der geschwollenen Zellen wurden zum gleichen Zeitpunkt Gebilde gesehen, wenn im Kulturmedium aktives Virus nachweisbar wurde. Beim Herpes zoster kommen in der Haut entzündliche Reaktionen vor, vor allem im Corium mit degenerativen Veränderungen der Epidermis. Ein Unterschied im Aufbau und im Ablauf solcher Reaktionen gegenüber dem Herpes simplex ist nicht vorhanden. Intranucleäre und protoplasmatische Einschlüsse sind regelmäßig vorhanden und in den Frühstadien feststellbar. Im Gegensatz zum *Herpes simplex* kann man beim *Herpes*

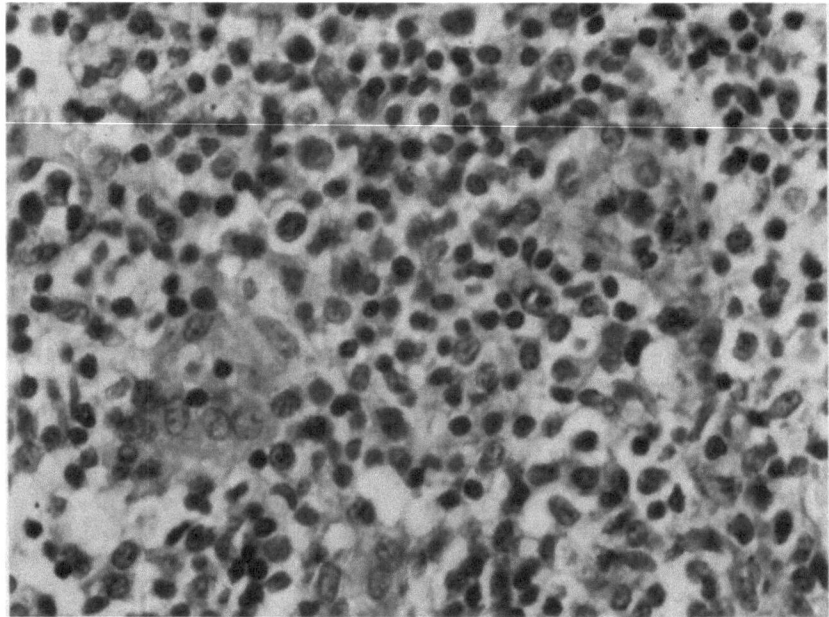

Abb. 14. Herpes zoster. Lymphknoten mit starken reticulären Zellwucherungen bei 4 Tage lang bestehendem Herpes zoster. E. N. 15986/56. 62jährige Frau. Path.-anat. Institut, Basel. Vergr. 1:630.

zoster Veränderungen an den Ganglien, in den hinteren Wurzeln und in den Cerebralganglien feststellen. Es kommen nicht nur degenerative Veränderungen vor mit Neuronophagien und starker Stauung, sondern auch perivasculäre Zellmäntel mit Anhäufungen von Rundzellen. Die Veränderungen sind teilweise solchen der Poliomyelitis oder Encephalitis lethargica vergleichbar. Es kommen im Gewebe kleine Narbenherde vor, welche den Zelluntergängen entsprechen. Die Lumbal- und Sacralnerven, sowie der vordere Ast des N. trigeminus sind dabei häufig angegriffen. In der Spinalflüssigkeit kann eine wesentliche Zellvermehrung auftreten. Einschlußkörperchen können in den Ganglien oder auch im Gehirn nicht nachgewiesen werden. Bielschowsky (1910) fand eine schwere, z.T. hämorrhagische Entzündung in den Grenzstrangganglien mit Parenchymuntergängen. Umstritten sind die von ihm beschriebenen Fensterungen der Ganglienzellen. Thomas (1941) fand auch ein Übergreifen der Entzündung auf die Rami communicantes des Sympathicus. Wohlwill (1924) weist außerdem auch auf ein Übergreifen des Prozesses auf ein Rückenmarkssegment hin.

Auch hämorrhagische Nekrosen mit Nervenfaserzerfall wurden beschrieben. FEYRTER (1954b) fand eine ballonisierende Umwandlung der die Gliazellen umhüllenden Elemente mit Einschlußkörperchen[1].

Vereinzelt wurden autoptisch auch Nekrosen der Leber und der Nebennieren beschrieben. In der Leber handelte es sich um 4 mm große nekrotische Bezirke. In beiden Organen waren mikroskopisch, vor allem um die Nekrosen herum, Zelleinschlüsse zu finden. Es handelt sich hier um einen visceralen Herpes ohne Hautreaktionen. In einzelnen Beobachtungen war der Herpeserreger zu isolieren[2] (Abb. 14).

Mit Hilfe direkter Injektion von Herpes simplex-Virussuspension in den Nervus ischiaticus oder in einen anderen spinalen Nerven konnten BOYSE u.a. (1956)

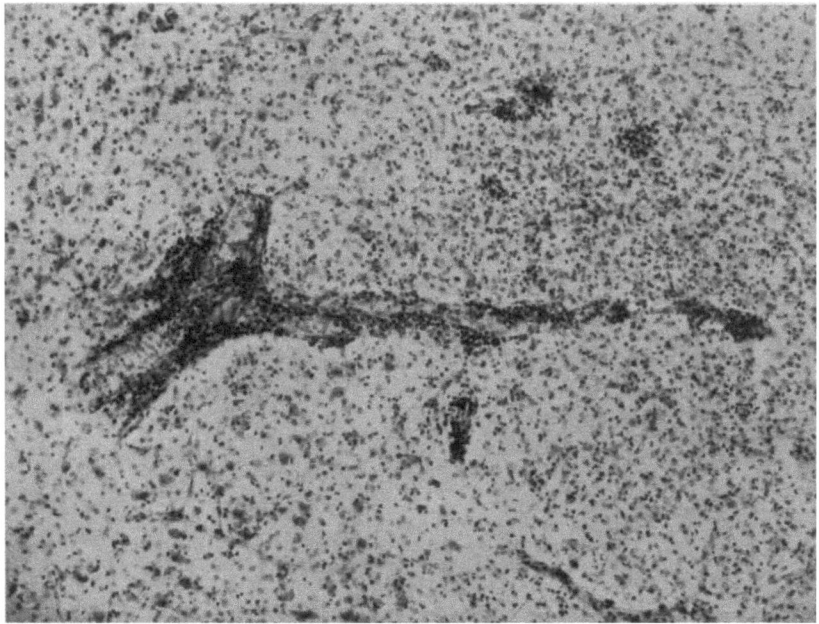

Abb. 15. Herpes-Encephalitis. Starke perivasculäre, lympho-plasmacelluläre Infiltrate und multiple gliöse Proliferationen. Präparat Dr. WILDI, Genf. 36 Wochen alte weibliche Frühgeburt. Vergr. 1:100.

beim Kaninchen eine Herpesmyelitis hervorrufen. Durch eine nachfolgende intravenöse Injektion von durch J^{131}-markierten Plasmaproteinen, welche sich vorzugsweise an den Stellen der Entzündung anhäufen, ließ sich die Ausdehnung und Schwere der Myelitis in verschiedenen Segmenten des Rückenmarkes bestimmen. Die vergleichsweise Messung der Radioaktivität in den verschiedenen infizierten Rückenmarkssegmenten ergab, daß die Ausbreitung des neurotropen Herpes-Virusstammes, ausgehend vom Eintrittsort, besser auf dem Wege einer Dispersion, d.h. einer Ausstreuung durch Gewebsflüssigkeit als durch eine Wanderung entlang der Achsenzylinder erklärt werden kann.

Bei der Herpes-Encephalitis handelt es sich um eine Einschlußkörperchen-Encephalitis, wobei die virologischen Untersuchungen einen Zusammenhang mit dem Herpes-Virus wahrscheinlich gemacht haben[3]. Ein sicherer Nachweis des Virus mit Überimpfung ist nicht geglückt.

[1] PASCHEN 1933/34, HERZBERG 1936. [2] HASS 1935, ZUELZER und STULBERG 1952.
[3] GREENFIELD 1958, BRAIN 1932, HAYMAKER 1949, WILDI 1951.

Eine starke, z.T. nekrotisierende Entzündung zeigt jeweils die Leptomeninx mit Ansammlungen von Lymphocyten und Histiocyten. Es liegt eine schwere Entzündung vor allem des Cortex vor. Van Bogaert (1958) geht auf die Befunde ein und auf die anatomischen Beziehungen zur Leukoencephalitis[1].

Beobachtungen von Herpes simplex-Meningoencephalitis des Menschen wurden von Smith u.a. (1941) mitgeteilt. Es kam hier zu herdförmigen Nekrosen und zu perivasculären Infiltraten (Abb. 15). Einschlußkörperchen vom Typus A waren in den Nervenzellen vorhanden, das Virus war aus dem Gehirn nachzuweisen. Zarafonetis u.a. (1944) fanden eine Meningo-Encephalitis mit subcorticaler Ausbreitung, insbesondere im Temporallappen mit Blutungen und gliösen

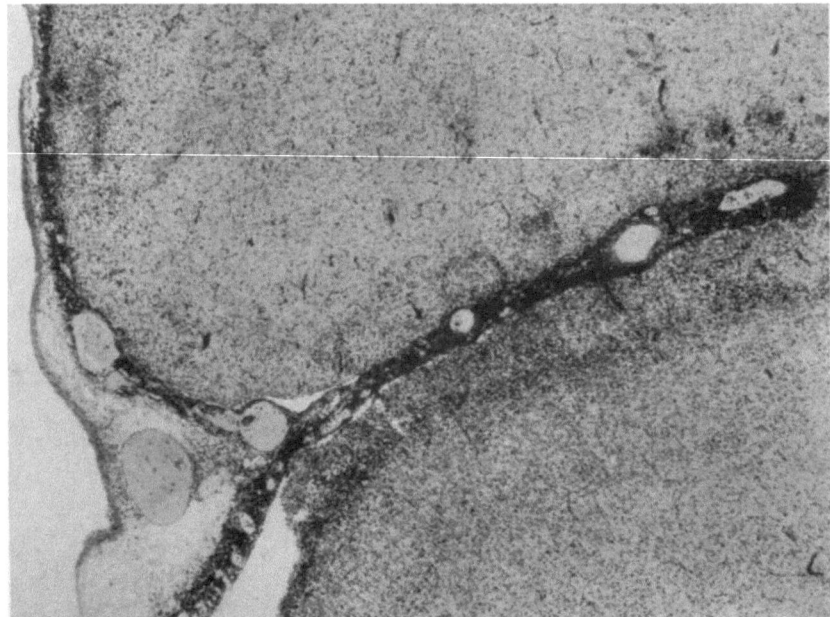

Abb. 16. Herpes-Encephalitis. Starke Entzündung der Leptomeninx, des Cortex und des Marklagers (Temporallappen). Präparat Dr. E. Wildi, Genf. 36 Wochen alte weibliche Frühgeburt. Vergr. 1:32.

Nekrosen, sowie Gliawallwucherungen (Abb. 16). Auch hier war der Virusnachweis zu erbringen[2].

Es kann sich auch eine reine herpetische Meningitis ohne eigentliche Encephalitis entwickeln.

Experimentell wurde die Herpes simplex-Encephalitis von Doerr u. Vöchting (1920) untersucht. Die einzelnen Herpes-Stämme können ein sehr unterschiedliches Verhalten zeigen. Eine Encephalitis kann von einer cutanen, cornealen, intravenösen, einer intraperitonealen und intracerebralen Infektion angehen. Meistens liegt eine Meningo-Encephalitis vor. Die Hirnbasis ist stärker befallen. Vegni (1923) weist darauf hin, daß die Regio-Tempero-Sphenoidalis, die Vierhügelregion und die Gegend der Sylvischen Furche bevorzugt seien. Relativ selten ist das Kleinhirn an dem krankhaften Prozeß beteiligt. Zdansky (1923) nimmt an, daß eine experimentelle Herpes-Encephalitis eine primäre Meningo-Encephalitis sei mit Bevorzugung der grauen Substanz. Intranucleäre, acidophile Einschlußkörperchen sind im Zentralnervensystem nachzuweisen.

---

[1] Weisse 1960.
[2] Whitman u. a. 1946, Wildi 1951, Afzelius-Alm 1951, Ginder und Whorton 1951.

Die intracelluläre Lagerung des Herpes simplex-Virus wurde von GRAY u. SCOTT (1954) in der Leber des Hühnerembryo untersucht. Der Gehalt an Herpes-Virus in den Leberzellen des Hühnerembryo nach Dottersackinfektion wurde ausgewertet. Sie bestimmten den Gehalt an Virus in Kernsubstanz und außerhalb derselben. Bis zu 8 Std. nach der Beimpfung überwog das Virus im Kernmaterial. Anschließend wurde der Prozentsatz des kernsubstanzgebundenen Virus geringer. Es läßt sich eine enge Beziehung des Virus zur Kernsubstanz der Zelle annehmen.

WOLMAN (1955) hat Hühnerembryonen mit Herpes-Virus infiziert. In Intervallen von 6 Std. bis zu 6 Tagen nach der Infektion wurde das Material histochemisch und färberisch untersucht. Er fand eine ektodermale und entodermale Zellproliferation, Ulcerationen und Regenerationen des Ektoderm. Im Ektoderm, im Meso- und Entoderm waren intranucleäre Einschlußkörperchen nachzuweisen, deren Ausgangsbezirke die Nucleoli waren. In den frühesten Entwicklungsstufen waren in ihnen keine Desoxyribonucleotide nachweisbar. In späteren Zeitpunkten, d. h. 2 Tage nach der Infektion kam es zur deutlichen Basophilie; Desoxynucleotide, Lipase und Cholinesterase waren reichlich vorhanden. Diesem Stadium folgte ein färberischer Umschlag der Einschlußkörperchen in eine Eosinophilie bei Herabsetzung der Anfärbbarkeit. Gleichzeitig wurde ein Absinken des Desoxynucleotidgehaltes, der Lipase und Cholinesterase registriert. Diese Beobachtungen decken sich mit der Vorstellung, daß die Einschlußkörperchen Viruskolonien darstellen und der Annahme, daß die Viruspartikel nach einer intracellulären Multiplikationsphase aus den Einschlußkörperchen verschwinden.

Beim Neugeborenen und dem jungen Kind kann eine Herpes simplex-Sepsis auftreten. Im allgemeinen sind jüngere Individuen bedeutend empfindlicher in bezug auf eine Infektion. Über histopathologische Befunde der spontanen Herpes-Sepsis des Kindes liegen kaum Mitteilungen vor. Die Befunde von BERRY u. SLAVIN (1943) an Saugmäusen können denen bei Infektionen kleiner Kinder verglichen werden. Nach intranasaler Infektion von Saugmäusen kommt es zur Generalisation des Virus mit Befall der Lungen. Es tritt hier eine interstitielle Pneumonie auf. In der Leber kommen Kerneinschlüsse vor, wie auch in der Milz, in den Nebennieren, in den Lymphknoten und in verschiedenen Epithelzellen.

Bei einem 1500 g schweren frühgeborenen Kind konnte HASS (1935) Nekrosen und Blutungen in Leber und Nebennieren nachweisen und auch intranucleäre Einschlußkörperchen feststellen. Mit Sicherheit war hier allerdings das Virus nicht mehr zu bestimmen. QUILLIGAN u. WILSON (1951) fanden bei einem Neugeborenen, dessen Mutter an einem Herpes labialis litt, Nekrosen der Leber und acidophile Kerneinschlüsse. ZUELZER u. STULBERG (1952) konnten das Virus z.T. nachweisen. Sie fanden bei ihren Beobachtungen Hauterscheinungen mit Eruptionen und Blasenbildungen, außerdem einen Ikterus. Entzündliche Reaktionen fanden sich in der Lunge, in der Leber und in den Nebennieren, sowie in der Milz, im Knochenmark und in Lymphknoten. Das Herpes-Virus war aus der Leber zu züchten. FRANCE u. WILMERS (1953) haben eine vermutliche Herpes simplex-Hepatitis und -Encephalitis beschrieben. Der Virusnachweis war nicht zu erbringen. Auch in den Beobachtungen von PUGH u.a. (1955) fanden sich histologisch Blutungen, Nekrosen und Einschlußkörperchen in Leber und Diaphragma. Das Virus war hier festzustellen. Vielfach sind die Veränderungen denen der Cytomegalie vergleichbar.

d) Maul- und Klauenseuche.

(Literatur s. S. 661.)

Die Maul- und Klauenseuche ist eine auf der ganzen Welt verbreitete, hochvirulente Seuche der Rinder, Schweine, Ziegen und Schafe, seltener der wildlebenden Wiederkäuer. Das Virus ist streng epitheliotrop. Die Tiere zeigen eine

Erkrankung der Schleimhäute des Mundes, der haarlosen Hautpartien und auch des Pansens (Abb. 17). In den inneren Organen kommt es zu schweren Myokardveränderungen mit hyalinen Degenerationen, seltener zu einer eigentlichen Entzündung. Auch die Skeletmuskulatur kann befallen sein. Bei den Säuglingsmäusen, welche mit dem Virus infiziert werden, treten Myokarddegenerationen ein, die aber nicht sehr schwer sind. Das Virus ist sehr klein. Bei der Filtration wurde seine Größe mit 8—12 mμ, bei der Zentrifugation mit 17—20 mμ bestimmt. Verschiedene Typen des Virus der Maul- und Klauenseuche: ein Typus O.A.B.C. und zahlreiche Varietäten wurden bereits differenziert.

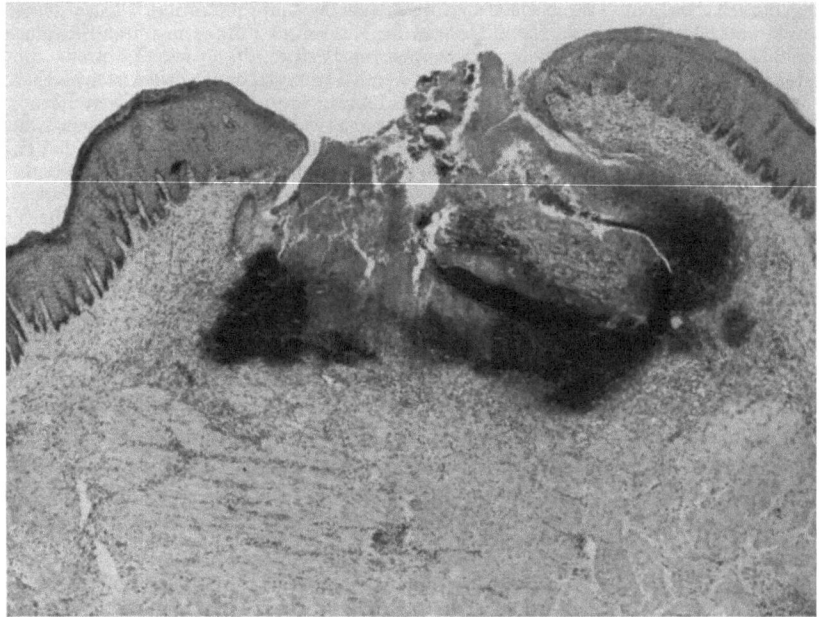

Abb. 17. Maul- und Klauenseuche. Rind, Zunge: Epithelnekrosen mit schwerer in die Tiefe fortschreitender Entzündung. Path.-anat. Institut, Basel. Vergr. 1:100.

Die Infektion tritt äußerst selten auch auf den Menschen über, bleibt aber benigne. Personen, welche mit Tieren umgehen, die an der Seuche erkrankt sind, können durch direkten Kontakt befallen werden. Auch einzelne Laboratoriumsinfektionen sind mitgeteilt worden. Beim Menschen können Hautbläschen an den Händen oder Füßen, gelegentlich auch an den Lippen oder in der Mundhöhle, auftreten[1]. Anamnestisch ließ sich feststellen, daß solche Personen, welche derartige Veränderungen zeigten, erkrankte Tiere gemolken hatten. In einem Fall hat Magnusson (1939) das Virus isolieren und bestimmen können. In anderen Fällen konnten auch die Antikörper nachgewiesen werden.

e) Melkerknötchen.

(Literatur s. S. 661.)

Es handelt sich hier um Knotenbildungen an den Händen, vor allem am Daumen, welche schon seit langem bekannt sind und welche beim Melken infizierter Kühe auftreten. Die Papeln sind schmerzlos und leicht blaurötlich. Mikro-

---

[1] Trautwein 1959 b, Flaum 1939.

skopisch sind in der Epidermis extra- und intranucleäre Einschlußkörperchen bei starker Vascularisation des Corium vorhanden. Nach 2—3 Wochen verschwinden diese Hauteruptionen wiederum, ohne Narben zu hinterlassen. Das Leiden wurde in Nordamerika und dann in verschiedenen Ländern Europas, vor allem in Norwegen, nachgewiesen[1]. In der Flüssigkeit, welche aus den Knötchen gewonnen wurde, ließ sich elektronenmikroskopisch ein längliches Virus nachweisen, welches größer war als das Vaccine-Virus[2]. Das Verhalten dieses Virus bei Laboratoriumstieren ist verschieden von dem der Maul- und Klauenseuche[3].

f) Virus der vesiculären Stomatitis.

Das in erster Linie bei Pferden und Rindern vorkommende Virus erinnert an die filamentösen Formen der Influenzaviren. Die systematische Einordnung ist noch nicht geklärt. Die Stäbchen haben eine Breite von etwa 60 mμ, eine Länge von etwa 175 mμ bis zu 210 mμ. Die stäbchenförmigen Teilchen repräsentieren das infektiöse Prinzip.

g) Molluscum contagiosum.
(Literatur s. S. 661.)

Beim Molluscum contagiosum bilden sich eigenartige Knötchen der Haut, die oft mul-

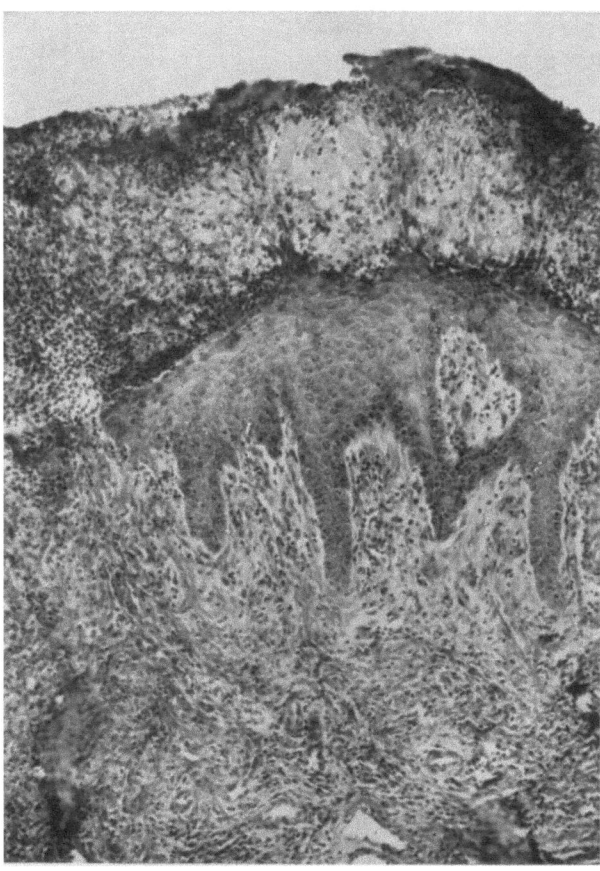

Abb. 18. Maul- und Klauenseuche. Rind. Zunge: Starke Epithelnekrosen mit schwerer entzündlicher Infiltration. Ballonierende Entzündung einzelner Epithelzellen. Pathologisch-anatomisches Institut, Basel. Vergr. 1:100.

tipel auftreten und die in der Regel spontan, meist nach wenigen Monaten abheilen. Sie sind nicht verbunden mit Allgemeinsymptomen. Typisch ist oft eine milchig-weißliche Struktur der Knötchen mit nabelartiger Einziehung (Abb. 19).

Die Stachelzellen der Epidermis degenerieren. Es kommt zur Ausbildung eigenartig hyaliner Massen im Cytoplasma. Dadurch entstehen die sog. Molluscum-Körperchen. Die eosinophilen Einschlüsse sind als Anhäufung kleiner Elementarkörperchen des Virus aufzufassen. Sie besitzen eine Außenmembran und einen Desoxyribonucleinkörper enthaltenden Innenkörper. Über Größe und

---

[1] DANBOLT 1949.   [2] PUNTIGAM und ORTH 1951.   [3] WHEELER und CAWLEY 1957.

Gestalt solcher Körper bei elektronenmikroskopischen Untersuchungen berichten PETERS u. Mitarb. (1954).

Wegen der Ähnlichkeit mit Elementarkörperchen der Varicellen und der Pocken wurden diese Körperchen von GOODPASTURE u. WOODRUFF (1931) als Borreliota mollusci bezeichnet.

Beim *Molluscum contagiosum* sind die cytoplasmatischen Henderson-Patterson-Körperchen vorhanden. Ihre Größe variiert zwischen 20—37 μ. Sie sind

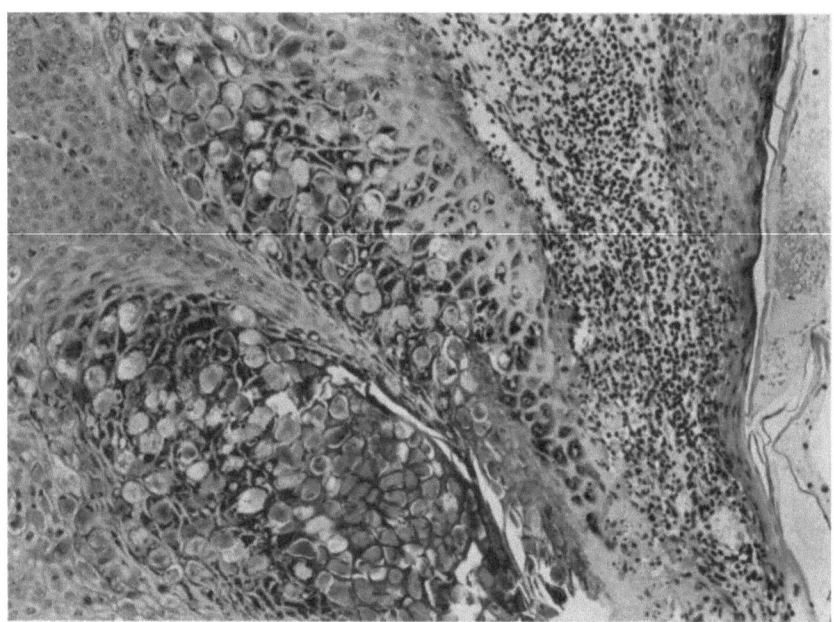

Abb. 19. Molluscum contagiosum. Molluscum-Körperchen. E. N. 1188/34. 54jährige Frau. H.-E.-Färbung
Path.-anat. Institut, Basel. Vergr. 1:130.

acidophil, intracytoplasmatisch und werden von einer feinen Membran umgeben. Ihr Nachweis gelingt mit der Giemsa-Methode.

II. Virusbedingte Exanthemerkrankungen.

a) Rubella.

(Literatur s. S. 661.)

Eigentliche pathologisch-anatomische Befunde bei Röteln sind kaum mitgeteilt worden. Über die Einwirkung einer Rubeolenerkrankung der Mutter auf den Fetus liegen jedoch vor allem aus den letzten Jahren sehr zahlreiche Mitteilungen vor.

Die Röteln zeigen das typische Bild einer exanthematischen Viruserkrankung. Die Ansteckung geschieht von Mensch zu Mensch auf direktem und indirektem Wege. Auch Übertragungen durch leblose Gegenstände und durch Personen, welche nicht manifest erkrankt waren, sind beobachtet worden. Die Krankheit kann Säuglinge und Erwachsene befallen. Die Ansteckungsfähigkeit beginnt schon wenige Tage vor Ausbruch der Hauterscheinungen. Ausgesprochene

Prodromalerscheinungen fehlen. Kopliksche Flecken kommen bei Röteln nicht vor. Röteln, Masern und Scharlach waren lange Zeit in ihrer nosologischen

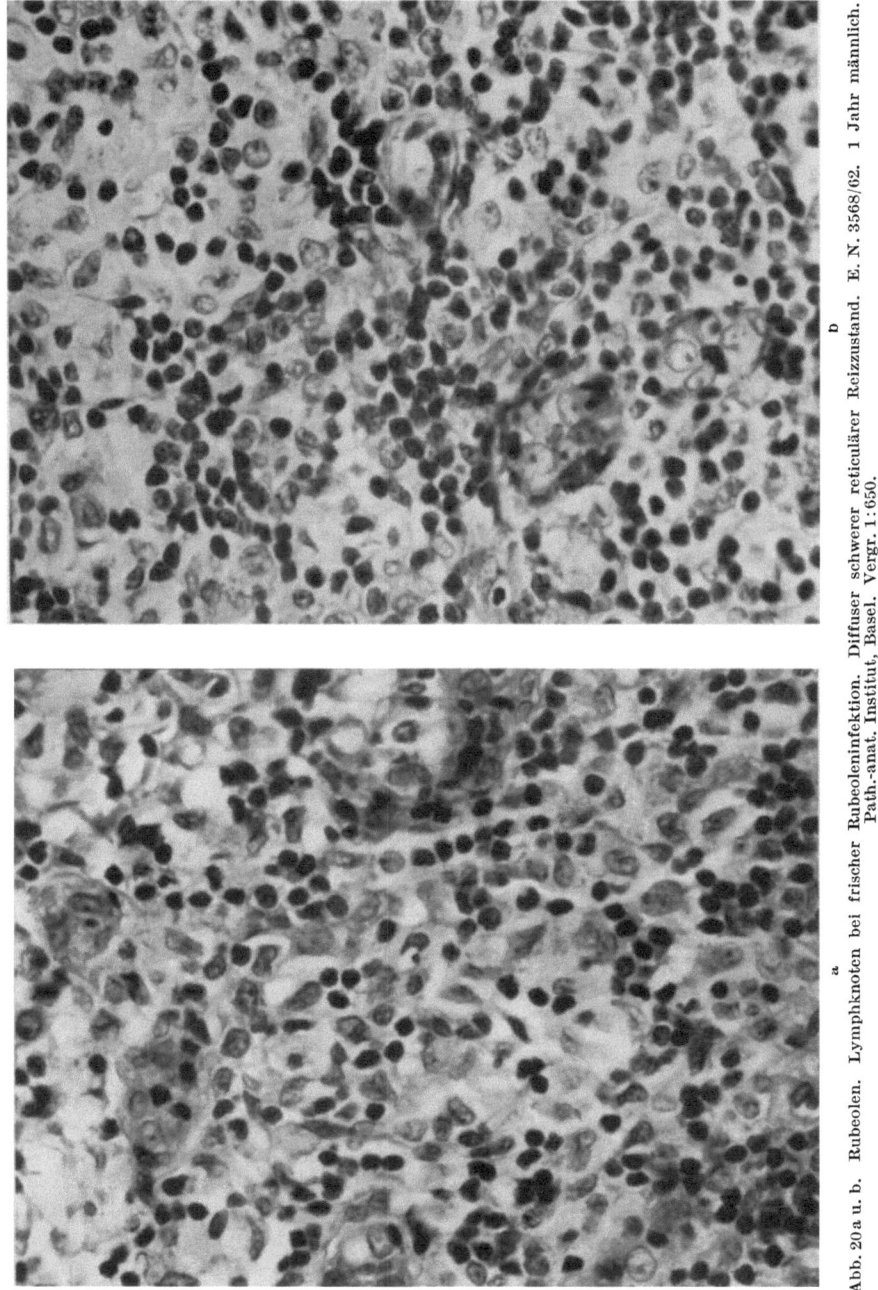

Abb. 20a u. b. Rubeolen. Lymphknoten bei frischer Rubeoleninfektion. Diffuser schwerer reticulärer Reizzustand. E. N. 3568/62. 1 Jahr männlich. Path.-anat. Institut, Basel. Vergr. 1:650.

Stellung umstritten. Es handelt sich dabei jedoch um selbständige Krankheitsbilder. Das Überstehen von Röteln hinterläßt eine Immunität, die gegen Masern nicht wirksam ist. Es können auch Masern- und Rötelnepidemien aufeinanderfolgen. Größere Rötelnepidemien treten meistens nach jahre- oder jahrzehnte-langer Pause auf. Die Kontagiosität ist viel weniger ausgeprägt als bei den Masern. Die Krankheit hinterläßt eine dauerhafte Immunität.

Bei Rötelninfektionen kommt es zu Schwellungen der cervicalen und occipi-talen Lymphknoten (Abb. 20). GLANZMANN (1952) weist auf die nahe Verwandt-schaft von Rubeolen und Mononucleose hin und schlägt vor, beide Krankheiten unter dem Begriff der *benignen leukämischen Lymphoblastome* zusammenzufassen. Die Röteln sind ausgezeichnet durch ein generalisiertes Exanthem mit starken Lymphknotenschwellungen und sehr wesentlichen Veränderungen des Blutbildes

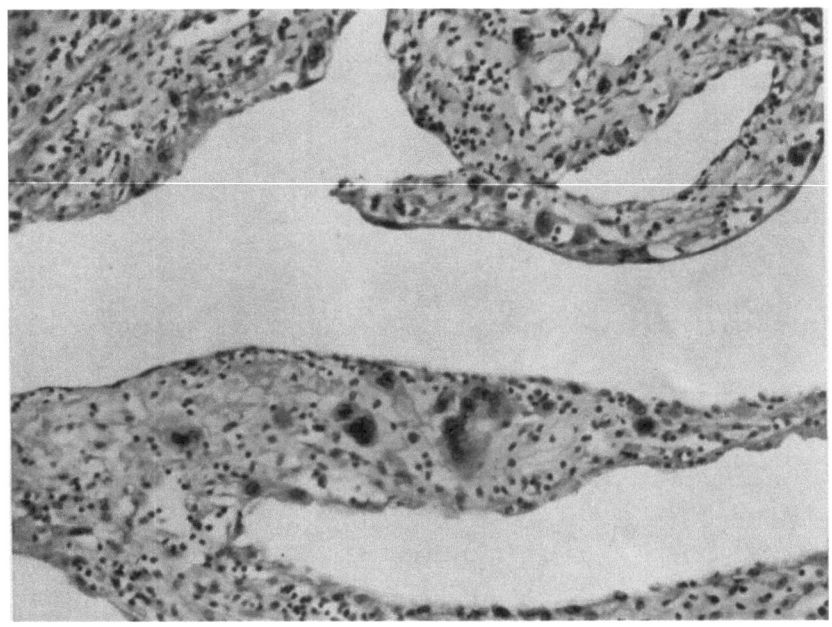

Abb. 21. Rubeolen. Starke Häufung an Riesenzellen im Placentargewebe. E. N. 14020/62. 28jährige Frau. Path.-anat. Institut, Basel. Vergr. 1:160.

mit Leukopenie und relativer Lymphocytose. Es tritt auch eine Plasmazell-vermehrung auf. Das Exanthem, das sich sehr rasch über den ganzen Körper ausbreitet, verschwindet wiederum in wenigen Tagen. Hämorrhagien und eine Purpura sind selten[1]. Das Fieber, das auftritt, ist meistens nur während der Zeit des Exanthems nachzuweisen. Vielfach sind dabei kaum klinische Erschei-nungen zu beobachten. Selten besteht eine Coryza. Als seltene Komplikation kann eine Encephalomyelitis auftreten. Zum Unterschied der Masern- und Vaccineencephalitis scheint hier eine Demyelinisation sehr gering, obwohl die Aus-breitung der Entzündung gleichfalls eine perivasculäre ist[2]. Nach den einzelnen seltenen Mitteilungen über Encephalomyelitis treten die zentralnervösen Erschei-nungen ganz unvermutet und wenige Tage nach Einsetzen oder nach dem Ab-klingen des Exanthems auf[3]. Auch myelitische Erscheinungen wurden beschrie-ben[4]. In der Beobachtung von MOTZFELDT (1933) kam es am 4. Tag nach Aus-bruch des Exanthems zur Encephalitis. Der Tod trat bei dem 14jährigen Mädchen bereits nach 24 Std ein. Über drei Erkrankungen, die später ausheilten, be-

---

[1] Fox und WALTON 1946, Fox und BORTIN 1946, MAGNUSSON 1946.
[2] BÉNARD 1921.   [3] PEIFFER 1955.   [4] PETTE 1936.

richten HALLÉN (1938), sowie auch DAVISON u. FRIEDFELD (1940), DAVISON u. BROCK (1937). Über Todesfälle wurde ebenfalls berichtet[1]. MARGOLIS u. a. (1943) fanden ein Gehirnödem mit perivasculären Infiltraten von Plasmazellen, Lymphocyten und Monocyten. Nervenzelldegenerationen waren ausgesprochen neben Blutungen des Ventrikelependyms. MORRIS u. ROBBINS (1943) fanden eine Myelitis. HARRISON (1940), HODGES (1940) und SPROTT (1940) fanden neuritische Prozesse bei der Rubeoleninfektion.

Als weitere seltene Komplikation wurde von MURRAY (1940) eine rheumatische Infektion beschrieben. Bei Soldaten kam es im Verlaufe der Rubeolenerkrankung nach den Angaben von BENNETT u. COPEMANN (1940) zu Muskelschmerzen, Lumbago und Ischias. Einige der Erkrankten klagten über Schmerzen in Tonsillen und Zahnfleisch, z. T. müssen die Veränderungen wohl auch als unspezifisch und rein degenerativ aufgefaßt werden. Das Rötelnvirus des Menschen ist auch auf Affen übertragbar. Auch bei diesen Tieren kann man zuweilen ein den Röteln vergleichbares Exanthem erkennen.

Seit einigen Jahren ist bekannt, daß das Rubeolenvirus von der Mutter auf den Embryo übertreten und dabei schwere Schädigungen zur Folge haben kann. Es handelt sich dabei um eine sog. *virusbedingte Embryopathie* (vgl. S. 646).

b) Morbilli.
(Literatur s. S. 661.)

Die *Masern* sind eine endemische Erkrankung, die in bestimmten Zeitabständen epidemieartig sich ausbreiten kann. Sie sind eine häufige Erkrankung im Kindesalter. Die Untersuchungen bestimmter Epidemien in abgelegenen, dem Verkehr nicht erschlossenen Gebieten, u. a. den Färöer-Inseln im Atlantik, haben zu interessanten Feststellungen in epidemiologischer Hinsicht geführt. Derartige *Epidemien* wurden in den letzten Jahren in Südgrönland und in arktischen Gebieten von Canada beobachtet. Es wurde dabei die gesamte Indianer- und Eskimobevölkerung ergriffen[2].

Der biologische Erregernachweis konnte mehrfach schon bei Bluttransfusionen masernkranker Spender erbracht werden. Mit Sicherheit läßt sich durch Blut, das von einem Kranken im Beginn der Exanthembildung entnommen wurde, eine Infektion erzeugen bei einem Menschen, welcher noch keine Maserninfektion überstanden hat. Die Infektion ist auch auf Affen übertragbar. Bei den infizierten Affen läßt sich jedoch kein typisches Exanthem beobachten. Mit dem Blut solcher Tiere lassen sich andere Tiere aber leicht infizieren.

Die Infektion verläuft bei den Masern außerordentlich gesetzmäßig. Im Prodromalstadium, d. h. 4—5 Tage vor Erscheinen des Exanthems, sind die Erreger im Nasen-Rachensekret reichlich vorhanden. Während dieser Periode besteht eine hohe Infektiosität. Sie läßt rasch nach, sobald das Exanthem ausgebrochen ist. Die Kontagiosität bei Masern ist außerordentlich hoch. Die Inkubation beträgt 14 Tage bis zum Erscheinen des Exanthems. Die ersten Zeichen der Erkrankung sind katarrhalischer Art mit Conjunctivitis, Laryngitis und Bronchitis. Charakteristisch sind die Koplikschen Flecken. Es handelt sich dabei um kleine weißliche Stippchen, umgeben von einem leicht geröteten Hof an der Wangenschleimhaut. Das Exanthem beginnt an Gesicht und Hals und breitet sich dann über Rumpf und Extremitäten aus. Die Temperaturkurve zeigt einen biphasischen Typus. Bei den Masern können Komplikationen auftreten,

---

[1] BÉNARD 1921, MOTZFELDT 1933, REVILLIOD und LONG 1906, DEBRÉ 1930 u. a.
[2] PEART u. NAGLER 1954.

wie pneumonische Prozesse, Otitis und Entzündungen des Zentralnervensystems. Das Elektrokardiogramm läßt Veränderungen erkennen, welche auf Myokardschädigungen hinweisen.

Die *Haut* zeigt bei einer bioptischen Untersuchung eine starke Hyperämie bei einer ödematösen Durchsetzung des Corium. Perivasculär sind Anhäufungen

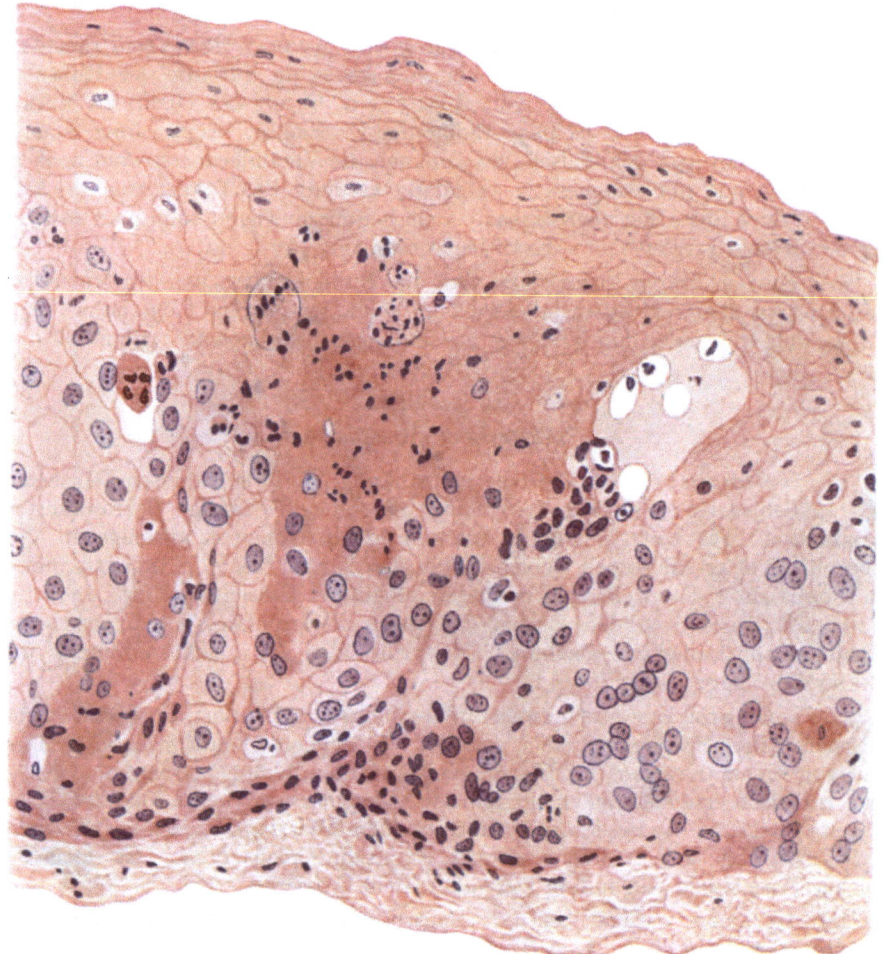

Abb. 22. Masern. Kopliksche Flecken: entzündliche Infiltration der Schleimhaut mit vereinzelten Zelluntergängen und kleineren Cystenbildungen. Pathologisch-anatomisches Institut, Basel. E. N. 13331/59. 3jähriges Mädchen.

von Lymphocyten und Makrophagen vorhanden. Die Capillarendothelien sind geschwollen und zeigen Mitosen. In späteren Stadien des Leidens kommt es zu einer Hyperkeratose; in den Epithelzellen treten intracytoplasmatische Vacuolen auf. Hyaline Degenerationen und Nekrosen finden sich in späteren Stadien. Hyaline Körperchen, welche an Einschlüsse erinnern, wurden beschrieben. Sie scheinen aber inkonstant und sind wohl für das Virus nicht charakteristisch. Selten kommt es auch zur Gefäßthrombose. In den Conjunctiven, Pharynx, Trachea und Bronchien ist eine schleimig-eitrige Exsudation und eine starke Hyperämie vorhanden.

Die Koplikschen Flecken sind in ihrem Aufbau den Hautveränderungen vergleichbar. Die Epithelnekrosen sind stärker, zudem ist eine vermehrte Anhäufung von neutrophilen Zellen vorhanden. Es können eigentliche Ulcerationen in den Mundschleimhäuten auftreten. Kopliksche Flecken finden sich in etwa 70—90% im Prodromalstadium der Masern (Abb. 22). Am 2. Tag des Exanthems sind sie gewöhnlich nicht mehr zu erkennen. Neben der Mundschleimhaut kommen auch in der Darmmucosa fleckige Rötungen vor. Im Ileum und im Colon sind Läsionen vorhanden, welche den Koplikschen Flecken entsprechen. Es sind hier auch Riesenzellen[1] zu erkennen. Manchmal sind starke Diarrhoen im Anfangs-

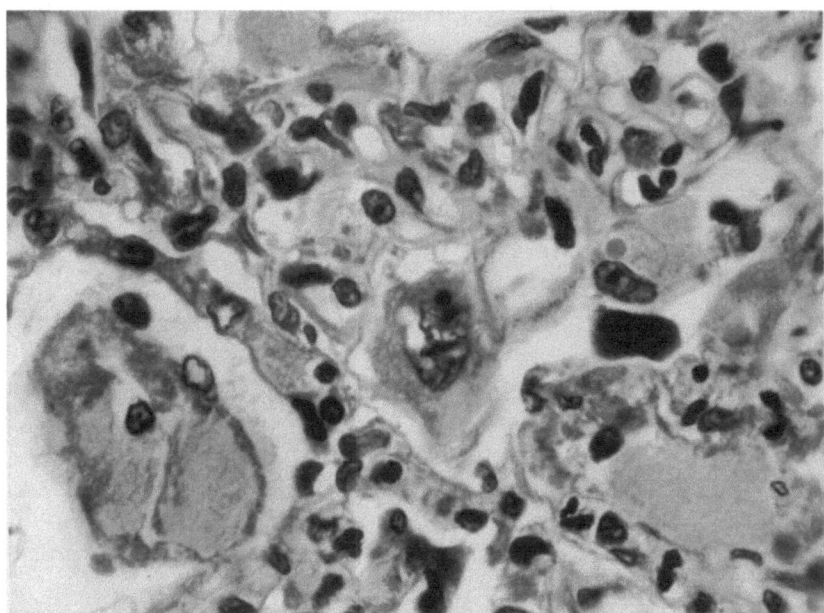

Abb. 23. Masern. Starke Riesenzellentwicklung bei 8 Tage lang bestehender Pneumonie. S. N. 1030/62. 18 Monate männlich. Path.-anat. Institut, Basel. a Vergr. 1:680; b schwächere Vergr.

stadium vorhanden mit Appendicitissymptomen. Mikroskopisch finden sich oberflächliche Epithelnekrosen mit verfetteten Epithelien und Detritus.

Es kann auch zur *Orchitis* mit Neigung zur Nekrose kommen[2]. Kleine Entzündungsherde, hauptsächlich Lymphocyten, sind im Zwischengewebe vorhanden. Die Entzündung greift auf Gefäße über und bedingt hier Thrombosierungen[3].

Es kann sich eine allgemeine *Lymphadenitis* anschließen. Auch gangränöse Formen, eine *Stomatitis*, werden gelegentlich gefunden.

Bei der *Masernpneumonie* ist es noch nicht entschieden, ob die Schädigungen der Lunge durch den Erreger, d.h. durch das Virus allein oder durch Mikroorganismen anderer Art ausgelöst werden. Es liegen hier teilweise die gleichen Probleme vor, welche sich auch bei der Grippepneumonie stellen.

Die Nekrotisierungserscheinungen, die eitrigen Einschmelzungen sprechen für eine Streptokokken- und Staphylokokkeninfektion. Die starken Epithelumwandlungen in den Bronchien machen jedoch das Vorliegen einer primären Virusschädigung wahrscheinlich. Bei den Masernpneumonien sind mischinfizierte Formen häufig[4].

[1] FINKELDEY 1931, WARTHIN 1931.   [2] MANCA 1932.   [3] FRAENKEL und HARTWICH 1923.
[4] HEINLEIN 1955.

Die *Pneumonie*, welche die häufigste zum Tode führende Komplikation darstellt, findet sich etwa 2—3 Wochen nach Beginn des Leidens. Sie breitet sich
interstitiell aus und ist in der Regel stark bakteriell durchsetzt, ähnlich wie die
Influenzapneumonie. Es sind hier häufig hämolytische Streptokokken vorhanden.
Bei einer nicht durchseuchten Population kann sie schwer sein mit rasch tödlich
ausgehenden Fällen. Dabei spielen wiederum bakterielle Mischinfektionen eine
wesentliche Rolle.

In frühen Stadien ist eine starke Vermehrung von mononucleären Zellen in
der Alveolarwandung nachzuweisen. Es kommt zu einer Proliferation der Alveolarepithelien, die miteinander verschmelzen und Riesenzellen bilden können
(Abb. 23). In den Bläschen ist ein
gelatinöses Exsudat mit Entzündungszellen und hyalinen Membranen vorhanden. In den Alveolarepithelien und Bronchial-

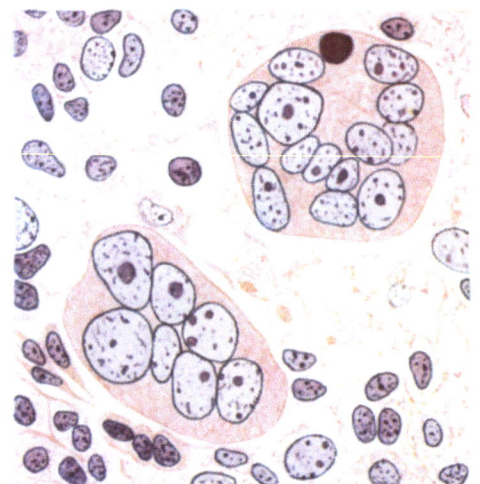

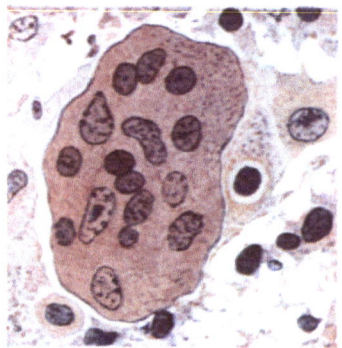

Abb. 24. Masern. Lymphknoten mit schwerem reticulärem
Reizzustand und Riesenzellbildungen. E. N. 12858/59.
Dreijähriger Knabe.

Abb. 25. Masern. Riesenzellen. Inkubationsstadium der Masern. E. N. 3598/60. 2jähriges
Mädchen.

epithelien finden sich acidophile cytoplasmatische Einschlüsse, manchmal auch
Kerneinschlüsse. Das histo-pathologische Bild entspricht der sog. *Riesenzellen-
pneumonie*. Nicht so ungewöhnlich ist der Nachweis einer anschließenden Tbc-
Infektion.

Die *Riesenzellen* entstehen vor allem in den Tonsillen und in den Lymphknoten. Sie zeigen dicht stehende hyperchromatische Kerne (Abb. 24 und 25).
Schon im Prodro malstadium des Leidens sind sie zu sehen. Solche Riesenzellen
im lymphatischen Gewebe finden sich nicht nur beim Menschen (Abb. 26), sondern
auch beim Affen.

Eine gelegentliche Komplikation ist die Gehirnentzündung. Die *Encephalomyelitis* nach Masern ist nicht sehr selten. Gehirnentzündungen bei dieser
Viruserkrankung wurden schon früh beschrieben. Dagnélie u. a. haben 1932
rund 200 Beobachtungen dieser Hirnentzündung auswerten können. Es scheint,
daß bei diesem Leiden zentrale Störungen allgemein häufig sind. In etwa einem
halben Prozent aller Infektionen wird eine Mitbeteiligung des Gehirns gefunden.
Die Gehirnentzündung stellt sich vorwiegend zwischen dem 3. und 7. Tag nach
dem Auftreten des Exanthems ein. Es wurde aber schon beobachtet, daß die
Encephalitis unmittelbar mit dem Exanthem zusammentraf. In einem anderen
Fall trat sie erst 28 Tage später auf. Bestimmte Störungen im Anschluß an
Masern, wie Epilepsien, extrapyramidale Reizerscheinungen, Demenz usw. kön-

nen wohl Folge einer unbemerkt überstandenen parainfektiösen Encephalomyelitis sein.

Es handelt sich hier um eine disseminierte Encephalomyelitis vom perivenösen Ausbreitungstypus (Abb. 27 und 28). Die Entzündungsreaktion ist stark. Infolgedessen sind die Erscheinungen auch schwer. Die Mortalität wird jedoch als gering bezeichnet im Vergleich mit den histopathologisch gleichartig beschaffenen Encephalomyelitiden, welche durch andere Viren ausgelöst werden. Von DAGNÉLIE u.a. (1932) wird die Mortalität auf 10—15% geschätzt.

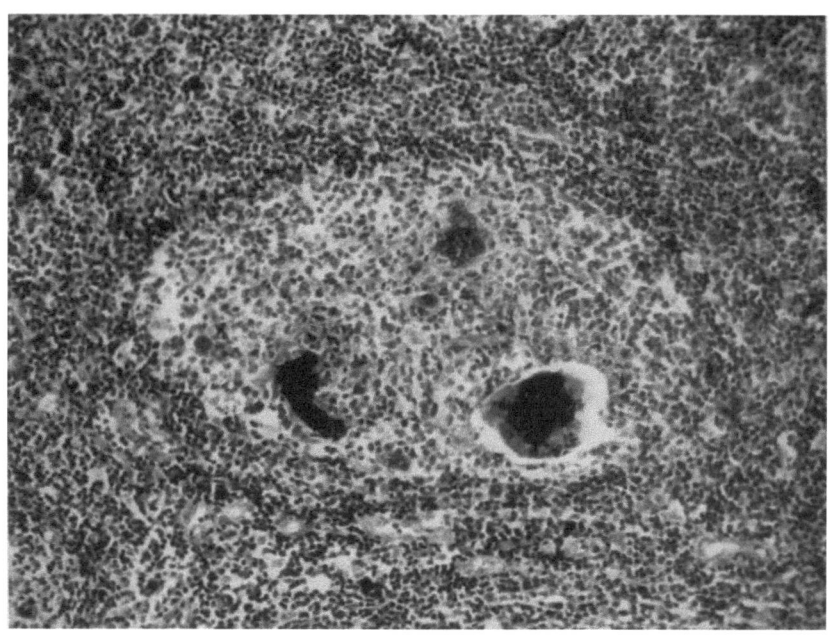

Abb. 26. Masern. Inkubationsstadium: Riesenzellen in den Reaktionszentren des lymphatischen Apparates. Processus vermiformis. E. N. 1199/47. 7 Jahre alter Knabe. Path.-anat. Institut, Basel. Vergr. 1:170.

Über Masernencephalitis liegt eine große Zahl von Mitteilungen vor[1]. Die Masernencephalomyelitis setzt meist am Ende der Exanthemperiode ein. Nach VAN BOGAERT sind mehr als die Hälfte dieser Entzündungen im Zentralnervensystem etwa 3—7 Tage nach Auftreten des Exanthems entstanden. Histologisch ist für diese Entzündung eine starke gliöse Proliferation charakteristisch, wie das für die postinfektiösen Formen der Encephalitis bekannt ist. Es treten saumförmige Gliawucherungen um die Gefäße herum auf, wobei die Gefäße zudem stark erweitert werden. Die Endothelzellen zeigen Schwellungen. Es kommt zur starken Ausweitung der Virchow-Robinschen Räume. Die Gliazellen sind oft stark vacuolär umgewandelt, gleichfalls zeigen solche Elemente syncytiale Bindungen. Kernkörperchenartige Gebilde können in gliösen Elementen auftreten, so daß sie in ihrem Aussehen etwas an Ganglienzellen erinnern. Sie werden als Polyblasten bezeichnet. Von den gliösen Wucherungen werden nicht nur die Venen saumförmig umscheidet, sondern auch die Umgebung der Ventrikel. Unter dem Ependym ist ein Saum gliöser Elemente vorhanden, dann auch im Rückenmark, vorwiegend um die Fissura mediana ventralis herum. Entmarkungsherde

---

[1] VAN BOGAERT u. a. 1937, FERRARO und SCHEFFER 1931, GREENFIELD 1929, SPIELMEYER 1922.

sind im Verlauf solcher Entzündungen nicht selten; sie sind undeutlich abgesetzt. Eine wesentliche Reaktion von hämatogenen Entzündungszellen ist nicht vorhanden. Manchmal kommen Lymphocyten und Plasmazellen vor. Pathologisch-

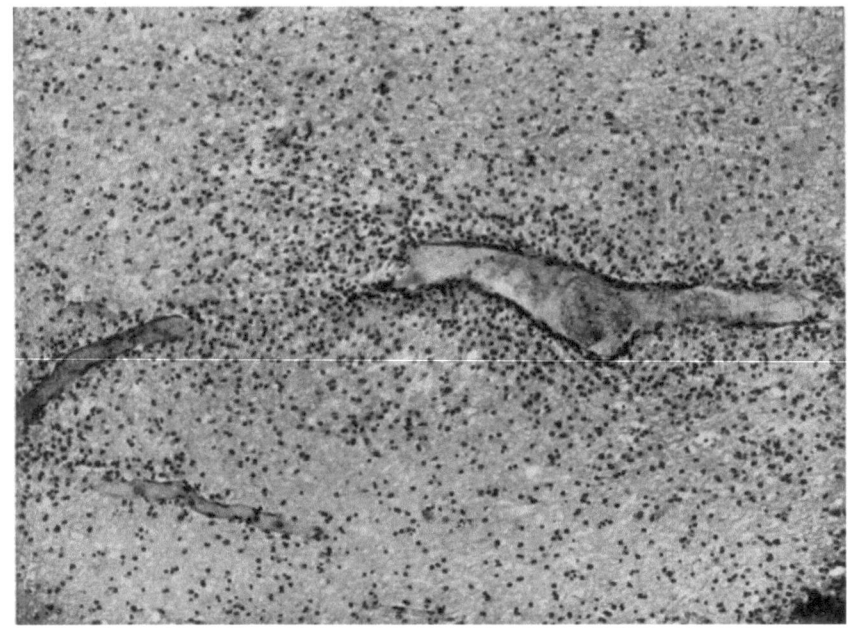

Abb. 27. Masern. Starke Hyperämie der grauen und weißen Substanz mit wenig scharf begrenzten perivenösen Gliawucherungen und zelliger Emigration. S. N. 884/54. 11jähriges Mädchen. H. E. Path.-anat. Institut, Basel. Vergr. 1:100.

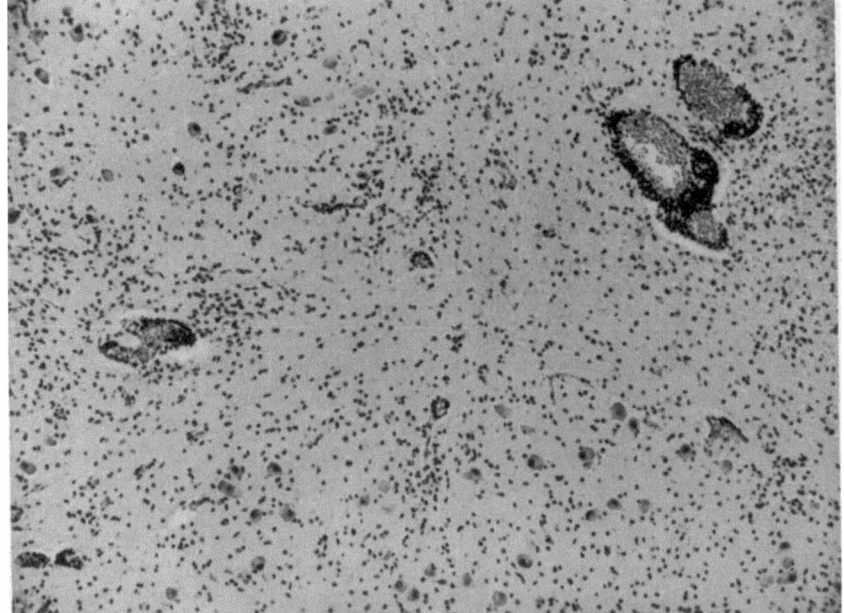

Abb. 28. Masern. Diffuse rundzellige Infiltration um die Gefäße mit perivasculären und gliösen Infiltraten. Allgemeine Hyperämie. S. N. 884/54. 11jähriges Mädchen. H. E. Path.-anat. Institut, Basel. Vergr. 1:100.

anatomisch finden sich im Gehirn Blutungen, Stauungszustände mit perivasculärer Demyelinisation. Es ist hauptsächlich die weiße Substanz befallen. Manchmal wird vor allem das Großhirn bevorzugt mit Hirnstamm und Oblongata. In ganz akuten Stadien hat WALTHARD (1930a) auch eine Auswanderung von polynucleären Leukocyten nachweisen können. Im weiteren Verlauf des Leidens nimmt dann diese Leukocytose ab. Es kommt zu Degenerationen und zur Entmarkung.

Bei derartigen Entzündungen konnte das Virus aus dem Gehirn isoliert werden. Bei der Masernencephalitis war es SHAFFER u.a. (1942) möglich, das Virus nachzuweisen durch experimentelle Übertragung von Gehirn auf Macacus mulata. Die Affen erwiesen sich später als immun gegen eine erneute Infektion. Es ist von wesentlicher Bedeutung, daß der Nachweis des Virus aus dem Gehirn geglückt ist. Deshalb muß der Erreger als Ursache der Encephalitis angesehen werden.

RUCKLÉ (1957) hat bei fünf Patienten, welche an einer Masernencephalitis oder einer pulmonalen Masernkomplikation starben, Versuche einer Masernvirusisolierung aus Leichengeweben vorgenommen. Vier von diesen Patienten waren 3—7 Tage nach Beginn des Exanthems gestorben. Der fünfte Patient hatte Zeichen einer entzündlichen Affektion der Respirationsorgane aufgewiesen ohne Exanthem. Bei vier Patienten mit eindeutiger Masernerkrankung war kein Virusnachweis aus Leichengewebe möglich. Im letzten Fall, in welchem die Autopsie 1 Std nach dem Tode ausgeführt wurde, war das Agens isolierbar. Bei Übertragung von Leichengewebszellen auf menschliche Amnionkulturen konnte der Erreger aus Lunge, Milz und cervicalen Lymphknoten isoliert werden. Isolierungsversuche aus Leichengewebsextrakten waren nur bei Verwendung von Lungenextrakten möglich.

BECH (1957) hat Rachenspülwasser und Stuhlmaterial von 13 Masernpatienten virologisch untersucht. In den ersten 24 Std des rush war in fünf Fällen der Nachweis von Masernvirus aus Spülwasser oder Rachenabstrich möglich, mit der Kultivierung des Erregers auf Affennierenzellkulturen und Identifizierung in humanen Amnionzellen, in humanen Nierenzellen, nicht jedoch in HeLa-Zellen und in humanen Embryolungenzellkulturen.

ARAKAWA u.a. (1954) haben das Masernvirus auf Mäuse übertragen, indem es ins Gehirn verimpft wurde. Es waren so auf Mäusen fixierte Stämme von Masernvirus zu gewinnen.

Der Edmonton-Stamm des Masernvirus wurde auf humane Amnionzellen übertragen. MILOVANOVIC u.a. (1957) berichten über 28 erfolgreiche Passagen durch diese Wirtszellkulturen. In infizierten Kulturen wurden zwei Typen von Zellveränderungen nachgewiesen: Zell-, bzw. Kernsyncytien, welche auch als multinucleäre Riesenzellen angesprochen werden können. In diesen Gebilden fanden sich häufig intraplasmatische eosinophile Verdichtungen von der Art der Einschlußkörperchen und ebenfalls eosinophile intranucleäre Einschlüsse. Außer den Riesenzellbildungen fielen auch fusiforme Zellanordnungen oder sternförmige Gruppierungen auf. Die 28. Amnionpassage wurde dann auf Hühnerembryonen übertragen. Da keine charakteristischen morphologischen Veränderungen im Verlauf der Eierinfektionen vorhanden waren, konnte die Virusmultiplikation in den Bruteiern nur durch Rückimpfung auf humane Amnionkulturen nachgewiesen werden.

ENDERS u. PEEBLES (1954) fanden ein infektiöses Agens aus Schlund und Blut von Masernkranken. Dasselbe wuchs auf menschlichen Nierenzellen. DEKKING u. McCARTHY (1956) stellen sich die Frage, ob auch auf anderen Zellen ein Wachstum eintrete. Verwendet wurde der KB-Stamm menschlicher Carcinomzellen. 3 Tage alte Kulturen dieser Zellen wurden mit Flüssigkeiten aus der 23. Kultur menschlicher Nierenzellen beimpft, die mit Masernvirus infiziert waren. Tägliche mikroskopische Untersuchungen ließen am 4. und 5. Tag Riesenzellen erkennen. Am anderen Tag war der Bezirk wieder überwachsen von Zellen normalen Aussehens. 2 oder 3 Tage später zeigten sich erneut Gruppen von Riesenzellen.

Dieser Prozeß von Zellzerstörung und Zellvermehrung setzte sich so lange fort, bis am Ende von 5 Wochen die Kultur vom Virus völlig zerstört war. Die Kulturflüssigkeit wurde benutzt um neue Kulturen zu infizieren, an denen die gleichen Beobachtungen gemacht werden konnten. Aus diesen Untersuchungen wird geschlossen, daß das Masernvirus sich im KB-Stamm menschlicher Carcinomzellen ausbreiten könne.

Die Gewebskulturen eignen sich z.T. zur Isolierung von Viren. Die Kulturart, der Gebrauch eines bestimmten Mediums, sowie die Wahl der Zell- und Gewebeart sind dabei von wesentlicher Bedeutung. Besonders gut war das Masernvirus auf menschlichem Nierengewebe züchtbar. Dabei waren syncytiale Riesenzellen zu beobachten[1].

Das Virus, welches in der Zellkultur eine charakteristische Zellzusammenballung und Ausbildung von Riesenzellen mit intraplasmatischen Vacuolen bewirkte, war oral und intranasal auf Rhesusaffen übertragbar. Kulturmaterial von mehrfach passiertem Masernvirus erzeugte bei einem Rhesusaffen ein masernartiges Exanthem[2].

Bei einer experimentellen Untersuchung fanden Waksman u.a. (1962) beim noch unreifen Hamster im Anschluß an Injektionen eines neurotropen Masernvirusstammes große Nekrosen im Gehirn mit Schädigung der neuralen Zellen. Beim älteren Tier war die Erkrankung mehr oder weniger auf die graue Substanz und den Hippocampus beschränkt. Auch das Ependym des 3. Ventrikels und der Seitenventrikel war befallen. Teilweise fanden sich eigenartige syncytiale Zellverbände und vielkernige Riesenzellen. Eosinophile Zell- und Kerneinschlüsse waren in dem erkrankten Ependym und den Nervenzellen vorhanden. Es fanden sich auch Entmarkungen. Die übrigen Körperorgane waren nicht befallen. Bei der Maus rief das gleiche Virus eine ähnliche Erkrankung hervor, wobei vor allem wiederum die Ammonshornformation befallen wurde. Bei diesem Tier waren keine Riesenzellen zur Entwicklung gelangt.

Bei Masern spielen auch allergische Vorgänge eine wesentliche Rolle. Papp (1960) führt aus, daß das Masernvirus sich auch innerhalb der Leukocyten vermehrt und beim Wirtsorganismus zwei verschiedene Prozesse hervorruft. Das Antigen des Virus bewirkt im Serum die Bildung von Antikörpern, die eine dauerhafte Immunität verleihen. Ein zweites wasserlösliches Antigen erscheint im Serum des Menschen während der Inkubationszeit und führt zur Entstehung eines zweiten sensibilisierenden Antikörpers, der sich im Capillarendothel nachweisen läßt und nicht streng spezifisch ist. Dieser zweite Prozeß scheint für die Symptome der Masern verantwortlich zu sein.

Bevor der sensibilisierende Antikörper an sein eigenes Antigen gebunden wird, soll er sich mit anderen Antigenen des Wirtes, besonders mit solchen in den Schleimhäuten der Atemwege verbinden. Später wird der sensibilisierende Antikörper in den Capillaren der Haut an sein eigenes Antigen gebunden, was nach etwa 48 Std zum Ausbruch des Exanthems und zu anderen toxischen Erscheinungen führe.

Kulturversuche.

Von Enders und Peebles (1954) wurde festgestellt, daß sich das Masernvirus isolieren läßt und wie das Poliovirus in Gewebskulturen untersucht werden kann. Die cytopathogenen Veränderungen lassen sich in Kulturen mit menschlichen Nierenepithelzellen verfolgen. Verwendet wurde Blut oder Rachenspülwasser von Patienten mit Frühstadien der Masern. Syncytiumähnliche Bildungen und Riesenzellen konnten gefunden werden. In den Riesenzellen waren eosinophile Einschlußkörperchen nachzuweisen. Es handelt sich um unregelmäßig ge-

---

[1] Weller 1955.   [2] Bech 1957.

färbte Körperchen des Cytoplasmas. Es ist bemerkenswert, daß auch in Kulturen Riesenzellen auftreten, wie sie für das lymphatische Gewebe bei der Maserninfektion typisch sind. ENDERS und PEEBLES konnten den Prozeß durch Serien aufrechterhalten und wiederum auf empfindliche Affen inoculieren, welche typische Masernsymptome aufwiesen.

Es ist bis jetzt nicht geglückt das Virus auch in Hühnerembryonen fortzupflanzen.

c) Masernvirus, Riesenzellenpneumonie und Hundestaupe.
(Literatur s. S. 662.)

Die Herstellung von Gewebskulturen, welche den Studien von DULBECCO u. VOGT (1953), sowie von SALK (1953) zu verdanken sind, ist für die Virusforschung von enormer Wichtigkeit. Es ist so möglich geworden, auf einfachem Wege die Zahl der Viruspartikel quantitativ zu bestimmen, ohne daß Tierversuche, serologische oder elektronenmikroskopische Kontrollen notwendig wurden. Auch das Poliovirus kann in extraneuralen menschlichen Geweben sich vermehren. Das stellt eine Voraussetzung dar, um Poliomyelitisvaccine nach SALK zu gewinnen.

Masernvirus kann durch Inoculation von Rachenspülwasser oder Blut Masernkranker auf Menschen- und Affennierenzellkulturen isoliert werden. Erst nach Herstellung besonderer Gewebskulturen gelang die Züchtung dieses Virus.

1959 wurde durch ENDERS, WELLER gezeigt, daß das Masernvirus als Erreger der sog. Riesenzellenpneumonie, der sog. Hechtschen Pneumonie oder ,,Giant cell pneumonia" anzusprechen ist. Es wurde auch gezeigt, daß zwischen Masernvirus und dem Erreger der Hundestaupe wahrscheinlich eine Identität besteht.

HECHT hat 1910 eine Pneumonie des frühen Kindesalters beschrieben, welche nach akuten Infektionskrankheiten, wie Masern, Keuchhusten, auftrete. Es finden sich dabei bis zu 200 Kerne in einer Riesenzelle. Die Zellen lassen sich vom Alveolarepithel ableiten. Ein Zusammenfließen von Zellen oder eine Kernteilungsstörung wurde angenommen. HECHT hat schon vermutet, daß ein Zusammenhang der Pneumonie mit Masern vorliege.

WARTHIN, FINKELDEY fanden 1931 Riesenzellen im Rachenschleim, in Tonsillen und lymphatischem Gewebe. WEGELIN (1908) beschrieb Riesenzellen in den mesostenialen Lymphknoten, HATHAWAY (1935) auch in der Milz. GIESE (1953) erwähnt Riesenzellen in den Lungenalveolen. MASUGI und MINAMI (1938), welche auf den besonderen Bau solcher Riesenzellen hinwiesen, fanden protoplasmatische, eosinophile Einschlüsse, welche als Folge der Virusinfektion angesehen wurden. Die Hechtsche Pneumonie hat keine Ähnlichkeit mit der interstitiellen, plasmacellulären Pneumonie der Frühgeburten. Ein Zusammenhang mit der durch das Speicheldrüsenvirus bedingten Cytomegalie besteht gleichfalls nicht. Bei der letzteren handelt es sich um einkernige Riesenzellen mit einem intranucleären Einschlußkörper und einem optisch leeren Hof, sog. Eulenaugen und erhaltener Kernplasmarelation. Die Hechtschen Riesenzellen sind vielkernig. Man soll deshalb nicht von sog. Hechtscher Krankheit bei der Cytomegalie sprechen, obwohl auch da Lungenerkrankungen vorkommen.

Ob eine Trennung der Riesenzellen nach Virustypus und Fremdkörpertypus möglich ist, bleibt fraglich.

ENDERS (1956) züchtete ein Virus aus eitrigem Bronchialsekret aus Lungen- und Lebergewebe von drei Kindern, welche an Leukämie und Pankreasfibrose gestorben waren. Bei der Obduktion waren massenhaft Riesenzellen in Lungen und Lymphknoten vorhanden. Eine Masernerkrankung hatte nicht vorgelegen. Es gelang dabei ein Virus zu isolieren. In den Gewebskulturen aus menschlichem Nierengewebe und in Amnionzellen fanden sich 5—15 Tage nach der Beimpfung vielkernige Riesenzellen mit eosinophilen Einschlußkörperchen. Die Kontrollen ergaben, daß es sich um Masernvirus handeln mußte.

Beim Affen wurden komplementbindende Antikörper gegen Masern gefunden. Auch das Verhalten des Erregers in Hühnerembryonen und Mäusen war für Masern charakteristisch.

Mitus u. a. (1959) haben aus Rachenspülwasser, aus Lungen- und Lebergewebe von vier Kindern, die an einer akuten Leukämie und an Masern litten, ein Virus gezüchtet. Zum Teil fand sich hier eine diffuse interstitielle Riesenzellenpneumonie mit Masernriesenzellen in Lymphknoten und Knochenmark. Es kam zur Bildung syncytialer Riesenzellen mit Einschlußkörperchen.

Arbeiten von Pinkerton u.a. (1945), Adams u. Imagawa (1957) und Carlström (1957) machen es wahrscheinlich, daß die Hundestaupe eine enge Beziehung zum Masernvirus hat, möglicherweise sogar identisch ist. In Gewebskulturen waren Riesenzellen mit intranucleären und intraplasmatischen Einschlußkörperchen zu finden, welche sich von denen der Masern nicht unterschieden. Frettchen, welche mit Masernvirus immunisiert und später mit virulentem Hundestaupevirus infiziert wurden, erkrankten nicht. Das Hundestaupevirus kann durch Masernrekonvaleszentenserum neutralisiert werden.

Wie Hartenstein (1960) ausführt, kann aus den rein virologischen Forschungen entnommen werden, daß das Masernvirus und der Erreger der sog. Hechtschen Riesenzellenpneumonie weitgehend ähnlich sind. Das Masernvirus muß als Erreger eines Teiles solcher Pneumonien aufgefaßt werden. Durch Viruszüchtungen war auch eine Identität des Erregers sicher zu stellen. Unklar bleibt, warum Kinder mit solcher Riesenzellenpneumonie oft keine typischen Masernsymptome, wie ein Exanthem, oder eine Angina und Kopliksche Flecken zeigen. Es scheint, daß die Masern unter Umständen eine Erkrankung zur Folge haben können, welche klinisch nicht erfaßbar ist und zu einer reinen interstitiellen Pneumonie führt.

III. Viruserkrankungen der Atmungsorgane.

a) Febriler Katarrh.
(Literatur s. S. 663.)

Von Stuart-Harris (1953) u. a. wurde der Name „Febriler Katarrh" zur Bezeichnung einer vorwiegend bei Schulkindern vorkommenden Erkrankung der Atemwege vorgeschlagen. Die Infektion hängt nicht mit Influenzaerregern zusammen.

Eine Kommission zum Studium der „Acute Respiratory Diseases" der Gesundheitsbehörden von Nordamerika, welche derartige Erkrankungen während des 2. Weltkrieges ausgewertet hat, schlug die Bezeichnung „acute respiratory diseases, ARD" vor. Wahrscheinlich sind aber mehrere Viren imstande, solche Erkrankungen auszulösen.

Das klinische Bild des febrilen Katarrhs erinnert an die Grippe. Die Schleimhäute des Pharynx zeigen eine starke Rötung. Manchmal findet sich auch ein leichter schleimiger oder fibrinöser Belag. Die Lymphknoten sind im allgemeinen stark vergrößert und entzündlich aufgelockert. Mit Rachenspülwasser ließ sich die Krankheit auf gesunde Freiwillige übertragen. Bei diesen Versuchen ergab sich, daß zu einem Teil Adenoviren für solche Infektionen anzuschuldigen waren. Zum Teil sind auch andere Viren bekannt geworden, welche für die Infektionen in Frage kommen. Seit 1953 sind zudem mehrere serologisch verschiedene Typen von Adenoviren bekannt geworden, welche teilweise als Erreger für größere und kleinere Epidemien gelten konnten.

Solche aktive Adenoviren wurden durch Rowe u. a. (1956) aus der Adenoide und aus den Gaumentonsillen gewonnen. In den Kulturen, welche von solchen Geweben angelegt wurden, konnten in den aussprossenden Epithelien starke

Degenerationen festgestellt werden. Wie bei den Influenzaviren werden auch bei den Adenoviren verschiedene Typen unterschieden. Beim Menschen scheinen latente Infektionen mit solchen Erregern besonders häufig. PEREIRA u. KELLY (1957) fanden das Virus auch in der Milz eines Kaninchens, welches 2 Monate früher mit diesem Virus inokuliert wurde. In den Zellen von Kulturen, welche mit Adenoviren infiziert wurden, konnten intranucleäre Körperchen nachgewiesen werden. Die verschiedenen Adenoviren, welche sich in Tonsillen und Adenoiden vorfinden und im Spülwasser des Rachens oder in Faeces nachgewiesen werden können, verhalten sich verschieden. Sie können sich gegenseitig beeinflussen.

b) Coryza.
(Literatur s. S. 663.)

Der Schnupfen, Coryza (Common cold), welcher zur Gruppe der sog. Erkältungskrankheiten gehört, wird durch ein Virus ausgelöst. Die Übertragung auf den Schimpansen gelang DOCHEZ u. Mitarb. schon 1930. Es scheint, daß der Schimpanse das einzige Tier ist, bei welchem die Erkrankung auch spontan auftreten kann.

Die Beziehungen und die Abhängigkeit solcher Erkrankungen beim Menschen und beim Schimpansen sind aber noch nicht geklärt.

Der Beginn der Erkrankung kann sehr akut verlaufen, so daß ein schockartiger Zustand beobachtet werden kann, öfters verbunden mit vasomotorischen Erscheinungen. Vielfach verläuft die Erkrankung afebril.

Der Entzündungsprozeß erstreckt sich auf die Schleimhäute der Nase und Nebenhöhlen. Es kommt sehr leicht zur bakteriellen Mischinfektion und dadurch zur Ausbreitung der Entzündung auf Trachea, Bronchien, Bronchiolen und Lunge. Auch das Mittelohr wird öfters sekundär befallen.

Das primär klare wäßrige, die Haut und Schleimhäute leicht ätzende Exsudat der Nasenhöhle wandelt sich in eine gelbliche, eingedickte Masse um.

Mikroskopisch zeigen die Schleimhäute der Nase und der Nebenhöhlen eine starke ödematöse Quellung der Submucosa mit Rundzellanhäufungen. Vor allem das hochdifferenzierte respiratorische Epithel wird bald geschädigt, wobei der Flimmerbesatz verlorengeht.

HILDING (1930), welcher Probeexcisionen aus der Nasenschleimhaut bei Coryza untersucht hat, fand u. a. eine Häufung an mononucleären Zellen. Erst später waren Polyblasten und Leukocyten erkennbar. Degenerationen des respiratorischen Epithels waren schon in frühen Stadien der Erkrankung erkennbar. Die Nekrosen greifen sehr tief in die Zellschichten des Epithels. Um den 3. Tag scheinen die respiratorischen Epithelzellen zerstört. Nicht nur die äußeren Epithellagen, auch die tieferen Zellschichten sind herdförmig nekrotisch umgeändert.

An Freiwilligen wurde Übertragung und Ablauf des Schnupfens untersucht.

Erst seit kurzer Zeit ist es auch möglich, das Virus auf Gewebskulturen zu züchten. TYRRELL und PARSONS (1960) konnten cytopathogene Erscheinungen in Kulturen aus menschlichem Embryonalgewebe oder Affennierenkulturen feststellen.

c) Newcastle-Infektion
(Literatur s. S. 663.)

Es handelt sich bei dieser Infektion um eine hoch kontagiöse Erkrankung der Vögel, vor allem von Hühnervögeln, Truthühnern, Fasanen, seltener von Wildvögeln. Diese Krankheit wird von der klassischen Geflügelpest als „atypische Geflügelpest" abgegrenzt.

Es können menschliche Infektionen auftreten, vor allem bei Individuen, welche mit solchen Vögeln in engen Kontakt kommen. Auch sind mehrere Laboratoriumsinfektionen bekannt geworden mit besonders ausgeprägten Allgemeinsymptomen[1]. Das Virus hat eine ähnliche Struktur und Größe wie dasjenige der Influenza und des Mumps. Es ist leicht im Hühnerembryo zu kultivieren und kann auch auf Hühnerembryonalgewebe und auf HeLa-Zellen kultiviert werden[2].

Bei menschlichen Infektionen konnte eine Conjunctivitis vor allem der Unterlider, eine Rhinitis, seltener eine Bronchitis beobachtet werden. Auch grippeähnliche Allgemeinerscheinungen mit Neigung zu Blutungen sollen auftreten. Von einigen Autoren wird die Newcastle-Infektion als sehr selten angesehen. Andere vermuten, daß unter den atypischen Pneumonien nicht selten das Newcastle-Virus als Erreger in Frage komme. Histopathologische Untersuchungen über menschliche Infektionen liegen keine vor.

d) Viruspneumonie.
(Literatur s. S. 664.)

Es sind vor allem Röntgenbefunde und das Versagen der Chemotherapie, welche zum Begriff der Viruspneumonien Anlaß gegeben haben. Bei Versuchstieren waren besondere Formen einer Pneumonie, welche auf Viren bezogen wurden, schon seit längerer Zeit bekannt, bevor Beobachtungen über atypische menschliche Pneumonien mitgeteilt wurden.

Über die Viruspneumonie existiert eine große hauptsächlich klinische Literatur. Pathologisch-anatomische Befunde sind wenig bekannt geworden. Alle möglichen klinisch oder röntgenologisch atypisch verlaufenden pneumonischen Prozesse der Lunge werden leichtfertig als Viruspneumonien bezeichnet, was sicherlich nicht gerechtfertigt ist. Außerdem kann man unter den eigentlichen Viruspneumonien die Ornithosepneumonie, Influenzapneumonie und die Adenovirusinfektionen als mehr oder weniger klar umschriebene und bekannte Virusentzündungen abtrennen. Auch von der Rickettsia burneti Infektion ist bekannt, daß sie ein derartiges Krankheitsbild hervorrufen kann. Vom pathologisch-anatomischen Standpunkt aus betrachtet, darf man bei einer „Viruspneumonie" nicht von einem einheitlichen Krankheitsbild sprechen. Es ist immerhin der Ausdruck Viruspneumonie dem der „atypischen Pneumonie" vorzuziehen, da so Verwechslungen mit atypisch verlaufenden bakteriellen Entzündungen vermieden werden. Was die Viruspneumonie oder die „primär atypische Pneumonie" anbetrifft, so wird jeweils klinisch hervorgehoben, daß geringe physikalische Befunde, jedoch ein deutlicher röntgenologischer Befund erhoben werden könne, daß Pleurabeteiligungen fehlen würden und daß keine Leukocytose bestehe[3]. Daß bei den meisten derartigen Pneumonien ein Virus als Erreger in Frage kommt, geht aus den Übertragungen auf Freiwillige hervor. Die Viruspneumonien befallen mehr jüngere Individuen und können vor allem bei Soldaten manchmal zu kleineren Epidemien führen. Nach dem Entdecker wird im amerikanischen Schrifttum das Virus oft als Eaton-Agent bezeichnet. Zum Teil konnte das Eaton-Agent aus dem Sputum von Pneumoniekranken gewonnen und auf Hühnerembryonen übertragen werden. Eigentliche pathologisch-anatomische Untersuchungen sind selten[4].

---

[1] Kenney und Hunter 1950, Radnot und Wallner 1951, Burnet 1943, Anderson 1946, Shimkin 1946.
[2] Tyrrell 1955, Rusev 1959.   [3] Dingle u. a. 1944.
[4] Hegglin 1960, Harding und Snyder 1960, Eaton u. a. 1944, Horsfall u. a. 1943.

Von PARKER u. Mitarb. (1947) konnten acht primäre atypische Pneumonien pathologisch-anatomisch untersucht werden. Makroskopisch erwiesen sich die Lungen als vergrößert und feinfleckig infiltriert. Histologisch bestand eine Infiltration der Interstitien mit Proliferation von Alveolarepithelien. In den Lungenbläschen lagen reichlich mononucleäre Zellen. Zum Teil waren abgestoßene große Alveolarepithelien vorhanden mit Vacuolenbildungen. Um die Gefäße und um die Bronchien herum kam es zur Proliferation unreifer großer Plasmazellen (Abb. 29).

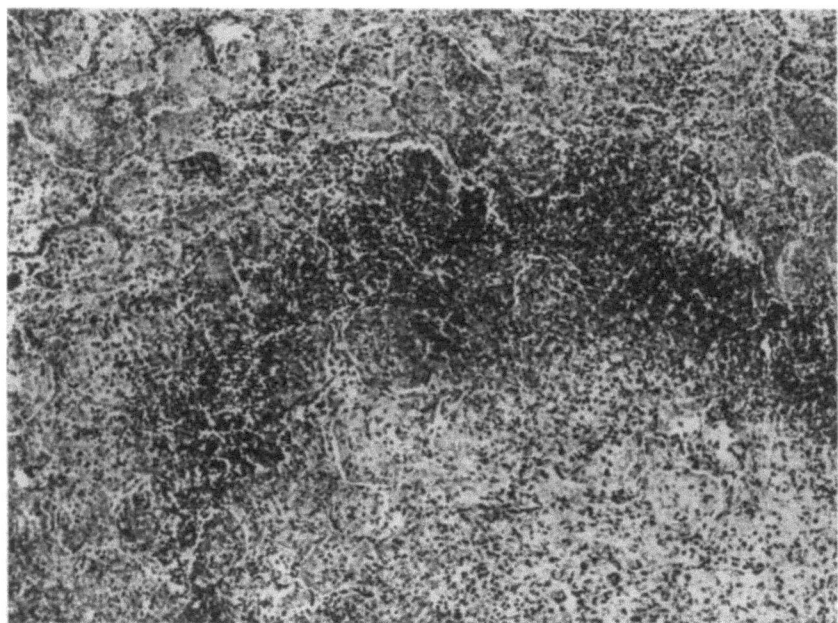

Abb. 29. Mischinfizierte sog. verschleppte Viruspneumonie mit Nekrosen. Pathologisch-anat. Institut Basel.
Vergr. 1:100

Die Bronchien waren teilweise frei von Exsudat. Nur bei einer bakteriellen Mischinfektion waren in Bronchien und Lungenbläschen Leukocyten eingelagert. Dabei war auch eine fibrinöse Pleuritis festzustellen. Die feineren Venen und Arterien enthielten Thrombosen, ohne daß in den Gefäßen Endothelveränderungen oder eigentliche Randentzündungen vorlagen. In ungefähr der Hälfte der Fälle bestanden auch hyaline Membranen in den Alveolen. In der Leber fanden sich feine Nekrosen von Epithelien, im Gehirn etwa Blutungen und leichte Gliaproliferationen. Es war nicht bestimmt zu entscheiden, ob derartige Organveränderungen Folgen einer bakteriellen Mischinfektion waren oder nicht.

Ähnliche Mitteilungen von pathologisch-anatomischen Befunden von Viruspneumonien liegen von LONGCOPE (1940) vor, welcher auf gewisse histologische Veränderungen hinweist, welche bei einer bakteriell ausgelösten Pneumonie nicht vorkommen sollen[1].

Teilweise sind die beschriebenen Veränderungen denjenigen bei Psittakosepneumonien ähnlich.

PARKER u. a. (1947) weisen darauf hin, daß die sekundären bakteriellen Infektionen bei atypischen Viruspneumonien sich nicht so deletär auswirken würden

---

[1] Vergleiche auch Angaben von KNEELAND und SMETANA 1940, GOLDEN 1944, STANYON und WARNER 1945.

wie bei der Grippe. So kann bei einer bakteriellen Mischinfektion keine eigentliche
nekrotisierende Tracheobronchitis oder eine Absceßbildung nachgewiesen werden.
Ein Virus war in diesen Fällen nicht zu isolieren. Auch war es nicht möglich,
Einschlußkörperchen nachzuweisen. Die atypische Viruspneumonie zeigt nach
Parker eine gewisse Ähnlichkeit mit Pneumonien, welche bei Kaninchen auf-
treten, nachdem solchen Tieren das Vaccinevirus inoculiert wurde[1].

Liu u. a. haben 1956 mehrere Stämme bestimmen können, welche für solche
Pneumonien in Frage kommen.

e) Influenza-Grippe.
(Literatur s. S. 664.)

Bei der Grippe sind verschiedene Virus-Typen A, B, C, D isoliert worden.
Größere Epidemien werden meist durch den Typus A, den Subtypus A, sowie
durch den Typus B oder durch Varianten ausgelöst. Die Epidemien treten in
Intervallen von 4—8 Jahren auf. Der Typus C und D hat für menschliche Epidemien noch keine Bedeutung erlangt. Bei der Grippe ist wesentlich, daß Todesfälle an reiner Grippe beim Menschen, d. h. Erkrankungen, bei welchen eine reine
Virus-Infektion eine Rolle spielt, außerordentlich selten sind. In der Regel
handelt es sich um Misch-Infektionen mit anderen Erregern. Der Tod tritt meistens
erst dann ein, wenn infolge bakterieller Mischinfektionen schwere Lungenveränderungen ausgelöst werden, wobei dann Einschmelzungen, Blutungen und
Nekrosen auftreten (Abb. 30, 31 und 32). Wie Bieling u. Heinlein (1949) u. a.
gezeigt haben, ist der Verlauf der menschlichen Grippe durch eine Mischinfektion
völlig verschieden von dem der einfachen Grippe.

Um die morphologischen Reaktionen in Lunge und Bronchien nicht
mischinfizierter Grippekranker zu studieren, eignen sich nur die experimentellen
Infektionen beim Tier. Es ist dabei möglich, reine Grippe-Infektionen zu erzeugen
und in ihrem Ablauf zu verfolgen, ohne daß andere Erreger noch einwirken
können. Besonders untersucht wurden die Reaktionen beim Frettchen. Hier
kommt es in der Nasenhöhle 48 Std nach der Infektion zur Änderung des
Flimmerepithels. Die Zellen verändern sich und werden auffallend niedrig. Es
kommt zur starken Exsudation und zur Entzündung in der Nasenhöhle. In den
folgenden Tagen häufen sich am auskleidenden Epithel die Mitosen. Es entwickelt sich in der Folge ein mehrreihiges und mehrschichtiges Plattenepithel.
Um den 6. Krankheitstag herum sind diese Reaktionen am ausgeprägtesten,
etwa am 14. Tag verschwinden sie wieder. In den Lungen lassen sich beim
Frettchen die frühesten Veränderungen in den Bronchien nachweisen in Form
einer Epithelnekrose. Von Smith u. a. (1938), McIntosh u. Selbie (1937) wurden
schon früher ähnliche Befunde erhoben. Das Lumen des Tracheo-Bronchial-
baumes wird mit Exsudat angefüllt. Auf Grund der Verlegung der Bronchial-
lichtungen kommt es zu Atelektasen. Es treten auch starke Epithelumwandlungen
in den Bronchien auf. In den Alveolen kommt es zur Epitheldesquamation. Die
Lungenbläschen werden mit Ödem und Blut ausgefüllt. Auch mononucleäre
Elemente kommen vor.

Die gleichen Gewebsveränderungen sind auch bei der Maus vorhanden, welche
einer Grippeinfektion ausgesetzt wurde. Es ist auch bei diesem Tier so, daß das
unkomplizierte Bild der reinen Virusgrippe sich durch Epithelveränderungen auszeichnet, in der Nasenhöhle beginnt und zur Degeneration des Flimmerepithels
führt. Etwas später geht der Prozeß auf Trachea und Bronchien über. Das

---

[1] McCordock und Muckenfuss 1933.

Epithel wird hier gleichfalls schwer geschädigt, vorwiegend durch primäre, degenerative Prozesse, weniger infolge einer primären Entzündung.

Der Prozeß greift bald auf die tieferen Gewebsschichten über. Die Wandung der Luftröhrenäste und die tieferen Gewebsschichten werden infiltriert

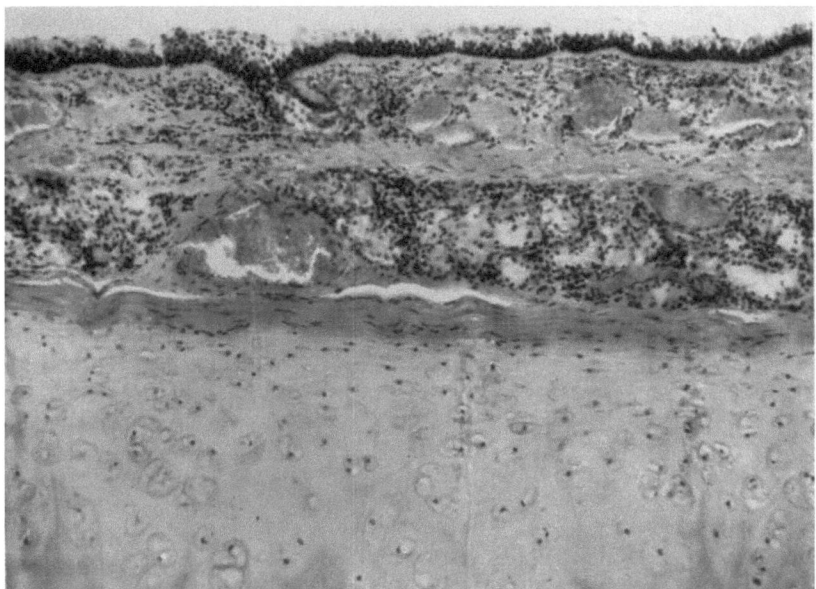

Abb. 30. Grippe. Ganz frischer Entzündungsprozeß der Trachea. Sehr starke Hyperämie mit vermehrter rundzelliger Emigration. Beginnende Degeneration des Epithels. S. N. 893/34. 45jähriger Mann. H.-E.-Färbung. Path.-anat. Institut, Basel. Vergr. 1:100.

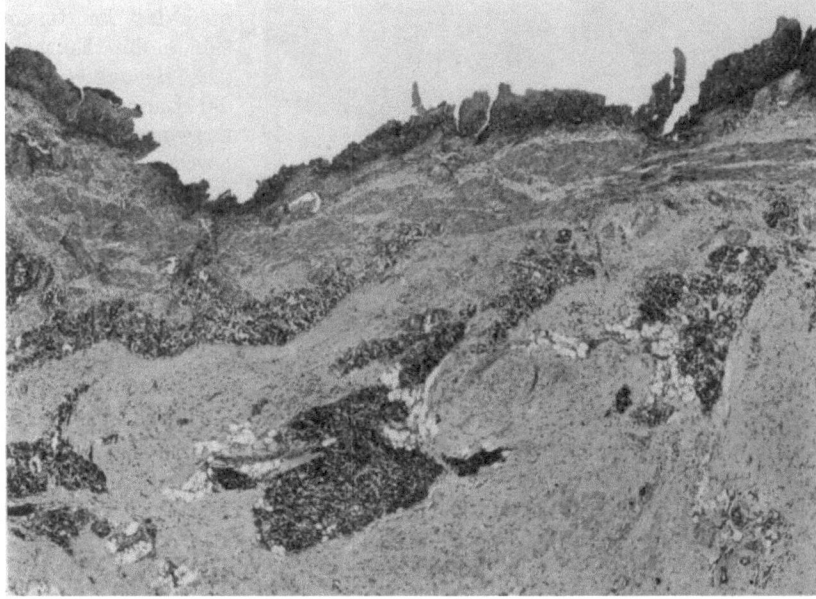

Abb. 31. Grippe. Tracheitis: vollständige Nekrose des Epithels mit Pseudomembranen. Fortgeleitete Entzündung auf das Drüsengewebe. Starke Mischinfektion. S. N. 190/39. 19jähriger Mann. H.-E.-Färbung. Path.-anat. Institut, Basel. Vergr. 1:23.

und die Entzündung geht auf die Lymphbahnen über und verursacht auch da
zellige Reaktionen. Vor allem die hochdifferenzierten Ciliarepithelien werden
aus ihrem Verband abgelöst. Von den Basalzellschichten aus vermögen sich die
Epithelien allerdings in kurzer Zeit wieder zu regenerieren. Es kommt hier zuerst
nur ein einfaches, geschichtetes Übergangsepithel zur Ausbildung. Erst nach
längerer Zeit kann es zur Regeneration des hochdifferenzierten Flimmerepithels
kommen. Wird vor der Grippe-Infektion beim Tier das Epithel durch bestimmte, vor allem gas-
förmige Stoffe, z. B.
durch Äther und der-
gleichen gereizt, so er-
weisen sich die Verände-
rungen in den Bronchial-
schleimhäuten als weit
intensiver. Dabei wird
das Epithel sehr stark
desquamiert.

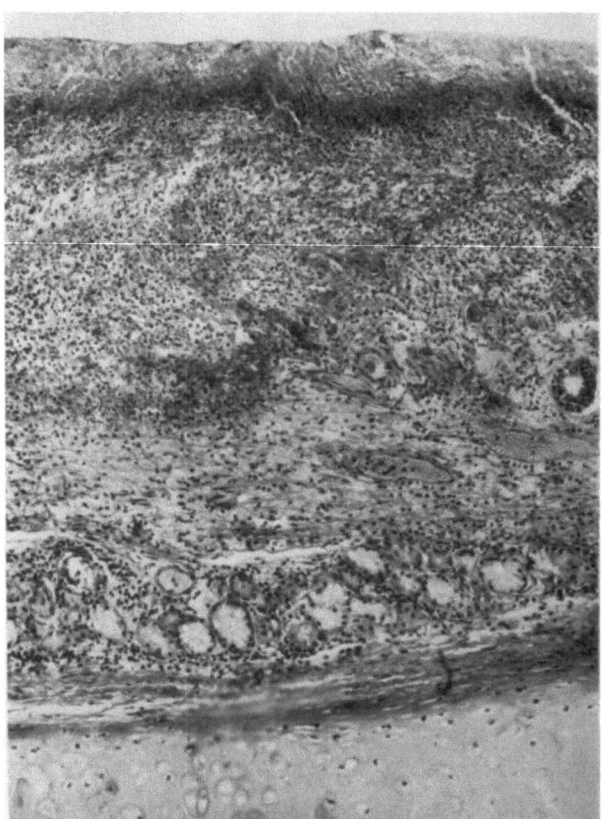

Abb. 32. Grippe. Schwere, zum Teil nekrotisierende und sequestrierende
Tracheitis. Diffuse rundzellige und leukocytäre entzündliche Infiltration
der tieferen Wandschichten. S. N. 190/39. 19jähriger Mann. Path.-anat.
Institut, Basel. Vergr. 1:100

Die Grippeentzün-
dung greift von der Nase
rasch auf die Umgebung
über und es werden auch
die Alveolarsepten zellig
infiltriert. Es treten
dann starke exsudative
Prozesse auf. Auch rote
Blutkörperchen finden
sich in den Exsudatmas-
sen. Aus den Unter-
suchungen ist zu entneh-
men, daß die Regenera-
tionen des Epithels in
den Bronchien und in
der Lunge längere Zeit
beanspruchen, als die-
jenige in der Nasen-
schleimhaut[1].

Bei der Grippe des
Menschen findet sich an-
fänglich eine gleichfalls
wesentliche Hyperämie
der Nasenschleimhaut, welche sich schließlich bis in die feinen Bronchialver-
zweigungen ausbreiten kann. Es ist anzunehmen, daß in diesem Stadium sich
eine Virämie ausbildet. Sehr rasch treten hier durch die Bakterienansiedlungen
Komplikationen ein, wie z. B. sehr schwere, oft hämorrhagisch-abszedierende,
nekrotisierende und sequestrierende Entzündungsformen. Die Lunge kann ausgedehnt durchblutet sein neben Erweichungen, Verfettungen und fibrinöser Aus-
schwitzung, so daß man von einer sog. ,,bunten Lunge`` spricht. Auch die Interstitien werden befallen, wobei in diesem Bereich starke Zellanhäufungen mit
Gefäßschädigungen, vor allem Gefäßdissezierungen, beobachtet werden können.

Beobachtungen von Grippeinfektionen beim Menschen sind regelmäßig dadurch kompliziert, daß verschiedene Erreger Mischinfektionen hervorrufen

[1] Bieling und Heinlein 1949.

(Abb. 33). Das Bild, wie es beim Tier im Experiment erhalten werden kann, wird kaum je beobachtet. So wissen wir über die reine Grippeinfektion des Menschen kaum Bescheid. Aus einzelnen klinischen Erscheinungen sind nur teilweise Schlüsse möglich, welche es wahrscheinlich machen, daß beim Menschen die Infektion auf dem gleichen Weg zur Ausbreitung gelangt. Solche Formen scheinen ausgezeichnet durch Entwicklung hyaliner Membranen[1].

PARKER u. a. (1946) fanden bei Influenzaerkrankungen bei fünf Autopsien zweimal keine Komplikation durch Bakterien-Infektionen. Einmal kam es zum Herzversagen infolge einer Myokarditis, wobei hier keine histopathologischen Veränderungen an den Bronchiolen

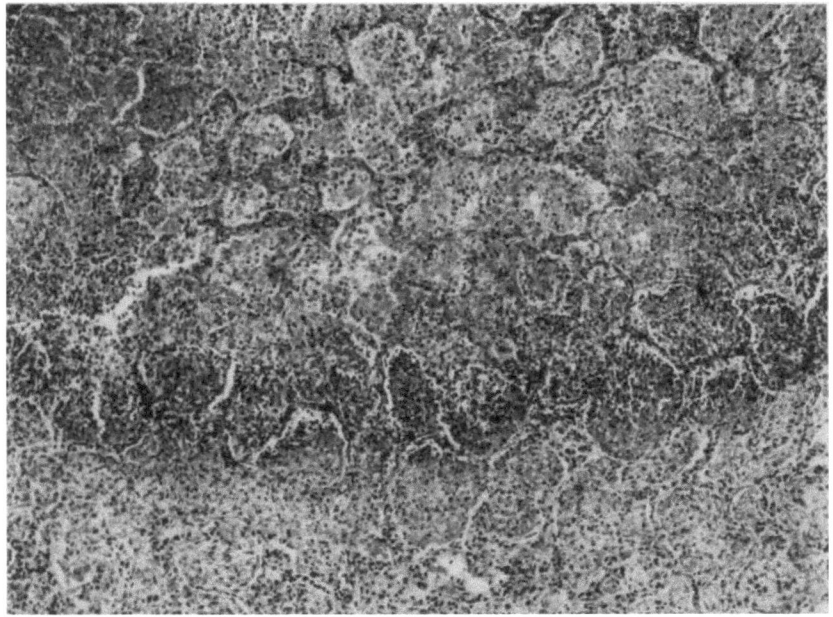

Abb. 33. Grippe. Mischinfizierte, teilweise hämorrhagische Grippepneumonie. Starke umschriebene Einschmelzung mit Zerstörungen von Alveolarsepten. S. N. 139/33. 48jährige Frau. Path.-anat. Institut, Basel. Vergr. 1:100.

festzustellen waren. Bemerkenswert war ein starkes Ödem mit der Entwicklung hyaliner Membranen bei intakt gebliebenem Bronchialepithel.

Diejenigen Beobachtungen mit zusätzlichen bakteriellen Mischinfektionen wurden hauptsächlich durch Staphylococcus aureus und durch hämolytische Streptokokken hervorgerufen. Der Grippevirusnachweis war in jedem Fall möglich. In dem einen Fall kam es zu pathologischen Veränderungen, wie es für Influenza typisch ist, mit Ödem, Alveolarblutungen, Fibrinausscheidungen und hyalinen Membranen. In einem anderen Fall waren vor allem nekrotisierende Formen einer Tracheitis festzustellen mit perivasculären Infiltraten, Anhäufungen von Lymphocyten und Plasmazellen.

Jedwelche Mischinfektion stellt eine Komplikation dar und bedingt eine wesentliche Verschlechterung des allgemeinen Krankheitszustandes. Bei Versuchen an der Maus durch BIELING und HEINLEIN (1949) ließ sich zeigen, daß bei der Mischinfektion einer Grippe sich Epithelumänderungen in den Lungenbläschen finden, welche den menschlichen Grippeinfektionen entsprechen. Die schweren Nekrotisierungserscheinungen mit den Gewebsnekrosen und die infarktartigen Sequestrierungen sind meist Folge der Mischinfektion größerer Lungenteile. Gefäßverschlüsse, auch Gefäßnekrosen, können diesen nekrotisierenden Prozeß zur Folge haben. In den Lungenbläschen kann sich rasch ein Exsudat

[1] MACCALLUM 1919, GOODPASTURE 1919a.

ausbilden, welches reich ist an Eiterzellen und Fibrin, sowie auch an Blutkörperchen. Eigentliche putride Herdpneumonien mit Abszedierungen und Sequestrierungen können sich anschließen. Die Schleimhaut in Trachea und Bronchien verbreitert sich stark. Am Epithel selbst spielen sich Entzündungsreaktionen ab mit Entwicklung von Pseudomembranen. Askanazy (1919) hat auf derartige Epithelmetaplasien hingewiesen. Der entzündliche Prozeß geht öfters auf die Umgebung über. Er ergreift die Muskulatur und das Stützgewebe[1].

Stuart-Harris u. a. (1950) haben bei einer größeren Zahl von Todesfällen an Influenza bei einer Epidemie 1949 virologische und pathologisch-anatomische Untersuchungen durchgeführt. 22mal waren Influenza-Virus-Infektionen vorhanden. Neunmal konnte das Influenza-Virus im Sputum oder in der Lunge gefunden werden. Die pathologisch-anatomische Untersuchung ergab, daß vielfach Herzkomplikationen vorlagen. In der Lunge fanden sich histologisch Epitheldesquamationen, Leukocyten-Exsudate mit pseudomembranöser Entzündung und Nekrosen der Bronchiolen. Außerdem fanden sich hämorrhagische Infarkte. Bei den Virus-positiven Fällen fanden sich klinisch auch Formen mit Pneumonien und Lungenabscessen, welche durch Staphylokokkenmischinfektionen bedingt waren. Stuart-Harris weist auf die wichtige, immer wiederkehrende nekrotisierende Tracheitis und das terminale Lungenödem hin.

Winternitz u. a. (1920), welche die pathologischen Veränderungen bei der Influenza untersucht haben, weisen darauf hin, daß Blutungen in den Schleimhäuten, in Trachea und Bronchien frühzeitig schon mit bloßem Auge nachzuweisen seien, bei Aufquellung der eigentlichen Mucosa.

Schon nach kurzer Zeit treten auch nekrotisierende Prozesse auf. Dieses Zustandsbild vermag relativ längere Zeit zu bestehen. Es geht dann über in eine eitrige Entzündung mit Epitheldesquamation. Mikroskopisch finden sich frühzeitig Zerstörungen einzelner Epithelzellen mit Austritten von roten Blutkörperchen. Etwa nach 5—6 Tagen sind die Zeichen der Regeneration vorhanden. Eine Peribronchitis kann in einzelnen Fällen nachgewiesen werden[2]. In den frühesten Stadien sind oft Homogenisierungen der Zellen vorhanden mit serösem Exsudat und Schleimdurchsetzung. Simmonds (1918) gibt an, daß der Prozeß sich von der Oberfläche durch die interlobären Septen ausbreite. Die Alveolen werden teilweise mit Massen ausgefüllt, die recht kompakt sein können. Auffallend bleibt ein subpleurales, interstitielles, perivasculäres und peribronchiales Ödem. Auf Gefäßveränderungen, insbesondere auf Koagulationen in den feineren Gefäßen, welche frühzeitig und in diffuser Ausbreitung gefunden werden, wird vielfach hingewiesen. Erst später kommt es zum Austritt von roten Blutkörperchen, zu Fibrinausschwitzungen und zur Ansiedlung von Bakterien. In diesem Zeitpunkt der Infektion treten dann Nekrosen des Bronchial- und des Alveolarepithels auf. Die Nekrosen stellen sich jeweils erst in den späteren Stadien der Krankheit ein. Es können auch eigentliche Gewebsnekrosen noch gefunden werden, welche sich vorwiegend peribronchial und auch interstitiell entwickeln.

Derartige schwere Entzündungen in der Lunge können in nicht so seltenen Fällen auch eine Aktivierung einer Tuberkulose zur Folge haben.

McCordock u. Muckenfuss (1933), Parker u. a. (1946), welche auf die histopathologischen Befunde der menschlichen Grippepneumonien vor allem auf Spätzustände eingehen, finden häufig einen starken hämorrhagischen Charakter mit Infarzierungen. Es kann sich der Prozeß in einem ganzen Lappen diffus ausbreiten. Die Epithelmetaplasien, welche bei diesem Leiden gefunden werden, sind wohl Folge der Virusinfektion. Sie wurden von Askanazy schon 1919 beschrieben. Es können manchmal Obliterationen von Bronchien sich einstellen. Die in einzelnen Beobachtungen beschriebene interstitielle pneumonische Reaktion entspricht Entzündungen der Lunge durch verschiedene Viren. Die alveolären

---

[1] Wätjen 1937.   [2] Simmonds 1918, Bernhard u. a. 1958.

Prozesse scheinen jedoch Folgen einer Mischinfektion und sind nicht virusbedingt.

Wird das Grippevirus mit anderen Mikroorganismen kombiniert, so entstehen ähnliche Reaktionen. Es stellen sich allgemeine Abszedierungen ein.
Die Untersuchungen solcher Infektionen am Affen haben ähnliche Befunde
ergeben[1].

Sehr wenig auffallend sind die Veränderungen an den übrigen Organen.

Extrarespiratorische Veränderungen bei der Influenza kommen vor allem in
den Lymphknoten vor, indem sich hier eine schwere entzündliche Hyperplasie
ausbildet mit reticulärem Reizzustand. Milz und Knochenmark können ebenfalls
derartige entzündliche Umwandlungen zeigen, gleichfalls auch die Gefäße. Es
werden in einzelnen Gefäßen jeweils Wandnekrosen beobachtet. Im Knochenmark tritt relativ häufig eine Hyperplasie und Proliferation myeloischer Zellen
auf.

In der Milz werden Blutungen gefunden und kleine Hämorrhagien in Pulpa
und Follikeln[2].

Sehr wenig typische Veränderungen finden sich an den Nieren mit diffusen
Epitheldegenerationen. Auch an den Schleimhäuten des Magen-Darmtractus
sind uncharakteristische Veränderungen vorhanden. Wichtig scheinen die Einwirkungen auf das Myokard. Solche Reaktionen durch Viren sind bei mehreren
anderen Virus-Infektionen bekannt geworden, vor allem auch bei der Poliomyelitis. Im Myokard sind nicht selten Blutungen vorhanden neben Faserdegenerationen mit Gewebszerfall und auch echter Entzündung. ROULET (1935)
beschrieb eine schwere rundzellige Infiltration mit Nekrosen. FINLAND u. a. (1945)
fanden eine reine Influenza Virus A-Myokarditis.

HOTZ u. BANG (1957) haben elektronenmikroskopische Untersuchungen des
respiratorischen Epithels der Nase von 21 mit Grippevirus infizierten Frettchen
vorgenommen. 24 Std nach der Infektion fanden sich Epithelveränderungen
mit Verlängerung und Austreibung der Mikrovilli und Abstoßung von teilweise
an den Flimmern haftengebliebenen Plasmakrümeln. Die abgestorbenen,
geschrumpften Epithelien waren phagocytiert oder ausgestoßen. Am 3.—4. Tag
nach der Infektion herrschten immer noch Alterationsveränderungen vor. An
den Schleimzellen kam es zur Verdickung und Verzweigung der Mikrovilli, zur
Ballonierung des endoplasmatischen Reticulums und der Mitochondrien. Es fand
sich eine Abspaltung des zum Plasma gehörigen Anteils der doppelten Kernmembran durch Flüssigkeitsansammlung. Die Oberfläche der Flimmerepithelien
war geglättet, weil die überlebenden Zellen eine größere Fläche zu überkleiden
hatten. Nach dem 4. Tag waren von der Epithelbasis Zellen an die Oberfläche
weggestoßen, welche anfangs noch ohne Flimmern blieben. Vom 10. Tag an entstanden zwischen den Mikrovilli die ersten Flimmern. Schleimzellen regenerierten
später. 30 Tage nach der Infektion fand sich die Schleimhaut wieder in ihrem
Ausgangszustand. Viren in Zellplasma waren zu keinem Zeitpunkt gefunden
worden.

Ein Vergleich der licht- und elektronenmikroskopischen Befunde führt
abschließend zu folgender Feststellung. Die ersten Veränderungen bei der
Grippeinfektion sind herdförmig. Sie betreffen Einzelzellen im Schleimhautepithel, die absterben, phagocytiert oder ausgestoßen werden. Das regenerierende
Epithel entsteht durch Einwanderung von Zellen von der Basis des Oberflächenepithels her. Die große Empfänglichkeit dieser Zellage gegenüber bakteriellen
Infektionen wird dadurch erklärt, daß die Zellen nicht voll funktionsfähig sind,
da Flimmer- und Schleimbildung fehlen.

[1] WILSON u. a. 1947. [2] HEDINGER 1919.

Kaji u. a. (1959) konnten in 33 Grippetodesfällen 25mal aus der Lunge und der Trachea und in drei Fällen von extrapulmonalem Gewebe das Virus isolieren. Bei der aseptischen Präparation und beim Kulturverfahren in Hühnerembryonen war der Nachweis geglückt. Der sog. asiatische Influenzastamm konnte bei drei Patienten einmal in der Tonsille und einmal in der Milz und in Lymphknoten, einmal in Leber, Milz, Niere und Herz nachgewiesen werden. Die viruspositiven Gewebe zeigten eine unspezifische Entzündung. Es ist anzunehmen, daß die Viren auf dem Blutweg ausgestreut wurden.

Im Zentralnervensystem kommen Blutungen vor, sehr selten auch echte Entzündungsformen. Es handelt sich um den Typus der parainfektiösen Encephalo-Myelitis. Die im Gehirn nachweisbare Entzündung entspricht einer echten

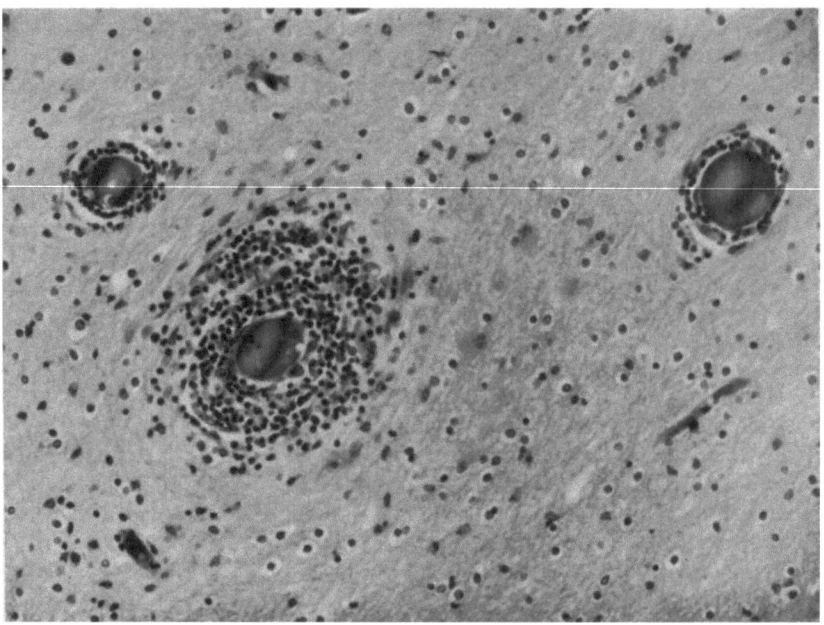

Abb. 34. Grippe. Encephalomyelitis im Anschluß an Grippeinfektion. Starke perivasculäre rundzellige Infiltrate. Leichte diffuse gliöse Proliferationen. S. N. 202/51. 29jährige Frau. Nissl. Path.-anat. Institut, Basel. Vergr. 1:200.

Encephalitis, wie sie auch bei anderen Erregern, insbesondere bei Masern, Röteln, Varicellen und Pocken auftritt (Abb. 34).

Es handelt sich um lympho- und plasmacelluläre Infiltrate um die Gefäße herum mit feinen gliösen Reaktionen. Später treten Degenerationen der Markscheiden auf mit perivasculärem Zerfall der parenchymatösen Elemente.

Davison u. Brock (1937), Pette (1936), Volland (1948), Környey (1943) haben solche Beobachtungen einer Grippeencephalitis mitgeteilt. Der Grippe-virusnachweis war in einigen derartigen Beobachtungen auch zu erbringen[1].

Bieling und Heinlein (1949) haben auch bei der Maus eine Encephalitis mit einem menschlichen Grippevirus erzeugen können.

Greenfield (1929) beobachtete drei Kranke mit disseminierter Encephalomyelitis nach Influenza. Klinisch lag das Bild einer schweren Paraplegie vor mit Inkontinenz. Histologisch fand sich eine perivasculäre Entmarkung mit Zellinfiltraten wie bei den Masern oder der Impfencephalitis.

Leigh (1946) fand auch neben der Encephalitis und Myelitis eine Polyneuritis. Hier war jedoch der Zusammenhang mit einer Influenzainfektion weniger sicher. Broun u. a. (1944) konnten einen Influenza-Typus aus dem Zentralnervensystem isolieren bei einer Encephalitis.

---

[1] Jellinger und Seitelberger 1959, Horner 1958.

Es sei hier festgehalten, daß dem klinischen Begriff „Gehirngrippe" nur selten ein echt entzündlicher Prozeß im Gehirn zugrunde liegt. Eine große Zahl regressiver Veränderungen im Gehirn kommt bei Influenzainfektionen und verschiedenen Lungenentzündungen vor, welche jedoch nicht als Ausdruck einer echten Entzündung anzusehen sind. Teilweise sind es Folgen starker Zirkulationsstörungen.

CATEIGNE u. a. (1953) haben bei der Grippeepidemie 1950/51 unter anderem die Ausbreitung in Europa verfolgt. Von den skandinavischen Ländern hat sie sich nach Süden ausgebreitet. In der gleichen Zeit kam es auch zum Auftreten von Epidemieherden in Südafrika und Australien, wobei gleiche Virusstämme isoliert wurden. Es war eine außerordentliche, verkehrsbedingte Schnelligkeit der Übertragungsfolge erkennbar. Innerhalb dieser Epidemie wurden verschiedene Stämme isoliert. Bei den Übertragungen auf Tiere erwiesen sich diese Stämme als unterschiedlich pathogen. Der isolierte B-Stamm produzierte beim Affen keine nennenswerten, krankhaften Reaktionen. Einzelne Stämme des Grippevirus konnten auf der Chorioallantoismembran gezüchtet werden. Drei verschiedene Virusstämme wiesen gleichsinnige Veränderungen auf.

MORGAN u. a. (1956) fanden sphärische und stäbchenförmige „Rods (Ruten)" an der freien Oberfläche der entodermalen Zellen. Die sphärischen Partikel haben einen Innenkörper von 20—22 mμ. Die Stäbchen zeigen keine Innenstruktur. Durch Aneinanderlagerung zahlreicher stäbchenförmiger Partikel kommt es zu langen stabförmigen Gebilden an der Zelloberfläche. Die Kugelkörper werden als infektiöse Viruspartikel aufgefaßt, die Stäbchen und ihre Aneinanderreihung zu filamentösen Gebilden als teilweise oder nicht infektiös angesehen.

Die ersten Veränderungen, die man in Gewebskulturen finden kann, welche mit bestimmten Stämmen des Influenza A-Virus infiziert wurden, sind in den Zellkernen festzustellen. Es kommt zur Umwandlung des Chromatingerüstes. Bei der elektronenmikroskopischen Kontrolle lassen sich sphärische und filamentöse Virusteile an der Zellaußenfläche nachweisen. Intracellulär sind Nucleolusumwandlungen vorhanden. Es kommt zu cytoplasmatischer Vacuolisation. Typische Viruspartikel konnten in den Zellen selbst nicht gefunden werden[1].

Bei einigen Stämmen des Grippevirus A und B konnten nach Hühnereipassagen auch eigenartig lange Formen beobachtet werden, wie das von MOSLEY u. WYCKOFF (1946) angegeben wurde. Sie wurden z. T. als Artefakte aufgefaßt, oder als eine Bildung, welche vom Virus nicht direkt ausgehe. Zum Teil wurden solche Formen auch bei anderen Viren gefunden. CHU u. a. (1949) vermuten, daß es sich um Stadien der Virusvermehrung handle, welche in Abhängigkeit von der jeweiligen Umgebung entstehen.

Experimentell kann eine hämorrhagische Encephalopathie sich im Gehirn von Hühnerembryonen mit einem neurotropen Influenza A-Virus entwickeln. Wird dieses Virus intravenös injiziert, so sind nach 24 Std hämorrhagische Entzündungen im Gehirn vorhanden, welche in 12—22 Std zum Tode führen. Histopathologisch kann man dabei eine Erweiterung und Blutfülle in den Capillaren finden mit Endothelschwellungen, Stasen, perivasculärem Ödem, Schwellung der Grundsubstanz, Capillarrupturen, jedoch keine eigentliche starke emigrative Entzündung[2].

Wurden etwa 10 Tage alte Hühnerembryonen mit Stämmen der Influenzagruppe durch Amnioninoculation infiziert, so starben im Verlaufe von 48 Std nach der Inoculation die Embryonen ab. Die histologische Untersuchung der Gewebe der Kücken ergab dabei jeweils keine „spezifischen" Veränderungen.

---

[1] NIVEN u. a. 1962.   [2] HOOK u. a. 1958.

Es konnten Hämorrhagien im Gewebe, Ödembildungen sowie Dissoziationen gefunden werden. Insbesondere das Lebergewebe und die Nieren wiesen wesentliche, degenerative Veränderungen auf. Daneben waren in den Spinalganglien und im Gehirn Ganglienzellveränderungen vorhanden. Vereinzelte Blutungen fanden sich in der Haut, in der Skeletmuskulatur und in der Lunge.

Bei Abänderung des Inoculationstermins auf frühere oder spätere Bebrütungstage hat sich ergeben, daß mit zunehmendem Alter der Embryonen diese gegen bestimmte Stämme empfindlicher werden. Eine altersabhängige Empfindlichkeitsveränderung der Hühnerembryonen gegen andere Stämme, z. B. gegen das Newcastle-Disease, lag nicht vor.

Kitayama (1953) fand, daß das Influenzavirus experimentell hauptsächlich bei den pulmonalen Infektionen sich in den Epithelien der Bronchien und Bronchiolen lokalisierte. Bei cerebraler Infektion wurden die Ependymzellen betroffen. Es scheinen dabei gleiche Verhältnisse wie beim Newcastle-Disease vorzuliegen.

f) Myxoviren.
(Literatur s. S. 666.)

Die Elementarkörperchen dieser Viren sind sphärische Gebilde und rufen eine Hämagglutination vor allem der Blutkörperchen des Huhnes hervor. Das Virus wird von Mucoproteinen resorbiert.

Zu dieser Gruppe werden auch die Viren der Influenzagruppe, der Erreger des Newcastle-Disease und des Mumps gezählt. Teilweise werden sie heute als *Parainfluenzaviren* bezeichnet.

Dazu gehören das *Sendai* oder *japanische hämagglutinierende Virus*. Es ist wahrscheinlich, daß dieses Sendai-Virus bei Kleinkindern in Japan und in der UDSSR influenzaartige Pneumonien hervorruft[1].

Das mit Croup verbundene *Laryngo-Tracheo-Bronchitis-Virus C.A.* wurde von Beale u. a. (1958) ebenfalls bei Kindern mit Tracheolaryngitis nachgewiesen. Das Virus ist früher schon von Chanock (1956) in Gewebskulturen gefunden worden. Es rief dabei ähnliche Veränderungen im Gewebe hervor wie das Masernvirus.

Chanock u. Mitarb. (1956) berichten über zwei Viren, welche sich serologisch unterscheiden ließen und welche aus Rachenabstrichen von Kindern mit Bronchitis gewonnen wurden. Mit solchen Viren ließen sich bei Tieren keine pathogenen Veränderungen feststellen. Diese Viren wurden schon in mehreren Ländern nachgewiesen, bei der Übertragung auf Freiwillige kam es zu fieberhaften Erkrankungen mit Laryngitis und Tracheitis.

Auch das S.A.-Virus von Schultz und Habel (1959) wurde gleichfalls von Patienten mit Tracheobronchitis gewonnen und scheint zur Gruppe der Myxoviren zu gehören. Wurde das Virus Hamstern intracerebral oder intranasal inoculiert, so führte es zum Tod der Tiere.

Aus Rachenabstrichen und aus Faeces wurde auch das U-Virus von Philipson u. Wesslén (1958) gewonnen. Es war ebenfalls auf Erwachsene zu übertragen und führte zur Rhinitis und Pharyngitis[2]. Buckland u. Mitarb. (1959) berichten über geringe Abdominalbeschwerden.

Das IH-Virus von Price (1956) wurde gleichfalls von Nasenabstrichen und Spülwasser von Patienten mit sog. Erkältungskrankheiten gewonnen. Cytopathogene Effekte zeigte das Virus in Affennierenkulturen, nicht aber in menschlichen Gewebskulturen. Die Reaktionen des Virus im menschlichen Gewebe sind noch unbekannt.

---

[1] Gorbunova u. a. 1957.   [2] Philipson 1958.

Das Coe-Virus von LENNETTE u. a. (1958) wurde gleichfalls von Schnupfen-kranken aus Spülwasser gewonnen. Sie konnten cytopathogene Wirkungen feststellen. Sie fanden sich in HeLa-Kulturen, nicht aber in anderen Gewebs-kulturen. Die Viren zeigten auch Reaktionen bei Säuglingsmäusen. Auch hier war eine Übertragung auf Freiwillige möglich. Eine eigentliche Verwandtschaft der verschiedenen Viren liegt nicht vor.

BEER (1959) bespricht Fragen der Differenzialdiagnose virusbedingter Lungen-infiltrate, so der primär atypischen Viruspneumonie, Psittacose, Adenovirus-erkrankungen, der Grippepneumonie und des Q-Fiebers. Die Isolierung des Virus gelingt nur in den ersten Krankheitstagen.

Eine Vielzahl von Erregern des Schnupfens und der sog. Erkältungskrank-heiten sind bereits bekannt geworden. Einzelne der Viren verhalten sich in den Gewebskulturen verschieden. Erschwert werden die Untersuchungen vor allem deshalb, weil kein Laboratoriumstier bekannt ist, welches für die Übertragungen der Viren geeignet wäre.

g) Ornithose.
(Literatur s. S. 666.)

Die Ornithose-Infektion führt beim Menschen zu einer nicht sehr charakte-ristischen Lungenerkrankung. Die pathologisch-anatomischen Befunde sind von der Dauer der Krankheit abhängig; schwere Lungenbefunde treten um den 10. Krankheitstag herum auf.

Als Infektionsquellen kommen für den Menschen nicht nur kranke, sondern auch scheinbar gesunde Vögel in Frage, welche Virusträger sind. Auch direkte Übertragungen von Mensch zu Mensch sind wichtig. Jeder Kranke kann seine Mitmenschen gefährden. So kommen relativ häufig Infektionen bei Ärzten und Pflegepersonal vor[1]. Mehrere Laboratoriumsinfektionen sind bekannt geworden. Es treten aber eigentümlicherweise nie größere Epidemien auf. Es wurden auch schon Infektionen in Geflügelschlachtereien beobachtet.

Die Ornithose ist unter den Vögeln viel stärker verbreitet als allgemein an-genommen wird (Abb. 35, 36, 37 und 38). Mehr als etwa 70 Vogelarten sind be-kannt, welche das Virus beherbergen können[2]. Die erkrankten Vögel verweigern in der Regel die Nahrungsaufnahme. Das Gefieder ist struppig. Die Tiere zeigen öfters starke, manchmal hämorrhagisch durchsetzte Diarrhoen. Aus der Nase wird Schleim abgesondert. Nervöse Störungen sind zu beobachten mit Reizbar-keit, oder es kommen auch Krampfanfälle mit Lähmungen vor. Die schweren Lungenerscheinungen, wie beim Menschen, fehlen jedoch.

Latente Infektionen treten vor allem bei schlechter Pflege von Vögeln in Ge-fangenschaft auf. Wichtig ist die Zusammenpferchung in engen Käfigen. Bei der Übertragung spielen Bißverletzungen wahrscheinlich eine besondere Rolle. Eine Übertragung ist aber auch durch Federstaub möglich. Dieser Modus spielt wohl bei der Färöer-Krankheit eine Rolle. Dieses Leiden ist ornithosebedingt und kommt zustande, wenn von den Eingeborenen wilde Vogelarten, z. B. vor allem der Eis-sturmvogel (Fulmarus), eingefangen werden.

Ältere Menschen scheinen gegenüber der Infektion anfälliger zu sein als Kinder und Jugendliche. Es sind auch mehrere Varianten der Ornithose bekannt ge-worden, welche sich durch Virulenz und Pathogenität voneinander unterscheiden (Abb. 37).

Bei der Vermutungsdiagnose einer atypischen Pneumonie oder einer sog. Pneu-monitis soll an Ornithose gedacht werden und versucht werden, das Virus zu isolieren, vor allem durch Überimpfung von Blut oder Sputum auf Mäuse. SMADEL (1945)

---

[1] HEGLER 1930. [2] MEYER 1948, MEYER und EDDIE 1942, 1947.

vermutet, daß ungefähr ein Viertel aller sog. atypischen sporadischen Pneumonien auf den Ornithose-Erreger zurückzuführen seien. Größere oder kleinere konfluierende Herdpneumonien bilden sich aus. Das Exsudat kann eine teilweise

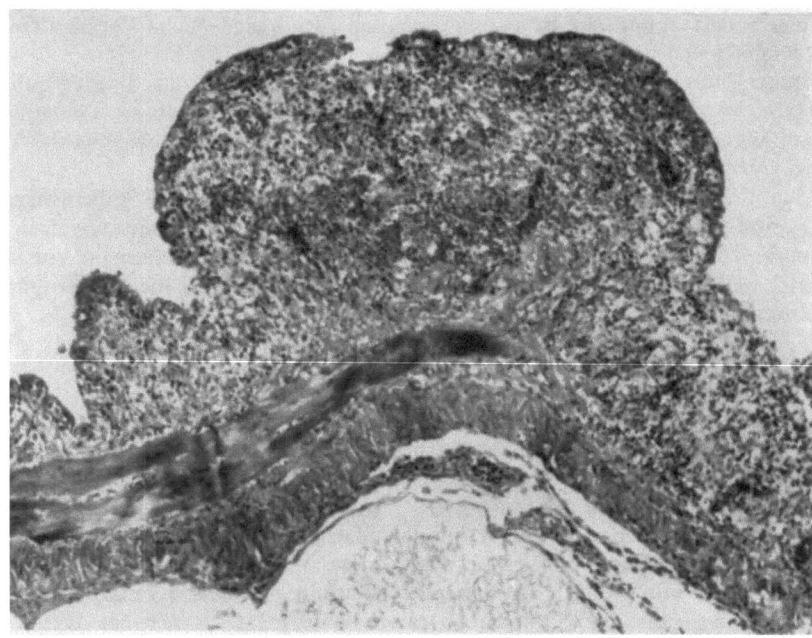

Abb. 35. Ornithose. Umschriebene Granulomatose. Proliferationen in Perikardialsack bei experimenteller Ornithose des Truthahnes. Hooper Foundation M.C. San Francisco. H.-E.-Färbung. Vergr. 1:130.

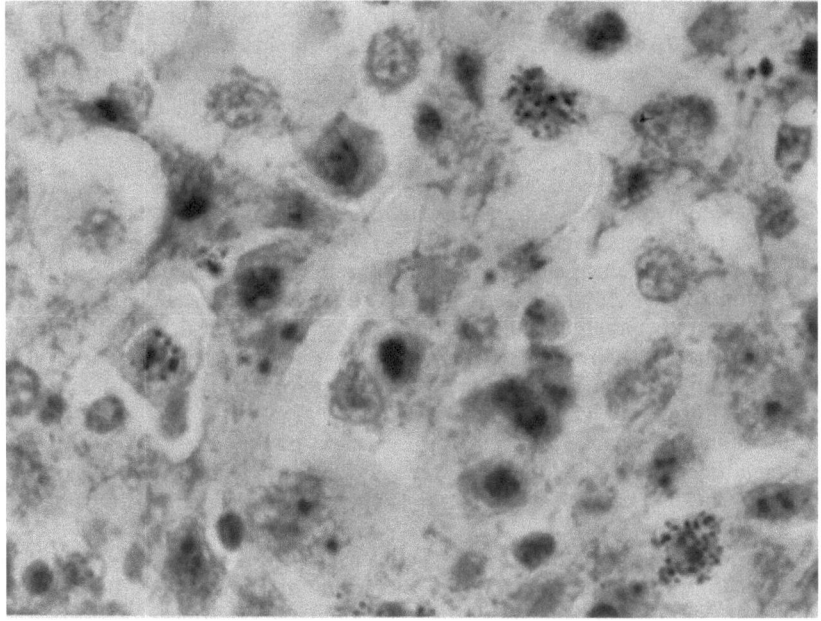

Abb. 36. Experimentelle Ornithose-Infektion beim Truthahn. Ornithose. Exsudat der Bauchhöhle mit Einschlußkörperchen. Hooper Foundation M.C. San Francisco. H.-E.-Färbung. Vergr. 1:1600.

seröse oder hämorrhagische, teils auch eine rein eitrige Beschaffenheit zeigen.
Die Herde können ganze Lappen ergreifen. In der Regel werden beide Lungen
befallen. Mikroskopisch stehen starke Desquamationen der Alveolarepithelien

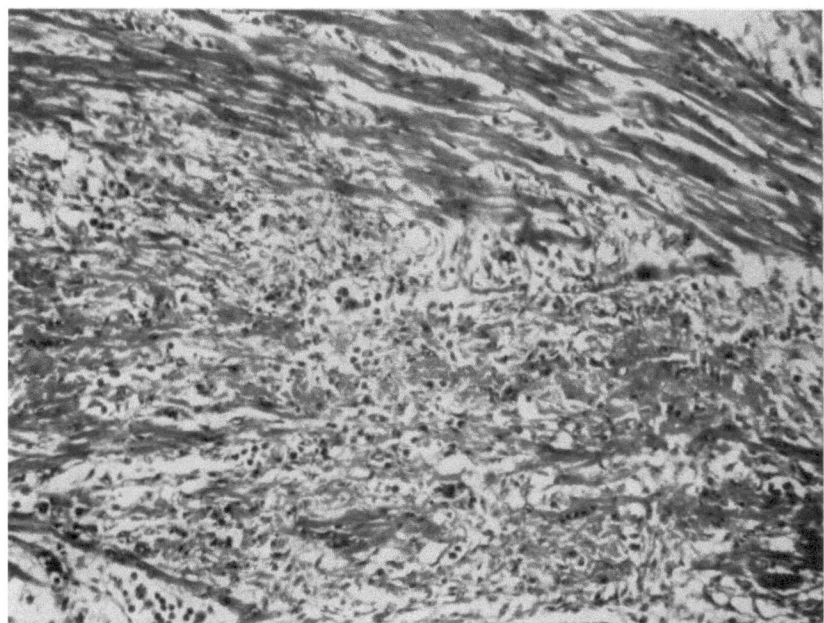

Abb. 37. Ornithose. Schwere Myokarditis mit Fasernekrosen und rundzelliger Infiltration. Etwa 40jähriger
Mann. Präparat Hooper Foundation M.C. San Francisco. H.-E.-Färbung. Vergr. 1:190.

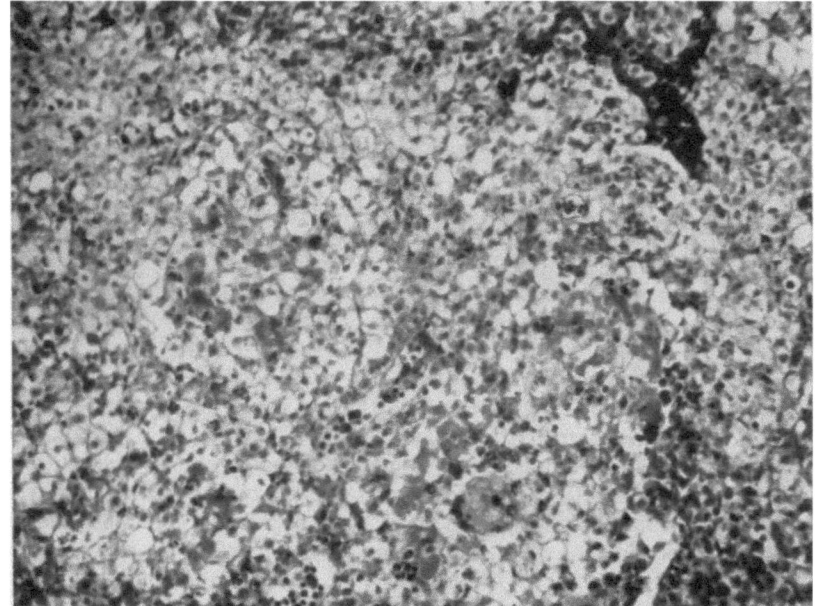

Abb. 38. Ornithose. Schwere Leberdissoziation mit Nekrosen beim Menschen. Infektion durch erkrankte
Truthühner. Etwa 40jähriger Mann. Präparat Hooper Foundation M.C. San Francisco. H.-E.-Färbung.
Vergr. 1:250.

im Vordergrund ohne wesentliche Fibrinausscheidungen. Das Lungengewebe wird dabei wenig infiltriert oder induriert und zeichnet sich durch einen starken Flüssigkeitsgehalt aus. Der Entzündungsprozeß entspricht dem einer starken Desquamativpneumonie. Es wird deshalb auch der Ausdruck „alveolärzellige Pneumonie" verwendet.

Bei der mikroskopischen Kontrolle kann man in den Lungenbläschen reichlich seröse Flüssigkeit erkennen neben Alveolarepithelien, Lymphocyten und Makrophagen. Nicht selten kommen hier Phagocytosen vor, auch finden sich intra-

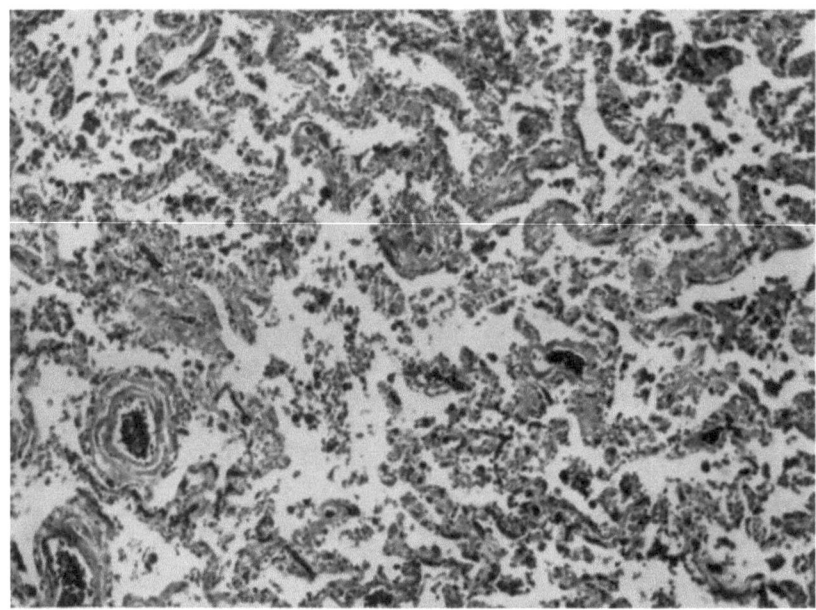

Abb. 39. Ornithose. Starke interstitielle und Desquamativpneumonie bei Ornithoseinfektion des Menschen. Übertragung durch erkrankte Truthühner. Etwa 40jähriger Mann. Präparat Hooper Foundation M.C. San Francisco. H.-E.-Färbung. Vergr. 1:80.

celluläre Elementarkörperchen. Das weitgehende Fehlen polymorphkerniger Leukocyten ist bemerkenswert.

BOEMKE u. PIROTH (1952) geben an, daß die pneumonischen Prozesse im Hilus beginnen und sich von hier aus gegen die Pleura ausbreiten. Nur selten sind in den Pleurablättern wesentliche Entzündungerscheinungen vorhanden.

In dem Lungengewebe werden die Interstitien stark zellig infiltriert (Abb. 39). Auch hier finden sich viele Lymphocyten- und Plasmazellen-Einlagerungen. Die relativ geringe Beteiligung von Bronchiolen und Bronchien ist für die Ornithose-Infektion charakteristisch. Als spezifisch oder sogar pathognomisch kann man den Entzündungsprozeß jedoch nicht bezeichnen. Auch andere Virusinfektionen können derartige Reaktionen zur Folge haben. Wie bei vielen anderen, durch Viren ausgelösten Entzündungen des Lungengewebes kommt es auch hier leicht zu einer Sekundär-Infektion mit Eitererregern und zu atypischen Reaktionen. Es können sich dadurch richtige, eitrige Einschmelzungen und Abszedierungen entwickeln mit Blutungen, wie das auch für die Grippe recht typisch ist. Sobald einmal eine Mischinfektion sich ausgebildet hat, ist die Entstehung einer eitrigen Bronchitis und Bronchiolitis nicht selten.

In den früheren Mitteilungen über Psittacosis-Pneumonien sind alle möglichen Prozesse beschrieben worden, z. T. auch croupöse Pneumonien, Lungenabscesse,

Bronchopneumonien, fibrinöse Entzündungen usw.[1]. Es handelt sich aber hier wohl fast ausnahmslos um Beschreibungen von Psittacosis-Pneumonien, welche infolge sekundärer Mischinfektionen verändert waren.

SIEGMUND (1930) weist auf die geringe Fibrinausschwitzung und das fast völlige Fehlen der Leukocyten hin als charakteristisch für die Ornithose-Pneumonie. GIESE (1930) macht auf die ödematöse Durchtränkung des Gewebes aufmerksam, findet wenig gelapptkernige Leukocyten und bezeichnet die Entzündung als „atypische asthenische Pneumonie ohne Bronchitis". Das Fehlen einer eigentlichen Bronchitis oder Bronchiolitis erwähnen auch LILLIE (1933), GÜTHERT (1938). In wenigen Fällen werden etwa hämorrhagische Beimischungen zum Entzündungsprozeß beschrieben[2].

Die weitgehende Desquamation des Bronchialepithels wird von einigen Autoren angegeben[3]. Sie fanden auch gelegentlich Veränderungen an den Arterien mit Wandverdickungen und hie und da kleine hyaline Thromben von Capillaren.

LILLIE (1930) hat besonders die Beobachtungen in der amerikanischen Literatur zusammengestellt; er weist darauf hin, daß immer wieder Exsudationen und Zelldesquamationen in den Lungenbläschen beschrieben werden. In solchen desquamierten Zellen können Fetteinlagerungen gefunden werden. Es kommt zum Kernzerfall, und diese Zellen zeigen häufig Phagocytosen von roten Blutkörperchen, Lymphocyten und Pigment. LILLIE nimmt zwei verschiedene Zellelemente an und versucht diese voneinander zu trennen: einmal Makrophagen, dann Alveolarepithelien.

GÜTHERT (1938) beschreibt übereinanderliegende, zusammenhängende Alveolarepithelien, welche ins Lumen der Lungenbläschen vorragen und Lipoide speichern und sich teilweise ablösen können. Daneben berichtet er auch über intensiv gefärbte syncytiale Bänder. Alle Zellen in den Alveolen stammen nach ihm vom auskleidenden Epithel der Lungenbläschen ab. Er schlägt deshalb vor, bei der Ornithose-Pneumonie von einer alveolarzelligen Pneumonie zu sprechen. Es ist aber auffallend, daß auch bei schweren, alveolären Pneumonien einzelne Lungenbläschen frei bleiben von Exsudat, andere gerade nur seröse Flüssigkeit enthalten und wieder andere stark mit Exsudatzellen angefüllt werden.

Bronchopneumonische Herde bei der Ornithose mit Bronchiolitis beschrieben BOEMKE u. PIROTH (1952). Auch PARKER u. a. (1946) fanden vereinzelt Bronchopneumonien mit intaktem Bronchialepithel.

FRESEN (1954) weist darauf hin, daß das Alveolarepithel morphologisch als Abkömmling des reticuloendothelialen Systems aufzufassen sei und daß die Psittacoseerreger das reticuloendotheliale System befallen und schädigen. Er macht auf gewisse Ähnlichkeiten dieser Lungenentzündung mit der plasmacellulären Pneumonie der Kleinkinder aufmerksam.

Erreger wurden in der Lunge nicht gefunden. GÜTHERT fand solche jedoch im Blut, in der Milz und in der Leber.

LILLIE (1930) beschreibt basophile Einschlüsse in desquamierten Alveolarepithelien und auch in den Alveolarsepten.

Die Lymphknoten, vor allem im Lungenabflußgebiet, zeigen häufig einen Sinuskatarrh mit reticulärem Reizzustand. Manchmal sind feine Blutaustritte zu beobachten, und es kommt zur Anhäufung von Plasmazellen[4].

Die Milz weist eine wesentliche Schwellung mit Hyperplasie der Pulpa auf bei starker, allgemeiner Hyperämie. Es sind Wucherungen reticulärer Elemente vorhanden; in den Sinus treten Makrophagen auf. Phagocytosen sind zahlreich.

---

[1] LEICHTENSTERN 1899.   [2] HEGLER 1930.
[3] WILSON 1930, MANSENS 1934, POLAYES und LEDERER 1932.
[4] GIESE 1930, RUSSEL 1931.

Elementarkörperchen sind mehrfach nachgewiesen worden[1]. Blutungen werden auch in den serösen Häuten und in den Nebennieren beschrieben.

In den oberen Luftwegen, in Pharynx und Larynx fanden Polayes u. Lederer ein starkes submuköses Ödem mit Schwellung der Schleimhäute und feinen Blutungen. Histologisch fanden sich mononucleäre Zellen und Plasmazellen neben Austritten von roten Blutkörperchen und wenigen Leukocyten.

Die Leber ist in der Regel leicht vergrößert. Sie ist herdförmig verfettet. Histologisch liegt eine starke seröse Entzündung vor mit Zellschwellung und herdförmigen, kleinen Nekrosen[2]. Es sind umschriebene Zellblähungen vorhanden mit Kernzerfall und feinen Lipoideinschlüssen. Zum Teil sind an den Kernen Umänderungen in der Färbbarkeit festzustellen. So lassen sich in den degenerierenden Zellen Metachromasien feststellen. In den Sternzellen sind Phagocytosen zu finden und auch Elementarkörperchen[3]. Es lassen sich in den Capillaren nicht selten Granulocytenanhäufungen erkennen und kleinere, hyaline Thromben.

Das Myokard zeigt neben einer serösen Entzündung Faserdegenerationen mit Schwellungen einzelner Elementfasern und scholligem Zerfall. Subendokardial können Blutungen auftreten.

In der Skeletmuskulatur wurde eine wachsartige Degeneration von Ritter (1879) und auch von Hutchinson u. a. (1930) beschrieben.

Im Zentralnervensystem sind keine sehr charakteristischen Veränderungen vorhanden. Es können fein verteilt Blutungen nachgewiesen werden, auch in den Gehirnhäuten. Teilweise uncharakteristische Schwellungszustände mit gliösen Proliferationen werden beschrieben. Sprunt u. Berry (1936) fanden bei einem 31jährigen Mann neben einem stärkeren Fettgehalt der Ganglienzellen Blutungen im Umkreis kleinerer Gefäße. Diese Befunde wurden als toxisch bedingte Purpura aufgefaßt. Die umschriebenen feinen Entmarkungen[4] wurden gleichfalls auf solche perivasculäre Blutungen zurückgeführt, nicht als Zeichen einer überstandenen echten Entmarkungsencephalitis. Polayes u. Lederer (1932) fanden im Rückenmark Gliazellproliferationen, Chromatolysen von Vorderhornzellen neben anderen Degenerationen und Lipoideinlagerungen in den Neuronen.

Bei der Übertragung des Ornithose-Virus erweist sich die weiße Maus als besonders empfänglich. Eine intranasale, intraperitoneale, intravenöse, subcutane Übertragung ist möglich. Auch durch Fütterung gelingt es oft, eine Infektion zu erzeugen. Nach etwa 3—30 Tagen gehen die Tiere zugrunde. Sie zeigen typische, schleimig-eitrige und hämorrhagische Peritonealbeläge. Es können auch latente, d. h. stumme Infektionen auftreten. In den Lungen sind bei den Versuchstieren in der Regel keine Veränderungen festzustellen. Bei direkter, intranasaler Verimpfung können pneumonische Herde auftreten. Diese zeigen eine monocytäre Reaktion und eine interstitielle Ausbreitung. Infektionen beim Rhesusaffen zeigen eine ähnliche Ausbreitung der Erkrankung wie beim Menschen. Swain (1955) hat den Erreger der Ornithose phasenkontrastmikroskopisch untersucht. Morphologisch scheinen die Erreger in frühen Entwicklungsstadien größer und von einer schmalen Membran umgeben. Mit der Zeit tritt eine Verdichtung der Viruskorpuskel ein und eine Verbreiterung der Membran. Während der Virusentwicklung kann auch eine Zweiteilung der Teilchen vermutet werden.

Bei den Vögeln ist bei der Ornithose-Infektion der Befund z. T. ein sehr schwerer, und sie führt zu einer allgemeinen, schweren, verschiedene Organe ergreifenden Erkrankung. Die Veränderungen in den Lungen sind in der Regel nicht besonders

---

[1] Siegmund 1930, Polayes und Lederer 1932, Russel 1931.
[2] Sutherland 1930.   [3] Lillie 1930, Siegmund 1930.   [4] Freeman 1933.

schwer. Charakteristisch sind sero-fibrinöse oder eitrige Exsudate in den Luft-säcken mit starken Fibrinauflagerungen der Leber- und der Milzkapsel. In Leber und Milz kommt es zu Nekrosen und Infarzierungen. Die Skeletmusku-latur, vor allem die stark entwickelte Brustmuskulatur, zeigt reichlich Faser-untergänge und ein Ödem. Es können sich auch Exantheme der Haut aus-bilden.

Bei den latenten Infektionen der Vögel findet sich in der Regel eine mäßige Milzhyperplasie. Im Myokard kommen nicht selten Faserdegenerationen vor und auch Schwellungen, z. T. uncharakteristischer Art. Im Gehirn werden teilweise Blutungen beobachtet mit ödematösen Aufquellungen. Es finden sich auch Blutungen in den serösen Häuten und nicht selten in den Nebennieren.

Bei einer experimentellen Studie wurden Rhesusaffen den Psittacosisviren exponiert. Die Tiere mußten das Virus einatmen. Keiner der 24 Affen ging an dieser Krankheit zugrunde. Morphologische Veränderungen fanden sich im Respirationstractus, vor allem in den Bronchiolen. Die schwersten entzündlichen Prozesse waren um den 14.—16. Tag herum festzustellen. Die Wiederherstellung war nach 5 Wochen eine vollständige. Die anatomischen Veränderungen waren in den übrigen Organen als bedeutungslos, in der Lunge als schwer zu bezeichnen. Nur vereinzelte mononucleäre Granulome fanden sich in der Leber. Intracyto-plasmatische Einschlußkörperchen konnten im Alveolarepithel und in mono-nucleären Leukocyten in den Alveolen gefunden werden.

IV. Viruserkrankungen der Lymphknoten.

a) Mononucleosis infectiosa (Pfeiffersches Drüsenfieber).

(Literatur s. S. 667.)

Der Erreger dieser Krankheit konnte bis jetzt noch nicht isoliert werden. Die generalisierten reticulären Proliferationen finden sich am häufigsten da, wo das reticuloendotheliale System am stärksten entwickelt ist, also in der Milz und im lymphatischen System. Diese Organe sind wesentlich vergrößert. Die Leber, welche regelmäßig beteiligt ist, kann einen Ikterus aufweisen[1] (Abb.40).

Wegen einer thrombocytopenischen Purpura kann die Milz stark vergrößert und auch weitgehend aufgelockert sein. Es kommen Milzrupturen vor.

Es wird darauf hingewiesen, daß die Erscheinungen, die auf Beteiligung des Zentralnervensystems hindeuten, wie Kopfschmerzen, Sehstörungen usw., auf eine meningeale Reizung zurückgehen, wobei hier eine Encephalitis oder Poly-neuritis zugrunde liegen könne. Die Mononucleose wird auch als Ursache der Polyradiculitis serosa mit Guillain-Barré-Syndrom angesehen.

Mit Material von Lymphknoten ist die Erkrankung auf Affen übertragbar[2]. Eine typische Laboratoriumsinfektion ist von WISING (1939) mitgeteilt worden.

Autoptische Befunde wurden nur ganz vereinzelt mitgeteilt. Bei interkurrent verstorbenen Patienten wurde eine Hyperplasie des lymphatischen Gewebes ge-funden neben Proliferationen reticulärer und endothelialer Zellen. Es kann dadurch eine Ähnlichkeit der Zellproliferationen mit Sarkom oder auch mit Lympho-granulomatose hervorgerufen werden. Auch das Auftreten von Epitheloidzell-proliferationen in Lymphknoten und im Knochenmark wurde beobachtet[3]. Ver-einzelt wurden auch Riesenzellen in den Lymphknoten nachgewiesen[4], sog. Drüsen-riesenzellen. Mononucleäre Infiltrate können sich auch in den inneren Organen

---

[1] LEHNDORFF und SCHWARZ 1932.   [2] BIELING 1939.
[3] CAMPBELL u. a. 1947, HOVDE und SUNDBERG 1950.   [4] HORSTER 1952.

finden, so in Niere, Nebenniere, Leber, Herz, Gehirn. Bei histologischen Untersuchungen von Leberpunktaten beschreibt Kalk (1951) öfters schwere Formen
einer Hepatitis.

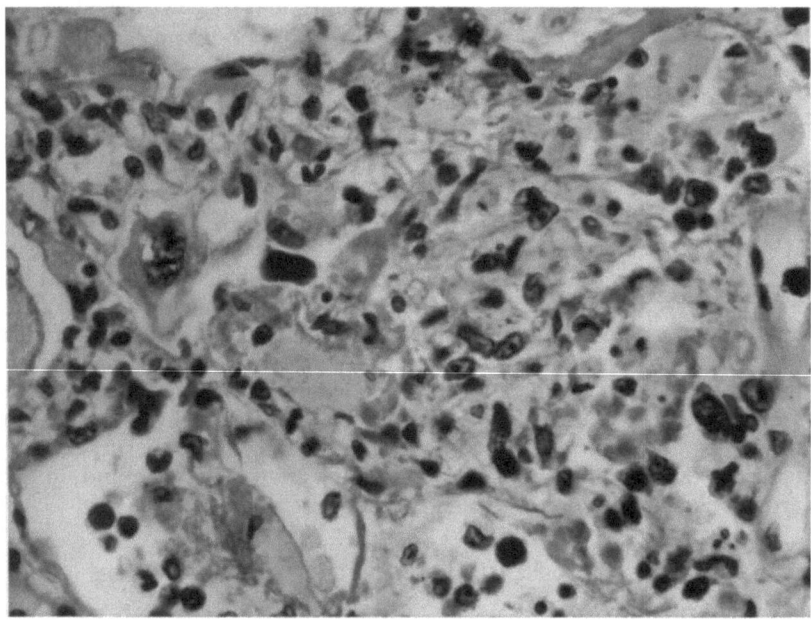

Abb. 40. Mononucleosis infectiosa. Lymphknoten mit starkem entzündlichem Reizzustand. (Path.-anat. Institut
Basel)

b) Lymphoreticulosis benigna (Katzenkratzkrankheit).

(Literatur s. S. 667.)

Die Viruslymphadenitis benigna, die zum erstenmal 1950 von Debré u.
Mitarb. in Frankreich beschrieben wurde, zeigt in vielem ähnliche Reaktionen
wie das Lymphogranuloma inguinale oder venereum.

Das Virus kann durch kleine Hautverletzungen beim Kratzen, z. B. von
Katzen, dann auch durch feine Verletzungen, auch durch unbelebtes Material,
in den menschlichen Körper eindringen. Bald nach der ersten Beschreibung von
Debré sind mehrere Mitteilungen erfolgt, vor allem aus der Schweiz und aus
Deutschland.

Bei dieser Lymphadenitis benigna bildet sich zuerst häufig ein unscheinbarer
Primäraffekt aus mit nachfolgender Lymphadenitis im Abflußgebiet[1]. Hedinger
u. Mitarb. (1952) haben die pathologischen Befunde eingehend beschrieben.

Die primären Entzündungsprozesse sind uncharakteristisch. Es kommt anfänglich zur Anhäufung von Lymphocyten und Histiocyten sowie zu deutlicher
Vermehrung an eosinophilen Leukocyten. Der Prozeß schreitet den feinen Ge-
fäßen entlang weiter fort und kann die Gefäßwandung auch ergreifen. Später
treten histiocytäre Wucherungen in Erscheinung. Diese können dann viel ausgeprägter sein als die ursprünglichen Infiltrate mit Rundzellen und hämatogenen
Entzündungszellen. Es können epitheloidzellige Proliferationen auftreten mit
Riesenzellen, die dem Langhansschen Typus entsprechen, so daß tuberkelartige
Strukturen auftreten, welche von einer echten Tuberkulose morphologisch im
Schnittpräparat nicht unterschieden werden können. Es wird angegeben, daß
die Epitheloidzellen keine typische radiäre Anordnung zeigen sollen.

---

[1] Hedinger und Mitarbeiter 1952.

Wesentlich sind in den Lymphknoten Granulome, welche sich vorerst in den Randsinus bilden. Es handelt sich dabei um umschriebene, kleine Wucherungen reticulärer Elemente.

PIRINGER-KUCHINKA (1952) und ROULET (1956) fanden solche Reaktionen, allerdings auch ohne daß eine Infektion mit dem Virus der Katzenkratzkrankheit vorgelegen hatte.

Im Laufe der Entwicklung vergrößern sich die Knötchen, und es sind dann unterschiedlich reichlich Riesenzellen vom Langhans-Typus vorhanden. Letztendlich können ganze Lymphknoten und Lymphknotengruppen einschmelzen[1]. Die Leukocytenemigration kann allgemein zurückbleiben. Auch wird nur sehr wenig Fibrin ausgeschieden. Rückbildungsprozesse beginnen etwa 4 Wochen nach Krankheitsbeginn. Die nekrotischen Herde werden von Gefäßen und Bindegewebszellen durchsetzt, durchwachsen und allgemein organisiert.

Granulome werden auch in den Lymphgefäßen, vor allem im Hilus der Lymphknoten gefunden. HEDINGER (1952) fand solche an Tuberkel erinnernde Knötchen auch in Blutgefäßen, vor allem in den Venen, so daß Gefäße völlig verlegt wurden. Die Arterien scheinen von derartigen Entzündungsprozessen nicht befallen.

MOLLARET u. Mitarb. (1950) und HEDINGER (1952) beschrieben intracytoplasmatische basophile Einschlüsse, insbesondere in den vergrößerten und geblähten Reticulumzellen, vor allem in den Lymphknoten. Bei der Giemsafärbung sind solche Körperchen durch eine mehr blaue Tönung ausgezeichnet[2].

Bei der experimentellen Übertragung auf Affen sind solche Einschlüsse in den Lymphknoten zu beobachten in einem Stadium, bevor eine Nekrose einsetzt. Es sind stark sich anfärbende, deutlich konturierte Gebilde von etwa 1 μ Durchmesser vorhanden. Solche Körperchen können sich dann wesentlich vermehren und die Zellen weitgehend ausfüllen bei gleichzeitiger blasiger Umwandlung derselben. Die Einschlüsse ändern auch ihre Gestalt. Sie können oval oder sogar stäbchenförmig werden und gleichfalls in ihrer Größe wesentlich variieren.

Die histo-pathologische Beurteilung dieser Granulome kann außerordentliche Schwierigkeiten bereiten. Es läßt sich oft nur nach den mikroskopischen Präparaten nicht entscheiden, ob eine Tuberkulose, eine Tularämie oder eine Viruslymphadenitis vorliegt. Auch Pilzgranulome, Brucellosen und einige unbelebte Stoffe können unter Umständen solche Reaktionen zur Folge haben. RANDERATH (1955) weist darauf hin, daß rein nur nach histologischen Gesichtspunkten eine bestimmte Diagnose nicht zu stellen sei. Es scheint auch die Abgrenzung gegenüber der „abszedierenden reticulocytären Lymphadenitis" von MASSHOFF u. DÖLLE (1953) noch unklar.

c) Lymphogranuloma venereum (Nicolas-Favresche Krankheit).
(Literatur s. S. 668.)

Beim Lymphogranuloma venereum oder inguinale kommt es zu starken, entzündlichen Reaktionen der Lymphknoten und des lymphatischen Gewebes sowie zu einer allgemeinen Reticulumzellhyperplasie vor allem des Knochenmarkes[3]. Die Lymphknoten sind vergrößert, sehr blutreich und teilweise auch ödematös durchsetzt. Es können so Abscesse, Fistelbildungen und auch eigentliche Indurationen auftreten. Bei längerem Bestehen der Infektion kommt es zu Verwachsungen der Lymphknoten untereinander mit starker Kapselverdickung, so daß hier Adhäsionen mit den umliegenden Organen und auch mit der Haut auftreten können.

---

[1] HEDINGER 1952a.   [2] HEDINGER 1952.   [3] GSELL 1939.

Im lymphatischen Gewebe finden sich als erste Zeichen der Erkrankung fein verteilte, kleine Herde, die sich aus mononucleären Zellen aufbauen. Später tritt

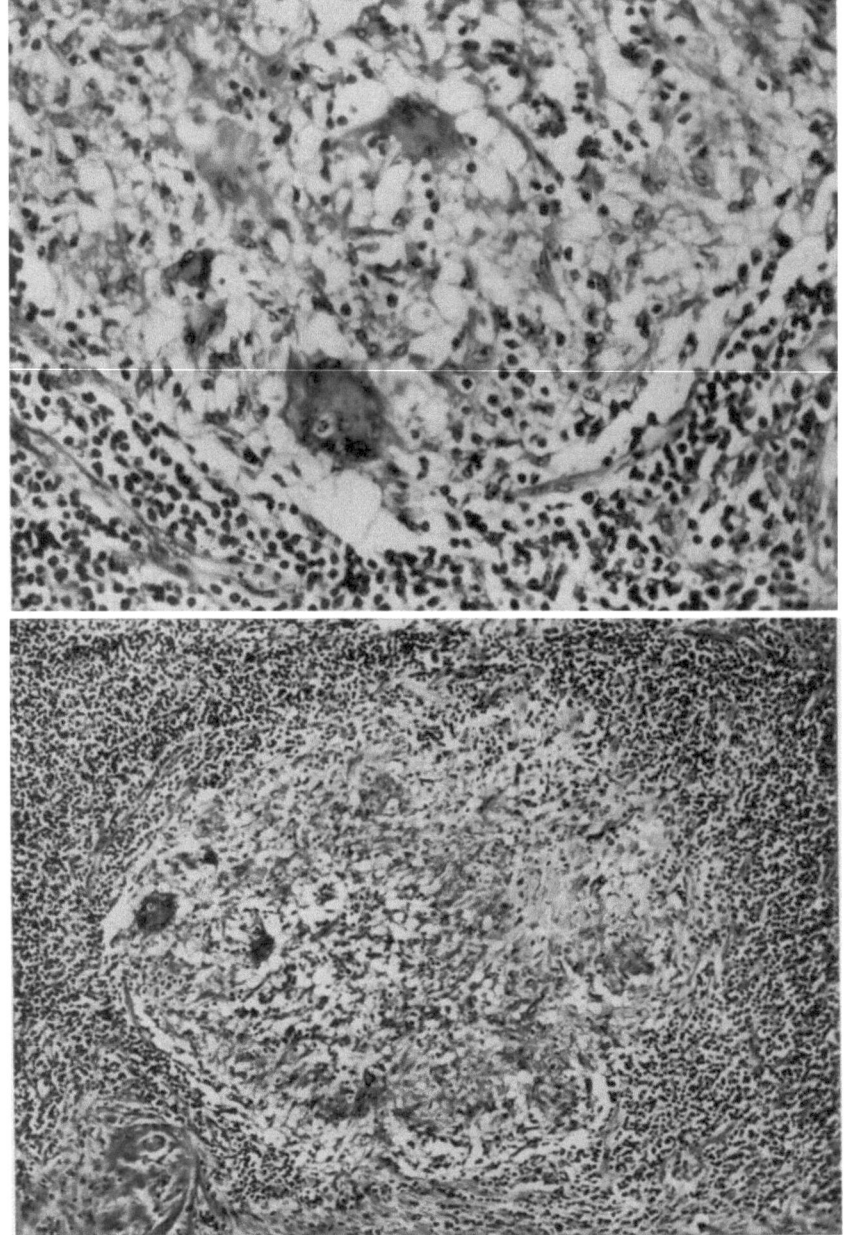

Abb. 41. Lymphogranuloma ing. Lymphknoten. Vergr. 1:100 und 1:270

dann in diesen Gebieten eine Nekrose auf, und es häufen sich polymorphkernige Leukocyten, auch Plasmazellen. In den Spätstadien kann die letztgenannte Zellform stark überwiegen (Abb. 41).

Die kleineren Einschmelzungen haben oft Tendenz, sich zu größeren Abscessen zu verschmelzen[1]. Plasmazellen, Lymphocyten und auch Epitheloidzellen demarkieren die Einschmelzungen. Riesenzellen können sich in wechselnder Menge bilden und entsprechen in der Regel dem Langhansschen Typus[2]. Unter Umständen werden fast rein epitheloidzellige Granulome gebildet, die reich sind an Riesenzellen vom Langhans-Typus[3]. Im Verlauf dieser Entzündung kann sich eine wesentliche Nekrose im lymphatischen Gewebe überall vorfinden. REICHLE u. CONNOR (1935) fanden eine Fibrosierung manchmal ganzer Lymphknotengruppen.

WOHLWILL u.a. (1943) geben an, daß dem Entzündungsprozeß bei dieser Infektion ein starker, reticulärer Reizzustand zugrunde liege mit Sinuskatarrh unter Bildung kleiner epitheloidzelliger Granulome. Es ist von verschiedenen Autoren darauf hingewiesen worden, daß die epitheloidzelligen Reaktionen erst nach der Entwicklung der Mikroabscesse auftreten würden.

HELLERSTRÖM (1929) weist auf gewisse Unterschiede im Aufbau der Granulome hin. Bei den epitheloidzelligen Prozessen findet sich eine starke Phagocytose, vor allem auch in den älteren und größeren Herden[6]. Einschlüsse von Kerntrümmern, auch Eisen- und Lipoidablagerungen können festgestellt werden. Die zentralen nekrotischen Teile des Granulomes enthalten in wechselnder Anzahl Granulocyten.

Neben diesen lymphatischen Reaktionen werden Psoasabscesse, Venenthrombosen in den Nebennieren und auch Glomerulonephritiden beschrieben. Eine allgemeine starke Proliferation des reticulo-endothelialen Systems läßt sich fast regelmäßig erkennen. WOHLWILL (1943) weist auf kleine Milzgranulome hin. FROBOESE (1933) fand auch Gefäßentzündungen mit Obliterationen, vor allem von Lymphgefäßen.

MELCZER, SIPOS u. VENKEI (1938) beschreiben eine Erythema nodosumartige Hautreaktion mit Lymphocytenanhäufungen um die Hautgefäße herum, gleichfalls auch Epitheloidzellen und Riesenzellproliferationen.

Ähnliche Prozesse sind auch bei der Freischen Reaktion in den Hautpapeln zu finden. Neben Lymphocyten kommen gleichfalls Epitheloidzellen und Riesenzellen vor, öfters auch kleinere Nekrosen[4].

Unter Umständen kann die Differentialdiagnose der Granulome beim Lymphogranuloma venereum gegenüber einer Tuberkulose schwierig oder unmöglich sein.

Einschlußkörperchen können in wechselnder Zahl im Cytoplasma der Histiocyten und Lymphocyten, auch der Leukocyten in den Lymphknoten nachgewiesen werden. Vor allem sind die Einschlüsse in den die Granulome und Einschmelzungen umgebenden Zellagern in den öfters stark fibrösen Granulationen vorhanden. Auch freiliegende Einschlüsse werden beschrieben[5]. ISHIMITSU (1936) fand Einschlüsse von $0,2—2\,\mu$ Größe auch in Zellen der Mundhöhle, in der Urethra, im Rectum, in der Vagina und Vulva. Einzelne an Russelsche Körperchen erinnernde Formen fanden sich auch in Histiocyten. Beim *Lymphogranuloma venereum* werden die Einschlüsse als cytoplasmatische Miyagawa-Körperchen bezeichnet. Sie finden sich z.T. bei Autopsien in der Milz. Sie erscheinen azurophil und sind $0,2—4\,\mu$ groß. Am besten gelingt der Nachweis mit der Giemsafärbung.

In tertiären Formen des Lymphogranuloma inguinale fanden COUTTS u. Mitarb. (1942) Einschlüsse in ganz verschiedenen Organen, wie in der Lunge, Blutgefäßen, Conjunctiva, Gallenblase usw.

---

[1] SMITH und CUSTER 1950.   [2] SHELDON und HEYMAN 1947.   [3] FROBOESE 1933.
[4] FREI und HOFFMANN 1927.   [5] COUTTS 1942.   [6] ROULET 1956.

d) Parotitis epidemica.
(Literatur s. S. 668.)

Der Erreger des Mumps ist ein filtrierbares Virus, das hauptsächlich im Sekret der erkrankten Speicheldrüsen, auch im Blut und im Speichel selbst vorkommt. Er verursacht eine Allgemeinerkrankung mit gelegentlicher Beteiligung des Zentralnervensystems, seltener auch anderer Drüsen. Relativ häufig ist die teilweise Miterkrankung des Hodens. Die größte Zahl der Erkrankungen findet im Winter statt. Das Virus kann sich anscheinend lange im infektionsfähigen Zustand erhalten.

Bei der Parotitis epidemica fand Roulet (1956) eine wesentliche Häufung an Mitosen in der Leber. Er weist darauf hin, daß verschiedene Viruskrankheiten, insbesondere solche, welche die Leber direkt befallen, wie das Gelbfieber und die Hepatitis epidemica, zur Häufung an Mitosen Anlaß geben. In Analogie zur Mononucleosis infectiosa wird angenommen, daß das Mumpsvirus wahrscheinlich vorübergehend bei der Virämie zur Schädigung des Leberparenchyms Anlaß gebe.

Das Virus zeigt eine wesentliche Affinität zu den Speicheldrüsen, dann zu Hoden, Ovarium, Pankreas, Thymus, Schilddrüse und Zentralnervensystem. Die Bartholinischen Drüsen und Tränendrüsen können gleichfalls ergriffen werden. Das Virus und auch der Speichel scheinen nicht dermaßen hoch ansteckend wie z.B. der Masernerreger. Nur bei einer relativ kleinen Zahl von exponierten Individuen kommt es zur Infektion.

Tödlich ausgehende Fälle sind nur wenige mitgeteilt worden. Genaue pathologische Untersuchungen fehlen fast völlig. Experimentelle Untersuchungen sind beim Affen durchgeführt worden und haben eindeutige Befunde ergeben. Hier kommt es zur Speicheldrüsenschwellung, zum Ödem und zu Kapselblutungen. Es findet sich eine interstitielle sero-fibrinöse Exsudation. In den Drüsengängen ist reichlich Exsudat vorhanden. Die Drüsenzellen lösen sich ab. Hauptsächlich mononucleäre Elemente treten vermehrt auf. In den Epithelzellen der Drüsen lassen sich cytoplasmatische Einschlüsse nachweisen. Epithelregenerationen leiten die Heilungsprozesse ein. Bei der experimentellen Orchitis wurden Epithelnekrosen gefunden, welche zu herdförmiger Hodenatrophie führen konnten.

Eine Pankreatitis ist als Komplikation gegenüber den Entzündungen der Speicheldrüsen selten. Friedjung (1928) gibt an, daß die Bauchspeicheldrüse allein erkranken könne ohne eigentliche Parotitis. Klinisch kann das Auftreten eines Diabetes auf eine Pankreaserkrankung hinweisen. Die Entzündung ist eine überwiegend interstitielle und ist durch ein starkes Ödem kompliziert.

Eine Ovariitis[1] wird sehr selten gefunden. Da bei dieser Infektionskrankheit nicht nur die Speicheldrüsen erkranken, sondern auch andere Organe befallen werden, ist der Ausdruck „Parotitis epidemica" nicht zutreffend. Van Rooyen (1948) schlägt vor, die reinen Fälle als „Parotitis epidemica" zu bezeichnen. Für die übrigen Erkrankungen, welche Komplikationen aufweisen, soll der Ausdruck „Mumps" gebraucht werden.

Die Zahl der Mumpsinfektionen ohne klinische Erscheinungen wird verschiedentlich auf 30—40% geschätzt. Das trifft auch bei den experimentellen Untersuchungen zu[2].

Der Krankheitsbeginn ist ein plötzlicher mit Zeichen einer Speicheldrüsenschwellung und gleichzeitiger Schmerzhaftigkeit. Es können dabei die Submaxillar- und die Sublingualdrüsen beteiligt sein, ohne eigentliche Beteiligung der Parotis. Manchmal ist nur eine Drüse allein befallen. Frühzeitig kann eine Milzvergrößerung nachgewiesen werden.

---

[1] Brooks 1913.   [2] Henle u. a. 1948.

Die cytologische Untersuchung des Speichels zeigt keine Änderung in der chemischen Zusammensetzung oder in dem fermentativen Verhalten. In den Epithelzellen lassen sich bei leichter Aspiration vom Ductus aus Zell- und Kerneinschlüsse nachweisen[1].

Bei der Parotitis epidemica sind herdförmige Degenerationserscheinungen im Parenchym der Speicheldrüsen vorhanden, wobei sich Exsudationen finden, teilweise hämorrhagischer oder z.T. serofibrinöser Art. Im Zwischengewebe sind hauptsächlich Rundzellen eingelagert[2]. Vor allem zu Beginn der Erkrankung kommt es zu einer starken Ödembildung. WELLER (1955) hat das Mumpsvirus aus der menschlichen Parotis isoliert. Mikroskopisch fand sich hier ein periduktales Ödem. Es sind die degenerativen Veränderungen des Epithels mit der Emigration der Leukocyten typische Reaktionen bei einer Mumpsentzündung.

STENGEL (1936) errechnet die Häufigkeit einer Hodeninfektion mit 10%. Die Orchitis beginnt etwa 4—7 Tage nach der Speicheldrüsenschwellung, wobei die Erkrankung häufig einseitig beginnen kann. Über den Einfluß des Mumpsvirus auf das Pankreas berichtet RENNIE (1935).

Von allen Komplikationen scheinen die Erkrankungen der männlichen Geschlechtsdrüsen am wichtigsten. Die Hodenbeteiligung tritt meistens im Alter von 5—8 Jahren auf. Nach anderen Angaben soll jedoch die Orchitis nach der Geschlechtsreife häufiger sein. Auch wird vermerkt, daß die Orchitis bei kleinen Kindern nicht vorkommen solle. In den Hoden finden sich vorwiegend Entzündungsreaktionen interstitieller Art mit herdförmigen Nekrosen[3]. Die Hoden werden wohl auf dem Blutwege befallen. Die Hodenentzündung kann so schwer sein, daß es zur Sterilität kommt mit Fibrosis testis[4]. Einige der wenigen autoptisch untersuchten Beobachtungen von Orchitis bei Parotitis ist von MANCA (1932) mitgeteilt worden.

Bei einem 21jährigen Mann kam es zu Fieber und zu starken Schmerzen im Bereiche der Hodengegend. Die Hoden waren vergrößert. Autoptisch erwies sich der linke Hoden als wesentlich stärker vergrößert als der rechte Hoden. Das Gewicht betrug hier 60 g, bei dem rechten Hoden 21 g. Eiterherde oder Blutungen waren nicht vorhanden.

Histologisch fanden sich im Zwischengewebe Leukocyten bei Gefäßdilatation. Es bestand eine Hemmung der Samenbildung. Im Zwischenbindegewebe waren Fibrinfäden und Lymphocyten vorhanden. Verschiedene Entzündungsformen waren vorhanden mit serös-fibrinöser Exsudation im Zwischengewebe und Leukocytenexsudationen. Schwere Entartungserscheinungen wies das Keimepithel auf. Die Leukocytenansammlungen im Zwischengewebe führten zur Nekrose. Die Nebenhodenductus waren ohne Entzündung.

Das Mumpsvirus scheint im Hoden zuerst zu herdförmigen Schädigungen mit starker serös-fibrinöser Exsudation im Zwischengewebe zu führen. Es bedingt eine glasige Entartung der Keimepithelien. Später kommt es zur Konfluation der Entzündungsherde und zur Vermehrung an Leukocyten und zur Nekrose von Kanälchenwandungen. In fortgeschrittenen Phasen der Mumpsorchitis stirbt das Hodenparenchym ab.

GALL (1947) berichtet über Untersuchungen von 75 Biopsien und einer Autopsie. Das Material wurde zumeist in den ersten 5 Tagen nach Auftreten der Symptome entnommen. Es fand sich ein starkes Ödem mit perivasculären und diffusen Lymphocytenansammlungen und kleineren Blutungen. Das Keimepithel wies starke Degenerationen auf mit Ablösung der Epithelien und Verstopfung der Kanälchen. Auch Fibrin und polymorphkernige Leukocyten waren vorhanden. Diese Reaktionen können auf kleinere Areale beschränkt bleiben, manchmal waren sie generalisiert. In einem Fall trat auch eine Bindegewebsproliferation

---

[1] SOHIER und JAULMES 1939, SOHIER und LEVRAT 1945.
[2] WELLER und CRAIG 1949.   [3] ROCCHI 1933, GALL 1947.   [4] SEGUY 1942.

ein. In den Anhangsgebilden und im Nebenhoden fanden sich Lymphocytenanhäufungen ohne Epithelschädigungen.

Der Prozeß scheint mit einer Entzündung des Interstitiums zu beginnen unter
Bildung eines serös-fibrinösen Exsudates. Dann tritt eine endotubuläre, leukocytäre Entzündung ein, gefolgt von starken Entartungsvorgängen an den
Samenzellen; gleichzeitig nehmen auch die leukocytären Exsudationen zu, welche
bis zur Nekrose führen können. Die Ausheilung ist durch ein Granulationsgewebe möglich (Abb. 40). Sehr oft führt die Ausheilung auch zur Atrophie

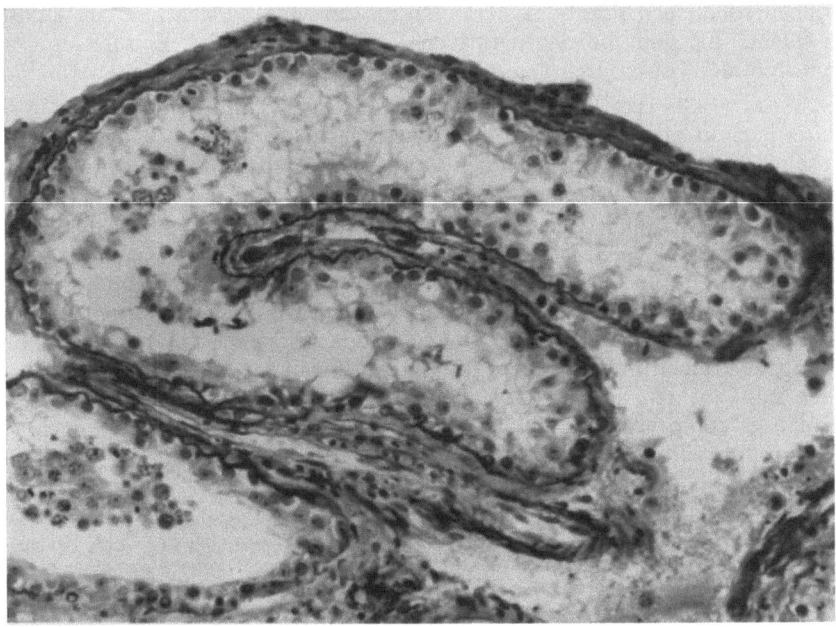

Abb. 42. Aspermie bei 29jährigem Mann. Vor 5 Jahren schwere Parotitis mit Orchitis. E.N. 8875/63.
Pathologisches Institut Basel. Vergr. 1:220

und Sklerosierung. Ähnliche Reaktionen sind auch im Myokard festzustellen. So
beschreibt Manca (1932) Rundzellanhäufungen in der Herzmuskulatur.

Bei Mumps kann eine aseptische Meningitis unter Umständen auch eine
Encephalomyelitis auftreten. Die Mumpsmeningitis ist eine der wichtigen Formen der sekundären Virusmeningitis. Die meningealen Reizerscheinungen können dabei sehr gering bleiben. Es ist bemerkenswert, daß bei der Liquorunter-
suchung von Kranken mit Parotitis epidemica relativ häufig positive Liquor-
befunde erhoben werden, ohne daß bei den Kranken die klinischen Erscheinungen einer Meningitis vorliegen. Es kommt öfters zur Pleocytose des Liquors.
Auch Dopter und Repaci (1909) fanden meningitische Reizungen. Bewußt-
seinstrübungen oder auch Delirien und Paresen werden beschrieben. Die Inkubation der Encephalomyelitiden ist die gleiche wie die bei den übrigen parainfektiösen Encephalomyelitiden. Glanzmann (1936) gibt diese Zeitspanne mit
ungefähr 8—10 Tagen an.

In der von Wegelin (1935) mitgeteilten Beobachtung einer parainfektiösen Encephalomyelitis bei Mumps kam es 11 Tage nach dem Krankheitsbeginn zur Meningitis mit Abducens-
lähmung, zum Trismus und zu Konvulsionen. 18 Tage nach Krankheitsbeginn trat der
Tod ein. Autoptisch war in der Brücke und in der Medulla oblongata der stärkste Entzündungsprozeß vorhanden bei Beteiligung auch der Meninx. Perivasculäre Blutungen waren

zahlreich. Die Entzündungsinfiltrate bestanden hauptsächlich aus Lymphocyten. Granulocyten waren nur vereinzelt vorhanden. Eine wesentliche Gliareaktion fand sich allgemein im Umkreis der Gefäße, während die Ganglienzellen gut erhalten blieben.

WELLER und CRAIG (1949) beschrieben bei einem 9 Jahre alten Mädchen mit psychomotorischer Unruhe und einem Sturge-Weber-Syndrom eine Parotitis epidemica. Es kam zur Bewußtlosigkeit mit klonischen Zuckungen und zu Cyanose. Bei der Autopsie konnte das Mumpsvirus in kleinen Konzentrationen aus der Parotis isoliert werden, auch aus Pankreas und Ovarium, jedoch nicht aus dem Liquor. Pathologisch-anatomisch fand sich eine lobäre Pneumonie mit eitriger Bronchitis und Bronchiolitis, sowie septischer Milzreaktion und Leberverfettung. In der Parotis war eine Schwellung und Desquamation der Gangepithelien vorhanden. Manchmal fanden sich basophile Zelleinschlüsse. Im interstitiellen Exsudat war wenig Fibrin. Um die Gänge herum fand sich eine relativ geringe Reaktion. Im Gehirn war kein pathologischer Befund zu erheben.

Bei der Untersuchung von 24 menschlichen Mumpsfällen durch KLÖNE (1952) verliefen die Isolierungsversuche aus dem Liquor bei rein an Parotitis erkrankten Personen alle negativ. Ein primärer Befall des Zentralnervensystems vor Ausbruch der Parotitis wird als unwahrscheinlich bezeichnet, gleichfalls auch das Vorliegen einer latenten Meningo-Encephalitis. Das Mumpsvirus wurde in Hühnerembryonen von WATSON (1952) nach intraamniotischer Infektion nachgewiesen. Es konnte 1—2 Tage nach der Infektion als leuchtend fluorescierende intracytoplasmatische Granula verschiedener Größe nachgewiesen werden. Die Ausdehnung und Leuchtkraft der Färbung erreichte ihren Höhepunkt 4—6 Tage nach der Infektion.

Drei Stämme eines Parotitis epidemica-Virus wurden von BRUNA (1953) aus Geweben und aus Liquor von Kranken gewonnen und die Stämme auf Hühneramnion weiter gezüchtet. Nach der dritten Passage wurden sie zu eigenen Versuchen benützt und die Übertragung auf Versuchstiere wurde durchgeführt auf Hornhaut nach einer Epithelläsion, oder in die Vorderkammer durch transsklerales Eingehen in den Glaskörper. Kontrolltiere erhielten durch Hitze inaktiviertes Virus. Durch Eindringen des Virus in die Hornhaut oder in die Vorderkammer kam es beim Kaninchen zu einer leichten spezifischen posttraumatischen Veränderung. Nach Einspritzen in den Glaskörper trat eine Papillitis mit Ödem ein bei Hyperämie der markhaltigen Nervenfaserbündel mit nachfolgenden Blutungen und Ausgang in Atrophie. Manchmal fand sich eine Pupillenstarre. Histologisch wurden perivasculäre Zellinfiltrate gefunden. Es ergab sich, daß das Virus sich im Sehnerven nicht weiter vermehrt, sondern an Menge dauernd abnimmt. Die schädigende Wirkung auf das Gewebe ist wohl toxisch bedingt. Bei Meerschweinchen und Ratten war bei der gleichen Technik mit allen drei Stämmen nie ein Erfolg zu erzielen.

Untersuchungen von Mumpsvirus wurden auch von TOKUDA (1957) durchgeführt. Der Fijimura-Stamm von Patienten wurde mit Amnionbeimpfung von Hühnereiern isoliert. Meerschweinchen wurde z.T. eine geringe Menge der verdünnten Amnionsuspension mit Mumpsvirus intracerebral eingeimpft. Keines der Tiere wurde klinisch krank. Weitere Untersuchungen wurden mit Gehirngewebe, mit Chiasma opticum, mit Hoden und Blut vorgenommen. Einer weiteren Versuchsgruppe wurde das Material in die vordere Augenkammer injiziert oder auch radiaculär, bzw. intracutan übertragen. Niemals gelang ein Virusnachweis im Blut. Das Virus konnte 3 Tage nach intratesticulärer Inoculation im Hodengewebe wieder entdeckt werden, im Gehirn 4 Tage nach intracerebraler Infektion und 7 Tage nach Infektion in der vorderen Augenkammer.

ROCCHI (1943) beschreibt die Züchtung des Virus auf der Chorionallantois des Hühnerembryos. Bis zur 6. Passage war eine Weiterzüchtung möglich. Die Läsionen der Membran waren nicht hochgradig und hatten keinen spezifischen Charakter. Die Impfung von Affen mit emulgierten Membranen der 4. und 6. Passage rief eine Parotitis mit Fieber hervor; gleich wie eine Verimpfung von Untersuchungsgut des Menschen.

Auf der Chorionallantois wird die Membran zunehmend opak getrübt. Es entstehen Flecken und Blutungen, vor allem an den Verzweigungen der Gefäße. Selten treten Knoten von Hanfkorngröße auf. Das Parotitisvirus macht nicht derartig intensive Veränderungen wie andere Virusarten.

Mikroskopisch waren am Ektoderm keine Reaktionen nachweisbar, jedoch am Mesoderm und Entoderm. Hier traten Proliferationen auf mit zottenartigen Wucherungen ohne Nekrosen und ohne Ulcerationen.

Es fanden sich auch stark angefärbte granulöse Gebilde mit starkem Lichtbrechungsvermögen. Als Elementarkörperchen waren sie wegen der Größe nicht anzusprechen. Vielfach sind es extracelluläre Bildungen, nicht Zelleinschlüsse, die bei anderen Virusarten nicht beschrieben wurden. Es handelt sich hier um eine vorläufig noch unbekannte Erscheinung.

V. Viruserkrankungen der Leber.

a) Hepatitis epidemica und infektiöse hämatogene Hepatitis.

(Literatur s. S. 669.)

Die *Virushepatitis* oder *Hepatitis epidemica* und die *Serumhepatitis* oder *infektiöse hämatogene Hepatitis* oder *Transfusionshepatitis* sind zwei verschiedene infektiöse Krankheiten, welche jedoch viele gemeinsame Züge aufweisen.

Das epidemiologische Verhalten und die Pathogenese lassen beide Krankheiten auseinanderhalten. Die Inkubationszeiten der beiden Infektionen sind verschieden. Beim Virus A beträgt sie etwa 2—6 Wochen. Bei der Transfusionshepatitis ist sie bedeutend länger und kann $1^1/_2$—6 Monate betragen[1]. Die Virushepatitis wurde in großen Epidemien vor allem nach dem ersten Weltkrieg an verschiedenen Orten der Welt beobachtet. Schon vorher wurden gelegentlich Epidemien in kleinerem Ausmaß gefunden. In der Regel ist der Verlauf des Leidens nicht schwer. Nach 1—2 Monaten gelangt der Prozeß wiederum zur Abheilung.

Der Verlauf einer Hepatitis in den einzelnen Epidemien kann sehr verschieden sein. Deshalb werden von Büchner (1956) zwei Typen, eine *benigne* und eine *maligne* Virushepatitis, auseinandergehalten.

Bei der *Virushepatitis* tritt eine orale intestinale Infektion ein. Eine parenterale Infektion ist jedoch möglich. Die Schädigung und die Funktionsstörung im Leberparenchym zeigt verschiedene aufeinanderfolgende Stadien. In der Leber läßt sich eine Virämie nachweisen. Über den Ablauf der geweblichen Veränderung in der Leber weiß man durch die Leberpunktionen und die Laparoskopien aus verschiedenen Stadien der Erkrankungen relativ gut Bescheid.

Vor allem Kalk (1946) hat die Methode der Leberpunktion weitgehend zu einem wichtigen klinischen diagnostischen Hilfsmittel ausgebaut.

Dible u. a. (1943) haben eine größere Anzahl von Leberbiopsien ausgewertet, das Untersuchungsgut stammte aus verschiedenen Stadien solcher Lebererkrankungen. Es war dabei nicht möglich, ein charakteristisches Bild, z.B. für die Hepatitis epidemica zu finden[2]. Schwere und Dauer der Erkrankung sind für das histologische Bild einer Leberentzündung ausschlaggebend. Im Beginn des Leidens ist die Leber vergrößert und geschwollen mit glatter Oberfläche. Ihre Farbe kann dabei rötlichbraun sein bei sehr weicher Konsistenz. Über die ersten Stadien der Krankheit sind wir durch die bioptischen Untersuchungen sehr genau unterrichtet. Der Prozeß beginnt mit einer Schwellung und Proliferation von mesenchymalen Zellen im periportalen Gewebe (Abb. 43). Gleichzeitig häufen sich hämatogene Entzündungszellen; auch Plasmazellen finden sich gehäuft. Es

---

[1] Neefe 1949.   [2] Vergleiche auch Roholm 1942, Brass und Moser 1949.

tritt nun eine starke Wucherung leukocytärer Zellen ein, welche über eine sehr lange Zeit sich verfolgen läßt. Die Infiltrate können auch dann histo-pathologisch noch stark vortreten, wenn klinisch die Krankheit wiederum abgeheilt ist[1]. Die

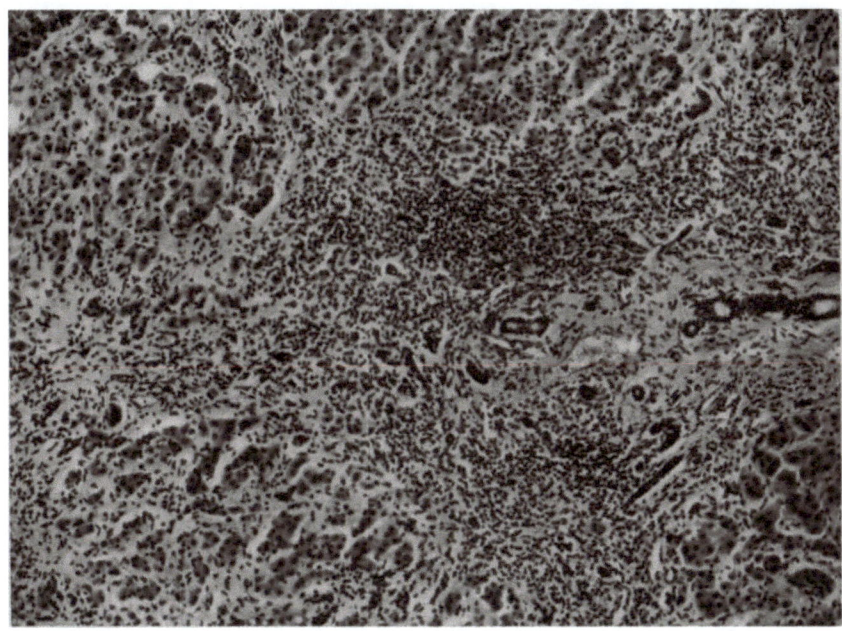

Abb. 43. Hepatitis epidemica. Subakute Entzündung. Starke Leberzelluntergänge und leichtere bindegewebige Proliferationen. Geringe Regeneratbildungen des Leberparenchyms. S. N. 1352/62· 60jährige Frau. H.-E.-Färbung. Path.-anat. Institut, Basel. Vergr. 1:100.

Entzündungsinfiltrate sind nicht nur während der Phase des Ikterus im Leberparenchym vorhanden. BÜCHNER (1956) glaubt, daß solche Entzündungsinfiltrate nicht reine Folge eines primären Leberzellunterganges seien. Sehr bald kommt auch eine Proliferation von kleinen Gallengängen vor. Die eigentlichen Parenchymuntergänge in der Leber treten erst später in Form von fein zerstreuten Einzelnekrosen auf. Im weiteren Verlauf häufen sich solche Zellnekrosen im Läppchenzentrum. In den degenerierten Leberzellen kommt es schon früh zur Einlagerung eosinophiler Degenerationskörper, den sog. *Councilman bodies* und zur Bildung protoplasmatischer Einschlußkörperchen (Abb. 44).

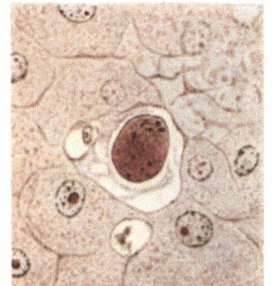

Abb. 44. Hepatitis epidemica. Probepunktion der Leber mit Councilman Körperchen. Präparat gewonnen von einem Patienten der Medizinischen Klinik, Basel bei frischer Erkrankung.

SHALDON u. SHERLOCK (1957) fanden bei der Virushepatitis eine starke Gallenretention. Die Leberbiopsie zeigte das typische Bild der Nekrosen mit eosinophilen hyalinen Körperchen und ballonförmigen Umwandlungen der Leberzellen. Die Patienten erhielten Bluttransfusionen und waren in Kontakt mit Hepatitiskranken. Es fanden sich phagocytierende Sternzellen und Proliferationen von reticulären Elementen. In den weiten Sinusoiden sind Proliferationen der Wandzellen zu beobachten; auch können Gallezylinder nachgewiesen werden. Schon früh kommt es zur Regeneration durch Mitosen und zur

---

[1] AXENFELD und BRASS 1944, KÜHN 1942.

Neubildung von Leberepithelien.   In den Leberläppchen können nebeneinander
Zelluntergänge und Zellneubildungen gefunden werden. Auch amitotische Kern-

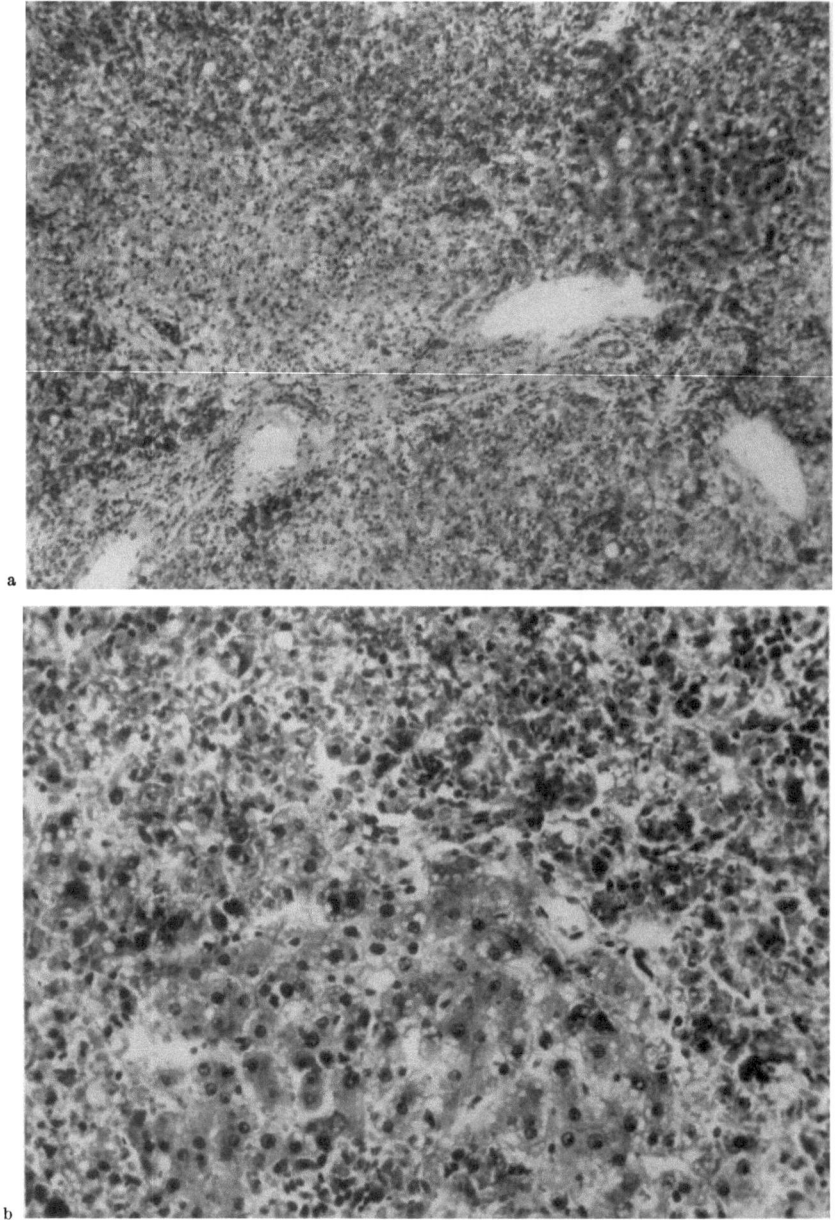

a

b

Abb. 45a u. b. Hepatitis epidemica. Schwere frische Hepatitis mit Lebernekrosen verbunden mit Encephalomyelitis. Hepato-cerebrale Organmanifestation. S. N. 135/58. 58jähriger Mann. H.-E.-Färbung. Path.-anat.
Institut, Basel. a Vergr. 1:90; b Vergr. 1:220.

teilungen kommen vor.   Es treten gehäuft auch Kernumwandlungen, vor allem
Riesenzellen und Riesenkerne auf.   Der Nucleolus wird bei der Virushepatitis
auffallend groß und plump.   Die Zahl der Nucleolen kann stark zunehmen.

In den Acini können auch feine acidophile rundliche bis ovale Körperchen auftreten[1].

BÜCHNER (1956) weist auf den Unterschied zwischen der Virushepatitis und den toxischen Lebernekrosen hin. Für den erstgenannten Prozeß ist die intensive Proliferation der Mesenchymzellen typisch. Die starke braune Farbe des Lebergewebes hängt mit einer vermehrten Einlagerung von Lipofuscin zusammen.

In den Frühstadien des Leidens kann man *makroskopisch* bei beiden Formen der Hepatitis, d.i. bei dem Virus A und Virus B keine deutlichen histo-pathologischen Unterschiede nachweisen. Die Leber ist im Beginn einer Serumhepatitis vergrößert und geschwollen. Die Leberkapsel ist gespannt. Die Farbe des Parenchyms wechselt zwischen graurötlich bis gelblich. Die Konsistenz ist herabgesetzt. Das Gewebe kann dabei eine bröckelige Beschaffenheit zeigen. Später ändert sich dann die Leberfarbe und geht in einen stark braunen Ton über.

Mikroskopisch sind schon sehr frühzeitig Entzündungsreaktionen nachzuweisen mit rundzelligen Infiltraten und Anhäufungen von eosinophilen Leukocyten. Die Glissonschen Felder erweisen sich schon sehr bald als zellig infiltriert. Manchmal kommen Gallengangswucherungen vor. Einzelzellnekrosen sind in schweren Fällen häufig, oft auch Phagocytosen und Wucherungen von Kupfferschen Sternzellen. Riesenkerne, auch Einschlußkörperchen, kommen vor. Während der 2. Krankheitswoche kommt es zur Proliferation reticuloendothelialer Elemente, vor allem auch der Sternzellen, teilweise auch zur Bildung intraacinös gelegener Knötchen. Die periportalen Infiltrate scheinen für eine chronische Veränderung charakteristisch (Abb. 45). Sog. Gallengangswucherungen kommen in späteren Stadien vor und sind als Zeichen der Regeneration anzusehen. Es werden mehrfach Rezidive nachgewiesen. Wichtig ist dabei, daß auch bei klinisch scheinbarer Abheilung immer noch Einzelherde erhalten bleiben können, welche als Quelle für einen neuen Schub anzusehen sind.

In einzelnen Epidemien kann ein auffallend maligner Verlauf des Leidens beobachtet werden. Man spricht auch von einer sog. „*fulminanten Hepatitis*". Zum Teil kommt es zu einer recht hohen Zahl von Todesfällen. In einzelnen Epidemien betrug die Zahl der Todesfälle bei den Hepatitiskranken 20% und mehr[2].

In derartigen Beobachtungen erweist sich die Leber bei der Autopsie als sehr stark verkleinert. Das Lebergewicht kann in wenigen Tagen unter die Hälfte des Normalgewichtes, oder sogar bis zu einem Drittel, abfallen. Die Leber kann dabei eine auffallend teigig weiche Konsistenz aufweisen. Vielfach ist die Leber gelblich bis rötlich gefärbt und stark fleckig, teilweise mit intensiver herdförmiger Verfettung.

Mikroskopisch finden sich dabei ausgedehnte Nekrosen des Parenchyms. Es bleiben manchmal nur noch die Gefäße und die Gerüstsubstanzen erhalten. Bei solchen Kranken kann der Tod innerhalb weniger Tage eintreten, unter Umständen an Leberinsuffizienz. Das Leiden kann auch nach Wochen oder Monaten zum Ableben führen. Bei solchen überwiegend chronischen Formen sind periportale Infiltrate vorhanden. Bemerkenswert ist dabei öfters eine gesteigerte Pigmentspeicherung mit Ablagerung von Lipofuscin und von Eisenpigment.

Die Fähigkeiten des Leberparenchyms zur Regeneration sind relativ sehr ausgeprägt. Ein herdförmiger Ersatz kommt oft durch mitotische Zellteilung zustande. Bei längerer Dauer eines Ikterus, d.h. bereits nach 2 Wochen, kann eine gewisse Fibrose in den portalen Feldern nachgewiesen werden. Über den Abheilungsprozeß und die Formen der akuten und subakuten Entzündung, sowie

---

[1] SIEGMUND 1944.   [2] WERTHEMANN 1953, MÜLLER 1947, JERSILD 1947.

über die Ausgänge in Cirrhose sind mehrere Arbeiten erschienen[1]. Lucké[2] hat den pathologisch-anatomischen Befund in schweren tödlich verlaufenen Fällen beschrieben. Werthemann u. Bodoky berichten über die Befunde einer schweren Epidemie, welche in Basel 1946 beobachtet wurde. Die histo-pathologischen

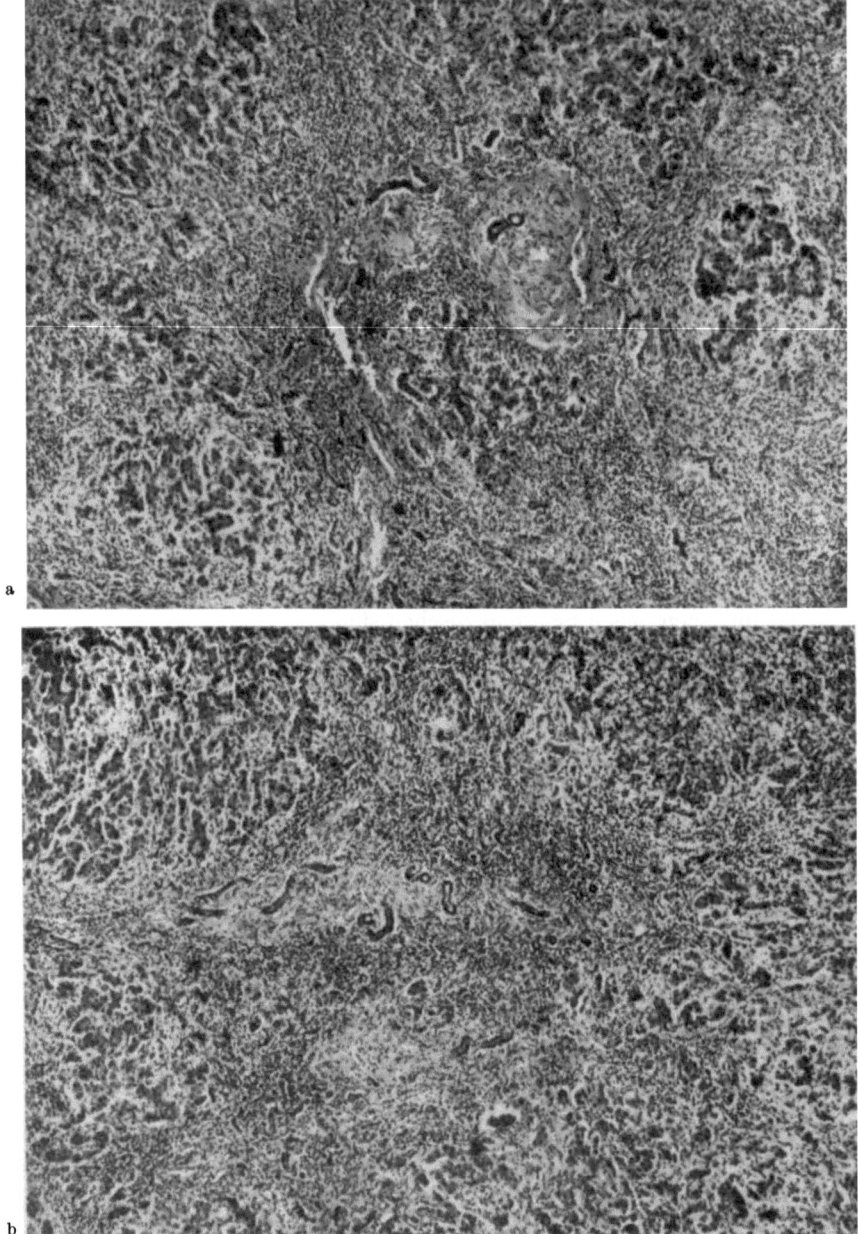

Abb. 46a u. b. Hepatitis epidemica. Chronisches Stadium mit Übergang in Cirrhose. Nur geringe Regenerat-bildung. Weitgehender Leberkollaps, zum Teil mit feinen Bindegewebsproliferationen. S. N. 1352/62. 60jährige Frau. H.-E.-Färbung. Path.-anat. Institut, Basel. a Vergr. 1:70; b Vergr. 1:70.

---

[1] Mallory 1947, Cullinan 1939, van Rooyen und Gordon 1942, Werthemann und
    Bodoky 1947, Bergstrand 1930, Krarup und Roholm 1941.
[2] Lucké 1944.

Befunde stimmten weitgehend überein mit solchen, welche bei schwerer Leber-dystrophie oder der sog. akuten gelben Leberatrophie gefunden wurden (Abb. 46). Es war eine weitgehende Zerstörung des Leberparenchyms vorhanden mit Erhalten-bleiben kleiner Parenchyminseln und vereinzelten sog. Gallengangswucherungen. Das eigentliche Stützgewebe ließ sich jedoch noch darstellen. Regenerations-erscheinungen waren in einzelnen Fällen oft nur herdförmig zu beobachten. In etwas mehr als der Hälfte aller Beobachtungen war auch ein Ascites vorhanden. Beim Ausheilen des Prozesses kann sich eine „große weiße Leber" entwickeln.

Die Leber kann beim Überstehen des Leidens innerhalb einiger Monate sehr hart, klein und höckerig werden. Als Endstadium findet sich eine Narbenleber mit meistens breiten, narbigen Höckern und Feldern. Es bilden sich in der Regel auch Adenome aus, welche deutlich vortreten und sich durch starke Zellregenera-tionen und Zellhyperplasien auszeichnen. In der Regel sind in den cirrhotischen Endstadien nach der Hepatitis keine wesentlichen Verfettungen vorhanden. Die Angabe, daß solche posthepatischen Lebercirrhosen besonders grobknotig seien, trifft nicht zu. Aus dem Bild einer Lebercirrhose läßt sich nur selten ein bestimm-ter Schluß auf die primäre ursächliche Krankheit ziehen.

Die Hepatitis epidemica soll auch beim *Neugeborenen* auftreten können. Hier werden vor allem vielkernige Riesenzellen beschrieben mit Zellaufblähungen und eosinophilen, hyalinen Degenerationsprodukten. Der Nachweis, daß es sich hier jeweils um Virushepatitisinfektionen handelt, ist jedoch nicht sicher gestellt. Es scheint, daß die Virushepatitis sich besonders leicht in einer bereits geschädigten Leber ausbreitet. ROULET (1946) hat gezeigt, daß bei den Eingeborenen bestimm-ter Gebiete Afrikas ein starker Eiweißmangel Ursache ist für die dort häufigen Leberschädigungen. Die Anfälligkeit für Hepatitis epidemica ist dort besonders groß. Ähnliche Beobachtungen sind auch bei Kriegsgefangenen gemacht worden. Auf dem Boden chronischer Dystrophie oder narbiger Endzustände nach Hepatitis werden gehäuft Lebercarcinome gefunden[1].

Pathologisch-anatomisch kommt es bei der Hepatitis an den übrigen Organen, besonders in *Lungen*, im *Perikard* und *Endokard* gelegentlich zu Blutungen. Vor allem werden Schleimhautblutungen und phlegmonöse Entzündungen im Magen-Darmtractus nachgewiesen. Die *Nieren* zeigen häufig eine cholämische Nephrose mit Blutaustritten.

Eine entzündliche Hyperplasie zeigt die *Milz*. Starke entzündliche Reiz-zustände finden sich in den *Lymphknoten*.

Bei der *elektronenmikroskopischen* Untersuchung an den Leberepithelzellen bei Virushepatitis fand COSSEL (1961) neben unspezifischen Befunden mit Ver-größerung und stärkerer Wellung der Kontur des Zellkerns, eine Vergrößerung der Nucleoli, eine Vacuolisierung der Zelle u.a. mehr. Als spezifischer Befund war der Nachweis von virusartigen Partikeln in der cytoplasmatischen Grund-substanz, im endoplasmatischen Reticulum und in den Gallekanälchen anzusehen.

BEARCROFT (1962) fand bei elektronenmikroskopischen Untersuchungen gleichfalls starke Vergrößerungen des Nucleolus mit starker Vermehrung fein-granulierter Massen im Nucleoplasma. Er konnte feststellen, wie solche Granu-lationen durch das Nucleoplasma in das Cytoplasma austraten. Es kam dabei zur Bildung feiner Rosetten von 76—103 mμ Größe, welche sich durch Zusammen-ballung von Granulationen gebildet hatten. Solche Rosetten fanden sich nie in Kernen, in Mitochondrien oder im endoplasmatischen Reticulum. Derartige Rosettenbildungen fanden sich in der Leber in 8 von 14 Fällen einer infektiösen Hepatitis, nicht aber in gesunden Lebern. Es besteht hier eine gewisse Ähnlich-keit mit solchen Bildungen des Gelbfiebers in der Leber von Affen. Es wird vermutet, daß diese Bildungen das Virus der infektiösen Hepatitis darstellen.

---

[1] ROULET 1951, STEINER 1960.

Das *Virus* der *Serumhepatitis* ist im Gegensatz zu dem der *Hepatitis epidemica* bereits in der Inkubation in Blut und Serum nachweisbar und findet sich noch lange Zeit nach Abklingen der klinischen Symptome. An einem Zusammenhang

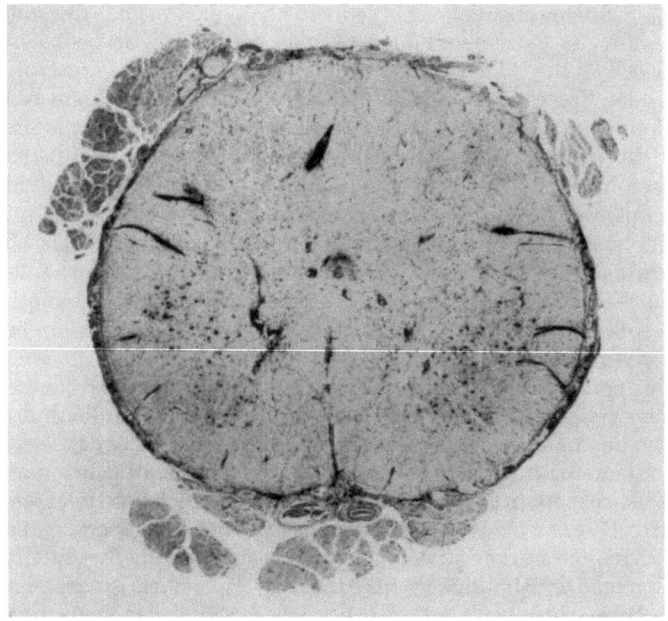

a

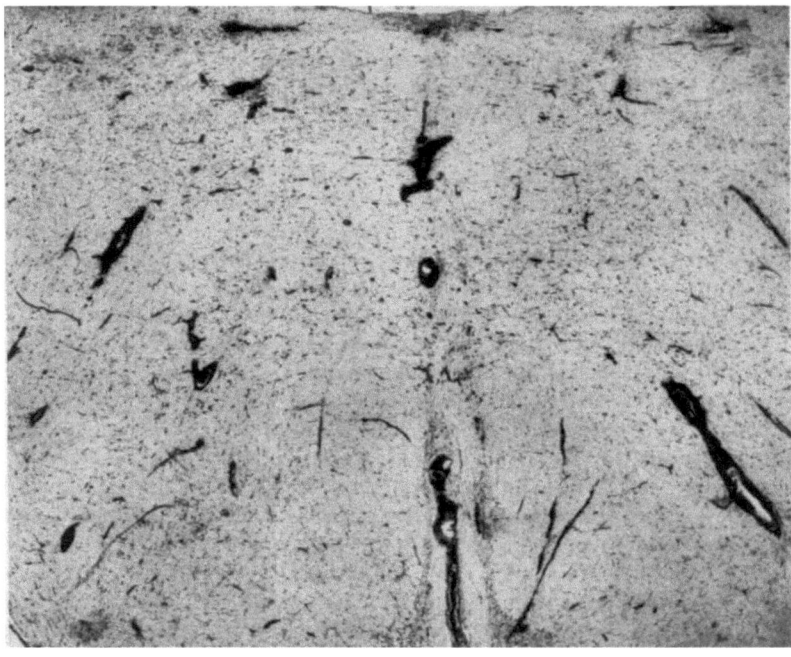

b

Abb. 47 a u. b. Encephalo-Myelitis. Starke Bevorzugung des Zwischen- und Mittelhirnes. Übergreifen der Entzündung auch auf Leptomeninx. Gleichzeitige Hepatitis. Hepato-cerebrale Organmanifestation. S. N. 135/58.
58jähriger Mann. Nissl. Path.-anat. Institut, Basel. a Vergr. 1:7,5; b Vergr. 1:9.

der Serumhepatitis mit vorausgegangenen ärztlichen Eingriffen ist nicht zu zweifeln. Massenimpfungen ohne ordnungsgemäße Instrumentensterilisation, die zunehmende Häufung von Blut- und Plasmatransfusionen und die ständig zunehmende parenterale medikamentöse Therapie sind dafür anzuschuldigen. Eine äußerst geringe Menge des Stoffes genügt, um das Leiden zum Ausbruch zu bringen. Instrumente, die mit Blut und Serum in Berührung kommen, sind für eine Übertragung geeignet. Das Virus scheint außerordentlich resistent. Die biologischen Eigenschaften der Hepatitis A- und Hepatitis B-Viren bespricht BRIODY (1953).

Bei der Serumhepatitis läßt sich vom Kranken durch Serum, Harn usw. die Krankheit auf gesunde Personen übertragen. DRAKE u. a. (1950) haben auch die Pathogenität des in Hühnerembryonen in Passagen gezüchteten Virus beweisen können.

SEGAGNI u. a. (1950) berichten über Ergebnisse durch Einimpfen von Hepatitismaterial in Hühnerembryonen. In den Eiern, welche mit Hepatitisserum beimpft wurden, fanden sich unregelmäßige Gefäßpulsationen, Blutüberfüllung der Membranen und Hämorrhagien mit Absterben der Embryonen innerhalb 48 Std nach der Impfung. Mikroskopisch waren in der Leber Nekrosen vorhanden mit Zellinfiltraten. Es läßt sich daraus der Schluß ziehen, daß mit dem Serum hepatitiskranker Patienten das Virus auf Embryonen übertragen werden kann.

Das aus Urin und Duodenalsaft von Hepatitis epidemica-Kranken isolierte Material war auf Kanarienvögel übertragbar. DRESEL u. WEINECK (1950) konnten durch intramuskuläre Injektionen bei einem Teil der Tiere schon nach wenigen Tagen den Tod herbeiführen. Autoptisch waren keine typischen makroskopischen Veränderungen vorhanden. Mikroskopisch fand sich in der Leber solcher Tiere eine Aktivierung der Sternzellen. Leberzellnekrosen fehlten.

Die intracerebrale Inoculation nach NELSON (1955) mit dem Mäusehepatitisvirus auf Mäuse ließ auch eine Empfänglichkeit des Nervengewebes für dieses Agens erkennen. Es bestand eine beschränkte pathogene Wirkung mit leichten lymphocytären, meningitischen und perivenösen und encephalitischen Reaktionen. Ein modifizierter Stamm dieses Virus, der C-Stamm, war nach intracerebraler Injektion erheblich wirksamer. Bei solchen Tieren konnten auch Extremitätenlähmungen beobachtet werden.

Das Hundehepatitisvirus wurde von FIELDSTEEL u. YOSHIHARA (1957) in Schweine- und Frettchennierengewebekulturen gezüchtet. Das Virus der infektiösen Hundehepatitis kann auf heterologem Zellmaterial multipliziert werden. Es scheint der Erreger nicht so streng wirtsspezifisch zu sein.

Ähnliche Bilder, wie die Infektionen mit Hepatitis-Virus A und B, zeigen solche mit dem Virus des *Rift-Valley-Fever* und die *kontagiöse Hundehepatitis*. Auffallend ist die Ähnlichkeit der histologischen Leberveränderungen mit der *infektiösen Mononucleose*. Bei der *Hepatitis mononucleosa* überwiegen in den Anfangsstadien die mesenchymalen Reaktionen. Degenerative Epithelveränderungen fehlen.

Die Differentialdiagnose zwischen Weilschem Ikterus, Gelbfieber und Hepatitis epidemica kann z.T. außerordentlich schwierig oder unmöglich sein.

b) Gelbfieber.
(Literatur s. S. 670.)

Das Gelbfieber (Yellow Fever) ist eine akute Viruskrankheit, die in großen Gebieten Afrikas und Süd- und Mittelamerikas auftritt und durch Mücken übertragen wird. Die Krankheit kann sehr schwer verlaufen. Die Kranken zeigen meist eine starke Gelbfärbung der Haut und der Conjunctiven, zudem finden sich Blutaustritte im Nasopharyngealraum, am Zahnfleisch und im subcutanen Gewebe. Blutungen sind öfters in den Schleimhäuten von Magen und Darm vorhanden. Charakteristisch sind schwere degenerative Veränderungen insbesondere in der Leber und in den Nieren. In dem stark gelbgefärbten Parenchym finden sich hämorrhagische Zonen, ebenso in den übrigen Organen. In der Leber kommt es histologisch leicht feststellbar zu einer Lipoideinlagerung und zu starken Zellnekrosen. In den Zellen finden sich auch feine acidophile Einschlüsse, sog. Councilman-Körperchen.

Während der Inkubation werden die Gelbfieberviren, welche im Blut zirkulieren, von den Zellen des Reticuloendothelialen Systems phagocytiert und vermehren sich in diesen Elementen. Wahrscheinlich kommt es zuerst zu einer Anreicherung der Viren, vor allem in den Kupfferschen Sternzellen[1].

Als sehr frühes histopathologisches Zeichen der Gelbfieberinfektion sind daher acidophile hyaline Nekrosen der Kupfferschen Sternzellen feststellbar[1]. Erst später werden die Leberparenchymzellen infiziert und geschädigt[1]. Solche nekrotischen Leberzellen sind unregelmäßig über das Leberparenchym zerstreut. Nach Da Rocha-Lima (1912) sind die Zellen an der Peripherie der Läppchen und um die Zentralvenen noch relativ gut erhalten; zerstört ist jedoch die intermediäre Zone. Das histologische Bild der Leber mit den mediolobulären Nekrosen ist pathognomonisch für Gelbfieber. Die Diagnose läßt sich oft durch eine einfache Leberpunktion stellen.

Während der klinisch manifesten Phase des experimentellen Gelbfiebers gelten die Councilman-Körperchen in der Leber als für die Infektion pathognomonisch[1]. Derartige Einschlüsse in den Leberzellen wurden auch nach schweren Verbrennungen gefunden.

Im Bereich der Abheilung treten erst granulomatöse Reaktionen auf. Versuchstiere, welche die Gelbfieberinfektion während einer Woche überstanden haben und weiterleben, lassen histologisch neben Resten von Councilman-Körperchen eine intensive Regeneration der Leberzellen mit vollständiger Wiederherstellung der Zellbalken nachweisen[1]. Die Leberzellen zeigen deshalb nicht selten Mitosen. Die Nekrosen der Leberzellen können allerdings so ausgesprochen sein, daß vielfach fibröse Proliferationen entstehen. Eine eigentliche Lebercirrhose als Folge des Gelbfiebers ist noch nicht bekannt geworden.

Bei Affen, die an dieser Virusinfektion erkrankten, sind die von Torres (1929) in den Leberzellen beschriebenen acidophilen intranucleären Einschlüsse charakteristisch. Sie finden sich um den Kern, können auch den Kern mehr oder weniger ausfüllen. In der menschlichen Leber stellen sie keinen charakteristischen Befund dar.

Die *Nieren* sind gleichfalls stark vergrößert und zeigen eine gespannte Kapsel. Das Parenchym ist stark verfettet und getrübt. Mikroskopisch zeigen sie eine schwere Nephrose mit Epitheldesquamationen und Kalkablagerungen. Die Glomerula bleiben weitgehend verschont.

Die *Milz* ist stark durchblutet und vergrößert, das Gewebe ist in der Regel sehr brüchig. Die Pulpa ist allgemein hyperplastisch.

Im *Myokard* kommt es zu schweren Faserdegenerationen und zu Verfettungen mit diffuser, wohl reaktiver Entzündung[2].

Im *Gehirn* sind öfters feine punktförmige oder diffuse Blutungen vorhanden. Auch perivasculäre Rundzelleninfiltrate sind um die Gefäße herum nachzuweisen. In den Glia- und Ganglienzellen wurden gelegentlich Einschlußkörperchen gefunden. Beim Menschen sind im Gehirn ebenso schwere Entzündungen wie bei

---

[1] Smetana 1962.   [2] Vgl. Lloyd 1936.

der Maus nachweisbar. Teilweise sind sehr schwere Blutungen oder feine pete-chiale Blutaustritte im Bindegewebe, im Myokard, in den Nebennieren oder im Gehirn vorhanden. An den Gefäßen können nekrotisierende und proliferierende Entzündungsreaktionen nachgewiesen werden[1].

Die Übertragung auf Rhesusaffen gelingt leicht, da die Tiere sehr empfänglich sind. Auch bei anderen Affenarten geht die Infektion leicht an. Die Krankheit endet tödlich. Bei der weißen Maus, die intracerebral infiziert wird, tritt eine Encephalitis mit perivasculären Infil-traten und intranucleären Einschlüssen in den Ganglienzellen auf. Als hochgradig empfindlich haben sich auch Igel erwiesen. Relativ refraktär sind Kaninchen und Meerschweinchen. Andere Tiere, wie Frettchen und Hühner, im allgemeinen auch die Vögel, erweisen sich als un-empfindlich.

Cytologisch, cytochemisch und auch virologisch hat BEARCROFT (1962) das Lebergewebe von afrikanischen Affen untersucht, die mit Gelbfiebervirus infiziert worden waren.

2—6 Tage nach der Inoculation des Virus zeigen die Leberepithelien eine Veränderung. Es kann eine vermehrte Synthese von Ribonucleoprotein im Kern-körper und eine Vermehrung dieses Stoffes im Cytoplasma nachgewiesen werden. Während der 2. Woche und später war das Virus aus der Leber nicht mehr zu isolieren, obwohl die Epithelveränderungen noch recht ausgesprochen waren. Im Gegensatz zu den indischen Rhesusaffen treten bei den afrikanischen Affen (Cercopithecus und Erythrocebus) keine schweren Lebernekrosen auf. Es mag das damit zusammenhängen, daß bei den afrikanischen Affen eine starke Mito-chondrienproliferation einsetzt.

Der gleiche Autor hat das Leberepithelgewebe von afrikanischen Affen (Cercopithecus und Erythrocebus), welche mit Gelbfiebervirus infiziert wurden, auch elektronenmikroskopisch untersucht. Es konnten Viruspartikel im Cyto-plasma der Leber nachgewiesen werden. Das Verhalten der Leberepithelien war nicht gleichartig, wie es bei den Rhesusaffen festgestellt wurde[2]. Bei den afrikani-schen Affen kam es zu einer Vermehrung an Mitochondrien. Bei den indischen Arten traten starke Degenerationen auf mit Zellnekrosen.

VI. Viruserkrankungen des Auges.

a) Trachom.
(Literatur s. S. 671.)

Das Trachom ist eine sehr stark verbreitete, chronisch verlaufende Conjuncti-vitis vor allem tropischer Gebiete und wird durch ein großes Virus hervor-gerufen.

Das Trachomvirus ist streng epitheliotrop. Es handelt sich um einen großen Erreger, ein kokkenähnliches Gebilde von etwa 300—400 mμ (Abb. 48). Es führt zu einer chronischen Infektionskrankheit der Bindehäute und der Horn-haut. Der Erreger ist auf die oberen Schichten des Epithels beschränkt. Er dringt nicht in die subepithelialen Gewebslagen ein. Veränderungen, die man in der Umgebung nachweisen kann, sind wohl nur toxinbedingt.

Die ersten pathologischen Veränderungen sind cytoplasmatische Einschlüsse, die sog. *Halberstaedter-Prowazek-Körperchen*. Im Beginn der Erkrankung zeigen sie andere Formen wie später. Sie werden oft umgeben von einem Hof, seltener füllen sie auch das ganze Cytoplasma aus. Mit der Giemsa-Methode sind sie gut darstellbar[3]. Teilweise erinnern sie etwas an solche Einschlüsse, wie sie bei der Psittakose vorkommen. Subepithelial kommt es zu Lymphocytenanhäufungen und zur Vermehrung an Plasmazellen. Von TABORISKY (1933) wird angegeben,

---

[1] VAN DEN ENDE u. a. 1946.   [2] BEARCROFT 1962.   [3] MASSRI 1962.

daß die subepithelialen Infiltrate die ersten histologischen Manifestationen seien. Pascheff (1935) betrachtet das Trachom nicht als eine eigentliche Entzündung, sondern als eine lympho-endotheliale tumorförmige Proliferation.

In den Conjunctivalepithelien kommt es zu Proliferationen und Nekrosen. Es sind mononucleäre Entzündungen, dann auch sekundäre Bakterieninfektionen festzustellen. An den Gefäßen ist eine wesentliche Stauung, insbesondere an den Capillaren, vorhanden.

Der trachomatöse Pannus zeichnet sich aus durch die Einsprossung netzförmiger Gefäße, welche von starken, zelligen Infiltraten begleitet sind (Abb. 49).

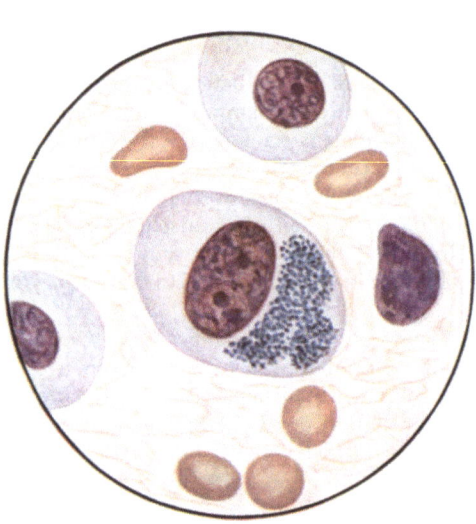

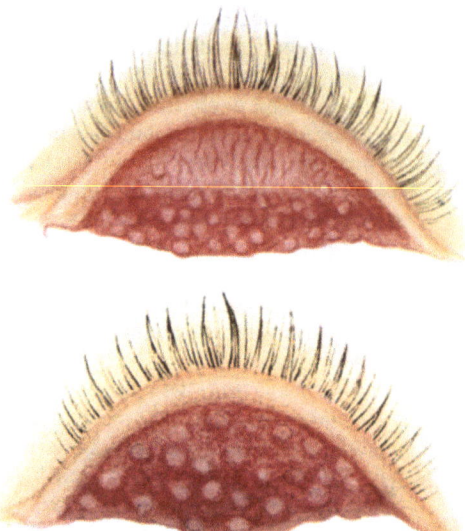

Abb. 48. Trachom. Epithelzellen und Erythrocyten. Einschlußkörperchen in Epithelzellen.   Giza Ophthalmic Laboratory. Präparat. Ciba Basel.

Abb. 49. Trachom. Conjunctiva mit Trachomfollikeln, oben frische, unten alte Trachomfollikel. Giza Ophthalmic Laboratory. Präparat. Ciba Basel.

In fortgeschrittenen Stadien kommt es auch zu Zellnekrosen und zu Narben der Mucosa[1]. Es können auch Capillarsprossungen auftreten. In den tieferen Gewebslagen werden Lymphfollikel gebildet. Das Epithel ist meistens hypertrophiert. In den tieferen Schichten entwickelt sich ein Narbengewebe. Das Leiden führt dadurch oft zur Blindheit.

b) Paratrachom.
(Literatur s. S. 671.)

Schwimmbadconjunctivitis, Einschlußconjunctivitis.

Bei der Schwimmbadconjunctivitis kommt es zur Infiltration der hyperämischen Bindehäute mit starker Häufung an Lymphocyten und Plasmazellen. Gleichzeitig kommen auch in der Urethra und in der Cervix Bildungen von Einschlußkörperchen vor. Die Reaktionen gleichen z. T. solchen, wie sie beim Trachom vorkommen. Es handelt sich dabei aber um harmlose Formen einer Virus-Conjunctivitis. Einschlüsse sind in den Epithelzellen der Conjunctiva in großer Zahl vorhanden. Solche Bildungen wie die cytoplasmatischen Thygeson-Einschlüsse lassen sich kaum von solchen des Trachoms unterscheiden. Die Follikelbildungen sind weniger ausgeprägt und werden hauptsächlich bei Er-

---

[1] Lindner 1952.

wachsenen gefunden (THYGESON 1934). Die schweren narbigen Endzustände, wie beim Trachom, kommen nicht vor. Die Infektion ist, wie auch diejenige des Trachoms, auf Augen von Affen übertragbar. Die Beziehung der Schwimmbad-conjunctivitis zu derjenigen des Trachoms ist noch nicht vollständig geklärt. Zwischen den beiden Infektionen entwickelt sich keine Immunität.

Bei Männern können die Viren auch zu einer chronischen nicht bakteriellen Urethritis, bei Frauen zu einer meist nicht diagnostizierten Cervicitis Anlaß geben. Es werden dadurch Verwechslungen mit Gonorrhoe möglich.

VII. Durch Arthropoden bedingte Viruserkrankungen.

a) Dengue.

(Literatur s. S. 671.)

Die Dengue ist eine Krankheit, welche vor allem im Fernen Osten und im Mittelmeergebiet vorkommt, und an bestimmte Jahresisothermen gebunden ist. Die Übertragung erfolgt durch Aedes aegypti. Bei der Dengue treten starke Schmerzen in den Knochen, in Muskeln und Gelenken auf. Zudem kann ein unregelmäßig fleckiges Exanthem beobachtet werden. Die sog. Maculae Dengui finden sich im Beginn der Infektion[1]. In den Erythrocyten von Denguekranken wurden kleine ovale Gebilde von etwa 17—25 mμ Größe gefunden. Bei der Blutuntersuchung findet sich eine Leukopenie. Todesfälle bei dieser Krankheit gehören zu den Seltenheiten. Es werden Leber-, Nieren-, Herz- und Gehirnreaktionen beschrieben, jedoch uncharakteristischer Art. Hauptsächlich können Hämorrhagien auftreten, insbesondere an den serösen Häuten. Auch Blutungen im Magen und Darmkanal werden beschrieben. Im Gebiet des Exanthems finden sich Capillarschädigungen mit Erythrocytenaustritten. Einschlußkörperchen sind in Epithelzellen nicht festzustellen. PHOTAKIS (1929) fand eine Lebervergrößerung und Myokarddegenerationen.

b) Pappataci-Fieber.

Das Phlebotomenfieber, welches im Mittelmeergebiet und in warmen Ländern weit verbreitet ist, wird durch Phlebotomen übertragen. Die Kranken zeigen jeweils eine starke Leukopenie. Das Leiden setzt ganz plötzlich ein mit hohem Fieber und einem flüchtigen Exanthem. Die Kranken klagen sehr häufig über intensive Augenmuskelschmerzen. Das Leiden verläuft nicht letal. Pathologische Veränderungen sind keine bekannt.

c) Rift-Valley-Fieber.

(Literatur s. S. 671.)

Es handelt sich hier um eine in Afrika, vor allem im Kenya-Gebiet auftretende Tierseuche. Die Letalität bei den Tieren, besonders bei den Schafen, kann äußerst hoch sein und bis zu 95% betragen. Das Leiden kommt auch bei Rindern vor und es kann gelegentlich auf den Menschen übertragen werden. Das klinische Bild der menschlichen Infektion hat Ähnlichkeit mit der Dengue. Die natürliche Übertragung erfolgt durch Stechmücken, auch durch Aedes. SCHWENTKER und RIVERS haben 1934 Laboratoriumsinfektionen beschrieben.

Ein Laboratoriumsgehilfe starb nach einer solchen Infektion an Venenthrombosen 45 Tage nach Infektionsbeginn. Das Virus war aus den Leichenorganen nicht mehr isolierbar.

Beim Tier stehen Leberveränderungen im Vordergrund. Es kommt hier im Leberparenchym zu multiplen kleinen Nekrosen und Blutungen. Bei jungen Schafen kann die Nekrose das gesamte Leberparenchym befallen. Es werden

---

[1] COLES 1937.

intranucleäre, acidophile Einschlüsse gefunden. Diese Reaktionen erinnern teilweise an solche, welche beim Gelbfieber auftreten. Auch hyaline, acidophile
Körperchen werden nachgewiesen. Sie finden sich hauptsächlich im Cytoplasma,
welches Vacuolen zeigt und Lipoideinlagerungen erkennen läßt. Die Einschlüsse
beim Rift-Valley-Fieber erscheinen kompakter als solche beim Gelbfieber.

Seltener sind umschriebene Nekrosen von Tubuli in der Niere vorhanden
neben Milz- und Lymphknotenhyperplasien. Manchmal finden sich Blutungen
der Darmschleimhaut, dann auch solche in der Milz und in der Niere.

d) Die „Kyasanur-Wald-Krankheit".
(Literatur s. S. 671.)

In dem indischen Staat Mysore wurde im Kyasanur-Wald eine epidemische
Krankheit festgestellt, die die Affen (Presbytis entellus und Macaca radiata)
dezimierte und auch etwa 10% der Menschen befiel[1]. Als Erreger konnte man ein
Virus identifizieren. Die Krankheit setzt 3—8 Tage nach dem Kontakt plötzlich
ein; Symptome sind: Kopfschmerzen, Fieber, Blutungen aus der Nase, Diarrhoen,
sowie Schmerzen im Rücken und in den Gliedmaßen. Es finden sich Blutungen
aus Zahnfleisch, Nase, Lunge und Darm, die u. a. so schwer sind, daß der Kranke
in der zweiten Woche sterben kann. Das Zentralnervensystem ist nur selten
befallen. Das Fieber dauert gewöhnlich 1—2 Wochen; die Genesung erfolgt langsam. Die Letalität betrug 3—10%. Bei den letal ausgehenden Fällen bestanden
starke blutige Anschoppungen der Lungen und schwere Darmblutungen[2]. Die
klinische Diagnose wird durch den Nachweis einer ausgeprägten Leukopenie
und Thrombopenie gestützt; beweisend ist der Komplementbindungstest. Das
Virus findet sich im Blut und im Liquor. Bei der Übertragung sind wahrscheinlich
Zecken (Haemaphysalis spinigera) wesentlich.

Das Virus zeigt eine Ähnlichkeit mit dem Erreger des Omsker Fiebers. Laboratoriumsinfektionen sind vorgekommen. Nach den Angaben von Work (1958)
scheint die Krankheit erst seit 1956 bekannt. Sie hat sich dann sehr rasch ausgebreitet.

Das Leiden zeigt auch eine starke Verwandtschaft mit dem hämorrhagischen
Fieber, welches bei Arbeitern in den Maisplantagen Argentiniens vorkommt.

VIII. Viruserkrankungen des Zentralnervensystems.

a) Meningitis.
(Literatur s. S. 671.)

In den letzten Jahren sind durch Enteroviren, d. h. durch Polio-, Coxsackie-
und ECHO-Viren fieberhafte Erkrankungen mit meningitischen und meningo-
encephalitischen Syndromen mehrfach beschrieben worden.

Ähnliche meningitische und meningoencephalitische Bilder wie bei der Polio,
wurden durch Arborviren hervorgerufen, wobei eine andere Topik und andere
histologische Läsionen im Zentralnervensystem vorkommen. Es sind das die
Viren der russischen Sommer-Frühlingsencephalitis, der amerikanischen Ost-
und West-Pferdeencephalitis, der St. Louis-Encephalitis, der Murray Valley-
und der japanischen Encephalitis.

Die parainfektiösen Entzündungen des Zentralnervensystems bei Masern,
Varicellen, Variola, Vaccination, Mumps und Grippe können in einzelnen Fällen
eine reine Meningitis hervorrufen ohne Übertritt auf das Gehirn. Diese Krankheit

---

[1] Work u. a. 1958.   [2] Work u. a. 1958.

erscheint als eine Teilerscheinung einer viralen Allgemeininfektion, wobei auch andere Körperorgane, wie Lungen, Herzmuskel, Speicheldrüsen, Hoden usw. erkranken können.

Eine große Zahl serologisch unterscheidbarer Typen wurden bei den Arthropoden gefunden[1]. Auch das Herpes-Virus ist schon aus Liquor und Gehirn isoliert worden.

Bei Kleinkindern scheinen Infektionen im Zentralnervensystem mit Herpesviren häufiger[2].

b) Lymphocytäre Choriomeningitis.

(Literatur s. S. 671.)

ARMSTRONG und LILLIE (1934) haben bei Versuchsaffen das Virus der lymphocytären Choriomeningitis zufällig gefunden. Später wurde es von TRAUB (1935) bei Mäusen nachgewiesen. RIVERS u. SCOTT (1935) haben es auch beim Menschen gefunden, bei der sog. benignen aseptischen Meningitis.

Verschiedene Laboratoriumsinfektionen mit nicht tödlichem Ausgang sind bekannt geworden. Es scheint, daß dabei mindestens das Virus über den Weg einer primären Conjunctivitis oder einer Entzündung des Respirationstractus in den Körper eingedrungen ist[3].

Im Liquor läßt sich eine Lymphocyten-Vermehrung nachweisen. Im Blut findet sich teilweise eine Leukocytose.

Über histologische Untersuchungen menschlicher Todesfälle liegen in Europa nur sehr wenige Mitteilungen vor. Das Leiden verläuft in der Regel nicht tödlich[4]. Es liegen jedoch einige Untersuchungen aus den amerikanischen Staaten vor, so von MACHELLA u. a. (1939), auch von MITCHEL u. KLOTZ (1942).

Bei der pathologisch-anatomischen Untersuchung fand sich allgemein eine starke Infiltration der Meningen mit lymphatischen Zellen (Abb. 50). In wesentlich leichterem Ausmaß kam es auch zur Entzündung des Plexus und zu einer Ependymitis. Unter Umständen kann der Prozeß auf das Gehirn fortschreiten und zu einer fortgeleiteten Meningo-Encephalitis führen. Auch das Rückenmark wird gelegentlich befallen. Es kommt dann zu perivasculären Infiltraten neben uncharakteristischen Prozessen, wie Blutungen, Gliaproliferationen und Zelldegenerationen.

In einer eigenen Beobachtung, mitgeteilt durch BRÖCHIN (1956), konnte bei einem 30jährigen Mann, der seit wenigen Tagen über Kopfschmerzen und schlechten Schlaf klagte, eine rasch einsetzende Bewußtseinstrübung nachgewiesen werden. Klinisch wurde eine Meningitis festgestellt und eine Tuberkulose vermutet. Der Tod trat sehr rasch ein in völliger Bewußtlosigkeit. Pathologisch-anatomisch fand sich eine diffuse, schwere lymphocytäre Meningitis ohne Encephalitis. In den Meningen fanden sich auch stärkere Blutungen. In den Lymphknoten war ein diffuser, entzündlicher Reizzustand vorhanden. Bei der histologischen Kontrolle ließ sich nachweisen, wie die Leptomeninx stark von Lymphocyten durchsetzt war, in leichterem Maße auch der Plexus und das Ependym. Im Thalamus und in der Pons fand sich eine stärkere Hyperämie mit vereinzelten Blutaustritten. Auch im Rückenmark war eine starke allgemeine Hyperämie vorhanden. Die Rückenmarkshäute waren gleichfalls rundzellig infiltriert, doch hat der Entzündungsprozeß nicht auf Hirn- oder Rückenmarksgewebe übergegriffen (Abb. 50).

Beim Affen läßt sich eine Infektion künstlich erzeugen, so auch durch eine intraperitoneale Verimpfung. Auch hier tritt eine Lymphocytose des Liquors, nicht aber eine Encephalitis auf. Die Meningitis ist im allgemeinen gering; die Reaktionen des Plexus und des Ependyms sind nirgends sehr ausgeprägt. In der Regel werden die abgehenden Wurzeln befallen[5]. Kleinere lymphatische Infiltrate wurden auch in Herz, in Muskeln und in den Hoden nachgewiesen[3]. In der Leber fanden sich kleine Nekroseherde.

[1] THEILER und CASALS 1959.   [2] WILDI 1951, HAYMAKER 1948.
[3] SMADEL u. a. 1942.   [4] PETTE 1942.   [5] LILLIE 1936.

Tyrell u. Mitarb. (1958) fanden bei 130 Untersuchungen während einer Epidemie von aseptischer Meningitis neben vier Poliovirusstämmen auch ein Adenovirus. Dieses Virus war hochpathogen für Säuglingsmäuse. Der Erreger produzierte in Affennierenzellkulturen Degenerationen. Serologisch erwies sich das Virus einem Coxsackie-Virus verwandt.

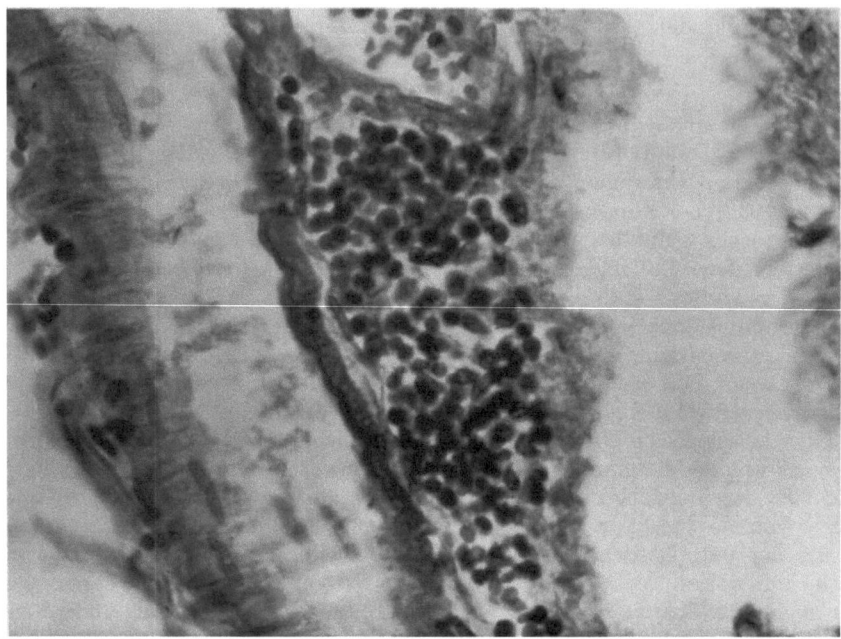

Abb. 50. Lymphocytäre Leptomeningitis. Starke diffuse Infiltration der Leptomeninx mit Lymphocyten. Keine Myelitis oder Encephalitis. Vereinzelte Blutungen des Cortex. S. N. 835/52. 30jähriger Mann. Nissl. Path.-anat. Institut, Basel. Vergr. 1:480.

c) Encephalo-Myokarditis-Virus-Infektionen.
(Literatur s. S. 672.)

Verschiedene pathogene Virusstämme können bei Laboratoriumstieren tödliche Infektionen des Zentralnervensystemes hervorrufen. Die Elementarkörperchen sind sehr klein. Vier verschiedene Stämme sind zu dieser Gruppe der Encephalo-Myokarditis-Gruppe zusammengefaßt worden[1].

Alle diese Viren, welche leicht auf Baumwollratten übertragbar sind, erweisen sich als neurotrop und führen zu encephalitischen Erscheinungen, und schädigen gleichfalls auch Herz- und Skeletmuskulatur.

Bei den menschlichen Erkrankungen konnte eine Meningitis serosa und eine Encephalitis nachgewiesen werden. Es scheint, daß die Myokarditis bei Erkrankung des Menschen nicht obligat auftritt[2].

d) Poliomyelitis.
(Literatur s. S. 672.)

Die Poliomyelitis ist eine Infektionskrankheit, welche als virusbedingtes Leiden schon sehr lange bekannt ist. Sie ist weit verbreitet und stellt ein großes medizinisches Problem dar. Der Ausdruck „Kinderlähmung" sollte vermieden

---

[1] Warren u. a. 1949.   [2] Bieling und Koch 1952.

werden, da nicht nur Kinder erkranken. In einzelnen Epidemien der letzten Jahre sind Erwachsene, teilweise auch in höherem Alter betroffen worden.

Neben den paralytischen Formen kommen auch Infektionen vor, welche nicht zu Lähmungen führen. Von Epidemie zu Epidemie kann die Anzahl der paralytischen und der nichtparalytischen Fälle stark wechseln. Es hat sich gezeigt, daß die Kombination einer Poliomyelitis mit einer Coxsackie A-Infektion das Entstehen von Paralysen fördert.

Bei Neugeborenen ist eine Poliomyelitis-Infektion sehr selten.

Einige Autoren haben auf die Wichtigkeit provozierender Faktoren bei der Entstehung einer Poliomyelitis hingewiesen. Schutzimpfungen, Tonsillektomien, Anginen, Entzündungsprozesse, Pneumonien, eine Gastro-Enteritis und andere Reize können den Ablauf einer Poliomyelitis beeinflussen. Provozierende und lokalisierende Faktoren finden sich sehr häufig. Zum Manifestwerden einer Poliomyelitis sind exogene Faktoren oft erforderlich. Auch Cortisongaben können wie körperliche Anstrengungen zu einer Stress-Situation führen[1].

Bei den Poliomyelitis-Kranken wurden die Viren in der Mundhöhle, im Magen-Darmtractus und vor allem im Zentralnervensystem gefunden. Der Weg der Ausbreitung vom Rachen aus in das Zentralnervensystem ist noch nicht völlig geklärt. Ob der Prozeß auf dem Blut- oder Lymphweg oder im Nervengewebe sich weiter ausbreitet, ist noch unsicher. Im Blut wurde das Virus schon einige Male gefunden[2]. Isolierungen des Poliovirus aus dem Blut während einer Infektion wurden auch von KÖHLER (1960) durchgeführt.

BODIAN (1952), HORSTMANN (1953b) fanden das Virus im Blut bei Versuchen mit Schimpansen mehrere Tage vor dem Auftreten der Lähmungen und vor Beginn der Temperatursteigerung. Mehrere Beobachtungen machen es wahrscheinlich, daß auch das Zentralnervensystem auf dem Blutweg infiziert wird. Eine Infektion des Gehirnes und des Rückenmarkes auf neuralem Wege mag gleichfalls für einige Infektionen zutreffen. Es wird vermutet, daß die Poliomyelitis-Infektionen nach einer Tonsillektomie[3] oder auch bei traumatischer Schädigung von Nervenendigungen auf direktem, neuralem Wege entstehen. WRIGHT u. a. (1950) nehmen an, daß die Wanderung des Virus ähnlich wie die Ausbreitung des Tetanustoxins vor sich gehe, nicht in den Nervenfasern selbst, sondern in den Nervenscheiden (vgl. S. 466—474).

Pathologisch-anatomisch sind bei der *makroskopischen Betrachtung* keine charakteristischen oder auffallenden Befunde zu erheben. Mehrfach werden die Lymphknoten als vergrößert bezeichnet. Sie erweisen sich in der Regel als feucht, gequollen. Das Zentralnervensystem zeigt eine vermehrte ödematöse Quellung und nicht selten eine Hyperämie. Vor allem die graue Substanz des Rückenmarks, manchmal auch die Hirnhäute, sind stark durchblutet. Im Rückenmark lassen sich in der grauen Substanz mehrfach feine, nicht wegstreifbare Blutpunkte erkennen. Selten sind eigentliche Blutungen aufzufinden. In frischen Stadien der Erkrankung können die Hirnhäute eine wesentliche Trübung neben einer stärkeren Hyperämie aufweisen.

Die *mikroskopischen Befunde* am Zentralnervensystem sind sehr schwere. Das Virus der Poliomyelitis zeigt, ähnlich wie dasjenige der Rabies, eine stärkere Selektion, was die Zellschädigung anbetrifft, als andere neurotrope Viren. Die Gefäße des Zentralnervensystems, die Markscheiden oder die Neuroglia werden nicht direkt angegriffen. In der grauen Substanz des Rückenmarks, vor allem in den motorischen Nervenzellen, sind die Zeichen einer Ganglienzelldegeneration

---

[1] Eingehend wurde dies von Poetschke, S. 441-455 besprochen.
[2] WARD u. d. 1946, HORSTMANN 1953b u. a. [3] TOP 1958.

vorhanden bei schwerem Entzündungsprozeß (Abb. 51). Die Degeneration geht auch auf das umliegende Stützgewebe über. In den Ganglienzellen findet sich ein Zerfall oder eine Auflösung der Nissl-Schollen, öfters verbunden mit einer Zellblähung, z. T. auch mit einer völligen Zellauflösung. Der Zellkern läßt sich z. T. nicht mehr gut darstellen. Es kommt zu Vacuolenbildungen in der Zelle und teilweise auch zu Verlagerungen des Kernes und zu Kernauflösungen.

Um die motorischen Nervenzellen herum häufen sich Leukocyten und außerdem nehmen vielfach diese Zellen die Stelle der untergegangenen Ganglienzellen

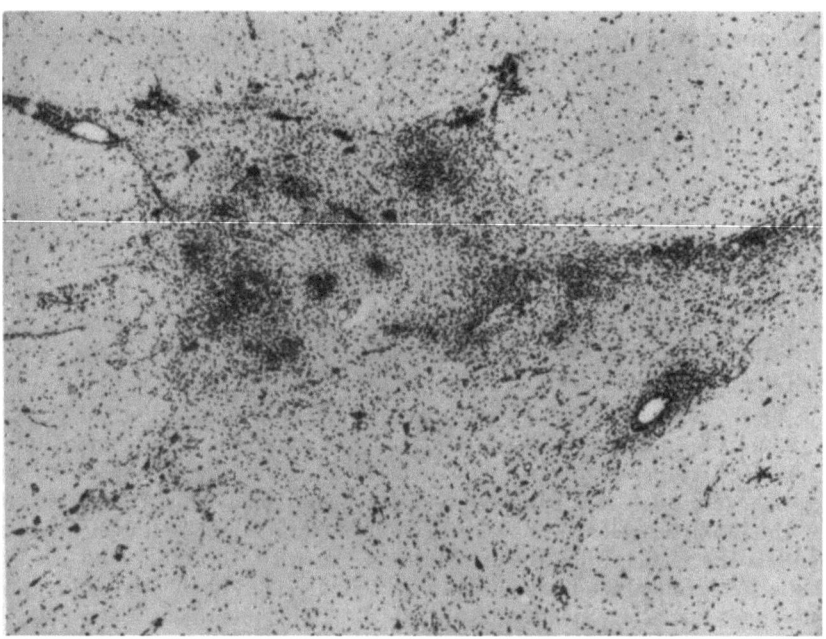

Abb. 51. Poliomyelitis acuta. Rückenmark: starke Entzündung in der grauen Substanz mit gliös-mesodermalen und rundzelligen Infiltraten. Weitgehender Ganglienzellausfall mit Neuronophagien. S. N. 902/39. 21jährige Frau. Nissl. Path.-anat. Institut, Basel. Vergr. 1:60.

ein. Es kommt zu Phagocytosen. Reste untergegangener Ganglienzellen und Kerntrümmer werden von den Leukocyten teilweise aufgenommen. Das Zellbild der entzündlichen Reaktionen ändert sich sehr rasch. Plasmazellen und Lymphocyten häufen sich an. Auch setzen sehr bald gliöse Proliferationen ein mit Wucherungen von Mikrogliazellen und Stäbchenzellen. Die Bildung von Fettkörnchenzellen weist auf Resorptions- und Organisationsprozesse hin.

Diffus im Zentralnervensystem sind gliöse und mesenchymale Proliferationen nachzuweisen ohne direkten Zusammenhang mit Zelluntergängen. Um die Gefäße herum sind sehr reichlich Entzündungselemente abgelagert, welche als dichte Mäntel von Lymphocyten und Plasmazellen die Gefäße, vor allem die Venen, umscheiden.

Gleichartige Reaktionen, manchmal in viel geringerem Ausmaß, sind auch im Gehirn vorhanden. Eine reine Myelitis liegt kaum je vor. Die Krankheit ist folgerichtig als Polio-Myelo-Encephalitis zu bezeichnen. Es ist bemerkenswert, daß die einzelnen Epidemien wesentliche Variationen zeigen, was Ausbreitung und Intensität des entzündlichen Prozesses anbetreffen. In einzelnen Epidemien kommt es zu einer auffallend starken Mitbeteiligung vor allem des Gehirnes und des Kleinhirnes. Das Cervical- und das Lumbalgebiet sind im allgemeinen die

Zentren der stärksten Entzündung. Pons, Umgebung des Aquaeductes und die Umgebung des 3. und 4. Ventrikels sind in der Regel befallen, außerdem die vordere Zentralwindung. In dem letztgenannten Areal betrifft die gliöse, mesodermale Reaktion alle Rindenschichten. Die Ganglienzellen werden jedoch vorwiegend in der dritten und fünften Schicht zerstört. Es gehen auch die Betzschen Riesenpyramidenzellen zugrunde.

In den Rückenmarkselementen des Vorderhornes, d. h. in den motorischen Nervenzellen ist der Zerfall am schwersten (Abb. 52). Die Ganglienzellen der Hinterhörner können ebenfalls mitgriffen werden. Einen besonders merkwürdigen

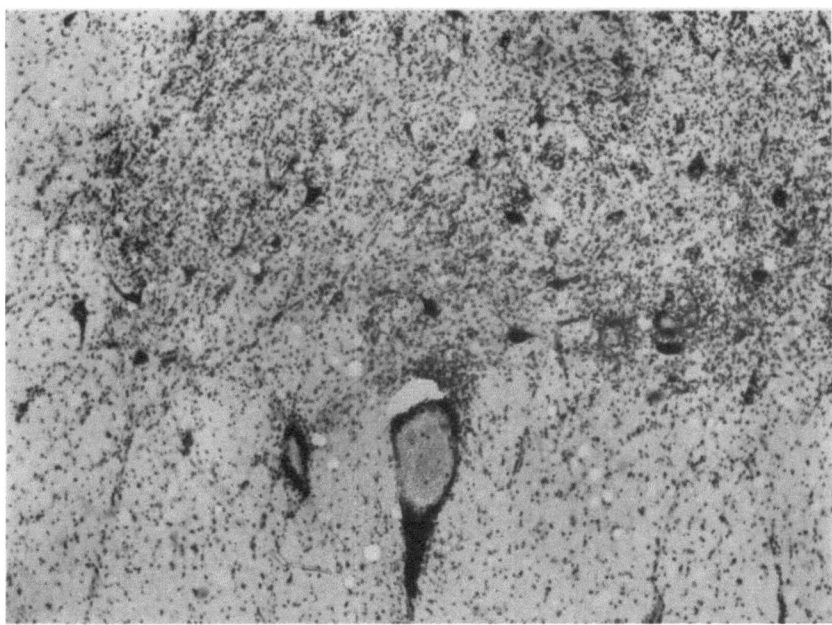

Abb. 52. Poliomyelitis acuta. Rückenmark: mit gliös-mesodermalen Infiltraten neben leukocytären Infiltraten mit Mikrogliazellen. Einzelne Ganglienzellen noch erhalten; andere in Zerfall begriffen. S. N. 26/55. 22jähriger Mann. Nissl. Path.-anat. Institut, Basel. Vergr. 1:60.

Befund stellt die diskontinuierliche Schädigung dar. Neben Gebieten mit intensivem Ganglienzellzerfall finden sich solche, welche noch gut erhalten sind und welche oft unmittelbar an eine schwer erkrankte Partie angrenzen können.

Leichtere Grade der Ganglienzellerkrankungen sind wahrscheinlich reversibel[1]. Es läßt sich das aus der Rückbildungsfähigkeit bestimmter Störungen wahrscheinlich machen. Man glaubt, daß die Erholung dann möglich ist, wenn die Mitochondrien intakt bleiben. Experimentell sind beim Affen derartige Prozesse zu verfolgen, und es ließ sich feststellen, daß eine Rückkehr zur Norm in etwa 6 Wochen eintreten kann[1]. Die Besserungen in späteren Stadien sind wohl durch Hypertrophien der noch erhaltenen Muskelfasern erklärbar.

Entzündliche Prozesse und Veränderungen sind auch in den hinteren und in den vorderen Wurzeln, in Ganglien und in peripheren Nerven vorhanden. Auch hier kommen Rundzellinfiltrate vor, mit Degenerationen an den Markscheiden und auch an den Zellen der Ganglien.

In den Meningen sind entzündliche, oft leukocytäre Reaktionen im Beginn des Leidens recht ausgesprochen. Doch läßt sich meist eine sehr starke Hyperämie

---

[1] BODIAN 1952.

erkennen, sowohl in frühen wie späten Stadien der Erkrankung. Später treten sie stark zurück. Auch im Tierexperiment ist eine primäre, leukocytäre Infiltration der Meningen festzustellen.

Die Art und Ausbreitung der Gehirnentzündung kann je nach der Epidemie stark wechseln. Die Poliomyelitis ist eine Erkrankung, welche nicht selten nicht nur das Zentralnervensystem ergreift, sondern auch in anderen Organen schwere Veränderungen bedingt. Sie stellt keine reine neurotrope Erkrankung dar. Es empfiehlt sich deshalb bei einer histopathologischen Untersuchung der Poliomyelitis nicht nur einseitig das Zentralnervensystem zu kontrollieren.

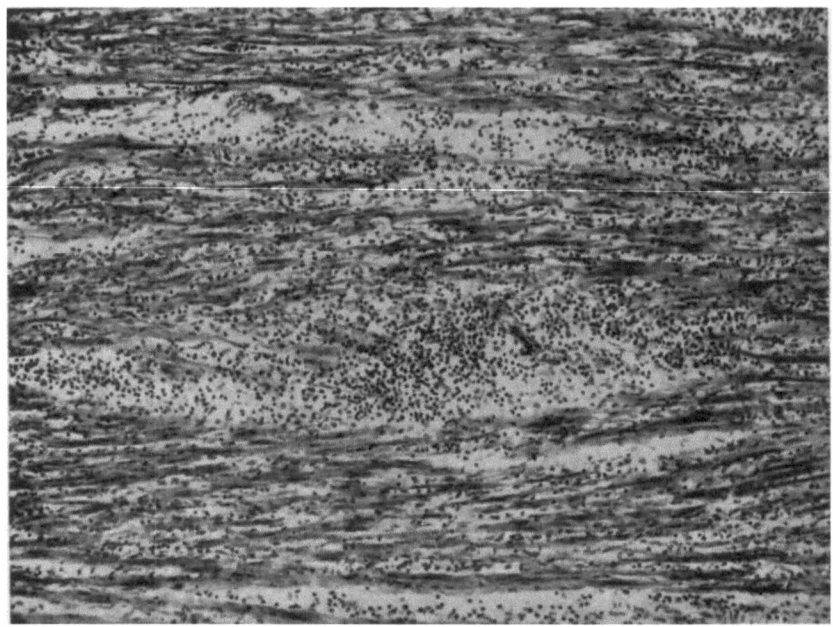

Abb. 53. Myokard. Poliomyelitisinfektion mit starker, diffuser rundzelliger Infiltration. S. N. 353/52. 3³/₄ Monate männlich. H.-E.-Färbung. Path.-anat. Institut, Basel. Vergr. 1:100.

Die *Lymphknoten* zeigen allgemein einen entzündlichen Reizzustand mit reticulären Proliferationen und allgemeiner Auflockerung. Im *Darm* kann es unter Umständen zu Ulcerationen der Peyerschen Plaques kommen.

Vielfach wird angegeben, daß sich in den *Lungen* pneumonische Prozesse vorfinden. Es ist aber anzunehmen, daß solche pneumonische Reaktionen mit der unmittelbaren Todesursache, d. h. mit einer Atemlähmung zusammenhängen. Pneumonische Prozesse, Atelektasen und Hypostasen sind in Endzuständen einer Poliomyelitis nicht selten[1]. Die pneumonischen Reaktionen sind nicht direkt auf die Virusinfektion zu beziehen und zeichnen sich histologisch und bakterioskopisch durch eine Mischinfektion aus.

Wesentlich sind die Veränderungen des *Myokards*, die unter Umständen als unmittelbare Todesursache einer Poliomyelitis aufzufassen sind. Derartige Myokard-Entzündungen sind schon längere Zeit bekannt. Sie sind von Abramson (1918) und von Landon und Smith (1934) mitgeteilt worden. Die Autoren haben darauf hingewiesen, daß die Veränderungen ähnlich seien solchen, wie man sie bei der Diphtherie oder beim Scharlach nachweisen könne (Abb. 53). Später

---

[1] Saphir 1945.

haben COWIE u. a. (1935), sowie auch CLARK (1938) derartige Formen einer Myokarditis beschrieben. Teilweise wurde diese Entzündung auch als eine Reaktion auf das verabreichte Pferdeserum aufgefaßt, wohl mit Unrecht, da sich Myokardentzündungen finden, auch ohne daß eine Serumbehandlung durchgeführt wurde. SAPHIR und WILE (1942) haben die Myokarditis später als direkte Folge der Poliomyelitis bezeichnet. Sie fanden ein celluläres Exsudat im Myokard mit Anhäufungen von Monocyten, Adventitiazellen, Lymphocyten, wenig Leukocyten bei nur geringer degenerativer Veränderung. DUBLIN und LARSON (1943) haben bei 12 Fällen tödlicher Poliomyelitis zweimal die Myokarditis als unmittelbare Todesursache nachgewiesen. Die Veränderungen sind mit denen einer Grippemyokarditis[1] vergleichbar. Später hat SAPHIR (1941) bei akuter Poliomyelitis Fälle von Myokarditis genauer untersucht und fand auch histologische Veränderungen in der Media der Aorta mit Umwandlung der elastischen Lamellen. LUHAN (1946) fand bei 13 Fällen tödlicher Poliomyelitis auch eine verruköse Entzündung der Mitralklappe. GEFTER u. a. (1947) haben vor allem klinisch und auch pathologisch-anatomisch eine größere Anzahl von Poliomyelitisfällen untersucht. In 14,2% der Patienten fand sich ein abnormes EKG. LUDDEN und EDWARDS (1949) konnten bei 35 autoptisch untersuchten Fällen von Poliomyelitis in 14 Fällen, d. h. in 40%, eine Myokarditis nachweisen. Auch hier ist das Poliomyelitisvirus als die Ursache der Läsion bezeichnet worden. Der Beweis ist dadurch zu erbringen, daß das Virus in den Myokardveränderungen nachgewiesen wird. Bei älteren Individuen scheint die Entzündung jeweils schwerer als bei jüngeren. Irgendein Zusammenhang mit dem Typus des Polioerregers oder mit der Erkrankungsform, d. h. mit cerebralen oder spinalen Formen oder mit paralytischen oder aparalytischen Erkrankungen und dem Auftreten einer Myokarditis, besteht nicht.

JUNGEBLUT (1941) hat aus dem Herzen von 15 an Poliomyelitis Verstorbenen das Virus isoliert. Er hat dabei das Virus aus Herz und Rückenmark gewinnen und auf Affen übertragen können. In einem Fall war das Virus nur aus dem Myokard, in anderen Fällen nur aus dem Rückenmark zu isolieren. Auf welchem Weg das Virus das Myokard erreicht, ist noch nicht geklärt. Es ist anzunehmen, daß eine vorübergehende Virämie besteht. In späteren Stadien verschwindet das Virus wieder aus der Zirkulation. In blutreichen Organen, wie in der Leber, ist das Virus nicht nachzuweisen. Das Virus wurde jedoch schon in Skeletmuskulatur gefunden, vor allem in solchen Muskelarealen, welche gelähmt waren.

ULE (1961) und NOETZEL (1957) zeigen, daß die Rückbildungsprozesse bei einer Polioinfektion sich über eine sehr lange Zeit hin erstrecken können. Wichtig sind die Untersuchungen bei Poliomyelitis-Patienten, die erst nach längerer Zeit sterben und während Monaten künstlich beatmet werden. In zwei eigenen Beobachtungen von Poliomyelitis mit chronischer Verlaufsform trat der Tod während der Behandlung der Lähmungserscheinungen in der eisernen Lunge ein.

Ein 2 Jahre altes Kind wurde während 9 Monaten künstlich beatmet. Bei einem 18jährigen Mann wurde die künstliche Beatmung während 12 Monaten durchgeführt. Das kleine Kind starb wegen einer Verschiebung der Kanüle in der kurzen Zeit, in der es unbeobachtet blieb. Die histologische Untersuchung ergab in beiden Fällen entzündliche Prozesse mit frischen Ganglienzelluntergängen neben resorptiven und reparatorischen Vorgängen. Bei dem 18jährigen Mann waren die Entzündungsprozesse besonders schwer und vielfach verbunden mit starken Gewebsuntergängen neben entzündlichem Ödem und Zirkulationsstörungen (SCHEIDEGGER 1964) (Abb. 54).

Bei den nach Schutzimpfungen aufgetretenen Todesfällen[2] finden sich Läsionen, welche auf eine Störung der Blut-Hirnschranke hinweisen. Sie sind

---

[1] Vergleiche ROULET 1935.   [2] UEHLINGER 1957, BÄCKER 1960.

einer „postvaccinalen Encephalopathie" vergleichbar. Sie werden als ein Ausdruck eines allergischen Geschehens im Zentralnervensystem aufgefaßt. Die
Zusammenhänge zwischen Impfung und Erkrankung des Zentralnervensystems
bleiben teilweise ungeklärt. Es handelt sich nicht um eine natürliche oder impf-
bedingte Polioinfektion; die für eine Polioencephalitis charakteristischen histo-
morphologischen Veränderungen fehlen. Es werden hier Hyperämien nachgewiesen, dann entzündliche Reaktionen im Gebiet der Spinalwurzeln. Manchmal
finden sich Blutungen und spongiöse perivasculäre Hämorrhagien.

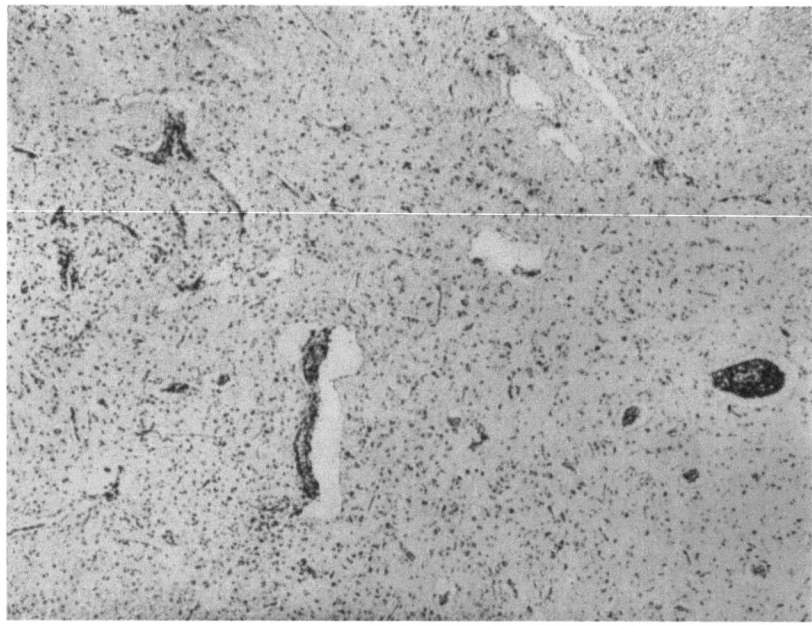

Abb. 54. Poliomyelitis. Chronische Verlaufsform. Graue Substanz des Rückenmarkes mit noch bestehender
Entzündung. Tod 12 Monate nach der Erkrankung. Behandlung in künstlicher Lunge. S. N. 754/57. 2³/₄jährig
männlich. Nissl. Path.-anat. Institut, Basel. Vergr. 1:60.

Zischinsky (1961) u. a. fanden bei einem 3jährigen Kind in der weißen Substanz
ausgedehnte Läsionen mit spongiösen Entmarkungen. Außerdem fand sich eine
diffuse lympho-plasmocelluläre Meningitis. Encephalitische Läsionen unterschiedlicher Intensität waren in den Stammganglien vorhanden. Im Rückenmark
waren überall die motorischen Wurzelzellen verändert. Es ließen sich disseminierte, konfluierende, perivasale Gewebsnekrosen erkennen, außerdem entzündliche Prozesse mit fleckförmiger lympho-plasmocellulärer Encephalitis und Bevorzugung des oberen Hirnstammes. Zudem war eine Meningitis vorhanden.
Ausgedehnte Parenchymschäden konnten in Cortex und Thalamus, Ammonshorn
und Kleinhirnrinde gefunden werden. Das Kind erkrankte 15 Tage nach Dritt-
impfung mit Salkvaccine. Der Tod trat am 11. Krankheitstage ein. Es wird
vermutet, daß eine echte spontane Poliomyelitis mit einer nach Poliodritt-
impfung aufgetretenen immunpathologischen Reaktion unter wechselseitiger
Modifizierung der beiden Prozesse aufgetreten ist.

    Durch intracerebrale Verimpfung läßt sich die Krankheit auf Affen leicht
übertragen. Heute sind mehrere Stämme des Polio-Virus bekannt, und es gelingt,
einige Viren auf Laboratoriumstiere zu übertragen. Auch die Kultivierung
auf menschlichem Embryonalgewebe ist möglich geworden. Robbins u. a.

(1950) fanden, daß das Virus auch auf extraneuralem Gewebe, so auf verschiedenen Kulturen von Affengewebe und in Tumorzellkulturen ebenfalls wächst.

Bei der experimentellen Poliomyelitis, übertragen auf den Affen, ist festzustellen, daß das Virus zu 92% im Hirnstamm, in der Medulla und im Diencephalon, sowie im Rückenmark vorhanden ist (Abb. 55). Es zeigt sich hier wiederum, daß eine besondere Vorliebe der Erkrankung besteht zu den Ganglienzellen der vorderen Rückenmarkswurzeln, etwas weniger zu den Ganglienzellen des Kleinhirnes und des Mittelhirnes.

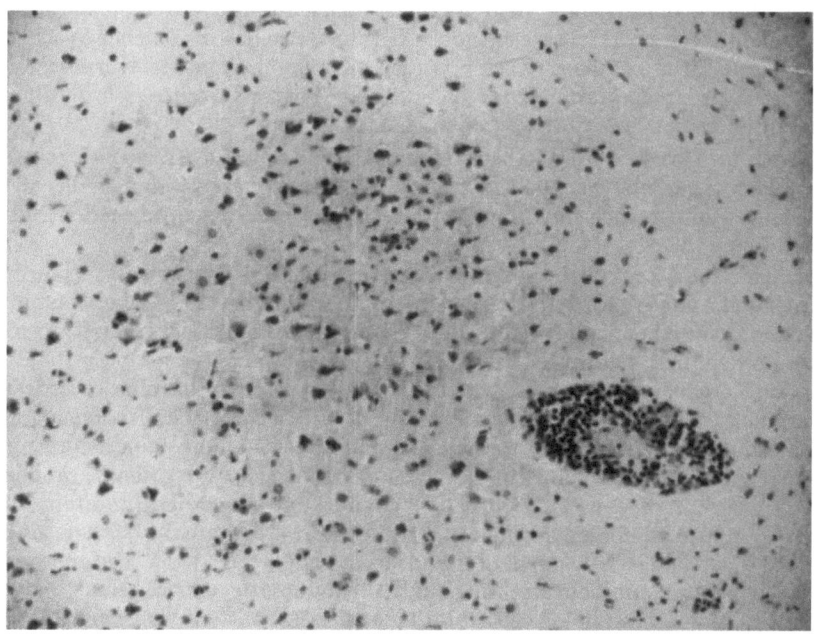

Abb. 55. Poliomyelitis. Experimentelle Übertragung auf Rhesusaffen. Infiltration des Cortex. Frische Entzündung mit leukocytären Infiltraten. Starke perivasculäre Zellanhäufungen. E. N. 5604/62. Rhesusaffe. Nissl. Path.-anat. Institut, Basel. Vergr. 1:130.

Das Cytoplasma der Ganglienzellen scheint primär stark geschädigt, weniger der Kern. Die mesenchymale, gliöse Reaktion erfolgt erst sekundär und stellt wohl eine Folge der Gewebszerstörung dar. Sie ist nicht als eine direkte Virusfolge zu betrachten.

Einschlußkörperchen sind bei der experimentellen und der menschlichen Erkrankung mehrfach nachgewiesen worden. Sie sind intranucleär vorwiegend in den Vorderhörnern, weniger in den Hinterhornzellen, im Hirnstamm und im Cortex des Großhirnes. Bei Beginn der Lähmung sind sie am zahlreichsten. Diese Körperchen werden bis zu $4\,\mu$ groß und sind eosinophil. Sie lassen einen feinen ungefärbten Hof erkennen, der sich um das zentral gefärbte Gebilde herum vorfindet. Es können bis zu 10 derartige Einschlüsse in einem Kern vorkommen. Sie sind Feulgen-negativ. Sie kommen vor allem im frühen Stadium der Erkrankung vor. Der Nachweis gelingt mit Hämatoxylin-Eosin-Färbung. Es handelt sich bei diesen Einschlußkörperchen wohl um besondere Kernprodukte. Bei der Untersuchung von Kulturen von Poliomyelitis-Virus auf Affen-Nieren-epithel-Zellkulturen haben BEALE u. a. (1956) lichtmikroskopisch cytoplasmatische Einschlüsse in den Nierenepithelzellen gefunden. In Frühstadien bestand eine deutliche Anlehnung der Einflüsse an die Kernstrukturen, mit zunehmendem

Zeitintervall von der Infektion erfolgte eine merkliche Demarkierung der Einschlüsse vom Kern. Die Zellkerne wurden an die Zellperipherie verlagert und erschienen pyknotisch. Später kam es zu vacuoligen Bildungen um die Einschlüsse herum. In diesem Zeitpunkt war in der Kulturflüssigkeit eine Virusmultiplikation nachzuweisen. Es wurden auch zu einem Teil in den infizierten Nierenepithelien intranucleäre eosinophile Einschlüsse nachgewiesen. Als pathognomonisch für Poliomyelitis sind solche Kerneinschlüsse nicht anzusehen.

Buckley (1957) verwendete als Gewebskultur wiederum Affennierenzellen. Bei der Untersuchung mit dem Fluorescenzmikroskop waren in infizierten Kulturzellen Kern und Cytoplasma der Affennierenzellen in gleicher Weise vom Poliomyelitis-Virus befallen. Zuerst fanden sich fluorescierende Körperchen im Cytoplasma als runde granuläre Einlagerungen. Später verteilte sich die fluorescierende Substanz diffus über die ganze Zelle.

Faber u. Dong (1954) haben nach Fütterung des Poliomyelitisvirus bei Cynomolgusaffen die ersten Veränderungen in den regionären Ganglien des oberen Verdauungstractus, auch im Ganglion Gasseri, sowie in den zuführenden Nerven finden können.

Bei der HeLa-Zellkultur konnten Harding u. a. (1956) eine Virusmultiplikation bereits nach 6 Std nachweisen. Auch waren bei Phasenkontrastuntersuchungen der lebenden Kulturzellen cytopathogene Effekte nach wenigen Stunden erkennbar; hauptsächlich erwiesen sich die Zellkerne als betroffen. Die Form der Kerne war normal. Es waren die Kerne nach der Peripherie verdrängt. Im perinucleären Plasmabereich kam es zur Anreicherung von Ribonucleotiden, zur Schrumpfung des gesamten Zelleibes mit Entwicklung feiner, protoplasmatischer Ausläufer. Sieben Stunden nach der Infektion waren die Veränderungen am ausgeprägtesten. Klöne (1955a), der mit einem bestimmten Poliomyelitisstamm Affennierenepithelkulturen infizierte, konnte feststellen, daß es etwa 5 Std nach der Infektion der Kulturen bereits zu einem Untergang der Epithelien kommt mit Schrumpfung und Abrundung derselben. Nach weiteren 38—48 Std waren morphologisch kaum mehr unveränderte Zellen nachzuweisen.

Für Gewebskulturen der Poliomyelitis stellen menschliche Zellen ein wichtiges, empfängliches Zellmaterial dar, wie Barski (1953) gezeigt hat.

Gewebskulturen von Rhesusaffennieren mit Poliomyelitis-Viren haben Kallmann u. a. (1958) untersucht und elektronenmikroskopisch weiterhin verfolgt. Die Freilassung der Viren aus den Zellen der Gewebskulturen, die in einer einstufigen Wachstumskurve verläuft, wurde mit den Änderungen in der Ultrastruktur der Zelle verglichen. Etwa 3 Std nach der Infektion waren die frühesten Veränderungen vorhanden, wenn die Freilassung der Viren in die Kulturflüssigkeit beginnt. Submikroskopisch fanden sich in den Zellen umschriebene Bereiche des Cytoplasmas, die aus homogenen Substanzen bestehen. 4—7 Std nach der Infektion, in der Zeit der stärksten Freilassung der Viren, werden in den Zellen Gruppen von kleinen „unknown-bodies" sowie dichte Chromatinanreicherungen an den Zellkernen beobachtet. Unknown-bodies sind mit den Poliomyelitis-Viren nicht identisch, werden aber als spezifisch für eine Poliomyelitis-Virus-Infektion angesehen. Neun Stunden nach der Virus-Adsorption werden pyknotische Degenerationen, Mitochondrienschwellungen und Zerfall des entoplasmatischen Reticulums beobachtet.

Braunsteiner (1958) u. a. haben 6—7 Tage alte Gewebskulturen von Affennierenzellen mit Poliomyelitis-Virus infiziert und dann elektronenmikroskopisch kontrolliert. 12 Std nach der Virus-Inoculation trat im Zellkern eine Vermehrung des oxyphilen Materials im Nucleolus und im wandständigen Chromatin ein.

Es kam zum Auftreten von feinen Partikeln. Bis zu 24 Std nach der Virusinfektion können im Cytoplasma Gruppen von feinen Partikeln beobachtet werden. Diese zeigen eine starke Agglomerationstendenz. Im Bereich solcher Agglomerate kommt es zum Zerfall des Cytoplasmas.

THICKE u. a. (1952) kontrollierten den Einfluß eines bestimmten Poliomyelitis-Stammes auf verschiedene Nährböden und Gewebskulturen. Er fand eine stärkere Basophilie der infizierten Zellen. Die nekrobiotischen Zellveränderungen mit Kernfragmentationen, Pyknosen und Totalnekrosen waren in den virusinfizierten Kulturen größer. Über Kulturen von Poliomyelitis-Virus vergleiche Angaben von ENDERS (1952).

BUCKLEY hat fluorescenzmikroskopisch das Virus-Antigen verschiedener Poliomyelitistypen im Cytoplasma und Kern nachgewiesen. wobei das Übergewicht im Cytoplasma zu lokalisieren war. Unterschiede zwischen den einzelnen Typen bestanden nicht.

Die Vielgestalt solcher Befunde läßt daran denken, daß möglicherweise unterschiedliche Entwicklungsstadien der Virusmultiplikation in der Zelle verschiedene morphologische Zellkorrelate nach sich ziehen.

Die menschlichen Poliomyelitisinfektionen können eine große Ähnlichkeit im klinischen Verlauf und auch in den histo-pathologischen Befunden zeigen mit solchen Infektionen, welche bei Haustieren auftreten.

Übertragungen der menschlichen Poliomyelitis auf das Rind wurden von FRAUCHIGER u. HOFMANN (1941) vorgenommen. Bei den Tieren konnten Lähmungen, Gangstörungen und Muskelatrophien beobachtet werden.

FANKHAUSER u. MESSERLI (1939) berichten über Meningo-Encephalomyelitis-Erkrankungen bei Schweinen, welche einen der menschlichen Poliomyelitis ähnlichen Verlauf nahmen. Die mikroskopischen Befunde waren den Entzündungsformen des Menschen vergleichbar.

e) Coxsackie.
(Literatur s. S. 673.)

1948 wurde bei typischen Poliomyelitisfällen in den USA ein Virus isoliert, das nach einem Teil des Staates New York als Coxsackie-Virus bezeichnet wurde. Anfänglich war die Bedeutung dieser Viren in klinischer und ätiologischer Hinsicht noch ganz unklar. Es hat sich dann später ergeben, daß einige schon sehr lange bekannte Krankheiten auf dieses Virus zurückzuführen sind, welche mit verschiedenen Namen belegt wurden.

Die Beziehungen der Pleurodynie oder der Bornholmschen Krankheit zum Coxsackie-Virus scheinen klar[1]. Auch Laboratoriumsinfektionen zeigen diesen Zusammenhang[2].

Die *Herdangina* und die *Myalgia epidemica* werden durch das Coxsackie-Virus sicher ausgelöst. Für die erstgenannte Krankheit wird der A-Stamm, für die zweite der B-Stamm verantwortlich gemacht. Bei der *aseptischen Meningitis* und der *Myokarditis der Säuglinge* sind die Zusammenhänge als sehr wahrscheinlich bezeichnet worden. Nach Mitteilungen aus der letzten Zeit scheinen auch schwere Fälle von Myokarditis und von Encephalitis durch das Coxsackie-Virus ausgelöst worden zu sein[3] (Abb. 56 und 57.)

---

[1] FINDLAY und HOWARD 1950.   [2] LÖFFLER 1952, SHAW u. a. 1950.
[3] HAYMAKER u. a. 1957, STANLEY u. a. 1953 b.

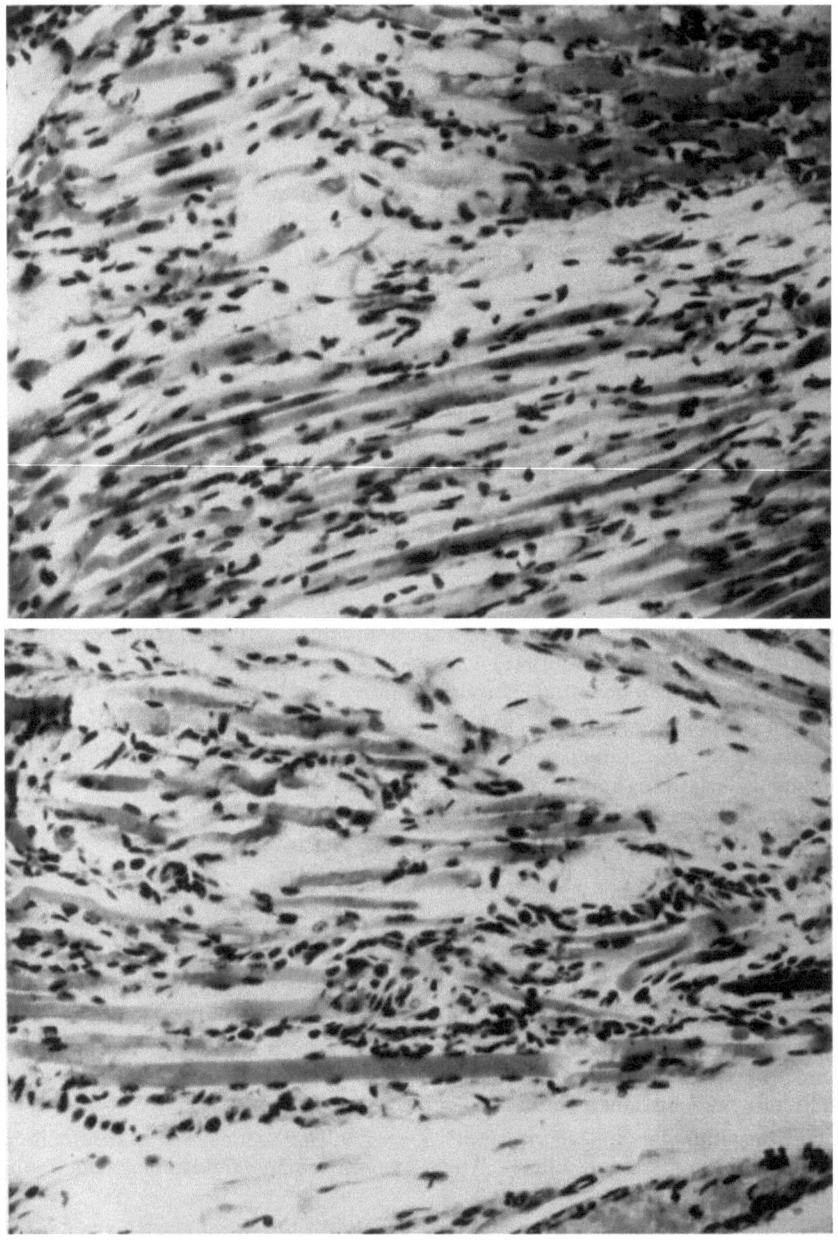

Abb. 56. Coxsackie. Myokard mit verschiedenen alten Stadien der Infektion. Path.-anat. Institut, Basel.
Vergr. 1:250.

Noch nicht vollkommen abgeklärt sind die Zusammenhänge von Coxsackie-
und Poliomyelitis-Infektion. Unverkennbar sind die Beobachtungen, wobei eine
Häufung an Coxsackie A-Infektionen ein Schwinden der Poliomyelitisinfektionen
zur Folge hat. Im Tierexperiment bei der Maus und im Zellexplantat ist eine
Interferenz von Coxsackie B-Stamm und Poliomyelitis-Virus nachgewiesen.

SIGEL (1952) weist darauf hin, daß ein gemeinsames Vorkommen der Coxsackie-Viren mit Poliomyelitis-Viren während Poliomyelitis-Epidemien zu beobachten sei. Nach experimentellen Untersuchungen kann möglicherweise eine Abschwächung der pathogenen Wirkung der Poliomyelitis-Viren bei zusätzlicher Infektion mit Coxsackie-Virus auftreten im Sinne eines „sparing effects".

GRAD u. JOHNSSON (1952) haben insgesamt 1610 klinisch kranke Patienten mit den Zeichen aseptischer Meningoencephalitis, paralytischer Poliomyelitis,

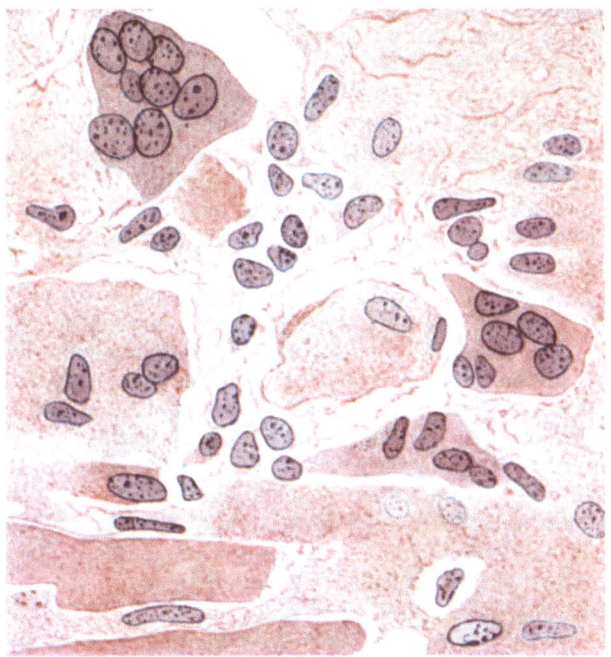

Abb. 57. Coxsackieinfektion. Muskulatur mit starkem Zerfall der Muskelzellen und Riesenzellbildungen.

Pleurodynie und verschiedenen anderen Erkrankungen mit meningealen Begleitsymptomen virologisch untersucht. Das Coxsackie-Virus war mehrfach zu isolieren. Bei 3,7% der aseptischen Meningitisfälle war eine Coxsackie-Virus-Isolierung möglich und auch bei 35% der Pleurodyniefälle. Aus Stuhlproben gelang die Virus-Isolierung am leichtesten.

Über die Bornholmsche Krankheit liegen mehrere Beobachtungen und Untersuchungen von Epidemien vor, auch aus der letzten Zeit. Es wird diese Krankheit an verschiedenen Stellen, vorwiegend in den nördlichen Ländern, so auch in Island, beobachtet[1].

In der letzten Zeit sind auch Beobachtungen bekannt geworden, aus welchen hervorgeht, daß das Coxsackie-Virus auch für schwere tödlich verlaufende Infektionen des Menschen angeschuldigt werden kann. So haben MOOSSY u. GEER (1961) schwere Schädigungen des Menschen bei der Coxsackie B-Virus-Infektion beschrieben. Es handelt sich dabei um Todesfälle bei Kindern, bei welchen eine Encephalitis, eine Myokarditis und auch eine Nebennierenrinden-

---

[1] SYLVEST 1932, JOHNSSON und LUNDMARK 1955, THORDARSON u. a. 1953.

nekrose aufgetreten waren. Auch isolierte Fälle von tödlich ausgehender Myokarditis beim Kind wurden von Simenhoff u. Uys (1958) angegeben.

Schon früher wurden einige Mitteilungen über Coxsackie-Encephalitis beim Menschen beschrieben[1]. In der Beobachtung von Moossy und Geer waren die Leptomeningen, Cerebellum, Pons, Medulla und Rückenmark herdförmig betroffen. Es fanden sich echte entzündliche Reaktionen. In den Meningen ließen sich Lymphocyten und mononucleäre Phagocyten erkennen. Weniger ausgeprägt gegenüber anderen Formen der Encephalitis waren die Neuronophagien.

Eine Myokarditis, bedingt durch das Coxsackie-Virus kommt hauptsächlich im Säuglingsalter vor. Über histo-pathologische Befunde sind einige Beobachtungen vorhanden[2].

Makroskopisch war in diesen Fällen eine deutliche trübe Schwellung des Myokards zu erkennen mit lymphocytärer Infiltration, die sich diffus ausgebreitet hatte, vor allem in den endokardnahen Gebieten. Von der Entzündung blieben Endokard und Perikard in der Regel frei. Stellenweise kam es zu Degenerationen der Muskelfasern mit Verlust der Querstreifung, Verfettungen und Myolyse. In einzelnen Fällen waren auch Zwerchfell und Intercostalmuskulatur befallen und lymphocytär infiltriert. In zwei Beobachtungen hat Seifert (1961) eine lymphocytäre Myokarditis im Säuglings- und im Kindesalter feststellen können und als deren Ursache eine Coxsackie B-Virus-Infektion angenommen. Eine zellfreie Herzmuskelsuspension wurde auf weiße Saugmäuse übertragen. Es fanden sich bei diesen Tieren Gewebsläsionen, eine fokale Myositis, Encephalopathien und Nekrosen des intracapsulären Fettgewebes. Außerdem kam es zu Zellnekrosen im Pankreas. In einem Fall konnten Riesenzellen in den Speicheldrüsen und in den Nieren nachgewiesen werden, die dem Cytomegalie-Typus entsprachen; teilweise waren sie auch vielkernig. Die vielkernigen Riesenzellen, die dem Fremdkörpertypus ähnlich waren und sich in den Kopfspeicheldrüsen vorfanden, waren als mesenchymale Elemente aufzufassen. Es kam auch zur Bildung einer interstitiellen Speicheldrüsenentzündung.

Zum Studium der Coxsackie-Infektion eignet sich am besten die neugeborene Maus. Es kommt hier zu typischen Muskelveränderungen. Über diese Reaktionen der Muskulatur bei den neugeborenen Mäusen liegen eine große Zahl von Beobachtungen vor.

Mit einem bestimmten Stamm (Connecticut) des Coxsackie-Virus haben Pappenheimer u. a. (1952) neugeborene Mäuse infiziert. Die Tiere zeigten neben Nekrosen des Fettgewebes im Bewegungsapparat, in welchem das Virus nachweisbar war, auch eine Hepatitis. Es fanden sich gleichfalls Veränderungen des Zentralnervensystems und eine Pankreatitis. Die Empfänglichkeit scheint um den 1. und um den 22. Lebenstag am größten. Nach völliger Reife der Tiere erlischt die Empfänglichkeit. Äußerst gering scheint sie zwischen dem 5. und dem 15. Lebenstag. Anschließend kommt es zu einer anderen Manifestation als bei den neugeborenen Mäusen. Es sind dann die Pankreas-Erkrankungen vorherrschend. Etwa 40% der Tiere erliegen der Infektion. Im Pankreas kommt es nach 3—4 Tagen zur Nekrose des Drüsengewebes und zu einer Zerstörung der Langerhansschen Inseln. Das Gewebe erscheint ödematös durchtränkt und weist eine Anhäufung von Monocyten auf. Später kommt es auch zur Histiocytenproliferation. Pappenheimer (1952) fand auch ein säurefestes, gelbliches, wohl aus dem gestörten Fett-Stoffwechsel stammendes Pigment. In diesem Stadium ließen sich auch

---

[1] Benirschke u. a. 1958, Delaney und Fukunaga 1958, Gear u. a. 1955, Kibrick und Benirschke 1956.

[2] Boszick und Lavelle Hanna 1955, Dömök und Molnar 1960, Gear u. a. 1955, Kibrick und Benirschke 1958, Moossy und Geer 1961, Verlinde 1955.

Riesenzellen feststellen. Später treten Lipoblasten auf. Im weiteren Verlauf findet eine Wucherung des Fettgewebes im Pankreas statt. Es wird vermutet, daß beim Menschen unter Umständen bestimmte Formen der Pankreatitis auf das Coxsackie-Virus bezogen werden können.

JOHNSSON (1955) fand auch eine Myositis und eine Pannikulitis, eine Pankreatitis neben einer Myokarditis und Lebernekrosen, gleichfalls umschriebene Entzündungen des Zentralnervensystems.

Mit verschiedenen Coxsackie-Virusstämmen gelang es schon DALLDORF u. GIFFORD (1952) Pankreasläsionen bei saugenden und ausgewachsenen Mäusen zu produzieren. Der Gewebstropismus der Coxsackie-Virusstämme wird durch die Inoculationsweise erheblich beeinflußt. Es scheint, daß die Pankreasgewebspassagen die pathogene Wirkung der Viren auf das Mauspankreas verstärken. Der Pankreastropismus läuft mit dem Virustiter im Pankreasgewebe parallel. Fortlaufende Gehirnpassagen der genannten Virusstämme führen zu einer Abschwächung und schließlich zu einem Schwund der pathogenen Wirkung auf das Mauspankreas.

Aus bioptisch entferntem Muskelgewebe haben LÉPINE u. Mitarb. (1952) Veränderungen nachweisen können, die als entzündlicher, aber auch als degenerativer Art zu bezeichnen sind. Neben einem scholligen Zerfall der Fasern kam es auch zum Verlust der Querstreifung und zu zelligen Infiltraten mit Häufung hauptsächlich mononucleärer Zellen. Beim Menschen zeigt die Muskulatur der Brust, des Zwerchfells und der unteren Extremitäten die schwersten Veränderungen. Die Coxsackie-Viren wurden in menschlichen Stuhlproben, in Rachenspülwasser, in Blut und in der Muskulatur nachgewiesen. Das Virus scheint allgemein sehr stark verbreitet zu sein.

LÉPINE (1953) vergleicht die histologischen Veränderungen in den Muskeln der Säuglingsmaus nach Coxsackie-Virus-Infektion mit den Veränderungen an bioptischem Material von menschlicher Bornholmscher Krankheit. Es zeigt sich, daß gleichartige, gewebliche Prozesse vorliegen, so daß die Veränderungen am Tiermuskel und beim menschlichen Biopsiematerial als eindeutig zu bezeichnen sind. Er konnte auch erhebliche Antikörperanstiege gegen Coxsackie-Viren nachweisen, vor allem in Fällen von Bornholmscher Krankheit oder auch anderer Myalgien; vor allem auch bei Fällen von poliomyelitisartigen Erkrankungen, die ohne Paralyse einhergingen.

FREUDENBERG u. a. (1952) fanden bei einem 2 Tage alten Säugling eine intrauterin entstandene Fraktur, welche zur Callusbildung führte und nach 6 Wochen ausheilte. Das Kind wies außerdem eine linksseitige Hüftgelenkluxation auf. Vor einer Operation zur Korrektur dieser Luxation konnte nun makroskopisch bereits eine Myositis nachgewiesen werden, die auch durch Probeexcision mit histologischer Kontrolle gesichert wurde. Es fanden sich die Anzeichen abgelaufener Entzündung neben degenerativen Prozessen und Bindegewebsneubildung. Eine Aufschwemmung von Muskelgewebe wurde Saugmäusen injiziert, die gleichfalls eine schwere Myositis zeigten und nach 5—6 Tagen mit Lähmungserscheinungen starben. Fast sämtliche Muskeln waren befallen, ausgenommen jedoch Herzmuskulatur, Schlundmuskulatur und Lunge. Die Infektion war bei dem Kind als intrauterine Infektion aufzufassen und wies auf eine Virämie der Mutter hin mit Durchbrechung der Placentarschranke.

FLAMM (1955) hat die diaplacentare Übertragung des Coxsackie-Virus untersucht. Es wurden dabei weibliche Mäuse zu unterschiedlichen Zeitpunkten vor der Konzeption infiziert. Die Jungtiere überlebten durchschnittlich die Infektion 5 Tage. Sie wiesen typische Myokarddegenerationen auf. Eine Virus-Isolierung von solchen Tieren gelang jedoch nicht.

GÄDEKE u. WALTENBERGER (1952), welche Säuglingsmäuse mit dem Virusstamm Coxsackie A2 infiziert hatten, fanden schwere funktionelle und morphologische Muskelschädigungen. Histochemisch war ein Myoglobin-Abbau nachzuweisen mit erheblichem Abfall des Muskel-Kaliums. Bei säugenden Meerschweinchen fanden sich weder funktionelle noch morphologische Muskelveränderungen, jedoch Kalium-Natrium-Verschiebungen im Skeletmuskel. Die Coxsackie A2-Viren können auch eine pathogene Wirkung auf saugende Meerschweinchen ausüben. Dalldorf (1957) zeigt, daß die Pathogenität des Virus auch für Hamster groß ist.

Das Virus läßt sich nicht nur auf Saugmäuse und Hamster, sondern auch auf Jungratten übertragen[1]. Histologisch fand sich hier das Bild der schweren Myositis und auch eine Verquellung und Homogenisierung der Muskelsubstanz mit Wucherung des Sarkolemmschlauches und Muskelknospenbildungen. Die Myositis bei den Saugmäusen ist jedoch schwerer und schon mit bloßem Auge erkennbar. Das Gewebe erscheint eigenartig brüchig und blaß. Aus verschiedenen Untersuchungen geht hervor, daß eine Infektion nicht nur durch Kot und Rachenspülflüssigkeit, sondern vor allem auch durch Blut leicht möglich ist.

Sulkin u. a. (1952) haben die Empfindlichkeit von Mäusen gegenüber bestimmten Stämmen des Coxsackie-Virus durch Cortison vermehren können. Es kam zu einer viel höheren Letalitätsrate.

Das Coxsackie-Virus ist, wie Melnick (1951) zeigt, während der Erkrankung im Körper der Maus weit verbreitet. Außer in der Muskulatur findet es sich im Gehirn. Auch ist es im Blut, in der Leber, in Herz, Milz und Darmwand gefunden worden, sowie auch im Darminhalt. Beim Menschen sind intestinale Virusträger nicht selten. Das Coxsackie-Virus ist offenbar sehr stark verbreitet.

Kibrick u. Benirschke (1958) konnten A-Viren von Patienten mit Poliomyelitis isolieren und teilweise auch aus dem Kot von Patienten, welche keine Poliomyelitis-Infektion aufwiesen. Ein Coxsackie A-Virus wurde auch von einem Kind mit Myokarditis isoliert, teilweise auch von Patienten mit wechselnden Krankheitserscheinungen, wie von solchen mit akuter Lymphadenitis, mit Gastro-Enteritis und Tracheobronchitis.

Die Gruppe der B-Viren fand sich bei einer Epidemie von Pleurodynie. Sie fand sich auch bei aseptischer Meningitis und konnte im Kot und im Pharynxabstrich von Patienten gefunden werden. Manchmal lautete die klinische Diagnose bei solchen Patienten auf Poliomyelitis, wobei jedoch das Poliomyelitis-Virus nicht nachzuweisen war. Manchmal fand sich das Virus B, verbunden mit einer schweren tödlich ausgehenden Myokarditis. Dabei waren jeweils auch das Gehirn, das Rückenmark, die Leber und andere Organe befallen.

Dalldorf hat bei intracerebraler Infektion, bei ausgewachsenen Albinomäusen mit einem Coxsackie-Virusstamm neben den charakteristischen Muskeldegenerationen auch andere pathogene Effekte gefunden. Es wurden bei jeder Passage mit zunehmendem Ausmaß Extremitätenlähmungen und Vorderhornläsionen des Rückenmarkes nachgewiesen, wie sie auch bei echter Poliomyelitis vorkommen. Das Virus der 5. Passage rief nach intramuskulärer und intracerebraler Infektion beim Cynomolgusaffen gleichartige Rückenmarksläsionen hervor. Lähmungen waren bei diesen Tieren jedoch nicht nachzuweisen. Das Virusmaterial, wie es vor der Passage über die ausgewachsene Maus zur Verfügung stand, produzierte beim ausgewachsenen Cynomolgusaffen keine Markläsion. Wohl wurden histologische Läsionen bei Verimpfung dieses Materials beim jungen Cynomolgusaffen gefunden.

Stulberg u. a. (1952), welche auf die degenerativen Läsionen durch das Coxsackie-Virus in den Fettgewebslagern der Säuglingsmaus hinweisen, haben die cytopathogene Wirkung des Connecticut V-Stammes des Coxsackie B-Virus in Gewebskulturen von Nackenfettgewebe von Säuglingsmäusen kontrolliert.

---

[1] Berger u. a. 1952.

Das Maximum der Wirkung konnte zwischen dem 4. und 7. Tag nach der Inoculation beobachtet werden.

Bei einem bestimmten Stamm des Coxsackie-Virus hat PAPPENHEIMER (1952) bei Mäusen kleine fuchsinophile Granula gefunden, welche von einem feinen Hof umgeben waren. Es handelte sich hier wohl um besondere Elementarkörperchen.

GODENNE u. CURNEN (1952) haben 17 verschiedene Coxsackie-Virusstämme durch Muskelsuspensionen infizierter Säuglingsmäuse in der Chorio-allantois-Membran inoculiert. Alle Stämme erwiesen sich nach einer Hühnereipassage noch als aktiv. Einige Stämme sind nach zwei Eipassagen virulent geblieben, seltener nach drei Eipassagen.

LUKÀCS u. ROMHÀNYI (1960) haben 17 Beobachtungen von Meningoencephalo-myokarditis des Neugeborenen untersucht. In allen Fällen konnte Coxsackie B3-Virus identifiziert werden. Auch sog. stumme Fälle, die fast symptomlos beginnen und sich nur durch kurz dauerndes Fieber auszeichnen, mit Unruhe, Erbrechen, waren zu beobachten.

Auf die virologische Diagnostik dieser Beobachtungen gehen DÖMÖK und MOLNAR (1960) ein. In 13 Fällen wurde Coxsackie B 3-Virus gefunden, in einem Liquor auch ECHO-Virus I. Coxsackie B 3 wurde 21mal im Kot, 4mal im Liquor und in einem tödlich verlaufenden Fall in Gehirn, Rückenmark, Herzmuskel, Leber, Milz, Pankreas und Lunge festgestellt.

f) Vergleich zwischen Poliomyelitis-Virus, Coxsackie-Virus und ECHO-Virus.

(Literatur s. S. 675.)

Die Viren der Poliomyelitis-, der Coxsackie- und der ECHO-Infektionen zeigen enge verwandtschaftliche Beziehungen, auf die vielfach hingewiesen worden ist[1].

Bei Patienten, welche Symptome einer Poliomyelitis zeigen, finden sich im Darminhalt Viren, die für säugende Mäuse pathogen sind. DALLDORF (1957) hat dieses weit verbreitete Virus untersucht und mehrere Stämme isolieren können. In den Experimenten ist dabei auffallend, daß sich das Virus auf säugende Mäuse übertragen läßt und daß Muskelschädigungen auftreten. In einer Gruppe traten vorwiegend Lähmungen bei den infizierten Mäusen auf. In einer anderen Gruppe fanden sich spastische Erscheinungen oder auch Lähmungen. Die eine Gruppe zeichnete sich aus durch generalisierte Veränderungen, die andere durch herdförmige, weniger starke Veränderungen der Skeletmuskulatur. Hingegen zeigten die Tiere dieser Gruppe wesentliche Gehirnschädigungen mit Ödem der Marksubstanz und cystischen Degenerationen. Im Fettgewebe können auch Nekrosen auftreten. Es handelt sich hier um eine Erkrankung, welche der Poliomyelitis ähnlich ist und mit dieser Krankheit vieles gemeinsam hat.

BERNKOPF u. ROSIN (1957) haben mit Poliomyelitisstämmen, Coxsackie-Virus-Stämmen und dem ECHO-Virus-Stamm Experimente vorgenommen. Dabei waren durch alle derartigen Viren mehr oder weniger vergleichbare und ähnliche Veränderungen zu erzeugen. Die Zell-Läsionen nach ECHO-Virus-Infektionen traten erheblich später, ungefähr 8 Std nach der Infektion, auf. Die durch Poliomyelitis- und Coxsackie-Virus bedingten Läsionen waren schon 6 Std nach der Infektion sichtbar.

Das Coxsackie-Virus führt zu einer frühen Abrundung der Zellen mit cytoplasmatischer Vacuolisierung und scharfer Trennung des Ektoplasmas vom Endoplasma. Die ECHO-Viren verursachen eine polygonale oder trianguläre Schrumpfung eines Teiles der Kulturzellen. Daneben finden sich jeweils immer wieder völlig intakte Zellen vor. Die Zell-Veränderungen bei den Polio-Viren zeichnen sich aus durch Schwellung, Abrundung, Verwischung der Kernstruktur und Bildung cytoplasmatischer Ausläufer. Auf Grund dieser Unterschiede ist die Möglichkeit einer morphologischen Unterscheidung der Kultur-Virus-Infektion möglich. Auch RHODE (1952) geht auf die Zusammenhänge zwischen Theiler-Virus, Poliomyelitis- und Coxsackie-Virus ein.

JUNGEBLUT (1941) zeigt, daß der Erreger der Poliomyelitis ein komplexeres Virus ist, als das bisher angenommen wurde. Es scheint, daß eine Gruppe von Poliomyelitis-Viren und auch von poliomyelitisartigen Krankheiten existiert. Verschiedene, wahrscheinlich eng

---

[1] VIVELL und GÄDEKE 1952.

verwandte Viren rufen die Krankheit hervor. Man soll die Vorstellung von einem einzelnen, homogenen Polio-Virus aufgeben und statt dessen eine Familie von Poliomyelitis-Viren annehmen. Während einer Poliomyelitis-Virus-Epidemie im Sommer 1950/51 in Sidney konnten bei paralytischen und aparalytischen Poliofällen Coxsackie-A-Virus-Stämme von Stanley u. Mitarb. (1953b) festgestellt werden. Es war aber nicht möglich, Poliomyelitis-Viren zu isolieren. Shaver (1958) hat die cytopathogenen Effekte von Polioviren, Coxsackie- und ECHO-Viren usw. auf Affennierenzellen verglichen. Basophile, cytoplasmatische Granulabildungen wurden als Folge der Virusinfektion angesehen. Nach der Virusinfektion kam es auch zu einer Zellabrundung und zu einer cytoplasmatischen Eosinophilie. Diese Veränderungen schienen aber nicht streng spezifisch für einen virusbedingten Zellschaden. Bei der ECHO-Virusinfektion kam es zur perinucleären, dichten cytoplasmatischen, teils schollige Eosinophilie.

Auf die Virusmultiplikation in Insekten, hauptsächlich in Fliegen durch Coxsackieviren und Polioviren gehen Melnick u. Penner (1952) ein. Dabei waren Coxsackie-Viren 2—12 Tage, Polio-Viren 4—17 Tage nach der Verfütterung nachzuweisen. Junge Fliegen aus Eiern virusgefütterter alter Tiere waren virusfrei.

g) Infektiöse Polyneuritis. Guillain-Barré-Syndrom.
(Literatur s. S. 675.)

Die infektiöse Natur der Erkrankung wird als sehr wahrscheinlich bezeichnet. Es wird ein Virus als Erreger angenommen. In den typischen Fällen liegt ein akuter Beginn vor mit verschiedenen paralytischen Reaktionen, meistens mit aufsteigender Lähmung, oft auch verbunden mit ausstrahlenden Schmerzen und einer Muskelschwäche. Relativ häufig kommt es zu einer Facialisparese. In der Regel tritt eine völlige Heilung auf. Klinisch sind Verwechslungen mit Poliomyelitis oder mit postinfektiösen, z. B. postdiphtheritischen Lähmungen möglich.

In Todesfällen wurde eine Schwellung und Entmarkung der Spinalnerven gefunden, z. T. auch Degenerationen der Nervenzellen in den vorderen oder hinteren Wurzeln[1].

Der primäre Sitz des Leidens findet sich wahrscheinlich in den Myelinscheiden. Es kann sekundär der Achsenzylinder geschädigt werden und untergehen. Die Ganglienzellen des Rückenmarkes können eine retrograde Degeneration aufweisen. Lokale Entzündungen und teilweise auch Nekrosen sollen in inneren Organen, so n Leber, Herz und Nieren, auch in Nebennieren, vorkommen.

Rimski (1962) fand bei einer 56jährigen Frau, welche innerhalb von 5 Tagen einer schweren akuten Landryschen Paralyse vom Typus Guillain-Barré erlag, ausgeprägte kolloidähnliche Gebilde im Cytoplasma mancher Zellen, welche als Einschlußkörperchen zu bezeichnen waren und als Endstadium schwerer Zelldegenerationen aufgefaßt wurden. Die Einschlußkörperchen wurden vor allem in denjenigen Ganglienzellen gefunden, welche eine starke metabolische Aktivität aufwiesen. In den Spinalwurzeln waren frische Myelinscheidendegenerationen vorhanden.

h) Encephalitis lethargica.
(Literatur s. S. 675.)

Es ist schwierig, diese Form der Entzündung des Zentralnervensystems einzuordnen, da ein Virus nicht isoliert worden ist. Vom histo-pathologischen Standpunkt aus muß man die Krankheit als eine virusbedingte Entzündungsform bezeichnen. Die Krankheit, die vor allem während der Grippeepidemien in den Jahren 1917 und 1924 gehäuft auftrat, dann später nur auf einzelne sporadische Fälle beschränkt blieb, ist nach 1933 verschwunden. Sichere Beobachtungen dieser Infektion mit histo-pathologischen Befunden sind in den letzten Jahren nicht mehr mitgeteilt worden[2]. Die virologischen Verfahren waren vor 40 Jahren, wie das Leiden noch häufig war, nicht so ausgebaut wie heute. Eine Isolierung des Erregers ist nicht geglückt. Aus dem Zusammentreffen einer Grippepandemie

---

[1] Sabin und Aring 1941.   [2] Scheidegger 1959.

und einer epidemischen Encephalitis wurde damals vermutet, daß der gleiche Erreger, d. h. das Grippevirus, diese Encephalitis auslösen würde. Das trifft aber nicht zu. Auch aus den Überimpfungen von Gehirnsuspension von an Encephalitis Verstorbenen in das Kaninchengehirn und in das Affengehirn sind keine sicheren Schlüsse zu ziehen. Solchen Überimpfungen kommt keine wesentliche Bedeutung zu. Bei Kaninchen sind leicht Gehirnentzündungen auszulösen, auch ohne daß Viren übertragen werden. Rein mechanische Reize können latente Infektionen auslösen. Die Kaninchen sind Träger einer größeren Zahl von Viren, die durch verschiedene Prozesse leicht aktiviert werden können.

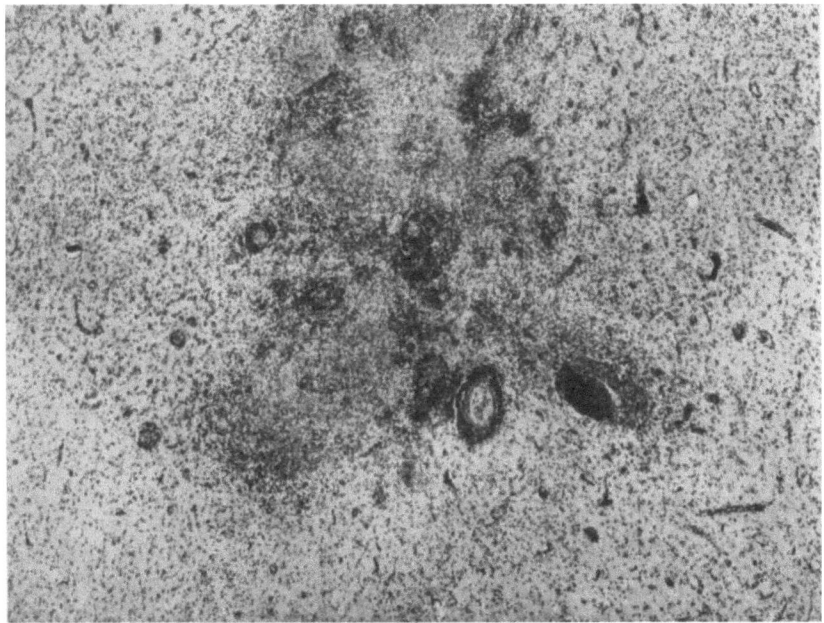

Abb. 58. Encephalitis epidemica. Starke frische Entzündung mit Neuronophagien und sehr dichten gliösen Proliferationen. Lymphocyten- und Plasmazellinfiltrate um die Gefäße herum. S. N. 984/33. 52jährige Frau. Path.-anat. Institut, Basel. Vergr. 1:32.

Bei der klinischen Untersuchung besteht im akuten Stadium gewöhnlich eine Leukocytose mit einer Linksverschiebung der polynucleären Zellen. Im Liquor kann eine mononucleäre Pleocytose nachgewiesen werden. Die Invasion des Zentralnervensystems erfolgt weitgehend hämatogen. Im Zentralnervensystem sind die Läsionen verschieden schwere, vor allem auch, was deren Ausbreitung anbetrifft. Es wird überwiegend die graue Substanz befallen (Abb. 58). Einzelne Formen führen auch zu einer Erkrankung der Gehirnhäute, wenigstens in leichterem Maße. Die Ganglienzellen, oft nur solche bestimmter Kerne und Areale, werden in erster Linie betroffen und zeigen dabei Schwellungszustände oder Chromatolysen. Zum Teil kommt es auch zu Zelluntergängen. Die gliösen Reaktionen sind unterschiedlich stark. Manchmal können dichte Gliaproliferationen auftreten. Bemerkenswert ist, daß der Entzündungsprozeß, besonders wenn er frisch ist, manchmal auch ein rein eitriger sein kann und auch eigentliche Einschmelzungen sich finden, wie das für eine reine Virusentzündung ungewöhnlich ist.

Während im akuten Stadium hauptsächlich mesodermal-gliöse Reaktionen vorhanden sind, treten später dann mehr parenchymatöse Vorgänge auf. Die entzündlichen Infiltrate sind stark ausgeprägt, wobei vor allem reichlich Leukocyten emigrieren. Später werden dann diese Zellen durch lymphatische Elemente oder Plasmazellen ersetzt. Die Ganglienzellen weisen akute Reizzustände auf

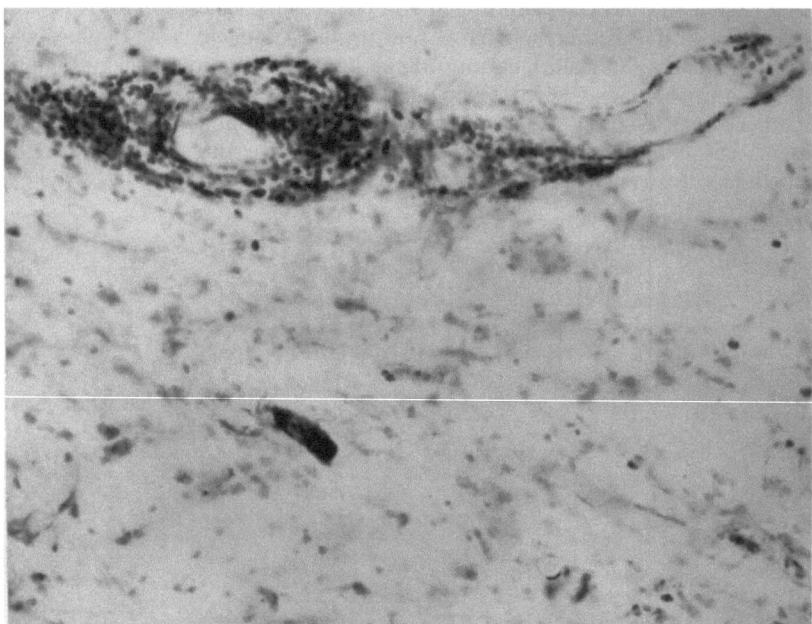

Abb. 59. Encephalitis epidemica. Weitgehender Schwund der Zellen des Nucleus niger. Vereinzelte perivasculäre Infiltrate und diffuse gliöse Proliferationen. S. N. 312/37. 34jährig. Nissl. Path.-anat. Institut, Basel. Vergr. 1:170.

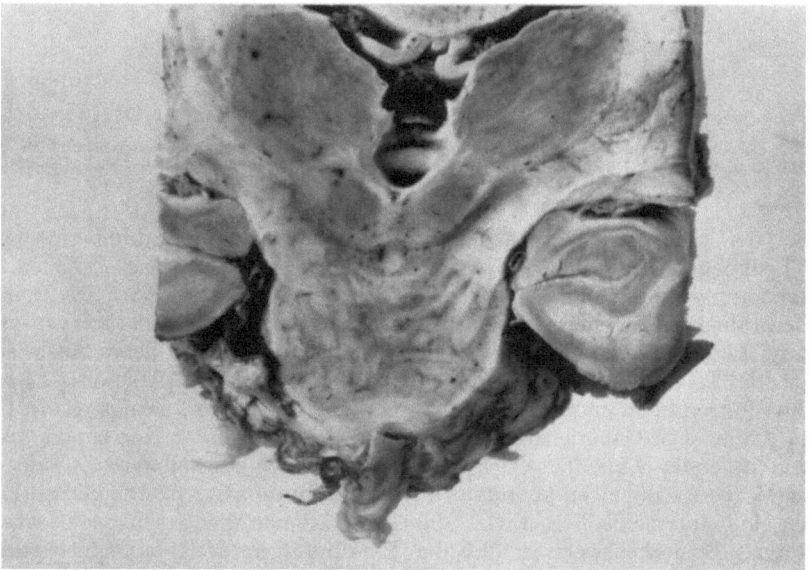

Abb. 60. Encephalitis epidemica. Endstadium mit Parkinsonismus. Infektion vor 44 Jahren. Weitgehende Depigmentierung des Nucleus niger. S. N. 207/62. 54jähriger Mann. Path.-anat. Institut, Basel. Natürliche Größe.

oder sog. schwere Zellerkrankungen nach Nissl. Im Nucleus niger ist der Prozeß besonders schwer. Die Zellen werden hier stark geschädigt und zerfallen rasch.

Das Melaninpigment wird dadurch frei, z. T. wird es phagocytiert und auch abtransportiert (Abb. 59 und 60). In der Regel bleiben nur wenig pigmenthaltige Zellen noch erhalten. Sog. Neuronophagien sind zahlreich. Es scheint jedoch, daß der Zerfall der Zellen nicht absolut der Schwere der Entzündung entspricht. In den Oculomotoriuskernen, welche gleichfalls in die Entzündung einbezogen sind, ist der Zellzerfall geringer.

Die Entzündung ist eine Polioencephalitis, d. h. eine auf die graue Substanz beschränkte Form, wie die Lyssa, die Poliomyelitis oder die Bornasche Pferde-encephalitis.

Im Endstadium, nach Rückbildung der entzündlichen Veränderungen, ist der Prozeß vor allem im Gebiet des Nucleus niger gut erkennbar. Es findet sich eine Narbe aus Faserglia aufgebaut. Solche gliösen Narben kommen auch um den 4. und 3. Ventrikel herum vor, sowie auch um den Aquaeductus. Es ist bemerkenswert, daß in derartigen Stadien nicht nur Narbenherde vorliegen, sondern daß sich teilweise auch noch entzündliche Prozesse finden, welche auf einen schleichenden Entzündungsprozeß hinweisen. Auf Grund solcher Befunde ist das Leiden vielfach auch schon als chronische Encephalitis aufgefaßt worden.

Bei der *Encephalitis lethargica* finden sich die sog. Da Fano-Körperchen. Es sind zarte basophile Körperchen von 0,4 μ Größe, welche von einem feinen Hof umgeben sind. Manchmal liegen sie paarweise beisammen. Der Nachweis gelingt relativ gut mit der Bielschowsky-Silbermethode oder mit Methylenblau. Bei der gleichen Krankheit werden auch Dawson-Körperchen gefunden, welche 0,3—9 μ groß sind und eosinophile Körperchen besitzen. Sie finden sich in den Zellen der motorischen Region, im Nucleus ruber und im Corpus caudatum.

i) Durch Arthropoden übertragene Virusencephalitiden.
(Literatur s. S. 675.)

Die durch Arthropoden übertragenen Virus-Encephalitiden kommen in der Regel nur in einzelnen geographisch begrenzten Arealen vor. Sie sind auch an bestimmte Jahreszeiten gebunden. Bei der Übertragung spielen Vögel und Arthropoden eine wesentliche Rolle.

In diese Gruppe gehören mehrere Entzündungen des Zentralnervensystems, hauptsächlich solche, die bei Tieren auftreten und welche auch auf den Menschen übertragen werden können. Sie haben unterschiedliche Reaktionen zur Folge. Einzelne führen mehr zu einer inapparenten Infektion, öfters mit Meningitis, andere zu einer schweren, oft letal verlaufenden Encephalitis.

Zu den durch Arthropoden übertragenen Encephalitiden gehören die einzelnen Formen wie die russische Frühjahrs-Sommerencephalitis, die japanische Encephalitis, dann die St. Louis-Encephalitis, die australische X-Disease, die Louping-ill, die östliche, die westliche und die venezuelanische Form der Pferde-encephalitis und mehrere andere Erkrankungen, welche z. T. auf tropische Gebiete beschränkt sind.

α) *Frühjahr-Sommer-Meningo-Encephalo-Myelitis (Zecken-Encephalitis).*

Diese Entzündung, welche im östlichen Rußland und in Sibirien endemisch ist, wird durch ein Virus hervorgerufen und durch Zecken (Ixodes persulcatus) übertragen. Auch kleinere Nager und Vögel spielen als Reservoir möglicherweise eine Rolle. Die Verbreitung des Virus scheint — nach Bestimmung spezifischer Antikörper bei verschiedenen Tierarten — sehr groß zu sein. Das Virus kann auch durch die Milch ausgeschieden werden (Milch-Encephalitis). Die akuten Stadien zeichnen sich dadurch aus, daß polynucleäre Leukocyten die Gefäßwandungen umgeben. Später sind Monocyten, vor allem Lymphocyten feststellbar, auch ist die Vermehrung an mesenchymalen Zellen bemerkenswert. Die klinischen Bilder mit Lähmungen und Beteiligung der Gehirnhäute gleichen den anderen Formen der Virus-Encephalitis. Möglicherweise liegen hier Beziehungen zu einer anderen Virusinfektion, dem hämorrhagischen Omsk-Fieber, vor. Das Virus zeigt serologisch auch Ähnlichkeit mit dem Erreger des Louping-ill und der Kyasanur-Krankheit. Histopathologisch kann eine Miterkrankung der Meningen nachgewiesen werden bei fleckförmiger Polioencephalo-Myelitis. Bei der mikroskopischen Untersuchung zeigt sich, daß die graue Substanz bevorzugt wird. In den Vorderhörnern des Rückenmarks kommen reichlich Neuronophagien vor. Der Entzündungsprozeß ist im Bulbus vor allem ausgeprägt[1]. Es sind jeweils auch Kleinhirn, Nucleus niger und die Thalamuskerne stark zellig infiltriert. Es bestehen vielfach starke histo-pathologische Ähnlichkeiten mit der Poliomyelitis. Die Ausbreitung der Krankheit im Gehirn und Rückenmark ist jedoch verschieden. Jellinger und Kovac (1960) haben bei der Untersuchung eines virologisch sichergestellten Falles von Zecken-Encephalitis in Österreich eine „fleckförmige Polioencephalitis mit meningealer Beteiligung" nachweisen können. Gegenüber der Poliomyelitis wird das starke Überwiegen mesenchymaler Zellen hervorgehoben; die starken Mikrogliareaktionen der Polioencephalitis fehlen. Die histologischen Reaktionen reichen jedoch nicht aus zu einer sicheren Unterscheidung der verschiedenen Entzündungsformen, welche durch Arbor-Viren hervorgerufen werden. Die Unterschiede im Befallensein der Stammganglien sind sehr wesentlich. Bei der Frühjahr-Sommer-Encephalitis sind die Stammganglien weitaus stärker ergriffen als bei der Poliomyelitis mit gleichmäßigem starkem Befallensein des Diencephalon. Als ein morphologisches Charakteristikum wird die Kleinhirnbeteiligung bezeichnet mit starkem gleichmäßigem Befall von Cortex, Marklager und Kernen. Der Befall des Endhirnes ist bei dieser Encephalitis gleichfalls stärker als bei der Poliomyelitis. Bei den tierexperimentellen Untersuchungen haben Környey (1955) und auch Kovac und Moritsch (1951) gleichfalls eine fleckförmige Polio-Encephalomyelitis gefunden. Im Experiment ist im Beginn der Erkrankung eine starke leukocytäre Entzündung vorhanden, welche beim Menschen noch nicht nachgewiesen werden konnte.

β) Japanische Encephalitis Typus B.

Diese Form der Encephalitis wurde von der Economoschen Encephalitis abgegrenzt, zeigt jedoch ähnliche histologische Veränderungen. Es handelt sich dabei um eine Erkrankung zur Sommerszeit. 1924 sind starke Epidemien aufgetreten mit über 6000 Erkrankungen und mehr als 50% Todesfällen. Die Krankheit findet sich vor allem in Japan, Formosa und China und großen Teilen Rußlands. Dieses Virus wurde von Hayashi (1931) isoliert.

Pathologisch-anatomisch finden sich perivasculäre Infiltrate, vorwiegend Anhäufungen von Rundzellen und Plasmazellen und großen mononucleären Zellen[2] (Abb. 61). Es sind überall kleine gliöse Proliferationen mit Hortega- und Mikrogliazellen. Derartige gliöse Proliferationen können eine gewisse Ähnlichkeit mit Fleckfiebergranulomen aufweisen. Sie finden sich vor allem in der grauen Substanz und im Gehirnstamm. Feine zellige Infiltrate finden sich auch in den weichen, nicht jedoch in den harten, Gehirnhäuten. Der Prozeß weist eine starke Ausbreitung auf im Gebiet des Nucleus niger, des Gehirnstammes und der Oliven.

---

[1] Jervis u. Higgins 1953.
[2] Kawamura 1936, Haymaker u. a. 1957, Sabin 1947.

Er kann auch einen hämorrhagischen Charakter annehmen. KINGO (1935) weist auf feine Hämosiderinablagerungen hin. Auf Besonderheiten bei der Histopathologie geht ZIMMERMAN (1946) ein.

Als Unterschiede zwischen Typus A und B zeigt VAN BOGAERT (1958), daß beim japanischen B-Typus die Gehirnhäute mitbetroffen sind und daß das Gehirn im ganzen befallen wird, vor allem die Rinde. Auf die Unterschiede in der Ausbreitung der beiden Formen weisen auch BERTRAND u. MIYASHITA (1936) hin.

Das Virus der japanischen B-Encephalitis wurde im Blut, im Liquor und auch im Gehirn nachgewiesen. Es ist für Affen hoch pathogen, wenn es intracerebral überimpft wird, auch für Mäuse bei intraperitonealer Verimpfung. Das Virus

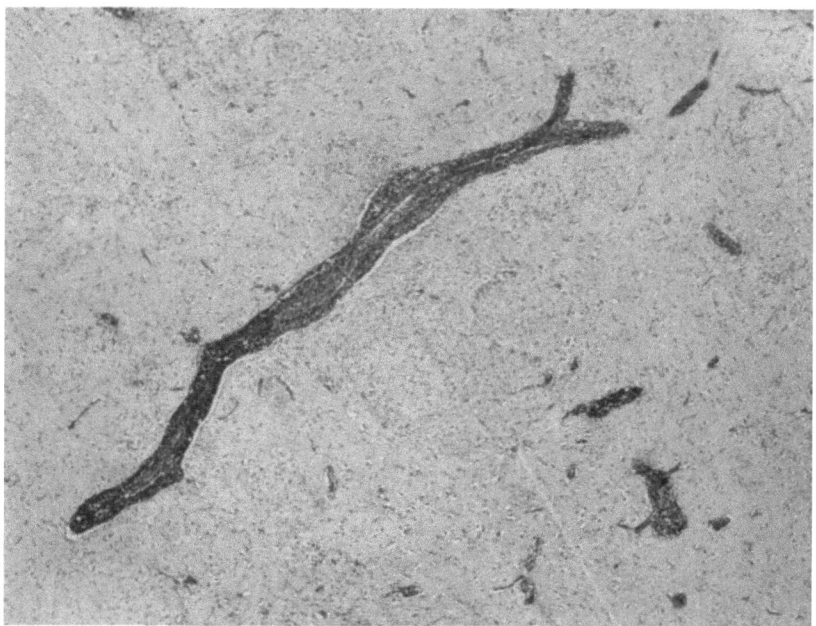

Abb. 61. Japanische Encephalitis. Starke perivasculäre Infiltrate vor allem mit Anhäufungen der Plasmazellen und Rundzellen. Vergr. 1:57.

wächst auf bestimmten Gewebskulturen und zeigt hier pathogene Reaktionen. Vom Virus der St. Louis-Encephalitis unterscheidet sich der Erreger durch seine starke Virulenz bei den Mäusen.

γ) Amerikanische (St. Louis) Encephalitis.

Verschiedene Epidemien sind in den Vereinigten Staaten aufgetreten. Die größte konnte in St. Louis 1933 festgestellt werden. Die Mortalität betrug hier 20%. Das Virus konnte durch MUCKENFUSS u. a. (1933) isoliert werden und ist in mehreren Staaten von Amerika, auch in Europa festgestellt worden.

Pathologisch-anatomische Mitteilungen liegen nur wenige vor. Bei dieser Form der Encephalitis sind die Gehirnhäute wesentlich zellig infiltriert. So finden sich hier polynucleäre Leukocyten vor allem in den akuten Stadien (Abb. 62 und 63). Später sind um die Gefäße Monocyten und Plasmazellen festzustellen. WEIL (1934) fand auch Histiocyteninfiltrate mit feinen Zelleinschlüssen. Gliaknötchen sind nicht nur in der grauen Substanz vorhanden, auch die weiße Substanz und das

Rückenmark werden ergriffen[1]. Die Myelinscheiden werden nicht zerstört, auch nicht im Umkreis der zellig infiltrierten Gefäße.

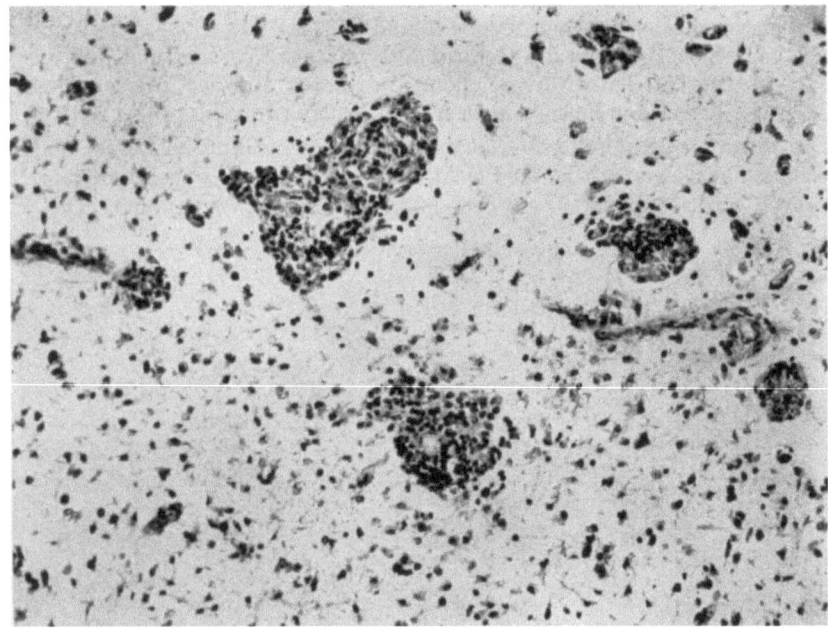

Abb. 62. St. Louis-Encephalitis. Armed Forces Institute, Washington. Vergr. 1:160.

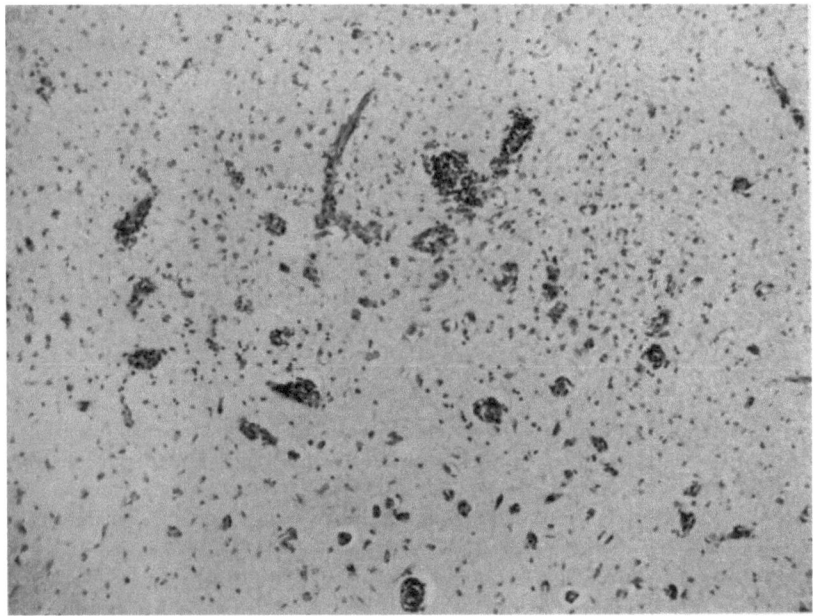

Abb. 63. St. Louis-Encephalitis. Diffuse rundzellige Infiltrate und Gliaproliferationen. Armed Forces Institute
Washington. Vergr. 1:100.

[1] McCordock 1934.

Das Gehirn der Maus ist für eine direkte Infektion äußerst empfindlich. Auch genügen sehr kleine Mengen, um bei diesem Tier eine Infektion auszulösen, wenn das infizierte Material direkt in die Nase eingetropft wird[1].

δ) Australische epidemische Encephalitis (X-Disease).

Anfänglich wurde vermutet, daß es sich um eine Poliomyelitisinfektion handle[2]. Auch hier ist die Infiltration der Gehirn- und Rückenmarkshäute mit hämatogenen Entzündungszellen eine auffallende Erscheinung. Im Cortex und im subcorticalen Marklager kommen neben Gliaproliferationen auch kleine Nekrose-

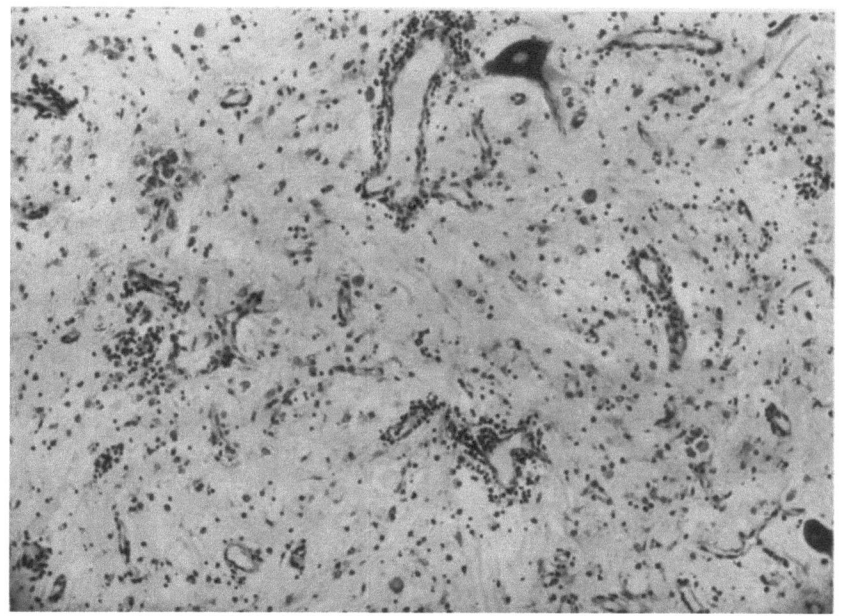

Abb. 64. Pferdeencephalitis. Armed Forces Institute, Washington. Vergr. 1:100.

herde vor[3]. Das Kleinhirn wird gleichfalls stark in den Entzündungsprozeß einbezogen. Degenerative Umänderungen zeigen vor allem die Purkinje-Zellen.

ε) Pferde-Encephalitis.
(Literatur s. S. 676.)

Es sind verschiedene Formen der Pferdeencephalitis bekannt geworden, wobei eine westliche, eine östliche und eine venezolanische Form unterschieden werden kann. Es handelt sich dabei hauptsächlich um Erkrankungen während des Sommers, welche Pferde und Maultiere ergreifen (Abb. 64).

a) Die westliche und östliche Form. Für die nordamerikanischen Pferdeencephalitis-Virusstämme stellen wohl wild lebende Vögel ein Hauptreservoir dar, von denen die Viren durch Mücken auf Pferde und auf Menschen übertragen werden.

Der westliche Stamm wurde von MEYER u. a. (1931) aus dem Zentralnervensystem von Pferden isoliert. MEYER hat schon 1932 darauf hingewiesen, daß der

---

[1] WEBSTER und Clow 1936.
[2] CLELAND und CAMPBELL 1919, JOHNSTON und GOODPASTURE 1936.
[3] PERDRAU 1936.

Mensch infiziert werden könne (Abb. 65—68). Einige Jahre später sind mehrere menschliche Infektionen bekannt geworden. Eine große Epidemie mit diesem

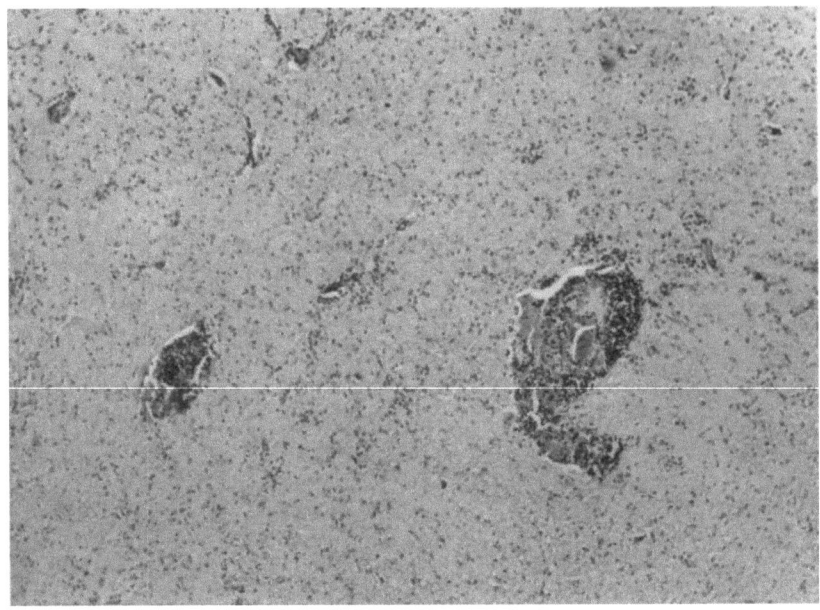

Abb. 65 Pferdeencephalitis (Western Encephalitis). Armed Forces Institute, Washington. Vergr. 1:70.

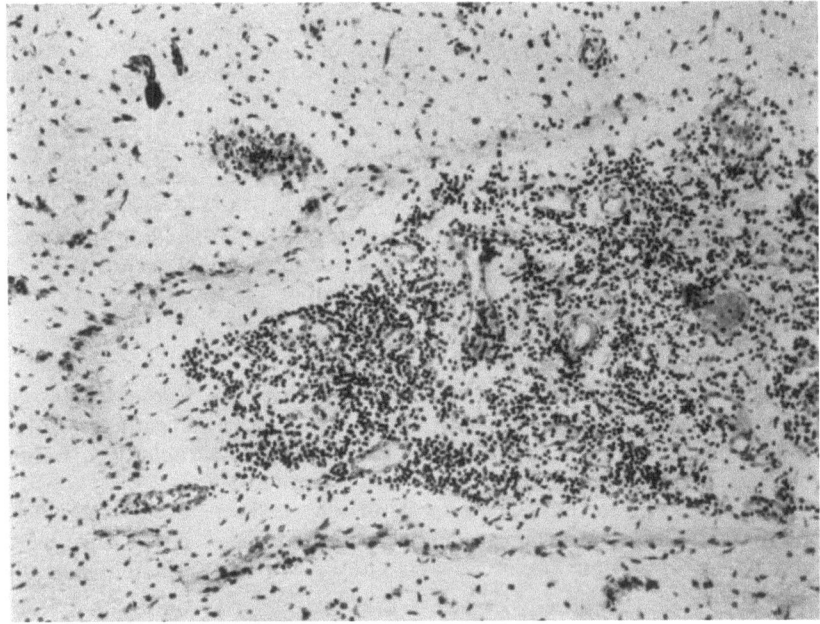

Abb. 66. Western-Pferde-Encephalitis. Armed Forces Institute, Washington. Vergr. 1:120.

Virus wurde beim Menschen 1941 in den nördlichen Staaten der USA. und in Canada nachgewiesen. Über 3000 Beobachtungen sind bekannt geworden mit einer Mortalität von etwa 10%. Das Leiden befällt vorwiegend Kinder. Bei den Kranken kommt es zu intensiven Kopf- und Muskelschmerzen, zur Schlafsucht,

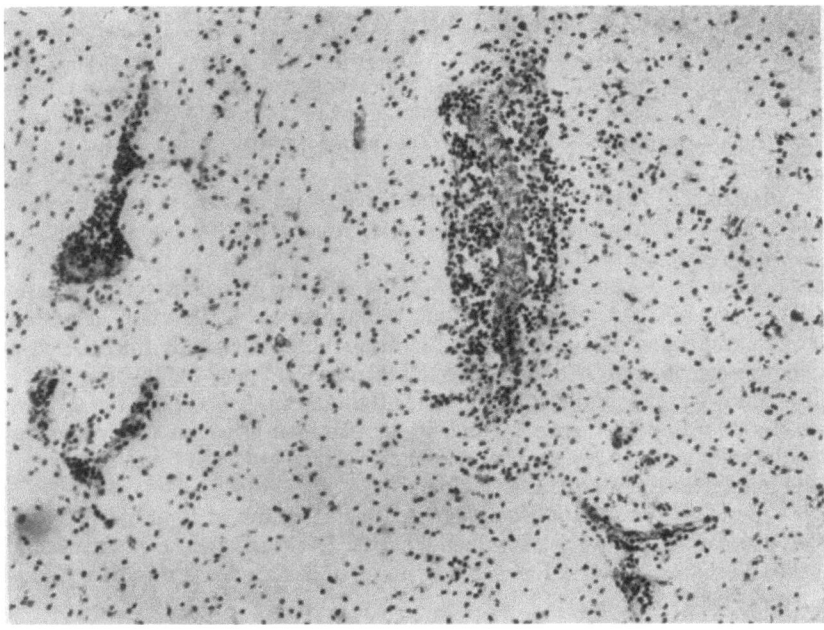

Abb. 67. Eastern-Pferde-Encephalitis. Armed Forces Institute, Washington. Vergr. 1:120.

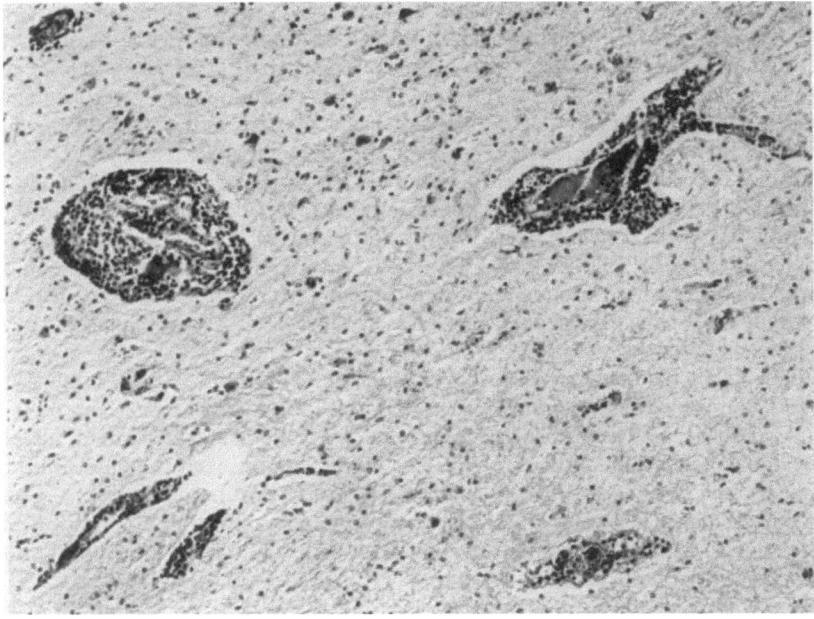

Abb. 68. Eastern-Pferde-Encephalitis. Armed Forces Institute, Washington. Vergr. 1:120.

Ataxien und Tremor. Später treten auch Krämpfe auf. Es finden sich Seh-störungen und es kann sich ein Koma entwickeln. Der Exitus letalis kann nach wenigen Tagen, meist bei starker Temperatursteigerung infolge einer Polio-Encephalo-Myelitis eintreten.

Es sind auch mehrere Laboratoriumsinfektionen mitgeteilt worden. Die Pferdeencephalitis, sowohl die nord-, wie auch die südamerikanische Form, welche auf den Menschen übertragen wird, zeigen das gleiche histologische Bild. Es ist auch nicht möglich, die Gehirn- und Rückenmarksentzündung mikroskopisch von der St. Louis-Encephalitis abzugrenzen[1]. Auf die Ähnlichkeit mit der in der Tschechoslowakei beobachteten Zeckenencephalitis weist Libiková (1957) hin[2].

Bei der durch diese Viren hervorgerufenen Encephalitis kommt es zu einer schweren Entzündung der grauen Substanz, welche herdförmig im Gehirn und Rückenmark sich ausbreitet.

Es kommt zum Untergang von Ganglienzellen, zu regressiven Prozessen in den Gefäßwänden mit Blutungen, zur leukocytären Infiltration der Gehirnsubstanz. Außerdem ist eine Gliaproliferation vorhanden. Es finden sich auch Erweichungsherde und Infiltrate mit Rundzellen in den Gefäß-Scheiden. Die Leptomeninx ist gleichfalls infiltriert. Auffallend sind die schweren Degenerationen der neuralen Elemente[3]. Auch in den übrigen Organen sind degenerative und entzündliche Prozesse nachzuweisen. Yamagiva (1955) weist darauf hin, daß Magenulcerationen auftreten können.

b) Venezolanische Equine-Encephalitis. Das Virus der in Venezuela, Brasilien, Ekuador und in Trinidad vorkommenden Pferdeerkrankung zeigt in vielem ein ähnliches Verhalten wie die Erreger der nord- und südamerikanischen Encephalitis der Pferde.

Übertragungen auf den Menschen sind mehrere bekannt geworden.

Die Krankheitserscheinungen waren den der Dengue ähnlich. Eine schwere Encephalitis war selten zu beobachten[4].

Gleiser u. Mitarb. (1962) berichten über die vergleichend pathologischen Befunde bei der experimentell erzeugten venezolanischen Pferde-Encephalomyelitis. Verwendet wurde der Trinidad-Stamm. Die Untersuchungen betreffen Studien bei verschiedenen Tieren. Dabei konnte gezeigt werden, daß die einzelnen Laboratoriumstiere sehr verschieden reagieren. Das Meerschweinchen stirbt 2—4 Tage nach der Infektion an einer hochfieberhaften Erkrankung. Bei der Maus kommt es ebenfalls zu einer schweren, rasch tödlich verlaufenden Erkrankung mit Encephalomyelitis und Schwellungen der Endothelzellen. Es treten Nekrosen der Lymphknoten auf. 6 Tage nach der Infektion sind in den Lymphknoten sehr schwere Reaktionen vorhanden mit Anhäufungen unreifer Elemente, so daß Bilder entstehen wie beim Lymphosarkom. Es sind Degenerationen der Megakaryocyten festzustellen.

Beim Meerschweinchen sind die Veränderungen vor allem im lymphatischen Gewebe und im Knochenmark vorhanden mit ausgesprochenen Nekrosen der Lymphknoten und der Milz. Das Zentralnervensystem erschien nicht beteiligt.

Bei den Affen fanden sich nach 14—21 Tagen im Gehirn Ansammlungen lymphatischer Zellen um die Gefäße mit gliösen Proliferationen und Granulationen. Manchmal traten auch Nekrosen auf neben einer Meningitis mit Entmarkungen. Derartige Veränderungen fanden sich vom 6. Tage ab und konnten über mehrere Wochen verfolgt werden.

Beim Esel kommt es zu einer nekrotisierenden Meningo-Encephalitis mit Blutungen und starker Anhäufung von neutrophilen Leukocyten. Die Veränderungen

---

[1] Hurst 1934, Yamagiva 1955, Fankhauser 1961.
[2] Vergleiche auch Jellinger und Kovac 1960, Környey 1955.
[3] Wesselhoeft u. a. 1938.   [4] Sutton u. Brooke 1954.

finden sich im Thalamus und im Mittelhirn, weniger im Cortex. Auch in Brücke, Medulla und Kleinhirn, sowie Rückenmark konnten Einschmelzungen beobachtet werden. Es waren außerdem auch in Nebennierenrinde, Leber, Lymphknoten, Knochenmark und Myokard nekrotisierende Prozesse vorhanden mit Blutungen.

ζ) Louping-ill.
(Literatur s. S. 676.)

Die durch Arthropoden übertragene Encephalitis, welche in England, Schottland und Nordirland bei Schafen häufig beobachtet wird, ist dort schon seit über 100 Jahren bekannt. Sie wird durch eine Zecke (Ixodes ricinus) übertragen. Bei den Schafen läßt sich eine diphasische fieberhafte Erkrankung nachweisen, die sog. Traberkrankheit, mit Bewegungsstörungen und Lähmungen.

Das Virus ist demjenigen der russischen Frühjahr-Sommer-Encephalitis eng verwandt. Auch in Europa wurde das Virus in der letzten Zeit nachgewiesen. Es handelt sich um eine Meningo-Encephalitis mit starken Degenerationen der Purkinje-Zellen. Einschlüsse in den Zellen sind bei Schafen nicht gefunden worden. Beim Menschen sind nur zufällige Laboratoriums-Infektionen vereinzelt mitgeteilt worden. Teilweise trat eine grippeartige Erkrankung auf. Andere Arbeiter in Laboratorien wiesen Erscheinungen einer Meningo-Encephalitis auf, jedoch ohne Zeichen einer Ataxie oder Unruhe[1].

DAVISON u. Mitarb. (1948), dann auch LAWSON u. a. (1949) haben über solche Infektionen beim Menschen berichtet, welche in England auftraten, teilweise bei Arbeitern in Schlachthäusern. Poliomyelitisartige Erkrankungen wurden beobachtet; teilweise konnten sie durch serologische Methoden diagnostiziert werden. JOHNSTON und GOODPASTURE (1936) berichten über eine akute Encephalitis bei einem Kind. Auch hier waren starke Veränderungen an den Purkinje-Zellen vorhanden neben einer Entzündung der Meningen. Infiltrate der Meningen wurden mehrfach nachgewiesen, verbunden mit Encephalitis[2].

WIEBEL (1937) weist auch auf die starke cerebrale Mitbeteiligung hin. Bei den Beobachtungen von Meningo-Encephalitis waren in den Ganglienzellen, vor allem in den Purkinje-Zellen, degenerative Veränderungen vorhanden mit leicht darstellbaren Einschlüssen.

Es scheint, daß der Vermis des Kleinhirns jeweils die stärksten Veränderungen aufweist.

Auch sehr schwere Krankheitszustände können wieder völlig ausheilen.

j) Mengo-Encephalitis.
(Literatur s. S. 677.)

Im Mengodistrikt in Uganda wurde das sog. Mengoencephalomyelitis-Virus gefunden, das encephalitische Symptome beim Menschen hervorruft. Bei gelähmten Rhesusaffen konnte es isoliert werden[3]. Wahrscheinlich spielen Moskitos bei der Übertragung eine Rolle. Auch bei anderen Tieren wurde der Virusstamm gefunden. Dieses Mengo-Encephalomyelitis-Virus erwies sich immunologisch verschieden von 19 anderen neurotropen Viren, mit denen es verglichen wurde.

Das Virus ist ausgesprochen neurotrop. Es findet sich vor allem im Rückenmark, insbesondere im Lumbalmark, dann auch in Lunge, Leber, Milz, Niere; es kann im Blut nachgewiesen werden. Das Virus führt zu Schädigungen der Nervenzellen. Das Virus erwies sich als verhältnismäßig stabil gegen Hitze und Chemikalien. Seine Größe wurde auf etwa 10 mμ geschätzt.

---

[1] RIVERS und SCHWENTKER 1934. [2] EDWARD 1950. [3] DICK und Mitarbeiter 1948.

k) Bornasche Encephalitis.

(Literatur s. S. 677.)

Die Bornasche Encephalitis ist auf den Menschen bis jetzt nicht übertragen worden. Der Infektionsmodus ist noch ungeklärt. Eventuell spielt das Schaf

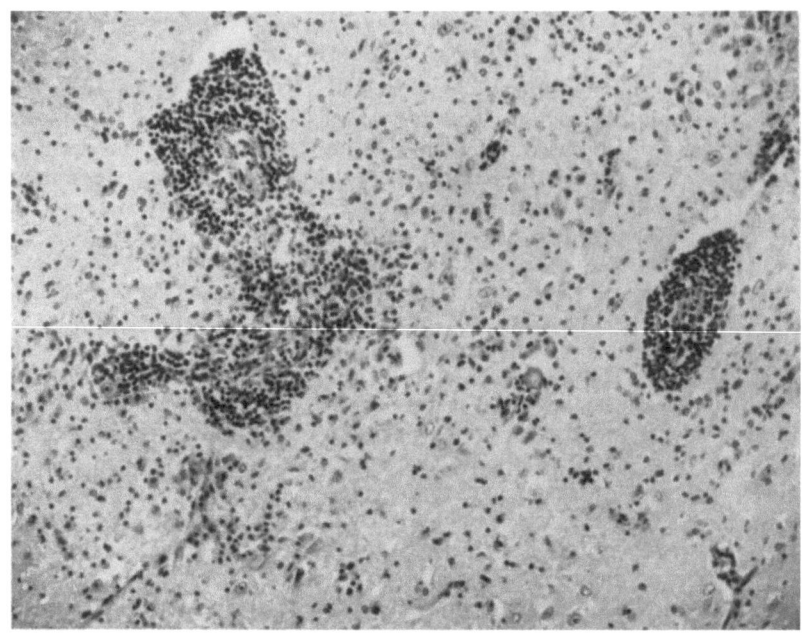

Abb. 69. Bornasche Pferdeencephalitis. Armed Forces Institute, Washington. Vergr. 1:160.

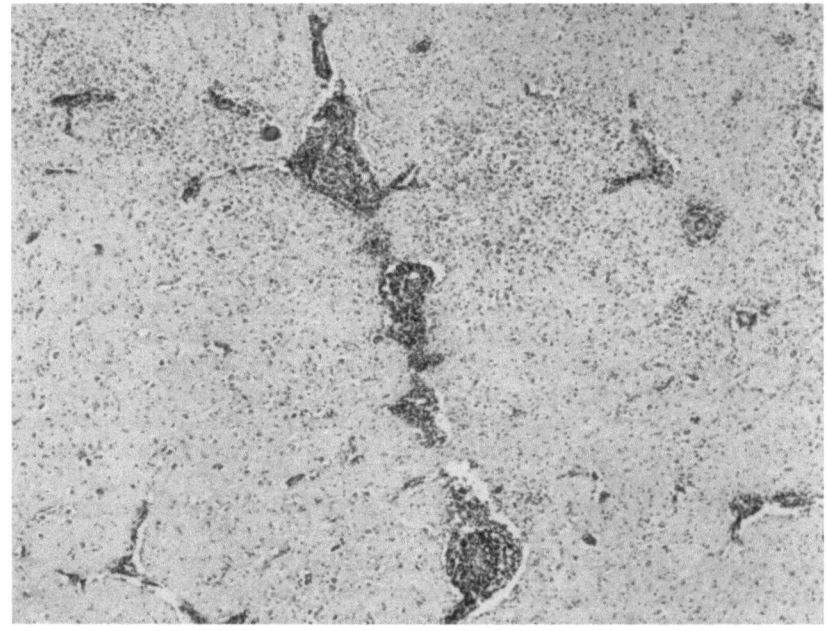

Abb. 70. Borna-Pferdeencephalitis. Sehr starke Gefäßinfiltrate mit Austritt von Lymphocyten. Gliaproliferationen noch wenig ausgesprochen. Armed Forces Institute, Washington. Vergr. 1:57.

als Reservoir eine Rolle[1]. Es erweisen sich auch die Kaninchen als empfänglich. Auffallend ist bei der histologischen Untersuchung die starke leukocytäre
und rundzellige Entzündungsreaktion mit Gliaproliferationen. Die Ganglienzellen werden allgemein stark geschädigt. Vorwiegend die Großhirnrinde und
das Mark werden befallen. Das Ammonshorn und die ventrikelnahen Gebiete,
auch der Nucleus niger sind weniger stark betroffen. Es handelt sich um eine
fleckförmige Polioencephalitis, vergleichbar der Economoschen Encephalitis und
der Lyssa (Abb. 69—71).

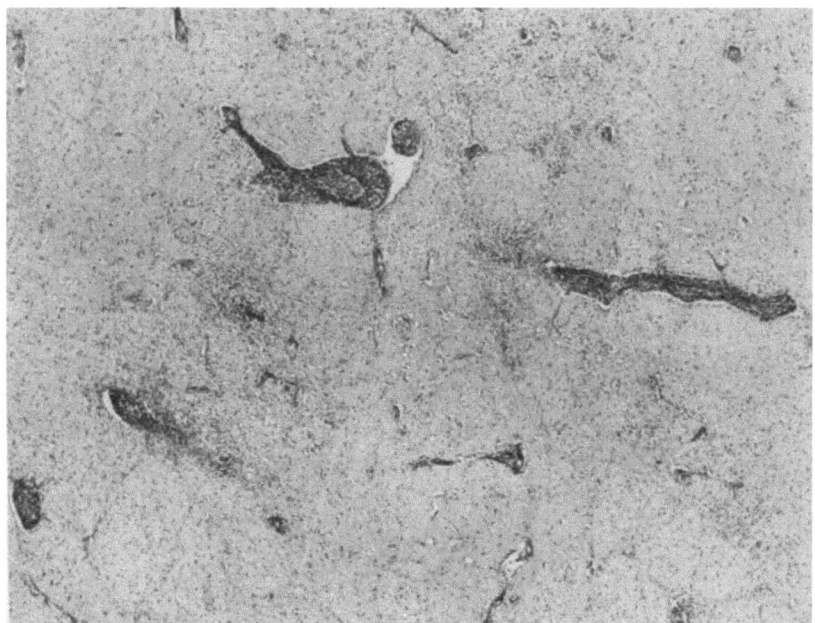

Abb. 71. Bornasche Pferdeencephalitis. Starke perivasculäre Infiltrate und gliöse Proliferationen des
Hirnstammes. Armed Forces Institute, Washington. Vergr. 1:35.

l) Polioencephalomyelitis der Schweine.
(Literatur s. S. 677.)

Das Leiden ist über die ganze Welt verbreitet worden. Von der Tschechoslowa-
kei aus, wo die Krankheit zuerst aufgetreten war, kommt die Krankheit jetzt auch
in Osteuropa und Italien, in der Schweiz und in Frankreich vor. Auch auf
Madagaskar ist sie schon beobachtet worden. Wahrscheinlich ist auch die in
England als *Talfan-disease* beschriebene Encephalomyelitis[2] mit der *Teschener-
Krankheit*, d. h. der *Polioencephalomyelitis der Schweine* verwandt. Auch die
portugiesische Encephalomyelitis, die *dänische Ferkel-Poliomyelitis* und die in
Canada festgestellte Encephalomyelitis[3] gehören dieser Gruppe an. Histologisch
lassen sich entzündliche Infiltrate in der grauen Substanz des Rückenmarkes
nachweisen, wobei die Infiltrate mit der menschlichen Poliomyelitis vergleichbar
sind, ohne daß jedoch die gleichen Areale befallen werden[4]. Histologisch stehen
Ganglienzelldegenerationen mit Neuronophagien im Vordergrund; auch kommt es
zur Wucherung von mikroglialen Zellen mit lympho-histiocytären Gefäßinfiltraten

---

[1] FANKHAUSER 1961.   [2] HARDING u. a. 1957, FANKHAUSER 1961.
[3] RICHARDS und SAVAN 1960.   [4] DOBBERSTEIN 1942.

(Abb. 72). Der Ganglienzelluntergang ist nie derartig schwer wie bei der Poliomyelitis der Menschen. Die Meningen sind intensiv infiltriert, vor allem über
dem Kleinhirn. Die graue Substanz wird bei der Entzündung bevorzugt, doch
wird auch die weiße Substanz des Rückenmarks teilweise befallen. Besonders
stark befallen ist der Bulbus olfactorius, dann Pons und Medulla oblongata,
Kleinhirn und Rückenmark[1]. Környey (1943) weist darauf hin, daß die tonus-
und koordinationsregulierenden Zentren in erster Linie betroffen würden. Zwischen den einzelnen Epidemien scheinen bestimmte Unterschiede zu bestehen.
Die klassische *Teschener Krankheit* scheint von der menschlichen Poliomyelitis

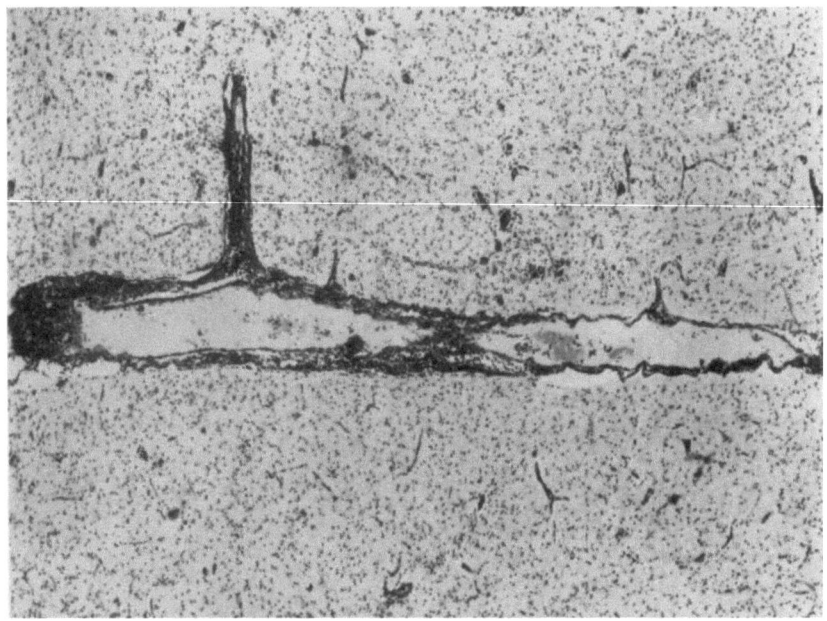

Abb. 72. Schweineencephalitis. Starke perivasculäre Gliaentzündung mit Ganglienzelluntergängen und
Neuronophagien. Path.-anat. Institut, Basel. Vergr. 1:40.

verschieden zu sein. Es handelt sich bei diesen Infektionen um eine Gruppe nahe
verwandter Virusencephalomyelitiden, welche über die ganze Welt verbreitet
sind. Auf die anatomischen Veränderungen und die Differentialdiagnose der
Teschener Krankheit und der menschlichen Poliomyelitis gehen Frauchiger u.
Hofmann ein. Der Beweis, daß das Virus der Teschener Schweinelähmung für
den Menschen pathogen ist, konnte noch nicht erbracht werden.

m) Encephalitis.
Allgemeine Bemerkungen.
(Literatur s. S. 677.)

Scherer u. Syverton (1954) gehen auf die Unterschiede der Encephalitis-
Viren ein, wenn sie auf HeLa Zellkulturen übertragen werden. Die Encephalitis
viren der östlichen und westlichen Pferdeencephalitis und auch das West-Nile-
Virus zeigten nach Beimpfung einen cytopathogenen Effekt auf HeLa-Zellen. Bei
Verwendung des St. Louis-Encephalitis-Virus und des Japan B-Virus war die
Reaktion unregelmäßig und gering.

---

[1] Dobberstein 1942.

PAPPENHEIMER (1958) geht auch auf die histo-pathologischen Veränderungen ein, welche durch das JHM-Virus (J. Howard-Mueller-Virus) hervorgerufen werden bei Ratten und Hamstern. Dieses Virus bedingt eine disseminierte Encephalomyelitis mit Demyelinisierung. Es finden sich degenerative Ependymveränderungen mit Riesenzellbildungen und auch herdförmige Lebernekrosen. Die empfänglichen Tiere erkranken unter paralytischen Erscheinungen. Durch fortlaufende Passagen läßt sich die Pathogenität steigern. Im Rückenmark fanden sich Mikrocyten mit Myelinzerfall; im Gehirn auch Astrocytenwucherungen und Gliaproliferationen. In der Skeletmuskulatur waren Zeichen der Zenkerschen Degeneration vorhanden.

BEDNAR u. SLONIM (1957) haben Hühnerembryonen mit zwei verschiedenen Stämmen der *tschechoslowakischen Zeckenencephalitis*, dem *Virus* des *Louping-ill* und dem Virus der *russischen Frühjahr-Sommerencephalitis* infiziert. Nach Einimpfung in die Chorio-Allantois wurde diese und die Embryonen in 24stündigen Intervallen während 7 Tagen kontrolliert. In der Chorio-Allantois und in den Organen der Embryonen traten bei allen untersuchten Viren im wesentlichen die gleichen Veränderungen auf. In der Chorio-Allantois kam es zu herdförmigen Proliferationen des ektodermalen Epithels mit Quellung und Aktivierung des angrenzenden Mesenchyms und Exsudation aus den erweiterten Gefäßen. Später bildeten sich leukocytäre Exsudate bei Zerfall des Ektoderm-Epithels. Es kam zu Blutaustritten aus den Gefäßen. Vom 3. Tag der Infektion an waren in der Leber der Embryonen herdförmige, degenerative Veränderungen vorhanden. Die Nieren, das Myokard, Skeletmuskel und Gehirn wiesen ältere Hämorrhagien auf mit den Zeichen der Asphyxie. Ein Ikterus der Leber ist wahrscheinlich Folge direkter Alteration des Leberparenchyms durch das Virus.

In den letzten Jahren sind zunehmend Formen einer Encephalitis bekannt geworden, welche vom histopathologischen Standpunkt aus schwer klassifizierbar waren[1]. VAN BOGAERT (1958a), PETTE u. DÖRING (1939 und SCHEIDEGGER (1959) haben sich um eine Klassifizierung bemüht. Von rein histologischen Kontrollen aus lassen sich die verschiedenen Typen nicht eindeutig auseinanderhalten. Erst der Nachweis des Virus und womöglich sein Verhalten im Kulturmedium ermöglichen hier Klarheit zu bringen. Vorläufig ist die Stellung vieler solcher Entzündungen des Zentralnervensystems noch ungeklärt, so die der Pan-Encephalitis, der subakuten Einschlußkörperchen-Encephalitis und der Leucoencéphalite sclérosante subaiguë[2]. Solche Formen werden vorläufig am einfachsten als nicht rubrizierbare Entzündungen des Zentralnervensystems bezeichnet. Der Ausdruck „atypische Encephalitis" wird besser vermieden, da dadurch Verwechslungen entstehen können mit atypischen Verlaufsarten wohlbekannter Krankheiten.

n) Entmarkungsencephalomyelitis.
(Literatur s. S. 677.)

Bei den sog. *perivenösen Encephalomyelitiden* handelt es sich um Entzündungserscheinungen, die sich auszeichnen durch eine perivenöse Gliawucherung, welche weiße und graue Substanz befällt. Es kommt zur Dilatation der Gefäße und starker Quellung der Endothelzellen. Um die Gefäße herum findet sich eine intensive plasmatische Durchtränkung und eine Anhäufung von Lymphocyten und Plasmazellen. Die Gliafaserbildungen sind unwesentlich. Solche gliöse Reaktionen umscheiden vor allem die Venen, weniger die Arterien. Gliawucherungen können auch an der Gehirnoberfläche und im Gebiet der Ventrikel auftreten. Als Folge

---

[1] VAN BOGAERT 1958, PETTE 1942, PETTE und DÖRING 1939, SCHEIDEGGER 1959.
[2] VAN BOGAERT 1958.

solch intensiver gliöser Proliferationen können sich auch Entmarkungen entwickeln. Nach der Rückbildung der entzündlichen Erscheinungen können in späteren Stadien Entmarkungen sich entlang der Gefäße nachweisen lassen. Auch Achsenzylinderveränderungen können auftreten. Dabei scheint der Entmarkungsprozeß auf das perivasculäre Gebiet beschränkt zu sein. Im Gegensatz zur multiplen Sklerose werden keine paraventrikulären Herde gefunden. Die einzelnen Entmarkungsherde sind außerdem viel weniger präzis abgesetzt, und es kommt auch zu einer Beteiligung der Achsenzylinder. In den frischen Fällen einer perivenösen Encephalomyelitis ist das Aussehen recht charakteristisch. Die feinen hämorrhagischen Säume im Umkreis der Venen lassen sich leicht von der multiplen Sklerose abgrenzen.

Die *parainfektiöse Encephalomyelitis* ist eine Komplikation nach virusbedingten Infektionskrankheiten. Es ist bemerkenswert, daß das klinische Bild wie auch die histo-pathologischen Befunde weitgehend miteinander übereinstimmen. Die einzelnen Viruserkrankungen, welche der Encephalitis vorangegangen sind, lassen sich pathohistologisch nicht trennen. Wenn man berücksichtigt, wie unterschiedlich die einzelnen Gewebe des Organismus auf die verschiedenen Virusinfektionen ansprechen, beispielsweise Lymphknoten oder Lungen, Speicheldrüsen, Hoden usw., so ist recht auffallend, wie im Gehirn die Virusinfektion gewissermaßen immer den gleichen Schaden zur Folge hat. Auf Grund dieser Tatsache wurde vermutet, daß die Gehirnerkrankung etwas Unspezifisches sei und unter Umständen durch ein Exanthem oder auch durch eine Impfung begünstigt oder ausgelöst worden sei. Auch wurde vermutet, daß einige Viruserkrankungen das Nervensystem befallen könnten und dann ein mehr oder weniger spezifisches und gleichartiges Krankheitsbild zur Folge haben. Pette (1942) glaubt, daß es sich bei diesen Entzündungsformen um ein allergisches, unspezifisches Entzündungsgeschehen im Gehirn handle, wobei verschiedene Schädigungen, nicht nur Viruserkrankungen, eine solche Reaktion auslösen können.

Bei den verschiedenen Formen einer Encephalitis, welche zu Entmarkungen führen, wird jeweils darauf hingewiesen, daß diesen Erkrankungen ein Virus zugrunde liege.

Das plötzliche Einsetzen eines neuralen Prozesses ohne Prodromalerscheinungen, wie das bei akuten Formen der multiplen Sklerose der Fall ist, spricht gegen eine Virusinfektion. Auf Grund solcher Studien hat Pette (1942) seine ursprüngliche Annahme, daß der Erreger der multiplen Sklerose ein neurotropes Virus sei, wiederum fallengelassen.

Jedoch glaubt Schaltenbrand (1943) auf Grund von Übertragungen von Liquor Multipler-Sklerose-Kranker auf Affen, daß die Entmarkungs-Encephalitiden durch Viren ausgelöst würden. Er fand bei den Tieren, welchen er Liquor überimpft hatte, eine Pleocytose. Auch gelang es ihm, in den Spinalganglien Entmarkungen festzustellen; es scheint, daß Affen nach sehr verschiedenen Reizen mit einer Pleocytose reagieren, ohne daß ein primärer Entzündungsprozeß vorliegen müsse. Ob den Entmarkungen in den Spinalganglien eine wesentliche Bedeutung zukommt, ist noch unentschieden.

Auch bei der sklerosierenden Entzündung des Hemisphärenmarks ist bekannt, daß gewisse Infekte, wie Grippe, Pneumonien, Anginen, der Gehirnkrankheit vorausgehen können.

Hurst (1932) macht darauf aufmerksam, daß der Ablauf der bekannten Viruskrankheiten des Nervensystems grundsätzlich anders ist als bei den Entmarkungsencephalitiden. Nach den bisher vorliegenden Untersuchungen scheint es unwahrscheinlich, daß für die Entmarkungskrankheiten ein belebtes Agens in Frage kommt.

o) Rabies (Lyssa, Tollwut).

(Literatur s. S. 677.)

Die warmblütigen Tiere sind alle tollwutempfindlich im Gegensatz zu den Kaltblütern. Das Virus läßt sich fast regelmäßig im Zentralnervensystem nachweisen.

Beim Menschen findet sich das Virus in den Ganglienzellen, im Rückenmark und Gehirn und in den Nervenstämmen; manchmal kann es im Liquor nachgewiesen werden. Das Virus kann auch in Speicheldrüsen und in den Tränendrüsen gefunden werden. Die Fähigkeit des Virus, die Speicheldrüsen zu befallen, ist jedoch sehr unterschiedlich. Das Virus fixe, entstanden durch Umänderungen bei experimentellen Maßnahmen, Tierpassagen usw., befällt diese Drüsen nie, auch verhalten sich die einzelnen Stämme des frei vorkommenden Virus (Straßenvirus) verschieden[1].

Bei den Hunden und hundeartigen Tieren, vor allem bei Füchsen[2], welche als Überträger des Virus in Frage kommen, findet sich der Erreger vor allem in der Submaxillardrüse, weniger in der Parotis. Das Virus ist jedoch schon in vielen Organen, so auch in Pankreas und Nebennieren gefunden worden. Die hundeartigen Tiere spielen als Überträger die wichtigste Rolle, doch sind auch katzenartige Raubtiere, Nagetiere und sogar Vögel als Überträger bekannt geworden[3]. Auch bei verschiedenen Haustieren wurde die Tollwut nachgewiesen. Latente Infektionen kommen bei Rindern vor. Für die Übertragung der Krankheit auf den Menschen spielen solche Infektionen jedoch keine Rolle.

In einzelnen Teilen Amerikas, auch in Jugoslawien und der Türkei sind Fledermäuse als Überträger ermittelt worden[4]. Die Fledermäuse erliegen der Krankheit selbst nicht. Kommt es zur Übertragung der Rabies von Fledermäusen auf den Menschen, so findet sich ein poliomyelitisartiges Krankheitsbild mit Erkrankung der Vorderhörner des Rückenmarks[5]. Die histopathologischen Veränderungen unterscheiden sich wesentlich von den übrigen Infektionen, wie sie durch die hundeartigen Raubtiere ausgelöst werden. Über Infektionen bei Fledermäusen in Amerika und Mexiko berichtet CLOUGH (1955). Wichtig ist, daß die Übertragung des Virus nicht nur durch schwere Verletzungen, wie Bißwunden zustande kommt, sondern schon durch geringgradige mit bloßem Auge nicht erkennbare Epitheldefekte. Z. B. kann sie durch die Zunge eines leckenden Hundes entstehen.

Das Straßenvirus hat eine lange Inkubationszeit und führt zur Ausbildung von Einschlußkörperchen im Gehirn, z. T. auch in den Speicheldrüsen. Es führt an den Stellen seiner Ausbreitung zu pathologischen Veränderungen, welche nie sehr schwer sind.

Im Gehirn kann sich mikroskopisch nur gerade eine leichte ödematöse Quellung vorfinden. Gehirn und Gehirnhäute sind allgemein auch stark hyperämisch. Auch Pharynx und Speicheldrüsen zeigen eine Hyperämie.

Diejenigen Gebiete des Zentralnervensystems, welche von Viren infiltriert sind, wie Gehirn, Rückenmark und die Ganglien, zeigen eine entzündliche Hyperämie mit echten, entzündlichen Reaktionen mit Zellinfiltraten, gliösen Proliferationen, Markscheidenzerstörungen und Ganglienzelluntergängen. Die Meningen beteiligen sich an dem Entzündungsprozeß nicht[6].

In Todesfällen nach Lyssa kommt es öfters zu cyanotischen Hautverfärbungen, und zur Anisokorie. Da der Tod häufig in Krampfzuständen eintritt, lassen sich manchmal Verletzungen, sogar Frakturen nachweisen[7].

---

[1] LEVADITI u. a. 1926.   [2] BIRDRICH u. a. 1959.   [3] PAARMANN 1955.
[4] NIKOLITSCH 1959.   [5] CLOUGH 1955.   [6] GOODPASTURE 1925.   [7] SCHÜKRÜ-AKSEL 1958.

Davydowskiy und Dwijkoff (1928) machen auf besondere Entzündungs-reaktionen an der Stelle der primären Verletzung aufmerksam. Sie sprechen von einer „Apoplexie des Gewebes". Es wird vermutet, daß hier eine besondere Reaktion des Nervengewebes im primären Verletzungsgebiet dafür verantwortlich sei.

Bei rasch tödlich verlaufenden Fällen finden sich die entzündlichen Veränderungen im Mesencephalon. Der Nucleus niger ist der am schwersten betroffene Kern, dann folgen das Gebiet um den Aquaeductus herum, die dorsalen Teile der Brücke und der Medulla und die Oculomotorius-Kerne, sowie der Hypothalamus. Auch die graue Substanz des Rückenmarks und das Ammonshorn sind in der Regel befallen.

Schükrü-Aksel und Spatz (1925), welche derartige Beobachtungen beschreiben, weisen auf die Ähnlichkeit des Entzündungsprozesses mit solchen der Encephalitis epidemica hin.

Slotwer (1926) geht auf die klinischen Erscheinungen ein, wie Speichelfluß, Glykosurie und Schwitzen. Er weist ebenfalls auf die Ähnlichkeit mit der Encephalitis epidemica hin und auf den Einfluß, welcher vom Zwischenhirn ausgeht.

Im Umkreis der Gefäße fanden sich polymorphzellige Leukocyten und Lymphocyten, nur wenig Plasmazellen. Davydowskiy und Dwijkoff (1928) machen auf die starke Beteiligung des 4. Ventrikels aufmerksam und auf gewisse Unterschiede, die Ausbreitung des Entzündungsprozesses betreffend, in der Medulla oblongata, im Kleinhirn und im Rückenmark.

Die Meningen sind in der Regel nicht beteiligt[1]. Nur bei Kindern kommt es gelegentlich zur Hyperämie und zu kleinen Infiltraten.

Das histologische Präparat der Entzündungsherde zeigt Anhäufungen von Granulocyten und Lymphocyten, in der Regel nur sehr wenig Plasmazellen, vor allem finden sich Proliferationen von Hortega-Gliazellen. Die Babesschen Knötchen sind den Neurophagien zu vergleichen. Es handelt sich um kleine Knötchen gliöser Proliferationen, durchsetzt von Granulocyten. In den stark entzündeten Gebieten, wie im Nucleus niger kommen sie zahlreich vor.

Die Spinalganglien sind häufig infiltriert. Davydowskiy und Dwijkoff (1928) fanden auch eine starke Infiltration des Ganglion semilunare. Die degenerativen Veränderungen der neuralen Elemente sind im Gebiet der stärksten Entzündung am ausgeprägtesten. Es handelt sich um Vacuolenbildungen, Auflösungen der Tigroidsubstanz, Kernverklumpungen und um Vermehrung sog. Trabantzellen. Tupa (1929) macht auf primäre, schwere Veränderungen am Golgi-Apparat und an den Mitochondrien aufmerksam.

Im Zentralnervensystem sind die Veränderungen immer in regelmäßiger Ausbildung vorhanden, gleichgültig, wo sich die Stelle der Verletzung und des Viruseintritts befindet. Kinder weisen im allgemeinen stärkere Veränderungen auf als erwachsene Individuen.

Bei der *Lyssa* sind die cytoplasmatischen Negrischen Körperchen charakteristisch (Abb. 73). Es handelt sich um scharf begrenzte, runde und ovale Gebilde zwischen 0,5—18 μ Größe. Bei der sog. Sellerschen Färbung zeigen sie eine hyaline äußere Schicht, wobei das Zentrum scharf granulär und intensiv gefärbt ist, z. T. sind wenig dunkelblaue Körperchen im Innern vorhanden.

Auch bei den Tieren sind wesentliche Unterschiede in der Art der Ausbreitung und der Schwere der Infektion vorhanden. Selten können sich Kaninchen gegen eine Lyssa-Virus-Infektion refraktär verhalten[2].

Auch die anatomischen Befunde der tierischen und menschlichen Rabies sind nicht ohne weiteres identisch oder vergleichbar. Negrische Körperchen

---

[1] Schükrü-Aksel 1958.   [2] Schükrü-Aksel 1937.

finden sich bei menschlichen und tierischen Erkrankungen fast immer in den Ganglienzellen des Ammonshorns, in den Purkinjezellen der Kleinhirnrinde, schon weniger zahlreich in Ganglienzellen des Großhirncortex und Hypothalamus, seltener in der Medulla oblongata und im Rückenmark. Sie sind wohl spezifische Produkte des Lyssa-Virus in den Ganglienzellen. Die Negrischen Körperchen sind in den verschiedenen Gehirnteilen ungleich häufig und unregelmäßig verteilt.

WOLMAN und BEHAR (1952) haben 3 Wochen alte, weiße Mäuse intracerebral mit Rabies-Virus-Suspension in zeitlichen Abständen von einem Tag inoculiert. Schon einen Tag nach der Infektion waren histologisch feine feulgenpositive Einschlüsse im Cytoplasma von Ganglienzellen vorhanden. Im weiteren Verlauf kam es zur Vermehrung von cytoplasmatischen Substanzen, welche eine positive Feulgenreaktion und eine positive Reaktion auf alkalische Phosphatase und Cholinesterase zeigten. Vom 6. Tag ab nach der Infektion nahm die Intensität solcher Reaktionen ab. Ebenso schlug die Anfärbbarkeit der zuerst basophilen Einschlüsse in die Eosinophilie um. Auf Grund dieser Ergebnisse glauben WOLMAN und BEHAR (1952), daß die cytoplasmatischen Ganglienzelleinschlüsse, so auch

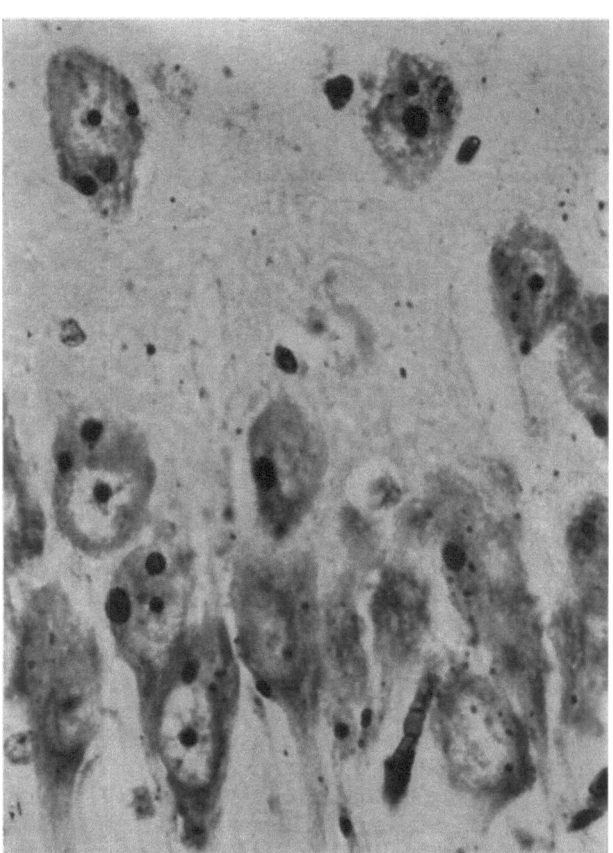

Abb. 73. Rabies. Hund: Negrische Körperchen in den Ganglienzellen des Ammonshornes. Präparat Dr. K. F. Meyer, Hooper Foundation, San Francisco. Vergr. 1:800.

die Negrischen Körperchen bei Rabies als Virusteilchenzusammenschlüsse, sowie als Zentren der Virusmultiplikation aufzufassen seien.

SCHÜKRÜ-AKSEL (1958) fand vor allem in den Gliazellen des Nucleus niger zahlreiche Babes-Körperchen. Auch freie Pigmentmassen können bei Zerfall des Nucleus niger festgestellt werden. In einem Fall waren diffus über das Gehirn degenerative Veränderungen zu finden, möglicherweise waren es aber nicht für Lyssa typische Prozesse.

KRINITZKY (1926) weist auf die unterschiedliche Intensität der histologischen Reaktion hin. Er glaubt, daß eine wechselnde Virulenz des Virus dafür verantwortlich gemacht werden könne.

Das *Virus fixe* hat eine kurze Inkubationszeit. Es führt nicht zur Bildung charakteristischer Einschlußkörperchen und verhält sich neurotrop.

Durch Tierpassagen kann die Artspezifität des Straßenvirus abgewandelt werden. Der Flurystamm wurde auf diesem Wege entwickelt und wird als Lebendvaccine verwendet.

Bei der Lyssaschutzimpfung kommt es zu paralytischen Erscheinungen mit myelitischen Reaktionen, ohne daß diese Prozesse mit Lyssa verglichen werden können. Es sind hier jeweils keine Negrischen Körperchen nachzuweisen. Auch die Kaninchenimpfungen bleiben negativ. Es handelt sich dabei um eine dorsolumbale Myelitis, die um den 7.—14. Tag nach der Behandlung auftritt und als Landrysche Paralyse zum Tode führt. Die Lähmung kann auch wiederum verschwinden. Unter Umständen kann sich eine sog. chronische Myelitis ausbilden, wobei dann Decubitalulcerationen und eine Sepsis daraus resultieren.

Für diese paralytische Erscheinung kann das Virus selbst nicht allein beschuldigt werden. Es spielen auch wohl toxische Einflüsse oder allergische Reaktionen dabei eine Rolle.

p) Aujeszkysche Krankheit (Pseudorabies).
(Literatur s. S. 678.)

Die Morphologie der Erkrankung ist sehr wenig erforscht. Das Virus bildet intranucleäre Einschlüsse und ist pantrop, befällt aber vorwiegend das Nervensystem. Sehr viele Tiere sind empfänglich. Auffallend ist ein starker Pruritus und Speichelfluß. Der Tod tritt unter Krämpfen ein und führt zur Bulbärparalyse.

Bei der *Pseudotollwut* oder *Aujeszkyschen Krankheit* liegt eine diffuse Meningoencephalitis vor. Es kommt hier zur Entzündung der Ventrikelwandungen und des Plexus chorioideus. Der Prozeß breitet sich diffus in den Meningen aus. Die Substantia nigra, die Brücke und die Medulla oblongata sind fast nie betroffen. Lyssa und Aujeszkysche Krankheit sind histologisch klar unterscheidbar.

Vier Fälle von Pseudotollwut sind beim Menschen bekannt geworden, welche alle als Folge von parenteralen Laboratoriumsinfektionen entstanden sind[1]. Über das patho-morphologische Substrat der experimentellen Aujeszkyschen Krankheit mit eigenartigen Kerndegenerationen und Kerneinschlüssen berichten Kersting u. a. (1958), Pierce u. a. (1958).

In den Beobachtungen von Tunçman (1938) kam es zur Übertragung des Erregers durch die Haut bei Laboranten. Es trat ein schwerer Pruritus auf. Die histopathologischen Befunde des Zentralnervensystems zeigen eine starke Ähnlichkeit mit solchen beim Herpes simplex, besonders mit dem Herpes B. Serologische Verwandtschaften zeigt das Virus auch zu der St. Louis-Encephalitis und zum Virus der Japanischen Encephalitis. Die Einschlußkörperchen dieser verschiedenen Viren zeigen eine starke Ähnlichkeit in ihrem Aufbau[2].

q) Hundestaupe.
(Literatur s. S. 678.)

Die Staupe ist eine septicämische Viruserkrankung mit Mitbeteiligung des Zentralnervensystems[3]. Cerletti hat 1912 die pathologischen Befunde des Leidens genau beschrieben. In den letzten Jahren hat man versucht aus den verschiedenen Befunden und Krankheitsbildern, welche man bei der Hundestaupe beobachten konnte, mehrere selbständige Einheiten herauszuheben. Bei der Staupe können einzelne unterschiedliche Formen der Encephalitis herausgearbeitet werden

---

[1] Nikolitsch 1956.   [2] Siegert 1960.   [3] Hartenstein 1960.

(Abb. 74 und 75). SEIFRIED (1932) geht in seinen Untersuchungen vor allem auf die Ausbreitung der entzündlichen Reaktionen der Hundestaupe ein und auf die Beziehungen zur Schweinepest. Bei der ,,Old-Dog-Encephalitis" von CORDY

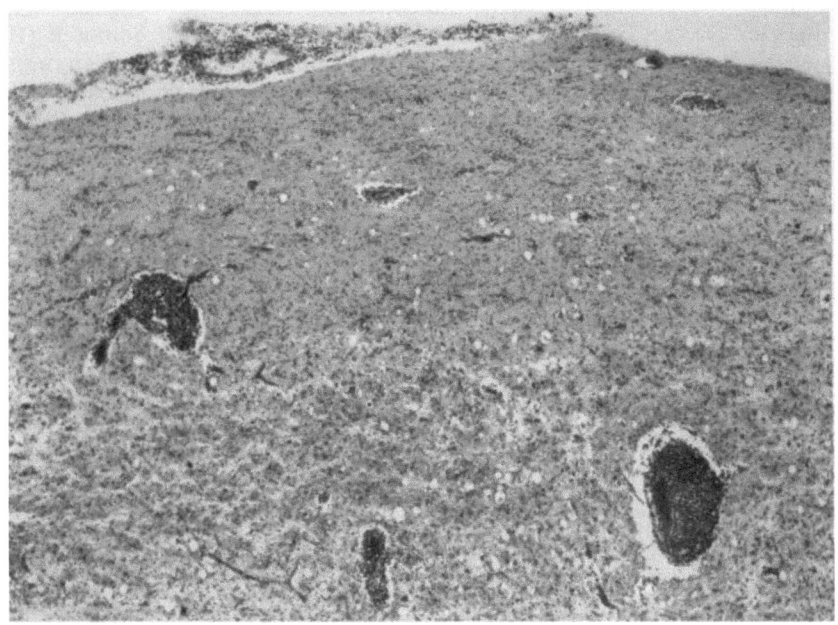

Abb. 74. Staupe. Encephalitis: sehr starke perivasculäre, vorwiegend lymphocytäre Infiltrate mit diffusen Gliaproliferationen. Leichtere Entzündung der Leptomeninx. E. N. 2499/52. Hund ausgewachsen. Path.-anat. Institut, Basel. Vergr. 1:40.

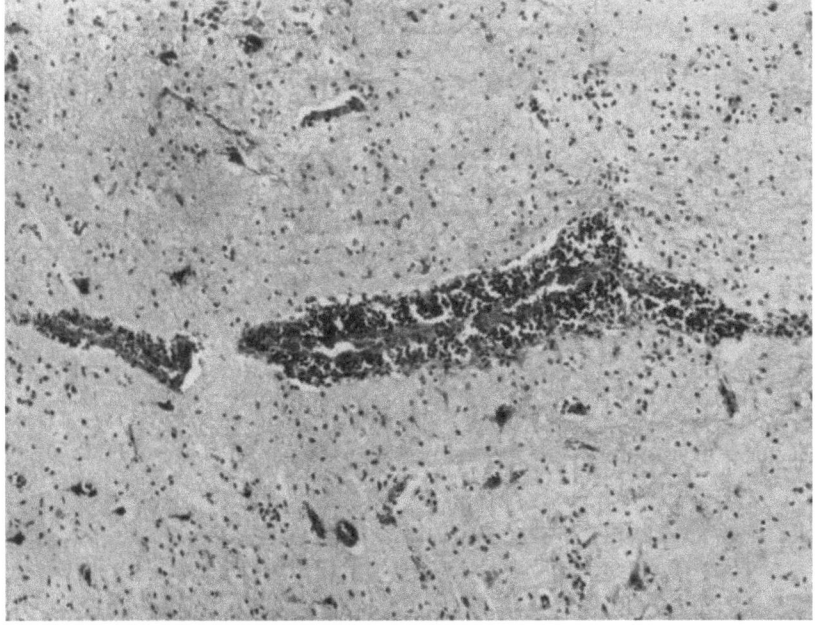

Abb. 75. Staupeencephalitis (Hund). Sehr starke Infiltration der Gefäßscheiden und disseminierte kleine Gliaproliferationen. Path.-anat. Institut Basel. Vergr. 1:120.

(1942) handelt es sich mehr um eine disseminierte lymphocytäre Encephalitis. Zum Teil mögen aber die Unterschiede dadurch herrühren[1], daß einmal Einflüsse einer Schutzimpfung hier mitgewirkt haben oder daß Krankheitsdauer oder -phase das Krankheitsbild beeinflussen.

Bei der Staupe finden sich starke Entmarkungsprozesse. Scherer (1944) hat speziell auf solche Entmarkungsprozesse hingewiesen. Wie Fankhauser (1961) zeigt, ist der Begriff einer „Entmarkung und Entmarkungsencephalitis" noch nicht eindeutig und klar definiert. Eine große Zahl verschiedener Prozesse, nicht nur Entzündungen, welche mit Gewebsuntergängen einhergehen, können schwere Entmarkungen auslösen, ohne daß dieser Vorgang beispielsweise mit einer multiplen Sklerose vergleichbar wäre. Eine spontane Tierkrankheit, welche der menschlichen multiplen Sklerose entsprechen würde, ist unbekannt. Auch eine eigentliche tierische Leukoencephalitis wurde noch nicht nachgewiesen[2]. Entmarkungen sind allgemein keine seltenen Befunde; sie können im Anschluß an reine Zirkulationsstörungen auftreten, auch nach Intoxikationen usw.

Das Virus der Staupe, das nicht eigentlich neurotrop, sondern mesenchymotrop ist, richtet sich hauptsächlich gegen die Gefäßwandung[3]. Es ist leicht möglich, daß sich in diesem Gebiet Antikörper-Antigen-Reaktionen abspielen, welche sekundär die Markscheiden schädigen können.

IX. Virusbedingte Embryopathien.
(Literatur s. S. 678.)

Einleitung.

Embryopathien als Folge einer Erkrankung der Mutter an einem Virusinfekt sind vielfach mitgeteilt worden. Die ersten Beobachtungen stammen vom australischen Augenarzt Gregg (1945) und von Swan u. a. (1946). Die Autoren haben auf die Veränderungen bei Kindern aufmerksam gemacht, deren Mütter während der Schwangerschaft eine Rubeoleninfektion überstanden hatten. Gregg fand Veränderungen der Linse und eine Mikrophthalmie. Es sind in der Folgezeit mehrfach derartige Beobachtungen von Embryopathien bei Rubeoleninfektion der Mutter mitgeteilt worden, wobei gezeigt werden konnte, daß ganz verschiedene Mißbildungen auftreten können, nicht nur solche der Linse oder des Gehörorgans (Werthemann 1948).

Systematisch untersucht wurden die pathologischen Veränderungen in den letzten Jahren vor allem durch Töndury (1962). In der letzten Zeit ist der Begriff der Embryopathie allerdings auch auf andere Schädigungen ähnlicher Art ausgedehnt worden, wobei Virusinfektionen der Mutter nicht in Frage kamen. Unter dem Begriff der „Embryopathien" werden heutzutage verschiedene exogene und endogene Schädigungen zusammengefaßt, die während der Embryogenese auf den Keimling einwirken. So werden auch die Schädigungen, welche durch Röntgenstrahlen, durch toxische Produkte, durch Anoxämien oder Medikamente hervorgerufen werden, mit „Embryopathien" bezeichnet. Es ist in der letzten Zeit auch der Ausdruck „Diabetische Embryopathie" eingeführt worden.

Töndury (1962) hat darauf hingewiesen, daß hauptsächlich die kleinen Virusarten stärkere Schädigungen hervorrufen als die größeren. Von ausschlaggebender Bedeutung ist vor allem der Zeitpunkt, in welchem der Embryo oder der Fetus während seiner Entwicklung von Viren befallen wird. In sehr frühen Phasen der Embryonalentwicklung kann der Virusbefall den Tod, die Ausstoßung

---

[1] Fankhauser 1961.   [2] Hallervorden 1953, Lhermitte 1950.   [3] Potel 1954.

oder Resorption einer Frucht bedingen[1]. Es muß hier aber festgehalten werden, daß nicht nur Viren die Embryonen und Feten zu schädigen vermögen. Auch andere Mikroorganismen, wie die Toxoplasmose und die Listeriose können unter Umständen Entwicklungsstörungen zur Folge haben. Diese Erreger rufen aber im allgemeinen in anderen Organen Gewebsschädigungen hervor, als das bei den Viren der Fall ist. Bei den Viren werden mehr solche Gewebe betroffen, welche sich in einem frühen Termin der Schwangerschaft ausbilden, bei Bakterien mehr solche, die sich spät entwickeln.

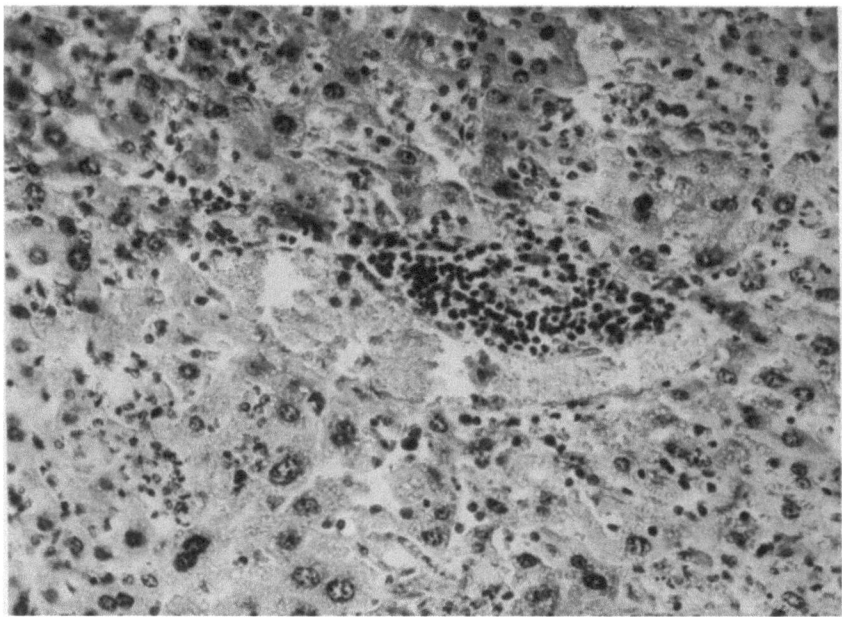

Abb. 76. Experimentelle Übertragung des Psittacosis-Virus auf den Fetus der weißen Maus. Diffuse Entzündung des Leberparenchyms mit polsterförmigen Gefäßgranulomen. Hooper Foundation M.C. San Francisco. Vergr. 1:250

In einer eigenen Untersuchung wurden bei graviden Tieren verschiedene Virusinfektionen erzeugt und die Embryonen oder die neugeborenen Tiere pathologisch-anatomisch untersucht. Die Tiere wurden mit bestimmten Virusstämmen der Rabies, Ornithose und Ektromelie infiziert (Abb. 76—80). Nach Ablauf einer bestimmten Zeitspanne wurden die Embryonen und Feten mikroskopisch kontrolliert. Teilweise war es auch möglich, ausgetragene Tiere unmittelbar nach der Geburt zu untersuchen. Dabei waren sehr schwere histo-pathologische Befunde zu erheben in Leber, Myokard, Milz und Lymphknoten; bei anderen Infektionen mehr im Zentralnervensystem oder in Niere und Lunge. Beim Muttertier zeigte die Viruserkrankung im allgemeinen andere Veränderungen, wie bei den Embryonen.

Bei der *Ektromelieinfektion* der Muttertiere kam es bei den Embryonen zu einer starken Schädigung des Lebergewebes; auch in der Milz traten Nekrosen auf[1]. Mehrfach waren nicht nur Zelluntergänge vorhanden, sondern eigentliche Organnekrosen mit Sequestrierungen. Die Nebennieren und das Pankreas waren allgemein schwer geschädigt, bedeutend geringer erwiesen sich die Reaktionen im Gehirn und Rückenmark. Eigentliche echt entzündliche Prozesse waren im Zentralnervensystem nicht vorhanden.

[1] SCHEIDEGGER 1953.

Bei der *Ornithoseinfektion* waren die Myokardschädigungen sehr ausgeprägt. Oft war auch eine herdförmige Myokarditis vorhanden[1]. Es können auch Granulome auftreten, mit Riesenzellbildungen. Gefäßverlegungen sind nicht selten infolge embolisch verschleppter nekrotischer Organteile. In Milz und in Lymphknoten sind starke Hyperplasien des reticulären Gewebes zu beobachten.

Bei der *Rabiesinfektion* sind echt entzündliche Reaktionen nicht zu finden, jedoch schwere degenerative Prozesse an den Ganglienzellen. Bei dieser Infektion ist auffallend, wie geringgradig die mikroskopischen Befunde sein können, obwohl Viren in diesen Keimlingen vorhanden waren und auf andere Versuchstiere wie-

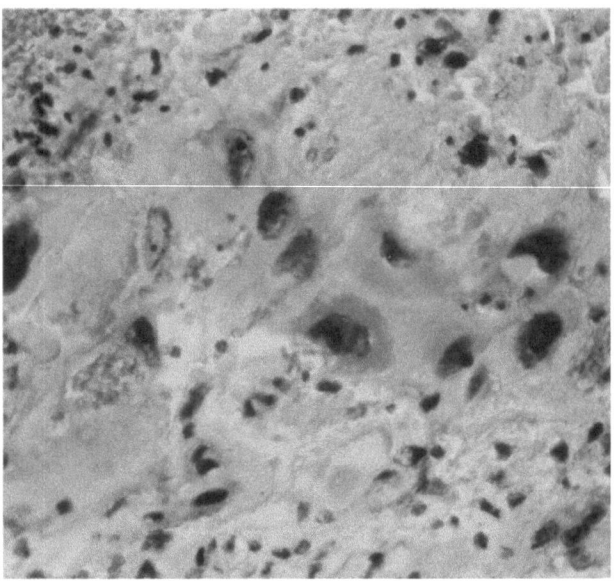

Abb. 77. Experimentelle Übertragung des Ornithose-Virus auf den Fetus der weißen Maus. Starke Atypien der Leberepithelien neben weitgehender Nekrose. Hooper Foundation M.C. San Francisco. Vergr. 1:310.

derum übertragen werden konnten. Bei ganz frischen Graviditäten kam es relativ oft zum Absterben der Embryonen.

Bei der eingehenden pathologisch-anatomischen Untersuchung von Kindern mit typischer virusbedingter Embryopathie konnte gezeigt werden, daß die Schädigungen viel tiefgreifender sind als ursprünglich angegeben wurde. Neben den zuerst beschriebenen Entwicklungsstörungen, vor allem der Linse und des Bulbus, konnten bald auch tiefgreifende Änderungen in der Herzentwicklung mit Septumdefekten und Transpositionen beobachtet werden. Nicht selten kommt es auch zu Störungen der Zahnentwicklung. Vielfach sind Taubstummheit oder tiefgreifende Entwicklungsanomalien des Zentralnervensystems nachgewiesen worden.

Bei der mikroskopischen Untersuchung sind in allen geschädigten Organen Nekrosen, Blutungen und Riesenzellbildungen vorhanden. Bemerkenswert sind, wie TÖNDURY (1952) hervorhebt, jeweils die Endothelveränderungen am Herzen und auch an den Gefäßen. Die Zellen zeigen oft syncytiale Umwandlungen. Sie werden desquamiert und können embolisch verschleppt werden. Es ist möglich, daß die Riesenzellbildung mit solchen Endothel- und Epithelschädigungen zusammenhängt. Es war teilweise zu beobachten, wie einzelne nekrotische Myokard-

---

[1] SCHEIDEGGER 1961.

teile embolisch verschleppt wurden. Die glatten und die quergestreiften Muskelfasern wiesen ebenfalls Veränderungen auf, welche den nekrotisierenden Prozessen des Myokards vergleichbar waren.

In den Chorio-Allantois-Capillaren kam es zur Desquamation und auch zum Zerfall der Endothelzellen. Solche Elemente können sich z. T. stark vergrößern. Die Leber, welche von hier aus als erstes Organ ergriffen wird, zeigt eine starke Pigmentspeicherung und eine Riesenzellbildung in den Sinusoiden.

Mit verschiedenen Viren sind bereits Versuche angestellt worden, um deren Einfluß auf Hühner- und Säugetier-Embryonen zu kontrollieren. HAMBURGER und HABEL (1947) verwendeten das Influenza A-Virus und fanden bei 98% der inoculierten Embryonen Mißbildungen, Gehirnentwicklungsstörungen neben allgemeinen Wachstumsstörungen. Die Konzentration des Virus erwies sich dabei als maßgebend, sowohl was Schwere der Keimschädigung als auch was den Zeitpunkt des Absterbens der Embryonen anbetrifft. Aus diesen Versuchen konnte entnommen werden, daß bei der Influenza A-Virusinfektion das Gehirn das am schwersten geschädigte Organ darstellt. Ähnliche Versuche sind von WILLIAMSON u. a. (1956) durchgeführt worden.

Beim *Mumps-Virus* haben die gleichen Autoren eine verzögerte Amnionentwicklung und Linsen-

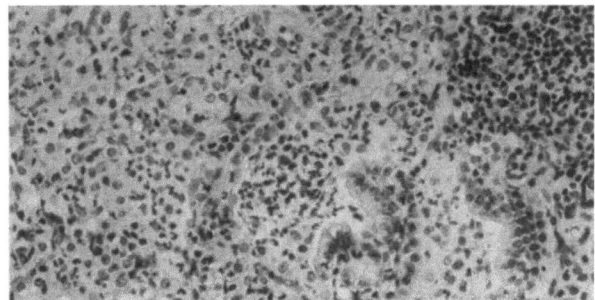

Abb. 78. Experimentelle Übertragung des Ornithose-Virus auf den Fetus der weißen Maus. Schwere, diffuse Entzündung des Lungengewebes, der Alveolarsepten und der Bronchien. Hooper Foundation M.C. San Francisco. Vergr. 1:200.

trübung gefunden. Im Cytoplasma der Linsenfasern konnten eosinophile Einschlußkörperchen festgestellt werden.

Bei Versuchen mit dem *Newcastle-Disease-Virus* fanden ROBERTSON u. a. (1955) in den sehr frühen Entwicklungsstadien Störungen im Aufbau von Ohr- und Linsenbläschen. Später kam es zu Schädigungen auch am Schlundbogen. Bemerkenswert war jeweils eine besonders starke Entwicklungsstörung und Schädigung, welche sich auf das noch offene Neuralrohr erstreckte. Mit zunehmendem Alter des Wirtstieres wird die Empfindlichkeit gegenüber einer Virusinfektion geringer.

THALHAMMER (1957) berichtet über die Veränderungen, welche das *Vaccine-Virus* bei der weißen Maus zur Folge hat. So fand er Linsen- und Zahnschädigungen, gleichfalls auch Veränderungen im Aufbau des Innenohres.

Mehrere Viren können einen cytopathogenen Effekt zeigen mit Degenerationen von Zellen, Kernveränderungen, Riesenzellbildungen bis zur Zell- und Gewebsnekrose.

Durch die Inoculationen von erkranktem Gewebe auf Hühnerembryonen ergab sich, daß Viren und nicht Toxine für solche Schädigungen verantwortlich sind. Es muß bei der Mutter zeitweise eine Virämie bestehen, welche zur Infektion der Frucht führt. Den Endothel-Zellen, welche für Virusinfektionen besonders empfindlich scheinen, kommt für die weitere Ausbreitung der Erreger im embryonalen Gewebe eine wesentliche Bedeutung zu.

Viren, welche das Placentargewebe durchsetzen können, hinterlassen an den Gefäßen des Chorion-Epithels deutliche Schädigungen. Es ist nicht so, wie häufig angegeben wird, daß die Viren das Placentargewebe ohne Spuren zu hinterlassen,

durchwandern würden. Die Reaktionen, welche man bei einer bestimmten Virusinfektion bei der Mutter oder bei einem Embryo und Fetus findet, sind jeweils
nicht vollkommen gleichartig. Das entzündliche Geschehen beim Fetus kann
nicht ohne weiteres mit demjenigen des erwachsenen Organismus verglichen
werden. Gewisse Ähnlichkeiten im Ablauf eines infektiösen Prozesses können
jedoch vorkommen, so z. B. die Blutungsneigung. Bei *Grippe-Infektionen* zeigt
nicht nur der erwachsene Organismus häufig *Blutaustritte*, diese spielen auch bei
den intrauterinen Infektionen eine wesentliche Rolle. Die Riesenzellbildungen
sind jedoch bei der embryonalen und fetalen Entzündung und Infektion bedeutend
häufiger.

Verschiedene Viren können Ursache von Mißbildungen sein. Es ist hier hervorzuheben, daß diese Frage der Keimschädigung durch Virus-Infektion in der
einzelnen Beobachtung nicht sehr einfach zu beurteilen ist, da nur eine genaue
histologische Kontrolle uns darüber Auskunft geben kann. Bei der Beurteilung
von Embryonen muß unter Umständen eine serienmäßige Kontrolle durchgeführt
werden. Bei den Feten müssen die verschiedenen Organanlagen kontrolliert
werden, auch solche, welche bei einer routinemäßigen, pathologisch-anatomischen
Kontrolle in der Regel nicht speziell berücksichtigt werden, wie Linsen, Innenohr,
Ependym, Gefäßendothel usw.

Grundsätzlich ist auch zu fordern, daß bei solchen wichtigen Untersuchungen
versucht werden soll, das Virus in den Geweben nachzuweisen. Leider ist dies
bei menschlichem Untersuchungsgut vielfach nicht möglich, da Embryonen
meistens rasch gehärtet worden sind, teilweise handelt es sich auch um Curettage-
Material, das sofort fixiert wurde.

Die Beurteilung solcher Schädigungen von Embryonen und Feten nach Virus-
Infektionen der Mutter ist von weit höherer Bedeutung, als das allgemein angenommen wird. Es kann unter Umständen sehr schwierig sein Mißbildungen
oder Gewebsschädigungen auf eine Virus-Infektion zurückzuführen, da auch
andere Faktoren einwirken können wie Toxine oder Einflüsse durch Medikamente.
Im einzelnen Fall bleibt es oft ungeklärt, welcher Faktor für die Keimschädigung
anzuschuldigen war.

Embryopathie durch das Rubella-Virus.

Bei dieser Virusinfektion sind die Schädigungen am längsten bekannt und
wurden auch mehrfach beschrieben[1]. Die Literaturangaben über die Häufigkeit der Mißbildungen nach Röteln im ersten Trimester der Schwangerschaft
schwanken von 79 bis zu 10—12%. Mullins u. a. (1960) untersuchten 22 Frauen,
welche während einer Röteln-Epidemie gravid waren und deren Kinder später
auf das Vorliegen von Mißbildungen kontrolliert werden konnten. Von diesen
Frauen waren bei der Erkrankung 13 weniger als 8 Wochen lang schwanger,
3 zwischen der 8. und der 12. Woche, 4 zwischen der 12. und 24. Woche und 2
nach der 24. Woche. Zehn von 13 Frauen mit einer Schwangerschaftsdauer unter
8 Wochen zum Zeitpunkt der Infektion gebaren Kinder mit Mißbildungen.
Dreimal fand sich ein kongenitaler Katarakt, dreimal Mißbildungen des Herzens,
zweimal ein Ductus arteriosus, einmal eine Coarctation der Aorta. Je einmal
fand sich ein Anencephalus, ein Hydrocephalus, eine Rachischisis und einmal
eine Taubheit. Bei zwei Frauen kam es zum Abortus und zweimal wurde das
Kind tot geboren. Bei den drei Schwangerschaften im 3. Monat fand sich nur
eine fetale Mißbildung mit Rachischisis und Ventrikelseptum-Defekt. Bei

---

[1] Manson u.a. 1960.

Graviditäten nach der 12. Woche konnten keine Folgen auf die Nachkommenschaft festgestellt werden.

Bei 102 Kindern, die in England im Jahre 1940/41 nach einer Rubeolenepidemie geboren wurden, waren nach MARTIN (1946) 36, d. h. etwas mehr als ein Drittel taub. Das Gesundheitsministerium konnte die Einwirkungen von Rubeolen und anderen Virusinfektionen während der Schwangerschaft auf den Fetus auswerten. Es wurden über 7396 gravide Frauen kontrolliert, von denen 1679 Virusinfektionen überstanden hatten. Auch sind 5717 Kontrollfälle mitausgewertet worden. Es ergab sich als Hauptbefund, daß Frauen in der Schwangerschaft eine Rubeoleninfektion überstanden hatten. Die betreffenden Frauen brachten 547 lebende Kinder zur Welt, von welchen 37, d. h. 6,8% kongenitale Defekte aufwiesen. Bei den 5717 Kontrolluntersuchungen ergab sich, daß

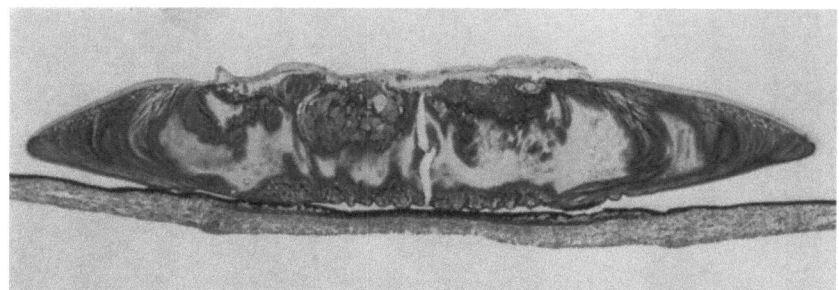

Abb. 79. Rubeolen. Bulbus: starke Linsendegeneration des Fetus bei Rubeoleninfektion der Mutter. S. N. 514/56. 8 Monate alter männlicher Fetus. Path.-anat. Institut, Basel. Vergr. 1:21.

5717 Schwangere 5469 lebende Kinder gebaren, von denen 118, gleich 2,16% größere Defekte aufwiesen. Mißbildungen traten überwiegend in der Rubellagruppe auf, dann, wenn die Infektion der Mutter während der ersten 12 Schwangerschaftswochen (15,8%), seltener, wenn sie zwischen der 12. und 16. Woche (4,2%) eintrat. Spätere Infektionen während der Schwangerschaft erhöhten die Zahl der mit Mißbildungen geborenen Kinder nicht.

Bei einer größeren Rötelnepidemie in Manchester 1952, bei welcher 468 Frauen erkrankten, fand sich die Infektion auch bei acht graviden Frauen. Bei fünf von ihnen wiesen die Kinder kongenitale Anomalien auf. Der Prozentsatz, der sich daraus errechnen läßt, hat bei der kleinen Zahl keine große Bedeutung. Man kann aber sagen, daß die kongenitalen Anomalien etwa zehnmal häufiger waren, als das im allgemeinen der Fall ist (Abb. 79 und 80).

In einer Untersuchung von CLAYTON-JONES (1947) ließ sich nachweisen, daß bei Kindern mit doppelseitiger, z. T. unvollständiger Innenohrtaubheit, mit Intelligenzverlust, Kieferanomalien und Muskelatonien die Mütter während der Schwangerschaft Rubeolen durchgemacht hatten.

WESSELHOEFT (1947) fand unter 521 rubeolengeschädigten Kindern 243mal eine Taubstummheit, dann Augenmißbildungen und Herzfehler, 74mal eine Mikrocephalie und 24mal eine Idiotie. Es hat sich dann bei weiteren Kontrollen ergeben, daß die einzelnen Unterschiede in morphologischer Hinsicht abhängen vom Entwicklungsgrad des Embryo im Moment der Rubeoleninfektion der Mutter. Zur Embryopathie führen Infektionen, welche auf eine Rubeoleninfektion in einem frühen Zeitpunkt der Schwangerschaft zurückgehen. Wichtig ist, daß Mütter während der ersten 4 Monate der Schwangerschaft von einer Rubeoleninfektion verschont bleiben.

Fünf menschliche Keimlinge im Alter von 68—72 Tagen wurden von TÖNDURY (1962) untersucht. Bei der Mutter bestand zwischen dem 35. und 41. Tag der Gravidität eine Rubeoleninfektion. Er zeigt, daß das Virus durch die intakte Placenta dringt und den fetalen Organismus schädigt. Dabei findet sich auch eine Affinität zur Linse, zum Innenohr-Epithel und zum Schmelzorgan. Während die Schädigung der Linse schon am 21. Tag nachweisbar ist, kann eine Veränderung des Innenohr-Epithels und des Schmelzorgans erst bedeutend später nachgewiesen werden. Der Autor vermutet, daß das Virus im Linsen-Epithel längere Zeit haften bleiben könne und sich hier auch zu vermehren vermöge.

Das Absterben der Embryonen und Feten hängt teilweise mit der Schädigung des Myokards zusammen. Töndury (1952b) fand, daß abgestorbene Partikel

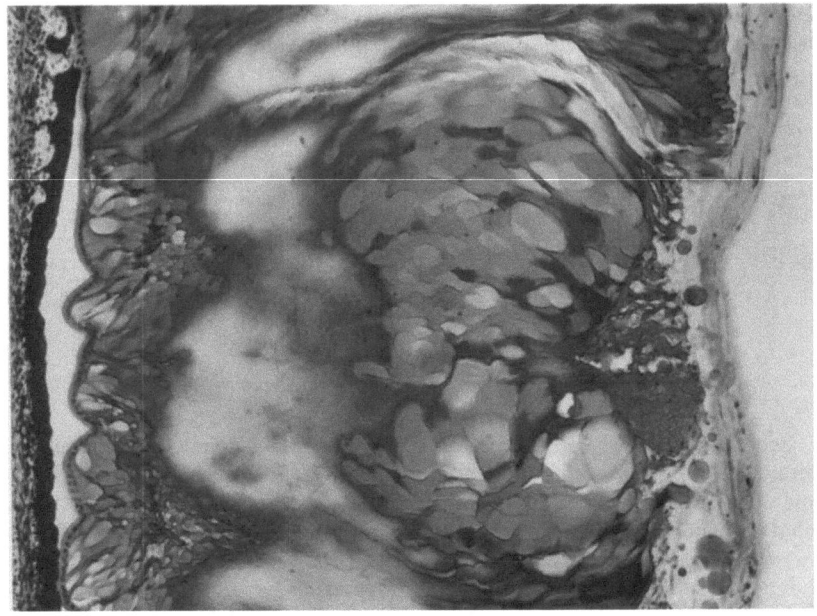

Abb. 80. Rubeolen. Bulbus: starke Linsendegeneration des Fetus bei Rubeoleninfektion der Mutter. S. N. 514/56. 8 Monate alter männlicher Fetus. Path.-anat. Institut, Basel. Vergr. 1:100.

des Myokards mit dem Blutstrom verschleppt werden können und dadurch zu embolischen Gefäßverschlüssen Anlaß geben. Besonders typisch sind jeweils die Umwandlungen, welche sich an den Endothelzellen des Herzens und der großen Gefäße abspielen. Solche Zellen können sich von ihrer Unterlage ablösen. Sie können nekrotisch werden, mit dem Blutstrom verschleppt werden und es ist möglich, daß sie dadurch zur Riesenzellbildung Anlaß geben.

Bei der Embryopathia rubeolica sind Riesenzellbildungen in allen geschädigten Organen vorhanden neben Nekrosen und Blutungen. Töndury (1952a) zeigt, daß das Chorion die Eintrittsstelle für das Virus darstellt. Die Ausbreitung der Viren im Embryo hängt mit der starken Empfindlichkeit der Gefäßendothelien zusammen. Im embryonalen Gewebe, insbesondere in Endothelzellen, finden die Viren einen ausgezeichneten Nährboden für ihre Entwicklung. Sekundäre und primäre Bildungsfehler können so in der gleichen Frucht nebeneinander auftreten.

Embryopathie durch das Mumps-Virus.

Beim Menschen kann eine Mumps-Infektion der Mutter gleichfalls Schädigungen der Frucht zur Folge haben. Es ist jedoch die Gefahr der Keimschädigung hier wesentlich geringer. Von HOLOWACH u. a. (1957), gleichfalls auch von TÖNDURY (1962), liegen Mitteilungen über derartige Einwirkungen auf den Embryo vor. Statistische Angaben sind von YLINEN und JÄRVINEN (1953) mitgeteilt worden. TÖNDURY fand bei den Embryonen, die er untersuchen konnte, neben Blutungen und Zellpyknosen auch Entwicklung von Riesenzellen mit starken Gewebsauflösungen einzelner Organanlagen. Auch hier scheinen die diffusen Schädigungen Folgen der im ganzen Organismus vorhandenen Endothelläsionen zu sein.

Embryopathie durch das Grippe-Virus.

Bei der Grippe, einer recht verbreiteten Erkrankung, von welcher viel häufiger als Mumps und Röteln auch gravide Frauen ergriffen werden, sind die Angaben über die Schädigungsmöglichkeiten einer Frucht ganz unterschiedliche. Einige bestreiten, daß das Grippe-Virus auf den Embryo überhaupt einen Einfluß ausüben könne. Andere, wie COFFEY und JESSOP (1959) halten daran fest, daß die Zahl der mißgebildeten Kinder von Müttern, welche während der Schwangerschaft eine Grippe durchgemacht haben, doppelt so hoch sei wie die bei Müttern mit komplikationsloser, infektionsfreier Gravidität. Andere, wie SAXEN u. a. (1960) vermuten, daß das etwas vermehrte Auftreten von Anomalien bei Kindern von Müttern, die während des ersten Trimesters an Grippe erkrankt waren, nicht auf das Virus zurückgehe, sondern auf andere Komplikationen, wie hohes Fieber, Medikamente usw. TÖNDURY (1955), welcher sich auch mit dieser Frage speziell befaßt hat, hält daran fest, daß es nie möglich sei, solche Fragen nur nach dem Vorliegen oder Fehlen grober makroskopisch erkennbarer Mißbildungen zu entscheiden. Er verlangt, daß bei der Beurteilung dieser Probleme jedesmal, auch ohne daß grobe Veränderungen vorliegen, eine Autopsie des Fetus und eine histologische Kontrolle durchzuführen sei. Embryonen müssen dabei in Serienschnitten kontrolliert werden. TÖNDURY (1962) fand bei Feten und Embryonen, welche keine äußerlich auffallenden Veränderungen aufwiesen, im wesentlichen gewebliche Umwandlungen, die als vitale Reaktionen aufgefaßt werden mußten. Er macht bei seinen Untersuchungen auf die Endothelnekrosen und die Pigmentphagocytosen aufmerksam. Manchmal fanden sich Blutungen in Lungen und Nieren, Nierenrindennekrosen mit Gefäßwandschädigungen, dann Gewebsuntergänge in Leber, Niere und Nebenniere. Es ist auffallend, daß die *Blutungstendenz*, welche beim erwachsenen Individuum eine wesentliche Rolle spielt, schon bei der intrauterinen Infektion beobachtet werden kann.

KORNIUSHENKO und MAKSIMOVICH (1960) konnten bei Totgeburten und bei an Pneumonie erkrankten Neugeborenen bei intrauteriner Influenza-Infektion nicht nur Veränderungen des Lungengewebes nachweisen, sondern es war ihnen gleichzeitig auch möglich, das Virus im Lungengewebe direkt festzustellen.

Über Veränderungen von Hühnerembryonen bei der Influenza A-Virus-Infektion berichten WATSON und COONS (1954).

Embryopathie durch das Hepatitis epidemica-Virus.

Bei der Hepatitis epidemica liegen ebenfalls wie bei den anderen Infektionen mehrere und sich gleichfalls völlig widersprechende Angaben vor, was den Zusammenhang der Schädigung des Embryos mit der Hepatitis-Erkrankung der Mutter anbetrifft. DÖRFLER (1957) lehnt den Zusammenhang von Infektion und Mißbildung ab. Mißbildungen konnte er nicht beobachten. Doch ist auch hier darauf hinzuweisen, daß zur Beurteilung dieser Fragen eine weitgehende histologische Kontrolle erforderlich ist, nicht nur eine reine äußere Besichtigung der

Embryonen oder Feten. Bei vier Keimlingen konnte Töndury (1962) bei der histologischen Kontrolle zweimal Schädigungen der Linse und wiederum Veränderungen an den Endothelien der Gefäße und des Endokards nachweisen, verbunden mit Myokardnekrosen.

Embryopathie durch das Poliomyelitis-Virus.

Aus einzelnen statistischen Angaben, z. B. aus denen von Siegel und Greenberg (1956) ist zu entnehmen, daß die Zahl der Totgeburten bei graviden Frauen mit Poliomyelitis deutlich höher ist als bei Frauen ohne Polio-Infektion. So konnte bei der New Yorker Bevölkerung statistisch festgestellt werden, daß die Zahl der Totgeburten bei Polio-Erkrankten 21,6% betrug gegenüber einer Durchschnittszahl von 9,7%. Drei Kinder von Frauen mit Poliomyelitis-Infektion während der Gravidität, welche lebend geboren wurden, wiesen Lähmungen auf. Es ist auch hier, gleich wie bei den Rubeolen-Infektionen, die Gefahr einer Keimschädigung im Anfang der Gravidität eine viel höhere als später. So starben im ersten Trimester der Polioinfektion 46,7% der Embryonen ab, im zweiten 11,4% und im dritten Trimester noch 4,3% der Feten. Töndury (1957c) hat bei solchen Infektionen die Frage studieren können, ob das Polio-Virus den Keimling wesentlich schädigen kann. Auch da hat sich gezeigt, daß mikroskopisch wesentliche Schädigungen an den motorischen Vorderhornzellen gefunden werden können, die auf das Polio-Virus zurückgehen, ohne daß grobe makroskopische Veränderungen vorzuliegen brauchen.

Spätfolgen bei Infektion im Verlaufe des 3. bis 4. Monats der Gravidität sind gleichfalls festgestellt worden und konnten auf das Poliomyelitis-Virus bezogen werden[1]. In einem Fall war eine Mikrocephalie und eine Mikrophthalmie mit Linsenveränderungen festzustellen. In einer weiteren Beobachtung kam es zu schweren diffusen Schädigungen des Gehirns mit Encephalitis. Blutaustritte waren im neuralen Gewebe vorhanden mit Auflösungen von Nervenzellen. Auch hier sind wohl spezifische und unspezifische Reaktionen auseinanderzuhalten.

Literatur.
A. Allgemeiner Teil.

Aronson, St. M., and G. Shwartzman: Pathology of muscles changes in experimental poliomyelitis enhanced with aid of cortisone. Arch. Path. 56, 557 (1953a). ~ Histopathogenesis of cortisone altered experimental poliomyelitis. Observations on the Syrian hamster inoculated intracerebrally with strain MEF 1. Amer. J. Path. 29, 381 (1953b). — Aschoff, L.: Über den Krankheitsbegriff und verwandte Begriffe. Dtsch. med. Wschr. 1909, 1417. — Babès, V.: Traité de la rage. Paris: Baillière, et fils 1912. — Baker, A. B., and S. Cornwell: Poliomyelitis X: The cerebellum. Arch. Neurol. (Chic.) 71, 455 (1954). — Baker, A. B., S. Cornwell and I. A. Brown: Poliomyelitis: VI. The Hypothalamus. Arch. Neurol. (Chic.) 68, 16 (1952). — Baker, A. B., S. Cornwell and F. Tichy: Poliomyelitis IX: Cerebral hemispheres. Arch. Neurol. (Chic.) 71, 435 (1954). — Baker, R. F., F. Rapp, E. A. Grogan and I. Gordon: Visualization of measles virus in human cells. Bact. Proc. 76 (1957). — Baniecki, H.: Plazentabefunde bei Viruserkrankungen. Verh. Dtsch. Ges. f. Path. 38. Tagg, S. 135 (1955). — Blanc, G., Caminopetros et Manoussakis: Quelque recherches expérimentales sur la dengue. Arch. Inst. Pasteur hellén. 2, 162 (1928). — Bodian, D.: Poliomyelitic changes in multinucleated neurons, with special reference to the site of action of virus in cell. Bull. Johns Hopk. Hosp. 77, 49—59 (1945). ~ Poliomyelitis: Pathologic anatomy. First Internat. Poliomyelitis Conference pp. 62—84. Philadelphia and Montreal: J. B. Lippincott Company 1948. ~ Poliomyelitis: Pathogenesis and histopathology. In: Viral and rickettsial infections of man. Philadelphia, Montreal: J. B. Lippincott Company 1959. — Bourquin, J. B.: Les malformations du nouveau-né causées par des viroses de la grossesse, et plus particulièrement par la rubéole (Embryopathie rubéoleuse). Thèse de

---

[1] Töndury 1957.

Genève 1948. — BURMESTER, FRIEDRICH: Das Speicheldrüsenvirus des Menschen (Cytomegalia infantum). Virchows Arch. path. Anat. **317**, 165 (1949).
CALKINS, G. N.: Protozoology. Philadelphia: Lea & Febiger 1909. — CASPERSSON, T.: Cell growth and cell function. A cytochemical study. New York: W. W. Norton & Co. 1950. — COHRS, P., u. F. SCHULTE: Zur differentialdiagnostischen Bedeutung der Aluminiumhydroxydgranulome. Mh. Vet.-Med. **6**, 105 (1951).
DEAN, D. J., and G. DALLDORF: The susceptibility of the hamster to mouse encephalomyelitis virus. J. exp. Med. **88**, 645 (1948). — DOERR, R.: Die Ausbreitung der Virusarten im Wirtsorganismus. In: Handbuch der Virusforschung, 2. Hälfte. Wien: Springer 1939. — DOHI, SEIICHI: On the biology of inclusion bodies in virus diseases. (I.) On ectromelia viruses. Acta path. jap. **1**, 87—96 (1951). — DOUGHERTY, T. F., and A. WHITE: Functional alterations in lymphoid tissue induced by adrenal cortical secretion. Amer. J. Anat. **77**, 81 (1945). — DULBECCO, R.: Production of plaques in monolayer tissue cultures by single particles of an animal virus. Proc. nat. Acad. Sci (Wash.) **38**, 747 (1952). ∼ Mutual exclusion between related phages. J. Bact. **63**, 209—217 (1952).
EAGLE, H.: Specific amino acid requirements of mammalian cell (strain L) in tissue culture. J. biol. Chem. **214**, 839 (1955a). ∼ The specific amino acid requirements of a human carcinoma cell (strain HeLa) in tissue culture. J. exp. Med. **102**, 37 (1955b). ∼ The minimum vitamin requirements of the L and HeLa cells in tissue culture, the production of specific vitamin deficiencies and their cure. J. exp. Med. **102**, 595 (1955c). — ENDERS, J. F.: Die Bedeutung der Gewebekultur für die moderne Virusforschung. Nova Acta Leopoldina **19**, Nr 134, 76—94 (1957).
FENNER, F.: The epizootic behaviour of mouse-pox (infectious ectromelia). Brit. J. Path. **29**, 69 (1948a). ∼ The clinical features and pathogenesis of mouse-pox. (Infectious ectromelia of mice.) J. Path. Bact. **60**, 529 (1948b). ∼ The pathogenesis and pathology of viral diseases. New York: Columbia Univ. Press 1950. — FEYRTER, F.: Über das Wesen des Zoster. Virchows Arch. path. Anat. **325**, 70 (1954). — FINKELDEY, W.: Über Riesenzellbefunde an den Gaumenmandeln, zugleich ein Beitrag zur Histopathologie der Mandelveränderungen im Masern-inkubationsstadium. Virchows Arch. path. Anat. **281**, 323 (1931).
GÄDEKE, R.: Kidney lesions in suckling mice following group A Coxsackie virus infection. Arch. Path. **54**, 276 (1952a). ∼ Glomeruläre und tubuläre Nephrose der Säuglingsmaus nach experimenteller Infektion mit Viren der Coxsackie A-Gruppe. Naturwissenschaften **39**, 71 (1952b). ∼ Morphologische Grundlagen neuerer Anschauungen über das Krankheitsbild der Poliomyelitis. Virchows Arch. path. Anat. **322**, 563 (1952c). ∼ Experimentelle Untersuchungen über Frühreaktionen der Ratte nach Infektion mit dem MM-Virus. Verhandl. Dtsch. Ges. f. Path. 38 Tagg, S. 128 (1955). ∼ Die inapparente Virusinfektion und ihre Bedeutung für die Klinik. Berlin-Göttingen-Heidelberg: Springer 1957. — GÄDEKE, R., H. BAYER, B. HAMMEL, S. KANZLER u. F. SCHOENBERG: Vergleichende experimentelle Untersuchungen über das Verhalten des Skeletmuskelgewebes der Albinomaus nach Infektion mit murinen Parapoliomyelitisviren, mausadaptierten und „klassischen" Poliomyelitisviren. I. Mitteilung. Untersuchungen mit dem MM-Virus. Arch. Virusforsch. **5**, 310 (1954). — GÄDEKE, R., u. K. BETKE: Die Wirkung von Viren der Para-Poliomyelitis-Gruppe auf die lymphatischen Organe der Maus. Z. Naturforsch. **7b**, 401 (1952). — GÄDEKE, R., H. KANZLER, S. KANZLER u. F. SCHOENBERG: Vergleichende experimentelle Untersuchungen über das Verhalten des Skeletmuskelgewebes der Albinomaus nach Infektion mit murinen Parapoliomyelitisviren, mausadaptierten und „klassischen" Poliomyelitisviren. II. Mitteilung. Untersuchungen mit dem Lansing- und dem Leon-Virus. Arch. Virusforsch. **6**, 302 (1955). — GANASINSKI, R.: Istota zmian histopatologicznych w mozgu i rdzeniu owiec zakazonych ustalonym zarazkiem wscieklizny. Ann. Univ. Mariae Curie Sklodowska Sect. D.D. Vet. Med. **7**, 133 (1954). Ref. von R. GÄDEKE, in: Die inapparente Virusinfektion und ihre Bedeutung für die Klinik. Berlin-Göttingen-Heidelberg: Springer 1957. — GERLACH, F.: Über Lyssa beim Menschen. Dtsch. med. Wschr. **51**, 1681 (1925). ∼ Virusstudien bei Tollwut. Z. Infekt.-Kr. Haustiere **53**, 279 (1938). — GIESE, W.: Die Atmungsorgane. In: Lehrbuch der speziellen pathologischen Anatomie. Hrsg. v. KAUFMANN, Bd. II, Teil 3. Berlin: W. de Gruyter & Co. 1960. — GOETZ, O.: Einst und jetzt: Schutzimpfungen gegen Viruskrankheiten. Münch. med. Wschr. **1960**, 2217—2220. — GOODPASTURE, E. W.: The axiscylinders of peripheral nerves as portals of entry to the central nervous system for the virus of herpes simplex, etc. Amer. J. Path. **1**, 11 (1925). GOODPASTURE, E. W., and F. B. TALBOT: Concerning the nature of protozoan-like cells in certain lesions of infancy. Amer. J. Dis. Child. **21**, 415 (1921). — GOODPASTURE, E. W., and O. TEAGUE: The occurrence of intranuclear inclusion bodies in certain tissues of the rabbit inoculated directly with the virus of herpes labialis. Proc. Soc. exp. Biol. (N.Y.) **20**, 400 (1922/23). ∼ Experimental herpes zoster. J. Amer. med. Ass. **81**, 377 (1923). ∼ Transmission of the virus of herpes febrilis along nerves in experimentally infected rabbits. J. med. Res. **44**, 139 (1923). ∼ Experimental production of herpetic lesions in organs and tissues of the rabbit. J. med. Res. **44**, 121

(1923/24). — Goodpasture, E. W., and C. E. Woodruff: A comparison of the inclusion bodies of fowlpox and Molluscum contagiosum. Amer. J. Path. **7**, 1 (1931).

Harding, C. V., D. Harding, W. F. F. Mclimans, and G. Rake: Cytological changes accompanying the growth of Poliomyelitis virus in cells of human origin (Strain Hoha). Virology **2**, 104 (1956). — Hartenstein, H.: Masernvirus, Riesenzellpneumonie und Hundestaupe. Dtsch. med. Wschr. **85**, 1769 (1960). — Henderson, W.: Notice of the molluscum contagiosum. Edinb. med. and Surg. J. **56**, 213 (1841). — Hjärre, A.: Vergleichende Untersuchungen über Shopes Schweineinfluenza und eine in Schweden bei Ferkeln vorkommende enzootische Viruspneumonie. Arch. exp. Vet.-Med. **6**, Beih. 82 (1952). — Hjärre, A., Z. Dinter u. K. Bakos: Vergleichende Untersuchungen über eine influenzaähnliche Schweinekrankheit in Schweden und Shope-Schweineinfluenza. Nord. Vet.-Med. **4**, 1025 (1952). — Holle, G.: Hyalinisierung von Gefäßwänden bei Viruskrankheiten. In: Sitzungsberichte ,,Grundsubstanz, Zelle, Kapillare'' anläßlich des 100jährigen Bestehens des Lehrstuhls für pathologische Anatomie in Greifswald. Ref. Zbl. allg. Path. path. Anat. **96**, 367—389 (1957). — Holmes, F. O.: Filterable viruses. In: Bergey's Manual of determinative bacteriology, 6th, ed 2nd Suppl., p. 1127. Baltimore: Williams & Wilkins Company 1948.

Jesionek u. Kiolemenoglou: Über einen Befund von protozoenartigen Gebilden in den Organen eines hereditär-luetischen Fötus. Münch. med. Wschr. **51** (1905).

Kamerbek, A. E. H. M.: Het Rubella-problem in het licht von Nederlandse ervaringen. Diss. Leiden 1949. Leiden: Stenvert Kroese 1949. — Kettler, L. H.: Hyalinisierung von Gefäßwänden bei Viruskrankheiten. In: Sitzungsber. ,,Grundsubstanz, Zelle, Kapillare'' anläßlich des 100jährigen Bestehens des Lehrstuhls für pathologische Anatomie in Greifswald. Ref. Zbl. allg. Path. path. Anat. **96**, 367—389 (1957). — Kikuth, W., R. Gönnert u. M. Schweickert: Infektiöse Aleukocytose der Katzen. Zbl. Bakt., I. Abt. Orig. **146**, 1 (1940). — Kind, C.: Generalisierte Cytomegalie bei eineiigen Zwillingen. Schweiz. med. Wschr. **91**, 15—20 (1961). — Klemperer, P.: The pathogenesis of lupus erythematosus and allied conditions. Ann. intern. Med. **28**, 1 (1948). ~ The concept of collagen diseases. Amer. J. Path. **26**, 505 (1950). ~ Pathology of systemic lupus erythematosus. In: J. F. A. McManus editor: Progress in Fundamental Medicine. Philadelphia: Lea & Febinger 1952. — Kligler, I. J., and H. Bernkopf: Cultivation of rabies virus in allantois of developing chick embryo. Proc. Soc. exp. Biol. (N.Y.) **39**, 212 (1938). — Köhler, H.: Über Einschlußkörperchen. Verhandl. Dtsch. Path. Ges. 38. Tag, S. 86, 1955. — Köszegi, B., u. I. Piukovich: Cytomegalia infantum und Herzentwicklungsanomalie. Zbl. allg. Path. path. Anat. **94**, 124 (1955/56). — Kraus, R., F. Gerlach u. F. Schweinburg: Lyssa bei Mensch und Tier. Berlin u. Wien: Urban & Schwarzenberg 1926. — Krehl, L.: Entstehung, Erkennung und Behandlung innerer Krankheiten, Bd. II, Die Erkennung innerer Krankheiten, 2. Aufl. Berlin: F. C. Vogel 1932. — Küntzel, J.: Viruskrankheiten, insbesondere Röteln während der Schwangerschaft, als Ursache angeborener, erworbener Taubstummheit und anderer angeborener Defekte. HNO (Berl.) **3**, 225 (1952).

Lelong, M., Fr. Lepage, le Tan Vinh, P. Tournier et Ch. Chany: Le virus de la maladie des inclusions cytomégaliques. Arch. franc. Pédiat. **17**, 437—450 (1960). — Levaditi, C., P. Lépine et J. Verge: Les ultravirus des maladies animales. Paris: Maloine 1943. — Levaditi, C., et R. Schoen: Les corps de Negri dans le cytoplasme des épitheliums de la cornée. Ann. Inst. Pasteur **55**, Suppl. 69 (1935). — Levaditi, C., R. Schoen et L. Reinié: Virus rabique des rues et papillome de Shope. C. R. Soc. Biol. (Paris) **124**, 793 (1937). — Linzenmeier, G.: Die Bedeutung des Sqeicheldrüsenvirus für den Menschen unter dem morphologischen Bild der Cytomegalie (Versuch einer Abgrenzung von Erythroblastose und Toxoplasmose). Z. Kinderheilk. **71**, 162—182 (1952).

Mahnke, P. F.: Cytomegalie und plötzlicher Tod im Kindesalter. Frankfurt. Z. Path. **70**, 621—629 (1960). — Melczer, M.: Primulinpositive und primulinnegative Virusarten. Die Möglichkeit von Differenzierung der Virusarten im Fluoreszenzlicht. Acta med. (Budapest) **2**, 205—212 (1951). — Minder, W. H.: Die Ätiologie der Cytomegalia infantium. Schweiz. med. Wschr. **83**, 1180 (1953). — Morgan, J. F., H. J. Morton and R. C. Parker: Nutrition of animal cells in tissue culture. I. Initial studies on a synthetic medium. Proc. Soc. exp. Biol. (N.Y.) **73**, 1 (1950).

Nauck, E. G.: Die Pathologie der Viruskrankheiten. Zbl. Bakt., I. Abt. Orig. **160**, 139—146 (1953/54). — Nettleship, A., and D. E. Fletcher: The altered pathology of poliomyelitis in a local area. J. Neuropath. exp. Neurol. **1**, 250 (1951). — Nicolle, Ch.: Naissance, vie et mort des maladies infectieuses. Paris: F. Alcan 1930. ~ Destin des maladies infectieuses. Paris: F. Alcan 1933. — Nishizawa, Y., and K. Okano: The significance of viremia in the pathway of infection of poliomyelitis. Arch. Pediat. **70**, 71 (1953).

Oehme, Johannes: Klinik und Bedeutung der Cytomegalie. Münch. med. Wschr. **1961**, 143—147.

Panum, P. L.: Beobachtungen über das Masernkontagium. Virchows Arch. path. Anat. **1**, 492 (1847). — Patterson, R.: Cases and observations on the molluscum contagiosum of Bateman with an account of the minute structure of the tumours. Edinb. med. and Surg. J. **56**, 279 (1841). — PEARSE, A. G. E.: Histochemistry, theoretical and applied, 2nd ed. London: Churchill 1959. — PETTE, H., H. DEMME u. ŠT. KÖRNYEY: Studien über experimentelle Poliomyelitis. Dtsch. Z. Nervenheilk. **128**, 125 (1932). — PHILIBERT, A.: Virus cytotropes (virus filtrants; virus filtrables). Ann. Med. **16**, 283 (1924). — PLOWRIGHT, W.: Observations on the behaviour of rinderpest virus in indigenous African sheep. Brit. vet. J. **108**, 450 (1952). — POTEL, K.: Hyalinisierung von Gefäßwänden bei Viruskrankheiten. In: Sitzungsber. „Grundsubstanz, Zelle, Kapillare" anläßlich des 100jährigen Bestehens des Lehrstuhls für pathologische Anatomie in Greifswald. Ref. Zbl. allg. Path. path. Anat. **96**, 367 (1957). — POWELL, ROBIN D., NANCY E. WARNER, ROBERT S. LEVINE and JOSEPH B. KIRSNER: Cytomegalic inclusion disease and ulcerative colitis. Report of a case in a young adult. Amer. J. Med. **30**, 334 (1961).

RIBBERT, H.: Über kompensatorische Hypertrophie der Nieren. Virchows Arch. path. Anat. **88**, 11 (1882). ~ Über protozoenartige Zellen in der Niere eines syphilitischen Neugeborenen und in der Parotis von Kindern. Zbl. allg. Path. path. Anat. **15**, 945 (1904). — ROBBINS, F. C., J. F. ENDERS and T. H. WELLER: Cytopathogenic effect of poliomyelitis viruses in vitro on human embryonic tissues. Proc. Soc. exp. Biol. (N.Y.) **75**, 370 (1950). — DA ROCHA LIMA, H.: Zur pathologischen Anatomie des Gelbfiebers. Verh. dtsch. path. Ges. **15**, 163 (1912). — RÖHRER, H.: Histologische Untersuchungen bei Schweinepest. I. Mitt. Lymphknotenveränderungen in akuten Fällen. Arch. Tierheilk. **62**, 345 (1930a). ~ Histologische Untersuchungen bei Schweinepest. II. Mitt. Veränderungen des Zentralsystems in akuten Fällen. Arch. Tierheilk. **62**, 439 (1930b). ~ Histologische Untersuchungen bei Schweinepest. III. Mitt. Veränderungen der Milz in akuten Fällen unter besonderer Berücksichtigung der Milzinfarkte. Arch. Tierheilk. **64**, 125 (1931). ~ Pathologisch-anatomische und histologische Studien bei akuter Schweinepest, insbesondere an Leber und Niere. Virchows Arch. path. Anat. **284**, 203 (1932). ~ Die allgemeine morphologische Pathologie der Viruserkrankungen bei Tieren. Verh. dtsch. Ges. f. Path. 38. Tagg, S. 38 (1955). ~ Viruskrankheiten der Tiere und ihre Bekämpfung. Nova Acta Leopoldina **19**, Nr 134, 120—132 (1957). — ROWE, W. P., J. W. HARTLEY, S. WATERMAN, H. C. TURNER and R. J. HUEBNER: Cytopathogenic agent resembling human salivary gland virus recovered from tissue cultures of human adenoids. Proc. Soc. exp. Biol. (N.Y.) **92**, 418 (1956).

SANDRITTER, W., D. MÜLLER u. O. MANTZ: Zur Histochemie der Cytomegalie. Frankfurt. Z. Path. **70**, 589—597 (1960). — SCHAFFER, C.: Nouvelle contribution à la pathologie et à l'histopathologie de la rage humaine. Ann. Inst. Pasteur **3**, 644 (1889). ~ Sur un cas atypique de rage humaine. Ann. Inst. Pasteur **4**, 513 (1890). — SCHÜKRÜ-AKSEL, I.: Die histopathologischen Veränderungen des Gehirnes bei der Lyssa. Arch. Psychiat. Nervenkr. **102**, 645 (1934). ~ Weitere Untersuchungen zur Histopathologie des Gehirnes bei der Lyssa. Arch. Psychiat. Nervenkr. **104**, 469 (1935). ~ Über die Pathogenese der Lyssa. Arch. Psychiat. Nervenkr. **107**, 339 (1937). — SCHÜKRÜ-AKSEL, I., u. H. SPATZ: Über die anatomischen Veränderungen bei der menschlichen Lyssa und ihre Beziehungen zu denen der Encephalitis epidemica. Z. ges. Neurol. Psychiat. **97**, 627 (1925). — SCHULTE, F., u. R. AKÜN: Der Nachweis der Kerneinschlußkörperchen, ihre morphologische Struktur und einige Gedanken über ihre Entstehung und chemische Zusammensetzung. Dtsch. tierärztl. Wschr. **60**, 478 (1953). — SEIFERT, G.: Zur Pathologie der Cytomegalie. (Einschlußkörperchenkrankheit, Speicheldrüsenviruserkrankung.) Virchows Arch. path. Anat. **325**, 596 (1954). ~ Die Zytomegalie. Verhandl. Dtsch. Path. Ges. 40. Tagg, S. 123 (1956). ~ Die morphologische Diagnose der Zytomegalie. Münch. med. Wschr. **1961**, 139—143. — SEIFRIED, O.: Histopathology of infectious laryngotracheitis in chickens. J. exp. Med. **54**, 817 (1911a). ~ Histological studies on hog cholera; lesions in central nervous system. J. exp. Med. **53**, 277 (1931b). ~ Einfluß von Virusvirulenz und Infektionsart auf den anatomischen Charakter der sog. Laryngotracheitis der Hühner. Z. Infekt.-Kr. Haustiere **52**, 108 (1938). — SEIFRIED, O., and C. B. CAIN: Histological studies on hog cholera. II. Lesions of the vascular system. J. exp. Med. **56**, 345 (1932). ~ Histological studies on hog cholera. III. Lesions in the various organs. J. exp. Med. **56**, 351 (1932). — SIEDE, WERNER: Das Blutbild bei Viruserkrankungen. Dtsch. med. J. **4**, 218—221 (1953). — SIGNER, E.: Cytomegalie bei einem Erwachsenen. Path. et Microbiol. (Basel) **25**, 359 (1962). — SMITH, M. G.: Propagation in tissue cultures of cytopathogenic virus from human salivary gland virus disease. Proc. Soc. exp. Biol. (N.Y.) **92**, 424 (1956). — SPERANSKY, A.: Faits nouveaux sur la pathogénie et la prophylaxie de la rage. Ann. Inst. Pasteur **41**, 166 (1927). — STEIGMAN, A. J., U. P. KOKKO and R. J. SILVERBERG: Mack virus-serum and gamma globulin neutralization of unidentified agent isolated from suspected non paralytic poliomyelitis. Proc. Soc. exp. Biol. (N.Y.) **83**, 200 (1953a). ~ Unusual virus from poliomyelitis spinal cord. J. Amer. med. Ass. **152**, 1066 (1953b). — STEINHARDT, E., C. ISRAELI and R. A. LAMBERT: Studies on the cultivation of the virus of vaccinia. J. infect. Dis. **13**, 294 (1913). — SYVERTON, J. T.: The pathogenesis of the rabbit papilloma-to-carcinoma sequence. Ann. N.Y. Acad. Sci. **54**, 1126

(1952). — Syverton, J. T., A. A. Werder, J. Friedman, A. B. Graham, F. J. Roth and O. J. Mira: Cortisone and roentgen radiation in combination as synergistic agents for production of lethal infection. Proc. Soc. exp. Biol. (N.Y.) **80**, 123—128 (1952).

Taniguchi, T., T. Fujino, S. Inoki and Y. Okuno: Studies on experimental inoculation of dengue fever. Med. J. Osaka Univ. **2**, 1 (1951). — Teilum, G., and H. E. Poulsen: Disseminated lupus erythematosus. Arch. Path. **64**, 414 (1957). — Theiler, M.: Studies on the action of yellow fever virus in mice. Ann. trop. Med. Parasit. **24**, 249 (1930). ~ A yellow fever protection test in mice by intracerebral injection. Ann. trop. Med. Parasit. **27**, 57 (1933). ~ Spontaneous encephalomyelitis of mice, a new virus disease. J. exp. Med. **65**, 705 (1937).

Verlinde, J. D., A. Kret and R. Wyler: The distribution of poliomyelitis virus in cynomolgus monkeys following oral administration, tonsillectomy, and intramuscular injection of diphtheria toxoid. Arch. ges. Virusforsch. **6**, 175 (1955).

Warthin, A. S.: Occurence of numerous large giant cells in the tonsils and pharyngeal mucosa in the prodromal stage of measles. Arch. Path. **11**, 864 (1931). — Weller, T. H., J. C. MacCauley, J. M. Craig and P. Wirth: Isolation of intranuclear inclusion producing agents from infants with illness resembling cytomegalic inclusion disease. Proc. Soc. exp. Biol. (N.Y.) **94**, 4 (1957). — Wyatt, J. P., J. Saxton, R. S. Lee and H. Pinkerton: Generalized cytomegalic inclusion disease. J. Pediat. **36**, 271 (1950).

Zinck, K. H.: Gestaltliche Leber-Nierenschädigungen und hepatorenale Insuffizienz nach Verbrennung. Klin. Wschr. **19**, 78—84 (1940). — Zollinger, H. U.: Beitrag zur Pathogenese der Einschlußkörper. Schweiz. Z. allg. Path. **14**, 446 (1951). ~ Durch chronische Bleivergiftung erzeugte Nierenadenome und -carcinome bei Ratten und ihre Beziehungen zu den entsprechenden Neubildungen des Menschen. Virchows Arch. path. Anat. **323**, 694 (1953).

B. Spezieller Teil.

I. Viruserkrankungen der Haut und der Schleimhäute.

Variola.

Berger, K.: Kuhpockenvirus und Vaccine-Virus. Z. Hyg. Infekt.-Kr. **143**, 151 (1956). — Bernhard, W., R. A. Bonar, Dorothy Beard, and J. W. Beard: Ultrastructure of viruses of myeloblastosis and erythroblastosis isolated from plasma of leukemic chickens. Proc. Soc. exp. Biol. (N.Y.) **97**, 48—52 (1958).

Dixon, C. W.: Small pox in Tripolitania 1946: epidemiological and clinical study of 500 cases, including trials of penicillin treatment. J. Hyg. (Lond.) **46**, 351 (1948).

Eichhorst, H.: Über Erkrankungen des R.M. bei Menschenpocken. Dtsch. Arch. klin. Med. **111**, 1 (1913).

Fenner, F.: Mouse-pox (infectious ectromelia of mice): review. J. Immunol. **63**, 341 (1949). ~ The significance of the incubation period in infectious diseases. Med. J. Aust. **2**, 813 (1950).

Gaylord, W., J. L. Melnick, and H. Bunting: Intracellular development of vaccinia virus. Proc. Soc. exp. Biol. (N.Y.) **80**, 24—27 (1952). — Goodpasture, E. W., and C. E. Woodruff: A comparison of the inclusion bodies of Fowl-Pox and Molluscum contagiosum. Amer. J. Path. **7**, 1 (1931).

Herrlich, A., u. A. Mayr: Die Differenzierung der Tierpockenvirusarten im bebrüteten Hühnerei. Arch. Hyg. (Berl.) **139**, 444 (1955). — Herzberg, K.: Licht- und elektronenmikroskopische Befunde am Kanarienpockenvirus. Arch. exp. Vet.-Med. **14**, 75 (1960). — Herzberg, K., A. Kleinschmidt u. D. Lang: Weitere Dünnschnittuntersuchungen am Kanarienpockenvirus. Zbl. Bakt., I. Abt. Orig. **179**, 308 (1960).

Marsden, J. P., and C. R. M. Greenfield: Inherited small pox. Arch. Dis. Childh. **9**, 309 (1934). — Mayr, Anton, u. Günther Wittmann: Zur Ringzonenbildung in virusinfizierten tierischen Geweben. I. Mitt. Ringzonenbildung bei Pockenviren auf der Chorioallantoismembran des Hühnerembryos und auf der Kaninchenhaut. Zbl. Vet.-Med. **3**, 219—231 (1956). — Morgan, C., C. Howe, H. M. Rose, and D. H. Moore: Structure and development of viruses observed in the electron microscope. IV. Viruses of the RI-APC group. J. biophys. biochem. Cytol. **2**, 351—360 (1956). — Morgan, C., H. M. Rose, and D. H. Moore: Structure and development of viruses observed in the electron microscope. III. Influenza virus. J. exp. Med. **104**, 171—182 (1956). ~ An evaluation of host cell changes accompanying viral multiplication as observed in the electron microscope. Ann. N.Y. Acad. Sci. **68**, 302—323 (1957). ~ Use of the electron microscope in the study of intracellular virus. Bull. N.Y. Acad. Med. **34**, 85—98 (1958). — Murti, B. Ramanarayana, and J. B. Shrivastav: A study of biological behaviour of variola virus. I. Biological behaviour on the chorio-allantois. Indian J. med. Sci. **11**, 574—579 (1957).

Paschen, E.: Was wissen wir über den Vakzineerreger? Münch. med. Wschr. **53**, 2391 (1906). — Pasotten, E.: In: Jochmann-Hegler, Lehrbuch der Infektionskrankheiten,

2. Aufl., S. 850. Berlin: Springer 1924. — PETERS, D.: Morphology of resting Vaccinia virus. Nature (Lond.) **178**, 1453 (1956). — PETERS, D., u. TH. NASEMANN: Enzymatisch-morphologische Untersuchungen am Vaccinevirus. Naturwissenschaften **39**, 306—307 (1952).

RUSKA, H.: Ergebnisse der Bakteriophagenforschung und ihre Deutung nach morphologischen Befunden. Ergebn. Hyg. Bakt. **25**, 437 (1943). — RUSKA, H., u. K. POPPE: Morphologische Beziehungen zwischen filtrierbaren Mikroorganismen und großen Virusarten. Z. Naturforsch. **2b**, 35—36 (1947). Ref. Ber. allg. spez. Path. **5**, 398 (1947). — RUSKA, H., D. C. STUART, and J. WINSSER: Electron microscopic visualization of intranuclear virus-like bodies in epithelial cells infected with poliomyelitis virus. Arch. ges. Virusforsch. **6**, 379—387 (1956).

WESTPHAL, C.: Über eine Infektion des Nervensystems nach Pocken und Typhus. Arch. Psychiat. Nervenkr. **3**, 376 (1872). — WITTMANN, G., u. A. MAYR: Zur Ringzonenbildung in virusinfizierten tierischen Geweben. II. Mitt. Analyse des Phänomens der Ringzonenbildung in Geflügelpocken-infizierten Chorioallantoismembranen des Hühnerembryos. Zbl. Vet.-Med. **3**, 641—652 (1956).

Varicellen.

BINSWANGER, O., u. H. BERGER: Zur Klinik und pathologischen Anatomie der postinfektiösen und Intoxicationspsychosen. Arch. Psychiat. Nervenkr. **34**, 107 (1901). — BOGAERT, L. VAN: Akute disseminierte Encephalomyelitiden. Berner Neur. Kongr. 1931. ~ Contribution clinicque au problème des encéphalomyélites disséminées aigues, d'origine indéterminée, chez l'enfant. Ann. Méd. **31**, 59 (1932). — BOGAERT, L. VAN, et BORREMANS: Encéphalites vaccinales, polyomyélite et polynévrites survenant dans les jours qui suivent une vaccination. J. Neurol. (Brux.) **31**, 654 (1931).

CHEATHAM, W. J., T. H. WELLER, T. F. DOLAN, and J. C. DOWER: Varicella. Amer. J. Path. **32**, 1015 (1956).

EHRLICH, R. M., J. A. P. TURNER, and M. CLARKE: Neonatal varicella (a case report with isolation of the virus). J. Pediat. **139**, 53 (1958).

FRANK, L.: Varicella pneumonitis. Arch. Path. **50**, 450 (1950).

JOHNSON, H. N.: Visceral lesions associated with varicella. Arch. Path. **30**, 292 (1940).

MARSDEN, J. P.: Chicken pox. Med. ill. (Lond.) **6**, 212 (1952).

RAGAZZINI, F.: Varizellen und Herpes zoster. Ref. Münch. med. Wschr. **1960**, 2054. — ROEDER-KUTSCH, TH.: Encephalitis nach Varizellen. Z. ges. Neurol. Psychiat. **177**, 514(1944).

TYZZER, E. E.: The histology of the skin lesions in varicella. Philipp. J. Sci. **1**, 349 (1906).

ZIMMERMAN, H. M., and H. YANNET: Nonsuppurative encephalomyelitis accompanying chickenpox. Arch. Neurol. (Chic.) **26**, 322 (1931).

Herpes simplex und zoster.

AFZELIUS-ALM, L.: Aseptic (non bacterial) encephalomeningitides in Gothenburg 1932—1950. (Clinical and experimental investigation with special reference of the viruses of Herpes, Influenza, Mumps and Lymphocytic Choriomeningitis.) Acta med. scand., Suppl. **263**, 1 (1951).

BANG, F. B.: Cellular changes in the chick chorio-allantoic membrane infected with herpes simplex and vaccinia. Bull. Johns Hopk. Hosp. **87**, 511 (1950). — BERRY, G. P., and H. B. SLAVIN: Studies on herpetic infection in mice; passive protection against virus inoculated intranasally. J. exp. Med. **78**, 305 (1943). — BIELSCHOWSKY, M.: Herpes zoster. In: Levandowskys Handbuch der Neurologie, Bd. 5. Berlin: Springer 1910. — BOGAERT, L. V.: Encéphalites d'origine inconnue. In: Handbuch der speziellen Pathologie, Anatomie und Histologie, Bd. 13. II A, S. 394. 1958. — BOGAERT, L. V., J. RADERMECKER et J. DEVÓS: Sur une observation mortelle d'encéphalite aiguë nécrosante (sa situation vis-á-vis du groupe des encéphalites transmises par arthropodes et de l'encéphalite herpétique). Rev. Neurol. **92**, 329 (1955). — BOYSE, E. A., R. S. MORGAN, J. D. PEARSON and G. P. WRIGHT: The spread of a neurotropic strain of herpes virus in the cerebrospinal axis of rabbits. Brit. J. exp. Path. **37**, 333—342 (1956). — BRAIN, R. T.: Demonstration of herpetic antibody in human sera by presence and infection with herpes virus. Brit. J. exp. Path. **13**, 166 (1932).

COWDRY, E. V.: Intracellular pathology in virus diseases. In: TH. M. RIVERS, Filtrable viruses. Baltimore: Williams & Wilkins Co. 1928. ~ Comparison of intranuclear inclusions produced by herpetic virus and by virus III in rabbits. Arch. Path. **10**, 23 (1930). ~ Identification of inclusions in virus diseases. Amer. J. clin. Path. **10**, 133 (1940).

DÖRING, G.: Pathologische Anatomie der Spinal- und Hirnnervenganglien einschließlich der Wurzelnerven. In: Handbuch der speziellen pathologischen Anatomie und Histologie, d. XIII/5, S. 249—356. Berlin-Göttingen-Heidelberg: Springer 1955. — DOERR, R., et R. VÖCHTING: Etude sur le virus de l'herpès fébrile. Rev. gén. Ophthal. (Paris) **34**, 409 (1920).

FEYRTER, F.: Über das Problem des Zoster. Zbl. allg. Path. path. Anat. **91**, 279 (1954a). ~ Über das Wesen des Zoster. Virchows Arch. path. Anat. **325**, 70 (1954b). — FRANCE, N. E., and M. J. WILMERS: Herpes simplex hepatitis and encephalitis in newborn twins. Lancet 1953I, 1181.

GINDER, D. R., and C. M. WHORTON: Herpes simplex encephalitis. J. Pediat. 39, 298 (1951). — GOODPASTURE, E. W.: The axis-cylinders of peripheral nerves as portals of entry to the central nervous system for the virus of herpes simplex, etc. Amer. J. Path. 1, 11 (1925a). ~ The pathways of infection of the central nervous system in herpetic encephalitis of rabbits contracted by contact, etc. Amer. J. Path. 1, 29 (1925b). — GOODPASTURE, E. W., and O. TEAGUE: The occurence of intranuclear inclusion bodies in certain tissues of the rabbit inoculated directly with the virus of herpes labialis. Proc. Soc. exp. Biol. (N.Y.) 20, 400 (1922/23). ~ Experimental herpes zoster. J. Amer. med. Ass. 81, 377 (1923). ~ Experimental production of herpetic lesions in organs and tissues of the rab-bit. J. med. Res. 44, 121 (1923/24). — GRAY, ALAN, and T. F. McNAIR SCOTT: Some observations of the intracellular localization of the virus of herpes simplex in the chicken embryo liver. J. exp. Med. 100, 473—484 (1954). — GREENFIELD, J. G.: Encephalitis and encephalomyelitis in England and Wales during the last decade. Brain 73, 141 (1950). ~ Herpes simplex encephalitis. Aus: J. G. GREENFIELD, Neuropathology, p. 194—195. London: Edward Arnold LTD. 1958.

HASS, G. M.: Hepato-adrenal necrosis with intranuclear inclusion bodies. Amer. J. Path. 11, 127 (1935). — HAYMAKER, W.: The pathology of herpes simplex encephalitis in man, with report of three cases. Amer. J. Path. 24, 712 (1948). ~ Herpesencephalitis in man. J. Neuropath. exp. Neurol. 8, 132, 153 (1949). — HERZBERG, K.: Der Vorgang der Vakzinevermehrung in der Zelle. Zbl. Bakt., I. Abt. Orig. 136, 257 (1936). — HOFFMANN, E., u. W. FRIEBOES: Beitrag zur Histopathologie des Herpes zoster. Arch. Derm. Syph. (Berl.) 113, 443 (1912).

KOPITOWSKY, W.: Zur pathologischen Anatomie des Herpes progenitalis. Arch. Derm. Syph. (Berl.) 68, 55, 387 (1903).

LIPSCHÜTZ, B.: Untersuchungen über die Ätiologie der Krankheiten der Herpesgruppe. (Herpes zoster, Herpes genitalis, Herpes febrilis.) Arch. Derm. Syph. (Berl.) 136, 428 (1921). ~ Über die Ätiologie des Zoster und seine Beziehungen zu den Varizellen. Wien. klin. Wschr. 1925I, 499.

MORGAN, C., S. A. ELLISON, H. M. ROSE, and P. H. MOORE: Electron microscopic examination of inclusion bodies of herpes simplex virus. Proc. Soc. exp. Biol. (N.Y.) 82, 454 (1953).

PASCHEN, E.: Elementarkörperchen im Bläscheninhalt bei Herpes zoster und Varizellen. Zbl. Bakt., I. Abt. Orig. 130, 190 (1933/34). — PUGH, R. C. B., J. A. DUDGEON, and M. BODIAN: Kaposi's varicellform eruption (eczema herpeticum) with typical and atypical visceral necrosis. J. Path. Bact. 69, 67 (1955).

QUILLIGAN, J. J., and J. L. WILSON: Fatal herpes simplex infection in newborn infant. J. Lab. clin. Med. 38, 742 (1951).

REISSIG, M., and JOSEPH L. MELNICK: The cellular changes produced in tissue cultures by herpes B virus correlated with the concurrent multiplication of the virus. J. exp. Med. 101, 341—352 (1955).

SMITH, M. G., E. H. LENNETTE and H. R. REAMES: Isolation of the virus of herpes simplex and the demonstration of intranuclear inclusions in a case of acute encephalitis. Amer. J. Path. 17, 55 (1941).

THOMAS, C. C.: Herpes simplex: case of unusually extensive recurrent type, apparently cured after autoserotherapy. Arch. Derm. Syph. (Chic.) 43, 817 (1941).

VEGNI, R.: Lo stato attuale delle nostre conoscenze su l'infezione erpetica e su i suci rapporti con l'encefalite epidemica. Igiene mod. (Genova) 16, 103 (1923).

WEISSE, K.: Die Herpes simplex-Virus-Infektionen. Ergebn. inn. Med. Kinderheilk. 14, 390 (1960). — WHITMAN, L., M. J. WALL, and J. WARREN: Herpes simplex encephalitis a report of two fatal cases. J. Amer. med. Ass. 131, 1408 (1946). — WILDI, E.: Encéphalite herpétique du nouveau-né. Rev. neurol. 84, 201 (1951). — WOHLWILL, F.: Herpes zoster bei Carcinose der Intercostalnerven. Derm. Wschr. 64, 569 (1917). ~ Über die nur mikroskopisch erkennbare Form der Periarteriitis nodosa. Virchows Arch. path. Anat. 246, 377 (1923). ~ Zur pathologischen Anatomie des Nervensystems beim Herpes zoster (auf Grund von 10 Sektionsfällen). Z. ges. Neurol. Psychiat. 89, 171 (1924). ~ Herpes zoster. In: Handbuch der Neurologie von BUMKE und FOERSTER, Bd. 13, S. 1. 1936. — WOLMAN, M.: The nature of viral inclusion bodies and their differentiation from nonviral inclusions. Experientia (Basel) 11, 22—24 (1955). — WOLMAN, M., and A. BEHAR: Cytochemical evidence for the nature of Herpes simplex inclusion bodies. J. infect. Dis. 91, 63—68 (1952).

ZARAFONETIS, C. J. D., J. E. SMADEL, J. W. ADAMS, and W. HAYMAKER: Fatal herpes simplex encephalitis in man. Amer. J. Path. 20, 429 (1944). — ZDANSKY, E.: Zur pathologischen Anatomie der durch das Herpes-Encephalitis-Virus erzeugten Kaninchenencephalitis. Frankfurt. Z. Path. 29, 207 (1923). — ZUELZER, W. W., and C. S. STULBERG: Herpes simplex virus as cause of fulminating visceral disease and hepatitis in infancy: report of 8 cases and isolation of virus in one case. Amer. J. Dis. Child. 83, 421 (1952).

Maul- und Klauenseuche.

FLAUM, A.: Foot-and-mouth disease in man. Acta path. microbiol. scand. **16**, 197 (1939). MAGNUSSON, H.: Fälle von Maul- und Klauenseuche beim Menschen. Berl. Münch. tierärztl. Wschr. H. **27**, 421 (1939).
TRAUTWEIN, K.: Die Maul- und Klauenseuche-Infektion beim Menschen. Derm. Z. **57**, 241 (1929a). ~ Die Pluralität des Maul- und Klauenseuche-Virus. Zbl. Bakt., I. Abt. **110**, 164 (1929b), H. 6—8, Beiheft.

Melkerknötchen.

DANBOLT, N.: Milker's nodules, paravaccinal „cowpox" infection in man. T. norske Laegeforen. **69**, 177 (1949).
PUNTIGAM, F., u. E. ORTH: Ein Beitrag zur Ätiologie der Melkerknoten. Wien. klin. Wschr. **63**, 540 (1951).
WHEELER, C. E., and E. P. CAWLEY: The etiology of milker's nodules. Arch. Derm. **75**, 249 (1957).

Molluscum contagiosum.

GOODPASTURE, E. W., and C. E. WOODRUFF: A comparison of the inclusion bodies of Fowl-Pox and Molluscum contagiosum. Amer. J. Path. **7**, 1 (1931).
PETERS, D., u. TH. NASEMANN: Untersuchungen am Virus der Variola-Vaccine. Z. Naturforsch. **8b**, 547 (1953). — PETERS, D., u. W. STOECKENIUS: Elektronenoptische Untersuchungen über die Elementarkörperstruktur des Molluscum contagiosum-Virus. Z. Tropenmed. Parasit. **5**, 329 (1954).

II. Virusbedingte Exanthemerkrankungen.

Rubella

BÉNARD, R.: Les complications nerveuses de la rubéole (méningite, myélite, névrite et zona). Bull Soc. méd. Hôp. Paris **37**, 1443 (1921). — BENNETT, R. A., and W. S. C. COPEMANN: Notes on rubella, with special reference to certain rheumatic sequelae. Brit. med. J. **1940I**, 924.
DAVISON, C., and S. BROCK: Acute demyelinating encephalomyelitis following respiratory disease. Bull. neurol. Inst. N.Y. **6**, 504 (1937). — DAVISON, C., and L. FRIEDFELD: Acute encephalomyelitis following German measles. Amer. J. Dis. Child. **55**, 496 (1938). Ref. Zbl. allg. Path. path. Anat. **75**, 265 (1940). — DEBRÉ, R., R. TURQUETT et R. BROCA: L'encéphalite de la rubéole. Presse méd. **38**, 348 (1930).
FOX, M. J., and M. M. BORTIN: Rubella in pregnancy causing malformations in newborn. J. Amer. med. Ass. **130**, 568 (1946). — FOX, M. J., and W. P. WALTON: Thrombocytopenia complicating rubella. Marquette med. Rev. **11**, 208 (1946).
GLANZMANN, E.: Röteln (Rubeolen). In: Handbuch der inneren Medizin, 4. Aufl., Bd. 1, Teil 1, S. 241. Infektionskrankheiten. Springer 1952.
HALLÉN, L.: Encephalomyelitis as complication of rubella. Nord. med. T. **15**, 54, 59 (1938). — HARRISON, B. L.: Neuritis following Rubella. Brit. med. J. **1940I**, 637. — HODGES, G. M. W.: Bronchial neuritis following rubella. Brit. med. J. **1940I**, 548.
MAGNUSSON, J. H.: Acute thrombocytopenic purpura following rubella. Acta med. scand. **126**, 40 (1940). — MARGOLIS, F. J., J. L. WILSON, and F. H. TOP: Post-rubella encephalomyelitis: report of cases in Detroit and review of literature. J. Pediat. **23**, 158 (1943). — MORRIS, M. H., and A. ROBBINS: Acute infectious myelitis following rubella. J. Pediat. **23**, 365 (1943). — MOTZFELDT, K.: Encephalitis following measles. Norsk. Mag. Laegevidensk. **94**, 153 (1933). — MURRAY, I.: Rheumatic manifestations following rubella. J. roy. Army med. Cps **76**, 48 (1941).
PEIFFER, J.: Über eine in der grauen Substanz sich ausbreitende Encephalitis nach Rubeolen. Arch. Psychiat. Nervenkr. **193**, 337 (1955). — PETTE, H.: Parainfektiöse Encephalomyelitis. In: Handbuch der Neurologie von BUMKE-FOERSTER, Bd. XIII, S. 289. Berlin: Springer 1936.
REVILLIOD, E., et E. LONG: Polynévrite, suite de rubéole. Arch. Méd. Enf. **9**, 161 (1906).
SPROTT, N. A.: Is virus of rubella becoming neurotropic? Brit. med. J. **1940**, 154.

Masern

ARAKAWA, S.: Weitere Untersuchungen über das Virus der Masern. Z. Hyg. Infekt.-Kr. **139**, 227—238 (1954). — ARAKAWA, S., I. KONDO, T. KANEKO, and N. GOTO: Studies on primary atypical pneumonia virus. Arch. Virusforsch. (Wien) **7**, 88—109 (1956).
BECH, V.: Studies on measles virus in monkey kidney tissue cultures. II. Development of cytopathic changes and identification of the cultivated agents by complectment fixation

662   S. Scheidegger: Allgemeine Pathologie der Virusinfektionen.

tests. Acta path. microbiol. scand. **42**, 86—96 (1957). — Bech, V., and Preben v. Magnus: Studies on measles virus in monkey kidney tissue cultures. I. Isolation of virus from 5 patients with measles. Acta path. microbiol. scand. **42**, 75—85 (1957). — Bogaert, L. van: Contribution clinique au problème des encéphalomyélites disseminées aiguës, d'origine indéterminée, chez l'enfant. Ann. Méd. **31**, 59 (1932). — Bogaert, L. van, et Borremans: Encéphalites vaccinales, poliomyélite et polynévrites survenant dans les jours qui suivent une vaccination. J. Neurol. (Brux.) **31**, 654 (1931). — Bogaert, L. v., F. S. v. Bouwdijk Bastiaanse, J. Kokken, J. Mage et M. Meunier: Discussion sur l'encéphalite postvaccinale. J. belge Neurol. Psychiat. **37**, 675 (1937).

Dagnélie, J., R. Dubois, P. Fonteyne, A. R. Ley, M. Meunier et L. van Bogaert: Les encéphalites aiguës non suppurées de l'enfance. J. belge Neurol. Psychiat. **32**, 550 (1932). — Dekking, F., and K. McCarthy: Propagation of measles virus in human carcinoma cells. Proc. Soc. exp. Biol. (N.Y.) **93**, 1—2 (1956).

Enders, J. F., and T. C. Peebles: Propagation in tissue cultures of cytopathogenic agents from patients with measles. Proc. Soc. exp. Biol. (N.Y.) **86**, 277 (1954).

Ferraro, A., and I. H. Scheffer: Encephalitis and encephalomyelitis in measles. A pathologic report of 6 cases. Arch. Neurol. (Chic.) **25**, 748 (1931). ∼ Toxic encephalopathy in measles. Arch. Neurol. (Chic.) **27**, 1209 (1932). — Finkeldey, W.: Über Riesenzellbefunde in den Gaumenmandeln, zugleich ein Beitrag zur Histopathologie der Mandelveränderungen im Maserninkubationsstadium. Virchows Arch. path. Anat. **281**, 323 (1931). — Fraenkel, E.: Berl. klin. Wschr. **54**, 422 (1917/I). — Fraenkel, E., u. A. Hartwich: Über das Verhalten der Hoden in bakterieller und histologischer Beziehung bei akuten Infektionskrankheiten. Virchows Arch. path. Anat. **242**, 195 (1923).

Greenfield, J. G.: The pathology of measles encephalomyelitis. Brain **52**, 171 (1929).

Heinlein, H.: Die allgemeine Pathologie der Viruskrankheiten beim Menschen. Verh. dtsch. Ges. Path. 38. Tagg, S. 56. 1955.

Manca, C.: Über die Mumpsorchitis. Virchows Arch. path. Anat. **285**, 426 (1932). — Milovanovic, Milan V., John F. Enders and Anna Mitus: Cultivation of measles virus in human amnion cells and in developing chick embryo. Proc. Soc. exp. Biol. (N.Y.) **95**, 120—127 (1957).

Papp, K.: Role of allergy in the pathomechanism of measles. Acta allerg. (Kbh.) **15**, Suppl. 7, 68 (1960). — Peart, A. F. W., and F. P. Nagler: Measles in Canadian Arctic 1952. Canad. J. publ. Hlth **45**, 146 (1954).

Ruckle, Gisela: Studies with measles virus. III. Attempts at isolation from postmortem human tissue. J. Immunol. **79**, 361—369 (1957).

Shaffer, M. F., G. Rake and H. L. Hodes: Isolation of virus from patients with fatal encephalitis complicating measles. Amer. J. Dis. Child. **64**, 815 (1942). — Spielmeyer, A. W.: Histopathologie des Nervensystems. Berlin: Springer 1922.

Waksman, B. H., Th. Burnstein and R. Adams: Histologic study of the encephalomyelitis produced in hamsters by a neurotropic strain of measles. J. Neuropath. exp. Neurol. **21**, 25 (1962). — Walthard, B.: Encephalitis nach Masern. Z. ges. Neurol. Psychiat. **157**, 100 (1937). — Walthard, B., u. K. M. Walthard: Encephalitis nach Vaccination, Variola, Morbilli und Varizellen. In: Handbuch der speziellen pathologischen Anatomie und Histologie, Bd. 13, II. Teil 2, Bandteil A, S. 771. — Walthard, K. M.: Über Masernencephalitis. Schweiz. Arch. Neurol. Physiat. **25**, 267 (1930a). ∼ Spätstadium von Masernencephalitis. Bemerkungen zur Histologie und zur Pathogenese der Masernencephalitis. Z. ges. Neurol. Psychiat. **124**, 176 (1930b). — Warthin, A. S.: Occurence of numerous large giant cells in the tonsils and pharyngeal mucosa in the prodromal stage of measles. Arch. Path. **11**, 864 (1931). — Weller, Thomas H.: Use of tissue cultures in etiologic studies on viral diseases. Medicine (Baltimore) **34**, 1—11 (1955).

Masernvirus, Riesenzellenpneumonie, Hundestaupe.

Adams, J. M.: Primary virus pneumonitis with cytoplasmic inclusion bodies. J. Amer. med. Ass. **116**, 925 (1941). — Adams, J. M., and D. T. Imagawa: Immunological relationship between measles and distemper viruses. Proc. Soc. exp. Biol. (N.Y.) **96** (1), 240 (1957).

Carlström, G.: Neutralisation of canine-distemper virus by serum of patients convalescent from measles. Lancet **1957I**, 344.

Dulbecco, R.: Interaction of viruses and animal cells. A study of facts and interpretations. Physiol. Rev. **35**, 301 (1955). ∼ Quantitative aspects of virus growth in cultivated animal cells. Ciba Foundation: The Nature of Viruses. London: J. and A. Churchill LTD. 1957. — Dulbecco, R., and M. Vogt: Biological properties of animal viruses studied in tissue cultures by the plaque technique. Symp. 6th Intern. Congr. Microbiol. Roma 1953. ∼ Plaque formation and isolation of pure lines with poliomyelitis viruses. J. exp. Med. **99**, 167 (1954a). ∼ One step growths curve of Western equine encephalomyelitis virus on chicken embryo cells grown in vitro and analysis of virus yields from single cells. J. exp. Med. **99**, 183 (1954b). ∼ Biological properties of poliomyelitis viruses as studied by plaque technique. Ann. N.Y. Acad. Sci. **61**, 790 (1955). — DULBECCO, R., M. VOGT and A. G. R. STRICKLAND: A study of the basic aspects of neutralization of two animal viruses, Western equine encephalitis virus and poliomyelitis Virus. Virology **2**, 162 (1956).

ENDERS, J. F.: Present status of etiologic discovery in viral diseases. Ann. intern. Med. **45**, 331 (1956).

FINKELDEY, W.: Über Riesenzellbefunde in den Gaumenmandeln, zugleich ein Beitrag zur Histopathologie der Mandelveränderungen im Maserninkubationsstadium. Virchows Arch. path. Anat. **281**, 323 (1931).

GIESE, W.: Die Ätiologie der interstitiellen plasmacellulären Säuglingspneumonie. Mschr. Kinderheilk. **101**, 147 (1953).

HARTENSTEIN, H.: Masernvirus, Riesenzellpneumonie, Hundestaupe. Dtsch. med. Wschr. **85**, 1769 (1960). — HATHAWAY, B. M.: Generalized dissemination of giant cells in lymphoid tissue in prodromal stage of measles. Arch. Path. **19**, 819 (1935). — HECHT, V.: Die Riesenzellenpneumonie im Kindesalter. Beitr. path. Anat. **48**, 263 (1910).

MASUGI, M., u. G. MINAMI: Über einen Fall von Masern mit Riesenzellenbildungen an Luftwegen, Mund- und Rachenschleimhaut. Über die Einschlüsse an Masernriesenzellen. Beitr. path. Anat. **101**, 483 (1938). — MITUS, A., J. F. ENDERS, J. M. CRAIG, and A. HOLLOWAY: Persistence of measles virus and depression of antibody formation in patients with giantcell pneumonia after measles. New Engl. J. Med. **261**, 882 (1959).

PINKERTON, H., W. L. SMILEY, and W. A. D. ANDERSON: Giant cell pneumonia with inclusions. Amer. J. Path. **21**, 1 (1945).

SALK, J. E.: Studies in human subjects on active immunization against poliomyelitis; preliminary report of experiments in progress. J. Amer. med. Ass. **151**, 1081 (1953). ∼ Requirements for persistent immunity to poliomyelitis. Amer. J. med. Sci. **232**, 369 (1956).

WARTHIN, A. S.: Occurence of numerous large giant cells in the tonsils and pharyngeal mucosa in the prodromal stage of measles. Arch. Path. **11**, 864 (1931). — WEGELIN, C.: Über Bronchitis obliterans nach Fremdkörperaspiration. Beitr. path. Anat. **43**, 438 (1908). — WELLER, R. W.: Giant cell pneumonie with inclusions. Pediatrics **10**, 681 (1952).

III. Viruserkrankungen der Atmungsorgane.

Febriler Katarrh.

PEREIRA, H. G., and B. KELLY: Latent infection of rabbits by adenovirus type 5. Nature (Lond.) **180**, 615 (1957).

ROWE, W. P., J. W. HARTLEY, S. WATERMAN, H. C. TURNER, and R. J. HUEBNER: Cytopathogenic agent resembling human salivary gland virus recovered from tissue cultures of human adenoids. Proc. Soc. exp. Biol. (N.Y.) **92**, 418 (1956).

STUART-HARRIS, C. H.: Influenza and other virus infections of respiratory tract. London: Edward Arnold 1953. ∼ Virus and rickettsial diseases of man. London: Edward Arnold 1961. — STUART-HARRIS, C. H., ZENA FRANKS, and D. TYRRELL: Death from influence. A statistical and laboratory investigation. Brit. med. J. **1950 I**, 263.

Coryza.

DOCHEZ, A. R., G. S. SHIBLEY, and K. G. MILLS: Studies in common cold; experimental transmission of common cold to anthropoid apes and human beings by means of filtrable agent. J. exp. Med. **52**, 701 (1930).

HILDING, A.: Common cold. Arch. Otolaryng. **12**, 133 (1930).

TYRRELL, D. A. J., and R. PARSONS: Some virus isolations from common colds. III. Cytopathic effects in tissue cultures. Lancet **1960 I**, 239.

Newcastle Disease.

ANDERSON, S. G.: Note on 2 laboratory infections with virus of Newcastle disease of fowls. Med. J. Aust. **1**, 371 (1946).

BURNET, F. M.: Human infection with virus of Newcastle disease of fowls. Med. J. Aust. **2**, 313 (1943).

KENNEY, A. H., and M. C. HUNTER: Human infection with the Newcastle virus of fowls. Arch. Ophthal. **44**, 573 (1950).

RADNOT, M., u. E. WALLNER: Die durch das Newcastle-Virus verursachte Krankheit des Menschen (Hühnerpestinfektion). Klin. Mbl. Augenheilk. **119**, 477 (1951). — RUSEV, C.: Cultivation of Newcastle disease virus in chick embryonic tissue culture. Acta virol. (Engl. Ed. Praha) **3**, 51 (1959).

Shimkin, N. I.: Conjunctival haemorrhage due to infection of Newcastle virus of fowls in man (laboratory and contact infection). Brit. J. Ophthal. **30**, 260 (1946).

Tyrrell, D. A. J.: New tissue culture systems for influenza, Newcastle disease and vaccinia viruses. J. Immunol. **74**, 293 (1955).

Viruspneumonie.

Dingle, J. H., T. J. Abernethy, G. F. Badger, G. J. Buddingh, A. E. Feller, A. D. Langmuir, J. M. Ruegsegger, and W. B. Wood: Primary atypical pneumonia, etiology unknown. Amer. J. Hyg. **39**, 67, 197, 269 (1944).

Eaton, M. D., G. Meiklejohn, and W. van Herick: Studies on etiology of primary atypical pneumonia: filtrable agent transmissible to cotton rats, hamsters and chick embryos. J. exp. Med. **79**, 649 (1944).

Golden, A.: Pathologic anatomy of „atypical pneumonia", etiology undetermined; acute interstitial pneumonitis. Arch. Path. **38**, 187 (1944).

Harding, H. B., and R. A. Snyder: The epidemiology of primary atypical pneumonia. Arch. intern. Med. **105**, 217 (1960). — Hegglin, R.: Viruspneumonie. Münch. med. Wschr. **102**, 181 (1960). — Horsfall, F. L., E. C. Curnen, G. S. Mirick, L. Thomas, and J. E. Ziegler: A virus recovered from patients with primary atypical pneumonia. Science **97**, 289 (1943).

Kneeland, Y., and H. F. Smetana: Current bronchopneumonia of unusual character and undetermined etiology. Bull. Johns Hopk. Hosp. **67**, 229 (1940).

Liu, C., M. D. Eaton and J. T. Heyl: Studies on primary atypical pneumonia. Bull. N.Y. Acad. Med. **32**, 170 (1956). — Longcope, W.: Bronchopneumonie of unknown etiology (variety X) report of 32 cases with 2 deaths. Bull. Johns Hopk. Hosp. **67**, 268 (1940).

McCordock, H. A., and R. S. Muckenfuss: Similarity of virus pneumonia in animals to epidemic influenza and interstitial bronchopneumonia in man. Amer. J. Path. **9**, 221 (1933).

Parker, F., L. S. Jolliffe, and M. Finland: Primary atypical pneumonia. Arch. Path. **44**, 581 (1947).

Stanyon, J. H., and W. P. Warner: Mucosal respiratory syndrome. Canad. med. Ass. J. **53**, 427 (1945).

Influenza-Grippe.

Askanazy, M.: Über die Veränderung der großen Luftwege, besonders ihre Epithelmetaplasie bei der Influenza. Korresp.-Bl. schweiz. Ärz. **1919**, 465.

Bernhard, W.: Electron microscopy of tumor cells and tumor viruses. Cancer Res. **18**, 491—509 (1958). — Bernhard, W., R. A. Bonar, Dorothy Beard, and J. W. Beard: Ultrastructure of viruses of myeloblastosis and erythroblastosis isolated from plasma of leukemic chickens. Proc. Soc. exp. Biol. (N.Y.) **97**, 48—52 (1958). — Bieling, R., u. H. Heinlein: Die Grippe. Leipzig: Johann Ambrosius Barth 1949. — Broun, G. O., R. O. Muether, H. Pinkerton and M. Le Gier: Proc. Central Soc. clin. Res. **17**, 37 (1944); — J. Lab. clin. Med. **30**, 392 (1945). — Burnet, F. M.: Initiation of cellular infection by influenza and related viruses. Lancet **1948I**, 7—11.

Cateigne, G., B. Fauconnier et P. Brygoo: Etude expérimentale du virus grippal (épidémie de grippe 1950—1951). Sem. Hôp. (Paris) **1953**, 90—99. — Chu, C. M., I. M. Dawson and W. J. Elford: Filamentous forms associated with newly isolated influenza virus. Lancet **1949I**, 602—603.

Davison, C., and S. Brock: Acute demyelinating encephalomyelitis following respiratory disease. Bull. neurol. Inst. N.Y. **6**, 504 (1937).

Finland, M., F. Parker, M. W. Barnes, and L. S. Jolliffe: Acute myocarditis in influenza a infections; 2 cases of nonbacterial myocarditis, with isolation of virus from lungs. Amer. J. med. Sci. **209**, 455 (1945).

Goodpasture, E. W.: The significance of certain pulmonary lesions in relation to the etiology of influenza. Amer. J. med. Sci. **158**, 863 (1919a). ~ Bronchopneumonia due to hemolytic streptococci following influenza. J. Amer. med. Ass. **72**, 724 (1919b). — Goodpasture, E. W., and F. L. Burnett: The pathology of pneumonia accompanying influenza. Nav. med. Bull. (Wash.) **13**, 177 (1919). — Greenfield, Godwin J.: The pathology of measles encephalomyelitis. Brain **52**, 171 (1929).

Hedinger, E.: Zur Pathologie und Bakteriologie der Grippe. Korresp.-Bl. schweiz. Ärz. **1919**, 554, 928. — Heinlein, H.: Die allgemeine Pathologie der Viruskrankheiten beim Menschen. Verh. Dtsch. Path. Ges. Hamburg 1954. S. 56. — Hook, E. W., C. N. Luttrell, Kim Slaten, and R. R. Wagner: Hemorrhagic encephalopathy in chicken embryos infected with influenza virus. IV. Endothelial localisation of viral antigens determined by immunofluorescence. Amer. J. Path. **41**, 593 (1962). — Hook, E. W., C. N. Luttrell, and R. R. Wagner: Hemorrhagic encephalopathy in chicken embryos infected with influenza virus. II. Pathology. Bull. Johns Hopk. Hosp. **103**, 140 (1958). — Hook, E. W., and R. R. WAGNER: Hemorrhagic encephalopathy in chicken embryos infected with influenza virus. I. Factors influencing the development of hemorrhages. Bull. Johns Hopk. Hosp. 103, 125 (1958). ~ The resistance-promoting activity of endotoxins and other microbial products. II. Protection against the neurotoxic action of influenza virus. J. Immunol. 83, 310 (1959). — HORNER, F. A.: Neurologic disorders after Asian influenza. New Engl. J. Med. 258, 983 (1958). — HOTZ, GERHART, and F. B. BANG: Electron microscope studies of ferret respiratory cells infected with influenza. Bull. Johns Hopk. Hosp. 101, 175—208 (1957).

JELLINGER, K., u. F. SEITELBERGER: Encephalitis bei Grippe, Wien. med. Wschr. 109, 201 (1959).

KAJI, MASARO, R. OSEASOHN, WILLIAM S. JORDAN, and J. H. DINGLE: Isolation of Asian virus from extrapulmonary tissues in fatal human influenza. Proc. Soc. exp. Biol. (N.Y.) 100, 272—275 (1959). — KITAYAMA, T., S. SUNAKANWA, and H. FUKUMI: Studies on the host-cell range of influenza and newcastle disease viruses. Jap. J. med. Sci. Biol. 6, 405—413 (1953). — KÖRNYEY, ST.: Akute nicht spezifische, nicht eitrige entzündliche Krankheiten des Gehirnes und Rückenmarkes beim Menschen. Ergebn. allg. Path. path. Anat. 36, 96 (1943).

LEIGH, A. D.: Infections of nervous system occurring during epidemic of influenza B. Brit. med. J. 1946, 936.

MACCALLUM, W. G.: Pathology of the pneumonia following influenza. J. Amer. med. Ass. 72, 720 (1919). — MCCORDOCK, H. A., and R. S. MUCKENFUSS: Similarity of virus pneumonia in animals to epidemic influenza and interstitial bronchopneumonia in man. Amer. J. Path. 9, 221 (1933). — MCINTOSH, J., and F. R. SELBIE: The pathogenicity to animals of viruses isolated from cases of human influenza. Brit. J. exp. Path. 18, 334 (1937a). ~ Lung lesions in experimental influenza. J. Path. Bact. 45, 475 (1937b). — MORGAN, C., C. HOWE, H. M. ROSE, and D. H. MOORE: Structure and development of viruses observed in the electron microscope. IV. Viruses of the RI-APC group. J. biophys. biochem. Cytol. 2, 351—360 (1956). — MORGAN, C., H. M. ROSE, and D. H. MOORE: Structure and development of viruses observed in the electron microscope. III. Influenza virus. J. exp. Med. 104, 171—182 (1956). — MORGAN, COUNCILMAN, HARRY M. ROSE, and DAN H. MOORE: An evaluation of host cell changes accompanying viral multiplication as observed in the electron microscope. Ann. N.Y. Acad. Sci. 68, 302—323 (1957). ~ Use of the electron microscope in the study of intracellular virus. Bull. N.Y. Acad. Med. 34, 85—98 (1958). — MOSLEY, V. M., and RALPH W. G. WYCKOFF: Electron micrography of the virus of influenza. Nature (Lond.) 157, 263 (1946).

NIVEN, J. S. F., J. A. ARMSTRONG, C. H. ANDREWES, H. G. PEREIRA, and R. C. VALENTINE: Subcutaneous „Growths" in monkeys produced by a poxvirus. J. Path. Bact. 81, No 1, 1—14 (1961). — NIVEN, J. S. F., J. A. ARMSTRONG, B. M. BALFOUR, H. G. KLEMPERER, and D. A. J. TYRRELL: Cellular changes accompanying the growth of influenza virus in bovine cell cultures. J. Path. Bact. 84, 1 (1962).

PARKER, F., L. S. JOLLIFFE, M. W. BARNES, and M. FINLAND: Pathologic findings in the lungs of five cases from which influenza virus was isolated. Amer. J. Path. 22, 797 (1946). — PARKER, F., L. S. JOLLIFFE, and M. FINLAND: Primary atypical pneumonia. Arch. Path. 44, 581 (1947). — PETTE, H.: Influenzameningitis. In: Handbuch der Neurologie von BUMKE-FORSTER, Bd. 10, S. 355. Berlin: Springer 1936. ~ Die Virusmeningitiden. Münch. med. Wschr. 1960, 1349.

ROULET, F.: Über Myocarditis bei Grippe. Virchows Arch. path. Anat. 295, 438 (1935).

SEITELBERGER, F., u. K. JELLINGER: Frühjahr-Sommer-Encephalomyelitis in Mittel-Europa (Bericht über verifizierte Beobachtungen aus den Epidemien in Österreich). Nervenarzt 31, 49 (1960). — SIMMONDS, M.: Zur Pathologie der diesjährigen Grippe. Münch. med. Wschr. 65, 873 (1918). — SMITH, W., and C. H. ANDREWES: Serological races of influenza virus. Brit. J. exp. Path. 19, 293 (1938). — SMITH, W. C., C. H. ANDREWES, and P. P. LAIDLAW: Virus obtained from influenza patients. Lancet 1933II, 66—68. — STUART-HARRIS, C. H.: Influenza and other virus infections of respiratory tract. London: Edward Arnold 1953. ~ Virus and rickettsial diseases of man. London: Edward Arnold 1961. — STUART-HARRIS, C. H., ZENA FRANKS, and D. TYRRELL: Death from influence a statistical and laboratory investigation. Brit. med. J. 1950I, 263.

VOLLAND, W.: Parainfektiöse perivenöse Encephalitis bei Grippe. Verh. Dtsch. Path. Ges. Breslau 1944, p. 215. ~ Zur Frage der parainfektiösen (perivenösen) Encephalitis (Impf- und Masernencephalitis). Virusinfektion oder allergische Krankheit? Virchows Arch. path. Anat. 315, 173 (1948).

WÄTJEN, J.: Pathologische Anatomie und Histologie der Grippe. Dtsch. med. Wschr. 1919, 310. ~ Pathologisch-anatomische Erfahrungen bei der Grippeepidemie des letzten Winters mit besonderer Berücksichtigung der Influenzabazillenbefunde. Dtsch. med. Wschr. 63, 993—998 (1937). — WILSON, H. E., S. SASLAW, C. A. DOAN, O. C. WOOLPERT, and J. L. SCHWAB: Reactions of monkeys to experimental mixed influenza and streptococcus infections; analyses of relative rôles of humoral and cellular immunity, with description of an intercurrent nephritic syndrome. J. exp. Med. 85, 199 (1947). —Winternitz, M. C., I. M. Wason, and F. P. McNamara: The pathology of influenza, pp. 1—61. New Haven: Yale University Press 1920.

Myxoviren.

Beale, A. J., D. L. McLeod, W. Stackiw, and A. J. Rhodes: Isolation of cytopathogenic agents from the respiratory tract in acute laryngotracheobronchitis. Brit. med. J. 1958I, No 5065, 302. — Beer, K.: Die ätiologische Differentialdiagnose virusbedingter Lungeninfiltrate. Schweiz. med. Wschr. 89, 1145 (1959). — Buckland, F. E., M. L. Bynoe, L. Philipson, and D. A. J. Tyrrell: Experimental infection of human volunteers with the U-virus a strain of ECHO virus type. J. Hyg. (Lond.) 57, 274 (1959).

Chanock, R. M.: Association of new type of cytopathogenic myxovirus with infantile croup. J. exp. Med. 104, 555 (1956). — Chanock, R. M., R. H. Parrott, K. Cook, B. E. Andrews, J. A. Bell, T. Reichelderfer, A. Z. Kapikian, F. M. Mastrota, and R. J. Huebner: Newly recognized myxoviruses from children with respiratory disease. New Engl. J. Med. 258, 207 (1958). — Chanock, R. M., B. Roizman and R. Myers: Recovery from infants with respiratory illness of a virus related to chimpanzee coryza agent (CCA). Amer. J. Hyg. 66, 281 (1957).

Gorbunova, A. S., O. G. Gerngross, V. M. Gnorizova, and A. G. Bukrinskaite: Probl. Virol. (N.Y.) 2, 76 (1957).

Lennette, E. H., V. L. Fox, N. J. Schmidt, and J. O. Culver: The Coe virus: an apparently new virus recovered from patients with mild respiratory disease. Amer. J. Hyg. 68, 272 (1958).

Philipson, L.: Experiments in human adults with a recently isolated virus associated with respiratory disease. Arch. ges. Virusforsch. 8/3, 318 (1958). — Philipson, L., and T. Wesslén: Recovery of a cytopathogenic agent from patients with nondiphtheritic croup and from day-nursery children. 1. Properties of the agent. Arch. ges. Virusforsch. 8 (I), 77 (1958). — Price, W. H.: ～ The isolation of a new virus associated with respiratory clinical disease in humans. Proc. nat. Acad. Sci. (Wash.) 42, 892 (1956). ～ Proc. nat. Acad. Sci. (Wash.) 42, 892 (1956).

Schultz, E. W., and K. Habel: SA virus: a new member of the myxovirus group. J. Immunol. 82, 274 (1959).

Ornithose.

Boemke, Fr., u. M. Piroth: Vergleichende Untersuchungen über die Histologie der Psittacosepneumonie und der interstitiellen plasmacellulären Pneumonie. Frankfurt. Z. Path. 63, 593 (1952).

Freeman, W.: Neuropathology. Philadelphia: Saunders 1933. — Fresen, O.: Die Pathomorphologie des retothelialen Systems. Verh. Dtsch. Path. Ges. 1954, Marburg, S. 26.

Giese, W.: Über das anatomisch-histologische Bild bei der Psittacosis. Med. Klin. 26, 428—430 (1930). — Güthert, Harry: Die alveolarzellige Pneumonie bei Psittacose. Virchows Arch. path. Anat. 302, 707—716 (1938).

Hegler, C.: Psittacose. Dtsch. med. Wschr. 56, 148—150 (1930). — Hutchinson, R., R. A. Rowlands and S. Levy-Simpson: Study of psittacosis. Brit. med. J. 1930I, 633.

Leichtenstern, O.: Über infektiöse Lungenentzündungen und den heutigen Stand der Psittacosisfrage. Zbl. allg. Gesundh.pfl. 18, 241 (1899). — Lillie, R. D.: Psittacosis: Rickettsia-like inclusions in man and in experimental animals. Publ. Hlth Rep. (Wash.) 45, 773 (1930). ～ I. The pathology of psittacosis in man; II. The pathology of psittacosis in animals and the distribution of rickettsia psittaci in the tissues of man and animals. Inst. Hlth Bull. No 161, 1 (1933).

Mansens, B. J.: Pathological anatomy of psittacosis in man. Ned. T. Geneesk 78, 5818 (1934). — McGavran, M. H., Ch. W. Beard, R. F. Berendt, and R. M. Nakamura: The pathogenesis of psittacosis. Serial studies on rhesus monkeys exposed to a small particle aerosol of the Borg strain. Amer. J. Path. 11, 6, 653 (1962). — Meyer, K. F.: Psittacosis. In: Viral and rickettsial infections of man, edit. by Thomas M. Rivers, S. 337—357. J. B. Lippincott Co. 1948. — Meyer, K. F., and B. Eddie: Spontaneous ornithosis (psittacosis) in chickens the cause of a human infection. Proc. Soc. exp. Biol. (N. Y.) 49, 522—525 (1942). ～ The knowledge of human virus infections of animal origin. J. Amer. med. Ass. 133, 822—82 (1947).

Page, L. A.: Inaug.-Diss. University of California 1956. Experimental Ornithosis in Turkeys. — Parker, F., L. S. Jolliffe, M. W. Barnes, and M. Finland: Pathologic findings in the lungs of five cases from which influenza virus was isolated. Amer. J. Path. 22, 797 (1946). — Parker, F., L. S. Jolliffe, and M. Finland: Primary atypical pneumonia. Arch. Path. 44, 581 (1947). — Polayes, S. H., and M. Lederer: Psittacosis, with results of postmortem examination in case including studies of spinal cord. Arch. intern. Med. **49**, 253 (1932).

RITTER, J.: Beitrag zur Frage des Pneumotyphus. (Eine Hausepidemis in Uster [Schweiz] betreffend.) Dtsch. Arch. klin. Med. **25**, 53 (1879—1880). — RUSSEL, D. S.: Three cases of psittacosis with two deaths; summary of necropsy. Brit. med. J. **1931 I**, 888.

SIEGMUND, H.: Zur pathologischen Anatomie der Psittacosis (auf Grund von Untersuchungen während einer Hausepidemie im Sommer 1929. Münch. med. Wschr. **77**, 223—225 (1930). — SMADEL, J. E., E. B. JACKSON, and J. W. HARMAN: New virus disease of pigeons, recovery of virus. J. exp. Med. **81**, 385 (1945). — SMADEL, J. E., K. WERTMAN, and R. L. REAGRAN: Yolk sac complement fixation antigen for use in psittacosis lymphogranuloma venereum group of diseases. Proc. Soc. exp. Biol. (N.Y.) **54**, 70 (1943). — SPRUNT, D. H., and G. P. BERRY: Psittacosis: review of literature on lesions of central nervous system with report of case. J. infect. Dis. **58**, 129 (1936). — SUTHERLAND, D. S., J. S. DUNN, and H. B. MAITLAND: Outbreak of suposed psittacosis with pathological and bacteriological reports. Lancet **1930 I**, 1306. — SWAIN, R. H. A.: A microscopical study of the reproduction of spittacosis virus. Brit. J. exp. Path. **36**, 507—514 (1955).

WILSON, G. H.: Pathological changes found in fatal case of psittacosis. J. Path. Bact. **33**, 957 (1930).

IV. Viruserkrankungen der Lymphknoten.

Mononucleosis infectiosa (Pfeiffersches Drüsenfieber).

BIELING, R.: Das Drüsenfieber. In: Handbuch der Viruskrankheiten, Teil 2, S. 714. Jena: Gustav Fischer 1939.

CAMPBELL, A. M. G., P. DANIEL, R. J. PORTER, W. R. RUSSEL, H. V. SMITH, and J. R. INNES: Disease of nervous system occuring among research workers on swayback in lambs. Brain **70**, 50—58 (1947).

HORSTER, J. A.: Zur Zytologie der infektiösen Mononucleose. Acta haemat. (Basel) **8**, 378 (1952). — HOVDE, R. F., and R. D. SUNDBERG: Granulomatous lesions in bone marrow in infectious mononucleosis; comparison of changes in bone marrow in infectious mononucleosis with those in brucellosis, tuberculosis, sarcoidosis and lymphatic leukemia. Blood **5**, 209—232 (1950).

KALK, H.: Über die infektiöse Mononucleose. Dtsch. med. Wschr. **76**, 357 (1951).

LEHNDORFF, H., u. E. SCHWARZ: Das Drüsenfieber. Ergebn. inn. Med. Kinderheilk. **42**, 775 (1932).

WISING, P. J.: Some experiment swith lymph gland material from cases of infectious mononucleosis. Acta med. scand. **98**, 328 (1939).

Lymphoreticulosis benigna (Katzenkratzkrankheit).

DEBRÉ, R., M. LAMY, M. L. JAMMET, L. COSTIL et P. MOZZICONACCHI: La maladie des griffes de chat. Bull. Soc. méd. Hôp. Paris **66**, 76 (1950) und Sem. Hôp. Paris **26**, 1893 (1950).

HEDINGER, CHR.: Die histologischen Veränderungen bei der sog. Katzenkratzkrankheit, einer benignen Viruslymphadenitis. Virchows Arch. path. Anat. **322**, 159 (1952a). ~ Zur Histopathologie der sog. Katzenkratzkrankheit, einer benignen Viruslymphadenitis. Schweiz. Z. Path. Bakt. **15**, 622 (1952b). — HEDINGER, CHR., C. ÜSTERI, T. WEGMANN u. F. WORTMANN: Der cutane Primäraffekt der sog. Katzenkratzkrankheit, einer benignen Viruslymphadenitis. Dermatologica (Basel) **104**, 101 (1952).

MASSHOFF, W., u. W. DÖLLE: Über eine besondere Form der sog. mesenterialen Lymphadenopathie: „Die abszedierende reticulocytäre Lymphadenitis". Virchows Arch. path. Anat. **323**, 664 (1953). — MOLLARET, P., J. REILLY, R. BASTIN et P. TOURNIER: Documentation nouvelle sur l'adénopathie régionale subaiguë et spontanément curable décrite en 1950. La lymphoréticulose bénigne d'inoculation. Presse méd. **58**, 1353 (1950a). ~ Sur une adénopathie régionale subaiguë et spontanément curable, avec intradermoréaction et lésions ganglionnaires particulières. Bull. Soc. méd. Hôp. Paris **66**, 424 (1950b). ~ Une maladie ganglionnaire nouvelle: Adénopathie inguinale subaiguë spontanément curable avec intradermo-réaction et lésions histologiques particulières. Presse méd. **58**, 282 (1950c). ~ La découverte du virus de la lymphoréticulose bénigne d'inoculation. Presse méd. **59**, 681, 701 (1951).

PIRINGER-KUCHINKA, A.: Eigenartiger mikroskopischer Befund an excidierten Lymphknoten. Verh. Dtsch. Ges. Path., 36. Tagg 1952, S. 352.

RANDERATH, E.: Beiträge zur Morphologie der sog. Viruslymphadenitis und zu deren Differentialdiagnose. Verh. Dtsch. Path. Ges. 38. Tagg 1955, S. 116. — ROULET, F. C.: Die infektiösen „spezifischen Granulome". In: Handbuch der allgemeinen Pathologie, Bd. 7, Teil I, S. 325. Springer 1956.

Lymphogranuloma venereum (Nicolas-Favresche Krankheit).

Coutts, W. E.: Contribution to knowledge of lymphogranulomatosis venerea as general disease. J. trop. Med. Hyg. **39**, 13 (1936). ~ Genito-urinary lesions in lymphogranuloma venereum. J. Urol. (Baltimore) **49**, 595 (1943). — Coutts, W. E., and M. Davila: Lymphogranuloma venereum as possible cause of arteriosclerosis and other arterial conditions. J. trop. Med. Hyg. **48**, 46 (1945). — Coutts, W. E., and J. M. Herrera: Intracytoplasmische Einschließungen (Typus Miyogawa) im Falle sog. Epididymitis „non specifica" mit positiver Freischer Reaktion. Z. Urol. **32**, 439 (1938). — Coutts, W. E., J. Martini, I. Brieva, J. Lerner, and A. Said: Visible forms and possible life cycle of lymphogranuloma venereum virus. J. trop. Med. Hyg. **45**, 137 (1942).

Frei, W.: Venereal lymphogranuloma. J. Amer. med. Ass. **110**, 1653 (1938). — Frei, W., u. H. Hoffmann: Experimentelles und Klinisches zum „Lymphogranuloma inguinale". Arch. Derm. Syph. (Berl.) **153**, 179 (1927). — Froboese, C.: Histologie eines Bubonulus bei Lymphogranulomatosis inguinalis. Arch. Derm. Syph. (Berl.) **168**, 173 (1933).

Gsell, O.: Die Bedeutung der Serumeiweiß- und Knochenmarksveränderungen bei Lymphogranuloma inguinale. Klin. Wschr. **18**, 778 (1939).

Hellerström, S.: Contribution to knowledge of lymphogranuloma inguinale. Acta derm. venereol. (Stockh.), Suppl. 1, 5 (1929). — Heyman, A.: The clinical and laboratory differentiation between chancroid and lymphogranuloma venereum. Amer. J. Syph. **30**, 279 (1946) — Heyman, A., M. J. Wall, and P. B. Beeson: The effect of sulfonamide therapy on the persistence of the virus of lymphogranuloma venereum in buboes. Amer. J. Syph. **31**, 81 (1947).

Ishimitsu, K.: Mise en evidence des inclusions cytoplasmiques dans les lésions de lymphogranulomatose inguinale. Jap. J. exp. Med. **14**, 391 (1936).

Melczer, M., K. Sipos u. T. Venkei: Mit schweren Allgemeinerscheinungen vergesellschaftetes, extragenitales, zum Tode führendes Lymphogranuloma inguinale. Arch. Derm. Syph. (Berl.) **178**, 124 (1938).

Reichle, H. S., and W. H. Connor: Lymphogranuloma inguinale: report of case with involvement of retroperitoneal lymph nodes and probable involvement of hip joint, adrenals and kidneys, with autopsy. Arch. Derm. Syph. (Berl.) **32**, 196 (1935). — Roulet, F. C.: Die infektiösen „spezifischen" Granulome. In: Handbuch der allgemeinen Pathologie, Bd. VII, Teil I, S. 325. Berlin: Springer 1956.

Sheldon, W. H., and A. Heyman: Lymphogranuloma venereum. A histological study of the primary lesion, bubonulus, and lymph nodes in cases proved by isolation of the virus. Amer. J. Path. **23**, 653 (1947). — Smith, E. B., and R. P. Custer: Histopathology of Lymphogranuloma venereum. J. Urol. (Baltimore) **63**, 546 (1950).

Wohlwill, Fr.: Zur pathologischen Anatomie der Allgemeinerscheinungen bei der Nicolas-Favreschen Krankheit. Schweiz. Z. Path. Bakt. **6**, 125 (1943).

Parotitis epidemica.

Brooks, H.: Involvement of the ovary in epidemic parotitis with a report of two cases. J. Amer. med. Ass. **60**, 359 (1913). — Bruna, F.: Ricerche sperimentali sull'azione del virus della parotite epidemica sui tessuti oculari di coniglio, di cavia e di ratto. Boll. Oculist. **32**, 13—53 (1953).

Dopter and G. Repaci: Contribution à l'étude anatomo-pathologique des oreillons. Arch. Méd. exp. **21**, 533 (1909).

Friedjung, J. K.: Primäre Pankreatitis epidemica. Z. Kinderheilk. **46**, 303 (1928).

Gall, E. A.: The histopathology of acute mumps orchitis. Amer. J. Path. **23**, 637—652 (1947). — Glanzmann, E.: Die nervösen Komplikationen der Varizellen, Variola und Vakzine. Schweiz. med. Wschr. **57**, 145 (1927). ~ Die nervösen Komplikationen bei Parotitis epidemica. Schweiz. med. Wschr. **68**, 825 (1938). — Glanzmann, E., u. D. Heller: Beiträge zur Kenntnis der gutartigen aseptisch-eitrigen Meningitis im Kindesalter. Schweiz. med. Wschr. **66**, 541 (1936).

Henle, G., W. Henle, K. K. Wendell, and Ph. Rosenberg: Isolation of mumps virus from human beings with induced apparent or inapparent infections. J. exp. Med. **88**, 223—232 (1948). Ref. Ber. allg. spez. Path. **5**, 95 (1950). — Henle, G., and C. L. McDougall: Mumps meningo-encephalitis isolation in chick embryos of virus from spinal fluid of a patient. Proc. Soc. exp. Biol. (N.Y.) **66**, 209 (1947).

Klöne, W.: Isolierung des Mumpsvirus aus dem Liquor bei Mumps-Meningo-Encephalitis. Klin. Wschr. **1952**, 782—783. ~ Der Nachweis menschenpathogener Virusarten mittels der Gewebekultur. In: Handbuch der Virus-Forschung (Begr. R. Doerr u. C. Hallauer), Bd. 4. III. Erg.-Bd, hrsg. v. C. Hallauer u. K. F. Meyer mit Beiträgen v. G. H. Bergold, F. M. Burnet, P. Fredericq u. a. Wien: Springer 1958.

Manca, C.: Über die Mumpsorchitis. Virchows Arch. path. Anat. **285**, 426 (1932).

RENNIE, J. L.: Diabetes mellitus following mumps. Glasg. med. J. **124**, 203 (1935). — ROCCHI, F.: Anatomia patologica della parotite epidemica. Pathologica **25**, 690 (1933). ∼ Züchtung des Virus der Parotis epidemica auf der Chorionallantois des Hühnerembryos. Arch. Virusforsch. **2**, 499 (1943). — ROOYEN, C. E. VAN: Virus diseases of man. Thomas Nelson 1948. — ROULET, F. C.: Über Mitosen in Leberepithelien bei Parotitis epidemica. Schweiz. Z. allg. Path. **22**, 112 (1959).

SEGUY, J.: Orchite ourlienne et stérilité. Presse med. **50**, 291 (1942). — SOHIER, R., et C. JAULMES: Altérations et inclusions protoplasmiques des cellules épithéliales éliminées par la salive parotidienne des malades atteints d'oreillons. C.R. Soc. Biol. (Paris) **131**, 1000 (1939). — SOHIER, R., et M. LEVRAT: Le cytodiagnostic salivaire parotidien. Presse méd. **53**, 393 (1945). — STENGEL jr., A.: Mumps Orchitis. Amer. J. med. Sci. **191**, 340 (1936).

TOKUDA, MASAO: Studies on mumps virus. III. Experimental studies on guinea pigs. J. Immunol. **79**, 355—360 (1957).

WATSON, BARBARA K.: Fate of mumps virus in the embryonated egg as determined by specific staining with fluorescein-labelled immune serum. J. exp. Med. **96**, 653—664 (1952). — WEGELIN, C.: Über Meningoencephalitis bei Mumps. Schweiz. med. Wschr. **65**, 249 (1935). — WELLER, TH. H.: Use of tissue cultures in etiologic studies on viral diseases. Medicine (Baltimore) **34**, 1—11 (1955). — WELLER, TH. H., and J. M. CRAIG: The isolation of mumps virus at autopsy. Amer. J. Path. **25**, 1105 (1949).

V. Viruserkrankungen der Leber.

Hepatitis epidemica und infektiöse Hepatitis.

AXENFELD, H., u. K. BRASS: Klinische und bioptische Untersuchungen über den sog. Icterus catarrhalis. Frankfurt. Z. Path. **57**, 147 (1942). ∼ Weitere Beiträge zur Morphologie und Pathogenese der Hepatitis epidemica, insbesondere zur Frage der Hepatitis epidemica sine iktero. Frankfurt. Z. Path. **58**, 221 (1944). ∼ Über das postikterische Stadium recidivierende, chronischer und ikterischer Verlaufsformen der Hepatitis epidemica. Frankfurt. Z. Path. **59**, 281 (1947/48). ∼ Zur Frage der funktionellen Diagnostik der Leberparenchymerkrankungen. Wien. klin. Wschr. **61**, 180—184 (1949).

BEARCROFT, W. G. C.: Liver in infective hepatitis. J. Path. Bact. **83**, 383 (1962). — BERGSTRAND, H.: Über die akute und chronische gelbe Leberatrophie. Leipzig: Georg Thieme 1930. — BRASS, K.: Zur derzeitigen Häufung akuter und subakuter Leberatrophien. Dtsch. med. Wschr. **74**, 733—735 (1949). — BRASS, K., u. P. MOSER: Zur Frage des Ikterus bei unbehandelter und behandelter Lues. Dtsch. Arch. klin. Med. **196**, 19—27 (1949). — BRIODY, B. A.: Viral hepatitis. Schweiz. Z. allg. Path. **16**, 285—289 (1953). — BÜCHNER, F.: Spezielle Pathologie. München u. Berlin: Urban & Schwarzenberg 1956.

COSSEL, L.: Elektronenmikroskopische Befunde an den Leberepithelzellen bei Virushepatitis. Acta hepato-splenol. (Stuttg.) **8**, 333 (1961). — CULLINAN, E. R.: The epidemiology of jaundice. Proc. roy. Soc. Med. **32**, 933—950 (1939).

DIBLE, J. H., J. McMICHAEL and S. P. V. SHERLOCK: Pathology of acute hepatitis: aspiration biopsy studies of epidemic arsenotherapy and serum jaundice. Lancet **245 II**, 402—408 (1943). — DRAKE, M. E., A. W. KITTS, M. C. BLANCHARD, J. D. FARAUHN, J. STOKES, and W. HENLE: Studies on agent of infectious hepatitis disease produced in human volunteers by agent cultivated in tissue culture or embryonated hen's eggs. J. exp. Med. **92**, 283—297 (1950). — DRESEL, E. G., u. E. WEINECK: Über das Virus der Hepatitis epidemica. II. Mitt. Z. Immun.-Forsch. **106**, 21—38 (1949). Ref. Ber. allg. spez. Path. **5**, 95 (1950).

FIELDSTEEL, A. HOWARD, and GEORGE M. YOSHIHARA: Propagation of infectious canine hepatitis virus in cultures of pig and ferret kidney. Proc. Soc. exp. Biol. (N.Y.) **95**, 683—686 (1957).

JERSILD, M.: Infectious hepatitis with subacute atrophy of liver; epidemic in women after menopause. New Engl. J. Med. **237**, 8 (1947).

KALK, H., u. W. BRÜHL: Leitfaden der Laparoskopie und Gastroskopie. Stuttgart: Georg Thieme 1951. — KALK, H., u. F. BÜCHNER: Das bioptische Bild der Hepatitis epidemica. Klin. Wschr. **1946/47**, 874. — KRARUP, N. B., and K. ROHOLM: Development of cirrhosis of liver after acute hepatitis, elucidated by aspiration biopsy. Nord med. Ark. (Hospitalstid) **10**, 1991—2002 (1941). — KRUGMAN, S., R. WARD, and J. P. GILES: The natural history of infectious hepatitis. Symposium on Viral Hepatitis. Amer. J. med. **32**, 717 (1962). — KÜHN, H. A.: Die formale Pathogenese der Hepatitis epidemica nach Untersuchungen an Leberpunktaten. Beitr. path. Anat. **109**, 589 (1947).

LUCKÉ, B.: The structure of the liver after recovery from epidemic hepatitis. Amer. J. Path. **20**, 595 (1944a). ∼ The pathology of fatal epidemic hepatitis. Amer. J. Path. **20**, 471 (1944b). — LUCKÉ, B., and T. B. MALLORY: The fulminant from of hepatitis. Amer. J. Path. **22**, 867 (1946).

Mallory, T. B.: Pathology of epidemic hepatitis. J. Amer. med. Ass. **134**, 655—662 (1947). — Müller, Th.: Hepatitis epidemica mit hoher Letalität im Kanton Basel-Stadt im Jahre 1946. Schweiz. med. Wschr. **28**, 796 (1947).

Neefe, J. R.: Viral hepatitis; consideration of certain aspects of current importance to practicing physician. New Engl. J. Med. **240**, 445—448 (1949a). ~ Viral hepatitis: problems and progress. Ann. Int. Med. **31**, 857—870 (1949b). ~ Viral hepatitis: problems and progress to 1954. Amer. J. Med. **16**, 710—728 (1954). — Neefe, J. R., R. F. Norris, J. G. Reinhold, and C. B. Mitchell: Carriers of hepatitis virus in blood and viral hepatitis in whole blood recipients; studies on donors suspected as carriers of hepatitis virus and as sources of post-transfusion viral hepatitis. J. Amer. med. Ass. **154**, 1066—1071 (1954). — Neefe, J. R., and J. Stokes: Epidermie of infectious hepatitis apparently due to water borne agent: epidemiologic observations and transmission experiments in human volunteers. J. Amer. med. Ass. **128**, 1063—1075 (1945). — Nelson, John B.: Acute hepatitis associated with mouse leukemia. V. The neurotropiv properties of the causal virus. J. exp. Med. **102**, 581—594 (1955).

Roholm, K., and P. Iversen: Changes in the liver in acute epidemic hepatitis. Acta path. microbiol. scand. **16**, 427 (1939). — Roholm, K., N. B. Krarup u. P. Jversen: Aspirations-biopsie der Leber. Ergebn. inn. Med. Kinderheilk. **61**, 635 (1942). — Rooyen, C. E. van, and I. Gordon: Some experimental work on infective hepatitis in M.E.F. J. roy. Army med. Cps **79**, 213—225 (1942). — Rooyen, C. E. van, and G. R. Kirk: Spread of infective hepatitis and poliomyelitis in Egypt. (Honyman Gillespie lecture.) Edinb. med. J. **53**, 529—543 (1946). — Roulet, F. C.: Zur pathologischen Anatomie der Hepatitis epidemica. Ann. paediat. (Basel) **159**, 283—287 (1942). ~ Über die Lebercirrhose der schwarzen Bevölkerung Afrikas. Schweiz. Z. Path. **11**, 666—669 (1946). ~ Die Lebercirrhose und das primäre Leber-carcinom beim afrikanischen Neger. Bull. schweiz. Akad. med. Wiss. **7**, 385—395 (1951).

Segagni, E., N. Ansaldi, and N. Nigro: Demonstration of the transmissibility of human contagious hepatitis virus to chick embryos. Minerva pediat. **12**, 379—382 (1960a). ~ Research on the transmissibility of the human infectious hepatitis virus to chick embryos after passage in culture of embryonal cells: its possible importance in pediatric pathology. Minerva pediat. **12**, 303—310 (1960b). — Shaldon, St., and Sh. Sherlock: Virus hepatitis with features of prolonged bile retention. Brit. med. J. **1957**, 734—738. — Siegmund, H.: Veränderungen der Leber beim Icterus epidemicus. Virchows Arch. path. Anat. **311**, 180 (1944). — Steiner, P. E.: Cancer research in Trans-Saharan Africa. Cancer Res. 18, 5, 489 (1958). ~ The etiology of human liver cancer in Africa and the United States of America. Trans. Stud. Coll. Phycns Philad., Ser. IV, **28**, 2 (1960). ~ Cancer of the liver and cirrhosis in Trans-Saharan Africa and the United States of America. Cancer (Philad.) **13**, 1085—1166 (1960).

Taylor, A. R., W. A. Rightsel, J. D. Boggs, and I. W. McLean: Tissue culture of hepatitis virus. Symposium on viral hepatitis. Amer. J. Med. **32**, 717 (1962).

Werthemann, A.: Pathologie der subakuten und chronischen Hepatitis mit Einschluß der endemischen malignen Hepatitis. Schweiz. Z. Path. **16**, 334 (1953). — Werthemann, A., u. G. Bodoky: Die pathologische Anatomie der gehäuften Leberdystrophiefälle von Basel aus dem Jahre 1946. Schweiz. Z. Path. Sep. **10**, Suppl. 176—202 (1947).

Gelbfieber.

Bearcroft, W. G. C.: Studies on the livers of yellow-fever-infected african monkeys. J. Path. Bact. **83**, 49 (1962a). ~ Electron-Microscope studies on the livers of yellow-fever infected african monkeys. J. Path. Bact. **83**, 59 (1962b).

Ende, M. van den, Ch. Stuart-Harris, F. Felton, and J. S. F. Niven: Spez. Rep. Ser. med. Res. Coun. (Lond.) No 255, 115 (1946).

Lloyd, W.: Yellow fever virus encephalitis in African and asiatic monkeys. Amer. J. trop. Med. **16**, 73 (1936). — Lloyd, W., and A. F. Mahaffy: Use of guinea pigs in tests of immunity against yellow fever with small quantities of serum. Amer. J. trop. Med. **15**, 51 (1935). — Lloyd, W., M. Theiler, and N. I. Ricci: Modification of virulence of yellow fever virus by cultivation in tissues in vitro. Trans. roy. Soc. trop. Med. Hyg. **29**, 481 (1936).

Rocha Lima, H. da: Zur pathologisch-anatomischen Diagnose des Gelbfiebers. Arch. Schiffs.- u. Tropenhyg. Beiheft, **16**, 192 (1912).

Smetana, H. F.: The histopathology of experimental yellow fever. Virchows Arch. path. Anat. **335**, 411 (1962).

Torres, C. M.: Intranuclear inclusions in experimental yellow fever. Mem. Inst. Osw. Cruz, Suppl. **6**, 69 (1929).

VI. Viruserkrankungen des Auges.

Trachom.

LINDNER, H.: Lehrbuch der Augenheilkunde. Wien: Urban & Schwarzenberg 1952.
MASSRI, A.: Das Trachom. Ciba Symposium **10**, 219 (1962).
PASCHEFF, C.: Die Gesetze des Trachoms. Klin. Mbl. Augenheilk. **94**, 639—643 (1935). ∼
Les lois du vrai trachome. Arch. Ophthal. (Paris) **52**, 301—306 (1935).
TABORISKY, J.: Über die mikroskopische Diagnose des Trachoms. Folia ophthal. orient.
1, 34—50 (1932). ∼ Zur Histologie des frischen Trachoms und der Follicularis. Albrecht v.
Graefes Arch. Ophthal. **131**, 174—252 (1933).

Paratrachom.

THYGESON, P.: Etiology of inclusion blenorrhea. Amer. J. Ophthal. **17**, 1019 (1934).

VII. Durch Arthropoden bedingte Viruserkrankungen.

Dengue.

COLES, A. C.: An inquiry into the aetiology of dengue fever. J. trop. Med. Hyg. **40**, 53
(1937).
PHOTAKIS, B. A.: Die klinischen Äußerungen des „Denguefiebers" im Lichte der Obduk-
tionsbefunde. Arch. Schiffs.- u. Tropenhyg. **33**, 333—335 (1929).

Rift-Valley-Fieber.

SCHWENTKER, F. F., and T. M. RIVERS: Rift valley fever in man: reportof fatal laboratory
infection complicated by thrombophlebitis. J. exp. Med. **59**, 305—313 (1934).

Kyasanur.

WORK, T. H.: Russian spring-summer virus in India: Kyasanur Forest. Progr. med.
virol. **1**, 248 (1958). — WORK, T. H., F. R. RODERIQUEZ and P. N. BHATT: Virological epidemiology of the 1958 epidemic of Kyasanur Forest disease. Amer. J. publ. Hlth **49**, 869
(1959). — WORK, T. H., H. TRAPIDO, D. P. N. MURTHY, R. L. RAO, P. N. BHATT, and K. G.
KULKARNI: Kyasanur forest disease. Indian J. med. Sci. **11**, 619 (1957).

VIII. Viruserkrankungen des Zentralnervensystems.

Meningitis.

HAYMAKER, W.: The pathology of herpes simplex encephalitis in man with a report of
3 cases. Amer. J. Path. **24**, 712 (1948). ∼ Herpes simplex encephalitis in man. J. Neuropath.
exp. Neurol. 8, 132 (1949).
THEILER, M., u. J. CASALS: Durch Arthropoden übertragene Viruserkrankungen des
Menschen. Klin. Wschr. **37**, 59 (1959).
WILDI, E.: Encéphalite herpétique du nouveau-né. Rev. neurol. **84**, 201 (1951).

Lymphocytäre Choriomeningitis.

ARMSTRONG, C.: Studies on choriomeningitis and poliomyelitis. Harvey Lect. **39**
(1940/41). — ARMSTRONG, C., and R. D. LILLIE: Experimental lymphocytic choriomeningitis
of monkeys and mice produced by a virus encountered in studies of the 1953 St. Louis encephalitis epidemic. Publ. Hlth Rep. (Wash.) **49**, 1019 (1934).
BRÖCHIN, K.: Primäre Virusmeningitis. Inaug.-Diss. Universität Basel 1956.
LILLIE, R. D.: Histopathologic reaction to virus of lymphocytic choriomeningitis in chick
embryo. Publ. Hlth Rep. (Wash.) **51**, 41 (1936a). ∼ Pathologic histology of lymphocytic
choriomeningitis in monkeys. Publ. Hlth Rep. (Wash.) **51**, 303 (1936b). — LILLIE, R. D.,
and C. ARMSTRONG: Pathology of lymphocytic choriomeningitis in mice. Arch. Path. **40**, 141
(1945).
MACHELLA, T. E., L. M. WEINBERGER, and S. W. LIPPINCOTT: Lymphocytic choriomeningitis: report of fatal case with autopsy findings. Amer. J. med. Sci. **197**, 617 (1939). —
MITCHEL, C. A., and M. O. KLOTZ: Lymphocytic choriomeningitis. Canad. publ. Hlth J. **33**,
208 (1942).
PETTE, H.: Die akut entzündlichen Erkrankungen des Nervensystems. Leipzig: Georg
Thieme 1942.
RIVERS, T. M., and T. F. M. SCOTT: Meningitis in man caused by a filtrable virus. Science
81, 439 (1935).

Scott, T. F. M., G. Dalldorf, and R. Gifford: „Pseudo-lymphocytic choriomeningitis."
A correction. Brit. J. exp. Path. 38, 120 (1957). — Smadel, J. E., T. F. Anderson, and
R. H. Green: Morphological structure of virus of vaccinia. Proc. Soc. exp. Biol. (N.Y.) 49,
686 (1942).
    Traub, E.: A filtrable virus recovered from white mice. Science 81, 298 (1935). —
Tyrrell, D. A. J., Suzanne K. R. Clarke, R. B. Heath, R. C. Curran, T. S. L. Beswick,
and L. Wolman: Studies of a Coxsackie virus antigenically related to ECHO 9 virus and
associated with an epidemic of aseptic meningitis with exanthem. Brit. J. exp. Path. 39,
178—191 (1958).

Encephalo-Myokarditis-Virus-Infektionen.

    Bieling, R., u. F. Koch: Versuch einer klinischen Differentialdiagnose der abakteriellen
Meningitis. Z. Kinderheilk. 72, 85 (1952). ～ Über die Bedeutung des Columbia S.K.-Virus
in der humanen Pathologie. Dtsch. med. Wschr. 81, 294 (1956).
    Warren, I., J. E. Smadel, and S. B. Russ: Familiy relationship of encephalomyocar-
ditis. Columbia-SK, M.M., and Mengo-encephalomyelitis viruses. J. Immunol. 62, 387
(1949).

Poliomyelitis.

    Abramson, H. L.: Pathologic report on forty-three cases of acute poliomyelitis. Arch.
intern. Med. 22, 312 (1918).
    Bäcker, F.: Todesfälle nach Poliomyelitis-Schutzimpfung. S.-B. d. Tagg d. Nord- und
Westdeutschen Pathologen am 24. u. 25. X. 1959 in Wuppertal. Zbl. allg. Path. path. Anat.
100, 355 (1960). — Barski, G.: Position particulière des encéphalomyélites de type Mengo
par rapport aux poliomyélites; données cytopathologiques in vitro. Ann. Inst. Pasteur 93,
142—146 (1957). — Barski, G., R. Robineaux, and M. Endo: Phase contrast cinemato-
graphy of cellular lesion produced by poliomyelitis virus in vitro. Proc. Soc. exp. Biol.
(N.Y.) 88, 57—59 (1955). — Barski, G., P. de Souza, V. Monaci, M. Endo and P. Lépine:
Résultats de la culture in vitro du virus poliomyélitique sur différentes souches cellulaires
d'origine humaine. Ann. Inst. Pasteur 85, 576—585 (1953). — Beale, A. J., P. F. Stevens,
N. Davis, W. Stackiw, and A. J. Rhodes: The development of inclusions in tissue cultures
of monkey kidney epithelial cells infected with poliomyelitis virus. Canad. J. Mikrobiol. 2,
298—303 (1956). — Bodian, D.: Reconsideration of pathogenesis of poliomyelitis. Amer. J.
Hyg. 55, 414 (1952). — Braunsteiner, H., Y. Fiala, F. Pakesch u. W. Auerswald: Über
das intracelluläre Verhalten des Poliomyelitisvirus nach Infektion von Zellkulturen. Klin.
Wschr. 36, 1128—1132 (1958). — Buckley, S. M.: Visualization of poliomyelitis virus by
fluorescent antibody. Arch. Virusforsch. (Wien) 6, 388—400 (1956). — Buckley, Sonja M.:
Cytopathology of poliomyelitis virus in tissue culture. Fluorescent antibody and tinctorial
studies. Amer. J. Path. 33, 691—707 (1957).
    Clark, E.: Serum carditis: the morphologic cardiac alterations in man associated with
serum disease. J. Amer. med. Ass. 110, 1098 (1938). — Cowie, D. M., J. P. Parsons, and K.
Löwenberg: Clinico-pathologic observations on infantile paralysis: report of 125 acute cases
with special reference to the therapeutic use of convalescent and adult blood transfusions:
the possible relation of blood group to the severity of the disease. Ann. intern. Med. 8, 521
(1934/35).
    Dublin, W. B., and C. P. Larson: Pathologic findings in poliomyelitis. Amer. J. clin.
Path. 13, 15 (1943).
    Enders, J. F.: General preface to studies on cultivation of poliomyelitis viruses in tissue
culture. J. Immunol. 69, 639 (1952a). ～ Bovine amniotic fluid as tissue culture medium in
cultivation of poliomyelitis and other viruses. Proc. Soc. exp. Biol. (N.Y.) 82, 100 (1952b).
    Faber, Harold K., and Luther Dong: Studies on entry and egress of poliomyelitic
infection. VII. Early lesions in peripheral ganglia after simple feeding; with comments on
the possible value of immunization in prevention neural entry. J. exp. Med. 100, 321—328
(1954). — Fankhauser, E., u. W. Messerli: Weitere Fälle von spontaner Poliomyelitis bei
Haustieren. Schweiz. med. Wschr. 1939, 74. — Frauchiger, E., u. W. Hofmann: Die
epidemische Kinderlähmung und die Teschener Krankheit der Schweine. Schweiz. med.
Wschr. 71, 584 (1941).
    Gefter, W. I., W. G. Leaman, P. F. Lucchesi, I. E. Maher, and M. Dworin: The heart
in acute anterior poliomyelitis. Amer. Heart J. 33, 228 (1947).
    Harding, C. V., D. Harding, W. F. McLimans, and Geoffry Rake: Cytological changes
accompanying the growth of poliomyelitis virus in cells of human origin (strain HeLa).
Virology 2, 109—125 (1956). — Horstmann, D. M.: Viremia in poliomyelitis. Bull. N.Y.
Acad. Med. 29, 736 (1953a). ～ Poliomyelitis: its control and prevention, symposium; epidemiology and pathogenesis of poliomyelitis. Bull. N.Y. Acad. Med. 29, 910 (1953b). —
Horstmann, D. M., and R. W. McCollum: Poliomyelitis virus in human blood during

„minor illness" and asymptomatic infection. Proc. Soc. exp. Biol. (N.Y.) **82**, 434 (1953). — HORSTMANN, D. M., R. W. McCOLLUM and A. D. MASCOLA: Viremia in human poliomyelitis. J. exp. Med. **99**, 355 (1954).

JUNGEBLUT, CLAUS W.: Problems of classification of poliomyelitis virus. Arch. Path. **52**, 18—42 (1941). — JUNGEBLUT, CLAUS W., and JESSE E. EDWARDS: Isolation of poliomyelitis virus from the heart in fatal cases. Amer. J. clin. Path. **21**, 601—623 (1951).

KALLMANN, FRANCES, ROBLEY C. WILLIAMS, RENATO DUBECCO, and MARGUERITE VOGT: Finde structure of changes produced in cultured cells sampled at specified intervals during a single growth cycle of polio virus. J. biophys. biochem. Cytol. **4**, 301—308 (1958). — KAPLAN, ALBERT S., and JOSEPH L. MELNICK: The intracellular localisation of poliomyelitis virus. J. exp. Med. **97**, 91—116 (1953). — KLÖNE, W.: Untersuchungen über den Einfluß der Poliomyelitisviren-Infektion auf die Teilung von Gewebekulturzellen. Exp. Cella Res. **9**, 541—546 (1955a). — KLÖNE, WILHELM: Untersuchungen zur Cytopathogenität des Poliomyelitisvirus (Typ Leon). Arch. Virusforsch. (Wien) **6**, 36—44 (1955b). — KÖHLER, H.: Neue Wege bei der Isolierung des Poliomyelitisvirus aus dem Blut an Kinderlähmung erkrankter Menschen. Zbl. Bakt. I. Abt. Orig. **180**, 145 (1960).

LANDON, J. F., and L. W. SMITH: Poliomyelitis; a handbook for Physicians and Medical students based on a study of the 1931 Epidemic in New York City, S. 275. New York: Macmillan & Co. 1934. — LUDDEN, T. E., and J. E. EDWARDS: Carditis in poliomyelitis. Amer. J. Path. **25**, 357—382 (1949). — LUHAN, J. A.: Epidemic poliomyelitis: some pathologic observations on human material. Arch. Path. **42**, 245 (1946).

NOETZEL, H.: Über die Rückbildung der Entzündung bei akuter Poliomyelitis. Beitr. path. Anat. **117**, 337 (1957).

PETTE, H.: Die akut entzündlichen Erkrankungen des Nervensystems. Leipzig: Georg Thieme 1942.

ROBBINS, F. C., J. F. ENDERS, and T. H. WELLER: Cytopathogenic effect of poliomyelitis viruses in vitro on human embryonic tissues. Proc. Soc. exp. Biol. (N.Y.) **75**, 370 (1950). — ROULET, F. C.: Über Myocarditis bei Grippe. Virchows Arch. path Anat. **295**, 438 (1935).

SAPHIR, O.: Myocarditis; a general review with an analysis of two hundred and forty cases. Arch. Path. **32**, 1000 (1941). — ~ Visceral lesions in poliomyelitis. Amer. J. Path. **21**, 99 (1945). — SAPHIR, O., and S. A. WILE: Myocarditis in poliomyelitis. Amer. J. med. Sci. **203**, 781 (1942). — SCHEIDEGGER, S.: Chronische Verlaufsform der Poliomyelitis. Path. et Microbiol. (Basel) **28** (1964) (im Druck).

THICKE, J. C., D. DUNCAN, W. WOOD, A. E. FRANKLIN, and A. J. RHODES: Cultivation of poliomyelitis virus in tissue culture. I. Growth of the lansing strain in human embryonic tissues. Canad. J. med. Sci. **30**, 231—245 (1952). — TOP, F.: Incidence of cranial nerve paralysis in poliomyelitis in relation to presence or absence of tonsils. Pediatrics **21**, 94 (1958).

UEHLINGER, E.: Landrysche Paralyse nach Poliomeylitis-Schutzimpfung. Schweiz. med. Wschr. **87**, 813 (1957). — ULE, G.: Neuropathologische Aspekte klinischer Verlaufsformen der Heine-Medinschen Krankheit. Internist (Berl.) **2**, 304 (1961).

WARD, R., D. M. HORSTMANN, and J. L. MELNICK: Isolation of poliomyelitis virus from human extraneural sources; search for virus in blood of patients. J. clin. Invest. **25**, 284 (1946). — WRIGHT, E. A., R. S. MORGAN, and G. P. WRIGHT: Tetanus intoxication of brain stem in rabbits. J. Path. Bact. **62**, 569 (1950).

ZISCHINSKY, H., O. PENDL, CH. KUNZ u. K. JELLINGER: Tödliche Encephalitis nach Poliomyelitisschutzimpfung. Klin. Wschr. **39**, 638 (1961).

Coxsackie.

BENIRSCHKE, K., S. KIBRICK, and J. M. CRAIG: The pathology of fatal Coxsackie infection in the newborn. Amer. J. Path. **34**, 587 (1958). — BERGER, E., E. FREUDENBERG u. F. C. ROULET: Zur Kenntnis der Coxsackie-Virus (C-Virus)-Infektion. Ann. paediat. (Basel) **179**, 65—80 (1952). — BERGER, E., u. F. C. ROULET: Beiträge zur Ausscheidung und Tierpathogenität des Coxsackie-Virus. Schweiz. Z. allg. Path. **15**, 462 (1952). — BOSTICK, WARREN L., and LAVELLE HANNA: Characteristics of a virus isolated from Hodgkin's disease lymph nodes. Cancer Res. **15**, 650 (1955).

DALLDORF, GILBERT: The coxsackie viruses. Bull. N.Y. Acad. Med. **26**, 329—335 (1950). Ref. Ber. allg. spez. Path. **8**, 330 (1951). — ~ Die Viren der Coxsackiegruppe. Münch. med. Wschr. **1952**, 2114—2120. — ~ Neuropathogenicity of group A Coxsackie viruses. J. exp. Med. **106**, 69—76 (1957). — DALLDORF, GILBERT, and REBECCA GIFFORD: Adaptation of Group B Coxsackie virus to adult mouse pancreas. J. exp. Med. **96**, 491—497 (1952). — DELANEY, T. B., and F. H. FUKUNAGA: Myocarditis in a newborn infant with encephalomeningitis due to coxsackie virus group B, type 5. New Engl. J. Med. **259**, 234 (1958). — DÖMÖK, I., u. E. MOLNAR: Fälle von Meningoencephalomyocarditis bei Neugeborenen während der Bornholmepidemie von 1958. Orv. Hetil. **101**, 593—597 (1960).

Findlay, G. M., and E. M. Howard: Coxsackie viruses and Bornholm disease. Brit. med. J. 1950 I, 1233. — Flamm, Heinz: Untersuchungen über die diaplazentare Übertragung des Coxsackievirus. Schweiz. Z. allg. Path. 18, 16—22 (1955). — Freudenberg, E., F. C. Roulet u. R. Nicole: Kongenitale Infektion mit Coxsackie-Virus. Ann. paediat. (Basel) 178, 150 (1952).

Gädeke, Roland, u. Helmut Waltenberger: Histologische, histochemische und chemische Untersuchungen an der Skeletmuskulatur von Säuglingsmäusen und saugenden Meerschweinchen zur Frage der Pathogenität von Coxsackie-A-Viren. Z. Naturforsch. 7 b, 524—531 (1952). — Gear, F., F. R. Prinsloo, M. Kahn, and Z. G. Kirsch: Myocarditis of the newborn an oatbreak in a maternity home in southern Rhodesia associated with coxsackie group B Virus infection. S. Afr. med. J. 29, 608 (1955). — Godenne, Mary O., and Edward C. Curnen: Propagation of coxsackie virus on the chorioallantoic membrane of embryonated eggs. Proc. Soc. exp. Biol. (N.Y.) 81, 81—85 (1952). — Grad, S., and T. Johnsson: Studies of coxsackie viruses. Acta path. microbiol. scand., Suppl. 93, 332—339 (1952).

Haymaker, W., M. G. Smith, L. van Bogaert and C. de Chenar: In: Viral encephalitis, edit. by W. S. Fields, and R. J. Blattner, pp. 95—201. Springfield (Ill.): Ch. C. Thomas, 1957.

Johnsson, T., and C. Lundmark: A histopathological study of coxsackie virus infections in mice. Arch. Virusforsch. (Wien) 6, 262—281 (1955).

Kibrick, S., and K. Benirschke: Acute aseptic myocarditis and meningoencephalitis in the newborn child infected with Coxsackie Virus group B type 3. New Engl. J. Med. 255, 883 (1956). ~ Severe generalized disease (Encephalohepatomyocarditis). Occuring in the newborn period and due to infection with Coxsackie virus, group B. Pediatrics 22, 857 (1958).

Lépine, P.: Le virus coxsackie et ses rapports avec la maladie de Bornholm. Sem. Hôp. Paris 1953, 3533—3538. — Lépine, P., G. Desse et V. Sautter: Biopsies musculaires examen histologique et isolement du virus coxsackie chez l'homme atteint de myalgie épidémique (maladie de Bornholm). Bull. Acad. nat. Méd. (Paris) 136, 66 (1952). — Löffler, H.: Zur Ätiologie der Myalgien: Laboratoriums-Infektionen mit Coxsackie-Virus. Helv. med. Acta 19, 455 (1952). — Lukács, V. F., u. J. Romhányi: Meningo-encephalo-myocarditis-Epidemie bei Neugeborenen während der ungarischen Bornholmepidemie von 1958. Orv. Hetil. 101, 589 (1960).

Melnick, Joseph L.: Studies on the coxsackie viruses: properties, immunological aspects and distribution in nature. Bull. N.Y. Acad. Med. 26, 342—356 (1950). Ref. Ber. allg. spez. Path. 8, 330 (1951). — Melnick, Joseph L., and Karin Agren: Poliomyelitis and coxsackie viruses isolated from normal infants in Egypt. Proc. Soc. exp. Biol. (N.Y.) 81, 621—624 (1952). — Moossy, John, and Jack C. Geer: Encephalomyelitis, myocarditis and adrenal cortical necrosis in coxsackie B3 virus infection. Arch. Path. 70, 614 (1961).

Pappenheimer, A. M.: Fuchsiniphile granules in the tissues of mice infected with the connecticut-5 strain of coxsackie virus. J. exp. Med. 95, 251—258 (1952). — Pappenheimer, A. M., L. J. Kunz, and Sh. Richardson: Passage of coxsackie virus (Connecticut-5 strain) in adult mice with production of pancreatic disease. J. exp. Med. 94, 45—64 (1961). Ref. Ber. allg. spez. Path. 12, 46 (1952).

Seifert, G.: Zur Pathologie der Virusmyokarditis (insbesondere durch Coxsackie B-Viren) im Säuglings- und Kindesalter. Zbl. allg. Path. path. Anat. 102, 274 (1961). — Shaw, E. W., J. L. Melnick, and E. C. Curnen: Infection of laboratory workers with coxsackie viruses. Ann. intern. Med. 33, 32 (1950). — Sigel, Michael: Coxsackie viruses and human disease. Advanc. Med. a. Surg. 1952, 372—383. — Simenhoff, M. L., and C. J. Uys: Coxsackie virus myocarditis of the newborn, a pathological survey of four cases. Med. Proc. 4, 389 (1958). — Stanley, N. F., and D. C. Dorman: Group A coxsackie viruses isolated from cases of poliomyelitis. Aust. J. exp. Biol. med. Sci. 31, 9—15 (1953). — Stanley, N. F., D. C. Dorman, and J. Ponsford: A hitherto undescribed group of coxsackie viruses associated with an outbreak of encephalitis. Austr. J. exp. Biol. med. Sci. 31, 31 40 (1953a). ~ Studies on Australian strains of coxsackie virus (groups A and B). Austr. J. exp. Biol. med. Sci. 31, 21—30 (1953b). — Stulberg, Cyril S., and Ruth Schapira: Virus growth in tissue culture fibroblasts. I. Influenza A and herpes simplex viruses. J. Immunol. 70, 51—59 (1953). — Stulberg, Cyril S., Ruth Schapira, and C. Richard Eidam: Virus growth in tissue culture fibroblasts. II. Coxsackie virus (group B) in cultures of mouse fat tissue. Proc. Soc. exp. Biol. (N.Y.) 81, 642—646 (1952). — Sulkin, Edward S., H. Craig Wallis, and Paul Donaldson: Differentiation of coxsackie viruses by altering susceptibility of micen with cortisone. J. infect. Dis. 91, 290—296 (1952). — Sylvest, E.: La maladie de Bornholm. (Myositis acuta epidemica.) Bull. off. Int. Hyg. Publ. 24, 1431 (1932).

Thordarson, Oskar T., Björn Sigurdsson, and Halldor Grimsson: Isolation of coxsackie virus from patients with epidemic pleurodynia. J. Amer. med. Ass. 152, 814—815 (1953).

VERLINDE, J. D.: Experimentelle Untersuchungen über die Pathogenese der paralytischen Poliomyelitis, insbesondere nach Tonsillektomie und intramuskulärer Injektion. Bull. schweiz. Akad. med. Wiss. **11**, 177 (1955).

Vergleich zwischen Poliomyelitis-Virus, Coxsackie-Virus und ECHO-Virus.

BERNKOPF, H., and A. ROSIN: Cytopathologic changes in tissue cultures of human amnionic cells infected with poliomyelitis, coxsackie and ECHO viruses. Amer. J. Path. **33**, 1215—1227 (1957).

DALLDORF, G.: The coxsackie viruses. Bull. N.Y. Acad. Med. **26**, 329—335 (1950). Ref. Ber. allg. spez. Path. 8, 330 (1951). ~ Die Viren der Coxsackiegruppe. Münch. med. Wschr. 1952, 2114—2120. ~ Neuropathogenicity of group a coxsackie viruses. J. exp. Med. **106**, 69—76 (1957). — DALLDORF, G., and R. GIFFORD: Adaptation of group B coxsackie virus to adult mouse pancreas. J. exp. Med. **96**, 491—497 (1952).

JUNGEBLUT, C. W.: Problems of classification of poliomyelitis virus. Arch. Path. **52**, 18—42 (1941). — JUNGEBLUT, C. W., and J. E. EDWARDS: Isolation of poliomyelitis virus from the heart in fatal cases. Amer. J. clin. Path. **21**, 601—623 (1951).

MELNICK, JOSEPH L., and LAWRENCE R. PENNER: The survival of poliomyelitis and coxsackie viruses following their ingestion by flies. J. exp. Med. **96**, 255—271 (1952).

ROHDE, WILFRID: Funktionelle Zusammenhänge zwischen Theiler-Virus, Poliomyelitis und Coxsackie-Infektionen. Z. ges. inn. Med. **7**, 642—647 (1952).

SHAVER, DOROTHY N., ALMEN L. BARRON, and DAVID T. KARZON: Cytopathology of human enteric viruses in tissue culture. Amer. J. Path. **34**, 943—963 (1958). — STANLEY, N. F., and D. C. DORMAN: Group A coxsackie viruses isolated from cases of poliomyelitis. Austr. J. exp. Biol. med. Sci. **31**, 9—15 (1953). — STANLEY, N. F., D. C. DORMAN, and J. PONSFORD: Studies on Australian strains of coxsackie virus (groups A and B). Austr. J. exp. Biol. med. Sci. **31**, 21—30 (1953a). ~ A hitherto undescribed group of Coxsackie viruses associated with an outbreak of encephalitis. Austr. J. exp. Biol. med. Sci. **31**, 31—40 (1953b).

VIVELL, O., u. R. GÄDEKE: Die Viren der Coxsackie-Gruppe. Ergebn. Hyg. Bakt. **7**, 512—567 (1952).

Infektiöse Polyneuritis, Guillain-Barrê-Syndrom.

RIMSKI, B.: Ein Fall von Landry-Guillain-Barréscher Krankheit mit Einschlußkörperchen in den Vorderhornzellen. IV. Internat. Kongr. f. Neuropathologie München 1961. Freie Vorträge aus d. Gesamtgebiet der Neuropathologie, S. 360. Stuttgart: Georg Thieme 1962.

SABIN, A. B., and C. D. ARING: Visceral lesions in infectious polyneuritis. Amer. J. Path. **17**, 469 (1941).

Encephalitis lethargica.

SCHEIDEGGER, S.: Die Viruskrankheiten des Zentralnervensystems. Sep. aus Praxis Nr. 26 vom 29. 6. 1944. ~ Diffuse Entmarkungs-Encephalomyelitis. Schweiz. Z. allg. Path. **13**, 74—80 (1950). ~ Schwer rubrizierbare Formen der Virusencephalomyelitis. Schweiz. Z. allg. Path. **22**, 337—349 (1959).

Frühjahr-Sommer-Meningo-Encephalo-Myelitis (Zeckenencephalitis).

JELLINGER, K., u. W. KOVAC: Beitrag zur Neuropathologie der Frühsommer-Meningo-encephalomyelitis. Path. et Mikrobiol. **23**, 375 (1960). — JERVIS, G. A., and G. H. HIGGINS: Russian spring-summer encephalitis (clinico pathologic report of a case in human). J. Neuropath. exp. Neurol. **12**, 1 (1953).

KÖRNYEY, S.: Zur vergleichenden Pathologie der Zeckenencephalitiden. Verh. dtsch. Ges. inn. Med. **61**, 231 (1955). — KOVAC, W., u. H. MORITSCH: Zur Pathogenese der Infektion der Maus mit dem Virus der menschlichen Frühsommer-Meningoencephalitis. Zbl. Bakt., I. Abt. Orig. **174**, 440 (1959).

MORITSCH, H., u. J. KRAUSLER: Die Frühsommer-Meningo-Encephalitis in Niederösterreich 1956—1958. Epidemiologie und Klinik im Seuchengebiet Neunkirchen. Dtsch. med. Wschr. **84**, 1934 (1959).

Japanische Encephalitis, Typus B.

BERTRAND, I., et K. MIYASHITA: Particularités anatomiques de l'encéphalite japonaise, en particulier au point de vue des périvascularites. Rev. neurol. **65**, 81 (1936). — BOGAERT, LUDO VAN: Les encéphalites verno-estivales. In: Handbuch der speziellen Pathologie und Histologie, Bd. 13, Zweiter Teil (Teil A), S. 244. Berlin-Göttingen-Heidelberg: Springer 1958.

HAYASHI, M.: Über die Encephalitis epidemica japonica. Allg. Z. Psychiat. **95**, 1 (1931). — HAYMAKER, W., M. G. SMITH, L. VAN BOGAERT, and C. DE CHENAR: In: Viral Encephalitis, edit. by W. S. FIELDS and R. J. BLATTNER, pp. 95—201. Springfield (Ill.): Ch. C. Thomas 1957.

Kawamura, R.: Studies concerning virus of epidemic encephalitis; japanese type. Kitasato Arch. exp. Med. **13**, 281 (1936a). ~ Epidemic encephalitis in Japan: causative agent compared with that in St. Louis epidemic. Arch. Path. **22**, 510 (1936b). — Kingo, S.: Über die Eisenreaktion des Gehirns bei der sog. Sommerencephalitis in Japan. Fukuoka Acta med. (abstr. Sect.) **28**, 86 (1935).

Sabin, A. B.: Epidemic encephalitis in military personnel, isolation of Japanese B virus on Okinawa in 1945; serologic diagnosis, clinical manifestations, epidemiologic aspects and use of mouse brain vaccine. J. Amer. med. Ass. **133**, 281 (1947). — Sabin, A. B., and E. L. Buescher: Unique physico-chemical properties of Japanese B encephalitis virus hemaglutinin. Proc. Soc. exp. Biol. (N.Y.) **74**, 222 (1950).

Zimmerman, H. M.: Pathology of Japanese-B encephalitis. Amer. J. Path. **22**, 965 (1946).

Amerikanische Encephalitis (St. Louis).

McCordock, H., A., W. Collier, and S. H. Gray: Pathologic changes of St. Louis type of acute encephalitis. J. Amer. med. Ass. **103**, 822 (1934). — Muckenfuss, R. S., C. Armstrong, and H. A. McCordock: Encephalitis: studies on experimental transmission. Publ. Hlth Rep. (Wash.) **48**, 1341 (1933).

Webster, L. T., and A. D. Clow: Limited neurotropic character of encephalitis virus (St. Louis type) in susceptible mice. J. exp. Med. **63**, 433 (1936). — Weil, A.: Histopathology of the central nervous system in epidemic encephalitis (St. Louis epidemic). Arch. Neurol. Psychiat. (Chic.) **31**, 1139 (1934).

Australische epidemische Encephalitis (X-Disease).

Cleland, J. B., and A. W. Campbell: Acute encephalo-myelitis. Brit. med. J. **1919 I**, 663.

Johnston, L. M., and E. W. Goodpasture: Acute encephalitis in child with cerebellar lesions like those of louping-ill in monkeys. Amer. J. Dis. Child. **52**, 1415 (1936).

Perdrau, J. R.: Australien epidemic of encephalomyelitis (X-disease). J. Path. Bact. **42**, 59 (1936).

Pferde-Encephalitis.

Fankhauser, R.: Tierische Virusencephalotiden. Dtsch. Z. Nervenheilk. **182**, 516 (1961).

Hurst, E. W.: Histology of equine encephalo-myelitis. J. exp. Med. **59**, 529 (1934).

Jellinger, K., u. W. Kovac: Beitrag zur Neuropathologie der Frühsommer-Meningo-Encephalomyelitis. Path. et. Mikrobiol. (Basel) **23**, 375 (1960).

Környey, S.: Zur vergleichenden Pathologie der Zeckenencephalitiden. Verh. dtsch. Ges. inn. Med. **61**, 231 (1955).

Libiková, H.: Natural foci of the western type of North American equine encephalomyelitis (WEE) in Czechoslovakia. I. Isolation and Identification of viruses of WEE from ticks and small mammals in East Slovakia and serological investigations. Acta virol. **1**, 93—102 (1957).

Meyer, K. F.: A summary of recent studies on equine encephalomyelitis. Ann. intern. Med. **6**, 645 (1932). — Meyer, K. F., C. M. Haring, and B. Howitt: Never knowledge of neurotropic virus infections of horse. J. Amer. vet. med. **79**, 376 (1931).

Wesselhoeft, C., E. C. Smith, and C. F. Branch: Human encephalitis: 8 fatal cases with 4 due to virus of equine encephalomyelitis. J. Amer. med. Ass. **111**, 1735 (1938).

Yamagiva, S.: Comparative pathological investigations on encephalitis of domestic animals. Jap. J. vet. Res. **3**, 41 (1955). — Yamagiva, S., and H. Satoh: Encephalitis epidemica japonica in horses occuring in a non epidemic year. Acta path. jap. **7**, 613 (1957).

Venezolanische Equine Encephalitis.

Gleiser, C. A., W. S. Gochenour, T. O. Berge and W. D. Tigertt: The comparative pathology of experimental venezuelan equine encephalomyelitis infection in different animal hosts. J. infect. Dis. **110**, 80 (1962).

Sutton, L. S., and C. C. Brooke: Venezuelan equine encephalomyelitis due to vaccination in man. J. Amer. med. Ass. **155**, 1473 (1954).

Louping-ill.

Davison, G., C. H. Neubauer, and E. W. Hurst: Meningo-encephalitis in man due to the louping-ill virus. Lancet **1948 II**, 453.

Edward, D. G. F.: Immunization against louping-ill, immunization of man. Brit. J. exp. Path. **29**, 372 (1948). ~ Relationship of newly-isolated human encephalitis virus to louping-ill virus. Brit. J. exp. Path. **31**, 515 (1950).

JOHNSTON, L. M., and E. W. GOODPASTURE: Acute encephalitis in a child with cerebellar lesions like those of louping-ill in monkeys. Amer. J. Dis. Child. **52**, 1415 (1936).
LAWSON, J. H., W. G. MANDERSON and E. W. HURST: Louping-ill meningo-encephalitis further case and serological survey. Lancet **1949 II**, 696.
RIVERS, T. M., and F. F. SCHWENTKER: Louping ill in man. J. exp. Med. **59**, 669 (1934).
WIEBEL, H.: Über louping-ill beim Menschen. Klin. Wschr. **16**, 632 (1937).

Mengo-Encephalitis.

DICK, G. W. A., A. M. BEST, A. J. HADDOW, and K. C. SMITHBURN: Mengo-Encephalomyelitis: hitherto unknown virus affecting man. Lancet **255 II**, 286 (1948). — DICK, G. W. A., K. C. SMITHBURN, and A. J. HADDOW: Mengo-encephalomyelitis virus, isolation and immunological properties. Brit. J. exp. Path. **29**, 547 (1948).

Bornasche Encephalitis.

FANKHAUSER, R.: Tierische Virusencephalitiden. Dtsch. Z. Nervenheilk. **182**, 516 (1961).

Polioencephalomyelitis der Schweine.

DOBBERSTEIN, J.: Histopathologie des ZNS bei der Poliomyelitis des Schweines. Z. Infekt.-Kr. Haustiere **59**, 54 (1942).
FANKHAUSER, R.: Tierische Virusencephalitiden. Dtsch. Z. Nervenheilk. **182**, 516 (1961).
FRAUCHIGER, E., u. W. HOFMANN: Die epidemische Kinderlähmung und die Teschener Krankheit der Schweine. Schweiz. med. Wschr. **71**, 584 (1941).
HARDING, J. D., J. T. DONE, and G. F. KERSHAW: A transmissible polioencephalomyelitis of pigs (Talfan disease). Vet. Rec. **69**, 824 (1957).
KÖRNYEY, ST.: Akute nicht spezifische, nicht eitrige entzündliche Krankheiten des Gehirnes und Rückenmarkes beim Menschen. Ergebn. allg. Path. path. Anat. **36**, 96 (1943).
RICHARDS, W. P., and M. SAVAN: Viral encephalomyelitis of pigs. Cornell Vet. **50**, 132 (1960).

Encephalitis.

BEDNAR, BLAHOSLAV, u. DIMITRIJ SLONIM: Histologische Veränderungen im Hühnerembryo, hervorgerufen durch das Virus der tschechoslowakischen Zeckenencephalitis. Zbl. Bakt., I. Abt. Orig. **169**, 1—11 (1957). — BOGAERT, L. VAN: Encéphalites d'origine inconnue. In: Handbuch der speziellen Pathologie und Histologie, Bd. 13, Teil III, Bandteil A, S. 394. Berlin-Göttingen-Heidelberg: Springer 1958 a. ~ Les encéphalites verno-estivales. In: Handbuch der speziellen Pathologie und Histologie, Bd. 13, Teil III, Bandteil A, S. 362. Berlin-Göttingen-Heidelberg: Springer 1958 b.
PAPPENHEIMER, ALWIN M.: Pathology of infection with the JHM virus. J. nat. Cancer Inst. (Bethesda) **20**, 879—891 (1958). — PETTE, H.: Gibt es in Deutschland eine Encephalitis vom Charakter der Encephalitis japonica ? Münch. med. Wschr. **85**, 1137 (1938). ~ Die akut entzündlichen Erkrankungen des Nervensystems. Leipzig: Georg Thieme 1942. — PETTE, H., u. G. DÖRING: Über einheimische Panencephalomyelitis vom Charakter der Encephalitis japonica. Dtsch. Z. Nervenheilk. **149**, 7 (1939).
SCHEIDEGGER, S.: Schwer rubrizierbare Formen der Virusencephalomyelitis. Schweiz. Z allg. Path. **22**, 337 (1959). — SCHERER WILLIAM F., and JEROME T. SYVERTON: The viral range in vitro of a malignant human epithelial cell (strain HeLa, Gey). II. Studies with encephalitis viruses of the Eastern, Western, West Nile, St. Louis and Japanese B types. Amer. J. Path. **30**, 1075—1083 (1954).

Entmarkungsencephalomyelitis.

HURST, E. W.: Effects of injection of normal brain emulsion into rabbits with special reference to aetiology of paralytic accidents of antirabic treatment. J. Hyg. (Lond.) **32**, 33 (1932).
PETTE, H.: Die akut entzündlichen Erkrankungen des Nervensystems. Leipzig: Georg Thieme 1942.
SCHALTENBRAND, G.: Die multiple Sklerose des Menschen. Leipzig: Georg Thieme 1943.

Rabies.

BIRDRICH, H., E. KUVERT u. C. BECKER: Zur Frage der latenten Tollwutinfektionen bei Wildtieren. Arch. exp. Vet.-Med. **13**, 579 (1959).
CLOUGH, P. W.: Rabies in bats. Ann. intern. Med. **42**, 1330 (1955). —
DAVYDOWSKIY, J. V., u. P. DWIJKOFF: Beiträge zur Pathologie der Lyssa beim Menschen. Verh. dtsch. path. Ges. **23**, 427 (1928).

Goodpasture, E. W.: A study of rabies, with refe rence to a neutral transmission of the virus in rabbits and the structure and significance of Negri bodies. Amer. J. Path. **1**, 547 (1925).

Krinitzky, S. I.: Veränderungen im zentralen Nervensystem bei der Tollwut. Virchows Arch. path. Anat. **261**, 802 (1926).

Levaditi, C., S. Nicolau et R. Schoen: Recherche sur la rage. Ann. Inst. Pasteur **40**, 973 (1926).

Negri, A.: Zur Ätiologie der Tollwut. Z. Hyg. Infekt.-Kr. **44**, 519 (1903). — Nikolitsch, M.: Das Virus der Fledermäuse und die Encephalomyelitis des Menschen. Arch. Hyg. (Berl.) **143**, 607 (1959).

Paarmann, E.: Ein Beitrag zur Lyssa der Vögel. Z. Hyg. Infekt.-Kr. **141**, 103 (1955).

Schükrü-Aksel, I.: Die histopathologischen Veränderungen des Gehirnes bei der Lyssa. Arch. Psychiat. Nervenkr. **102**, 645 (1934). ~ Weitere Untersuchungen zur Histopathologie des Gehirnes bei der Lyssa. Arch. Psychiat. Nervenkr. **104**, 469 (1935). ~ Über die Pathogenese der Lyssa. Arch. Psychiat. Nervenkr. **107**, 339 (1937). ~ Pathologische Anatomie der Lyssa. In: Handbuch der speziellen pathologischen Anatomie und Histologie, Bd. 13, Teil 2, A, S. 417. Berlin-Göttingen-Heidelberg: Springer 1958. — Schükrü-Aksel, I., u. H. Spatz: Über die anatomischen Veränderungen bei der menschlichen Lyssa und ihre Beziehungen zu denen der Encephalitis epidemica. Z. ges. Neurol. Psychiat. **97**, 627 (1925). — Slotwer, B. S.: Pathologisch-anatomische Veränderungen im Zwischenhirn bei der Lyssa. Virchows Arch. path. Anat. **261**, 787 (1926).

Tupa, A.: Recherches cytologiques dans la rage expérimentale. Arch. roum. Path. exp. **2**, 113 (1929).

Wolman, M., and A. Behar: A cytochemicyl study of the nature of nehri bodies. J. infect. Dis. **91**, 69 (1952).

Aujeszkysche Krankheit (Pseudorabies).

Kersting, G., u. B. v. Kerékjárto: Zur experimentellen Pathologie der Aujeszkyschen Krankheit und der B-Virusinfektion. Arch. exp. Vet.-Med. **13**, 308 (1959). — Kersting, G., B. v. Kerékjárto u. B. Rohde: Über charakteristische Zellveränderungen in der Kultur epithelialen Gewebes nach der Infektion mit Aujeszky- und B-Virus. Z. Naturforsch. **13b**, 160—164 (1958).

Nikolitsch, M.: Eine Epidemie von Aujeszkyscher Krankheit (Pseudowut) im frühen Mittelalter. Arch. Hyg. (Berl.) **140**, 241 (1956).

Pierce, E. C., J. D. Peirce, and R. N. Hull: B Virus: its current significance. Description and diagnosis of a fatal human infection. Amer. J. Hyg. **68**, 242 (1958).

Siegert, R.: Electronoptic studies on the nuclear changes of herpes-infected cells. Wien. Z. Nervenheilk. **18**, 159 (1960).

Tunçman, Z. M.: La maladie d'Aujeszky observée chez l'homme. Ann. Inst. Pasteur **60**, 95 (1938).

Hundestaupe.

Cerletti, U.: Über verschiedene Encephalitis- und Myelitisformen bei an Staupe erkrankten Hunden. Zur Kenntnis der sog. progressiven Paralyse des Hundes. Z. ges. Neurol. Psychiat. **9**, 520 (1912). — Cordy, D. R.: Canine encephalomyelitis. Cornell Vet. **32**, 11 (1942).

Fankhauser, R.: Tierische Virusencephalitiden. Dtsch. Z. Nervenheilk. **182**, 516 (1961).

Hallervoden, J.: L'histopathologie de la sclérose multiple et de la sclérose diffuse chez l'homme et chez l'animal. Acta neurol. belg. **53**, 517 (1953). — Hartenstein, H.: Masernvirus, Riesenzellenpneumonie, Hundestaupe. Dtsch. med. Wschr. **85**, 1769 (1960).

Lhermitte, F.: Les leucoencéphalites. Paris: Coll. „Edit. médicales Flammarion" 1950.

Potel, K.: Der gegenwärtige Stand der Staupeforschung am Friedrich Löffler-Institut auf der Insel Riems bei Greifswald. Schweiz. Arch. Tierheilk. **96**, 260 (1954).

Scherer, H. J.: Vergleichende Pathologie des Nervensystems der Säugetiere. Leipzig: Georg Thieme 1944. — Seifried, O.: Die Ausbreitung der „encephalitischen Reaktion" bei Schweinepest und deren Beziehungen zur Hundestaupe-Encephalitis. Arch. Tierheilk. **64**, 432 (1932).

Virusbedingte Embryopathien.

Clayton-Jones, E.: Rubella as a cause of congenital deafness in England. Lancet **1947I**, 56—61. — Coffey, V. P., and W. J. E. Jessop: Maternal influenza and congenital deformities: a prospective study. Lancet **1959II**, 935.

Dörfler, R.: Zur Frage der kindlichen Mißbildungen infolge Erkrankung der Mutter an Hepatitis epidemica während der Schwangerschaft. Münch. med. Wschr. **99**, 1664 (1957).

Gregg, N. M.: Rubella during pregnancy of mother with its sequelae of congenital defects in child. Med. J. Aust. **1**, 313—315 (1945).

HAMBURGER, V., and K. HABEL: Teratogenic and lethal effects of influenza-A and mumps viruses on early chick embryos. Proc. Soc. exp. Biol. (N.Y.) 66, 608 (1947). — HOLOWACH, J. D. L. THURSTON, and B. BECKER: Congenital defects in infants following mumps during pregnancy. J. Pediat. 50, 689 (1957).

KORNIUSHENKO, N. P., and N. A. MAKSIMOVICH: Intrauterine transmission of influenza infection in experimental animals. Acta virol. 5, 26 (1961). Ref. Excerpta media, Abstracts of Human develop. Biol. 1, 130 (1960).

MANSON, M., W. P. F. LOGAN u. RUTH LOY: Rubeolen während der Schwangerschaft. Ref. Münch. med. Wschr. 437 (1961). Report on Public Health and Medical Subjects Nr 101. Published by H. M. Stationary Office 1960. — MARTIN, S. M.: Congenital defects from German measles. Lancet 1946I, 479. — MULLINS, J. H., J. A. FARRIS, and J. C. ATKINSON: Fetal damage from rubella during pregnancy. Obstet. and Gynec. 15, 320 (1960).

ROBERTSON, G. G., A. P. WILLIAMSON and R. J. BLATTNER: A study of abnormalities in early chick Embryos inoculated with Newcastle disease virus. J. exp. Zool. 129, 5 (1955). ~ Origin of myeloschisis in chick embryos infected with influenza A-virus. Yale J. Biol. Med. 32, 449 (1960).

SAXEN, L., L. HJELT, J. E. SJÖTEDT, J. HAKOSALO, and H. HAKOSALO: Asian influenza during pregnancy and congenital malformations. Acta path. microbiol. scand. 49, 114 (1960). — SCHEIDEGGER, S.: Entzündungen beim Embryo und Fetus bei experimentellen Virusinfektionen des Muttertieres. Bull. schweiz. Akad. med. Wiss. 8, 346 (1952). ~ Experimental viral infections in the embryo and fetus: preliminary notes on pathologic findings with viruses of Psittacosis, Ectromelia, Rabies. Amer. J. Path. 29, 185 (1953). ~ Ornithose. Path. Mikrobiol. 24, 239 (1961). — SIEGEL, M., and M. GREENBERG: Poliomyelitis in pregnancy. Effect on fetus and newborn infant. J. Pediat. 49, 280 (1956). ~ Virus diseases in pregnancy and their effects on the fetus. Amer. J. Obstet. Gynec. 77, 620 (1959). ~ Fetal death, malformation and prematurity after maternal rubella. New Engl. J. Med. 262, 389 (1960). — SWAN, C., A. L. TOSTEVIN, and G. H. B. BLACK: Final observations on congenital defects in infants following infectious diseases during pregnancy with special reference to rubella. Med. J. Aust. 2, 889 (1946).

THALHAMMER, O.: Pränatale Erkrankungen. Ann. paediat. (Basel) 181, 257 (1953). ~ Die Vaccine-Virusembryopathie der weißen Maus. Wien. Z. inn. Med. 38, 41 (1957). ~ Pränatale Schädigungen im Zusammenhang mit mütterlichen Infektionen. Bibl. microbiol. (Basel) 1, 144 (1960). — TÖNDURY, G.: Zur Wirkung des Erregers der Rubeolen auf den menschlichen Keimling. Helv. paediat. Acta, Ser. D 7, 105—135 (1952a). ~ Zur Kenntnis der Embryopathia rubeolica nebst Bemerkungen über die Wirkung anderer Viren auf den Keimling. Geburtsh. u. Frauenheilk. 12, 865 (1952b). ~ Erkrankt der Fötus bei Graviditätspoliomyelitis? Dtsch. med. Wschr. 77, 1211 (1952c). ~ Entwicklungsstörungen durch chemische Faktoren und Viren. Naturwissenschaften 42, 312 (1955). ~ Erkrankt der Fetus bei Poliomyelitis in graviditate? Schweiz. med. Wschr. 87, 809 (1957). ~ Embryopathien. In: Pathologie und Klinik in Einzeldarstellungen, Bd. XI. Berlin-Göttingen-Heidelberg: Springer 1962.

WATSON, B. K., and A. H. COONS: Studies of influenza virus infection in the chick embryo using fluorescent antibody. J. exp. Med. 99, 419 (1954). — WERTHEMANN, A.: Auswirkungen mütterlicher Infektionen auf die Frucht unter besonderer Berücksichtigung von Rubeolen und Toxoplasmose. Annales Paediatrici 171, 187 (1948). — WESSELHOEFT, C.: Medical progress: rubella (German measles). New Engl. J. Med. 236, 943, 978 (1947). — WILLIAMSON, A. P., R. J. BLATTNER, and G. G. ROBERTSON: Factors influencing the production of developmental defects in the chick embryo following infection with New Castle disease Virus. J. Immunol. 71, 201 (1953). — WILLIAMSON, A. P., L. SIMONSON, and R. J. BLATTNER: Specific organ defects in early chick embryos following inoculation with influenza A-Virus. Proc. Soc. exp. Biol. (N.Y.) 92, 334 (1956).

YLINEN, O., and P. A. JÄRVINEN: Parotitis during pregnancy. Acta obstet. gynec. scand. 32, 121 (1953).

Metazoen als Krankheitserreger.

Von

Hans Vogel, Hamburg

Mit 18 Abbildungen.

Einleitung.

Gesundheitsschädliche Metazoen treten in mehrfacher Weise zum Menschen in Beziehung. Selbst von nichtparasitischen Arten, die unsere Umwelt bevölkern, können Schadwirkungen ausgehen. Fliegen verschleppen Bakterien von Kranken auf Gesunde, freilebende Milben und Körpersubstanzen größerer Tiere können auf Allergie beruhende Krankheitszustände verursachen, wenn sie inhaliert oder verzehrt werden. *Gifttiere*, Bienen, Wespen, Skorpione, Spinnen und Schlangen gefährden in einzelnen Fällen durch Stich oder Biß Gesundheit oder Leben des Menschen. Enger und konstanter sind die Beziehungen des Menschen zu seinen *Ektoparasiten*, die teils die Körperoberfläche nur flüchtig zu einem Blutmahl aufsuchen wie Stechmücken, Glossinen, Flöhe, Wanzen und Blutegel, oder längere Zeit bewohnen wie Läuse, Schildzecken, Herbstmilben und Sandflöhe. Die Folgen der Saugtätigkeit dieser Ektoparasiten, Blutentzug und Reaktionen auf Speichelsekrete, sind meistens örtlich begrenzt und harmloser Art, nur ausnahmsweise generalisiert und lebensbedrohend wie im Falle der Zeckenparalyse. Groß ist jedoch die Bedeutung der ektoparasitischen Gliederfüßler als obligatorische Wirte und Überträger von Krankheitserregern aus den Gruppen der Protozoen, Spirochäten, Rickettsien, Viren und Filarien. Am innigsten sind die Wechselbeziehungen zwischen dem menschlichen Organismus und Metazoen, die als *Entoparasiten* im Verdauungskanal, im Zirkulationssystem oder in den Geweben leben wie die Helminthen und einige Gliederfüßler.

Es ist nicht beabsichtigt, das Thema dieses Kapitels so weit zu fassen, wie es soeben umrissen wurde. Die folgende Betrachtung soll vielmehr auf die letzte Gruppe, auf die Entoparasiten beschränkt bleiben, d. h. im wesentlichen auf die *Helminthen*. Neben diesen sind einige *Arthropoden* zu berücksichtigen, die im Wirtskörper leben. Es sollen hier in erster Linie Arten behandelt werden, die für den Menschen pathogen sind; doch läßt sich nicht umgehen, hier und da auch Parasiten von Wirbeltieren heranzuziehen, die sich als günstige Forschungsobjekte erwiesen haben und bis zu einem gewissen Grade als „Modelle" für Menschenparasiten gelten können.

Mit der *Vielzelligkeit* der parasitischen Metazoen sind 2 weitere morphologische Unterschiede gegenüber den parasitischen Einzellern verbunden, eine höhere strukturelle *Differenziertheit* und eine beträchtliche *Körpergröße*. Nur die kleinsten Wurmlarven, die den Menschen befallen, liegen noch im Größenbereich der größten menschlichen Protozoen, den Gewebsformen der Ruhramöbe und *Balantidium coli*. Die jüngsten *Trichinella*-Larven sind ungefähr 100 μ lang und 5—6 μ dick. Die rundlichen Invasionslarven (Oncosphären), aus denen Cysticercen und Echinococcus-Blasen hervorgehen, haben einen Durchmesser von 20—30 μ. Die Größe erwachsener Helminthen liegt bei den meisten Arten zwischen wenigen Millimetern und mehreren Zentimetern. Einige Arten gehen bekanntlich noch

weit darüber hinaus, z. B. der weibliche Medinawurm, Tänien und Diphyllobothrien. Auch *Echinococcus*-Blasen können Kinderkopfgröße erreichen. Vom
Standpunkt der Forschung aus gesehen, bietet die Größe der Metazoen verschiedene Vorteile. Sie erleichtert z. B. die Verfolgung der Invasions- und Wander-
wege im Wirtskörper, ferner die Gewinnung ausreichender Mengen von Körpersubstanz für die Untersuchung des Stoffgehaltes, Stoffwechsels und der antigenen
Eigenschaften. Allerdings muß bei dem Aufbau des Metazoenkörpers aus vielerlei
Gewebearten von verschiedener Struktur und Funktion auch mit einer entsprechenden Kompliziertheit der stofflichen Zusammensetzung gerechnet werden.

Die Größe der metazoischen Parasiten hat zur Folge, daß mechanische Einwirkungen häufiger zu einer Schädigung des Wirtes führen als bei Infektionen
mit einzelligen Parasiten. Die Größe setzt auch der Zahl der Parasiten gewisse
Grenzen, bei der diese noch günstige Lebensbedingungen finden und das Weiterleben des Wirtes nicht gefährden. Diese Grenzen würden bei Makroparasiten
bald überschritten werden, wenn diesen nicht die Fähigkeit versagt wäre, sich
im gleichen Wirt nach Art der parasitischen Mikroorganismen Generation auf
Generation zu vermehren. Hierin liegt wohl der wesentlichste Unterschied zwischen metazoischen und einzelligen Krankheitserregern. Auf Grund dieses Verhaltens werden von manchen Autoren die durch Metazoen hervorgerufenen
Leiden als „Invasionskrankheiten" bezeichnet und den durch Mikroben verursachten „Infektionskrankheiten" gegenübergestellt. Die angeführten Unterschiede zwischen viel- und einzelligen Krankheitserregern sind mehr quantitativer
als qualitativer Art, und nach allgemeiner Ansicht bestehen in den Einwirkungen
auf den Wirt und in dessen Reaktionsweisen keine grundsätzlichen Unterschiede
zwischen Infektionen mit Metazoen und solchen mit Einzellern[1].

I. Klassifikation und Morphologie der entoparasitischen Metazoen.

1. Helminthen.

Unter der Bezeichnung „Helminthen" werden die parasitischen Würmer zusammengefaßt, die im Körper des Menschen und der Tiere leben, also unter
Ausschluß ektoparasitischer Formen wie der Blutegel. Die Helminthen, die für
die Humanmedizin von Interesse sind, gehören den beiden Tierstämmen der
Nematoda (Fadenwürmer) und der *Plathelminthes* (Plattwürmer) an, die in ihrem
Bau stark voneinander abweichen. Die Plathelminthen sind durch die Klassen
der *Trematoda* (Saugwürmer) und der *Cestoidea* (Bandwürmer) vertreten. Während sich unter den Nematoden neben parasitischen auch viele frei lebende Arten
befinden, sind die Trematoden und Cestoiden ausschließlich Parasiten und haben
ihre nächsten frei lebenden Verwandten in der Plattwurmklasse der *Turbellaria*
(Strudelwürmer).

Die Tabellen 1—3 sollen eine Übersicht über die zahlreichen Arten der menschlichen Nematoden, Trematoden und Cestoden geben und zugleich über deren
Eingliederung in die Rangordnungen des zoologischen Systems orientieren.
Seltene Arten wurden in diesen Aufstellungen weggelassen, wenn sie nicht durch
besondere Eigenschaften bemerkenswert erschienen. Die zoologische Klassifikation ist bestrebt, natürliche (genetische) Verwandtschaften zum Ausdruck zu
bringen, und gründet sich auf die Morphologie und Ontogenie. Sie besagt indessen
nur wenig in bezug auf die Eigenschaften der einzelnen Vertreter als Krankheitserreger, viel weniger als z. B. die Lokalisation eines Parasiten im Wirt und seine
Ernährungsweise. Erst in manchen unteren Rangordnungen des Systems findet
man Arten vereinigt, die in ihrer Lebensweise und Art der pathogenen Einwirkung

[1] DOERR 1949.

Tabelle 1. Stamm **Nematoda**[1].

Arten und Gattungen	Familien	Oberfamilien	Unterordnungen
Ordnung **Rhabditida**, Klasse Phasmidia			
Strongyloides stercoralis	Strongyloididae	Rhabditoidea	Rhabditina
Ancylostoma duodenale	Ancylostomatidae	Strongyloidea	Strongylina
Ancylostoma braziliense *			
Necator americanus			
Trichostrongylus, mehrere Arten	Trichostrongylidae	Trichostrongyloidea	Ascaridina
Enterobius vermicularis	Oxyuridae	Oxyuroidea	
Ascaris lumbricoides	Ascarididae	Ascaridoidea	
Toxocara canis *			
Ordnung **Spirurida**, Klasse Phasmidia			
Dracunculus medinensis	Dracunculidae	Dracunculoidea	Camallanina
Gnathostoma spinigerum *	Gnathostomatidae	Spiruroidea	Spirurina
Wuchereria bancrofti	Dipetalonematidae	Filarioidea	
Brugia malayi			
Dipetalonema perstans			
Mansonella ozzardi			
Loa loa			
Dirofilaria conjunctivae			
Onchocerca volvulus			
Ordnung **Enoplida**, Klasse Aphasmidia			
Trichuris trichiura	Trichuridae	Trichuroidea	Dorylaimina
Capillaria hepatica			
Trichinella spiralis	Trichinellidae		

* Nur als Larve im Menschen.

übereinstimmen, z. B. in den Familien *Ancylostomatidae* (blutsaugende Dünndarm-
bewohner), *Schistosomatidae* (Blutgefäßparasiten) und *Opisthorchiidae* (Gallen-
gangsbewohner). Aber selbst eine Familie kann noch Vertreter umfassen, die
je nach ihrem Sitz entweder Leberkrankheiten verursachen wie *Fasciola* oder
Darmstörungen wie *Fasciolopsis*. Auch die Mitglieder der Filarien-Familie
(Dipetalonematidae) unterscheiden sich erheblich in der Art ihrer Krankheitsfolgen und in dem Grad ihrer Pathogenität.

Ein genaueres Eingehen auf die *Morphologie* der Helminthen, über die zoologische und parasitologische Werke orientieren[2], würde über den Rahmen dieser
Darstellung hinausgehen. Es sollen jedoch einige Eigentümlichkeiten des Baues
wenigstens kurz angeführt werden, die für die parasitische Lebensweise und zum
Teil auch für die Pathogenese von Bedeutung sind.

Die Körperoberfläche der Helminthen wird von einer derb-elastischen *Cuticula* bedeckt, der
eine wesentliche Schutzfunktion gegenüber biochemischen und mechanischen Einwirkungen
besonders bei Darmparasiten zukommt. Nur bei gewissen Jugendstadien der Plattwürmer

---

[1] Nach CHITWOOD und CHITWOOD 1950.
[2] Zum Beispiel FUHRMANN 1933, RAUTHER 1933, FAUST 1949, CHITWOOD und CHITWOOD 1950,
 WARDLE und McLEOD 1952, PIEKARSKI 1954.

Tabelle 2. Klasse **Trematoda**[1] (Unterklasse Digenea).

Arten und Gattungen	Familien	Oberfamilien	Ordnungen
Oberordnung Anepitheliocystidia			
Schistosoma haematobium	Schistosomatidae	Schistosomatoidea	**Strigeatoidea**
S. mansoni			
S. japonicum			
Trichobilharzia spec.*			
Fasciola hepatica	Fasciolidae	Echinostomatoidea	**Echinostomida**
Fasciolopsis buski			
Echinostoma ilocanum	Echinostomatidae		
Gastrodiscoides hominis	Gastrodiscidae	Paramphistomatoidea	
Oberordnung Epitheliocystidia			
Dicrocoelium dendriticum	Dicrocoeliidae	Plagiorchioidea	**Plagiorchiida**
Paragonimus westermani	Troglotrematidae	Allocreadioidea	
Opisthorchis felineus	Opisthorchiidae	Opisthorchioidea	**Opisthorchiida**
O. viverrinae			
Clonorchis sinensis			
Heterophyes heterophyes	Heterophyidae		
Metagonimus yokogawai			

* Nur als Larve im Menschen.

Tabelle 3. Klasse **Cestoidea**[2] (Unterklasse Cestoda).

Arten und Gattungen	Familien	Ordnungen
Taenia saginata	Taeniidae	**Cyclophyllidea**
T. solium*		
Multiceps spec.**		
Echinococcus granulosus**		
E. multilocularis**		
Hymenolepis nana*	Hymenolepididae	
H. diminuta		
Dipylidium caninum	Dilepididae	
Diphyllobothrium latum	Diphyllobothriidae	**Pseudophyllidea**
D. mansoni**		
Sparganum proliferum**		

* Erwachsen und als Larve im Menschen.
** Nur als Larve im Menschen.

fehlt eine Cuticula. An ihrer Stelle befindet sich bei den vorübergehend frei lebenden Miracidien der Trematoden ein Wimperepithel, das dem der frei lebenden Strudelwürmer entspricht, den mutmaßlichen Vorfahren der Saugwürmer und Bandwürmer. Die am genauesten untersuchte Cuticula von *Ascaris* zeigt einen komplizierten Bau und läßt 9 verschiedene Schichten erkennen[3]. Auch die lamellär geschichtete Außenmembran der *Echinococcus*-Blasen kann als Cuticula aufgefaßt werden. Die Cuticula ist das Ausscheidungsprodukt einer darunter liegenden Zellschicht, der Subcuticula oder Hypodermis. An diese schließt sich bei

---

[1] Nach LA RUE 1957.   [2] Nach FUHRMANN 1933.   [3] CHITWOOD und CHITWOOD 1950.

Nematoden und erwachsenen Plattwürmern nach innen ein *Hautmuskelschlauch* an, der bei den erstgenannten nur Längsmuskelfasern, bei Plattwürmern auch Quer- und Diagonalfasern enthält. Er ermöglicht den Würmern eine Lokomotion entweder durch dorso-ventrale Schlängelung (Nematoden) oder durch peristaltische Kontraktionen (Plattwürmer).

Als Anpassung an die parasitische Lebensweise ist die Ausbildung von besonderen *Haftorganen* anzusehen. Sie dienen der Verankerung, zeitweise auch der Vorwärtsbewegung und verursachen in manchen Fällen eine mechanische Schädigung des Wirtsgewebes. Es handelt sich teils um muskulöse Saugorgane (Bandwürmer und Trematoden), teils um cuticuläre Bildungen der Hypodermis. Diese können als kleine nach hinten gerichtete Stacheln über die Körperoberfläche verteilt sein wie bei *Fasciola hepatica* oder als größere Dornen oder bewegliche Krallen kranzförmig am Vorderende angeordnet sein (Bandwürmer, Echinostomatiden). Bei den Nematoden der Oberfamilie *Strongyloidea* dient eine becherförmige cuticuläre Mundkapsel, die bei Hakenwürmern *(Ancylostoma, Necator)* noch mit starren Zähnen oder Platten bewaffnet ist, der Anheftung an der Darmschleimhaut.

Die zylindrische Körperwand der Nematoden umschließt eine mit Flüssigkeit gefüllte *Leibeshöhle*, in der die Verdauungs- und Geschlechtsorgane liegen. Der Druck, unter dem die Flüssigkeit steht, verleiht dem Nematodenkörper eine gewisse Steifigkeit, die das Durchbohren von Geweben erleichtert und es Spulwürmern ermöglicht, auch ohne Haftorgane durch Anstemmen an den Darmwänden Halt zu gewinnen. Dem zungenförmigen Körper der Trematoden und dem bandförmigen der Cestoden fehlt eine Leibeshöhle und wird durch ein lockeres Füllgewebe (Parenchym) vertreten, in das die verschiedenen Organe eingebettet sind. Da Zirkulationsorgane bei allen Helminthen fehlen, dürfte der Leibeshöhlenflüssigkeit der Nematoden und dem Parenchym der Plattwürmer die Aufgabe der Stoffverteilung im Wurmkörper zufallen.

Ein *Verdauungskanal* ist bei Nematoden und Trematoden vorhanden, fehlt jedoch bei allen Bandwürmern und ihren Jugendstadien. Bei den Nematoden folgen auf die Mundöffnung ein ektodermaler Vorderabschnitt (Mundhöhle und Oesophagus), ein entodermaler Mitteldarm und ein ektodermaler Enddarm mit im Schwanzabschnitt gelegenem After. Der mit Muskeln ausgestattete Oesophagus bewirkt das Ansaugen von Nahrungsstoffen. Außerdem sind ihm mehrere große Drüsen eingelagert, deren Sekret der Aufschließung von Nahrungsstoffen dient und bei manchen Arten nach Übertritt ins Wirtsgewebe offenbar auch pathogene und antigene Wirkungen entfaltet[1]. Die Verdauungsorgane der Trematoden bestehen aus der von einem Saugnapf umgebenen Mundöffnung, einem muskulösen Pharynx, einem Oesophagus und zwei sich an diesen anschließenden Darmschenkeln. Ein After fehlt, so daß Nahrungsreste aus der Mundöffnung ausgeschieden werden müssen.

Neben Drüsen, die der Nahrungsaufschließung dienen, kommen bei Helminthen noch sog. *Bohrdrüsen* vor. Ihr nach außen entleertes Sekret erleichtert Jugendstadien das Eindringen in die Haut oder Schleimhaut, indem es die Gewebe erweicht. Mit Bohrdrüsen sind die jüngsten Larven (Oncosphären) mancher Bandwürmer und vor allem die Miracidien und Cercarien der Trematoden ausgestattet. Der Körper der freischwimmenden *Schistosoma*-Cercarien enthält z. B. 5 Paare einzelliger Bohrdrüsen, die am Vorderende ausmünden.

Exkretionsorgane, die der Ausscheidung von Reststoffen des Stoffwechsels und zugleich der Regulierung des Wasserhaushaltes dienen, sind bei allen Plattwürmern und den meisten Nematoden vorhanden. Das Exkretionssystem der Fadenwürmer besteht gewöhnlich aus 2 Längskanälen, die in der seitlichen Körperwand verlaufen und in Höhe des Oesophagus durch eine Querbrücke verbunden sind. Diese steht mit drüsenartigen Zellen und einem zum ventralen Exkretionsporus führenden Gang in Verbindung. Bei einigen Nematoden, denen ein Exkretionssystem fehlt, z. B. *Trichuris* und *Trichinella*, übernimmt wahrscheinlich der Darm die Ausscheidungsfunktion. Das Exkretionssystem der Plattwürmer beginnt mit im Körper verteilten Trichterzellen (Solenocyten), die mit Hilfe beweglicher Wimperflammen einen Flüssigkeitsstrom durch ein Kanälchensystem treiben, das zu einem meistens am Hinterende gelegenen Exkretionsporus führt. Vor diesen ist bei den Trematoden eine contractile Sammelblase eingeschaltet. Die anatomischen Verhältnisse der Fortpflanzungsorgane und des Nervensystems können hier unberücksichtigt bleiben.

2. Arthropoden.

Von den Gliederfüßlern sind, verglichen mit der großen Zahl ihrer ektoparasitischen Vertreter, nur wenige zum Binnenschmarotzertum übergegangen. Die in Säugetieren und im Menschen lebenden Arten gehören den Fliegen *(Brachycera)* und den Milben *(Acarina)* an. Die *Pentastomida* oder Zungenwürmer

---

[1] TALIAFERRO und SARLES 1939.

Tabelle 4. Entoparasitische **Arthropoda.**

Arten und Gattungen	Familien	Unterordnungen	Ordnungen
Klasse Insecta (Kerbtiere, Entoparasitismus der Larven)			
Cordylobia anthropophaga	Calliphoridae	Brachycera (Fliegen)	**Diptera** (Zweiflügler)
Dermatobia hominis			
Wohlfahrtia vigil			
Chrysomyia hominivorax			
andere *Chrysomyia*-Arten*			
Calliphora-, *Lucilia-*, *Phormia-* und *Sarcophaga*-Arten*			
Hypoderma bovis	Tachinidae		
H. lineata			
Gasterophilus intestinalis	Gasterophilidae		
Klasse Arachnoidea (Spinnentiere)			
Demodex folliculorum	Demodicidae	Thrombidiformes	**Acarina** (Milben)
*Tyroglyphus farinae***	Tyroglyphidae	Sarcoptiformes	
Sarcoptes scabiei	Sarcoptidiae		

* Fakultative Parasiten.
** Pseudoparasit.

(Linguatula, Porocephalus, Armillifer), die von den meisten Autoren den Arthropoden, und zwar den Spinnentieren, zugerechnet werden, können hier außer Betracht bleiben, da ihre Jugendstadien nur selten im Menschen auftreten und anscheinend ohne pathogenetische Bedeutung sind. Über Arten und Gattungen der Fliegen und Milben, die für die Humanmedizin von Interesse sind, und über deren Stellung im zoologischen System gibt die Tabelle 4 einen Überblick. Hinsichtlich der Morphologie muß auf die entomologische Fachliteratur verwiesen werden[1].

Bei den *Fliegen* beschränkt sich der Entoparasitismus immer auf die Larvenstadien. Die als *Myiasis* bezeichneten Krankheitsfolgen stehen wie bei den Helminthen in keiner klaren Beziehung zur zoologischen Klassifizierung. So tritt z. B. die Eigentümlichkeit, Dasselbeulen hervorzurufen, in denen sich die Made entwickelt und durch eine Hautöffnung Sauerstoff aufnimmt, in drei verschiedenen Gattungen, *Cordylobia*, *Dermatobia* und *Hypoderma*, auf, die zwei Familien angehören. Es handelt sich hier offenbar um eine Konvergenzerscheinung. Wenn man den Grad der Abhängigkeit der Parasiten von ihren Wirten zugrunde legt, lassen sich nach MARTINI drei Gruppen parasitischer Fliegenmaden unterscheiden. Die 1. Gruppe bilden die echten, *obligatorischen* Parasiten, *Cordylobia anthropophaga*, *Chrysomyia hominivorax*, *Wohlfahrtia*-Arten, *Dermatobia hominis*, *Hypoderma*- und *Gasterophilus*-Arten. Eine 2. Gruppe umfaßt *fakultative* Halbschmarotzer, die als Saprophagen in Fleisch und Aas leben, aber auch in Wunden und sezernierenden Körperöffnungen gedeihen und unter Umständen tief ins Gewebe vordringen. Hierzu gehören Arten der Gattungen *Calliphora*, *Lucilia*, *Chrysomyia*, *Phormia* und *Sarcophaga*. Eine 3. von der vorigen nicht scharf getrennte Gruppe bilden Fliegenmaden, die sich nur *akzidentell* in sezernierenden Wunden oder Körperhöhlen einfinden, ohne ausgesprochene Fleisch- und Aasfresser zu sein, z. B.

[1] Zum Beispiel MARTINI 1946, WEYER und ZUMPT 1941, JAMES 1947, VITZTHUM 1941, ZUMPT 1951, PIEKARSKI 1954.

Larven der Stubenfliegen *Fannia* und *Musca*. Hinsichtlich der Lokalisation des Madenbefalles kann unterschieden werden a) eine *äußere Myiasis* der Haut und Wunden, b) eine *Myiasis der Höhlen des Kopfes*: Ohr, Orbita, Nase, Neben-höhlen und Mund und c) eine *viscerale Myiasis*. Obligatorische Magenschmarotzer von Pferden sind die Larven der *Gasterophilus*-Arten. Ob beim Menschen mit der Nahrung aufgenommene Fliegenmaden im Verdauungskanal weiterleben können oder nach Einwanderung von außen in der Harnblase existieren können, ist umstritten. Wenn solche Fälle vereinzelt tatsächlich vorkommen, wie aus manchen Beobachtungen hervorzugehen scheint, so dürfte es sich nur um einen Pseudoparasitismus handeln[1]. Die Myiasis hat für die Veterinärmedizin eine größere Bedeutung als für die humane Heilkunde. In manchen außereuropäischen Ländern sind jedoch auch menschliche Infektionen nicht selten. Die fakultativ-parasitischen Larven mancher Arten, z. B. von *Chrysomyia* und *Sarcophaga*, verhalten sich in Wunden insofern *bösartig*, als sie auch gesundes Gewebe ver-zehren, unter Umständen den Knochen freilegen und große Gewebsdefekte ver-ursachen[2]. Andere Arten sind *gutartig* und beschränken sich in ihrer Nahrung auf Wundsekrete oder totes Gewebe, tragen damit zur Reinigung von Wunden und geschwürigen Prozessen bei. Bakterienfrei gezüchtete Stämme von *Lucilia*-Arten haben in Amerika sogar eine ausgedehnte therapeutische Verwendung gefunden[3]. Eine Sonderform der äußeren Myiasis ist der „Hautmaulwurf", der gelegentlich beim Menschen durch die sonst Tiere befallenden Larven von *Gastero-philus* oder *Hypoderma* verursacht wird.

In der Ordnung der *Milben* sind echte Entoparasiten des Menschen die Haar-balgmilbe *Demodex folliculorum* und der Krätze-Erreger *Sarcoptes scabiei*, aus-nahmsweise auch die Räudemilben von Hund und Katze. Bei Affen leben in der Lunge Milben der Gattung *Pneumonyssus* als echte Binnenschmarotzer und verursachen kleine Knötchen- und Cavernenbildungen. In Ceylon sind bei menschlichen Patienten mit hoher Bluteosinophilie, Asthma-Beschwerden und flüchtigen Lungenverschattungen im Sputum Milben verschiedener freilebender Arten in allen Entwicklungsstadien gefunden worden, z. B. *Tyroglyphus farinae*[4]. Wahrscheinlich waren die Milben in diesen Fällen durch Inhalation verstaubter Nahrungsmittel in die Luftwege gelangt, so daß es sich nur um Scheinparasitis-mus gehandelt haben dürfte.

II. Biologie der metazoischen Entoparasiten in ihrer Beziehung zum Wirt.

1. Lebenscyclus und Entwicklung.

A. Allgemeines.

Die Lebenscyclen entoparasitischer Metazoen, insbesondere Helminthen, zeich-nen sich vor denen ihrer freilebenden Verwandten durch Vielgestaltigkeit und Kompliziertheit aus. Fast alle Arten halten sich nicht zeitlebens in ihren Wirten auf, sondern verbringen regelmäßig eine kurze oder längere Zeit ihres Daseins *im Freien*. Die Fliegen der Gattungen *Dermatobia* und *Cordylobia* leben nur wäh-rend ihrer Jugendzeit als Maden in Hautbeulen von Tieren oder Menschen, während die erwachsenen Imagines frei umherfliegen. Umgekehrt fällt bei den Helminthen der Aufenthalt in der Außenwelt in die Jugendzeit, und der Lebens-abschnitt der Reife und geschlechtlichen Fortpflanzung läuft stets im Innern des Wirtes ab. Der Aufenthalt der Jugendformen parasitischer Würmer im Freien

---

[1] Weyer 1952.   [2] Martini 1946.   [3] Brumpt 1933.
[4] Carter, Wedd und D'Abrera 1944, Carter und D'Abrera 1946.

ermöglicht den Übertritt in neue Wirte und ist für viele Helminthen, z. B. *Ascaris*, *Trichuris*, *Ancylostoma*, *Fasciola* und *Diphyllobothrium*, noch deshalb lebensnotwendig, weil die Embryonal- und Larvenentwicklung an die Gegenwart von Sauerstoff gebunden ist. Jugendformen, die sich in der Außenwelt aufhalten, verbleiben teils innerhalb ihrer Eihüllen *(Ascaris, Trichuris, Enterobius)*, teils schlüpfen sie aus und schwimmen im Wasser umher wie die Wimperlarven von *Fasciola*, *Schistosoma* und *Diphyllobothrium* oder entwickeln sich freilebend am Erdboden bis zur Infektionsreife weiter wie die Larven der Hakenwürmer. Den größten Umfang erreicht das freie Dasein bei einer besonderen Entwicklungsart des Darmnematoden *Strongyloides stercoralis*, bei der eine parasitische Generation mit einer Generation freilebender Geschlechtstiere abwechselt. Das andere Extrem ist bei *Trichinella* und bei den Filarien verwirklicht, die keinen Lebensabschnitt im Freien verbringen.

Die Lebenscyclen vieler Wurmparasiten sind mit einem *Wirtswechsel* verbunden. Nur etwa ein Viertel der Helminthen-Arten des Menschen kann den Lebensablauf mit Hilfe eines einzigen Wirtes vollenden. Diese Arten werden als *monoxene* oder einwirtige Helminthen den *heteroxenen* oder mehrwirtigen Arten gegenübergestellt. Die letztgenannten müssen nacheinander in zwei oder drei verschiedenen Wirten leben, wobei sie in jedem Wirt eine neue Entwicklungsstufe erreichen. Als *Endwirte* werden die Wirte bezeichnet, in denen heteroxene Parasiten ihre Geschlechtsreife erlangen, als *Zwischenwirte* die vorausgehenden, die für die Entwicklung der Jugendstadien unentbehrlich sind. Zwischenwirte für menschliche Helminthen sind Schnecken, Krebstiere, Insekten, Fische oder Säugetiere. Außer den echten, d. h. für die Entwicklung obligatorischen Zwischenwirten können sich in den Lebenscyclus noch sog. *Transportwirte* einschalten. Sie ermöglichen den Parasiten keine Weiterentwicklung, sind aber häufig der Übertragung auf den Endwirt dienlich, wie das Beispiel des menschlichen Fischbandwurmes zeigt (s. S. 690). In der Art, wie der Wirtswechsel vollzogen wird, herrscht eine große Mannigfaltigkeit. Der junge Parasit kann aktiv in den neuen Wirt eindringen, er kann passiv in dessen Verdauungskanal gelangen, oder es können Stechinsekten an der Übertragung beteiligt sein. Der Mensch ist für die meisten seiner mehrwirtigen Helminthen Endwirt, beherbergt also die geschlechtsreifen Würmer. Doch können sich im Menschen auch einige sonst in Wirbeltieren lebende Bandwurmlarven entwickeln, z. B. Cysticerken und Echinokokken. Der Mensch ist in diesen Fällen Zwischenwirt, wenn schon der Entwicklungsgang damit in eine Sackgasse gerät.

Die Ausdrücke *Hauptwirt* und *Nebenwirt* werden dann angewendet, wenn ein Parasit sich in mehreren Wirtsarten entwickeln kann, aber eine Art, den Hauptwirt, wesentlich häufiger befällt als die anderen, sei es, daß der Hauptwirt optimale Entwicklungsbedingungen bietet oder durch seine Lebensweise der Infektion am stärksten ausgesetzt ist. Für *Fasciola hepatica* sind z. B. Schafe und Rinder die Hauptwirte, während der Mensch nur ein Nebenwirt ist. Als *Fehlwirt* ist der Mensch dann zu bezeichnen, wenn er von jugendlichen Parasiten befallen wird, die sich in ihm nicht weiterentwickeln können und gewöhnlich nach einiger Zeit zugrunde gehen, weil sie nicht an den Menschen, sondern an tierische Wirte angepaßt sind. Verhältnismäßig häufig „verirren" sich die Larven von Hundehakenwürmern und Hundespulwürmern sowie die Cercarien von Schistosomatiden des Wassergeflügels in den Menschen und können dabei Krankheitserscheinungen verursachen.

Außer durch einen Wirtswechsel wird der Lebenscyclus mancher Helminthen noch durch einen *Generationswechsel* kompliziert, d. h. durch einen Wechsel in der Fortpflanzungsweise. Bei den digenetischen Trematoden, zu denen alle beim

Menschen auftretenden Saugwürmer gehören, und bei den Bandwürmern der Gattungen *Echinococcus* und *Multiceps* wechselt eine geschlechtliche Fortpflanzung im Endwirt mit einer ungeschlechtlichen Vermehrung der Larvenformen im Zwischenwirt ab, so daß aus einem Ei viele junge Nachkommen hervorgehen. Die an sich schon hohe Bruterzeugung der Geschlechtstiere erfährt dadurch eine weitere der Arterhaltung dienliche Steigerung. Im folgenden werden zunächst die vollen Lebenscyclen der verschiedenen Wurmgruppen kurz skizziert. Anschließend sollen dann diejenigen Lebensphasen der Parasiten näher beleuchtet werden, die im Menschen ablaufen.

B. Lebenscyclen der verschiedenen Wurmgruppen.

Nematoden. Im Gegensatz zu den Plattwürmern sind die Nematoden getrenntgeschlechtlich. Die Weibchen der meisten Arten legen Eier ab, die auf natürlichen Wegen ins Freie gelangen; einige Arten, z. B. *Trichinella spiralis* und *Dracunculus medinensis*, sind lebendgebärend. Die postembryonalen Jugendformen (Larven) ähneln im Grundbau den erwachsenen Fadenwürmern. In der Regel werden fünf Entwicklungsstadien durchlaufen, die durch vier Häutungen getrennt sind. Mehrere weitverbreitete Darmbewohner sind einwirtig, andere Nematoden wechseln den Wirt einmal oder ausnahmsweise zweimal *(Gnathostoma)*. Die Haupttypen der Lebenscyclen werden durch die folgenden Beispiele veranschaulicht:

a) Ascaris lumbricoides und *Trichuris trichiura.* In den mit den Faeces ausgeschiedenen Eiern entwickelt sich am Erdboden im Laufe von mehreren Wochen aus einer Eizelle eine infektiöse Larve, die aus den Eihüllen erst dann austrat, wenn die Eier mit gedüngten Vegetabilien, Erde oder Schmutz, in den Dünndarm gelangt sind. Während die *Trichuris*-Larven im Darm verbleiben und heranwachsen, führen die *Ascaris*-Larven erst eine Wanderung über die Leber zur Lunge und zurück zum Dünndarm aus. Ähnlich einfach ist der Lebenscyclus von *Enterobius vermicularis*, jedoch mit dem Unterschied, daß die Eier auf der Haut der Analspalte abgelegt werden und dort schon in etwa 6 Std infektionsreif werden. Die Übertragung der *Enterobius*-Eier in den Mund und Verdauungskanal wird vorwiegend durch die Finger und den Staub von Wohnräumen vermittelt.

b) Ancylostoma duodenale und *Necator americanus.* Wenn die Hakenwurmeier in feuchtwarmen Klimaten mit Fäkalien auf den Erdboden gelangen, entwickelt sich in ihnen eine Larve, die nach 1—2 Tagen ausschlüpft und sich im Freien weiterentwickelt. In 4—5 Tagen erreicht die Larve nach zweimaliger Häutung das 3. Stadium und ist damit infektiös. Ihr Eintritt in den Wirt erfolgt in der Regel durch die Haut hindurch mit anschließender Wanderung über die Lunge zum Darm. Entsprechend können Entwicklung und Übertragung von *Strongyloides stercoralis* verlaufen, dessen Larven meistens schon im Wirtsdarm aus den Eihüllen ausschlüpfen. Bei einem anderen, indirekten Entwicklungsweg dieser Art wandeln sich die mit dem Kot ausgeschiedenen Larven in freilebende Männchen und Weibchen um, und erst deren Nachkommen dringen dann wieder als Larven in die Haut des Menschen ein.

c) Trichinella spiralis. Der Lebenscyclus der Trichine unterscheidet sich sehr wesentlich von dem anderer einwirtiger Nematoden. Die von den Weibchen in der Darmmucosa abgesetzten Larven gelangen nicht mit dem Darminhalt in die Außenwelt, sondern mit dem Lymph- und Blutstrom in die Skeletmuskeln, wo sie in der 3. Woche infektionsreif werden. Sie verbleiben als eingekapselte Ruheformen im Wirt der Elterntiere, bis das befallene Fleisch von einem neuen Wirt, Säugetier oder Mensch, verzehrt wird. Sie dringen dann in die Darmschleimhaut ein und werden nach 2 Tagen geschlechtsreif.

d) Dracunculus medinensis. Für die Entwicklung des Medina-Wurmes ist ein Wirtswechsel erforderlich. Das bis 1 m lange gravide Weibchen durchbricht gewöhnlich an den unteren Extremitäten die Haut des Wirtes und stößt, wenn dieser in Wasser tritt, seine Larvenbrut aus. Die Larven können nur dann das für den Menschen infektiöse Stadium erreichen, wenn sie von kleinen Krebschen der Gattung *Cyclops* gefressen werden und sich in deren Leibeshöhle weiterentwickeln. Die Übertragung auf den Menschen erfolgt durch unsauberes, Cyclops enthaltendes Trinkwasser.

e) Wuchereria bancrofti und andere Filarien: Für den Lebenscyclus der Filarien ist die Einschaltung blutsaugender Insektenzwischenwirte charakteristisch. Die im Lymphsystem oder im Bindegewebe lebenden Weibchen gebären schlanke Larven (Mikrofilarien), die sich gewöhnlich im Blut, bei *Onchocerca* in der Cutis aufhalten. In Anpassung an die Stechzeiten der Überträger treten die Mikrofilarien von *Wuchereria* nur nachts, die der *Loa*-Filarie nur tagsüber in den peripheren Blutgefäßen auf. Wenn die Mikrofilarien von einem geeigneten Stechinsekt aufgesogen worden sind, entwickeln sie sich in dessen Organen in 1—3 Wochen zu einer größeren, für den Menschen infektiösen Jugendform weiter. Diese wandert in die Scheide des Stechrüssels, tritt beim nächsten Saugakt auf die Haut aus und dringt in den Stichkanal ein.

Trematoden. Mit Ausnahme der Schistosomen sind alle Saugwürmer des Menschen *Zwitter*, die sich wechselseitig oder selbst begatten. Für ihren Lebenscyclus ist die Einschaltung larvaler Zwischengenerationen charakteristisch, die sich in den Organen von Mollusken entwickeln und ungeschlechtlich vermehren. Auf den ersten Zwischenwirt, der bei allen menschlichen Trematoden eine meist im Wasser lebende Schnecke ist, folgt bei manchen Arten noch ein zweiter Zwischenwirt.

In den Eiern der erwachsenen Saugwürmer entwickelt sich vor oder nach der Ablage eine ovale bewimperte Larve, das Miracidium. Dieses schlüpft bei einem Teil der Gattungen, z. B. *Fasciola, Schistosoma* und *Paragonimus*, im Wasser aus und dringt aktiv in die Weichteile geeigneter Schneckenzwischenwirte ein. Bei anderen Gattungen, z. B. *Opisthorchis, Clonorchis* und *Dicrocoelium*, wird das Miracidium erst im Darm der Schnecke freigesetzt, die die Eier mit der Nahrung aufgenommen hat. In den Schneckenorganen wächst das Miracidium zu einer darmlosen, meist wurstförmigen Muttersporocyste heran. In der Leibeshöhle derselben entwickeln sich Larven einer zweiten Generation und wachsen nach Austritt aus der mütterlichen Hülle wiederum zu Keimschläuchen heran, die, wenn darmlos, als Tochtersporocysten, wenn mit einem Verdauungskanal versehen, als Redien bezeichnet werden. Die zweite Generation erzeugt dann eine dritte, die aus Larven mit einem Ruderschwanz, den sog. Cercarien besteht. Die Cercarien schwärmen in großer Zahl aus der Wirtsschnecke ins Wasser aus und wachsen, nachdem sie auf verschiedenen, im folgenden angeführten Wegen in den Endwirt gelangt sind, zu geschlechtsreifen Trematoden heran.

a) Schistosoma-Arten. Die Weibchen leben, paarweise mit den Männchen vereinigt, in den Blutgefäßen der Bauchorgane. Ihre Eier gelangen in das Lumen des Darmes oder der Harnorgane und mit Stuhl oder Urin ins Freie. Das Miracidium, das sich während des Aufenthaltes der Eier im Wirtsgewebe entwickelt hat, schlüpft im Wasser aus und dringt in den artgemäßen Schneckenzwischenwirt ein. Nach mehreren Wochen schwärmen zahlreiche Cercarien mit gegabeltem Schwanz aus der Schnecke aus. Bei Kontakt mit der menschlichen Haut bohren sie sich in diese ein und wandern in die Pfortaderäste der Leber, wo sie heranreifen.

b) Fasciola und *Fasciolopsis*. Die vom Großen Leberegel in den Gallengängen und vom Riesendarmegel im Dünndarm abgelegten Eier müssen mit den Faeces ins Wasser gelangen. Dort entwickelt sich das Miracidium, schlüpft aus und dringt, wenn sich Gelegenheit bietet, in die spezifische Wirtsschnecke ein. Für *Fasciola hepatica* ist z. B. in Europa *Galba truncatula* der adäquate Zwischenwirt. Die Cercarien, die sich in der Schnecke entwickelt haben, kapseln sich nach kurzem Umherschwimmen unter Ausscheidung erstarrender Drüsensekrete und Abwerfen des Schwanzes an der Oberfläche von Pflanzenteilen ein. Die encystierten Jugendstadien, werden von den Endwirten mit pflanzlicher Nahrung aufgenommen. Vom Menschen können *Fasciola*-Infektionen durch Genuß von Brunnenkresse erworben werden, *Fasciolopsis*-Infektionen in Ostasien beim Aufbeißen von Wassernüssen.

c) Opisthorchis und *Clonorchis*. Der Lebenscyclus dieser beiden Leberegel sowie der der Zwergdarmegel *Heterophyes* und *Metagonimus* verläuft zunächst ähnlich wie bei *Fasciola*. Die aus der Wirtsschnecke austretenden Cercarien encystieren sich jedoch nicht im Freien an Pflanzenteilen, sondern bohren sich in die Haut und Muskeln von Fischen ein und entwickeln sich in einer ovalen Cyste zur infektionsreifen Metacercarie. Die Übertragung auf die Endwirte (Mensch, Hunde, Katzen) erfolgt durch Verzehren roher Fische. Bei dem ähnlichen Lebenscyclus des ostasiatischen Lungenegels *Paragonimus westermani* dienen statt Fische Krabben oder Krebse des Süßwassers als zweite Zwischenwirte. Für den beim Menschen seltenen Lanzettleberegel *Dicrocoelium dendriticum* der Schafe und anderer Pflanzenfresser sind gewisse Landschnecken die ersten und bestimmte Ameisenarten die zweiten Zwischenwirte.

Cestoden. Alle beim Menschen auftretenden Bandwürmer sind hermaphroditisch und machen mit Ausnahme von *Hymenolepis nana* einen Wirtswechsel durch. Die Eier der *Cyclophyllidea* sind, wenn sie mit den Feaces oder mit abgestoßenen Gliedern ausgeschieden werden, ohne weitere Entwicklung für ihre Zwischenwirte infektiös und enthalten eine rundliche, mit 6 Häkchen versehene

Larve, die Oncosphäre. Bei den Diphyllobothrien *(Pseudophyllidea)* entwickelt sich eine entsprechende Larve erst während eines Aufenthaltes der Eier im Wasser.

a) Taenia saginata und *T. solium*. Wenn die mit menschlichen Fäkalien verstreuten Tänien-Eier in den Darm von weidenden Rindern bzw. von Schweinen gelangen, schlüpfen die Oncosphären aus und wandern in die Muskeln oder in andere Organe. Dort wachsen sie zu einer bläschenförmigen Larve (Finne) mit einem eingestülpten Bandwurmkopf heran *(Cysticercus bovis* bzw. *C. cellulosae)*. Während die Larvenform von *T. saginata* auf Rinder beschränkt ist, kann sich der *Cysticercus cellulosae* außer in Schweinen auch in Menschen entwickeln. Wenn ein Cysticercus mit roh genossenem Fleisch in den Darm des Menschen gelangt, wächst der Hals des Scolex zur Gliederkette aus.

b) Multiceps und *Echinococcus*. Der Lebenscyclus dieser Gattungen ähnelt dem der verwandten *Taenia*-Arten, unterscheidet sich jedoch durch eine vegetative Vermehrung im Larvenstadium. Die erwachsenen Bandwürmer leben im Darm von Hunden oder anderen Carnivoren, die blasenförmigen Larven in pflanzenfressenden Säugetieren, gelegentlich auch im Menschen. Die „Coenurus" genannte *Multiceps*-Larve unterscheidet sich vom Cysticercus dadurch, daß sie viele Bandwurmköpfe ausbildet. Komplizierter sind Bau und Entwicklungspotenzen des Larvenstadiums von *Echinococcus granulosus*. An der Innenwand der Larvenblase, die im Menschen Kindskopfgröße erreichen kann, entwickeln sich sandkorngroße Brutkapseln und in diesen zahlreiche kleine Scoleces, die nach Übertragung in den Hundedarm zu Bandwürmern auswachsen. Außerdem haben die Scoleces die eigenartige Fähigkeit, sich im Zwischenwirt unter Rückbildung ihrer Haftorgane in Hohlbläschen umzuwandeln, die wieder zu typischen *Echinococcus*-Blasen heranwachsen. Diese retrograde Metamorphose der Scoleces kann im Innern der intakten Mutterblase zur Entstehung endogener Tochterblasen führen oder nach Verletzung der Primärblase und Aussaat der Köpfchen in die Bauchhöhle zu einer sekundären Echinokokkose gefährlichen Ausmaßes. Bei einer anderen Echinococcus-Art, dem *E. multilocularis (alveolaris)*, bildet das Mutterbläschen frühzeitig durch Sprossung seiner Wandung exogene Tochterbläschen, die sich in derselben Weise unbegrenzt weitervermehren und das Wirtsorgan, gewöhnlich die Leber, ähnlich wie ein bösartiger Tumor durchsetzen. Nach Einbruch in Blutgefäße können hämatogene Metastasen in der Lunge und im Gehirn entstehen.

c) Dipylidium caninum und *Hymenolepis diminuta*. Die Zwischenwirte dieser und anderer tierischer *Cyclophyllidea*, die den Menschen nur selten befallen, sind Gliederfüßler, z. B. Flöhe für *Dipylidium caninum* und Mehlkäfer für *Hymenolepis diminuta*. Die Larvenstadien haben keine Blasenform und werden als Cysticercoide bezeichnet.

d) Hymenolepis nana. Der Zwergbandwurm kann sich als einziger Cestode des Menschen ohne Wirtswechsel entwickeln. Nach Verschlucken seiner Eier wachsen in der Darmmucosa des Menschen kleine Cysticercoide heran, die schon wenige Tage nach der Infektion ins Darmlumen übertreten und in etwa zwei Wochen zu Bandwürmern ausreifen. Der Befallene ist demnach Zwischenwirt und Endwirt in einer Person.

e) Diphyllobothrium latum. In Wasser gelangte Eier des Fischbandwurmes bilden eine bewimperte kugelförmige Larve (Coracidium) aus, die ausschlüpft und frei umherschwimmt. Nachdem das Coracidium von kleinen Krebschen *(Diaptomus* oder *Cyclops)* gefressen worden ist, entwickelt es sich in der Leibeshöhle dieses 1. Zwischenwirtes zu einer länglichen Larve (Procercoid). Werden befallene Krebschen von gewissen Fischen, z. B. Barschen gefressen, so siedeln die Procercoide in die Muskeln oder andere Organe des 2. Zwischenwirtes über und wachsen zu einer größeren, mit Scolex versehenen Larvenform (Plerocercoid) heran, die für den Menschen infektiös ist. Befallene Barsche werden oft von Hechten und Quappen gefressen. Dabei wandern die Plerocercoide in die Organe dieser großen Raubfische über, ohne sich in diesen weiterzuentwickeln. Hechte und Quappen sind in diesem Falle nur Transportwirte. Sie begünstigen die Übertragung auf den Endwirt Mensch, da sie häufiger als Barsche in ungarem Zustand verzehrt werden und mehr Plerocercoide als diese enthalten.

C. Die im Menschen ablaufenden Lebensphasen und ihre pathogenetische Bedeutung.

a) **Invasion.** Eintrittspforten in den menschlichen Körper sind für die Jugendformen entoparasitischer Metazoen entweder der *Mund* oder die *Haut*, wenn wir von den Sonderfällen der pränatalen Infektion und der von SCHÜFFNER (1949) angenommenen *Enterobius*-Invasion per rectum absehen.

Die perorale Invasion. Mit verunreinigten Nahrungsmitteln, beschmutzten Fingern, Erde oder Staub gelangen die infektionsreifen Eier gewisser Nematoden *(Ascaris, Toxocara, Trichuris, Enterobius)* und Bandwürmer *(Hymenolepis nana,*

Taenia solium, Echinococcus) in den Verdauungskanal. Auch infektiöse Jugendformen, die in tierischen Wirten sitzen oder eingekapselt an Pflanzenteilen
haften, werden per os mit der Nahrung aufgenommen *(Trichinella, T. saginata,
T. solium, Diphyllobothrium latum, Opisthorchis, Clonorchis, Fasciola, Fasciolopsis)*. Mit dem Trinkwasser gelangen die in Cyclopsen sitzenden Larven des
Medinawurmes in den Darm. Die Eischalen, Bindegewebs- und Cystenhüllen
der Invasionsformen werden dann durch die Verdauungsenzyme des Wirtes aufgelöst oder so verändert, daß die jungen Parasiten sich befreien können. Die
Kapseln der Muskeltrichinellen werden gewöhnlich schon im Magensaft, in vitro
auch in künstlichen Pepsin-Salzsäure-Lösungen verdaut. Die meisten Helminthen-
larven werden erst im Dünndarm aus ihren Ei- oder Cystenhüllen freigesetzt
und entgehen dadurch einer eventuell schädigenden Einwirkung der Magensalz-
säure. Einige näher untersuchte Beispiele lassen eine sehr feine Anpassung des
Chemismus der Parasitenhüllen an die Verdauungssäfte der Wirte und an die
Lebensbedürfnisse der Jugendformen erkennen.

Wie in vitro angestellte Versuche mit Eiern von *Taenia saginata* gezeigt haben[1], genügt
für die Befreiung der Oncosphäre weder die alleinige Einwirkung von Pepsin-Salzsäure noch
von alkalischer Pancreatinlösung. Nur nach dem Angriff beider Fermentsysteme hinterein-
ander zerfällt die dicke Eischale (Embryophore) in einzelne Stäbchen. Eine Aktivierung des
Hakenapparates, dessen Bewegungen dann zur endgültigen Befreiung der Oncosphäre aus
ihrer zarten inneren Hülle führen, erfolgt nur, wenn die alkalische Pancreatinlösung Galle oder
Gallensalze enthält[2]. Die aufeinanderfolgende Einwirkung von Magen- und Dünndarmfer-
menten ist auch für *Opisthorchis*-Metacercarien lebensnotwendig[3]. Nur nach vorheriger
Einwirkung von Pepsin wird die äußere Cystenhülle in alkalischer Trypsinlösung fast schlag-
artig verdaut, so daß die Metacercarien sich schon im Duodenum aus der inneren Cysten-
membran befreien können und Aussicht haben, die für sie lebenswichtige Einwanderung in
den Ductus choledochus zu vollziehen, bevor sie in tiefere Darmabschnitte gelangt sind. Bei
Cysticerken unterliegen, wie DE WAELE (1933) am Beispiel des *Cysticercus pisiformis* gezeigt
hat, alle Teile, die dem Magensaft ausgesetzt waren, im Dünndarm der Trypsinverdauung.
Nur der Scolex und vordere Halsabschnitt bleiben im Dünndarmmilieu lebensfähig, weil diese
Teile während der Magenpassage eingestülpt waren und erst im Dünndarm durch Gallensäure
zum Ausstülpen angeregt werden.

Die Percutaninvasion. Die Haut ist nicht nur für die in der Epidermis bzw.
Subcutis lebenden Krätzemilben und Fliegenmaden die Eintrittspforte, sondern
auch für eine Reihe von Bewohnern innerer Organe. Die Larven von *Ancylostoma,
Necator* und *Strongyloides* und die Cercarien der Schistosomen treten in der Regel
durch die Haut ein und können dadurch flüchtige, maculo-papulöse Eruptionen
hervorrufen. Die Jugendformen der Filarien dringen, nachdem sie aus blutsaugenden Zwischenwirten auf die Hautoberfläche ausgetreten sind, in den vom
Stechrüssel hinterlassenen Kanal ein. Zum Perforieren der intakten Haut sind
sie anscheinend nicht imstande[4]. Wenn die Haut, z. B. beim Barfußgehen,
Baden oder Reisbau mit an der Erdoberfläche befindlichen Nematodenlarven
oder im Wasser schwimmenden Cercarien in Kontakt kommt, werden die Larven
anscheinend durch gewisse Sinneswahrnehmungen zur Bohraktion angeregt. Die
Larven von *Ancylostoma* und *Strongyloides* bewegen sich, wie sich experimentell
einwandfrei nachweisen ließ[5], in gerader Linie auf eine Wärmequelle zu (positive
Thermotaxis). Sie verstärken ihre schlängelnden Bewegungen, wenn sie mit dem
Vorderende auf ein mechanisches Hindernis stoßen (Thigmotaxis)[6]. Chemotaktische Reaktionen, die bei der Auffindung der Wirtsschnecken durch Miracidien
eine Rolle spielen, ließen sich bei den Invasionsformen von Hakenwürmern,
Strongyloides und Schistosomen bisher nicht eindeutig nachweisen. Diese Larven
dringen auch in Fehlwirte, sogar Kaltblüter ein und machen Bohrversuche selbst

---

[1] ISOBE 1922, PENFOLD, PENFOLD und PHILLIPS 1937, SILVERMAN 1954.
[2] SILVERMAN 1954.   [3] VOGEL 1934.   [4] YOKOGAWA 1939, GORDON und CREWE 1953.
[5] KHALIL 1922, FÜLLEBORN 1924, 1932.   [6] LANE 1933.

an untauglichen Objekten wie Holz[1]. Als Eintrittstellen werden Hautrunzeln bevorzugt. Der Vorgang des Eindringens verläuft überraschend schnell. Stirewalt u. Hackey sahen die Cercarien von *Schistosoma mansoni* innerhalb von 3—16 min, durchschnittlich 7,2 min in menschliche Hautstücke eindringen. Für die dünnere Haut von Mäusen war nur die halbe Zeit erforderlich. Auf die Haut von Ratten gebrachte *Ancylostoma*- und *Strongyloides*-Larven wurden nach 7 bzw. 3 min bereits in der Cutis angetroffen[2]. Der Widerstand des Stratum corneum und der tieferen Hautschichten wird von den eindringenden Larven teils durch mechanische Kräfte, teils durch die Einwirkung enzymhaltiger Drüsensekrete überwunden. Die jungen Maden von *Cordylobia anthropophaga* perforieren die Hornschicht rein mechanisch mit Hilfe bezahnter Mundorgane[3]. Wurmlarven werden durch die lebhaften Bewegungen ihres ganzen Körpers oder des Cercarienschwanzes mit ihrem Vorderende gegen die Haut gepreßt. Während der Körper der Nematoden-Larven zum Eindringen eines mechanischen Rückhaltes an Erdteilchen oder an der Oberfläche eines dünnen Wasserfilmes bedarf, können sich *Schistosoma*-Cercarien auch vom tiefen Wasser aus einbohren. Beim Angriff auf das Stratum corneum scheiden die Cercarien das Sekret ihrer vorderen Bohrdrüsen aus, das die Hornschicht auflockert[4]. Beim weiteren Eindringen werden auch die hinteren Bohrdrüsen entleert. Nachdem die Cercarie durch eine kleine Öffnung die Hornschicht passiert hat, wirft sie ihren Schwanz ab und wandert, einen Tunnel hinterlassend, zuerst parallel, dann schräg zur Hautoberfläche auf die Basalmembran zu. $2^1/_2$ Std nach der Applikation von *Mansoni*-Cercarien auf meinen Arm fand ich[5] in Serienschnitten des excidierten Hautstückes alle eingedrungenen Cercarien in der untersten Epidermisschicht, teilweise ins Corium hineinragend. In den Bohrtunneln lagen abgelöste Epithelzellen mit pyknotischen Kernen. Ähnliche, meist stärkere Veränderungen an der menschlichen Haut verursachen die größeren, in Wasservögeln ausreifenden Schistosomatiden-Cercarien, z. B. der Gattung *Trichobilharzia*, die auch in Europa gelegentlich badende Personen als Fehlwirte befallen[6]. In Nachbarschaft eingedrungener Cercarien wird der Verband des Stratum spinosum aufgelockert, und ein Teil seiner Zellen unterliegt der Nekrose und Verflüssigung (Abb. 1). Wenn *Schistosoma*-Cercarien sowie *Ancylostoma*- und *Strongyloides*-Larven von der Epidermis zur Cutis weiterwandern, treten, wie Lewert u. Lee (1953) mit histochemischen Methoden nachweisen konnten, in Nähe der Parasiten Veränderungen an der Basalmembran und Grundsubstanz des Bindegewebes auf. Sie bestehen in einer gesteigerten Löslichkeit und veränderten Färbbarkeit der Grundsubstanz und beruhen anscheinend auf einer Depolymerisierung der Glykoproteine. Diese Veränderungen werden auf sezernierte Enzyme zurückgeführt, über deren Charakter keine einheitliche Auffassung besteht. Ein wie Hyaluronidase wirkender Enzymfaktor wurde bei Cercarien von Schistosoma mansoni von einigen Untersuchern festgestellt[7], von anderen vermißt[8]. Nach Lewert u. Lee (1954 und 1956) enthalten *Schistosoma*-Cercarien sowie die Larven von *Ancylostoma* und *Strongyloides* ein proteolytisches Enzym mit den Eigenschaften einer Kollagenase. Außer den lytischen Prozessen läßt sich an den Invasionspunkten gewöhnlich auch eine entzündliche Zellinfiltration und ödematöse Durchtränkung des Gewebes nachweisen, am stärksten, wenn die Haut durch frühere Invasionen sensibilisiert worden war.

---

[1] Stirewalt und Hackey 1956.   [2] Lewert und Lee 1954.
[3] Blacklock und Thompson 1923.
[4] Gordon und Griffiths 1951, De Waard und Vermeulen 1961.   [5] Vogel 1932.
[6] Cort 1928, Vogel 1930, Macfarlane 1949, Haemmerli 1953.
[7] Levine, Garzoli, Kuntz und Killough 1948, Stirewalt und Evans 1952.
[8] Gordon und Griffiths 1951.

b) Larvenwanderungen. Die Wanderungen der Jugendstadien sind wegen der in manchen Fällen verursachten leichten oder schweren Krankheitsfolgen von Interesse. Ihr biologischer Sinn liegt nicht nur darin, die Larven an den Ort ihrer Ansiedlung zu bringen. Der mit der Wanderung verbundene Aufenthalt im Gewebe ist auch für die Entwicklung mancher Arten lebensnotwendig. Je nach Richtung und Zeitpunkt der Wanderungen lassen sich die folgenden Typen unterscheiden:

Wanderungen percutan eingetretener Larven zum Ansiedlungsort. Der Wanderweg der *Ancylostoma-* und *Strongyloides*-Larven von der Haut zum Darm wurde von Looss (1905, 1911) aufgeklärt. Die in die Cutis oder Subcutis eingetretenen

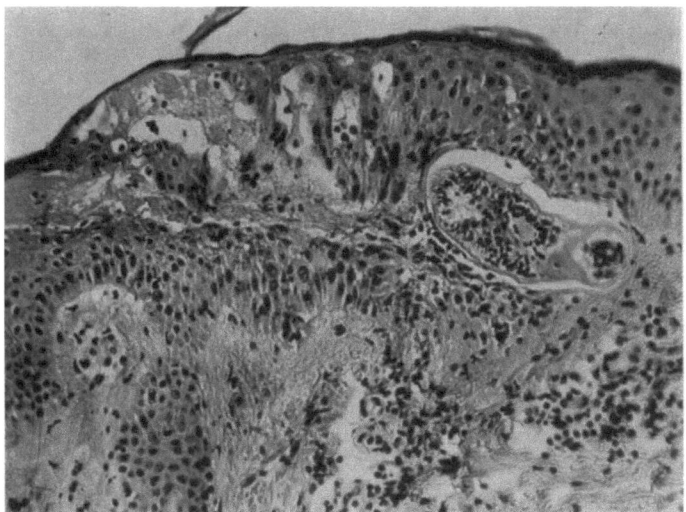

Abb. 1. *Trichobilharzia*-Cercarie, 24 Std nach dem Eindringen in menschliche Haut. Auflösung von Epidermiszellen, zellige Infiltration und Ödem der Papillarkörper und Epidermis

Larven dringen in Lymphgefäße oder in kleine Venen ein und gelangen nach Passieren der Lymphdrüsen und des Ductus thoracicus oder unmittelbar mit dem Venenblut in die rechte Herzhälfte und dann durch die Arteria pulmonalis in die Lungen. Dort bleiben sie stecken, da sie zum Passieren der Capillaren zu dick sind, und treten in die Alveolen und Luftwege aus, wobei sie kleine Hämorrhagien verursachen. Die Luftröhre wird von den meisten Larven 4—5 Tage nach der Hautinvasion erreicht. Die Larven gelangen dann mit dem Trachealschleim zum Schlund und den Verdauungskanal abwärts zum Dünndarm. Die vorwärtstreibenden Kräfte gehen bei dieser vorwiegend passiven Wanderung vom Lymph- und Blutstrom, vom Flimmerepithel der Luftwege und vom Schluckakt aus[1].

Wenn die normalerweise im Darm von Hunden oder Katzen ausreifenden Larven von *Ancylostoma braziliense* oder *Uncinaria stenocephala* in die Haut des Menschen eindringen, so verhalten sie sich im Fehlwirt atypisch. Sie wandern oft wochenlang oberflächlich in der Epidermis umher und rufen das Bild des *Hautmaulwurfs* (creeping eruption) hervor: fortschreitende gewundene Gänge von 1—2 mm Breite, die leicht erhaben und entzündlich gerötet sind. Die älteren Gangabschnitte werden durch ein leukocytenreiches Exsudat erweitert und stellenweise vesiculös verändert. Ein ähnliches Krankheitsbild kann durch junge Fliegenmaden der Gattung *Gasterophilus* verursacht werden, die sich in die menschliche Haut verirrt haben.

---

[1] FÜLLEBORN 1914, 1925.

Die Jugendstadien der Schistosomen wandern ähnlich wie Hakenwurmlarven von der Haut zur Lunge, treten dort jedoch nicht in die Luftwege über, sondern in die Lungenvenen und werden über die linke Herzhälfte in den großen Kreislauf geschwemmt. Ein Teil von ihnen gelangt durch die Mesenterialarterien in die Darm- und Magenwände und wird nach Übertritt in die Venen in die Pfortader-äste der Leber getragen, dem vorläufigen Ziel der Wanderung. Nachdem die Schistosomen in ungefähr 4 Wochen in der Leber geschlechtsreif geworden sind, setzt eine zweite, dieses Mal aktive Wanderung ein, die bei den Arten *S. mansoni* und *S. japonicum* gegen den Blutstrom in die Wurzeln der Mesenterialvenen führt. *S. haematobium* wandert, wie angenommen wird, über porto-cavale Anastomosen des Plexus haemorrhoidalis in die Venen der Harnblase ein.

Auch die jungen Fliegenmaden der Gattung *Hypoderma* bohren sich beim Vieh in die Haut ein, meistens an den Beinen, wo die mütterliche Fliege ihre Eier abzulegen pflegt. Sie durch-wandern dann aktiv im Laufe mehrerer Monate große Gewebsstrecken unter Einschaltung von Aufenthalten in der Oesophaguswand *(H. lineata)* oder im Wirbelkanal *(H. bovis)*. Schließ-lich siedeln sie sich unter der Rückenhaut an und vollenden ihre Entwicklung in „Dassel-beulen".

Wanderungen peroral aufgenommener Larven vom Darm zu einem anderen An-siedlungsort. Die Oncosphären von *Taenia solium, Echinococcus* und *Multiceps* schlüpfen im Dünndarm aus ihrer Eihülle aus und bohren sich in die Darmwand ein. Nach Beobachtungen von SILVERMAN u. MANEELY (1955) an *Taenia*-Onco-sphären spielt dabei außer dem Hakenapparat ein cytolytisch wirkendes Bohr-drüsensekret eine Rolle. Schon 3 Std nach der Infektion eines Ferkels mit *Echinococcus*-Eiern traf DÉVÉ (1949) die ersten Oncosphären in der Leber an. Aus ihrem Sitz im Lumen erweiterter intralobulärer Blutcapillaren schloß er auf eine Einschwemmung mit dem Pfortaderblut. Auch andere Taeniiden-Larven benützen diesen Weg. Nach Passieren des Capillarfilters der Leber kann ein Teil der Oncosphären in die Lunge gelangen und von dort eventuell in den großen Kreislauf.

Im Gegensatz zu dem passiven Transport der Taeniiden-Larven durch den Blutstrom führen die jungen Leberegel und Lungenegel aktive Wanderungen aus. Die Metacercarien des chinesischen Leberegels *Clonorchis sinensis* und des einheimischen Katzenleberegels *Opisthorchis felineus* wandern, durch Gallenstoffe angelockt, vom Duodenum in den Ductus choledochus ein[1]. Die Jugendformen von *Fasciola hepatica* hingegen treten unter Durchbohren der Darmwand zunächst in die Bauchhöhle über und dringen dann in die Leberoberfläche ein[2]. Erst zwei oder mehr Monate später, nachdem sie durch Umherwandern im Leberparen-chym erhebliche Zerstörungen angerichtet haben (s. S. 713), siedeln die inzwischen herangewachsenen Egel in die Gallengänge über. Ähnlich verhält sich der ost-asiatische Lungenegel *Paragonimus westermani*, dessen Jugendformen aber von der Bauchhöhle aus das Zwerchfell durchbohren und in der Regel erst in der Lunge, zuweilen im Gehirn, zur Ruhe gelangen.

Eine in Ostasien und im pazifischen Raum heimischer Lungennematode der Ratten, *Angiostrongylus cantonensis*, führt in seiner Jugend eine komplizierte Wanderung aus, die, wie erst in jüngster Zeit entdeckt wurde, auch von humanmedizinischem Interesse ist. Die Ratten infizieren sich, wenn sie Landschnecken, die als Zwischenwirte dienen, verzehren. Auf ihrer Wanderung vom Darm zu den Lungenarterien, dem endgültigen Sitz, halten sich die jungen heranwachsenden Würmer mehrere Wochen im Gehirn und in den Subarachnoidal-räumen auf[3]. Die gleichen Nematoden wurden in Honolulu in einem menschlichen Gehirn festgestellt[4] und als Erreger einer eosinophilzelligen Meningo-Encephalitis erkannt, von der in den letzten Jahren Hunderte von Fällen in Tahiti aufgetreten sind[5].

---

[1] MUKOYAMA 1921, VOGEL 1934.   [2] Literatur s. VOGEL 1934, SCHUMACHER 1956.
[3] MACKERRAS und SANDARS 1955.   [4] ALICATA 1926.
[5] ROSEN, LAIGRET und BORIES 1961.

Wanderungen peroral aufgenommener Larven vom Darm weg und wieder zu diesem zurück. Das bekannteste Beispiel ist die Wanderung von *Ascaris lumbricoides*[1]. Wie Tierversuche gezeigt haben, dringen die im Darmlumen ausgeschlüpften Larven von 0,26 mm Länge, die ihre 1. Häutung bereits im Ei durchgemacht haben, in die Darmwand ein und werden mit dem Pfortaderblut in die Leber geschwemmt, die sie nach einigen Stunden oder wenigen Tagen wieder über die Lebervenen verlassen. 18 Std bis etwa 12 Tage nach der Infektion trifft man die Larven in den Lungenalveolen, Bronchien oder in der Trachea an. Dort machen die Larven ihre 2. und 3. Häutung durch und wachsen auf 1,5—2 mm Länge heran. Erst in diesem Stadium sind sie fähig, im Dünndarmlumen weiterzuleben, das sie wie die Hakenwurmlarven über die Trachea und den Oesophagus erreichen. Der durch die Wanderung vermittelte enge Kontakt mit dem Wirtsgewebe ist für die Entwicklung der *Ascaris*-Larven wahrscheinlich aus ernährungsphysiologischen Gründen notwendig. Von der Lunge aus kann ein kleiner Teil der Larven über die Lungenvenen in den großen Kreislauf gelangen. Solche vom normalen Weg abgeirrte Larven lassen sich bei Versuchstieren in den Nieren, im Gehirn und in anderen Organen nachweisen und können wahrscheinlich nach Rückkehr zur Lunge doch noch den Darm erreichen. Die Gewebsveränderungen, die von *Ascaris*-Larven in Versuchstieren verursacht werden und bei starken Infektionen zum Tode führen, sind wiederholt untersucht worden[2]. In der Darmwand und Leber treten kleine herdförmige Ansammlungen von Leukocyten, darunter eosinophilen, auf, in der Leber auch kleine Blutungen und Nekrosen. Die am stärksten betroffene Lunge weist petechiale Hämorrhagien und bronchopneumonische Herde auf, an denen eosinophile Leukocyten beteiligt sind. Es ist anzunehmen, daß in der menschlichen Lunge entsprechende Gewebsveränderungen auftreten. In dem Selbstversuch von Koino (1922) rief die Aufnahme von 2000 Ascaris-Eiern eine ernste Pneumonie mit blutigem Sputum hervor, das viele *Ascaris*-Larven enthielt. Harmloser sind die klinischen Äußerungen nach Verschlucken kleiner Eimengen. Sie entsprechen genau dem Bilde der „flüchtigen eosinophilen Lungeninfiltrate" (Löfflersches Syndrom)[3].

Wenn Ascariden-Larven in Fehlwirte geraten, z. B. solche des Schweinespulwurmes *Ascaris lumbricoides suum* oder des Hundespulwurmes *Toxocara canis* in den Menschen, so führen sie ebenfalls Wanderungen aus, können sich aber dann im Darm nicht weiterentwickeln oder erreichen diesen überhaupt nicht. Erst in den letzten Jahren sind *Toxocara*-Larven von amerikanischen Autoren als Urheber menschlicher Erkrankungen festgestellt worden, die mit einer chronischen hohen Bluteosinophilie und verschiedenartigen anderen Symptomen meistens gutartig, vereinzelt auch tödlich verliefen[4]. Das Krankheitsbild tritt bei Kindern auf, die engen Kontakt mit Hunden hatten, und wird als „visceral larva migrans" bezeichnet. Als histologische Veränderungen wurden am zahlreichsten in der Leber, aber auch in vielen anderen Organen die schon lange aus Tieren bekannten *Toxocara*-Knötchen angetroffen (s. S. 714). Im Zentrum dieser etwa stecknadelkopfgroßen Granulome liegt die Larve, umgeben von Epitheloidzellen, Rundzellen, Eosinophilen, Riesenzellen und Bindegewebsfasern. Die langlebigen *Toxocara*-Larven treten in relativ großer Zahl im Gehirn auf, nicht nur bei Versuchstieren, sondern auch beim Menschen[5]. Nematoden-Larven, die

---

[1] Ransom und Cram 1921, Fülleborn 1927.
[2] Yokogawa 1923, Hoeppli 1923, Löffler, Essellier und Macedo 1948.
[3] Selbstversuche von Müller 1938, Vogel und Minning 1943, Essellier und Koszewski 1951.
[4] Beaver, Snyder, Carrera, Dent und Lafferty 1952, Nichols 1956, Dent, Nichols, Beaver, Carrera und Staggers 1956.
[5] Dent, Nichols, Beaver, Carrera und Staggers 1956, Beautyman und Woolf 1951.

Wilder (1950) in 24 wegen Endophthalmitis enukleierten Augen von Kindern in Verbindung mit eosinophilen Granulomen angetroffen hatte, konnten ebenfalls zum Teil als *Toxocara*-Larven gedeutet werden.

Wanderungen von Larven im Wirt ihrer Elterntiere. Die Wanderung der *Trichinella*-Larven unterscheidet sich von denen anderer Jugendformen darin, daß sie nicht mit dem Beginn einer Wurminvasion zusammenfällt, sondern erst von der Brut der erwachsenen Darmtrichinen im Wirt der letzteren ausgeführt wird. Die in der Darmmucosa geborenen Larven, die so klein sind, daß sie ohne weiteres Capillarfilter passieren können, gelangen mit dem Lymph- und Blutstrom in den großen Kreislauf und dringen in die Fasern der Skeletmuskeln ein. In die gleiche Kategorie gehören die Wanderungen der *Mikrofilarien* vom Sitz der graviden Weibchen ins Blutgefäßsystem. Auch sie sind nicht dicker als ein Erythrocytendurchmesser und können frei zirkulieren. Die Mikrofilarien von *Onchocerca volvulus* treten nicht in die Blutbahn über, sondern breiten sich von den in Hautknoten sitzenden Elterntieren über weite Strecken der Cutis aus, die bei sensibilisierten Personen mit einer juckenden Dermatitis reagiert. Sie besiedeln in manchen Fällen die Augen, wo sie Sehstörungen und Blindheit verursachen können.

Pränatale Infektionen als Folge von Larvenwanderungen. In einigen Fällen wurden bei menschlichen Säuglingen Eier von Hakenwürmern und von *Schistosoma japonicum* so kurz nach der Geburt im Stuhl nachgewiesen, daß die Infektion nur vor der Geburt stattgefunden haben konnte[1]. Pränatale Infektionen neugeborener Tiere oder Feten mit *S. japonicum*[2], mit *Toxocara canis*[3], *Ancylostoma caninum*[4] und *Trichinella spiralis*[5] konnten experimentell durch Infektion der trächtigen Muttertiere hervorgerufen werden. Es wird angenommen, daß in diesen Fällen wandernde Larven mit dem mütterlichen Blutstrom in die Placenta gelangt und unter Durchbohren der dünnen Gewebsschranke in den fetalen Kreislauf übergetreten sind. Eine Weiterentwicklung der Jugendstadien im Fetus und eine Wanderung zum Darm erfolgen bei *Ancylostoma caninum* und *Toxocara canis* erst vom Zeitpunkt der Geburt an. Bei *T. canis* scheint die intrauterine Invasion ein häufiger und durchaus normaler Infektionsmodus zu sein, und in den Versuchen von Fülleborn und von Augustine erwarben die pränatal infizierten Welpen sogar wesentlich mehr Spulwürmer als ihre bereits immunen Mütter.

Wenn wir rückblickend den *Mechanismus der Larvenwanderungen* betrachten, lassen sich 2 Hauptarten der Ortsveränderung unterscheiden. Bei der einen Art wandern die jungen Parasiten *aktiv*, eventuell unter Durchbohren von Gewebsschichten wie *Fasciola*, *Paragonimus* und *Hypoderma*. Dieser Typ der Wanderung kann mit erheblichen örtlichen Gewebszerstörungen und Entzündungserscheinungen verbunden sein. Bei der zweiten Art der Ortsveränderung werden große Strecken der Wanderung *passiv* zurückgelegt, indem sich die Larven den vorwärtstreibenden Kräften des Blutstromes, des Flimmerepithels der Luftwege oder des Schluckaktes anvertrauen. Auf anatomisch festgelegten Bahnen gelangen die Larven wie eine Rohrpostsendung an ihren Bestimmungsort. Allerdings sind dabei Capillarfilter in Ein- oder Mehrzahl zu überwinden. Diese bilden für kleine dünne Larven wie die von *Trichinella* und Mikrofilarien kein Hindernis[6]. Größere Larven passieren Capillargebiete gewöhnlich dadurch, daß sie, nachdem sie als Emboli steckengeblieben sind, aus dem zuführenden Gefäß austreten und sich wieder in ein abführendes Gefäß einbohren. Als sichtbare Spuren dieses Verhaltens treten punktförmige Blutungen auf, bei der Wanderung der Schistosoma-Cercarien z. B. in der Lunge und in der Schleimhaut des Magendarmkanales[7]. Möglicherweise können die Capillarfilter zum Teil auch auf dem Wege arteriovenöser Anastomosen umgangen werden.

---

[1] Cort 1921.   [2] Narabayashi 1914.
[3] Fülleborn 1921, Augustine 1927, Noda 1954.   [4] Foster 1932.
[5] Roth 1935.   [6] Fülleborn 1925.   [7] Faust und Meleney 1924.

c) **Ansiedlung.** Nach der Invasion des Wirtes — mit oder ohne anschließende Wanderung — siedelt sich der metazoische Parasit in einem ihm gemäßen Organ an und entwickelt sich zur Geschlechtsreife oder zu einer neuen Larvenform weiter, vorausgesetzt, daß die befallene Wirtsart überhaupt für den betreffenden Parasiten empfänglich ist. Die Erscheinung der *Wirtsspezifität* ist bei manchen Helminthen des Menschen sehr ausgeprägt, z. B. bei den Strobila-Formen von *Taenia saginata* und *Taenia solium*, bei *Enterobius vermicularis* und gewissen Filarien-Arten. Auch Larvenformen wie Cysticerken können mehr oder weniger wirtsspezifisch sein. Die Finne von *T. saginata* tritt im Gegensatz zu der des Schweinebandwurmes nicht im Menschen, nur in Rindern auf, obwohl *Saginata*-Eier sicher viel häufiger als *Solium*-Eier in den menschlichen Darm geraten. Das andere Extrem vertreten Helminthen, die sich in zahlreichen Säugetierarten entwickeln können, wie *Trichinella* und *Fasciola*. Die Unempfänglichkeit einer Tierart für einen bestimmten Parasiten wird auch als „*natürliche Resistenz*" oder „natürliche Immunität" bezeichnet. Man darf sich darunter weniger eine aktive Abwehr vorstellen als den Ausdruck des Fehlens gewisser physiko-chemischer Voraussetzungen für die Existenz des Parasiten, die sich schwer analysieren lassen. Wie komplex die Umweltfaktoren sind, die z.B. im Wirbeltierdünndarm auf Helminthen einwirken, geht aus einer monographischen Zusammenstellung von READ (1950) hervor.

Fast alle entoparasitischen Metazoen haben ihren Sitz in ganz bestimmten Organen oder Geweben, die ihnen optimale Bedingungen bieten. Nur manche Bandwurmlarven lassen diese *Organspezifität* vermissen, z. B. Echinokokken, die sich außer in Leber und Lunge in allen Organen, selbst in den Knochen, entwickeln können. Von den Darmhelminthen werden bestimmte Abschnitte des Verdauungskanales bevorzugt, von Hakenwürmern und Ascariden z. B. das Jejunum, von *Trichuris* und *Enterobius* das Coecum. Die Haut und Subcutis sind der Aufenthaltsort von Milben, gewissen Fliegenmaden, *Loa-* und *Onchocerca*-Filarien, dem Medinawurm und Cysticerken. Die Schistosomen leben in Blutgefäßen, die Filarien der Gattung *Wuchereria* im Lymphsystem. Die Gallengänge werden von den Leberegeln *(Fasciola, Clonorchis, Opisthorchis* und *Dicrocoelium)* besiedelt, das Leberparenchym von Echinokokken und *Capillaria hepatica*. Das Lungengewebe ist der normale Sitz von *Paragonimus westermani*. Im zentralen Nervensystem können sich Cysticerken, seltener Echinokokken, Lungenegel und Schistosomen ansiedeln. Ein Parasit, der sich ausschließlich im Gehirn oder Rückenmark entwickelt, ist die hühnereigroße *Multiceps*-Finne, *Coenurus cerebralis* genannt, die die Drehkrankheit der Schafe verursacht und den Menschen nur selten befällt. Ihre Beschränkung auf das zentrale Nervensystem kommt offenbar dadurch zustande, daß alle Jugendstadien, die mit dem Blutstrom in andere Organe eingeschwemmt werden, zugrunde gehen. Die elektive Ansiedlung der Trichinella-Larven in den Fasern der Skeletmuskeln läßt daran denken, daß die im Blute kreisenden Larven beim Passieren der Muskeln durch einen chemischen Stimulus zum Austritt aus den Capillaren und Durchbohren des Sarcolemms angeregt werden *(Organotropie)*[1]. Weitere Beispiele für die Auswahl ganz spezifischer Wirtsgewebe durch hämatogen verbreitete Jugendstadien bieten die Larven von *Capillaria hepatica*[2] und die Cercarien von *Diplostomum volvens*. Die ersteren siedeln sich nur im Leberparenchym an, die letzteren ausschließlich in der Augenlinse und im Glaskörper von Fischen. Parasiten, die weniger spezifische Ansprüche an das Wirtssubstrat stellen, können sich auch an atypischen Orten ansiedeln und weiterentwickeln, der ostasiatische Lungenegel z. B. in verschiedenen

---

[1] DOERR 1927.   [2] VOGEL 1930.

Organen der Bauchhöhle oder im Gehirn, im letzteren Falle meist mit tödlichem Krankheitsausgang. Lebensbedrohend sind auch die ektopischen Formen der Ascaridiasis, z. B. die zu Cholangitis und Leberabscessen führende Invasion der Gallengänge. Die Spulwürmer gelangen in diesen Fällen nicht während der Larvenwanderung in die Leber, sondern erst als ältere Würmer vom Duodenum aus.

d) Ausreifung, Fortpflanzung und Tod. Nach der Infektion eines Endwirtes vergeht eine gewisse Zeit, bis die heranwachsenden Parasiten fortpflanzungsfähig geworden sind und ihre Nachkommenschaft als Eier oder Larven nachweisbar wird. Diese sog. *Präpatenzzeit* hat für jede Helminthenart eine charakteristische Dauer und stimmt in der Regel nicht mit der klinischen Inkubationszeit überein. Sie beträgt bei *Trichinella* nur 5—7 Tage, bei den menschlichen Hakenwürmern 5—6 Wochen, bei *Ascaris lumbricoides* etwa 10 Wochen, bei *Fasciola* und den großen Tänien 2—4 Monate. Bei Infektionen mit der Filarie *Loa loa* vergehen sogar 18 Monate bis 4 Jahre, bis Mikrofilarien im Blute nachweisbar werden. Die für diese Filariose kennzeichnenden allergischen Hautschwellungen können jedoch schon wenige Monate nach der Infektion auftreten. Auf die Präpatenzzeit folgt eine Periode der geschlechtlichen *Fortpflanzung*, die gewöhnlich erst kurz vor dem Tode der Helminthen erlischt. Die Eier oder Larven werden von den Weibchen oder Zwittern im allgemeinen in gleichmäßiger Folge abgesetzt; nur bei *Enterobius* und beim Medinawurm erfolgt eine einmalige oder periodische Brutausstoßung.

Die *Lebensdauer* schwankt bei den verschiedenen Helminthen-Arten in weiten Grenzen und ist bei manchen Arten nicht genau bekannt. Infektionen mit Darmtrichinen und Madenwürmern erlöschen schon innerhalb von 2 oder 3 Monaten, wenn keine Reinfektionen stattfinden. Menschliche Spulwürmer scheinen das Alter eines Jahres in der Regel nicht zu erreichen[1], während *Trichuris trichiura*, die großen Bandwürmer, *Fasciola* und Hakenwürmer mehrere Jahre alt werden können. Eine besonders lange Lebensdauer wurde bei Filarien (*Loa loa* bis 15 Jahre), bei *Clonorchis sinensis* (20—25 Jahre) und bei Schistosomen (10—30 Jahre) festgestellt. Doch sind es offenbar immer nur vereinzelte Individuen, die so alt werden. Auch Wurmlarven wie Muskeltrichinellen und Echinokokken können im Menschen 10 Jahre und länger am Leben bleiben.

Der *Tod* von Würmern des Darmlumens scheint für den Wirt meistens keine nachteiligen Folgen zu haben. Dagegen können die Körpersubstanzen von Helminthen, die im Gewebe oder in den Zirkulationsorganen absterben und zerfallen, örtliche Entzündungsprozesse und zuweilen Allgemeinreaktionen auslösen. In den Mesenterialvenen absterbende Schistosomen werden als Emboli in die Pfortaderzweige der Leber geschwemmt und inmitten kleiner Thrombophlebitis-Herde von den sich ansammelnden Wanderzellen langsam abgebaut[2] (Abb. 13). Die rekurrierenden Lymphangitis- und Lymphadenitis-Anfälle, charakteristische klinische Äußerungen der *Wuchereria*-Infektion, werden auf das Absterben einzelner Filarien zurückgeführt. Um die Körper der toten Würmer bilden sich entzündliche Granulome mit starker Beteiligung von Eosinophilen und Riesenzellen. Wenn bei Patienten mit *Onchocerca*-Infektion durch Behandlung mit Hetrazan die zahllosen in der Haut und zuweilen im Auge lebenden Mikrofilarien innerhalb weniger Tage zum Absterben gebracht werden, treten vorübergehend örtliche Entzündungserscheinungen an der Haut und den Augen auf, in manchen Fällen auch Fieber, Kopf- und Gliederschmerzen. Die Reste abgestorbener Würmer, z. B. Echinokokken, Cysticerken und Medinawürmer, können verkalken

---

[1] FÜLLEBORN 1932.   [2] GÖNNERT 1955.

und oft noch lange im Röntgenbild als charakteristisch geformte Schatten nachweisbar bleiben.

e) Austritt der Nachkommenschaft aus dem Wirt. Die Jugendstadien von *Sarcoptes scabiei*, deren Lebensweise vom Ektoparasitismus nicht weit entfernt ist, können wie Läuse im Wirt ihrer Muttertiere verbleiben und heranreifen. Die Nachkommen der Helminthen hingegen müssen den Wirt ihrer Eltern verlassen und ihre Weiterentwicklung in neuen Wirten vollenden. Nur durch Zufuhr von außen kann die Zahl der erwachsenen Würmer in einem Wirte zunehmen. Von dieser Regel gibt es nur wenige Ausnahmen. Ein kleiner Nematode der Pferde, *Probstmayria vivipara* vermehrt sich fortlaufend im Dickdarm, ohne diesen zu verlassen. Unter den mensch-

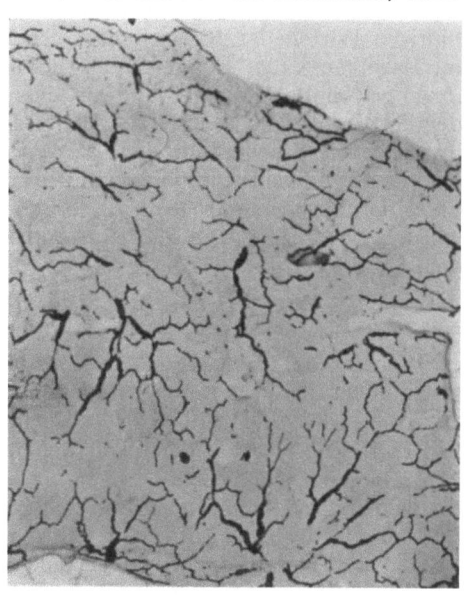

lichen Helminthen ist eine sog. „innere" Autoinfektion nur bei *Strongyloides stercoralis* nachgewiesen worden, scheint aber nur ausnahmsweise unter besonderen, nicht genauer bekannten Umständen vorzukommen. Die jungen Larven wandeln sich in solchen Fällen nicht wie normalerweise im Freien, sondern schon in der Darmwand in das filariforme Invasionsstadium um und kehren nach einer Wanderung über die Leber und Lunge zum Dünndarm zurück. Früher ist auch bei *Enterobius vermicularis* eine Vermehrung im Darm angenommen und zuletzt von Penso (1932) vertreten worden. Die Madenwurmeier können jedoch nur bei Gegenwart von Sauerstoff Infektionsreife erlangen[1] und werden normalerweise auf der Analhaut abgelegt.

Abb. 2. Bilharziose des Darmes. Stück der ausgebreiteten und aufgehellten Darmwand eines Meerschweinchens. Die Gefäßbäumchen zeichnen sich in dem ungefärbten Präparat nur infolge ihrer dichten Füllung mit Eiern von *Schistosoma japonicum* ab. Vergr. 4 ×

Der Austritt der Helminthenbrut findet bei vielen Arten mit dem Stuhl statt, bei anderen entweder mit dem Harn (*Schistosoma haematobium*), mit dem Sputum (*Paragonimus*), durch die Haut (Filarien, Medinawurm) oder dadurch, daß der Wirt des Larvenstadiums von einem anderen Wirt verzehrt wird (*Trichinella*). Krankheitsfolgen sind mit dem Vorgang der Brutausscheidung nur bei einigen Wurmarten verbunden. An erster Stelle muß hier der *Schistosomen* gedacht werden; denn ihre Eier sind das wesentliche pathogene Agens bei den verschiedenen Formen der Bilharziose. Die von den Weibchen abgelegten Eier gelangen in großer Zahl in die kleinen Venen der Darm- oder Harnblasenwand (Abb. 2) oder, vom Blutstrom verschleppt, in die Pfortaderäste der Leber oder die Arteriolen der Lunge. Nach Obliteration der betroffenen Gefäße oder Austritt durch die Gefäßwand kommen sie in das Gewebe zu liegen, das auf die durch die Eischale diffundierenden Exkrete in der weiter unten (s. S. 714) beschriebenen Weise reagiert. Die Gewebsveränderungen erleichtern den Austritt oberflächlich gelagerter Eier in das Lumen des Darmes oder der Harnorgane, während zahlreiche andere Eier im Gewebe zugrunde gehen und aufgelöst werden oder verkalken. Auch beim Medinawurm stehen die Krankheitsfolgen mit der eigentümlichen

[1] Zawadowski und Schalimow 1929.

Art der Brutausscheidung in Zusammenhang. Das gravide, unter der Haut ruhende Weibchen erzeugt über seinem Kopfende durch toxische Sekrete ein Hautgeschwür, durch das es jedesmal, wenn die Haut des Patienten durch Berührung mit Wasser abgekühlt wird, einen Teil seiner Larven ausstößt. Als weiteres Beispiel können die Reizerscheinungen in der Analgegend angeführt werden, die mit der Auswanderung und Eiablage der Madenwurmweibchen verbunden sind.

2. Physiologie.

Entoparasiten leben in einer Umwelt, die sich von der ihrer freilebenden Verwandten in vieler Hinsicht unterscheidet. Sie unterliegen z. B. in warmblütigen Wirten der Einwirkung einer konstanten hohen Temperatur und sind im Darmkanal den Enzymen der Verdauungssäfte ausgesetzt. Nahrung steht ihnen gewöhnlich reichlich und mühelos erlangbar zu Gebote, Sauerstoff je nach dem Sitz im Wirt in wechselnder Menge, im Gewebe und in der Blutbahn reichlich, im Lumen des Darmes und der Gallengänge jedoch höchstens in Spuren[1]. Diesen besonderen Umweltbedingungen müssen die physiologischen Leistungen der Entoparasiten Rechnung tragen. Im Rahmen einer pathogenetischen Betrachtung interessieren am meisten die Lebensäußerungen, die mit der *Nahrungsaufnahme*, dem *Stoffwechsel* und der *Exkretion* in Zusammenhang stehen.

A. Nahrungsaufnahme.

Die Methoden der Ernährung sowie die Qualität und Herkunft der aufgenommenen Nahrungsstoffe sind bei den verschiedenen Parasitenformen sehr unterschiedlich und hängen in erster Linie von der anatomischen und physiologischen Konstitution der Parasiten und von ihrer Lokalisation im Wirt ab. Die mit einem funktionstüchtigen Verdauungskanal versehenen Parasiten wie die Nematoden, Trematoden und Arthropoden nehmen durch ihre Maulöffnung flüssige oder feste Nahrung auf, während die darmlosen Bandwürmer und ihre Jugendstadien darauf angewiesen sind, gelöste Stoffe durch ihre Haut zu absorbieren. Die Aufnahme von einfachen Zuckern und von Aminosäuren durch Cestoden scheint selektiv zu erfolgen auf Grund einer aktiven Leistung der Wurmhaut[2].

Die Schmarotzer des Verdauungskanales entnehmen ihre Nahrung teils dem Darminhalte, teils der Darmwand. *Menschliche Ascariden* und eine Reihe tierischer Spulwurmarten leben im Dünndarmlumen, ohne sich an die Schleimhaut anzuheften. Nach experimenteller Verabreichung feiner Kohleteilchen oder Stärkekörner an die Wirte ließen sich diese Partikel im Darm von *Ascaris lumbricoides* und Spulwürmern des Hundes und Haushuhnes nachweisen[3]. Bei Röntgenuntersuchungen des menschlichen Darmes konnte häufig eine schattengebende Füllung des Ascaridendarmes mit Bariumbrei beobachtet werden. Hieraus wurde geschlossen, daß diese Spulwürmer sich vom Dünndarminhalt ernähren, und zwar vorwiegend von Bestandteilen der Nahrung des Wirtes, möglicherweise aber auch von wirtseigenen Substanzen, die in das Darmlumen ausgeschieden werden.

Auch die erwachsenen *Bandwürmer* nehmen die für sie lebenswichtigen Kohlenhydrate vorwiegend aus der Nahrung ihrer Wirte und speichern sie als Glykogen in ihrem Körper. In Versuchen mit dem Hühnercestoden *Raillietina cesticillus* sank der Glykogengehalt der Bandwürmer nach 20stündigem Hungern der Hühner auf $1/_{11}$ des Ausgangswertes ab[4]. Der Rattenbandwurm *Hymenolepis diminuta*, der vereinzelt auch bei Kindern auftritt, erreichte in kohlenhydratfrei

---

[1] v. Brand und Weise 1932.   [2] Daugherty und Foster 1958.
[3] Hoeppli 1927, Li 1933.   [4] Reid 1942.

ernährten Ratten nur etwa $^1/_{10}$ der Länge, die er in normal ernährten Ratten erlangt[1]. Dagegen hatte eine proteinfreie Diät der Ratten keinen nachteiligen Einfluß auf das Wachstum von *Hymenolepis diminuta*. Hieraus scheint hervorzugehen, daß Bandwürmer, die für den Aufbau von Eiweiß benötigten Substanzen mindestens teilweise dem Stoffbestande ihrer Wirte entnehmen können. Mit den Drüsensekreten des Magen-Darmkanales, mit Galle und Pankreassaft oder durch Diffusion aus Mucosa-Zellen gelangen vielerlei stickstoffhaltige Substanzen des Wirtes in beträchtlicher Menge ins Darmlumen und werden, soweit wertvoll, wieder zurückresorbiert, darunter Eiweißstoffe, Aminosäuren, Mucin, Vitamine und Hormone[2]. Wahrscheinlich werden solche Substanzen auch von Parasiten des Darmlumens aufgenommen und damit dem Wirt entzogen. Möglicherweise beruht die ausgeprägte Wirtsspezifität vieler Cestoden, Ascariden und Oxyuriden auf deren Abhängigkeit von gewissen, der Wirtsart eigentümlichen Stoffen, die in den Darm ausgeschieden werden. Für die Entnahme von *Vitaminen* durch Bandwürmer aus der Nahrung des Wirtes scheinen folgende Beobachtungen von CHANDLER (1943) zu sprechen. Ein Fehlen des gesamten Vitamin B-Komplexes in der Diät von Ratten hatte bei *Hymenolepis diminuta* eine starke Wachstumshemmung zur Folge, während der Entzug der Vitamine A, D und E diese Wirkung nicht hatte. Von besonderem Interesse, weil die

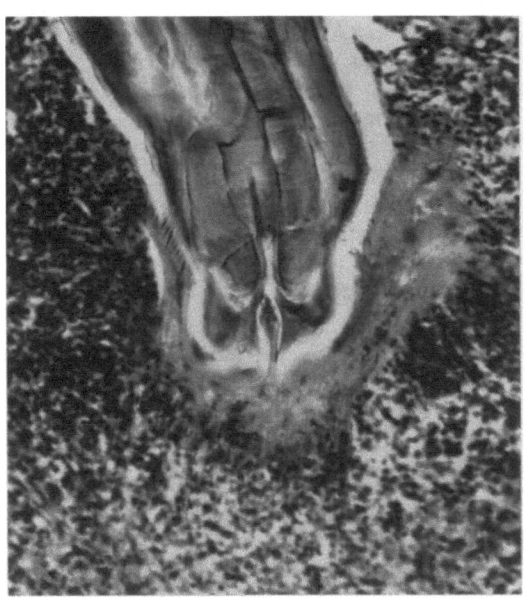

Abb. 3. Längsschnitt durch das Kopfstück von *Phocascaris phocae* in der Pyloruswand eines Seehundes. Kolliquationsnekrose des Gewebes durch präorale Verdauung. Vergr. 200×

Humanmedizin betreffend, ist in diesem Zusammenhang die Genese der *Diphyllobothrium*-Anämie. Nach der heutigen Auffassung beruht sie darauf, daß der Fischbandwurm als Konkurrent des Wirtes im Verbrauch von Vitamin B_{12} (extrinsic factor) auftritt, wie auf S. 730 näher ausgeführt wird.

Eine Anzahl von Darmnematoden, die sich an der Schleimhaut festheften oder in diese mit dem Vorderende oder ganzen Körper eindringen, ernährt sich ausschließlich oder vorwiegend von Körpersubstanzen des Wirtes. Die Hakenwürmer des Menschen, *Ancylostoma duodenale* und *Necator americanus*, sowie ihre Hunde und andere Tiere befallenden Verwandten sind ausgesprochene *Blutsauger*. Sie heften sich an der Dünndarmwand fest, indem sie einen Schleimhautpfropf in ihrer Mundkapsel aufnehmen, und hinterlassen beim Ortswechsel kleine Defekte der Mucosa. Wie Beobachtungen über das Verhalten von *Ancylostoma canium* im Darm laparotomierter Hunde gezeigt haben, werden von den Würmern durch Pumpbewegungen des Oesophagus beträchtliche Mengen von Blut in den Darm eingesogen und in kurzen Zeitabständen wieder aus dem Wurmafter ausgestoßen[3]. Außerdem geht an der Bißstelle aussickerndes Blut verloren,

[1] CHANDLER 1943.   [2] READ 1950, CHANDLER, READ und NICHOLAS 1950.
[3] WELLS 1931, NISHI 1934.

dessen Gerinnung durch Drüsensekrete des Wurmes verlangsamt ist (s. auch
S. 729). Da die Erythrocyten den Wurmdarm, abgesehen von einer Reduktion
des Oxyhämoglobins, unverändert verlassen, ist anzunehmen, daß die Hakenwürmer dem Blutplasma Nahrungsstoffe entziehen. Auch abgelöste Epithelzellen sind im Verdauungskanal von Hakenwürmern gefunden worden[1].

Eine andere Ernährungsweise, die auf *extracorporaler Verdauung* von Wirtsgewebe beruht, kommt einer Anzahl tierparasitischer Nematodenarten und anscheinend dem menschlichen Peitschenwurm *Trichuris trichiura* zu[2]. Durch
Drüsensekrete des in die Schleimhaut eingedrungenen Kopfendes wird das
umgebende Gewebe erweicht oder verflüssigt und in dieser Form als Nahrung
aufgenommen (Abb. 3). Auch bei Darmtrichinellen, *Strongyloides* und einigen
Trematoden ist eine derartige Ernährungsweise vermutet worden.

Für den in Gallengängen lebenden Großen Leberegel *Fasciola hepatica* bildet
Blut die Hauptnahrungsquelle[3]. Das in den verzweigten Darm aufgenommene
Blut wird eingedickt und hämolysiert; dabei wandelt sich das Oxyhämoglobin
sofort in Hämoglobin und dieses dann in ein braunes Pigment um, das aus saurem
Hämatin besteht. Die kleineren Leberegel *Clonorchis sinensis* und *Dicrocoelium
dentriticum* ernähren sich von Epithelzellen der Gallengänge, Entzündungs-
produkten und Erythrocyten[4].

Den *Schistosomen*, Bewohnern des Gefäßsystems, dient ausschließlich Blut
als Nahrung. Das Endprodukt der Hämoglobinverdauung, ein schwarzbraunes
Pigment, wird durch die Maulöffnung ausgestoßen und wie Malaria-Pigment von
den Reticuloendothelzellen der Leber und Milz aufgenommen. Über die Ernährung der Filarien ist nichts bekannt. Ihr Sitz im Lymphsystem oder Bindegewebe und der Bau ihrer Mundorgane lassen vermuten, daß flüssige Nahrung
aufgenommen wird, z. B. Lymphe.

B. Stoffwechsel und Exkrete.

Das Studium des Stoffwechsels von Zooparasiten ist ein relativ junger Zweig
der Parasitologie, der Anfang dieses Jahrhunderts durch die Arbeiten von Weinland (1901—1904) begründet worden ist. Erst in den letzten 25 Jahren hat
diese Forschungsrichtung eine starke Entfaltung erfahren, vorwiegend durch
Untersuchungen nordamerikanischer Autoren, von denen v. Brand und seine
Schüler besonders zu nennen sind. Die meisten Beobachtungen wurden in vitro
an überlebenden Parasiten oder an frischen Gewebsemulsionen angestellt. Eine
echte, mit Wachstum und Entwicklung verbundene Kultivierung metazoischer
Entoparasiten in sterilen Nährmedien stößt auf große Schwierigkeiten und ist
erst in wenigen Fällen und meist nur teilweise gelungen. Außer den von v. Brand
(1952) angeführten Untersuchungen dieser Art seien die neueren Beobachtungen
von Weinstein und Jones (1956) an dem Rattennematoden *Nippostrongylus
muris* und die von Senft und Weller (1956) an *Schistosoma mansoni* genannt,
sowie ein Übersichtsbericht von Weinstein (1961). Die folgenden Angaben über
den Stoffwechsel beschränken sich auf einige grundlegende Ergebnisse. Im übrigen
muß auf die zusammenfassenden Darstellungen und Übersichtsberichte verwiesen
werden[5].

Ein viel erörtertes Problem ist die *Rolle des Sauerstoffes* im Stoffwechsel der
Entoparasiten. Ursprünglich war angenommen worden, daß Darmparasiten wie
Spulwürmer, die in einem sehr O_2-armen Milieu leben, unfähig sind, Sauerstoff

---

[1] Looss 1905.   [2] Hoeppli 1927, 1933.   [3] Hsü 1939, Stephenson 1947.
[4] Hsü 1939.
[5] v. Brand 1934, 1952, 1959, McCoy 1935, Smyth 1947, Bueding 1949.

zu verarbeiten[1]. Später wurde festgestellt, daß nicht nur Ascariden, sondern alle
untersuchten entoparasitischen Würmer und Fliegenmaden Sauerstoff verbrauchen, wenn ihnen dieser zu Gebote steht, und daß sie durch mäßige Sauerstoff-
spannungen nicht geschädigt werden. Sie alle können jedoch ihre Lebensfunktionen auch ohne Sauerstoff für lange oder kürzere Zeiten oder sogar dauernd
fortsetzen, sind folglich als *fakultative Anaerobier* anzusehen[2]. Ob ein Binnenschmarotzer in seiner natürlichen Umgebung ein vorwiegend aerobes oder anaerobes Dasein führt, hängt unter anderem von der örtlichen O_2-Spannung des
Milieus, von der Größe des Parasiten und davon ab, ob Blut aufgenommen wird.
Hakenwürmer führen wahrscheinlich ein vorherrschend aerobes Leben, indem sie
den Erythrocyten, die in großer Menge ihren Darm passieren, Sauerstoff entnehmen[3]. Andererseits ist anzunehmen, daß die im sauerstoffarmen Dünndarm
lebenden Spulwürmer und Bandwürmer, deren Oberflächen-Volumen-Verhältnis
für eine Sauerstoffaufnahme ungünstig ist, zu einem vorwiegend anaeroben Dasein
gezwungen sind. Zwischen diesen beiden Extremen gibt es intermediäre Stufen,
in denen sich aerobe und anaerobe Prozesse mehr oder weniger die Waage halten.

Die Eier von Ascariden und Hakenwürmern widerstehen O_2-Mangel, z. B. im
Inhalt von Abortgruben, längere Zeit. Sie können sich jedoch ebenso wie *Enterobius*-Eier nur dann bis zur Infektionsreife entwickeln, wenn ihnen eine gewisse
Sauerstoffmenge zur Verfügung steht. Dasselbe gilt für Hakenwurm- und
Strongyloides-Larven. Für letztere mag der O_2-Gehalt der Dünndarmmucosa
zur Umwandlung in das infektiöse filariforme Stadium genügen, so daß dadurch
eine innere Autoinfektion möglich wird.

Eine zentrale Stellung im Stoffwechsel metazoischer Entoparasiten kommt
dem *Umsatz der Kohlenhydrate* zu. Diese werden offenbar als einfache Zucker
resorbiert, die teils als solche dem Darminhalt, Blut oder Gewebe des Wirtes
entnommen werden, teils im Parasitendarm gespaltenen Polysacchariden entstammen. Die aufgenommenen Kohlenhydrate werden in Körperzellen als *Glykogen* gespeichert. Wie die Analyse des Stoffgehaltes zahlreicher Helminthen-Arten
und der Maden von *Gasterophilus* ergeben hat, ist der Glykogengehalt bei den
meisten Arten sehr hoch. Er macht z. B. bei *Ascaris lumbricoides* 24% des
Trockengewichtes aus, bei *Fasciola hepatica* 21% und bei menschlichen Bandwürmern 20—60%. Die Spaltung von Glykogen stellt, soweit bekannt, die
Hauptquelle der Energiegewinnung dar und ist für diese Aufgabe unter anaeroben
Lebensverhältnissen besonders gut geeignet. Wichtig und auch im Hinblick auf
die möglichen pathogenetischen Konsequenzen beachtenswert ist die Tatsache,
daß alle bisher untersuchten entoparasitischen Vielzeller im Gegensatz zu den
meisten freilebenden Tieren nicht imstande sind, Kohlenhydrate vollständig bis
zu Kohlensäure und Wasser zu oxydieren, selbst dann nicht, wenn ihnen Sauerstoff reichlich zu Gebote steht. Der Glykogenabbau verläuft in ihnen sowohl
unter aeroben wie anaeroben Bedingungen als *Gärungsprozeß*, vergleichbar den
Vorgängen in gewissen Hefen und Bakterien. Die pathogenetische Bedeutung
dieses unvollständigen Abbaues liegt darin, daß sich unter den vielerlei organischen Endprodukten Substanzen befinden, die möglicherweise schädigend auf
den Wirt einwirken. Beim Gärungsprozeß wird aus dem Glykogenmolekül nur
ein Bruchteil der Energie freigesetzt, die durch vollständige Oxydation gewonnen
werden könnte. Doch vermögen offenbar die Parasiten die Unwirtschaftlichkeit
dieses Vorganges durch vermehrte Aufnahme von Nahrung auszugleichen, die
ihnen gewöhnlich reichlich zur Verfügung steht. Das klassische Beispiel im Hel-
minthenreich ist die Glykogenspaltung von *Ascaris lumbricoides* und *Parascaris*

---

[1] WEINLAND 1901.		[2] v. BRAND 1952.		[3] WELLS 1931.

equorum[1]. Dabei treten als End- und Ausscheidungsprodukte erstens Kohlensäure und zweitens neben etwas Milchsäure und Ameisensäure reichliche Mengen
von *flüchtigen Fettsäuren* auf, hauptsächlich Valeriansäure. *Fasciola hepatica*
scheidet neben Kohlensäure *höhere Fettsäuren* in großer Menge aus, die sich auch
morphologisch als Fetttröpfchen im Exkretionssystem nachweisen lassen[2]. Bandwürmer *(Moniezia expansa)* und *Gasterophilus*-Larven scheiden ebenfalls höhere
Fettsäuren aus sowie Milchsäure. Bei Bandwürmern tritt noch Bernsteinsäure
als Endprodukt auf, die auch in der Flüssigkeit von *Echinococcus*-Blasen neben
niederen Fettsäuren vorhanden ist. Nur von Schistosomen und Filarien wird
das verarbeitete Kohlenhydrat hauptsächlich in Milchsäure umgesetzt[3]. Die
Fettsäuregärung der Helminthen war von Slater (1925) angezweifelt und als
Ergebnis bakterieller Verunreinigung der Versuchsmedien gedeutet worden. Ihre
Realität konnte jedoch später an bakterienfrei gehaltenen Ascariden einwandfrei
bestätigt werden[4].

Über den Stoffwechsel der *Lipide* ist bei vielzelligen Binnenschmarotzern
wenig bekannt. Bezüglich des Vorkommens von Lipiden verschiedener Fraktionen
und von morphologisch-färberisch nachgewiesenen „Fetten" im Körper von Helminthen sei auf die zusammenfassende Darstellung v. Brands (1952) verwiesen.
Eine Verwertung von höheren Fettsäuren oder Fett, Endprodukten des Kohlenhydratstoffwechsels der Plathelminthen, als Energiequelle scheint keine oder nur
eine untergeordnete Rolle zu spielen, ausgenommen möglicherweise Eier und
Larven, die sich unter aeroben Bedingungen in der Außenwelt entwickeln. Unter
anaeroben Verhältnissen ist eine Fettspaltung wenig geeignet, Energie zu liefern[5].

Unsere Kenntnisse des *Eiweißstoffwechsels* der Helminthen und entoparasitischen Arthropoden sind heute noch lückenhaft. Es ist wenig darüber bekannt,
in welcher Form die stickstoffhaltigen Grundsubstanzen aufgenommen und ver-
arbeitet werden. Daß die Eiweißsynthese bei Helminthen einen beträchtlichen
Umfang haben muß, geht schon aus ihrer hohen Eiproduktion — bei Ascaris
z. B. im Mittel 200 000 Eier täglich — hervor, ferner aus dem raschen, bei Bandwürmern fast unbegrenzten Wachstum vieler Arten. In einem Selbstinfektions-
versuch von Kuhlow (1953) nahm *Diphyllobothrium latum* vom 1.—23. Tage
durchschnittlich pro Tag um 20 cm an Länge zu. Über eine Verwendung von
Proteinen als Energiequelle, die am ehesten unter aeroben Bedingungen denkbar
wäre, ist bei Helminthen nichts Sicheres bekannt. Bei mehreren Helminthen-
arten sind die stickstoffhaltigen Ausscheidungsprodukte ermittelt worden. Bei
Ascaris, Trichinella, Fasciola und *Moniezia* ist Ammoniak der vorherrschende
Bestandteil. Wie v. Brand betont hat, müssen nicht alle stickstoffhaltigen Ausscheidungen tatsächlich Endprodukte des Eiweißstoffwechsels sein, sondern können zum Teil auch von unverdauten Nahrungsresten der Parasiten herrühren.
v. Brand hält es für sehr wahrscheinlich, daß die von Flury (1912) und von
Flury und Leeb (1926) in den Exkreten von *Ascaris* und *Fasciola* gefundenen
Proteine, Albumosen und Peptone aus der letztgenannten Quelle stammten. Wie
es sich in dieser Beziehung mit den Aminosäuren verhält, die mehrere Beobachter
in den Exkreten einiger Nematodenarten festgestellt haben, ist ungeklärt. Bakterienfrei in vitro überlebende *Trichinella*-Larven schieden in 24 Std pro 1 g
Feuchtgewicht 2,8 mg Stickstoff aus[6]. Dieser war enthalten zu 33,3% in Ammoniak, zu 7,4% in flüchtigen Aminen, zu 20,8% in Peptiden, zu 28,5% in Aminosäuren und zu 10% in ungeklärter Bindung. Durch Papierchromatographie
konnten die Autoren 10 verschiedene Aminosäuren und 12 aliphatische primäre

---

[1] Weinland 1901, 1904, Flury 1912 u. a.   [2] v. Brand und Weinland 1924.
[3] Bueding 1949, 1950.   [4] Epps, Weiner und Bueding 1950.   [5] v. Brand 1952.
[6] Haskins und Weinstein 1957.

Amine identifizieren, darunter Stoffe, die möglicherweise toxisch wirken können. Bemerkenswert ist noch, daß Harnstoff, Harnsäure und Creatinin bei Helminthen fast gar nicht auftreten. Sie wurden bisher nur in der Blasenflüssigkeit von Echinokokken und Cysticerken nachgewiesen, stammen aber in diesen Fällen möglicherweise vom Wirt; denn die Finnenflüssigkeit scheint wenigstens zum Teil ein Transsudat von Körpersäften zu sein[1].

C. Resistenz gegen Darmenzyme.

Zu den Eigenschaften, die es Entoparasiten ermöglichen, im Darmkanal zu existieren, gehört auch ihre Fähigkeit, den Verdauungsenzymen zu widerstehen. Beobachtungen an Nematoden und Bandwürmern sprechen dafür, daß es in erster Linie die Beschaffenheit ihrer *Cuticula* ist, die diese Würmer vor dem Angriff der Fermente schützt. Lebende Ascariden und Tänien werden in vitro von Pepsin und Trypsin erst dann verdaut, wenn man ihre Cuticula verletzt[2].

Die 100—120 μ dicke Cuticula von *Ascaris lumbricoides* läßt sich mechanisch als transparenter Schlauch vom Körpergewebe abtrennen. Wenn man eine Schlinge dieses Schlauches in den enzymatisch sehr aktiven Dünndarmfistelsaft eines Hundes so eintauchen läßt, daß der Saft nicht ins Innere gelangen kann, so ist die Cuticula nach 12 Std Brutschrankaufenthalt unverändert. Führt man den gleichen Versuch mit dem umgestülpten Schlauch aus, so daß die Enzyme an den inneren Schichten der Cuticula angreifen können, so wird die Cuticula fast in ganzer Dicke weggedaut, und lediglich die 2—3 μ dicke äußere Rindenschicht widersteht dem Enzymgemisch. Durch anschließende Behandlung mit dem auch als Anthelminthicum verwendeten Pflanzenferment Papaïn wird auch dieses zarte Außenhäutchen verdaut[3].

Aus diesen Versuchen geht hervor, daß nur die äußere Rindenschicht der Cuticula für die im Dünndarm wirksamen Enzyme *unangreifbar* und zugleich *undurchlässig* ist. Chemisch besteht diese Schicht aus gegerbtem Protein und ist außen noch von einem elektronenoptisch nachweisbaren Lipidfilm bedeckt[4].

Von zahlreichen Autoren[5] sind aus Nematoden, besonders Ascariden, und aus Bandwürmern sog. *Antienzyme* extrahiert worden, die in vitro die Wirkung von Pepsin und Trypsin hemmen. Bei einem aus *Ascaris* isolierten antitryptischen Stoff handelt es sich nach COLLIER (1941) um ein Polypeptid, das dem im Pankreas von Rindern enthaltenen Trypsinhemmstoff ähnlich ist. Ob die Antienzyme der Helminthen tatsächlich eine wesentliche Schutzfunktion ausüben, muß als fraglich bezeichnet werden, zumal sie die Verdauung lebender Würmer, deren Cuticula verletzt ist, nicht verhindern können.

III. Pathogenese und Pathologie der Metazoen-Infektionen

1. Allgemeines

Mit dem Begriff des Parasiten ist die Eigenschaft verbunden, den Wirt in irgendeiner Weise zu schädigen. Die Beeinträchtigung des Wirtes kann sehr geringfügig sein, wie bei dem Befall mit *Enterobius vermicularis*, der, wenigstens bei seinem normalen Aufenthalt im Dickdarmlumen, weder wertvolle Nahrungsstoffe aufnimmt noch das Darmgewebe verändert. Das andere Extrem bilden Wurmarten wie der *Echinococcus multilocularis* und der *Coenurus cerebralis*, die fast regelmäßig den Tod tierischer oder menschlicher Wirte herbeiführen. Hier handelt es sich um Larvenstadien, deren Übertragung von den natürlichen Zwischenwirten, Feldmäusen bzw. drehkranken Schafen, auf die fleischfressenden Endwirte, Hunde, Wölfe, Füchse und Katzen, durch die hohe Pathogenität des Finnenstadiums eher gefördert als beeinträchtigt wird. Von diesen Ausnahmen

---

[1] SCHOPFER 1932.   [2] DE WAELE 1933.   [3] Eigene unveröffentlichte Versuche.
[4] BIRD 1957.   [5] Schrifttum s. BUEDING 1949. v. BRAND 1952.

abgesehen, erscheint es für die Parasiten und die Erhaltung ihrer Art vorteilhafter, wenn diese das Leben ihrer Wirte nicht gefährden. In der Regel führen Infektionen mit Helminthen und entoparasitischen Arthropoden nur unter besonderen Umständen zu tödlichen Erkrankungen.

Eine wesentliche Rolle spielt dabei die *Zahl der Parasiten*, die bei entoparasitischen Metazoen der Zahl der Invasionsformen entspricht, die zu einer dauerhaften Ansiedlung gelangt sind. Die Trichinose kann je nach der Menge der verzehrten Muskellarven unter dem Bilde einer lebensbedrohenden Infektionskrankheit verlaufen oder in abortiver Form oder symptomlos. Das letztere ist, wie Untersuchungen in den Vereinigten Staaten an fast 12000 nicht ausgewählten Leichen auf Muskeltrichinellen ergeben haben, am häufigsten der Fall. Durchschnittlich 16% der Verstorbenen hatten eine Trichinose durchgemacht, aber nur bei 4,2% der Infizierten war der Muskelbefall so stark, daß er klinische Symptome hervorgerufen haben konnte[1]. Auch bei anderen Helminthosen muß zwischen klinisch manifesten und leichten symptomlosen Infektionen unterschieden werden. Bei der Ankylostomiasis besteht ein Abhängigkeitsverhältnis zwischen der Zahl der Hakenwürmer, meßbar durch Zählung der ausgeschiedenen Eier, und der Höhe des Hämoglobinspiegels. Wenn auch diese Beziehung wegen der Mitwirkung anderer Faktoren nicht immer in Einzelfällen zum Ausdruck kommt, so lassen doch an größeren Bevölkerungsgruppen erhaltene Durchschnittswerte erkennen, daß der Hämoglobingehalt des Blutes mit steigender Zahl der ausgeschiedenen Hakenwurmeier absinkt[2].

Schwere, in manchen Fällen tödliche Krankheitsfolgen können außer durch besonders massive Infektionen auch dann auftreten, wenn die Parasiten einen *abnormen Sitz* im Wirt einnehmen, wenn z. B. erwachsene Ascariden in die Leber eindringen, oder wenn sich Cysticerken, Lungenegel oder Schistosomen im zentralen Nervensystem ansiedeln. Die hohe Pathogenität des *Echinococcus multilocularis* beruht zum großen Teil auf der hemmungslosen *vegetativen Vermehrung*, die diesem Larvenstadium eigentümlich ist und die eine Parallele in der Humanmedizin nur in dem ähnlichen Verhalten einer anderen Bandwurmlarve findet, des seltenen *Sparganum proliferum*.

2. Mechanismen der pathogenen Einwirkung.

A. Entzug von Nahrungsstoffen.

Die Bedeutung des Nahrungsraubes durch Darmhelminthen wird leicht überschätzt, wenn man sich nicht vor Augen hält, wie gering im Verhältnis zum Körpergewicht des Wirtes das Gewicht selbst großer Bandwürmer oder Spulwürmer ist. Von Ascariden, die hauptsächlich Kohlenhydrate verzehren, werden täglich 1,4 g Glykogen je 100 g Würmer umgesetzt[3]. 50 Spulwürmer würden demnach einer Kost von 2500 cal nur $1/_2$% entziehen. Selbst bei der exzessiven Spulwurmmasse von 5 kg, die in einem von HALL zitierten Falle bei einem Patienten festgestellt worden ist, würden die Nahrungsbedürfnisse der Würmer nur etwa 8% einer menschlichen Normalkost entsprechen, ein Verlust, der durch etwas vermehrte Nahrungsaufnahme leicht auszugleichen wäre[4]. Wenn bei wurminfizierten Personen Gewichtsverluste auftreten, so müssen noch andere Ursachen als Nahrungsraub eine Rolle spielen, z. B. Störungen der Darmfunktion oder des Stoffwechsels. Möglicherweise können jedoch Darmparasiten den Wirt dadurch schädigen, daß sie der Nahrung lebenswichtige Vitamine, z. B. B$_{12}$ (s. S. 730) oder andere in Spuren enthaltene Bestandteile entziehen.

---

[1] WRIGHT 1942.   [2] KENDRICK 1927, FÜLLEBORN, DIOS und ZUCCARINI 1928.
[3] v. BRAND 1934.   [4] v. BRAND 1948.

B. Entzug von Körperstoffen.

Entoparasitische Arthropoden und viele Helminthenarten nehmen als Nahrung Epithelzellen, Entzündungsprodukte, Gewebssäfte, Lymphe oder Blut auf. Die dadurch entzogenen Substanzmengen sind im allgemeinen zu gering, um den Stoffhaushalt merklich zu beeinträchtigen. Eine Ausnahme bildet nur der chronische *Blutentzug*, insbesondere durch Hakenwürmer, die weit mehr Blut entnehmen, als ihrem Nahrungsbedürfnis entspricht (s. S. 701, 729). Wahrscheinlich kann auch bei der *Fasciola*-Infektion der Blutentzug eine pathogene Rolle spielen, da es sich um relativ große Parasiten handelt.

C. Mechanische Einwirkungen.

Die Größe der Metazoen läßt mechanische Einwirkungen auf die Wirtsgewebe stärker zur Geltung kommen als bei Infektionen mit Mikroorganismen. Wo sich Hakenwürmer und andere Vertreter der *Strongyloidea* mit ihrer Mundkapsel an der Darmschleimhaut festgesogen haben, kommt es zu einer *örtlichen Zerstörung von Gewebselementen*. Ähnliche traumatische Einwirkungen gehen von den chitinigen Mundwerkzeugen parasitischer Fliegenmaden aus, ferner von den Scoleces mancher Bandwurmarten *(Dipylidium, Raillietina)*, die mit ihrem Rostellum in die Darmwand eindringen[1]. Die *Perforation* von Kapillarwänden durch Wurmlarven ist eine häufige Erscheinung während der Larvenwanderungen und hat petechiale Blutungen in der Lunge und anderen Organen zur Folge. Ausnahmsweise können erwachsene Spulwürmer die Darmwand an krankhaft veränderten, aber auch an gesunden Stellen perforieren und Peritonitis oder Bauchabsceß herbeiführen. Eine weitere Art mechanischer Einwirkung ist die *Obstruktion natürlicher Kanäle*, z. B. der Gallengänge, durch Leberegel oder Ascariden und des unteren Dünndarmes durch ein Konvolut von Spulwürmern mit Ileusfolge. Bei der Darm- und Blasenbilharziose behindern die kettenweise in großer Zahl in den kleinen Venen der Submucosa abgelagerten Schistosomaeier den Blutstrom teils unmittelbar mechanisch (Abb. 2), teils indirekt durch Gewebsreaktionen, die von den Eiexkreten ausgelöst werden. Mit dem Blutstrom verschleppte Eier und abgestorbene erwachsene Schistosomen führen zu embolischem Verschluß von Pfortaderästen der Leber oder von Zweigen der Pulmonalarterie. Starke mechanische Einwirkungen gehen auch von wachsenden Finnenblasen aus. Durch *stetigen Druck* bringen sie das benachbarte Wirtsgewebe einschließlich Knochen zur Atrophie. Bei der Lungenechinokokkose begünstigt die Druckatrophie der Bronchialwand den Einbruch des Parasiten in die Luftwege und seine Expektoration. Der *Coenurus cerebralis* bewirkt bei Schafen eine Verdünnung und Erweichung des Schädeldaches, die schon am lebenden Tier durch Palpation festgestellt werden kann. Intracerebral angesiedelte Cysticerken und Echinokokken können beim Menschen durch Kompression motorischer Zentren oder Leitungsbahnen schwere Reiz- oder Ausfallserscheinungen in Form von Krampfanfällen oder Lähmungen verursachen oder wie Neoplasmen zu einer diffusen Steigerung des Hirndruckes führen.

D. Biochemische Einwirkungen.

Ein großer Teil der Krankheitsfolgen und Reaktionen des Wirtsorganismus läßt sich weder auf Entzug von Nahrungs- und Körperstoffen noch auf mechanische Einwirkung oder auf Sekundärinfektionen zurückführen. Für die Entstehung entzündlicher, hyperplastischer und neoplastischer Gewebsveränderungen,

---

[1] FENG 1931, HOEPPLI 1953.

Stoffwechselveränderungen, Eosinophilie des Blutes und immunbiologischer Reaktionen bietet sich keine andere Erklärung dar als die *biochemische* Einwirkung parasitärer Stoffe. Die Annahme, daß solche Substanzen eine wesentliche pathogenetische Rolle bei Metazoen-Infektionen spielen müssen, gründet sich beim heutigen Stand der Forschung allerdings weniger auf genaue Identifizierung der maßgeblichen Noxen als auf Kenntnis ihrer histologischen, klinischen und immunbiologischen Auswirkungen. Die bisherigen Beobachtungen sprechen dafür, daß die Schadwirkungen einer Wurmart nicht auf einem spezifischen Toxin, vergleichbar z. B. dem der Diphtheriebacillen, beruhen, sondern auf einer Gruppe mehr oder weniger für den Wirt schädlicher Substanzen[1]. Pathogen wirkende Stoffe können in den *Exkreten* oder in den *Sekreten* lebender Parasiten enthalten sein oder aus dem *Körper abgestorbener Schmarotzer* freigesetzt werden. Lieferanten derartiger Stoffe können außer erwachsenen Parasiten auch Jugendstadien, z. B. *Trichinella*-Larven, *Onchocerca*-Mikrofilarien und Bandwurmfinnen, sein sowie Eier, sofern diese mit dem Wirtsgewebe in Kontakt kommen wie bei der Bilharziose. Die wirtsfremden Stoffe können *unmittelbar schädigend* wirken oder erst auf Grund einer *Sensibilisierung* des Wirtsorganismus zu stärkeren Reaktionen führen.

Exkrete. Eine wesentliche Rolle bei der Auslösung von Krankheitserscheinungen wird unvollständig abgebauten Restprodukten des Stoffwechsels zugeschrieben, wenn es auch bisher nicht möglich ist, bestimmte Krankheitsäußerungen auf eindeutig identifizierte Exkretbestandteile zurückzuführen. Auch die Fortschritte, die die Erforschung des Helminthenstoffwechsels in jüngerer Zeit gemacht hat, haben darin keine Änderung gebracht. Nach Flury (1912) lassen sich die mannigfachen Verdauungsstörungen, die bei Spulwurmträgern auftreten können, auf die lokal reizende oder ätzende Wirkung gewisser Endprodukte des *Ascaris*-Stoffwechsels zurückführen, flüchtiger Aldehyde der Fettsäuren und der freien flüchtigen Fettsäuren selbst, insbesondere Valeriansäure, Ameisensäure und ungesättigter Acrylsäure. Mit fortlaufender Resorption flüchtiger Stoffe der Fettreihe glaubte Flury auch die mit Krämpfen, Delirien und anderen Symptomen einhergehenden zentralnervösen „Intoxikations"-Zustände erklären zu können, die vereinzelt bei *Ascaris*-infizierten Personen auftreten. Nach v. Brand (1957) sind die möglicherweise pathogen wirkenden Exkretstoffe vielleicht nicht die Endprodukte des Kohlenhydratumsatzes, sondern des Eiweißstoffwechsels.

Sakaguchi (1928) hat versucht, eine Giftwirkung der von überlebenden Ascariden in vitro abgegebenen Exkrete durch perorale Verabreichung an Meerschweinchen nachzuweisen. Die behandelten Tiere seien zunehmd schwächer geworden, z. T. eingegangen und haben degenerative und entzündliche Veränderungen an verschiedenen Organen aufgewiesen. Bei einer Wiederholung dieser Versuche mit ähnlicher Technik sah Read (1951) keine Todesfälle, sondern Gewichtszunahmen und keine degenerativen Organveränderungen bei seinen peroral behandelten Meerschweinchen. Es traten jedoch bei manchen Tieren, besonders nach subcutaner Injektion der Exkretstoffe, Gewebseosinophilie und pneumonisch-hämorrhagische Lungenveränderungen auf.

Daß die von überlebenden Ascariden in vitro ausgeschiedenen Stoffe *antigene* Eigenschaften haben, wurde von Fülleborn und Kikuth (1929) nachgewiesen. Bei gleichzeitiger Anstellung von Cutanproben mit *Ascaris*-Exkretstoffen und einem Antigen aus der ganzen Körpersubstanz der Würmer reagierten 13 Personen mit beiden Antigenen positiv, 2 nur mit dem letztgenannten. Das Exkretantigen erwies sich als hitzebeständig und als frei von Eiweiß und Lipoiden. Durch intradermale Injektion von *Ascaris*-Exkreten konnten die gleichen Autoren bei primär unempfindlichen Personen eine Sensibilisierung hervorrufen, die sich durch positive Hautreaktion auf das Exkretantigen äußerte.

---

[1] Flury und Leeb 1926, v. Brand 1948.

Die Exkrete von *Fasciola hepatica* rufen nach Injektion in Versuchstiere örtliches Ödem, Entzündung, Temperaturanstieg und Anämie hervor[1]. Sie enthalten, ebenso wie auch die Exkrete der Schistosomen, Antigene, die zum Nachweis komplementbindender Antikörper im Serum infizierter Menschen und Tiere geeignet sind[2]. Die Ausscheidungen von *Fliegen maden*, die in Wunden und Geschwüren leben, bewirken, daß das ursprünglich saure Wund sekret stark alkalisch und die Zahl der Bakterien dadurch beträchtlich vermindert wird[3].

Sekrete. Ausscheidungen, die eine wichtige Funktion im Leben der Parasiten zu erfüllen haben, können zugleich schädigend auf den Wirt einwirken. In den Oesophagusdrüsen von Hakenwürmern und anderen blutsaugenden Nematoden wurden Stoffe nachgewiesen, die die Blutgerinnung ähnlich wie das Hirudin der Blutegel hemmen. Dadurch verlängerte Nachblutungen an den Bißstellen können die Blutverluste des Wirtes steigern. Auf enzymhaltige Sekrete, die der Nahrungsaufschließung im Sinne einer präoralen Verdauung dienen, wird die Verflüssigung von Wirtszellen zurückgeführt, die an den Haftstellen mancher Helminthen des Verdauungskanales zu beobachten ist. Veränderungen dieser Art wurden bei Infektionen mit dem menschlichen Peitschenwurm *Trichuris trichiura*, mit mehreren tierischen Nematoden, z. B. Ascariden der Seesäugetiere (Abb. 3) und mit *Cotylurus cornutus*, einem Trematoden der Enten, festgestellt[4]. An dieser Stelle ist auch auf die in dem Abschnitt Invasion (S. 692) besprochenen Einwirkungen hinzuweisen, die das enzymhaltige Bohrdrüsensekret der *Schistosoma*-Cercarien auf die menschliche Haut ausübt. Auch in der unmittelbaren Umgebung junger, in der Leber von Ratten sitzender Cysticerken von *Taenia taeniaeformis* wurden mit histochemischen Methoden Veränderungen festgestellt, die für die Einwirkung eines collagenaseartigen Enzyms sprachen[5]. Dieses war in jungen, noch stark wachsenden Cysticerken in viel größerer Menge vorhanden als in älteren Stadien. In vielen Fällen, in denen lebende Parasiten Gewebsveränderungen verursachen, läßt es sich nicht entscheiden, ob das pathogene Agens aus Sekreten oder Exkreten oder beiden zusammen besteht.

Substanzen des Parasitenkörpers. Zahlreiche Untersuchungen sind dem Nachweis von Giften in den Körpersubstanzen von Helminthen, Extrakten oder Fraktionen derselben gewidmet worden. Bei Injektion in Versuchstiere riefen Substanzen von Nematoden, besonders Ascariden, und — meistens in geringerem Maße — auch solche von Plattwürmern schockartige, oft tödliche Vergiftungen hervor. Hierbei muß grundsätzlich zwischen *unmittelbaren Giftwirkungen* und *allergischen Reaktionen* sensibilisierter Tiere unterschieden werden, wenn auch die krankhaften Äußerungen oft weitgehend übereinstimmen. Die Ergebnisse der verschiedenen Autoren sind keineswegs einheitlich. So wurde z. B. die Leibeshöhlenflüssigkeit der Spulwürmer von manchen Autoren als toxisch befunden, von anderen als ungiftig. Die Abweichungen der Versuchsergebnisse lassen sich zum Teil damit erklären, daß eine autolytische oder bakterielle Zersetzung von Wurmstoffen eine vorher nicht vorhandene Giftigkeit vortäuschen kann[6]. Zweitens ist es möglich, daß als Folgen primärer Toxicität gedeutete Symptome in Wirklichkeit auf einem anaphylaktischen Schock von Tieren beruhten, die durch zufällige Infektion mit gleichen oder verwandten Helminthen sensibilisiert waren. In Versuchen, die SPRENT (1950) unter Berücksichtigung dieser möglichen Fehlerquellen durchführte, rief die Flüssigkeit eines zentrifugierten Gewebsbreies von *Ascaris lumbricoides* nach intravenöser Injektion in wurmfreie, nichtsensibilisierte Meerschweinchen nur dann Dyspnoe, Lungenödem und Tod hervor, wenn die Dosis relativ hoch war (etwa 1 g/kg Körpergewicht). Diese Giftwirkung des Extraktes verschwand nach Entfernung der Proteine, schien demnach an diese

---

[1] FLURY und LEEB 1926. [2] Unveröffentlichte Beobachtungen von MINNING.
[3] BRUMPT 1933. [4] HOEPPLI 1927, 1933, SZIDAT 1929, WETZEL 1931, FENG 1931.
[5] LEWERT und LEE 1955. [6] SPRENT 1950.

gebunden zu sein. Die Vergiftungserscheinungen sind offenbar eine unspezifische Reaktion auf die Zufuhr fremder Invertebraten-Proteine und nicht die Wirkung eines spezifischen *Ascaris*-Toxins.

Von anderen Autoren sind auch mit eiweißfreien Ascariden-Extrakten bei Versuchstieren Giftwirkungen erzielt worden. Als Ursache derselben wurden Eiweißspaltprodukte, Albumosen und Peptone, Polypeptide und Proteosen verdächtigt[1]. Nach Sprent (1950) läßt es sich jedoch nicht ausschließen, daß der Wirkung dieser Stoffe eine Sensibilisierung der Versuchstiere durch unbemerkte Wurminfektionen zugrunde gelegen hat. Bei Meerschweinchen, die mit *Ascaris*, *Trichinella* oder anderen Nematoden infiziert waren, oder die künstlich durch Injektion von *Ascaris*-Leibeshöhlenflüssigkeit sensibilisiert worden waren, genügten in den Versuchen von Sprent relativ kleine Mengen des proteinhaltigen *Ascaris*-Extraktes (0,01 g i. v.) zur Auslösung eines typischen anaphylaktischen Schocks[2]. Auch primär nicht toxisch befundene Substanzen wie Leibeshöhlenflüssigkeit und proteinfreie Gewebsextrakte von Ascariden lösten bei solchen Tieren in kleinen Dosen einen tödlichen Schock aus.

In Parasiten enthaltene Substanzen können, abgesehen von Exkret- und Sekretstoffen, erst nach dem Tode der Schmarotzer frei werden und auf den Wirt einwirken. Sterbende Spulwürmer und abgelöste Proglottiden verlassen den Verdauungskanal gewöhnlich *vor* ihrer Auflösung. Es erscheint deshalb fraglich, ob Untersuchungen über die Toxizität der Körperstoffe von Bewohnern des Darmlumens wesentlich zur Klärung der Krankheitsentstehung beitragen können. Anders verhält es sich mit Parasiten, die im Gewebe oder in den Zirkulationsorganen leben, und deren Körperstoffe nach ihrem Tode vom Wirt resorbiert werden. Wie aus den S. 718, 738 angeführten Beispielen hervorgeht, können am Ort des Parasitenzerfalles entzündliche Reaktionen, in manchen Fällen auch klinische Allgemeinsymptome auftreten, die mindestens zum Teil auf Allergie beruhen. Die pathogene Noxe bilden wahrscheinlich wirtsfremde Proteine und nicht spezifische Toxine im eigentlichen Sinne.

E. Übertragung oder Begünstigung anderer Infektionserreger.

Die in den Bronchien von Schweinen lebenden Lungenwürmer (*Metastrongylus elongatus* und *Choerostrongylus pudentotectus*) können als Überträger und Reservoir des Virus der Schweineinfluenza dienen[3]. Das Virus begleitet die Nematoden während ihrer Entwicklung in einer avirulenten Form und kann während des in Regenwürmern (Zwischenwirte) verbrachten Larvenstadiums der Lungenwürmer mindestens 2 Jahre lang persistieren. Ein weiteres Beispiel ist die Überträgerrolle, die ein kleiner Darmtrematode, *Nanophyetus salmincola*, in Amerika bei der Entstehung einer Hundeseuche, „*salmon poisoning*", spielt[4]. Die Krankheit, die oft tödlich verläuft, hat einen *rickettsia*-ähnlichen Erreger, *Neorickettsia helminthoeca*. Sie tritt auf, wenn Hunde sich durch Verzehren von Lachsen mit dem genannten Trematoden infizieren. Experimentell konnte die Krankheit durch Injektion von Suspensionen der erwachsenen Trematoden oder ihrer im Schneckenzwischenwirt lebenden Larvenformen hervorgerufen werden. Eine Übertragung menschlicher Infektionserreger aus dem Reiche der Viren oder Einzeller durch metazoische Entoparasiten ist bisher nicht nachgewiesen worden, kann jedoch angesichts der genannten Beispiele nicht als unmöglich angesehen werden.

Manche Helminthen können durch Keimverschleppung oder Schaffung günstiger Ansiedlungsbedingungen Schrittmacher für bakterielle Sekundärinfektionen sein. Als Beispiele aus der Humanpathologie sei die bakterielle Cholangitis bei Spulwurminvasion der Gallenwege und *Fasciola*-Infektion angeführt, ferner die septische Cystitis und Pyelonephritis, die sich nicht selten auf dem Boden einer Bilharziose der Harnblase und der Ureteren entwickeln. Bei Befall mit dem Medinawurm, *Dracunculus medinensis*, beruhen die ernsten Krankheitsfolgen

---

[1] Shimamura und Fujii 1916, Macheboeuf und Mandoul 1939, Rocha e Silva und Grana 1946.
[2] Siehe auch Fust und Gurtner 1948.   [3] Shope 1941.   [4] Philip 1955.

wie Phlegmonen und septische Arthritiden nicht auf der Pathogenität des Parasiten selbst, sondern auf bakteriellen Begleitinfektionen, die von dem Hautgeschwür aus entlang dem Wurmkanal leicht in die Tiefe der Extremitäten fortschreiten[1].

3. Pathologische Veränderungen und Reaktionen des Wirtsorganismus.

A. Örtliche Gewebsveränderungen.

a) Degeneration und Nekrose. Es sollen hier nur solche Alterationen berücksichtigt werden, die sich auf unmittelbare Einwirkungen von Parasiten

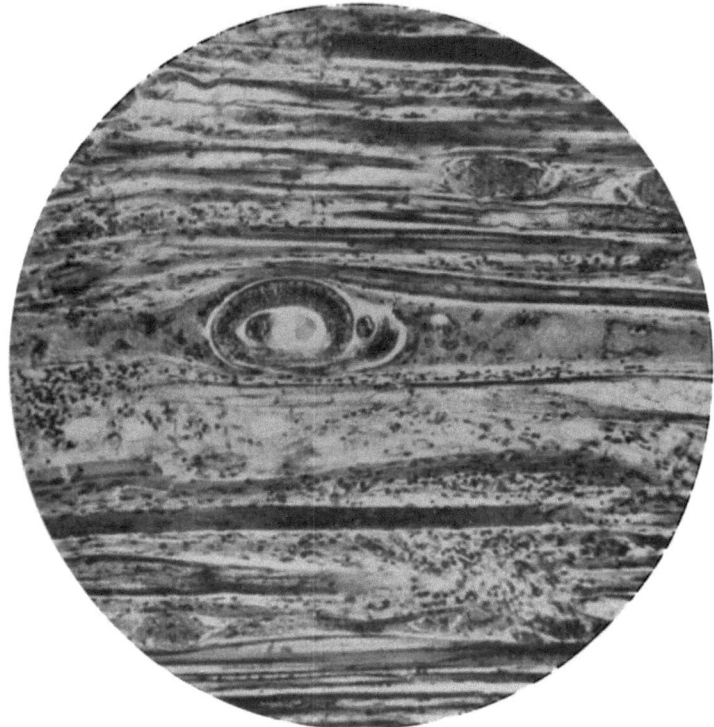

Abb. 4. *Trichinella*-Larve in einer degenerierten Muskelfaser mit Kernvermehrung, interstitielle Myositis. Vergr. etwa 110×. (Nach S. E. GOULD)

zurückführen lassen und nicht sekundär, z. B. durch Hypoxämie oder Zirkulationsstörungen, bedingt sind. An anderer Stelle ist bereits die Kolliquationsnekrose erwähnt worden, die an den Haftstellen gewisser Nematoden des Magen-Darm-kanals unter der verdauenden Wirkung von Wurmsekreten auftritt (s. S. 702), ferner die Zerstörung von Epidermiszellen durch das Bohrdrüsensekret von Schistosomatiden-Cercarien (s. S. 692). Seit langem bekannt sind die degenerativen Veränderungen der Skeletmuskelfasern durch *Trichinella*-Larven. 1—2 Tage nach dem Eindringen einer Larve verschwindet die Querstreifung. Während der folgenden Tage und Wochen schwillt die Faser vorübergehend an, und ihre Substanz wird körnig und basophil unter gleichzeitiger Vermehrung der Muskelkerne (Abb. 4). Schließlich kommt es zum völligen Schwund der Faser[2]. Auch benachbarte, selbst nicht befallene Muskelfasern können eine hyaline oder hydropische Degeneration erleiden. Beim Befall der menschlichen Leber mit dem Larven-

---

[1] FAIRLEY 1924.   [2] STÄUBLI 1909, GOULD 1945.

stadium des *Echinococcus multilocularis* (Alveolarechinococcus) treten in der unmittelbaren Umgebung der infiltrierend vordringenden Randbläschen auffällige Parenchymnekrosen auf (Abb. 5). Als Beispiel aus dem Gebiete der Trematoden-Infektionen sei der häufige Wurmstar der Süßwasserfische angeführt, der durch *Diplostomum volvens* verursacht wird. Die Jugendstadien dieses Parasiten, die sich in der Linse ansiedeln, verwandeln die Linsenfasern der Rindenschicht, wahrscheinlich durch ausgeschiedene Enzyme, in eine trübflüssige Masse, der die heranwachsenden Larven ihre Nahrung entnehmen.

b) Entzündung, Abkapselung von Parasiten. Unter den Reaktionen des Wirtsgewebes auf benachbarte Metazoen herrschen solche entzündlicher Natur bei weitem am stärksten vor. Alle Einzelphänomene des komplexen Begriffes „Entzündung" können bei Infektionen mit Helminthen und Arthropoden beobachtet werden, örtliche Veränderungen der Blutzirkulation, seröse [Exsudation, Ansammlung von hämatogenen und histogenen Infiltratzellen, Phagocytose, granulomatöse Wucherung und Neubildung von Bindegewebe, das die Parasiten abkapselt. In manchen Fällen steht eine Form der Entzündungsäußerung stark im Vordergrund; meistens treten mehrere Phänomene zusammen auf oder lösen sich im Laufe eines Prozesses nacheinander ab. Die entzündungserregenden Noxen

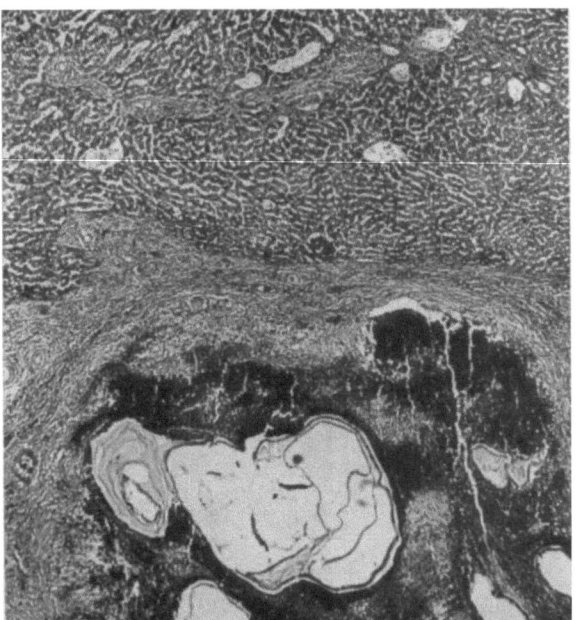

Abb. 5. *Echinococcus multilocularis* der Leber mit Nekrose des umgebenden Gewebes. Experimentelle Infektion einer Schermaus. Vergr. 42 ×

können von erwachsenen Parasiten, von Larven oder von Eiern ausgehen. Das Entzündungsfeld kann flächenhaft ausgedehnt sein, wie z. B. beim Dünndarmkatarrh durch massiven Befall mit *Trichinella*, *Strongyloides* und *Ascaris* oder bei der Dermatitis durch *Onchocerca*-Mikrofilarien. Häufiger treten mehr oder weniger umschriebene Entzündungsherde auf, z. B. als miliare Knötchen, die bei der Bilharziose und *Toxocara*-Infektion Leber, Lunge und andere Organe in großer Zahl durchsetzen, oder als große furunkelähnliche Beulen bei Befall mit Fliegenmaden der Gattungen *Dermatobia* und *Cordylobia*. Die im Entzündungsfeld auftretenden hämatogenen und histogenen Zellen — neutrophile und eosinophile Leukocyten, Lymphzellen, Plasmazellen, Monocyten, Histiocyten, Epitheloidzellen, Riesenzellen und Fibroblasten — sind dieselben wie bei Infektionen mit Mikroorganismen. Als einzige Besonderheit der durch Metazoen bedingten Zellreaktionen kann die häufige und oft sehr intensive Mitbeteiligung *eosinophiler Leukocyten* angesehen werden. Wenn auch dieser Zelltyp nicht spezifisch für Metazoenbefall ist und in Einzelfällen auch fehlen kann, so wird doch in der Regel der Befund einer starken Gewebseosinophilie den Verdacht auf makroparasitäre Erreger, besonders Helminthen, lenken.

Entzündungen, bei denen eine *seröse Exsudation* stark im Vordergrund steht, sind die Calabar- oder Kamerun-Schwellungen, die für den Befall mit der afrikanischen Filarie *Loa loa* kennzeichnend sind. Es handelt sich um prall-elastische, umschriebene Ödeme der Haut und Subcutis, die flüchtig und nach heutiger Auffassung allergischer Natur sind[1]. In der Ödemflüssigkeit wurden eosinophile Leukocyten angetroffen. Diese Schwellungen scheinen nicht nur am derzeitigen Sitz der umherziehenden Filarien aufzutreten, sondern auch dort, wo diese bei früheren Wanderungen ihre sensibilisierenden Exkrete abgegeben haben. Beim Durchbruch des Medinawurm-Weibchens durch die Haut ist eine kleine mit serofibrinöser Flüssigkeit gefüllte Blase, die über einer Cutisnekrose entsteht, ein Initialsymptom[2].

An zweiter Stelle sollen vorherrschend *leukocytäre Entzündungsprozesse* durch einige Beispiele belegt werden. Wenn ein *Dracunculus medinensis* sich in Gelenknähe, besonders am Knie, angesiedelt hat, tritt nicht selten vor oder nach dem Durchbruch des Wurmes durch die Haut ein Empyem der Gelenkhöhle mit polymorphkernigen Leukocyten auf, das bakteriologisch steril ist und sich spontan ohne Dauerschäden wieder zurückbildet[3]. Bei der durch *Trichinella*-Larven hervorgerufenen Myositis, die gewöhnlich in der 5.—6. Woche nach der Infektion ihren Höhepunkt erreicht, treten im Muskelinterstitium dichte Ansammlungen von neutrophilen und eosinophilen Leukocyten neben Rundzellen und Histiocyten auf (Abb. 4). In den ersten Monaten der *Fasciola*-Infektion hinterlassen die im Parenchym wandernden jungen Leberegel gangförmige Abscesse[4], deren Inhalt vorwiegend aus eosinophilen Zellen in verschiedenen Stadien der Auflösung und zahlreichen Charcot-Leydenschen Kristallen besteht (Abb. 6 und 7). An den Rändern der Bohrgänge bilden palisadenförmig angeordnete Epitheloidzellen und Riesenzellen einen Demarkationswall. Der vorübergehende Aufenthalt der Larven von *Ascaris lumbricoides* in der Lunge verursacht bei Versuchstieren neben Hämorrhagien und örtlicher Hyperämie bronchopneumonische Herde mit leukocytärer Infiltration des Lungen- und Peribronchialgewebes, ferner Wucherung und Abstoßung von Alveolarepithelien[5]. Unter den Infiltratzellen herrschen eosinophile Leukocyten oft stark vor. Daß dieser Zelltyp auch beim Menschen in den Lungenherden stark vertreten sein muß, die im Röntgenbild in der 2. und 3. Woche nach experimenteller Aufnahme von *Ascaris*-Eiern nachweisbar sind, geht aus dem ungewöhnlich hohen Eosinophilengehalt des Sputums hervor[6]. Es darf vermutet werden, daß das histopathologische Bild beim Menschen den zu 70—100% eosinophilzelligen pneumonischen Herden unbekannter Genese entspricht, die v. MEYENBURG (1942) als Zufallsbefunde bei verunglückten Personen beschrieben hat. Wandernde Ascarislarven sind keineswegs die einzige, aber wahrscheinlich die häufigste Ursache für eosinophile Lungeninfiltrate. Die Flüchtigkeit der durch Ascarislarven verursachten Röntgenschatten spricht für eine rasche und restlose Resorption der Infiltrate und steht mit dem Fehlen einer fibrösen Bindegewebsreaktion in Zusammenhang, was in Versuchstieren die Veränderungen durch Ascarislarven gegenüber denen durch *Toxocara*-Larven auszeichnet[7].

Bei einem weiteren Typus der entzündlichen Reaktion, der bei tierischen und menschlichen Helminthosen verbreitet ist, kommt es unter starker Beteiligung von histiocytären Elementen und Fibrocyten zur Bildung kleiner *Granulome*

---

[1] FÜLLEBORN 1932, GORDON, KERSHAW und CREWE 1950.
[2] FAIRLEY und LISTON 1924. [3] LINDBERG 1935, HUARD 1938. [4] PAUL 1927.
[5] HOEPPLI 1923, YOKOGAWA 1923, LÖFFLER, ESSELLIER und MACEDO 1948.
[6] Selbstversuche von MÜLLER 1938, VOGEL und MINNING 1943, ESSELLIER und KOSZEWSKI 1951. [7] HOEPPLI 1923, 1927.

(„Wurmknötchen", „Pseudotuberkel") oder umfangreicher *mesenchymaler Hüllen*, die die Parasiten einschließen. Die Urheber dieser Neubildungen können zur Ruhe gelangte Wanderlarven, voll entwickelte Bandwurmfinnen, erwachsene Würmer und Wurmeier sein.

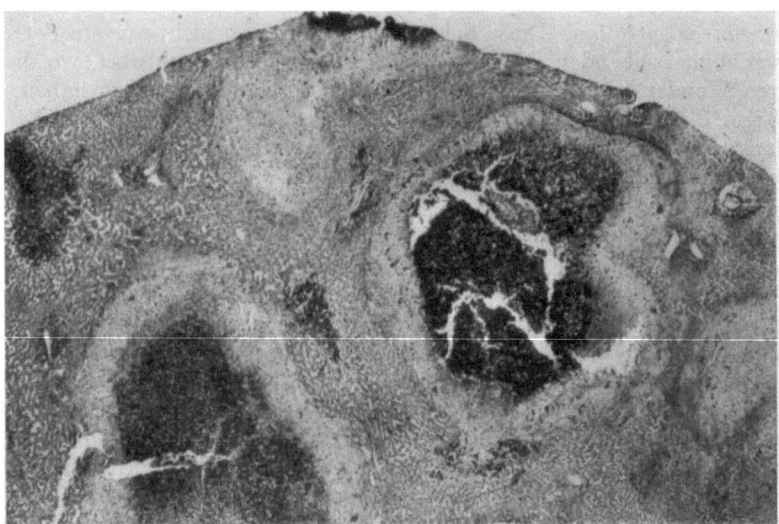

Abb. 6. *Fasciola*-Infektion der Leber bei einem 5jährigen Kinde mit Querschnitten von 2 Bohrgängen. Vergr. 20 ×. (Präparat von Prof. Giese)

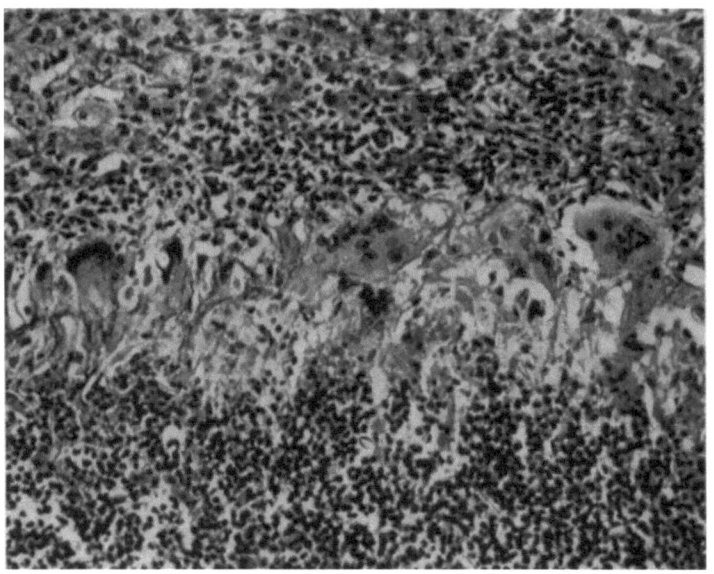

Abb. 7. Ausschnitt aus Abb. 6. Rand eines Bohrganges mit Epitheloid- und Riesenzellen. Der Bohrgang (unten) ist mit zerfallenden Eosinophilen ausgefüllt. Vergr. 135 ×

Der zellige Aufbau der *kleinen Wurmknötchen* und die bei ihrer Entwicklung durchlaufenen Stadien sind grundsätzlich die gleichen, ob der auslösende biochemische Stimulus von einem *Schistosoma*-Ei, einer Nematodenlarve oder Bandwurm-Oncosphäre ausgeht. Wenn gewisse Unterschiede im Zellgehalt der Knötchen auftreten, so sind sie vorwiegend quantitativer Art und scheinen mehr durch die verschiedene Struktur der besiedelten Gewebe als durch die Art der Parasiten

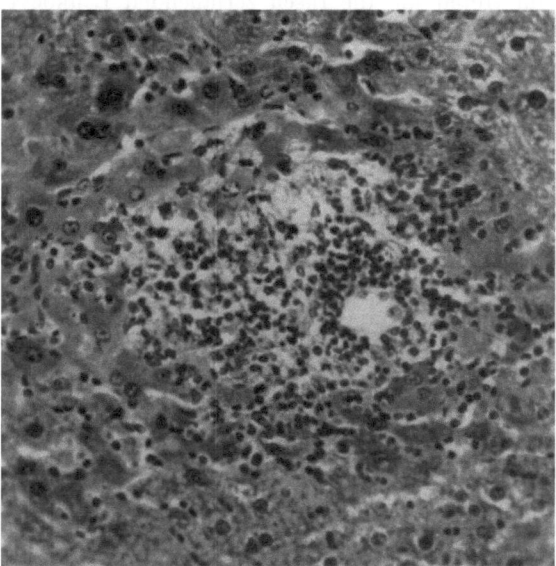

Abb. 8. Frühstadium des Leberbefalles mit *Echinococcus multilocularis*, 3 Tage nach Infektion einer Feldmaus. Der Parasit, als Bläschen mit 3 wandständigen Zellkernen erkennbar, ist von Granulocyten, Lymphocyten und Histiocyten umgeben. Untergang der benachbarten Leberzellen. Vergr. 250 ×

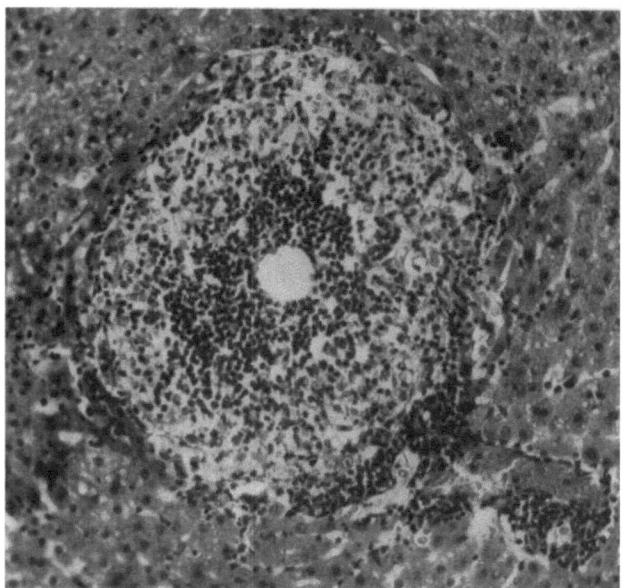

Abb. 9. Granulombildung um das Primärbläschen eines *Echinococcus multilocularis* 4 Tage nach Infektion einer Feldmaus mit zentraler Leukocytenanhäufung. Vergr. 180 ×

bedingt zu werden. Bei Prozessen, die sich in der Leber abspielen, ist die erste Äußerung der Untergang von Parenchymzellen um den Parasiten herum und gleichzeitig eine Ansammlung von Infiltratzellen, unter denen zuerst gewöhnlich

neutrophile und eosinophile Leukocyten vorherrschen (Abb. 8). Bei dichten
Anhäufungen dieser Zellen entsteht das Bild eines Mikroabscesses (Abb. 9). Im
folgenden Stadium treten um die rasch zerfallenden Leukocyten herum zahlreiche Histiocyten monocytärer oder reticulo-endothelialer Herkunft in dem Raum
des nach außen fortschreitenden Parenchymunterganges auf und wandeln sich
in Epitheloidzellen um (Abb. 10). Dann treten in der äußeren Partie dieser
Zone Fibrocyten auf und zwischen diesen zirkulär verlaufende Bindegewebsfasern. Die mittlere Partie des voll ausgebildeten Wurmgranuloms wird außer von
dem lebenden oder toten Parasiten oft von einer nekrotischen Masse zerfallener
Leukocyten und Epitheloidzellen (Abb. 11) sowie von Riesenzellen Langhans-

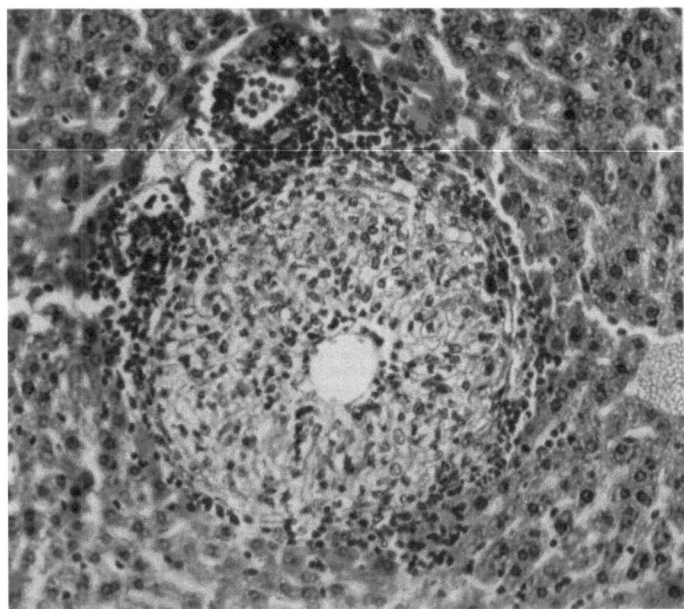

Abb. 10. Fünf Tage altes Stadium von *E. multilocularis* von Epitheloidzellen umschlossen. Vergr. 200 ×

schen Typs eingenommen (Abb. 12). Die bindegewebige Außenkapsel und ihre
Umgebung ist gewöhnlich von Leukocyten, darunter meist vielen eosinophilen,
Lymphocyten und Plasmazellen infiltriert[1]. Je nach der Lebensdauer der abge-
kapselten Organismen können die Knötchen lange erhalten bleiben (*Toxocara
canis*) oder relativ kurzlebige Gebilde sein wie die Eituberkel der Bilharziose;
denn *Schistosoma*-Eier überleben im Gewebe nicht länger als etwa 3 Wochen[2].
Nach dem Tod des Miracidiums können seine durch die Eischale diffundierenden
Zerfallsstoffe ein vorübergehendes Wiederaufflackern der Entzündung mit erneuter Leukocyteninfiltration des Granuloms hervorrufen[3]. Bei der nachfolgenden Auflösung und Phagocytierung des Eiinhaltes und der am längsten erhalten bleibenden Schalenreste spielen die Riesenzellen eine wichtige Rolle. Die

---

[1] Aus dem Schrifttum über die Histologie von Wurmknötchen seien die folgenden Arbeiten
angeführt: *Toxocara canis:* Hoeppli 1923, 1927, Hoeppli, Feng und Li 1949, Dent,
Nichols, Beaver, Carrera und Staggers 1956. Frühstadien der *Echinococcus*-Infektion:
Dévé 1949, Rausch 1954. *Bilharziose:* Faust und Meleney 1924, Fairley, Mackie und
Jasudasan 1930, Koppisch 1941, Meleney, Sandground, Moore, Most und Carney
1953, Gönnert 1955.
[2] Vogel 1942.   [3] Sekundärabsceß nach Gönnert 1955.

anschließende Rückbildung des Granuloms ist durch eine zentripetal fortschreitende fibröse Umwandlung gekennzeichnet, und das Endstadium ist eine

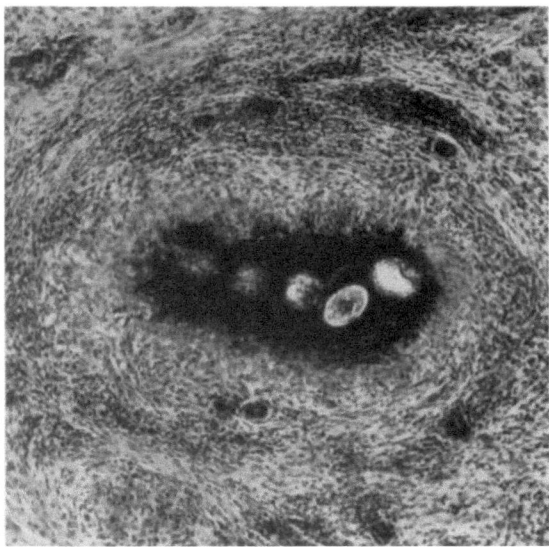

Abb. 11. Pseudotuberkel durch Eier von *Schistosoma japonicum* mit zentraler Nekrose in der Leber eines Kaninchens. Vergr. 100 ×

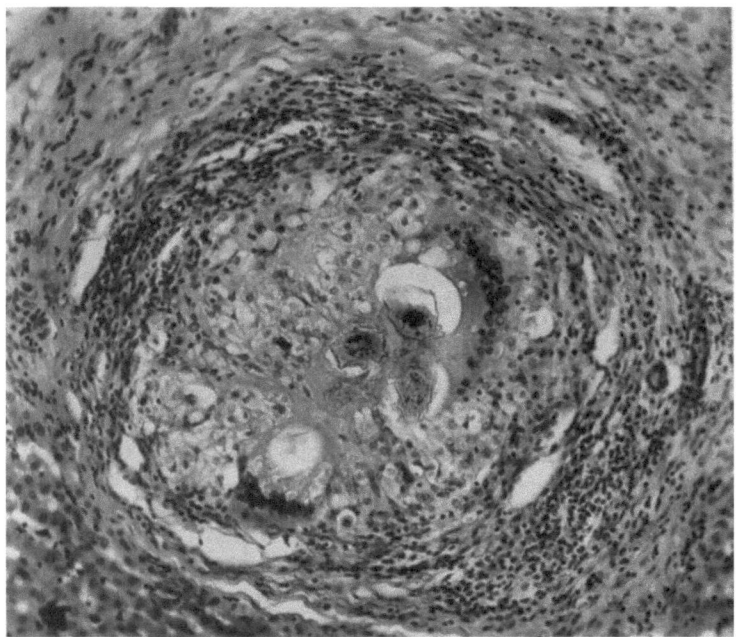

Abb. 12. Pseudotuberkel durch Eier von *Schistosoma japonicum* mit Riesenzellen in der Leber eines Kaninchens.
Vergr. 165 ×

kleine zellarme Bindegewebsnarbe. *Schistosoma*-Eier, besonders solche von
S. haematobium und *S. japonicum*, können auch in großer Zahl verkalken und,

eingebettet in reaktionsloses Bindegewebe der Blasen- und Darmwand oder der Glissonschen Kapsel, lange erhalten bleiben.

Auf die Ähnlichkeit der miliaren Wurmknötchen mit den „spezifischen Granulomen" mikrobischer Ätiologie braucht hier nicht besonders hingewiesen zu werden. Die um Eier gebildeten Knötchen den „Fremdkörpergranulomen" zuzurechnen, dürfte kaum berechtigt sein, da es sich bei den Eiern ebenso wie bei den Erregern der spezifischen Granulome um lebende, Exkrete und Sekrete abgebende Organismen handelt. Es rufen auch nicht alle Arten von Helminthen-eiern, wenn sie normalerweise oder akzidentell ins Gewebe gelangen, typische

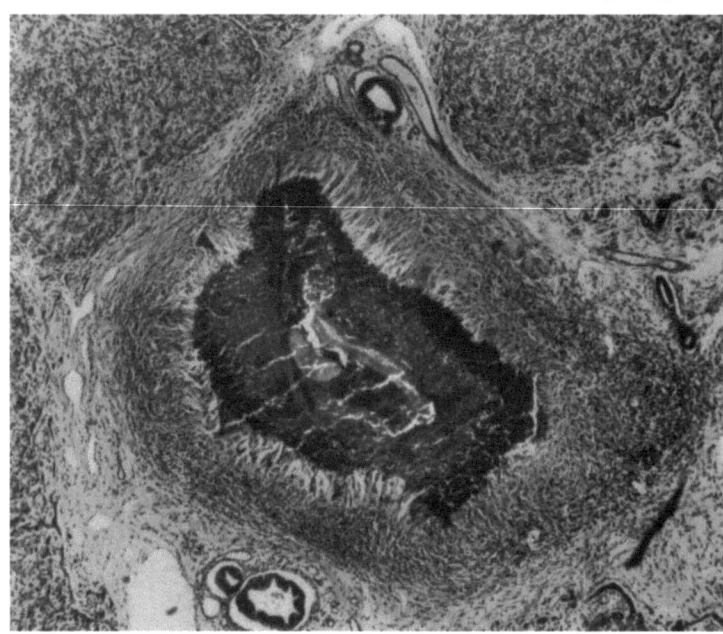

Abb. 13. Granulombildung um einen abgestorbenen *Schistosoma*-Wurm in der Leber eines mit Brechweinstein behandelten Kaninchens. Die Reste des Parasiten sind im Zentrum der nekrotischen Zone erkennbar. Vergr. 48 ×

Granulome hervor, nicht z. B. die von *Capillaria (Hepaticola) hepatica*[1], von *Opisthorchis felineus* und Heterophyiden. Die Knötchenbildung scheint auf solche Eier beschränkt zu sein, in denen während des Gewebsaufenthaltes lebhafte Entwicklungsvorgänge mit entsprechend intensivem Stoffwechsel ablaufen wie bei *Schistosoma*-Eiern und in die Bauchhöhle gelangten *Ascaris*-Eiern[2].

Eine prinzipiell ähnliche Struktur und Entwicklung wie die miliaren Wurmknötchen haben die etwas *größeren Granulome*, die sich um absterbende erwachsene Gewebs- und Gefäßparasiten ausbilden, z. B. um *Schistosoma*-Würmer in den Pfortaderästen der Leber (Abb. 13)[3] und um Filarien der Art *Wuchereria bancrofti* in den Lymphgefäßen und Sinus der Lymphdrüsen[4]. Diese Schistosomen- und Filariengranulome haben den Verschluß und Untergang des betroffenen Gefäßabschnittes zur Folge; oder es kommt nur zu einer teilweisen Obstruktion großer Lymphbahnen durch wandständige *Wuchereria*-Granulome (Abb. 14). Die linsen-bis walnußgroßen Hautknoten, die lebende *Onchocerca*-Filarien einschließen, unterscheiden sich von den vorausgehend angeführten Bildungen dadurch, daß ge-

---

[1] HOEPPLI 1953.   [2] AFRICA und GARCIA 1936.   [3] GÖNNERT 1955.
[4] O'CONNOR und HULSE 1932, KU und KAO 1934, WARTMAN 1944, HARTZ 1944, THOMPSON, RIFKIN und ZARROW 1945.

wöhnlich Epitheloidzellen und Nekrosen fehlen. Die äußere Umhüllung besteht
vorwiegend aus kollagenen Bindegewebszügen und nimmt mit dem Alter der
Knoten an Dicke zu. Die Schlingen des dicht aufgeknäuelten Wurmes sind in
ein lockeres Bindegewebe eingebettet, das bei jungen Knoten viele Granulocyten,
Histiocyten und Rundzellen enthält. Es können auch flüssigkeitsgefüllte, leuko-
cytenreiche Lacunen zwischen den Wurmschlingen vorhanden sein[1].

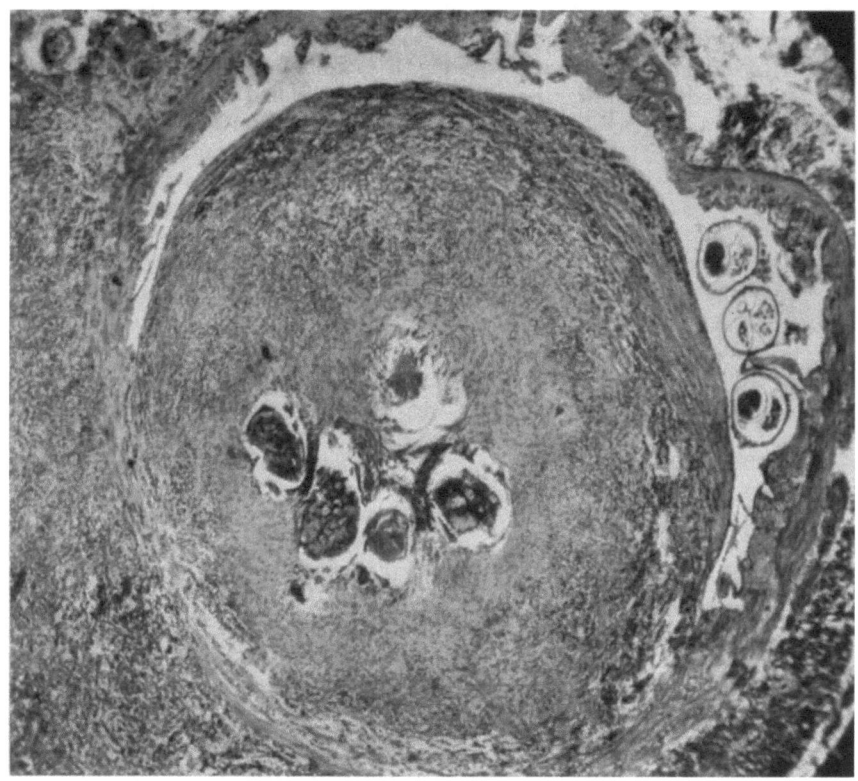

Abb. 14. *Wuchereria bancrofti.* Lymphgefäß des Menschen mit wandständigem Thrombus, der Reste einer
toten Filarie einschließt. Rechts Querschnitte einer lebenden Filarie. Vergr. 40×. (Nach O'CONNOR u. HULSE)

Die mesenchymale Hülle um *Echinococcus*-Blasen und andere Bandwurmfinnen ist, wie sich schrittweise an Versuchstieren verfolgen läßt, nichts anderes
als eine Weiterbildung des ursprünglichen miliaren Granuloms, das die winzigen
Frühstadien der Parasiten einschloß, gewissermaßen ein Wurmgranulom mit im
Verhältnis zu seiner Wanddicke übermäßig großem Inhalt. Die zonale Zell-
anordnung ist ähnlich wie beim Primärknötchen; meistens lassen sich deutlich
3 Zonen unterscheiden[2]. Der lamellären *Echinococcus*-Membran zunächst liegt
ein Wall von palisadenförmig angeordneten Epitheloidzellen und Riesenzellen
(Abb. 15). Daran schließt sich eine Zone an, die intensiv mit eosinophilen und
neutrophilen Leukocyten oder hauptsächlich mit kleinen Rundzellen infiltriert
ist. Die Außenschicht bildet straffes Bindegewebe mit zirkulär verlaufenden
Fasern. Die histiocytäre Innenschicht unterliegt teilweise der Nekrose und kann
bei älteren Blasen verschwinden, so daß nur die fibröse Hülle übrigbleibt. Bei
Echinokokken, die in der Hirnsubstanz liegen, kann eine Kapselbildung völlig

---

[1] HOEPPLI 1927, MARTINEZ-BAEZ 1935, WANSON 1950.   [2] JOEST 1919—1929.

fehlen[1]. Die entzündlich-proliferativen Reaktionen um die Finnen von *Taenia solium (Cysticercus cellulosae)* sind ähnlich wie bei Echinokokken[2].

Eine eigenartige Sonderform der Abkapselung liegt bei den *Muskeltrichinellen* vor. Die homogene, aus konzentrischen Lamellen bestehende Trichinenkapsel, die später verkalken kann, wird gewöhnlich als Abkömmling des Sarkolemms der befallenen Muskelfaser aufgefaßt[3], hat aber auch andere Deutungen erfahren.

Alle im vorausgehenden angeführten mesenchymalen Neubildungen haben das Gemeinsame, daß sie eine *Abkapselung* der lebenden oder toten Parasiten herbeiführen. Der zuweilen gebrauchte Ausdruck „Encystierung" sollte in diesen Fällen besser vermieden und nach dem in der Parasitologie üblichen Sprachgebrauch für einen anderen Vorgang reserviert werden, nämlich für Hüllenbildung durch erstarrende Parasitensekrete, z. B. bei der Encystierung der *Opisthorchis*-Cercarien in Fischen. Kapselbildung um lebende Parasiten setzt voraus, daß diese im Gewebe oder Lumen kleiner Gefäße *ruhig* liegen, sei es spontan oder durch immunologische Einwirkungen immobilisiert, oder daß sie nur sehr langsam und etappenweise weiterwandern. Das letztere ist bei den leberbewohnenden Jugendstadien des *Cysticercus fasciolaris* in Ratten und Mäusen und des *Cysticercus pisiformis* in Kaninchen der Fall, die beide typische Wurmgranulome mit zentraler Nekrose, radiär angeordneten Epitheloidzellen und fibröser Außenhülle hervorrufen[4].

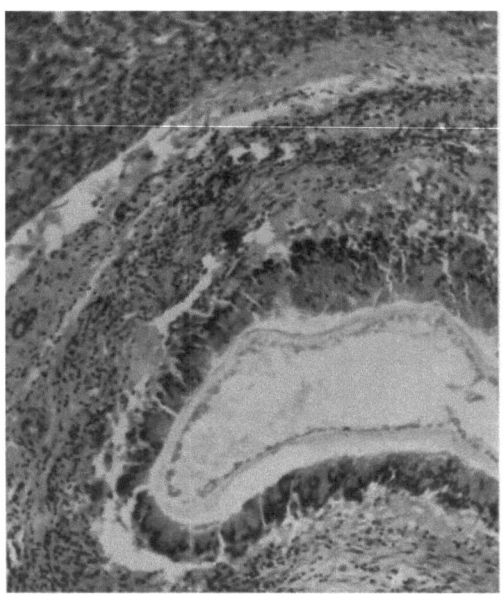

Abb. 15. Gewebsreaktion um ein Bläschen von *Echinococcus granulosus* in der Leber eines Rindes mit einem Wall von Epitheloid- und Riesenzellen. Vergr. 95×

Wenn man die Frage aufwirft, welche Rolle die Abkapselung in der Auseinandersetzung zwischen Wirt und Parasit spielt, so muß zunächst festgestellt werden, daß diese in der Regel nicht den Tod der Parasiten bewirkt, es sei denn, daß immunisatorische Leistungen des Wirtes hinzutreten. *Toxocara*-Larven können in ihren Hüllen mindestens 1 Jahr überleben, *Trichinella*-Larven, *Onchocerca*-Filarien, Cysticerken und Echinokokken sogar viele Jahre. Auch wird bei *Onchocerca* die Geburt und Abwanderung der Mikrofilarien durch die Abkapselung keineswegs unterbunden. Die funktionelle Bedeutung der Wurmgranulome und Kapseln, vom Standpunkt des Wirtes aus gesehen, kann am ehesten darin erblickt werden, daß diese *parasitäre Fremdstoffe zurückhalten und unschädlich machen* sowie die *Auflösung und Phagocytose abgestorbener Parasiten* übernehmen. Die mesenchymalen Kapseln um Echinokokken und Trichinellen sind jedoch für die Exkrete der Parasiten nicht völlig undurchlässig, wie aus der Bildung von Antikörpern hervorgeht, die durch Komplementbindung und Intracutanproben nachgewiesen werden können.

---

[1] DÉVÉ 1949.   [2] CHIN 1933, MENON und VELIATH 1940.
[3] STÄUBLI 1909; GOULD 1945.   [4] PFLUGFELDER 1950.

HOEPPLI (1927) hat auf die augenfällige Parallele hingewiesen, die zwischen den Knötchen- und Kapselbildungen der Wirbeltiere um Helminthen und den *Gallen der Pflanzen* besteht. In beiden Fällen rufen Parasiten durch formative Reize, offenbar biochemischer Art, organisierte Neubildungen hervor. Gallwespen und andere gallenbildende Phytoparasiten „zwingen" ihre Pflanzenwirte Wucherungen hervorzubringen, die für jede Schmarotzerart spezifisch gestaltet sind und nahrungsreiche, schützende Behausungen für die Erreger abgeben. Es wird sich kaum jemand dem Eindruck entziehen können, daß die Gallen den Schmarotzern dienlich sind. Ob Entsprechendes auch von manchen tierischen Neubildungen angenommen werden kann, erscheint fraglich. PFLUGFELDER (1950) glaubte, daß die Zone radiär angeordneter Zellen (Histiocyten), die die jungen Finnen des Katzenbandwurmes umgibt, dazu diene, der Larve Nährstoffe zuzuleiten. Hinsichtlich der Trichinellenkapseln läßt sich der Gedanke nicht ganz von der Hand weisen, daß diese nicht nur den Wirt, sondern umgekehrt auch den Parasiten vor biochemischen und mechanischen Einwirkungen schützen und dessen lange Lebensdauer begünstigen.

Die Intensität der durch Metazoen verursachten entzündlichen Reaktionen ist von Fall zu Fall sehr unterschiedlich, auch wenn die gleiche Parasitenart vorliegt. Eine Ursache für akute Steigerung vorher chronischer Prozesse kann der *Tod von Gewebs- und Gefäßparasiten* sein. Auf das Absterben einzelner *Wuchereria*-Filarien im Lymphsystem werden die für diese Infektion typischen rekurrierenden Lymphangitis-Lymphadenitis-Attacken zurückgeführt, die nicht selten von Fieber begleitet sind[1]. Während lebende Gehirncysticerken von Patienten oft selbst in größerer Zahl relativ gut vertragen werden, kann der Tod und Zerfall eines Cysticercus starke Zellreaktionen, Nekrose des umgebenden Gewebes und schwere neurologische Reizerscheinungen auslösen[2]. Die Abtötung der *Onchocerca*-Mikrofilarien in der Haut durch Hetrazan-Therapie läßt eine vorher leichte und chronische Dermatitis plötzlich vorübergehend aufflammen[3], wobei Fieber und andere Allgemeinsymptome auftreten können. In manchen Fällen liegt die Ursache für gesteigerte Entzündung in der besonderen Reaktionsweise des Wirtes. Es ist eine jedem Parasitologen geläufige Erscheinung, daß *Fehl-* und *Ausnahmewirte* auf den gleichen Schmarotzer oft viel stärker als Normalwirte reagieren. Die Nekrosen und fibrösen Veränderungen, die die Alveolarechinokokkose des Menschen auszeichnen, treten beim natürlichen Wirt, der Feldmaus, fast gar nicht in Erscheinung. Ein weiteres Beispiel ist der bereits S. 693 angeführte „Hautmaulwurf", der durch die Larven von Hundehakenwürmern nur beim Menschen und nicht beim Hund verursacht wird.

Wie Tierversuche und Beobachtungen am Menschen erkennen ließen, haben wir bei Infektionen mit Metazoen auch mit dem Phänomen der *Sensibilisierung* des Wirtes durch vorausgegangene Einwirkung homologer Antigene zu rechnen. Es treten in diesem Falle intensivere Reaktionen, d. h. *hyperergische Entzündungen* auf. Ihre immunbiologischen Grundlagen sollen in einem späteren Abschnitt berührt und hier nur die cellulären Veränderungen berücksichtigt werden. TALIAFERRO u. SARLES (1939) haben die Zellreaktionen verglichen, die der Rattenparasit *Nippostrongylus muris* bei Erstinfektionen und bei wiederholten Infektionen in Haut, Lunge und Darm verursacht. Die Larven dieses Nematoden wandern wie die der Hakenwürmer nach percutaner Invasion über die Lunge zum Darm. Während bei erstinfizierten Ratten in der Haut und Lunge eine leichte diffuse Infiltration mit vorwiegend hämatogenen Zellen zu beobachten war, traten bei wiederholten Infektionen in einem mit der Zahl derselben zunehmenden Maße stärkere Entzündungserscheinungen auf, die zum Einschluß vieler Larven in Knötchen führten. Eosinophile Leukocyten und Plasmazellen traten bei mehrfach infizierten Tieren früher und in größerer Zahl auf als bei

---

[1] O'CONNOR und HULSE 1932.
[2] MACARTHUR 1933/34.
[3] Histologische Befunde bei HAWKING 1952.

erstinfizierten. Ähnliche Unterschiede wurden bei ein- und mehrmalig mit
Ascaris lumbricoides infizierten Meerschweinchen beobachtet[1].

Beim Menschen lassen sich Sensibilisierungsfolgen am besten an der Haut
nach dem Eindringen von Wurmlarven beobachten. Die praktisch ubiquitäre
Cercariendermatitis (schistosome dermatitis), die durch Cercarien tierparasitischer
Schistosomatiden und in geringerer Stärke auch durch die menschlicher Schistosomen verursacht wird, tritt, wie neuere Untersuchungen[2] ergeben haben, erst
dann auf, wenn die Haut durch vorausgegangene Cercarieninvasionen sensibilisiert worden ist. Sie äußert sich in insektenstichähnlichen juckenden 5—8 mm
großen Papeln oder Quaddeln, die sich im Laufe von 12—15 Std ausbilden.
Die mehrfach untersuchten geweblichen Veränderungen[3] bestehen außer den
schon genannten lytischen Erscheinungen (s. S. 692) in einer Infiltration des
äußeren Coriums, der Papillarkörper und Epidermis mit Leukocyten, Lymphocyten und Histiocyten sowie in Ödem der Papillarkörper und der Epidermis.
Bei erstinfizierten Personen hingegen sind die Hauterscheinungen so geringfügig,
daß sie meistens übersehen werden. Erst 8—9 Tage nach der Invasion (beginnende
Antikörperbildung) treten höchstens 2—3 mm große, nicht juckende Papeln auf.
Olivier konnte die Steigerung der entzündlichen Reaktion schrittweise bei
27 Versuchspersonen verfolgen, denen er 3—9mal dermatitiserzeugende Cercarien
auf die Haut gebracht hatte.

c) **Hyperplasie und Metaplasie.** Hyperplasien treten bei Metazoen-Infektionen
vorwiegend an den Epithelien der Haut und Schleimhäute und am Bindegewebe
auf. Eine Proliferation der Epidermiszellen, verbunden mit Hyperkeratose und
Acanthose, kann bei Infektion mit hautbewohnenden *Milben* beim Menschen
(Scabies norvegica) und bei den verschiedenen Formen tierischer Räude sehr
ausgesprochen sein. Für den Befall der Gallengänge mit *Leberegeln*, besonders
den kleinen Arten, *Clonorchis sinensis, Opisthorchis felineus* und *Dicrocoelium
dendriticum*, ist eine starke Proliferation des Gallengangepithels charakteristisch.
(Bei *Fasciola*-Infektion überwiegen häufig die destruktiven Prozesse bis zum
völligen Schwund des Epithels.) Die Epithelhyperplasie führt zur Ausbildung
verzweigter drüsenartiger Schläuche und Taschen in der Wand der Gallengänge
(Abb. 16), stellenweise so gehäuft, daß das Bild an ein Adenom erinnert[4]. Ähnliche Veränderungen geringeren Grades verbunden mit Hypertrophie der einzelnen Zellen wurden bei der Bilharziose der Maus beobachtet[5]. Eine *meta-
plastische* Umwandlung des Cylinderepithels der Bronchien in Plattenepithel ist
bei Lungenegelbefall in Nachbarschaft der Wurmherde beobachtet worden[6]. Bei
der Bilharziose der Harnblase kann sich das Übergangsepithel stellenweise in
Plattenepithel umwandeln.

Bindegewebshyperplasie ist bei parasitären Infektionen eine verbreitete Begleiterscheinung chronischer Entzündungsprozesse. Breite Schwielen derben
Bindegewebes in den periportalen Räumen kennzeichnen das Bild der chronischen *Leberbilharziose* des Menschen[7]. Die Fibrose kann sich interlobulär ausbreiten und zu Verkleinerung und Untergang von Läppchen führen, so daß die
Bezeichnung Cirrhose berechtigt wird. Die Voraussetzung für ihre Entstehung
ist eine langdauernde Einschwemmung von *Schistosoma*-Eiern mit dem Pfortaderblut und die ständige Neu- und Rückbildung von Pseudotuberkeln. Jaffé
(1942) sah bei menschlichen Infektionen mit *Schistosoma mansoni* neben der
typischen, vorwiegend periportalen Fibrose auch Lebercirrhosen mit diffuser

---

[1] Kerr 1938.   [2] Macfarlane 1949, Olivier 1949, Haemmerli 1953.
[3] Vogel 1930, Brackett 1940, Macfarlane 1949, Haemmerli 1953.
[4] Hoeppli 1933.   [5] Altmann und Gönnert 1952.   [6] Cohrs 1928.
[7] Symmers 1903, Faust und Meleney 1924, Askanazy 1929, Jaffé 1942.

inter- und intralobulärer Bindegewebsvermehrung und schreibt Toxinen der erwachsenen Würmer eine ursächliche Rolle zu. Bei Infektionen mit *Leberegeln* sind die größeren Gallengänge erweitert und haben fibrös verdickte Wandungen. Auch das periportale Bindegewebe ist mehr oder weniger gewuchert, und in einem Teil der Fälle bilden sich echte Lebercirrhosen aus[1]. Außerhalb der Leber werden Sklerosen z. B. an der Darm- und Blasenwand bei Bilharziose und an der Haut bei *Filarien-Elephantiasis* beobachtet. Im letztgenannten Falle wird die sehr massive Neubildung kollagener Fasern offenbar durch die intensive Durchtränkung der Haut und Unterhaut mit eiweißreicher Lymphe gefördert

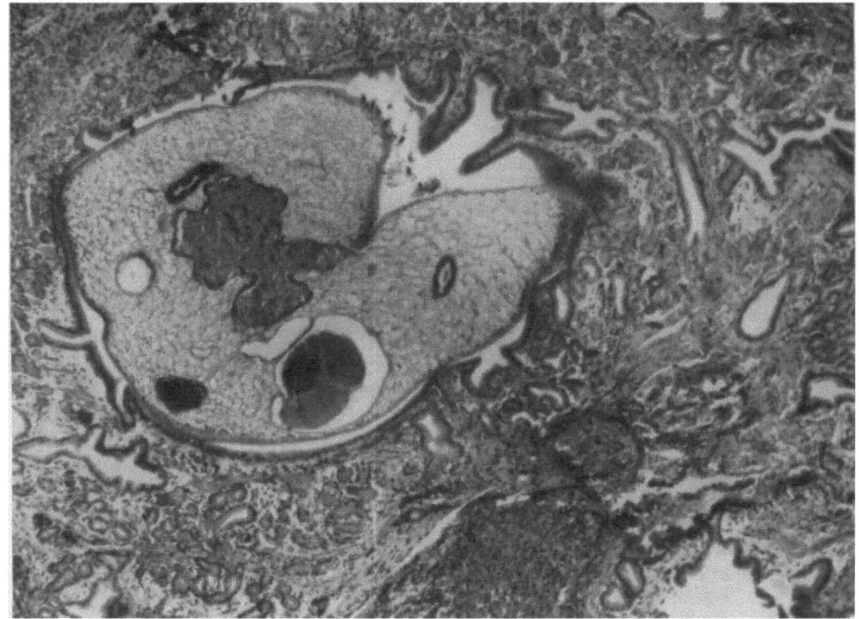

Abb. 16. Wucherung des Gallengangepithels bei Infektion mit *Opisthorchis felineus* (Katze). Vergr. 52 ×

d) Geschwülste. FIBIGER (1913, 1914, 1919, 1921) gelang es, in seinen klassischen, mit dem Nobelpreis ausgezeichneten Untersuchungen zum ersten Male experimentell Carcinome hervorzurufen, indem er schwarz-weiße Ratten mit dem Nematoden *Gongylonema neoplasticum* infizierte. Der kleine Fadenwurm, der Küchenschaben als Zwischenwirte benutzt, lebt im Plattenepithel des Vormagens, Oesophagus und der Zunge und verursacht leichte örtliche Entzündungen mit Hyperplasie des Epithels. Diese steigert sich im Vormagen bei einem Teil der Tiere zur Ausbildung mächtiger Papillome. Bei 53% von 106 erfolgreich infizierten Laboratoriumsratten, die mindestens 45 Tage überlebt hatten, traf FIBIGER Plattenepithel-Carcinome des Vormagens an. Bemerkenswert ist, daß die Papillombildung keine notwendige Vorstufe für die Krebsentwicklung ist. Ein Teil der Tiere wies Metastasen in der Lunge oder in retroperitonealen Lymphdrüsen auf. Eine Krebsentwicklung wurde frühestens 45—64 Tage nach der *Gongylonema*-Infektion festgestellt. Auch Zungenkrebs kam bei 4 infizierten Ratten zur Beobachtung. Andere *Mus*-Arten waren weniger geneigt, auf die Wurminfektionen mit Krebsbildung zu antworten, von Wanderratten *(Mus decumanus)* 33%, von Hausratten *(M. rattus)* 26% und von weißen Mäusen nur etwa 5%. Der experi-

---

[1] KATSURADA 1900, ASKANAZY 1904, MEBIUS 1921, HOEPPLI 1933.

mentell erzeugte Vormagenkrebs einer Maus konnte in 4 Passagen transplantiert werden. Nach FIBIGER geht die krebserzeugende Wirkung von Sekreten und Exkreten der Würmer aus; doch sind die wirksamen Bestandteile bisher unbekannt geblieben. Es darf jedoch nicht verschwiegen werden, daß Nachuntersucher die Bösartigkeit der von FIBIGER beobachteten Neubildungen wie auch die alleinige Urheberrolle des Gongylonema neoplasticum angezweifelt haben. In kritisch durchgeführten Versuchen konnten HITCHCOCK und BELL (1952) Wucherungen, die den ,,Carcinomen" FIBIGERS entsprachen, nur dann hervorgerufen, wenn eine Vitamin A-Mangelkost und der Reiz der Nematodeninfektion zusammen auf Ratten einwirkten. Die beiden Autoren nehmen an, daß auch die Ratten

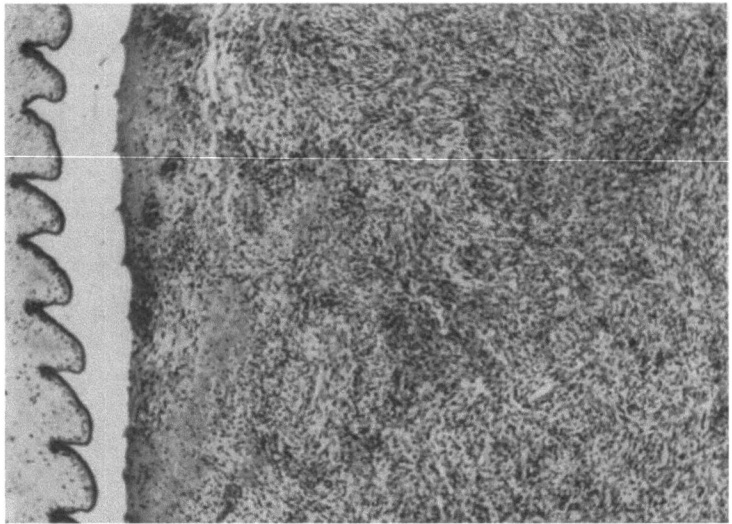

Abb. 17. Durch *Cysticercus fasciolaris* hervorgerufenes Sarkom, von der Bindegewebskapsel der Finne ausgehend in der Leber einer Ratte. Links ein Teil des Parasiten. Vergr. 75 ×

FIBIGERS unbeabsichtigt ohne genügend Vitamin A ernährt worden sind und fassen die erzeugten Tumoren als hyperkeratotische Papillome mit epithelialer Desorganisation und Tiefenwachstum auf. Die Lungenmetastasen, die FIBIGER zu sehen geglaubt hatte, werden als Produkte einer Metaplasie des Bronchialepithels gedeutet.

Weitere bösartige Geschwülste, deren Entwicklung experimentell durch Wurminfektionen ausgelöst werden konnte, sind *Sarkome* der Ratten. Seit 1907 ist wiederholt das Zusammentreffen von Spontanbefall der Rattenleber mit *Cysticercus fasciolaris* und Lebersarkom festgestellt worden[1]. Diese Beobachtungen veranlaßten BULLOCK u. CURTIS (1920, 1924) zu ihren sehr erfolgreichen Versuchen, Sarkombildung durch Verfütterung der Eier des Katzenbandwurmes *Taenia taeniaeformis* künstlich hervorzurufen. Die Tumoren, hauptsächlich polymorph- und spindelzellige Sarkome, traten bei Laboratoriumsratten ungefähr 8—15 Monate nach der Infektion auf und nahmen ihren Ursprung stets in der bindegewebigen Kapsel, die die Finnenblase einhüllt (Abb. 17). Die Tumoren wuchsen destruktiv, bildeten Metastasen und ließen sich leicht transplantieren. Bei gewissen Rattenrassen wurde die Sarkombildung leichter ausgelöst als bei anderen, bei Mäusen, die etwa ebenso häufig natürliche Träger der Finnen wie Ratten sind, überhaupt nicht. Das Alter der Ratten spielte wie auch in den

---

[1] BORREL 1907, ROHDENBURG und BULLOCK 1916.

Versuchen FIBIGERs keine Rolle. Als wichtige Faktoren erwiesen sich die Dauer der von den Parasiten ausgehenden Reizeinwirkung und die Zahl der Cysticerken. Der Prozentsatz sarkomatöser Lebern nahm mit der Zahl der Finnen zu, von 31,5% bei nur einer Finne bis zu 85,7% bei 50 Finnen. Wie sich später gezeigt hat, ist das experimentell erzeugbare Cysticercus-Sarkom der Ratten nicht unbedingt an die Anwesenheit lebender Cysticerken gebunden; denn auch durch intraperitoneale Injektion der zerriebenen Bandwurmlarven konnten multiple Sarkome der Bauchhöhle hervorgerufen werden[1].

Auch von einigen Wurminfektionen des Menschen wird vermutet oder angenommen, daß sie krebsauslösend wirken können, wenn auch bisher weder ausreichende statistische Beweise dafür vorliegen noch positive Ergebnisse von Tierversuchen mit den betreffenden Parasiten. Schon seit langem wird in Ägypten angenommen, daß die durch *Schistosoma haematobium* verursachte *Blasenbilharziose* in ursächlicher Beziehung zum *Blasenkrebs* steht[2]. Daß in Ägypten viele an Carcinom erkrankten Harnblasen auch *Schistosoma*-Eier enthalten, besagt hinsichtlich deren Urheberrolle allein noch nichts, da im unteren Nildelta etwa 80% der Landbevölkerung von der Bilharziose ergriffen werden. Nach einer kürzlich veröffentlichten Auswertung von 3183 Obduktionen in Kairo wurde bei 33,6% der Leichen Blasenbilharziose festgestellt[3]. Bei den in der gleichen Sektionsreihe enthaltenen 65 Fällen von Blasenkrebs lag der Prozentsatz der bilharziösen Blasen wesentlich höher und betrug 83,1%. Auffallend ist der im Vergleich zu europäischen und amerikanischen Ländern hohe Anteil des Blasenkrebses an der Gesamtzahl der ägyptischen Carcinomfälle. Nach den von MAKAR (1955) zusammengestellten Sektions- und Biopsiebefunden des Kasr El Aini Hospitals in Kairo machte der Blasenkrebs in verschiedenen Zeitabschnitten 22, 23, 47,4 und 39,6% aller Krebsfälle aus. MAKAR hält es allerdings für wahrscheinlich, daß diese Zahlen etwas zu hoch sind, da schwere Cystitiden zum Teil dem Krebs zugezählt worden sind. Nach den jüngsten Untersuchungen, die HASHEM u. Mitarb. (1961) an einem umfangreichen Obduktions- und Biopsiematerial des gleichen Krankenhauses durchgeführt haben, waren 3,7% aller Carcinome in der Blase lokalisiert. Von ägyptischen Autoren wurde auch auf das relativ frühe Auftreten des Blasenkrebses in ihrem Lande hingewiesen. Das Durchschnittsalter war in Fällen von Blasencarcinom mit nachgewiesener Blasenbilharziose 41,2 Jahre, beim Blasenkrebs ohne Bilharziose 46,2 Jahre[3]; und 76% der Fälle von Bilharzia-Blasencarcinom traten vor dem 50. Lebensjahre auf. Bemerkenswert ist noch der hohe Anteil der Plattenepithelcarcinome an den Blasenkrebsfällen Ägyptens. Er wurde von HASHEM (1961) mit 62,3% angegeben. Außer in Ägypten wird auch in Mozambique, dessen afrikanische Bevölkerung ebenfalls stark mit Bilharziose durchseucht ist, ein auffallend häufiges und relativ frühes Auftreten von Blasenkrebs, besonders seiner Plattenepithelform, beobachtet[4]. Hinsichtlich der Faktoren, die bei der Krebsentwicklung in bilharziösen Blasen für maßgeblich gehalten werden, sind die Ansichten geteilt. Die meisten Untersucher denken an eine biochemische oder mechanische Reizung der Schleimhaut durch *Schistosoma*-Eier (Abb. 18). Nach einer anderen Auffassung gehen die carcinogenen Reize von der chronischen bakteriellen Cystitis aus, die sich häufig auf die Blasenbilharziose aufpfropft[5]. Neuerdings wird vermutet, daß mit dem Harn ausgeschiedene Stoffwechsel-

---

[1] DUNNING und CURTIS 1946
[2] FERGUSON 1911, DOLBEY und MOORO 1924, BRUMPT 1930, BARSOUM 1939, ABDEL SHAFI 1954, MAKAR 1955.
[3] HASHEM, ZAKI und HUSSEIN 1961.   [4] PRATES und GILLMAN 1959.
[5] ABDEL SHAFI 1954.

produkte der Schistosomen und deren Eier als Carcinogene wirken können[1]. Als noch gutartige Vorstufen des malignen Wachstums werden teils zapfenförmig in die Tiefe gehende Wucherungen des Blasenepithels (Cystitis glandularis) angesehen, teils örtliche Metaplasie des Übergangsepithels in verhornendes Plattenepithel. Eine ursächliche Rolle der Bilharziose ist auch in Fällen von Carcinom des Dickdarms, der Genitalien und der Leber diskutiert worden[2].

Andere Helminthen, denen die Eigenschaft zugeschrieben wird, gelegentlich beim Menschen Carcinom hervorzurufen, sind die beiden nahe verwandten Leberegel *Opisthorchis felineus* und *Clonorchis sinensis*. Beide zeichnen sich dadurch

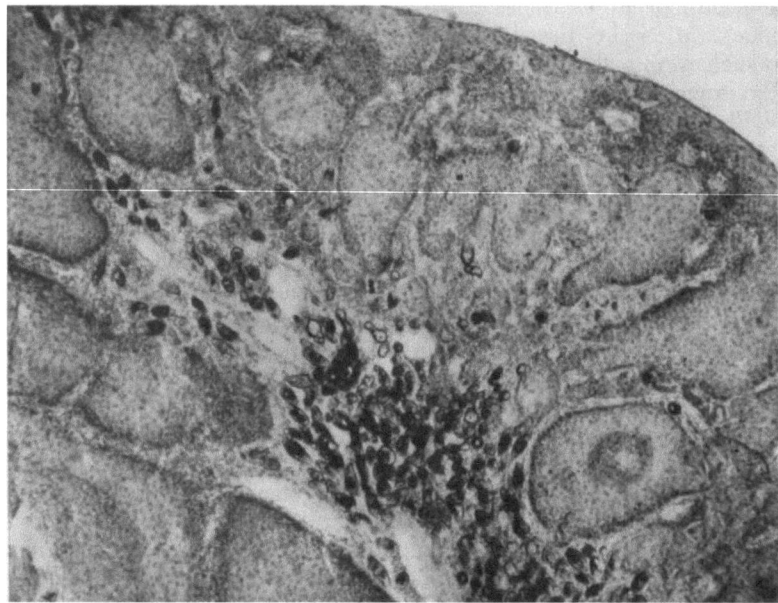

Abb. 18. Plattenepithel-Carcinom der menschlichen Harnblase mit verkalkten Eiern von *Schistosoma haematobium*
Vergr. 35 ×

aus, daß sie das Gallengangsepithel zu gutartigen Wucherungen anregen. In Ostpreußen beobachteten ASKANAZY (1900) und RINDFLEISCH (1910) mehrfach das Zusammentreffen von *Opisthorchis*-Befall der Gallengänge und primärem Leberkrebs vom Gallengangstyp und hielten einen ursächlichen Zusammenhang für wahrscheinlich. Diesen ersten Mitteilungen folgten einige weitere aus Rußland und Sibirien[3]. Zahlreicher sind die Beobachtungen aus Ostasien über Koinzidenz von *Clonorchis*-Infektion und primärem Leberkrebs[4]. In Hongkong stellte HOU bei Sektionen in 7 Jahren 200 Fälle von primärem Lebercarcinom fest, von denen 46 mit der bei Südchinesen häufigen *Clonorchis*-Infektion kombiniert waren, ohne daß Lebercirrhose bestand. Auf Grund seiner Untersuchungen nahm er in 30 Fällen einen ursächlichen Zusammenhang zwischen den Parasiten und der Tumorentstehung an.

Auch die Larvenstadien von *Trichinella spiralis* und von *Echinococcus granulosus* sind auf Grund beobachteter Einzelfälle wiederholt verdächtigt worden,

[1] HASHEM 1961.
[2] ONSY 1938, PRATES 1948, CHU 1957, DIMETTE, ELWI und SPROAT 1956, WU, CHEN und CHU 1960.
[3] RUDITZKY 1928.
[4] KATSURADA 1900, KABESHIMA 1927, NAUCK und LIANG 1928, HOU 1956.

beim Menschen die Entwicklung bösartiger Geschwülste, hauptsächlich Carcinome, auszulösen, während andere Autoren sich gegen eine solche Auffassung ausgesprochen haben[1]. Die Zahl der Trichinose- und Echinokokkose-Fälle, in denen in räumlicher Beziehung zu den Parasiten maligne Tumoren angetroffen worden sind, ist so verschwindend gering im Vergleich mit dem Umfang des gesamten Beobachtungsgutes, daß es nicht berechtigt erscheint, mehr als eine zufällige Koinzidenz anzunehmen, zumal auch Tierversuche nicht als Stütze herangezogen werden können.

B. Wachtums- und Entwicklungsstörungen.

Die einzige menschliche Wurmkrankheit, die häufig ein starkes Zurückbleiben im Körperwachstum und in der Entwicklung der Genitalorgane verursacht, ist die hepato-lienale Form der Bilharziose. So gut wie regelmäßig treten diese Störungen auf, wenn starke Infektionen mit der ostasiatischen Art *Schistosoma japonicum* im Kindesalter erfolgt sind. Sie kommen unter diesen Umständen auch bei Infektionen mit *S. mansoni* vor, wenngleich weniger häufig. Im Alter von etwa 15—28 Jahren fallen die Betroffenen durch kindlichen Gesamthabitus, geringe Körpergröße, gnomenhafte oder weibliche Gesichtszüge, unterentwickelte Genitalien mit fehlender Scham- und Achselbehaarung auf[2]. Röntgenbilder ließen feine infantile Knochen, verzögerte Epiphysenverknöcherung und Kleinheit der Sella turcica erkennen. Es wird vermutet, daß diesen Störungen eine Unterfunktion der Hypophyse zugrunde liegt, die ihrerseits wieder eine Folge der Splenomegalie ist; denn Milzexstirpationen wirkten stimulierend auf die somatische und sexuelle Entwicklung.

C. Zirkulationsstörungen.

Infektionen mit einigen Helminthen-Arten können Veränderungen am Herzen oder an den Wänden der Blutgefäße, weiterhin Thrombosen, Embolien und Hämorrhagien oder Schädigungen am Lymphgefäßsystem verursachen und die Blut- oder Lymphzirkulation mehr oder weniger beeinträchtigen. Veränderungen am *Myokard* sind eine ernste und häufige Folge starker Infektionen mit *Trichinella*. Sie bestehen in herdweiser Degeneration und Nekrose von Muskelfasern und Infiltration des benachbarten Interstitiums mit neutrophilen und eosinophilen Leukocyten, Lymphocyten und Makrophagen. Sie äußern sich klinisch in Tachykardie, Veränderungen des Elektrokardiogramms, Blutdruckabfall und Ödemen. *Trichinella*-Larven sind beim Menschen und bei Versuchstieren zwar nie in abgekapseltem Zustand im Herzmuskel angetroffen worden, wohl aber wiederholt als wandernde Jugendstadien. Sie gehen, wie man annimmt, entweder im Myokard zugrunde oder verlassen dieses wieder auf dem Blutwege oder durch Übertritt in die Perikardhöhle. Auch bei den schweren Formen der chronischen *Ankylostomiasis* wird das Herz stark in Mitleidenschaft gezogen. Während bei der trichinösen Myokarditis in erster Linie an toxische Einwirkungen, möglicherweise auch allergische Reaktionen zu denken ist, muß die Ursache der Herzveränderungen Hakenwurmkranker vorwiegend in der anhaltenden und hochgradigen Anämie und der mit dieser verbundenen Hypoxämie gesucht werden. Das durch den Sauerstoffmangel der Organe zu Mehrleistung angetriebene Herz reagiert zunächst mit Hypertrophie. Wenn das Myokard dann selbst ungenügend mit Sauerstoff versorgt wird, treten zu den regulatorischen Veränderungen noch degenerative hinzu, Verfettung und Trübung der Muskelfasern und interstitielle

---

[1] ZIEGLER 1927, DÉVÉ 1930, 1949, HOEPPLI 1933, DOERR und MENZI 1934, SCHMIDT-LANGE 1935, GOULD 1945.
[2] FERREIRA 1957, KUO und CHIANG 1958, CHENG u. Mitarb. 1959, EL DEEB und BASSALY 1961.

Zellinfiltration, die schließlich zu Herzinsuffizienz führen können, der häufigsten Todesursache bei unkomplizierter Ankylostomiasis. Daß die Herzstörungen der Hakenwurmkranken im wesentlichen durch die Anämie bedingt sind, geht aus ihrem guten Ansprechen auf Eisentherapie hervor[1].

Obturierende Gefäßveränderungen liegen den Herzstörungen zugrunde, die sich im Gefolge einer *Lungenbilharziose* entwickeln können. *Schistosoma*-Eier geraten mit dem Blutstrom als Emboli in die Zweige der Arteria pulmonalis und rufen Pseudotuberkel, Blockierung und Verödung kleiner Gefäßäste hervor. Weitere Arteriolen werden durch Wucherung ihrer Intima verengt oder verschlossen. Dazu gesellt sich eine perivasculäre Bindegewebsvermehrung und eine Neubildung atypisch gestalteter Gefäßsprossen[2]. Bei starker langdauernder Eieinschwemmung haben diese Veränderungen Druckanstieg und Erweiterung der Pulmonalarterie mit Hypertrophie des rechten Ventrikels (Cor pulmonale) und schließlich Herzinsuffizienz zur Folge.

Häufiger wirken sich entsprechende Vorgänge bei starken Infektionen mit *Schistosoma japonicum* und *S. mansoni* im Stromgebiet der *Pfortader* verhängnisvoll aus. Die Veränderungen, die dabei an den intrahepatischen Pfortaderästen auftreten, bestehen teils in einer Blockierung feiner Ästchen durch Eigranulome, teils in einer Sklerose der Gefäßwand mit Verengerung des Lumens, teils in einer Thrombophlebitis größerer Gefäße[3]. Daß der wesentliche Faktor bei der Entstehung der hepato-lienalen Bilharziose die eingeschwemmten Eier sind, geht daraus hervor, daß dieses Krankheitsbild bei Versuchstieren ausbleibt, wenn diese nur mit männlichen Schistosomen infiziert werden[4]. Wie Untersuchungen des Pfortaderbaumes menschlicher Lebern bei hepato-lienaler Bilharziose mit Hilfe von Vinylacetat-Ausgüssen gezeigt haben[5], werden die dichotomischen Pfortaderzweige von einem neugebildeten dichten Netzwerk feiner Gefäße wie von einem moosartigen Ärmel umhüllt. Dieses für Leberbilharziose charakteristische zusätzliche Gefäßbett bewirkt nach BOGLIOLO eine plötzliche Verlangsamung des portalen Blutstromes. Infolgedessen kommt es zu einer Rückstauung des Blutes, und es treten dann die Zeichen des Banti-Syndroms in Erscheinung, Splenomegalie, portaler Hochdruck, Erweiterung kollateraler Gefäßverbindungen, Blutungen aus Oesophagusvaricen, Ascites und als Folgen des Hyperplenismus Anämie, Leukopenie und Wachstumshemmung Jugendlicher.

Capillare Blutungen sind bei schwer verlaufender *Trichinose* häufig, besonders in der Retina, Conjunctiva, unter den Fingernägeln und im Gehirn. Bei dieser Krankheit besteht auch eine ausgesprochene Neigung zu *Thrombosen* in den Venen, seltener Arterien. Von 60 schwerkranken Soldaten eines Trichinoseausbruches des letzten Weltkrieges erlitten 13 Thrombosen, die 7mal zu Lungenembolien führten. Diese bildeten bei 4 der Patienten die Todesursache[6].

Die Larven von *Strongylus vulgaris*, einem häufigen Nematoden der Pferde, wandern in der Intima der Mesenterialarterien entlang. Sie rufen dabei die Entstehung von Thromben und entzündlich-degenerativen Veränderungen an der Gefäßwand hervor, die häufig zur Ausbildung der sog. *Wurmaneurismen* führen[7].

Störungen der Lymphzirkulation können bei chronischen Infektionen mit *Wuchereria bancrofti* und *Brugia malayi* als Spätfolgen auftreten. Die lebenden und toten Filarien rufen an den Lymphgefäßen und Lymphknoten entzündliche Granulome, Hyperplasie des Endothels und Thrombusbildung hervor. Nur bei einem kleinen Teil der befallenen Personen und erst nach mehrjährigem Bestehen

---

[1] CRUZ 1934, PORTER 1937, HEILIG 1942.
[2] DAY 1937, SHAW und GHAREEB 1938, ERFAN, ERFAN, MOUSA und DEEB 1949, KENAWY 1950.
[3] LICHTENBERG 1955.   [4] WARREN 1961.   [5] BOGLIOLO 1958, 1959.
[6] LINNEWEH 1943.   [7] NIEBERLE und COHRS 1949, ENIGK 1951.

der Infektion erreichen die obturierenden Veränderungen einen solchen Grad, daß Zeichen von Lymphstauung auftreten: Lymphvaricen, *Elephantiasis*, meistens der unteren Extremitäten oder des Scrotums, und nach Ruptur varicöser Lymphbahnen der Bauchorgane Chylurie und Chylocele.

D. Veränderungen der Blutzellen.

Von den Veränderungen am roten und weißen Blutbild bei Metazoen-Infektionen sind die *Anämien* und das Verhalten der *Eosinophilen* von besonderem Interesse. *Hypochrome Anämien* treten beim Menschen verhältnismäßig oft bei Ankylostomiasis, Fasciolose und bei hepato-lienaler Bilharziose auf, vereinzelt auch bei anderen Wurminfektionen. Die Entstehung der *Hakenwurmanämie* wurde bis vor einigen Jahrzehnten hauptsächlich auf Wurmtoxine zurückgeführt. In neuerer Zeit wird der Blutentzug durch die Parasiten als der wesentliche Faktor angesehen[1]. WELLS (1931) und NISHI (1933) haben sich bemüht, durch Auffangen und Zählen der Erythrocyten die Blutmenge zu bestimmen, die am Hinterende und Vorderende von Hakenwürmern (*Ancylostoma canium*) austritt, die im geöffneten Darm lebender Hunde saugen. NISHI errechnete aus seinen Beobachtungen an 38 erwachsenen Ankylostomen einen täglichen Blutverlust von durchschnittlich 0,36 cm³ je Wurm, der bei besonders aktiven Würmern auf 0,7 cm³ ansteigen kann. Für die kleineren Hakenwürmer der Menschen, besonders *Necator americanus*, müssen niedrigere Werte angenommen werden. Erst in den letzten Jahren wurden zuverlässige quantitative Angaben über die Blut- und Eisenverluste mitgeteilt, die Patienten durch ihre Hakenwürmer erleiden. Für diese Untersuchungen wurden die zirkulierenden Erythrocyten mit radioaktivem Eisen (^{59}Fe) oder radioaktivem Chrom (^{51}Cr) oder beiden Isotopen markiert[2]. ROCHE u. Mitarb. (1957) konnten durch einen Vergleich der Stuhl- und Blutradioaktivität durch ^{51}Cr bei 21 mehr oder weniger anämischen Hakenwurmkranken die Blutmenge messen, die durch die Tätigkeit der Hakenwürmer ins Darmlumen gelangte. Diese Menge schwankte bei den einzelnen Personen zwischen 2,0 und 251,5 ml je Tag und war in großen Zügen der Zahl der Hakenwürmer und der Zahl der Hakenwurmeier im Stuhl proportional. Bei reiner *Necator*-Infektion entfiel auf 1 Wurm je Tag ein Blutverlust von durchschnittlich 0,0311 ml. Für die größere und wahrscheinlich auch aktivere Art *Ancylostoma duodenale* wurde ein Blutverlust von ungefähr 0,2 ml je Wurm und Tag errechnet. Mit dem im Darm der 21 Patienten verlorenen Blut gelangten täglich 1,2—29,1 mg Eisen ins Darmlumen. Diese Eisenmenge ist jedoch nicht in voller Höhe für den Wirt verloren; denn, wie ROCHE und PÉREZ-GIMÉNEZ (1959) feststellen konnten, werden im Durchschnitt 44,1% des Eisens aus dem Darmlumen re-absorbiert (36,6% nach LAYRISSE u. Mitarb. 1961). Trotzdem müssen die Eisenverluste bei Patienten mit einigen Hunderten oder Tausenden von Hakenwürmern so hoch werden, daß sie aus der Nahrung nicht mehr ersetzt werden können und daß die Eisenvorräte des Wirtes sich erschöpfen. Die Hakenwurmanämie zeigt alle Merkmale einer *Eisenmangelanämie*, einen Färbeindex unter 1, Verkleinerung von Durchmesser und Volumen der Erythrocyten, Verringerung des Plasmaeisens, gesteigerte normoblastische Erythropoese im Knochenmark[3] und vor allem auch ein gutes Ansprechen auf Eisentherapie. Selbst wenn die Hakenwürmer im Darm belassen werden, erfolgt nach Eisengabe ein rascher und starker Anstieg der

---

[1] FOSTER und LANDSBERG 1934.
[2] GERRITSEN, HEINZ und STAFFORD (1954), ROCHE, PÉREZ-GIMÉNEZ, LAYRISSE und DI PRISCO 1957, ROCHE 1958, ROCHE und PÉREZ-GIMÉNEZ 1959, FOY und KONDI 1960, TASKER 1961.
[3] CRUZ 1933, PEÑA CHAVARRIA und ROTTER 1935.

Hämoglobinwerte[1]. Die Entstehung der Anämie bei *Fasciolose* ist noch ungeklärt; möglicherweise ist auch bei ihr der Blutentzug durch die großen Leberegel ein wichtiger Faktor. Bei der *Bilharziose* sind die durch Hämaturie und Dickdarmblutungen bedingten Blutverluste gewöhnlich nicht so hoch, daß Blutarmut eintritt[2]. Die Anämie, die die hepato-lienale Form der Bilharziose begleitet, wird anscheinend nicht durch die Parasiten selbst, sondern sekundär durch die Splenomegalie verursacht.

Der Fischbandwurm *Diphyllobothrium latum* ist die einzige Wurmart, die eine *makrocytäre hyperchrome Anämie* beim Menschen verursachen kann. Diese Anämie tritt in Finnland, wo durchschnittlich etwa jeder fünfte Einwohner *D. latum* beherbergt, nach früheren Beobachtungen bei *einem* von 500—1000 Bandwurmträgern auf[3]. Nach neuen Untersuchungen[4] ist die Häufigkeit der Bandwurmanämie unter finnischen Wurmträgern mindestens 1:50. Solche Angaben hängen, wie PALVA (1962) ausführte, weitgehend von den zugrunde gelegten Kriterien ab. Dieser finnische Autor konnte Initialzeichen gestörter Hämatopoese bei 11% von 155 Diphyllobothrium-Trägern entdecken, die nicht an manifester Anämie litten. Daß der Parasit Urheber der Anämie ist, geht daraus hervor, daß diese durch die Abtreibung des Bandwurmes geheilt wird. Im hämatologischen Bilde, in den klinischen Äußerungen und im therapeutischen Ansprechen auf Leberpräparate und Vitamin B$_{12}$ stimmt die *Diphyllobothrium*-Anämie mit der genuinen perniziösen Anämie überein. Unterschiede bestehen nur insofern, als die D.-Anämie auch junge Personen ergreift und der Magensaft den Castleschen ,,intrinsic factor'' sowie manchmal freie Salzsäure enthält. Frühere Versuche, die Entstehung der D.-Anämie zu erklären, stützten sich hauptsächlich auf die Annahme hämolytisch wirkender Substanzen, die aus zerfallenden Bandwurmteilen freigesetzt werden sollen[5]. Andere Autoren glaubten den wesentlichen Faktor in der konstitutionellen Disposition der Wurmträger (SCHAUMAN u. SALTZMAN 1925) oder in einer allergischen Reaktion des Knochenmarks auf Wurmstoffe[6] erblicken zu können. Erst die systematischen Untersuchungen, die v. BONSDORFF, v. BONSDORFF u. GORDIN und NYBERG 1939—1956 mitgeteilt haben[7], brachten eine befriedigende, experimentell gut fundierte Antwort auf die Doppelfrage: Wie verursacht *D. latum* die Anämie und warum nur in gewissen Fällen? Wie sich überraschenderweise ergab, enthält der Körper des Fischbandwurms Vitamin B$_{12}$ in so beträchtlicher Menge, daß seine Trockensubstanz als ,,extrinsic factor'' in der Castleschen Probe verwendet werden konnte, und daß wäßrige parenteral verabreichte D.-Extrakte in Fällen genuiner perniziöser Anämie eine maximale hämatologische Remission und Rückbildung neurologischer Störungen herbeiführten. Ergänzende Untersuchungen NYBERGs mit mikrobiologischen Methoden ließen erkennen, daß *D. latum* durchschnittlich 50mal mehr Vitamin B$_{12}$ enthält als *Taenia saginata*. In Versuchen desselben Autors konnte weiterhin gezeigt werden, daß radioaktives Vitamin B$_{12}$ nach peroraler Verabreichung an Bandwurmträger von *D. latum* in beträchtlicher Menge aufgenommen wird. All diese Beobachtungen sprachen dafür, daß der Fischbandwurm mit seinem Wirt in der Aufnahme des mit der Nahrung zugeführten Vitamins B$_{12}$ konkurriert, in einzelnen Fällen so erfolgreich, daß der Wirt leer ausgeht und der Anämie verfällt. Diese Situation tritt nach v. BONSDORFF besonders dann ein, wenn der Bandwurm einen ungewöhnlichen hohen Sitz im Dünndarm

---

[1] CRUZ 1934, ROADS, CASTLE, PAYNE und LAWSON 1934.
[2] GERRITSEN, WALKER, DE MEILLON und YEO 1953.   [3] TÖTTERMAN 1944.
[4] NYBERG, GRÄSBECK, SAARNI und v. BONSDORFF 1961.
[5] FAUST und TALLQVIST 1907.   [6] TÖTTERMAN 1937.
[7] Zusammenfassung und Literatur s. v. BONSDORFF 1956.

einnimmt. Versuche an D.-Trägern mit und ohne Anämie hatten gezeigt, daß die Bandwurmeier von einer hinabgleitenden Darmsonde bei Anämikern in einem höheren Dünndarmabschnitt erfaßt werden als bei nichtanämischen Personen. Als Nebenfaktoren können zu dem Entzug von Vitamin B_{12} noch eine knappe Zufuhr von „extrinsic factor" oder eine herabgesetzte Produktion von „intrinsic factor" hinzutreten. Wie die jüngsten Untersuchungen in Finnland[1] ergeben haben, nimmt *Diphyllobothrium latum* nicht nur freies Vitamin B_{12} auf, sondern ist auch imstande, den Komplex Vitamin B_{12}-intrinsic factor durch eine anscheinend enzymatische Einwirkung zu spalten und die Fähigkeit des intrinsic factor zur B_{12}-Bindung zu beeinträchtigen.

Schon bald nach der Entdeckung der eosinophilen Leukocyten durch EHRLICH erkannte BROWN (1898) das gehäufte Auftreten dieser Zellart im Blute Trichinose-kranker und seine diagnostische Bedeutung. Eine starke *Vermehrung der Blut-eosinophilen* wird nur bei solchen Wurminfektionen beobachtet, in denen die erwachsenen Parasiten, Larven oder Eier in unmittelbaren Kontakt mit dem Wirtsgewebe treten, sei es für lange Zeit oder nur vorübergehend während einer Larvenwanderung. Die Eosinophilie des Blutes setzt bei menschlichen Infektionen mit *Ascaris lumbricoides*, Hakenwürmern und *Trichinella* gegen Ende der ersten oder Anfang der zweiten Infektionswoche ein. Sie ist nur eine Teilerscheinung der Gesamtreaktion des eosinophilen Zellsystems und steht in enger Beziehung zu einer Gewebseosinophilie an den Wurmherden und einer Knochenmarks-eosinophilie[2]. Die eosinotaktischen Substanzen der Parasiten veranlassen zunächst die normalerweise zirkulierenden Eosinophilen, sich örtlich im Gewebe anzusammeln, wodurch eine vorübergehende Eosinopenie im Blut eintreten kann. Dann setzt eine gesteigerte Produktion und Ausschüttung dieser Zellen im Knochenmark ein. Auch die neugebildeten Eosinophilen werden zuerst größtenteils im Gewebe abgefangen, so daß ihre Vermehrung im Blut anfangs nur mäßig ist. Erst wenn die Anlockungskraft der Wurmherde mehr oder weniger abgesättigt ist, setzt eine starke Überschwemmung des Blutes mit den im Überschuß erzeugten Eosinophilen ein. Bei der experimentellen *Ascaris*-Infektion des Menschen erreicht die Kurve der Eosinophilen ihren Gipfel etwa am 20. Tage, d. h. eine Woche nach dem Höhepunkt der eosinophilen Lungeninfiltrate und der Sputumeosinophilie[3]. Sie fällt dann in der 4. Woche steil ab und nähert sich in den folgenden Wochen allmählich der Ausgangshöhe. Bei anderen Wurm-infektionen, z. B. mit *Toxocara*-Larven, Hakenwürmern, *Strongyloides*, *Trichi-nella*, Filarien, *Fasciola* und Schistosomen nimmt die Bluteosinophilie entsprechend dem längeren Kontakte der Parasiten mit dem Gewebe einen mehr chronischen Verlauf, zeigt aber meistens nach einer Reihe von Monaten oder Jahren ebenfalls eine Tendenz zum Absinken.

Die *Funktion* der eosinophilen Leukocyten besteht nach allgemeiner Ansicht darin, daß sie wirtsfremde Stoffe, unter Umständen auch denaturierte körper-eigene Substanzen, resorbieren und entgiften. Da eine Vermehrung der Eosino-philen häufig allergische Affektionen begleitet, wird sie geradezu als Kriterium allergischen Geschehens angesehen, eine Ansicht, der ESSELLIER (1956) nur teilweise beipflichtet. BORCHARDT (1929) sah nach Injektion von Fettsäurealdehyden, die nach FLURY in den Exkreten von Spulwürmern auftreten, bei Katzen bereits innerhalb von 9—48 Std eine Bluteosinophilie auftreten. Diese Versuche wie die früheren von HOMMA (1921) sprechen dafür, daß auch nicht-sensibilisierte Organismen mit einer Eosinophilie reagieren können. ESSELLIER unterscheidet deshalb zwischen einer allergischen Eosinophilie und einer Resorptionseosino-

---

[1] NYBERG 1960, NYBERG, SAARNI, GOTHONI und JÄRVENTIE 1961.
[2] ESSELLIER 1956.   [3] VOGEL und MINNING 1943.

philie. Bei Wurminfektionen wird eine Unterscheidung zwischen beiden dadurch erschwert, daß sich häufig Antigen-Antikörper-Reaktionen mit einer direkten Einwirkung parasitärer Stoffe kombinieren.

E. Veränderungen des Wirtsstoffwechsels.

Über Veränderungen des *Kohlenhydrat-* und *Lipidstoffwechsels* durch Infektionen mit Metazoen ist verhältnismäßig wenig bekannt. Eine Beeinträchtigung der Absorptionsfähigkeit des Dünndarmes, insbesondere eine Störung der Fettresorption, beobachteten SHEEHY u. Mitarb. (1962) bei anämischen Hakenwurmkranken mit starker Necator-Infektion. FLURY (1913) stellte an Versuchstieren bei starken Infektionen mit *Trichinella spiralis* eine Glykogenverarmung der befallenen Muskeln, ferner der Leber und Nieren fest. Die Blutzuckerwerte liegen bei der Trichinose des Menschen gewöhnlich im normalen Bereich[1]; doch ist in einzelnen Fällen auch ein vorübergehendes Absinken bis auf 45—50 mg-% beobachtet worden[2]. Abnorme Schwankungen des Blutzuckerspiegels nach oben und unten wurden bei der experimentellen *Clonorchis*-Infektion des Kaninchens gesehen[3]. Bei Patienten mit *Bilharziose* ist der Blutzuckerspiegel gewöhnlich normal. Nur in seltenen Fällen wurden Glykosurie und ein auf Pankreasstörungen hinweisender Diabetes mellitus beobachtet, der unter anthelminthischer Behandlung rasch abklang[4]. Bei einer Verstorbenen, die an Glykosurie gelitten hatte, wurden im Pankreas Eituberkel angetroffen[5]. Ein erhöhter Cholesterinspiegel des Blutes ist bei Infektionen von Kaninchen mit *Clonorchis*[6] und mit *Schistosoma japonicum*[7] beobachtet worden, weiterhin bei Patienten, die an Filariose durch *Wuchereria bancrofti* litten[8].

Störungen des *Eiweißstoffwechsels* treten am stärksten bei der Bilharziose der Leber, bei Ankylostomiasis und bei Trichinose in Erscheinung. Bei Infektionen mit Nematoden, Cestoden und Trematoden können die elektrophoretisch feststellbaren Veränderungen an den Serumproteinen nach LELAND (1961) je nach Art des Parasiten und Wirtes einzelne oder mehrere Komponenten in verschiedenen Kombinationen betreffen. Keine dieser Kombinationen kann jedoch als spezifisch weder für eine bestimmte Wurminfektion noch für Helminthenbefall im allgemeinen bezeichnet werden. Die ausgedehnten Veränderungen am Lebergewebe, die durch starke Infektionen mit *Schistosoma japonicum* und *S. mansoni* verursacht werden, lassen es verständlich erscheinen, daß die Eiweißsynthese der Leberzellen gestört ist. Die Untersuchung der Serumproteine ergibt in solchen Fällen, ähnlich wie bei Kala-Azar, eine Vermehrung der Globuline, besonders des Euglobulins, und eine Verminderung des Albuminanteils[9]; und auf Störung des Eiweißstoffwechsels hinweisende Leberfunktionsprüfungen fallen positiv aus[10]. Untersuchungen über die Leberfunktion bei Mäusen, die mit *S. mansoni* infiziert waren, ergaben eine verminderte oxydative Deaminierung von Aminosäuren, eine Störung des Ammoniakstoffwechsels und eine herabgesetzte Fähigkeit, Bernsteinsäure zu oxydieren[11].

---

[1] AUGUSTINE 1936, SPAETH 1942.
[2] MOLLOW 1934, KRUCHEN, HARING und LEDERER 1940, PARRISIUS, LAMPE, RÖMER und HÖNIGHAUS 1942, HATIEGANU und FODOR 1942.
[3] UYENO 1935, KAWAI 1937.   [4] DAY 1924, ERFAN und CAMB 1933.
[5] SEIFE und LISA 1950.   [6] SHIGENOBU 1932.   [7] HIROMOTO 1939.
[8] BOYD und ROY 1930.
[9] FAUST und MELENEY (1924), KHALIL und HASSAN 1932, DA SILVA 1949, SMITHERS und WALKER 1961.
[10] DA SILVA 1949.
[11] DAUGHERTY, GARSON und HEYNEMAN 1954, DAUGHERTY 1955.

In Fällen schwerer, mit Anämie einhergehender *Ankylostomiasis* wurde eine Verarmung des Blutplasmas an Gesamteiweiß, insbesondere an Albumin, festgestellt und als ein wesentlicher Faktor bei der Entstehung der Ödeme der Hakenwurmkranken angesehen. Als Ursache für die Verminderung des Plasmaeiweißes ist, neben einer Leberzellschädigung durch Hypoxämie, der fortlaufende Eiweißverlust in Betracht zu ziehen, der mit dem Blutentzug durch die Hakenwürmer verbunden ist. Eine reichliche Zufuhr von Proteinen, neben der von Eisen, hat sich bei der Therapie der Ankylostomiasis als sehr wesentlich erwiesen.

Bei schweren Erkrankungen an *Trichinose* kommt es im Serum zu einer Vermehrung der γ-Globuline auf Kosten der Albumine und der übrigen Globuline[1]. Giftige Zerfallsprodukte von Muskeleiweiß, die durch den umfangreichen Untergang von Muskelfasern entstehen, sind nach FLURY (1913), neben den Exkreten der Parasiten selbst, die Ursache aller Krankheitserscheinungen. Im Frühstadium der Muskeltrichinose von Versuchstieren findet eine Retention der stickstoffhaltigen Zerfallsprodukte statt. Erst wenn die Entwicklung der Larven bis zur Einrollung und Abkapselung fortgeschritten ist, setzt eine gesteigerte Stickstoffabgabe ein, die offenbar durch die Ausscheidung der Muskelzerfallsstoffe bedingt ist[2]. Ähnlich verhielt sich bei Versuchstieren die Ausscheidung des Kreatins und Kreatinins im Harn. Bei der Trichinose des Menschen fanden MARKOWICZ u. BOCK (1931) die Kreatininausscheidung während des akuten Fieberstadiums vermindert, beobachteten jedoch ebenso wie BECKMANN (1932) kurz vor dem Tode der Patienten einen starken Anstieg. Bei letal verlaufender Trichinose von Versuchstieren stellten HARWOOD u. Mitarb.[3] Guanidin in abnorm hoher Menge im Blute fest und äußerten die Vermutung, daß ein großer Teil der Trichinosesymptome durch Guanidinämie bedingt wird.

Bei einigen Wurminfektionen kann es zu einer Anhäufung von *Gallenfarbstoffen* im Blute kommen. Ein leichter Subikterus hämolytischer Genese besteht bei der *Diphyllobothrium*-Anämie. In den meisten Fällen wird der Ikterus dadurch verursacht, daß Parasiten oder die von ihnen bewirkten Veränderungen den Abfluß der Galle in den Hepaticusstämmen oder im Ductus choledochus behindern. Die Urheber können alveoläre oder cystische Echinokokken, Leberegel oder in die Gallenwege eingedrungene Spulwürmer sein. Bei der septischen Cholangitis, die die Ascaris-Invasion der Leber oft nach sich zieht, kann sich Ikterus auch auf Grund einer Leberzellschädigung ausbilden[4].

F. Antigen-Antikörperreaktionen.

Die Körper- und Ausscheidungsstoffe metazoischer Infektionserreger wirken wie die der Mikroparasiten als *Antigene* und regen den Wirtsorganismus zur Bildung *spezifischer Antikörper* an. Eine Voraussetzung dafür ist, daß die Stoffe der Parasiten an die Antikörper erzeugenden Zellsysteme herangelangen. Sie ist bei allen Metazoen gegeben, die sich dauernd oder vorübergehend in den Geweben oder in den Blut- und Lymphbahnen aufhalten. Arten, die ausschließlich das Darmlumen bewohnen, wie z. B. *Taenia saginata*, *Diphyllobothrium latum* und *Fasciolopsis buski*, deren Stoffe infolgedessen höchstens in geringer Menge oder in denaturiertem Zustand die Darmschranke passieren, rufen gewöhnlich keine Antikörperbildung hervor. Bei den ebenfalls das Darmlumen bewohnenden Ascariden und Hakenwürmern ist es die vorausgehende Phase der Larvenwanderung, die zur Antikörperbildung stimuliert. Daß von den Bewohnern der Gallengänge *Fasciola hepatica* eine starke Produktion von Antikörpern hervorruft, ist verständlich, da dieser Egel zuerst mehrere Wochen im Leberparenchym lebt.

---

[1] SCHWONZEN 1951.　　[2] FLURY und GROLL 1913, ROGERS 1941, 1942.
[3] HARWOOD, SPINDLER, CROSS und CUTLER 1937.　　[4] REICH 1922.

Antikörper lassen sich bei Helminthosen im Serum — bei Gehirnbefall unter Umständen auch im Liquor cerebrospinalis — unter Verwendung entsprechender Wurmantigene durch Komplementbindungs- und Präcipitinreaktionen in vitro nachweisen sowie in vivo durch Cutanreaktionen. 1906 wurde von Ghedini zum ersten Male über die Komplementbindungsreaktion bei Echinokokkose berichtet. In den folgenden Jahren wurden für die gleiche Infektion eine Präcipitinreaktion[1] und eine Intracutanreaktion[2] beschrieben, und auch für eine Reihe weiterer Helminthosen wurden serologische Reaktionen und Hautproben ausgearbeitet. Sie nehmen seitdem einen festen Platz unter den diagnostischen Verfahren ein und haben sich besonders bei Infektionen mit Echinokokken, Cysticerken, Schistosomen, *Fasciola, Paragonimus, Trichinella, Strongyloides* und manchen Filarien bewährt. Allerdings bedürfen die Ergebnisse dieser Reaktionen, besonders der Cutanproben, in verschiedener Hinsicht einer kritischen Beurteilung. Sie sind nicht artspezifisch, ja zum Teil nicht einmal gattungs- und familienspezifisch, so daß z. B. mit *Echinococcus*-Antigenen auch bei Patienten mit Cysticerkose positive Reaktionen erzielt werden. Auch bleibt die Überempfindlichkeit der Haut gegen Wurmantigene (im Gegensatz zu den komplementbindenden Antikörpern) nach Beseitigung der betreffenden Helminthen gewöhnlich noch jahrelang, vielleicht zeitlebens weiter erhalten, ist deshalb bei so verbreiteten Wurminfektionen wie Ascariasis und Madenwurmbefall für den Nachweis einer bestehenden Infektion praktisch wertlos. Intracutan-Reaktionen auf Wurmantigene verlaufen teils als Frühreaktion mit einer nach 10—30 min auftretenden urticariellen Quaddel, teils als Spätreaktion in Form einer größeren diffusen Hautschwellung, die nach 6—24 Std beobachtet wird. Bei Echinokokkose wird der Sekundärreaktion eine höhere Spezifität beigemessen als der primären.

Die sich auf Intracutanteste beziehenden Begriffe der Früh- und Spätreaktion decken sich übrigens nicht, wie man denken könnte, mit den histopathologischen Begriffen der Sofort- und Spätreaktion. Wie Letterer in seinem Kapitel ,,Die allergisch-hyperergische Entzündung" (Bd. VII, 1. Teil dieses Handbuches, S. 497—600) ausgeführt hat, ist, vom Standpunkt des Histopathologen aus gesehen, die Sofortreaktion eine hyperergische Entzündung, die sich in Stunden entwickelt, und bei der exsudative Prozesse vorherrschen (Arthus-Typ), wohingegen die Spätreaktion sich im Laufe von Tagen ausbildet und durch chronisch-proliferative Prozesse gekennzeichnet ist (Tuberkulin-Typ). Die Früh- und Spätreaktion des diagnostischen Intracutantestes gehören, histopathologisch gesehen, beide der Sofortreaktion an, zeitlich sowohl, weil nicht erst im Laufe von Tagen auftretend, als auch histologisch. Beide sind rein exsudativer Natur, wie die Gewebsuntersuchungen bei Intracutanreaktionen auf Echinokokken-Antigen gezeigt haben[3]. Das 24 Std-Bild unterscheidet sich von dem 30 min-Bild histologisch nur durch eine Verstärkung der Gewebsinfiltrierung mit Eosinophilen und das Hinzutreten einer Verquellung und Homogenisierung der kollagenen Bindegewebsfasern.

Die Anwesenheit der Antikörper im Serum, die der Hautallergie gegen *Ascaris*- und *Echinococcus*-Stoffe zugrunde liegen, konnte durch passive Übertragung auf normale Personen (Prausnitz-Küstnerscher Versuch) erwiesen werden[4]. Wegen ihres möglichen Zusammenhanges mit der antiinfektionellen Immunität verdienen einige Antigen-Antikörper-Reaktionen erwähnt zu werden, die sich unter dem Mikroskop an lebenden Wurmlarven beobachten lassen, wenn diese dem Serum von Wirten der betreffenden Helminthenarten ausgesetzt werden. Diese Reaktionen scheinen sich durch Spezifität und Empfindlichkeit auszuzeichnen. Bei Larven von *Nippostrongylus, Ancylostoma, Trichinella, Strongyloides* und *Ascaris* treten an den Körperöffnungen Präcipitate auf[5]. Auf der Körperoberfläche von *Schistosoma*-Cercarien schlägt sich eine transparente Membran nieder

---

[1] Fleig und Lisbonne 1907.   [2] Casoni 1911/12.   [3] Fisahn 1942.
[4] Jadassohn 1928, Fülleborn und Kikuth 1929.
[5] Sarles 1938, Oliver-González 1940, Roth 1941 u. a.

(Cercarienhüllenreaktion)[1], und bei den Miracidien von Schistosomen werden in verdünnten Bilharziose-Seren die Cilien immobilisiert[2]. Auch an der Außenfläche von *Schistosoma*-Eiern wurden in vitro in Immunseren faden- und kolbenförmige Präcipitate beobachtet[3]. Sie sind wahrscheinlich mit den strahlenförmig angeordneten eosinophilen Gebilden identisch, die zuweilen in Gewebsschnitten um *Schistosoma*-Eier zu sehen sind[4]. Auf ein weiteres Eingehen auf die immunbiologischen Reaktionen, die vorwiegend der Diagnose dienen, und auf Anführung des großen einschlägigen Schrifttums kann hier unter Hinweis auf die Monographien von TALIAFERRO (1930) und von CULBERTSON (1941) verzichtet werden.

G. Allergie als Krankheitsursache.

In Frühzeiten der helminthologischen Forschung wurden zur Erklärung der Genese von Wurmkrankheiten hauptsächlich Nahrungsraub, mechanische Einwirkungen und reflektorische Störungen herangezogen. Unter dem Eindruck der bakteriologischen Forschungsergebnisse beherrschte Ende des vorigen und Anfang dieses Jahrhunderts die Vorstellung das Feld, daß Toxine als wesentliche Ursache der Krankheitsäußerungen anzusehen seien. Diese Anschauung wurde dann parallel mit der Entwicklung der allgemeinen Allergielehre mehr und mehr in dem Sinne modifiziert, daß von Makroparasiten gelieferte Substanzen zwar unmittelbar schädigend auf den Wirt einwirken können, daß sie aber wesentlich heftigere Krankheitsäußerungen in vielen Fällen erst dann auslösen, wenn der Wirt durch sie sensibilisiert worden ist, d. h. Antikörper gebildet hat.

Die ersten Beobachtungen einer Überempfindlichkeit gegen Helminthenstoffe beziehen sich auf *Spulwürmer*. Seit Mitte des vorigen Jahrhunderts wurde wiederholt berichtet, daß bei Personen, die im Laboratorium viel mit *Ascaris lumbricoides* und besonders mit Pferdespulwürmern hantieren, in steigendem Maße Symptome auftreten, die zum Teil an Heuschnupfen erinnern: Entzündung der Nasen- und Rachenschleimhäute, Asthma, Conjunctivitis, Urticaria, Schwellungen der Finger und Kopfschmerzen[5]. Während vereinzelte Personen trotz gleicher Exposition von diesen Beschwerden frei bleiben, werden manche so hochempfindlich, daß sie schon beim bloßen Betreten eines Raumes, in dem mit Spulwürmern gearbeitet wird, mit Asthmaanfällen reagieren, offenbar infolge Inhalation eines flüchtigen Antigens oder verstäubter Antigenspuren.

Hier liegt also der Sonderfall vor, daß die *exogene Zufuhr* von Wurmantigen eine typische, dem Heufieber vergleichbare Allergose verursacht. Nach den Erfahrungen mit Cutantesten, Tierversuchen und nach klinischen Beobachtungen kann aber kein Zweifel bestehen, daß es auch eine *Infektallergie* bei Befall mit metazoischen Parasiten gibt. Die Beantwortung der Frage, ob gewisse Krankheitsäußerungen bei Helminthosen allergischer Natur oder Ausdruck einer unmittelbar toxischen Einwirkung sind, ist nicht immer leicht und wird dadurch erschwert, daß es keine eindeutigen histologischen Kriterien und wahrscheinlich auch keine ganz sicheren klinischen Einzelzeichen für allergische Manifestationen gibt. Dieser Mangel an objektiven Beweisen macht es verständlich, daß die subjektiven Auffassungen verschiedener Beobachter divergieren, und daß manche Erscheinungen nur mit mehr oder weniger Wahrscheinlichkeit als allergische gedeutet werden können. Immerhin gibt es Indizien, die für eine allergische Genese sprechen, Ähnlichkeit der beobachteten Erscheinungen mit den „klassischen" Manifestationen der Allergie, Hypereosinophilie, starke individuelle Unterschiede im Reagieren verschiedener Personen auf den gleichen Parasiten, was

---

[1] VOGEL und MINNING 1949.   [2] SENTERFIT 1953.
[3] OLIVER-GONZÁLEZ 1954.   [4] HOEPPLI 1932, 1939.
[5] GOLDSCHMIDT 1910, RANSOM, HARRISON und COUCH 1924, JADASSOHN 1928.

bei Annahme einer primär-toxischen Genese schwerer verständlicher wäre, und tierexperimentelle Erfahrungen. Auch die Vorgeschichte und der Zeitfaktor sind zu berücksichtigen. Manifestationen, die vor der zur Antikörperbildung erforderlichen Zeit auftreten, wie z. B. der trichinöse Darmkatarrh in den ersten Tagen nach der Infektion, können nicht allergischer Natur sein, wenn es sich um Erstinfektionen handelt. Um eine gewisse Ordnung in die Erscheinungen von mutmaßlich infektallergischer Genese zu bringen, betrachten wir diese in 3 Gruppen, die allerdings durch Übergänge verbunden sind.

Als erstes seien *organmäßig begrenzte Einzelphänomene* genannt, die von keinen oder geringfügigen Allgemeinsymptomen begleitet werden. Als Beispiel für eine nachweislich hyperergische Entzündung der *Haut* wurde schon die Cercariendermatitis besprochen (S. 722). Bei *Ascaris*-Infektion treten in den Wochen nach der Larvenwanderung nicht selten Urticaria-Ausbrüche oder Quincke-Ödeme auf[1]. Als allergische Hautreaktion auf Filarienantigen werden die für *Loa*-Befall charakteristischen, dem Quincke-Ödem ähnlichen Calabarschwellungen aufgefaßt[2], als Reaktion auf intracutan wandernde, von Autoinfektionen herrührende *Strongyloides*-Larven die bandförmigen, juckenden Hautquaddeln, unter denen Patienten mit lange bestehender Strongyloidose zu leiden haben[2]. Rinder werden durch den langdauernden Befall der Haut und Subcutis mit Dasselfliegenlarven *(Hypoderma bovis* und *H. lineata)* sensibilisiert und reagieren spontan und besonders nach dem „Abdasseln", wenn die Körperstoffe der Maden durch therapeutische Maßnahmen freigesetzt worden sind, mit Urticaria und ausgedehnten Ödemen[3]. In manchen Fällen treten dabei schockartige Allgemeinsymptome auf, die bereits zu den Erscheinungen der nächsten Gruppe gehören. Als Reaktion, die vorwiegend die *Lunge* betrifft, und deren allergische Natur jetzt von den meisten Autoren anerkannt wird, sind die flüchtigen eosinophilen Lungeninfiltrate anzuführen, die durch *Ascaris*- und andere Wurmlarven verursacht werden. Bei niedriger Infektionsdosis (5—11 *Ascaris*-Eier) waren die Lungenreaktionen in unseren Infektionsversuchen am Menschen[1] von keinen auffälligen Allgemeinsymptomen begleitet, abgesehen von Bluteosinophilie. Die Frage, ob Helminthen beim Menschen allergische Reaktionen des *Darmes* verursachen, läßt sich nicht mit Sicherheit beantworten.

Zu erwägen wäre eine allergische Genese z. B. bei der Enteritis, die gelegentlich bei starkem Spulwurmbefall auftritt, weiterhin bei den stürmischen funktionellen Darmstörungen, mit denen manche Personen auf die Anwesenheit eines Fischbandwurmes oder einer Tänie reagieren. Auf eine hyperergische Entzündung des Darmes von Ratten und Mäusen bei Trichinose weisen Beobachtungen von McCoy (1940) und von CULBERTSON (1942) hin. Bei Tieren, die durch eine erste Trichineninfektion eine anti-infektionelle Immunität erworben hatten, trat nach einer zweiten Infektion gleichzeitig mit der Ausstoßung der jungen Darmtrichinen Diarrhoe oder Ausscheidung eines Exsudates aus dem After auf, während bei den erstmalig infizierten Kontrolltieren eine derartige Darmkrise ausblieb.

An zweiter Stelle sind Erscheinungen zu betrachten, die unter dem Bilde eines *anaphylaktischen Schockes* plötzlich einsetzen und bald wieder abklingen oder zum Tode führen. Bei *Echinokokkose* findet infolge spurenweisen, aber anhaltenden Übertritts parasitärer Stoffe aus intakten Blasen ins Gewebe eine Sensibilisierung des Wirtsorganismus statt, wie der positive Ausfall von Cutanproben und serologischen Reaktionen beweist. Durch Injektionen von Blasenflüssigkeit, die für normale Tiere nur in sehr hohen Dosen giftig ist, konnte bei Kaninchen und Meerschweinchen von mehreren Forschern aktive Anaphylaxie hervorgerufen werden. BOTTERI (1922) überzeugte sich in vielen Versuchen davon, daß die Hydatidenflüssigkeit für normale Menschen bei intracutaner, subcutaner und intravenöser Injektion nicht toxisch wirkt. Als er jedoch die

---

[1] VOGEL und MINNING 1943.   [2] FÜLLEBORN 1932.   [3] WAGENER 1957.

Blasenflüssigkeit *Echinococcus*-Patienten und künstlich sensibilisierten Personen intravenös einspritzte, in der Absicht, diese zu desensibilisieren, sah er nach wenigen Minuten Urticaria auftreten und in manchen Fällen auch Schocksymptome, Dyspnoe, kleinen schnellen Puls, Erbrechen, Stuhldrang, Temperaturanstieg und leichte Albuminurie. Das Schrifttum enthält zahlreiche Beobachtungen von leichten, schweren und tödlichen Schockzuständen, die durch spontane Ruptur von *Echinococcus*-Blasen[1] oder dadurch hervorgerufen worden sind, daß bei Probepunktionen oder bei operativen Eingriffen Blasenflüssigkeit, manchmal nur in kleinen Mengen, in die Gewebe übergetreten ist. Hier liegen also Bedingungen vor, die denen eines Experimentes nahekommen. Urticaria, die in solchen Fällen bei leichtem Verlauf das vorherrschende Symptom ist, fehlt oft bei den schweren Formen, die mit rasch einsetzenden Schocksymptomen, Atemnot, Lungenödem, Kreislaufkollaps, hohem Fieber, Bewußtlosigkeit, Krämpfen und anderen Zeichen einhergehen. In der Deutung dieser Erscheinungen möchten wir uns ganz den Autoren anschließen, die die allergische Genese bejaht haben[2]. Es scheint uns, daß hier geradezu ein Musterbeispiel des anaphylaktischen Schockes vorliegt, wenn sich auch einige Autoren in dieser Hinsicht zurückhaltend geäußert haben.

Eine entsprechende Deutung ist bei den flüchtigen und gutartigen Schocksymptomen berechtigt, die den Durchbruch eines *Medinawurmes* durch die Haut begleiten können. Anscheinend wird der Wirt während des etwa einjährigen symptomlosen Aufenthaltes des heranreifenden Wurmes im Gewebe sensibilisiert. Wenn dann das trächtige Weibchen aus seinem Vorderende das Sekret abgibt, das örtlich eine vesiculöse Hautentzündung mit zentraler Nekrose verursacht, tritt bei etwa 40% der Patienten eine Urticaria auf und in manchen Fällen zugleich Gesichtsödem, Schwindel, Erbrechen, Durchfall und Asthma[3].

Weniger klar liegen die Verhältnisse bei den schweren, zum Teil tödlichen schockartigen Zuständen, die vereinzelt bei Kindern mit *Ascaris-Infektion* beobachtet werden[4]. Sie treten plötzlich auf, spontan oder nach Wurmkuren, dauern meistens 1—4 Tage und zeichnen sich durch schwere zentralnervöse Reizerscheinungen, Kreislaufkollaps, Atmungsstörungen und gewöhnlich auch Fieber aus. Das Krankheitsbild kann als Intoxikation, aber auch als allergischer Schock gedeutet werden. In einem von WALTHARD (1933) berichteten Falle mit letalem Ausgang wurden zahlreiche eosinophile Leukocyten in der Mucosa des mit etwa 100 Spulwürmern besetzten Dünndarmes sowie in Leber, Lunge, Milz und Mesenterialdrüsen angetroffen. Ungeklärt ist, was in solchen Fällen das plötzliche Wirksamwerden von *Ascaris*-Allergenen oder -Toxinen verursacht. Teils wird die Quelle solcher Noxen in den erwachsenen Ascariden des Darmes vermutet (Zerfall abgestorbener Würmer), teils wird an „verirrte" *Ascaris*-Larven gedacht, die die Gewebe des Gehirns oder der Meningen allergisiert haben und bei erneuter Invasion dieser Organe die zentralnervösen Erscheinungen auslösen[5]. Neuerdings wird als dritte Möglichkeit eine Invasion des Gehirns mit Larven des Hundespulwurms *Toxocara canis* erwogen[6].

Von den bei Mensch und Haustieren vorkommenden Ascaridenarten haben allein die *Toxocara*-Larven die Tendenz, sich bei Versuchstieren im Gehirn anzureichern[7]. Bei einem $1^1/_2$jährigen Kinde, das eine fieberhafte Erkrankung mit Leberschwellung und hoher Bluteosinophilie durchgemacht hatte und dann infolge einer Serumhepatitis gestorben war, wurden im Gehirn zahlreiche *Toxocara*-Larven, 3—5 je 1 g Gewebe, im Innern kleiner Granulome angetroffen, in der Leber etwa 60 Larven je 1 g[6]. Wenn *Toxocara*-Larven des

---

[1] Kasuistik von 28 tödlich verlaufenen Fällen bei DÉVÉ 1949.
[2] BOIDIN und LAROCHE 1910, DÉVÉ 1949, HANSEN 1957.   [3] FAIRLEY 1924.
[4] Symptomatologie und Literatur bei VOGEL 1952.   [5] LAURELL 1927, SOMMER 1943.
[6] DENT, NICHOLS, BEAVER, CARRERA und STAGGERS 1956.   [7] SPRENT 1955.

Gehirns die Ursache der cerebralen Schockzustände sind, würde der Ascarisbefall des Darmes nur ein zufälliger Nebenbefund sein, der wegen des gleichen Infektionsmodus beider Spulwurmarten (Erdessen kleiner Kinder) verständlich wäre. Oder die vorausgegangene Ascarisinvasion hat den Körper auch für *Toxocara*-Antigen überempfindlich gemacht.

Paroxysmalen, wenn auch weniger schockartigen Charakter hat die *Filarienlymphangitis*, die bei Patienten mit *Wuchereria*-Infektion in meist 3—5tägigen Attacken auftritt. Die Lokalsymptome am Lymphsystem werden nur in einem Teil der Fälle von Fieber, Nausea, Kopfschmerzen und gelegentlich von Urticaria begleitet. Für die Annahme, das diese Anfälle durch das Absterben von Filarien ausgelöst werden, spricht die Beobachtung, daß entsprechende Reaktionen durch Behandlung mit filariciden Medikamenten provoziert werden können. Mit der jetzt vorherrschenden Deutung dieser Erscheinungen als allergische steht in Einklang, daß nur ein Teil der infizierten Personen in dieser Weise reagiert, und daß Antihistaminica und Adrenalin coupierend wirken.

Eine dritte Gruppe von Infektionsfolgen bilden *akut-fieberhafte Wurmkrankheiten mit starker allergischer Komponente*, die, abgesehen von abortiven Formen, eine oder meistens mehrere Wochen dauern. Sie erinnern in ihrem Verlauf und Symptomenbild an die cyclischen Infektionskrankheiten. Ihre gemeinsamen Merkmale sind remittierendes Fieber, Hypereosinophilie des Blutes, allergische Hauterscheinungen zumindest in einem Teil der Fälle, Kopf- und Gliederschmerzen und das Vorausgehen einer Inkubationszeit, während der offenbar eine Sensibilisierung stattfindet. Dazu treten weitere Krankheitsäußerungen, die je nach Art und Lokalisation der Erreger verschieden sind. Krankheiten oder Krankheitsphasen dieses Typs sind die Trichinose, das fieberhafte Frühstadium der Bilharziose und der Fasciolose, weiterhin, allerdings nur bei hoher Infektionsdosis, die Phase der Larvenwanderung bei Infektionen mit *Ascaris*, *Ancylostoma* und *Toxocara*.

1913 glaubte Flury den gesamten Symptomenkomplex der *Trichinose* auf toxikologischer Basis erklären zu können. Nach neuerer Auffassung erhält diese Krankheit ihr wesentliches Gepräge durch allergische Manifestationen[1], ohne daß damit primär-toxische Einwirkungen ausgeschlossen werden sollen. Die Inkubationszeit bis zum Beginn der Fieberperiode dauert in der Regel 11—28 Tage. Als Äußerungen einer Hyperergie sind vor allem die Augen- und Gesichtsödeme im Beginn der Fieberphase (im Gegensatz zu den kreislaufbedingten Spätödemen der unteren Körperpartien) anzusehen, desgleichen die Eosinophilie, das Fieber selbst und die gelegentlich auftretenden Hautexantheme. Die Intracutanreaktion mit Trichinellen-Antigen wird gewöhnlich in der 3. Infektionswoche auslösbar und fällt bei etwa 90% der Trichinosekranken positiv aus.

Auch die örtlichen Entzündungserscheinungen in den Skeletmuskeln, im Myokard und die in Fällen mit Encephalitis-Symptomen im Gehirn angetroffenen perivasculären Zellinfiltrate und kleinen Granulome[2] sind möglicherweise hyperergischer Natur. Junge *Trichinella*-Larven, die wegen ihrer Kleinheit alle Capillarfilter passieren können, neigen mehr als andere Metazoen zu einer generalisierten Verbreitung im Wirt. Sie sind beim Menschen z. B. im Myokard, in der Hirnsubstanz, Retina und häufig im Liquor cerebrospinalis nachgewiesen worden. Hassin u. Diamond (1926) bilden eine *Trichinella*-Larve in einer Gehirncapillare des Menschen ab, die von einem granulomartigen Zellhaufen umgeben ist. Es ist durchaus vorstellbar, daß ins Myokard oder Gehirn gelangte Larven dort hyperergische Reaktionen auslösen, nachdem Zellen dieser Organe sich mit den im Blute zirkulierenden Antikörpern beladen haben.

Bemerkenswert ist, daß durch Behandlung mit ACTH oder Cortison eine meist schlagartige Besserung der Krankheitserscheinungen selbst in schweren Trichinosefällen erzielt wird, insbesondere Fieberabfall, auch Rückgang myokarditischer und zentralnervöser Symptome[3]. Davis u. Most sahen in wiederholt entnommenen Muskelproben Ödem und Zellinfiltration unter der Behandlung

[1] Linneweh und Harmsen 1943.
[2] Hassin und Diamond 1926, Gamper und Gruber 1927, Terbrüggen 1942.
[3] Davis und Most 1951, Roehm 1954, Segar, Kashtan und Miller 1955, Fortier 1955.

mit ACTH abnehmen und nach Absetzen des Mittels wieder zunehmen. Die Parasiten selbst werden durch diese Hormone nicht beeinflußt.

Bei Erstinfektionen mit Schistosomen von ausreichender Stärke setzt nach einer Inkubationszeit von meistens 4—7 Wochen das *akut-fieberhafte Frühstadium der Bilharziose* ein, das früher als „toxämisches" Stadium[1] bezeichnet worden ist. Heute fassen wir dieses mit PONS (1937) als Phase der Hyperergie auf. Während der Inkubationszeit werden offenbar die Befallenen durch die Exkretstoffe der heranwachsenden Würmer sensibilisiert. Von der 3. oder 4. Infektionswoche an werden Antikörper durch serologische oder Intracutan-Reaktionen nachweisbar. Wenn dann gegen Ende der 4. oder in der 5. Woche die *Schistosoma*-Eier die Gewebe zu infarzieren beginnen, antwortet anscheinend der allergisierte Organismus auf den damit verbundenen neuen und intensiveren Antigenstoß mit einer heftigen Allgemeinreaktion. Sie äußert sich in einem meist mehrwöchigen Fieber, hoher Bluteosinophilie, Urticaria, Quincke-Ödem und mäßiger Leber- und Milzanschwellung. Auf Eier, die in die Darmwand, Lunge oder ins Gehirn gelangt sind, werden die intestinalen, pulmonalen und die selteneren cerebralen Begleitsymptome zurückgeführt.

Auf stärkere Infektionen mit *Fasciola hepatica* folgt nach einer Inkubation von 1—2 Monaten eine mehrere Wochen anhaltende Krankheit, die sich durch septischen Fieberverlauf, extrem hohe Eosinophilie des Blutes und Lebergewebes und Hepatomegalie auszeichnet. Bei drei im Hamburger Tropeninstitut behandelten Kindern waren die beobachteten Höchstwerte 21 000, 40 000 und 13 000 Eosinophile in 1 mm³ (61, 78, 58% der Gesamtleukocyten). Urticaria und flüchtige Ödeme werden nur gelegentlich beobachtet, aber Intracutan- und Komplementbindungsreaktionen mit *Fasciola*-Antigen fallen regelmäßig positiv aus. Diese Krankheitsphase hält so lange an, bis die Egel, die zunächst im Leberparenchym umherwandern, in die Gallengänge übergesiedelt sind[2].

Die Einnahme von 2000 Eiern von *Ascaris lumbricoides hominis* rief in dem Selbstversuch des Japaners KOINO 1922 eine ernste Erkrankung mit hohem Fieber vom 6.—13. Tage nach der Infektion, beidseitiger Pneumonie und mäßiger Lebervergrößerung hervor. Vom 8. bis 15. Tage wurden 212 *Ascaris*-Larven im zeitweise blutigen Sputum gefunden; und 50 Tage nach der Infektion wurden 667 junge Ascariden abgetrieben. Blut- und Röntgenbefunde sind nicht erhoben worden. Wir sahen in unseren Selbstinfektionsversuchen[3] nach Einnahme von 21 und 45 Eiern zwischen dem 9. und 13. Tage, zur Zeit der Verschattungen im Röntgenbild, abendliche Fieberzacken bis 38,4° C auftreten. Wie die Beobachtungen von ASHFORD u. Mitarb.[4] gezeigt haben, kann auf starke Infektionen mit *Ancylostoma duodenale* eine Fieberperiode mit hoher Bluteosinophilie folgen. Bei der meistens gutartig verlaufenden *Toxocara*-Infektion können ebenfalls gelegentlich Fieber, Leberschwellung und andere Allgemeinsymptome auftreten. BRILL, CHURG u. BEAVER (1953) berichteten über einen letalen Ausgang bei einem 2jährigen Kinde, dem, wie die Verfasser vermuten, eine Hypersensibilisierung durch wiederholte *Toxocara*-Infektionen zugrunde gelegen hatte. Die sehr hohe Bluteosinophilie hält bei dieser Infektion, entsprechend dem langen Überleben der *Toxocara*-Larven in den Geweben, viel länger an als bei der *Ascaris*-Invasion. Sie war z. B. bei zwei geisteskranken Kindern 13 Monate nach Verabreichung von 200 *Toxocara*-Eiern noch nicht erloschen[5]. Höchstwahrscheinlich liegen manchen Fällen von „eosinophilem Leukämoid", besonders solchen mit Leberschwellung, unerkannte *Toxocara*- oder *Fasciola*-Infektionen zugrunde.

Neuere Beobachtungen, vorwiegend an Soldaten, die sich in Südostasien aufgehalten hatten, haben uns mit einem Syndrom bekannt gemacht, das als Frühstadium der *Wuchereria*-Infektion auftritt und als hyperergische Allgemeinreaktion auf Filarienantigene aufgefaßt wird[6]. Regelmäßig sind dabei Lymphdrüsenschwellungen und eine Hypereosinophilie des

---

[1] FAIRLEY 1919.
[2] Zusammenfassende Darstellung und Literatur bei BÜRGI 1936 und MINNING 1952.
[3] VOGEL und MINNING 1943.   [4] ASHFORD, PAYNE und PAYNE 1933.
[5] SMITH und BEAVER 1953.
[6] VAN DER SAR und HARTZ 1945, KOUWENAAR 1948; REISEL und GROEN 1951; WINTER 1955; GALLIARD 1957.

Blutes vorhanden. In einem Teil der Fälle treten Lungensymptome, Bronchitis, asthmoide Anfälle, Eosinophilie des Sputums und flüchtige Verschattungen im Röntgenbild hinzu sowie kurze Fieberattacken. Mikrofilarien sind im Blute noch nicht, aber manchmal im Lymph-drüsenpunktat nachweisbar. Die Anwesenheit von Antikörpern im Serum konnte mein Mitarbeiter W. Minning in solchen Fällen durch Komplementbindung mit Filarienantigen nachweisen. Ein entsprechendes Syndrom war schon früher unter dem Namen „tropische Eosinophilie" beschrieben worden.

H. Gliederung des Krankheitsablaufes in Stadien.

Alle in der letzten Gruppe des vorigen Abschnittes zusammengefaßten Wurm-krankheiten zeichnen sich dadurch aus, daß sich in ihrem klinischen Verlauf mehrere Stadien abgrenzen lassen. Dieser cyclische Verlauf wird zum Teil durch den jeweils vorhandenen *Grad der Allergie* bestimmt, weswegen es zweckmäßig erschien, dieses Kapitel an das vorige anzuschließen. Ein anderer, mindestens ebenso wesentlicher Faktor bei der Entstehung der Krankheitsstadien ist der für jede Parasitenart typische *Entwicklungsgang*, Art der Invasion, Wanderung, Ansiedlung und Heranreifen der Jugendstadien und die Verbreitung neugeborener Larven oder Eier im Wirtskörper.

Höring (1948) glaubte Gesetzmäßigkeiten, die für den Verlauf cyclischer Infektions-krankheiten durch Viren, Bakterien und andere Mikroben gelten, auf cyclische Helminthosen übertragen zu können, mit der Einschränkung, daß bei letzteren eine echte Vermehrung im Wirt fehlt. Die flüchtigen Hautreaktionen, die an der Eintrittspforte von Nematodenlarven und *Schistosoma*-Cercarien auftreten, können als „*Primäraffekt*" bezeichnet werden[1], wenn auch ohne Vermehrung der Erreger wie bei den Treponematosen. Höring spricht von einem auf die *Inkubation* folgenden *Generalisationsstadium*, an das sich ein *Stadium* der *Organ-manifestationen* anschließt. Unter Generalisationsstadium versteht er die Zeit, in der sich die Erreger im Blut aufhalten, der Wirt hyperergisch ist und mit Allgemeinsymptomen reagiert. Im Stadium der Organmanifestationen, das mit Hyp-ergie verbunden ist, werden dann die Erreger aus dem Blute in die Organe abgedrängt. Die Wanderung der Wurmlarven in den Blutbahnen kann mit einigem Recht als „Generalisation" aufgefaßt werden. Aber der Phase der Hyperergie liegt bei cyclischen Helminthosen nicht das oft nur flüchtige Passieren der Blutwege durch Wurmlarven zugrunde, sondern diese fällt bereits in die Zeit der Organ-manifestationen, z. B. der Myositis bei Trichinose, der Lungeninfiltrate bei Ascariasis und der Entzündung des Leberparenchyms durch junge *Fasciola*-Würmer, die überhaupt nie in Blutgefäße gelangen. Daß der Blutaufenthalt als solcher bei Helminthen nicht die Bedeutung hat wie bei Viren und Bakterien, geht daraus hervor, daß die Schistosomen dauernd im Blut-strom leben, auch vor und nach der Hyperergiephase, und daß die anhaltende Überschwem-mung des Blutes mit Mikrofilarien, manchmal zu mehreren Millionen, ohne pathogenetische Bedeutung ist, insbesondere kein Fieber hervorruft. Es erscheint gewagt, wenn Höring die Invasion der Blutbahn mit Trichinellen-Larven, Mikrofilarien und *Schistosoma*-Eiern der *Sepsis* gleichsetzt. Das Streuen eines bakteriellen Sepsisherdes in die Blutbahn hat nach Höring den Charakter eines bösen, gesetzlosen Zufalles. Das Verhalten der genannten Larven und Eier beruht dagegen auf einem gesetzmäßigen Vorgang im Leben der Parasiten. Zustimmen muß man Höring darin, daß bei cyclischen Helminthosen ebenso wie bei den mikrobiellen cyclischen Infektionskrankheiten Stadien auftreten, die sich durch Anstieg, Gipfelperiode und Absinken des Allergiespiegels auszeichnen.

Im folgenden wird die Aufgliederung in Krankheitsstadien für 4 Helminthosen skizziert, so wie sie nach stärkeren Infektionen bei typischem und therapeutisch unbeeinflußtem Verlauf zum Ausdruck kommt. Als Beispiele sind Helminthosen gewählt worden, bei denen die Trennung der Stadien am klarsten erkennbar ist. Selbstverständlich gibt es auch Verlaufsformen, die von den klassischen Bildern mehr oder weniger abweichen, am häufigsten bei der Trichinose.

Trichinose.

1. Inkubation. Dauer vom infektiösen Mahl bis zum Ausbruch des hohen Fiebers ge-wöhnlich 11—28 Tage, kurz bei sehr starken und lang bei schwächeren Infektionen. Zeit der Sensibilisierung des Wirtes. Während der Inkubation kann eine *initiale Enteritis* als Prodrom und Reaktion auf die erwachsenen Trichinen in der Darmwand auftreten.

---

[1] Vogel 1932, Höring 1948.

2. Hyperergie-Stadium (typhöses Stadium). Akute Allgemeinreaktion auf Noxen der Larven und Muskelzerfallsstoffe, begleitet von Organmanifestationen in den Skeletmuskeln, im Myokard oder Gehirn. Leitsymptome sind Fieber, Gesichtsödem, Hypereosinophilie und Muskelbeschwerden. Dauer je nach Stärke der Infektion 1—4 (8) Wochen. Maßgeblich für den Einsatztermin ist nicht der Beginn der Larvenwanderung am 5.—7. Tage nach der Infektion, sondern erst das Erreichen eines Sensibilisierungsgrades von gewisser Höhe.

3. Rekonvaleszenz-Stadium. Abklingen der Hyperergie, Fieberfreiheit. Zunächst Fortdauer der Prostration bei abklingenden Organmanifestationen. Dauer dieses Stadiums mehrere Wochen bis Monate. Für seinen Einsatz scheint das Nachlassen der Larvenproduktion und die zunehmende Abkapselung der Muskellarven maßgeblich zu sein.

Ascariasis.

1. Inkubation. Zeit der Larvenwanderung bis zur vorübergehenden Ansiedlung im Lungengewebe. Dauer 9—12 Tage, bei sehr massiver Infektion nur 6 Tage.

2. Hyperergie-Stadium. Beginn, wenn das Gros der Larven die Lunge erreicht und den Wirt sensibilisiert hat. Eosinophile Lungeninfiltrate, begleitet von meist leichtem Fieber, nachhinkende Hypereosinophilie des Blutes. Dauer 5—10 Tage, unter Mitrechnung der Zeit hoher Bluteosinophilie 10—20 Tage.

3. Stadium der Darmmanifestationen. Beginn einige Zeit nach Übertritt der Wanderlarven in den Dünndarm. Weiterbestehen einer herabgesetzten Hyperergie. Funktionsstörungen des Verdauungskanales, gelegentlich Urticaria und andere Allergiezeichen. Dauer wahrscheinlich $1/_2$—1 Jahr.

Bilharziose.

1. Cercariendermatitis. Als „Primäreffekt", oft unscheinbar und unbemerkt. Dauer wenige Tage.

2. Inkubation. Dauer von der Percutaninvasion bis zum Ausbruch des Fiebers meistens 4—7 Wochen. Zeit der Larvenwanderung und des Heranwachsens der *Schistosoma*-Würmer in den Pfortaderästen der Leber, zugleich Periode der Sensibilisierung.

3. Hyperergie-Stadium. Akute Allgemeinreaktion auf Noxen der Eier, möglicherweise auch der Würmer, begleitet von örtlichen Reaktionen in den von Eiern infarzierten Organen. Hauptsymptome sind Fieber, Urticaria, Gesichtsödem, Leber- und Milzschwellung und Hypereosinophilie des Blutes. Dauer eine bis mehrere Wochen. Maßgeblich für den Einsatz dieses Stadiums ist offenbar die beginnende Eiinfarzierung der Organe im Sinne eines neuen Antigenstoßes.

4. Stadium der Organmanifestationen. Die starke Hyperergie, besonders das Fieber und die allergischen Hautsymptome, sind abgeklungen (spontane Desensibilisierung), obwohl die durch die Eier verursachten Organmanifestationen fortbestehen und sich verstärken. Allmählich zunehmende Fibrose der betroffenen Organe, eventuell Kreislaufstörungen. Chronischer Krankheitsverlauf von mehr- oder vieljähriger Dauer.

Fasciolose.

1. Inkubation. Dauer von der Cystenaufnahme bis zum Beginn der Fieberperiode gewöhnlich 1—2 Monate. Zeit der Sensibilisierung, die, parasitologisch gesehen, der Wanderung der Metacercarien über die Bauchhöhle zur Leber und dem ersten Teil ihrer Entwicklung im Leberparenchym entspricht.

2. Hyperergie-Stadium. Akute Allgemeinreaktion auf parasitäre Noxen, vielleicht auch Zersetzungsprodukte der Leberzellen. Schwere Zerstörungen im Leberparenchym. Hauptsymptome sind lange anhaltendes Fieber, extrem hohe Bluteosinophilie und Leberschwellung. Dieses Stadium entspricht der Zeit, in der die Egel Wachstum und Entwicklung im Leberparenchym vollenden, ist also, parasitologisch gesehen, nicht scharf von dem vorigen zu trennen. Es muß deshalb angenommen werden, daß das Hyperergie-Stadium erst dann einsetzt, wenn die Sensibilisierung mit zunehmender Größe der Parasiten eine gewisse Höhe erreicht hat. Dauer mehrere Wochen oder Monate.

3. Stadium der Gallengangsmanifestationen. Beginn 3—4 Monate nach der Infektion, eventuell später. Dieses Stadium wird dann erreicht, wenn alle Leberegel vom Parenchym in die Gallengänge übergesiedelt sind. Verlauf chronisch über mehrere oder viele Jahre mit Cholangitis- und anderen Abdominalsymptomen. Zwischen das 2. und 3. Stadium ist gewöhnlich ein *Übergangsstadium* eingeschaltet, in dem die Symptome beider Stadien bestehen, weil ein Teil der Egel noch im Parenchym, ein anderer schon in den Gallengängen lebt, wie der Nachweis von *Fasciola*-Eiern im Stuhl erkennen läßt.

J. Erworbene anti-infektionelle Immunität.

Darunter ist die Erscheinung zu verstehen, daß ein Wirt infolge Befalls mit einer Parasitenart (eventuell auch durch künstliche Zufuhr von Antigenen oder Antikörpern) einen Abwehrmechanismus ausgebildet hat, der das Haften neuer Infektionen mit der gleichen Parasitenart verhindert oder einschränkt und in manchen Fällen auch die von der Erstinfektion herrührenden Parasiten beseitigt oder deren Fortpflanzung hemmt. Es handelt sich um eine *individuell erworbene* Eigenschaft, also etwas grundsätzlich anderes als die ererbte „natürliche Resistenz" oder Unempfänglichkeit gewisser Tierarten oder des Menschen gegenüber Organismen, die an andere Wirte angepaßt sind. Durch die Bezeichnung „*anti-infektionell*[1]" sollen die hier zu besprechenden Erscheinungen aus der Gesamtheit der immunbiologischen Phänomene herausgehoben werden, von denen sicher die Mehrzahl keinen Infektionsschutz gewährt.

Nach der vorherrschenden Auffassung beruht die erworbene anti-infektionelle (e. a.-i.) Immunität gegen Metazoen-Infektionen auf *Antikörpern*, deren Wirkung möglicherweise noch durch celluläre Reaktionen unterstützt wird. Eigenschaften und Angriffsweise dieser Antikörper sind noch ziemlich dunkel. Es darf nicht ohne weiteres angenommen werden, daß Antikörper, die für die e. a.-i. Immunität verantwortlich sind, die gleichen sind wie diejenigen, die den Komplementbindungs-, Präcipitin- und Cutanreaktionen zugrunde liegen. Für die experimentelle Bilharziose der Rhesusaffen trifft das z. B. nicht zu; denn in unseren Versuchen[2] fielen die Komplementbindungs- und die Cercarienhüllen-Reaktion schon lange vor dem Erwerb einer a.-i.-Immunität positiv aus und später in einigen Fällen negativ in Zeiten, wenn diese Immunität einen hohen Grad hatte. Auch schützen die Antikörper, die der Allergie gegenüber *Ascaris*-Antigenen zugrunde liegen, den Menschen nicht vor Spulwurminfektionen. Es schien deshalb angebracht, die e. a.-i. Immunität getrennt von den Kapiteln über die „diagnostischen" Antikörper-Reaktionen und die Allergie abzuhandeln, was auch wegen der Verschiedenheit der Arbeitsmethoden berechtigt ist.

Forschungen über die e. a.-i. Immunität gegenüber Metazoen-Infektionen sind ein relativ junger Zweig der Parasitologie. Die in den letzten Jahrzehnten darüber gesammelten Kenntnisse beruhen fast ausschließlich auf *Tierversuchen* mit Nematoden, Trematoden, Cestoden und Fliegenlarven. Klinische und epidemiologische Beobachtungen am Menschen haben bisher nur bescheidene Beiträge dazu leisten können. Es sollen zuerst an Hand einiger Beispiele die *Äußerungen* der a.-i. Immunität betrachtet werden und anschließend die Vorstellungen, die man sich über den *Mechanismus* dieser Immunität gemacht hat.

Trichinella spiralis. Wenn Ratten, die eine mäßige Trichinelleninfektion überstanden haben, einer zweiten Infektion ausgesetzt werden, so überleben sie in der Regel Infektionen mit Larvendosen, die für erstinfizierte Kontrolltiere tödlich sind. Neun Zehntel der verfütterten Larven verlassen den Darm der immunen Tiere schon nach 3—18 Std, und die restlichen, denen eine Ansiedlung in der Darmschleimhaut gelungen ist, gehen im Laufe einer Woche ab, bevor sie fortpflanzungsfähig geworden sind. Infolgedessen bleibt eine zweite Invasion der Muskeln mit Larvenbrut aus oder ist sehr gering[3]. Übereinstimmende Beobachtungen wurden an Schweinen[4], Meerschweinchen[5] und Mäusen[6] gemacht. Eine entsprechende Immunität, wenn auch schwächeren Grades, konnte durch intraperitoneale Injektion lebender Muskeltrichinellen oder toter Trichinellen-

---

[1] Doerr 1949.   [2] Vogel und Minning 1953.   [3] McCoy 1931.
[4] Bachman und Rodriguez Molina 1933.   [5] Roth 1939.   [6] Culbertson 1942.

substanz hervorgerufen werden[1]. Auch die wiederholte Injektion in vitro auf-
gefangener Exkrete und Sekrete erwachsener und larvaler Trichinellen bewirkte
eine Teilimmunität der Versuchstiere[2]. Eine passive Übertragung der Immunität
mit dem Serum ist ebenfalls möglich[3]. Jungtiere trichinöser Mütter erwerben
eine kurzdauernde Immunität, die wahrscheinlich mit der Milch übertragen
wird[4]. Es wird allgemein angenommen, daß die Immunität gegen *Trichinella*-
Infektion sich vorwiegend oder ausschließlich auf die Darmtrichinen auswirkt
und nicht auf die Wander- und Muskellarven. Auch bei der Hervorrufung der
Immunität spielt der Darmbefall die Hauptrolle; denn Infektionen mit Würmern
nur *eines* Geschlechtes oder mit durch Röntgenstrahlen sterilisierten Larven
riefen ebenfalls starke Immunität hervor, obwohl unter diesen Umständen eine
Larveninvasion der Muskeln ausgeschaltet war[5]. Diese Versuche erlaubten es
auch, die Frage zu beantworten, ob die T.-Immunität den Charakter einer Prämunition oder einer echten Immunität hat, die nach Erlöschen der Infektion
anhält. Trotz Ausschaltung der langlebigen Muskellarven, die bei normalem
Infektionsverlauf eine Prämunition hätten unterhalten können, waren die Versuchstiere 11 Wochen nach dem Abgang der kurzlebigen Darmtrichinellen noch
genau so immun wie unmittelbar danach, was für eine echte dauerhafte Immunität sprach[6]. Ob der Mensch eine Immunität gegen *Trichinella*-Infektion erwerben
kann, ist unbekannt, aber nicht unwahrscheinlich.

Nippostrongylus muris. Die zuerst freilebenden Larven dieses Rattennematoden wandern
nach percutaner Invasion auf dem Blutwege zur Lunge und erreichen nach 2—3 Tagen die
Darmmucosa, in der sie wie Trichinellen mit dem Wirtsgewebe in Kontakt stehen. Werden
Laboratoriumsratten zum ersten Male infiziert, so beginnen die Eier der Parasiten nach etwa
einer Woche in den Faeces zu erscheinen. Ihre Zahl steigt rasch an und fällt gegen Ende
der 3. Woche ab, weil um diese Zeit die meisten Würmer infolge eines Immunisierungs-
prozesses aus dem Darm ausgestoßen werden. Wenn man schon mehrmals befallene Ratten
infiziert, so bleibt ein großer Teil der Larven unter Hemmung ihrer Beweglichkeit und Entwicklung im Gewebe der Haut und Lunge liegen. Viele Larven gehen dabei zugrunde, und
die wenigen, die den Darm erreichen, sind im Wachstum gehemmt, legen weniger Eier und
werden noch rascher eliminiert als nach einer Erstinfektion[7]. Parenterale Zufuhr sowohl
von toter *Nippostrongylus*-Substanz[8] wie auch von Serum immuner Tiere[9] rief bei nicht
infizierten Tieren dieselben Immunitätserscheinungen in geringerem Grade hervor.

Cysticercus fasciolaris. Dieses Finnenstadium des Katzenbandwurmes *Taenia taeniaeformis* entwickelt sich in der Leber von Ratten und Mäusen zu erbsengroßen Blasen. MILLER
(1931 a) hatte zunächst die Erfahrung gemacht, daß Ratten durch wiederholte Injektion
von Körpersubstanzen des Katzenbandwurmes oder seiner Finne ein Schutz vor Infektion
mit den Cysticerken verliehen wird. Danach stellte MILLER (1931 b) fest, daß die Anwesenheit
lebender Cysticerken in der Rattenleber — schon 1 Exemplar genügt — einen noch intensiveren Schutz gegen Superinfektionen verleiht. Dieser Schutz blieb nach operativer Entfernung der Parasiten noch mindestens 2 Monate wirksam. Der schützende Faktor ist im
Serum der immunen Ratten in höherer Konzentration vorhanden als bei der Immunität
gegen *Trichinella* und *Nippostrongylus*. $^1/_5$ cm³ Serum auf 100 g Rattengewicht genügte zur
passiven Immunisierung. Das Immunserum verhindert nicht nur die Ansiedlung der Bandwurmlarven, wenn es vor der Probeinfektion injiziert wird, sondern unterbricht auch die
bereits begonnene Entwicklung junger Cysticerken und bringt diese zum Absterben, wenn
es 4—8 Tage nach der Infektion verabreicht wird. Auf mehr als 10 Tage alte Finnen wirkt
es dagegen nicht mehr ein, anscheinend weil diese durch eine Bindegewebshülle geschützt
sind. In Fortsetzung der Untersuchungen MILLERS machte CAMPBELL (1938) die interessante
Feststellung, daß der Antikörper, der die Ansiedlung der Larven in der Leber verhindert
(„Frühimmunität") ein anderer sein muß als der, der das Absterben junger, bereits ange-
siedelter Cysticerken bewirkt („Spätimmunität"). Der der Frühimmunität zugrunde liegende
Antikörper tritt schon innerhalb der ersten Infektionswoche im Serum auf, der Antikörper
der Spätimmunität erst mehrere Wochen nach der Infektion. Der erstere kann durch In-

---

[1] McCoy 1935, CULBERTSON 1942.   [2] CAMPBELL 1955, CHIPMAN 1957.
[3] CULBERTSON und KAPLAN 1938.   [4] MAUSS 1940.
[5] ANDERSON und LEONARD 1940, ROTH 1943.   [6] ROTH 1943.
[7] TALIAFERRO und SARLES 1939, TALIAFERRO 1940.   [8] CHANDLER 1932.
[9] SARLES und TALIAFERRO 1936, SARLES 1939.

jektion frischen, zerkleinerten Finnenmaterials hervorgerufen und in vitro durch Adsorption
an dieses Material aus dem Serum entfernt werden. Der für Spätimmunität verantwortliche
Antikörper kann hingegen weder in dieser Weise hervorgerufen noch aus dem Serum entfernt
werden. Als Erklärung für dieses negative Verhalten des zweiten Antikörpers nahm CAMPBELL
an, daß das Antigen, das dem Antikörper für Spätimmunität entspricht, nur von lebenden
Finnen mit den Exkreten oder Sekreten allmählich an den Wirt abgegeben wird und in der
Körpersubstanz nicht in einer Menge vorhanden ist, die zur aktiven Immunisierung und zur
Abbindung des Antikörpers in vitro ausreicht. Es sei noch erwähnt, daß die Jungen von
Rattenmüttern mit Cysticercus-Befall bis 30 Tage nach der Geburt eine deutliche Immunität
aufwiesen.

Bilharziose. Klinisch-epidemiologische Beobachtungen in Japan[1] und in
China[2] haben es sehr wahrscheinlich gemacht, daß mit *Schistosoma japonicum*
infizierte Personen eine Immunität gegen Superinfektion mit diesem Trematoden
erwerben. In den von der Schistosomiasis betroffenen Reisbaugebieten Ostasiens infizieren sich gewöhnlich schon die Kinder mit dem langlebigen Parasiten.
Zwischen dem 12. und 25. Lebensjahre treten ernste, zum Teil tödliche hepato-
lienale Erkrankungen auf, und der Prozentsatz der Eiausscheider ist in dieser
Altersklasse am höchsten. Obwohl die jungen infizierten Leute sich auch weiterhin
der beim Reisbau unvermeidlichen Cercarieninvasion aussetzen, überwinden die
meisten in den folgenden Jahren allmählich ihr Leiden, und nach dem 30. Lebens-
jahr ist die Zahl der Eiausscheider nur noch gering. Dieses Verhalten ist ohne die
Annahme einer erworbenen anti-infektionellen Immunität schwer zu erklären.

Die Beobachtungen am Menschen veranlaßten uns, Experimente an Rhesusaffen durchzuführen[3]. Dabei ergab sich, daß Affen, die ein- oder mehrmals in
mäßiger Stärke mit *Schistosoma japonicum* infiziert worden waren, zunächst
partiell und nach $^3/_4$—2 Jahren vollständig immun gegen neue Infektionen waren.
Das drückte sich darin aus, daß die während der mehrjährigen Versuchsdauer
quantitativ erfolgte Eiausscheidung mit den Faeces im Laufe des immunisieren-
den Infektes allmählich auf ein Minimum absank oder sich dem Nachweis ganz
entzog, und vor allem darin, daß die Eiausscheidung nach Probeinfektionen
keinen Wiederanstieg erfuhr. Auch wenn die Affen sehr hohen Infektionsdosen
ausgesetzt wurden, die bei erstinfizierten Tieren eine sicher tödliche Darmerkrankung zur Folge haben, reagierten die immunen Tiere weder mit erneuter
Eiausscheidung noch mit Krankheitszeichen. Daß die Anwesenheit von *Schistosoma*-Eiern in den Geweben für die Auslösung der Immunität entbehrlich ist,
ergaben Versuche an 6 Rhesusaffen, die mit ausschließlich männlichen Würmern
infiziert worden waren. Auch diese Infektionsart, die für den Wirt wegen des
Fehlens der pathogenen Eier harmlos und einer Vaccinierung mit lebendem
abgeschwächtem Virus vergleichbar ist, rief eine hochgradige Immunität gegen
zweigeschlechtliche Superinfektionen hervor. Cercarien, die in die Haut immuner
Affen eingedrungen waren und die Lunge erreicht hatten, starben dort innerhalb
knötchenförmiger Zellansammlungen ab. Ein Teil gelangte bis in die Pfortader-
äste der Leber, wo die Weiterentwicklung gehemmt war. Auch Infektionen
mit *Schistosoma mansoni* rufen bei Rhesusaffen eine starke Immunität hervor[4].
Bei der Sektion immuner Affen fanden wir stets noch eine meist geringe Zahl
lebender Schistosomen. Sie waren auffallend klein, und bei den Weibchen war
die Eiproduktion stark herabgesetzt, so daß Eier nicht oder nur selten in den
Faeces nachweisbar waren. Um zu entscheiden, ob diese Würmer für die Unter-
haltung der Immunität im Sinne einer Prämunition erforderlich sind, behandelten

[1] FUJINAMI 1916.
[2] TANG, CHOW, WANG, SIEH und CHOW 1950/51, VOGEL und MINNING 1953.
[3] VOGEL und MINNING 1953.
[4] NAIMARK, BENENSON, OLIVER-GONZÁLEZ, MCMULLEN und RITCHIE 1960, LICHTENBERG
und RITCHIE 1961.

wir mehrere immune Affen intensiv mit Brechweinstein intravenös. Obwohl die Tiere dadurch wurmfrei geworden waren, blieb die Immunität weiterbestehen und war noch 34 Monate nach der Therapie nachweisbar. Eine künstliche Immunisierung ist uns bei Affen weder durch viele Injektionen von *Schistosoma*-Körpersubstanz noch durch wiederholte Übertragung von Serum immuner Affen gelungen.

Cordylobia anthropophaga. Als letztes Beispiel sei eine Arthropodeninfektion angeführt. Die in Hautbeulen lebenden Larven der afrikanischen Fliege *Cordylobia anthropophaga* induzieren bei tierischen Wirten und beim Menschen eine deutliche Immunität[1]. Bei wiederholt infizierten Meerschweinchen gingen etwa 80% der Larven schon innerhalb 40 Std in der Haut zugrunde, und bis zum 6. Tage überlebten nur 7% im Gegensatz zu 49% bei erstinfizierten Meerschweinchen. Bei einer Person, die akzidentell von 9 Larven befallen gewesen war, starben bei 7 weiteren experimentellen Infektionen die jungen Larven regelmäßig in der Haut ab[2]. Die Immunität äußerte sich beim Meerschweinchen zuerst nur an der vorher befallenen Hautpartie, griff aber später auch auf andere unbefallene Hautzonen über und blieb mindestens 3 Monate erhalten. Eine passive Immunisierung mit dem Serum immuner Tiere gelang nicht, und eine aktive Immunisierung mit Larvenextrakten nur vereinzelt bei Injektion hoher Dosen. Die immune Hautpartie eines Meerschweinchens bewahrte diese Eigenschaft auch nach Transplantation auf einen vorher nicht befallenen Artgenossen.

Auch bei einigen weiteren Metazoen-Infektionen ließ sich der Erwerb einer a.-i. Immunität nachweisen, z. B. bei Infektionen pflanzenfressender Haustiere mit Nematoden der Familie *Trichostrongylidae* und bei der *Toxocara*-Infektion der Hunde. Nach wiederholten Infektionen mit *Ancylostoma canium* bilden Hunde einen ziemlich hohen Grad von Immunität gegen Superinfektion aus[3]. Vielleicht erwirbt auch der Mensch gegenüber seinen Hakenwurmarten eine gewisse Immunität, wenn auch entwurmte Patienten wieder für neue Infektionen empfänglich werden[4]. Die Infektion des Menschen mit *Ascaris lumbricoides* und *Enterobius vermicularis* ruft keinen merklichen Grad von Immunität gegen Super- und Reinfektionen hervor. Es induzieren eben keineswegs alle Helminthen in ihren natürlichen Wirten eine schützende Immunität, und manche nur dann, wenn sie auf abnorme Wirte übertragen werden.

Tierexperimentelle Beobachtungen haben gezeigt, daß die Ausbildung der a.-i. Immunität gegen Helminthosen gestört wird, oder daß eine schon bestehende Immunität zusammenbricht, wenn die Wirte schwächenden Einflüssen ausgesetzt sind, Mangelkost, besonders Entzug von Vitamin A, Anämie und anderen Krankheitsfolgen. Wir beobachteten, wie eine Rhesusäffin nach einer mit Schwächung und Anämie verbundenen schweren Totgeburt die vorher vorhandene starke Immunität gegen *Schistosoma japonicum* vorübergehend verlor und wieder so lange Eier ausschied, bis sie sich erholt hatte. Ratten, die während immunisierender Infektionen mit *Nippostrongylus muris* mit *Cortison* behandelt worden waren, wiesen gegenüber einer nachfolgenden Testinfektion einen geringeren Grad von Immunität auf als die unbehandelten Kontrolltiere[5].

Wir wenden uns nun dem *Mechanismus* dieser Immunität zu. Aus allgemeinbiologischen Gründen ist es sehr unwahrscheinlich, daß die Immunität gegen Metazoen-Infektionen auf grundlegend anderen Vorgängen beruht als die gegen mikrobielle Infektionen. Mehrere Beobachtungen sprechen dafür, daß die aus-

---

[1] BLACKLOCK und THOMPSON 1932, BLACKLOCK und GORDON 1927, BLACKLOCK, GORDON und FINE 1930.
[2] BLACKLOCK und THOMPSON 1923.   [3] OTTO und KERR 1939.
[4] CORT, SCHAPIRO und STOLL 1929.   [5] WEINSTEIN 1955.

lösenden Stimuli von den Exkreten oder Sekreten der lebenden Parasiten ausgehen, vorausgesetzt, daß diese Stoffe ins Wirtsgewebe hineingelangen. Die ausschließlich im Darmlumen lebenden Bandwürmer induzieren keine a.-i. Immunität. Es ist sehr bezeichnend, daß Mäuse gegen Infektion mit dem Zwergbandwurm *Hymenolepis nana fraterna* nur dann immun werden, wenn sich vorher die kleinen Cysticercoide in ihrer Darmwand entwickelt hatten, nicht hingegen, wenn die vorausgehende Infektion auf das Darmlumen beschränkt geblieben war[1]. Wenn man annimmt, daß die fortlaufend abgegebenen Exkrete oder Sekrete der Parasiten bei der Immunitätsauslösung die wesentliche Rolle spielen, erscheint es verständlich, daß eine aktive Immunisierung mit Körpersubstanzen der Parasiten in manchen Fällen nicht gelingt, wie z. B. bei der Affen-Bilharziose, weil die Exkretstoffe anscheinend im Wurmkörper nicht in ausreichender Menge vorhanden sind.

Daß *humorale Antikörper* bei der Immunität gegen Metazoen eine wesentliche Rolle spielen, geht aus Versuchen hervor, in denen die Immunität gegen Infektion mit *Trichinella, Nippostrongylus, Cysticercus fasciolaris* und *Hymenolepis nana* mit dem Serum immuner Tiere auf nicht infizierte übertragen werden konnte. Bei anderen Infektionen (Bilharziose der Rhesusaffen, *Cordylobia*-Befall), bei denen die passive Immunisierung nicht gelungen ist, kann angenommen werden, daß die schützenden Antikörper vorwiegend zellständig sind und im Serum nicht in nachweisbarer Menge auftreten. Die Antikörper können sich auch lokal an strategischen Punkten im Gewebe anhäufen, sei es infolge örtlicher Produktion oder durch Adsorption aus dem Blute, so daß der Eindruck einer *lokalen Immunität* entsteht, wie bei der *Cordylobia*-Infektion. Chandler hatte zunächst (1935, 1939) geglaubt, bei der Trichinose und *Nippostrongylus*-Infektion zwischen einer lokalen Darmimmunität und einer parenteralen (allgemeinen) Immunität unterscheiden zu können, hat sich aber später (1953) davon überzeugt, daß zwischen beiden keine prinzipiellen, sondern nur quantitative Unterschiede bestehen. Nach Taliaferro u. Sarles (1939) äußert sich die Immunität gegen *Nippostrongylus* zuerst vorwiegend am Darm, mit fortschreitender Zahl und Stärke der Reinfektionen auch in der Lunge und schließlich auch in der Haut.

Die Immunität gegen Metazoen hat nicht immer eine Abtötung der Parasiten zur Folge. Die erwachsenen, in der Darmschleimhaut lebenden *Nippostrongylus*-Würmer und Trichinellen werden in immunen Wirten nur in ihrer Entwicklung und Fortpflanzung gehemmt und dann unter Mitwirkung der Peristaltik lebend ausgestoßen. Ihre Schädigung ist keine dauerhafte, denn wenn die ausgeschiedenen Würmer experimentell in den Darm nichtimmuner Tiere übertragen werden, können sie sich normal weiterentwickeln und fortpflanzen. Wie allgemein angenommen wird, kommt die Schädigung oder Abtötung von Metazoen in immunen Wirten dadurch zustande, daß Antikörper störend in wichtige Lebensvorgänge der Parasiten eingreifen, besonders solche, die mit der Aufnahme und Verarbeitung der Nahrung in Zusammenhang stehen. In Anbetracht der Zusammensetzung des Metazoenkörpers und seiner Exkrete aus einer großen Zahl verschiedener chemischer Stoffe ist anzunehmen, daß der Zerfall toter und die Exkrete lebender Parasiten die Bildung einer Vielzahl von Antikörpern auslösen. Die Mehrzahl derselben dürfte keinerlei anti-infektionelle Wirkung haben. Als Träger der Immunität kommen nur solche Antikörper in Betracht, die spezifisch in die Lebensfunktionen der Parasiten eingreifen. Über die Art des Eingriffes solcher Antikörper existieren 2 Hypothesen. Nach der einen Auffassung handelt es sich um vorwiegend *mechanische Einwirkungen von Präcipitaten* auf den Verdauungs-

---

[1] Hunninen 1935, Hearin 1941.

kanal der Parasiten. Bei einer eingehenden Analyse der Beziehungen zwischen *Cordylobia*-Larven und ihren immunen Wirten wurde festgestellt[1], daß das Serum immuner Tiere eine starke Präcipitin-Reaktion mit den Exkreten und der Hämocölflüssigkeit der Larven gibt und daß sich um lebende Larven aus nicht-immunen Tieren eine Präcipitatmasse bildet, wenn die Larven in Immunserum eingelegt werden. In Normalserum traten diese Reaktionen nicht ein. Wie weiterhin beobachtet wurde, sind die in der Haut immuner Tiere absterbenden Larven stets von einem entsprechenden Präcipitat umhüllt, und auch der Darm der Larven wird durch eine Präcipitatmasse ausgefüllt. BLACKLOCK und seine Mitarbeiter hielten es deshalb für wahrscheinlich, daß die Blockierung des Darmes und Umhüllung der Larve durch Präcipitate den Parasiten in seiner Entwicklung hemmt und absterben läßt. Auch bei Larven und erwachsenen Exemplaren von *Nippostrongylus muris*, die sich in der Haut, Lunge oder Darmwand immuner Ratten befanden, konnten TALIAFERRO und SARLES (1939) Präcipitate im Wurmdarm und um die Körperenden herum histologisch nachweisen. Sie glauben jedoch, daß die mechanische Blockierung des Darmes nur ein Teilfaktor ist und daß noch Einwirkungen anderer Art für die Schädigung der Würmer verantwortlich sind. Sie denken an präzipitierende Antikörper, die als *Antienzyme* wirken und die Tätigkeit lebenswichtiger Enzyme der Parasiten hemmen[2]. Schon vorher hatte CHANDLER (1935) die Hypothese vertreten, daß die immunen Wirte Antienzyme bilden, die gegen die Verdauungsfermente der Parasiten gerichtet sind.

Die Hauptrolle der *Wirtszellen* bei der anti-infektionellen Immunität liegt zweifellos darin, daß sie Bildner und Träger von Antikörpern sind. Antikörper werden wahrscheinlich nicht nur mit dem Serum und den Gewebssäften, sondern auch mit Blut- und Exsudatzellen von den Parasiten aufgenommen oder an diese herangebracht. Die Zellknötchen und mesenchymalen Kapseln können eingeschlossene Parasiten in ihrer Lokomotion hemmen, haben aber, wie schon S. 720 festgestellt wurde, offenbar nicht die Eigenschaft, diese abzutöten. Die phagocytäre Tätigkeit von Granulom- und Exsudatzellen setzt bei Metazoen-Infektionen erst ein, wenn die Parasiten abgestorben sind. Es liegen wenigstens keine sicheren Anhaltspunkte dafür vor, daß Phagocyten lebende Vielzeller angreifen oder abtöten, wenn auch histologische Bilder manchmal diesen Anschein erwecken.

Literatur.

ABDEL SHAFI, M.: The association of bilharziasis and malignant disease in the urinary bladder. J. Egypt. med. Ass. **37** (II), 1066 (1954). — AFRICA, C. M., and E. Y. GARCIA: Embryonated eggs of Ascaris lumbricoides in the mesenteric tissue of man. J. Philipp. Islds med. Ass. **16**, 461 (1936). — ALICATA, J. E.: Angiostrongylus cantonensis (Nematoda: Metastrongylidae) as a causative agent of eosinophilic meningoencephalitis of man in Hawaii and Tahiti. Canad. J. Zool. **40**, 5 (1962). — ALTMANN, H. W., u. R. GÖNNERT: Über funktionell bedingte Hypertrophien und Hyperplasien. Untersuchungen am intrahepatischen Gallengangssystem der weißen Maus bei experimenteller Bilharziose. Beitr. path. Anat. **112**, 10 (1952). — ANDERSON, C. V., and A. B. LEONARD: Immunity produced in rats by the intestinal phase of Trichinella infection. J. Parasit. Suppl. **26**, 42 (1940). — ASHFORD, B. K., G. C. PAYNE and F. K. PAYNE: Acute uncinariasis from massive infestation and its implications. J. Amer. med. Ass. **101**, 843 (1933). — ASKANAZY, M.: Über Infektion des Menschen mit Distomum felineum (sibiricum) in Ostpreußen und ihren Zusammenhang mit Leberkrebs. Zbl. Bakt., I. Abt. Orig. **28**, 491 (1900). ~ Die Ätiologie und Pathologie der Katzenegelerkrankung des Menschen. Dtsch. med. Wschr. **30**, 689 (1904). ~ Die durch Schistosomen erzeugte Lebercirrhose und Milzschwellung. Schweiz. med. Wschr. **59**, 50 (1929). — AUGUSTINE, D. L.: Development in prenatal infestation of Belascaris. J. Parasit. **13**, 256

---

[1] BLACKLOCK, GORDON und FINE 1930. [2] TALIAFERRO 1940.

(1927). ~ Blood sugar values and tolerance for dextrose in trichinosis. Amer. J. Hyg. **24**, 170 (1936).

BACHMAN, G. W., and J. OLIVER GONZÁLEZ: Immunization in rats against Trichinella spiralis. Proc. Soc. exp. Biol. (N.Y.) **35**, 215 (1936). — BACHMAN, G. W., and R. RODRÍGUEZ MOLINA: Resistance to infestation with Trichinella spiralis in hogs. Amer. J. Hyg. **18**, 266 (1933). — BARSOUM, H.: Cancer of the bladder in Egypt. J. trop. Med. **42**, 342 (1939). — BEAUTYMAN, W., and A. L. WOOLF: An Ascaris larva in the brain in association with acute anterior poliomyelitis. J. Path. Bact. **63**, 635 (1951). — BEAVER, P. C., C. H. SNYDER, G. M. CARRERA, J. H. DENT and J. W. LAFFERTY: Chronic eosinophilia due to visceral larva migrans. Pediatrics **9**, 7 (1952). — BECKMANN: Über Trichinose. Zbl. inn. Med. **53**, 1431 (1932). — BIRD, A. F.: Chemical composition of the nematode cuticle. Observations on individual layers and extracts from these layers in Ascaris lumbricoides cuticle. Exp. Parasit. **6**, 383 (1957). — BLACKLOCK, B., and M. G. THOMPSON: A study of the tumbu-fly Cordylobia anthropophaga Grünberg, in Sierra Leone. Ann. trop. Med. Parasit. **17**, 443 (1923). — BLACKLOCK, D. B., and R. M. GORDON: The experimental production of immunity against metazoan parasites and an investigation of its nature. Ann. trop. Med. Parasit. **21**, 181 (1927). — BLACKLOCK, D. B., R. M. GORDON and J. FINE: Metazoan immunity: a report on recent investigations. Ann. trop. Med. Parasit. **24**, 5 (1930). — BOGLIOLO, L.: Splenoporto-graphy in hepato-splenic schistosomiasis. Ann. trop. Med. Parasit. **52**, 181 (1958). ~ Patologia da esquistossomose mansônica. Rev. bras. Malar. **11**, 359 (1959). — BOIDIN, L., et G. LA-ROCHE: La toxicité hydatique, toxicité directe et anaphylaxie. Presse méd. **18**, 329 (1910). — BONSDORFF, B. v.: Diphyllobothrium latum as a cause of pernicious anemia. Exp. Parasit. **5**, 207 (1956). — BORCHARDT, W.: Zur mutmaßlichen Genese der Eosinophilie bei Ascarisinfektion und eventuell auch bei anderen Wurmkrankheiten. I. Die Wirkung von aliphatischen Alde-hyden. Klin. Wschr. **8**, 591 (1929). — BORREL, A.: Observations étiologiques. Z. Krebs-forsch. **5**, 106 (1907). — BOTTERI, J. H.: Über Echinokokkenanaphylaxie. Z. ges. exper. Med. **30**, 199 (1922). — BOYD, T. C., and A. C. ROY: The cholesterol content of the blood in filaria. Indian J. med. Res. **17**, 949 (1930). — BRACKETT, S.: Pathology of schistosome dermatitis. Arch. Derm. Syph. (Chicago) **42**, 410 (1940). — BRAND, TH. v.: Untersuchungen über den Stoffbestand einiger Cestoden und den Stoffwechsel von Moniezia expansa. Z. vergl. Physiol. **18**, 562 (1933). ~ Der Stoffwechsel von Ascaris lumbricoides bei Oxybiose und Anoxybiose. Z. vergl. Physiol. **21**, 220 (1934). ~ Das Leben ohne Sauerstoff bei wirbellosen Tieren. Ergebn. Biol. **10**, 37 (1934). ~ The physiology of helminth parasites in relation to disease. Proceed. 4th Int. Congr. Trop. Med. Mal. 1948, p. 984. ~ Chemical physiology of endoparasitic animals. 339 S. New York: Academic Press 1952. ~ Recent trends in parasite physiology. Exp. Parasit. **6**, 233 (1957). ~ Neuere Untersuchungen aus dem Gebiete der Parasitenphysiologie. Z. Tropenmed. Parasit. **10**, 123 (1959). — BRAND, TH. v., u. E. WEINLAND: Über tröpfchenför-mige Ausscheidungen bei Fasciola hepatica. Z. vergl. Physiol. **2**, 209 (1924). — BRAND, TH. v., u. W. WEISE: Beobachtungen über den Sauerstoffgehalt der Umwelt einiger Entoparasiten. Z. vergl. Physiol. **18**, 339 (1932). — BRILL, R., J. CHURG and P. C. BEAVER: Allergic granulo-matosis associated with visceral larva migrans. Case report with autopsy findings of Toxocara infection in a child. Amer. J. clin. Path. **23**, 1208 (1953). — BROWN, R. R.: Studies on tri-chinosis, with especial reference to the eosinophilic cells in the blood and muscle, the origin of these cells and their diagnostic importance. J. exp. Med. **3**, 315 (1898). — BRUMPT, E.: Rôle des bilharzies dans la production de certains cancers. Étude critique à propos d'un cas nouveau. Ann. Parasit. hum. comp. **8**, 75 (1930). ~ Utilisation des larves de certaines mouches pour le traitement de l'ostéomyélite et de diverses affections chirurgicales chroniques. Ann. Parasit. hum. comp. **11**, 403 (1933). — BUEDING, E.: Metabolism of parasitic helminths. Physiol. Rev. **29**, 195 (1949). ~ Studies on the metabolism of the filarial worm, Litomosoides. J. exp. Med. **89**, 107 (1949). ~ Carbohydrate metabolism of Schistosoma mansoni. J. gen. Physiol. **33**, 475 (1950). — BÜRGI, K.: Ein Fall von Leber-Distomatosis (Fasciola hepatica). Kasuistik und Klinik dieser Erkrankung. Mitt. Grenzgeb. Med. Chir. **44**, 488 (1936). — BULLOCK, F. D., and M. R. CURTIS: The experimental production of sarcoma of the liver of the rat originating in the wall of a parasitic cyst. Proc. N.Y. Path. Soc., N. S. **20** (1920). ~ A study of the reactions of the tissues of the rat's liver to the larvae of Taenia crassicollis and the histogenesis of Cysticercus sarcoma. J. Cancer Res. **8**, 446 (1924).

CAMPBELL, C. H.: The antigenic role of the excretions and secretions of Trichinella spiralis in the production of immunity in mice. J. Parasit. **41**, 483 (1955). — CAMPBELL, D. H.: The specific protective property of serum from rats infected with Cysticercus fasciolaris. J. Im-munol. **35**, 195 (1938). ~ The specific absorbability of protective antibodies against Cysti-cercus crassicollis in rats and C. pisiformis in rabbits from infected and artificially immunized animals. J. Immunol. **35**, 205 (1938). ~ Further studies on the nonabsorbable protective property in serum from rats infected with Cysticercus crassicollis. J. Immunol. **35**, 465 (1938). — CARTER, H. F., and V. S. E. D'ABRERA: Mites (Ascarina), a probable factor in the aetiology of spasmodic bronchitis and asthma associated with high eosinophilia. Trans. roy. Soc. trop. Med. Hyg. **39**, 373 (1946). — CARTER, H. F., G. WEDD and V. S. E. D'ABRERA: The occurence of mites (Ascarina) in human sputum and their possible significance. Indian med. Gaz. **79**, 163 (1944). — CASONI, T.: La diagnosi biologica dell'echinococcosi umana mediante l'intradermoreazione. Fol. clin. chim. microsc. (Bologna) **4**, 5 (1911/12). — CHANDLER, A. C.: Experiments on resistance of rats to superinfection with the nematode Nippostrongylus muris. Amer. J. Hyg. **16**, 750 (1932). ~ Studies on nature of immunity to intestinal helminths; local nature of immunity of white rats to Nippostrongylus infection. Amer. J. Hyg. **22**, 157 (1935). ~ The nature and mechanism of immunity in various intestinal nematode infections. Amer. J. trop. Med. **19**, 309 (1939). ~ Studies on the nutrition of tapeworms. Amer. J. Hyg. **37**, 121 (1943). ~ Immunity in parasitic diseases. J. Egypt. med. Ass. **36**, 811 (1953). — CHANDLER, A. C., C. P. READ and H. O. NICHOLAS: Observations on certain phases of nutrition and host-parasite relations of Hymenolepis diminuta in white rats. J. Parasit. **36**, 523 (1950). — CHENG CHAO-LING, CHIANG SHIH-T'AO, CHANG KUO-CH'EN, YEH LAN-SHENG, LI SHENG-CH'ING, LIN CHIH-SEN, KUO CH'ING-YÜN, LIU YI-FEN, and HSIAO CHING-YA: Schistosomal hypophyseal dwarfism. Chin. med. J. **79**, 26 (1959). — CHIN, K.-Y.: Nodules or tumors in subcutaneous and other tissues due to Cysticercus cellulosae. Chin. med. J. **47**, 1181 (1933). — CHIPMAN, P. B.: The antigenic role of the excretions and secretions of adult Trichinella spiralis in the production of immunity in mice. J. Parasit. **43**, 593 (1957). — CHITWOOD, B. G., and M. B. CHITWOOD: An introduction to Nematology, Sect. I, Part 1—3. Babylon, N.Y. 1950. — CHU, C. F.: Schistosomiasis japonica of the colon complicated with carcinoma. Chin. med. J. **75**, 500 (1957). — COHRS, P.: Paragonimus westermanii und primäres Plattenepithelkarzinom in der Lunge eines Königstigers. Beitr. path. Anat. **81**, 101 (1928). — COLLIER, H. B.: Trypsin-inhibiting fraction of Ascaris. Canad. J. Res. **19**, Sect. B, 91 (1941). — CORT, W. W.: Prenatal infestation with parasitic worms. J. Amer. med. Ass. **76**, 170 (1921). ~ Schistosome dermatitis in the United States (Michigan). J. Amer. med. Ass. **90**, 1027 (1928). ~ Studies on schistosome dermatitis. XI. Status of knowledge after more than twenty years. Amer. J. Hyg. **52**, 251 (1950). — CORT, W. W., L. SCHAPIRO and N. R. STOLL: A study of reinfection after treatment with hookworm and Ascaris in two villages in Panama. Amer. J. Hyg. **10**, 614 (1929). — CRUZ, W. O.: On bone-marrow in hookworm disease. Mem. Inst. Osw. Cruz **27**, 454 (1933). ~ Pathogenesis of anaemia in hookworm disease. II. Mem. Inst. Osw. Cruz **29**, 427 (1934). — CULBERTSON, J. T.: Immunity against animal parasites. 274 S. New York: Columbia University Press 1941. ~ Active immunity in mice against Trichinella spiralis. J. Parasit. **28**, 197 (1942). — CULBERTSON, J. T., and S. S. KAPLAN: A study upon passive immunity in experimental trichiniasis. Parasitology **30**, 156 (1938). — CURTIS, M. R., and F. D. BULLOCK: Strain and family differences in susceptibility to cysticercus sarcoma. J. Cancer Res. **8**, 1 (1924). — CURTIS, M. R., W. F. DUNNING and F. D. BULLOCK: Is malignancy due to a process analogous to somatic mutation? Science, N. S. **77**, 175 (1933).

DA SILVA, J. R.: Estudo clínico da esquistosomose mansoni. Rev. Serv. Saúde públ. (Rio de J.) **3**, 1 (1949). — DAUGHERTY, J. W.: The effect of Schistosoma mansoni infections on liver function in mice. Amer. J. trop. Med. Hyg. **4**, 1072 (1955). — DAUGHERTY, J. W., and W. B. FOSTER: Comparative studies on amino acid absorption by cestodes. Exp. Parasit. **7**, 99 (1958). — DAUGHERTY, J. W., S. GARSON and D. HEYNEMAN: The effect of Schistosoma mansoni infections on liver function in mice. Amer. J. trop. Med. Hyg. **3**, 511 (1954). — DAVIS, W. M., and H. MOST: Trichinosis; case report with observations of the effect of adrenocorticotropic hormone. Amer. J. Med. **11**, 639 (1951). — DAY, H. B.: The etiology of Egyptian splenomegaly and hepatic cirrhosis. Trans. roy. Soc. trop. Med. Hyg. **18**, 121 (1924). — DENT, J. H., R. L. NICHOLS, P. C. BEAVER, G. M. CARRERA and R. J. STAGGERS: Visceral larva migrans with a case report. Amer. J. Path. **32**, 777 (1956). — DÉVÉ, F.: Cyste hydatique et cancer. Ann. Parasit. hum. comp. **8**, 437 (1930). ~ L'échinococcose primitive (maladie hydatique). 362 S. Paris: Masson & Cie. 1949. — DE WAARD, F., and N. E. H. VERMEULEN: Penetration of the mammalian skin by cercariae of Schistosoma mansoni. Trop. geogr. Med. **13**, 82 (1961). — DE WAELE, A.: Recherches sur les migrations des cestodes. I. Sur la résistance du parasite aux sucs digestifs de l'hôte et sa digestion dans les ferments de l'hôte intermédiaire. Bull. Acad. Belg., Cl. Sci. **19**, 649 (1933). ~ Recherches sur les migrations des cestodes. III. Sur le mécanisme de l'infection de l'hôte définitif par le larve. Expériences sur le type cysticerque. Bull. Acad. Belg., Cl. Sci. **19**, 1126 (1933). — DIMETTE, R. M., A. M. ELWI and H. F. SPROAT: Relationship of schistosomiasis to polyposis and adenocarcinoma of large intestine. Amer. J. clin. Path. **26**, 266 (1956). — DOERR, R.: Die Organotropie, ein Fundamentalproblem der Lehre von der Infektion. Ned. Maandschr. Geneesk. **14**, 45 (1927). ~ Die Lehre von den Infektionskrankheiten in allgemeiner Darstellung. In Lehrbuch der inneren Medizin, herausgeg. von SCHWIEGK und JORES. Berlin: Springer 1949. — DOERR, R., u. E. MENZI: Beitrag zu den Beziehungen zwischen Trichinen und Tumoren. Zbl. Bakt., I. Abt. Orig. **131**, 129 (1934). — DOLBEY, R. V., and A. W. MOORO: The incidence of cancer in Egypt; an analysis of 671 cases. Lancet **1924I**, 587. — DUKELSKY, O., u. E. GOLUBEWA: Über die Natur der Allergie durch Ascariden. Zbl. Bakt., I. Abt. Orig. **108**, 449 (1928). — DUNNING, W. F., and M. R. CURTIS: Malignancy induced by Cysticercus fasciolaris: its independence of the age of the host when infested. Amer. J. Cancer **37**, (2), 312 (1939). ∼ Multiple peritoneal sarcoma in rats from intraperitoneal injection of washed, ground Taenia larvae. Cancer Res. **6**, 668 (1946).

EL DEEB, A. A., and M. BASSALY: Clinico-radiological study of Sella turcica and bones in Egyptian hepatosplenomegaly. J. Egypt. med. Ass. **44**, 412 (1961). — ENIGK, K.: Die Pathogenese der thrombotisch-embolischen Kolik des Pferdes. Mh. prakt. Tierheilk. **3**, 65 (1951). — EPPS, W., M. WEINER and E. BUEDING: Production of steam volatile acids by bacteria-free Ascaris lumbricoides. J. infect. Dis. **87**, 149 (1950). — ERFAN, M., and H. CAMB: Bilharziasis and diabetes mellitus. J. trop. Med. **36**, 348 (1933). — ERFAN, M., H. ERFAN, A. M. MOUSA and A. A. DEEB: Chronic pulmonary schistosomiasis: a clinical and radiological study. Trans. roy. Soc. trop. Med. Hyg. **42**, 477 (1949). — ESSELLIER, A. F.: Die eosinophilen Lungeninfiltrate. In Handbuch der inneren Medizin, herausgeg. von G. v. BERGMANN, W. FREY u. H. SCHWIEGK, Bd. 4, Teil 2, S. 1443. 1956. ∼ Die Klinik der eosinophilen Pneumonien, zugleich ein Beitrag zur Physiopathologie des eosinophilen Zellsystems. Berlin: Springer 1956. — ESSELLIER, A. F., u. B. J. KOSZEWSKI: Adrenocorticotropes Hormon und Löfflersches Syndrom (Wirkung von ACTH an einem im Selbstversuch erzeugten flüchtigen Lungeninfiltrat mit Bluteosinophilie). Beitr. Klin. Tuberk. **106**, 10 (1951). — EVANS, A. S.: Quantitative demonstration of hyaluronidase activity in cercariae of Schistosoma mansoni by the streptococcal decapsulation test. Exp. Parasit. **2**, 417 (1953).

FAIRLEY, N. H.: Observations on the clinical appearances of bilharziasis in Australian troops. Quart. J. Med. **12**, 391 (1919). ∼ Studies in Dracontiasis. IV. The clinical picture, an analysis of 140 cases. Indian J. med. Res. **12**, 351 (1924). — FAIRLEY, N. H., and W. G. LISTON: Studies in the pathology of Dracontiasis. Indian J. med. Res. **11**, 915 (1924). — FAIRLEY, N. H., F. P. MACKIE and F. JASUDASAN: Studies in Schistosoma spindale, part I—VI. Ind. Med. Mem. No 17, 180 S. (1930). — FAUST, E. C.: Human helminthology. A manual for clinicians, sanitarians and medical zoologists. 744 S. Philadelphia: Lea & Febiger 1949. — FAUST, E. C., and H. E. MELENEY: Studies on schistosomiasis japonica. Amer. J. Hyg. Monograph. Ser. Nr 3, 339 S. (1924). — FAUST, E. S., and T. W. TALLQVIST: Über die Ursachen der Bothriocephalusanämie. Naunyn-Schmiedeberg's Arch. exp. Path. Pharmak. **57**, 367 (1907). — FENG, L. C.: Studies on tissue lesions produced by helminths. Arch. Schiffs- u. Tropenhyg. **35**, 1 (1931). — FERGUSON, A. R.: Associated bilharziosis and primary malignant disease of the urinary bladder, with observations on a series of forty cases. J. Path. Bact. **16**, 76 (1911). — FERREIRA, J. M.: Aspectos endócrinos da esquistossomose mansônica hépato-esplênica. Diss. São Paulo 1957. — FIBIGER, J.: Untersuchungen über eine Nematode (Spiroptera sp. n.) und deren Fähigkeit, papillomatöse und carcinomatöse Geschwulst-bildungen im Magen der Ratte hervorzurufen. Z. Krebsforsch. **13**, 217 (1913). ∼ Weitere Untersuchungen über das Spiropteracarcinom der Ratte. Z. Krebsforsch. **14**, 295 (1914). ∼ Untersuchungen über das Spiropteracarcinom der Ratte und Maus. Z. Krebsforsch. **17**, 1 (1919). ∼ Virchows Reiztheorie und die heutige experimentelle Geschwulstforschung. Dtsch. med. Wschr. **47**, 1449 (1921). — FISAHN, H.: Die Diagnose des Echinococcus und das mega-und mikroskopische Bild der intrakutanen Echinantigenreaktion. Virchows Arch. path. Anat. **309**, 471 (1942). — FLEIG, C., et M. LISBONNE: Recherches sur un sérodiagnostic du kyste hydatique par la méthode des précipitines. C. R. Soc. Biol. (Paris) **62**, 1198 (1907). — FLURY, F.: Zur Chemie und Toxikologie der Ascariden. Naunyn-Schmiedeberg's Arch. exp. Path. Pharmak. **67**, 275 (1912). ∼ Beiträge zur Chemie und Toxikologie der Trichinen. Naunyn-Schmiedeberg's Arch. exp. Path. Pharmak. **73**, 164 (1913). — FLURY, F., u. H. GROLL: Stoffwechseluntersuchungen an trichinösen Tieren. Naunyn-Schmiedeberg's Arch. exp. Path. Pharmak. **73**, 214 (1913). — FLURY, F., u. F. LEEB: Zur Chemie und Toxikologie der Distomen. Klin. Wschr. **5**, 2054 (1926). — FORTIER, J. E.: ACTH and cortisone in trichinosis; report of three cases. Canad. med. Ass. J. **72**, 298 (1955). — FOSTER, A. O.: Prenatal infection with the dog hookworm, Ancylostoma caninum. J. Parasit. **19**, 112 (1932). — FOSTER, A. O., and J. W. LANDSBERG: The nature and cause of hookworm anemia. Amer. J. Hyg. **20**, 259 (1934). — FOY, H., and A. KONDI: Hookworms in the aetiology of tropical iron deficiency anaemia. Radio-isotope studies. Trans roy. Soc. trop. Med. Hyg. **54**, 419 (1960). — FÜLLEBORN, F.: Untersuchungen über den Infektionsweg bei Strongyloides und Ankylostomum und die Biologie dieser Parasiten. Arch. Schiffs- u. Tropenhyg. **18**, Beiheft 5 (1914). ∼ Ascarisinfektion durch Verzehren eingekapselter Larven und über gelungene intrauterine Ascarisinfektion. Arch. Schiffs- u. Tropenhyg. **25**, 367 (1921). ∼ Über „Taxis" (Tropismus) bei Strongyloides- und Ankylostomenlarven. Arch. Schiffs- u. Tropenhyg. **28**, 144 (1924). ∼ Über die Durchlässigkeit der Blutkapillaren für Nematoden-larven usw. Arch. Schiffs- u. Tropenhyg. **29**, Beih. 3 (1925). ∼ Durch Hakenwurmlarven des Hundes (Uncinaria stenocephala) beim Menschen erzeugte „Creeping Eruption". Abh. Geb. Auslandkd. Hamburg. Univ. **26**, Reihe D, 2, 121 (1927). ~ Über das Verhalten der Larven von Strongyloides stercoralis, Hakenwürmern und Ascaris lumbricoides im Körper des Wirtes. Arch. Schiffs- u. Tropenhyg. **31**, Beih. 2 (1927). ~ Zusammenfassung des praktisch Wichtigsten über Klinik und Bekämpfung der Spulwurminfektion. Klin. Wschr. **1932**, 1679, 1716. ~ Über die Taxen und das sonstige Verhalten der infektionsfähigen Larven von Strongyloides und Ancylostoma. Zbl. Bakt., I. Abt. Orig. **126**, 161 (1932). ~ Haut und Helminthen. In Handbuch der Haut- und Geschlechtskrankheiten, herausgeg. v. JADASSOHN, Bd. 12, Teil 1, S. 707. Berlin: Springer 1932. — FÜLLEBORN, F., R. L. DIOS u. J. A. ZUCCARINI: Bericht über eine im Auftrage der argentinischen Regierung unternommene Reise nach der Provinz Corrientes und nach Paraguay zum Studium der Hakenwurmbekämpfung. Arch. Schiffs- u. Tropenhyg. **32**, 441 (1928). — FÜLLEBORN, F., u. W. KIKUTH: Über die Allergie des Menschen gegenüber Ascaris. Klin. Wschr. 8, 1988 (1929). — FUHRMANN, O.: Trematoda, Cestoidea. In KÜKENTHALS Handbuch der Zoologie, Bd. 2, 1. Hälfte. Berlin u. Leipzig 1933. — FUJINAMI, A.: Immunity to macroparasitic disease. Can it be acquired? Kyoto Igaku Zasshi **13**, 176 (1916). — FUST, B.: Allergie bei Helminthiasen. Méd. et Hyg. (Genève) **9**, 595 (1951). — FUST, B., u. H. GURTNER: Aktive Anaphylaxieversuche mit Askaridenextrakten. Schweiz. Z. Path. 11, 463 (1948).

GALLIARD, H.: Outbreak of filariasis (Wuchereria malayi) among French and North African servicemen in North Vietnam. Bull. Wld Hlth Org. **16**, 601 (1957). — GAMPER, E., u. G. B. GRUBER: Über Gehirnveränderungen bei menschlicher Trichinose. Virchows Arch. path. Anat. **266**, 731 (1927). — GERRITSEN, TH., H. J. HEINZ and G. H. STAFFORD: Estimation of blood loss in hookworm infestation with Fe[59]: preliminary report. Science **119**, 412 (1954). — GERRITSEN, T., A. R. P. WALKER, B. DE MEILLON and R. M. YEO: Long term investigation of blood loss and egg load in urinary schistosomiasis in the adult African Bantu. Trans. roy. Soc. trop. Med. Hyg. **47**, 134 (1953). — GHEDINI, G.: Ricerche sul siero di sangue di individuo affetto da cisti da echinococco e sul liquido in essa contenuto. Gazz. Osp. Clin. **27**, 1616 (1906). — GÖNNERT, R.: Schistosomiasis-Studien. III. Über die Einwirkung von Miracil D auf Schistosoma mansoni im Mäuseversuch und die Verteilung des Pigmentes in der Wirtsleber. IV. Zur Pathologie der Schistosomiasis der Maus. Z. Tropenmed. Parasit. **6**, 257, 279 (1955). — GOLDSCHMIDT, R.: Die Ascarisvergiftung. Münch. med. Wschr. **57**, 1991 (1910). — GORDON, R. M., and W. CREWE: The deposition of the infective stage of Loa loa by Chrysops silacea, and the early stages of its migration to the deeper tissues of the mammalian host. Ann. trop. Med. Parasit. **47**, 74 (1953). — GORDON, R. M., and R. B. GRIFFITHS: Observations on the means by which the cercariae of Schistosoma mansoni penetrate mammalian skin, together with an account of certain morphological changes observed in the newly penetrated larvae. Ann. trop. Med. Parasit. **45**, 227 (1951). — GORDON, R. M., W. E. KERSHAW and W. CREWE: Problems of loiasis in West Africa with special reference to recent investigations at Kumba in the British Cameroons and at Sapele in Southern Nigeria. Trans. roy. Soc. trop. Med. Hyg. **44**, 11 (1950). — GOULD, S. E.: Trichinosis, 356 S. Springfield, USA: Ch. C. Thomas 1945.

HAEMMERLI, U.: Schistosomen-Dermatitis am Zürichsee. Dermatologica (Basel) **107**, 302 (1953). — HALL, M. C.: In: J. H. MUSSER, and T. C. KELLY, A Handbook of Practical Treatment, vol. 4, p. 389—419. Philadelphia: W. B. Saunders Co. 1917. — HANSEN, K.: Allergie, 1211 S. Stuttgart: Georg Thieme 1957. — HARTZ, P. H.: Contribution to the histopathology of filariasis. Amer. J. clin. Path. **14**, 34 (1944). — HARWOOD, P. D., L. A. SPINDLER, S. X. CROSS and J. T. CUTLER: Guanidine retention in experimental trichinosis of rabbits. Amer. J. Hyg. **25**, 362 (1937). — HASHEM, M.: The aetiology and pathogenesis of the bilharzial bladder cancer. J. Egypt. med. Ass. **44**, 857 (1961). — HASHEM, M., S. A. ZAKI and M. HUSSEIN: The bilharzia bladder cancer and its relation to schistosomiasis. A. Statistical study. J. Egypt. med. Ass. **44**, 579 (1961). — HASKINS, W. T., and P. P. WEINSTEIN: Nitrogenous excretory products of Trichinella spiralis larvae. J. Parasit. **43**, 19 (1957). — HASSIN, G. B., and I. B. DIAMOND: Trichinosis encephalitis, a pathologic study. Arch. Neurol. Psychiat. (Chicago) **15**, 34 (1926). — HATIEGANU, J., u. O. FODOR: Symptomenkomplex der chronischen Hypoglykämie bei der Trichinose. Wien. klin. Wschr. **1942**, 807. — HAWKING, F.: A histological study of onchocerciasis treated with Hetrazan. Brit. med. J. 1, 992 (1952). — HEARIN, J. T.: Studies on the acquired immunity to the dwarf tapeworm, Hymenolepis nana var. fraterna, in the mouse host. Amer. J. Hyg. **33** (Sect. D), 71 (1941). — HEILIG, R.: The pathological heart conditions in hookworm disease and their causes. Indian med. Gaz. **77**, 257 (1942). — HIROMOTO, T.: Chemische Untersuchungen des Blutes bei experimenteller Kaninchenschistosomiasis japonica. Okayama Igakkai Zasshi **51**, 1637 (1939). — HITCHCOCK, C. R., and E. T. BELL: Studies on the nematode parasite, Gongylonema neoplasticum (Spiroptera neoplasticum), and avitaminosis A in the forestomach of rats; comparison with Fibigers results. J. nat. Cancer Inst. **12**, 1345 (1952). — HOEPPLI, R.: Die durch Ascarislarven bei experimenteller Infektion im Tierkörper bewirkten anatomischen

Veränderungen. Virchows Arch. path. Anat. **244**, 159 (1923). ~ Über Beziehungen zwischen dem biologischen Verhalten parasitischer Nematoden und histologischen Reaktionen des Wirbeltierkörpers. Arch. Schiffs- u. Tropenhyg. **31**, Beih. 3, 88 S. (1927). ~ Histological observations in experimental schistosomiasis japonica. Chin. med. J. **46**, 1179 (1932). ~ Parasites and tumor growth. Chin. med. J. **47**, 1075 (1933). ~ Histological changes in the liver of sixty-six Chinese infected with Clonorchis sinensis. Chin. med. J. **47**, 1125 (1933). ~ On histoloytic changes and extra-intestinal digestion in parasitic infections. Lingnan Sci. J. **12**, Suppl. 1 (1933). ~ The formation of rays and clubs an unspecific reaction of mammalian tissue. Vol. Jubil. Prof. Sadao Yochida, Bd. 2, S. 665, Osaka 1939. ~ Histopathological aspects of human and animal infections with zooparasites. Proceed. Alumni Ass. Malaya **6**, 60 (1953). — HOEPPLI, R., L. C. FENG and F. LI: Histological reactions in the liver of mice due to larvae of different Ascaris species. Peking Nat. Hist. Bull. **18**, 119 (1949). — HÖRING, F. O.: Klinische Infektionslehre. Einführung in die Pathogenese der Infektionskrankheiten, 2. Aufl. 245 S. Berlin-Göttingen-Heidelberg: Springer 1948. — HOMMA, E.: Pathologische und biologische Untersuchungen über die Eosinophilzellen und die Eosinophilie. Virchows Arch. path. Anat. **233**, 11 (1921). — HOU, P.-C.: The relationship between primary carcinoma of the liver and infestation with Clonorchis sinensis. J. Path. Bact. **72**, 239 (1956).— HSÜ, H. F.: Studies on the food and the digestive system of certain parasites. V. On the food of liver flukes. Chin. med. J. **56**, 122 (1939). — HUARD, P.: Quelques remarques sur les arthrites par Ver de Guinée. Bull. Soc. Path. exot. Paris **31**, 722 (1938). — HUNNINEN, A. V.: Studies on the life history and host-parasite relations of Hymenolepis fraterna in white mice. Amer. J. Hyg. **22**, 414 (1935).

ISOBE, M.: On the casting process of the embryo of Taenia saginata out of its shell in the alimentary canal of mammals. Trans. Jap. path. Soc. **12**, 41 (1922).

JADASSOHN, W.: Allergiestudien bei Ascaridenidiosynkrasie. Arch. Derm. Syph. (Berl.) **156**, 690 (1928). — JAFFÉ, R.: Was lehrt uns die Bilharzia-Zirrhose in Bezug auf die Probleme der Leber-Zirrhose? Schweiz. med. Wschr. **72**, 1149 (1942). — JAMES, M. T.: The flies that cause Myiasis in man. U. S. Dep. Agric. Misc., Publ. No 631, 175 S. Washington 1947. — JOEST, E.: Spezielle pathologische Anatomie der Haustiere. 5 Bände. Berlin: Schroetz 1919—1929.

KABESHIMA, H.: Ein Fall von primärem Gallengangskrebs in der Leber mit zahlreichen Leberdistomen. Jap. J. Cancer Res. **21**, 20 (1927). — KATSURADA, F.: Beitrag zur Kenntnis des Distomum spathulatum. Beitr. path. Anat. **28**, 479 (1900). — KAWAI, T.: On carbohydrate metabolic function of rabbits experimentally infected with Clonorchis sinensis at different periods of infection. Taiwan Igakkai Zasshi **36**, 604 (1937). — KENAWY, M. R.: The syndrome of cardio-pulmonary schistosomiasis (Cor pulmonale). Amer. Heart J. **39**, 678 (1950). — KENDRICK, J. F.: The correlation between the size of hookworm egg-counts an the degree of anaemia in two groups in southern India. Trans. 7th Congr. Far-Eastern Ass. Trop. Med. 1927, Bd. III, S. 216. — KERR, K. B.: The cellular response in acquired resistance in guinea pigs to an infection with pig Ascaris. Amer. J. Hyg. **27**, 28 (1938). — KHALIL, M.: Thermotropism in ankylostome larvae. Proc. roy. Soc. Med., Sect. trop. Dis. **15**, 16 (1922). — KHALIL, M., and A. HASSAN: The serum globulin in human schistosomiasis. J. Egypt. med. Ass. **15**, 211 (1932). — KIRBY-SMITH, J. L., W. E. DOVE and G. F. WHITE: Creeping eruption. Arch. Derm. Syph. (Chicago) **13**, 137 (1926). — KOIDZUMI, M.: Studies on the toxic actions of the coelomic fluid of Ascaris. Trans. 9th Congr. Far-Eastern Ass. Trop. Med. 1934, Bd. 1, S. 589. — KOINO, S.: Experimental infections on human body with ascarides. Jap. med. World **2**, 317 (1922). — KOPPISCH, E.: Studies on S. mansoni in Puerto Rico. VI. The morbid anatomy of the disease as found in Puerto Ricans. Puerto Rico J. publ. Hlth **16**, 395, 457 (1941). — KOUWENAAR, W.: Tropische eosinophilie door besmetting met filaria. Geneesk. Gids 1948, 2. — KRUCHEN, C., HARING u. E. LEDERER: Über eine Gruppenerkrankung an Trichinose. Dtsch. Mil.-Arzt **5**, 209 (1940). — KU, D. Y., and Z. M. KAO: Some histological observations on filariasis bancrofti. Trans. 9th Congr. Far-Eastern. Ass. Trop. Med. **1934**, Bd. 1, S. 573. — KUHLOW, F.: Beiträge zur Entwicklung und Systematik heimischer Diphyllobothrium-Arten. Z. Tropenmed. Parasit. **4**, 203 (1953). — KUO, P.-F., and S.-C. CHIANG: Observations on skeletal development in schistosomiasis dwarfism. Chin. med. J. **77**, 144 (1958).

LANE, C.: The taxies of infective hookworm larvae. Ann. trop. Med. Parasit. **27**, 237 (1933). — LA RUE, G. R.: The classification of digenetic Trematoda: A review and a new system. Exp. Parasit. **6**, 306 (1957). — LAURELL, H.: Askaridiasis. Upsala Läk.-Fören. Förh., N.F. **32**, 73 (1927). — LAYRISSE, M., A. PAZ, N. BLUMENFELD and M. ROCHE: Hookworm anemia: iron metabolism and erythrokinetics. Blood **18**, 61 (1961). — LELAND, S.E.: Blood and plasma volume, total serum protein and electrophoretic studies in helminthic diseases. Ann. N.Y. Acad. Sci. **94**, 163 (1961). — LEVINE, M.D., R.F.GARZOLI, R.E.KUNTZ and H.H.KILLOUGH: On the demonstration of hyaluronidase in cercariae of Schistosoma mansoni. J.Parasit. **34**, 158 (1948). — LEWERT, R. M., and C.-L. LEE: Studies on the passage of helminth larvae through host tissues. I. Histochemical studies on extracellular changes caused by penetrating larvae. II. Enzymatic activity of larvae in vitro and in vivo. J. infect. Dis. **95**, 13 (1954). ~ Studies on the passage of helminth larvae through host tissue. III. The effects of Taenia taeniaeformis on the rat liver as shown by histochemical techniques. J. infect. Dis. **97**, 177 (1955). ~ Quantitative studies of the collagenase-like enzymes of cercariae of Schistosoma mansoni and the larvae of Strongyloides ratti. J. infect. Dis. **99**, 1 (1956). — LI, H. C.: Feeding experiments on representatives of Ascaroidea and Oxyuroidea. Chin. med. J. **47**, 1336 (1933). — LICHTENBERG, FRANZISCO: Lesions of the intrahepatic portal radicles in Manson's schistosomiasis. Amer. J. Path. **81**, 757 (1955). — LICHTENBERG, FRANZ v., and L. S. RITCHIE: Cellular resistance against schistosomula of Schistosoma mansoni in Macaca mulatta monkeys following prolonged infections. Amer. J. trop. Med. Hyg. **10**, 859 (1961). — LINDBERG, K.: Arthrites suppurées du genou dans la draconculose et arthrites suppurées crypto-génétiques. Rev. Méd. Hyg. Trop. **27**, 215 (1935). — LINNEWEH, F., u. HARMSEN: Zur Allergie bei Trichinose. Dtsch. med. Wschr. **1943**, 359. — LINNEWEH, W.: Erfahrungen bei Trichinose. Zbl. inn. Med. **64**, 433 (1943). — LÖFFLER, W., A. F. ESSELLIER u. M. E. MACEDO: Zur Pathogenese und Ätiologie der flüchtigen Lungeninfiltrate mit Bluteosinophilie (Löfflersches Syndrom). Helv. med. Acta, Ser. A **15**, 223 (1948). — LOOSS, A.: Die Wanderung der Ancylostomum- und Strongyloides-Larven von der Haut nach dem Darm. Compt. Rend. Congr. internat. Zool. 1905, S. 225. ~ The anatomy and life history of Agchylostoma duodenale Dub. A monograph. Rec. Egypt. Gov. School. Med. **4**, 163 (1911).

MACARTHUR, W. P.: Cysticercosis as seen in the British Army, with special reference to the production of epilepsy. Trans. roy. Soc. trop. Med. Hyg. **27**, 343 (1933/34). — MACFARLANE, W. V.: Schistosome dermatitis in New Zealand. Part II. Pathology and immunology of cercarial lesions. Amer. J. Hyg. **50**, 152 (1949). — MACHEBOEUF, M., et R. MANDOUL: A propos de la toxicité des extraits d'Ascaris. C. R. Soc. Biol. (Paris) **130**, I, 1032 (1939). — MACKERRAS, M. J., and D. F. SANDARS: The life history of the rat lung-worm, Angiostrongylus cantonensis (Chen) (Nematoda: Metastrongylidae). Aust. J. Zool. **3**, 1 (1955). — MAKAR, N.: Urological aspects of bilharziasis in Egypt. 208 S. Cairo: S. O. P. Press 1955. — MARKOWICZ, W., and D. BOCK: Über Kreatin- und Kreatininausscheidung bei der Trichinose. Z. ges. exp. Med. **79**, 301 (1931). — MARTINEZ-BAEZ, M.: Sur la structure histologique des nodules à Onchocerca volvulus et à O. caecutiens. Ann. Parasit. hum. comp. **13**, 207 (1935). — MARTINI, E.: Lehrbuch der medizinischen Entomologie, 3. Aufl. 633 S. Jena: Gustav Fischer 1946. — MAUSS, E. A.: Transmission of immunity to Trichinella spiralis to their offspring. Amer. J. Hyg. **32** (Sect. D), 75 (1940). — MCCOY, O. R.: Immunity of rats to reinfection with Trichinella spiralis. Amer. J. Hyg. **14**, 484 (1931). ~ The physiology of the helminth parasites. Physiol. Rev. **15**, 221 (1935). ~ Artificial immunization of rats against Trichinella spiralis. Amer. J. Hyg. **21**, 200 (1935). ~ Rapid loss of Trichinella larvae fed to immune rats and its bearing on the mechanism of immunity. Amer. J. Hyg. **32**, 105 (1940). — MEBIUS, J.: Clonorchiosis hepatis, cirrhosis parasitaria und typisches Wachstum des Gallengangsepithels. Virchows Arch. path. Anat. **233**, 96 (1921). — MELENEY, H. E., J. H. SANDGROUND, D. V. MOORE, H. MOST and B. H. CARNEY: The histopathology of experimental schistosomiasis. II. Bisexual infections with S. mansoni, S. japonicum, and S. haematobium. Amer. J. trop. Med. Hyg. **2**, 883 (1953). — MENON, T. B., and G. D. VELIATH: Tissue reactions to Cysticercus cellulosae in man. Trans. roy. Soc. trop. Med. Hyg. **33**, 537 (1940). — MEYENBURG, H. v.: Die pathologische Anatomie des „flüchtigen Lungeninfiltrates mit Blut-Eosinophilie". Virchows Arch. path. Anat. **309**, 258 (1942). — MILLER, H. M.: Production of artificial immunity in albino rat to metazoan parasite. J. prev. Med. **5**, 429 (1931). ~ Immunity of albino rat to superinfestation with Cysticercus fasciolaris. J. prev. Med. **5**, 453 (1931). ~ Specific immune serums as inhibitors of infections of a metazoan parasite (Cysticercus fasciolaris). Amer. J. Hyg. **19**, 270 (1934). — MINNING, W.: Fasciola-Infektion. In Handbuch der inneren Medizin, herausgeg. von v. BERGMANN, FREY u. SCHWIEGK, Bd. I, Teil 2. Berlin-Göttingen-Heidelberg: Springer 1952. — MOLLOW, W.: Beitrag zur Klinik der Trichinose. Arch. Schiffs- u. Tropenhyg. **38**, 446 (1934). — MÜLLER, R. W.: Über die flüchtigen eosinophilen Lungeninfiltrate. Beitr. Klin. Tuberk. **92**, 254 (1938). — MUKOYAMA, I.: Experimentelle Untersuchung über den Wanderungsweg von Clonorchis sinensis im Endwirt. J. Jap. path. Soc. **11**, 443 (1921).

NAIMARK, D. H., A. S. BENENSON, OLIVER-GONZÁLEZ, D. B. MCMULLEN and L. S. RITCHIE: Studies of schistosomiasis in primates: Observations on acquired resistance (Progress report). Amer. J. trop. Med. Hyg. **9**, 430 (1960). — NARABAYASHI, H.: Beiträge zur Frage der kongenitalen Invasion von Schistosomum japonicum. Verh. jap. path. Ges. **4**, 123 (1914). — NAUCK, E. G., u. B. LIANG: Primärer Leberkrebs und Clonorchisinfektion. Arch. Schiffs- u. Tropenhyg. **32**, 109 (1928). — NICHOLS, R. L.: The etiology of visceral larva migrans. J. Parasit. **42**, 349 (1956). — NIEBERLE, K., u. P. COHRS: Lehrbuch der speziellen pathologischen Anatomie der Haustiere. 766 S. Jena: Gustav Fischer 1949. — NISHI, M.: Experimental observations on the blood-sucking activities of Ancylostomidae, especially

Ancylostoma caninum. Taiwan Igakkai Zasshi **32**, 677 (1933) (engl. Zusammenfass. 61—62). — NODA, R.: On the prenatal infection of dogs with ascarids, Toxocara canis. Bull. Naniwa Univ., Ser. B, Agricult. and Biol. **4**, 111 (1954). — NYBERG, W.: The influence of Diphyllobothrium latum on the vitamin B_{12}-intrinsic factor complex. II. In vitro studies. Acta med. scand. **167**, 189 (1960). — NYBERG, W., R. GRÄSBECK, M. SAARNI and B. VON BONSDORFF: Serum vitamin B_{12} levels and incidence of tapeworm anemia in a population heavily infected with Diphyllobothrium latum. Amer. J. clin. Nutr. **9**, 606 (1961). — NYBERG, W., M. SAARNI, G. GOTHONI and G. JÄRVENTIE: The influence of Diphyllobothrium latum on the complex formed between the vitamin B_{12} binding principle in human gastric juice and ^{60}Co-B_{12}. Acta med. scand. **170**, 257 (1961).

O'CONNOR, F. W., and C. R. HULSE: Some pathological changes associated with Wuchereria (Filaria) bancrofti infection. Trans. roy. Soc. trop. Med. Hyg. **25**, 445 (1932). — OLIVER-GONZÁLEZ, J.: The in vitro action of immune serum on the larvae and adults of Trichinella spiralis. J. infect. Dis. **67**, 292 (1940). ~ Anti-egg precipitins in the serum of humans infected with Schistosoma mansoni. J. infect. Dis. **95**, 86 (1954). — OLIVIER, L.: Schistosome dermatitis, a sensitization phenomenon. Amer. J. Hyg. **49**, 290 (1949). — ONSY BEY, A.: Rare tumor formations associated with bilharzial infections. La semaine de l'Egypte pour la lutte contre le cancer, 23.—30. Nov. 1938, S. 17. — OTTO, G. F., and K. B. KERR: The immunization of dogs against hookworm, Ancylostoma caninum, by subcutaneous injection of graded doses of living larvae. Amer. J. Hyg. **29** (Sect. D), 25 (1939).

PALVA, I.: Vitamin B_{12} deficiency in fish tapeworm carriers. A clinical and laboratory study. Acta med. scand. **171**, Suppl. 374, 11—86 (1962). — PARRISIUS, W., G. LAMPE, W. RÖMER u. L. HÖNIGHAUS: Erfahrungen während einer Trichinoseepidemie. Dtsch. Mil.-Arzt **7**, 198 (1942). — PAUL, F.: Distomiasis hepatica (Leberegelseuche) beim Menschen. Med. Klin. 1927, 829. — PEÑA CHAVARRIA u. W. ROTTER: Untersuchungen über die Hakenwurmanämie. Arch. Schiff- u. Tropenhyg. **39**, 505 (1935). — PENFOLD, W. J., H. B. PENFOLD and M. PHILLIPS: Artificial hatching of Taenia saginata ova. Med. J. Aust. **2**, 1039 (1937). — PENSO, G.: Présence des œufs en pleine muqueuse intestinale et biologie des oxyures. Ann. Parasit. hum. comp. **10**, 271 (1932). — PFLUGFELDER, O.: Zooparasiten und die Reaktionen ihrer Wirtstiere. 198 S. Jena: Gustav Fischer 1950. — PHILIP, C. B.: There's always something new under the "parasitological" sun. (The unique story of helminth-borne salmon poisoning disease.) J. Parasit. **41**, 125 (1955). — PIEKARSKI, G.: Lehrbuch der Parasitologie unter besonderer Berücksichtigung der Parasiten des Menschen. 760 S. Berlin-Göttingen-Heidelberg: Springer 1954. — PONS, J. A.: Studies on schistosomiasis mansoni in Puerto Rico. V. Clinical aspects of schistosomiasis mansoni in Puerto Rico. Puerto Rico J. publ. Hlth **13**, 171 (1937). — PORTER, W. B.: Heart changes and physiologic adjustment in hookworm anemia. Amer. Heart. J. **13**, 550 (1937). — PRATES, M.: A bilharziose na Africa Oriental Portuguese e a sua importancia na etiologia dos carcinomas primitivos do fígado dos indígenas. An. Inst. Med. trop. (Lisboa) **5**, 149 (1948). — PRATES, M. D., and J. GILLMAN: Carcinoma of the urinary bladder in the Portuguese East African with special reference to bilharzial cystitis and preneoplastic reactions. S. Afr. J. med. Sci. **24**, 13 (1959).

RANSOM, B. H., and E. B. CRAM: The course of migration of Ascaris larvae. Amer. J. trop. Med. **1**, 129 (1921). — RANSOM, B. H., W. T. HARRISON and J. F. COUCH: Ascaris sensitization. J. agric. Res. **28**, 577 (1924). — RAUSCH, R.: Studies on the helminth fauna of Alaska. XX. The histogenesis of the alveolar larva of Echinococcus species. J. infect. Dis. **94**, 178 (1954). — RAUTHER, M.: Nematodes. In KÜKENTHALS Handbuch der Zoologie, Bd. 2, 1. Hälfte. Berlin u. Leipzig 1933. — READ, C. P.: The vertebrate small intestine as an environment for parasitic helminths. Rice Inst. Pamphlet **37**, Nr 2 (1950). — READ, H.: Untersuchungen über Askaris-Toxine. Arch. Schiffs- u. Tropenhyg. **35**, 227 (1931). — REICH, A.: Über Spulwurmerkrankungen der Speiseröhre, der Gallenwege und der Leber. Bruns' Beitr. klin. Chir. **126**, 560 (1922). — REID, W. M.: Certain nutritional requirements of the fowl cestode Raillietina cesticillus (Molin) as demonstrated by short periods of starvation of the host. J. Parasit. **28**, 319 (1942). — REISEL, J. H., u. J. GROEN: Tropische eosinophilie en filariasis. Ned. T. Geneesk. **95**, 1736 (1951). — RINDFLEISCH, W.: Über die Infektion des Menschen mit Distomum felineum. Z. klin. Med. **69**, 1 (1910). — ROADS, C. P., W. B. CASTLE, G. C. PAYNE and H. A. LAWSON: Hookworm anemia: Etiology and treatment with special reference to iron. Amer. J. Hyg. **20**, 291 (1934). — ROCHA e SILVA, M., and R. GRANA: Anaphylaxis-like reactions produced by Ascaris extracts; changes in histamine content and coagulability of blood in guinea pigs and in dogs. Arch. Surg. (Chicago) **52**, 523 (1946). ~ Anaphylaxis-like reactions produced by Ascaris extracts; mechanism of shock induced in dogs. Arch. Surg. (Chicago) **52**, 713 (1946). — ROCHE, M.: Estudios sobre la fisiopatología de la anemia anquilostomótica con la ayuda de isótopos radioactivos. Gast. End. Nutr., Venezuela **12**, 216 (1958). — ROCHE, M., and M. E. PÉREZ-GIMÉNEZ: Intestinal loss and reabsorption of iron in hookworm infection. J. Lab. clin. Med. **54**, 49 (1959). — ROCHE, M., M. E. PÉREZ-GIMÉNEZ, M. LAYRISSE and E. DI PRISCO: Gastrointestinal bleeding in hookworm infection.

Amer. J. dig. Dis. **2**, 265 (1957). ~ Study of urinary and fecal excretion of radioactive Chromium Cr⁵¹ in man. Its use in the measurement of intestinal blood loss associated with hookworm infection. J. clin. Invest. **36**, 1183 (1957). — ROEHM, D. C.: Trichinosis: report of case manifesting myocarditis, encephalitis and radial neuritis; response to ACTH. Ann. intern. Med. **40**, 1026 (1954). — ROGERS, W. P.: The metabolism of trichinosed rats during the early phase of the disease. Helminthol. **19**, 87 (1941). ~ The metabolism of trichinosed rats during the intermediate phases of the disease. Helminthol. **20**, 139 (1942). — ROHDENBURG, G. L., and F. D. BULLOCK: Transplantable sarcomata of the rat liver arising in the walls of parasitic cysts. J. Cancer Res. **1**, 87 (1916). — ROSEN, L., J. LAIGRET and S. BORIES: Observations on outbreak of eosinophilic meningitis on Tahiti, French Polynesia. Amer. J. Hyg. **74**, 26 (1961). — ROTH, H.: Ein Beitrag zur Frage der prenatalen Trichineninfektion. Acta path. microbiol. scand. **12**, 203 (1935). ~ Experimental studies on the course of trichina infection in guinea pigs. III. Immunity of guinea pigs to re-infection with Trichinella spiralis. Amer. J. Hyg. **30** (Sect. D), 35 (1939). ~ The in vitro action of trichina larvae in immune serum. A new precipitine test in trichinosis. Acta path. microbiol. scand. **18**, 160 (1941). ~ Role of intestinal phase of trichina infection in establishment of immunity to reinfection. Amer. J. Hyg. **38**, 99 (1943). — RUDITZKY, M. G.: Zur Frage über die Entstehung des Leber- und Pankreaskrebses im Zusammenhang mit Distomatose. Z. Krebsforsch. **27**, 402 (1928).

SAKAGUCHI, T.: Untersuchungen über die Giftwirkung von Ascaris. Arch. Schiffs- u. Tropenhyg. **32**, 517 (1928). — SARLES, M. P.: The in vitro action of immuneserum on the nematode, Nippostrongylus muris. J. infect. Dis. **62**, 337 (1938). ~ Protective and curative action of immune serum against Nippostrongylus muris in the rat. J. infect. Dis. **65**, 183 (1939). — SARLES, M. P., and W. H. TALIAFERRO: The local points of defense and the passive transfer of acquired immunity to Nippostrongylus muris in rats. J. infect. Dis. **59**, 207 (1936). — SCHAUMAN, O., u. F. SALTZMAN: Die perniziöse Anämie. In: Handbuch der Krankheiten des Blutes und der blutbildenden Organe, Bd. 2, S. 100. Berlin 1925. — SCHMIDT-LANGE, W.: Trichinose und Krebs. Z. Krebsforsch. **43**, 264 (1935). — SCHOPFER, W. H.: Recherches physico-chimiques sur le milieu intérieur de quelques parasites. Rev. suisse Zool. **39**, 59 (1932). — SCHÜFFNER, W.: Retrofection in oxyuriasis. A newly discovered mode of infection with Enterobius vermicularis. J. Parasit. **35**, 138 (1949). — SCHUMACHER, W.: Untersuchungen über das Eindringen der Jugendformen von Fasciola hepatica L. in die Leber des Endwirtes. Z. Parasitenk. **17**, 276 (1956). — SCHWONZEN, TH.: Über Serumeiweißveränderungen bei Trichinose (unter Berücksichtigung der Elektrophorese). Klin. Wschr. **29**, 612 (1951). — SEGAR, L. F., H. A. KASHTAN and P. B. MILLER: Trichinosis with myocarditis; report of a case treated with ACTH. New Engl. J. Med. **252**, 397 (1955). — SEIFE, M., and J. R. LISA: Diabetes mellitus and pylephlebitic abscess of the liver resulting from Schistosoma mansoni infestation. Amer. J. trop. Med. **30**, 769 (1950). — SENFT, A. W., and T. H. WELLER: Growth and regeneration of Schistosoma mansoni in vitro. Proc. Soc. exp. Biol. (N.Y.) **93**, 16 (1956). — SENTERFIT, L. B.: Immobilization of Schistosoma mansoni miracidia by immune serum. Proc. Soc. exp. Biol. (N.Y.) **84**, 5 (1953). — SHAMMA, A. H.: Schistosomiasis and cancer in Iraq. Amer. J. clin. Path. **25**, 1283 (1955). — SHAW, A. F. B., and A. A. GHAREEB: The pathogenesis of pulmonary schistosomiasis in Egypt with special reference to Ayerza's disease. J. Path. Bact. **46**, 401 (1938). — SHEEHY, T. W., W. H. MERONEY, R. S. COX, and J. E. SOLER: Hookworm disease and malabsorption. Gastroenterology **42**, 148 (1962). — SHIGENOBU, T.: Über die quantitative Veränderung einiger Substanzen des Blutes bei der Kaninchenclonorchiasis. Okayama Igakkai Zasshi **44**, 1099 (1932). — SHIMAMURA, T., and H. FUJII: „Askaron", a toxin extracted from Ascaris lumbricoides. Saikingaku Zasshi Nr 249 u. 250, 25—60, 9—50 (1916). — SHOPE, R. E.: The swine lungworm as a reservoir and intermediate host for swine influenza virus. II. The transmission of swine influenza by the swine lungworm. J. exp. Med. **74**, 49 (1941). — SILVERMAN, P. H.: Studies on the biology of some tapeworms of the genus Taenia. I. Factors affecting hatching and activation of taeniid ova, and some criteria of their viability. Ann. trop. Med. Parasit. **48**, 207 (1954). — SILVERMAN, P. H., and R. B. MANEELY: Studies on the biology of some tapeworms of the genus Taenia. III. The role of the secreting gland of the hexacanth embryo. Ann. trop. Med. Parasit. **49**, 326 (1955). — SLATER, W. K.: The nature of the metabolic processes in Ascaris lumbricoides. Biochem. J. **19**, 604 (1925). — SMITH, M. H. D., and P. C. BEAVER: Persistence and distribution of Toxocara larvae in the tissues of children and mice. Pediatrics **12**, 491 (1953). — SMITHERS, S. R., and P. J. WALKER: Serum protein changes in monkeys infected with Schistosoma mansoni, with special reference to the metabolism of albumin. Exp. Parasit. **11**, 39 (1961). — SMYTH, J. D.: The physiology of tapeworms. Biol. Rev. **22**, 214 (1947). — SOMMER, E.: Ascaridiasis und eosinophiles Lungeninfiltrat. Schweiz. med. Wschr. **1943**, 1132. — SPAETH, H.: Die Trichinose nach Beobachtungen an mehreren Gruppenerkrankungen. Dtsch. med. Wschr. **1942**, 912. — SPRENT, J. F. A.: On the toxic and allergic manifestations produced by the tissues and fluids of Ascaris. I. Effect of different tissues. J. infect. Dis. **84**, 221 (1949). ~ On the toxic and allergic manifestations caused by the tissues and fluids of Ascaris. II. Effect of different chemical fractions on worm-free, infected and sensitized guinea pigs. J. infect. Dis. **86**, 146 (1950). ~ On the invasion of the central nervous system by nematodes. I. The incidence and pathological significance of nematodes in the central nervous system. II. Invasion of the nervous system in ascariasis. Parasitology **45**, 31, 41 (1955). — STÄUBLI, C.: Trichinosis. 295 S. Wiesbaden: J. F. Bergmann 1909. — STEPHENSON, W.: Physiological and histochemical observations on the adult liver fluke, Fasciola hepatica L. II. Feeding. Parasitology **38**, 123 (1947). — STIREWALT, M. A., and A. S. EVANS: Demonstration of an enzymatic factor in cercariae of Schistosoma mansoni by the streptococcal decapsulation test. J. infect. Dis. **91**, 191 (1952). — STIREWALT, M. A., and J. R. HACKEY: Penetration of host skin by cercariae of Schistosoma mansoni. I. Observed entry into skin of mouse, hamster, rat, monkey and man. J. Parasit. **42**, 565 (1956). — SYMMERS, W. S. C.: Note on a new form of liver cirrhosis due to the presence of the ova of Bilharzia haematobia. J. Path. Bact. Camb. **9**, 237 (1903). — SZIDAT, L.: Beiträge zur Kenntnis der Gattung Strigea (Abbildg.). I. Allgemeiner Teil. Z. Parasitenk. **1**, 612 (1929).

TALIAFERRO, W. H.: The immunology of parasitic infections. 414 S. London: J. Bale, Sons & Danielsson 1930. ~ The mechanism of acquired immunity in infections with parasitic worms. Physiol. Rev. **20**, 469 (1940). — TALIAFERRO, W. H., and M. P. SARLES: The cellular reactions in the skin, lungs and intestine of normal and immune rats after infection with Nippostrongylus muris. J. infect. Dis. **64**, 157 (1939). — TANG, C. C., C. C. CHOW, P. C. WANG, P. K. SIEH and S. L. CHOW: Epidemiology of schistosomiasis japonica in Futsing, Fukien Province. Peking Nat. Hist. Bull. **19**, 226 (1950/51). — TASKER, P. W. G.: Blood loss from hookworm infection. Trans. roy. Soc. trop. Med. Hyg. **55**, 36 (1961). — TERBRÜGGEN, A.: Anatomische Befunde bei Trichinose. Münch. med. Wschr. **1942**, 657. — THOMPSON, K. J., M. H. RIFKIN and M. ZARROW: Early filariasis in young soldiers. J. Amer. med. Ass. **129**, 1074 (1945). — TÖTTERMAN, G.: Experimentella undersökningar över Bothriocephalus latus voll i den perniciösa anemius patogenes. Nord. med. T. **14**, 1320 (1937). ~ On the occurrence of pernicious tapeworm anemia in Diphyllobothrium carriers. Acta med. scand. **118**, 410 (1944).

UYENO, H.: Über den Zucker- und Fettstoffwechsel und die passive Anaphylaxie bei experimenteller Kaninchenclonorchiasis. Okayama Igakkai Zasshi **47**, 673 (1935).

VAN DER SAR, A., and H. HARTZ: The syndrome tropical eosinophilia and microfilaria. Amer. trop. Med. **25**, 83 (1945). — VITZTHUM, H.: Acarina. In Bronn's Klassen und Ordnungen des Tierreichs, Bd. 5, Abt. IV, 5. Buch. Leipzig: Becker & Erler 1941. — VOGEL, H.: Über die Organotropie von Hepaticola hepatica. Z. Parasitenk. **2**, 502 (1930). ~ Hautveränderungen durch Cercaria ocellata. Derm. Wschr. **90**, 577 (1930). ~ Hauterscheinungen bei Schistosomiasis, Beobachtungen über Zerkarien-Dermatitis, Kutanreaktionen und ein Vulva-Granulom. Arch. Schiffs- u. Tropenhyg. **36**, 384 (1932). ~ Der Entwicklungszyklus von Opisthorchis felineus (Riv.) nebst Bemerkungen über die Systematik und Epidemiologie. Zoologica **33**, H. 86 (1934). ~ Über Entwicklung, Lebensdauer und Tod der Eier von Bilharzia japonica im Wirtsgewebe. Dtsch. tropenmed. Z. **46**, 57 (1942). ~ Immunologie der Helminthiasen. Zbl. Bakt., I. Abt. Orig. **154**, 118 (1949). ~ Ascariasis. In Handbuch der inneren Medizin, herausgeg. von v. BERGMANN, FREY und SCHWIEGK, Bd. I, Teil 2. Berlin-Göttingen-Heidelberg: Springer 1952. — VOGEL, H., u. W. MINNING: Beiträge zur Klinik der Lungen-Ascariasis und zur Frage der flüchtigen eosinophilen Lungeninfiltrate. Beitr. Klin. Tuberk. **98**, 620 (1943). ~ Hüllenbildung bei Bilharzia-Cercarien im Serum bilharzia-infizierter Tiere und Menschen. Zbl. Bakt., I. Abt. Orig. **153**, 91 (1949). ~ Über die erworbene Resistenz von Macacus rhesus gegenüber Schistosoma japonicum. Z. Tropenmed. Parasit. **4**, 418 (1953).

WAGENER, K.: Allergosen bei Tieren. In: Allergie, herausgeg. v. K. HANSEN. Stuttgart: Georg Thieme 1957. — WALTHARD, B.: Zur Lehre der Askarideninfektion im Säuglings- und Kindesalter. Schweiz. med. Wschr. **1949**, 1002. — WANSON, M.: Contribution à l'étude de l'onchocercose africaine humaine. Ann. Soc. belge Méd. trop. **30**, 667 (1950). — WARDLE, R. A., and J. A. MCLEOD: The zoology of Tapeworms. 780 S. Minneapolis: University of Minnesota Press 1952. — WARREN, K. S.: The etiology of hepato-splenic schistosomiasis in mice. Amer. J. trop. Med. Hyg. **10**, 870 (1961). — WARTMAN, W. B.: Lesions of the lymphatic system in early filarisais. Amer. J. trop. Med. **24**, 299 (1944). — WEINLAND, E.: Über Kohlehydratzersetzung ohne Sauerstoffaufnahme, einen tierischen Gärungsprozeß. Z. Biol. **42**, 55 (1901). ~ Über die von Ascaris lumbricoides ausgeschiedenen Fettsäuren. Z. Biol. **45**, 113 (1904). — WEINLAND, E., u. TH. V. BRAND: Beobachtungen an Fasciola hepatica. Z. vergl. Physiol. **4**, 212 (1926). — WEINSTEIN, P. P.: The effect of cortisone on the immune response of the white rat to Nippostrongylus muris. Amer. J. trop. Med. Hyg. **4**, 61 (1955). ~ El estado actual del cultivo axénico de helmintos. Acta cient. venez. **12**, 115 (1961). — WEINSTEIN, P. P., and M. F. JONES: The in vitro cultivation of Nippostrongylus muris to the adult stage. J. Parasit. **42**, 215—236 (1956). — WELLS, H. S.: Observations on the blood sucking activities of the hookworm, Ancylostoma caninum. J. Parasit. **17**, 167 (1931). — WETZEL, R.: On the biology of the fourth-stage larva of Dermatoxys veligera (Rud. 1819) Schneider 1866, an oxyurid parasitic in the hare. J. Parasit. **18**, 40 (1931). — WEYER, F.: Arthropoden als Krankheitserreger und -überträger. In Handbuch der inneren Medizin, herausgeg. von v. BERGMANN, FREY und SCHWIEGK. Berlin-Göttingen-Heidelberg: Springer 1952. — WEYER, F., u. F. ZUMPT: Grundriß der medizinischen Entomologie. 127 S. Leipzig: Johann Ambrosius Barth 1941. — WILDER, H. C.: Nematode endophthalmitis. Trans. Amer. Acad. Ophthal. Otolaryng. **54**, 99 (1950). — WINTER, H.: ,,Tropische Eosinophilie" als symptomarme Filariasis. Z. Tropenmed. Parasit. **6**, 99 (1955). — WRIGHT, W. H.: A consideration of the clinical and public health aspects of trichinosis. Lancet **1942 II**, 389. — WU, T. T., T.-H. CHEN and C. CHU: The relationship of schistosomiasis to carcinoma of large intestine. Chin. med. J. **80**, 231 (1960).

YOKOGAWA, S.: Studies on ascariasis in its pathological aspects. Trans. Jap. path. Soc. **13**, 1 (1923). ~ Studies on the mode of transmission of Wuchereria bancrofti. Trans. roy. Soc. trop. Med. Hyg. **32**, 653 (1939).

ZAWADOWSKY, M. M., u. L. G. SCHALIMOW: Die Eier von Oxyuris vermicularis und ihre Entwicklungsbedingungen. Z. Parasitenk. **2**, 12 (1929). — ZIEGLER, E.: Über Zusammentreffen von Echinokokkus und Carcinom und ihre Beziehungen zueinander. Z. Krebsforsch. **24**, 425 (1927). — ZUMPT, F.: Myiasis in man and animals in Africa. S. Afr. J. clin. Sci. **2**, 38 (1951).

Namenverzeichnis

Die *kursiv* gedruckten Seitenzahlen beziehen sich auf die Literatur.

Sachverzeichnis